U. K. Zettl, J. P. Sieb (Hrsg.)

Diagnostik und Therapie neurologischer Erkrankungen

Für unsere Familien

Uwe Klaus Zettl Jörn Peter Sieb (Hrsg.)

Diagnostik und Therapie neurologischer Erkrankungen

State of the Art 2022

4. Auflage

Mit Beiträgen von Peter Berlit, Jörg Berrouschot, Christian Bischoff, Frank Block, Bessime Bozkurt, Eva Maria Craemer, Ulrich Dirnagel, Richard Dodel, Peter Flachenecker, Herta Flor, Niklas Frahm, Benedikt Frank, Christiana Franke, Anna Furmaniak, Thomas Gasser, Hans-Hilmar Goebel, Carl-Albrecht Haensch, Lutz Harms, Michael Hecker, Christoph Heesen, Anna Heidbreder, Peter Henningsen, Andreas Hermann, Ulrich Herrlinger, Elmar Höfner, Tim Patrick Jürgens, Christoph Kamm, Vera C. Keil, Ingo Kilimann, Christoph Kleinschnitz, Thomas Klopstock, Samuel Knauß, Wolfgang Köhler, Martin Köhrmann, Sylvia Kotterba, Markus Krämer, Helmar C. Lehmann, Karina Limburg, Anke Lührs, Jürgen Meixensberger, Uta Meyding-Lamadé, Ulf Nestler, Christiane Neuhofer, Iris-Katharina Penner, Johannes Prudlo, Harald Prüß, Anne Rahn, Eckhard Rickels, Florian Rimmele, Paulus Stefan Rommer, Niklas Schäfer, Insa Schiffmann, Marc Schlamann, Ilka Schneider, Benedikt Schoser, Wilhelm Schulte-Mattler, Andreas Schulze-Bonhage, Jörn Peter Sieb, Werner Stenzel, Alexander Storch, Michael Strupp, Stefan Teipel, Regina Trollmann, Hayrettin Tumani, Manfred Uhr, Isabel Voigt, Uwe Walter, Mike P. Wattjes, Jörg R. Weber, Katja Werheid, Bernhard Widder, Peter Young, Uwe Klaus Zettl, Walter Zieglgänsberger, Tjalf Ziemssen, Stephan Zierz

ELSEVIER

Elsevier GmbH, Bernhard-Wicki-Str. 5, 80636 München, Deutschland
Wir freuen uns über Ihr Feedback und Ihre Anregungen an kundendienst@elsevier.com

ISBN 978-3-437-21884-2
eISBN 978-3-437-18389-8

4. Auflage 2022

Wichtiger Hinweis für den Benutzer
Die medizinischen Wissenschaften unterliegen einem sehr schnellen Wissenszuwachs. Der stetige Wandel von Methoden, Wirkstoffen und Erkenntnissen ist allen an diesem Werk Beteiligten bewusst. Sowohl der Verlag als auch die Autorinnen und Autoren und alle, die an der Entstehung dieses Werkes beteiligt waren, haben große Sorgfalt darauf verwandt, dass die Angaben zu Methoden, Anweisungen, Produkten, Anwendungen oder Konzepten dem aktuellen Wissensstand zum Zeitpunkt der Fertigstellung des Werkes entsprechen.
Der Verlag kann jedoch keine Gewähr für Angaben zu Dosierung und Applikationsformen übernehmen. Es sollte stets eine unabhängige und sorgfältige Überprüfung von Diagnosen und Arzneimitteldosierungen sowie möglicher Kontraindikationen erfolgen. Jede Dosierung oder Applikation liegt in der Verantwortung der Anwenderin oder des Anwenders. Die Elsevier GmbH, die Autorinnen und Autoren und alle, die an der Entstehung des Werkes mitgewirkt haben, können keinerlei Haftung in Bezug auf jegliche Verletzung und/oder Schäden an Personen oder Eigentum, im Rahmen von Produkthaftung, Fahrlässigkeit oder anderweitig übernehmen.

Für die Vollständigkeit und Auswahl der aufgeführten Medikamente übernimmt der Verlag keine Gewähr.
Geschützte Warennamen (Warenzeichen) werden in der Regel besonders kenntlich gemacht (®). Aus dem Fehlen eines solchen Hinweises kann jedoch nicht automatisch geschlossen werden, dass es sich um einen freien Warennamen handelt.

Bibliografische Information der Deutschen Nationalbibliothek
Die Deutsche Nationalbibliothek verzeichnet diese Publikation in der Deutschen Nationalbibliografie; detaillierte bibliografische Daten sind im Internet über https://www.dnb.de abrufbar.

22 23 24 25 26 5 4 3 2 1

In ihren Veröffentlichungen verfolgt die Elsevier GmbH das Ziel, genderneutrale Formulierungen für Personengruppen zu verwenden. Um jedoch den Textfluss nicht zu stören sowie die gestalterische Freiheit nicht einzuschränken, wurden bisweilen Kompromisse eingegangen. Selbstverständlich sind **immer alle Geschlechter** gemeint.

Planung: Ursula Jahn, München
Projektmanagement: Martha Kürzl-Harrison, München
Redaktion: Alessandra Kreibaum, Bad Münder
Bildredaktion und Rechteklärung: Lisa Neulinger, München
Satz: Thomson Digital, Noida/Indien
Druck und Bindung: Drukarnia Dimograf Sp. z o. o., Bielsko-Biała/Polen
Umschlaggestaltung: SpieszDesign, Neu-Ulm
Titelfotografie: © CLIPAREA.com - stock.adobe.com

Aktuelle Informationen finden Sie im Internet unter **www.elsevier.de**

Vorwort

Der überwältigend große Erfolg gibt uns Recht! Drei Jahre nach der ersten Auflage erscheint nun bereits die vierte! Unser Buch wurde wiederum umfassend überarbeitet und aktualisiert. Der Umfang ist nochmals deutlich angewachsen u. a. jetzt mit gesonderten Abschnitten zu den Schwindel- und Gleichgewichtsstörungen, der Muskel- und Nervenbiopsie, zur Polypharmazie und digitalen Neurologie. Wir wollen die Neurologie umfassend aktuell darstellen und damit eine Hilfe bei der täglichen Arbeit bieten. Kritisches soll dabei nicht übergangen werden. Zur initialen Lektüre empfehlen wir deshalb das neue Kapitel zur translationalen Forschung in der Neurologie, das wir unserem Buch als „Prolog" vorangestellt haben.

Die klinische Neurologie ist nach unserer Überzeugung das medizinische Fachgebiet mit der allergrößten Dynamik. Wir erleben einen anhaltend dynamischen Fortschritt mit neuen und häufig bahnbrechenden Behandlungsoptionen. Dem Einzelnen ist es inzwischen kaum noch möglich, komplett auf dem aktuellen Stand des vielfältigen Fortschritts bei zum Teil hochkomplexer Diagnostik und Therapie neurologischer Erkrankungen zu sein. Unser Buch liefert einen Überblick zum *State of the Art* der klinischen Neurologie und zielt auf die Erfordernisse der praktischen Arbeit. Leitlinien berücksichtigen aufgrund der Konsensfindung erst mit maßgeblicher Verzögerung die erreichten Fortschritte. Diese Lücke will unser Buch schließen.

Die Kapitel werden durch die persönliche Sicht der ausgewiesenen Experten auf das jeweils vertretene Teilgebiet geprägt. Schwerpunkt sind die für die tägliche Patientenversorgung wichtigen praktischen Aspekte. Die Buchbeiträge wollen mit zahlreichen Übersichtstabellen, der Hervorhebung von besonders wichtigen Fakten und möglichen „Fallstricken", vielen Abbildungen und Schemata präzise Informationen kompakt liefern.

In einer Zeit, in der ein schneller Faktenfluss unseren Arbeitsalltag prägt, stellt sich die Frage, ob ein Fachbuch nicht ein überkommenes Relikt aus der analogen Vergangenheit ist. Wir sind jedoch überzeugt, dass neben dem oben dargestellten *State-of-the-Art*-Konzept die inhaltliche Verknüpfung und die kritische Bewertung neuer Sachverhalte durch den Experten anhaltend für ein tieferes Verständnis unabdingbar sind. Dies liefert nur das Buch dem Leser!

Unser herzliches Dankeschön geht als Herausgeber an die Autoren für die erneut investierte Zeit und Mühe. Wir sind allen Lesern für jegliche Anregung und Kritik zu einer Verbesserung des Buches *State of the Art* der klinischen Neurologie dankbar. Dem Elsevier-Verlag gilt unser besonderer Dank für die engagierte Unterstützung unseres Projekts und die sehr gute Buchausstattung.

Leider gibt es auch eine überaus traurige Nachricht zu vermelden: Frau Dr. Antje Kronenberg, die als Lektorin die ersten drei Auflagen unseres Buches vorbildlich betreute, ist unerwartet verstorben, was uns sehr betrübt hat.

Wir hoffen auf weiterhin stete Neuauflagen, sodass das Buch anhaltend den *State of the Art* der klinischen Neurologie widerspiegelt. Der beste Lohn für die Autoren ist ein intensiver Gebrauch des vorliegenden Buches in der täglichen Praxis.

November 2021

Prof. Dr. U.K. Zettl, Rostock
Prof. Dr. J.P. Sieb, Stralsund

Adressen

Herausgeber

Prof. Dr. med. Uwe K. Zettl
Universität Rostock, Zentrum für Nervenheilkunde
Klinik für Neurologie und Poliklinik
Gehlsheimer Str. 20
18147 Rostock

Prof. Dr. med. Jörn Peter Sieb
Neurologische Klinik & Klinik für Geriatrie und Frührehabilitation, HELIOS Hanseklinikum Stralsund
Große Parower Str. 47–53
18435 Stralsund

Autoren

Prof. Dr. Peter Berlit
Deutsche Gesellschaft für Neurologie
Reinhardtstr. 27 C
10117 Berlin

Prof. Dr. med. Jörg Berrouschot
Klinikum Altenburger Land GmbH
Klinik für Neurologie und Neurologische Intensivmedizin
Am Waldessaum 10
04600 Altenburg

Prof. Dr. med. Christian Bischoff
Burgstr. 7
80331 München

Prof. Dr. med. Frank Block
HELIOS Kliniken Schwerin
Neurologische Klinik und Stroke Unit
Wismarsche Str. 393–397
19049 Schwerin

Dr. med. Bessime Bozkurt
Universitätsklinikum Essen
Klinik für Neurologie
Hufelandstr. 55
45147 Essen

Dipl.-Ing./Dipl. Biol./MBA Eva Maria Craemer
Krankenhaus Nordwest
Klinik für Neurologie
Steinbacher Hohl 2–26
60488 Frankfurt

Prof. Dr. Richard Dodel
Lehrstuhl für Geriatrie
Universität Duisburg-Essen
Geriatrie-Zentrum Haus Berge
Germaniastr. 1–3
45356 Essen

Prof. Dr. med. Ulrich Dirnagl
Abteilung für Experimentelle Neurologie, Charité Universitätsmedizin Berlin
Charitéplatz 1
10117 Berlin

Prof. Dr. med. Peter Flachenecker
Neurologisches Rehabilitationszentrum Quellenhof
Kuranlagenallee 2
75323 Bad Wildbad

Prof. Dr. Dr. h.c. Herta Flor
Zentralinstitut f. Seelische Gesundheit
Institut f. Neuropsychologie u. Klinische Psychologie
J 5
68159 Mannheim

Dr. rer. hum. Niklas Frahm
Universitätsmedizin Rostock
Klinik und Poliklinik für Neurologie, Sektion Neuroimmunologie
Gehlsheimer Str. 20
18147 Rostock

Priv.-Doz. Dr. med. Benedikt Frank
Universitätsklinikum Essen
Klinik für Neurologie
Hufelandstr. 55
45147 Essen

Dr. med. Christiana Franke
Charité - Universitätsmedizin Berlin
Klinik und Poliklinik für Neurologie
Hindenburgdamm 30
12200 Berlin

Dr. med. Anna Furmaniak
Klinik für Psychosomatische Medizin und Psychotherapie
Klinikum rechts der Isar der TU München
Langerstr. 3
81675 München

Prof. Dr. Thomas Gasser
Universitätsklinikum Tübingen
Neurologische Universitätsklinik
Hoppe-Seyler-Str. 3
72076 Tübingen

Prof. Dr. Dr. Hans-Hilmar Goebel
Charité - Universitätsklinik Berlin
Institut für Neuropathologie
Chariteplatz 1
10117 Berlin

Prof. Dr. med. Carl-Albrecht Haensch
Kliniken Maria Hilf GmbH
Klinik für Neurologie und klinische Neurophysiologie
Viersener Str. 450
41063 Mönchengladbach

Prof. Dr. med. Lutz Harms
Charité - Universitätsmedizin Berlin
Klinik für Neurologie mit Experimenteller Neurologie
Chariteplatz 1
10117 Berlin

Dr. rer. nat. Michael Hecker
Universitätsmedizin Rostock
Klinik und Poliklinik für Neurologie, Sektion Neuroimmunologie
Gehlsheimer Str. 20
18147 Rostock

Prof. Dr. med. Christoph Heesen
Universitätskrankenhaus Eppendorf, Neurologische Klinik
Martinistr. 52
20246 Hamburg

Dr. med. Anna Heidbreder
Medizinische Universität Innsbruck
Universitätsklinik für Neurologie
Anichstr. 35
A-6020 Innsbruck

Univ.-Prof. Dr. med. Peter Henningsen
Klinik für Psychosomatische Medizin und Psychotherapie
Klinikum rechts der Isar der TU München
Langerstr. 3
81675 München

Prof. Dr. Dr. med. Andreas Hermann
Universitätsmedizin Rostock
Klinik und Poliklinik für Neurologie
Sektion für Translationale Neurodegeneration „Albrecht Kossel“
Gehlsheimer Str. 20
18147 Rostock

Prof. Dr. Ulrich Herrlinger
Klinik und Poliklinik für Neurologie
Universitätsklinikum Bonn
Venusberg-Campus 1
53127 Bonn

Dr. Elmar Höfner
Klinikum Klagenfurt am Wörthersee
Abteilung für Neurologie
Feschnigstr. 11
A-9020 Klagenfurt

Priv.-Doz. Dr. med. Tim Jürgens
Universitätsmedizin Rostock
Zentrum für Nervenheilkunde, Klinik und Poliklinik für Neurologie
Gehlsheimer Str. 20
18147 Rostock

PD Dr. Christoph Kamm
Universitätsmedizin Rostock
Klinik und Poliklinik für Neurologie
Gehlsheimer Str. 20
18147 Rostock

Priv.-Doz. Dr. Vera C. Keil
Amsterdam UMC
Vrije Universiteit Medisch Centrum
Dept. of Radiology
De Boelelaan 1117
NL-1081 HV Amsterdam

Dr. med. Ingo Kilimann
Deutsches Zentrum für Neurodegenerative Erkrankungen (DZNE)
Gehlsheimer Str. 20
18147 Rostock

Prof. Dr. Christoph Kleinschnitz
Universitätsklinikum Essen
Klinik für Neurologie
Hufelandstr. 55
45147 Essen

Prof. Dr. med. Thomas Klopstock
Friedrich-Baur-Institut an der Neurologischen Klinik und Poliklinik
Klinikum der Universität München, LMU München
Ziemssenstr. 1
80336 München

Dr. Samuel Knauß
Charité Campus Mitte
Klinik und Poliklinik für Neurologie
Charitéplatz 1
10117 Berlin

Dr. med. Wolfgang Köhler
Universitätsklinikum Leipzig AöR
Klinik und Poliklinik für Neurologie
Liebigstr. 20
04103 Leipzig

Prof. Dr. med. Martin Köhrmann
Universitätsklinikum Essen
Klinik für Neurologie
Hufelandstr. 55
45147 Essen

Prof. Dr. med. Sylvia Kotterba
Klinik für Geriatrie
Klinikum Leer gGmbH
Augustenstr. 35–37
26789 Leer

Prof. Dr. med. Markus Krämer
Alfried Krupp Krankenhaus
Klinik für Neurologie
Alfried-Krupp-Str. 21
45131 Essen

Prof. Dr. med. Helmar C. Lehmann
Klinik und Poliklinik f. Neurologie
Klinikum der Universität zu Köln
Kerpener Str. 62
50937 Köln

Dr. phil. Karina Limburg
Klinik für Konservative Orthopädie, Manuelle Medizin und Schmerzmedizin
Sana Klinik München GmbH
Steinerstr. 3
81369 München

Dr. med. Anke Lührs
Kliniken Maria Hilf GmbH
Klinik für Neurologie und klinische Neurophysiologie
Viersener Str. 450
41063 Mönchengladbach

Prof. Dr. med. habil. Jürgen Meixensberger
Klinik und Poliklinik für Neurochirurgie
Universitätsklinikum Leipzig
Liebigstr. 20
04103 Leipzig

Prof. Dr. med. Uta Meyding-Lamadé
Krankenhaus Nordwest
Klinik für Neurologie
Steinbacher Hohl 2–26
60488 Frankfurt

Prof. Dr. med. Ulf Nestler
Klinik und Poliklinik für Neurochirurgie
Universitätsklinikum Leipzig
Liebigstr. 20
04103 Leipzig

Dr. med. Christiane Neuhofer
Universitätsmedizin Göttingen, Georg-August-Universität
Institut für Humangenetik
Heinrich-Düker-Weg 12
37073 Göttingen

Prof. Dr. Iris-Katharina Penner
Universitätsklinikum Düsseldorf
COGITO - Zentrum für angew., Neurokognition und Neuropsychologische Forschung
Merowingerplatz 1
40225 Düsseldorf

Prof. Dr. Johannes Prudlo
Universitätsmedizin Rostock
Zentrum für Nervenheilkunde, Klinik und Poliklinik für Neurologie
Gehlsheimer Str. 20
18147 Rostock

Prof. Dr. med. Harald Prüß
Charité Campus Mitte
Klinik und Poliklinik für Neurologie und DZNE Berlin
Charitéplatz 1
10117 Berlin

Prof. Dr. Anne Christin Rahn
Sektion für Forschung und Lehre in der Pflege
Institut für Sozialmedizin und Epidemiologie
Universität zu Lübeck
Ratzeburger Allee 160 (Haus 50)
23562 Lübeck

Prof. Dr. med. Eckhard Rickels
Allgemeines Krankenhaus Celle
Abteilung Neurotraumatologie
Siemensplatz 4
29223 Celle

Dr. med. Florian Rimmele
Universität Rostock
Zentrum für Nervenheilkunde, Klinik für Neurologie und Poliklinik
Gehlsheimer Str. 20
18147 Rostock

Prof. Dr. Paulus Rommer
Medizinische Universität Wien
Universitätsklinik für Neurologie
Währinger Gürtel 18–20
A-1090 Wien

Priv.-Doz. Dr. med. Niklas Schäfer
Klinik und Poliklinik für Neurologie
Universitätsklinikum Bonn
Venusberg-Campus 1
53127 Bonn

Insa Schiffmann
Universitätsklinikum Hamburg-Eppendorf
MS Ambulanz, W34
Martinistr. 52
20251 Hamburg

Univ.-Prof. Dr. Marc Schlamann
Universitätsklinikum Köln
Institut für diagnostische, und interventionelle Radiologie
Kerpener Str. 62
50937 Köln

Dr. med. Ilka Schneider
Klinikum St. Georg gGmbH Klinik für Neurologie
Delitzscher Str. 141
04129 Leipzig

Prof. Dr. med. Benedikt Schoser
Ludwig-Maximilians-Universität
Neurologische Klinik, Friedrich-Baur-Institut
Ziemssenstr. 1a
80336 München

Prof. Dr. med. Wilhelm Schulte-Mattler
Klinik und Poliklinik für Psychiatrie und Psychotherapie der Universität Regensburg
Zentrum für Altersmedizin
Universitätsstr. 84
93053 Regensburg

Prof. Dr. Andreas Schulze-Bonhage
Universitätsklinikum Freiburg, Neurozentrum, Epilepsiezentrum
Breisacher Str. 64
79106 Freiburg

Prof. Dr. med. Werner Stenzel
Charité - Universitätsklinik Berlin
Institut für Neuropathologie
Charitéplatz 1
10117 Berlin

Prof. Dr. med. Alexander Storch
Universitätsmedizin Rostock
Klinik und Poliklinik für Neurologie
Gehlsheimer Str. 20
18147 Rostock

Prof. Dr. Michael Strupp
Neurologische Klinik
Klinikum der Ludwig Maximilians-Universität München
Marchioninistr. 15
81377 München

Prof. Dr. Stefan Teipel
Deutsches Zentrum für, Neurodegenerative Erkrankungen (DZNE)
Gehlsheimer Str. 20
18147 Rostock

Prof. Dr. med. Regina Trollmann
Leiterin der Abteilung Neuropädiatrie und des Sozialpädiatrischen Zentrums, Kinder- und Jugendklinik am Universitätsklinikum
Friedrich-Alexander-Universität Erlangen-Nürnberg
Loschgestr. 15
91054 Erlangen

Prof. Dr. med. Hayrettin Tumani
Neurologische Universitätsklinik im RKU
Oberer Eselsberg 45
89081 Ulm

Dr. Dr. Manfred Uhr
Max-Planck-Institut für Psychiatrie
Kraepelinstr. 2–10
80804 München

Isabel Voigt
Multiple Sklerose Zentrum am Zentrum für Klinische Neurowissenschaften
Universitätsklinikum Carl Gustav Carus
Fetscherstr. 74
01307 Dresden

Prof. Dr. med. Uwe Walter
Universitätsmedizin Rostock
Zentrum für Nervenheilkunde, Klinik und Poliklinik für Neurologie
Gehlsheimer Str. 20
18147 Rostock

Prof. Dr. Dr. Mike Peter Wattjes
Med. Hochschule Hannover, Institut für diagnostische und interventionelle Neuroradiologie
Carl-Neuberg-Str. 1
30625 Hannover

Univ.-Prof. Jörg Weber
Abteilung für Neurologie Klinikum Klagenfurt am Wörthersee
Feschnigstr. 11
A-9020 Klagenfurt am Wörthersee

Prof. Dr. rer. nat. Katja Werheid
Humboldt Universität zu Berlin
Institut für Psychologie
Rudower Chaussee 18
12489 Berlin

Prof. Dr. med. Bernhard Widder
Bezirkskrankenhaus Günzburg
Neurowissenschaftliche Gutachtenstelle
Ludwig-Heilmeyer-Str. 2
89312 Günzburg

Prof. Dr. med. Peter Young
Medical Park Bad Feilnbach
Neurologische Klinik Reithofpark
Reithof 1
83075 Bad Feilnbach

Prof. Dr. med. Dr. h.c. Walter Zieglgänsberger
Max-Planck-Institut für Psychiatrie
Kraepelinstr. 2–10
80804 München

Prof. Dr. Stephan Zierz
Martin-Luther-Universität Halle-Wittenberg
Neurologische Klinik
Ernst-Grube-Str. 40
06120 Halle

Prof. Dr. Tjalf Ziemssen
Multiple Sklerose Zentrum am Zentrum für
Klinische Neurowissenschaften
Universitätsklinikum Carl Gustav Carus
Fetscherstr. 74
01307 Dresden

Abkürzungen

123I-FP-CIT	123Jod-N-omega-fluoropropyl-2beta-carbomethoxy-3beta-(4-iodophenyl) tropan
2-AG	2-Arachidonylglycerol
5-FU	5-Fluorouracil
5-HAT	5-Hydroxytryptamin
aAK	Autoantikörper
AAT	Aachener Aphasie-Test
AAV	Adeno-assoziierte Viren
ABP	arzneimittelbezogene Probleme
ABRA	A-beta-related Angiitis
ABV	Avian Bornavirus
ACA	A. cerebri anterior
ACC	A. carotis communis
ACE	A. carotis externa
ACE	Angiotensin Converting Enzyme
AChE	Acetylcholinesterase
AChR	Acetylcholinrezeptor
ACI	A. carotis interna
A-CIDP	Acute Onset CIDP
ACL	Aphasie-Checkliste
ACM	A. cerebri media
ACT	Acceptance and Commitment Therapy
AD	Alzheimer-Krankheit
ADAS	Alzheimer's Disease Assessment Scale
ADEM	akute disseminierte Enzephalomyelitis
ADL	Activities of Daily Living
ADM	M. abductor digiti minimi
ADME	Absorption, Distribution, Metabolismus, Elimination
AFP	Acute Flaccid Paralysis
AGAST	Arbeitsgruppe Geriatrisches Assessment
AHB	Anschlussheilbehandlung
AHI	Apnoe-Hypopnoe-Index
AI	Antikörperindex
AIDP	akute inflammatorische demyelinisierende Polyneuropathie
AIREN	Association International pour la Recherche et l'Enseignement en Neurosciences
AK	Antikörper
ALA	5-Aminolävulinsäure
ALS	Amyotrophe Lateralsklerose
ALSbi	ALS with Behavioural Impairment
ALScbi	ALS with Cognitive and Behavioural Impairment
ALSci	ALS with Cognitive Impairment
ALScn	ALS Cognitive Normal
ALS-FTSD	ALS-frontotemporale Spektrum-Erkrankungen
ALS-FUS	ALS Fused in Sarcoma
ALS-SOD	ALS-Superoxiddismutase
AMAM	akute motorische axonale Neuropathie
AML	Angiomyolipom
AMSAN	akute motorische und sensible axonale Neuropathie
ANA	antinukleäre Antikörper
ANCA	antinukleäre cytoplasmatische Antikörper
ANS	autonomes Nervensystem
aPTT	aktivierte Thromboplastinzeit
APV	allgemeine palliativmedizinische Versorgung
Aqp	Aquaporin
AraC	Cytarabin
ARDS	Adult Respiratory Distress Syndrome
ARR	absolute Risikoreduktion
ARWMC	Age Related White Matter Changes
ASI	Antikörper-spezifischer Index
ASICS	Acid Sensing Ion Channels
ASO	Antisense-Oligonukleotide
ASPECT-Score	Alberta Stroke Program Early CT Score
ASS	Acetylsalicylsäure
ASS	Anti-Synthetase-Syndrom
ATL	Aktivitäten des täglichen Lebens
ATP	Adenosintriphosphat
ATS	A. temporalis superficialis
AUB	Allgemeine Unfallversicherungsbedingungen
AVM	arteriovenöse Malformation
AWMF	Arbeitsgemeinschaft der Wissenschaftlichen Medizinischen Fachgesellschaften e. V.
AZA	Azathioprin
BAEP	Brainstem Audiometry Evoked Potential
BAR	Bundesarbeitsgemeinschaft für Rehabilitation
BASt	Bundesanstalt für Straßenwesen
BBI	Beaumont Behavioural Inventory
BCNU	Bis-Chlorethyl-Nitroso-Urea
BDI	Beck-Depressions-Inventar
BdL	Beeinträchtigung der körperlichen und geistigen Leistungsfähigkeit
BDNF	Brain-Derived Neurotrophic Factor
BDV	Borna Disease Virus
BeamtVG	Beamtenversorgungsgesetz
BECTS	Benign Epilepsy with Centro-temporal Spikes

BeSD	Beurteilung von Schmerzen bei Demenz
BfArM	Bundesinstitut für Arzneimittel und Medizinprodukte
BGB	Bürgerliches Gesetzbuch
BICAMS	Brief International Cognitive Assessment for Multiple Sclerosis
BKV	Berufskrankheitenverordnung
BMI	Body-Mass-Index
BoDV	Borna Disease Virus
BSG	Blutkörperchensenkungsgeschwindigkeit
BU	Berufsunfähigkeit
bvFTD	Behavioural Variant FTD
BVG	Bundesversorgungsgesetz
BVMT-R	Brief Visual Memory Test-Revised
BWK	Brustwirbelkörper
BWS	Brustwirbelsäule
BZ	Blutzucker
CAA	cerebrale Amyloidangiopathie
CADASIL	zerebral autosomal dominante Arteriopathie mit subkortikalen Infarkten und Leukoenzephalopathie
cAMP	Cyclo-Adenosinmonophosphat
CANOMAD	chronisch-ataxische Neuropathie, Ophthalmoplegie, IgM-Paraprotein, Kälteagglutination, Disialosyl-Antikörper
CARASIL	zerebral autosomal rezessive Arteriopathie mit subkortikalen Infarkten und Leukoenzephalopathie
CASPR2	Contactin-Associated Protein Like 2
CB	Endocannabinoid
CBD	kortikobasale Degeneration
CBS	Corticobasal Syndrome
CCF	Carotis-cavernosus-Fistel
CCHFV	Crimean-Congo Hemorrhagic Fever Virus
CCNU	Chlorethyl-Cyclohexyl-Nitroso-Urea
CCP	cyclisches citrulliniertes Peptid
CDCA	Chenodesoxycholsäure
CDR	Clinical Dementia Rating
CERAD	Consortium to Establish a Registry for Alzheimer's Disease
CFS	Chronic Fatigue Syndrome
CGH	Comparative Genomic Hybridisation
CGRP	Calcitonin-Gene-Related Peptide
ChAT	Cholin-Acetyltransferase
ChEI	Cholinesteraseinhibitoren
CHIKV	Chikungunya-Virus
CIAP	chronische idiopathische axonale Polyneuropathie
CIDP	chronische inflammatorische demyelinisierende Polyneuropathie
CIM	Critical Illness Myopathy
CIMT	Constraint-Induced Movement Therapy
CIP	Critical Illness Polyneuropathy
CIPA	Congenital Insensitivity to Pain and Anhidrosis
CJD	Creutzfeldt-Jakob-Disease
CK	Kreatinkinase
CLIPPERS	Chronic Lymphocytic Inflammation with Pontine Perivascular Enhancement Responsive to Steroids
CMAI	Cohen-Mansfield Agitation Inventory
cMRT	kraniale Computertomografie
CMT	Charcot-Marie-Tooth
CMV	Zytomegalie-Virus
COMT	Catechol-O-Methyltransferase
COPD	chronisch obstruktive Lungenerkrankung
COX	Zyklooxygenase
CPAP	Continuous Positive Airway Pressure
CPEO	chronisch progressive externe Ophthalmoplegie
CPP	Cerebral Perfusion Pressure
CREB	cAMP Responsive Binding Protein
CRP	C-reaktives Protein
CRPS	komplexe regionale Schmerzsyndrome
cSDH	chronisch subdurale Hämatome
CST	Chair Stand Test
CSWS	Continuous Spike Waves during Slow Sleep
CT	Computertomografie
CTA	computertomografische Angiografie
CTS	Karpaltunnelsyndrom
CTX	cerebrotendinöse Xanthomatose
CVLT	California Verbal Learning Test
CYC	Cyclophosphamid
d	Tag
DAlzG	Deutsche Alzheimer-Gesellschaft e. V.
DAMP	Danger-Associated Molecular Patterns
dAVF	durale arteriovenöse Fisteln
DBS	Deep Brain Stimulation
DEGUM	Gesellschaft für Ultraschall in der Medizin
DENV	Dengue-Virus
DF	Dengue-Fieber
DFNS	Deutscher Forschungsverbund Neuropathischer Schmerz
DGKN	Deutsche Gesellschaft für klinische Neurophysiologie und funktionelle Bildgebung
DGLN	Deutsche Gesellschaft für Liquordiagnostik und klinische Neurochemie
DGN	Deutsche Gesellschaft für Neurologie
DGNC	Deutsche Gesellschaft für Neurochirurgie
DHF	Dengue-hämorrhagisches Fieber
DKG-NT	Deutsche Krankenhausgesellschaft Normaltarif
DLB	Demenz mit Lewy-Körperchen
DM	Dermatomyositis
DMD	Disease Modifying Drugs
DMD	Muskeldystrophie Typ Duchenne

DMF	Dimethylfumarat
DML	distal motorische Latenz
DMKG	Deutsche Migräne- und Kopfschmerz-Gesellschaft
DMSG	Deutsche Multiple Sklerose Gesellschaft
DNET	dysembryoblastische neuroepitheliale Tumoren
DOAK	direkte orale Antikoagulanzien
DPAGT1	Dolichylphosphate-N-Acetylglucosamin-phosphotransferase
DPR	Dipeptide Repeat
DRG	Diagnosis Related Group
DRPLA	dentato-rubro-pallido-luysische Atrophie
DSA	digitale Subtraktionsangiografie
DSM	Diagnostic and Statistical Manual of Mental Disorders
DSS	Dengue-Schock-Syndrom
DTI	Diffusion Tensor Imaging
DXA	Dual Energy X-Ray Absorptiometry
EBM	Einheitlicher Bewertungsmaßstab (der Kassenärztlichen Bundesvereinigung)
EBM	evidenzbasierte Medizin
EBPI	evidenzbasierte Patienteninformation
EBV	Epstein-Barr-Virus
ECAS	Edinburgh Cognitive and Behavioural ALS Screen
ECDC	European Centre for Disease Prevention and Control
ECST	European Carotid Surgery Trial
ED	Encephalomyelitis disseminata
EDSS	Expanded Disability Status Scale
EGPA	eosinophile Granulomatose mit Polyangiitis Churg-Strauss
EIA	Enzym-Immunoassay
ELISA	Enzyme-linked Immunosorbent Assay
EM(E)A	European Medicines Agency
EMG	Elektromyografie
ENA	extrahierbare nukleäre Antikörper
ENG	Elektroneurografie
EPN	Early Posterior Negative Potential
EPSP	Excitatory Postsynaptic Potential
ERK	Extracellular Signal-Regulated Kinase
ESCMID	European Society of Clinical Microbiology and Infectious Diseases
ESUS	Embolic Stroke of Unknown Source
EU	Europäische Union
EV	Enterovirus
EVD	externe Ventrikeldrainage
EVOP	evozierte Potenziale
EWGSOP	European Working Group on Sarcopenia in Older People
EWM	Einerwiederholungsmaximum
ExAC	Exome Aggregation Consortium
FALS	familiäre ALS
FAMS	Functional Assessment of Multiple Sclerosis
FAS	Flail Arm Syndrome
FBDS	pathognomonische faziobrachiale dystone Anfälle
FCD	fokale kortikale Dysplasien
FCSRT	Free Cued and Selective Reminding Test
FDA	Food and Drug Administration
FDG-PET	Fluordesoxyglukose-Positronenemissions-tomografie
FEES	fiberendoskopische Schluckuntersuchung
FEIBA	Faktor-VIII-Inhibitor-Bypass-Aktivität
FET	Fluorethyltyrosin
FeV	Fahrerlaubnisverordnung
FFP	Fresh Frozen Plasma
FI	Frailty-Index
FLAIR	Fluid Attenuated Inversion Recovery
FLS	Flail Leg Sydrome
fMRI	Functional Magnetic Resonance Imaging
fMRT	funktionelle Magnetresonanztomografie
FORTA	Fit for the Aged
FOTT	fazio-orale Therapie
FOUR	Full Outline of Unresponsiveness (Score)
FrSBe	Frontal Systems Behavioural Scale
FS	funktionelles System
FSHD	fazioskapulohumerale Muskeldystrophie
FSME	Frühsommer-Meningoenzephalitis
FTD	frontotemporale Demenz
FTLD	frontotemporale Lappendegeneration
FTSD	frontotemporale Spektrumerkrankungen
FUS	Fused in Sarcoma
FXTAS	Fragiles-X-Tremor-Ataxie-Syndrom
GABA	Gamma-Aminobuttersäure
GAD	Glutamat-Dekarboxylase
G-BA	Gemeinsamer Bundesausschuss
GBM	Glioblastom
GBS	Gruppe-B-Streptokokken
GBS	Guillain-Barré-Syndrom
GCS	Glasgow Coma Scale
Gd	Gadolinium
GdB	Grad der Behinderung
GdS	Grad der Schädigungsfolgen
GenDG	Gendiagnostik-Gesetz
GFAP	Glial Fibrillary Acidic Protein
GFPT1	Glutamin-Fruktose-6-Phosphattrans-aminase 1
GFR	glomeruläre Filtrationsrate
GGE	generalisierte genetische Epilepsien
GHB	Gammahydroxybutyrat
GKS	Glukokortikosteroide
GM-CSF	Granulocyte-Macrophage Colony-Stimulating Factor

gnomAD	Genome Aggregation Database
GOÄ	Gebührenordnung für Ärzte
GOS-E	Glasgow-Extended Outcome-Scale
GPA	Granulomatose mit Polyangiitis Wegener
GPI	Globus pallidus internus
GRV	gesetzliche Rentenversicherung
GSK	Geriatrisches Screening bei Klinikaufnahme
HBC	Kapsidprotein des Hepatitis-B-Virus
HBV	Hepatitis-B-Virus
HC	Hemicrania continua
HCID	High Consequence Infectious Diseases
HDL	Huntington Disease like Chorea
HDLS	hereditäre diffuse Leukoenzephalopathie mit axonalen Spheroiden
HF	Herzfrequenz
HFEA	Human Fertilization and Embryology Authority
HFMSE	Hammersmith Functional Motor Score – Expanded
HHV	Humanes Herpesvirus
HITS	High Intensity Transient Signals
HIV	Humanes Immundefizienzvirus
HNPP	Hereditary Neuropathy with Liability to Pressure Palsies
HOPE	Hospiz- und Palliativerfassung
HRR	Heart Rate Recovery
HSAN	hereditäre sensorische und autonome Neuropathie
HSP	hereditäte spastische Paraparesen
HSV	Herpes-simplex-Virus
HSVE	Herpes-simplex-Virus-Enzephalitis
HSZT	hämatopoetische Stammzelltransplantation
HTLV	humanes T-lymphotropes Virus
HWS	Halswirbelsäule
HWZ	Halbwertszeit
i. S.	im Sinne
IASP	International Association for the Study of Pain
IBM	Inclusion Body Myositis
IBZM	^{123}I-3-Jodo-6-methoxybenzamin
ICB	intrazerebale Blutung
ICD	International Classification of Diseases
ICD	International Statistical Classification of Diseases and Related Health Problems
ICF	International Classification of Functioning, Disability and Health
ICHD	International Classification of Headache Disorders
ICP	Intracranial Pressure
ICSD	International Classification of Sleep Disorders
ICUAW	Intensive Care Unit Acquired Weakness
IDI	Improvement-Dyskinesie-Improvement
IE	Internationale Einheit
IEG	Immediate Early Gene
IENFD	intraepidermale Nervenfaserdichte
IFCN	International Federation of Clinical Neurophysiology
IFN-alpha	Interferon-α
IfSG	Infektionsschutzgesetz
IGeL	individuelle Gesundheitsleistungen
IHS	International Headache Society
IIM	idiopathische inflammatorische Myopathien
ILD	interstitielle Lungenerkrankungen
IMNM	Statin-assoziierte immunmediierte nekrotisierende Myopathie
INM	immunogen nekrotisierende Myopathien
INR	International Normalized Ratio
IP3	Phosphoinositol-3-Phosphat
IPS	idiopathisches Parkinson-Syndrom
IPSP	inhibitorisches postsynaptisches Potenzial
IQWIG	Institut für Qualität und Wirtschaftlichkeit im Gesundheitswesen
ISAR	Identification of Seniors at Risk
ITP	idiopathische thrombozytopenische Purpura
IVIG	intravenöse Immunglobuline
JCPyV	JC-Polyomavirus
JEV	Japanisches Enzephalitis-B-Virus
JME	juvenile myoklonische Epilepsie
JVEG	Justizvergütungs- und Entschädigungsgesetz
KEK	klinisches Ethikkomitee
KIS	klinisch isoliertes Syndrom
KKNMS	Klinisches Kompetenznetz MS
KM	Kontrastmittel
KOF	Körperoberfläche
Kst	Kortikosteroid
LBSL	Leukoenzephalopathie mit Beteiligung des Hirnstamms und des Spinalmarks und Laktaterhöhung
LD	Leukodystrophie
LEMS	Lambert-Eaton myasthenisches Syndrom
LETM	longitudinale transverse Myelitis
LGI1	Leucine-Rich Glioma Inactivated Protein 1
LGL	Large Granular Lymphocyte
LGMD	Limb-Girdle Muscular Dystrophies
LGS	Lennox-Gastaut-Syndrom
LHON	Lebersche hereditäre Optikusneuropathie
Lj.	Lebensjahr
LKE	Lewy-Körperchen-Erkrankung
LKS	Landau-Kleffner-Syndrom
LMNS	Lower Motor Neuron Syndromes

LP	Lumbalpunktion
LRP	Low-Density Lipoprotein Receptor-Related Protein
LSVT	Lee Silverman Voice Treatment
LTD	Long-term Depression
LTP	Long-term Potentiation
LTT	Lymphozytentransformationstest
LWK	Lendenwirbelkörper
MAA	Myositis-assoziierte Autoantikörper
MADSAM	Multifocal Acquired Demyelinating Sensory and Motor Neuropathy
MAG	Myelin-assoziiertes Glykoprotein
MAO	Monoaminoxidase
MAP	mittlerer arterieller Druck
MBP	basisches Myeloprotein
MBSR	Mindfulness Based Stress Reduction
MCI	Mild Cognitive Impairment
MdE	Minderung der Erwerbsfähigkeit
ME	Myalgische Enzephalomyelitis
MELAS	Mitochondrial Epilepsy with Lactat Acidosis and Stroke-like Episodes
MERRF	Myoclonic Epilepsy with Ragged Red Fibers
MFM32	32-Item Motor Function Measure
MFS	Miller-Fisher-Syndrom
MG	Myasthenia gravis
MGUS	monoklonale Gammopathie unklarer Signifikanz
MHC	Haupthistokompatibilitätskomplex
MIBG	^{123}I-Methyljodbenzylguanidin
MISME	Multiple Inherited Schwannomas, Meningiomas and Ependymomas
MLC	megalenzephale Leukoenzephalopathie mit subkortikalen Zysten
MLD	metachromatische Leukodystrophie
MLPA	Multiplex Ligation-dependent Probe Amplification
MMF	Mycophenolat-Mofetil
MMN	multifokale motorische Neuropathie
MMR	Masern, Mumps, Röteln
MMST	Mini-Mental-Status-Test
MND	Motoneuron-Disease
MNGIE	mitochondriale neurogastrointestinale Enzephalomyopathie
MoA	Mode of Action
MoCA	Montreal Cognitive Impairment Assessment
MOG	Myelin-Oligodendrozyten-Glykoprotein
mOS	medianes Gesamtüberleben
MP	Methylprednisolon
mPFS	medianes progressionsfreies Überleben
MRA	Magnetresonanzangiografie
MRS	MR-Spektroskopie
MRSA	Methicillin-resistenter *Staphylococcus aureus*
MRT	Magnetresonanztomografie
MS	Multiple Sklerose
MSA	Multisystematrophie
MSA	Myositis-spezifische Autoantikörper
MSA-P	Multisystematrophie vom Parkinson-Typ
MSAP	muskuläres Summenaktionspotenzial
MSFC	Multiple Sclerosis Functional Composite
MSL	Multipler Schlaflatenz-Test
MSPS	Multiple Sclerosis Performance Scale
MSSA	Methicillin-sensitiver *Staphylococcus aureus*
MSTKG	Multiple Sklerose Therapie Konsensus Gruppe
MTA	Medial Temporal Lobe Atrophy
mtDNA	mitochondriale DNA
mTOR	Mammalian Target of Rapamycin
MTX	Methotrexat
MuSK	muskelspezifische Tyrosinkinase
NAM	nekrotisierende, autoimmun induzierte Myopathie
NASCET	North American Symptomatic Carotid Endarterectomy Trial
NAT-PML	Natalizumab-assoziierte PML
NBIA	Neurodegeneration with Brain Iron Accumulation
nBZ	Nüchternblutzucker
NDD	neurochemische Demenzdiagnostik
NGF	Nerve Growth Factor
NGS	Next Generation Sequencing
NIH	National Institutes of Health (USA)
NIHSS	National Institutes of Health Stroke Scale
NINDS	National Institute of Neurological Disorders and Stroke
NIV	nichtinvasive Beatmung
NK1	Neurokinin 1
NLG	Nervenleitgeschwindigkeit
NLM	United States National Library of Medicine
NMDAR	N-Methyl-D-Aspartat-Rezeptor
NMO	Neuromyelitis optica
NMOSD	Neuromyelitis-optica-Spektrum-Erkrankungen
NNT	Number Needed to Treat
NO	Stickstoffmonoxid
NOAK	Neue (direkte) orale Antikoagulanzien
NOS	not otherwise specified
NPH	Normaldruckhydrozephalus
NPI	Neuropsychiatrisches Inventar
NSAR	nichtsteroidale Antirheumatika
NSCLC	nichtkleinzellige Bronchialkarzinome
NSVN	nichtsystemische vaskulitische Neuropathie

NuRD	Nucleosome Remodelling Deacetylase
o. B.	ohne Befund
OCB	oligoklonale Banden
OCR	okulozephaler Reflex
oGTT	oraler Glukosetoleranztest
OH	orthostatische Hypotonie
OHQ	Orthostatic Hypotension Questionnaire
OIH	opioidinduzierte Hyperalgesie
OKB	oligoklonale Banden
OMIM	Online Mendelian Inheritance in Man (Datenbank)
OMS	Opsoklonus-Myoklonus-Syndrom
ONB	Blockade des N. occipitalis major
ONS	okzipitale Nervenstimulation
OPCA	olivo-ponto-zerebellärer Typ der Multisystematrophie
OPLL	Ossifikation des posterioren longitudinalen Ligaments
OPS	Operationen- und Prozedurenschlüssel
ORF	offener Leserahmen
OS	Overall Survival (Gesamtüberleben)
PACNS	primäre Angiitis des zentralen Nervensystems
PAF	Platelet-Activating Factor
PAG	periaquäduktales Grau
PAM	Potassium Agravated Myotonia
PANDA	Parkinson Neuropsychometric Dementia Assessment
PANS	Positive and Negative Syndrome Scale
PASAT	Paced Auditory Serial Addition Test
pAVK	periphere arterielle Verschlusskrankheit
PCC	Prothrombinkomplex-Konzentrat
PCR	Polymerasekettenreaktion
PCV	Procarbazin, CCNU, Vincristin
PD	Parkinson-Demenz
PDD	Parkinson-Disease-Demenz
PDQ 39	Parkinson's Disease Questionnaire 39
PED	paroxysmale belastungsabhängige Dyskinesie
PEG	perkutane endoskopische Gastroskopie
PEJ	perkutane endoskopische Jejunostomie
PERM	progressive Enzephalomyelitis mit Rigidität und Myoklonien
PET	Positronenemissionstomografie
PFA	Platelet Function Analyzer
PFO	persistierendes Foramen ovale
PFS	progressionsfreies Überleben
PH	Paroxysmale Hemikranie
phDBS	Tiefenhirnstimulation des posterioren Hypothalamus
PIM	potenziell ungeeignete Medikamente
PKAN	Pantothenatkinase-assoziierte Neurodegeneration
PKD	paraneoplastische Kleinhirndegeneration
PKD	paroxysmale kinesiogene Dyskinesie
PLC	Phospholipase C
PLED	Periodic Lateralized Epileptiform Discharges
PLEX	Plasmapherese
PLMS	Periodic Limb Movement in Sleep
PLOSL	polyzystische lipomembranöse Osteodysplasie mit sklerosierender Leukoenzephalopathie
PLS	primäre Lateralsklerose
PM	Polymyositis
PMA	progressive Muskelatrophie
PMD	Pelizaeus-Merzbacher-Erkrankung
PME	Potenziale motorischer Einheiten
PML	progressive multifokale Leukenzephalopathie
PMLD	Pelizaeus-Merzbacher-like Disease
PNF	propriozeptive neuromuskuläre Fazilitation
pNfH	Phosphorylated Neurofilament Heavy Chain
PNKD	paroxysmale nichtkinesiogene Dyskinesie
PNP	Polyneuropathie
PNS	paraneoplastische neurologische Syndrome
POEMS	Polyneuropathie, Organomegalie, Endokrinopathie, monoklonale Gammopathie, Hautveränderungen (Skin)
POTS	posturales orthostatisches Tachykardiesyndrom
PPA	primär progressive Aphasie
PPMS	primär progrediente MS
PPSP	Prothrombinkonzentrat
PRES	posteriores reversibles Enzephalopathie-Syndrom
PROMM	proximale myotone Myopathie
PSA	pathologische Spontanaktivität
PSP	progressive supranukleäre Blickparese
PSP-P	PSP-Parkinsonismus
PSP-PGF	PSP-Progressive Gait Freezing
PSW	positive scharfe Wellen
PTSD	Posttraumatic Stress Disorder
PUMNS	Probable UMN Sign
PZNSL	primäres ZNS-Lymphom
QoL	Quality of Life
QST	quantitative sensorische Testung
R., Rr.	Ramus, Rami
RAN	Repeat-associated-non-ATG
RCT	Radiochemotherapie
RCVS	reversibles zerebrales Vasokonstriktionssyndrom
RIS	radiologisch isoliertes Syndrom
RKI	Robert Koch-Institut

RNP	Ribonukleoprotein
RR	Blutdruck nach Riva-Rocci
RRMS	Relapsing Remitting MS
rRNA	ribosomale RNA
RRR	relative Risikoreduktion
rTMS	repetitive transkranielle Magnetstimulation
rt-PA	Recombinant Tissue Plasminogen Activator
RVCL	retinale Vaskulopathie mit zerebraler Leukodystrophie
RZA	Riesenzellarteriitis
SAB	Subarachnoidalblutung
SAE	subkortikale arteriosklerotische Enzephalopathie
SAHE	selektive Amygdalahippocampektomie
SALS	sporadische ALS
SAPV	Spezialisierte ambulante Palliativversorgung
SARS	Sacral Anterior Root Stimulation
SARD	Sacral Root Deafferentiation
SBMA	spinobulbäre Muskelatrophie (Kennedy)
SCA	spinozerebelläre Ataxien
SCIG	subkutane Immunglobuline
SCS	Spinal Cord Stimulation
SDM	Shared Decision Making
SDMT	Symbol Digit Modalities Test
SEGA	subependymales Riesenzellastrozytom
SEP	somatosensibel evozierte Potenziale
SGB	Sozialgesetzbuch
SGCH	Subependymal Giant Cell Astrocytoma
SH	Supine Hypertension
SHH	Sonic Hedgehog (-Signalweg)
SHT	Schädel-Hirn-Trauma
SIADH	Syndrom der inadäquaten ADH-Sekretion
sIBM	sporadische Einschlusskörpermyositis (engl. Inclusion Body Myositis)
SICI	Short Interval Intracortical Inhibition
SIDAM	Strukturiertes Interview für die Diagnose einer Demenz vom Alzheimer-Typ, Multiinfarktdemenz und Demenzen anderer Ursachen
sIL-2R	löslicher Interleukin-2-Rezeptor
SIRS	systemisches inflammatorisches Response-Syndrom
SLE	systemischer Lupus erythematodes
SLS	Stiff-Limb-Syndrom
SMA	spinale Muskelatrophie
SMN	Survival Motor Neuron
SMRT	Single Molecule Real Time
SNAP	sensibles Nervenaktionspotenzial
SNRI	selektive Serotonin-Noradrenalin-Wiederaufnahmehemmer
SOD-1	Superoxiddismutase-1
SPECT	Single-Photon-Emissions-Computertomografie
SPG	spastische Paraplegien
SPICE	Senses – Physical Activity – Inkontinence – Cognition – Emotion
SPMS	sekundär progrediente MS
SpO2	Sauerstoffsättigung
SPPB	Short Physical Performance Battery
SPS	Stiff-Person-Syndrom
SPSSE	Stiff-Person-Syndrom-Spektrum-Erkrankung
SSEP	somatosensorisch evozierte Potenziale
SSPE	subakute sklerosierende Panenzephalitis
SSRI	selektiver Serotonin-Wiederaufnahmehemmer
STIKO	Ständige Impfkommission (des Robert Koch-Instituts)
STIR	Short Tau Inversion Recovery
STN	Nucleus subthalamicus
SUDEP	Sudden Unexpected Death in Epilepsy Patients
SUNA	Short-lasting Unilateral Neuralgiform Headache Attacks with Cranial Autonomic Features
SUNCT	Short-lasting Unilateral Neuralgiform Headache with Conjunctival Injection and Tearing
SUS	Sulcus-ulnaris-Syndrom
SVT	Sinusvenenthrombose
SWI	hämsensitive MRT-Sequenzen
T3	Trijodthyronin
T4	Tetrajodthyronin
TAK	trigemino-autonome Kopfschmerzen
Tbc	Tuberkulose
TCA	Triamcinolonacetonid
TCD	transkranielle Doppler-Sonografie
tDCS	transkranielle Gleichstromstimulation
TDP	Transactive Response DNA-binding Protein
TEA	Thrombendarteriektomie
TEE	transösophageale Echokardiografie
TENS	transkutane elektrische Nervenstimulation
THC	Tetrahydrocannabinol
THS	tiefe Hirnstimulation
TIA	transitorische ischämische Attacke
TMT	Trail Making Test
TMZ	Temozolomid
TNF	Tumornekrosefaktor
TOF	Time-of-Flight
TPG	Transplantationsgesetz
TPHA	Treponema-pallidum-Hämagglutinationstest

TPJ	Temporo-parietal Junction
TPMT	Thiopurin-Methyltransferase
tRNA	Transfer-RNA
TS	tuberöse Sklerose
TSH	thyreoidstimulierendes Hormon
tSNS	transkutane Supraorbitalisstimulation
TTE	transthorakale Echokardiografie
TTF	Tumor Treating Fields
TTX	Tetrodotoxin
TZ	Thrombinzeit
tVNS	transkranielle zervikale Vagusnervstimulation
UAW	unerwünschte Arzneimittelwirkung
UMNS	Upper Motor Neuron Syndromes
UPDRS	Unified Parkinson's Disease Rating Scale
V. a.	Verdacht auf
VCP	Valosin Containing Protein
VCS	Visual Contrast Sensitivity
VD	vaskuläre Demenz
VEGF	Vascular Endothelial Growth Factor
VEP	visuell evozierte Potenziale
VGKC	Voltage-gated Potassium Channel
VIM	Nucleus ventralis intermedius
VKA	Vitamin-K-Antagonist
VLCFA	Very Long Chain Fatty Acids
VLMT	Verbaler Lern- und Merkfähigkeitstest
VOR	vestibulookulärer Reflex
VSBV-1	Variegated Squirrel Bornavirus 1
VUS	Variante unklarer Signifikanz
VVG	Versicherungsvertragsgesetz
VZV	Varizella-Zoster-Virus
WBRT	Whole Brain Radiotherapy
WDR	Wide Dynamic Range
WFN	World Federation of Neurology
WFNS	World Federation of Neurosurgical Societies
WHO	Weltgesundheitsorganisation
WNV	West-Nile-Virus
X-ALDF	X-chromosomale Adrenoleukodystrophie
YLD	Years Lived with Disability
ZIG-V	Zika-Virus
ZMW	Zero Mode Waveguide
Z. n.	Zustand nach
ZNS	Zentralnervensystem

Fehler gefunden?

An unsere Inhalte haben wir sehr hohe Ansprüche. Trotz aller Sorgfalt kann es jedoch passieren, dass sich ein Fehler einschleicht oder fachlich-inhaltliche Aktualisierungen notwendig geworden sind. Sobald ein relevanter Fehler entdeckt wird, stellen wir eine Korrektur zur Verfügung. Mit diesem QR-Code gelingt der schnelle Zugriff.

https://else4.de/978-3-437-21884-2

Wir sind dankbar für jeden Hinweis, der uns hilft, dieses Werk zu verbessern. Bitte richten Sie Ihre Anregungen, Lob und Kritik an folgende E-Mail-Adresse: kundendienst@elsevier.com

Abbildungsnachweis

Abb. 3.1, 7.1, 7.4, 9.6, 22.1, 22.2, 23.1 abavo GmbH, Buchloe.
Abb. 23.2, 23.3, 23.4 AMSEL e.V., Landesverband der DMSG in Baden-Württemberg.
Abb. 9.2 Berg, A. T./et al.: Revised terminology and concepts for organization of seizures and epilepsies: Report of the ILAE Comission on Classification and Terminology. In: Epilepsia. Volume 51, Issue 4, April 2010. John Wiley and Sons.
Abb. 19.3 Buess, D./Kressig, R. W.: Sarkopenie: Definition, Diagnostik und Therapie. In: Praxis. Hogrefe 2013.
Abb. 26.21b Colourbox.com
Abb. 19.2, 19.4 Cruz-Jentoft, A./et al.: Sarcopenia: European consensunsus on definition and diagnosis: Report of the European Working Group on Sarcopenia in Older People. In: Age and Ageing. Volume 39, Issue 4. Oxford University Press, 2010.
Abb. 19.1 Deuschl, G./et al.: S3-Leitlinie Demenzen. 2016. In: Deutsche Gesellschaft für Neurologie, Hrsg. Leitlinien für Diagnostik und Therapie in der Neurologie. Online: www.dgn.org/leitlinien (abgerufen am 07.03.2018).
Abb. 22.3, 22.4 Dr. Elmar Höfner, Klagenfurt am Wörthersee.
Abb. 26.1–26.27 Dr. Mike Peter Wattjes, Hannover.
Abb. 9.1 Fisher, R./et al.: Operational classification of seizure types by the International League Against Epilepsy: Position Paper of the ILAE Commission for Classification and Terminology. In: Epilepsia. Volume 58, Issue 4, March 2017. John Wiley and Sons.
Abb. 25.2 Hamann, J./et al.: Participation preferences of patients with acute and chronic conditions. In: Health Expectations. Volume 10, Issue 4. John Wiley and Sons, 2007.
Abb. 24.1 Henningsen, P./Zipfel, S./Sattel, H./Creed, F.: Management of Functional Somatic Syndromes and Bodily Distress. In: Psychotherapy and Psychosomatics. Volume 87, Issue 1. Karger, 2018.
Abb. 16.1 International Restless Legs Syndrome Study Group (IRLSSG), Rochester, MN, USA.
Abb. 25.1 Kasper, J./et al.: A new graphical format to communicate treatment effects to patients–A web-based randomized controlled trial. In: Health Expectations. Volume 20, Issue 4, Page 8. John Wiley and Sons, 2016.
Abb. 11.2 Meyding-Lamadé, U./et al. S1-Leitlinie Virale Meningoenzephalitis 2015. In: Deutsche Gesellschaft für Neurologie, Hrsg. Leitlinien für Diagnostik und Therapie in der Neurologie. Online: www.dgn.org/ Leitlinien.
Abb. 13.1–13.4 PD Dr. med. Harald Prüß, Berlin.
Abb. 11.1 Pfister H.-W./et al. S2k-Leitlinie Ambulant erworbene bakterielle (eitrige) Meningoenzephalitis im Erwachsenenalter. 2015. In: Deutsche Gesellschaft für Neurologie, Hrsg. Leitlinien für Diagnostik und Therapie in der Neurologie. Online: www.dgn.org/leitlinien.
Abb. 9.3 Prof. Dr. Andreas Schulze-Bonhage, Freiburg.
Abb. 15.1 Prof. Dr. Carl-Albrecht Haensch, Mönchengladbach.
Abb. 25.3, 25.4 Prof. Dr. Christoph Heesen, Hamburg.
Abb. 17.3–17.6 Prof. Dr. Dr. Herta Flor, Mannheim.
Abb. 17.3–17.6 Prof. Dr. Dr. Walter Zieglgänsberger, München.
Abb. 26.33, 26.34, 26.35 Prof. Dr. Hayrettin Tumani, Ulm.
Abb. 26.36a-d, 26.37, Prof. Dr. Werner Stenzel, Basel
Abb. 3.6, 3.7, 3.8, Prof. Dr. Helmar Lehmann, Köln.
Abb. 9.4 Prof. Dr. Horst Urbach, Freiburg.
Abb. 4.1, 4.2, 4.3, 4.4, Prof. Dr. Jörn Peter Sieb, Stralsund.
Abb. 4.5, Lee, M./Beeson, D./Palace, J.: Special Issue: Myasthenia Gravis and Related Disorders I. Therapeutic strategies for congenital myasthenic syndromes. In: Annals of the New York Academy of Sciences. Volume 1412, Issue 1, Pages 129-136. January 2018./Prof. Dr. Jörn Peter Sieb, Helios Hanseklinikum Stralsund.
Abb. 3.3 Nguyen, A./et al.: Chronic intestinal pseudo-obstruction with dilated biliary tract as a spectrum of stiff person syndrome in a nondiabetic patient. In: Journal of Musculoskeletal and Neuronal Interactions, Issue 19(4), Pages 526-530. JMNI, Dec 2019.
Abb. 26.28–26.32 Prof. Dr. Uwe Walter, Rostock.
Abb. 18.1–18.4 Prof. Dr. Regina Trollmann, Erlangen. Mit freundlicher Genehmigung, O. Rompel, Kinderradiologie Universitätsklinikum Erlangen.
Abb. 2.1, 2.2 Prof. Peter Berlit, Rüttenscheid.

Abb. 3.2, 3.4, 7.2, 7.3, 9.5, 17.1, 17.2, 26.36–26.41, 30.1, 30.2, 31.1-31.3 Stefan Dangl, München.
Abb. 10.1, 10.4 Stefan Dangl, München. Wolfgang Köhler, Leipzig.
Abb. 19.5 Summary of the Updated American Geriatrics Society/British Geriatrics Society Clinical Practice Guideline for Prevention of Falls in Older Persons. In: Journal of the American Geriatrics Society. Volume 59, Issue 1. John Wiley and Sons, 2011.
Abb. 10.2, 10.3 Wolfgang Köhler, Leipzig

Inhaltsverzeichnis

Ulrich Dirnagl

Prolog: Translationale neurologische Forschung – From Bench to Bedside

Wichtige Neuigkeiten auf einen Blick

- Eine beträchtliche Anzahl von klinischen Studien scheitert trotz hervorragender Wirksamkeit der Therapie in vorangegangenen und häufig hochrangig publizierten präklinischen Studien. Neben der schieren biologischen Komplexität des Gehirns und seiner Erkrankungen wurden in den letzten Jahren eine Reihe von Ursachen für diese „translationale Blockade" identifiziert, die Ansatzpunkte zur Überwindung dieser unbefriedigenden Situation bieten.
- Vermutlich ist ein nicht geringer Prozentsatz der Studienergebnisse aus experimentellen Krankheitsmodellen falsch positiv, und damit auch nicht auf den Menschen übertragbar. Hierfür verantwortlich sind mangelnde Kontrolle von Verzerrungen (z. B. Fehlen von Randomisierung und Verblindung oder von vorbestimmten Ein-/Ausschlusskriterien), zu niedrige Fallzahlen sowie statistische Fehler.
- Außerdem haben viele der experimentellen Studien eine zu niedrige externe bzw. Konstruktvalidität. Die im Modell untersuchten Kollektive entsprechen nicht den Eigenschaften, die das Patientenkollektiv charakterisieren (z. B. Geschlecht, Alter, Immunstatus, Komorbiditäten).
- Zudem werden in der experimentellen Medizin negative Studien selten publiziert, die Literatur zeigt einen deutlichen Publikationsbias und eine Überbewertung der positiven Wirkungen von neuen Therapien bei Unterschätzung von Nebenwirkungen und Off-Target-Effekten.
- Es fehlen im experimentellen Bereich kompetente Replikationen von Schlüsselbefunden. Dort, wo dies versucht wurde, konnten die zunächst vielversprechenden Befunde häufig

nicht wiederholt werden oder zeigten deutlich reduzierte Effektstärken.
- Fördergeber, Fachgesellschaften und Journale drängen auf eine Erhöhung der internen und externen Validität der experimentelle Studien, der Qualität der Statistik, auf die Publikation auch von negativen Resultaten sowie die systematische Konfirmation wichtiger Befunde, bevor diese auf Patienten übertragen werden.
- Die Umsetzung dieser Maßnahmen wird zu einem effektiveren Einsatz von Ressourcen führen, nichtinformative Tierversuche vermeiden helfen sowie Patienten davor schützen, in Studien rekrutiert zu werden, die auf experimenteller Forschung gründet, deren Ergebnisse nicht robust sind.

Hindernisse auf dem Weg vom Labor zum Patientenbett

In unserem Verständnis der Pathophysiologie neurologischer Erkrankungen wurden in den letzten Jahren bemerkenswerte Fortschritte erzielt. Ein Teil dieses Fortschritts gründet auf präklinischer Forschung, die neurologische Erkrankungen in vivo, d. h. im Tiermodell, oder in vitro, also in Zell- oder Gewebekulturen, modelliert. Die präklinische Forschung orientiert sich dabei häufig an klinischen Fragestellungen und Befunden. Dieses Wechselverhältnis von experimenteller und klinischer Forschung wird auch als „Bench to Bedside Translation" oder kurz „Translationale Forschung" bezeichnet. Allerdings scheitert eine beträchtliche Anzahl von klinischen Studien trotz offensichtlicher Wirksamkeit der Therapie in präklinischen Studien. Die Erfolgsquote der Translation ist also beklagenswert niedrig. Selbst von den Medikamenten, die in die Phase I der Humanstudien eintreten, werden später weniger als 10 % als neue Medikamente zugelassen („Ten years on: Measuring the return from pharmaceutical innovation 2019 | Deloitte UK, " n. d.). Dieser „translationale Block" existiert für praktisch alle Bereiche der Medizin, ist allerdings besonders ausgeprägt bei manchen neurologischen Erkrankungen. Beispielweise wurden eine Vielzahl von präklinisch hochwirksamen Therapien bei Schlaganfall (Berge et al. 2017) und Alzheimerscher Erkrankung (Egan et al. 2016) beschrieben, von denen sich dann keine einzige bei Patienten als effektiv erwiesen hat.

Es stellt sich daher die Frage, wie es möglich ist, dass präklinische Forschung ganz wesentlich zum grundsätzlichen Verständnis von neurologischen Erkrankungen beigetragen haben kann, aber bei der Entwicklung von neuen Therapien häufig Probleme auftreten (Dirnagl und Endres 2014; Dirnagl 2016). Die Beantwortung dieser Frage könnte nicht nur helfen, den translationalen Block zu überwinden, sondern auch die Entwicklung lang herbeigesehnter neuer und effektiver Behandlungen für bisher nicht oder nur unzureichend therapierbare Gehirnerkrankungen zu ermöglichen. Wir könnten auch wertvolle Ressourcen einsparen, nichtinformative Tierversuche reduzieren sowie Patienten davor bewahren, in Studien rekrutiert zu werden, die keinen Nutzen versprechen, aber potenziell riskant sind.

Biologische Komplexität und Krankheitsmodellierung

Vieles liegt bei der Modellierung neurologischen Krankheiten außerhalb der Kontrolle der Forscher – die Physiologie und noch mehr die Pathobiologie des Gehirns ist hoch komplex, oft nicht linear. Häufig spielen auch Faktoren eine wichtige Rolle, die einer Modellierung nicht zugänglich sind, wie etwa Lebensstil und psychische Einflüsse. Experimentelle Modelle können aber selbst unter diesen Umständen durch die Isolation eines spezifischen mechanistischen Signals dennoch zur Aufklärung einzelner Signalwege beitragen oder Hinweise auf die Funktion individueller Gene liefern. Eine Übertragung zum Krankenbett wäre aber wegen der hierbei erhöhten Komplexität dann trotzdem problematisch.

Hinzu kommt, dass die bisherigen Erfolge in der Translation, wie zum Beispiel beim M. Parkinson oder

der Epilepsie, bei denen experimentelle Modelle eine Schlüsselrolle gespielt haben, so etwas wie „niedrig hängende Früchte" gewesen sind, die wir schon vom Baum der Erkenntnis gepflückt haben. Nun müssen wir uns weiter nach oben strecken – das ist schwieriger und gelingt deshalb seltener. Ein Beispiel ist hier sicher die Alzheimersche Erkrankung, bei der wir nicht einmal gesichert wissen, was sie auslöst und aufgrund welcher Mechanismen Hirnfunktion durch sie verloren geht. Daher ist sie auch schwer einer experimentellen Modellierung zugänglich.

Für eine Reihe von neurologischen Erkrankungen ist dagegen eine experimentelle Modellierung sehr gut möglich, wie zum Beispiel beim ischämischen Schlaganfall. Die akute Blockade eines großen Hirngefäßes ist selbst in Kleinnagern wie Maus oder Ratte relativ einfach herbeizuführen. Es entwickeln sich in der Folge bei diesen Spezies sowohl funktionelle Defizite als auch histopathologische Veränderungen des Gehirns (Infarkt) in analoger Weise zum Menschen. Wieso war aber trotzdem keines der im Tierversuch so hervorragend neuroprotektiv wirkenden Substanzen in den darauf aufbauenden klinischen Studien erfolgreich? Die Antwort auf diese Frage kann auch mithelfen zu verstehen, warum die Replikation der Ergebnisse von wichtigen Studien gerade im präklinischen Forschungsbereich häufig nicht gelingt.

Replikationskrise und Metaforschung

Die Diskussion um die sogenannte „Replikationskrise" (Baker 2016), die mittlerweile auch Fächer jenseits der Lebenswissenschaften erfasst hat, begann vor etwa 10 Jahren. Die Pharmaindustrie mahnte in mehreren vielbeachteten Publikationen an, dass deren Versuche, publizierte präklinische Forschungsergebnisse „in house" zu replizieren, häufig scheiterten (Begley und Ellis 2012; Prinz, Schlange und Asadullah 2011). Nun zeigen auch großangelegte, systematische Replikationsstudien wie das „Cancer Reproducibility Project" („Reproducibility Project: Cancer Biology, " n. d.), dass wohl mehr als 50 % der Schlüsselergebnisse von hochrangig publizierten Studien nicht reproduzierbar sind, und dort, wo dies gelingt, die gemessenen Effektstärken wesentlich geringer ausfallen als in den Originalpublikationen.

Metaforschung, also Forschung über Forschung (Ioannidis et al. 2015), konnte in den letzten Jahren eine Vielzahl von Faktoren identifizieren, die für diese unbefriedigende Reproduzierbarkeit mit verantwortlich gemacht werden können. Diese spielen vermutlich auch für die Misserfolge in der Translation eine wichtige Rolle. Insofern diese Faktoren fast allesamt von den Forschern kontrolliert werden, besteht die berechtigte Hoffnung, dass bei deren Beachtung in den nächsten Jahren eine bessere Reproduzierbarkeit und größere Erfolge in der Übertragung vom Labor in die Klinik erreichbar sein werden.

➢ Tab. unten gibt eine Übersicht über die wichtigsten Faktoren, die die Vertrauenswürdigkeit und Robustheit und damit Reproduzierbarkeit und Translatierbarkeit von experimentellen Befunden negativ beeinflussen können. Keiner davon ist für die präklinische neurologische Forschung spezifisch, aber sie konnten alle in systematischen Reviews und Metaanalysen von neurowissenschaftlichen Veröffentlichungen nachgewiesen werden. Im Folgenden sollen sie kurz beschrieben werden.

Mangelnde interne Validität und Studienqualität

Robustheit und Zuverlässigkeit der Forschung sind durch eine Reihe von Verzerrungen („Bias") und folglich eine geringe interne Validität gefährdet. Im stark regulierten Bereich der klinischen Forschung ist hohe interne Validität ein zentrales Anliegen bei der Planung, Auswertung und Veröffentlichung von Studien und ein Schlüsselkriterium von Prüfgremien und Aufsichtsbehörden. Überraschenderweise wird in der experimentellen Biomedizin interne Validität viel weniger thematisiert und wird auch nicht von Regulatoren bei der Bewertung der präklinischen Evidenz in Zulassungsverfahren abgefragt oder bewertet (Wieschowski et al. 2018). Dabei wäre eine hohe interne Validität in der präklinischen Forschung relativ einfach sicherzustellen (Macleod et al. 2015).

Selektionsverzerrungen können durch Randomisierung kontrolliert werden. Randomisierung garantiert,

Tab. Wichtige Faktoren, die die Vertrauenswürdigkeit und Robustheit von experimentellen Befunden negativ beeinflussen

Faktor	Beschreibung
Mangelnde interne Validität	Detektions-, Performance-, Konfirmations- und Attrition-Bias führen zu falsch positiven Befunden
Statistische Power/Fallzahl	Zu niedrige Fallzahlen führen zu falsch negativen und falsch positiven Resultaten und einer Überschätzung von tatsächlichen Effektstärken
Mangelnde externe und Konstruktvalidität	Mangelnde Berücksichtigung von Alter, Geschlecht, Komorbidität, Immunsystem, Mikrobiom etc. führen zu eingeschränkter Generalisierbarkeit der Befunde, erniedrigter Replikationswahrscheinlichkeit und fehlender Übertragbarkeit der Ergebnisse auf das intendierte Patientenkollektiv
Statistik- und Analysefehler	p-Hacking, HARKING, verborgene analytische Flexibilität, nichtinformative Signifikanzniveaus, nichtkorrigierte multiple Vergleiche produzieren falsch positive Resultate
Publikationsbias („Schubladeneffekt")	Nichtveröffentlichung von negativen oder Null-Resultaten zeichnet ein zu positives Bild von der Wirksamkeit untersuchter Therapien und verhindert robuste Evidenzsynthese in systematischen Reviews

dass die Versuchsgruppen bis auf die experimentelle Manipulation ähnlich sind. Verblindung, also die Geheimhaltung der Versuchsgruppenzuordnung, verhindert den sogenannten Performance Bias. Eine verblindete Bewertung der Ergebnisse verhindert den Detektionsbias. Auch der unkontrollierte Aus- oder Einschluss von Versuchstieren oder experimenteller Ergebnisse, der häufig erst bei der Auswertung erfolgt (sog. Attrition-Bias) kann zu massiver Verzerrung der Ergebnisse führen und allein falsch signifikante Ergebnisse oder eine Überschätzung der Effektstärken erklären (Holman et al. 2016). Er ist durch vorherige Festlegung eindeutiger Ein- und Ausschlusskriterien einfach zu kontrollieren. Das konzeptionelle Gerüst all dieser Maßnahmen wurde bereits vor Jahrzehnten für klinische Studien entwickelt. Leider hat sich trotz einer Reihe von Maßnahmen, wie Auflagen der Fördergeber oder der Journale, in der experimentellen Biomedizin die Situation in den letzten 10 Jahren wenig verbessert. Eine Metaanalyse der gesamten präklinischen Literatur der letzten 10 Jahre (1.381.072 Studien) fand, dass nur etwa 10 % der präklinischen Studien Randomisierung erwähnen, 30 % Verblindung und ein kaum nachweisbarer Anteil eine statistische Powerkalkulation (s. u.) (Menke et al. 2020).

Statistikprobleme und unangemessene analytische Flexibilität

Die Gruppengrößen in der präklinischen Medizin sind traditionell außerordentlich klein. Eine Analyse von mehr als 2.000 experimentellen Schlaganfallstudien, die in den letzten Jahrzehnten durchgeführt wurden, ergab eine mittlere Gruppengröße von 8. Die statistische Power der präklinischen Schlaganfall-Literatur liegt irgendwo zwischen 20 und 45 % (Dirnagl 2006; Schmidt-Pogoda et al. 2020). Sie ermöglicht damit bestenfalls nur eine Vorhersagestärke, die auch durch Werfen einer Münze erreicht würde (50 %). Zum Beispiel bedeutet eine statistische Power von 40 % nicht nur, dass ein Effekt einer vorbestimmten Größe, wenn er tatsächlich vorhanden ist, nur in 40 % der Fälle entdeckt werden kann (d. h. folglich sehr hohe Falsch-Negativ-Rate). Es bedeutet aber auch, dass in den statistisch signifikanten Experimenten die Effektgrößen um mehr als 50 % überschätzt werden (sog. „Winner's curse" [Button et al. 2013] = „Der Fluch des Gewinners"). Darüber hinaus, und das ist besonders besorgniserregend, führt eine Power von nur 40 % bei realistischen Prätest-Wahrscheinlichkeiten für die Wirksamkeit der getesteten Substanzen (oder Hypothesen) zu Falsch-Positiv-Raten von mehr als 50 % (Colquhoun 2014). Überwunden werden kann all dies nur durch höhere Fallzahlen und stringentere Signifikanzkriterien. Dies mag auf den ersten Blick als unethisch im Sinne einer Erhöhung der Anzahl der eingesetzten Versuchstiere erscheinen. Gleichzeitig würde es aber zu einer substanziellen Reduktion von Tierversuchen kommen, denn ein nicht unerheblicher Teil der derzeit durchgeführten Versuche ist aus den oben genannten Gründen nicht informativ, sie müssten daher aus ethischen Gründen unterbleiben (Strech und Dirnagl 2019).

Erwähnt werden muss an dieser Stelle auch, dass viele präklinischen Studien Schwächen im Design und in der Analyse zeigen. Häufig werden eine Vielzahl von Parametern gemessen und dann statistische Signifikanzen ohne Korrektur für diese multiplen Vergleiche durchgeführt (Aarts et al. 2014). Noch problematischer ist das sog. p-Hacking, bei dem nicht präspezifizierte statistische Tests und Kontraste so lange „durchprobiert" werden, bis einer davon die erwünschte Signifikanz liefert (Colquhoun 2017). Das zumeist verwendete Kriterium für Signifikanz in frequentistischen Verfahren, ein p-Wert kleiner 0,05, wird von den meisten Statistikern zudem als zu wenig strikt und für das Proklamieren einer Entdeckung als ungeeignet erachtet (Benjamin et al. 2018). Auch HARKING („Hypothesizing after the results are known"), also die Bestätigung einer Hypothese, die nach Auswertung der Ergebnisse aufgestellt wurde, ist eine in den experimentellen Biowissenschaften wohl nicht selten geübte Praxis. Dies ist allerdings schwer nachweisbar, da Präregistrierungen von Hypothesen und Studiendetails in der präklinischen Forschung praktisch nicht existieren (Dirnagl 2020).

Geringe externe und Konstrukt-Validität

Bei der translationalen Modellierung in Tiermodellen geht es zum einen um die Reduktion von Komplexität. Allerdings sollten gleichzeitig Untersuchungsbedingungen herbeigeführt werden, die sowohl die Pathophysiologie der Erkrankung beim Menschen möglichst exakt widerspiegeln als auch den Populationseigenschaften der Erkrankten soweit wie möglich entsprechen. Hierzu zählen z. B. Alter und Geschlecht, aber auch Begleiterkrankungen oder Medikation sollten Berücksichtigung finden. Dies insbesondere dann, wenn eine Studie den Anspruch erhebt, eine potenziell vielversprechende neue Therapie für den Menschen beschrieben zu haben. Es also im Weiteren um die Entscheidung geht, ob auf die präklinische eine klinische Entwicklungsphase folgen soll. Hier geht es nicht nur um den effizienten Einsatz von Ressourcen, sondern vor allem auch um die Verhinderung von Studien, die nur potenzielle Risiken, aber keinen Nutzen für Studienpatienten haben (Yarborough et al. 2018). Ein Beispiel aus der Schlaganfallforschung kann dies verdeutlichen:

Mit wenigen Ausnahmen wird die Schlaganfallforschung an gesunden, sehr jungen, männlichen Inzucht-Nagerstämmen durchgeführt, die unter spezifisch pathogenfreien (SPF) Bedingungen aufgezogen und mit einer für hohe Wurfgrößen und allgemeine Gesundheit optimierten Diät gefüttert werden. Die äquivalente menschliche Kohorte wären demnach gesunde pubertierende Zwillinge, die in wenige Quadratmeter großen Isolatorzelten mit einer Vitamin und Spurenstoff angereicherten Müsli-Diät aufgezogen werden (Dirnagl 2016). Wir alle wissen aber, dass der Schlaganfall sich meist im höheren Lebensalter ereignet, die Patienten sind beiderlei Geschlechts, auch häufig komorbid, und nehmen chronisch verschiedene Medikamente ein sowie waren im Laufe ihres Lebens zahlreichen Krankheitserregern und Antigenen ausgesetzt. Studien mit Auszucht-Stämmen oder mit komorbiden Tieren, mit hohem Lebensalter etc. haben den starken Einfluss dieser Faktoren auf den Ausgang des Schlaganfalls bei Versuchstieren und auf die Wirksamkeit der Behandlung gezeigt. Generell gilt: Je besser die Schlaganfallmodelle den Schlaganfallpatienten modellieren, desto deutlicher war der Verlust der Wirksamkeit der Behandlungseffekte im Vergleich zu den jungen gesunden Nagern (z. B. Jickling und Sharp 2015; O'Collins et al. 2013). Nicht unerwähnt sollen auch neuere Forschungsergebnisse bleiben, die darauf hindeuten, dass der Status des Immunsystems und damit zusammenhängend auch das Mikrobiom der Versuchstiere eine wichtige Rolle für die Translatierbarkeit und Reproduzierbarkeit von präklinischen Studien spielen (Ivanov et al. 2008; Sadler et al. 2017). Die unter besonders reinen Bedingungen gehaltenen Versuchstiere haben selbst in hohem Alter unreife Immunsysteme (Abolins et al. 2017). Sowohl dem innaten als auch dem adaptiven Immunsystem wird aber eine wichtige Rolle selbst bei nicht primär inflammatorischen ZNS-Erkrankungen (wie der Multiplen Sklerose) zugeschrieben. Auch bei M. Parkinson, Schlaganfall, M. Alzheimer etc. scheinen inflammatorische Mechanismen bei deren Genese und Verlauf eine wichtige Rolle zu spielen. Es mehren sich Hinweise, dass Phänotypen sowie Therapieeffekte in Krankheitsmodellen stark vom Status des Immunsystems (unreif/reif) beeinflusst werden (Hamilton et al. 2020).

Publikationbias

Selbst in der klinischen Medizin, wo Gesetzgeber, Aufsichtsbehörden und Herausgeber von Fachzeitschriften die Präregistrierung von Therapiestudien vorschreiben, werden vermutlich die Ergebnisse von nicht mehr als der Hälfte aller Studien veröffentlicht (Wieschowski et al. 2019). In der präklinischen Medizin, wo es so gut wie keine Präregistrierung gibt, und Studien oft keinen klar definierten Anfang und kein klar definiertes Ende haben, bleibt unbekannt, welche relevante Evidenz produziert, aber nie berichtet wurde. Ausgehend von dem fast vollständigen Fehlen von Studien in der präklinischen Literatur, die die Null-Hypothese ablehnen (Macleod et al. 2015), können wir jedoch spekulieren, dass es einen überaus starken Publikationsbias in Richtung „wirksame Medikamente" oder „bestätigte Hypothesen" gibt. Metaanalysen haben eindeutig die Prävalenz von Publikationsbias und dessen Auswirkungen in allen Feldern der Neurowissenschaften dokumentiert. So ist in der experimentellen Schlaganfall-Literatur der Publikationsbias für mindestens 30 % der veröffentlichten Effektgrößen verantwortlich. Journale könnten hier Abhilfe schaffen, indem sie translationale Studien, deren Resultate den Anspruch begründen, eine für den Menschen relevante Therapie grundgelegt zu haben, nur nach Präregistrierung akzeptieren. Dies würde auch unangemessene analytische Flexibilität (z. B. HARKING, p-Hacking s. o.) verhindern (Dirnagl 2020). Das mittlerweile von einer Vielzahl von Journalen angebotene neue Publikationsformat „Registered Reports" leistet dies in idealer Weise (Nosek et al. 2018). Hierbei werden Studien nicht nach, sondern bevor sie begonnen wurden, von Experten begutachtet. Dadurch können die Hinweise der Gutachter bereits in die Verbesserung der Durchführung der Studie einfließen. Bisher werden Studien ja erst nach Beendigung, wenn ohnehin nichts Grundsätzliches mehr geändert werden kann, begutachtet. Registered Reports garantieren außerdem die Veröffentlichung unabhängig vom (möglicherweise negativen) Ergebnis.

Schlussfolgerung

Neurowissenschaftliche Grundlagenforscher und translationale Forscher untersuchen biologische und pathophysiologische Mechanismen neurologischer Erkrankungen. Ihr Ziel ist es oft, neue Therapien, Präventionsmaßnahmen oder Diagnosen zur Verbesserung der menschlichen Gesundheit zu entwickeln. Dabei ist enttäuschend, dass die meisten der im Experiment vielversprechenden Therapien versagen, wenn sie an Patienten getestet werden. Obwohl die Ursachen für dieses Scheitern vielfältig sind und oft auch in der Komplexität der zugrundeliegenden Biologie wurzeln, ist klar geworden, dass große Probleme auch in unzulänglicher Studienmethodik liegen. Die „Translationsblockade" sowie die sogenannte „Reproduzierbarkeitskrise" haben eine Diskussion über die Zuverlässigkeit und Reproduzierbarkeit der biomedizinischen Forschung im Allgemeinen ausgelöst, wobei diese in den Neurowissenschaften am weitesten fortgeschritten ist. Es gibt starke Hinweise darauf, dass Schwächen bei der Planung, Durchführung, Analyse und (Nicht-)Veröffentlichung von Forschungsprozessen verbreitet sind. Metaforschung hat gezeigt, dass diese Validitätsbedrohungen zu einer Inflation von Effektgrößen und falsch positiven Ergebnissen führen können und folglich die Reproduzierbarkeit und Vorhersagekraft der Forschung verringern. Gleichzeitig erschwert die zunehmende methodische Komplexität in Verbindung mit der immensen Vermehrung von Forschungsergebnissen die Erstellung und Bewertung von qualitativ hochwertiger Evidenz erheblich. Durch die bevorzugte Veröffentlichung „positiver" Befunde (Publikationsbias) kommt es zu einer zusätzlichen Überschätzung der Wirksamkeit neuer Therapien in Modellen neurologischer Erkrankungen.

Die biomedizinische Grundlagen- und Translationsforschung hat ein Qualitätsproblem. Dies gilt auch für die Neurowissenschaften. Eine konzertierte und orchestrierte Anstrengung der Wissenschaftler, Institutionen, Journale, Fördergeber, Fachgesellschaften und Regulatoren ist dringend erforderlich, um Ressourcen effizient einzusetzen, unnötige Tierversuche zu verhindern und Patienten nicht unnötigem Risiko auszusetzen. Lesern wissenschaftlicher Veröffentlichungen, in denen auf Basis von Experimenten in Modellen neurologischer Erkrankungen neue, hochwirksame Therapien in Aussicht gestellt werden, sei bis dahin angeraten, die vorgelegte Evidenz besonders sorgfältig zu prüfen.

LITERATUR

Aarts E, Verhage M, Veenvliet JV, Dolan CV, van der Sluis S. A solution to dependency: using multilevel analysis to accommodate nested data. Nature Neuroscience 2014; 17(4): 491–496. doi.org/10.1038/nn.3648.

Abolins S, King EC, Lazarou L, Weldon L, Hughes L, Drescher P, et al. The comparative immunology of wild and laboratory mice, Mus musculus domesticus. Nature Communications 2017; 8. doi.org/10.1038/ncomms14811.

Baker M. 1,500 scientists lift the lid on reproducibility. Nature 2016; 533(7604): 452–454. doi.org/10.1038/533452a.

Begley C G, Ellis LM. Drug development: Raise standards for preclinical cancer research. Nature 2012; 483(7391): 531–533. doi.org/10.1038/483531a.

Benjamin D J, Berger J O, Johannesson M, Nosek BA, Wagenmakers E J, Berk R, et al. Redefine statistical significance. Nature Human Behaviour 2018; 2(1): 6–10. doi.org/10.1038/s41562-017-0189-z.

Berge E, Salman R A S, van der Worp H B, Stapf C, Sandercock P, Sprigg N, et al. Increasing value and reducing waste in stroke research. The Lancet Neurology 2017; 16(5): 399–408. doi.org/10.1016/S1474-4422(17)30078-9.

Button KS, Ioannidis J P A, Mokrysz C, Nosek B A, Flint J, Robinson E S J, Munafò MR. Power failure: why small sample size undermines the reliability of neuroscience. Nature Reviews Neuroscience 2013; 14(5): 365–376. doi.org/10.1038/nrn3475.

Colquhoun D. An investigation of the false discovery rate and the misinterpretation of P values. Royal Society Open Science 2014: 1–15. doi.org/10.1098/rsos.140216.

Colquhoun D. The reproducibility of research and the misinterpretation of *p* -values. Royal Society Open Science 2017; 4(12): 171085. doi.org/10.1098/rsos.171085.

Dirnagl U, Endres M. Found in Translation: Preclinical Stroke Research Predicts Human Pathophysiology, Clinical Phenotypes, and Therapeutic Outcomes. Stroke 2014; *45*(5): 1510–1518. doi.org/10.1161/STROKEAHA.113.004075.

Dirnagl U. Bench to bedside: the quest for quality in experimental stroke research. *J Cereb* Blood Flow Metab 2006; 26(12): 1465–1478. Retrieved from www.ncbi.nlm.nih.gov/entrez/query.fcgi?cmd=Retrieve&db=-PubMed&dopt=Citation&list_uids=16525413.

Dirnagl U. Thomas Willis Lecture: Is Translational Stroke Research Broken, and if So, How Can We Fix It? Stroke 2016; 47(8): 2148–2153. doi.org/10.1161/STROKEAHA.116.013244.

Dirnagl U. Preregistration of exploratory research: Learning from the golden age of discovery. PLOS Biology 2020; 18(3): e3000690. doi.org/10.1371/journal.pbio.3000690.

Egan K J, Vesterinen H M, Beglopoulos V, Sena E S, Macleod MR. From a mouse : systematic analysis reveals limitations of experiments testing interventions in Alzheimer's disease mouse models. Evidence-based Preclinical Medicine 2016; 3, 1: 12–23, e00015. doi.org/10.1002/ebm2.15.

Hamilton SE, Badovinac VP, Beura LK, Pierson M, Jameson SC., Masopust D, Griffith TS. New Insights into the Immune System Using Dirty Mice. The Journal of Immunology 2020; 205(1): 3–11. doi.org/10.4049/jimmunol.2000171.

Holman C, Piper SK, Grittner U, Diamantaras AA, Kimmelman J, Siegerink B, Dirnagl U. Where Have All the Rodents Gone? The Effects of Attrition in Experimental Research on Cancer and Stroke. PLOS Biology 2016; 14(1): e1002331. doi.org/10.1371/journal.pbio.1002331.

Ioannidis JPA, Fanelli D, Dunne D D, Goodman SN. Meta-research: Evaluation and Improvement of Research Methods and Practices. PLoS Biology 2015; 13(10): e1002264. doi.org/10.1371/journal.pbio.1002264.

Ivanov II, Frutos R de L., Manel N, Yoshinaga K, Rifkin DB, Sartor RB, et al. Specific Microbiota Direct the Differentiation of IL-17-Producing T-Helper Cells in the Mucosa of the Small Intestine. Cell Host and Microbe 2008; 4(4): 337–349. doi.org/10.1016/j.chom.2008.09.009.

Jickling GC, Sharp FR. Improving the translation of animal ischemic stroke studies to humans. Metabolic Brain Disease 2015; 30(2): 461–467. doi.org/10.1007/s11011-014-9499-2.

Macleod MR, Lawson McLean A, Kyriakopoulou A, Serghiou S, de Wilde A, Sherratt N, et al. Risk of Bias in Reports of In Vivo Research: A Focus for Improvement. PLoS Biology 2015; 13(10): e1002273. doi.org/10.1371/journal.pbio.1002273.

Menke J, Roelandse M, Ozyurt B, Martone M, Bandrowski A. The Rigor and Transparency Index Quality Metric for Assessing Biological and Medical Science Methods. IScience 2020; 23(11). doi.org/10.1016/j.isci.2020.101698.

Nosek BA, Ebersole CR, DeHaven AC, Mellor DT. The preregistration revolution. Proceedings of the National Academy of Sciences of the United States of America 2018; 115(11): 2600–2606. doi.org/10.1073/pnas.1708274114.

O'Collins VE, Donnan GA, MacLeod MR, Howells DW. Hypertension and experimental stroke therapies. Journal of Cerebral Blood Flow and Metabolism 2013. SAGE PublicationsSage UK: London, England. doi.org/10.1038/jcbfm.2013.88.

Prinz F, Schlange T, Asadullah K. Believe it or not: how much can we rely on published data on potential drug targets?

Nature Reviews. Drug Discovery 2011; 10(9): 712. doi.org/10.1038/nrd3439-c1.
Reproducibility Project: Cancer Biology. (n. d.). Retrieved February 6, 2020, from cos.io/rpcb/.
Sadler R, Singh V, Benakis C, Garzetti D, Brea D, Stecher B, et al. Microbiota differences between commercial breeders impacts the post-stroke immune response. Brain, Behavior, and Immunity 2017; 66: 23–30. doi.org/10.1016/j.bbi.2017.03.011.
Schmidt-Pogoda A, Bonberg N, Koecke MHM, Strecker JK, Wellmann J, Bruckmann NM, et al. Why Most Acute Stroke Studies Are Positive in Animals but Not in Patients: A Systematic Comparison of Preclinical, Early Phase, and Phase 3 Clinical Trials of Neuroprotective Agents. Annals of Neurology 2020; 87(1): 40–51. doi.org/10.1002/ana.25643.
Strech D, Dirnagl U. 3Rs missing: animal research without scientific value is unethical. BMJ Open Science 2019; 3(1): bmjos-2018–000048. doi.org/10.1136/bmjos-2018-000048.
Ten years on: Measuring the return from pharmaceutical innovation 2019 | Deloitte UK. (n. d.). Retrieved February 16, 2021, from www2.deloitte.com/uk/en/pages/life-sciences-and-healthcare/articles/measuring-return-from-pharmaceutical-innovation.html.
Wieschowski S, Chin WWL, Federico C, Sievers S, Kimmelman J, Strech D. Preclinical efficacy studies in investigator brochures: Do they enable risk-benefit assessment? PLoS Biology 2018; 16(4): 1–11. doi.org/10.1371/journal.pbio.2004879.
Wieschowski S, Riedel N, Wollmann K, Kahrass H, Müller-Ohlraun S, Schürmann C, et al. Result dissemination from clinical trials conducted at German university medical centers was delayed and incomplete. Journal of Clinical Epidemiology 2019; 115: 37–45. doi.org/10.1016/j.jclinepi.2019.06.002.
Yarborough M, Bredenoord A, D'Abramo F, Joyce NC, Kimmelman J, Ogbogu U, et al. The bench is closer to the bedside than we think: Uncovering the ethical ties between preclinical researchers in translational neuroscience and patients in clinical trials. PLoS Biology 2018; 16(6): e2006343. doi.org/10.1371/journal.pbio.2006343.

KAPITEL

1 Zerebrovaskuläre Erkrankungen

Wichtige Neuigkeiten auf einen Blick

- Beim akuten ischämischen Schlaganfall wird die intravenöse Behandlung mit rtPA (0,9 mg/kg Körpergewicht, max. 90 mg, davon 10 % als Bolus und 90 % als 60-minütige Infusion) innerhalb von 4,5 Stunden nach Symptombeginn ohne obere Altersgrenze empfohlen.
- „Time is Brain“: Der Erfolg der Thrombolyse nimmt mit zunehmender Zeit nach Symptombeginn ab, daher sollte schnellstmöglich (noch im CT) mit der Thrombolyse begonnen werden.
- Die systemische Thrombolyse innerhalb von 4,5 Stunden nach Symptombeginn wird auch bei Vorliegen früher Ischämiezeichen in der zerebralen Bildgebung empfohlen.
- Die systemische Thrombolyse kann auch nach 4,5 Stunden oder bei unklarem Symptombeginn als individueller Heilversuch zur Anwendung kommen, wenn mittels erweiterter Bildgebung (Perfusion, Mismatch) entsprechendes Risikogewebe identifiziert wurde.
- Die systemische Thrombolyse kann im Einzelfall auch bei Vorliegen relativer Kontraindikationen (geringe oder rückläufige Symptome, Diabetes und Schlaganfall in der Anamnese, Schlaganfall oder größere Operation in den letzten 3 Monaten, initialer epileptischer Anfall) nach sorgfältiger Nutzen-Risiko-Abwägung durchgeführt werden.
- Unter Therapie mit Vitamin-K-Antagonisten ist bei einem INR-Wert < 1,7 das Blutungsrisiko vertretbar und die Durchführung einer systemischen Thrombolyse möglich. Unter Therapie mit direkten oralen Antikoagulanzien (NOAK) kann eine systemische Thrombolyse bei normwertigen Gerinnungstests (Ecarinzeit/Hemoclot-Test bzw. Anti-Faktor-Xa-Aktivität) oder nachweislich fehlender Medikamenteneinnahme in den letzten 48 Stunden und guter Nierenfunktion erwogen werden. In Einzelfällen kann nach Antagonisierung der Antikoagulation eine Thrombolyse durchgeführt werden.
- Bei akutem ischämischem Schlaganfall mit klinisch relevantem neurologischem Defizit und Verschluss einer proximalen Hirnarterie wird die mechanische Thrombektomie zusätzlich zur systemischen Thrombolyse empfohlen. Bei sorgfältig ausgewählten Patienten (kleiner Infarktkern, großes Risikogewebe) ist die mechanische Rekanalisation bis zu 24 Stunden nach Symptombeginn wirksam. Um geeignete Patienten zu identifizieren, sollten erweiterte Bildgebungskriterien (Nachweis von Risikogewebe durch Darstellung eines „Perfusions-mismatch“) herangezogen werden.
- Nach Indikationsstellung ist die Einleitung der mechanischen Rekanalisation umgehend vorzunehmen, zwischen Eintreffen in der Klinik und Leistenpunktion (Door-to-Groin Time) sollten maximal 90 Minuten und zwischen Leistenpunktion und Thrombektomiebeginn (Rekanalisationsversuch) maximal 30 Minuten vergehen.
- Die mechanische Rekanalisation sollte nicht durch die Einleitung der systemischen Thrombolyse verzögert werden; ein möglicher Effekt der Thrombolyse sollte nicht abgewartet werden. Umgekehrt sollte die mechanische Rekanalisation nicht die Einleitung der systemischen Thrombolyse verzögern.
- Patienten mit Indikation zur mechanischen Thrombektomie, die primär in ein Krankenhaus ohne Möglichkeit der endovaskulären Rekanalisation eingeliefert wurden, sollten mittels „Bridging“-Konzept systemisch thrombolysiert und schnellstmöglich (unter laufender i. v. Thrombolyse) in ein Zentrum mit endovaskulärer Therapiemöglichkeit verlegt werden (Drip-and-Ship-Konzept).
- Bei akutem Basilarisverschluss (Basilaristhrombose) sollte die mechanische Thrombektomie schnellstmöglich, jedoch auch jenseits des 6-Stunden-Zeitfensters angestrebt werden, da eine nicht rekanalisierte Basilaristhrombose mit einer sehr schlechten Prognose einhergeht.

Die Gruppe der zerebrovaskulären Erkrankungen umfasst sowohl die fokalen Durchblutungsstörungen des Gehirns (zerebrale Ischämie, ischämischer Schlaganfall, Ischemic Stroke) als auch nichttraumatische Blutungen in das Hirnparenchym (intrazerebrale Hämorrhagie, Brain Hemorrhage) oder in den Subarachnoidalraum (Subarachonidalblutung). Eine Sonderform stellt die intrakranielle Stauungsblutung bei zerebraler Venenthrombose dar. Klinisch machen sich diese Erkrankungen typischerweise durch akute fokal neurologische Defizite von unterschiedlicher Schwere und Ausprägung bemerkbar. Die Unterscheidung zwischen einer zerebralen Ischämie und einer intrakraniellen Blutung ist klinisch nicht sicher möglich und bedarf der apparativen Zusatzdiagnostik mittels CT oder MRT des Neurokraniums.

1.1 Ischämischer Schlaganfall

Benedikt Frank, Martin Köhrmann und Christoph Kleinschnitz

➤ Tab. 1.1

1.1.1 Einleitung

Der akute Schlaganfall ist ein medizinischer Notfall und muss umgehend in einer Klinik mit Stroke Unit abgeklärt und behandelt werden. Die symptombezogene Anamnese und körperliche Untersuchung durch einen in der Schlaganfallmedizin erfahrenen Neurologen bilden die Grundlage der Akutversorgung.

Tab. 1.1 Ischämischer Schlaganfall – Übersicht zum Krankheitsbild

Definition	umschriebene Durchblutungsstörung des Gehirns, die mit einer dem Versorgungsgebiet entsprechenden akut einsetzenden fokal neurologischen Symptomatik einhergeht
Epidemiologie	ca. 260 000 Schlaganfälle pro Jahr in Deutschland, davon 80–85 % ischämischer Genese
Akutdiagnostik	• Symptomorientierte Anamnese (Welche Symptome? Symptombeginn? Einnahme einer antithrombotischen Medikation?) • Erhebung der Vitalparameter (RR, HF, BZ, SpO_2, Temperatur) • Neurologische Basisuntersuchung inkl. NIHSS • Basislabor, ggf. spezifische Gerinnungstests • 12-Kanal-EKG • Zerebrale Bildgebung (CT oder MRT), ggf. mit Darstellung der hirnversorgenden Gefäße (CTA oder [TOF-]MRA) und der Perfusion
Akuttherapie	• Basistherapie (Monitoring der Vitalfunktionen und frühzeitige Behandlung/Reaktion bei Entgleisung/Verschlechterung) • Rekanalisierende Therapie (intravenöse Thrombolyse, mechanische Thrombektomie) • Frühe Sekundärprophylaxe • Vermeidung und frühzeitige Behandlung von Komplikationen
Ursachenabklärung	• Doppler-/Duplexsonografie der hirnversorgenden Gefäße • Kontinuierliches EKG-Monitoring möglichst über 72 Stunden • Echokardiografie (transthorakal/transösophageal) • Labordiagnostik (kardiovaskuläre Risikofaktoren) • Ggf. weiterführende Bildgebung (MRT, MRA, DSA) • Ggf. spezielle Thrombophilie-/Vaskulitis-Diagnostik • Ggf. weiterführende kardiologische Abklärung (z. B. Implantation eines Event-Rekorders)
Sekundärprophylaxe	• Thrombozytenfunktionshemmung (ASS, alternativ Clopidogrel) innerhalb von 48 Stunden nach ischämischem Schlaganfall • Antikoagulation bei kardioembolischem Schlaganfall (VKA oder NOAK) sowie bei speziellen Ursachen (z. B. intrakardialen Thromben) • Statine (Plaque-Stabilisierung, Ziel-LDL < 70 mg/dl) • Antihypertensiva (Ziel-RR < 140/90 mmHg) • Antidiabetika (individuell zu definierender Ziel-HbA1c) • Nikotinkarenz/Raucherentwöhnung • Körperliche Aktivität/Gewichtsreduktion • TEA/Stenting bei symptomatischer ACI-Stenose > 70 %

Die Einleitung einer frühestmöglichen ursächlichen Therapie sowie die Stroke-Unit-Behandlung in den ersten Tagen nach Schlaganfall sind prognoseentscheidend bei der Vermeidung von funktioneller Behinderung und frühem Versterben. Für die Wahl der bestmöglichen Sekundärprophylaxe kommt der ätiologischen Abklärung eine zentrale Rolle zu. Patienten mit funktionellem Defizit nach Schlaganfall sollten zur Reduktion von Behinderung eine neurologische Rehabilitationsbehandlung erhalten.

1.1.2 Epidemiologie

Alleine in Deutschland erleiden pro Jahr rund 250 000 Menschen einen Schlaganfall (Heuschmann et al. 2010). Von diesen haben etwa 15 % bereits einen Schlaganfall in der Vergangenheit erlitten. Fast ein Viertel aller Schlaganfälle tritt aus dem Schlaf heraus auf („Wake-up Stroke"; Thomalla et al. 2017), sodass hier der exakte Zeitpunkt des Symptombeginns unklar bleibt. Vor dem Hintergrund des begrenzten Zeitfensters, in dem eine kausale Akutbehandlung möglich ist, stellen diese Schlaganfälle eine diagnostische und therapeutische Herausforderung dar. Rund 90 % aller Schlaganfälle sind auf modifizierbare Risikofaktoren zurückzuführen (Feigin et al. 2016), weshalb der Primär- und Sekundärprävention eine zentrale Bedeutung in der Schlaganfallmedizin zukommt.

Eine zerebrale Durchblutungsstörung, die sich durch flüchtige neurologische Symptome manifestiert, wird als transitorische ischämische Attacke (TIA) bezeichnet. Da die TIA die gleiche Ätiologie und ein vergleichbar hohes Risiko für (erneute) Schlaganfälle hat wie der „vollendete" ischämische Schlaganfall selbst (Ferrari et al. 2010) und sich bei einem Drittel der TIAs in der MR-Tomografie eine frische zerebrale Ischämie nachweisen lässt (Amarenco et al. 2016), müssen Akutmanagement und Sekundärprävention analog zu dem/der des ischämischen Schlaganfalls erfolgen.

1.1.3 Symptome

Die akute zerebrale Ischämie ist durch plötzliche, innerhalb von Sekunden eintretende neurologische Defizite charakterisiert. Die klinische Präsentation ist abhängig vom Gefäßterritorium, das von der Durchblutungsstörung betroffen ist. Typisch für das am häufigsten (50–60 %) betroffene Versorgungsgebiet der A. cerebri media sind eine brachiofazial betonte kontralaterale Hemiparese und Hemihypästhesie, eine Blickparese nach kontralateral und eine Sprechstörung (Dysarthrie) sowie klinische Zeichen eines höheren kortikalen Defizits (Aphasie, Hemianopsie, Hemineglect, Vigilanzstörung). Weitaus weniger eindeutig können die klinischen Symptome bei Ischämien im vertebrobasilären Stromgebiet sein, die von milden oder sogar fehlenden neurologischen Defiziten (z. B. bei gut kollateralisiertem einseitigem Vertebralisverschluss) über Hirnnervenausfälle sowie uni- oder bilaterale motorische und sensible Ausfällen bis hin zur schweren Bewusstseinsstörung mit Ausfall vegetativer Hirnstammfunktionen (z. B. bei der Basilaristhrombose) reichen können.

Rund 15 % aller Schlaganfälle liegt eine intrazerebrale Blutung zugrunde. Klinisch lassen sich der ischämische und der hämorrhagische Schlaganfall nicht sicher voneinander unterscheiden. Ebenso stehen zur Unterscheidung in der prähospitalen Phase keine Biomarker oder verlässlichen Parameter zur Verfügung. Daher muss die Differenzierung mittels zerebraler Bildgebung erfolgen.

In etwa 10 % der Fälle lassen sich Schlaganfallsymptome auf andere Differenzialdiagnosen, sogenannte Stroke Mimics, zurückführen, z. B. Migräne mit Aura-Symptomen, epileptische Anfälle mit Todd-Parese, entzündliche ZNS-Erkrankungen oder dissoziative Störungen. Aus diesem Grund sollten auch atypische oder klinisch nicht eindeutige akute neurologische Defizite einer raschen und differenzierten Schlaganfalldiagnostik zugeführt werden.

1.1.4 Akutdiagnostik

Ab dem Zeitpunkt des Symptomeintritts zählt in der Akutbehandlung des ischämischen Schlaganfalls jede Minute. Ziel des prähospitalen Akutmanagements ist es daher, die Zeit bis zum Eintreffen auf der Stroke Unit so kurz wie möglich zu halten. Vor Einleitung einer Akutbehandlung ist eine rasche und verlässliche Diagnostik notwendig, um die zerebrale Ischämie von den wichtigsten Differenzialdiagnosen – insbesondere der zerebralen Hämorrhagie – abzugrenzen.

In der Prähospitalphase sollten die Vitalparameter überprüft und gesichert sowie der Patient umgehend in das nächstgelegene Krankenhaus mit Stroke Unit transportiert werden. Neben der Erkennung und Beschreibung der akuten neurologischen Symptomatik sollten insbesondere Informationen über den kardiopulmonalen Zustand sowie den Zeitpunkt des Symptombeginns und die etwaige Einnahme von gerinnungshemmenden Substanzen eingeholt und dem aufnehmenden Krankenhaus bereits vorab telefonisch mitgeteilt werden, um zeitgerecht über die Indikation zur rekanalisierenden Therapie und die Notwendigkeit einer intensivmedizinischen Versorgung entscheiden zu können. Die Bedeutung von Skalen zur Identifikation von Patienten mit einem zugrundeliegenden großen Gefäßverschluss (large vessel occlusion) wird aktuell noch untersucht.

Bei Ankunft in der Notaufnahme sollte umgehend eine neurologische Basisuntersuchung erfolgen. Vor dem Hintergrund einer schnellstmöglich einzuleitenden spezifischen Therapie sollte diese zeitsparend und behandlungsorientiert durchgeführt werden. Hierzu eignet sich die National Institutes of Health Stroke Scale (NIHSS), die eine standardisierte Abschätzung der Schlaganfallschwere zulässt. Neben der Kontrolle der Vitalfunktionen sollten ein peripherer Venenzugang gelegt werden und eine Blutabnahme zur Bestimmung des Basislabors erfolgen sowie ein 12-Kanal-EKG angefertigt werden. In ausgewählten Fällen (z. B. bei Patienten unter Therapie mit Antikoagulanzien) sind zudem die Bestimmung des INR mittels CoaguCheck®-Gerät in der Notaufnahme sowie die Durchführung spezieller Gerinnungstests im Labor sinnvoll und können bei der Entscheidung über eine Thrombolysetherapie helfen, insbesondere wenn der Zeitpunkt der letzten Einnahme des Antikoagulans nicht sicher bestimmt werden kann.

Wichtigste Differenzialdiagnose des ischämischen Schlaganfalls ist die intrakranielle Blutung. Da klinisch nicht sicher zwischen einer fokalen Durchblutungsstörung (zerebrale Ischämie) und einer parenchymalen Blutung (zerebrale Hämorrhagie) unterschieden werden kann, ist die umgehende Durchführung einer kraniellen Bildgebung notwendig. Die CT-Untersuchung ist der MRT-Bildgebung in der Detektion akuter intrakranieller Blutungen ebenbürtig (Fiebach et al. 2004). Für die Indikationsstellung zur systemischen Thrombolyse innerhalb des zugelassenen Zeitfensters von 4,5 Stunden nach Symptombeginn ist die CT ausreichend und hat sich aufgrund ihrer raschen Verfügbarkeit und Durchführbarkeit im klinischen Alltag als Standard des primären bildgebenden Verfahrens etabliert. Typische Infarktfrühzeichen können sich bereits 2 Stunden nach Symptombeginn in der CT-Bildgebung manifestieren (Latchaw et al. 2009). Mithilfe des ASPECT-Score kann eine quantitative Bestimmung von Infarktfrühzeichen im vorderen Stromgebiet vorgenommen werden (Nagel et al. 2017).

Bei einer Symptomdauer von mehr als 4,5 Stundensollte eine erweiterte multimodale Bildgebung mittels MRT oder CT mit Perfusion erfolgen, wenn nach klinischen Kriterien eine Indikation zur systemischen Thrombolyse oder zur endovaskulären Therapie besteht. Mithilfe der Perfusionsbildgebung gelingt die Darstellung durchblutungsgestörter Areale, die vom Zelluntergang bedroht, jedoch noch nicht irreversibel geschädigt sind (Tissue at Risk; Schellinger et al. 2010). Das Ausmaß dieses „Mismatch" kann zur individuellen Therapieentscheidung im Falle einer unklaren oder bereits länger als 4,5 Stunden bestehenden Symptomatik herangezogen werden.

! MERKE

Während für die Entscheidung zur systemischen Thrombolyse eine native Bildgebung ausreicht, wird für die Indikationsstellung zur endovaskulären Therapie eine Darstellung der hirnversorgenden Gefäße vom Aortenbogen bis zum Vertex benötigt.

Die Darstellung der hirnversorgenden Gefäße kann mittels Sonografie, CT-, MR- oder konventioneller Angiografie erfolgen, wobei die CT-Angiografie aufgrund ihrer breiten Verfügbarkeit und schnellen Durchführbarkeit im klinischen Alltag bevorzugt zum Einsatz kommt. Die notfallmäßige nicht invasive Durchführung einer Gefäßdarstellung vom Aortenbogen bis zum Vertex ist bei allen Patienten indiziert, welche die Kriterien zur mechanischen Thrombektomie erfüllen, und sollte unmittelbar im Anschluss an die native Bildgebung erfolgen.

ACHTUNG

Eine Gefäßdarstellung sollte den Beginn der systemischen Thrombolyse nicht verzögern, da ihr Ergebnis die Indikation zur systemischen Thrombolyse nicht beeinflusst.

Bei klinischen Hinweisen auf eine Basilaristhrombose oder -embolie sollte eine CT- oder MR-Angiografie unabhängig vom Zeitfenster durchgeführt werden. Ebenso sollte bei Patienten mit stark fluktuierenden oder wiederkehrenden Symptomen eine zeitnahe Gefäßdarstellung mit der Frage nach ursächlichen Gefäßpathologien erfolgen, um ggf. frühe spezifische Therapiemaßnahmen einleiten zu können.

1.1.5 Akuttherapie

Basismaßnahmen

Die Erhaltung der Vitalfunktionen und die rasche und adäquate Behandlung entgleister Vitalparameter bilden die Grundlage der Schlaganfallbehandlung. Das Monitoring der Vitalzeichen und des klinisch-neurologischen Befundes erfolgt im Rahmen der Stroke-Unit-Behandlung nach definierten Kriterien. Die regelmäßige Kontrolle von Blutdruck, Blutzucker und Körpertemperatur sowie die kontinuierliche Überwachung von Herzrhythmus und Oxygenierung dienen dem frühzeitigen Erkennen von Komplikationen und Komorbiditäten, sodass deren Therapie ohne Verzug eingeleitet wird. Bei klinisch schwer betroffenen Patienten und solchen mit Zeichen einer Schluck- oder Atemstörung sollen die Atemwege freigehalten und eine zusätzliche Oxygenierung mittels Sauerstoffgabe angestrebt werden.

In der Akutphase des Schlaganfalls sollen hypertensive Blutdruckwerte zunächst toleriert und erst ab einem Überschreiten der Blutdruckgrenzen von 220 mmHg systolisch bzw. 120 mmHg diastolisch mittels intravenöser Gabe von Antihypertensiva wie Urapidil behandelt werden. Hierbei sollte der Blutdruck in den ersten 24 Stunden um etwa 15 %, aber nicht mehr als 25 % gesenkt werden und danach allmählich auf den Zielwert der langfristigen Sekundärprävention eingestellt werden. Eine Hypotonie ist in der Frühphase des ischämischen Schlaganfalls zu vermeiden, da diese eine zerebrale Minderperfusion verursachen bzw. verstärken kann (Ahmed et al. 2009). Der Einsatz von Nifedipin und Nimodipin soll vermieden werden, da diese Substanzen einen drastischen Blutdruckabfall verursachen können.

Bei Hypovolämie sollen parenterale Flüssigkeitsgaben erfolgen; bei fortbestehender Hypotonie kann eine Katecholamintherapie erwogen werden. Kardiale Ursachen sollten frühzeitig abgeklärt werden; therapeutisch kann hier der Einsatz positiv inotroper Substanzen die Hypotonie verbessern. Kardiale Arrhythmien sollten frühzeitig detektiert und in Zusammenarbeit mit den Kardiologen therapiert werden.

Eine Hyperglykämie soll bei Serumglukosespiegeln über 180 mg/dl (= 11 mmol/l) durch eine geeignete Therapie behandelt werden, eine intensivierte Insulintherapie wird jedoch nicht empfohlen. Ebenso sollten Hypoglykämien mit Serumglukosespiegeln unter 60 mg/dl unmittelbar durch orale Gabe von zuckerhaltigen Lösungen oder intravenöse Gabe von z. B. 20–60 ml 40 prozentiger Glukoselösung ausgeglichen werden. So konnte zuletzt in der großen randomisierten SHINE-Studie keine Überlegenheit der intensivierten Insulintherapie auf das funktionelle Outcome gezeigt werden (Amarenco et al. 2020). Hierzu wurden hyperglykäme Patienten innerhalb von 12 Stunden entweder konventionell oder mittels intravenöser Insulintherapie behandelt. Insbesondere schwere Hypoglykämien traten nur in der Gruppe der intensiver behandelten Patienten auf. Körpertemperaturen über 37,5 °C sollten mit antipyretischen Maßnahmen (z. B. Paracetamol) behandelt werden.

Rekanalisierende Therapie

Die systemische Thrombolyse mit rt-PA (Recombinant Tissue Plasminogen Activator; Actilyse®) ist zur Behandlung des akuten ischämischen Schlaganfalls innerhalb eines Zeitfensters von 4,5 Stunden nach Symptombeginn wirksam und zur kausalen Behandlung zugelassen. Bei Nachweis eines dafür ursächlichen akuten Verschlusses der proximalen Hirnarterien wurde jüngst in einer Reihe von randomisierten Studien die Überlegenheit einer zusätzlichen endovaskulären Rekanalisation gegenüber der alleinigen systemischen Thrombolyse nachgewiesen (Goyal et al. 2016) und wird in den aktualisierten Leitlinien zur Behandlung innerhalb eines Zeitfensters von 6 Stunden empfohlen. Neue Daten zeigen, dass bei ausgewählten Patienten sowohl die systemische Thrombolyse (EXTEND, Ma et al. 2019) als auch die mechanische Rekanalisationstherapie bei unklarem Zeitfenster oder im „späteren" Zeitfenster wirksam ist, sofern mittels Perfusionsbildgebung (CT oder

MR-Perfusion) ein potenziell rettbares Risikogewebe („Tissue at Risk“) identifiziert wird (DAWN Trial, Nogueira et al. 2018; DEFUSE-3 Trial, Albers et al. 2018).

Systemische Thrombolyse

Die Wirksamkeit von intravenös appliziertem rt-PA zur Behandlung des ischämischen Schlaganfalls mit einer Dosis von 0,9 mg pro kg Körpergewicht (maximal 90 mg) und einem Therapiebeginn innerhalb von 3 Stunden nach Symptombeginn konnte bereits Mitte der 1990er-Jahre belegt (NINDS-Group 1995) und im Verlauf durch weitere randomisierte Studien bestätigt werden (Hacke et al. 2004; Wahlgren et al. 2007). Erst mit der ECASS-III-Studie wurde eine Wirksamkeit auch für das Zeitfenster 3–4,5 Stunden nach Symptombeginn nachgewiesen (Hacke et al. 2008), woraufhin im Jahr 2010 die Zulassungsbeschränkung entsprechend erweitert wurde. Ist dieser Zeitraum verstrichen, kann die systemische Thrombolyse nur noch als individueller Heilversuch durchgeführt werden und bleibt speziellen Situationen vorbehalten.

Nach Ausschluss einer intrakraniellen Blutung mittels CT oder MRT (und sofern keine anderen Kontraindikationen vorliegen) werden 10 % der Gesamtdosis als Bolus und die restlichen 90 % via Perfusor über 60 Minuten intravenös appliziert. Hinsichtlich der Kontraindikationen sollte zwischen „harten Kriterien“, die eine intravenöse Thrombolyse aus medizinischer Sicht nicht zulassen, sowie den gemäß Zulassungskriterien festgelegten Beschränkungen unterschieden werden. Letztere sind nicht evidenzbasiert.

Allerdings sollte der Patient vorab über den Off-Label-Gebrauch und die damit verbundenen Risiken aufgeklärt werden, sofern dies in der Notfallsituation möglich ist. Immer empfiehlt sich eine genaue Dokumentation der Entscheidungsgründe.

Eine Reihe von Studien konnte zeigen, dass für die gemäß den bisherigen Zulassungsbeschränkungen ausgenommene Gruppe der über 80-jährigen Patienten die systemische Thrombolyse ebenso effektiv und sicher ist wie für jüngere Patienten (Mishra et al. 2010). Daher erfolgte eine Änderung der Zulassungsbeschränkungen in Bezug auf die Altersgrenzen, sodass Alteplase mittlerweile sowohl für 16- bis 18-Jährige als auch für über 80-Jährige zugelassen ist.

! MERKE

Untersuchungen aus zahlreichen Registerstudien weisen darauf hin, dass die systemische Thrombolyse im Einzelfall auch bei Vorliegen solcher „relativen Kontraindikationen" sicher ist und durchgeführt werden kann (IST-3 Group 2012). Daher ist die systemische Thrombolyse mittlerweile auch für Patienten ab 16 Jahren zugelassen und die obere Altersgrenze ist entfallen.

Ebenso konnte die Wirksamkeit der systemischen Thrombolyse für Patienten mit geringem (NIHSS 0–4) oder schwerem (NIHSS > 22) neurologischem Defizit, für Patienten mit nachgewiesenen Infarktfrühzeichen im initialen CT sowie für Patienten mit Diabetes mellitus und Schlaganfall in der Vorgeschichte durch Studien belegt werden (Emberson et al. 2014; Mishra et al. 2011). Für die Entscheidung zur systemischen Thrombolyse ist das Ausmaß der potenziellen Behinderung ausschlaggebend und nicht der NIHSS-Wert. Letzterer kann trotz erheblich behinderndem Defizit gering sein.

Bei Patienten mit unklarem Zeitfenster oder aus dem Schlaf heraus aufgetretener Symptomatik (Wake-up Stroke) kann im Rahmen eines individuellen Heilversuchs anhand von MRT-basierten oder perfusionsbasierten Kriterien die Durchführung einer systemischen Thrombolyse erwogen werden. So konnte zum einen im Rahmen der randomisierten multizentrischen WAKE-UP-Studie gezeigt werden, dass die systemische Thrombolyse vorteilhaft ist, wenn bei Patienten mit unklarem Symptombeginn in der MRT ein FLAIR-Diffusions-Missmatch besteht und somit der Symptombeginn wahrscheinlich innerhalb der letzten 4,5 Stunden liegt (Thomalla et al. 2018). Zum anderen zeigte sich in der EXTEND-Studie (Ma et al. 2019) eine Überlegenheit der systemischen Thrombolyse im Zeitfenster von 4,5 bis 9 Stunden, wenn Patienten mittels Perfusionsbildgebung selektiert wurden, die ein Mismatch zwischen Infarktkern und hypoperfundiertem Gewebe aufwiesen (Risikogewebe, Tissue at Risk). Trotz Überlegenheit der systemischen Thrombolyse in den primären Endpunkten fanden sich in beiden Studien ein erhöhtes Blutungsrisiko und Mortalitätsrisiko in der Lyse-Gruppe.

Bei Patienten, die unter Therapie mit Antikoagulanzien stehen, ist die intravenöse Thrombolyse gemäß Zulassungsbeschränkungen kontraindiziert; jedoch kann im Einzelfall eine Off-Label-Behandlung mit rt-PA unter Berücksichtigung spezifischer Gerinnungstests erwogen werden.

1

! MERKE

Für Patienten unter Behandlung mit Vitamin-K-Antagonisten und einem INR-Wert < 1,7 zum Zeitpunkt der Aufnahme gilt die systemische Thrombolyse als ausreichend sicher (Mazya et al. 2013).

Durch Verwendung eines Point-of-Care-Device (z. B. CoaguCheck®) kann der INR bereits in der Notaufnahme bestimmt und dadurch die Therapieentscheidung beschleunigt werden. Die gerinnungshemmende Wirkung der neuen (direkten) oralen Antikoagulanzien (NOAK) kann durch spezifische Gerinnungstests abgeschätzt werden. Bei Einnahme des direkten Thrombin-Inhibitors Dabigatran werden die Ecarinzeit und der Hemoclot-Test bestimmt, bei den Faktor-Xa-Inhibitoren Rivaroxaban, Apixaban oder Edoxaban wird die substanzspezifische Faktor-Xa-Aktivität gemessen. Ergebnisse einer kleinen Fallserie deuten darauf hin, dass die systemische Thrombolyse bei Patienten mit akutem Schlaganfall, die unter Therapie mit Dabigatran stehen, nach vorheriger Antagonisierung der antikoagulatorischen Wirkung mit Idaruzicumab ausreichend sicher ist (Diener et al. 2017).

Mechanische Thrombektomie

Die endovaskuläre Rekanalisation des akuten Verschlusses einer proximalen Hirnarterie wurde bereits seit den 1980er-Jahren untersucht und als individueller Heilversuch in spezialisierten Zentren durchgeführt. Jedoch stand die Evidenz zur Verbesserung des funktionellen Outcomes gegenüber der alleinigen intravenösen Thrombolyse lange Zeit aus, nicht zuletzt, weil die dazu durchgeführten Studien oft mangelhaft konzipiert waren oder veraltete Kathetersysteme verwendeten. Dies änderte sich Anfang 2015, als in kurzer Zeit insgesamt 6 randomisierte Studien veröffentlicht wurden, die den eindeutigen Nutzen einer kombinierten Rekanalisationstherapie mittels mechanischer Thrombektomie und intravenöser Thrombolyse gegenüber der alleinigen systemischen Thrombolyse bei Patienten mit akutem Verschluss einer proximalen Hirnarterie belegen konnten. Allen Studien gemeinsam war die Verwendung moderner Stent-Retriever, wodurch signifikant höhere Rekanalisationsraten erzielt wurden als durch eine alleinige systemische Thrombolyse, wovon insbesondere die Gruppe der initial schwer betroffenen Patienten profitieren konnte. Auch für ältere Patienten (> 80 Jahre) konnte ein Nutzen der Thrombektomie gezeigt werden, der mit dem bei jüngeren Patienten vergleichbar war.

Leitlinien

In der aktuellen DGN-Leitlinie zur Akuttherapie des ischämischen Schlaganfalls wird die mechanische Rekanalisation mittels Stent-Retriever zur Behandlung von akuten Schlaganfällen mit relevantem neurologischem Defizit und Verschluss einer proximalen Hirnarterie des vorderen Kreislaufs (Carotis-T, M1-Segment, proximales M2-Segment) in einem Zeitfenster bis zu 6 Stunden nach Symptombeginn empfohlen, in ausgewählten Fällen auch danach.

Bei ausgesuchten Patienten (kleiner Infarktkern, großes kritisch minderperfundiertes Areal) kann eine mechanische Rekanalisationstherapie auch in späteren oder unklaren Zeitfenstern durchgeführt werden, wie in zwei multizentrischen Studien belegt werden konnte (DAWN Trial, Nogueira et al. 2018; DEFUSE-3 Trial, Albers et al. 2018). Bei Patienten im Zeitfenster zwischen 6 und 24 Stunden, akutem Gefäßverschluss und schwerem neurologischem Defizit sollte somit eine perfusionsbasierte Bildgebung durchgeführt werden, um solche Patienten zu identifizieren, die von einer mechanischen Rekanalisation profitieren können.

Bei Nachweis eines akuten Basilarisverschlusses sollte die Indikation zur endovaskulären Therapie auch jenseits des 6-Stunden-Zeitfensters großzügig gestellt werden, da eine unbehandelte Basilaristhrombose mit einer sehr schlechten Prognose einhergeht. Bei unklarem Zeitfenster oder länger andauernder schwerer Symptomatik (Koma > 4 Stunden) sollte vor Einleitung einer endovaskulären Therapie eine MRT-Bildgebung durchgeführt werden, um das Ausmaß der ischämischen Läsion zu bestimmen; bei ausgedehnter Infarzierung ohne relevantes Mismatch ist eine endovaskuläre Rekanalisation nicht mehr sinnvoll, da trotzdem von einer infausten Prognose auszugehen ist (Brandt et al. 1996).

Hirndrucktherapie

Die Entwicklung eines Hirnödems infolge des ischämischen Schlaganfalls verschlechtert die Prognose und geht mit einer erhöhten Mortalität einher (Rieke et al. 1995). Besonders bei großen Infarkten entwickelt das Ödem nach etwa 24–72 Stunden einen raumfordernden Effekt, der zur Verlagerung der Hirnstrukturen mit Kompression nicht betroffener Hirnareale und klinischen Zeichen der Einklemmung führt (z. B. Anisokorie oder bilaterale Pupillenerweiterung, progrediente Bewusstseinstrübung, kontralaterale Pyramidenbahnzeichen). Prädiktoren für die Entwicklung eines raumfordernden Hirnödems sind DWI-Läsionen im MRT mit einem Volumen von > 80 ml, ein initialer NIHSS > 22 sowie der kombinierte Verschluss von A. carotis interna und A. cerebri media (Kruitzelmann et al. 2014).

Zur Prophylaxe des Hirnödems sollten eine Oberkörperhochlagerung (30°), eine adäquate Analgesie sowie eine Normalisierung der Körpertemperatur erfolgen. Durch Gabe von Glycerol 10 % (4 × 125–250 ml über jeweils 30 Minuten), Mannitol (je 25–50 g alle 3–6 Stunden), Hyper-HAES (je 100 ml alle 3–6 Stunden) oder hypertoner Kochsalzlösung kann der Hirndruck vorübergehend gesenkt werden; Kortikoide hingegen sind nicht wirksam (Sandercock und Soane 2011). Bei rein konservativer Therapie bleibt die Prognose raumfordernder Infarkte jedoch schlecht.

Eine Metaanalyse aus 3 randomisierten Studien zeigte, dass die operative Dekompression mittels Hemikraniektomie die Einklemmung raumfordernder Infarkte verhindert und die Letalität von rund 80 % auf 30 % senkt, ohne dabei den Anteil schwerbehinderter Patienten zu erhöhen (Gupta et al. 2004). Bei älteren Patienten jenseits des 60. Lebensjahres ist ebenso eine Hemikraniektomie möglich. Jedoch sollte zuvor eine abwägende Diskussion erfolgen, da nach Hemikraniektomie das Risiko eines Überlebens mit schwerer Behinderung (mRS 5) erhöht ist. Entscheidend hierbei ist, dass der Eingriff innerhalb von 48 (besser 24) Stunden durchgeführt wird, da sonst der Hirndruck zu irreversiblen Schäden führt. Je später die Dekompression erfolgt, desto schlechter ist das funktionelle Ergebnis. Die Größe der Hemikraniektomie sollte mindestens 12 cm, besser 14–16 cm umfassen.

Bei raumfordernden Kleinhirninfarkten mit (drohender) Hirnstammkompression wird zusätzlich zur okzipitalen Dekompression eine externe Ventrikeldrainage angelegt. Hierzu liegen bislang jedoch keine randomisierten Studien vor. Ebenso konnte bis jetzt kein Nutzen medikamentöser Neuroprotektiva oder einer Hämodilutionsbehandlung festgestellt werden. Eine Kombinationstherapie aus Hemikraniektomie und milder Hypotherapie bei Infarkten im vorderen Stromgebiet soll nicht erfolgen.

1.1.6 Ursachenabklärung

Nach der Akutbehandlung ist zur Vermeidung erneuter Schlaganfälle eine weiterführende ätiologische Abklärung unverzichtbar. Der zerebralen Ischämie können unterschiedliche Ursachen zugrunde liegen. Nach der TOAST-Klassifikation werden makroangiopathische, mikroangiopathische (lakunäre), kardioembolische, seltene und kryptogene Schlaganfälle unterschieden. Eine alternative Subgruppeneinteilung kann mit der ASCO-Klassifikation getroffen werden, die jedoch im klinischen Alltag keine routinemäßige Anwendung findet. Für die Gruppe der kryptogenen Schlaganfälle wurde der embolische Schlaganfall ungeklärter Ätiologie (Embolic Stroke of Unknown Source, ESUS) für die Durchführung von randomisierten Studien definiert (Hart et al. 2014). Hierbei handelt es sich um eine nicht lakunäre Ischämie, deren obligat durchgeführte Ursachenabklärung keine eindeutigen Hinweise für eine makroangiopathische oder eine kardioembolische Genese erbracht hat.

In der (Post-)Akutphase des ischämischen Schlaganfalls zielen die diagnostischen Maßnahmen auf die Früherkennung von Komplikationen ab, um bestmöglich und spezifisch darauf reagieren zu können. Insbesondere die Erkennung und zeitgerechte Behandlung einer sekundären klinischen Verschlechterung kann dazu beitragen, frühe Schlaganfallrezidive zu vermeiden. Zentrales Element hierbei ist die spezialisierte Stroke-Unit-Behandlung, die eine engmaschige Überwachung des klinisch-neurologischen Befundes, der Vitalparameter (Blutdruck, Herzfrequenz und -rhythmus, Sauerstoffsättigung, Blutzucker, Körpertemperatur) sowie klinisch relevanter Laborparameter nach festgelegten Standards sicherstellt. Zur Abklärung einer Dysphagie bzw. von Aspirationen erfolgt zunächst ein standardisiertes Screeningverfahren und danach eine ausführliche klinische Schluckuntersuchung, die ggf. durch eine fiberendoskopische Schluckuntersuchung (FEES) ergänzt werden kann.

In Ergänzung zur zerebralen Schnittbildgebung stellt die sonografische Untersuchung der hirnversorgenden extra- und intrakraniellen Arterien eine rasche und direkt am Patientenbett verfügbare Methode dar, um makroangiopathische Läsionen wie z. B. eine Karotisstenose zu detektieren. Hierbei liegt der besondere Stellenwert der Doppler- und Duplexsonografie in der Einteilung von Ausmaß und funktioneller Auswirkung einer Stenose der hirnversorgenden Gefäße. Zudem kann sie wertvolle Hinweise zur Genese stenosierender Gefäßprozesse liefern, z. B. bei Dissektionen oder vaskulitischen Veränderungen. Mit der duplexsonografischen Analyse der Plaquemorphologie und Doppler-sonografischen Messung der Flussbeschleunigung können Stenosegrad und Schlaganfallrisiko arteriosklerotischer Läsionen abgeschätzt werden. Durch funktionelle Ultraschalluntersuchungen lassen sich Mikroembolien (High Intensity Transient Signals, HITS) detektieren sowie die intrakranielle Reservekapazität messen, um das Embolierisiko und die hämodynamische Relevanz progredienter Karotisstenosen abschätzen zu können. Die transkranielle Doppler-Sonografie vor und während der intravenösen Kontrastmittelapplikation mit agitierter (d. h. mit feinsten Luftbläschen versetzter) Kochsalzlösung oder HAES (sog. Bubble-Test) dient zum Nachweis und zur Beurteilung eines atrialen Rechts-links-Shunts und ist hierin der transösophagealen Echokardiografie (TEE) gleichwertig (Mojadidi et al. 2014).

Kardiogene Embolien verursachen rund 25 % der ischämischen Schlaganfälle. Fast die Hälfte aller kardioembolischen Schlaganfälle ist auf Vorhofflimmern zurückzuführen. Jedoch kann insbesondere das paroxysmale Vorhofflimmern dem 12-Kanal-EKG entgehen, weshalb ein längeres EKG-Monitoring notwendig ist, um auch vorübergehende Flimmerepisoden zu detektieren. Je länger dieses Monitoring durchgeführt wird, desto wahrscheinlicher ist es, ein paroxysmales Vorhofflimmern zu entdecken. Bei Patienten, bei denen trotz hoher klinischer Wahrscheinlichkeit ein Vorhofflimmern auch im erweiterten EKG-Monitoring nicht detektiert wurde, kann durch Implantation eines Event-Rekorders die Detektionswahrscheinlichkeit maximiert werden.

Weitere kardiale Emboliequellen sind der akute Myokardinfarkt (15 %), linksventrikuläre Aneurysmen und Thromben (10 %), künstliche Herzklappen und rheumatische Herzklappenerkrankungen (je 10 %), Kardiomyopathien und Myokarditis sowie Vorhofmyxome und Klappenvegetationen. Meistens können diese mithilfe der Echokardiografie zuverlässig diagnostiziert werden, wobei die transösophageale Echokardiografie (TEE) insbesondere bei der Detektion von Thromben im Vorhofohr der transthorakalen Echokardiografie (TTE) überlegen ist.

Zu den seltenen Ursachen des ischämischen Schlaganfalls zählen u. a. Dissektionen oder traumatische Gefäßverschlüsse, entzündliche Gefäßerkrankungen wie die primäre ZNS-Vaskulitis, infektiöse Erkrankungen (z. B. Neuroborreliose), Gerinnungsstörungen mit Hyperkoagulabilität oder paraneoplastische Syndrome. Insbesondere bei jüngeren Patienten oder bei Vorliegen entsprechender anamnestischer Hinweise oder Komorbiditäten (z. B. Tumorerkrankung) sollten diese durch weiterführende Zusatzdiagnostik abgeklärt bzw. ausgeschlossen werden.

Rund ein Viertel aller Schlaganfälle wird als kryptogen klassifiziert. Hierunter fallen neben diagnostisch unklar gebliebenen Schlaganfällen auch solche, für die zwei oder mehrere Ursachen in Betracht kommen oder die nicht bzw. nur unvollständig diagnostisch abgeklärt worden sind.

Zur diagnostischen Abklärung sollten mindestens eine zerebrale Bildgebung (CT oder MRT), eine Gefäßdarstellung (Sonografie oder Angiografie) sowie eine kardiale Diagnostik mittels Echokardiografie (mindestens transthorakal) und EKG-Monitoring über mindestens 24 Stunden durchgeführt worden sein. Anhand der aktuellen Studienlage kann angenommen werden, dass bei mindestens einem Fünftel der Patienten mit einem embolischen Infarktmuster ohne bisherigen Nachweis einer Emboliequelle ein okkultes Vorhofflimmern vorliegt (Elijovich et al. 2009). Eine fundierte Ursachenabklärung sollte sich daher nicht auf das Mindestmaß beschränken, sondern in allen ungeklärten Fällen, bei denen eine kardiale Emboliequelle in Betracht kommt, die Indikation zur längerfristigen Rhythmusüberwachung durch die Implantation eines kardialen Event-Rekorders prüfen.

1.1.7 Sekundärprävention

Nach erstmaligem ischämischem Schlaganfall oder TIA beträgt das Rezidivrisiko im ersten Jahr rund

6–7 %. Durch die frühe Einleitung einer Sekundärprophylaxe kann dieses Risiko um bis zu 80 % gesenkt werden (Rothwell et al. 2007). Die Sekundärprävention des ischämischen Schlaganfalls setzt sich aus der Behandlung beeinflussbarer Risikofaktoren, der Modifikation von Gerinnungs- und Thrombozytenfunktion sowie der revaskularisierenden Therapie zusammen.

Die arterielle Hypertonie zählt zu den wichtigsten behandelbaren Risikofaktoren des ischämischen Schlaganfalls. Die Senkung des Blutdrucks führt zu einer relativen Risikoreduktion von bis zu 28 % und einer absoluten Risikoreduktion von 4 % für erneute Schlaganfälle unabhängig von einer bestehenden Hypertonie (Lakhan et al. 2009). Hierbei ist die Kombinationstherapie aus einem ACE-Hemmer und einem Diuretikum wirksamer als eine Monotherapie. Die Behandlung einer Hypercholesterinämie mit einem Statin reduziert das Schlaganfallrisiko unabhängig von Ausgangswert und Ausmaß der Cholesterinsenkung. Die Statintherapie führt zu einer relativen Risikoreduktion von 16 % für Schlaganfallrezidive (Collins et al. 2004). Hoch dosiertes Atorvastatin kann bei Schlaganfallpatienten mit einem LDL-Wert > 100 mg/dl das absolute Rezidivrisiko um 2 % reduzieren (Amarenco et al. 2006). Eine vergleichbare Senkung des absoluten Rizidivrisikos (2,4 %) konnte in der Sekundärprophylaxe kürzlich in einer randomisierten Studie mit 2 860 Patienten gezeigt werden, wenn ein LDL-Ziel von < 70 mg/dl anstatt 90–110 mg/dl angestrebt wurde (Amarenco et al. 2020). Die intensivierte Therapie des Diabetes mellitus führt nicht zu einer signifikanten Reduktion des Schlaganfall-Rezidivrisikos (Johnston et al. 2019). Eine Vitaminsubstitution bei Schlaganfallpatienten mit Hyperhomocysteinämie hat keinen sekundärprophylaktischen Effekt.

Die Thrombozytenaggregationshemmung stellt die antithrombotische Standardtherapie in der Sekundärprophylaxe des nicht kardioembolischen Schlaganfalls dar und führt im Vergleich zu Placebo zu einer relativen Risikoreduktion von 60 % innerhalb von 6 Wochen und 25 % innerhalb von 2,5 Jahren nach dem Erstereignis (Collaboration Antithrombotic Trials 2002). In Deutschland kommt standardmäßig Acetylsalicylsäure (ASS) in einer Tagesdosis von 100 mg zum Einsatz, wobei für Dosierungen zwischen 50 und 600 mg kein Unterschied in der Wirksamkeit besteht, jedoch ab einer Dosis > 150 mg das Blutungsrisiko steigt (Yusuf et al. 2001). Clopidogrel ist nur in der Subgruppe der Schlaganfallpatienten mit komorbider pAVK etwas wirksamer als ASS, verursacht allerdings signifikant weniger gastrointestinale Nebenwirkungen (CAPRIE Steering Committee 1996). Ticagrelor ist in der Schlaganfallsekundärprävention nicht wirksamer als ASS (Johnston et al. 2016). Die Kombination aus ASS und Dipyridamol ist nicht wirksamer als Clopidogrel, wird aber insgesamt schlechter vertragen und in Deutschland nicht von den gesetzlichen Krankenkassen erstattet. Die Kombinationstherapie mit ASS und Clopidogrel ist langfristig nicht besser wirksam als die Monotherapie, verursacht aber signifikant mehr Blutungskomplikationen (Diener et al. 2004). Eine zeitlich begrenzte frühzeitige duale Plättchenhemmung nach leichtem ischämischem Schlaganfall oder einer TIA mit hohem Rezidivrisiko reduziert Schlaganfallrezidive, führt jedoch auch zu einer geringen, klinisch möglicherweise bedeutsamen Zunahme mittlerer und größerer extrakranieller Blutungen. Dies konnte für eine Kombination aus ASS und Clopidogrel in der POINT Studie gezeigt werden (Johnston et al. 2018) und für eine Kombination aus ASS und Ticagrelor in der THALES Studie (Johnston et al. 2020). Bei vorgenannten Hochrisiko-Patienten, die keine systemische Thrombolyse oder mechanische Rekanalisation erhielten und ein geringes Blutungsrisiko haben, kann zur frühen Sekundärprophylaxe ischämischer Rezidive eine auf maximal 21 Tage (ASS und Clopidogrel) bzw. 30 Tage (ASS und Ticagrelor) begrenzte duale Plättchenhemmung innerhalb von 24 Stunden nach Symptombeginn erwogen werden. Glykoprotein-IIb/IIIa-Antagonisten führen in der Schlaganfallbehandlung zu signifikant erhöhten Blutungskomplikationen (Topol et al. 2003) und werden zur Sekundärprävention nicht empfohlen.

Die orale Antikoagulation senkt das Rezidivrisiko für ischämische Schlaganfälle bei Patienten mit Vorhofflimmern um rund zwei Drittel und ist damit der Thrombozytenfunktionshemmung (relative Risikoreduktion [RRR] 19 %; statistisch nicht signifikant besser als Placebo) eindeutig überlegen (EAFT Study Group 1993). Bei Patienten mit nicht valvulärem Vorhofflimmern zeigen die direkten Antikoagulanzien Dabigatran, Rivaroxaban, Apixaban und Edoxaban in den Zulassungsstudien alle eine mindestens vergleichbare und zum Teil bessere Wirksamkeit in der Verhinderung embolischer Ereignisse bei signifikant reduziertem Blutungsrisiko im Vergleich zu Warfarin. Dies konnte mittlerweile durch mehrere Metaanalysen und Anwendungsbeobachtungen („Real-Life-Evidence") bestätigt werden (Ruff et al. 2014). Die randomisierte AVERROES-Studie konnte zeigen, dass Apixaban das Embolierisiko bei Vorhofflimmern im Vergleich zu ASS um 70 % reduziert, während zwischen den beiden Therapien kein signifikanter Unterschied hinsichtlich des Blutungsrisikos bestand (Diener et al. 2012). Daraus ergibt sich die Schlussfolgerung, dass Patienten mit nicht valvulärem Vorhofflimmern bevorzugt mit direkten Antikoagulanzien behandelt werden sollten, während ASS für diese Indikation keinen Stellenwert mehr hat.

Alle Patienten mit symptomatischen Karotisstenosen sollten mit einem Thrombozytenfunktionshemmer behandelt werden. Patienten mit nicht behinderndem Schlaganfall und einem Stenosegrad > 70 % nach NASCET-Definition profitieren von einer interventionellen Behandlung mittels TEA oder Stenting, sofern die periprozedurale Komplikationsrate in den durchführenden Abteilungen unter 6 % liegt. Patienten mit einem Stenosegrad von 50–69 % haben einen deutlich geringeren Nutzen durch die Operation (European Carotid Surgery Trialists Collaborative Group 1991; North American Symptomatic Carotid Endarterectomy Trial Collaborators 1991). Die Thrombozytenfuntionshemmung sollte periprozedural fortgesetzt werden. Der Vorteil der interventionellen Behandlung steigt mit dem Stenosegrad und sinkt mit zunehmender Zeit ab dem qualifizierenden Ereignis, sodass der Eingriff auf jeden Fall in den ersten 2 Wochen nach dem Ereignis erfolgen sollte (Rothwell et al. 2004).

Aktuelle Daten aus Langzeitstudien zeigen für TEA und Stenting eine vergleichbare Wirksamkeit in der Verhinderung von Schlaganfällen; bei Patienten im Alter von über 70 Jahren ist das Stenting jedoch mit höheren Komplikationsraten verbunden, sodass für diese Patientengruppe die TEA Methode der ersten Wahl bleibt (Vincent et al. 2015).

Patienten, die aufgrund von Vorhofflimmern eine dauerhafte Antikoagulation benötigen, sollten mittels TEA behandelt werden, da nach Stenting eine zumindest vorübergehende Triple-Therapie mit Antikoagulans und dualer Thrombozytenfunktionshemmung notwendig würde. Patienten mit Stenosen unter 50 % profitieren nicht von der interventionellen Therapie.

! MERKE

Der Stellenwert einer optimalen konservativen Behandlung ist weiterhin nur unzureichend untersucht. Für die symptomatischen intrakraniellen Stenosen haben alle bislang durchgeführten Studien gezeigt, dass die interventionelle Behandlung mittels Stenting einer stringenten konservativen Therapie unterlegen ist (Chimowitz et al. 2011); in dieser Indikation sollte eine Stentbehandlung nur in begründeten Einzelfällen zum Einsatz kommen.

Ein persistierendes Foramen ovale (PFO) lässt sich bei etwa einem Viertel der Allgemeinbevölkerung, aber auch signifikant häufiger bei Patienten mit kryptogenem Schlaganfall als bei solchen mit definierten Schlaganfallursachen finden. Zur Schlaganfall-Sekundärprophylaxe werden unabhängig von der Größe des PFO Thrombozytenfunktionshemmer eingesetzt; eine orale Antikoagulation ist der Therapie mit Thrombozytenfunktionshemmern nicht überlegen. Während die Metaanalyse früherer randomisierter Studien zum PFO-Verschluss beim kryptogenen Schlaganfall keinen eindeutigen Vorteil einer interventionellen Behandlung zeigte (Wolfrum et al. 2014), deuten die Ergebnisse neuerer Studien darauf hin, dass der interventionelle PFO-Verschluss in der Sekundärprophylaxe kryptogener Schlaganfälle bei jungen PFO-Patienten wirksam ist (Mas et al. 2017; Saver et al. 2017; Sondergaard et al. 2017). Demgegenüber steht eine erhöhte Rate an periprozedural auftretenden Komplikationen, darunter postinterventionell neu entwickeltes Vorhofflimmern (Merkler et al. 2017). Welche Auswirkung die ischämischen Ereignisse und die periprozeduralen Komplikationen auf den funktionellen Zustand der betroffenen Patienten hatte, wurde in keiner der Studien hinreichend untersucht. Junge Patienten ohne kardiovaskuläre Risikofaktoren und solche mit assoziiertem Septumaneurysma und großem Shuntvolumen haben wahrscheinlich den größten Nutzen einer interventionellen Behandlung.

Vor jeder Therapieentscheidung ist eine umfassende ätiologische Diagnostik zum Ausschluss konkurrierender Schlaganfallursachen obligatorisch. Patienten, bei denen die Anamnese oder das Infarktmuster das Vorhandensein eines paroxysmalen Vorhofflimmerns suggeriert, sollten einem erweiterten EKG-Monitoring und ggf. einer Event-Rekorder-Implantation unterzogen werden, da bei einem embolischen Schlaganfall ungeklärter Ätiologie (Embolic Stroke of Unknown Source, ESUS) eine Sekundärprophylaxe mit einer oralen Antikoagulation einer Thrombozytenfunktionshemmung nicht überlegen ist. Vergleiche zwischen Vitamin-K-Antagonisten und ASS zeigten signifikant höhere Blutungsraten unter Antikoagulation bei vergleichbaren Rezidivraten (De Schryver et al. 2002). Rivaroxaban ist nicht wirksamer als ASS und mit einem höheren Blutungsrisiko assoziiert (NAVIGATE ESUS trial, Hart et al. 2018). Auch Dabigatran war in der RESPECT-ESUS-Studie dem ASS in der Verhinderung von Rezidivschlaganfällen nicht überlegen, zeigte jedoch keine erhöhte Blutungsrate (Diener et al. 2019).

Die Wahl der optimalen Sekundärprophylaxe nach Dissektionen hirnversorgender Arterien ist bislang ungeklärt. Aktuelle Studiendaten deuten darauf hin, dass die bislang standardmäßig durchgeführte Antikoagulation einer Thrombozytenfunktionshemmung nicht signifikant überlegen ist (Markus et al. 2015).

Leitlinien

Die Leitlinien empfehlen aktuell eine Antikoagulation bei Patienten mit Verschluss oder Pseudookklusion der dissezierten Arterie mit erheblicher poststenotischer Flussreduktion, multiplen Embolien im Stromgebiet der dissezierten Arterie oder Nachweis eines flottierenden Thrombus im betroffenen Gefäß. Eine interventionelle rekanalisierende Therapie hat in der Behandlung der Dissektion hirnversorgender Gefäße keinen Stellenwert.

1.2 Intrazerebrale Blutung

Benedikt Frank, Martin Köhrmann und Christoph Kleinschnitz

➢ Tab. 1.2

1.2.1 Einleitung

Etwa 10–15 % aller Schlaganfälle werden durch intrazerebrale Blutungen (ICB) verursacht. Diese werden in spontane Blutungen, für die keine Blutungsursache ausgemacht werden kann, und sekundäre Blutungen mit einer zugrunde liegenden Blutungsätiologie unterschieden. Ursachen sekundärer Blutungen sind in ➢ Tab. 1.3 aufgeführt. Spontane Blutungen sind meistens Folge eines unzureichend eingestellten Bluthochdrucks, der chronische zerebrale Folgeschäden (vaskuläre Leukenzephalopathie) verursacht und damit die Ruptur kleiner Arterien im Gehirnparenchym begünstigt. Prädilektionsstellen für hypertensive Hirn-

Tab. 1.2 Intrazerebrale Blutung – Übersicht zum Krankheitsbild

Definition	Einblutung in das Hirnparenchym (zerebrale Hämorrhagie), die mit akut einsetzenden fokal neurologischen Symptomen einhergeht
Epidemiologie	• Ca. 10–15 % aller Schlaganfälle sind hämorrhagischer Genese • Hauptrisikofaktor: der unkontrollierte arterielle Hypertonus
Diagnostik	• Akutdiagnostik in Analogie zum ischämischen Schlaganfall • Abklärung auf/Ausschluss von sekundären Blutungsursachen mittels CT-/MR-Angiografie und/oder konventioneller Angiografie (DSA) und ggf. MRT des Hirnparenchyms
Therapie	• Basistherapie in Analogie zum ischämischen Schlaganfall • Vermeidung und frühzeitige Behandlung von Komplikationen • Blutdruckmanagement • Hirndrucktherapie, EVD-Anlage, ggf. operative Entlastung • Ggf. Normalisierung der Gerinnungssituation • Ggf. Ausschaltung einer ursächlichen Gefäßpathologie

Tab. 1.3 Ursachen intrazerebraler Blutungen

- Zerebrale Amyloidangiopathie
- Zerebrales Aneurysma
- Zerebrale Vaskulitis
- Moyamoya-Erkrankung
- Reversibles Vasokonstriktionssyndrom
- Stauungsblutung bei Hirnvenen-/Sinusthrombose
- Einblutung in zerebrale Tumoren/Metastasen
- Zerebrale Gefäßmissbildungen (AVM, dAVF, Kavernome)
- Gerinnungsstörungen (hereditäre, erworbene oder iatrogene)
- Substanzmissbrauch
- Infektiöse Endokarditis

blutungen sind Basalganglien, Thalamus, Hirnstamm und Kleinhirn, während nicht hypertensive Blutungen bevorzugt die Gehirnlappen (Lobärblutung) betreffen.

Die klinische Präsentation der akuten intrazerebralen Blutung ist der eines ischämischen Schlaganfalls sehr ähnlich; eine sichere Differenzierung ist nur durch eine zerebrale Bildgebung mittels CT oder MRT möglich. Zu den wichtigsten Komplikationen zählen frühe Nachblutungen (insbesondere bei nicht behandelter Blutungsursache) sowie die intrakranielle Druckerhöhung infolge Entwicklung eines Hirnödems oder eines Hydrocephalus occlusus (vor allem bei intraventrikulären Blutanteilen). Die 1-Jahres-Mortalität liegt bei rund 50 %, wobei der Großteil in den ersten 30 Tagen verstirbt (Poon et al. 2014). Mit einer schlechten Prognose korrelieren ein höheres Lebensalter, eine höhergradige Bewusstseinsstörung bei Aufnahme, ein Blutvolumen von über 30 ml sowie infratentorielle und intraventrikuläre Blutungslokalisationen (Hemphill et al. 2001).

1.2.2 Diagnostik

Die CT-Bildgebung hat bei der Detektion akuter intrazerebraler Blutungen eine hohe Sensitivität und Spezifität. Unter Verwendung blutungssensitiver Sequenzen ist die MRT- der CT-Bildgebung mindestens ebenbürtig (Kidwell et al. 2004). Zur ätiologischen Einordnung sind neben Lokalisation und Ausmaß der Blutung insbesondere Angaben zur Anamnese und Vorgeschichte des Patienten bedeutend. Eine typische Lokalisation (loco typico) und ein arterieller Hypertonus in der Anamnese machen die hypertensive Genese wahrscheinlich und eine weitere Diagnostik verzichtbar.

Bei fehlenden Hinweisen für eine hypertensive Genese (atypische Lokalisation, fehlende Hypertonie-Anamnese, junge Patienten) sollte mittels Angiografie eine Gefäßpathologie als Blutungsursache ausgeschlossen werden.

In der Detektion rupturierter intrakranieller Aneurysmen und Malformationen hat die CT-Angiografie mittlerweile eine gute Sensitivität, Goldstandard zum sicheren Ausschluss ist aber weiterhin die digitale Subtraktionsangiografie (DSA). Die MR-Angiografie ist in der Darstellung isolierter kortikaler Venenthrombosen und intrakranieller Kavernome der CT-Bildgebung überlegen (Linn et al. 2009). MR-tomografisch können zudem Hinweise auf eine zerebrale Amyloidangiopathie als Ursache lobärer Blutungen dargestellt werden.

! MERKE

Da in der Akutphase eine sekundäre Blutungsquelle durch lokale Raumforderung maskiert sein kann, wird bei fehlendem Nachweis einer Blutungsquelle die Wiederholung der Bildgebung nach Resorption der Blutung empfohlen.

1.2.3 Therapie

Hinsichtlich des Akutmanagements der intrazerebralen Blutung erfolgen die Basismaßnahmen zur Sicherung der Vitalparameter und Vermeidung früher Komplikationen in Analogie zu denen des ischämischen Schlaganfalls. Daher sollten Patienten mit intrazerebraler Blutung primär auf einer Stroke Unit oder – bei instabilen Kreislaufparametern und/oder Bewusstseinstrübung – auf einer neurologischen Intensivstation versorgt werden.

Blutdruckmanagement und epileptische Anfälle

Aktuelle Daten aus randomisierten Studien zeigen, dass eine frühe intensivierte Blutdrucksenkung auf systolische Werte unter 140 mmHg ausreichend sicher ist und einen geringen klinischen Nutzen bringt (Anderson et al. 2013). Dieser ist unabhängig von einer vorbestehenden arteriellen Hypertonie.

ACHTUNG

In der Akutphase sollten bevorzugt intravenös applizierte Blutdrucksenker eingesetzt werden, wobei vasodilatatorische Substanzen wie Nitroglycerin und Nifedipin (Senkung der zerebralen Perfusion) vermieden werden sollten.

Epileptische Anfälle treten bei bis zu 40 % der Patienten mit intrazerebraler Blutung auf und sollten frühzeitig mittels antikonvulsiver Medikation behandelt werden. Eine prophylaktische antiepileptische Medikation wird nicht empfohlen (Messe et al. 2009).

Thromboseprophylaxe und Antikoagulation

Zur Thromboseprophylaxe sollte 24 Stunden nach ICB eine niedrig dosierte Behandlung mit Heparinen begonnen werden; alternativ kann eine intermittierende pneumatische Kompression der Beine durchgeführt werden (Clots Trials Collaboration 2013). Der optimale Zeitpunkt für den Wiederbeginn einer Antikoagulation oder einer Thrombozytenfunktionshemmung nach ICB ist bislang nicht eindeutig geklärt.

Leitlinien

Die europäischen Leitlinien zur Behandlung des Vorhofflimmerns empfehlen die Wiederaufnahme einer oralen Antikoagulation 4–8 Wochen nach ICB; alternativ kann ein Vorhofohrverschluss erwogen werden.

Entscheidend ist eine sorgfältige Risiko-Nutzen-Abwägung unter Berücksichtigung der zugrunde liegenden Blutungsursache, wobei duale oder Triple-Therapien nach Möglichkeit vermieden und die direkten oralen Antikoagulanzien den Vitamin-K-Antagonisten vorgezogen werden sollten.

Hirndrucktherapie

Ein erhöhter intrakranieller Druck ist entscheidend mit einer schlechteren Prognose nach ICB assoziiert und sollte frühzeitig behandelt werden. Neben allgemeinen Maßnahmen zur Hirndruckprophylaxe können kurzfristig Gaben von Osmotherapeutika sinnvoll sein. Bei drohender oder bereits bestehender Liquorabflussstörung mit konsekutivem Hydrocephalus occlusus ist die Anlage einer Liquordrainage indiziert. Hier kommt zunächst eine externe Ventrikeldrainage zum Einsatz, die neben der Liquorableitung auch ein kontinuierliches ICP-Monitoring erlaubt, womit die Indikation zur permanenten Liquordrainage mittels implantiertem Shunt-System überprüft werden kann.

Blutungen unter Antikoagulanzien

Bei Blutungen, die unter Therapie mit Antikoagulanzien auftreten, wird eine umgehende Normalisierung der Gerinnungssituation angestrebt. Tritt die ICB unter effektiver Antikoagulation mit intravenösem Heparin auf, erfolgt die Antagonisierung mit Protamin. Unter Therapie mit Vitamin-K-Antagonisten (VKA) wird eine erhöhte INR durch die Gabe von Prothrombinkomplex-Konzentrat (PCC) normalisiert, womit sich im Vergleich zu Fresh Frozen Plasma (FFP) ein geringeres Blutungsvolumen nachweisen ließ (Steiner et al. 2016). Aufgrund des verzögerten Wirkungseintritts ist die Gabe von Vitamin K als Monotherapie zur Antagonisierung nicht geeignet. Da die Halbwertszeit der VKA jedoch deutlich über der von PCC liegt, sollte Vitamin K zusätzlich zu PCC gegeben werden, um eine anhaltende Normalisierung der Gerinnung zu erreichen.

Die antikoagulatorische Wirkung der direkten Antikoagulanzien kann mithilfe spezieller Gerinnungstests zuverlässig abgeschätzt werden, entweder über die direkte Bestimmung der substanzspezifischen Aktivität oder indirekt über die Bestimmung von Thrombinzeit (TZ) und aktivierter Thromboplastinzeit (aPTT).

Als Antidot für Dabigatran ist mittlerweile der spezifische Antikörper Idarucizumab erhältlich, der die Gerinnung innerhalb weniger Minuten normalisiert (Pollack et al. 2015). Für die Faktor-Xa-Inhibitoren ist das Andexanet (Ondexxya) als „Antidot“ mittlerweile auch in Deutschland zugelassen und erhältlich. Leider befinden wir uns in der recht ungewöhnlichen Situation, dass das Medikament durch die Zulassungsbehörden formal zugelassen ist, aber weiterhin Daten zum klinischen Nutzen fehlen. So wurde mit der Zulassung eine weitere Studie speziell zur ICB durch die Behörden gefordert, da der klinische Nutzen des Medikaments als unklar eingestuft wird. Diese Studie, die ANNEXA-i-Studie, ist derzeit auch in Deutschland noch in Durchführung. Neben der Gabe von Andexanet (Ondexxya) kann das Absetzen des NOAK und die einmalige Gabe von PCC (50 U/kg KG) erfolgen.

Bei Blutungen unter Behandlung mit Thrombozytenfunktionshemmern ist die Gabe von Thrombozytenkonzentraten mit einem schlechteren Outcome verbunden und wird nicht empfohlen. Bei Blutungen infolge einer systemischen Thrombolyse mit Alteplase (rt-PA) sollte diese umgehend gestoppt werden. Da die Halbwertszeit von rt-PA nur 8 Minuten beträgt, ist eine spezifische Antagonisierung in der Regel nicht notwendig.

Studien zur Gabe von antifibrinolytischen Substanzen wie ε-Aminocapronsäure, Tranexamsäure oder Aprotinin sowie zur Gabe des rekombinanten Faktors VIIa (NovoSeven®) bei intrakraniellen Blutungen konnten keinen positiven Effekt zeigen, sodass diese nicht empfohlen werden.

Intraventrikuläre Blutung

Intrazerebrale Blutungen mit Einbruch in das Ventrikelsystem sind mit einer erhöhten Mortalität verbunden, wobei die Menge des intraventrikulären Blutes mit einem schlechten Outcome korreliert. In den meisten Fällen ist zur Verhinderung eines Hydrocephalus occlusus die Anlage einer externen Ventrikeldrainage (EVD) notwendig. Über diese kann eine intraventrikuläre Thrombolyse mit rt-PA erfolgen. Wenngleich die CLEAR-3-Studie keine Verbesserung des Outcomes durch intraventrikuläre Thrombolyse belegen konnte, verbessert sich die Prognose mit steigender Elimination der intraventrikulären Blutanteile, sodass die Durchführung einer intraventrikulären Thrombolyse bei größeren intraventrikulären Blutungen (> 20 ml) gerechtfertigt erscheint.

Operative Therapie

Bisher gibt es keine eindeutige Evidenz, dass Patienten mit intrazerebralen Blutungen von einer operativen Behandlung profitieren. Die STITCH-Studien konnten keine Verbesserung von Überleben und funktionellem Outcome zwischen operativer Behandlung und konservativem Vorgehen zeigen; die Ergebnisse legen jedoch einen geringen Nutzen bei Lobärblutungen nahe. Auch die MISTIE III Studie (Hanley et al. 2019) konnte für die Hämatom-Evakuation mittels minimalinvasivem Katheter gefolgt von einer lokalen Lyse-Behandlung keinen Nutzen zeigen. Derzeit wird in der SWITCH-Studie untersucht, ob Patienten mit tiefen zerebralen Blutungen von einer dekompressiven Kraniektomie ohne Hämatomevakuation profitieren.

Obwohl bei ICB derzeit keine generelle Empfehlung zur Kraniektomie und Hämatomevakuation gegeben werden kann, erscheint für bestimmte Situationen eine operative Behandlung gerechtfertigt. Insbesondere bei sekundärer klinischer Verschlechterung und infratentoriellen Blutungen sollte die Indikation zur dekompressiven Kraniektomie überprüft werden.

1.2.4 Sekundärprävention

Der primärprophylaktische Nutzen der Blutdrucktherapie zur Reduktion intrazerebraler Blutungen wurde in Studien gut belegt. Studien zur Sekundärprävention zeigen zumindest einen positiven Trend für die blutdrucksenkende Therapie. Der sekundärprophylaktische Nutzen der pharmakologischen Blutdrucksenkung lässt sich anhand von Subgruppen-Analysen randomisierter Studien auf etwa 25 % schätzen (Law et al. 2009). Von einer strengen Blutdruckeinstellung profitieren besonders Patienten mit zerebraler Amyloidangiopathie.

Neben der Blutdrucksenkung stellt die Behebung einer ursächlichen Gefäßpathologie die wichtigste sekundärprophylaktische Maßnahme dar. Insbesondere arteriovenöse Malformationen und rupturierte zerebrale Aneurysmen sollten frühestmöglich ausgeschaltet werden. Diesbezüglich verweisen wir auf die Kapitel der entsprechenden Erkrankungen.

1.3 Subarachnoidalblutung

Bessime Bozkurt, Martin Köhrmann und Christoph Kleinschnitz

1.3.1 Einleitung

3–5 % aller Schlaganfälle liegt eine nichttraumatische (spontane) Einblutung in den Subarachnoidalraum zugrunde. Betroffene Patienten sind meistens jünger und der klinische Verlauf ist oft schwerwiegend. Für die adäquate Versorgung ist eine enge Zusammenarbeit zwischen Neurologen, Neuroradiologen und Neurochirurgen erforderlich.

1.3.2 Einteilung

Die Einteilung der Subarachnoidalblutungen (SAB) kann nach klinischen (➤ Tab. 1.4) oder radiologischen Kriterien erfolgen. Allgemein etabliert hat sich die klinische Einteilung nach Hunt und Hess. Alternativ kommt die modifizierte Einteilung der World Federation of Neurological Surgeons (WFNS) zur Anwendung, die den Grad der Bewusstseins-

Tab. 1.4 Klinische Einteilung der SAB

Grad	Hunt und Hess		WFNS	
	Klinischer Befund	Bewusstseinsstörung	Glasgow Coma Scale	Motorisches Defizit
I	leichte Kopfschmerzen und Meningismus	keine	15	nicht vorhanden
II	mäßige bis starke Kopfschmerzen, ggf. Hirnnervenausfälle	keine	13–14	nicht vorhanden
III	Verwirrtheit, leichte neurologische Ausfälle	Somnolenz	13–14	vorhanden
IV	schwere neurologische Ausfälle, vegetative Symptome	Sopor	7–12	vorhanden
V	Dezerebrationszeichen (Strecksynergismen)	Koma	3–6	vorhanden

störung anhand der Glasgow Coma Scale (GCS) einteilt (Teasdale et al. 1988). Die Einteilung nach Fisher orientiert sich an der Menge der Blutanteile im CT und hat prognostischen Wert für die Abschätzung des Vasospasmus-Risikos.

1.3.3 Symptome

Leitsymptome

Leitsymptom ist ein perakuter Kopfschmerz von bisher nicht gekannter Intensität.

Meist bildet sich rasch ein Meningismus aus. Zudem kommt es häufig initial zu vegetativen Symptomen. Bewusstseinsstörungen, Hirnnervenausfälle, fokale neurologische Defizite und epileptische Anfälle können ebenfalls auftreten.

1.3.4 Ätiologie

Eine Blutung in den Subarachnoidalraum wird in ca. 80 % der Fälle durch Aneurysmen der basalen Hirnarterien verursacht. Diese sind vornehmlich an folgenden Prädilektionsstellen lokalisiert:

- A. cerebri anterior und Ramus communicans anterior (40 %)
- A. carotis interna (30 %)
- A. cerebri media (20 %)
- Vertebrobasilär (10 %)

Eine Sonderform stellt die perimesenzephale SAB dar. Dabei ist die Blutung in den Zisternen um Mittelhirn und Pons lokalisiert. Angiografisch findet sich keine Blutungsquelle. Wahrscheinlich ist eine venöse Blutung ursächlich.

Art und Häufigkeit der Komplikationen sind vergleichbar mit denen einer aneurysmalen Blutung. In der Regel ist die Prognose günstiger, ohne erhöhtes Risiko für eine Rezidivblutung.

Eine weitere Sonderform stellt die fokale sulcale SAB dar, der oft ein reversibles zerebrales Vasokonstriktionssyndrom oder eine zerebrale Amyloidangiopathie zugrunde liegt. Seltenere Ursachen einer SAB sind u. a. arteriovenöse Malformationen, Vaskulitiden und intradurale Dissektionen. Etwa ein Drittel der Patienten erleidet eine vorausgehende Warnblutung.

1.3.5 Diagnostik

Die Diagnose einer SAB im Akutstadium kann mit vergleichbarer Sensitivität sowohl mittels Computertomografie (CT) als auch mittels Magnetresonanztomografie (MRT) erfolgen (Cortnum et al. 2010). Die native CT ist die Standardmethode, da sie rasch und flächendeckend verfügbar ist. Die Sensitivität sinkt innerhalb der ersten Woche auf 50 %. Liegt das Blutungsereignis länger zurück, hat die Kernspintomografie eine höhere Sensitivität, da Blutabbauprodukte im MRT besser nachweisbar sind (Mulé et al. 2016).

Die Verteilung des Blutes im Subarachnoidalraum gibt Hinweise auf die Ätiologie und die Lokalisation eines eventuell zugrunde liegenden Aneurysmas. Bei unauffälliger CT sollte eine ergänzende CT-Angiografie zum Ausschluss eines Aneurysmas angeschlossen werden (McCormack und Hutson 2010). Sollte auch diese unauffällig sein, wird eine Liquorpunktion zum Nachweis einer stattgehabten SAB empfohlen.

Bis zu 14 Tage nach SAB ist eine xanthochrome Verfärbung des Liquors nachweisbar, Ferritin und Siderophagen können bis zu 4 Wochen nachgewiesen werden. Zum sicheren Nachweis einer ursächlichen Blutungsquelle, der Frage nach weiteren Aneurysmen und deren Therapierbarkeit ist eine intraarterielle selektive zerebrale Katheterangiografie mit Darstellung aller hirnversorgenden Gefäße zu empfehlen.

Bei fehlendem Nachweis einer arteriellen Blutungsquelle empfiehlt sich zusätzlich die angiografische Darstellung der duralen und der das Halsmark versorgenden Gefäße. Die initiale Angiografie kann in bis zu 20 % der Fälle negativ sein. Dann sollte nach 14 Tagen eine Reangiografie erfolgen. Bei typischer Klinik und Blutverteilung gelingt dann in 15 % der Nachweis eines vorher unentdeckten Aneurysmas (Brown und Wiebers 1998).

1.3.6 Therapie

Allgemeine Maßnahmen

Hohe Blutdruckwerte begünstigen frühe Nachblutungen, während zu niedrige Werte einen suffizienten zerebralen Perfusionsdruck gefährden. Daher sollte ein arterieller Mitteldruck von 60–90 mmHg angestrebt werden. Heftige pressorische Akte sollten unbedingt vermieden und diesbezüglich Antiemetika und Laxanzien bei Bedarf frühzeitig verordnet werden. Ebenso sollten Fieber und Hyperglykämien frühzeitig behandelt werden.

Aneurysmaausschaltung

Die Ausschaltung eines rupturierten Aneurysmas sollte schnellstmöglich – im günstigsten Fall vor Einsetzen von Vasospasmen – innerhalb der ersten 72 Stunden nach SAB erfolgen. Es stehen grundsätzlich zwei Behandlungsoptionen zur Verfügung: das endovaskuläre Coiling und das mikrochirurgische Clipping. Grundsätzlich sollten Patienten mit einer SAB in einem neurovaskulären Zentrum, unter Beteiligung erfahrener vaskulärer Neurochirurgen und interventioneller Neuroradiologen, behandelt werden.

Das operative Clipping des Aneurysmahalses ist die sicherste Behandlung, um eine Nachblutung zu verhindern. Beim endovaskulären Coiling erfolgt eine Thrombosierung des Aneurysmas durch Platinspiralen. Bei breitbasigen Aneurysmen kann es nötig werden, zunächst selbstexpandierende Stents zu platzieren, worüber schließlich Coils durch die Stentmaschen eingeführt und so stabil im Aneurysma verankert werden. Nach Stentimplantation muss intra- und postinterventionell eine duale Plättchenhemmung mit ASS und Clopidogrel durchgeführt werden.

Die aktuelle Datenlage spricht insgesamt für einen Vorteil des Coilings gegenüber dem Clipping. Die Langzeitdaten der ISAT-Studie zeigen, dass ein Rezidiv des behandelten Aneurysmas zwar häufiger nach Coiling als nach Clipping auftritt, das Risiko einer Rezidivblutung jedoch nicht relevant erhöht (Willinsky et al. 2009) und das funktionelle Outcome nach Coiling insgesamt besser ist (Molyneux et al. 2015). Die prozedurale Morbidität und Mortalität ist bei den endovaskulären Verfahren mit etwa 3,7 % bzw. 1 % deutlich geringer als beim operativen Clipping (Brilstra et al. 1999). Die Letalitäts- und Mortalitätsraten beim operativen Clipping werden zwischen 3,2 % und 16,7 % angegeben. Auch neuropsychologische Defizite fallen nach endovaskulärer Behandlung deutlich geringer aus (Koivisto et al. 2000).

! MERKE

Wenn nach interdisziplinärem Konsens beide Verfahren (Coiling und Clipping) als geeignet erscheinen, sollte dem Patienten aufgrund der besseren klinischen Langzeitergebnisse das Coiling angeboten werden.

Endovaskulär behandelte Patienten sollten mindestens einmal nach Abschluss der Behandlung (nach 6–12 Monaten) kontrollangiografiert werden (Byrne 2001).

Hydrozephalus

Als Folge einer Liquorresorptionsstörung können SAB-Patienten einen Hydrozephalus entwickeln, der eine temporäre Liquorableitung mittels Anlage einer externen Ventrikeldrainage (EVD) notwendig macht.

Bei etwa 30 % der Patienten entwickelt sich ein chronischer Hydrozephalus, wodurch eine dauerhafte Liquorableitung durch Anlage eines ventrikuloperitonealen oder ventrikuloatrialen Shunts erforderlich wird.

Vasospasmus, Hypovolämie und verzögerte ischämische Defizite

Symptomatische Vasospasmen können zu Hirninfarkten führen und sind ein ungünstiger Prädiktor (Rosengart et al. 2007). Klinisch relevante Vasospasmen kommen in ca 20–30 % der Fälle vor. Typischerweise beginnen diese ca. 3 Tage nach dem Blutungsereignis und erreichen ein Maximum um den 7. Tag.

Zur frühzeitigen Detektion von Vasospasmen eignet sich die tägliche Durchführung einer transkraniellen Doppler-Sonografie (TCD; Staalsø et al. 2013). Hypovolämie ist ein Risikofaktor für die Entstehung von Vasospasmen und sollte vermieden werden (Hoff et al. 2009). Zur Prophylaxe von Vasospasmen sollten alle SAB-Patienten mit Nimodipin 60 mg alle 4 Stunden über 14–21 Tage behandelt werden. Eine sichere Evidenz, dass Nimodipin die Inzidenz von Vasospasmen verhindert, gibt es nicht. Allerdings konnte bei Patienten mit Vasospasmen, die mit Nimodipin behandelt wurden, in verschiedenen Studien eine Verbesserung des Outcomes gezeigt werden (Dorhout et al. 2007a). In spezialisierten Zentren kann bei therapierefraktären Vasospasmen eine endovaskuläre Behandlung mittels transluminaler Ballondilatation und intraarterieller Gabe von Nimodipin, Papaverin oder Milrinon eingesetzt werden (Weyer et al. 2006). Allerdings ist dieses Verfahren lediglich bei fokalem Befall großer Gefäße geeignet und weist eine zeitlich begrenzte Wirkung auf (Hui und Lau 2005). Eine Evidenz aus randomisierten klinischen Studien liegt nicht vor. Daher kann dieses Verfahren nicht generell empfohlen werden und sollte Einzelfällen vorbehalten bleiben.

Eine Wirksamkeit hämodynamisch-augmentierender Verfahren mit induzierter Hypervolämie, Hypertension und Hämodilution konnte bisher weder für die prophylaktische noch die therapeutische Indikation gezeigt werden (Frontera et al. 2010). In einzelnen Fallserien wurde jedoch eine verbesserte zerebrale Perfusion erreicht. Generell sollte eine Normovolämie, vorzugsweise mittels isotoner Lösungen, angestrebt werden.

Die Gabe von Thrombozytenfunktionshemmern zur Verbesserung verzögerter ischämischer Defizite zeigte in mehreren randomisierten Studien lediglich einen geringen positiven Effekt, der statistisch nicht signifikant war, und wird daher nicht generell empfohlen (Dorhout et al. 2007b).

1.4 Sinus- und Hirnvenenthrombose

Bessime Bozkurt, Martin Köhrmann und Christoph Kleinschnitz

1.4.1 Einleitung

Eine Thrombose der intrakraniellen Sinus und/oder der zerebralen Venen (Sinusvenenthrombose, SVT) ist eine vergleichsweise seltene Erkrankung mit variabler klinischer Präsentation. Bei entsprechender Prädisposition sollte sie als Differenzialdiagnose immer in Betracht gezogen werden, weil bei adäquater Behandlung eine relativ gute Prognose zu erwarten ist.

1.4.2 Symptome

Leitsymptome

Leitsymptom sind Kopfschmerzen, die in 90 % vorhanden sind und sich in der Regel über Tage und Wochen entwickeln, gelegentlich aber auch akut auftreten können.

Neben Kopfschmerzen können Sehstörungen (infolge eines Papillenödems), epileptische Anfälle und fokal neurologische Ausfälle auftreten, insbesondere wenn Thrombosen der Sinus auf zerebrale Venen übergehen und die venöse Abflussstörung ein Ödem verursacht, wodurch es zu einer Stauungsblutung kommen kann. Auch bei erhaltener Drainage ist die Entwicklung einer intrakraniellen Hypertension mit Kopfschmerzen und Papillenödem möglich. Sind die inneren Hirnvenen betroffen, treten zudem Bewusstseinsstörungen auf. Bei ausgedehnten Thrombosen der venösen Blutleiter kommt es zu einer fokalen oder generalisierten Hirnschwellung, die durch klinische schwere Verläufe mit vital bedrohlichen Zuständen charakterisiert ist.

1.4.3 Ätiologie

Zahlreiche Risikofaktoren können die Entwicklung einer SVT begünstigen (> Tab. 1.5). Etwa in einem Drittel der Fälle liegt kein spezifischer Auslöser vor. Die Einnahme eines oralen Kontrazeptivums ist in 10 % der Fälle alleiniger Auslöser (Dentali et al. 2006). Auch hormonelle Veränderungen im Rahmen der Schwangerschaft (häufig postpartal, seltener im letzten Trimenon) stellen ein Risiko dar. In 10–25 % der Fälle lassen sich heterozygote oder homozygote Faktor-V-Leiden-Mutationen als Ursache ausmachen (Pai et al. 2012).

Bei Kindern und Jugendlichen ist der Zusammenhang zwischen der Erstmanifestation einer Thrombose bzw. thromboembolischen Rezidiven und angeborenen thrombophilen Risikofaktoren stärker ausgeprägt als bei Erwachsenen (Kenet et al. 2010). In ca. 15 % der Fälle findet sich trotz umfangreicher Diagnostik keine Ursache (Ferro et al. 2004).

Tab. 1.5 Prädisponierende Faktoren für eine SVT

Gerinnungsstörungen	• Heterozygote/homozygote Faktor-V-Leiden-Mutation • Heterozygote/homozygote Prothrombin-Mutation • Antithrombin-, Protein-C- oder Protein-S-Mangel • Persistierend erhöhter Nachweis von Faktor VIII • Antiphospholipidantikörper (einschließlich Lupus-Antikoagulanzien, Anticardiolipin-IgG, Anticardiolipin-IgM, Anti-β_2-Glykoprotein-I-IgG, Anti-β_2-Glykoprotein-I-IgM)
Malignome	paraneoplastische Syndrome bei Karzinomen, Lymphomen, Leukämie
hämatologische Erkrankungen	• Polyzythämie • Sichelzellanämie • Paroxysmale Hämoglobinurie • Hypochrome bzw. immunhämolytische Anämie • Thrombozythämie
Kollagenosen/Vaskulitiden	• Lupus erythematodes • Sjögren-Syndrom • Morbus Behçet • Wegener-Granulomatose • Sarkoidose
medikamentös-toxisch	• Androgene • Chemotherapeutika • Kortikosteroide • Erythropoetin
mechanische Abflussstörung	• Schädel-Hirn-Trauma • Intrakranieller Tumor • Lokale venöse Stase, z. B. bei ZVK-Anlage oder Strangulation
sehr selten	• Liquorunterdrucksyndrom • Postpunktionell nach Lumbalpunktion
Infektiös	• Infektionen im Mittelgesichtsbereich • Mastoiditis • Otitis media • Tonsillitis • Sinusitis • Stomatitis, Zahnabszesse • Hirnabszess • Empyem • Meningitis

Sinus- und Hirnvenenthrombose und COVID-19-Impfung

Im Rahmen der Impfung gegen COVID-19 kam es (Stand 14.4.2021, Paul-Ehrlich- Institut) bei 55 von knapp 4 Millionen Impfungen (etwa 1:70 000) zur Entwicklung von Sinus- und/oder Hirnvenenthrombosen. Dieses Phänomen wurde vor allem nach der Impfung mit Vektorimpfstoffen beobachtet. Alle Thrombosen traten bereits nach der Erstgabe, in der Regel 4–16 Tage nach der Impfung auf.

Ursächlich wird die immunologische Stimulation mit Antikörperbildung gegen Plättchenantigene, ähnlich wie bei einer heparininduzierten Thrombozytopenie (HIT), angenommen. Als Folge dessen kommt es zu einer starken Thrombozytenaktivierung mit Bildung von Thrombosen in den Sinus- und/oder Hirnvenen, aber auch in anderen Gefäßbetten.

Diagnostisch zeigte sich bei den meisten Fällen eine Thrombopenie. Entsprechend der Empfehlung der DGN und GTH sollte bei deren Vorliegen ein Antikörper-Screening (Antikörper gegen den Komplex aus Plättchenfaktor 4 und Heparin) durchgeführt werden und bei positivem Ergebnis ein HIPA-Test (heparininduzierte Plättchenaktivierung) erfolgen. Bei Nachweis von entsprechenden Antikörpern kann die Diagnose einer Vakzin-induzierten prothrombotischen Immunthrombozytopenie (VIPIT) gestellt werden.

Therapeutisch wird von DGN und GTH die Gabe von intravenösen Immunglobulinen (1 g/kg Körpergewicht) für 2 Tage sowie der Einsatz von HIT-kompatiblen Präparaten (z. B. Argatroban) empfohlen (DGN).

GTH Gesellschaft für Thrombose- und Hämostaseforschung e. V.

DGN Deutsche Gesellschaft für Neurologie ∎

1.4.4 Diagnostik

Die Diagnosestellung erfolgt durch eine zerebrale Bildgebung. Hierzu eignen sich sowohl die Computertomografie (CT) als auch die Kernspintomografie (MRT), jeweils mit Angiografie, womit sich ein Thrombus oder eine Flussunterbrechung in den Sinus bzw. in den Hirnvenen nachweisen lässt. Aufgrund der besseren Verfügbarkeit wird – insbesondere in Akutsituationen – die venöse CT-Angiografie bevorzugt durchgeführt, wobei mit der MR-Angiografie eine detailliertere Darstellung der betroffenen Strukturen gelingt. Darüber hinaus lassen sich eine lokale Hyperämie oder ein kongestives Ödem, ggf. mit Stauungsblutung, nachweisen (Leach et al. 2006). Bei Schwangeren wird primär die Durchführung einer MRT empfohlen.

Die anatomische Variabilität des venösen Systems erschwert die sichere Diagnose; falsch positive Befunde sind häufig. Die Bestimmung der D-Dimere hat keine sichere Aussagekraft, da Hirnvenenthrombosen nicht selten ohne Erhöhung der D-Dimere einhergehen und erhöhte D-Dimere im Rahmen anderer Erkrankungen auftreten können (Dentali et al. 2012).

1.4.5 Therapie

Wichtigstes Therapieziel ist die Verhinderung einer fortschreitenden Thrombosierung. In der Akutphase wird hierzu eine Antikoagulation mit Heparin empfohlen. Zudem sollten ein Nikotinabusus und die Einnahme einer oralen Kontrazeption beendet sowie Infektionen bzw. Erkrankungen, die eine Thrombose begünstigen, frühzeitig behandelt werden.

Die Evidenz zur Wirksamkeit einer Behandlung mit Heparin stützt sich auf drei kleinere randomisierte Studien, die insgesamt 79 Patienten einschlossen. Die erste Studie verglich i. v. Heparin mit Placebo. Nach Einschluss von insgesamt 20 Patienten wurde die Studie vorzeitig beendet, da eine Zwischenanalyse einen deutlichen Vorteil für Heparin ergab. Bei 8 von 10 Patienten, die mit Heparin behandelt worden waren, war eine vollständige Besserung eingetreten, während in der Placebogruppe nur einer von 10 Patienten eine Besserung zeigte und 3 verstarben (Einhäupl et al. 1991). Eine weitere Studie an 57 Frauen mit peripartaler SVT zeigte einen Trend zum besseren Outcome mit Heparin gegenüber Placebo (Nagaraja et al. 1995). In einer dritten Studie wurde die Wirksamkeit und Sicherheit von subkutanem Nadroparin versus Placebo bei 59 Patienten getestet. Es zeigte sich ein nicht signifikanter Trend zugunsten von Nadroparin sowie weniger Komplikationen in der Gruppe der mit Heparin behandelten Patienten (de Brujn und Stam 1999).

Eine Metaanalyse dieser Studien zeigte eine relative Risikoreduktion der behandelten Patienten bezüglich Mortalität und bleibenden neurologischen Defiziten (Stam et al. 2008). Eine statistische Signifikanz ließ sich nicht nachweisen, jedoch wird auf Grundlage dieser Daten in den Fachgesellschaften eine Antikoagulation empfohlen. Nach klinischer Stabilisierung sollte überlappend die Umstellung auf eine orale Antikoagulation mit einem Vitamin-K-Antagonisten erfolgen (INR-Ziel 2–3). Die Dauer der oralen Antikoagulation richtet sich nach dem Thromboserisiko und erfolgt in der Regel über 3–12 Monate. Bei Vorliegen hereditärer Koagulopathien mit hohem Thromboserisiko sowie bei Thromboserezidiven sollte eine dauerhafte Antikoagulation erwogen werden.

In der RESPECT-CVT-Studie wurde randomisiert die orale Antikoagulation mit Dabigatran oder Warfarin bei 120 Patienten mit Sinus- oder Hirnvenenthrombose verglichen (Ferro et al. 2019). Rezidivthrombosen traten in beiden Gruppen nicht auf. Die Blutungsrate war mit zwei Ereignissen (3,3 %) der mit Warfarin behandelten Patienten und einem Ereignis der mit Dabigatran behandelten Patienten insgesamt gering. Eine valide Aussage über die Einsatzmöglichkeit von Dabigatran ist aufgrund der relativ geringen Patientenzahl angesichts des niedrigen Wiederholungsrisikos einer Sinusthrombose und der ohnehin niedrigen Inzidenz somit nicht möglich.

Geändert hat sich die Empfehlung, dass in der Akutphase einer Hirnvenen- oder Sinusthrombose bevorzugt die Behandlung mit fraktioniertem Heparin statt mit unfraktioniertem Heparin erfolgen soll. Diese Empfehlung stützt sich allerdings auf Daten von Studien, deren Evidenz als eher gering anzusehen ist. Die von Misra et al. (2012) durchgeführte Studie verglich bei insgesamt 66 Patienten mit Hirnvenen- und Sinusthrombose fraktioniertes (34 Patienten) mit unfraktioniertem Heparin (32 Patienten). In der Gruppe der mit unfraktioniertem Heparin behandelten Patienten starben 6 (19 %), während kein Todesfall in der Gruppe der mit fraktioniertem Heparin Behandelten auftrat. Außerdem zeigten die mit fraktioniertem Heparin behandelten Patienten ein besseres klinisches Outcome. Neben der Tatsache, dass klinisch schwerer betroffene Patienten in der Gruppe der mit unfraktioniertem Heparin behandelten Patienten waren, ist zu bemängeln, dass weder die Behandlung noch die klinischen Endpunkte verblindet waren.

Eine nicht randomisierte, prospektive Observationsstudie mit 421 Patienten ergab ebenfalls Hinweise auf eine Überlegenheit von fraktioniertem Heparin in der Akutphase einer Hirnvenen- oder Sinusthrombose (Coutinho et al. 2010).

Thrombolyse und mechanische Thrombektomie

In etwa 10–15 % der Fälle kommt es trotz Antikoagulation zu einer progredienten klinischen Verschlechterung, sodass sich die Frage nach forcierten Rekanalisationsmöglichkeiten stellt. In kleineren Fallserien wurde die Wirksamkeit von Urokinase bzw. Alteplase getestet. Eine Metaanalyse zur intravenösen Thrombolyse bei SVT zeigte, dass von 156 behandelten Patienten 12 starben und 15 eine Massenblutung erlitten (Dentali et al. 2010). Dennoch kann die Thrombolyse bei Patienten mit Thrombose der inneren Hirnvenen oder ausgeprägtem Befund und unzureichender Wirksamkeit einer Antikoagulation als individueller Heilversuch erwogen werden.

Zur interventionellen Rekanalisation liegen keine kontrollierten randomisierten Studien, sondern nur kleinere Fallserien vor. Eine Metaanalyse von 17 Studien mit insgesamt 235 Patienten ergab vorteilhafte Ergebnisse für die endovaskuläre Behandlung bei therapierefraktären Patienten (Ilyas et al. 2017). Derzeit befindet sich eine randomisierte prospektive Studie, welche die endovaskuläre mit der konventionellen Therapie bei Patienten mit schweren Verläufen vergleicht, in der Rekrutierungsphase (Coutinho et al. 2013).

Operative Entlastung

Häufigste Todesursache bei Patienten mit SVT ist die transtentorielle Herniation. Bei vital bedrohlicher Raumforderung ist die Durchführung einer dekompressiven Operation in Erwägung zu ziehen. In Fallserien konnte nach dekompressiver Kraniektomie ein günstiges Outcome bei 26 von 34 Patienten mit klinischen und radiologischen Zeichen einer Herniation gezeigt werden (Rajan Vivakaran 2012). Bei Patienten mit großen hämorrhagischen Infarkten und Zeichen der Herniation wird die dekompressive Kraniektomie empfohlen (Einhäupl et al. 2010).

Therapie epileptischer Anfälle

Epileptische Anfälle sind eine häufige Komplikation und betreffen etwa 40 % der Patienten mit SVT, insbesondere bei kortikaler Venenthrombose, Beteiligung des Sinus sagittalis superior und bei Thrombosen im Wochenbett. Das Risiko eines Rezidivs nach einem ersten epileptischen Anfall ohne nachfolgende antikonvulsive Therapie liegt bei über 50 % (Ferro et al. 2008), sodass eine klare Indikation zur Einleitung einer antiepileptischen Medikation besteht. Eine dauerhafte Therapie ist meist jedoch nicht nötig.

LITERATUR

Im Buch sind nur die neuesten Literaturstellen aufgeführt. Unter https://else4.de/neurologie-online erhalten Sie Zugriff zum gesamten Literaturverzeichnis.

Albers GW, Marks MP, Kemp S, et al. Thrombectomy for stroke at 6 to 16 hours with selection by perfusion imaging. N Engl J Med 2018; 378 (8): 708–718.

Amarenco P, Kim JS, Labreuche J, et al. A comparison of two LDL cholesterol targets after ischemic stroke. N Engl J Med 2020; 382: 9–19.

Amarenco P, Lavallée PC, Labreuche J, et al. One-year risk of stroke after transient ischemic attack or minor stroke. N Engl J Med 2016; 374 (16): 1533–1542.

Anderson CS, Heeley E, Huang Y, et al. Rapid blood-pressure lowering in patients with acute intracerebral hemorrhage. N Engl J Med 2013; 368: 2355–2365.

Clots Trials Collaboration, Dennis M, Sandercock P, Reid J, Graham C, et al. Effectiveness of intermittent pneumatic compression in reduction of risk of deep vein thrombosis in patients who have had a stroke (CLOTS 3): a multicentre randomised controlled trial. Lancet 2013; 382: 516–524.

Coutinho JM, Ferro JM, Zuurbier SM, et al. Thrombolysis or anticoagulation for cerebral venous thrombosis: rationale and design of the TO-ACT trial. Int J Stroke 2013; 8: 135–140.

De Schryver EL, Algra A, Kappelle LJ, et al. Vitamin K antagonists versus antiplatelet therapy after transient ischaemic attack or minor ischaemic stroke of presumed arterial origin. Cochrane Database Syst Rev 2012; (9): CD001342.

Dentali F, Squizzato A, Marchesi C, et al. D-dimer testing in the diagnosis of cerebral vein thrombosis: a systematic review and a meta-analysis of the literature. J Thromb Haemost 2012; 10: 582–589.

Diener HC, Bernstein R, Butcher K, et al. Thrombolysis and thrombectomy in patients treated with dabigatran with acute ischemic stroke: expert opinion. Int J Stroke 2017; 12: 9–12.

Diener HC, Eikelboom J, Connolly SJ, et al. Apixaban versus aspirin in patients with atrial fibrillation and previous stroke or transient ischaemic attack: a predefined subgroup analysis from AVERROES, a randomised trial. Lancet Neurol 2012; 11: 225–231; discussion 903.

Diener HC, Sacco RL, Easton JD, et al. Dabigatran for prevention of stroke after embolic stroke of undetermined sourceN Engl J Med 2019; 380 (20): 1906–1917.

Emberson J, Lees KR, Lyden P, et al. Effect of treatment delay, age, and stroke severity on the effects of intravenous thrombolysis with alteplase for acute ischaemic stroke: a meta-analysis of individual patient data from randomised trials. Lancet 2014; 384: 1929–1935.

Feigin VL, Roth GA, Naghavi M, et al. Global burden of stroke and risk factors in 188 countries, during 1990–2013: a systematic analysis for the Global Burden of Disease Study 2013. Lancet Neurol 2016; 15: 913–924.

Ferro JM, Coutinho JM, Dentali F, et al. Safety und efficiacy of Dabigatran etexilate vs dose- adjusted Warfarin in patients with cerebral venous thrombosis. JAMA Neurol 2019; 76 (12): 1457–1465.

Goyal M, Menon BK, van Zwam WH, et al. Endovascular thrombectomy after large-vessel ischaemic stroke: a meta-analysis of individual patient data from five randomised trials. Lancet 2016; 387: 1723–1731.

Hanley DF, Thompson RE, Rosenblum M, et al. Efficacy and safety of minimally invasive surgery with thrombolysis in intracerebral haemorrhage evacuation (MISTIE III): a randomised, controlled, open-label, blinded endpoint phase 3 trial. Lancet 2019; 393 (10175): 1021–1032.

Hart RG, Diener HC, Coutts SB et al.; Cryptogenic Stroke/ESUS International Working Group. Embolic strokes of undetermined source: the case for a new clinical construct. Lancet Neurol 2014; 13 (4): 429–438.

Hart RG, Sharma M, Mundl H, et al. for the NAVIGATE ESUS Investigators. Rivaroaban for stroke prevention after embolic stroke of undetermined source. N Engl J Med 2018; 378: 2191–2201.

Ilyas A, Chen CJ, Raper DM, et al. Endovascular mechanical thrombectomy for cerebral venous sinus thrombosis: a systematic review. NeuroIntervent Surg 2017; 0: 1–8.

IST-3 group, Sandercock P, Wardlaw JM, Lindley RI, et al. The benefits and harms of intravenous thrombolysis with recombinant tissue plasminogen activator within 6 h of acute ischaemic stroke (the third international stroke trial [IST-3]): a randomised controlled trial. Lancet 2012; 379: 2352–2363.

Johnston KC, Bruno A, Pauls Q, et al. Intensive vs standard treatment of hyperglycemia and functional outcome in patients with acute ischemic stroke: the SHINE Randomized Clinical Trial. Jama 2019; 322 (4): 326–335.

Johnston SC, Amarenco P, Albers GW, et al. Ticagrelor versus aspirin in acute stroke or transient ischemic attack. N Engl J Med 2016; 375: 35–43.

Johnston SC, Easton JD, Farrant M, et al. for the POINT investigators. Clopidogrel and Aspirin in acute ischemic stroke and high-risk TIA. N Engl J Med 2018; 379: 215–225.

Johnston SC, Amarenco P, Denison H, Evans SR, Himmelmann A, James S, et al. Ticagrelor and aspirin or aspirin alone in acute ischemic stroke or tia. The New England journal of medicine. 2020; 383: 207–217.

Kruetzelmann A, Hartmann F, Beck C, et al. Combining magnetic resonance imaging within six-hours of symptom onset with clinical follow-up at 24 h improves prediction of 'malignant' middle cerebral artery infarction. Int J Stroke 2014; 9: 210–214.

Ma H, Campbell BCV, Parsons MW, et al. Thrombolysis guided by perfusion imaging up to 9 hours after onset of stroke. N Engl J Med 2019; 380 (19): 1795–1803.

Markus H, Hayter E, Levi C, et al. Antiplatelet treatment compared with anticoagulation treatment for cervical artery dissection (CADISS): a randomised trial. Lancet Neurol 2015; 14: 361–367.

Mas JL, Derumeaux G, Guillon B, et al. Patent foramen ovale closure or anticoagulation vs. antiplatelets after stroke. N Engl J Med 2017; 377: 1011–1021.

Mazya MV, Lees KR, Markus R, et al. Implementation of thrombolysis in stroke I. Safety of intravenous thrombolysis for ischemic stroke in patients treated with warfarin. Annals of Neurology 2013; 74: 266–274.

Merkler AE, Gialdini G, Yaghi S, et al. Safety outcomes after percutaneous transcatheter closure of patent foramen ovale. Stroke 2017; 48 (11): 3073–3077.

Misra UK, Kalita J, Chandra S, Kumar B, Bansal V. Low molecular weight heparin versus unfractionated heparin in cerebral venous sinus thrombosis: a randomized controlled trial. Eur J Neurol 2012; 19: 1030–1036.

Mojadidi MK, Roberts SC, Winoker JS, et al. Accuracy of transcranial Doppler for the diagnosis of intracardiac right-to-left shunt: a bivariate meta-analysis of prospective studies. JACC Cardiovasc Imaging 2014; 7 (3): 236–250.

Molyneux AJ, Birks J, Clarke A, Sneade M, Kerr RS. The durability of endovascular coiling versus neurosurgical clipping of ruptured cerebral aneurysms: 18 year follow-up of the UK cohort of the International Subarachnoid Aneurysm Trial (ISAT). Lancet 2015; 385 (9969): 691–697.

Mulé S, Soize S, Benaissa A, Portefaix C, Pierot L. Detection of aneurysmal subarachnoid hemorrhage 3 months after initial bleeding: evaluation of T2* and FLAIR MR sequences at 3T in comparison with initial non-enhanced CT as a gold standard. J Neurointerv Surg 2016; 8 (8): 813–818.

Nagel S, Sinha D, Day D, et al. e-ASPECTS software is non-inferior to neuroradiologists in applying the ASPECT score to computed tomography scans of acute ischemic stroke patients. Int J Stroke 2017; 12 (6): 615–622.

Nogueira RG, Jadhav AP, Haussen DC, et al. Thrombectomy 6 to 24 hours after stroke with a mismatch between deficit and infarct. N Engl J Med 2018; 378 (1): 11–21.

Nogueira RG, Jadhav AP, Haussen DC, et al. Thrombectomy 6 to 24 hours after stroke with a mismatch between deficit and infarct. N Engl J Med 2018; 378 (1): 11–21.

Pai N, Ghosh K, Shetty S. Hereditary thrombophilia in cerebral venous thrombosis: a study from India. Blood Coagul Fibrinolysis 2012; 24: 540–543.

Pollack CV Jr., Reilly PA, Eikelboom J, et al. Idarucizumab for Dabigatran reversal. N Engl J Med 2015; 373: 511–520.

Poon MT, Fonville AFAl-Shahi Salman R. Long-term prognosis after intracerebral haemorrhage: systematic review and meta-analysis. J Neurol Neurosurg Psychiatry 2014; 85: 660–667.

Rajan Vivakaran TT, Srinivas D, Kulkarni GB, Somanna S. The role of decompressive craniectomy in cerebral venous sinus thrombosis. J Neurosurg 2012; 117: 738–744.

Ruff CT, Giugliano RP, Braunwald E, et al. Comparison of the efficacy and safety of new oral anticoagulants with warfarin in patients with atrial fibrillation: a meta-analysis of randomised trials. Lancet 2014; 383 (9921): 955–962.

Sandercock PA, Soane T. Corticosteroids for acute ischaemic stroke. Cochrane Database Syst Rev 2011; (9): CD000064.

Saver JL, Carroll JD, Thaler DE, et al. Long-term outcomes of patent foramen ovale closure or medical therapy after stroke. N Engl J Med 2017; 377: 1022–1032.

Søndergaard L, Kasner SE, Rhodes JF, et al. Patent foramen ovale closure or antiplatelet therapy for cryptogenic stroke. N Engl J Med 2017; 377: 1033–1042.

Staalsø JM, Edsen T, Romner B, Olsen NV. Transcranial Doppler velocimetry in aneurysmal subarachnoid haemorrhage: intra- and interobserver agreement and relation to angiographic vasospasm and mortality. Br J Anaesth 2013; 110: 577.

Steiner T, Poli S, Griebe M, et al. Fresh frozen plasma versus prothrombin complex concentrate in patients with intracranial haemorrhage related to vitamin K antagonists (INCH): a randomised trial. Lancet Neurol 2016; 15: 566–573.

Thomalla G, Boutitie F, Fiebach JB, et al. Stroke with unknown time of symptom onset: baseline clinical and magnetic resonance imaging data of the first thousand patients in WAKE-UP (efficacy and safety of MRI-based thrombolysis in wake-up stroke: a randomized, double-blind, placebo-controlled trial). Stroke 2017; 48 (3): 770–773.

Thomalla G, Simonsen CZ, Boutitie F, et al. MRI-guided thrombolysis for stroke with unknown time of onset. N Engl J Med 2018. [Epub ahead of print].

Vincent S, Eberg M, Eisenberg MJ, Filion KB. Meta-analysis of randomized controlled trials comparing the long-term outcomes of carotid artery stenting versus endarterectomy. Circ Cardiovasc Qual Outcomes 2015; 8 (6 Suppl 3): S99–108.

Wolfrum M, Froehlich GM, Knapp G, et al. Stroke prevention by percutaneous closure of patent foramen ovale: a systematic review and meta-analysis. Heart 2014; 100: 389–395.

KAPITEL

2 Vaskulitiden

Peter Berlit und Markus Krämer

Wichtige Neuigkeiten auf einen Blick

- Im Rahmen der COVID-19-Pandemie wurde bei Kindern und Adoleszenten eine dem Kawasaki-Syndrom ähnliche Vaskulitis mit Multi-Organbeteiligung beschrieben (Multisystem inflammatory syndrome).
- Patienten mit einer schweren COVID-19-Pneumonie können eine kutane Vaskulitis sowie systemische arterielle und venöse Thromboembolien, u. a. mit Schlaganfällen, entwickeln. Ursächlich wird eine Autoimmunopathie mit Endothelitis und Koagulopathie angenommen. Dabei kann ein Antiphospholipid-Syndrom eine Rolle spielen.
- Die Diagnose der Riesenzellarteriitis (RZA) erfolgt aufgrund von Klinik, Laborbefunden (BSG, CRP) und Duplexsonografie (Halo-Zeichen mit perivaskulärer Aussparung durch die Entzündung). Eine Temporalisbiopsie ist nur in unklaren Fällen erforderlich.
- Bei der RZA kommt eine subklinische Aortitis bei 50 % der Patienten vor und kann zur lebensgefährlichen Dissektion führen. Daher sollte bei RZA eine Aortenbogendarstellung erfolgen.
- Als steroidsparende Substanz ist Tocilizumab für die Behandlung der RZA in einer Dosis von 162 mg s. c. wöchentlich zugelassen.
- Die Diagnose der primären Angiitis des zentralen Nervensystems (PACNS) sollte bioptisch gesichert werden. Während eine Liquorpleozytose mit einem positiven histologischen Befund

korreliert, ist die Wertigkeit der Bildgebung einschließlich konventioneller Angiografie gering.
- Das Susac-Syndrom ist eine seltene steroidresponsive Erkrankung mit Entzündung der kleinen Arterien und Arteriolen im Gehirn, der Retina und im Innenohr. Klinisch kombinieren sich kognitive Beeinträchtigungen, retinale Gesichtsfeldausfälle und eine Hörstörung. Kennzeichnend ist der MR-tomographische Befall des Corpus callosum mit schneeballartigen Läsionen.
- Die entzündlichen Varianten der zerebralen Amyloidangiopathie können mit Kortikoiden und Immunsuppressiva behandelt werden.

2.1 Einführung

➤ Tab. 2.1

2.2 Klassifikation

Die Nomenklatur der Vaskulitiden wurde auf der internationalen Chapel-Hill-Konsensuskonferenz 2012 revidiert und aktualisiert. Dabei erfolgte eine Einteilung gemäß der Gefäßgröße und anhand von pathogenetischen Gegebenheiten (Jennette et al. 2013).

Zu den Großgefäßvaskulitiden zählen:
- Die Riesenzellarteriitis (früher Arteriitis cranialis oder temporalis) mit Auftreten nach dem 50. Lebensjahr
- Die Takayasu-Arteriitis, die sich vor dem 50. Lebensjahr manifestiert

Zu den Vaskulitiden, die mittelgroße Gefäße betreffen, zählen die klassische Polyarteriitis nodosa und die Kawasaki-Erkrankung des Kindesalters.

Alle anderen Vaskulitiden betreffen die kleinen Gefäße – Arteriolen, Kapillaren, Venolen – und werden als Small-Vessel-Vaskulitiden zusammengefasst. In dieser Gruppe werden zum einen die ANCA-assoziierten Vaskulitiden unterschieden, zu denen die mikroskopische Form der Polyangiitis, die Granulomatose mit Polyangiitis (Wegener – GPA) und die eosinophile Granulomatose mit Polyangiitis (Churg-Strauss – EGPA) gehören.

Die zweite Gruppe der Small-Vessel-Vaskulitiden ist mit Immunkomplexen assoziiert. Hierzu zählen die kryoglobulinämische Vaskulitis, die IgA-Vaskulitis Schönlein-Henoch und die hypokomplementäre urtikarielle Vaskulitis (Anti-C1Q).

Tab. 2.1 Vaskulitiden – Übersicht zum Krankheitsbild

Definition	• Ätiologisch unklare immunogene Gefäßentzündung, zum Teil durch Autoantikörper oder Immunkomplexe getriggert • Kann im Rahmen rheumatologischer Systemerkrankungen oder isoliert auftreten • Zahlreiche, auch erregerbedingte Differenzialdiagnosen!
Häufigkeit	• Zerebrale Vaskulitis insgesamt sehr selten • Am häufigsten ist die Riesenzellarteriitis (Arteriitis cranialis): – Inzidenz $33/10^6$ – Prävalenz $171/10^6$ – Frauen : Männer = 2,3 : 1,0 – Mittleres Alter 73 Jahre
Leitsymptome	• Bei ZNS-Vaskulitis Kopfschmerzen, Enzephalopathie, multilokuläre Symptome durch Ischämien und Blutungen, symptomatische Epilepsie • Bei CAA-ri und ABRA rasch progrediente Demenz
Diagnostik	• Anamnese: Arthritis, Hautsymptome, Gewichtsabnahme, Nachtschweiß und subfebrile Temperaturen klinischer Hinweis auf systemische rheumatologische Erkrankung • Labor: BSG, CRP, Leuko-, Thrombozytose, hypochrome Anämie; Komplementfaktoren, Immunglobuline, antinukleäre Antikörper (ANA) und Antikörper gegen das Zytoplasma neutrophiler Leukozyten (ANCA) • MRT: mit Diffusionswichtung und hämsensitiven Sequenzen (SWI), Gefäßdarstellung nach Kontrastmittelgabe (Black-Blood-Technik), MRA • Angiografie: multilokuläre Einschnürungen und Gefäßabbrüche intrakranieller Arterien typischer Befund • Liquordiagnostik: lymphomonozytäre Pleozytose, Eiweißerhöhung, vorübergehender Nachweis von oligoklonalen Banden • Biopsie: in der Regel zur Diagnosesicherung erforderlich (Ausnahmen Riesenzellarteriitiden Susac- und Behçet-Syndrom)

Tab. 2.1 Vaskulitiden – Übersicht zum Krankheitsbild (Forts.)

Therapeutische Optionen zur Remissionsinduktion	• Kortikosteroid-(Kst-)Pulstherapie über 3–5 Tage mit je 1 000 mg Prednisolon • Cyclophosphamid-Pulse (15 mg/kg alle 3–4 Wochen für 6 Monate) *oder* • Rituximab (375 mg/m² pro Woche für 4 Wochen oder 2 × 1 000 mg innerhalb von 4 Wochen) *oder* • Tocilizumab (8 oder 4 mg/kg i. v. alle 4 Wochen für 6 Monate) *oder* • Methotrexat (MTX) (20 bis 25 mg pro Woche) für 6 Monate
Therapeutische Optionen zur Erhaltungstherapie	Kst, MTX, Azathioprin, Mycophenolat-Mofetil
Leitlinien	• Chapel-Hill-Konsensuskonferenz (Jennette et al. 2013) • EULAR-Empfehlungen (Hellmich et al. 2020) • DGN-Leitlinie Zerebrale Vaskulitis (2018) • DGRh-Leitlinie zu Großgefäßvaskulitiden (2020)

Die Häufigkeiten der wichtigsten systemischen Vaskulitiden sind in ➤ Tab. 2.2 zusammengestellt.

Zu den Vaskulitiden mit variabler Gefäßgrößenbeteiligung zählen das Behçet-Syndrom und das Cogan-Syndrom.

Zu den Einzelorgan-Vaskulitiden gerechnet werden die primäre Angiitis des zentralen Nervensystems (PACNS), die rein kutane Arteriitis, die isolierte Aortitis und die isolierte Vaskulitis des peripheren Nervensystems.

Vaskulitiden in Assoziation mit systemischen Erkrankungen sind die Lupus-Vaskulitis, die rheumatoide Vaskulitis und die Vaskulitis bei Sarkoidose.

Schließlich werden in der Chapel-Hill-Konsensuskonferenz Vaskulitiden in Assoziation mit einer möglichen Ätiologie aufgelistet. In diese Gruppe fallen die Hepatitis-C-assoziierte kryoglobulinämische Vaskulitis, die Hepatitis-B-assoziierte Vaskulitis, die Vaskulitis bei bakteriellen (Syphilis, Tuberkulose) oder viralen (VZV) Infektionen, die medikamenten- und drogenassoziierten Vaskulitiden (entweder Immunkomplex- oder ANCA-assoziiert) sowie die Malignom-assoziierten (paraneoplastischen) Vaskulitiden.

Im Rahmen der COVID-19-Pandemie wurde bei Kindern und Adoleszenten eine dem Kawasaki-Syndrom ähnliche Vaskulitis mit Multi-Organbeteiligung beschrieben (Multisystem inflammatory syndrome). Patienten mit einer schweren SARS-CoV-2-Pneumonie können eine kutane Vaskulitis sowie systemische arterielle und venöse Thromboembolien, u. a. mit Schlaganfällen, entwickeln. Ursächlich wird eine Autoimmunopathie mit Endothelitis und Koagulopathie angenommen. Dabei kann ein Antiphospholipid-Syndrom eine Rolle spielen (McGonagle et al. 2021).

Tab. 2.2 Inzidenz, Prävalenz, Geschlechtsverteilung (Frauen/Männer) und mittleres Erkrankungsalter (MA) der wichtigsten systemischen Vaskulitiden

Vaskulitiden	Inzidenz	Prävalenz	Geschlechtsverteilung (Frauen/Männer)	Mittleres Erkrankungsalter (MA)
Riesenzellarteriitis	$33/10^6$	$171/10^6$	2,3/1,0	73 Jahre
Takayasu-Arteriitis	$1/10^6$	?	6,0/1,0	30 Jahre
Polyarteriitis nodosa	$1/10^6$	$9/10^6$	1,0/2,5	55 Jahre
ANCA-assoziierte Vaskulitiden				
GPA (Wegener)	$9/10^6$	$98/10^6$	1,0/1,2	59 Jahre
EGPA (Churg-Strauss)	$1/10^6$	$24/10^6$	1,0/1,1	54 Jahre
Immunkomplex-Vaskulitiden				
Schönlein-Henoch-Purpura	$7/10^6$	$18/10^6$	1,0/1,4	8 Jahre
kryoglobulinämische Vaskulitis	$7/10^6$	$9/10^6$	1,1/1,0	65 Jahre

2.3 Klinik

Zu den unspezifischen, aber doch typischen klinischen Hinweisen auf eine systemische Vaskulitis zählt die sogenannte B-Symptomatik mit Auffälligkeiten in der Labordiagnostik. Gewichtsabnahme, Nachtschweiß und subfebrile Temperaturen, Adynamie und Inappetenz sind charakteristische klinische Hinweise auf eine systemische rheumatologische Erkrankung. Im Labor finden sich häufig eine Erhöhung der Akute-Phase-Proteine (Blutkörperchensenkungsgeschwindigkeit, BSG; C-reaktives Protein, CRP), eine Leuko- und Thrombozytose sowie eine hypochrome Anämie. Komplementfaktoren können sowohl erniedrigt als auch erhöht sein.

Neben arthritischen Beschwerden weisen wegen der häufigen Miteinbeziehung von oberen und unteren Luftwegen sowie der Nieren bei systemischen rheumatologischen Erkrankungen entsprechende Symptome häufig auf diese Krankheitsgruppe hin. Hierzu zählen die blutige Rhinorrhoe, die Nasendeformität mit Sattelnase, eine allergische Diathese mit Asthma und eine Oligurie oder Polyurie mit Neigung zu Ödemen. Ferner typisch sind Veränderungen von Haut und Augen: Nagelfalznekrosen und Hautulzerationen, Purpura, Erythema nodosum, das Raynaud-Syndrom und das rote Auge durch Episkleritis.

Zu den typischen neurologischen Manifestationen systemischer Vaskulitiden zählen die oft schmerzhafte asymmetrische Polyneuritis (Mononeuritis multiplex) mit zum Teil ausgeprägten Paresen, kraniale Neuropathien, Myositiden sowie zerebrale Manifestationen. Eine ZNS-Vaskulitis präsentiert sich häufig mit Kopfschmerzen, psychopathologischen Auffälligkeiten (Enzephalopathie), multilokulären Symptomen durch Ischämien und Blutungen sowie einer symptomatischen Epilepsie.

ACHTUNG

Wann immer sich Hinweise auf eine systemische Erkrankung finden, muss eine rheumatologische Ursache der neurologischen Symptomatik ausgeschlossen werden.

2.4 Diagnostik

Wenn sich aus der klinischen Befundkonstellation ein entsprechender Verdacht ergibt, muss eine konsequente diagnostische Abklärung erfolgen. Grundsätzlich darf keine immunsuppressive Behandlung in die Wege geleitet werden, bevor nicht das Krankheitsbild richtig eingeordnet ist. Zu immunmodulierenden Maßnahmen zählt auch die Gabe von Kortikosteroiden!

Neben der üblichen Labordiagnostik im Serum sollten BSG, CRP, Komplementfaktoren, Immunglobuline, antinukleäre Antikörper (ANA) und Antikörper gegen das Zytoplasma neutrophiler Leukozyten (ANCA) untersucht werden.

Eine differenzierte Urindiagnostik einschließlich Mikroproteinelektrophorese sowie die Lumbalpunktion mit kompletter Liquordiagnostik zählen zum diagnostischen Work-up.

Der Nachweis von p-ANCA ist typisch für die mikroskopische Polyangiitis und die eosinophile Granulomatose mit Polyangiitis (EGPA). c-ANCA sind in 60 bis 90 % bei der Granulomatose mit Polyangiitis (GPA) nachweisbar. Gezielt gefahndet werden sollte nach Kryoglobulinen; stets ist eine Hepatitisserologie erforderlich. Sowohl bei der Kryoglobulinämie als auch bei der klassischen Polyarteriitis nodosa kann eine Assoziation mit Hepatitiden bestehen.

Wenn sich der Verdacht auf eine Kollagenose ergibt, sind ANA als Suchtest geeignet. Der Nachweis von ANA ist zwar extrem unspezifisch, gleichzeitig sind ANA aber sehr sensitiv. Eine neurologische Erstmanifestation im Rahmen einer Kollagenose geht praktisch immer mit hochtitrig erhöhten ANA einher.

Werden ANA nachgewiesen, kann gezielt anhand der vorliegenden Symptome weiter untersucht werden: So ist bei Hinweisen auf einen systemischen Lupus erythematodes (Schmetterlingserythem, Photosensitivität) nach Doppelstrang-DNA-Antikörpern und Lupus-Antikoagulans zu fahnden, beim Sicca-Syndrom (Sjögren-Syndrom) nach SSA- und SSB-Antikörpern sowie bei klinischen Hinweisen auf eine Sklerodermie nach Anti-SCL-70-Antikörpern. Bei klinischen Hinweisen auf eine Rheumatoide Arthritis (Fingergelenke!) sollten laborchemisch nicht nur der Rheumafaktor bestimmt werden, sondern auch CCP-Antikörper und Kryoglobuline. Für die Mixed-

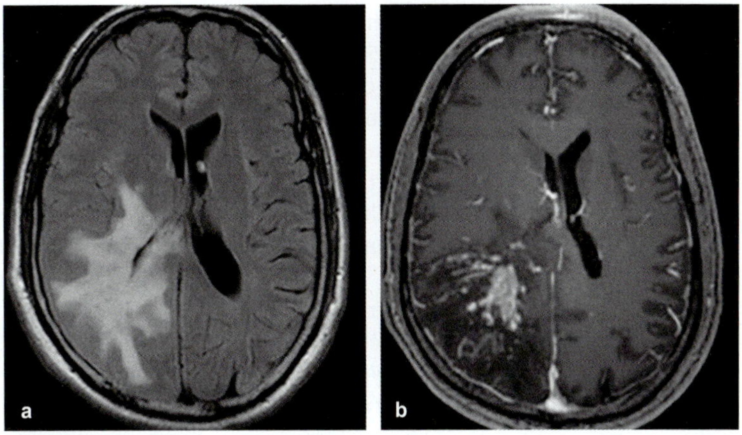

Abb. 2.1 MRT bei histologisch gesicherter zerebraler Vaskulitis, **a** FLAIR; **b** T1 + Kontrastmittel (KM)

Connective-Tissue-Erkrankung ist der Nachweis von RNP-Antikörpern typisch.

Die zerebrale Bildgebung sollte mittels cMRT mit Diffusionswichtung, hämsensitiven Sequenzen (SWI) und nach Kontrastmittelgabe erfolgen (➤ Abb. 2.1). Stets ist eine Gefäßdarstellung erforderlich (MRA, CTA, DSA). Eine Kontrastmittelaufnahme in die Gefäßwand in der Black-Blood-Technik kann Hinweis auf eine Vaskulitis sein, wird aber auch bei einigen wichtigen Differenzialdiagnosen gesehen (Moyamoya-Krankheit, Vasokonstriktionssyndrom, intrakranielle Arteriosklerose). In der Abgrenzung zwischen Angiitis und Arteriosklerose kann die räumliche Verteilung des Gefäßwandenhancements hilfreich sein: Bei Gefäßrisikofaktoren sind eher die großen Aufzweigungen, bei der Vaskulitis die kleinen Segmente betroffen (Song et al. 2019).

Wann sollte bei einem Schlaganfall an eine zugrunde liegende rheumatologische Erkrankung gedacht werden?

Naturgemäß wird bei jüngeren Patienten ohne die klassischen vaskulären Risikofaktoren eher an diese Ursache zu denken sein. Wenn sich in der Bildgebung Ischämien und Blutungen kombinieren und wenn in der Gefäßdiagnostik ausschließlich die intrakraniellen Gefäße betroffen sind, kann dies einen Hinweis auf eine Vaskulitis darstellen.

Leitsymptome

Besonders typisch sind das gleichzeitige Vorliegen von systemischen klinischen Symptomen, Entzündungszeichen im Serum und Liquor sowie Begleitsymptome wie Kopfschmerzen und eine Enzephalopathie.

2.5 Einzelne Krankheitsbilder

2.5.1 Riesenzellarteriitis

Die Riesenzellarteriitis (RZA) tritt jenseits des 50. Lebensjahres auf und manifestiert sich typischerweise mit anhaltenden Kopfschmerzen, die mit einer Überempfindlichkeit der Temporalarterie sowie einer Zunahme der Schmerzen beim Kauen fester Speisen (Claudicatio masticatoria) einhergehen. Eine B-Symptomatik mit Inappetenz, Gewichtsabnahme, Abgeschlagenheit, subfebrilen Temperaturen und allgemeinem Krankheitsgefühl findet sich bei 60 % der Kranken, eine Polymyalgia rheumatica mit morgendlicher Steifigkeit und Muskelschmerzen des Schulter- und des Beckengürtels bei jedem zweiten Patienten. 50 % der Patienten haben eine Aortitis, die klinisch stumm sein kann.

Typischer Laborbefund ist die massive Beschleunigung der BSG sowie eine Erhöhung des CRP-Wertes.

Als diagnostischer Goldstandard gilt der bioptische Nachweis der Riesenzellarteriitis in einer Gewebsprobe aus der A. temporalis. Heute kann die Diagnose auch durch die Duplexsonografie dieses Gefäßes mit Nachweis des sogenannten Halo-Zeichens – einer perivaskulären Aussparung durch die Entzündung – mit einer Sensitivität von 87 % und einer Spezifität von 96 % gestellt werden (Metaanalyse aus 23 Studien; Luqmani et al. 2016; Sommer et al. 2019).

Alternativ kommt die gadoliniumgestützte Untersuchung der Arterien in einem 3-Tesla-MRT-Gerät infrage. Der Nachweis einer Entzündung der A. temporalis, der A. occipitalis oder der Aorta führt mit einer

Sensitivität von 86 % und einer Spezifität von 96 % ebenfalls zur Diagnose (Bley et al. 2005).

Die Untersuchung mittels MRT, CT oder ^{18}F-Fluorodeoxyglukose-Positronenemissionstomografie (PET) ist entscheidend für den Nachweis bzw. Ausschluss einer Miteinbeziehung der Aorta und der von ihr abgehenden großen Gefäße und sollte mindestens einmalig bei gesicherter RZA erfolgen (Blockmans et al. 2019).

Behandlung der Wahl bereits bei begründetem Verdacht auf eine RZA ist die hochdosierte Gabe von Kortikosteroiden. Begonnen wird typischerweise mit einer Prednisolondosis von 40–60 mg (Hellmich 2020).

Wenn sich bereits neurologische Symptome zeigen (Sehstörungen, zerebrale Ischämien, Hirnnervenausfälle), kann in Analogie zur Behandlung des MS-Schubes eine Kortikoidstoßtherapie mit 1.000 mg über 3–5 Tage erfolgen, mit nachfolgender oraler Behandlung beginnend mit 60 mg täglich.

Nach Maßgabe von klinischem Befund und laborchemischer Konstellation werden die Kortikosteroide langsam reduziert. Typischerweise wird nach etwa 4 Wochen eine tägliche Dosis von 30 mg erreicht. Die weitere Reduktion sollte langsam erfolgen: zunächst 2,5 mg alle 2 Wochen. Wenn eine Dosis von 15 mg täglich erreicht ist, sollte die Dosis um nicht mehr als 1 mg pro Monat reduziert werden.

Als steroidsparende Substanz konnte bislang nur off label Methotrexat (MTX) eingesetzt werden (Dosierung 15 mg/Woche – mit Gabe von Folsäure am Folgetag). Zwischenzeitlich ist der monoklonale Interleukin-6-Antikörper Tocilizumab (TOC) zur subkutanen Gabe von 162 mg wöchentlich zugelassen. Sowohl die erforderliche Dauer als auch die Gesamtdosis der Kortikoide lassen sich durch TOC signifikant reduzieren (Stone et al. 2017). Die Behandlungsdauer sollte ein Jahr nicht unterschreiten. Wegen gefährlicher hepatischer Nebenwirkungen sind regelmäßige Kontrollen der Leberwerte erforderlich! Unter der Behandlung ist die Kontrolle von Interleukin 6 sinnvoll; für die Beurteilung muss die Kortikoiddosis beachtet werden (Samson und Bonnotte 2019).

Bei den meist älteren Patienten führt die Langzeitsteroidtherapie zu den typischen Nebenwirkungen (Gewichtszunahme, Katarakt, Osteoporose, Infektanfälligkeit, Schleimhautschädigungen). Aus diesem Grunde sollte stets präventiv eine Osteoporoseprophylaxe mit Kalzium, Vitamin D und Bisphosphonaten erfolgen. Pantoprazol dient dem Schleimhautschutz, die Gabe von 100 mg Acetylsalicylsäure dem Gefäßschutz.

Zu den gefürchteten Komplikationen der RZA zählt die Miteinbeziehung der Ziliararterien mit dem Risiko der Erblindung. Dieser gehen oft flüchtige Sehstörungen wie Amaurosis fugax, Fotostressreaktion oder Flimmerskotom voraus. Als Rescue-Therapie kann im Einzelfall die Kortikoidgabe mit intravenösem TOC kombiniert werden (Svasti-Salee et al. 2019).

Wegen der bevorzugten Miteinbeziehung der A. carotis externa und ihrer Äste kommen überdies Kopfhaut- und Zungennekrosen vor.

Zerebrale Ischämien treten bei etwa 5 % aller Patienten mit RZA auf. Typischerweise betroffen sind die intrakraniellen Abschnitte der A. carotis interna und der Vertebralarterien. In diesen Fällen wird eine Eiweißerhöhung im Liquor beobachtet (Abe et al. 2019).

In Einzelfällen sind spinale Ischämien, Mesenterial-Ischämien und Manifestationen im gynäkologischen Bereich beschrieben.

! MERKE

Die RZA ist eine systemische Erkrankung! Eine oft subklinische Beteiligung der Aorta findet sich in 50 % und kann zur lebensgefährlichen Dissektion führen!

Die Erkrankung brennt im Regelfall im Verlauf von 2–3 Jahren aus. Eine Behandlungsdauer mit Kortikosteroiden ist durchschnittlich über 20 Monate erforderlich. Wenn es unter der laufenden Medikation zum Wiederauftreten von Beschwerden oder einem Wiederanstieg der Akute-Phase-Proteine kommt, muss auf die zuletzt wirksame Dosis plus 5 mg Prednisolon zurückgegangen werden.

! MERKE

Für das laborchemische Monitoring ist das CRP aussagekräftiger als die BSG.

2.5.2 Takayasu-Syndrom

Die zweite Form der Riesenzellarteriitis, das Takayasu- oder Aortenbogen-Syndrom, tritt deutlich seltener auf als die Variante der Arteriitis cranialis. Betroffen sind vor allem Frauen im Alter unter 40 Jahren.

Mittels der Darstellung der Aorta (MR-Angiografie, CT-Angiografie oder konventionelle Angiografie) lassen sich Einengungen oder Verschlüsse des Truncus brachiocephalicus, der A. carotis communis und/oder A. subclavia links nachweisen. Die Gefäßwandentzündung lässt sich mittels arteriellem FDG-PET-Uptake (im Vergleich zur Leber als Referenz) nachweisen. Klinisch kommt es zu einer Claudicatiosymptomatik der Extremitäten mit fehlenden Radialispulsen (Pulseless Disease), zu deutlichen Blutdruckdifferenzen zwischen den Armen bzw. zu an den Armen kaum messbaren Blutdruckwerten bei indirekten Hinweisen auf eine Hypertonie (Herzgröße, Augenhintergrund). Neurologische Leitsymptome sind zerebrale Ischämien, Synkopen und Kopfschmerzen. Eine Karotidodynie ist mit den entzündlichen Veränderungen korreliert (Michailidou et al. 2020).

Die Diagnose wird anhand der Aortenbogendarstellung gestellt. Sofern die laborchemischen, MRT- und FDG-PET-Befunde nicht anzeigen, ob eine floride Entzündung vorliegt, ist bioptisch oder im Rahmen korrigierender gefäßchirurgischer Eingriffe eine Gewebsdiagnostik sinnvoll, damit gezielt eine immunsuppressive Behandlung in die Wege geleitet werden kann. Dabei werden Kortikoide mit Immunsuppressiva wie Mycophenolat-Mofetil (MMF), Leflunomid oder TNF-Inhibitoren kombiniert (Schirmer et al. 2020).

2.5.3 Granulomatose mit Polyangiitis (GPA)

Für die GPA sind nekrotisierende Entzündungen im Bereich von Nase, Nasennebenhöhlen, Mund oder Pharynx typisches frühes Symptom. In dieser Phase der lokalisierten GPA sind Hirnnervenausfälle, ein Exophthalmus oder eine sterile Meningitis typische neurologische Manifestationen.

Im Verlauf sind auch die unteren Luftwege und die Nieren mit betroffen. In diesem Stadium der systemischen Vaskulitis treten zerebrale Ischämien, intrakranielle Blutungen sowie Polyneuropathien als Manifestation auf. Bei der lokalisierten Form sind c-ANCA in bis zu 60 %, bei der generalisierten Form in über 90 % nachweisbar.

2.5.4 Polyarteriitis nodosa und eosinophile Granulomatose mit Polyangiitis (EGPA)

Sowohl die klassische Polyarteriitis nodosa als auch die eosinophile Granulomatose mit Polyangiitis führen bevorzugt zu einer Mitbeteiligung des peripheren Nervensystems unter dem Bild der Mononeuritis multiplex. Entsprechend kann bei beiden Krankheitsbildern die bioptische Sicherung der Diagnose über eine kombinierte Nerv-Muskel-Biopsie erfolgen.

Bei der Polyarteriitis nodosa sind Haut-, Gelenk- und Nierenbeteiligung typisch. Auf die Assoziation mit Hepatitiden ist zu achten.

Charakteristisch für die EGPA sind die allergische Diathese mit Asthma und eine Bluteosinophilie von über 10 %. Die Beteiligung der Luftwege zeigt sich durch paranasale Entzündungen wie Sinusitis und Polyposis sowie durch migratorische Lungeninfiltrate (Löffler-Syndrom). Bei der EGPA sind p-ANCA in 40 % nachweisbar. In diesen Fällen findet sich histopathologisch in der Regel eine Small-Vessel-Vaskulitis, die ANCA-assoziiert ist. Neben der Mononeuritis multiplex sind das pulmorenale Syndrom, eine Purpura oder eine Glomerulonephritis typische Manifestationen.

In der Gruppe der ANCA-negativen EGPA-Patienten findet sich histopathologisch eine Infiltration durch eosinophile Zellen, die über ihre Toxizität zu einer nasalen Polypose, zu Lungeninfiltraten, zu Magenmanifestationen und zu einer Kardiomyopathie führen. Hierbei zeigt sich häufiger eine symmetrische Polyneuropathie.

2.5.5 Behçet-Syndrom

Das Behçet-Syndrom tritt gehäuft bei türkischen und griechischen Mitbürgern auf. Ethnische Unterschiede bezüglich des Auftretens entlang der sogenannten Seidenstraße wurden nicht beschrieben. Zu den typischen Schleimhaut- und Hautmanifestationen zählen die rezidivierende Stomatitis aphthosa sowie die aphthöse Entzündung im Bereich der Genitalien. Ein Erythema nodosum ist häufig, ebenso wie Entzündungen im Bereich der Augen, z. B. als Iridozyklitis oder Hypopyoniritis.

Zu einer Beteiligung des zentralen Nervensystems kommt es bei jedem dritten Patienten, typischerweise 4–6 Jahre nach Erstmanifestation im Bereich der Schleimhäute oder Augen. Der in 80 % vorliegende parenchymatöse Neuro-Behçet zeigt sich unter dem Bild der Meningoenzephalitis mit bevorzugter Miteinbeziehung der Basalganglien und des Hirnstammes. Der vaskuläre Neuro-Behçet in 20 % führt zu einer Beteiligung der Hirnvenen und Sinus. Leitsymptom ist häufig ein Pseudotumor cerebri bzw. Sinusvenenthrombosen mit der entsprechenden Symptomatologie.

Kontrollierte Studien existieren für die Therapie des Neuro-Behçet nicht. Im akuten Erkrankungsschub wird eine intravenöse Pulstherapie mit 500–1 000 mg Methylprednisolon über 5 Tage durchgeführt. In der Regel erfolgt ein orales Ausschleichen über 2–3 Monate in Kombination mit einem steroidsparenden Immunsuppressivum (Azathioprin, Chlorambucil, MTX). Rituximab, IFN-alpha und TNF-Antagonisten können in therapierefraktären Fällen versucht werden. Von der für okuläre Manifestationen empfohlenen Therapie mit Ciclosporin A wird wegen der möglichen ZNS-Nebenwirkungen abgeraten. Sinusvenenthrombosen beim vaskulären Neuro-Behçet werden antikoaguliert.

2.5.6 Systemischer Lupus erythematodes (SLE)

Unter den Kollagenosen zeigt der SLE am häufigsten neurologische Symptome. Eine Enzephalopathie mit kognitiven Einschränkungen und affektiven Symptomen sowie psychotischen Manifestationen kommt ebenso häufig vor wie eine Epilepsie (jeweils bis zu 60 %). Zerebrovaskuläre Manifestationen (zerebrale Ischämien, zerebrale Mikroangiopathie, Sinusvenenthrombosen) treten in 40 % auf.

Leitsymptome

Typische rheumatologische Manifestationen sind die Photosensitivität mit Schmetterlingserythem, Arthritiden und Serositiden.

Laborchemisch ist bei hochtitrig positiven ANA Doppelstrang-DNA nachweisbar. Auch wenn zerebrovaskuläre Manifestationen vorliegen, muss dies nicht Ausdruck einer assoziierten Vaskulitis sein. Differenzialdiagnostisch ist an thrombotische Vasopathien, insbesondere bei einem sekundären Antiphospholipid-Syndrom (!), und an kardiogene Embolien bei einer Libman-Sacks-Endokarditis zu denken.

2.5.7 Primäre Angiitis des zentralen Nervensystems (PACNS)

Eine Rarität stellt die PACNS dar. Definitionsgemäß handelt es sich bei diesem Krankheitsbild um eine autoimmun bedingte Entzündung ausschließlich der Gefäße des Gehirns und Rückenmarks, wobei kleine bis mittelgroße Arterien betroffen sein können. Während aufgrund der betroffenen Gefäßgröße nur bei etwa 25 % aller Patienten der angiografische Nachweis entsprechender Veränderungen (Gefäßabbrüche, multilokuläre Einschnürungen) gelingt, zeigt sich in der Regel ein pathologischer Liquorbefund als Ausdruck der Entzündung (lymphomonozytäre Pleozytose, Eiweißerhöhung, vorübergehender Nachweis von oligoklonalen Banden).

In der MRT finden sich multilokuläre zerebrale Ischämien, intrazerebrale Blutungen und gelegentlich auch ein leptomeningeales Enhancement. Manifestationen unter dem Bild eines zerebralen Tumors sind ebenfalls möglich. Womöglich kann die [^{18}F]DPA-714 TSPO-PET eine Gefäßentzündung nachweisen (Backhaus et al. 2020). Die Diagnose der PACNS sollte möglichst bioptisch gesichert werden. Während eine Liquorpleozytose mit einem positiven histologischen Befund korreliert, ist die Wertigkeit der Angiografie gering (Raghavan et al. 2019).

ACHTUNG

Da das Krankheitsbild sehr selten ist, müssen stets andere Ursachen für das klinische und neuroradiologische Bild ausgeschlossen werden!

Stets müssen erregerbedingte Ursachen (Spirochätosen, virale Erkrankungen, Endokarditis) ausgeschlossen werden (➤ Tab. 2.3). Weitere wichtige Differenzialdiagnosen sind das zerebrale Lymphom, Autoimmunenzephalitiden und vor allem das reversible zerebrale Vasokonstriktionssyndrom (RCVS). Dieses tritt in Assoziation mit Drogen oder Medikamenten, bei Migräne oder Bluthochdruck sowie im Rahmen von Schwangerschaft und Wochenbett auf.

Tab. 2.3 Wichtige Differenzialdiagnosen der PACNS

- Reversibles Vasokonstriktionssyndrom (RCVS)
- Zerebrale Beteiligung bei systemischer Vaskulitis
- Sonstige Autoimmunerkrankungen (Sarkoidose, Kollagenosen)
- Erregerbedingte Vaskulitis
- Intrakranielle Arteriosklerose
- Fibromuskuläre Dysplasie
- Dissektionen
- Moyamoya-Angiopathie
- CADASIL
- Susac-Syndrom
- Cogan-Syndrom
- Morbus Fabry
- Strahlenvasopathie
- Lymphoproliferative Erkrankungen

Leitsymptome

Leitsymptome des RCVS sind heftige plötzliche Kopfschmerzen (Thunderclap Headache) mit zerebralen Ischämien und z. T. auch sulkalen Subarachnoidalblutungen. Praktisch immer zeigt sich bei diesem Krankheitsbild ein „vaskulitistypischer" Befund in der Gefäßdarstellung (➤ Abb. 2.2).

Definitionsgemäß klingen diese Gefäßveränderungen innerhalb von längstens 12 Wochen wieder ab – neurologische Ausfälle können persistieren. Zur Behandlung werden zerebral wirksame Kalziumantagonisten (Nimodipin) empfohlen. Die intraarterielle Gabe während der konventionellen Angiografie kann die Diagnose stützen (Linn et al. 2011). Auf Kortikosteroide sollte verzichtet werden, da diese das Krankheitsbild verschlechtern können.

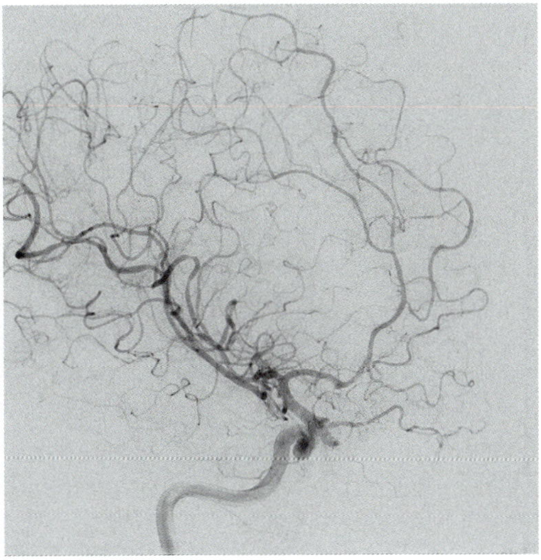

Abb. 2.2 Multilokuläre Einschnürungen der Gefäße bei RCVS

2.5.8 Susac-Syndrom

Das Susac-Syndrom ist nach dem amerikanischen Neuro-Ophthalmologen John Susac benannt, der 1979 zwei Fälle junger Frauen mit der ungewöhnlichen Symptomtrias aus psychotischen Verhaltensauffälligkeiten mit neurologischen Defiziten, gravierenden retinalen Gesichtsfelddefekten und einer akuten Innenohrschwerhörigkeit beschrieb (Susac et al. 1979). Das Susac-Syndrom ist eine seltene Erkrankung und betrifft die kleinen Gefäße des Gehirns, vornehmlich des Balkens, sowie des Innenohres und der Retina. Im Jahr 2014 wurden 304 Fallberichte systematisch ausgewertet (Doerr et al. 2014). Aus diesen Daten weiß man, dass die Erkrankung sich zu 80 % zwischen dem 16. und 40. Lebensjahr manifestiert, im Mittel um das 32. Lebensjahr. Frauen sind häufiger als Männer betroffen. Eine familiäre Häufung wurde nicht beobachtet.

Pathophysiologisch war man wegen der Kortikoid-Responsivität schon länger von einer Vaskulitis der kleinen Arterien und Arteriolen im Gehirn, der Retina und im Innenohr ausgegangen (Doerr et al. 2018). Erst kürzlich konnte eine Arbeitsgruppe um Catharina Gross aus Münster eine unkontrollierte Aktivierung und Expansionsschritte toxischer $CD8^+$ Lymphozyten mit konsekutiver Schädigung von Endothelzellen nachweisen (Gross et al. 2019). Es handelt sich somit um eine $CD8^+$-T-Zell-vermittelte Endotheliopathie.

Die Ausprägung der Organmanifestationen ist unterschiedlich. Auch inkomplette Formen sind beschrieben. Der ZNS-Befall ist gekennzeichnet durch kognitive Beeinträchtigungen, Verhaltens- und Persönlichkeitsveränderungen bis zu deliranten und paranoid-psychotischen Syndromen.

Kennzeichnend ist der MR-tomographische Befall des Corpus callosum mit schneeballartigen Läsionen. Ein Großteil der Patienten hat als Initialsymptom migräneartige Kopfschmerzen (Obelieniene et al. 2017). Die retinale Manifestation kann anfangs mit Migräneauren verwechselt werden. Durch Netzhautgefäßverschlüsse kann es zu schweren und dauerhaften Gesichtsfeldausfällen kommen (Ringelstein et al. 2015). Die otologische Manifestation umfasst variabel ausgeprägte Hörminderungen meist im Tief- und Mitteltonbereich, Tinnitus und Schwindel.

Diagnostisch wegweisend sind die „Snowball lesions" im Corpus callosum. Im Gegensatz zur Multiplen Sklerose sind diese nicht an der Unterseite des Balkens lokalisiert, sondern befinden sich beim Susac-Syndrom in der mittleren Portion des Balkens. Auch kommt es in der Akutphase MR-tomographisch zu Kontrastmittelaufnahme und Diffusionsstörung in Balkennähe (Doerr et al. 2018). Auch andere Hirnregionen können betroffen sein. Eine spinale Beteiligung ist im Gegensatz zur Multiplen Sklerose beim Susac-Syndrom nicht typisch. Neben der MRT-Untersuchung ist eine Liquordiagnostik aus differenzialdiagnostischen Gründen sinnvoll. Dabei finden sich beim Susac-Syndrom eine leichte Pleozytose und eine Proteinerhöhung, jedoch keine oligoklonalen Banden. Ophthalmologisch ist eine retinale Fluoreszenzangiographie, otologisch eine Audiometrie zum Nachweis der uni- oder bilateralen Schallempfindungsstörung sinnvoll. Jüngst wurde eine Assoziation mit bestimmten HLA-Typen beschrieben, wobei noch nicht klar ist, ob diese eine diagnostische Diskrimination zulassen (Gross et al. 2019). Die Diagnosekriterien von Kleffner et al. unterscheiden anhand von klinischen und paraklinischen Kriterien ein definitives von einem wahrscheinlichen Susac-Syndrom (Kleffner et al. 2016).

Meist kommt es unter einer Therapie mit Steroiden und Immunsuppressiva zu einer guten Restitution. Allerdings ist die Prognose bei der sehr variablen Erkrankungsausprägung unterschiedlich. Sowohl letale Verläufe als auch behindernde Residualzustände werden beschrieben. Ein schubartiger Verlauf mit Rezidiven auch nach jahrzehntelangem symptomfreien Intervall ist möglich.

2.6 Therapie

Die Behandlung der neurologischen Manifestationen einer systemischen Vaskulitis orientiert sich an den Studien zu anderen schweren Organmanifestationen bei dieser Krankheitsgruppe (➤ Tab. 2.4). Stets sollten hochdosiert Kortikosteroide verabreicht werden. Diese werden kombiniert mit einer Cyclophosphamid-Stoßtherapie oder mit der Gabe von Rituximab. Diese beiden Substanzen gelten als gleichwertig zur Induktion einer Remission, die typischerweise nach 6–8 Monaten erreicht wird (Krishna et al. 2019). Nachfolgend kann auch auf weniger toxische Substanzen wie z. B. MTX, Azathioprin (AZA) oder – vor allem bei der PACNS – auf Mycophenolat (MMF) übergegangen werden (Salvarani et al. 2020). Für das Monitoring werden klinischer Befund, Laborbefunde und bildgebende Befunde herangezogen.

Tab. 2.4 Therapieempfehlungen bei ZNS-Vaskulitis

Zur Remissionsinduktion
Kombinierte Gabe von CYC-Pulsen (15 mg/kg alle 3–4 Wochen für 6 Monate) und Kortikosteroid-Pulstherapie über 3 Tage mit je 1.000 mg Prednisolon
Alternativen: • Rituximab (375 mg/m^2 pro Woche für 4 Wochen oder 2 × 1.000 mg innerhalb von 4 Wochen) • Tocilizumab (8 oder 4 mg/kg i. v. alle 4 Wochen für 6 Monate) • MTX (20–25 mg pro Woche)
Nach Erreichen der Remission
AZA, MTX oder MMF

Bevor die ja doch mit erheblichen Nebenwirkungen und Risiken einhergehende Immunsuppression in die Wege geleitet wird, muss die Diagnose der Vaskulitis sicher sein. Dies erfordert im Regelfall eine bioptische Diagnosesicherung. Ausnahmen hiervon sind die Riesenzellarteriitis bei entsprechender Zusatzdiagnostik (siehe oben), das Susac-Syndrom, und das Behçet-Syndrom, wenn entsprechende Schleimhaut- und Augenmanifestationen vorliegen.

Bei der PACNS ist eine leptomeningeale und Parenchymbiopsie im Regelfall erforderlich, um die Diagnose abzusichern. Das Risiko von Komplikationen durch die Biopsie ist sicher geringer als eine blinde Therapie mit Kortikosteroiden und Cyclophosphamid!

Die entzündlichen Varianten der zerebralen Amyloidangiopathie werden wie eine PACNS behandelt und haben unter Therapie eine gute Prognose. Klinisch zeigen sich eine subakute kognitive Verschlechterung sowie häufig eine Epilepsie, Kopfschmerzen und fokale Symptome. In der MRT finden sich eine asymmetrische Leukenzephalopathie, multiple Mikroblutungen und kortikale Siderosen sowie gelegentlich ein leptomeningeales Enhancement. Die CT- oder MR-Angiografie sowie Serumbefunde (BSG, CRP) sind normal. Im Liquor findet sich oft eine Pleozytose und/oder Proteinerhöhung; Anti-Amyloid-β-Autoantikörper können die Diagnose stützen (Carmona-Iragui et al. 2016). Wenn MRT und Liquor keine unterstützenden Befunde zeigen, sollte die Diagnosesicherung durch eine Hirnbiopsie erfolgen, mit Nachweis perivaskulärer Entzündungsherde (CAA-related Inflammation – CAA-ri) oder einer eigentlichen Vaskulitis (A-beta-related Angiitis – ABRA) (Berlit et al. 2015).

Für die Behandlung des Susac-Syndroms gibt es keine randomisierten kontrollierten Studien. Aufgrund der Kortikoidresponsivität wird eine Pulstherapie mit Methylprednisolon empfohlen und ein längerfristiges orales Prednisolon-Schema ist anschließend üblich. Zu rasche Abdosierungen können zu Rückfällen führen. Als steroidsparende Substanzen werden intravenöse Immunglobuline, Azathioprin, Natalizumab oder Infliximab eingesetzt (Doerr et al. 2018).

LITERATUR

Abe Y, Harada M, Tada K, Yamaji K, Tamura N. Elevated cerebrospinal fluid levels of total protein in patients with secondary central nervous system vasculitis and giant cell arteritis. Mod Rheumatol 2019; 1–6.

Auriel E, Charidimou A, Gurol ME, et al. Validation of clinicoradiological criteria for the diagnosis of cerebral amyloid angiopathy-related inflammation. JAMA Neurol 2016; 73 (2): 197–202.

Backhaus P, Roll W, Beuker C, et al. Initial experience with [18F]DPA-714 TSPO-PET to image inflammation in primary angiitis of the central nervous system. Eur J Nucl Med Mol Imaging 2020. doi: 10.1007/s00259–019–04662–4.

Bardi M, Diamantopoulos AP. EULAR recommendations for the use of imaging in large vessel vasculitis in clinical practice summary. Radiol Med 2019; 124 (10): 965–972.

Becker J, Horn PA, Keyvani K, et al. Primary central nervous system vasculitis and its mimicking diseases – clinical features, outcome, comorbidities and diagnostic results – a case control study. Clin Neurol Neurosurg 2017; 156: 48–54.

Berlit P. Primary angiitis of the CNS – an enigma that needs world-wide efforts to be solved. Eur J Neurol 2009; 16: 10–11.

Berlit P. Diagnosis and treatment of cerebral vasculitis. Ther Adv Neurol Disord 2010; 3: 29–42.

Berlit P, Kraemer M. Cerebral vasculitis in adults: what are the steps in order to establish the diagnosis? Red flags and pitfalls. Clin Exp Immunol 2014; 175: 419–424.

Berlit P, Keyvani K, Krämer M, Weber R. Zerebrale Amyloidangiopathie und Demenz. Nervenarzt 2015; 86: 1248–1254.

Bley TA, Wieben O, Uhl M, et al. Assessment of the cranial involvement pattern of giant cell arteritis with 3T magnetic resonance imaging. Arthritis Rheum 2005; 52: 2470–2477.

Blockmans D, Luqmani R, Spaggiari L, Salvarani C. Magnetic resonance angiography versus 18F-fluorodeoxyglucose positron emission tomography in large vessel vasculitis. Autoimmun Rev 2019; 18 (12): 102405.

Carmona-Iragui M, Fernández-Arcos A, Alcolea D, et al. Cerebrospinal fluid anti-amyloid-β autoantibodies and amyloid PET in cerebral amyloid angiopathy-related inflammation. J Alzheimers Dis 2016; 50 (1): 1–7.

Doerr J, Krämer M, Kleffner I. Susac syndrome. A rare but important interdisciplinary differential diagnosis. DGNeurologie 2018; 1:121–130.

Doerr J, Ringelstein M, Duning T, Kleffner I. Update on Susac syndrome: new insights in brain and retinal imaging and treatment options. J Alzheimers Dis 2014; 42 Suppl 3: S99–108.

Ducros A. Reversible cerebral vasoconstriction syndrome. Lancet Neurol 2012; 11 (10): 906–917.

Gayraud M, Guillevin L, le Toumelin P, et al. Long-term follow-up of polyarteritis nodosa, microscopic polyangiitis, and Churg-Strauss syndrome: analysis of four prospective trials including 278 patients. Arthritis Rheum 2001; 44: 666–675.

Goertz C, Wegner C, Brück W, Berlit P. Primary angiitis of the CNS with pure spinal cord involvement: a case report. J Neurol 2010; 257 (10): 1762–1764.

Gross CC, Meyer C, Bhatia U, et al. et al. CD8+ T cell-mediated endotheliopathy is a targetable mechanism of neuro-inflammation in Susac syndrome. Nat Commun 2019; 10 (1): 5779.

Hellmich B, Agueda A, Monti S, et al. et al. et al. 2018 Update of the EULAR recommendations for the management of large vessel vasculitis. Ann Rheum Dis 2020; 79 (1): 19–30.

Jennette JC, Falk RJ, Bacon PA, et al. et al. 2012 Revised International Chapel Hill Consensus Conference Nomenclature of Vasculitides. Arthritis Rheum 2013; 65: 1–11.

Jones RB, Tervaert JW, Hauser T, et al. et al. Rituximab versus cyclophosphamide in ANCA-associated renal vasculitis. N Engl J Med 2010; 363 (3): 211–220.

Kleffner I, Dorr J, Ringelstein M, et al. Diagnostic criteria for Susac syndrome. J Neurol Neurosurg Psychiatry 2016;87:1287–1295.

Krishna R, De Giacomi F, Kumar N, Kalina P, Specks U, Baqir M. Rituximab versus cyclophosphamide for central nervous system involvement of antineutrophil cytoplasmic antibody-associated vasculitis: a case series. J Clin Rheumatol 2019. doi: 10.1097/RHU.0000000000001169.

Linn J, Fesl G, Ottomeyer C, et al. Intra-arterial application of nimodipine in reversible cerebral vasoconstriction syndrome: a diagnostic tool in select cases? Cephalalgia 2011; 31 (10): 1074–1081.

Luqmani R, Lee E, Singh S, et al. The role of ultrasound compared to biopsy of temporal arteries in the diagnosis

and treatment of giant cell arteritis (TABUL): a diagnostic accuracy and cost-effectiveness study. Health Technol Assess 2016; 20 (90): 1–238.
McGonagle D, Bridgewood C, Ramanan AV, Meaney JFM, Watad A. COVID-19 vasculitis and novel vasculitis mimics. Lancet Rheumatol. 2021 Jan 7. doi: 10.1016/S2665–9913(20)30420–3. Epub ahead of print. PMID: 33521655; PMCID: PMC7832717.
Michailidou D, Rosenblum JS, Rimland CA, Marko J, Ahlman MA, Grayson PC. Clinical symptoms and associated vascular imaging findings in Takayasu's arteritis compared to giant cell arteritis. Ann Rheum Dis 2020; 79 (2): 262–267.
Obelieniene D, Macaityte R, Balnyte R, Pestininkaite R, Gleizniene R, Balciuniene J. Characteristics of headache in relation to the manifestation of Susac syndrome. Medicina (Kaunas) 2017;53:420–425.
Raghavan A, Wright JM, Huang Wright C, et al. Concordance of angiography and cerebral biopsy results for suspected primary central nervous system vasculitis: a multi-center retrospective review. Clin Neurol Neurosurg 2019; 185: 105482.
Ringelstein M, Albrecht P, Kleffner I, et al. Retinal pathology in Susac syndrome detected by spectral-domain optical coherence tomography. Neurology 2015; 85: 610–618.
Salvarani C, Brown RD Jr, Christianson TJ, et al. Adult primary central nervous system vasculitis treatment and course: analysis of one hundred sixty-three patients. Arthritis Rheumatol 2015; 67 (6): 1637–1645.
Salvarani C, Brown RD Jr, Christianson TJH, Huston J 3rd, Giannini C, Hunder GG. Long-term remission, relapses and maintenance therapy in adult primary central nervous system vasculitis: a single-center 35-year experience. Autoimmun Rev 2020: 102497.
Salvarani C, Morris JM, Giannini C, Brown RD Jr, Christianson T, Hunder GG. Imaging findings of cerebral amyloid angiopathy, Aβ-related angiitis (ABRA), and cerebral amyloid angiopathy-related inflammation: a single-institution 25-year experience. Medicine (Baltimore) 2016; 95 (20): e3613.
Samson M, Bonnotte B. Analysis of IL-6 measurement in patients with GCA treated with tocilizumab should consider concomitant treatment with prednisone. Ann Rheum Dis 2019. pii: annrheumdis-2019–215697.
Seror A. Central nervous system involvement in Wegener Granulomatosis. Medicine 2006; 85: 54–65.
Sommer F, Spörl E, Herber R, Pillunat LE, Terai N. Predictive value of positive temporal artery biopsies in patients with clinically suspected giant cell arteritis considering temporal artery ultrasound findings. Graefes Arch Clin Exp Ophthalmol 2019; 257 (10): 2279–2284.
Song JW, Shou H, Obusez EC, et al. Spatial distribution of intracranial vessel wall enhancement in hypertension and primary angiitis of the CNS. Sci Rep 2019; 9 (1): 19270.
Stone JH, Tuckwell K, Dimonaco S, et al. Trial of Tocilizumab in giant-cell arteritis. NEMJ 2017; 377: 317–328.
Susac JO, Hardman JM, Selhorst JB. Microangiopathy of the brain and retina. Neurology 1979; 29: 313–316.
Svasti-Salee CR, Mollan SP, Morgan AW, Quick V. Rapid visual recovery following intravenous tocilizumab in glucocorticoid resistant refractory giant cell arteritis. BMJ Case Rep 2019; 12 (10): pii: e229236.
Turkiewicz A, Tchao NK, Webber L, et al. Rituximab versus cyclophosphamide for ANCA-associated vasculitis. N Engl J Med 2010; 363 (3): 221.

2

KAPITEL

3 Immunmediierte Erkrankungen des Nervensystems

3.1 Multiple Sklerose und verwandte Krankheitsbilder

Paulus Stefan Rommer und Uwe Klaus Zettl

Wichtige Neuigkeiten auf einen Blick

- Die derzeitige COVID-19-Pandemie stellt das Gesundheitssystem vor vielfältige Probleme. Immunsuppressive und -modulierende Therapien für Patienten sollten sorgfältig eingesetzt werden. Wir verweisen auf entsprechende rezente Publikationen (Bsteh et al. 2020; Laroni et al. 2020; Pawlitzki et al. 2020). Da das Wissen über COVID-19 kontinuierlich zunimmt, ist eine Vigilanz gegenüber neuen Erkenntnissen in den jeweiligen Fachdisziplinen notwendig!
- Die derzeitige Pandemie mit dem Coronavirus (Sars-CoV-2) zeigt auf, dass eine Immunsuppression dramatische Folgen haben kann. Auf die Wichtigkeit von Impfungen wird explizit verwiesen.
- Ätiopathologisch wird bei der MS eine fehlgesteuerte Immunreaktion (B- und T-Zell-getriggert, unter Verlust der immunologischen Toleranz) diskutiert, die terminal zu Demyelinisierung, Axonschädigung, Synapsenverlust und konsekutiver Astrosklerose sowie zu neurodegenerativen Veränderungen führt.
- 2017 wurde eine Revision der bislang geltenden McDonald-Diagnosekriterien veröffentlicht, die

eine Diagnosefindung sensitiver (früher) und spezifischer (sicherer) ermöglichen soll.
- Die Diagnose einer Multiplen Sklerose (MS) kann unter Zuhilfenahme radiologischer Parameter – unter bildmorphologischem Nachweis einer räumlichen und zeitlichen Dissemination – bereits nach dem ersten klinischen Ereignis (klinisch isoliertes Syndrom, KIS) gestellt werden.
- Rezente Studiendaten zeigen eine hohe Anzahl an Fehldiagnosen, sodass der Differenzialdiagnostik bzw. der Ausschlussdiagnostik eine entscheidende Rolle im Prozess der Diagnosefindung zukommt.
- Mit der Zulassung von Ozanimod (selektiver S1P-Modulator) wurde das Armamentarium für die Behandlung der schubförmigen MS weiter ausgebaut. Im März 2021 wurde Ofatumumab (voll humaner Antikörper gegen CD20) zugelassen, eine Zulassung für Ponesimod (selektiver S1P-Modulator) ist für 2021 zu erwarten.
- Nach wie vor sind schon länger verfügbare DMTs eine wichtige Behandlungsalternative für Patienten mit RRMS.
- Obwohl es erste Behandlungsmöglichkeiten für den progredienten Verlauf gibt (Siponimod, Ocrelizumab), stellen progressive Verläufe weiterhin eine Herausforderung dar. Neue Therapieansätze stellen BTK-(Bruton Tyrosin Kinase)-Inhibitoren dar, die zurzeit in Phase-3-Studien für den schubförmigen, aber auch für die progredienten Verläufe getestet werden.
- Mehrere große epidemiologische Studien belegen den Einfluss von Komorbiditäten (Stoffwechselerkrankungen, psychiatrische Erkrankungen, kardiovaskuläre Erkrankungen, Migräne) auf den Krankheitsverlauf der MS (Schubaktivität, Krankheitsprogression, Krankheitsaktivität im MRT).
- Die individuelle Auswahl der DMTs hat sowohl den Krankheitsverlauf und potenzielle Zweiterkrankungen als auch die zu erwartenden Nebenwirkungen, die Erfahrung des Therapeuten mit dem Medikament und die Lebenssituation des Patienten zu berücksichtigen. Rezente Untersuchungen belegen den hohen Grad an Polypharmazie bei Patienten mit MS. Aus diesem Grund sollte der Medikamentenauswahl, den pharmakologischen Interaktionen und dem Therapiemonitoring eine hohe Aufmerksamkeit zuteilwerden.
- Als Schubtherapie in der Behandlung der MS als auch in Neuromyelitis-optica-Spektrum-Erkrankungen (NMOSD) kommen hoch dosierte Glukokortikosteroide (GKS) oder eine Plasmaaustauschbehandlung / Immunadsorption zur Anwendung.
- Mit Eculizumab (monoklonaler Antikörper gegen den Komplementfaktor C5) wurde die erste Therapie für die Behandlung der schubförmigen verlaufenden NMOSD (mindestens 2 Schübe) zugelassen. Des Weiteren wurde im Juni 2021 Satralizumab (Il-6-Rezeptor-Antikörper) von den europäischen Behörden genehmigt. Die Genehmigung für Inebilizumab (CD19-Antikörper) ist beantragt.
- Jüngste Analysen legen die Vermutung nahe, dass im Bereich der Anwendung von symptomatischen Therapieoptionen bei MS-Patienten in Deutschland deutliche Defizite bestehen.
- Zurzeit sind mehr als 200 Phase-III-Studien mit MS-Patienten beim Register für klinische Studien der United States National Library of Medicine (NLM) der National Institutes of Health (NIH) gemeldet (www.clinicaltrials.gov).

3.1.1 Einführung

Immunmediierte Erkrankungen können einerseits das periphere und / oder andererseits das zentrale Nervensystem betreffen. Die häufigste neuroimmunologische Erkrankung des zentralen Nervensystems (ZNS) ist die Multiple Sklerose (MS). Im Rahmen der Erkrankung kommt es zu entzündlichen Läsionen im Gehirn und / oder des Rückenmarks. Sowohl Ort, Anzahl der Entzündungsherde als auch Läsionspathologie sowie klinische Präsentation und Laborparameter unterscheiden die Multiple Sklerose von anderen Erkrankungen des Zentralnervensystems. Dieses Kapitel fokussiert auf die klinische Präsentation, Diagnostik und Therapie der Multiplen Sklerose und verwandter Krankheitsbilder wie die Neuromyelitis-optica-Spektrum-Erkrankungen (NMOSD).

3.1.2 Multiple Sklerose

➢ Tab. 3.1

➢ Abb. 3.1 zeigt die Unterteilung in schubförmige und progressive Krankheitsverläufe sowie deren Unterscheidung bezüglich Aktivität (Lublin et al. 2014).

Tab. 3.1 Multiple Sklerose – Übersicht zum Krankheitsbild

Definition	Disseminierte chronisch-entzündliche und neurodegenerative Erkrankung des zentralen Nervensystems. Im Rahmen eines (auto)immunmediierten Prozesses kommt es zur Beeinträchtigung bis zur Zerstörung der Myelinscheiden, Axone und Synapsen mit konsekutiver Astrosklerose. Synonym: Encephalomyelitis disseminata (ED)
Ätiologie	Trotz intensiver Forschung ist bislang der Krankheitsauslöser nicht gefunden. Pathophysiologisch wird ein Zusammenhang zwischen genetischer Prädisposition (aktuell über 230 Genpolymorphismen) und Umweltfaktoren (Rauchen, Übergewicht, Zustand nach Virusinfektionen, Vitamin-D-Hypovitaminose etc.) diskutiert.
Manifestationsalter	• Das klinische Hauptmanifestationsalter ist zwischen dem 20. und 45. Lebensjahr mit einem Krankheitsgipfel um das 30. Lebensjahr. Es können sowohl Kinder als auch Menschen in einem hohen Lebensalter betroffen sein. In primär chronischen Verläufen zeigt sich häufig ein Manifestationsalter jenseits des 40. Lebensjahres. • Deutliches Überwiegen weiblicher Patienten im schubförmigen Verlauf und beinahe ausgeglichenes Geschlechterverhältnis im primär progressiven Verlauf.
Diagnostik	• Die Diagnostik folgt dem Paradigma, dass die Erkrankung in Raum und Zeit disseminiert. Unterschiedliche Funktionssysteme bzw. Topografien (Dissemination in Raum) müssen zu unterschiedlichen Zeitpunkten (Dissemination in Zeit) betroffen sein • Klinische Untersuchung • Magnetresonanztomografie (MRT) des Gehirns und Rückenmarks zum Nachweis der räumlichen und zeitlichen Dissemination sowie zum Ausschluss anderer Ätiologien • Die Diagnostik/Differenzialdiagnostik sollte (nach Meinung der Autoren: *muss zwingend*) durch Liquoranalytik und klinisch-chemische Laborparameter ergänzt werden. • Elektrophysiologie: visuell evozierte Potenziale wie auch die somatosensorisch und motorisch evozierten Potenziale, um anamnestische Krankheitsaktivitäten zu objektivieren
Krankheitsverläufe	• Präsentation entweder in Schüben (schubförmiger Verlauf) oder von Beginn an schleichend progredient (primär chronisch progredienter Verlauf). • Bei einem Großteil der Patienten mit schubförmigem Verlauf schreitet die Krankheit im Verlauf progredient mit/ohne Schübe voran (sekundär chronisch progredienter Verlauf). • Neue Kriterien zum Krankheitsverlauf unterscheiden zusätzlich in aktive und inaktive Verlaufszustände (Lublin et al. 1996, 2014).
Therapeutische Optionen	• Therapeutische Maßnahmen umfassen die Behandlung der akuten Exazerbation (Schubbehandlung) mittels hoch dosierter Glukokortikosteroide (GKS) oder bei Nichtansprechen die Therapieeskalation mittels Plasmaaustausch- oder Immunadsorptionsbehandlung. • Zur Beeinflussung des Krankheitsverlaufs haben sich bislang vor allem Immuntherapeutika (Disease Modifying Treatments, DMT) für den schubförmigen Verlauf etabliert. Mit Ocrelizumab und Siponimod wurden in den letzten beiden Jahren DMTs für aktive primär progrediente Verläufe der MS bzw. für die aktive sekundär chronische MS zugelassen. • Im Laufe der Erkrankungen können persistierende Symptome und manifeste Behinderung auftreten. Hier ist eine individuelle symptomatische Behandlung von maßgeblicher Bedeutung, insbesondere für die Lebensqualität (Quality of Life, QoL) der Patienten. Eine große klinische Relevanz kommt der Krankheitsverarbeitung (Coping) und sozialmedizinischen Aspekten im Patientenmanagement zu.
Wichtige Leitlinien	• American Academy of Neurology (https://www.aan.com/Guidelines/) • Association of British Neurologists (Scolding et al. 2015) • Leitlinie der Deutschen Gesellschaft für Neurologie: Diagnose und Therapie der Multiplen Sklerose (zurzeit in Überarbeitung, https://www.dgn.org/leitlinien) • ECTRIMS/EAN Guidelines (Montalban et al. 2018)

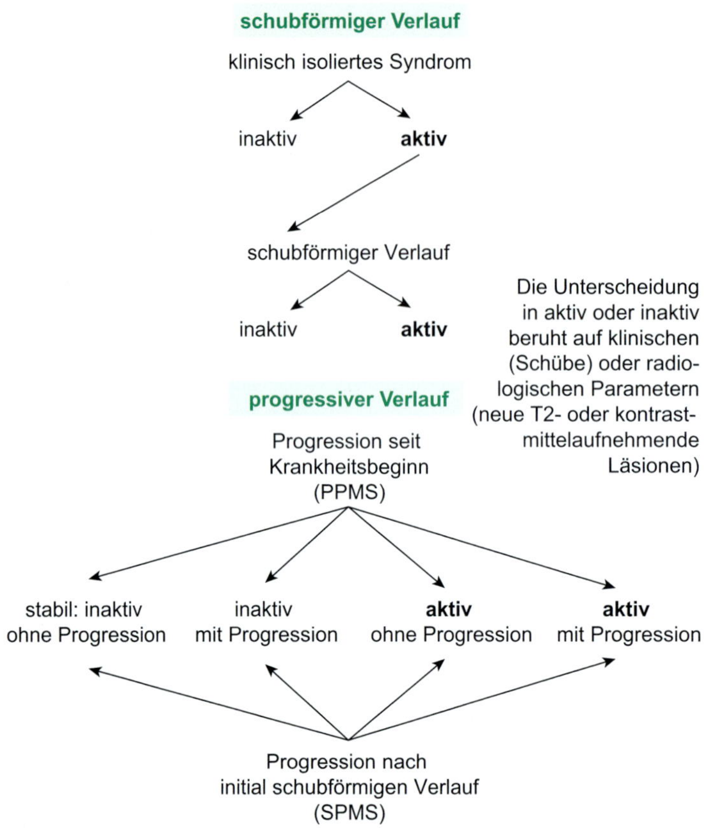

Abb. 3.1 Unterteilung der MS in schubförmige und progressive Krankheitsverläufe sowie deren Unterscheidung bezüglich Aktivität (modifiziert nach Lublin et al. 2014; Schmidt et al. 2018)

Leitsymptome

Multiple Sklerose

Häufige Initialsymptome sind Sehstörungen im Sinne einer Optikusneuritis, Paresen, Sensibilitätsstörungen und Koordinationsstörungen. Im Krankheitsverlauf treten in der Regel Einschränkungen der Mobilität auf, die einerseits parese- / spastik- und andererseits koordinationsbedingt oder durch ein kompflexes Störungsbild begründet sein können. Schmerzen können gleichfalls wechselseitig mit einer Spastik einhergehen. Die sogenannten „weichen" Symptome wie emotionale Störungen, kognitive Defizite, Fatigue, neurourologische oder Sexualfunktionsstörungen treten häufig – auch schon in frühen Krankheitsstadien – auf, werden jedoch nur selten bereits im Frühstadium erkannt und mit einer MS kausal in Verbindung gebracht.

In Deutschland wird von über 225 000 Erkrankten ausgegangen (https://www.dmsg.de/multiple-sklerose-infos/was-ist-ms/; Holzstiege et al. 2017). Dies entspricht einer Prävalenz von 0,32 %. In Österreich rechnet man mit rund 13 000 Erkrankungen (Salhofer-Polanyi et al. 2017). Frauen sind mehr als doppelt so häufig wie Männer betroffen. Das Hauptmanifestationsalter beträgt rund 20 bis 45 Jahre mit einem Erkrankungsgipfel um das 30. Lebensjahr. Jedoch können sowohl Kinder als auch Menschen jenseits des 60. Lebensjahrs erkranken (Confavreux et al. 2006; Wang et al. 2018; Weinshenker et al. 1989).

Klinische Erstmanifestationen sind oftmals „Sehstörungen" (Optikusneuritis bzw. ein retrobulbärer Bewegungsschmerz, Diplopie, internukleäre Ophthalmoplegie, Nystagmus), Paresen, Sensibilitäts- oder Koordinationsstörungen. Bei einem Krankheitsbild mit „tausend verschiedenen Gesichtern" sind aber im klinischen Alltag weitere initiale Symptommanifestationen (Kopfschmerzen, psychiatrische, kognitive oder neurourologische Symptome) nicht selten.

Zu Beginn sind Schübe meistens reversibel; im weiteren Krankheitsverlauf kommt es überwiegend zu einer unvollständigen Rückbildung mit einer manifesten Residualsymptomatik und schließlich zu einer Akkumulierung der Behinderung.

Während im schubförmigen Verlauf eine kumulative Behinderung als Folge von akuten Krankheitsexazerbationen auftritt, nimmt die Symptomatik im chronisch progredienten Verlauf schleichend ohne akute Exazerbationen zu. Für diese Verlaufsform lässt sich der initiale Beginn häufig nicht auf einen konkreten Zeitpunkt festlegen, was zur Folge hat, dass die Diagnosestellung in der Regel mit einer deutlichen Verzögerung erfolgt.

Die MS ist eine chronische Erkrankung ohne sicheren prognostizierbaren Individualverlauf. Die Lebenserwartung ist gegenüber der Normalbevölkerung um etwa 6–8 Jahre vermindert (Kingwell et al. 2012; Lunde et al. 2017).

Einteilung

Die MS lässt sich entsprechend dem phänomenologischen Verlauf klinisch in einen schubförmigen und einen progredienten Krankheitstyp einteilen. Während ein Schub sich akut oder subakut entwickelt, kommt es beim progredienten Verlauf zu einer Zunahme der Behinderung ohne klar abgrenzbare Zeitpunkte (Lublin et al. 1996, 2014).

Laut Definition (McDonald et al. 2001) handelt es sich bei einem Schub um das Auftreten neuer Symptome oder die Zunahme bestehender Symptome, die mindestens 24 Stunden andauern, mindestens 30 Tage nach dem letzten Schub aufgetreten sind und nicht auf andere Ursachen zurückzuführen sind (Lublin et al. 1996). Diese Ursachen können sowohl Infektionen, Fieber oder eine hohe Außentemperatur als auch körperliche Anstrengung mit einhergehender Steigerung der Körpertemperatur (Uhthoff-Phänomen) sein. Ursprünglich handelt es sich bei dem Uhthoff-Phänomen, benannt nach dem deutschen Augenarzt Wilhelm Uhthoff (1853–1927), um eine Abnahme der Sehschärfe nach abgelaufener Optikusneuritis in Zusammenhang mit erhöhter Körpertemperatur. Heute wird das Uhthoff-Phänomen allgemein mit dem Wiederaufflackern bereits abgelaufener Symptome in Verbindung gebracht (Panginikkod et al. 2020).

Nach dem ersten Schub – wenn die Dissemination in Zeit und / oder Raum noch nicht erfüllt ist – spricht man vom ersten klinischen Ereignis (klinisch isoliertes Syndrom, KIS), das verdächtig für das Vorliegen einer MS ist (McDonald et al. 2001).

Bei Auffälligkeiten in der Magnetresonanztomografie (MRT), die mit einer MS in Einklang zu bringen sind, jedoch ohne jegliche klinische Symptomatik, spricht man von einem radiologisch isolierten Syndrom (RIS). Die individuelle Bedeutung eines RIS ist noch ungeklärt (Okuda 2017). Verlaufsbeobachtungen zeigen aber, dass bei bis zu 50 % dieser Personen bereits testpsychologische Auffälligkeiten zum Zeitpunkt der RIS-Diagnose vorliegen (Amato et al. 2012) und im Verlauf der nächsten 5 Jahre bis zu 30 % in eine gesicherte MS übergehen (Okuda et al. 2014). Auch ein Zusammenhang des RIS mit der nachfolgenden Manifestation einer primär progredienten MS konnte zwischenzeitlich gezeigt werden (Kantarci et al. 2016).

Sind die Diagnosekriterien (Dissemination in Raum und Zeit) erfüllt und potenzielle Differenzialdiagnosen ausgeschlossen, kann die Diagnose einer MS gestellt werden.

Im Rahmen des schubförmigen Verlaufs kann es wiederholt zu Attacken mit neuen Symptomen oder Aggravierung bestehender Symptome kommen. Während sich zu Beginn die Symptome meist vollständig zurückbilden („relapsing-remitting"), kommt es als Folge von wiederholten Schüben zu einer Akkumulierung von physischen und psychischen Beeinträchtigungen. Dies ist auf eine Überschreitung der neuronalen Reservekapazität im Rahmen von Läsionen zurückzuführen. Definitionsgemäß soll zwischen den Schüben keine Progression der Behinderung auftreten. Rund 80–90 % der Patienten leiden zu Beginn unter einer schubförmigen MS. Im Krankheitsverlauf kann unabhängig von der Schubaktivität die bestätigte Behinderung zunehmen (anhaltende, über mindestens 3 Monate klinisch bestätigte Krankheitsprogression). Dies wird als sekundär chronisch progredienter Verlauf bezeichnet. Häufig lässt sich der Beginn des sekundär chronischen Verlaufes nur schwer bestimmen, sodass der schubförmige und der „reine" sekundär chronische Verlauf überlappen. Rund 50 % der Patienten mit einem schubförmigen Verlauf entwickeln innerhalb von 10–12 Jahren eine sekundär chronisch progrediente MS (Lublin et al. 1996; Weinshenker 1998).

Manifestiert sich die Symptomprogression von Krankheitsbeginn an, spricht man vom primär chronisch progredienten Verlauf. Hiervon sind rund 10–20 % der Patienten betroffen. Im Gegensatz zum schubförmigen Verlauf sind diese Patienten in der Regel älter (Erstmanifestation in der 4. oder 5. Lebensdekade). Die Verteilung zwischen Männern und Frauen ist ungefähr gleich, während im schubförmigen Verlauf die Frauen mindestens 2- bis 3-fach häufiger erkranken (Weinshenker 1998).

Die Unterscheidung der klinischen Verlaufsformen ist insoweit von praktischer Bedeutung, da einerseits die Prognose unterschiedlich ist und andererseits die einzelnen DMTs nur für die speziellen Verlaufsformen zugelassen sind.

Pathophysiologisch dominiert im schubförmigen Verlauf die Inflammation, während im progredienten Verlauf vorrangig die Neurodegeneration die Krankheitsprogression vorantreibt. Während sich die Inflammation mit Immuntherapien gut behandeln lässt, gibt es noch keine medikamentösen Optionen, die zu einer evidenzbasierten Regeneration im Rahmen der MS führen. Neuropathologische Untersuchungen zeigen jedoch, dass selbst in fortgeschrittenen Stadien bei Patienten mit sekundär oder primär progredienten Verläufen inflammatorische Prozesse vorhanden sind und zumindest teilweise zur Krankheitsprogression beitragen können (Mahad et al. 2015). Inwieweit die Inflammation unabhängig von der Neurodegeneration abläuft oder inwieweit diese sich gegenseitig beeinflussen, ist gegenwärtig noch ungeklärt. Studien belegen jedoch zumindest in Subgruppen die Wirksamkeit von immunmodulierenden Therapien (Ocrelizumab, Siponimod) in progredienten Verläufen.

Die Progression und Behinderung wird mittels der Expanded Disability Status Scale (EDSS) gemessen. Der Score reicht von 0 (klinisch ohne pathologischen Befund) bis 10 (Tod infolge MS; Kurtzke 1983; ➤ Tab. 3.2) und wird durch die Einschränkungen in

Tab. 3.2 Expanded Disability Status Scale (EDSS; Kurtzke 1983; Schmidt et al. 2018)

0	normale neurologische Untersuchung (alle funktionellen Systeme [FS] Grad 0)
1,0	keine Behinderung, minimale Abnormität in einem funktionellen System (Grad 1)
1,5	keine Behinderung, minimale Abnormität in mehr als 1 FS (Grad 1 in mehr als einem FS)
2,0	minimale Behinderung in 1 FS (Grad 2 in einem FS, alle anderen FS 0 oder 1)
2,5	minimale Behinderung in 2 FS (Grad 2 in zwei FS, alle anderen FS 0 oder 1)
3,0	mäßiggradige Behinderung in 1 FS oder leichte Behinderung in 3–4 FS (Grad 3 in einem FS, alle anderen FS 0, 1 oder Grad 2 in drei oder vier FS, alle anderen FS 0, 1) und uneingeschränkt gehfähig
3,5	uneingeschränkt gehfähig, aber mäßige Behinderung in einem FS (Grad 3) und minimale Behinderung in ein oder zwei FS (Grad 2) oder mäßige Behinderung in zwei FS (Grad 3) oder minimale Behinderung in fünf FS (Grad 2)
4,0	gehfähig ohne Hilfe und Pause für mindestens 500 m. Aktiv während ca. 12 Stunden pro Tag trotz relativ schwerer Behinderung mit Grad 4 in einem FS (andere 0 oder 1) oder Kombination milderer Schweregrade, die vorausgegangene Grenzen überschreiten
4,5	gehfähig ohne Hilfe und Pause für mindestens 300 m. Ganztägig arbeitsfähig mit eventuellen Einschränkungen oder Angewiesenheit auf minimale Hilfe. Relativ schwere Behinderung mit Grad 4 in einem FS (andere 0 oder 1) oder Kombination milderer Schweregrade, die vorausgegangene Grenzen überschreiten
5,0	gehfähig ohne Hilfe und Pause für etwa 200 m. Behinderung schwer genug, um tägliche Aktivität zu beeinträchtigen (üblicherweise Grad 5 in einem FS, andere Grad 0 oder 1) oder Kombination milderer Schweregrade, die vorausgegangene Grenzen überschreiten
5,5	gehfähig ohne Hilfe und Pause für etwa 100 m. Behinderung schwer genug, um normale tägliche Aktivität zu beeinträchtigen (üblicherweise Grad 5 in einem FS, andere Grad 0 oder 1) oder Kombination milderer Schweregrade, die vorausgegangene Grenzen überschreiten
6,0	intermittierend oder auf einer Seite konstante Gehhilfe (Krücke, Stock, Schiene), um etwa 100 m ohne Pause zu gehen
6,5	konstante Gehhilfe beidseits, um etwa 20 m ohne Pause zu gehen
7,0	unfähig, mehr als 5 m auch mit Hilfe zu gehen; weitgehend auf den Rollstuhl angewiesen. Bewegt den Rollstuhl selbst und Transfer ohne Hilfe möglich. Rund 12 Stunden am Tag im Rollstuhl
7,5	unfähig, mehr als ein paar Schritte zu gehen, auf den Rollstuhl angewiesen, benötigt Hilfe beim Transfer, fährt Rollstuhl selbst, kann aber nicht den ganzen Tag im Rollstuhl sitzen und benötigt eventuell Elektrorollstuhl
8,0	weitgehend an das Bett gebunden, besitzt noch viele Funktionen zur Körperpflege sowie meist guter Gebrauch der Hände und Arme
8,5	weitgehend für die meiste Zeit des Tages an das Bett gebunden, einige Funktionen der Arme und der Körperpflege erhalten
9,0	hilfloser, bettlägeriger Patient, kann essen und kommunizieren
9,5	vollkommen hilfloser, bettlägeriger Patient, unfähig, effektiv zu kommunizieren oder zu essen und zu schlucken
10	Tod infolge der MS

den verschiedenen Funktionssystemen (FS) bestimmt: Pyramidenbahn (z. B. Lähmungen), Kleinhirn (z. B. Ataxie), Hirnstamm (z. B. Augenmotilität), Sensorium, Blasen- und Mastdarmfunktion, Sehfunktionen, zerebrale Funktionen (z. B. Aufmerksamkeit). Kritikpunkte an der EDSS sind vor allem die im Wesentlichen auf der Mobilität basierende Bewertung des Behinderungsgrades in den mittleren und oberen Score-Bereichen sowie die nur unzureichende Berücksichtigung der „weichen MS-Symptome" wie Fatigue oder kognitiver Defizite (Walker et al. 2016). Neue Score-Systeme wie der Multiple Sclerosis Functional Composite (MSFC) versuchen, diesen Kritikpunkten entgegenzuwirken, haben sich aber im klinischen Alltag noch nicht flächendeckend durchgesetzt. Als negativ prognostische Faktoren sind höheres Alter bei Krankheitsbeginn, ein EDSS von ≥ 3,0 nach einem Jahr und Störungen der Pyramidenbahn nach einem Jahr (Malpas et al. 2020) sowie männliches Geschlecht, viele Schübe in den ersten Jahren und oligosymptomatische Präsentation bei Beginn (Bergamaschi 2007) anzusehen. Dagegen könnte ein weibliches Geschlecht ein möglicher positiver Faktor sein (Ellenberger et al. 2020).

Diagnose

Die Diagnose einer MS folgt dem Grundprinzip der klinischen und paraklinischen Dissemination der Erkrankung in Raum und Zeit. Das diagnostische Grundprinzip wurde 1965 von Schumacher festgelegt (Schumacher et al. 1965). Bis heute gelten die Prinzipien der Disseminierung im Raum (klinische oder anamnestische Episoden mit Einbezug von mindestens zwei verschiedenen Topografien [Funktionssysteme des ZNS]) und der Disseminierung in der Zeit (zwei umschriebene Schübe oder Progression über mindestens 12 Monate). Zusätzlich sollen die Symptome nicht durch andere Erkrankungen erklärbar sein. Somit ist die MS-Diagnose letztendlich eine Ausschlussdiagnose. Dies gilt auch heute noch nach wiederholt revidierten Diagnosekriterien (➤ Tab. 3.3; Thompson et al. 2018).

Seit 1983 gab es wiederholt Anpassungen der Diagnosekriterien der MS. Zurzeit gelten die revidierten Kriterien von 2017 (Thompson et al. 2018). Mithilfe der MRT können die notwendigen Diagnosevoraussetzungen – Kriterien der Disseminierung im Raum (bildmorphologischer Nachweis „klinisch stummer" Läsionen) sowie der Disseminierung in der Zeit (Nachweis Kontrastmittel-[KM-]aufnehmender Läsion[en] oder in nachfolgenden Untersuchungen neue T2- oder KM-aufnehmende Läsion[en]) – erbracht und somit die Diagnose früher gestellt werden. Ebenso lässt die Detektion von OKB im Liquor den Nachweis der Dissemination in der Zeit zu. Dies impliziert aber aufgrund der einerseits geringen Spezifität der bildmorphologischen Befunde und andererseits bei limitierter differenzialdiagnostischer Abklärung (z. B. ohne Liquoranalytik; Tumani et al. 2011) die große Gefahr von Fehldiagnosen (Solomon et al. 2012, 2016).

Die wiederholt überarbeiteten Diagnosekriterien erhöhten die Sensitivität möglicherweise zu Ungunsten der Spezifität. Falschdiagnosen sind häufig und haben erhebliche Konsequenzen (Solomon et al. 2016) mit teilweise fatalen Folgen (Kleinschmidt-DeMasters et al. 2005). Gründe für die Fehldiagnosen sind vor allem die Fehlinterpretationen bildmorphologischer Befunde der MRT oder klinischer Symptome und eine unzureichende Liquoranalyse.

ACHTUNG

Auf die große Bedeutung des Liquorbefundes zur richtigen diagnostischen Einschätzung (Nachweis eines chronisch entzündlichen Prozesses bzw. Ausschluss von Differenzialdiagnosen) wird an dieser Stelle nochmals nachdrücklich hingewiesen (Abdelhak et al. 2017; Solomon et al. 2016).

Differenzialdiagnosen

Wie bereits von Schumacher postuliert (1965), müssen entsprechend den revidierten McDonald-Kriterien (Thompson et al. 2018) für die Diagnose einer MS alternative Diagnosen ausgeschlossen werden. Die differenzialdiagnostische Abklärung ist heterogen und somit individuell sehr vielseitig, entsprechend der klinischen Präsentation wie:

- Pädiatrisches vs. adultes Manifestationsalter
- Monotope vs. polytope Symptomatik
- Einzeitige vs. mehrzeitige Symptommanifestationen
- Symptomatik per se (z. B. Hirnnerven, Kognition, supra- / intratentoriell, Spinoaxis)

Die wichtigsten Differenzialdiagnosen (Brownlee et al. 2017; Toledano et al. 2015) der MS sind in alphabetischer Reihenfolge:

Tab. 3.3 Multiple Sklerose – Diagnosekriterien (Thompson et al. 2018)

Anzahl der Schübe	Anzahl der objektiv klinisch relevanten Läsionen in der MRT	Weitere notwendige Befunde
2 oder mehr	2 oder mehr	keine
2 oder mehr	1	• Fehlend: Dissemination im Raum • Erfüllt: wenn neuer Schub in anderem Funktionssystem des ZNS oder • MR-tomografisch: Läsionen (T2) in mind. 2 typischen Regionen (periventrikulär, juxtakortikal, infratentoriell oder spinal)
1	2 oder mehr	• Fehlend: Dissemination in Zeit • Erfüllt: Neuerliches klinisches Ereignis unabhängig von der Läsion oder • MR-tomografisch: – Gleichzeitiger Nachweis von asymptomatischen KM-aufnehmenden und nicht aufnehmenden Läsionen unabhängig vom Zeitpunkt oder – Neue T2-Läsionen in einer Kontrolluntersuchung im Vergleich zur Basisuntersuchung oder – Nachweis von isoliert im Liquor vorhandenen oligoklonalen Banden
1	1	• Fehlend: Dissemination in Raum und Zeit • Erfüllt: Abwarten eines neuen Schubes in einem anderen Funktionssystem oder • MR-tomografisch: – Gleichzeitiges Auftreten von asymptomatischen KM- aufnehmenden und nicht aufnehmenden Läsionen oder neue T2-Läsion in einer Kontrolluntersuchung **UND** – T2-Läsion in mind. 2 typischen Regionen oder – Nachweis von isoliert im Liquor vorhandenen oligoklonalen Banden (Dissemination in Zeit)
Klinischer Verdacht auf MS ohne Schubereignis – Verdacht auf primär chronische MS	kein Schub	1. Jahr klinische Progression (prospektiv oder retrospektiv) sowie 2 von 3 weiteren Kriterien: 1 oder mehrere T2-Läsionen in mindestens einer der MS-typischen Regionen (periventrikulär, juxtakortikal, infratentoriell) 2. oder mehr spinale Läsionen 3. Positiver Liquorbefund (erhöhter IgG-Index oder Nachweis von oligoklonalen Banden)

- Antiphospholipid-Syndrom
- Erregerbedingte (infektiöse) Erkrankungen
- Erkrankungen mit dem Leitsymptom einer progredienten spastischen Para- oder Tetraparese
- Hashimoto-Enzephalopathie
- Leukodystrophien
- Neurosarkoidose
- Primäres ZNS-Lymphom
- Susac-Syndrom
- Vaskulitiden und Kollagenosen
- Vitamin-B_{12}-Mangelsyndrom

Seltene Erkrankungen (Orphan Diseases) wie der Morbus Fabry scheinen häufiger zu sein als bislang in der Literatur berichtet und sollten vor allem bei familiärer Häufung und kardiologischen oder nephrologischen Komplikationen in Erwägung gezogen werden (Böttcher et al. 2011).

Je nach klinischer Situation müssen weitere Differenzialdiagnosen abgeklärt werden, wie:

- Abszesse (zerebral, spinal, septische Herdenzephalitis)
- Akute disseminierte Enzephalomyelitis (ADEM)

- Amyotrophe Lateralsklerose (ALS) / primäre Lateralsklerose
- Arteriovenöse Malformationen
- Autosomal dominante zerebelläre Ataxien (AD-CA- bzw SCA-Typen)
- CLIPPERS-Syndrom (CLIPPERS = Chronic Lymphocytic Inflammation with Pontine Perivascular Enhancement Responsive to Steroids)
- Kraniozervikale Übergangsanomalien
- Medikamenten- bzw. Drogen-assoziierte Enzephalopathien
- Mitochondriopathien (MERRF, MELAS, Leber-Optikusatrophie, Ophthalmoplegie plus)
- Myelitis transversa (infektiös, postinfektiös, postvakzinal, vasogen)
- Paraneoplastische Enzephalomyelopathien
- Porphyrie
- Ionenkanalerkrankungen wie die episodische (paroxysmale) Ataxie
- Sneddon-Syndrom
- Sporadische und autosomal rezessive Ataxien
- Tropische spastische Paraparese (HTLV-1-assoziierte Myelopathie)
- Tumoren und Metastasen
- Vaskulitiden
- Zerebrovaskuläre Erkrankungen (subkortikale arteriosklerotische Enzephalopathien, SAE; rezidivierende Embolien bei persistierendem offenem Foramen ovale)

Ein weiterer wichtiger differenzialdiagnostischer Aspekt stellt die klare Abgrenzung der „sogenannten Sonderformen" der MS dar, wobei NMOSD von der MS abzugrenzen sind und eine eigene Krankheitsentität darstellen, wie:

- Akute disseminierte Enzephalomyelitis (ADEM)
- Akute maligne Multiple Sklerose vom Typ Marburg
- Enzephalitis periaxialis diffusa (diffuse disseminierte Sklerose, Morbus Schilder)
- Enzephalitis periaxialis concentrica (Morbus Balo)
- Neuromyelitis-optica-Spektrum-Erkrankungen (NMOSD, NMO, Devic-Syndrom)

Dass dies von großer differenzialtherapeutischer Bedeutung sein kann, zeigen z. B. die Befunde zur potenziellen Zunahme oder Nichtsistieren der Krankheitsaktivität unter einer Therapie mit einem Interferon-β-Präparat, Fingolimod, Natalizumab, Glatirameracetat oder Alemtuzumab beim Vorliegen einer NMOSD (Kleiter et al. 2012; Ayzenberg et al. 2016; Ringelstein et al. 2015).

Zu Details der differenzialdiagnostischen Abklärung wird an dieser Stelle auf die weiterführende Literatur (Brownlee et al. 2017; Ellenberger 2016; Schmidt et al. 2018) verwiesen.

Die frühe Diagnosesicherung ist entscheidend, um einerseits schnellstmöglich die richtige immunmodulatorische Therapie zu initiieren und andererseits teure, mit potenziell gefährlichen Nebenwirkungen behaftete Medikamente nicht fälschlicherweise zu verordnen.

Diagnostische Schritte

Aus den differenzialdiagnostischen Überlegungen ergeben sich die entsprechenden diagnostischen Schritte. Bildlich gesprochen ähnelt die Diagnosefindung bei MS einem Puzzle. So viele Puzzleteile sollen zusammengesetzt werden, bis das entsprechende Bild (Diagnose) zweifelsfrei interpretiert werden kann. Nicht bei allen Patienten sind daher alle Schritte, insbesondere weiterführende Laboruntersuchungen, zwingend notwendig.

Neben der Anamnese (inklusive Familienanamnese) ist es vor allem die klinisch-neurologische Untersuchung, die erste Hinweise auf Beeinträchtigungen der verschiedenen Funktionssysteme aufzeigt. Die klinische Untersuchung schließt die Inspektion der Haut mit ein: dermatologische Auffälligkeiten bei Vaskulitiden und Kollagenosen, Angiokeratome bei Morbus Fabry.

Laborparameter, die bestimmt werden sollen, umfassen CRP, Serumchemie, Blutbild, Blutzucker, ACE, Vitamin B12, ANA, Anti-Phospholipid-Antikörper, Anti-ds-DNS-Antikörper, Lupus-Antikoagulans, Borrelien-Serologie und den Urinstatus. Abhängig von Anamnese und Untersuchungsbefunden sollte die Diagnostik um THPA, HTLV-1-Serologie, ENA, langkettige Fettsäuren, c / p-ANCA, Aquaporin-4-Antikörper, MOG-IgG-Antikörper, Mykoplasmen, Enzymbestimmung der alpha-Galaktosidase A bzw. genetische Untersuchung des GLA-Gens erweitert werden.

Eine MRT-Untersuchung des Cerebrums (Filippi et al. 2019) und zumindest als Ausgangsbefund der

HWS und BWS (Dekker et al. 2019; Kearney et al. 2015) sollte durchgeführt werden. Elektrophysiologisch können die visuell evozierten Potenziale Hinweise auf abgelaufene Optikusneuritiden liefern bzw. helfen, Hinweise auf andere den Sehnerv beeinträchtigende Erkrankungen zu finden. Eine elektrophysiologische Bewertung bezüglich axonaler versus demyelinisierender Schädigungsmuster des N. opticus kann vor allem zu Krankheitsbeginn diagnostisch hilfreich sein. Sensorisch, motorisch und somatosensibel evozierte Potenziale können Hinweise auf abgelaufene Läsionen in den entsprechenden Funktionssystemen des ZNS geben (Patjedl und Zettl 2017).

Nach wie vor nimmt die Liquoruntersuchung einen zentralen Stellenwert in der Diagnostik ein. Einerseits sind oligoklonale Banden (OKB) und eine intrathekale IgG-Synthese hochsensitiv für eine MS (Spezifität geringer), andererseits stellen fehlende OKBs oder eine fehlende intrathekale Synthese ein differenzialdiagnostisches Ausrufezeichen dar (DeAngelis et al. 2014; Tumani et al. 2009). In diesen Fällen sind andere Ursachen für die Symptomatik zu überdenken. OKBs werden nach einer Metaanalyse in über 90 % der Patienten gefunden (Dobson et al. 2013). Sie sind ebenso als Prädiktor für die Entwicklung einer MS nach einem KIS (Huss et al. 2016) oder einem RIS (Matute-Blanch et al. 2018) zu werten.

Nachgewiesene OKBs oder eine vorhandene intrathekale IgG-Synthese weisen auf eine chronisch-entzündliche Reaktion hin und lassen **andere Ätiologien** einschränken (Solomon et al. 2016). Häufig zeigt der Liquorbefund in MS-Patienten eine Pleozytose (bis zu 50 Zellen). Eine hohe Zellzahl lässt an Differenzialdiagnosen wie Infektionen oder auch eine NMO denken. Obwohl der Liquorbefund in den aktuellen Diagnosekriterien unverständlicherweise nur eine untergeordnete Rolle spielt, ist klar ersichtlich, dass die Liquoranalytik einen zentralen Bestandteil in der Diagnostik der MS darstellt (Abdelhak et al. 2017; Deisenhammer et al. 2019).

Trotz der entsprechenden Untersuchungen und abhängig von der Befundkonstellation kann es notwendig sein, die entsprechenden diagnostischen Schritte zu wiederholen (klinisch, radiologisch und laborchemisch), um die richtige Diagnose zu stellen.

Therapie

Die Therapie der Multiplen Sklerose umfasst vier Säulen:

1. Kausalorientierte Immunmodulation zur Behandlung des akuten Schubes und zur Schubprophylaxe bzw. Krankheitsprogression
2. Symptomatische Behandlungsoptionen
3. Krankheitsverarbeitung (Coping)
4. Sozialmedizinische Maßnahmen

Sie muss an die individuelle Situation des Patienten adaptiert werden. An dieser Stelle kann nur auf prinzipielle Aspekte der vielschichtigen und komplexen Behandlung der MS eingegangen werden, sodass hier ein ausdrücklicher Verweis auf die weiterführende aktuelle Literatur (Krankheitsbezogenes Kompetenznetz Multiple Sklerose e. V. 2017; Schmidt et al. 2018) erfolgt. Jüngste Untersuchungen belegen den hohen Grad an Polypharmazie bei Patienten mit MS (Frahm et al. 2020). Dies unterstreicht die große Bedeutung, dass bei allen pharmakologischen Therapien auf die in den Fachinformationen angegebenen Kontraindikationen, Nebenwirkungen und Medikamenteninteraktionen mit hoher Alertness zu achten ist.

Therapie des Schubes

Nach Ausschluss anderer Ursachen der akuten Verschlechterung (zur Definition des Schubes siehe oben), z. B. Erhöhung der Körpertemperatur im Rahmen eines Infektes, werden nach Ausschluss von Kontraindikationen in der Regel hoch dosiert GKS verabreicht. Bezüglich der Applikation hat sich die intravenöse Gabe gegenüber der oralen Gabe im deutschsprachigen Raum durchgesetzt. Üblicherweise werden 500–1 000 mg Methylprednisolon (MP) über 3–5 Tage intravenös unter Beachtung des hormonellen Biorhythmus (s. u.) appliziert.

Sollte sich keine befriedigende Besserung innerhalb von zwei Wochen ergeben, kann eine neuerliche Gabe über 5 Tage in einer höheren Dosierung von 2 000 mg pro Tag intravenös verabreicht werden.

Kommt es erneut zu keinem befriedigenden Ansprechen über die nächsten zwei Wochen, kann eine Plasmapherese bzw. Immunadsorption in Erwägung gezogen werden. Diese sollte in der Regel in 5–8 Sitzungen durchgeführt werden (Multiple Sclerosis Therapy Consensus Group [MSTCG] 2008). Vor allem

Patienten mit einer ringförmigen KM-Aufnahme in der MRT oder bei Nachweis von Antikörpern wie bei NMOSD oder MOG-assoziierten Erkrankungen (MOG-IgG oder Aqp-4-IgG) scheinen besonders gut auf die Therapie mittels Plasmaseparation bzw. Immunadsorption anzusprechen (Stork et al. 2018; Zettl et al. 2006). Es scheint, dass ein früherer Zeitpunkt mit einem besseren klinischen Ansprechen korreliert (Blechinger et al. 2021).

Bei der Gabe von GKS ist auf Nebenwirkungen wie Infektionen (vor allem Harnwegsinfekte, Virusinfektionen, Tbc), Blutzucker- sowie Blutdruckentgleisungen, Elektrolytstörungen und eine erhöhte Thrombosegefahr zu achten. Des Weiteren kann es vor allem bei prädisponierenden Patienten zu Schlafstörungen und psychischen Nebenwirkungen – vor allem manische, aber auch depressive Phasen wurden von den Autoren in der täglichen Praxis wiederholt gesehen – kommen.

Da es sich bei GKS um Hormone handelt, die von der Nebenniere in geringerer Dosis selbst produziert werden, sollte die Applikation in den Morgenstunden analog zur endogenen Körperausschüttung (Biorhythmus) erfolgen, um die entsprechenden Nebenwirkungen so gering wie möglich zu halten.

Inwieweit ein orales Ausschleichen nach GKS-Gabe notwendig ist, ist umstritten. Bei Patienten, die über eine „Entzugs"symptomatik nach Absetzen der Hochdosis-GKS-Therapie klagen, oder bei unvollständiger Symptomrückbildung nach einer GKS-Hochdosistherapie kann eine orale ausschleichende MP-Gabe über 10, maximal 14 Tage erwogen werden. So sollte z. B. beginnend mit 100 mg MP oral konsekutiv alle zwei Tage die MP-Dosis um 20 mg reduziert werden.

Abhängig von der Symptomdynamik und ihrer klinischen Ausprägung, können die einzelnen Schritte des Therapiealgorithmus übersprungen werden. So kann bei entsprechender Symptomintensität und prädisponierenden Faktoren (geringes Ansprechen auf GKS-Gabe in der Vergangenheit, hervorragendes Ansprechen auf Plasmaseparation in der Anamnese) mit einer Plasmapherese bzw. Immunadsorption begonnen werden.

Bei ausgeprägten Nebenwirkungen oder allergischen Reaktionen auf MP (Beistoffe) kann auf andere GKS-Präparate wie Dexamethason zurückgegriffen werden (**cave:** Äquivalenzdosen beachten; Umrechnungsfaktor Dexamethason : Methylprednisolon 1 : 5,3; Mager et al. 2003).

Therapie des Krankheitsverlaufs

Bislang waren DMTs ausschließlich für den schubförmigen Krankheitsverlauf und eingeschränkt für den sekundär chronischen Verlauf evidenzbasiert verfügbar. Für den primär chronischen Verlauf war bis Januar 2018 kein DMT in Deutschland zugelassen. Mit Ocrelizumab ist seit 2018 erstmals ein DMT für den primär chronischen Verlauf bei nachweisbarer Krankheitsaktivität im On-Label-Use im klinischen Alltag einsetzbar. Im Januar 2020 wurde mit Siponimod eine Therapie für die aktive sekundär chronische MS von der EMA zugelassen.

DMTs für den schubförmigen Verlauf werden nach deren Wirksamkeit in den Zulassungsstudien bzw. ihrem potenziellen Nebenwirkungsspektrum unterschieden. Hierbei besteht nicht zu jedem DMT Übereinstimmung bezüglich des Indikationsspektrums zwischen den entsprechenden Behörden wie der EMA, FDA oder der Zulassungssituation in der Schweiz. Gründe hierfür sind unter anderem, dass es für die meisten DMTs keine direkten Vergleichsmöglichkeiten zwischen den einzelnen Optionen (Head-to-Head-Studien) gibt, und andererseits, dass potenzielle Nebenwirkungen, die häufig erst nach Beendigung der Zulassungsstudien auftraten, von den Behörden unterschiedlich bewertet werden.

Abhängig von der Verlaufsform und Krankheitsaktivität (moderat, aktiv, hochaktiv oder mit Nichtansprechen auf andere DMTs) kann prinzipiell auf alternative DMT-Therapieoptionen zurückgegriffen werden (➤ Tab. 3.4).

Basierend auf der individuellen Krankheitssituation, muss in Zusammenschau bezüglich der zu erwartenden Wirksamkeit, des potenziellen Nebenwirkungsspektrums der DMTs sowie der konkreten Lebenssituation gemeinsam mit dem Patienten eine „optimale" Therapieentscheidung getroffen werden.

Wichtig ist es, die Patienten über realistische Ziele aufzuklären. Es ist nicht das Ziel der DMTs, vorhandene Symptome oder die manifeste Behinderung primär zu reduzieren, sondern das Voranschreiten der Erkrankung (Schübe, Progression) zu verhindern. Ebenso ist der Patient darüber zu informieren, dass es trotz des jeweiligen DMTs zu einer weiteren Krankheitsverschlechterung kommen kann.

3

Tab. 3.4 Überblick über die zur Behandlung der MS zugelassenen DMTs in Abhängigkeit von der Verlaufsform und Krankheitsaktivität (alphabetische Reihenfolge der DMTs). Kursiv geschrieben sind die Substanzen, die für den hochaktiven Verlauf (Eskalationstherapie) infrage kommen, während die fett geschriebenen Substanzen die First-Line-Medikamente darstellen. Einzig Ocrelizumab ist für den primär chronischen Verlauf zugelassen, während Mitoxantron nur als 2. Wahl sowohl für den schubförmigen als auch den progressiven Verlauf zur Verfügung steht.

Substanz	Handelsname	Dosierung	Anwendung
Dimethylfumarat p. o.	Tecfidera®	240 mg 2-mal pro Tag	RRMS
Glatirameracetat s. c.	Copaxone®	20 mg täglich 40 mg 3-mal wöchentlich	KIS / RRMS
Interferon-β 1a i. m.	Avonex®	30 µg einmal wöchentlich	KIS / RRMS
Interferon-β 1a s. c.	Rebif®	22 µg oder 44 µg 3-mal wöchentlich	KIS / RRMS / SPMS
Interferon-β 1b s. c.	Betaferon® Extavia®	250 µg alle 2 Tage	KIS / RRMS / SPMS
pegyliertes Interferon-⊠ 1a s. c.	Plegridy®	125 µg alle 2 Wochen	RRMS
Teriflunomid p. o.	Aubagio®	14 mg täglich	RRMS
Therapien für (hoch)aktive Verläufe			
Alemtuzumab i. v.	Lemtrada®	Jahr 1: 12 mg an 5 konsekutiven Tagen Jahr 2: 12 mg an 3 konsekutiven Tagen	**Hochaktive** RRMS (eingeschränkt für den hochaktiven Verlauf trotz Vorbehandlung mit einem DMT oder schnell fortschreitender Erkrankung)
Cladribin p. o.	Mavenclad®	kumulative Jahresdosis 3,5 mg / kg KG, verabreicht in Tablettenform in 2 Zyklen (jeweils in Monat 1 und Monat 2) im Jahr 1 und Jahr 2 In Studien konnte eine bis zu 4 Jahre bestehende Wirksamkeit gezeigt werden	**Hochaktive** RRMS
Fingolimod p. o.	Gilenya®	0,5 mg (0,25 mg) täglich	Hochaktive RRMS
Natalizumab i. v.	Tysabri®	300 mg einmal monatlich	Hochaktive RRMS
Ocrelizumab i. v.	Ocrevus®	halbjährliche Infusion (initial 2 Infusionen zu je 300 mg, danach einmalig 600 mg)	Aktive RRMS und aktive PPMS
Ofatumumab s. c.	Kesimpta®	20 mg wöchentliche Injektionen in der Einschleichphase (Woche 0, 1, 2), danach einmal monatlich (ab Woche 4)	Aktive RRMS
Ozanimod p. o.	Zeposia®	Einschleichend auf Dosis von 0,92 mg (Tag 8) täglich	Aktive RRMS
Mitoxantron i. v.	Ralenova® Novantron®	Infusion zu 12 mg / m^2 KÖF alle 3 Monate, bis zu Maximaldosis von 100 mg / m^2 KÖF (in Ausnahmefälle bis 100 mg / m^2 KÖF)	RMS und progressive MS

! MERKE

Eine umfassende Aufklärung über realistische Ziele ist die Voraussetzung, um die entsprechende Adhärenz zu gewährleisten, die bei teuren und mit Risiken behafteten Therapien notwendig ist (Heesen et al. 2014; Jarmolowicz et al. 2017; Rommer und Zettl 2018b).

Mithilfe der Deutschen Multiple Sklerose Gesellschaft (DMSG) und dem klinischen Kompetenznetzwerk für Multiple Sklerose (KKMS) wurden DMT-spezifische Aufklärungsmaterialien sowohl für Ärzte (https://kompetenznetz-multiplesklerose.de) als auch für Patienten (www.dmsg.de) erstellt.

Im Folgenden wird auf die unterschiedlichen Therapien kurz eingegangen (> Tab. 3.4).

Die Konsensgruppe des Ärztlichen Beirates der DMSG (MSTKG) hatte ursprünglich ein Stufenschema zur Anwendung der DMTs bei MS für den klinischen Alltag erstellt und konsekutiv weiterentwickelt. Wichtige Koordinaten waren hierbei die Verlaufsformen der Erkrankung, die jeweilige Zulassungssituation des DMTs bzw. Befunde aus klinischen Studien und die individuelle Krankheitsdynamik. Seit Gründung des Klinischen Kompetenznetzes MS (KKNMS) wird dieses Stufenschema von den Mitgliedern des KKNMS aktualisiert und hat Einzug in die Leitlinien der Deutschen Gesellschaft für Neurologie (DGN) gefunden. Zurzeit wird an einer Überarbeitung der Leitlinien gearbeitet, bis zur Neuveröffentlichung dieser Guidelines (https://www.dgn.org/leitlinien) sind die bisher gültigen Guidelines seit dem 25.11.2019 außer Kraft. Nach einer zweiten Konsultationsfrist ist mit einer finalen Veröffentlichung der neuen Guidelines im Jahr 2021 zu rechnen. Nach aktuellem Stand wird zeitgleich aber ein kritisches MSTKG (Multiple Sklerose Therapie Konsensus Gruppe)-Positionspapier zu den aktuellen Leitlinien der MS erscheinen (Wiendl et al. submitted). Zusammenfassend spielen hier konservative versus progressive Sichtweisen bei Immuntherapiewahl als auch Therapiezeitpunkt eine zentrale Rolle. Strikte Therapieauslegung (-linie) versus individueller Korridor bei Therapieoptionen sind ein weiterer zentraler Diskussionspunkt. Nach Auffassung der Autoren dieses Kapitels werden die neuen Leitlinien zur MS, wenn in die klinische Versorgung integriert und strikt befolgt, für Teile der Patienten (z. B. MS-Patienten mit progredienten Verlaufsformen und spastischer Symptomatik, die von einer zyklischen Glukokortikosteroid-Therapie oder von intrathekalen Applikationen von Triamcinolon-Acetonid profitieren würden) zu einer deutlichen Verschlechterung der Versorgungssituation und Lebensqualität führen (Abu-Mugheisib et al. 2012; Rommer et al. 2016; Höflich et al. 2021).

Das gegenwärtige „gelebte" Stufenschema unterscheidet nach den Indikationen KIS (klinisch isoliertes Syndrom), RRMS (Relapsing Remitting MS), SPMS (sekundär progrediente MS) und PPMS (primär progrediente MS).

Für das KIS sind verfügbare DMTs auf die seit Langem zugelassenen Injektionstherapien mit den Interferon-β-Präparaten (Interferon-β 1a i. m. [Avonex®] und Interferon-β 1a s. c. [Rebif®], Interferon-β 1b s. c. [Betaferon®, Extavia®]) sowie Glatirameracetat (Copaxone®) beschränkt. Ob Patienten mit einem KIS behandelt werden sollen, hängt von der jeweiligen Befundkonstellation und dem Sicherheitsbedürfnis des Patienten ab. Gezeigt werden konnte, dass sich die Diagnose einer klinisch definitiven MS durch frühe Therapien mit den genannten DMTs verzögern lässt (Armoiry et al. 2018). Nach heutigem Kenntnisstand sind eine hohe Läsionslast, vor allem spinal, eine Residualsymptomatik nach dem ersten Schub und positive oligoklonale Banden Parameter, die als negative Prädiktoren für den Krankheitsverlauf angesehen werden müssen (Sastre-Garriga et al. 2003).

In der Indikation RRMS wurde bislang entsprechend dem Schema zwischen den Verlaufsformen „mild / moderat" und „(hoch)aktiv" unterschieden. Eine zweifelsfreie Definition für die beiden Verlaufsformen konnte sich im klinischen Alltag noch nicht durchsetzen, sodass hier die individuelle ärztliche Einschätzung der jeweiligen Situation („eminenzbasiert") die Indikation trägt. Für die „milde / moderate" Verlaufsform stehen derzeit sieben zugelassene DMTs in erster Linie zur Verfügung. In alphabetischer Reihenfolge sind dies:

- Dimethylfumarat (Tecfidera®)
- Glatirameracetat (Copaxone®)
- Interferon-β 1a i. m. (Avonex®) und Interferon-β 1a s. c. (Rebif®)
- Interferon-β 1b s. c. (Betaferon®, Extavia®)
- Pegyliertes Interferon-β 1a s. c. (Plegridy®)
- Teriflunomid (Aubagio®)

Dazu kommen als Mittel der 2. Wahl Azathioprin sowie für besondere Lebenssituationen (Schwangerschaft, Stillzeit) die intravenös applizierten Immunglobuline (IVIG) im Off-Label-Use-Szenario.

Zur Behandlung der (hoch)aktiven Verläufe der RRMS gelten

- Alemtuzumab (Lemtrada®, nunmehr mit Einschränkungen),
- Cladribin (Mavenclad®),
- Fingolimod (Gilenya®),
- Natalizumab (Tysabri®)
- Ocrelizumab (Ocrevus®)
- Ofatumumab (Kesimpta®)
- Ozanimod (Zeposia®)

als DMTs der 1. Wahl (Ausnahme: Alemtuzumab). Aufgrund von unerwarteten Nebenwirkungen beantragt der Hersteller die Zurücknahme die Marktzulassung für Daclizumab (Zinbryta®) a am 02.0.3.2018. (http://www.ema.europa.eu/ema/index.jsp?curl=pages/medicines/human/referrals/Zinbryta/human_referral_prac_000074.jsp&mid=WC0b01ac05805c516f.).

Als nicht zugelassenes DMT – aber auf der Ebene der Substanzen der 2. Wahl – wird Cyclophosphamid als Ausweichpräparat für Sonderfälle aufgeführt. Als DMT der 3. Wahl werden experimentelle Therapien wie die hämatopoetische Stammzelltransplantation etc. genannt (Atkins 2019; Burt et al. 2019).

Für die SPMS mit aufgesetzten Schüben sind Interferon-β 1a s. c. (Rebif®), Interferon-β 1b s. c. (Betaferon®, Extavia®) und Mitoxantron (Novantron®) die zugelassenen Therapieoptionen. Im Januar 2020 wurde Siponimod (Mayzent®) von der EMA für aktive SPMS (beurteilt anhand klinischer und radiologischer Kriterien) zugelassen (https://www.ema.europa.eu/en/medicines/human/EPAR/mayzent; Kappos et al. 2018). Die SPMS ohne aufgesetzte Schübe ist im zugelassenen Bereich nur mit Mitoxantron (Novantron®) therapierbar. Als Ausweichmöglichkeit gilt auch hier im Off-Label-Use Cyclophosphamid.

Zur verlaufsmodifizierenden Behandlung der PPMS mit nachweisbarer Krankheitsaktivität wurde Ocrelizumab (Ocrevus®) im Januar 2018 durch die EMA zugelassen.

Eine Zusammenstellung der aktuell zur Verfügung stehenden DMTs gibt ➤ Tab. 3.4. Auf die jeweilige weiterführende Literatur sei hingewiesen. Die einzelnen DMTs unterscheiden sich durch den Wirkmechanismus und die Applikationsform, den klinischen und paraklinischen Effekt auf den Krankheitsverlauf, aber auch im Nebenwirkungsprofil.

Im Januar 2020 wurde durch die EMA Siponimod (Mayzent®) für die aktive SPMS zugelassen. Die FDA erteilte bereits im März 2019 die Zulassung zusätzlich für das gesamte Spektrum der schubförmigen MS-Patienten. Das Medikament wird als Tablette eingenommen. Es wird einer Titrationsphase über 6 Tage begonnen (0,25 mg initial bis Zieldosis 1 oder 2 mg – abhängig vom Genotyp des Leberenzyms CYP2C9, das für die Verstoffwechselung von Siponimod von großer Bedeutung ist; s. u.).

Einen Überblick über die empfohlenen Monitoringmaßnahmen vor, während und gegebenenfalls nach Beendigung der Immuntherapien gibt ➤ Tab. 3.5. Klares Ziel dieser Managementstrategie ist es, die jeweils bekannten und bedrohlichen Nebenwirkungen zu vermeiden oder frühestmöglich zu erkennen sowie unbekannte Therapieeffekte schnellstmöglich zu erfassen und zu bewerten. Ein negativer Schwangerschaftstest ist für die Initiierung einiger Therapien notwendig. Hier ist auf die jeweils aktuellsten Fachinformationen hinzuweisen.

Das organspezifische Spektrum von wichtigen DMT-Nebenwirkungen wird in ➤ Abb. 3.2 präsentiert.

Beispielhaft für potenziell lebensbedrohliche Nebeneffekte soll die progressive multifokale Leukenzephalopathie (PML) erwähnt werden, die unter der Behandlung von Natalizumab, aber auch unter Dimethylfumarat und Fingolimod beobachtet worden ist. Die Gefahr der PML ist mit dem Wirkungsmechanismus der jeweiligen DMTs in Verbindung zu setzen. Natalizumab hemmt z. B. den Übertritt von Leukozyten aus der Blutbahn über die Blut-Hirn-Schranke. Somit sind innerhalb des ZNS vermindert Leukozyten zu finden. Das Risiko, an einer PML zu erkranken, korreliert mit der Therapiedauer, dem JCV-Antikörperstatus und der Art der Vortherapien. Das Risiko beträgt abhängig von diesen Faktoren zwischen 0,1 und 10 pro 1 000 Patienten (Bloomgren et al. 2012; Ho et al. 2017). Vor allem eine Immunsuppression in der Vormedikation erhöht das PML-Risiko. Die gegenwärtige Langzeiterfahrung ist im klinischen Alltag auf 14 Jahre begrenzt. Im Therapieverlauf sind in Abhängigkeit von dem Risikoprofil in 3- bis 6-monatigem Abstand zerebrale MRT-Verlaufskontrollen zur Frühdetektion einer PML indiziert (Krankheitsbezogenes Kompetenznetz Multiple Sklerose e. V. 2017; McGuigan et al. 2016).

Wie die gegenwärtigen Ereignisse nachdrücklich belegen, ist es Aufgabe des betreuenden Arztes, neben den bekannten Nebenwirkungen auch gegenüber

Tab. 3.5 Empfohlenes Monitoring (Klotz et al. 2016; Moiola et al. 2020; Rommer und Zettl 2018b)

Zugelassenes Medikament	Notwendiges Monitoring
Dimethylfumarat	• Großes Blutbild und Ausschluss einer latenten oder aktiven Infektion (HBC, HBV, HIV, Tbc) vor der ersten Gabe • Großes Blutbild vor Therapie und alle 3 Monate unter Therapie • Nieren- und Leberwerte nach 3 und 6 Monaten, danach alle 6–12 Monate
Glatiramerazetat	• basierend auf Fallberichten sollten Leberenzyme getestet werden
Interferon-β 1a und 1b	• großes Blutbild, Leberenzyme, Schilddrüsenparameter in regulären Intervallen (alle 3 Monate, 6 Monate für Schilddrüsenwerte)
Teriflunomid	• Ausschluss einer latenten oder aktiven Infektion (HBC, HBV, HIV, Tbc) • Leberparameter einschließlich Bilirubin und kleines Blutbild vor und während der Behandlung • Monatliche Leberparameterbestimmung während der ersten 6 Behandlungsmonate und nach klinischer Maßgabe • Kleines Blutbild nach klinischer Maßgabe
Alemtuzumab	• Ausschluss einer latenten oder aktiven Infektion (HBC, HBV, HIV, Tbc) • Ausschluss jedweder Autoimmunerkrankungen außer MS sowie einiger Herz-Kreislauf-Erkrankungen (unkontrollierte Hypertonie, Anamnese von Dissektionen zervikozephaler Arterien, Schlaganfall oder Herzinfarkt oder Angina pectoris) oder Koagulopathien und / oder Behandlung mit Thrombozytenaggregationshemmer oder Antikoagulanzien • Kleines Blutbild, VZV-Status, Schilddrüsenparameter vor der ersten Gabe • Großes Blutbild und Urinanalyse monatlich, Schilddrüsenparameter alle 3 Monate bis mindestens 48 Monate nach der letzten Gabe • Humanes Papillomavirus sollte jährlich bei weiblichen Patienten untersucht werden
Cladribin	• Kleines Blutbild und Ausschluss einer latenten oder aktiven Infektion (HBC, HBV, HIV, Tbc) vor jedem jährlichen Zyklus • Alle 6 Monate ein kleines Blutbild sowie nach klinischer Maßgabe
Fingolimod	• Baseline EKG und Monitoring während erster Gabe • VZV-Antikörperstatus vor der Behandlung (im Fall von nicht ausreichendem Schutz ist eine Impfung empfohlen) • Ausschluss einer latenten oder aktiven Infektion (HBC, HBV, HIV, Tbc) • Großes Blutbild und Leberparameter vor der ersten Gabe • Unter der Therapie: großes Blutbild und Leberparameter • Blutdruck unter Therapie • Augenarztkontrollen
Natalizumab	• Ausschluss einer latenten oder aktiven Infektion (HBC, HBV, HIV, Tbc) • JCV-Status vor der ersten Gabe und anschließend unter der Therapie sowie regelmäßige MRT-Kontrollen • Ikterus: Leberparameter testen; Testungen aufgrund dieser Berichte in regelmäßigen Abständen
Ocrelizumab	• Ausschluss einer latenten oder aktiven Infektion (HBC, HBV, HIV, Tbc) • Vor jeder Infusion Ausschluss akuter Infektionen
Ofatumumab*	• Ausschluss von Patienten in einem stark immungeschwächten Zustand • Schwere aktive Infektionen • Aktive maligne Erkrankung • Heptatitis-Screening vor Therapiebeginn
Ozanimod	• Baseline EKG und Monitoring während erster Gabe • VZV-Antikörperstatus vor der Behandlung (im Fall von nicht ausreichendem Schutz ist eine Impfung empfohlen) • Ausschluss einer latenten oder aktiven Infektion (HBC, HBV, HIV, Tbc) • Großes Blutbild und Leberparameter vor der ersten Gabe • Unter der Therapie: großes Blutbild und Leberparameter • Blutdruck unter Therapie • Augenarztkontrollen • Dosistitrierung

Tab. 3.5 Empfohlenes Monitoring (Klotz et al. 2016; Moiola et al. 2020; Rommer und Zettl 2018b) *(Forts.)*

Zugelassenes Medikament	Notwendiges Monitoring
Siponimod	• Ausschluss einer aktiven malignen Erkrankung, schweren Leberschädigung (Child-Pugh class C), Immundefizienzsyndrom, Anamnese einer PML oder Krypptokokkeninfektion, Herzinfarkt, TIA / Schlaganfall in den letzten 6 Monaten vor Therapieinitiierung • Dekompensierte Herzerkrankungen oder NYHA Grad III / IV, Schwangerschaft oder gebärfähiges Alter ohne zuverlässige Kontrazeption • Baseline EKG und Monitoring • VZV-Antikörperstatus vor der Behandlung (im Fall von nicht ausreichendem Schutz ist eine Impfung empfohlen) • Ausschluss einer latenten oder aktiven Infektion (HBC, HBV, HIV, Tbc) • Großes Blutbild und Leberparameter vor der ersten Gabe • Unter der Therapie: großes Blutbild und Leberparameter • Im Falle einer Homozygosität für CYP2C9*3 ist die Therapie nicht zu initiieren, im Falle von CYP2C9*2*3 oder *1*3 genotype ist die Zieldosis 1 mg • Dosistitrierung

* entsprechend EMA-Zulassung (https://www.ema.europa.eu/en/documents/product-information/kesimpta-epar-product-information_en.pdf)

noch unbekannten Risiken und Nebenwirkungen im Zusammenhang mit DMTs vigilant zu sein (Moiola et al. 2020; Rommer und Zettl 2018b).

Auf die jeweiligen Wirkstoffgruppen der in ➤ Tab. 3.4 dargestellten zugelassenen DMTs wird im Folgenden kurz eingegangen. Die jeweiligen DMTs unterscheiden sich durch den Wirkmechanismus und die Applikationsform, den Effekt auf den Krankheitsverlauf, aber auch das Nebenwirkungsprofil. Dieses Nebenwirkungsprofil zu kennen, ist essenziell für den behandelnden Therapeuten, um Nebenwirkungen, die potenziell lebensgefährlich sein können, früh zu erkennen. Dem Therapiemonitoring (Therapieresponse, Adhärenz, Nebenwirkungen) kommt einerseits klinisch, aber auch paraklinisch (Laborparameter und MRT) somit eine wesentliche Funktion zu.

Der Wirkmechanismus von **Dimethylfumarat** umfasst die Reduktion der Lymphozytenproliferation. Möglicherweise kommt es auch über den Nrf2-Signalweg (Nuclear Factor-Related Factor 2) zur Neuroprotektion. Nebenwirkungen wie gastrointestinale Beschwerden, Flush und Transaminasenanstieg (Fox et al. 2012; Gold et al. 2012) wurden beschrieben. Fälle von PML, insbesondere bei deutlich erniedrigten Leukozytenwerten, wurden berichtet (Gieselbach et al. 2017). Kontrollen umfassen daher sowohl Blutbild als auch Transaminasen (Rommer und Zettl 2018b).

Der Wirkmechanismus von **Glatiramerazetat** ist bis dato nicht im Detail verstanden. Es werden multiple Wirkmechanismen im Blut und ZNS beschrieben (Prod'homme und Zamvil 2019). Den bekannten Nebenwirkungen und dem ausreichenden Sicherheitsprofil stehen die hohe Injektionsfrequenz, lokale Hautirritationen bis zur Lipoatrophie, Flush, Palpitationen, Tachykardie, Brustschmerzen und Dyspnoe entgegen (Johnson et al. 1995, 1998; Ziemsen et al. 2017). Bei mehr als 20-jähriger Erfahrung mit der Substanz sind bis dato keine therapieassoziierten Todesfälle beschrieben worden.

Für die **Interferon-β-Präparate** sind multiple Wirkmechanismen (Blut und ZNS) beschrieben worden (Zettl et al. 2018). Der moderaten Wirksamkeit steht das hinreichend bekannte Nebenwirkungsprofil gegenüber. In einer Subgruppe kann es zu persistierenden neutralisierenden Antikörpern gegen die Substanz kommen (Polman et al. 2010). Weitere Nebenwirkungen umfassen grippale Symptome im Anschluss an die Injektion, lokale Hautirritationen, Schilddrüsenfunktionsstörungen, erhöhte Leberparameter und möglicherweise Depressionen. Bei mehr als 25-jähriger Erfahrung gab es bis dato keine sicher therapieassoziierten Todesfälle. Laborkontrollen umfassen das Blutbild, Transaminasen und Schilddrüsenparameter (Rommer und Zettl 2018b; Zettl et al. 2018).

Teriflunomid wirkt über eine Hemmung der Proliferation von B- und T-Lymphozyten. Dieser Effekt beruht auf der reversiblen Inhibition des Enzyms Dihydroorotat-Dehydrogenase und somit der Neusynthese von Pyrimidin (Rommer et al. 2019a). Neben-

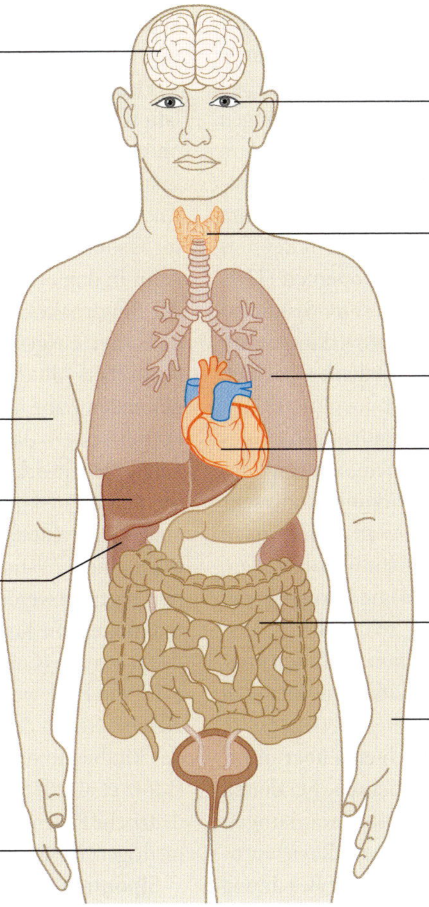

Abb. 3.2 Wichtige organspezifische Nebenwirkungsmuster, die in klinischen Studien registriert wurden (Rommer und Zettl 2018b, Moiola et al. 2020); IFN β = Interferon-β, FTY = Fingolimod, DMF = Dimethylfumarat, NTZ = Natalizumab

wirkungen wie Haarausdünnung, gastrointestinale Symptome und ein Transaminasenanstieg sind berichtet worden (Confavreux et al. 2014; O'Connor et al. 2011). Das Präparat dürfte aufgrund tierexperimenteller Befunde ein erhöhtes teratogenes Potenzial besitzen. Bei entsprechend langer Halbwertszeit (enterohepatische Rezirkulation) ist dies insbesondere bei Patientinnen mit Kinderwunsch zu bedenken und entsprechend darüber aufzuklären. Auch bei männlichen Patienten ist auf das teratogene Potenzial zu achten (Papadopoulou et al. 2015). Kontrollen sollten das Blutbild und die Transaminasen umfassen. Auf strenge Kontrazeption ist hinzuweisen (Klotz et al. 2016). Auf Medikamenteninteraktionen (u. a. CYP-, P-gp-, OAT3-Interaktionen) muss geachtet werden. Bei Kinderwunsch ist in Abhängigkeit von der Krankheitsdynamik der Wirkstoff mittels Colostyramin oder Aktivkohle innerhalb von zwei Wochen auszuscheiden. Eine Konzentrationsbestimmung im Serum wird empfohlen. Bei einem Wert unter 0,02 µg/l ist laut Studienlage von keiner Teratogenität auszugehen (https://www.kompetenznetz-multiplesklerose.de).

Alemtuzumab ist ein humanisierter monoklonaler IgG1-AK, der gegen das CD52-Antigen gerichtet ist, und steht für Patienten mit einem hochaktiven schubförmigen Verlauf im Sinne einer Eskalationstherapie zur Verfügung (Rommer et al. 2019a). Nach der Infusion kommt es zu einer Depletion von CD52-positiven Zellen (insbesondere B- und T-Zellen). Insgesamt wird eine langfristige Modulation des Immunsystems angestrebt (Freedman et al. 2013). Es wird eine sehr hohe Wirksamkeit (Schubratenreduktion gegenüber einem hoch dosierten IFN-β-Präparat um mehr als 70 %) mit der Möglichkeit einer langfristigen Modulation des Immunsystems beschrieben (Cohen et al. 2012; Coles et al. 2012). Nebenwirkungen umfassen vor allem ein sehr hohes Risiko, andere Autoimmunerkrankungen (u. a. Schilddrüsenerkrankungen in über 30 %) zeitversetzt (meist 2–3 Jahre nach Therapiestart) zu entwickeln. Selten kann es zu lebensbedrohlichen Thrombozytopenien (ITP) oder Glomerulonephritiden (Goodpasture-Syndrom) kommen. Infusionsbedingte Nebenwirkungen im Rahmen der Therapieapplikation werden beobachtet. Die Dauer des Therapieeffektes ist noch ungeklärt. Es bestehen begrenzte Langzeiterfahrungen (Coles et al. 2017). Die Adhärenz (Therapiemonitoring) des Patienten ist aufgrund des Nebenwirkungsprofils sehr wichtig. Es müssen bis mindestens 48 Monate nach der letzten Infusion monatliche Blutbildkontrollen, ein mikrobiologischer Harnbefund und Harnsediment durchgeführt werden. TSH, T_3, T_4 sollten 4-mal jährlich und MRT-Untersuchungen einmal jährlich kontrolliert werden. Entsprechendes Aufklärungsmaterial ist verfügbar und sollte verwendet werden (Klotz et al. 2016). Azevedo et al. (2019) berichteten über intrazerebrale Blutungen bei fünf Patienten, bei denen während der Infusionen Blutdruckschwankungen auftraten. Alemtuzumab wurde einem Reviewprozess unterzogen und kann weiterhin unter Beachtung folgender Einschränkungen im Falle einer rasch fortschreitenden Erkrankung oder hoher Krankheitsaktivität trotz vorheriger Therapie angewendet werden.

Es müssen Kontraindikationen für Alemtuzumab in Betracht gezogen werden (unkontrollierter Bluthochdruck, Anamnese einer arteriellen Dissektion der Halsarterien, Schlaganfall, Angina pectoris / Myokardinfarkt, Koagulopathie oder Behandlung mit Thrombozyten- oder Antikoagulanzientherapie). Bei Alemtuzumab sollte eine geeignete Prämedikation mit GKS, Antihistaminika und Antipyretika beachtet werden (https://www.ema.europa.eu/en/documents/product-information/lemtrada-epar-product-information_de.pdf).

Bei **Cladribin** handelt es sich um ein Nukleosid-Analogon von Desoxyadenosin. Als Folge kommt es zu einer Reduktion von B- und T-Lymphozyten (Leist et al. 2011). Die häufigsten Nebenwirkungen sind Infektionen aufgrund einer Lymphozytenreduktion. Lymphopenien unterschiedlichen Grades können aufgrund des Mode of Action (MoA) auftreten (Giovannoni et al. 2010; Leist et al. 2014).

Fingolimod hemmt über S-1-P-Rezeptor-Modulation den Austritt von Lymphozyten aus den Lymphorganen. Kardiale Nebenwirkungen – vor allem bei Erstgabe – sind zu beachten. Gelegentlich zeigt sich ein Anstieg der Serumtransaminasen. Ein Makulaödem, insbesondere bei koinzidentem Diabetes mellitus, kann in den ersten Monaten auftreten. Ein Anstieg der Blutdruckwerte im Mittel um 3–5 mmHg wurde berichtet. Insgesamt ist die Langzeiterfahrung im klinischen Alltag auf wenige Jahre beschränkt. Vor der ersten Gabe ist auf das Vorhandensein von Antikörpern gegen das Varizella-Zoster-Virus zu testen. Fatale Nebenwirkungen wurden im Zusammenhang mit Herpesinfektionen beschrieben. In Abhängigkeit vom VZV-Befund (Anamnese, serologischer Befund) muss eine VZV-Immunisierung vor Therapiebeginn durchgeführt werden (Winkelmann et al. 2012). Ophthalmologische Kontrollen (Makulaödem) sollten bedacht werden (Cohen et al. 2010; Kappos et al. 2010). Fälle von PML wurden berichtet (Rommer und Zettl 2018b). Neben der klinischen Untersuchung sollten das Blutbild und Transaminasen kontrolliert werden (Klotz et al. 2016). Es besteht eine Zulassung für pädiatrische Patienten, weswegen bei Gewicht < 40 kg die niedrigere Dosis von 0,25 mg verschrieben werden soll.

Siponimod blockiert ähnlich wie Fingolimod, jedoch spezifischer, Sphingosin-1-Phosphat-Rezeptoren in Immunzellen (Behrangi et al. 2019; Rommer et al. 2019a). Der Wirkmechanismus ist ähnlich, jedoch sollen durch die selektivere Wirkung Nebenwirkungen eingeschränkt werden. Häufige Nebenwirkungen sind Kopfschmerzen und erhöhter Blutdruck (Kappos et al. 2018). Langzeiterfahrungen in der Real-world-Situation stehen aus. Auf die CYP Bestimmung ist zu verweisen. Ebenfalls wird eine Dosistritierung zu Beginn durchgeführt, um die kardialen Nebenwirkungen abzumildern.

Ozanimod ist ebenfalls ein selektiverer S1P-Modulatur mit ähnlichem Wirkmechanismus. Im Gegensatz zu Siponimod muss keine CYP-Bestimmung erfolgen. Zu Beginn ist ebenfalls eine Titrierungsphase vorgesehen.

Natalizumab, ein humanisierter monoklonaler IgG4-AK, der das Adhäsionsmolekül alpha-4-Integrin blockiert (Rommer et al. 2019a), hemmt den Übertritt von Leukozyten aus der Blutbahn über die Blut-Hirn-

Schranke. Es bestehen eine sehr hohe Wirksamkeit (Reduktion der Schubrate bis 70 %) und eine sehr gute Verträglichkeit (Polman et al. 2006; Rudick et al. 2006), jedoch auch das Risiko einer PML-Manifestation (Blankenbach et al. 2019; Kleinschmidt-DeMasters et al. 2005; Langer-Gould et al. 2005). Das Risiko beträgt entsprechend der Therapiedauer, dem JCV-Antikörperstatus und der Art der Vortherapien zwischen 0,1 und 10 pro 1 000 Patienten (Bloomgren et al. 2012; Ho et al. 2017). Vor allem bei Immunsuppression in der Vormedikation und einer Therapiedauer mit Natalizumab über 12 Monate besteht ein erhöhtes PML-Risiko. Die gegenwärtige Langzeiterfahrung ist im klinischen Alltag auf 14 Jahre begrenzt. Neutralisierende Antikörper (bei ca. 6 % der Patienten) können die Wirksamkeit der Therapie beeinträchtigen. Ein Anstieg der Leberenzyme und Herpesinfektionen sind beschrieben (Clerico et al. 2017). Neben klinischen Kontrollen sollte 2-mal jährlich der JCV-Antikörper-Index bestimmt werden. Leberwerte sollten regelmäßig kontrolliert werden. Jährliche und im Verlauf 3- bis 6-monatige MRT-Kontrollen zur Frühdetektion einer PML sind nach individuellem Risikoprofil indiziert (McGuigan et al. 2016, Blankenbach et al. 2019).

Ocrelizumab ist ein humanisierter monoklonaler Antikörper (IgG_1), der gegen den Marker CD20 auf B-Zellen und einer kleinen Subgruppe von T-Zellen gerichtet ist. Er zeigte erstmals positive Effekte im primär chronischen Verlauf (Montalban et al. 2017); zusätzlich konnten hochüberzeugende Ergebnisse im schubförmigen Verlauf gegenüber hochdosierten Interferon-β1a gezeigt werden (Hauser et al. 2017). Ebenso wie bei vielen anderen Immuntherapien sind schwerwiegende Infektionen (Hepatitis, HIV) vor Therapiebeginn auszuschließen. Eine erhöhte Infektionsrate unter Therapie und infusionsbedingte Nebenwirkungen im Rahmen der Therapieapplikation wurden beobachtet (Hauser et al. 2017; Montalban et al. 2017).

Therapie der Symptome

Im Krankheitsverlauf kommt es zur Akkumulierung von neurologischen Ausfällen. Aus epidemiologischen Studien lässt sich erkennen, dass im natürlichen Krankheitsverlauf nach 9 Jahren multiple neurologische Ausfälle vorhanden sind, nach 16 Jahren die Gehstrecke deutlich eingeschränkt ist und nach 33 Jahren die Patienten an das Krankenbett gebunden sind (Weinshenker et al. 1989).

Einerseits wirken die neuen DMTs, sodass der Krankheitsverlauf in Zukunft möglicherweise deutlich verändert sein kann; andererseits ist es die Aufgabe des betreuenden Arztes, neben dem richtigen immunmodulierenden DMT auch die Symptome adäquat zu behandeln und somit die Lebensqualität des Patienten entscheidend zu verbessern (Jones et al. 2008).

Die am häufigsten berichteten Symptome sind Fatigue, Spastik und Miktionsstörungen bei rund 60 % der Patienten, gefolgt von Tremor und Ataxie, Schmerzen, Depression, kognitiven Beeinträchtigungen bei rund 30–40 % sowie in geringerem Ausmaß sexuellen Funktionsstörungen, Okulomotorikstörungen, Dysarthrie, Dysphagie, Epilepsie und paroxysmalen Syndromen (Rommer et al. 2019b). Während die Fatigue das am häufigsten berichtete Symptom in den ersten 2 Jahren ist, sind es nach 15 Jahren Spastik und Blasenfunktionsstörungen. Bezüglich der Sexualfunktionsstörungen gibt es in der Literatur sehr unterschiedliche Angaben. Die Prävalenz reicht bis 80 % (Celik et al. 2013).

Die Therapien der jeweiligen Symptome variieren sehr stark und sind vor allem von der Verfügbarkeit jeweiliger wirksamer Medikamente abhängig. So ist es nicht verwunderlich, dass – obwohl nicht häufig berichtet – die Epilepsie das am häufigsten behandelte Symptom ist, gefolgt von Spastik, Schmerzen und Depression (Rommer et al. 2019b). Die Fatigue und kognitive Probleme hingegen werden nur in einem deutlich geringeren Ausmaß therapiert.

Therapieprinzipien umfassen pharmakologische und nichtpharmakologische Therapien wie Physio- und Ergotherapie sowie psychologisches Training im ambulanten wie auch im stationären Bereich. Ambulante und / oder stationäre Rehabilitationsmaßnahmen sind häufig sehr hilfreich und notwendig (Henze et al. 2017a – c, 2018a – d; Zettl et al. 2014).

In den letzten Jahren war in Deutschland eine signifikante Steigerung der Therapien der jeweiligen Symptome zu berichten (Rommer et al. 2019b). Insgesamt lässt sich feststellen, dass die Behandlungssituation der Symptome weiterhin große quantitative und qualitative Defizite aufweist.

Einen detaillierten Überblick über die verschiedenen Therapiestrategien und -konzepte geben Henze et al. 2006, 2017a – d, 2018a, b sowie Schmidt et al.

2018. Beispielhaft ist auf Fampridin (Fampyra®) hinzuweisen. Bei Fampridin handelt es sich um einen reversiblen Kalium-Kanal-Blocker, der den Aminopyridinen zuzuordnen ist. Es ist zugelassen für die Besserung der Gehbehinderung bei MS-Patienten mit einem EDSS zwischen 4 und 7. In den Zulassungsstudien zeigten zwischen 34,8 und 43,9 % der mit Fampridin behandelnden Patienten ein Ansprechen mit einer Zunahme der Gehgeschwindigkeit im „Timed 25 Foot Walk"-Test (T25FW) bis zu 26,3 % (Goodman et al. 2009, 2010). Aus diesem Grund soll zu Beginn der Behandlung eine Testphase stattfinden, um ein Ansprechen auf die Therapie feststellen zu können.

Ein großer Teil der Patienten beschränkt die Therapie nicht auf die genannten Methoden, sondern greift auf alternative und Komplementärmethoden (ACT) zurück (Mews et al. 2012; Rommer et al. 2018c). Speziell Patienten mit einem EDSS zwischen 3 und 6 wenden verstärkt alternative oder komplementäre Behandlungsmethoden an und setzen sich vermehrt auf psychoedukativer Ebene mit der Erkrankung auseinander. Diese Patienten sollten bei dem vielschichtigen Szenario der ACT entsprechend sachlich und individuell beraten werden (Mews und Zettl 2012; Rommer et al. 2017).

Zusammenfassung

Es muss festgestellt werden, dass die jeweiligen Symptome einen unmittelbaren Einfluss auf die Lebensqualität der Patienten haben. Eine entsprechende Therapie ist somit nicht „nur add-on", sondern besitzt mindestens den gleichen Stellenwert wie immuntherapeutische Behandlungsansätze.

Exkurs

Schwangerschaft

Die Diagnose einer MS wird meistens im jungen Erwachsenenalter gestellt. Frauen sind deutlich häufiger betroffen als Männer. Daraus ergibt sich, dass Fragen zur Familienplanung von hoher Relevanz in der Betreuung von MS-Patient / -innen sind.

Der behandelnde Arzt kann in diesem Zusammenhang mit mehreren Problemfeldern konfrontiert werden. Häufige Fragen sind:

A) **Hat die MS Einfluss auf die Fertilität?**
Die MS hat per se keine Auswirkungen auf die Fertilität (Hellwig 2014). Jedoch werden Hormonstörungen bei MS-Patientinnen häufiger gesehen als in gesunden Kontrollen (polyzystisches Ovar, Hyperprolaktinämie, Schilddrüsenfunktionsstörungen). Die Störungen sind einerseits auf die MS zurückzuführen, können aber auch Nebenwirkungen von Medikamenten sein. So kann konkret die Fertilität aufgrund der DMTs (z. B. Mitoxantron, Cyclophosphoamid) beeinträchtigt sein. Des Weiteren kann eine sexuelle Dysfunktion bei beiden Geschlechtern den Schwangerschaftswunsch beeinträchtigen (Cavalla et al. 2006). Reproduktionsmedizinische Behandlungen können Schübe auslösen. Frauen mit MS sollten darüber aufgeklärt werden. Ein generelles Abraten von dieser Behandlung scheint jedoch nicht gerechtfertigt (Krankheitsbezogenes Kompetenznetz Multiple Sklerose e. V. 2017).

B) **Auswirkungen der Schwangerschaft auf die MS und Möglichkeit der Behandlung von Schüben:**
Krankheitsaktivität und Schubfrequenz nehmen in der Regel während der Schwangerschaft ab. Dies dürfte mit der Änderung der hormonellen Situation in Zusammenhang stehen („das Ungeborene schützt die Mutter"). Es ist darauf hinzuweisen, dass es trotzdem während der Schwangerschaft zu Schüben kommen kann. Nach der Geburt wird berichtet, dass es wieder zu einer Zunahme der Schubfrequenz kommt (Confavreux et al. 1998; Zuluaga et al. 2019).

C) **Können während der Schwangerschaft und der Stillzeit krankheitsmodifizierende Medikamente verabreicht werden?**
Inwieweit eine Therapie während der Schwangerschaft notwendig ist, kann nur auf individueller Basis entschieden werden. Während einige Medikamente auf keinen Fall während der Schwangerschaft gegeben werden dürfen (z. B. Teriflunomid, **S1P-Modulatoren, Cladribin**), gibt es für andere Medikamente Erfahrungsberichte, die keine erhöhte Fehlbildungs- und / oder Abortrate (z. B. Glatirameazetat und Interferon-β-Präparate) vermuten lassen. Kontrollierte wissenschaftliche Studien sind diesbezüglich aber nicht vorhanden. Somit ist auch diese Entscheidung, insbesondere unter dem Aspekt, dass kein DMT für diese Lebenssituation eine Zulassung hat, individuell mit der Patientin zu treffen.

Ebenso können dem männlichen Partner verabreichte Medikamente embryotoxische Auswirkungen haben. Vor jeder Schwangerschaft sollte die individuelle Therapiestrategie mit den Patienten besprochen werden. Es muss eine Abwägung zwischen den Risiken und dem Nutzen der jeweiligen Therapien getroffen werden (Amato et al. 2017; Bove et al. 2014). Ein negativer Schwangerschaftstest kann vor Therapieinitiierung notwendig sein. Es ist in diesem Zusammenhang auf die jeweiligen aktuellsten Fachinformationen hinzuweisen. Schubtherapien mittels GKS können in den ersten drei Monaten zu einer gesteigerten Abortrate oder morphologischen Fehlbildungen führen und sollten nach Nutzen-Risiko-Abschätzungen durchgeführt werden. Im 2. und 3. Trimenon ist die Fehlbildungsrate deutlich niedriger (Amato et al. 2017). Bezüglich der potenziellen Auswirkung auf funktionelle entwicklungsbiologische Aspekte (Verhalten, Kognition etc.) des Feten gibt es keine verlässlichen Daten. Plasmapheresen oder Immunadsorptionen können je nach klinischer Situation als alternative Therapieoptionen diskutiert werden. Auf eine enge Zusammenarbeit mit der Gynäkologie ist ausdrücklich zu verweisen (Bove et al. 2014).

D) **Ist mit vermehrten Komplikationen in der Schwangerschaft und bei der Geburt zu rechnen?**
Bezüglich Komplikationen unter der Geburt wurden keine signifikanten Unterschiede betreffend Diabetes mellitus, Präeklampsie, Frühgeburt und Geburtsgewicht gesehen. Jedoch ist zu erwähnen, dass nur begrenzt Informationen über Schwangerschaften von MS-Patientinnen vorliegen. Obwohl es per se keine Indikation für eine Sectio caesarea bei MS-Patientinnen gibt, ist die Sectiorate bei MS-Patientinnen höher als in der gesunden Bevölkerung. Eine Auswirkung auf die Schubrate ergibt sich dadurch nicht (Cavalla et al. 2006; Jalkanen et al. 2010).
Prinzipiell gibt es aus neurologischer oder immunologischer Sicht aber keine Indikation für eine Sectio caesarea im Rahmen einer MS-Erkrankung (Jalkanen et al. 2010). Aufgrund neuester Daten aus der Mikrobiomforschung sollte die Indikation für eine Sectio caesarea streng gestellt werden (Moya-Perez et al. 2017; Tamburini et al. 2016).

Ähnlich wie für die Schwangerschaft kommen auch bezüglich des **Stillens** verschiedene Fragen auf. Hier ist ebenfalls ein individueller Behandlungsplan festzulegen. Es sollten die Krankheitsaktivität vor der Geburt und der Wunsch der Patientin berücksichtigt werden. Inwieweit Medikamente post partum gegeben werden sollen und somit ein Abstillen kurz nach der Geburt angestrebt wird, muss somit nach jeweiliger Situation entschieden werden (Vukusic et al. 2015). Prinzipiell ist aufgrund der aktuellen Daten sowohl aus immunologischer Sicht als auch unter entwicklungsbiologischen Aspekten das Stillen unbedingt zu unterstützen (Hellwig et al. 2015).

Während der Schwangerschaft und / oder nach der Geburt kann die Verabreichung intravenöser Immunglobuline (IVIG) in einer Dosierung von 10–15 g / Monat bis 0,4 g / kg KG / Monat als Alternative bei Kontraindikationen der zugelassenen DMTs empfohlen werden (Haas et al. 2005; Vukusic et al. 2015; Winkelmann et al. 2019). Aufgrund der Off-Label-Situation ist die Kostenübernahme durch die Krankenkassen im Vorfeld zu klären.

Impfung

Häufig gestellte Fragen im Rahmen der Behandlung von MS-Patienten in der täglichen Praxis betreffen die Sinnhaftigkeit von Impfungen (Indikations- und Reiseimpfungen) sowohl für den Krankheitsverlauf der MS per se als auch bezüglich des Impferfolgs unter einer immunmodulatorischen bzw. immunsuppressiven Therapie (Winkelmann et al. 2011; Zrzavy et al. 2019).

Epidemiologische Studien haben gezeigt, dass Impfungen im Kindes- und Jugendalter (u. a. Diphtherie, Hepatitis B, Influenza, Masern, Röteln, Tetanus) die Wahrscheinlichkeit, an einer MS zu erkranken, nicht erhöhen (Farez und Correale 2011; Hapfelmeier et al. 2019). Im Gegenteil – es konnte bei Personen nach einer Tetanus- und Diphtherieimmunisierung ein geringeres Risiko für die Manifestation einer MS registriert werden (Hapfelmeier et al. 2019; Löbermann et al. 2012).

Basierend auf den vorliegenden Daten, gelten auch für MS-Patienten die Empfehlungen der Ständigen Impfkommission (STIKO) des Robert Koch-Instituts (RKI), die in der Regel einmal jährlich im Epidemiologischen Bulletin des RKI und auf der Internetseite des RKI (https://www.rki.de/DE/Content/Kommissionen/STIKO/Empfehlungen/Aktuelles/Impfkalender.pdf?__blob=publicationFile) veröffentlicht werden.

Zum Erfolg einer Impfung bei Patienten, die eine Immuntherapie erhalten, gibt es nur sehr limitiert Daten. Die große Sorge ist in diesem Zusammenhang das verminderte oder gänzliche Nichtansprechen der Impfung. Aus diesem Grund sollte der Impferfolg durch die Bestimmung des Antikörperverlaufes im Serum (Prä- und 4–6 Wochen Postvakzination) überprüft und dokumentiert werden. Bei Ausbleiben des Impferfolgs sollte ein ausgewiesenes Impfzentrum konsultiert werden.

Für die von der STIKO im Erwachsenenalter vorgeschlagenen Impfungen mit Totimpfstoffen (Tetanus, Diphtherie, Influenza, Polio [Salk], Hepatitis A und B, Rabies [bei gefährdeten Personengruppen], *Haemophilus influenzae,* Pneumokokken und Meningokokken) gibt es unter einer Immuntherapie neben den oben genannten Aspekten keine zusätzlichen Bedenken. Im Gegensatz hierzu sollten Lebendimpfstoffe bei MS-Patienten generell vermieden werden; einerseits, da Lebendimpfstoffe eine Krankheitsaktivität triggern können – vor allem Gelb- und Denguefieber – und daher im Einzelfall nur nach sorgfältiger Risiko-Nutzen-Abwägung durchgeführt werden sollten. Andererseits können unter den bei MS-Patienten gebräuchlichen DMTs Impfreaktionen (Ausbruch der Infektionskrankheit durch den Lebendimpfstoff) nicht ausgeschlossen werden, eine Kontraindikation besteht für Lebendimpfstoffe bei Patienten unter Immunsuppression (Löbermann et al. 2012; Zrzavy et al. 2019).

Bei Patienten mit MS, bei denen insbesondere eine Therapie mittels Fingolimod, Siponimod, Ozanimod oder Alemtuzumab initiiert werden soll, ist es wichtig, auf einen ausreichenden Antikörpertiter gegen Varizellen (VZV) vor Beginn der Immuntherapie zu achten. Die STIKO empfiehlt darüber hinaus die Impfung gegen VZV bei seronegativen Patienten vor jeglicher immunsuppressiven Behandlung.

Prinzipiell sollte vor Initiierung einer Therapie mit DMTs auf einen ausreichenden Impfstatus nach den STIKO-Empfehlungen geachtet werden. Sind Impfungen unter einem DMT notwendig, müssen einerseits die oben genannten Aspekte zu Kontraindikationen sowie zum Nachweis des Impferfolges und andererseits der optimale Impfzeitpunkt in Abhängigkeit von dem jeweiligen DMT individuell beachtet werden. So sollte beispielsweise nach der Therapie mit Alemtuzumab eine Impfung möglichst erst 4–6 Monate nach der Immunsystem zumindest teilweise wieder rekonstituiert hat. Auf aktuell publizierte Guidelines wird verwiesen (Farez et al. 2019; Lebrun et al. 2019).

Exkurs

Impfung und COVID-Pandemie

Generell gehören MS-Patienten nicht zu Hochrisikopatienten. Einige Charakteristika (Alter, höhere Behinderung und spezifische Immuntherapien) stellen jedoch Risikofaktoren für einen schwereren Krankheitsverlauf dar (Bsteh et al. 2020). Generell sollten die Medikamente nicht abgesetzt werden. Die Auswirkungen auf eine Viruserkrankung sind von einem verabreichten Medikament zu anderen unterschiedlich zu betrachten (Zrzavy et al. 2020). Bei zyklisch verabreichten Medikamenten und immundepletierenden Medikamente kann abhängig vom Krankheitsverlauf erwogen werden, die Initiierung oder die Weiterführung bis nach einer Impfung zu verzögern (Korsukewitz et al. 2020; Sellner und Rommer 2021). Bei den bereits zugelassenen Impfstoffen handelt es sich um neue Formen der Impfstoffe (Krammer 2020). mRNA-Impfstoffe dürften vom Nebenwirkungsprofil mit Totimpfstoffen vergleichbar sein. Bei Vektorimpfstoffen ist darauf zu achten, welcher Vektor verwendet wird (insbesondere replizierende versus nichtreplizierende Vektoren, Vektorwechsel bei Boosterung etc.). Bei Patienten mit Immunsuppression sollte deswegen aufgrund der gegenwärtig verfügbaren Impfstoffe und des aktuellen Wissenstandes vor allem auf den mRNA-Impfstoff-Typ oder nicht replizierenden Vektorimpfstoffe zurückgegriffen werden. Die Antikörper gegen den SARS-CoV-2-Virus sollten kontrolliert werden. Wenn möglich sollte vor Initiierung einer immunsuppressiven Therapie die vollständige Impfung abgeschlossen sein. Unter laufender Therapie sollte wenn möglich ein mehrmonatiger Abstand zur letzten Immun-depletierenden Therapie (z. B. Ocrelizumab, Rituximab, Mavenclad, Alemtuzumab) eingehalten werden, um die Wirksamkeit der Impfung so wenig wie möglich zu beeinträchtigen. Jedoch sollte hier ein pragmatischer Zugang gewählt werden, falls eine Impfung möglich ist, sollte diese durchgeführt werden. Die bisherigen Erfahrungen mit einer Impfung in MS-Patienten aus Israel zeigen, dass mRNA-Impfstoffe in dieser Kohorte gut verträglich waren, es zu keiner erhöhten Schubrate kam und ein guter Schutz gezeigt wurde. Nur 0,5 % der eingeschlossenen Patienten erkrankten mit keiner oder nur milden Symptomatik. Nebenwirkungen / Impfreaktionen traten in bis zu 40 % der Patienten auf und waren häufiger in jungen Patienten mit niedrigem EDSS und immunmodulatorischen Therapien und waren vor allem Schmerzen in der Einstichstelle, Fieber und grippeähnliche Symptome.

3.1.3 Neuromyelitis optica (Devic-Syndrom)

Die Neuromyelitis optica (NMO) ist eine seltene Erkrankung, die aus heutiger Sicht ein eigenes Krankheitsbild darstellt. Die Krankheit verläuft in der Regel initial rezidivierend, mit schwer verlaufenden Schüben, die im Verlauf zur Akkumulation von neurologischen Defiziten führen (Mealy et al. 2019) und einen starken Einfluss auf die Lebensqualität haben. Bevorzugt sind Sehnerv (40–50 %) und die Spinoaxis mit sensiblem und / oder motorischem Querschnittsyndrom (30–40 %) betroffen (Borisow et al. 2018). Aufgrund der unten genannten neuen Diagnosekriterien (Wingerchuk et al. 2015) sind weitere Symptommanifestationen wie ein Area-postrema-Syndrom mit persistierendem Schluckauf, Übelkeit und Erbrechen oder ein dienzephales Syndrom mit Narkolepsie nachweisbar.

Im Gegensatz zur MS verlaufen die Schübe deutlich aggressiver, sodass es bereits nach ersten Schüben zu bleibenden schwerwiegenden Behinderungen (Sehverlust oder Paresen) kommen kann. Frauen scheinen deutlich häufiger betroffen zu sein. Das Manifestationsalter ist im Durchschnitt höher als bei MS-Patienten (Aboul-Enein et al. 2013; Jarius et al. 2014). Ebenso kann es in der Schwangerschaft zu Exazerbationen kommen (Borisow et al. 2018), die schlussendlich neben einer klinischen Aggravierung auch zu einem Spontanabort führen können (Nour et al. 2016; Reuss et al. 2009). Als eigenständiges Krankheitsbild hat die Krankheit vor allem nach der Detektion von NMO-IgG an Bedeutung gewonnen (Lennon et al. 2004). Es zeigte sich, dass die spezifischen Antikörper (NMO-IgG, heute Aqp-4-Antikörper) gegen die Wasserkanäle des Subtyps 4 (Aquaporin 4) gerichtet sind. Diese Wasserkanäle befinden sich vor allem im Bereich des Sehnervs sowie im Bereich des Rückenmarks, aber auch im Hirnstamm und außerhalb des ZNS, z. B. in der Plazenta.

Die Detektion von Aqp-4-Antikörpern hat zu einer Überarbeitung der Diagnosekriterien geführt (Wingerchuk et al. 2006). Entsprechend den Kriterien bedingt die Diagnose sowohl eine stattgehabte Optikusneuritis als auch eine Myelitis. Zusätzlich mussten zwei von drei supportiven Kriterien erfüllt sein:

1. Aqp-4-Ak positiver Status
2. Longitudinale transverse Myelitis (LETM – Myelitis über drei Wirbelsegmente)
3. Baseline des kraniellen MRT nicht typisch für eine MS

Viele Patienten mit positivem Antikörperstatus erfüllten jedoch nicht alle Kriterien, sodass es 2015 zur Einführung des Begriffs der NMOSD (NMO-Spektrum-Disorders) mit revidierten Diagnosekriterien kam (Wingerchuk et al. 2015). In den aktuellen Kriterien ist keine Unterscheidung zwischen NMO und NMOSD enthalten. Mit diesen Kriterien wurde den Erfahrungen und Berichten Rechnung getragen, die zeigten, dass einige Patienten mit NMO mit einer MS vereinbare Veränderungen in der zerebralen MRT haben und zusätzlich weitere Autoimmunerkrankungen (Lupus erythematodes, Antiphospholipid-Syndrom) bestehen können.

Es wird gegenwärtig zwischen Befundkonstellationen mit positivem und nichtpositivem Aqp-4-Status unterschieden.

Patienten mit positivem Aqp-4-Status:

1. Zumindest 1 von 6 klinischen Kernkriterien
2. Positiver Aqp-4-AK-Status (mit dem verlässlichsten verfügbaren Test)
3. Ausschluss alternativer Diagnosen

Patienten mit negativem Aqp-4-AK-Status:

1. Zumindest 2 klinische Kernkriterien, die auf einen oder mehrere Schübe zurückzuführen sind:
   - Zumindest 1 Kernkriterium muss jedoch eine Optikusneuritis, eine akute Myelitis im Sinne einer LETM oder ein Area-postrema-Syndrom sein
   - Dissemination im Raum muss erfüllt sein (zwei oder mehr klinische Kernkriterien)
   - Zusätzliche MR-Kriterien sollten gegebenenfalls erfüllt sein
2. Negativer Test für Aqp-4-AK mit dem besten zur Verfügung stehenden Test
3. Ausschluss alternativer Diagnosen

Die 6 klinischen Kernkriterien sind:

1. Optikusneuritis

2. Akute Myelitis
3. Area-postrema-Syndrom: Episode von andernfalls nicht erklärbarem Singultus, Nausea oder Erbrechen
4. Akutes Hirnstamm-Syndrom
5. Symptomatische Narkolepsie oder akutes dienzephales Syndrom mit NMOSD-typischen dienzephalen Veränderungen im MRT
6. Symptomatische zerebrale Symptome, die auf typische NMOSD-Veränderungen im MRT zurückzuführen sind

Zusätzliche MRT-Anforderungen bei negativem oder unbekanntem Aqp-4-AK-Status:

1. Akute Optikusneuritis erfordert
   a) Unauffälliges Schädel-MRT oder unspezifische Veränderungen der weißen Substanz oder
   b) T2-hyperintense Läsionen oder KM-aufnehmende Läsion des mindestens halben Optikusnervs oder des Chiasmas
2. Akute Myelitis erfordert eine über drei Wirbelkörpersegmente intramedullär liegende Läsion oder über 3 Wirbelkörpersegmente reichende Atrophie bei Patienten mit Anamnese einer akuten Myelitis
3. Area-postrema-Syndrom erfordert eine dorsal in der Medulla oblongata oder in der Area postrema liegende Läsion
4. Akutes Hirnstamm-Syndrom erfordert eine periependymal gelegene Hirnstammläsion

Die diagnostischen Schritte entsprechen jenen im Rahmen der MS-Abklärung, sollten jedoch immer einen Aqp-4-AK-Status umfassen. Dieser sollte bei negativem Nachweis, jedoch weiterbestehendem klinischem Verdacht in einem Referenzzentrum durchgeführt werden. Neue Berichte zeigen, dass Patienten mit typischer Klinik und negativem Aqp-4-AK-Status häufig MOG-IgG aufweisen (Narayan et al. 2018). Aufgrund histopathologischer Befunde ist davon auszugehen, dass es sich um unterschiedliche Krankheitsbilder handeln dürfte, die klinisch jedoch Überlappungen aufweisen können (Weber et al. 2018). In diesem Zusammenhang wird von MOG-assoziierten Erkrankungen gesprochen. Im Unterschied zu NMOSD-Patienten, die bei positiven Aqp-4-AK-Nachweis behandelnd werden sollen, sprechen transiente MOG-IgG für einen häufig weniger aggressiven Verlauf. Inwieweit diese Patienten (mit im Verlauf negativen MOG-IgG-Nachweis) behandelt werden sollen, ist noch unklar (López-Chiriboga et al. 2018). Ebenso wurden Patienten mit Antikörpern gegen saures Gliafaserprotein detektiert (Glial Fibrillary Acidic Protein, GFAP), das für eine Autoimmunität gegenüber Astrozyten sprechen dürfte (Flanagan et al. 2017). Die klinische Relevanz ist noch ungeklärt, ebenso wie die differenzialdiagnostische Abgrenzung gegenüber anderen autoimmunen Syndromen des ZNS. Die Diagnose einer NMOSD ist von hoher Bedeutung, da manche Medikamente, die in der MS zugelassen sind, zu einer Aggravierung der NMOSD führen können oder nicht wirksam sind (s. o.).

Die Schubsymptomatik sollte wie bei der MS mittels GKS therapiert werden. Jedoch kann bei schwerer Symptomatik frühzeitig eine Plasmaseparation oder Immunadsorption diskutiert werden. Bei einzelnen Patienten bringt eine GKS-Therapie keinen Nutzen, sodass sofort eine Plasmaseparation oder Immunadsorption zu erwägen ist (Kleiter et al. 2016).

Als Dauertherapie hat sich als Standardtherapie historisch Azathioprin und abhängig von der klinischen Krankheitsaktivität Rituximab (Papadopoulos et al. 2014) durchgesetzt. Die Dosierung und die Intervalle zwischen den Infusionen variieren zwischen den Zentren (Rommer et al. 2016). Bei Patienten, die nicht ausreichend auf die Therapien ansprechen, wurde der monoklonale Antikörper gegen Interleukin-6 (Tocilizumab; Ringelstein et al. 2015) eingesetzt. Jedoch wurde mit dem monoklonalen Antikörper Eculizumab (Soliris®), der gegen die Aktivierung der Komplementkomponente C5 gerichtet ist, das erste Medikament für NMOSD zugelassen (Pittock et al. 2019). Wichtig hierbei ist einerseits, dass die Zulassung nur für den schubförmigen Krankheitsverlauf bei Vorliegen von Aqp-4-AK gegeben ist (also mindestens zwei Schübe). Andererseits muss ein ausreichender Schutz vor Meningokokken-Infektionen (Impfung oder Einnahme von Antibiotika) gegeben sein. Ebenso wurde der monoklonale Antikörper gegen den Il-6-Rezeptor, Satralizumab, subkutan verabreicht, positiv getestet. Die Zulassung wurde beantragt (Yamamura et al. 2019) und wurde im Juni 2021 von der EMA für Patienten mit Aqp-4 AK ab 12 Jahren zugelassen (www.ema.europa.eu/en/documents/overview/enspryng-epar-medicine-overview_en.pdf, Zugriff 24. Juli 2021). Als drittes Medikament, das möglicherweise bald zur Behandlung zur Verfügung stehen dürfte, ist der monoklonale Antikörper Inebilizumab, der gegen CD19 gerichet ist, anzusehen, der ebenfalls positiv getestet wurde (Cree et al. 2019).

Zu bedenken ist, dass Azathioprin, Rituximab und Tocilizumab für die Behandlung der NMOSD aktuell nicht zugelassen sind (Off-Label-Situation), sie jedoch bislang häufig bei fehlenden Alternativen eingesetzt wurden.

LITERATUR

Im Buch sind nur die neuesten Literaturstellen aufgeführt. Unter https://else4.de/neurologie-online erhalten Sie Zugriff zum gesamten Literaturverzeichnis.

Achiron A, Dolev M, Menascu S, Zohar DN, Dreyer-Alster S, Miron S, et al. COVID-19 vaccination in patients with multiple sclerosis: What we have learnt by February 2021. Mult Scler 2021 Apr 15: 13524585211003476. doi: 10.1177/13524585211003476. Epub ahead of print.

Amato MP, Bertolotto A, Brunelli R, et al. Management of pregnancy-related issues in multiple sclerosis patients: the need for an interdisciplinary approach. Neurol Sci 2017; 38 (10): 1849–1858.

Abu-Mugheisib M, Benecke R, Zettl UK. Management of spasticity in progressive multiple sclerosis: efficacy of repeated intrathecal triamcinolone acetonide administration. Curr Pharm Des 2012; 18(29): 4564–9. doi: 10.2174/138161212802502251. PMID: 22612755.

Atkins H. Stem cell transplantation to treat multiple sclerosis. JAMA 2019; 321 (2): 153–155.

Azevedo CJ, Kutz C, Dix A, Boster A, Sanossian N, Kaplan J. Intracerebral haemorrhage during alemtuzumab administration. Lancet Neurol 2019; 18 (4): 329–331.

Bergamaschi R. Prognostic factors in multiple sclerosis. Int Rev Neurobiol. 2007; 79: 423–47. doi: 10.1016/S0074-7742(07)79019-0. PMID: 17531853.

Blankenbach K, Schwab N, Hofner B, Adams O, Keller-Stanislawski B, Warnke C. Natalizumab-associated progressive multifocal leukoencephalopathy in Germany. Neurology 2019; 92 (19): e2232–e2239.

Blechinger S, Ehler J, Bsteh G, Winkelmann A, Leutmezer F, Meister S, Santer A, Hecker M, Berger T, Rommer P, Zettl UK. Therapeutic plasma exchange in steroid-refractory multiple sclerosis relapses. A retrospective two-center study. Ther Adv Neurol Disord. 2021; 14: 1756286420975642. doi: 10.1177/1756286420975642. PMID: 33552236; PMCID: PMC7844455.

Brownlee WJ, Hardy TA, Fazekas F, Miller DH. Diagnosis of multiple sclerosis: progress and challenges. Lancet 2017; 389 (10076): 1336–1346.

Bsteh G, Bitschnau C, Hegen H, Auer M, Di Pauli F, Rommer P, Deisenhammer F, Berger T. Multiple sclerosis and COVID-19: how many are at risk? Eur J Neurol. 2020; 25: 10.1111/ene.14555. doi: 10.1111/ene.14555. Epub ahead of print. PMID: 32978860; PMCID: PMC7537184.

Burt RK, Balabanov R, Burman J, Sharrack B, et al. Effect of nonmyeloablative hematopoietic stem cell transplantation vs continued disease-modifying therapy on disease progression in patients with relapsing-remitting multiple sclerosis: a randomized clinical trial. JAMA 2019; 321 (2): 165–174.

Clerico M, Artusi CA, Di Liberto A, et al. Long-term safety evaluation of natalizumab for the treatment of multiple sclerosis. Expert Opin Drug Saf 2017; 16 (8): 963–972.

Coles AJ, Cohen JA, Fox EJ, et al. Alemtuzumab C A RE-MS II 5-year follow-up: efficacy and safety findings. Neurology 2017; 89 (11): 1117–1126.

Confavreux C, Vukusic S. Natural history of multiple sclerosis: a unifying concept. Brain 2006; 129 (Pt 3): 606–616.

Cree BAC, Bennett JL, Kim HJ, et al. Inebilizumab for the treatment of neuromyelitis optica spectrum disorder (N-MOmentum): a double-blind, randomised placebo-controlled phase 2/3 trial. Lancet 2019; 394 (10206): 1352–1363.

Dekker I, Sombekke MH, Balk LJ, et al. Infratentorial and spinal cord lesions: cumulative predictors of long-term disability? Mult Scler 2019: 1352458519864933. [Epub ahead of print].

Ellenberger D, Flachenecker P, Haas J, Hellwig K, Paul F, Stahmann A, Warnke C, Zettl UK, Rommer PS; Scientific Advisory Group by the German MS-Register of the German MS Society. Is benign MS really benign? What a meaningful classification beyond the EDSS must take into consideration. Mult Scler Relat Disord. 2020; 46: 102485. doi: 10.1016/j.msard.2020.102485. Epub 2020 Sep 3. PMID: 32980646.

Farez MF, Correale J, Armstrong MJ, et al. Practice guideline update summary: Vaccine-preventable infections and immunization in multiple sclerosis: Report of the Guideline Development, Dissemination, and Implementation Subcommittee of the American Academy of Neurology. Neurology 2019; 93 (13): 584–594.

Filippi M, Preziosa P, Banwell BL, et al. Assessment of lesions on magnetic resonance imaging in multiple sclerosis: practical guidelines. Brain 2019; 142 (7): 1858–1875.

Flanagan EP, Hinson SR, Lennon VA, et al. Glial fibrillary acidic protein immunoglobulin G as biomarker of autoimmune astrocytopathy: Analysis of 102 patients. Ann Neurol 2017; 81 (2): 298–309.

Gieselbach R-J, Muller-Hansma AH, Wijburg MT, et al. Progressive multifocal leukoencephalopathy in patients treated with fumaric acid esters: a review of 19 cases. J Neurol 2017; 264 (6): 1155–1164.

Hapfelmeier A, Gasperi C, Donnachie E, Hemmer B. A large case-control study on vaccination as risk factor for multiple sclerosis. Neurology 2019; 93 (9): e908–e916.

Hauser SL, Bar-Or A, Comi G, et al. Ocrelizumab versus interferon beta-1a in relapsing multiple sclerosis. N Engl J Med 2017; 376 (3): 221–234.

Henze T, Feneberg W, Flachenecker P, et al. What is new in symptomatic MS treatment: part 3–bladder dysfunction. Nervenarzt 2018a; 89 (2): 184–192.

Henze T, Feneberg W, Flachenecker P, et al. New aspects of symptomatic MS treatment: part 4–sexual dysfunction and eye movement disorders. Nervenarzt 2018b; 89 (2): 193–197.

Hoeflich A, Fitzner B, Walz C, Hecker M, Tuchscherer A, Brenmoehl J, Zettl UK. Reduced Fragmentation of IGFBP-2 and IGFBP-3 as a Potential Mechanism for Decreased Ratio of IGF-II to IGFBPs in Cerebrospinal Fluid in Response to Repeated Intrathecal Administration of Triamcinolone Acetonide in Patients With Multiple Sclerosis. Front

Endocrinol (Lausanne) 2021; 11: 565557. doi: 10.3389/fendo.2020.565557.
Jarmolowicz DP, Bruce AS, Glusman M, et al. On how patients with multiple sclerosis weigh side effect severity and treatment efficacy when making treatment decisions. Exp Clin Psychopharmacol 2017; 25 (6): 479–484.
Kamin F, Rommer PS, Abu-Mugheisib M, Koehler W, Hoffmann F, Winkelmann A, Benecke R, Zettl UK. Effects of intrathecal triamincinolone-acetonide treatment in MS patients with therapy-resistant spasticity. Spinal Cord 2015; 53(2):109–13. doi: 10.1038/sc.2014.155. Epub 2014 Sep 16.
Kappos L, Bar-Or A, Cree BAC, et al. Siponimod versus placebo in secondary progressive multiple sclerosis (EXPAND): a double-blind, randomised, phase 3 study. Lancet 2018; 391 (10127): 1263–1273.
Kappos L, Radue EW, O'Connor P, et al. A placebo-controlled trial of oral fingolimod in relapsing multiple sclerosis. N Engl J Med 2010; 362 (5): 387–401.
Kleinschmidt-DeMasters BK, Tyler KL. Progressive multifocal leukoencephalopathy complicating treatment with natalizumab and interferon beta-1a for multiple sclerosis. N Engl J Med 2005; 353 (4): 369–374.
Korsukewitz C, Reddel SW, Bar-Or A, Wiendl H. Neurological immunotherapy in the era of COVID-19–looking for consensus in the literature. Nat Rev Neurol. 2020; 16(9): 493–505. doi: 10.1038/s41582-020-0385-8. Epub 2020 Jul 8. Erratum in: Nat Rev Neurol. 2020 Jul 22;: PMID: 32641860; PMCID: PMC7341707.
Krammer F. SARS-CoV-2 vaccines in development. Nature. 2020; 586(7830): 516–527. doi: 10.1038/s41586-020-2798-3. Epub 2020 Sep 23. PMID: 32967006.
Kurtzke JF. Rating neurologic impairment in multiple sclerosis: an expanded disability status scale (EDSS). Neurology 1983; 33 (11): 1444–1452.
Laroni A, Schiavetti I, Sormani MP, Uccelli A. COVID-19 in patients with multiple sclerosis undergoing disease-modifying treatments. Mult Scler. 2020; 18: 1352458520971817. doi: 10.1177/1352458520971817. Epub ahead of print. PMID: 33205695.
Lebrun C, Vukusic S. French Group for Recommendations in Multiple Sclerosis (France4MS) and the Société Francophone de la Sclérose En Plaques (SFSEP). Immunization and multiple sclerosis: Recommendations from the French multiple sclerosis society. Mult Scler Relat Disord 2019; 31: 173–188.
Leist TP, Weissert R. Cladribine: mode of action and implications for treatment of multiple sclerosis. Clin Neuropharmacol 2011; 34 (1): 28–35.
Leist TP, Comi G, Cree BA, et al. Effect of oral cladribine on time to conversion to clinically definite multiple sclerosis in patients with a first demyelinating event (ORACLE MS): a phase 3 randomised trial. Lancet Neurol 2014; 13 (3): 257–267.
López-Chiriboga AS, Majed M, Fryer J, Dubey D, McKeon A, Flanagan EP, Jitprapaikulsan J, Kothapalli N, Tillema JM, Chen J, Weinshenker B, Wingerchuk D, Sagen J, Gadoth A, Lennon VA, Keegan BM, Lucchinetti C, Pittock SJ. Association of MOG-IgG Serostatus With Relapse After Acute Disseminated Encephalomyelitis and Proposed Diagnostic Criteria for MOG-IgG-Associated Disorders. JAMA Neurol. 2018; 75(11): 1355–1363. doi: 10.1001/jamaneurol.2018.1814. PMID: 30014148; PMCID: PMC6248120.
Lublin FD, Reingold SC, Cohen JA, et al. Defining the clinical course of multiple sclerosis: the 2013 revisions. Neurology 2014; 83 (3): 278–286.
Lublin FD, Reingold SC. Defining the clinical course of multiple sclerosis: results of an international survey. National Multiple Sclerosis Society (USA) Advisory Committee on Clinical Trials of New Agents in Multiple Sclerosis. Neurology 1996; 46 (4): 907–911.
Lunde HMB, Assmus J, Myhr KM, Bø L, Grytten N. Survival and cause of death in multiple sclerosis: a 60-year longitudinal population study. J Neurol Neurosurg Psychiatry 2017; 88 (8): 621–625.
Mager DE, Lin SX, Blum RA, Lates CD, Jusko WJ. Dose equivalency evaluation of major corticosteroids: pharmacokinetics and cell trafficking and cortisol dynamics. J Clin Pharmacol 2003; 43 (11): 1216–1227.
Malpas CB, Manouchehrinia A, Sharmin S, Roos I, Horakova D, Havrdova EK, et al. Early clinical markers of aggressive multiple sclerosis. Brain. 2020; 143(5): 1400–1413. doi: 10.1093/brain/awaa081. PMID: 32386427.
Matute-Blanch C, Villar LM, Álvarez-Cermeño JC, et al. Neurofilament light chain and oligoclonal bands are prognostic biomarkers in radiologically isolated syndrome. Brain 2018; 141 (4): 1085–1093.
Mealy MA, Mossburg SE, Kim SH, et al. Long-term disability in neuromyelitis optica spectrum disorder with a history of myelitis is associated with age at onset, delay in diagnosis/preventive treatment, MRI lesion length and presence of symptomatic brain lesions. Mult Scler Relat Disord 2019; 28: 64–68.
Montalban X, Gold R, Thompson AJ, Otero-Romero S, Amato MP, Chandraratna D, et al. ECTRIMS/EAN Guideline on the pharmacological treatment of people with multiple sclerosis. Mult Scler 2018; 24(2): 6–120. doi: 10.1177/135245851775104.
Montalban X, Hauser SL, Kappos L, et al. Ocrelizumab versus placebo in primary progressive multiple sclerosis. N Engl J Med 2017; 376 (3): 209–220.
Moiola L, Rommer PS, Zettl UK. Prevention and management of adverse effects of disease modifying treatments in multiple sclerosis. Curr Opin Neurol. 2020; 33 (3): 286–294.
Narayan R, Simpson A, Fritsche K, et al. MOG antibody disease: A review of MOG antibody seropositive neuromyelitis optica spectrum disorder. Mult Scler Relat Disord 2018; 25: 66–72.
Panginikkod S, Rayi A, Rocha Cabrero F, Rukmangadachar LA. Uhthoff Phenomenon. 2020 Oct 23. In: StatPearls [Internet]. Treasure Island (FL): StatPearls Publishing 2020; PMID: 29261916.

Pawlitzki M, Zettl UK, Ruck T, Rolfes L, Hartung HP, Meuth SG. Merits and culprits of immunotherapies for neurological diseases in times of COVID-19. EBioMedicine 2020; 56: 102822. doi: 10.1016/j.ebiom.2020.102822. Epub 2020 Jun 11. PMID: 32535547; PMCID: PMC7286830.

Pittock SJ, Berthele A, Fujihara K, et al. Eculizumab in aquaporin-4-positive neuromyelitis optica spectrum disorder. N Engl J Med 2019; 381 (7): 614–625.

Rommer PS, Eichstädt K, Ellenberger D, et al. Symptomatology and symptomatic treatment in multiple sclerosis: results from a nationwide MS registry. Mult Scler 2019b; 25 (12): 1641–1652.

Rommer PS, König N, Suehnel A, Zettl UK. Coping behaviour in multiple sclerosis with complementary and alternative medicine: a cross-sectional study. CNS Neurosci Ther 2018c; 24 (9): 784–789.

Rommer PS, Milo R, Han MH, et al. Immunological aspects of approved MS therapeutics. Front Immunol 2019a; 10: 1564.

Rommer PS, Sühnel A, König N, Zettl UK. Coping with multiple sclerosis–the role of social support. Acta Neurol Scand 2017; 136 (1): 11–16.

Rommer PS, Zettl UK. Applying the 2017 McDonald diagnostic criteria for multiple sclerosis. Lancet Neurol 2018a; 17 (6): 497–498.

Rommer PS, Zettl UK. Managing the side effects of multiple sclerosis therapy: pharmacotherapy options for patients. Expert Opin Pharmacother 2018b; 19 (5): 483–498.

Rommer PS, Kamin F, Abu-Mugheisib M, Koehler W, Hoffmann F, Winkelmann A, Benecke R, Zettl UK. Long-Term Effects of Repeated Cycles of Intrathecal Triamcinolone Acetonide on Spasticity in MS Patients. CNS Neurosci Ther 2016; 22(1):74–9. doi: 10.1111/cns.12474. Epub 2015 Nov 20.

Salhofer-Polanyi S, Cetin H, Leutmezer F, et al. Epidemiology of multiple sclerosis in Austria. Neuroepidemiology 2017; 49 (1–2): 40–44.

Schmidt RM, Hoffmann F, Faiss JH, Köhler W, Zettl UK (Hrsg.). Multiple Sklerose. 7. A. München: Elsevier/Urban&Fischer; 2018.

Sellner J, Rommer PS. Multiple Sclerosis and SARS-CoV-2 Vaccination: Considerations for Immune-Depleting Therapies. Vaccines (Basel) 2021; 9(2): 99. doi: 10.3390/vaccines9020099. PMID: 33525459.

Stork L, Ellenberger D, Beißbarth T, et al. Differences in the reponses to apheresis therapy of patients with 3 histopathologically classified immunopathological patterns of multiple sclerosis. JAMA Neurol 2018; 75 (4): 428–435.

Thompson AJ, Banwell BL, Barkhof F, et al. Diagnosis of multiple sclerosis: 2017 revisions of the McDonald criteria. Lancet Neurol 2018; 17 (2): 162–173.

Thompson AJ, Reingold SC, Cohen JA. International Panel on Diagnosis of Multiple Sclerosis. Applying the 2017 McDonald diagnostic criteria for multiple sclerosis–Authors' reply. Lancet Neurol 2018; 17 (6): 499–500.

Weber MS, Derfuss T, Metz I, Brück W. Defining distinct features of anti-MOG antibody associated central nervous system demyelination. Ther Adv Neurol Disord 2018; 11: 1756286418762083.

Weinshenker BG, Bass B, Rice GP, et al. The natural history of multiple sclerosis: a geographically based study. I. Clinical course and disability. Brain 1989; 112 (Pt 1): 133–146.

Weinshenker BG. The natural history of multiple sclerosis: update 1998. Semin Neurol 1998; 18 (3): 301–307.

Winkelmann A, Rommer PS, Hecker M, Zettl UK. Intravenous immunoglobulin treatment in multiple sclerosis: A prospective, rater-blinded analysis of relapse rates during pregnancy and the postnatal period. CNS Neurosci Ther 2019; 25 (1): 78–85.

Yamamura T, Kleiter I, Fujihara K, et al. Trial of satralizumab in neuromyelitis optica spectrum disorder. N Engl J Med 2019; 381 (22): 2114–2124.

Zettl UK, Hecker M, Aktas O, Wagner T, Rommer PS. Interferon β-1a and β-1b for patients with multiple sclerosis: updates to current knowledge. Expert Rev Clin Immunol 2018; 14 (2): 137–153.

Zrzavy T, Kollaritsch H, Rommer PS, et al. Vaccination in multiple sclerosis: friend or foe? Front Immunol 2019; 10: 1883.

Zrzavy T, Wimmer I, Rommer PS, Berger T. Immunology of COVID-19 and disease-modifying therapies: the good, the bad and the unknown. Eur J Neurol 2020; 8: 10.1111/ene.14578. doi: 10.1111/ene.14578. Epub ahead of print. PMID: 33090599; PMCID: PMC7675490.

Zuluaga MI, Otero-Romero S, Rovira A, et al. Menarche, pregnancies, and breastfeeding do not modify long-term prognosis in multiple sclerosis. Neurology 2019; 92 (13): e1507–e1516.

3.2 Stiff-Person-Syndrom-Spektrum-Erkrankung

Lutz Harms

Wichtige Neuigkeiten auf einen Blick

- Es gibt zunehmend Belege für die pathophysiologische Rolle der anti-GAD- sowie anderer Autoantikörper.
- Neue Autoantikörper gegen prä- und postsynaptische Zielantigene inhibitorischer Synapsen wurden identifiziert.
- Die genaue Pathophysiologie des Stiff-Person-Syndroms ist weiterhin nicht völlig geklärt.
- Es gibt Hinweise für die Heterogenität der Erkrankung und auf Zusammenhänge zwischen Antikörpertyp und Phänotyp der Erkrankung.
- Berichte über neue therapeutische Optionen betreffen:
  - Rituximab
  - Autologe Stammzelltherapie

Das Stiff-Person-Syndrom (SPS) ist eine sehr seltene immunvermittelte Erkrankung, die das ZNS und das Endokrinium betrifft. Die Erstbeschreibung des Krankheitsbildes erfolgte 1956 durch Moersch und Woltmann. Die Reduzierung der Symptome mittels Diazepam wurde 1963 erwähnt (Howard 1963). 1988 konnte ein Zusammenhang mit anti-GAD-Antikörpern (GAD = Glutamat-Dekarboxylase) aufgedeckt und somit die Immunpathogenese nahegelegt werden (Solimena et al. 1988). Damit war der Weg für Immuntherapien bereitet. Die Entdeckung weiterer Antikörper folgte.

Um der Komplexität der Erkrankung gerecht zu werden und angesichts der Manifestation verschiedener Varianten, spricht man auch von der Stiff-Person-Syndrom-Spektrum-Erkrankung (SPSSE; ➤ Tab. 3.6).

Leitsymptome

SPSSE

- Kernsymptome:
  - Fortschreitende rigide Steigerung des Muskeltonus
  - Einschießende schmerzhafte Muskelversteifungen, getriggert durch externe (akustisch, taktil, visuell) oder emotionale Stimuli
- Fakultative Symptome:
  - Gangstörungen, Sturzneigung, Skelettdeformierungen (Füße, Hyperlordose)
  - Dyspnoe
  - Adrenerge autonome Dysregulation
  - Psychische Symptome wie Depression, Angststörungen und Phobien (z. B. Agoraphobie)
- PERM: zusätzlich Myoklonien, Augenbewegungsstörungen, Pyramidenbahnzeichen, Ataxie, Trismus, Paresen und epileptische Anfälle möglich, gelegentlich intermittierend

Mit „Stiff-Person-Syndrom“ wird eine heterogene Gruppe von Autoimmunerkrankungen bezeichnet, die durch die gemeinsame Kernsymptomatik (s. o.) gekennzeichnet ist, sich aber durch Manifestation, Lokalisation der betroffenen Körperregion, Antikörperpräsenz und -art, Verlauf und Prognose, assoziierte Immunerkrankung oder zugrunde liegende Tumorerkrankung unterscheidet.

Neben der klassischen Form des SPS werden nach der klinischen Manifestation weitere Varianten unterschieden: das fokale oder segmentale SPS (Stiff-Limb-Syndrom, SLS), das „Jerking“ SPS und die progressive Enzephalomyelitis mit Rigidität und Myoklonus (PERM). Die Erkrankung beginnt meistens mit intermittierender Steifigkeit. Typisch ist später eine fluktuierende, auch schmerzhafte Rigidität der axialen und Extremitätenmuskulatur, verbunden mit Muskelspasmen oder Myoklonien, oft Stimulus-assoziiert (Geräusche, taktile Reize, z. B. auch Kältespray und visuelle Reize). Emotionale Aspekte können die Ausprägung beeinflussen. Durch die Kontraktion antagonistischer Muskeln kommt es zu Bewegungseinschränkungen, verlangsamten Bewegungsabläufen, oft verbunden mit Stürzen und Hypertrophie der Muskulatur, aber auch eine Dyspnoe ist möglich. Die Symptomatik befällt bei der klassischen Form zu-

Tab. 3.6 SPSSE – Übersicht zum Krankheitsbild

Definition	Heterogene Manifestation einer Autoimmunerkrankung mit gestörter Inhibition auf kortikaler oder spinaler Ebene. Hierdurch typische, aber variable Symptomatik mit zunehmender Muskelsteifigkeit und schmerzhaften Muskelkrämpfen, emotional oder durch äußere Reize getriggert. Häufig endokrinologische und psychiatrische Symptome.
Varianten	• „Vollbild" Stiff-Person-Erkrankung • „Minusvariante" Stiff-Limb-Syndrom • „Plusvariante" progressive Enzephalomyelitis mit Rigidität und Myoklonien (PERM)
Pathophysiologie	• Immunvermittelt/autoimmun: überwiegend Autoantikörper gegen GAD65, seltener gegen Amphiphysin oder GlyR (Glycinrezeptor), sehr selten gegen weitere Antigene
	• Teilweise paraneoplastisch (ca. 10 %), bes. bei Mamma- oder Bronchialkarzinomen auftretend, dann gehäuft anti-Amphiphysin-Antikörper oder anti-GlyR-Antikörper3
Manifestationsalter	• Mittleres Lebensalter, 30–50 Jahre • Frauen häufiger betroffen • Sehr selten in der Kindheit, Säuglingsalter möglich (Stiff-Baby-Syndrom)
Diagnostik	• Klinische Kriterien • Elektrophysiologie • Serologie: Antikörpernachweis (20–30 % negativ) • Liquordiagnostik
Prognose	variabel, unbestimmter Verlauf, meistens langsam progredient, plötzliche Verschlechterungen möglich, auch lebensbedrohliche Situationen
Therapeutische Optionen	• Symptomatisch • Immunmodulation/-suppression • Physiotherapie • Orthopädisch • Verhaltenstherapeutische Ansätze • Tumortherapie bei paraneoplastischer Genese
Wichtige Leitlinien	EFNS Guidelines for the use of intravenous immunoglobulin in treatment of neurological diseases. EFNS task force on the use of intravenous immunoglobulin in treatment of neurological diseases (Elovaaraa et al. 2008) Deutsche Gesellschaft für Neurologie: Stiff-Man-Syndrom (www.dgn.org/leitlinien/3476-030-080-stiff-man-syndrom-stiff-person-syndrom; Meinck et al. 2017)

nächst die axiale Muskulatur und dehnt sich über die proximalen Extremitäten nach distal aus. Die axiale Muskelanspannung kann eine ausgeprägte Hyperlordose verursachen. Daneben kann es zu Deformitäten verschiedener Gelenke kommen (➤ Abb. 3.3).

Die Vielfalt der Befunde und Symptome geht aus einer Aufstellung von Meinck (2013) hervor (➤ Tab. 3.7).

Die Inzidenz der SPSSE wird auf 1:1 Mio. geschätzt (Dalakas et al. 2000). Das mittlere Erkrankungsalter liegt bei 30–50 Jahren (Martinez-Hernandez et al. 2016) mit breiter Streuung. Auch Kinder können schon erkranken, sehr selten Neugeborene. Zu ca. zwei Dritteln sind Frauen betroffen. Vereinzelt wird eine familiäre Häufung beschrieben (Burn et al. 2003; Sander et al. 1980; Xiao et al 2015).

In ca. 10 % der Fälle findet sich eine paraneoplastische Genese. Dieser Form liegen zumeist Mamma- oder Bronchialkarzinome zugrunde, oft einhergehend mit anti-Amphiphysin-Antikörpern, gelegentlich auch mit anti-GlyrR-Antikörpern. Im Gegensatz zur klassischen Variante sind dann besonders die oberen Extremitäten betroffen, gelegentlich findet sich eine im MRT darstellbare Affektion des zervikalen Myelons (➤ Abb. 3.4; Antoine et al. 1999; Faissner et al. 2016; Schmierer et al. 1998).

Speziell bei der PERM können assoziierte Symptome wie Gangataxie, Dysarthrie und Augenbewegungsstörungen auftreten. Die Gesichtsmuskulatur kann betroffen sein; eine Kiefersperre durch Beteiligung des M. masseter wurde beschrieben. Störungen der Sensibilität gehören nicht zum SPSSE.

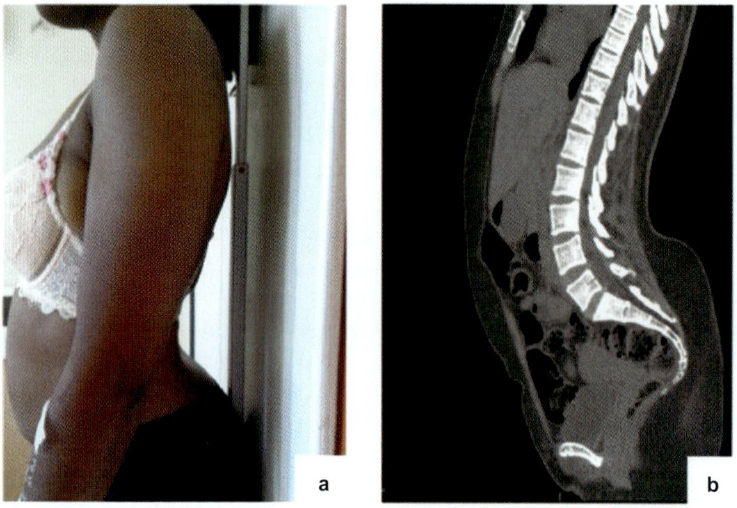

Abb. 3.3 Hyperlordose bei SPS

Tab. 3.7 Symptome und Befunde bei 138 Patienten mit SPSSE

Symptom	Häufigkeit
Gangstörung	87 %
Angstattacken	65 %
Skelettdeformierungen	63 %
gesteigerte Erschreckbarkeit	61 %
gesteigerte Eigenreflexe	59 %
autonome Krisen	54 %
Kopfretraktionsreflex	44 %
erloschene Bauchhautreflexe	33 %
Fehldiagnose psychogene Störung	78 %
Augenbewegungsstörung	20 %
Dysarthrie / Dysphagie	15 %
positives Babinski-Zeichen	13 %
Parese	12 %
neuropsychologische Störung	11 %
Ataxie	11 %
Nystagmus	8 %
Blasenentleerungsstörung	6 %
Epilepsie	6 %
Autoimmunretinopathie	1 %

Selten werden bei der SPSSE Störungen der Miktion (z. B. Harnverhalt) oder anorektale Spasmen und Konstipation beobachtet (Dumitrascu et al. 2016).

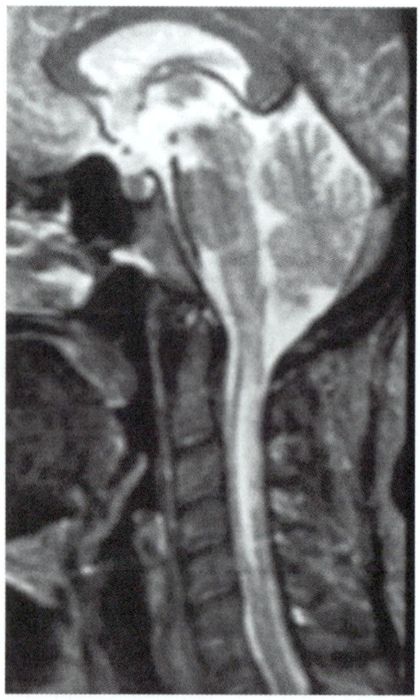

Abb. 3.4 Myelonaffektion bei paraneoplastischem SPS

Häufig finden sich psychiatrische Symptome wie Angst, Depression, Alkoholmissbrauch und verschiedene Phobien (Hennigsen et al. 2003; Tinsley et al. 1997).

Prognostisch besteht eine breite Varianz. Während viele Patienten unter adäquater Therapie lange Zeit arbeitsfähig bleiben, erleiden andere eine schnell zunehmende Behinderung.

ACHTUNG

Gefährdende Komplikationen

Schwere, auch lebensbedrohliche Komplikationen der SPSSE (**cave:** Medikamentenentzug bzw. -unterbrechung, speziell Benzodiazepine oder intrathekales Baclofen):

- Dysautonome Krisen
- Muskelspasmen mit Ateminsuffizienz
- Ösophageale Obstruktion (cricopharyngeale Muskelspasmen)
- Verletzungen durch Stürze

(Jachiet et al. 2016; Mitsumoto et al. 1991; Quereshi et al. 2012)

3.2.1 Assoziierte Erkrankungen

Da die SPSSE häufig (in bis zu 70 %) mit anderen autoimmunologischen Erkrankungen assoziiert ist, sollte gezielt nach diesen gesucht werden (➤ Tab. 3.8). Diese können dem Beginn der SPSSE auch vorausgehen, treten am häufigsten jedoch bereits initial oder in den ersten Jahren der Erkrankung auf.

Etwa ein Drittel der SPSSE-Patienten mit anti-GAD-Antikörpern entwickelt einen Typ-1-Diabetes. Andererseits erkranken Patienten mit einem Typ-1-Diabetes aber nur selten an SPSSE. Anti-GAD-Antikörper wiederum sind auch mit weiteren immunvermittelten Syndromen assoziiert, so mit zerebellärer Ataxie, Epilepsie, Augenbewegungsstörungen oder limbischer Enzephalitis.

Daneben kommen als Ausdruck der immunologischen Dysfunktion weitere Antikörper wie antinukleäre Antikörper, anti-Thyreoid-Antikörper, Anti-RNP, anti-Gliadin-Antikörper oder anti-Belegzellen-Antikörper ohne Bezug zur Erkrankung vor (Dalakas et al. 2000).

Tab. 3.8 Mit SPSSE assoziierte Erkrankungen (Burns et al. 2005; Dalakas et al. 2000)

Typ-1-Diabetes
Hashimoto-Thyreoiditis
Perniziöse Anämie
Basedow-Erkrankung
Zöliakie
Vitiligo
Autoimmune Endokrinopathie

3.2.2 Pathogenese/Pathophysiologie

Dem Krankheitsbild liegt eine Übererregbarkeit des neuromuskulären Systems zugrunde. Hierfür finden sich Hinweise auf kortikaler und spinaler Ebene (Kim et al. 2012), vermutlich durch Störung inhibitorischer Neurone mit der Enthemmung nervaler Erregung.

Die Ursache der SPSSE ist nicht völlig geklärt; eine immunvermittelte Genese ist aber hinreichend belegt, so durch die Übertragbarkeit der Symptome durch Serum (IgG) antikörperpositiver Patienten auf Labortiere (Geis et al. 2011; Hansen et al. 2013). Bei ca. 60 % der Patienten mit SPSSE finden sich im Serum und Liquor Antikörper gegen das intraneurale Enzym Glutamat-Dekarboxylase (GAD; Dalakas et al. 2001). GAD ist an der Produktion des am stärksten inhibitorisch wirkenden GABA in Hirn und Rückenmark beteiligt. Es katalysiert die Decarboxylierung von L-Glutamat zu GABA. Von den beiden Isoformen GAD65 und GAD67 ist nur Erstere in die Synthese des inhibitorischen GABA einbezogen, vor allem wenn eine schnelle Synthese benötigt wird (Roth und Draguhn 2012). Offen bleibt die Frage nach der pathogenetischen Rolle der GAD-Antikörper, zumal es sich beim GAD um ein nicht direkt zugängliches intrazelluläres Antigen handelt. Die Rolle von T-Zellen bei der Erkrankung ist Gegenstand der Forschung.

Eine aktuelle Frage ist auch, inwieweit SPSSE und assoziierte Syndrome einen gemeinsamen pathogenetischen Mechanismus teilen (Alexopoulos und Dalakas 2013).

Es verdichten sich die Hinweise, dass weitere, erst in jüngerer Zeit charakterisierte, mit der SPSSE assoziierte Proteine der prä- oder postsynaptischen inhibitorischen Synapsen als Target einer immunvermittelten Reaktion dienen (➤ Abb. 3.5).

Neben den klassischen Antikörpern gegen GAD und Amphiphysin finden sich Antikörper gegen GlyR, GlyT1 und GlyT2 (Glycin-Transporter 1 und 2), DPPX (Dipeptidyl-Peptidase-Like Protein-6), GABAAR (Gamma-Aminobuttersäure-Typ-A-Rezeptor) und Gephyrin.

Diskutiert wird gegenwärtig, inwieweit die Präsenz spezieller Autoantikörper den Phänotyp der SPSE prägt, ob hier gar einzelne Entitäten abzugrenzen oder differente therapeutische Ansätze abzuleiten sind.

Bekannt ist, dass 80 % der Patienten mit einem Nachweis von Antikörpern gegen Amphiphysin eine

3

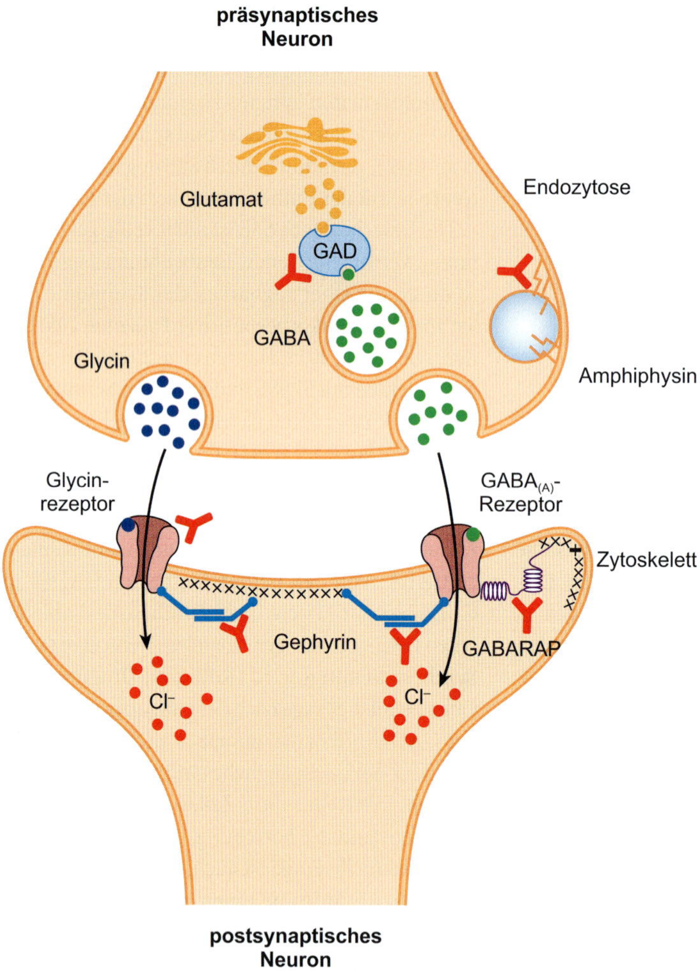

Abb. 3.5 Prä- und postsynaptische Antigene sowie Autoantikörper an inhibitorischen Synapsen

paraneoplastische Ursache aufweisen. Diese Patienten respondieren in der Regel gut auf Steroide und Plasmapherese sowie ggf. die Tumortherapie.

In einer größeren retrospektiven Analyse wurden neben den mit 43 % am häufigsten vorhandenen Antikörpern gegen GAD65 bei 19,8 % gegen GlyR und bei nur 4,1 % gegen andere Epitope inkl. Amphiphysin gerichtete Antikörper gefunden. 33,1 % der Patienten waren Antikörper-negativ (Martinez-Hernandez et al. 2016). Kombinationen fanden sich in nur wenigen Fällen. In 3 von 26 Patienten (11,5 %) gelang der Nachweis von anti-GAD65-Antikörpern ausschließlich im Liquor. Bei 6 von 14 Patienten (42,8 %) ließen sich die anti-GlyR-Antikörper nur im Serum detektieren, in 2,4 % unbekannte Antikörper in neuronalen Zellkulturen gegen Zelloberflächenantigene.

Während die anti-GAD65-Antikörper-positiven und die -negativen Patienten häufiger ein klassisches SPS entwickelten, erkrankten die anti-GlyR-Antikörper-positiven Patienten häufiger an einem SPS-plus-Syndrom. Bei den anti-GAD65-Antikörper-positiven Patienten war häufiger das weibliche Geschlecht betroffen und es traten öfter zusätzlich systemische autoimmune oder endokrinologische Störungen auf. Bei anti-GlyR-Antikörper-positiven Patienten sind in der Literatur vermehrt Symptome aus dem Spektrum der PERM wie Hyperekplexie, Myoklonien, Hirnstammsymptome, Pyramidenbahnzeichen und autonome Dysfunktionen beschrieben worden (Hutchinson et al. 2008; Mas et al. 2011; McKeon et al. 2013).

Carvajal-González et al. (2014) konnten den Zusammenhang zwischen anti-GlyR-Antikörper-Positivität und PERM bestätigen. 33 von 45 Patienten wurden als PERM klassifiziert, zwei als SPS. Bei fünf der Patienten lag eine limbische Enzephalitis bzw. eine epileptische Enzephalopathie vor. Die meisten Patienten zeigten ein deutliches Ansprechen auf eine Immuntherapie, Rückfälle kamen vor. Eine paraneoplastische Genese lag in einigen Fällen vor. Bei 3 der 45 anti-GlyR-Antikörper-positiven Patienten konnte ein Thymom nachgewiesen werden, in einem Fall ein Lymphom (Carvajal-González et al. 2014).

ACHTUNG

Trotz immunologischer Fortschritte gibt es weiterhin „seronegative" SPSE-Patienten, bei denen der Nachweis von verursachenden Antikörpern nicht gelingt.
Eine paraneoplastische Genese ist auch bei seronegativen Formen möglich.
Unabhängig vom Antikörperstatus sollte bei kürzeren Krankheitsverläufen (< 5 Jahren) nach einem Tumor gefahndet werden.
Bei anti-Amphiphysin-Antikörpern sollte halbjährlich nach einem Malignom gesucht werden, speziell nach Mamma- und Bronchialkarzinomen.

Tab. 3.9 Diagnostische Kriterien der SPSSE (nach Dalakas et al. 2009)

Hauptkriterien
1. Steifigkeit der axialen und Extremitätenmuskulatur, durch Beteiligung der abdominalen und thorakolumbalen paraspinalen Muskeln fixierte Deformität (Hyperlordose)
2. Aufgelagerte schmerzhafte Spasmen, hervorgerufen durch unerwartete Geräusche, emotionalen Stress oder taktile Reize
3. EMG: Bestätigung kontinuierlicher Aktivität motorischer Einheiten in agonistischen und antagonistischen Muskeln
4. Abwesenheit anderer neurologischer Erkrankungen oder kognitiver Störungen, welche die Steifigkeit erklären könnten
Nebenkriterien
5. Positiver anti-GAD65-Antikörpernachweis (oder anti-Amphiphysin-Antikörper) im Serum mittels Immunzytochemie, Western Blot oder Radioimmunoassay
6. Klinisches Ansprechen auf Benzodiazepine

3.2.3 Diagnostik

Gerade zu Beginn der Erkrankung kommt es nicht selten zur Fehldiagnose eines dissoziativen Syndroms. Dies kann durch die z. T. „bizarr" anmutende intermittierende Gangstörung verbunden mit psychischen Auffälligkeiten bedingt sein. Die Differenzialdiagnose umfasst diverse Bewegungsstörungen, besonders den Formenkreis der Dystonien, spastische Syndrome, Myelopathien, die Neuromyotonie oder auch Tetanus oder Strychnin-Vergiftungen u. a.

Die Diagnose fußt auf den klinischen Kriterien (➤ Tab. 3.9; Dalakas et al. 2009), die anhand der aktuellen Erkenntnisse angepasst werden sollten, der Elektrophysiologie (Gershanik et al. 2009) und der Autoantikörperbestimmung. Der Nachweis von Autoantikörpern unterstützt bei typischer Klinik die Diagnose, ist aber nicht beweisend, noch schließt deren Fehlen die Diagnose aus. 20–30 % der Fälle bleiben ohne den Nachweis von Autoantikörpern.

Bei Verdacht auf eine paraneoplastische Genese ist eine konsequente Tumorsuche erforderlich, ggf. mit der Positronenemissionstomografie. Die zerebrale und spinale MRT-Bildgebung kann aus differenzialdiagnostischen Gründen oder zum Nachweis einer Affektion des Myelons sinnvoll sein (➤ Abb. 3.4).

Die Liquoruntersuchung liefert uneinheitliche Befunde; oft liegt eine milde lymphozytäre Pleozytose vor, bei anti-Glycin-Antikörper-Positivität wahrscheinlich häufiger als bei den anderen Gruppen. Sehr oft besteht eine autochthone IgG-Bildung bzw. zeigen sich oligoklonale Banden. Bei Vorliegen von anti-GAD-Antikörpern im Serum findet sich in der Regel auch eine intrathekale Produktion dieser Antikörper. Andere Autoantikörper wie etwa gegen die Glycin-Rezeptor-alpha-1-Untereinheit lassen sich in einem Teil der Fälle ebenfalls im Liquor nachweisen, die Bestimmung des Antikörper-Index sollte angestrebt werden.

Oligoklonale Banden kamen bei den Antikörper-negativen Patienten nicht vor, bei GAD65-Positivität in 47,8 % (11 / 23) und in 29,4 % (5 / 17) bei anti-GlyR-positiven Patienten (Martinez-Hernandez et al. 2016).

! MERKE

In ca. 20–30 % der SPSSE bleibt der Antikörper-Status negativ.
Die Höhe des häufigsten GAD-Antikörpertiters korreliert weder mit der Krankheitsaktivität noch mit dem Krankheitsverlauf oder dem Therapieeffekt.

Elektrophysiologie

Die folgenden elektrophysiologischen Untersuchungsmethoden können ebenfalls zur Diagnostik eingesetzt werden (Gershanik et al. 2009; Meinck et al. 2017):

- EMG: kontinuierliche, nicht unterdrückbare Muskelfaseraktivität mit normal konfigurierten Potenzialen motorischer Einheiten in betroffenen Muskeln in Ruhe, besonders paraspinal und proximal in Agonisten und Antagonisten, normale oder reduzierte Entladungsfrequenz
- Elektrostimulation: Auslösung von Muskelspasmen nach kurzer Latenz von 50–80 ms, initial hypersynchron, übergehend in tonisch-desynchronisierte EMG-Aktivität (charakteristisch)

3.2.4 Therapie

Die Behandlung der SPSSE unterscheidet zwischen symptomatischer und immunmodulatorischer bzw. immunsuppressiver Therapie (s. a. Meinck et al. 2017). Zu wichtigen therapeutischen Fragen fehlen aufgrund der Seltenheit der Erkrankung für die SPSSE Daten aus kontrollierten Studien. Unklar ist auch, wann im Krankheitsverlauf eine Immunsuppression begonnen werden und wie ggf. eine „Eskalationsstrategie" aussehen sollte.

Symptomatische Therapie

Die umfangreichsten Erfahrungen liegen für die GABA-agonistisch wirkenden Benzodiazepine (z. B. Diazepam) und Baclofen vor, die im Sinne einer „First-Line"-Therapie angewendet werden. Das Ansprechen auf Benzodiazepine wird auch als diagnostische Bestätigung angesehen. Die meisten Optionen symptomatischer Therapien gehen aus Fallberichten hervor und umfassen zentral und peripher wirksame Ansätze (➤ Tab. 3.10).

Grundsätzlich sollte einschleichend und abhängig von Wirkung und Nebenwirkungen unter Berücksichtigung möglicher Toleranzentwicklung dosiert werden. Plötzliches Absetzen oder starke Dosisreduzierungen müssen vermieden werden.

Neben den muskelrelaxierenden Ansätzen bzw. Antikonvulsiva sind oft auch Analgetika und / oder Psychopharmaka indiziert. Durch kognitive Verhaltenstherapie kann infolge der Angstreduktion möglicherweise ein Einfluss auf die Muskelsteifigkeit erreicht werden (Morrisa et al. 2014).

Tab. 3.10 Symptomatische Therapieoptionen bei der SPSSE

Stoffgruppe/Verfahren	Dosierung	Bemerkung
• **Benzodiazepine:** Diazepam • Clonazepam	• 5–50 (100) mg • (Dosis 1–6 mg, aufdosieren)	**cave:** Entzug
• **Baclofen** Oral • Intrathekale Baclofen-Pumpe	• 5–100 mg • 50–800 (1 500) µg/d	bei sehr schwerer Tonuserhöhung als Ultima Ratio **cave:** schwere Komplikationen bei Unterbrechung der intathekalen Baclofengabe möglich
• **Antikonvulsiva:** Gabapentin • Pregabalin • Valproat • Carbamazepin • Levetiracetam		
Botulinumtoxin		vorübergehende Entlastung bei drohender Gelenkschädigung
• Ggf. **Schmerztherapie:** Paracetamol • NSAR		
Physiotherapie		**cave:** Symptomverstärkung durch Stimulus-Sensitivität möglich
Ggf. **Psychopharmaka,** z. B. Antidepressiva		
Verhaltenstherapie		Angstreduktion Copingstrategien

Eventuell können auch Cannabispräparate einen sinnvollen symptomatischen Ansatz darstellen (Portmann et al. 2019)

In einer Übersicht zu physiotherapeutischen Verfahren beim SPSSE wird auf die heterogene Datenlage hingewiesen, der Nutzen verschiedenster Interventionen aber betont (Vaiyapuri et al. 2019).

Immuntherapien

Mit der immunmodulatorischen Therapie oder der Immunsuppression soll die Krankheitsaktivität gemindert und der Krankheitsverlauf günstig beeinflusst werden.

Angesichts der Seltenheit und Heterogenität in Manifestation, Verlauf und zugrunde liegender Immungenese der Erkrankung sind kontrollierte Therapiestudien rar. Die meisten Empfehlungen stützen sich auf Fallserien und Einzelfallberichte.

Intravenöse Immunglobuline (IVIG)

Neben einigen nicht kontrollierten Studien, Expertenmeinungen sowie Fallserien und Fallberichten existiert eine randomisierte doppelblinde placebokontrollierte Cross-over-Studie (Dalakas et al. 2001). Es konnte gezeigt werden, dass IVIG bei Patienten mit einer signifikanten Behinderung und ungenügendem Ansprechen auf Diazepam oder Benzodiazepin eine sichere und effektive Therapie darstellt. Die Dauer des Ansprechens betrug bei den meisten Patienten 5–12 Wochen.

Kortikosteroide

Zum Einsatz von Kortikosteroiden bei SPSSE existieren keine kontrollierten Studien. Positive Effekte wurden berichtet (Piccolo et al. 1988), der Effekt ist aber oft nicht befriedigend. Empfohlen wird z. B. die initial hochdosierte Gabe von Methylprednisolon (500 mg / d für 5 Tage, dann Reduktion innerhalb von 6–8 Wochen von 100 mg auf eine Erhaltungsdosis von 5–10 mg jeden zweiten Tag; Meinck et al. 2012). Allerdings sollte die Gefahr, einen Diabetes zu triggern, gerade bei GAD-positiven Patienten Anlass zur Zurückhaltung sein.

Weitere therapeutische Optionen

Zu weiteren Immunsuppressiva wie Azathioprin, Cyclophosphamid, Mycophenolat-Mofetil oder Methotrexat liegen keine kontrollierten Studien vor, lediglich in Fallberichten wurde deren Nutzen anekdotisch beschrieben.

Auch erfolgreiche Anwendungen der Plasmapherese werden mitgeteilt (De la Casa-Fages et al. 2013), sowohl bei akuten Exazerbationen als auch im Sinne einer Erhaltungstherapie (Albahra et al. 2019). Sie ist insbesondere bei therapierefraktären Fällen zu erwägen, wenngleich auch nicht immer erfolgreich. Analog kann die Immunadsorption erwogen werden.

Neue Therapieoptionen

In Falldarstellungen wurde ein positives Ansprechen auf eine Therapie mit **Rituximab,** einem monoklonalen Antikörper gegen CD20-B-Zellen, beschrieben (Baker et al. 2005; Lobo et al. 2010; Quereshi et al. 2012). In einem Review wurde eine Besserung der Symptomatik bei vorbehandelten Patienten in sieben von neun Fällen beschrieben (Rineer und Fretwell 2017). In einer randomisierten placebokontrollierten Studie an 24 Patienten konnte zwar bei einem Drittel der Patienten eine Verbesserung erreicht werden, Signifikanz gegenüber Placebo wurde jedoch verfehlt (Dalakas et al. 2017). Als Erklärung für einen nicht konstanten Effekt wird angenommen, dass anti-GAD-Antikörper auch von langlebigen (long-lived) Plasmazellen gebildet werden (Rizzi et al. 2010).

Bei einer derartigen Konstellation wäre prinzipiell der Proteasom-Inhibitor Bortezomib zu erwägen, publizierte Erfahrungen hierzu liegen nicht vor.

Die **autologe Stammzelltransplantation** könnte für therapieresistente Fälle eine alternative Therapie darstellen. Sanders et al. berichteten 2014 erstmals über zwei erfolgreich behandelte anti-GAD-Antikörper-positive Patienten, die remittierten und ihr prämorbides Niveau erreichten.

ACHTUNG

Anästhesiologisches Management

- Bei lebensbedrohlichem Status spasmodicus (anhaltende, rasch aufeinanderfolgende Spasmusattacken) unmittelbare intensivmedizinische Therapie: hochdosierte Benzodiazepine oder Propofol-Narkose – sehr langsames Ausschleichen
- **Cave:** Inhalationsnarkotika und neuromuskuläre Blocker haben das Potenzial, eine verlängerte Hypotonie mit respiratorischem Versagen trotz voller Remission der neuromuskulären Blockade hervorzurufen.

(Hylan et al. 2016; Meinck et al. 2012)

3

3

LITERATUR

Alexopoulos H, Dalakas MC. Immunology of stiff person syndrome and other GAD-associated neurological disorders. Expert Rev Clin Immunol 2013; 9: 1043–1053.

Anagnostou E, Zambelis T. Botulinum toxin A in anti-GAD-positive stiff-limb syndrome. Muscle Nerve 2012; 46: 457–458.

Antoine JC, Absi L, Honnorat J, et al. Antiamphiphysin antibodies are associated with various paraneoplastic neurological syndromes and tumors. Arch Neurol 1999; 56: 172–177.

Baizabal-Carvallo JF, Jankovic J. Stiff-person syndrome: insights into a complex autoimmune disorder. J Neurol Neurosurg Psychiatry 2015; 86: 840–848.

Baker MR, Das M, Isaacs J, et al. Treatment of stiff person syndrome with rituximab. J Neurol Neurosurg Psychiatry 2005; 76: 999–1001.

Burns TM, Jones HR, Phillips LH, Bugawan TL, Erlich HA, Lennon VA. Clinically disparate stiff-person syndrome with GAD65 autoantibody in a father and daughter. Neurology 2003; 61: 1291–1293.

Burns TM. A step forward for stiff-person syndrome. Lancet 2005; 365: 1365–1367.

Carvajal-Gonzalez A, Leite MI, Waters P, et al. Glycine receptor antibodies in PERM and related syndromes: characteristics, clinical features and outcomes. Brain 2014; 137: 2178–2192.

Dalakas MC, Fujii M, Li M, et al. The clinical spectrum of anti-GAD antibody-positive patients with stiff-person-syndrome. Neurology 2000; 55: 1531–1535.

Dalakas MC, Fujii M, Li M, et al. High-dose intravenous immune globulin for stiff person syndrome. N Engl J Med 2001; 345: 1870–1876.

Dalakas MC, Li M, Fujii M, et al. Stiff person syndrome: quantification, specificity, and intrathecal synthesis of GAD65 antibodies. Neurology 2001; 57: 780–784.

Dalakas MC, Rakocevic G, Dambrosia J, et al. A double-blind, placebo-controlled study of rituximab in patients with stiff-person syndrome (SPS). Ann Neurol 2017; 82: 271–277.

De la Casa-Fages B, Anaya F, Gabriel-Ortemberg M, et al. Treatment of stiff-person syndrome with chronic plasmapheresis. Mov Disord 2013; 28: 396–397.

Doppler K, Schleyer B, Geis C. Lockjaw in stiff-person syndrome with autoantibodies against glycine receptors. Neurol Neuroimmunol Neuroinflamm 2016; 3: e186.

Dumitrascu OM, Tsimerinov EL, Lewis RA. Gastrointestinal and urological sphincter dysfunction in stiff person syndrome. J Clin Neuromuscul Dis 2016; 18: 92–95.

Elovaaraa I, Apostolski S, van Doorn P, et al. EFNS guidelines for the use of intravenous immunoglobulin in treatment of neurological diseases: EFNS task force on the use of intravenous immunoglobulin in treatment of neurological diseases. Eur J Neuol 2008; 15: 893–908.

Faissner S, Lukas C, Reinacher-Schick A, et al. Amphiphysin- positive paraneoplastic myelitis and stiff-person syn- drome. Neurol Neuroimmunol Neuroinflamm 2016; 3:285–288.

Geis C, Weishaupt A, Grünewald B, et al. Human stiff-person syndrome IgG induces anxious behavior in rats. PLoS ONE 2011; 6(2): mme16775.

Gershanik OS. Stiff-person syndrome. Parkinsonism Relat Disord 2009; 15 (Suppl. 3): 130–134.

Hansen N, Grünewald B, Weishaupt A, et al. Human stiff person syndrome IgG-containing high-titer anti-GAD65 autoantibodies induce motor dysfunction in rats. Exp Neurol 2013; 239: 202–209.

Hennigsen P, Meinck HM. Specific phobia is a frequent non-motor feature in stiff man syndrome. J Neurol Neurosurg Psychiatry 2003: 74: 1955–1958.

Howard FM. A new and effective drug in the treatment of stiff man syndrome: preliminary report. Proc Staff Meet Mayo Clin 1963; 38: 203–212.

Hutchinson M, Waters P, McHugh J, et al. Progressive encephalomyelitis, rigidity, and myoclonus: a novel glycine receptor antibody. Neurology 2008; 71: 1291–1292.

Hylan K, Vu AD, Stammen K. Anesthetic considerations of stiff-person syndrome: a case report. AANA J 2016; 84: 181–187.

Jachiet V, Laine L, Gendre T, et al. Acute respiratory failure in a patient with stiff-person syndrome. Neurocrit Care 2016; 25: 455–457.

Kim SD, Vucic S, Mahant N, et al. The relationship between cortical and spinal hyperexcitability and clinical disease severity in stiff-man syndrome. Parkinsonism Relat Dis 2012; 18: 1045–1047.

Lobo ME, Araújo ML, Tomaz CA, Allam N. Stiff-person syndrome treated with rituximab. BMJ Case Rep 2010; 2010: pii:bcr0520103021.

Martinez-Hernandez E, Ariño H, McKeon A, et al. Clinical and immunologic investigations in patients with stiff-person spectrum disorder. JAMA Neurol 2016; 73: 714–720.

Mas N, Saiz A, Leite MI, et al. Antiglycine-receptor encephalomyelitis with rigidity. J Neurol Neurosurg Psychiatry 2011; 82: 1399–1401.

McKeon A, Martinez-Hernandez E, Lancaster E, et al. Glycine receptor autoimmune spectrum with stiff-man syndrome phenotype. JAMA Neurol 2013; 70: 44–50.

Meinck HM, Ricker K, Hulser PJ, et al. Stiff man syndrome: clinical and laboratory findings in eight patients. J Neurol 1994; 241: 157–166.

Meinck H-M, et al. S1-Leitlinie Stiff-Man-Syndrom. 2017. In: Deutsche Gesellschaft für Neurologie (Hrsg.): Leitlinien für Diagnostik und Therapie in der Neurologie. Aus: https://www.dgn.org/leitlinien/3476-030-080-stiff-man-syndrom-synonym-stiff-person-syndrom (letzter Zugriff: 24.02.2020).

Meinck HM. Das Stiff-Man-Syndrom und seine Varianten. Nervenarzt 2013; 84: 450–454.

Mitsumoto H, Schwartzman MJ, Estes ML, et al. Sudden death and paroxysmal autonomic dysfunction in stiff-man syndrome. J Neurol 1991; 238: 91–96.

Moersch FP, Woltman HW. Progressive fluctuating muscular rigidity and spasm („stiff-man" syndrome): report of a case and some observations in 13 other cases. Proc Staff Meet Mayo Clin 1956; 31: 421–427.

Morrisa LL, Dysch L, Salkovskisa PM, et al. Reducing excess stiffness in stiff person syndrome using CBT.: A case study. NeuroRehabilitation 2014: 35: 627–631.

Piccolo G, Cosi V, Zandrini C, et al. Steroid-responisve and de- pendent stiff-man syndrome: a clinical and electrophysiolo- gical study of two cases. Ital J Neurol Sci 1988; 9: 559–566.

Portman D, Donovan KA, Bobonis M. Medical cannabis as an effective treatment for refractory symptoms of paraneoplastic stiff person syndrome. J Pain Symptom Manage 2019; 59 (2): e1–e3.

Qureshi A, Hennessy M. Stiff person syndrome (SPS) complicated by respiratory failure: successful treatment with rituximab. J Neurol 2012; 259: 180–181.

Reinacher-Schick A, et al. Amphiphysin-positive paraneoplastic myelitis and stiff-person syndrome. Neurol Neuroimmunol Neuroinflamm 2016; 3: e285.

Rineer S, Fretwell T. Evaluation of Treatment Outcomes in Patients with Stiff Person. Syndrome with Rituximab vs. Standard of Care. Cureus 2017; 9(6): e1387. DOI 10.7759/cureus.1387.

Rizzi M, Knoth R, Hampe CS, et al. Long-lived plasma cells and memory B cells produce pathogenic anti-GAD65 autoantibodies in stiff person syndrome. PLoS ONE 2010; 5: e10838.

Roth FC, Draguhn A. GABA metabolism and transport: effects on synaptic efficacy. Neural Plast 2012; 805830.

Sander JE, Layzer RB, Goldsobel AB. Congenital stiff-man syndrome. Ann Neurol 1980; 8: 195–197.

Sanders S, Bredeson C, Pringle CE, et al. Autologous stem cell transplantation for stiff person syndrome. Two cases from the Ottawa Blood and Marrow Transplant Program. JAMA Neurology 2014; 71: 1296–1299.

Schmierer K, Valdueza JM, Bender A, et al. Atypical stiff-person syndrome with spinal MRI findings, amphiphysin autoantibodies, and immunosuppression. Neurology 1998; 51: 250–252.

Sechi G, Barrocu M, Piluzza MG, et al. Levetiracetam in stiff-person syndrome. J Neurol 2008; 255: 1721–1725.

Solimena M, Folli F, Denis-Donini S, et al. Autoantibodies to glutamic acid decarboxylase in a patient with stiff-man syndrome, epilepsy, and type I diabetes mellitus. N Engl J Med 1988; 318: 1012–1020.

Stayer C, Tronnier V, Dressnandt J, et al. Intrathecal baclofen therapy for stiff-man syndrome and progressive encephalomyelopathy with rigidity and myoclonus. Neurology 1997; 49: 1591–1597.

Tinsley JA, Barth EM, Black JL, et al. Psychiatric consultations in stiff-man syndrome. J Clin Psychiatry 1997; 58: 444–449.

Vaiyapuri A, Kashyap P, Kashyap N, et al. Is stiff person syn- drom benefited by physical therapy intervention? Summa- ry of case reports, Biomed Res Int 2019; 2019: 5613680.

Xiao Z, Shan J, Huang X, et al. Familial case report of stiff-person syndrome. Clin Neurophys 2015; 126: 2405–2409.

3.3 Entzündliche Erkrankungen des peripheren Nervensystems

Helmar C. Lehmann

Wichtige Neuigkeiten auf einen Blick

- Ob eine SARS-CoV-2-Infektion ein Guillain-Barré-Syndrom (GBS) auslösen kann, wird momentan kontrovers diskutiert.
- Der Nachweis eines Sural Sparing Patterns in der initialen elektrophysiologischen Untersuchung ist spezifisch für ein GBS und kann zur Abgrenzung gegenüber anderen Neuropathien hilfreich sein.
- Einer kürzlich publizierten Studie zufolge wird von einer erneuten Gabe von IVIg bei therapierefraktären Fällen eines GBS abgeraten, da das Risiko für Komplikationen ansteigt.
- Bei der chronischen inflammatorischen demyelinisierenden Polyneuropathie (CIDP) finden sich bei etwa 10 % der Patienten Autoantikörper, die gegen Proteine der Ranvier-Schnürringe gerichtet sind.
- Bildgebende Verfahren wie der Nervenultraschall und das MRT konnten in klinischen Studien für die Diagnose einer CIDP hilfreich sein.
- Subkutane Immunglobuline (SCIG) sind wirksam in der Erhaltungstherapie bei CIDP-Patienten.
- Eine CIDP in der Schwangerschaft ist sehr selten, möglicherweise ist die Schubrate während der Schwangerschaft erhöht (Kohle et al. 2021).
- Eine Vergleichsstudie konnte zeigen, dass eine orale Stoßtherapie mit 4 × 40 mg / d Dexamethason monatlich gleich wirksam wie eine

Dauertherapie mit Methylprednisolon (60 mg in absteigender Dosierung) ist, allerdings mit weniger Nebenwirkungen einhergeht.
- Im Vergleich zu Kortison wird eine Therapie mit intravenösen Immunglobulinen weniger häufig aufgrund von Ineffektivität oder Nebenwirkungen abgebrochen.
- Studien an humanen Motoneuronen legen nahe, dass GM1-IgM-Antikörper Axone schädigen und somit eine pathogenetische Relevanz besitzen.
- Die einzige in kontrollierten Studien erfolgreich getestete Therapie bei der multifokalen motorischen Neuropathie (MMN) sind IVIG.
- Die zusätzliche Gabe des C5-Inhibitors Eculizumab führt nicht zu einer Reduktion der IVIG-Dosis bei MMN.
- Eine monoklonale Gammopathie findet sich bei 3 % der Bevölkerung über 50 Jahre. Eine kausale Assoziation kann vor allem bei gleichzeitig bestehender demyelinisierender Polyneuropathie angenommen werden.
- Eine demyelinisierende Polyneuropathie mit IgG- und / oder IgA-MGUS (monoklonale Gammopathie unklarer Signifikanz) ist eher dem Spektrum der CIDP zuzuordnen und sollte entsprechend behandelt werden.
- Demyelinisierende Neuropathien mit IgM-Paraprotein sprechen schlechter auf Immuntherapien an, die bei der CIDP eingesetzt werden.
- VEGF (Vascular Endothelial Growth Factor) ist im Serum von Patienten mit POEMS-Syndrom erhöht und korreliert mit der Krankheitsaktivität.

3

3.3.1 Einführung

Autoimmun vermittelte Erkrankungen des peripheren Nervensystems (Synonym: Immunneuropathien oder immunvermittelte Neuropathien) stellen ein Spektrum von akut oder chronisch verlaufenden entzündlichen Poly(radikulo)neuropathien dar. Es handelt sich um Autoimmunerkrankungen, bei denen es zu einer Schädigung des Myelins und der Axone im peripheren Nervensystem kommt. In diesem Kapitel wird ein Überblick über die wichtigsten Fortschritte in der Diagnostik und Therapie des Guillain-Barré-Syndroms (GBS), der chronischen inflammatorischen demyelinisierenden Polyneuropathie (CIDP), der multifokalen motorischen Neuropathie (MMN) und der paraproteinämischen Polyneuropathien gegeben. Auch die nichtsystemische vaskulitische Neuropathie (NSVN) – die streng genommen nicht zu diesem Spektrum zählt, da sich die aberrante Immunantwort gegen Gefäße (Vasa nervorum) richtet – wird in diesem Kapitel abgehandelt, da sie eine wichtige Differenzialdiagnose darstellt und ebenfalls einer immunsuppressiven Therapie zugänglich ist.

3.3.2 Guillain-Barré-Syndrom (GBS)

Symptome

➤ Tab. 3.11

Tab. 3.11 GBS – Übersicht zum Krankheitsbild

Definition	akute entzündliche autoimmun vermittelte Polyradikuloneuropathie
Manifestationsalter	kann in jedem Alter auftreten, die Inzidenz nimmt mit steigendem Alter (> 50 Jahre) leicht zu
Diagnostik	• Anamnese • Klinische Symptomatik • NLG/EMG: Nachweis von Demyelinisierung • Liquoruntersuchung: Nachweis einer zytalbuminären Dissoziation (normale Zellzahl, erhöhtes Liquoreiweiß)
Therapeutische Optionen	• Supportive Maßnahmen • Immuntherapie: – Intravenöse Immunglobuline oder – Plasmaaustauschverfahren
Wichtige Leitlinien	DGN-Leitlinie: https://www.dgn.org/leitlinien/3636-ll-030-130-therapie-akuter-und-chronischer-immunvermittelter-neuropathien-und-neuritiden-2018

Leitsymptome

Guillain-Barré-Syndrom

- Häufig zwei Wochen vor Krankheitsbeginn Infektion des Gastrointestinaltrakts bzw. der Atemwege
- Akute, meistens innerhalb von Tagen, gelegentlich innerhalb von Stunden einsetzende, progrediente Muskelschwäche, die zunächst die unteren Extremitäten betrifft und dann nach proximal fortschreitet. Im Verlauf häufig Ausbildung einer Tetraparese mit Beteiligung der Atemmuskulatur
- Sensibilitätsstörungen (Hypästhesien und Par- / Dysästhesien)
- Rückenschmerzen
- Hirnnervenausfälle (bilaterale Fazialisparese, Okulomotorikstörungen)
- Autonome Dysfunktion (Herzrhythmusstörungen, Blutdruckschwankungen)

Die Inzidenzrate des GBS beträgt für Erwachsene weltweit 1,1–1,8 / 100 000 Fälle pro Jahr. Die Inzidenzrate in Deutschland für Erwachsene wird auf etwa 1,6–1,89 / 100 000 GBS-Fälle pro Jahr geschätzt (Lehmann et al. 2007). Die Erkrankung tritt etwas häufiger (1,5:1) bei Männern als bei Frauen auf.

Einteilung

Das GBS kann anhand der Symptomatik, des Schädigungsmusters in der Elektrophysiologie und der Pathologie (axonal / demyelinisierend) in verschiedene Subformen unterteilt werden:

- AIDP = akute inflammatorische demyelinisierende Polyneuropathie (häufigste Form in Deutschland)
- AMAN = akute axonale motorische Neuropathie (vor allem in Asien auftretend)
- AMSAN = akute motorische und sensible axonale Neuropathie
- Miller Fisher-Syndrom (MFS)

Diagnostik

Das GBS ist eine klinische Diagnose, die durch typische Befunde in der Elektroneurografie / Elektromyografie (ENG / EMG) und in der Liquoruntersuchung bestätigt wird.

Elektrophysiologie

In der ENG / EMG-Untersuchung finden sich häufig Zeichen einer Demyelinisierung in Form einer Reduktion der motorischen Nervenleitgeschwindigkeiten, von verlängerten distalen motorischen Latenzen, Leitungsblöcken, verlängerten F-Wellen und A-Wellen. Eine besonders spezifische Konstellation, auch im Hinblick auf die Abgrenzung gegen andere Neuropathien, ist das **„Sural Nerve Sparing Pattern"**, d. h., der N. suralis ist (im Gegensatz zu vielen anderen Neuropathien) unauffällig, während die sensiblen ENG der Armnerven bereits pathologisch sind (Derksen et al. 2014; ➤ Abb. 3.6).

Bei axonalen Subtypen lassen sich reduzierte Muskelsummenaktionspotenziale nachweisen. In der Frühphase können die Veränderungen fehlen oder nur minimal ausgeprägt sein, d. h., die Untersuchung sollte im Verlauf wiederholt werden. Im EMG finden sich in der Frühphase normalamplitudige Potenziale mit einer reduzierten maximalen Willküraktivität. Pathologische Spontanaktivität tritt außer bei axonalen Varianten nicht in der Frühphase auf. Im Verlauf kann sie einsetzen und weist auf eine (sekundäre) axonale Schädigung hin.

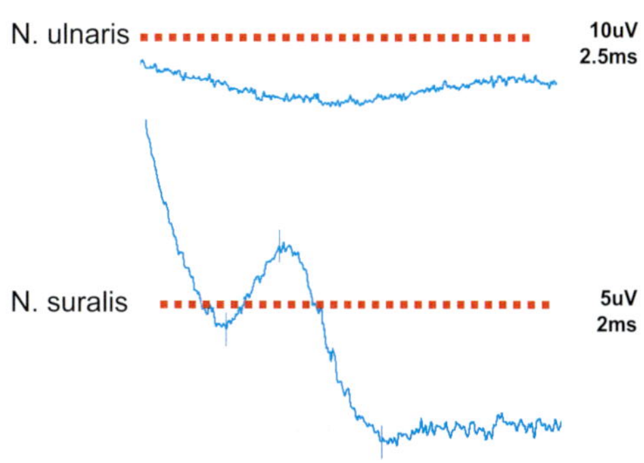

Abb. 3.6 Sensibles Nervenaktionspotenzial (SNAP) des N. ulnaris und N. suralis bei einem Patienten mit V. a. auf GBS. Es findet sich ein „Sural Nerve Sparing Pattern" mit nicht mehr evozierbaren SNAP des N. ulnaris, während das SNAP des N. suralis noch normwertig ist (gestrichelte Linie: Normwerte)

ACHTUNG
In bis zu 20 % der Fälle ist die ENG / EMG-Untersuchung beim GBS initial noch normwertig. Die häufigsten Veränderungen in der Frühphase sind Pathologien der F-Wellen. Normwertige Befunde in der ENG / EMG-Untersuchung schließen ein GBS keineswegs aus und die Untersuchung sollte im Verlauf wiederholt werden!

Liquoruntersuchung

Beim GBS findet sich typischerweise im Liquor eine zytalbuminäre Dissoziation (dissociation albuminocytologique), d. h. eine normale oder nur leicht erhöhte Zellzahl (< 50 / mm³), aber deutlich erhöhtes Liquoreiweiß (häufig zwischen 70 und 150 mg / dl). Auch die Liquoruntersuchung ist in der Frühphase häufig noch normal. Daher sollte bei zweifelhaften Befunden eine Kontrollpunktion angestrebt werden.

Serologie

Obwohl angenommen wird, dass Autoantikörper bei allen GBS-Varianten eine wichtige Rolle in der Pathogenese spielen, sind spezifische Autoantikörper, die für die klinische Diagnostik einsetzbar sind, nur für das MFS und AMAN / AMSAN etabliert. Beim MFS finden sich in 90 % IgG-Antikörper gegen GQ1b, bei AMAN und AMSAN findet man in etwa 50 % der Fälle IgG-Antikörper gegen GM1 und GD1a.

! MERKE
Außer beim Miller Fisher-Syndrom ist eine Autoantikörpertestung beim GBS klinisch nicht wegweisend.

Vorausgehende Infektionen

In etwa 60 % der Fälle geht einem GBS eine Infektion voraus. Am häufigsten kann das Bakterium *Campylobacter jejuni* nachgewiesen werden (Durchfallerkrankung), gefolgt von Zytomegalievirus, Epstein-Barr-Virus, *Mycoplasma pneumoniae, Haemophilus influenzae* und Herpesviren (Shahrizaila et al. 2021). In 5 % der Fälle kann eine Hepatitis-E-Infektion gefunden werden (van den Berg et al. 2014). Eine erhöhte Rate von GBS-Fällen wurde nach der Zika-Virus-Epidemie in Französisch-Polynesien und Kolumbien beschrieben (Cao-Lormeau et al. 2016; Parra et al. 2016). Ob eine SARS-CoV-2-Infektion ein GBS auslösen kann, wird momentan kontrovers diskutiert (Lehmann et al. 2021; Svačina et al. 2021).

Therapie

Die Behandlung des GBS besteht einerseits im Vermeiden und im Behandeln von Komplikationen, andererseits in der Durchführung einer kausalen Immuntherapie.

Behandlung / Vermeidung von Komplikationen

- Thromboseprophylaxe bei bettlägerigen Patienten
- Pneumonie: antibiotische Therapie (kalkuliert), bei Erregernachweis gezielt mit entsprechenden Antibiotika
- Engmaschiges Monitoring von
  - Blutdruck
  - Herzrhythmus
  - Sauerstoffsättigung
  - Vitalkapazität
- Symptomorientierte Behandlung autonomer Dysfunktionen
- Sicherung der Atemwege: bei drohender respiratorischer Erschöpfung → Intubation
- Klinische Parameter, die bereits bei Aufnahme im Krankenhaus auf eine drohende respiratorische Erschöpfung hinweisen, sind (Walgaard et al. 2010):
  - Zeit von Symptombeginn bis Aufnahme im Krankenhaus < 1 Woche
  - Bulbäre oder faziale Schwäche
  - Vorhandensein von Paresen in den Extremitäten

! MERKE
Zur genaueren Abschätzung kann das Risiko über ein Prognosemodell berechnet werden: https://gbstools.erasmusmc.nl/prognosis-tool/.

- Intensive Kommunikation mit Patienten und Angehörigen

Kausale Behandlung

Intravenöse Immunglobuline (IVIG, 0,4 g / kg / d KG über 5 d) oder Plasmaaustausch / Immunadsorption. IVIG und Plasmaaustausch werden als gleich wirksam angesehen, eine Kombination der beiden Therapien ist nicht wirksamer als die Monotherapie (Hughes et al. 2012; Raphaël et al. 2012). Immunadsorption ist nicht in randomisierten Studien beim GBS getestet worden, wird aber allgemein als gleich wirksam wie die Plasmaaustauschbehandlung gesehen (Lehmann et al. 2006).

Therapierefraktäre Krankheitsverläufe
Einer kürzlich publizierten Studie zufolge wird von einer erneuten Gabe von IVIG bei therapierefraktären Fällen eines GBS abgeraten, da das Risiko für Komplikationen ansteigt (Walgaard et al. 2021).

3.3.3 Chronische inflammatorische demyelinisierende Polyneuropathie (CIDP)

➢ Tab. 3.12

Leitsymptome

CIDP

- Subakut einsetzende Symptomatik (in der Regel ≥ 8 Wochen)
- Hyp- oder Areflexie
- Proximale und distale Paresen
- Strumpf- und handschuhförmige, verteilte Hypästhesien
- Dys- und Parästhesien

Klinisches Bild

Die klinische Präsentation einer CIDP kann sehr variabel sein. Häufig manifestiert sich eine CIDP als generalisierte Polyneuropathie mit Hyp- oder Areflexie. Ein weiteres Leitsymptom sind schlaffe Lähmungen, die im Unterschied zu vielen anderen (längenabhängigen) Polyneuropathien auch früh an proximalen Extremitätenabschnitten auftreten können. Sensibilitätsstörungen treten in Form von strumpf- und handschuhförmig verteilten Hyp- und Parästhesien auf. Die Symptome manifestieren sich in der Regel subakut, d. h. über einen Zeitraum von 8 Wochen, sind progredient oder zeigen eine schubförmige Verschlechterung. Es gibt allerdings auch Patienten, die sich initial mit einem Krankheitsverlauf präsentieren, der eher einem GBS ähnelt. Dieser Subtyp wird als „Acute Onset CIDP" (A-CIDP) bezeichnet. Hirnnervenausfälle oder eine autonome Dysfunktion kommen bei der CIDP eher selten vor.

Diagnostik

Die CIDP geht nicht mit pathognomonischen Symptomen einher. Es existieren aktuell keine sensitiven, in der klinischen Routine gut etablierten „Body-Fluid"-

Tab. 3.12 CIDP – Übersicht zum Krankheitsbild

Definition	chronisch verlaufende, autoimmun vermittelte entzündliche Polyradikuloneuropathie
Manifestationsalter	Tritt in jedem Alter auf (mittleres Erkrankungsalter zwischen 50 und 60 Jahren)
Diagnostik	• Klinisch-neurologische Untersuchung • ENG/EMG: Untersuchung motorischer und sensibler Nerven an mehreren Extremitäten • EMG: Nachweis neurogener Schädigung • Liquoruntersuchung • Ggf. bildgebende Verfahren: MRT (Nervenwurzeln) • Ggf. Nervenbiopsie
Therapeutische Optionen	• Intravenöse Immunglobuline (IVIG) • Steroide • Plasmaaustauschverfahren • Immunsuppressiva (Azathioprin, Cyclophosphamid) • Rituximab
Wichtige Leitlinien	• DGN-Leitlinie: Therapie akuter und chronischer immunvermittelter Neuropathien (https://www.dgn.org/leitlinien/3636-ll-030-130-therapie-akuter-und-chronischer-immunvermittelter-neuropathien-und-neuritiden-2018) • Peripheral Nerve Society Guideline on Management of Chronic Inflammatory Demyelinating Polyradiculoneuropathy (Joint Task Force of the EFNS and the PNS 2010a)

Tab. 3.13 Diagnosekriterien der Peripheral Nerve Society (nach Joint Task Force of the EFNS and the PNS 2010a)

Kriterium	Beschreibung
Symptome	• Chronisch progredient oder schubweise verlaufend • Symmetrische distale oder proximale Paresen an Armen und Beinen • Sensible Defizite • Ausprägung über einen Zeitraum von 8 Wochen • Hirnnerven fakultativ beteiligt • Schwache oder fehlende Muskeleigenreflexe
Elektrophysiologie	pathologische Befunde (Demyelinisierung) in mindestens einem Nerv (i. d. R. mehrere)
Liquor	• Eiweißerhöhung • Leukozyten < 10/µl
MRT	Kontrastmittelanreicherung oder Hypertrophie der Cauda equina, der lumbosakralen oder zervikalen Nervenwurzeln oder der Nervenplexus
Verlauf	objektive klinische Besserung nach Immuntherapie
Nervenbiopsie	eindeutiger Nachweis von Demyelinisierung oder Remyelinisierung

Biomarker (z. B. Antikörper). Zunehmend setzen sich Diagnosekriterien durch, die von der Peripheral Nerve Society entwickelt und zuletzt im Jahre 2010 überarbeitet wurden (Joint Task Force of the EFNS and the PNS 2010a; ➤ Tab. 3.13). Neben klinischen Symptomen werden vor allem elektrophysiologische Kriterien definiert und supportive Kriterien benannt, wie die Kernspintomografie der Spinalwurzeln, die Liquordiagnostik, die Nervenbiopsie und das Ansprechen auf eine immunmodulatorische / immunsuppressive Therapie (Balke et al. 2016).

Elektrophysiologie

Bei der CIDP finden sich in der ENG Hinweise für eine Demyelinisierung, die unterschiedlich stark ausgeprägt sind (➤ Tab. 3.14). Wiederholte Untersuchungen unter Einbezug aller Extremitäten sind sinnvoll, da die Nerven nicht immer gleich stark und nicht durchgehend von der Inflammation betroffen sind (Bril et al. 2010). Je nach Krankheitsverlauf kommt es auch zu einer sekundären axonalen Degeneration, die sich in reduzierten muskulären Summenaktionspotenzialen (MSAP) und im Nachweis neurogener Veränderungen im EMG mit pathologischer Spontanaktivität zeigt.

! MERKE
Als Faustregel kann man sich merken, dass mindestens zwei der oben genannten Veränderungen in zwei motorischen Nerven nachweisbar sein müssen (ohne höhergradige Reduktion des MSAP), um die Kriterien einer CIDP zu erfüllen.

Liquoruntersuchung

In der Liquoruntersuchung findet sich eine normale oder allenfalls leicht erhöhte Zellzahl, aber häufig ein erhöhtes Liquoreiweiß (> 50 mg / dl), was auf eine Mitbeteiligung der Nervenwurzeln schließen lässt. Die Liquoruntersuchung dient darüber hinaus dem Ausschluss relevanter Differenzialdiagnosen (z. B. Borrelien).

Serologie

Verschiedene Arbeitsgruppen haben in den letzten Jahren bei CIDP-Patienten Autoantikörper im Serum beschrieben, die gegen Proteine im Bereich der Ranvier-Schnürringe gerichtet sind. Es handelt sich vor allem um Antikörper vom IgG_4-Subtyp gegen Contactin 1, Contactin-assoziiertes Protein und Neurofascin-155. Nur bei wenigen Patienten (5–10 %) lassen sich diese Antikörper nachweisen; allerdings zeigen diese Patienten einen distinkten Phänotyp mit überwiegend motorischen Defiziten und einer ausgeprägten axonalen Schädigung in der NLG. Diese Patienten schienen auf intravenöse Immunglobuline weniger gut anzusprechen, aber teilweise auf Rituximab (Doppler et al. 2016; Mathey et al. 2015; Miura et al. 2015; Querol und Illa 2015; Querol et al. 2014).

Nervenbiopsie

Bei nicht eindeutigen Befunden in der Zusatzdiagnostik kann eine Nervenbiopsie indiziert sein. Ein Kennzeichen der CIDP ist der Nachweis von entzündlichen Infiltraten. Je nach Krankheitsstadium können diese aber fehlen. Indirekte Veränderungen,

Tab. 3.14 Veränderungen in der ENG bei der CIDP (modifiziert nach Balke et al. 2016)

Verlängerung der distal motorischen Latenz in 2 Nerven (> 50 %)	
Reduktion der Nervenleitgeschwindigkeit in 2 motorischen Nerven (> 30 %)	
Verzögerte oder fehlende F-Wellen-Latenzen in ≥ 1 motorischen Nerv und Demyelinisierung in einem weiteren motorischen Nerv	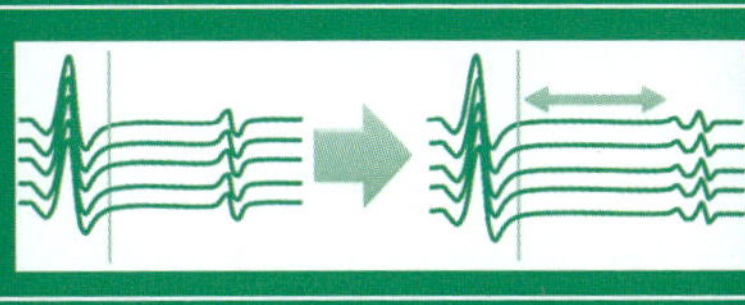
Partieller Leitungsblock in ≥ 1 motorischen Nerv	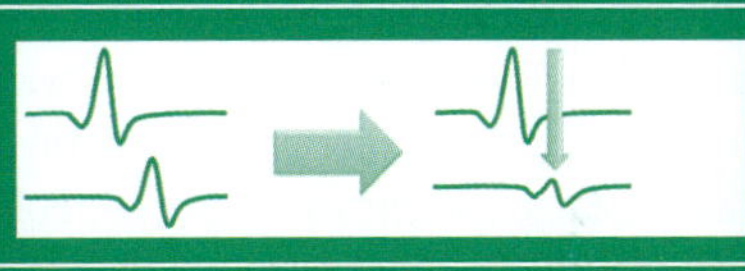
Abnorme temporale Dispersion in 2 motorischen Nerven	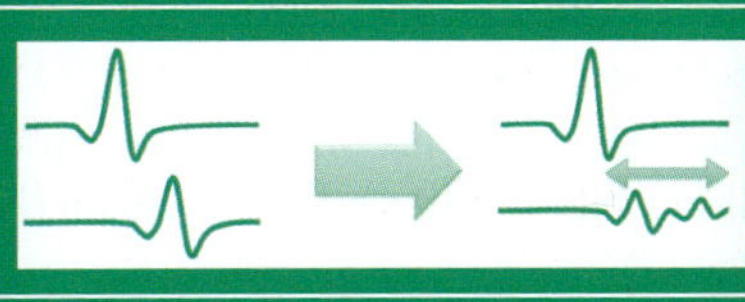
Verlängerte distale motorische Summenaktionspotenziale in ≥ 1 motorischen Nerv	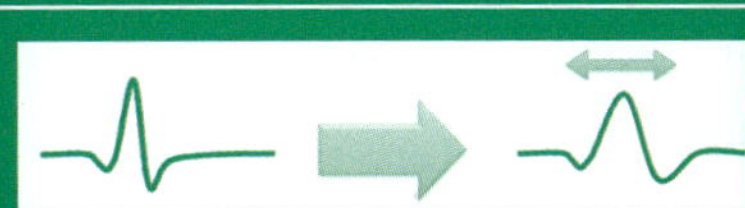

die auf eine entzündliche Genese hindeuten können, sind ein endoneurales Ödem, Zeichen der Demyelinisierung und Remyelinisierung oder der Nachweis von Zwiebelschalenformationen (proliferierende Schwann-Zellen).

! MERKE

Fehlende entzündliche Infiltrate in der Nervenbiopsie schließen die Diagnose einer CIDP keineswegs aus.

Bildgebung (MRT und Nervensonografie)

Im MRT lassen sich in STIR-Sequenzen gelegentlich Verdickungen der Nervenwurzeln und proximalen Nervenabschnitte nachweisen. Andere MRT-Techniken, die momentan in klinischen Studien untersucht werden, sind die MR-Neurografie und das Diffusion Tensor Imaging (Lichtenstein et al. 2017; Mathys et al. 2013). Zudem wird postuliert, dass mithilfe der Nervensonografie eine Unterscheidung der CIDP von anderen Neuropathien anhand einer relativen Vergrößerung des Nervendurchmessers erfolgen kann (Kerasnoudis et al. 2015).

Therapie

Die CIDP erfordert in der Regel eine dauerhafte immunsuppressive / immunmodulatorische Therapie. Therapien der 1. Wahl sind Steroide oder intravenöse Immunglobuline (IVIG). Diese Therapieformen sind in randomisierten Studien auf ihre Wirksamkeit getestet worden, wobei die Evidenz für Kortison im Vergleich zu Immunglobulinen geringer ist (Eftimov et al. 2013; Hughes und Mehndiratta 2015). Auch subkutane Immunglobuline sind in der Erhaltungstherapie bei CIDP-Patienten wirksam (van Schaik et al. 2018). Eine weitere Therapie, die sich in randomisierten Studien als effektiv erwiesen hat, ist der Plasmaaustausch, der in der klinischen Praxis weniger häufig als die Erstgenannten eingesetzt wird (Cocito et al. 2010; Mehndiratta et al. 2015). Im Vergleich zwischen IVIG und Methylprednisolon wird eine Therapie mit Methylprednisolon häufiger aufgrund von Ineffektivität oder Nebenwirkungen abgesetzt; allerdings kann bei denjenigen Patienten, die auf Methylprednisolon ansprechen, häufiger einer Langzeitremission beobachtet werden (Nobile-Orazio et al. 2012).

Steroide

Prinzipiell stehen verschiedene Applikationsverfahren zur Verfügung. Eine randomisierte klinische Studie konnte zeigen, dass eine Stoßtherapie mit Dexamethason oral (4 Tage je 40 mg) genauso wirksam ist wie eine tägliche orale Therapie mit Methylprednisolon, aber weniger Nebenwirkungen zur Folge hat (van Schaik et al. 2010). Einer retrospektiven Analyse zufolge hat eine intravenöse Stoßtherapie mit Methylprednisolon ein günstigeres Nebenwirkungsprofil als eine tägliche orale Therapie mit Prednisolon (Lopate et al. 2005).

Immunglobuline

Die Wirksamkeit von IVIG bei der CIDP ist in mehreren Studien demonstriert worden (Hughes und Mehndiratta 2015). IVIG werden bei der CIDP üblicherweise mit initial 2 g / kg KG verabreicht, gefolgt von wiederholten Gaben alle 3–4 Wochen in einer Dosis von 1 g / kg KG (Hughes et al. 2008). SCIG, die in einer Dosis von 0,2 g / kg oder 0,4 g / kg KG wöchentlich verabreicht werden, sind ebenso wirksam in der Erhaltungstherapie bei CIDP-Patienten (van Schaik et al. 2018).

Plasmaaustausch / Immunadsorption

Ein Plasmaaustausch wird in der Regel bei rascher oder schubweiser Verschlechterung oder bei fehlendem Ansprechen auf Steroide oder IVIG angewandt. Häufig wird in der klinischen Praxis statt eines Plasmaaustauschs eine Immunadsorption durchgeführt, bei der selektiv Immunglobulinfraktionen depletiert werden. Sie wird in der Regel besser vertragen und hat weniger Nebenwirkungen, da Gerinnungsfaktoren nicht entfernt werden. Die Immunadsorption ist nicht in klinischen Studien bei der CIDP getestet worden. Nach Fallberichten und auch nach eigener Erfahrung kann sie eine sehr effektive Therapie darstellen (Inoue et al. 1998; Ullrich et al. 1998; Zinman et al. 2005).

Immunsuppressiva und monoklonale Antikörper

Drei Konstellationen können den Einsatz von Immunsuppressiva oder monoklonalen Antikörpern erforderlich machen:

1. Patienten, die auf Kortison ansprechen, das dann in der Langzeittherapie eingespart werden soll
2. Als Langzeittherapie bei Patienten, die mit Plasmaaustausch behandelt werden
3. Wenn Patienten weder auf Kortison noch auf IVIG oder Plasmaaustausch ansprechen

Einschränkend muss hinzugefügt werden, dass der Einsatz der unten aufgeführten Substanzen überwiegend auf Fallserien beruht. Randomisierte kontrollierte Studien, die eine Wirksamkeit bei der CIDP belegen, liegen nicht vor.

Immunsuppressiva

Bei der CIDP wird häufig **Azathioprin** eingesetzt, insbesondere wenn Kortison eingespart werden soll. Die Dosis wird anhand der absoluten Lymphozytenzahl ermittelt, die zwischen 600 und 1 200 / µl liegen sollte. Die Wirkung tritt erst nach 4–8 Wochen ein. Häufige Nebenwirkungen sind Übelkeit, Erbrechen, Anämie, Leukopenie sowie Cholestase und Arzneimittelfieber.

Cyclophosphamid wird vor allem bei refraktären Verläufen eingesetzt. Es wird eine intravenöse Intervalltherapie mit 0,6–1 g / m^2 KOF in Intervallen von 4–8 Wochen empfohlen. Als kritische kumulative Dosis wird 50 g angesehen (erhöhtes Malignomrisiko).

Der monoklonale Antikörper **Rituximab** führt zu einer Depletion von B-Zellen. Es liegen mehrere Fallserien vor, die über einen positiven Effekt von Rituximab bei CIDP-Patienten berichten, vor allem bei Patienten mit Autoantikörpern gegen Proteine der Ranvier-Schnürringe (Benedetti et al. 2011; Querol et al. 2015).

3.3.4 Multifokale motorische Neuropathie (MMN)

➤ Tab. 3.15

Tab. 3.15 MMN – Übersicht zum Krankheitsbild

Definition	chronisch entzündliche, überwiegend motorische Nerven betreffende Neuropathie
Manifestationsalter	• Männer häufiger als Frauen betroffen (2,7:1; Vlam et al. 2012) • Mittleres Manifestationsalter: 40 Jahre
Diagnostik	• Anamnese • Klinische Symptomatik • NLG/EMG: Nachweis von Leitungsblöcken und im Verlauf axonale Degeneration motorischer Nerven • Labor: Nachweis von GM1-IgM-Antikörpern (in etwa 50 % der Fälle)
Therapeutische Optionen	• Intravenöse Immunglobuline • Cyclophosphamid (2. Wahl)
Wichtige Leitlinien	• DGN-Leitlinie: Therapie akuter und chronischer immunvermittelter Neuropathien (https://www.dgn.org/leitlinien/3636-ll-030-130-therapie-akuter-und-chronischer-immunvermittelter-neuropathien-und-neuritiden-2018) • Leitlinien der Peripheral Nerve Society zur Diagnostik und Therapie der MMN (Joint Task Force of the EFNS and the PNS 2010b)

Leitsymptome

Multifokale motorische Neuropathie

- Langsam progrediente Schwäche der Extremitätenmuskulatur (häufig an der oberen Extremität beginnend, asymmetrisch)
- Reduzierte oder fehlende Muskeleigenreflexe
- Erkrankungsalter zwischen 20 und 65 Jahren
- Keine wesentlichen sensiblen Defizite (bis auf abgeschwächtes Vibrationsempfinden)
- Keine bulbäre Symptomatik
- Keine Beteiligung des ersten Motoneurons (nach Vlam et al. 2012)

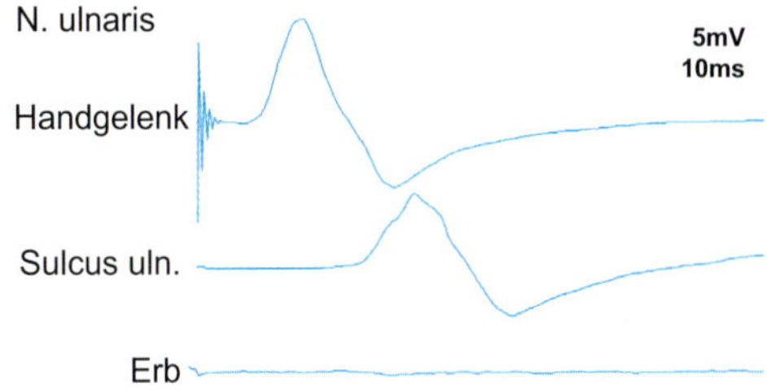

Abb. 3.7 Leitungsblock bei MMN. Motorisches Summenaktionspotenzial des N. ulnaris nach Stimulation am Handgelenk, im Sulcus ulnaris und über Erb: Nach proximaler Stimulation lässt sich kein Potenzial ableiten, einem Leitungsblock entsprechend.

Diagnostik

Elektrophysiologie

Charakteristisch für die MMN (bei etwa 50 % aller Patienten) sind proximale Leitungsblöcke im Bereich motorischer Nerven (Reduktion des MSAPs von mehr als 50 % bei proximaler Stimulation im Vergleich zur distalen Stimulation; ➤ Abb. 3.7). Diese sollten nicht an häufigen Engpassstellen auftreten und die sensiblen Nerven sollten über diesen Abschnitten ebenfalls normal leiten. Bei klinischem Verdacht auf eine MMN sollten immer so viele motorische Nerven wie möglich untersucht werden, da Leitungsblöcke auch bei klinisch nicht betroffenen Nerven auftreten können. Im EMG finden sich bei der MMN neurogen veränderte Potenziale motorischer Einheiten in betroffenen Muskeln mit Nachweis pathologischer Spontanaktivität.

ACHTUNG

Bei einem Leitungsblock sollte immer ein technisches Artefakt ausgeschlossen sein. Häufig sind vermeintliche „Leitungsblöcke" auf eine submaximale Stimulation proximaler Nervenabschnitte zurückzuführen.

Serologie

Bei 20–85 % der Patienten können im Serum IgM-Antikörper gegen GM1 nachgewiesen werden.

MRT

Durch eine Kernspintomografie proximaler Nervenabschnitte bzw. der Plexus können sich bei der MMN ödematös verbreiterte proximale Nervensegmente bzw. Plexusanteile nachweisen lassen.

Therapie

Die Wirksamkeit von IVIG bei MMN wurde in mehreren kontrollierten randomisierten Studien belegt (Umapathi et al. 2015). Trotz IVIG-Gabe kommt es bei den meisten Patienten im Verlauf zu einer langsamen Verschlechterung der Paresen. Kortikosteroide und Plasmaaustausch sind bei der MMN nicht wirksam und können den Verlauf sogar aggravieren (Lehmann et al. 2008).

Die zusätzliche Gabe des C5-Inhibitors Eculizumab führt nicht zu einer Reduktion der IVIG-Dosis bei MMN (Willison et al. 2010).

3.3.5 Paraproteinämische Neuropathie

➢ Tab. 3.16

Leitsymptome

Paraproteinämische Neuropathie

- Langsam progrediente, symmetrische, überwiegend sensible Polyneuropathie
- Sensible Ataxie (bis zu 40 %)
- Tremor (obere Extremität, 30–89 %)

Eine monoklonale Gammopathie findet sich in etwa 3 % der Bevölkerung über 50 Jahre und in bis zu 7,5 % bei über 85-Jährigen. In den meisten Fällen (73 %) ist es eine IgG-monoklonale Gammopathie, gefolgt von IgM (20 %) und IgA (7 %; Joint Task Force of the EFNS and the PNS 2010c). Eine monoklonale Gammopathie findet sich bei bis zu 10 % der Patienten mit einer Polyneuropathie. Andererseits haben 8–37 % aller Patienten mit einer monoklonalen Gammopathie eine symptomatische Polyneuropathie (Joint Task Force of the EFNS and the PNS 2010c; Nobile-Orazio 2013). Eine Polyneuropathie ist häufig das erste Symptom einer ansonsten asymptomatischen monoklonalen Gammopathie.

Tab. 3.16 Paraproteinämische Neuropathie – Übersicht zum Krankheitsbild

Definition	chronische demyelinisierende Neuropathie in Assoziation mit einer Paraproteinämie
Manifestationsalter	überwiegend zwischen 60. und 70. Lebensjahr
Diagnostik	• Klinische Symptomatik • NLG/EMG: demyelinisierende Neuropathie • Labor: Nachweis einer monoklonalen Gammopathie (IgG, IgA oder IgM), Nachweis von Antikörpern gegen Myelin-assoziiertes Glykoprotein (in 50 % bei IgM-Gammopathie) • Ausschluss maligner Plasmazellerkrankung
Therapeutische Optionen	• Intravenöse Immunglobuline • Plasmapherese • Rituximab • Melphalan
Wichtige Leitlinien	• DGN-Leitlinie: Therapie akuter und chronischer immunvermittelter Neuropathien (https://www.dgn.org/leitlinien/3636-ll-030-130-therapie-akuter-und-chronischer-immunvermittelter-neuropathien-und-neuritiden-2018) • Leitlinien der Peripheral Nerve Society (Joint Task Force of the EFNS and the PNS 2010c)

Diagnostik

➢ Tab. 3.17

Elektrophysiologie

Die elektrophysiologischen Veränderungen, die man bei paraproteinämischen Neuropathien findet, ähneln denen der CIDP. Bei einer IgM-assoziierten paraproteinämischen Neuropathie findet sich eine überwiegende Beteiligung sensibler Nervenfasern (häufig ist am N. suralis kein Potenzial mehr evozierbar). Charakteristisch ist zudem eine deutliche Verlängerung der distal motorischen Latenz (DML).

Tab. 3.17 Paraproteinämische Neuropathie:: empfohlene Diagnostik (modifiziert nach Joint Task Force of the EFNS and the PNS 2010c)

ENG / EMG
Serumimmunfixation und IgG-, IgA- und IgM-Konzentrationen, freie Leichtketten im Serum und Urin (Bence-Jones-Proteine)
anti-MAG-Antikörper, anti-Gangliosid-Antikörper (bei IgM Paraprotein)
körperliche Untersuchung unter besonderer Berücksichtigung einer peripheren Lymphadenopathie, Hepatosplenomegalie, Makroglossie oder Hinweisen auf ein POEMS-Syndrom
Blutbild, Leber- und Nierenfunktionsparameter, Kalzium im Serum, Phosphat, BSG, CRP, Harnsäure, B-2-Mikroglobulin, LDH, Rheumafaktoren, Kryoglobuline
Protein im 24-Stunden-Urin
Knochenbildgebung zum Nachweis / Ausschluss lytischer oder sklerotischer Knochenläsionen
ggf. FDG-PET
Serum-VEGF-Spiegel bei V.a. POEMS-Syndrom
hämatologisches Konsil

Serologie

Entscheidend ist der Nachweis einer monoklonalen Gammopathie in der Serumimmunfixation (➤ Abb. 3.8). Patienten mit einer IgM-monoklonalen Gammopathie haben in 50 % der Fälle Antikörper gegen Myelin-assoziiertes Glykoprotein (MAG). Darüber hinaus finden sich gelegentlich IgM-Antikörper gegen Ganglioside (vor allem GD1a, GD1b, GQ1b), die auf die Sonderform eines CANOMAD-Syndroms (**c**hronisch-**a**taxische **N**europathie – **O**phthalmoplegie – Ig**M**-Paraprotein – Kälte**a**gglutination – **D**isialosyl-Antikörper) hinweisen.

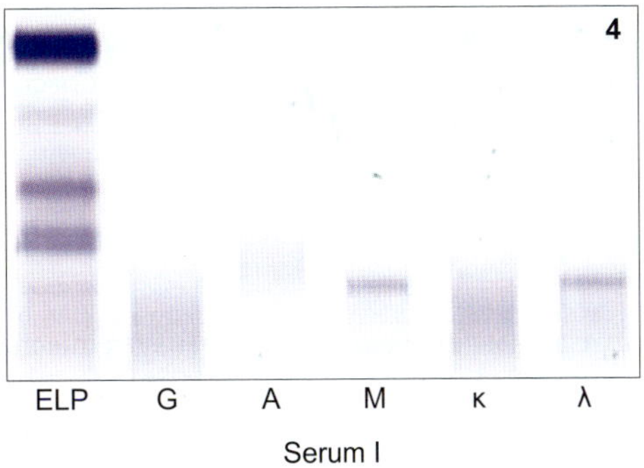

Abb. 3.8 Serumimmunfixation: Sowohl in der Spur für IgM als auch in der Spur für gesamte (im Immunglobulin gebundene und freie) Lambda-Leichtketten findet sich eine schmale, scharf begrenzte Bande. Die Banden verlaufen auf gleicher Höhe. Zusammengefasst handelt es sich um eine monoklonale Gammopathie Typ IgM lambda (zur Verfügung gestellt von Dr. Wibke Johannis, Institut für Klinische Chemie, Uniklinik Köln).

Hämatologische Abklärung

Bei Nachweis einer monoklonalen Gammopathie sollte eine differenzialdiagnostische Einordnung unter Berücksichtigung der in ➤ Tab. 3.18 genannten hämatologischen Erkrankungen erfolgen.

Liquoruntersuchung

Eine Liquoruntersuchung ist einerseits zum Ausschluss maligner Zellen indiziert, andererseits auch dann, wenn die elektrophysiologische Untersuchung keine eindeutige demyelinisierende Neuropathie zeigt. Bei 75–86 % der Patienten mit paraproteinämischer Neuropathie findet sich eine Eiweißerhöhung in der Liquoruntersuchung (Joint Task Force of the EFNS and the PNS 2010c).

Nervenbiopsie

Eine Nervenbiopsie kann zum differenzialdiagnostischen Ausschluss einer Amyloidose oder einer Vaskulitis sinnvoll sein. Bei paraproteinämischen Neuropathien finden sich in elektronenmikroskopischen Untersuchungen Abnormalitäten im Bereich der Myelinschicht.

Tab. 3.18 Klassifikation einer monoklonalen Gammopathie (modifiziert nach Joint Task Force of the EFNS and the PNS 2010c)

1. Maligne monoklonale Gammopathie: – Multiples Myelom – Solitäres Plasmozytom – Morbus Waldenström – Lymphome
– Chronische lymphatische Leukämie – Amyloidose
2. Monoklonale Gammopathie unklarer Signifikanz (MGUS)

Therapie

- Liegt eine demyelinisierende Polyneuropathie bei IgG- oder IgA-Paraprotein vor, so sollte diese wie eine CIDP behandelt werden.
- Bei einer demyelinisierenden Polyneuropathie, die mit einem IgM-Paraprotein assoziiert ist, können ebenfalls wie bei der CIDP IVIG, Plasmaaustausch oder Immunsuppressiva angewendet werden. Allerdings spricht dieser Subtyp häufig nicht so gut auf diese Therapien an.
- Es existieren zwei randomisierte kontrollierte Studien zum Einsatz von Rituximab bei IgM-assoziierter paraproteinämischer Neuropathie mit anti-MAG-Antikörpern, die lediglich in Subgruppen einen Therapieerfolg zeigen konnten, aber beide nicht den primären Endpunkt erreichten (Dalakas et al. 2009; Léger et al. 2013).
- Bei nur leicht betroffenen Patienten ohne hämatologische Grunderkrankung kann ein abwartendes Verhalten bezüglich einer immunsuppressiven Therapie erwogen werden.
- Symptomatische Therapien zur Behandlung von neuropathischen Schmerzen oder neuropathischem Tremor sollten frühzeitig erwogen werden.

3.3.6 Nichtsystemische vaskulitische Neuropathie (NSVN)

➤ Tab. 3.19

Leitsymptome

Nichtsystemische vaskulitische Neuropathie

- Akut oder subakut beginnend, progredient
- Überwiegend sensible oder sensomotorische Neuropathie
- Asymmetrisches Verteilungsmuster:
  - Mononeuropathia multiplex (einzelne Nerven)
  - Schwerpunkt Polyneuropathie (zusätzlich symmetrische Polyneuropathie)
- Neuropathische Schmerzen (33–96 %)

Tab. 3.19 NSVN – Übersicht zum Krankheitsbild

Definition	Neuropathie aufgrund einer nichtsystemischen, ausschließlich die Vasa nervorum betreffenden Vaskulitis
Manifestationsalter	um das 60. Lebensjahr
Diagnostik	• Klinische Symptomatik • NLG/EMG: Nachweis einer überwiegend axonalen, häufig multifokalen sensomotorischen Neuropathie • Labor: normwertig, im Gegensatz zu Neuropathien bei systemischen Vaskulitiden
Therapeutische Optionen	• Kortison • Cyclophosphamid
Wichtige Leitlinien	• DGN-Leitlinie: Therapie akuter und chronischer immunvermittelter Neuropathien (https://www.dgn.org/leitlinien/3636-ll-030-130-therapie-akuter-und-chronischer-immunvermittelter-neuropathien-und-neuritiden-2018) • Leitlinien Peripheral Nerve Society (Collins et al. 2010)

Diagnostik

Elektrophysiologie

- ENG: überwiegend axonale sensomotorische Polyneuropathie (Collins et al. 2010)
- EMG: neurogen alterierte Potenziale motorischer Einheiten; myopathische Veränderungen bei Begleitmyositis möglich

Serologie

Im Gegensatz zu Neuropathien bei systemischen Vaskulitiden finden sich bei der NSVN keine systemischen Entzündungszeichen oder Vaskulitis-assoziierten Antikörper.

Nervenbiopsie

Die Nervenbiopsie ist die entscheidende diagnostische Maßnahme, mit der die Diagnose einer NSVN gesichert wird. Histopathologische Kriterien sind ent-

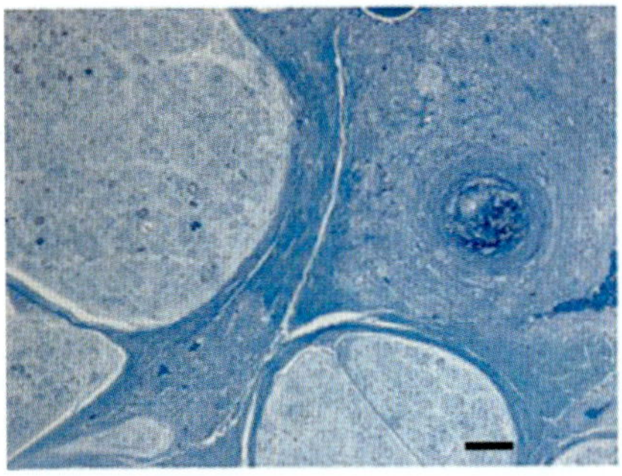

Abb. 3.9 Nervenbiospie eines Patienten mit Mononeuritis multiplex mit nekrotisierender Vaskulitis und Nervenfaserverlust des benachbarten Nervenfaszikels (aus: Vrancken und Said 2013)

zündliche Infiltrate der Gefäßwände (transmural), fibrinoide Nekrosen, Disruption und Einblutungen in die Gefäßwände, Mikrothrombosen entzündeter Gefäße und eine überwiegend axonale Schädigung (➤ Abb. 3.9). Diese tritt häufig in Form eines faszikulären Axonverlusts auf, d. h., durch lokale Ischämien kommt es zum Untergang einzelner Faszikel, während benachbarte Faszikel relativ wenig oder gar nicht betroffen sind. In der Regel sind die epineuralen Gefäße betroffen.

Therapie

Es liegen keine randomisierten kontrollierten Studien zur Therapie einer NSVN vor. Neuropathien im Rahmen systemischer Vaskulitiden werden nach den Leitlinien der entsprechenden Grunderkrankung immunsuppressiv behandelt. Bei der Behandlung der NSVN werden empirisch Kortison sowie Cyclophosphamid als Intervalltherapie eingesetzt, unter Umständen auch in Kombination (Collins et al. 2010).

LITERATUR

Balke M, Wunderlich G, Brunn A, Fink GR, Lehmann HC. Chronic inflammatory demyelinating polyneuropathy. Fortschr Neurol Psychiatr 2016; 84 (12): 756–769.

Benedetti L, Briani C, Franciotta D, et al. Rituximab in patients with chronic inflammatory demyelinating polyradiculoneuropathy: a report of 13 cases and review of the literature. J Neurol Neurosurg Psychiatry 2011; 82 (3): 306–308.

Bril V, Banach M, Dalakas MC al. Electrophysiologic correlations with clinical outcomes in CIDP. Muscle & Nerve 2010; 42 (4): 492–497.

Cao-Lormeau VM, Blake A, Mons S, et al. Guillain-Barre Syndrome outbreak associated with Zika virus infection in French Polynesia: a case-control study. Lancet 2016; 387 (10027): 1531–1539.

Cocito D, Paolasso I, Antonini G, et al. A nationwide retrospective analysis on the effect of immune therapies in patients with chronic inflammatory demyelinating polyradiculoneuropathy. Eur J Neurol 2010; 17 (2): 289–294.

Collins MP, Dyck PJ, Gronseth GS, et al. Peripheral Nerve Society Guideline on the classification, diagnosis, investigation, and immunosuppressive therapy of non-systemic vasculitic neuropathy: executive summary. J Peripher Nerv Syst 2010; 15 (3): 176–184.

Dalakas MC, Rakocevic G, Salajegheh M, et al. Placebo-controlled trial of rituximab in IgM anti-myelin-associated glycoprotein antibody demyelinating neuropathy. Ann Neurol 2009; 65 (3): 286–293.

Derksen A, Ritter C, Athar P, et al. Sural sparing pattern discriminates Guillain-Barre syndrome from its mimics. Muscle Nerve 2014; 50 (5): 780–784.

Doppler K, Appeltshauser L, Villmann C, et al. Auto-antibodies to contactin-associated protein 1 (Caspr) in two patients with painful inflammatory neuropathy. Brain 2016; 139 (10): 2617–2630.

Eftimov F, Winer JB, Vermeulen M, de Haan R, van Schaik IN. Intravenous immunoglobulin for chronic inflammatory demyelinating polyradiculoneuropathy. Cochrane Database Syst Rev 2013 (12): Cd001797.

Harschnitz O, van den Berg LH, Johansen LE, et al. Autoantibody pathogenicity in a multifocal motor neuropathy induced pluripotent stem cell-derived model. Ann Neurol 2016; 80 (1): 71–88.

Hughes RA, Donofrio P, Bril V, et al. Intravenous immune globulin (10% caprylate-chromatography purified) for the treatment of chronic inflammatory demyelinating polyradiculoneuropathy (ICE study): a randomised placebo-controlled trial. Lancet Neurol 2008; 7 (2): 136–144.

Hughes RA, Mehndiratta MM. Corticosteroids for chronic inflammatory demyelinating polyradiculoneuropathy. Cochrane Database Syst Rev 2015; 1: CD002062.

Hughes RA, Swan AV, van Doorn PA. Intravenous immunoglobulin for Guillain-Barré syndrome. Cochrane Database Syst Rev 2012; 7: CD002063.

Inoue A, Oguchi K, Iwahashi T, Arakura H, Koh CS. Prominent effect of immunoadsorption plasmapheresis therapy in a patient with chronic inflammatory demyelinating polyneuropathy associated with hepatitis B infection. Ther Apher 1998; 2 (4): 305–307.

Joint Task Force of the EFNS and the PNS. European Federation of Neurological Societies/Peripheral Nerve Society Guideline on management of chronic inflammatory demyelinating polyradiculoneuropathy: report of a Joint Task Force of the European Federation of Neurological Societies and the Peripheral Nerve Society–First Revision. J Peripher Nerv Syst 2010a; 15 (1): 1–9.

Joint Task Force of the EFNS and the PNS. European Federation of Neurological Societies/Peripheral Nerve

Society Guideline on management of multifocal motor neuropathy. Report of a Joint Task Force of the European Federation of Neurological Societies and the Peripheral Nerve Society–First Revision. J Peripher Nerv Syst 2010b; 15(4): 295–301.

Joint Task Force of the EFNS and the PNS. European Federation of Neurological Societies/Peripheral Nerve Society Guideline on management of paraproteinemic demyelinating neuropathies. Report of a Joint Task Force of the European Federation of Neurological Societies and the Peripheral Nerve Society–First Revision. J Peripher Nerv Syst 2010c; 15 (3): 185–195.

Kerasnoudis A, Pitarokoili K, Gold R, Yoon MS. Bochum ultrasound score allows distinction of chronic inflammatory from multifocal acquired demyelinating polyneuropathies. J Neurol Sci 2015; 348 (1–2): 211–215.

Kohle F, Kuwabara S, Lehmann HC. Chronic inflammatory demyelinating polyneuropathy and pregnancy: systematic review. J Neurol Neurosurg Psychiatry 2021; 92(5): 473–478. doi: 10.1136/jnnp-2020-325321.

Kuitwaard K, de Gelder J, Tio-Gillen AP, et al. Pharmacokinetics of intravenous immunoglobulin and outcome in Guillain-Barré syndrome. Ann Neurol 2009; 66 (5): 597–603.

Léger JM, Viala K, Nicolas G, et al. Placebo-controlled trial of rituximab in IgM anti-myelin-associated glycoprotein neuropathy. Neurology 2013; 80 (24): 2217–2225.

Lehmann HC, Hartung HP, Hetzel GR, Stuve O, Kieseier BC. Plasma exchange in neuroimmunological disorders, Part II. Arch Neurol 2006; 63: 1–7.

Lehmann HC, Hoffmann FR, Fusshoeller A, et al. The therapeutic value of plasma exchange in multifocal motor neuropathy. J Neurol Sci 2008; 27: 34–39.

Lehmann HC, Kohne A, zu Horste GM, Kieseier BC. Incidence of Guillain-Barre syndrome in Germany. J Peripher Nerv Syst 2007; 12 (4): 285.

Lehmann HC, Schoser B, Wunderlich G, Berlit P, Fink GR. Neuromuskuläre Komplikationen einer SARS-CoV-2-Infektion–Teil 1: periphere Nerven. Nervenarzt. 2021 Mar 26:1–6. German. doi: 10.1007/s00115-021-01094-0.

Lichtenstein T, Sprenger A, Weiss K, et al. MRI biomarkers of proximal nerve injury in CIDP. Ann Clin Transl Neurol 2017; 5 (1): 19–28.

Lopate G, Pestronk A, Al-Lozi M. Treatment of chronic inflammatory demyelinating polyneuropathy with high-dose intermittent intravenous methylprednisolone. Archives of Neurology 2005; 62 (2): 249–254.

Mathey EK, Park SB, Hughes RA, et al. Chronic inflammatory demyelinating polyradiculoneuropathy: from pathology to phenotype. J Neurol Neurosurg Psychiatry 2015; 86 (9): 973–985.

Mathys C, Aissa J, zu Hörste GM, et al. Peripheral neuropathy: assessment of proximal nerve integrity by diffusion tensor imaging. Muscle Nerve 2013; 48 (6): 889–896.

Mehndiratta MM, Hughes RA, Pritchard J. Plasma exchange for chronic inflammatory demyelinating polyradiculoneuropathy. Cochrane Database Syst Rev 2015 (8): Cd003906.

Miura Y, Devaux JJ, Fukami Y, et al. Contactin 1 IgG4 associates to chronic inflammatory demyelinating polyneuropathy with sensory ataxia. Brain 2015; 138 (Pt 6): 1484–1491.

Nobile-Orazio E. Neuropathy and monoclonal gammopathy. Handb Clin Neurol 2013; 115: 443–459.

Nobile-Orazio E, Cocito D, Jann S, et al. Intravenous immunoglobulin versus intravenous methylprednisolone for chronic inflammatory demyelinating polyradiculoneuropathy: a randomised controlled trial. Lancet Neurol 2012; 11 (6): 493–502.

Parra B, Lizarazo J, Jimenez-Arango JA, et al. Guillain-Barre syndrome associated with zika virus infection in Colombia. N Engl J Med 2016; 375 (16): 1513–1523.

Querol L, Illa I. Paranodal and other autoantibodies in chronic inflammatory neuropathies. Current opinion in neurology 2015; 28 (5): 474–479.

Querol L, Nogales-Gadea G, Rojas-Garcia R, et al. Neurofascin IgG4 antibodies in CIDP associate with disabling tremor and poor response to IVIg. Neurology 2014; 82 (10): 879–886.

Querol L, Rojas-García R, Diaz-Manera J, et al. Rituximab in treatment-resistant CIDP with antibodies against paranodal proteins. Neurol Neuroimmunol Neuroinflamm 2015; 2 (5): e149.

Raphaël JC, Chevret S, Hughes RA, Annane D. Plasma exchange for Guillain-Barré syndrome. Cochrane Database Syst Rev 2012; 7: CD001798.

Shahrizaila N, Lehmann HC, Kuwabara S. Guillain-Barré syndrome. Lancet. 2021; 397(10280):1214–1228.

Svačina MKR, Kohle F, Sprenger A, Lehmann HC. Could symptom overlap of COVID-19 and Guillain-Barré syndrome mask an epidemiological association? J Neurol 2021 Mar 17:1–3. doi: 10.1007/s00415-021-10515-8.

Ullrich H, Mansouri-Taleghani B, Lackner KJ, Schalke B, Bogdahn U, Schmitz G. Chronic inflammatory demyelinating polyradiculoneuropathy: superiority of protein A immunoadsorption over plasma exchange treatment. Transfusion Science 1998; 19 (Suppl): 33–38.

Umapathi T, Hughes RA, Nobile-Orazio E, Léger JM. Immunosuppressant and immunomodulatory treatments for multifocal motor neuropathy. Cochrane Database Syst Rev 2015; 3: CD003217.

van den Berg B, van der Eijk AA, Pas SD, et al. Guillain-Barre syndrome associated with preceding hepatitis E virus infection. Neurology 2014; 82 (6): 491–497.

van Schaik IN, Bril V, van Geloven N, et al. Subcutaneous immunoglobulin for maintenance treatment in chronic inflammatory demyelinating polyneuropathy (PATH): a randomised, double-blind, placebo-controlled, phase 3 trial. Lancet Neurol 2018; 17 (1): 35–46.

van Schaik IN, Eftimov F, van Doorn PA, et al. Pulsed high-dose dexamethasone versus standard prednisolone treatment for chronic inflammatory demyelinating polyradiculoneuropathy (PREDICT study): a double-blind, randomised, controlled trial. Lancet Neurol 2010; 9 (3): 245–253.

Vlam L, van der Pol WL, Cats EA, et al. Multifocal motor neuropathy: diagnosis, pathogenesis and treatment strategies. Nat Rev Neurol 2012; 8 (1): 48–58.

Vrancken AF, Said G. Handbook of clinical neurology. Bd. 115: Peripheral nerve disorders. 3. A. München: Elsevier; 2013.

Walgaard C, Lingsma HF, Ruts L, et al. Prediction of respiratory insufficiency in Guillain-Barre syndrome. Ann Neurol 2010; 67 (6): 781–787.

Walgaard C, Jacobs BC, Lingsma HF, et al. Second intravenous immunoglobulin dose in patients with Guillain-Barré syndrome with poor prognosis (SID-GBS): a double-blind, randomised, placebo-controlled trial. Lancet Neurol 2021; 20(4): 275–283. doi: 10.1016/S1474-4422(20)30494-4.

Willison HJ, James O, Cameron M, Fitzpatrick A, Barry S. Eculizumab in the treatment of multifocal motor neuropathy: A single centre pilot study. J Neuroimmunol 2010; 228 (1–2): 1–220.

Zinman LH, Sutton D, Ng E, Nwe P, Ngo M, Bril V. A pilot study to compare the use of the Excorim staphylococcal protein immunoadsorption system and IVIG in chronic inflammatory demyelinating polyneuropathy. Transfus Apher Sci 2005; 33 (3): 317–324.

KAPITEL

4

Jörn Peter Sieb

Endplattenerkrankungen

4.1 Myasthenia gravis

Wichtige Neuigkeiten auf einen Blick

- Derzeit laufen aussichtsreiche Studien zu neuen, gezielt in den Immunprozess eingreifenden Therapeutika (➤ Abb. 4.2). Diese neuen Optionen greifen in die B-Zellaktivierung ein, sie blockieren die terminale Komplementkaskade oder erhöhen über eine Blockade des neonatalen Fc-Rezeptors die Antikörperabbaurate.
  - Rituximab ist besonders wirksam bei anti-MuSK-positiver Myasthenia gravis (MG). Eculizumab ist zugelassen für die Behandlung der therapierefraktären, generalisierten, anti-Acetylcholinrezeptor (AChR)-Antikörper-positiven MG. Ein neuer Summenscore hilft eine Therapierefraktärität zu erfassen (Schroeter et al. 2021).
- Zunehmend werden bereits langjährig eingesetzte Therapieoptionen im Rahmen kontrollierter Studien überprüft:
  - Der positive Effekt einer transsternalen Thymektomie bei nicht paraneoplastischer, anti-AChR-MG bestätigte sich in der ersten prospektiven, randomisierten Thymektomie-Studie. In der offenen Langzeitbeobachtung über einen Zeitraum von bis zu 5 Jahren hat sich dieser günstige Effekt auf den Krankheitsverlauf bestätigt (Wolfe et al. 2019).
  - Methotrexat ohne steroideinsparende Wirkung nach 12 Behandlungsmonaten bei generalisierter MG.
- Checkpoint-Inhibitoren können auch schwer verlaufende Myasthenien induzieren.

- Gehäuft finden sich Neuromyelitis-optica-Spektrum-Erkrankungen (NMOSD) bei anti-AChR-positiver MG. Zumeist tritt eine NMOSD Jahre nach der Myasthenie-Manifestation auf und eine Thymektomie erhöht möglicherweise das Risiko für diese Koinzidenz.
- Die Influenza-Impfung verschlechtert eine Myasthenie nicht (Strijbos et al. 2019). mRNA- und Vektorimpfstoffe können eingesetzt werden. Auch bei Myasthenie erhöht eine Immunsuppression nicht die Vulnerabilität im Rahmen der COVID-19-Pandemie (Kovvuru et al. 2021).
- Fatigue betrifft auch viele Myasthenie-Patienten unabhängig von der Ausprägung ihrer neuromuskulären Symptome (Ruiter et al. 2020).

➢ Tab. 4.1

Leitsymptome

- Mehr oder weniger stark fluktuierende, unterschiedlich rasch (über Tage, Wochen oder Monate) zunehmende, schmerzlose, bei Belastung sich akzentuierende Muskelschwäche
- Häufig, jedoch keineswegs immer, Beginn mit okulärer Symptomatik (Doppelbilder, Ptose am Abend)

Die Häufigkeit der Myasthenia gravis (MG) wird mit 0,3–2,8 Erkrankungen pro 100 000 Einwohner angegeben (Deenen et al. 2016). Somit gibt es möglicherweise in Deutschland mehr als 20 000 Erkrankte. Von der anti-Acetylcholinrezeptor-(AChR-)Antikörper-positiven Myasthenie sind zumeist Frauen im jüngeren Erwachsenenalter und Männer im Senium betroffen. Epidemiologische Daten beschreiben international eine Zunahme der Prävalenz (Breiner et al. 2016). Die Diagnose wird nach wie vor häufig erst nach Jahren gestellt (Twork et al. 2008).

Die myasthene Schwäche ist zumeist generalisiert, wobei die stammnahen deutlicher betroffen sind als die distalen Muskeln. Charakteristisch ist eine Fluktuation der Symptomatik mit einer Zunahme im Tagesverlauf und durch muskuläre Belastung. Häufig manifestiert sich die Erkrankung mit einem okulären oder oropharyngealen Schwerpunkt. Mehrheitlich, aber keineswegs immer, beginnt sie okulär mit Doppelbildern und einer gegebenenfalls auch asymmetrisch ausgeprägten Ptose. Gelegentlich ist eine oropharyngeale Schwäche mit einer Beeinträchtigung des Sprechens, Kauens und Schluckens erstes Anzeichen der Erkrankung. Gerade die Altersmyasthenie kann foudroyant beginnen, sodass dann initial sogar die Verkennung als Schlaganfall möglich ist. Nur gelegentlich kommt es zu einer Krankheitsmanifestation erstmals postoperativ nach Einsatz von Muskelrelaxanzien oder im Rahmen von fiebrigen Infektionserkrankungen.

4.1.1 Einteilung

Die Bezeichnung „Myasthenia gravis" umfasst heute eine heterogene Gruppe von Autoimmunerkrankungen (Binks et al. 2016; Gilhus und Verschuuren 2015; Gwathmey und Burns 2015; Sieb 2014). Gemeinsames Merkmal ist eine autoimmun bedingte postsynaptische Störung der Signalübertragung an der motorischen Endplatte. Die Unterteilung erfolgt nach:

- Verlaufstyp:
  - Okulär (bei ca. 20 % aller MG-Patienten)
  - Oropharyngeal bzw. generalisiert
- Erkrankungsbeginn:
  - Neonatal (passager, durch den transplazentaren Transfer mütterlicher Antikörper intrauterin)
  - Vor Beginn der Pubertät
  - Bei jüngeren Erwachsenen (in der Literatur uneinheitliche Altersgrenze: meist Erkrankungsbeginn vor dem 50. Geburtstag = Early Onset)
  - Bei älteren Erwachsenen (nach dem 50. Geburtstag = Late Onset)
- Antikörperspezifität:
  - Anti-AChR (Acetylcholinrezeptor)
  - Anti-MuSK (muskelspezifische Rezeptor-Tyrosinkinase)
  - Anti-LRP4 (Low-Density Lipoprotein Receptor-Related Protein 4)
  - Seronegativ: kein Nachweis krankheitsspezifischer Antikörper

Tab. 4.1 Myasthenia gravis – Übersicht zum Krankheitsbild

Definition	• Heterogene Gruppe von Autoimmunerkrankungen mit einer postsynaptischen Störung der neuromuskulären Signalübertragung. Folge ist eine sich bei Belastung akzentuierende Schwäche von Skelettmuskeln. • Überwiegend Immunantwort gegen den muskulären Acetylcholinrezeptor. • Teilweise paraneoplastisch bei Thymom auftretend.
Manifestationsalter	• Neonatal (passiver Antikörpertransfer transplazentar) • Kaukasier: Frauen jüngeres Erwachsenenalter, Männer Senium • Asiaten: häufig im Kindesalter • Bei der anti-MuSK-Myasthenie: Frauen mittleres Erwachsenenalter
Diagnostik	• Serologie: Antikörpernachweis • Elektrophysiologie: niederfrequente Serienstimulation (pathologisches Dekrement?), Einzelfaser-EMG • Pharmakologie: therapeutischer Effekt von Acetylcholinesterase-Inhibitoren • CT/MRT-Thorax: Thymom? • Assoziierte Autoimmunerkrankungen?
Therapeutische Optionen	• Hemmung der Acetylcholinesterase: Pyridostigmin u. a. • Immunsuppression: Glukokortikosteroide, Azathioprin (weitere Optionen: Mycophenolat-Mofetil, Rituximab u. a.) • Thymektomie (nicht bei anti-MuSK-positiver Myasthenie) • Krisenintervention (Apherese/Immunglobuline) • Therapierefraktär, anti-AChR positiv: Eculizumab
Wichtige Leitlinien	• Association of British Neurologists (Sussman et al. 2015) • Deutsche Gesellschaft für Neurologie (www.dgn.org) (Melzer et al. 2016) • Update 2020: International Consensus Guidance for Management of Myasthenia gravis (Narayanaswami et al. 2021)

- Thymushistologie:
  - Normal bzw. atrophisch
  - Thymitis
  - Thymom (paraneoplastische Myasthenia gravis)
- Medikamentös induziert: Checkpoint-Inhibitoren, Chloroquin, D-Penicillamin

Nach wie vor ist unklar, was diese antikörpervermittelte, T-Zell-abhängige Autoimmunerkrankung auslöst. Durch genomweite Assoziationsstudien wurden bei anti-AChR-positiver Myasthenie genetische Risikovarianten identifiziert (Renton et al. 2015). Diese betreffen den Haupthistokompatibilitätskomplex und einige Loci immunregulatorischer Proteine. Bemerkenswerterweise wurden auch genetische Unterschiede in Abhängigkeit vom Erkrankungsalter beobachtet. In der Onkologie kann es beim Einsatz von Checkpoint-Inhibitoren zur Induktion von teilweise schwer verlaufenden Myasthenien kommen (Becquart et al. 2019).

Anti-MuSK-positive MG

Bei 40–70 % aller Myasthenie-Patienten mit einer generalisierten Myasthenie **ohne** Nachweis von anti-AChR-Antikörpern finden sich Autoantikörper gegen eine muskelspezifische Rezeptor-Tyrosinkinase (MuSK; Guptil und Sanders 2010; Pasnoor et al. 2010). Betroffen sind meist Frauen im mittleren Erwachsenenalter. Die anti-MuSK-positive Myasthenie ist eine immunologisch und klinisch eigenständige Myasthenie-Unterform. Die anti-MuSK-Antikörper sind Immunglobuline vom Typ IgG_4, die anders als IgG_1 und IgG_3 bei der anti-AChR-Antikörper-positiven Myasthenie keine Komplementaktivierung an der Endplatte auslösen. Die myasthene Schwäche bei der anti-MuSK-positiven Myasthenie beruht vermutlich auf einer gestörten Ausbildung der AChR-Cluster an der motorischen Endplatte (➤ Abb. 4.1). Der Thymus ist offenbar nicht an der Pathogenese der anti-MuSK-positiven Myasthenie beteiligt, sodass therapeutisch eine Thymektomie nicht empfohlen wird (Melzer et al. 2016). Die Assoziation der anti-MuSK-positiven Myasthenie mit einem Thymom ist eine Rarität. Ebenso kommen Thymome bei seronegativer Myasthenie nur extrem selten vor (Maggi et al. 2008; Richards und Howard 2017).

ACHTUNG

Häufiger als bei der anti-AChR-positiven Myasthenie kommt es bei der anti-MuSK-positiven Myasthenie zu schweren Verläufen bis hin zur Beatmungspflichtigkeit im Rahmen von myasthenen Krisen. Es gibt jedoch auch milde Krankheitsverläufe, bei denen keine intensivierte Immunsuppression vonnöten ist.

Klinisch zeigt sich typischerweise eine deutliche oropharyngeale Schwäche. Eine Atrophie bulbärer Muskeln, wie eine Zungenatrophie, ist möglich (Farrugia et al. 2006; Takahashi et al. 2010). Gelegentlich soll das klinische Bild sogar an eine Amyotrophe Lateralsklerose erinnern (Huijbers et al. 2016). Nur ausgesprochen selten ist die anti-MuSK-positive Myasthenie auf Augensymptome beschränkt(Hanisch et al. 2006). Dann ist eine Atrophie der äußeren Augenmuskeln möglich (Ricciardi et al. 2020). Neugeborene von Müttern mit einer anti-MuSK-positiven Myasthenie können passager an einer neonatalen Myasthenie erkranken.

Die Diagnosefindung wird durch Besonderheiten der anti-MuSK-positiven Myasthenie gelegentlich erschwert. Elektromyografisch zeigen sich manchmal scheinbar myopathische Veränderungen auch in Kombination mit pathologischer Spontanaktivität. Die bei der anti-MuSK-positiven Myasthenie häufig besonders betroffenen oropharyngealen Muskeln sind einer Einzelfaser-EMG-Untersuchung nicht zugänglich. Die pharmakologische Testung mit Inhibitoren der Acetylcholinesterase kann falsch negative Resultate erbringen (Hatanaka et al. 2005). Acetylcholinesterase-Inhibitoren, wie Pyridostigmin, zeigen therapeutisch bei vielen anti-MuSK-positiven Patienten eine schlechte Verträglichkeit, z. B. durch die Induktion von Crampi, was mit einer verminderten Expression der Acetylcholinesterase an der Endplatte erklärt wird.

Therapeutisch ist nicht selten eine intensivierte Immunsuppression erforderlich. Auch nach eigener Erfahrung ist der Effekt des anti-CD20-Antikörpers Rituximab häufig exzellent, sodass man nicht allzu lange zögern sollte, diese Therapieoption einzusetzen, wenn z. B. mit Azathioprin keine ausreichende Besserung erreicht wird (➤ Kap. 4.1.4).

Weitere Antikörper bei MG

Zunehmend werden Antikörper bislang unbekannter Spezifität bei Myasthenie beschrieben, die bei manchen Myasthenie-Patienten zusätzlich zu anti-AChR- bzw. anti-MuSK-Antikörpern vorhanden sind, bei anderen aber zum Teil auch ohne diese beiden Autoantikörper („doppelte Seronegativität") nachweisbar sind. Insgesamt ist die pathogenetische und klinisch-neurologische Bedeutung dieser „neuen" Myasthenie-Antikörper unklar (Gilhus et al. 2016).

anti-LRP4 (Low-Density Lipoprotein Receptor-Related Protein 4) Diese Myasthenie-Unterform wurde parallel von einer deutschen und einer japanischen Arbeitsgruppe identifiziert (Pevzner et al. 2012; Zhang et al. 2012). LRP4 ist der Agrinrezeptor (➤ Abb. 4.1). Bei der anti-LRP4-positiven Myasthenie kommt es zu okulären oder nur leichtgradig generalisierten Krankheitsverläufen (Zisimopoulou et al. 2014). Vorwiegend erkranken Frauen (Geschlechterverhältnis 2,5 Frauen:1 Mann), wobei das durchschnittliche Erkrankungsalter bei Frauen 33,4 Jahre und bei Männern 41,9 Jahre beträgt. Ein Drittel der Patienten weist eine Thymushyperplasie auf. Thymome scheinen bei anti-LRP4-positiver Myasthenie nicht vorzukommen. Gelegentlich tritt der Antikörper in Kombination mit anti-AChR bzw. anti-MuSK auf (Marino et al. 2015).

anti-Cortactin Cortactin ist ein postsynaptisches Protein, das im Rahmen des neuromuskulären Signalwegs Agrin/LRP4-MuSK ebenfalls an der AChR-Clusterbildung beteiligt ist. Anti-Cortactin fand sich in einer spanischen Untersuchung bei ca. jedem fünften doppelseronegativen Myasthenie-Patienten. Dies waren jüngere Patienten mit einem milden Krankheitsverlauf (Cortes-Vicente et al. 2016).

anti-Agrin Dieser Antikörper kann mit anti-AChR und anti-MuSK einhergehen (Gasperi et al. 2014). Inwieweit durch anti-Agrin klinisch relevante Untergruppen charakterisiert werden, ist unklar.

anti-Collagen-Q Über Collagen Q ist die Acetylcholinesterase an der Basallamina verankert. Collagen-Q-Antikörper sollen ebenfalls den Agrin/LRP4/MuSK-Signalweg blockieren (Otsuka et al. 2015).

Antikörper gegen den Kaliumkanal $K_v1.4$ sollen bei japanischen Myasthenie-Patienten auf eine kardiale Affektion im Rahmen der Myasthenie hindeuten, was sich jedoch bei europäischen Patienten nicht bestätigt hat. Ryanodinrezeptor-Antikörper finden sich in 70 % der Fälle von paraneoplastischer Myasthenie und bei 14 % von Late-Onset-Myasthenie. Die pathogenetische Rolle dieser Ryanodinrezeptor-Antikörper ist unklar (Gilhus et al. 2016). Ryanodinrezeptoren sind Kalziumkanäle, deren Aktivierung die Freisetzung von Kalziumionen aus dem sarkoplasmatischen Retikulum in das Zytosol bewirkt, was zur Muskelfaserkontraktion

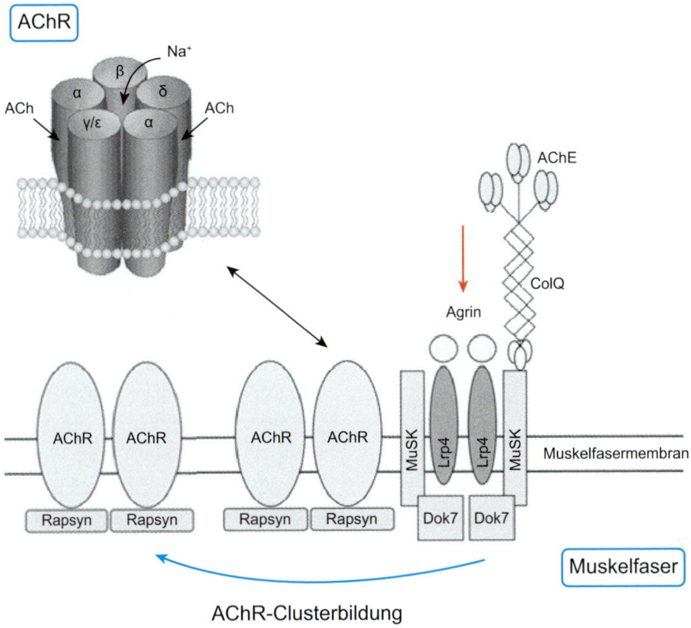

Abb. 4.1 Schematische Darstellung von wichtigen Endplattenproteinen. Der Acetylcholinrezeptor-(AChR-)Ionenkanal besteht aus fünf Untereinheiten. Innervierte Muskelfasern exprimieren die ε-Untereinheit des AChR statt der γ-Untereinheit. Die beiden α-Untereinheiten des AChR tragen je eine Acetylcholinbindungsstelle. Sind beide Bindungsstellen mit Acetylcholin besetzt, dann öffnet sich der Kanal und Kationen strömen in die Muskelfaser ein. Dies führt zur Depolarisation der Muskelmembran und gegebenenfalls wird ein muskuläres Aktionspotenzial ausgelöst, das die Kontraktion der Muskelfaser auslöst. Die AChR sind über Rapsyn miteinander vernetzt. Agrin, das von der Nervenendigung des Motoneurons sezerniert wird, induziert die Ausbildung dieser AChR-Cluster. Agrin bindet an LRP4 (Low-Density Lipoprotein Receptor-Related Protein 4), was zu einer Aktivierung der muskelspezifischen Tyrosinkinase (MuSK) und dann über eine komplexe zellbiologische Kaskade schließlich zur AChR-Clusterbildung führt. Dok7 ist ein muskelspezifischer Aktivator der MuSK, der für die Aggregation der AChR an der Endplatte notwendig ist. Die AChE (Acetylcholinesterase) ist über ein Kollagen (ColQ) mit der Basallamina verbunden.

führt. Auf die Bedeutung der anti-Titin-Antikörper wird in ➤ Kap. 4.1.3 eingegangen.

ACHTUNG

Trotz dieser immunologischen Fortschritte gibt es weiterhin „seronegative" Myasthenie-Patienten, bei denen der Nachweis von Myasthenie-verursachenden Antikörpern nicht gelingt. Die diagnostische Annahme einer „seronegativen Myasthenie" beinhaltet das Risiko einer Fehldiagnose und nicht selten besteht statt der vermuteten „seronegativen Myasthenie" tatsächlich z. B. eine mitochondriale Myopathie, eine oropharyngeale Muskeldystrophie oder ein kongenitales Myasthenie-Syndrom.

4.1.2 Diagnostik

Die Myasthenie-Diagnose erfolgt serologisch, elektrophysiologisch und pharmakologisch. Bei der limitierten Sensitivität und Spezifität der diagnostischen Optionen ist es jedoch nicht immer möglich, den klinischen Verdacht durch die Zusatzdiagnostik abzusichern. Der Möglichkeit einer paraneoplastischen Verursachung muss durch die Suche nach einem Thymom nachgegangen werden. Auch sollte die Möglichkeit einer assoziierten Autoimmunerkrankung diagnostisch beachtet werden.

Serologie

Mit dem nach wie vor eingesetzten Radioimmunoassay finden sich bei ca. 50 % der Fälle okulärer Myas-

4

thenie und bei ca. 10–15 % der Fälle von generalisierter Myasthenie keine Autoantikörper gegen den AChR. Eine deutlich verbesserte Sensitivität wird mit zellbasierten Tests erreicht (Rodriguez et al. 2015). Dafür werden rekombinante AChR-Untereinheiten zusammen mit dem Protein Rapsyn in menschlichen Zelllinien exprimiert, wobei über Rapsyn eine Vernetzung der AChR in Gruppen an der Zelloberfläche erfolgt. Die Bindung der anti-AChR-Antikörper an diese Zellen wird visuell mittels Immunfluoreszenz erfasst.

! MERKE

Wichtig ist, dass die absolute Höhe des Antikörpertiters nicht die Krankheitsaktivität widerspiegelt. Auch der intraindividuelle Titerverlauf zeigt nur überaus ungenau den Krankheitsverlauf an. Es besteht keineswegs die Notwendigkeit zu regelmäßigen Titerbestimmungen (Sanders et al. 2014).

Pharmakologische Testung

Hier wird der Effekt eines Acetylcholinesterase-Inhibitors auf die myasthene Symptomatik überprüft. Dazu muss ein eindeutiges Zielsymptom, wie eine deutliche Ptose, bestehen. Aufgrund des eindeutig vorhersehbaren Wirkverlaufs sollte die Testung mit einem intravenös applizierbaren Acetylcholinesterase-Inhibitor, wie Edrophoniumchlorid (sogenannter Tensilon®-Test) oder Neostigmin, erfolgen. Falsch positive Testresultate sind möglich, wie sie z. B. bei Patienten mit einem Ponsgliom beobachtet wurden. Auf die Möglichkeit eines falsch negativen Resultats bei anti-MuSK-positiver Myasthenie ist bereits hingewiesen worden.

Elektrophysiologie

Elektrophysiologisch wird mit der niederfrequenten Serienstimulation zur Dekrementdarstellung und der Einzelfaser-Elektromyografie nach einer Störung der neuromuskulären Signalübertragung eine MG nachgewiesen. Die Serienstimulation ist zwar technisch einfach, jedoch gibt es erhebliche Fehlermöglichkeiten (➤ Tab. 4.2; Sieb 2012). Technisch entspricht die Dekrement-Untersuchung der motorischen Neurografie. Zumeist wird das erste mit dem fünften motorischen

Tab. 4.2 Fehlermöglichkeiten bei der Serienstimulation

• Häufig mangelhafte Durchführung: Supramaximale Nervenstimulation notwendig. • Bewegungsartefakte werden nicht beachtet. • Hauttemperatur: Eine niedrige Temperatur überdeckt ein Dekrement durch Hemmung der Acetylcholinesterase. • Pyridostigminkarenz einhalten: Untersuchung frühestens 12 Stunden nach der letzten Einnahme.
Auswahl des Muskels: Immer betroffene Muskeln untersuchen. Dies sind bei Myasthenie zumeist mimische und stammnahe Muskeln.
Das Untersuchungsergebnis fluktuiert auch im Tagesverlauf.
Der Nachweis eines pathologischen Dekrements ist ein unspezifischer Befund, der u. a. auch beim Lambert-Eaton myasthenischen Syndrom bestehen kann.
Amplituden- versus Flächendekrement: Wir verlassen uns grundsätzlich nur auf das Amplitudendekrement, was weniger artefaktanfällig ist als das Flächendekrement.

Summenaktionspotenzial bei einer Stimulationsfrequenz von 2 oder 3 Hz verglichen. Eine Abnahme (= Dekrement) von über 9 % gilt als pathologisch. Aktuell wurde vorgeschlagen, am M. frontalis bereits ein Dekrement von 7 % und am M. nasalis ein Dekrement von 8 % als pathologisch zu werten, um eine höhere Sensitivität zu erreichen (Abraham et al. 2017). Empfohlen wird auch, um die Sensitivität zu erhöhen, die bilaterale Untersuchung von zumindest drei Muskeln, und zwar eines mimischen Muskels, des M. trapezius und des M. anconeus am Ellenbogen (Bou et al. 2017). Typisch für die anti-AChR-positive Myasthenie ist ein Wiederanstieg der Amplitude nach dem fünften Summenaktionspotenzial, was bei anderen Störungen der neuromuskulären Signalübertragung nicht beobachtet wird (➤ Abb. 4.4; Sanders et al. 2014).

Die Einzelfaser-Elektromyografie, die auch mit konzentrischen Nadelelektroden erfolgen kann, ist zwar ein besonders sensitives Verfahren, jedoch erfordert sie erhebliche Expertise und Untersuchungszeit, sodass sie in Deutschland kaum durchgeführt wird (Bischoff 2000; 2011).

ACHTUNG

Die Sensitivität der Myasthenie-Diagnostik (Serologie, Elektrophysiologie, pharmakologische Testung) wird häufig überschätzt. Keineswegs ist es möglich, eine Myasthenie durch eines dieser Verfahren „auszuschließen".

4.1.3 Assoziierte Erkrankungen

Nach Diagnosestellung muss nach den häufig mit einer Myasthenie einhergehenden Begleiterkrankungen gesucht werden. Zur Suche nach einem Thymom gehört eine computer- oder kernspintomografische Untersuchung des Thorax. Bei der paraneoplastischen Myasthenie finden sich allgemein anti-AChR-Antikörper. Bei der Early-Onset-Myasthenie sind Antikörper gegen Titin bzw. gegen MGT30, ein 30 kDa großes Titinfragment, ein Hinweis auf eine paraneoplastische Genese. Titin ist ein muskuläres Protein und Bestandteil des Sarkomers. Die Bestimmung von anti-Titin-Antikörpern ist auch bei Seronegativität diagnostisch hilfreich. Der Nachweis von anti-Titin-Antikörpern ist dann ein diagnostisches Indiz, dass tatsächlich eine Myasthenie vorliegt (Stergiou 2016).

Wie auch bei anderen chronischen Erkrankungen ist Depressivität häufig und vielfach besteht auch eine Fatigue-Symptomatik (Ruiter et al. 2020). Dies muss insbesondere bei vermeintlichen Verschlechterungen der myasthenen Symptomatik beachtet werden, da ansonsten therapeutische Fehlentscheidungen möglich sind. Immer wieder werden auch somatoforme Krankheitsbilder als Myasthenie fehlgedeutet.

Thymom

Die Therapie der paraneoplastischen Myasthenie unterscheidet sich nicht von derjenigen ohne Thymom, jedoch wird die klinische Situation durch die Notwendigkeit der Thymombehandlung erschwert. Bei nicht komplett resezierbaren Thymomen ist eventuell eine Radio- und/oder Chemotherapie erforderlich (Spaggiari et al. 2012; Venuta et al. 2012). Die Einteilung der Thymome erfolgt histologisch gemäß einer WHO-Klassifikation (den Bakker et al. 2014) und nach dem biologischen Ausbreitungsstadium des Tumors, wobei als Alternative zur Stadieneinteilung nach Masaoka die sogenannte TNM-Klassifikation vorgeschlagen wurde (International Thymic Malignancy Interest Group: www.itmig.org).

Assoziierte Autoimmunerkrankungen

Bekanntlich besteht bei Myasthenie-Patienten besonders häufig auch eine Thyreoiditis, eine Rheumatoide Arthritis oder ein Lupus erythematodes. Ebenfalls ist das Risiko einer Neuromyelitis-optica-Spektrum-Erkrankung (NMOSD) deutlich erhöht (Jarius et al. 2012; Leite et al. 2012). Hierbei gilt für diese Koinzidenz, dass:

- Die Myasthenie teilweise schon länger als zehn Jahre vor Manifestation der NMOSD bestand
- Vorwiegend Frauen mit einer Early-Onset-Myasthenie davon betroffen sind
- Die Myasthenie häufig einen leichtgradigen Krankheitsverlauf ohne Notwendigkeit einer Immunsuppression aufweist
- Eine Thymektomie möglicherweise Risikofaktor für eine spätere NMOSD ist

4.1.4 Therapie

Es gibt vier Behandlungsoptionen, die unterschiedlich rasch zu wirken beginnen:

- Verbesserung der neuromuskulären Signalübertragung durch Acetylcholinesterase-Inhibitoren wie Pyridostigmin
- Behandlung krisenhafter Verschlechterungen (Plasmapherese, Immunadsorption, intravenös/subkutan Immunglobuline)
- Immunsuppression (Mittel der 1. Wahl: Azathioprin)
- Thymektomie
- Therapierefraktäre, generalisierte, anti-AChR-Myasthenie: Eculizumab

Zu wichtigen therapeutischen Fragen der Myasthenie-Therapie fehlen nach wie vor Evidenzen aus kontrollierten Studien. Es ist z. B. unklar, ob eine frühzeitig im Krankheitsverlauf begonnene, intensive Immunsuppression entsprechend der rheumatologischen „Hit Hard and Early"-Therapiestrategie den Krankheitsverlauf abmildert und das Risiko einer Generalisation reduziert (Nagane et al. 2011).

Jeweils muss ein individueller Therapieplan erstellt werden, der im Verlauf weiter angepasst wird. Durch eine konsequente Therapie wird das Risiko myasthener Krisen reduziert und die Erkrankung vielfach derartig günstig beeinflusst, dass kaum noch eine Alltagsbeeinträchtigung besteht. Die Mortalität ist auch heute noch erhöht (Handen et al. 2016). Vielfach ist lebenslang eine Immunsuppression erforderlich und einige Patienten sprechen nicht ausreichend gut auf die derzeit verfügbaren Therapieoptionen an. Auch sind schwerwiegende Behandlungskomplikationen möglich. Sich abzeichnende krisenhafte Verschlechterungen müssen frühzeitig erkannt werden. Plasmapherese, Immunadsorption und die intravenöse Gabe von Immunglobulinen in einer Dosis von 2 g/kg KG sind in etwa gleich wirksam (Cortese et al. 2011; Köhler et al. 2011; Patwa et al. 2012). Der Gemeinsame Bundesausschuss hat 2014 den zulassungsüberschreitenden Einsatz (Off-Label-Einsatz) von i. v. Immunglobulinen zur Behandlung von schweren Exazerbationen oder einer myasthenen Krise gebilligt, sodass in Deutschland der Einsatz zulasten der gesetzlichen Krankenkassen ohne Antrag möglich ist. Auch die subkutane Immunglobulingabe hat sich als wirksam zur Krisenintervention erwiesen (Beecher et al. 2017).

Der Stellenwert der seit Jahrzehnten bei nicht paraneoplastischer Myasthenie durchgeführten Thymektomie war lange Zeit unklar. Prospektiv erhobene Daten fehlten für dieses häufig zur Verlaufsbeeinflussung der Myasthenie eingesetzte Verfahren. Erst 2016 hat eine internationale, prospektiv und randomisiert durchgeführte Studie einen positiven Effekt der Thymektomie bestätigt (Wolfe et al. 2016). Untersucht wurden 18 bis 65 Jahre alte Patienten mit generalisierter Myasthenie (Stadium II bis IV der Myasthenia-Gravis-Foundation-of-America-Klassifikation) mit Nachweis von anti-AChR-Antikörpern und einer Krankheitsdauer von weniger als fünf Jahren. Die Thymektomien erfolgten transsternal mit einer En-bloc-Resektion mediastinal des Thymus-enthaltenden Gewebes durch besonders in die Studie eingewiesene Thoraxchirurgen. Die Patientenrekrutierung erwies sich als schwierig. Insgesamt wurden von 2006 bis 2012 durch 36 Studienzentren 126 Patienten eingeschlossen. Nach einem Beobachtungszeitraum von drei Jahren fand sich eine signifikante Steroideinsparung durch die Thymektomie. Nach einer Thymektomie war eine Azathioprin-Immunsuppression weniger häufig erforderlich und es kam seltener zu Exazerbationen mit der Notwendigkeit einer stationären Behandlung. Dieser positive Effekt der Thymektomie hat sich in der offenen Langzeitbeobachtung über einen Zeitraum von bis zu 5 Jahren bestätigt (Wolfe et al. 2019).

Verbesserung der neuromuskulären Signalübertragung: Acetylcholinesterase-Inhibitoren

Zumeist wird das seit mehr als 60 Jahren verfügbare Pyridostigminbromid eingesetzt. AChE-Inhibitoren wirken symptomatisch und beeinflussen nicht den Krankheitsverlauf. Bei sehr hohen Tagesdosen besteht das Risiko einer Intoxikation („cholinerge Krise"), sodass nur ausnahmsweise mehr als 600 mg Pyridostigmin täglich gegeben werden sollten. Gewöhnlich werden AChE-Inhibitoren zusätzlich zu einer Immunsuppression eingesetzt. Eine Monotherapie ist nur bei okulärer Myasthenie sinnvoll, deren Symptome ausreichend durch einen AChE-Inhibitor kupiert werden können. Pyridostigmin kann zu einer Bradykardie und einer vermehrten Bronchialsekretion führen, was insbesondere bei Bestehen einer Schluckstörung oder einer respiratorischen Insuffizienz relevant ist. Gerade bei Besserung der Myasthenie durch eine Immunsuppression lässt die Verträglichkeit von Pyridostigmin nach. Die Patienten klagen dann über ein störend vermehrtes Schwitzen, erhebliche Muskelkrämpfe, einen vermehrten Harndrang oder eine Diarrhö.

Immunsuppression

Ziel der Immunsuppression ist es, das Risiko myasthener Krisen als lebensbedrohliche Akzentuierung der Erkrankung zu mindern und den Krankheitsverlauf günstig zu beeinflussen.

Glukokortikosteroide Diese wirken rasch und zuverlässig; jedoch führt die Dauertherapie in einer Tagesdosis über der Cushing-Schwelle zu massiven Begleitwirkungen wie einer Osteoporose, einer Steroidmyopathie oder einer Kataraktbildung (Schneider-Gold et al. 2005). Wird direkt mit einer hohen Steroid-Tagesdosis behandelt, z. B. mit 60–100 mg Prednisolon, kann eine myasthene Schwäche in den ersten Therapietagen erheblich akzentuieren, was mit einem direkten Effekt auf die neuromuskuläre Übertragung erklärt wird (Dudel et al. 1979) (Lotan et al. 2020). Bei einer oropharyngealen Schwäche kann dies in einer Beatmungspflichtigkeit resultieren. Eine schrittweise Eindosierung, angepasst an die individuelle Situation, ist deshalb vielfach trotz des dann verzögerten Wirkbeginns günstiger. Auch kann parallel versucht werden, mit einer Apherese-Therapie oder mit einer i. v. Immunglobulin-Gabe den Krankheitsprozess zu dämpfen. Bei der okulären Myasthenie führt Prednisolon bereits in niedriger Dosierung für einen begrenzten Zeitraum, z. B. 20 mg für 2–4 Wochen, häufig zu einer maßgeblichen Verbesserung, was aktuell von einer kleinen, randomisierten Studie bestätigt wurde (Benatar et al. 2016).

Azathioprin Dieses Purinanalogon wird bereits seit Ende der 1960er-Jahre in der Myasthenie-Therapie eingesetzt und es ist immer noch das einzige in Deutschland ausdrücklich für die Behandlung der generalisierten Myasthenie zugelassene Immunsuppressivum. Folgende Therapieprobleme sind besondere relevant:

- **Verzögerter Wirkbeginn:** Der Azathioprin-Effekt setzt ganz allmählich ein, mit einer vollen Wirkung erst nach 12 bis 24 Therapiemonaten. Häufig muss die Zeit bis zu einer Krankheitsstabilisierung mit Prednisolon, i. v. Immunglobulinen oder auch Apheresen überbrückt werden. Folglich vergeht viel Zeit, bis die individuelle Wirksamkeit von Azathioprin beurteilt werden kann.
- **Individuelle Verträglichkeit und Pharmakogenetik:** Azathioprin wird in der Dauertherapie in einer Dosis von 1,0–3,0 mg/kg KG eingesetzt. Selten zeigt sich bei Therapiebeginn eine Unverträglichkeit aufgrund einer Idiosynkrasie, deren klinisches Bild allgemeines Unwohlsein, Schwindel, Übelkeit, Erbrechen, Diarrhö, Fieber, Schüttelfrost, Hautausschlag, Vaskulitis, Myalgie, Arthralgie, Hypotonie, renale Dysfunktion, Leberfunktionsstörungen und Cholestase beinhalten kann. Aufgrund der Möglichkeit dieser Idiosynkrasie ist es angebracht, die Verträglichkeit der Therapie über einige Tage mit einer niedrigen Tagesdosis von z. B. 50 mg Azathioprin zu testen. Kommt es zur Unverträglichkeit, muss Azathioprin ohne Verzug abgesetzt werden, um dann auf ein anderes Immunsuppressivum zu wechseln.
  Die genetisch bedingte Aktivität der Thiopurin-Methyltransferase (TPMT) beeinflusst den Azathioprin-Effekt. Circa 10 % der Bevölkerung sind heterozygote Träger einer Loss-of-Function-Mutation im TPMT-Gen und 0,3 % sind homozygot für eine solche Mutation, sodass bei ihnen die TPMT-Aktivität fehlt und es bei Therapiebeginn zu einer überschießenden Myelosuppression kommt. Bei ca. 2 % der Bevölkerung findet sich auch eine deutlich erhöhte Enzymaktivität mit einem allzu raschen Abbau der Azathioprin-Metaboliten, sodass kein ausreichender Therapieeffekt erreicht werden kann. Neben der genetischen Testung kann die TPMT-Aktivität in Erythrozyten zur individuellen Einschätzung des pharmakogenetischen Risikos einer Azathioprin-Therapie bestimmt werden. Die üblichen Azathioprin-Dosen werden von den meisten heterozygoten Patienten mit einem TPMT-Mangel toleriert. Zu einer überschießenden, den Patienten gefährdenden Knochenmarksuppression kann es durch eine Komedikation mit einem Xanthinoxidase-Inhibitor wie Allopurinol kommen.
- **Therapiemonitoring:** Ein direkter Zusammenhang zwischen den Azathioprin induzierten Blutbildveränderungen und dem Therapieeffekt ist nicht gesichert; trotzdem wird zumeist eine Leukozytenzahl um 4 000/µl mit einer Lymphozytenzahl von 800–1 000/µl angestrebt. Regelmäßige Laborkontrollen mit Bestimmung des Differenzialblutbildes sind notwendig, um eine überschießende Lymphopenie und eine mögliche Hepatotoxizität rechtzeitig zu erkennen. Erst bei einer stabilen Krankheitssituation über mehrere Jahre hinweg sollte sukzessive, z. B. über einen Zeitraum von 24 Monaten hinweg, Azathioprin abdosiert werden. Erfahrungsgemäß ist die allzu frühe Azathioprin-Abdosierung ein häufig begangener Therapiefehler. Manche Myasthenie-Patienten sind lebenslang auf eine Immunsuppression angewiesen. Zumindest in den ersten 10 Therapiejahren ist das Malignomrisiko nicht erhöht. Die klinische Erfahrung lehrt, dass es bei Älteren unter Azathioprin vermehrt zu einem Herpes zoster kommt. Ansonsten sind opportunistische Infektionen zumindest bei Myasthenie-Patienten in der Regel kein Problem. Selbst bei HIV-infizierten Myasthenie-Patienten kann Azathioprin ohne besonderes Problem eingesetzt werden (Heckmann and Marais 2020).

Mycophenolat-Mofetil (MMF) Die immunsuppressive Wirkung beruht auf einer Hemmung der Inosinmonophosphat-Dehydrogenase und damit der

Guanosin-Synthese. MMF hemmt relativ spezifisch die Proliferation von Lymphozyten, da diese auf die De-novo-Synthese von Purinen angewiesen sind. Zu den häufigeren Nebenwirkungen bei über 10 % der Patienten gehören Anämie, Thrombozytopenie und eine gastrointestinale Unverträglichkeit mit Übelkeit, Erbrechen und Durchfall. Das teratogene Risiko von MMF ist hoch, sodass eine sichere Schwangerschaftsverhütung für Frauen und Männer vonnöten ist.

Die Therapie ist einfach durchführbar mit Tagesdosen von 1,0–2,5 g. Überraschenderweise hatte sich die Wirksamkeit in zwei großen, kontrolliert durchgeführten Zulassungsstudien nicht bestätigt. Das Protokoll beider Studien wies erhebliche Mängel auf. Beispielsweise erscheint die Beobachtungszeit mit 12 bzw. 36 Wochen als zu kurz, um einen Therapieeffekt zu belegen. In der offenen Nachbeobachtung von Studienpatienten zeigte sich dann eine beginnende klinische Wirkung nach ca. 6 Monaten. Nach 12 Monaten konnten systematisch die Prednisolon-Dosen reduziert werden. Nach 24 Monaten waren 80 % der Patienten klinisch gebessert und 55 % benötigten keine Glukokortikosteroid-Therapie mehr (Hehir et al. 2010). Mycophenolat-Mofetil hat vom Gemeinsamen Bundesausschuss im Rahmen eines Off-Label-Verfahrens ein positives Votum für die Behandlung der Myasthenia gravis erhalten (www.g-ba.de/informationen/beschluesse/1817). Der Einsatz bietet sich bei Azathioprin-Unverträglichkeit bzw. bei nicht ausreichender Wirksamkeit von Azathioprin bei generalisierter Myasthenie an. Die Reduktion der Tagesdosis sollte wie bei Azathioprin nach mehrjährig stabiler Krankheitssituation langsam erfolgen, z. B. jeweils um 500 mg, sofern eine ausreichende Verträglichkeit besteht (Hobson-Webb et al. 2015).

Ciclosporin A, Tacrolimus Beide Immunsuppressiva haben einen hohen Stellenwert in der Transplantationsmedizin. Sie werden z. B. bei einer Graft-versus-Host-Reaktion eingesetzt. Der Wirkmechanismus von Tacrolimus entspricht demjenigen von Ciclosporin, jedoch besteht keine Strukturähnlichkeit. Ciclosporin ist ein 11 Aminosäuren umfassendes Peptid mit einer D-Aminosäure, während Tacrolimus eine Makrolid-Lacton-Struktur aufweist. Beide Substanzen greifen über die Inhibition von Calcineurin in die Kalzium-abhängige Signaltransduktion bei der T-Zellaktivierung ein. Zum Nebenwirkungsspektrum beider Immunsuppressiva gehören Nephrotoxizität, Hyperkaliämie, das Risiko einer Enzephalopathie, Hypertonie und Tremorinduktion. Beide Substanzen weisen zahlreiche Medikamenteninteraktionen auf und ein regelmäßiges Monitoring der Serumspiegel ist erforderlich. Zu Ciclosporin gibt es eine prospektive und kontrollierte Behandlungsstudie (Tindall et al. 1993). Die Wirksamkeit von Ciclosporin und Azathioprin ist in etwa gleich, jedoch soll sich bei Ciclosporin bereits nach 2–4 Wochen ein Wirkungseintritt zeigen. In einer ersten kontrollierten, randomisierten Studie bei 80 unter einer Therapie mit Glukokortikosteroiden stabilen Patienten mit generalisierter Myasthenie konnte ein zusätzlicher steroidsparender Effekt durch Tacrolimus nach 28 Wochen jedoch nicht gezeigt werden, was möglicherweise auf die allzu kurze Studiendauer zurückzuführen ist (Yoshikawa et al. 2011).

Methotrexat Vielfach wurde Methotrexat als Ausweichpräparat bei Azathioprin-Unverträglichkeit propagiert, und zwar in einer Dosis von 7,5–25 mg pro Woche kombiniert mit Folsäure. Eine multizentrische, randomisierte Doppelblindstudie konnte jedoch einen günstigen Effekt von Methotrexat bei Myasthenie nicht bestätigen (Pasnoor et al. 2016). Untersucht wurde der steroideinsparende Effekt bei generalisierter Myasthenie nach einer Therapiedauer von 12 Monaten. Die Studie verfehlte den primären Endpunkt und auch die sekundären Parameter unterschieden sich in den beiden Behandlungsarmen nicht. Die somit nachgewiesene Wirkungslosigkeit von Methotrexat bei Myasthenie überrascht, da dessen Einsatz bei rheumatoiden Erkrankungen unumstritten ist. Möglicherweise beruht die Wirksamkeit von Methotrexat bei rheumatoiden Erkrankungen auf dessen antiinflammatorischer Wirkung (Drachman 2016). Methotrexat ist trotz der Studienlage eine Option für Patienten, die sowohl an Myasthenie als auch an einer rheumatoiden Arthritis erkrankt sind.

Cyclophosphamid Wegen der erheblichen Toxizität sollte diese Substanz nur eingesetzt werden, wenn ansonsten keine ausreichende Stabilisierung erreicht werden konnte (Buzzard et al. 2015). Eine Cyclophosphamid-Pulstherapie ist eine Ultima-Ratio-Option bei therapierefraktären Verläufen (Drachman et al. 2003). Auch wird Cyclophosphamid bei auto- und allogenen Stammzelltransplantationen bei schwersten Krankheitsverläufen eingesetzt (Bryant et al. 2016).

Monoklonale Antikörper: Rituximab und Eculizumab

Rituximab ist ein gentechnisch hergestellter, chimärer Antikörper mit Anteilen von Mensch und Maus, der für die Therapie bestimmter Lymphome, der schweren rheumatoiden Arthritis in Kombination mit Methotrexat und der Wegener-Granulomatose zugelassen ist. Rituximab bindet spezifisch an das Transmembran-Antigen CD20, das auf Prä-B- und reifen B-Lymphozyten, aber nicht auf Plasmazellen lokalisiert ist. Die Gabe führt zu einer über Monate anhaltenden B-Zell-Depletion. Rituximab ist insbesondere bei ansonsten therapierefraktärer anti-MuSK-positiver Myasthenie eine individuell zu erwägende Therapieoption (Di Stefano et al. 2020, Hehir et al. 2017). Rituximab wird in unterschiedlicher Weise bei der Myasthenie eingesetzt:

1. 2 × 1000 mg Absolutdosis im Abstand von 14 Tagen oder
2. 375 mg/m² Körperoberfläche wöchentlich in vier aufeinanderfolgenden Wochen,
3. was ggfs. ergänzt wird durch zwei Gaben monatlich in den zwei darauffolgenden Monaten (Cortes-Vicente et al. 2018).

Diese Zyklen werden jeweils mehrfach in zirka halbjährlichen Abständen wiederholt, wobei unklar ist, wie viele Zyklen für einen anhaltenden Therapieerfolg vonnöten sind. Zu den gegebenenfalls lebensbedrohlichen Therapierisiken der B-Zell-Depletion gehören eine mögliche Hepatitis-B-Reaktivierung und eine progressive multifokale Leukenzephalopathie (PML), was auch bei mit Rituximab behandelten Myasthenie-Patienten beobachtet wurde (Kanth et al. 2016). Die Langzeitsicherheit wird aber als günstig eingeschätzt (Memon et al. 2018).

Eculizumab als rekombinanter, humanisierter, monoklonaler $IgG_2/_4\kappa$-Antikörper bindet an das humane Komplementprotein C5 und hemmt somit die Aktivierung des terminalen Komplements. Eculizumab wurde 2017 zur Behandlung von Patienten mit therapierefraktärer, anti-AChR-positiver, generalisierter Myasthenia gravis zugelassen (Howard et al. 2017). Gemäß Zulassung muss Folgendes für eine Eculizumab-Therapie erfüllt sein:

- Seit mindestens einem Jahr erfolglose Behandlung mit zwei oder mehr immunsuppressiven Therapien (entweder in Kombination oder als Monotherapie), d. h. Patienten, deren Alltagsaktivitäten trotz immunsuppressiver Therapien weiterhin eingeschränkt waren
  oder
- Erfolglose Behandlung mit mindestens einer immunsuppressiven Therapie und Notwendigkeit eines dauerhaften Plasmaaustauschs oder von intravenösen Immunglobulinen zur Kontrolle der Symptome, d. h., die Patienten benötigten mindestens alle drei Monate über die letzten zwölf Monate regelmäßig Plasmaaustausch oder intravenöse Gabe von Immunglobulinen zur Behandlung von Muskelschwäche.

Somit ist Eculizumab nicht zur Kriseninteraktion zugelassen bei den besonders schwer betroffenen Myasthenie-Patienten, die in der Manifestationsphase innerhalb von Monaten oder gar Wochen eine schwerste Muskelschwäche bis hin zur Beatmung entwickeln, ohne dass sich ein maßgeblicher Behandlungseffekt durch eine hochdosierte Steroidgabe, i. v. Immunglobuline und Apheresen ausreichend rasch erreichen lässt. Aufgrund der selektiven Wirkung über eine Hemmung der Komplementaktivierung ist es nicht hilfreich bei der anti-MuSK-positiven Myasthenie (s. o.).

In der Literatur gibt es keine einheitliche Definition der therapierefraktären Myasthenie (Mantegazza and Antozzi 2018). Aktuell wurde ein Summenscore vorgeschlagen, der helfen soll, die Therapierefraktärität beim einzelnen Patienten zu erfassen (Schroeter et al. 2021).

Das Behandlungsschema besteht aus einer 4-wöchigen Induktionsphase, an die sich eine Erhaltungsphase anschließt:

- Induktionsphase: 900 mg Eculizumab als i. v. Infusion einmal pro Woche
- Erhaltungsphase: 1 200 mg Eculizumab als i. v. Infusion in Woche 5, gefolgt von 1 200 mg Eculizumab als i. v. Infusion alle 14 ± 2 Tage. Die Wirkung von Eculizumab setzt innerhalb der ersten 12 Therapiewochen ein. Bei immerhin 30–40 % der Eculizumab-Behandlungen bleibt jedoch eine maßgebliche Besserung aus, was mit genetischen Varianten des C5 erklärt wird (Nishimura et al. 2014). Folglich ist es notwendig, in den ersten 12 Therapiewochen den Eculizumab-Effekt mit standardisierten Myasthenie-Scores zu dokumentieren und, sofern eine Besserung ausbleibt, die

Behandlung abzubrechen. Die rasche, innerhalb von Wochen mögliche Besserung ist ein großer Vorteil dieser Therapieoption.

Voraussetzung für eine Eculizumab-Therapie ist ein Meningokokken-Impfschutz. Eine Impfung gegen sämtliche dieser Meningokokken-Stämme ist aber nicht vorhanden, sodass eine Impfung keineswegs zu einem sicheren Infektionsschutz führt. Nach US-amerikanischen Daten erhöht sich das Risiko einer *Neisseria-meningitidis*-Infektion durch Eculizumab trotz Impfung um das 1000- bis 2000-Fache, wobei es meist zu einer Meningokokken-Sepsis ohne Zeichen einer Meningitis kommt (Mcnamara et al. 2017). Auch wurden Fälle disseminierter Gonokokken-Infektionen unter einer Eculizumab-Therapie beobachtet (Crew et al. 2018). Die Medikamentenkosten sind exorbitant.

Innovative Therapieansätze

Derzeit wird auch von der pharmazeutischen Industrie eine Reihe von neuen Therapieansätzen geprüft (Beecher et al. 2019, Dalakas 2019, Farmakidis et al. 2020, Huda 2020, Lascano and Lalive 2021) (➤ Abb. 4.2):

- **CD40-Signalweg:** Iscalimab (CFZ533) blockiert CD40 und damit die antigenspezifische Aktivierung von naiven B-Lymphozyten.
- **B-Zell-Aktivierender Faktor (BAFF):** Belimumab ist ein humaner monoklonaler $IgG_1\lambda$-Antikörper, der die Bindung von BAFF an dessen Rezeptor auf den B-Zellen blockiert und damit die Ausdifferenzierung von B-Zellen zu den immunglobulinbildenden Plasmazellen reduziert. Eine kontrollierte Studie war jedoch nicht erfolgreich (Hewett et al. 2018).
- **Proteasom-Inhibition:** Bortezomib ist der erste Vertreter einer neuen Wirkstoffklasse, der Proteasom-Inhibitoren, und ist für die Behandlung des Multiplen Myeloms zugelassen (Velcade®). Er wirkt letal auch auf nichtparaneoplastische Plasmazellen und reduziert damit die Antikörperproduktion. Studiendaten zum Einsatz

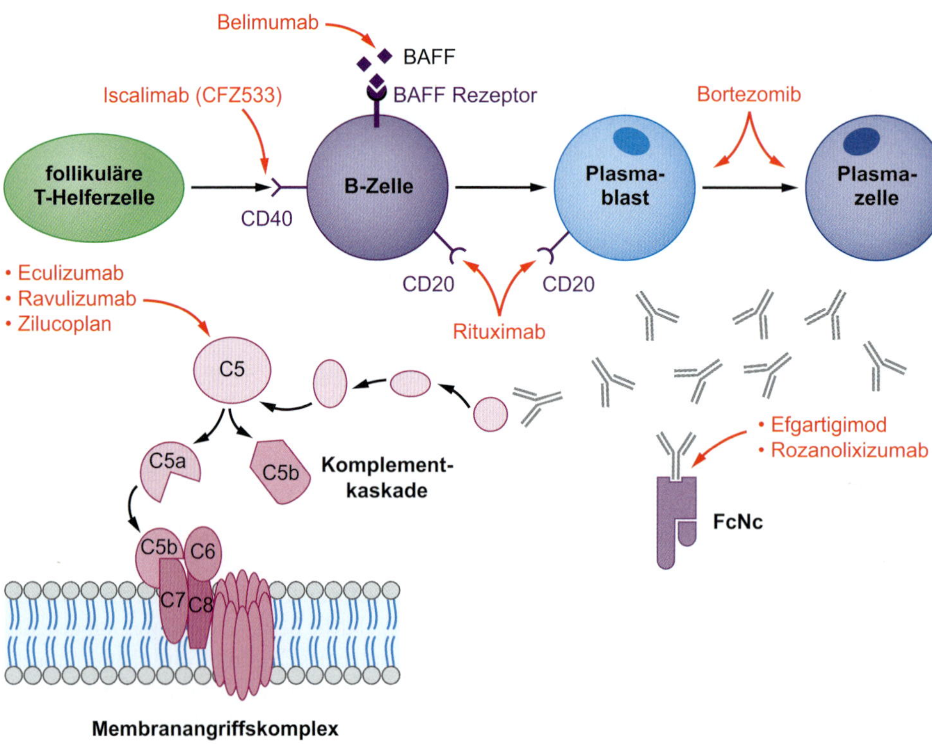

Abb. 4.2 Innovative Behandlungsansätze bei der Myasthenia gravis.

von Bortezomib bei Myasthenie fehlen bislang (Schneider-Gold et al. 2017).
- **Neonatale Fc-Rezeptor (FcRn):** Der FcRn ähnelt einem Molekül der MHC-Klasse I. Die FcRn-Blockade erhöht die Abbaurate von Antikörpern. Efgartigimod, (ARGX-113), ein anti-FcRn Immunoglobulin-Fragment, erwies sich in einer Phase-2-Studie bei der generalisierten Myasthenie als wirksam (Howard et al. 2019). Ebenso zeigte der humanisierte, FcRn-Antikörper Rozanolixizumab (UCB7665) bei generalisierter, anti-AChR positiver Myasthenie in einer Phase-2-Studie einen positiven Behandlungseffekt (Bril et al. 2021).
- **Komplementinhibition:** Ravulizumab (Ultomiris®) ist eine Weiterentwicklung von Eculizumab (Soliris®). Eine an vier Stellen modifizierte Aminosäuresequenz begünstigt die Dissoziation des Ravulizumab:C5-Komplexes im Endosom, sodass nach Rückführung des freien Antikörpers in das Gefäßkompartiment dessen Verfügbarkeit dort erhöht ist. Diese Erhöhung der Antikörperhalbwertszeit ermöglicht eine weniger häufige Gabe als bei Eculizumab. Ultomiris® ist bislang nicht für die Myasthenie-Behandlung zugelassen (McKeage 2019). Zilucoplan ist ein synthetischer Peptidinhibitor des terminalen Komplementproteins C5 (Albazli et al. 2020). Derzeit läuft eine Phase-3-Studie („RAISE“) zu Zilucoplan bei generalisierter, anti-AChR Myasthenia gravis (NCT04115293).
- **Autologe hämatopoetische Stammzelltransplantation** (Bryant et al. 2016).

4.2 Lambert-Eaton myasthenisches Syndrom (LEMS) und Botulismus

Wichtige Neuigkeiten auf einen Blick

Lambert-Eaton myasthenisches Syndrom

- Eine rasche Progredienz der Muskelschwäche und das Auftreten autonomer Symptome innerhalb des ersten Erkrankungsjahres sprechen für eine paraneoplastische Verursachung. Der prognostische Wert des DELTA-P-Scores, das Bestehen eines Karzinoms beim LEMS vorherzusagen, wurde in einer prospektiven Kohortenstudie bestätigt (Maddison et al. 2020).
- Der Kaliumkanalblocker Amifampridin (Firdapse®) ist eine wirksame und sichere Therapie der Muskelschwäche beim LEMS, was durch kontrollierte Studien aktuell erneut bestätigt wurde (Oh et al. 2016, Oh and Sieb 2014, Sanders et al. 2018, Yoon et al. 2020).
- Beim kleinzelligen Bronchialkarzinom verlängert das Bestehen eines LEMS die Überlebenszeit. Beim idiopathischen LEMS ist die Krankheitsprogression gering, die Lebenserwartung ist normal und diese Patienten sind vielfach nicht auf Hilfe im täglichen Laben angewiesen (Lipka et al. 2020).
- Es gibt vereinzelt Fallberichte zu einem LEMS im Rahmen immunmodulatorischer Therapien (Alemtuzumab bei Multipler Sklerose; Checkpoint-Inhibitor Nivolumab beim Plattenepithelkarzinom der Lunge) (Hofman et al. 2019; Nakatani et al. 2018).
- Die Spezifität von Kalziumkanalantikörpern ist gering, sodass die Diagnose eines LEMS nicht ausschließlich serologisch erfolgen sollte. In der elektrophysiologischen Diagnostik sollte ein Inkrement von 60 % als pathologisch gewertet werden (Lipka et al. 2020).

Botulismus

- Der Botulismus ist in Mitteleuropa anhaltend eine Rarität. Im Jahr 2019 wurden in Deutschland lediglich 8 Fälle vom Robert Koch-Institut erfasst. Sechs Erkrankungen waren lebensmittelbedingt, zweimal trat Säuglingsbotulismus durch Honigverzehr auf (Robert-Koch-Institut 2020). Nur ausnahmsweise werden pro Jahr mehr als 10 Fälle in Deutschland erfasst.
- Neben den Serotypen A bis F wurde ein Serotyp H identifiziert, der ein Hybrid der Typen A und F ist.
- Einen chronischen Botulismus gibt es beim Menschen nicht.

Bei beiden Erkrankungen besteht eine präsynaptische Störung der neuromuskulären Signalübertragung an der motorischen Endplatte.

4.2.1 Lambert-Eaton myasthenisches Syndrom (LEMS)

Das Lambert-Eaton myasthenische Syndrom (LEMS) ist deutlich seltener als die Myasthenia gravis. In den USA fand sich eine Punktprävalenz von 3,3/1 Million (Abenroth et al. 2016). Ursache der Erkrankung ist eine Immunantwort gegen präsynaptische Kalziumkanäle vom P/Q-Typ. Diese Kalziumkanäle öffnen sich während der Depolarisation bei einem nervalen Aktionspotenzial, sodass Kalzium-Ionen in die Nervenendigung einströmen. Kalzium ist erforderlich für die Acetylcholinausschüttung. Entsprechend ist beim LEMS die Acetylcholinausschüttung pro nervalen Aktionspotenzial reduziert und damit die neuromuskuläre Signalübertragung beeinträchtigt. Die Störung betrifft nicht nur die motorische Endplatte, sondern postganglionär cholinerge und adrenerge Neurone des autonomen Nervensystems.

4

Symptome

- Beginn typischerweise mit einer **Hüftgürtelschwäche** (z. B. erschwertes Aufrichten aus sitzender Position). Anders als bei der Myasthenie kommt es erst im Krankheitsverlauf zu Hirnnervensymptomen und nicht am Beginn der Erkrankung. Der Patellarsehnenreflex ist typischerweise abgeschwächt oder erloschen.

ACHTUNG
Bei jeder diagnostisch unklaren Hüftgürtelschwäche an die Möglichkeit eines LEMS denken!

- Es wird eine idiopathische und eine paraneoplastische Form des Syndroms unterschieden. Circa 50 % der Fälle treten paraneoplastisch im Rahmen eines kleinzelligen Bronchialkarzinoms auf. Paraneoplastische Erkrankungen zeichnen sich durch einen rasch progredienten Krankheitsverlauf bis hin zur Gehunfähigkeit aus (Titulaer et al. 2011). Die neurologische Symptomatik beginnt häufig deutlich vor der Karzinommanifestation.
  Ein Fall von LEMS wurde im Rahmen einer Multiple-Sklerose-Therapie mit Alemtuzumab beobachtet (Hoffman et al. 2019).
- **Kombination mit autonomen Symptomen** (u. a. störend trockener Mund durch eine verminderte Speichelproduktion, Hypohidrose, Erektionsstörung). Bei paraneoplastischen Fällen entwickelt sich bereits innerhalb des ersten Krankheitsjahres eine autonome Störung.
- Betroffen sind von der idiopathischen Form insbesondere jüngere Frauen und ältere Raucher von der paraneoplastischen.

Diagnostik

Neurophysiologische Darstellung der **Lambert-Trias** (➤ Abb. 4.3; Sieb 2017):

- **Niedrige Summenaktionspotenziale** in der motorischen Neurografie. An den Handmuskeln ist die Peak-to-Peak-Amplitude häufig hochgradig auf Werte von unter 2 mV erniedrigt.
- **Pathologisches Dekrement** (Amplitudenzunahme > 9 %) in der niederfrequente Serienstimulation (2 oder 3 Hz), wobei sich typischerweise kein Wiederanstieg der Amplituden nach dem fünften Summenaktionspotenzial findet (Sanders et al. 2014).
  Inkrement. Durch eine kurzeitige maximale Willkürinnervation über 10 Sekunden nimmt die Amplitude der motorischen Summenaktionspotenziale deutlich zu (Hatanaka und Oh 2008). Diese Amplitudenzunahme, das Inkrement, bei Einzelreizen direkt vor- und nach kurzer Willkürinnervation wird durch einen vermehrten Kalziumeinstrom während der Willküraktivität erklärt. Bei einer längeren Muskelanspannung geht das Inkrement wieder zurück (Oh 2020). Insgesamt bestätigt ein Inkrement von mindestens 60 % diagnostisch ein LEMS (Lipka et al. 2020). Beim LEMS ohne Nachweis von Antikörpern gegen Kalziumkanäle vom P/Q-Typ sind die elektrophysiologischen Auffälligkeiten oft geringer ausgeprägt (Oh et al. 2007). Ein Inkrement kann auch über eine hochfrequente Serienstimulation mit Stimulationsfrequenzen von über 20 Hz dargestellt werden, die jedoch schmerzhaft ist und von uns nur noch ausnahmsweise bei intensivmedizinisch behandelten Patienten durch-

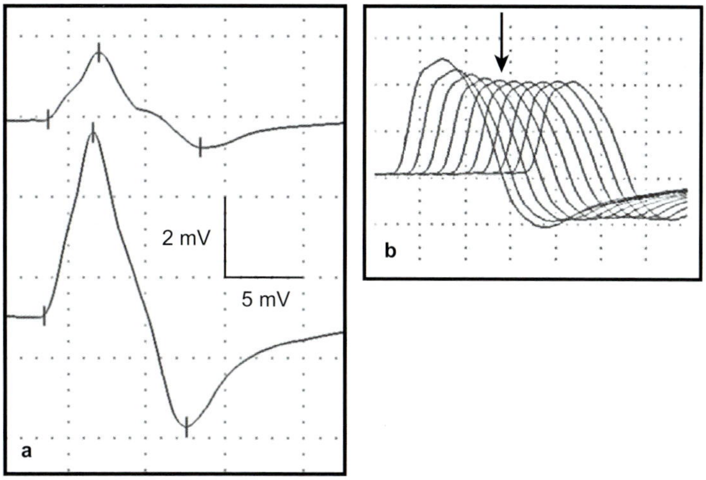

Abb. 4.3 Elektrophysiologische **Lambert-Trias** bei einem nichtparaneoplastischen Lambert-Eaton myasthenischen Syndrom. **a** Motorische Neurografie: niedrige Amplituden der motorischen Summenaktionspotenziale, Inkrement durch maximale Willküraktivität über 10 Sekunden. Dargestellt wird das motorische Summenaktionspotenzial des M. abductor digiti quinti, supramaximale Stimulation des N. ulnaris am Handgelenk, Einzelreize, Ableitung mit Oberflächenelektroden. Die Ausgangsamplitude (Peak-to-Peak) beträgt 2,4 mV (oben). Nach der Muskelanspannung Anstieg der Amplitude auf 7,3 mV, was einem Inkrement von 300 % entspricht (unten). **b** Niederfrequente Serienstimulation: pathologisches Amplitudendekrement der Summenaktionspotenziale des M. trapezius von 19 % (Vergleich 1./5. Summenaktionspotenzial), supramaximale Stimulation des N. accessorius, Stimulationsfrequenz 3 Hz, Ableitung mit Oberflächenelektroden. Wie für das Lambert-Eaton myasthenische Syndrom typisch, kommt es hier zu keinem Wiederanstieg der Amplituden nach dem 5. Potenzial (Pfeil).

geführt wird, die im Untersuchungsgang nicht kooperieren können. Noch ein Hinweis: Bei der seltenen Brody-Myopathie mit einer gestörten Muskelrelaxation bewirkt eine 10-Hz-Stimulation ein Pseudo-Inkrement: Die Amplitude der motorischen Summenaktionspotenziale nimmt zu und gleichzeitig deren Dauer ab (Masingue et al. 2020).

! MERKE

Physiologische Erklärung

Der unterschiedliche Effekt der Reizfrequenzen auf die neuromuskuläre Signalübertragung beim LEMS wird mit der Aktivität der präsynaptischen Calciumpumpe erklärt, die zwischen den Aktionspotenzialen Calciumionen aus der Nervenendigung transportiert. Calciumionen sind für die Ausschüttung der Acetylcholinvesikel aus der Nervenendigung erforderlich: Ist der Abstand zwischen zwei Nervenreizungen kürzer als 100 ms (d. h. Reizfrequenz > 10 Hz), akkumulieren Calciumionen in der Nervenendigung und es kommt zum Inkrement, während sich bei der niederfrequenten Stimulation (2 oder 3 Hz) ein Dekrement zeigt.

ACHTUNG

Differenzialdiagnostischer Hinweis

Bei erniedrigten Amplituden der Summenaktionspotenziale in der motorischen Neurografie sollte man an die Möglichkeit eines LEMS denken.

Zusätzliche Diagnostik

- Serologische Diagnostik (Autoantikörper gegen Kalziumkanäle vom P/Q-Typ, die bei ca. 10 % der Fälle nicht nachweisbar sind). Die Spezifität dieser Antikörper ist gering. Die Diagnose eines LEMS sollte nicht ausschließlich serologisch erfolgen (Di Lorenzo et al. 2018).
- Intensive Suche nach einem kleinzelligen Bronchialkarzinom gerade bei älteren Rauchern. Ggf. ist die rasche Durchführung eines PET-CT notwendig (Kesner et al. 2018). Antiköper gegen SOX1 bzw. SOX2 unterscheiden mit einer Spezifität von über 90 % und einer Sensitivität von ca. 60 % zwischen einem paraneoplastischen LEMS bei kleinzelligem Bronchialkarzinom und einem

idiopathischen LEMS (Maddison et al. 2019). Der DELTA-P-(Dutch-English LEMS Tumour Association Prediction)-Score kann helfen, das individuelle Risiko eines Karzinoms zu erfassen, wie gerade mit einer prospektiven Kohortenstudie belegt wurde (Maddison et al. 2020). Der DELTA-P-Score umfasst u. a. Lebensalter, Nikotinkonsum, Gewichtsverlust und den Karnofsky-Index (Titulaer et al. 2011).

Therapie

- Besserung der neuromuskulären Signalübertragung durch Amifampridin (Firdapse®), das für die Behandlung des LEMS zugelassen ist. Amifampridin ist ein reversibler Kaliumkanalblocker, der die Depolarisation der Nervenendigung durch ein Aktionspotenzial und damit die Offenzeit der spannungsgesteuerten Kalziumkanäle verlängert. Dies erhöht den Einstrom von Kalzium-Ionen in die Nervenendigung, was die kalziumabhängige Ausschüttung von Acetylcholinvesikeln pro Aktionspotenzial erhöht (Oh et al. 2016; Sanders et al. 2018).
- Immunsuppression bis hin zum Einsatz von Rituximab.
- Onkologische Therapie bei paraneoplastischen Fällen.

4.2.2 Botulismus

Ursachen

Der Botulismus wird beim Menschen durch die vom grampositiven, obligat anaeroben sporenbildenden Stäbchenbakterium *Clostridium botulinum* produzierten Exotoxine hervorgerufen, welche die synaptische Transmission an der motorischen Endplatte und an cholinergen Synapsen des Parasympathikus blockieren. Der Wirkmechanismus der Botulinum-Neurotoxine auf die synaptische Signalübertragung ist genau aufgeklärt (Pantano und Montecucco 2014). Sie wirken als spezifische Endoproteasen von Membranproteinen, die am Andocken der Transmittervesikel an die präsynaptische Membran beteiligt sind. Dies hemmt die Transmitterausschüttung. Die Erkrankung ist nicht von Mensch zu Mensch übertragbar. Botulinumtoxin ist eines der stärksten bekannten Gifte. Mehrere Botulismus-Formen werden unterschieden:

- **Lebensmittelintoxikation beim Erwachsenen,** u. a. durch Konsum verdorbener Konserven (Hellmich et al. 2018), selbst eingekochtes Gemüse und Obst, nicht fachgerecht mariniertem Fisch, Trockenfisch, selbst hergestellten Wurstwaren (von lateinisch botulus = „Wurst") oder Geräuchertem. Auch selbst hergestellte Kräuteröle und in Öl eingelegtes Gemüse können dieses Risiko bergen. Zeitweilig waren in Deutschland gehäuft Personen mit einem russischen oder kasachischen Bezug betroffen. Selbst Mascarpone im italienischen Dessert Tiramisu und die Käsesauce zu mexikanischen Nachos kann Ursache eines Botulismus sein (Franciosa 2020).
- **Wundbotulismus,** z. B. bei Drogenabhängigen. Werden Clostridiensporen enthaltende Drogen unter die Haut („Skin Popping") oder in das Muskelgewebe gespritzt, können sich die Bakterien vermehren, sofern anaerobe Bedingungen bestehen. Das gebildete Toxin löst ca. 4–14 Tage nach der Infektion einen Botulismus aus.
- **Säuglingsbotulismus** durch die bakterielle Toxinbildung im Magen-Darm-Trakt nach oraler Aufnahme von Sporen. Infektionsquelle ist hier häufig hinzugefütterter Honig, was auch noch in Deutschland erfolgt (Robert-Koch-Institut 2020).
- **Intestinaler Botulismus** durch eine Besiedelung des Darms durch Neurotoxin-produzierende Clostridien. Zu dieser sehr seltenen Form kommt es nach einer Breitbandantibiose mit Zerstörung der natürlichen Darmflora.
- **Inhalationsbotulismus** ist keine natürlich auftretende Form des Botulismus. Inhalative Intoxikationen traten bei Labormitarbeitern auf. Der Einsatz für Terrorakte in Aerosolen oder durch Lebensmittelsabotage ist denkbar (Kman und Nelson 2008)(Pohanka 2020). In Japan wurde dies mehrfach von der Aum-Shinrikyo-Sekte in den 1990er-Jahren versucht, jedoch misslang es glücklicherweise aufgrund des technischen Ungeschicks der religiösen Fanatiker.
- **Iatrogener Botulismus,** sehr selten innerhalb von 14 Tagen z. B. nach pharynxnaher Anwendung (Antecollis) oder hochdosierter Gabe z. B. zur Spastikbehandlung durch lokale Diffusion oder ungewollten systemischen Übertritt.

Ein Zusammenhang von *Clostridium botulinum* mit in der Landwirtschaft arbeitenden Personen wurde postuliert, die neurologische Symptome aufwiesen, wie Muskelschwäche, Schluckbeschwerden, Mundtrockenheit, Dysarthrie, schwere Augenlider und gehäuften Harndrang. Die Existenz eines solchen „chronischen Botulismus“ ist bislang jedoch nicht belegt (Dorner 2014).

Leitsymptome

Botulismus als Lebensmittelintoxikation

Leitsymptome beim Erwachsenen nach 2–72 Stunden, die jedoch keineswegs immer komplett vorhanden sind:

- Akute, fieberlose Erkrankung (Beim Wundbotulismus kann Fieber bestehen)
- Gastrointestinale Symptome: Übelkeit, Erbrechen, abdominale Krämpfe
- Rasch zunehmend bulbäre Zeichen (vier diagnostische „Ds“: Diplopie, Dysarthrie, Dysphagie, Dysphonie)
- Symmetrisch **absteigende** schlaffe Tetraparese
- Zeichen der autonomen Dysfunktion (anticholinerge Effekte wie Mydriasis, Mundtrockenheit, Verschwommensehen durch gestörte Akkomodation, Blutdruckdysregulation)

! MERKE

Klinische Hinweise auf wichtige Differenzialdiagnosen:

- **Myasthenia gravis:** zumeist weniger foudroyant verlaufend, keine autonome Störung
- **Guillain-Barré-Syndrom:** sensible Mitbeteiligung, Paresen von distal aufsteigend
- **Miller-Fisher-Syndrom:** Ataxie, keine Mydriasis
- **Hirnstamminfarkt:** wird aufgrund der Häufigkeit vermutlich initial zumeist erwogen
- **Diphtherie:** Exposition; prodromal: Schwäche, Fieber, Dysphagie, Halsschmerzen, belegte Tonsillen, Pharynx
- **Poliomyelitis (bulbäre Form):** Exposition; prodromal: Fieber, Kopfschmerzen, Myalgien, meningeale Symptome

Diagnostik

Bei klinischem Verdacht erfolgt die Diagnosebestätigung neurophysiologisch, wobei die beobachteten Veränderungen denjenigen beim ebenfalls präsynaptisch verursachten LEMS ähneln, mit motorischen Summenaktionspotenzialen niedriger Amplitude (➤ Abb. 4.3). Das Inkrement durch Willkürinnervation oder hochfrequente Serienstimulation ist jedoch häufig weniger ausgeprägt als beim LEMS oder es kann bei ausgeprägten Fällen sogar fehlen. Ebenfalls kann der Nachweis eines pathologischen Dekrements manchmal nicht gelingen (Leonardi et al. 2019). Elektromyografisch entwickelt sich durch die funktionelle Denervierung pathologische Spontanaktivität, also Fibrillationen und positive, scharfe Wellen, was beim LEMS nicht beobachtet wird.

Zur Diagnosebestätigung werden konfirmatorische Tests durchgeführt, wie der Nachweis von Botulinumtoxin in Stuhlproben, Nahrungsmitteln, Speisebrei bzw. Wundabstrich mittels Real-Time-PCR oder mit einem nur wenig sensitiven Mäuse-Inokulationstest. Beim Lebensmittelbotulismus gelingt der Toxinnachweis im Serum nur innerhalb von zirka 24 bis maximal 48 Stunden, da sich das Toxin rasch im Körper verteilt. Eine Serumprobe sollte daher möglichst sofort nach Eintreffen in der Klinik genommen werden. Beim Wundbotulismus oder Säuglingsbotulismus kommt es durch die Besiedlung mit Clostridien zu einer kontinuierlichen Ausschüttung des Toxins. Solange diese nicht durch Antibiotika unterbrochen wird, kann der Toxinnachweis im Serum gelingen.

Therapie

- **Intensivmedizinische Überwachung:** Bereits bei milden klinischen Zeichen indiziert.. Bei Hinweisen auf einen schweren Verlauf (kurze Latenzzeit, starke Symptomausprägung) sollte zum Schutz vor Aspiration sehr frühzeitig eine Intubation und Beatmung erwogen werden. Eine nichtinvasive Beatmung ist ungeeignet.
- **Bei Wundbotulismus:** Wunddébridement, Antibiose (ggfs. gleichzeitig Antitoxin, da durch die Antibiotika-bedingte Lyse schlagartig die Toxinmenge zunehmen kann).
- **Akutbehandlung:** In den ersten Stunden kann eine endoskopisch gestützte Entfernung des kontaminierten Nahrungsbreis erwogen werden. Hierbei sollte Material für die Labordiagnostik entnommen werden. Da mit eingeschränkten Schutzreflexen zu rechnen ist, sollte der Eingriff nur unter Intubationsschutz durchführt werden.

Es ist nicht belegt, dass Laxanzien, Aktivkohle oder die Verabreichung von Einläufen den Krankheitsverlauf positiv beeinflussen. Aktivkohlegabe kann zur Obstipation führen. Unterstützung der Darmmotilität mit properistaltisch wirksamen Substanzen.

- **Spezifische Therapie mit Botulismus-Antitoxinen:** Beim Lebensmittelbotulismus sollte dies möglichst rasch in den ersten 24 Stunden nach Aufnahme des Toxins erfolgen. Bei Krankheitsprogression und Toxinnachweis im Blut kann jedoch auch eine spätere Gabe sinnvoll sein (Hellmich et al. 2018). Die Antitoxine werden aus enzymatisch gereinigtem Immunserum vom Pferd gewonnen und enthalten Immunglobulin-F(ab')2-Fragmente (Cave: allergische Reaktionen bis hin zum anaphylaktischen Schock). In Deutschland ist ein trivalentes Botulismus-Antitoxin zugelassen, das gegen die hier fast ausschließlich natürlich vorkommenden Toxintypen A, B und E wirksam ist (Botulismus-Antitoxin Behring®).
- **Symptomatische Therapie Acetylcholinesterase-Inhibitoren:** Nebenwirkungsprofil beachten.

Die Toxinwirkung hält bis zu 12 Wochen an. Die Erholung von den Paresen (mit Atrophien) kann Monate dauern.

! MERKE

Fallen/Probleme

- Botulismus wird aufgrund der Seltenheit häufig (zu) spät diagnostiziert.
- Schon beim **klinischen Verdacht auf einen Botulismus besteht Meldepflicht an das Gesundheitsamt.**

4.3 Kongenitale Myasthenie-Syndrome

Wichtige Neuigkeiten auf einen Blick

- Bei den kongenitalen Myasthenie-Syndromen ist die neuromuskuläre Signalübertragung in vielfältiger Weise gestört. Am häufigsten sind postsynaptische Defekte mit Mutationen in den Genen für die Untereinheiten des nikotinergen Acetylcholinrezeptors (AChR), Rapsyn und Dok-7.
- Neue genetische Untersuchungsmethoden, wie das Whole Exome Sequencing, führen anhaltend zur Identifikation neuer Unterformen der kongenitalen Myasthenie-Syndrome. Inzwischen wurden mehr als 30 unterschiedliche kongenitale Myasthenie-Syndrome identifiziert.
- Zu den in den letzten Jahren identifizierten kongenitalen Myasthenie-Syndromen gehören Defekte in den folgenden Proteinen: SNAP25B, Synaptotagmin 2, Munc13–1, Synpatobrevin-1, GFPT1, DPAGT1, ALG2, ALG14, Agrin, GMPPB, LRP4, MACF1, Myosin 9A, Collagen 13A1, PREPL, mitochondrialer Citratcarrier, LAMA5, vesikulärer Acetylcholin-Transporter und hoch-affiner, präsynaptischer Cholin-Transporter.
- Klinische Besonderheiten einzelner Unterformen ermöglichen teilweise eine zielgerichtete genetische Diagnostik.
- Es gibt spezifische Therapieoptionen (➤ Abb. 4.5). Wichtig ist, dass die vorhandenen Therapieoptionen sich bei bestimmten Syndromen günstig auswirken, jedoch bei anderen zu einer klinischen Verschlechterung führen.

Leitsymptome

Kongenitale Myasthenie-Syndrome

Das klinische Bild ist uneinheitlich. Bei jeder unklaren Muskelschwäche sollte auch bei Erwachsenen die Möglichkeit eines kongenitalen Myasthenie-Syndroms erwogen werden. Gezielt muss dann elektrophysiologisch nach einer Störung der neuromuskulären Signalübertragung gesucht werden. Vielfach werden diese Erkrankungen vermutlich als seronegative Myasthenie verkannt (Garg et al. 2016).

4.3.1 Klinisches Bild

Das klinische Bild dieser Erkrankungen ist uneinheitlich (Engel 2018, Engel et al. 2018, Iyadurai 2020, Rodriguez Cruz et al. 2020, Sieb 2019).

Mutationen in der ε-Untereinheit des AChR, im Rapsyn-Gen bzw. im Dok7-Gen, also postsynaptische Defekte, sind die häufigsten unter den kongenitalen Myasthenie-Syndromen (➤ Tab. 4.3, ➤ Tab. 4.4). Über Rapsyn sind die AChR am Zytoskelett verankert und Dok7 ist ein muskelspezifischer Aktivator der MuSK, der für die Aggregation der AChR an der Endplatte notwendig ist (➤ Abb. 4.4).

Die in ➤ Tab. 4.5 aufgeführten Leitsymptome können vielfach bereits klinisch-neurologisch zu einer diagnostischen Zuordnung zu einem bestimmten kongenitalen Myasthenie-Syndrom führen, sodass eine gezielte molekulargenetische Suche möglich ist.

Häufig fällt bereits im Säuglingsalter eine Schrei- und Trinkschwäche auf und die weitere motorische Entwicklung ist bei normaler Intelligenz verzögert. Kongenitale Kontrakturen treten bei einigen Syndromen auf. Ebenso ist aber eine spätere Manifestation auch erst im Erwachsenenalter möglich, wie beim Slow-Channel-Syndrom, *RAPSYN*- oder *DOK-7*-Mutationen (➤ Abb. 4.4). Diese Syndrome werden zumeist autosomal rezessiv vererbt, weshalb ein sporadisches Auftreten keineswegs selten ist. Das Slow-Channel-Syndrom und die extrem seltene Synaptotagmin-2-Defizienz werden dominant vererbt. Das klinische Spektrum reicht von schweren, bereits im frühen Kindesalter tödlichen Krankheitsverläufen bis zu einer nur bei besonderen Ausdauerleistungen

Tab. 4.3 Übersicht zu den kongenitalen Myasthenie-Syndromen

Kongenitales Myasthenie-Syndrom	Gen
1. Ubiquitär exprimierte Proteine: Glykosylierungsenzyme	
1.1 GFPT1	*GFPT1*
1.2 DPAGT1	*DPAGT1*
1.3 ALG2, ALG14	*ALG2, ALG14*
1.4 GMPPB (GDP-Mannose Pyrophosphorylase B) (Belaya et al. 2015)	*GMPPB*
2. Endplattenproteine	
2.1 Präsynaptisch	
2.1.1 Cholin-Acetyltransferase (ChAT)	*CHAT*
2.1.2 Vesikulärer Acetylcholin-Transporter (VAChT) (O'Grady et al. 2016)	*SLC18A3*
2.1.3 Hochaffiner Cholin-Transporter (Bauche et al. 2016)	*SCL5A7e*
2.1.4 Munc13–1 (Engel et al. 2016)	*MUNC13–1*
2.1.5 SNAP25B (SNAP = synaptosomal-associated protein) (Shen et al. 2014)	*SNAP25B*
2.1.6 Synaptobrevin-1 (Shen et al. 2017)	*SYB1*
2.1.7 Synaptotagmin-2 (Herrmann et al. 2014)	*SYT2*
2.2 Synaptisch – Basallamina-assoziiert	
2.2.1 Acetylcholinesterase-Defizienz (ColQ)	*COLQ*
2.2.2 Laminin Beta 2, Laminin Alpha 5	*LAMB2, LAMA5*
2.2.3 Collagen Typ XIII α1 Kette (Col13A) (Logan et al. 2015)	*COL13A1*
2.3 Postsynaptisch	
2.3.1 Acetylcholinrezeptor-(AChR-) Ionenkanal	
2.3.1.1 Primäre AChR-Defizienz	*CHRNA**, *CHRNB, CHRND, CHRNE*
2.3.1.2 Slow-Channel-Syndrom (verlängerte Offenzeit des AChR)	*CHRNA, CHRNB, CHRND, CHRNE*
2.3.1.3 Fast-Channel-Syndrom (verkürzte Offenzeit des AChR)	*CHRNA, CHRNB, CHRND, CHRNE*

Tab. 4.3 Übersicht zu den kongenitalen Myasthenie-Syndromen *(Forts.)*

2. Endplattenproteine	
2.3.1.4 Verminderte Leitfähigkeit des AChR	*CHRNE*
2.3.2 Escobar -Syndrom**	*CHRNG*
2.3.3 Natriumkanal Na_V1.4	*SCN4A*
2.3.4 Plectin 1	*PLEC1*
2.4 Gestörte Endplattenentwicklung/Endplattenstruktur	
2.4.1 Rapsyn	*RAPSN*
2.4.2 Dok-7	*DOK7*
2.4.3 Agrin	*AGRN*
2.4.4 MuSK	*MUSK*
2.4.5 LRP4	*LRP4*
2.4.6 MACF1 (microtubule actin cross linking factor 1) (Oury et al. 2019)	MACF1
3. Andere Syndrome	
3.1 Myasthenes Syndrom bei zentronukleärer Myopathie (Mutationen in Amphiphysin, Myotubularin, Dynamin 2, Tropomysin 3, Ryanodinrezeptor) und bei Desminopathie	*BINI, MTM1, DNM2, TPM3*
3.2 SLC25A1 (mitochondrialer Citratcarrier) (Balaraju et al. 2020)	*SLC25A1*
3.3 PREPL (Prolyl endopeptidase-like) (Regal et al. 2014)	*PREPL*

* Untereinheiten des AChR-Ionenkanals
** Klinisch komplexes Krankheitsbild mit multiplen Pterygien, Kamptodaktylien und Syndaktylien. Es treten Gesichtsdysmorphien, Kleinwuchs, Schwerhörigkeit und Genitalfehlbildungen auf. Normale Intelligenz.

behindernden Schwäche. Neben einer andauernden Muskelschwäche registrieren die Patienten oft selbst, dass körperliche Anstrengung und teilweise auch Wärme zu einer weiteren Abnahme der Muskelkraft führen. Die klinische Untersuchung zeigt häufig eine myasthene Abnahme der Muskelkraft in Halteversuchen.

Bei Mutationen im Gen für die präsynaptische Cholin-Acetyltransferase (ChAT) mit der Folge einer gestörten Acetylcholinsynthese treten im Kindesalter charakteristischerweise bei Fieber, Überanstrengung oder aber auch ohne erkennbaren Grund Krisen mit einer sich rasch akzentuierenden Schwäche auf, die in einer lebensbedrohlichen Ateminsuffizienz münden kann. Bei diesem Syndrom sind die betroffenen Kinder im Intervall häufig weitestgehend unauffällig. Zu solch krisenartigen Verschlechterungen kommt es auch bei der Rapsyn-Defizienz und bei Veränderungen im Natriumkanal Na_V1.4.

4.3.2 Zusatzdiagnostik

Klinisch ist bei der Möglichkeit eines kongenitalen Myasthenie-Syndroms eine serologische und elektrophysiologische Diagnostik erforderlich. Der serologische Nachweis eines Immunprozesses z. B. mit Vorliegen von anti-AChR-Antikörpern belegt die Diagnose einer Myasthenia gravis und schließt das Vorliegen eines kongenitalen Myasthenie-Syndroms praktisch aus.

Elektrophysiologisch wird nach einem Beleg für eine Störung der neuromuskulären Signalübertragung gesucht. Bei den kongenitalen Myasthenien kann jedoch nach Ruhephasen in der Serienstimulation ein pathologisches Dekrement fehlen. Gegebenenfalls ist es erst durch Provokation, wie einer prolongierten 10-Hz-Serienstimulation oder einer forcierten Muskelanspannung über Minuten, nachzuweisen. In der motorischen Neurografie können sich bei der Acetylcholinesterase-Defizienz und dem Slow-Channel-Syndrom als elektrophysiologische Besonderheit repetitive Muskelsummenpotenziale (➤ Abb. 4.4) zeigen. Bei einem nervalen Einzelreiz kommt es 5–10 ms nach dem ersten Muskelsummenpotenzial zu einer zweiten Reizantwort. Die Amplitude des zweiten Potenzials nimmt bei wiederholter Reizung rasch ab, sodass es nach wenigen Einzelreizen nicht mehr nachweisbar ist. Entsprechend fehlen diese repetitiven Summenaktionspotenziale nach einer willkürlichen Muskelanspannung und werden deshalb bei neurografischen Routineuntersuchungen übersehen.

Der muskelhistologische Nachweis von tubulären Aggregaten als an sich unspezifische muskelhistologische Auffälligkeit führte zur Identifikation von Mutationen in den Genen für die Enzyme GFPT1 (Senderek et al. 2011) und DPAGT1 (Selcen et al. 2014) als Ursache von Gliedergürtelmyasthenien. Die GFPT1 ist ein Schlüsselenzym des Hexosamin-Stoffwechsels. In diesem Stoffwechselweg wird der Aminozucker Uridindiphosphat-N-Acetylglukosamin hergestellt, der

Tab. 4.4 Übersicht: kongenitale Myasthenie-Syndrome mit einem postsynaptischen Defekt der neuromuskulären Signalübertragung

	AChR-Defizienz	Rapsyn	Dok-7	GFPT1/DPAGT1
Beginn	1. (– 6.) Lebensjahr	1. Lebensjahr bis Erwachsenenalter	Kleinkind bis frühes Erwachsenenalter	vor der Pubertät
erste Symptome	• Bilaterale Ptose • Muskelschwäche	• Hypotonie • Muskelschwäche • Krisen mit respiratorischer Insuffizienz	• Gehen behindert • Gliedergürtelschwäche	• Gliedergürtelschwäche • Muskelkraft deutlich fluktuierend • Erhöhung der CK-Serumaktivität möglich
kongenitale Gelenkkontrakturen		bei ⅓		
okuläre Symptome	• Bilaterale Ptose • Externe Ophthalmoplegie	• Bilaterale Ptose • Äußere Augenmuskeln nicht betroffen	• Bilaterale Ptose • Äußere Augenmuskeln nicht betroffen	• Mimische Muskeln nur selten betroffen • Äußere Augenmuskeln nicht betroffen
Atmung	sehr selten	Krisen mit respiratorischer Insuffizienz (bei Infektionen)	• Verschlechterung der Atmung im Krankheitsverlauf • Respiratorische Krisen möglich	
Muskelhistologie			unspezifische Veränderungen	tubuläre Aggregate
Verlauf	zumeist nicht deutlich fortschreitend	zumeist nicht deutlich fortschreitend	langsam fortschreitend	zumeist nicht deutlich fortschreitend
therapeutischer Effekt von AChE-Inhibitoren	+	+	Verschlechterung möglich!	+

ein essenzielles Substrat für die Proteinglykosylation ist. GFPT1-Mutationen führen zu einer verminderten Expression von AChR an der Zellmembran (Zoltowska et al. 2013). DPAGT1 ist ein Glykosylierungsenzym. Eine zentronukleäre Myopathie kann mit einem myasthenen Syndrom einhergehen.

Muskelhistologisch zeigen sich ansonsten nur unspezifische Veränderungen. Auffällig ist häufig die Diskrepanz zwischen nur geringfügig ausgeprägten muskelhistologischen Veränderungen und der klinischen Beeinträchtigung mit erheblichen Paresen. Eine pharmakologische Testung mit Gabe von Acetylcholinesterase-Inhibitoren wie Edrophoniumchlorid ist diagnostisch nicht hilfreich. Nur ein Teil dieser Syndrome zeigt entsprechend dem zugrunde liegenden Defekt eine Zunahme der Muskelkraft durch eine Hemmung des Acetylcholinesterase-Inhibitors Edrophoniumchlorid. Selbstverständlich fehlt dieser positive Effekt z. B. bei einer angeborenen Acetylcholinesterase-Defizienz oder beim Slow-Channel-Syndrom.

4.3.3 Therapie

Einige kongenitale Myasthenie-Syndrome können gezielt medikamentös beeinflusst werden. Eine gezielte Pharmakotherapie setzt jedoch die möglichst genaue Charakterisierung des zugrunde liegenden Defekts der neuromuskulären Signalübertragung voraus (➤ Abb. 4.5).

Inhibitoren der Acetylcholinesterase sind nur bei einem Teil der kongenitalen Myasthenie-Syndrome therapeutisch wirksam. So können bei der ChAT-Defizienz die hier auftretenden krisenartigen Verschlechterungen mit vergleichsweise geringen Pyridostigminbromid-Gaben zumeist sehr gut beeinflusst werden. Auch ist Pyridostigmin beim Fast-Channel-Syndrom, das auf einer verkürzten Offenzeit des AChR-Ionen-

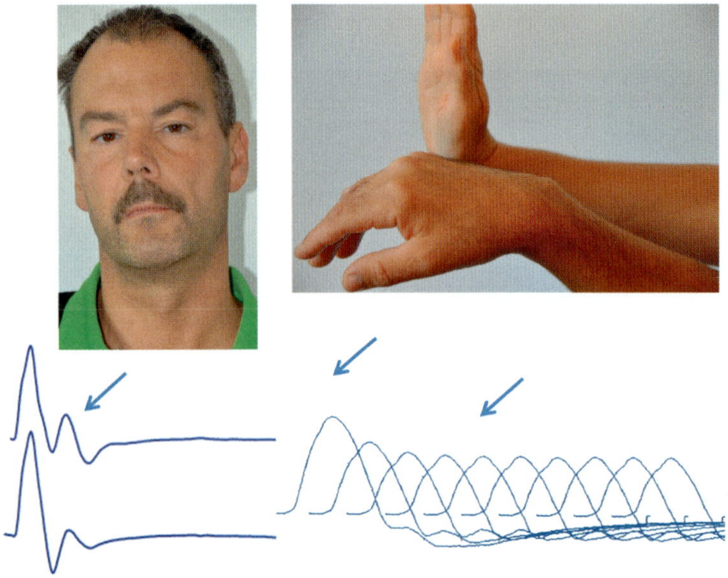

Abb. 4.4 Slow-Channel-Syndrom. 49-jähriger Mann, langjährige Tätigkeit als Facharbeiter in einer Gießerei. Ab ca. dem 30. Lebensjahr zunehmendes Gliedergürtelsyndrom mit einer inzwischen deutlich eingeschränkten Gehstrecke. Jetzt berentet. Neben den Schulter- und Hüftgürtelmuskeln sind beim Slow-Channel-Syndrom typischerweise die Finger- und Handextensoren besonders betroffen. Das Bild rechts oben zeigt die Parese der Finger- und Handextension im Vergleich zur Hand eines Gesunden. Neurografisch zeigen sich doppelgipflige Summenaktionspotenziale (links unten). Dargestellt wird eine supramaximale Einzelreizung des N. ulnaris mit Ableitung vom Hypothenar. Die Amplitude des ersten Potenzialanteils ist mit 9,6 mV normal, der zweite Potenzialanteil hat eine deutlich geringere Amplitude (Pfeil). Nach einer maximalen Willkürinnervation über 10 Sekunden nimmt die Amplitude des ersten Potenzialanteils auf 11,6 mV zu, während die Amplitude des zweiten Potenzialanteils zurückgeht. Doppelte Summenaktionspotenziale sind charakteristisch, jedoch nicht spezifisch für das Slow-Channel-Syndrom. In der niederfrequenten Serienstimulation des N. accessorius mit Ableitung vom M. trapezius (rechts unten) findet sich dagegen ein pathologisches Dekrement von 36 % (normal < 10 %) zwischen dem 1. und 5. Summenaktionspotenzial (Pfeile). Ursächlich fand sich eine Mutation im Gen für die α-Untereinheit des Acetylcholinrezeptors. Nach der Therapieumstellung von Pyridostigmin auf Chinidin und Fluoxetin wird eine Stabilisierung der Muskelkraft registriert.

kanals beruht, bei GFPT1-Mutationen und bei einer AChR-Defizienz hilfreich. Eine weitere Behandlungsoption besteht in der Gabe des präsynaptisch wirkenden Kaliumkanalblockers Amifampridin, der für die Behandlung des Lambert-Eaton myasthenischen Syndroms zugelassen ist und die Ausschüttung von Acetylcholin pro nervalen Aktionspotenzial erhöht.

Bei anderen Myasthenie-Syndromen, der angeborenen Acetylcholinesterase-Defizienz, Dok-7-Mutationen oder beim Slow-Channel-Syndrom, sind Acetylcholinesterase-Inhibitoren therapeutisch unwirksam bzw. verstärken möglicherweise sogar den Krankheitsprozess. Beim Slow-Channel-Syndrom führt die verlängerte Offenzeit des AChR-Ionenkanals zu einem vermehrten Kalziumeinstrom und damit zu einer zunehmenden Degeneration des postsynaptischen Apparats. Chinidin (600–1700 mg/Tag) und Chinin verbessern die Muskelkraft durch eine Blockade des AChR. Auch hilft Fluoxetin (bis 100 mg/Tag) beim Slow-Channel-Syndrom. Die Behandlung erfolgt individuell mit einer vorsichtigen Dosissteigerung und unter Beachtung möglicher Nebenwirkungen (Lee et al. 2018). Eine frühzeitige Therapieeinleitung begünstigt den Behandlungserfolg (Di et al. 2020)

Ephedrin wurde über Jahrzehnte in der Therapie der Myasthenia gravis verwendet. Es soll sich insbesondere bei der Acetylcholinesterase-Defizienz, bei Dok-7-Mutationen und einer Beta 2-Laminin-Defizienz günstig auswirken. Alternativ zu Ephedrin (bis 200 mg/Tag) werden Sympathomimetika wie Albuterol (3–6 mg/Tag) und Salbutamol eingesetzt (Lee et al. 2018). Wie diese Medikamente auf die neuromuskuläre Signalübertragung wirken, ist unklar.

Tab. 4.5 Klinische Leitsymptome bei kongenitalen Myasthenie-Syndromen

kongenitale Kontrakturen	• Cholin-Acetyltransferase (ChAT) • δ- bzw. γ-Untereinheit des Acetylcholinrezeptor-Ionenkanals • Rapsyn
krisenartige Verschlechterung mit respiratorischer Insuffizienz insbesondere in der Kindheit bei Fieber oder bei erheblicher Belastung	• Cholin-Acetyltransferase (ChAT), vesikulärer Acetylcholin-Transporter, hochaffiner Cholin-Transporter • Rapsyn • Natriumkanal-Myasthenie
Pupillen mit verzögerter Lichtreaktion	gelegentlich bei Acetylcholinesterase-Defizienz (ColQ)
Gliedergürtelschwäche	• Dok-7 • GFPT1, DPAGT1, ALG2, ALG14 • gelegentlich bei Rapsyn, Acetylcholinesterase-Defizienz (ColQ)
Schwäche der Hand- und Fingerextensoren (➤ Abb. 4.4)	Slow-Channel-Syndrom
Auffällige Muskelbiopsie	• Tubuläre Aggregate: GFPT1, DPAGT1, ALG2, ALG14, GMPPB • Zentronukleäre Myopathie • Desminopathie
repetitive Summenaktionspotenziale in der motorischen Neurografie (➤ Abb. 4.4)	• Acetylcholinesterase-Defizienz (ColQ) • Slow-Channel-Syndrom
Acetylcholinesterase-Inhibitoren ohne positiven Effekt	• Acetylcholinesterase-Defizienz (ColQ), Laminin Beta 2 • Dok7, MuSK, Agrin, LRP4 • Plectin
autosomal dominanter Erbgang	• Slow-Channel-Syndrom (➤ Abb. 4.4) • Synaptotagmin-2-Defizienz (kongenitales Lambert-Eaton-Syndrom mit motorischer Neuropathie)
nephrotisches Syndrom, okuläre Fehlbildung	Laminin Beta 2
epileptische Anfälle, Minderbegabung	DPAGT1
Epidermolysis bullosa simplex	Plectin

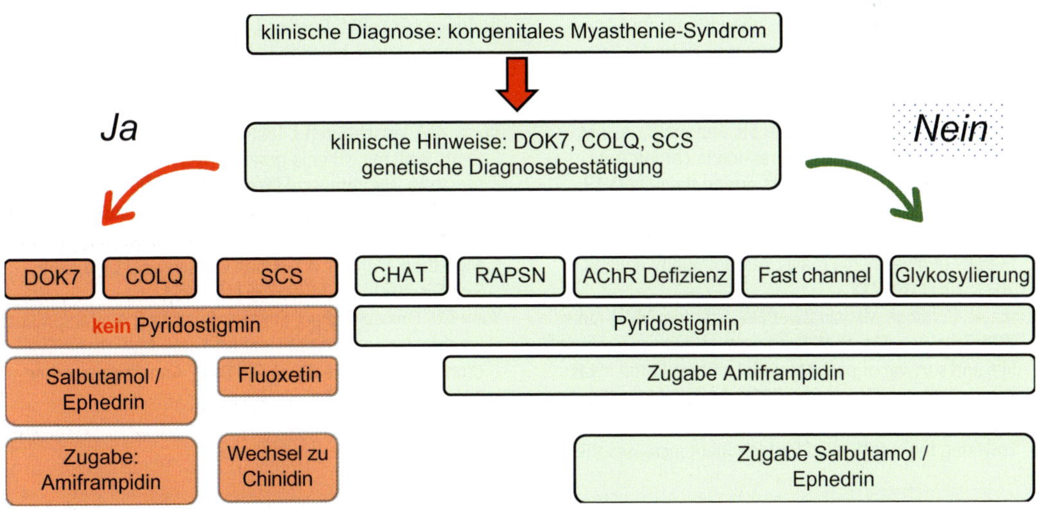

Abb. 4.5 Zielgerichtete Therapie bei den kongenitalen Myasthenie-Syndromen (Lee et al. 2018). Nur bei einem Teil der Erkrankungen ist der Acetylcholinesterase-Inhibitor Pyridostigmin eine Behandlungsoption. AChR: Acetylcholinrezeptor; CHAT: Cholin-Acetyltransferase; COLQ: Acetylcholinesterase; DOK7: Docking Protein 7; RAPSN: Rapsyn; SCS: Slow-Channel-Syndrom

4

LITERATUR

Im Buch sind nur die neuesten Literaturstellen aufgeführt. Unter https://else4.de/neurologie-online erhalten Sie Zugriff zum gesamten Literaturverzeichnis.

Albazli K, Kaminski HJ, Howard JF, Jr. Complement Inhibitor Therapy for Myasthenia Gravis. Front Immunol 2020; 11: 917.

Balaraju S, Topf A, McMacken G, Kumar VP, Pechmann A, Roper H, et al. Congenital myasthenic syndrome with mild intellectual disability caused by a recurrent SLC25A1 variant. Eur J Hum Genet 2020; 28(3): 373–7.

Bril V, Benatar M, Andersen H, Vissing J, Brock M, Greve B, et al. Efficacy and Safety of Rozanolixizumab in Moderate to Severe Generalized Myasthenia Gravis. A Phase 2 Randomized Control Trial. Neurology 2021; 96(6): e853-e65.

Di L, Chen H, Lu Y, Selcen D, Engel AG, Da Y, et al. Determinants of the repetitive-CMAP occurrence and therapy efficacy in slow-channel myasthenia. Neurology 2020; 95(20): e2781-e93.

Di Stefano V, Lupica A, Rispoli MG, Di Muzio A, Brighina F, Rodolico C. Rituximab in AChR subtype of myasthenia gravis: systematic review. J Neurol Neurosurg Psychiatry 2020; 91(4): 392–5.

Farmakidis C, Dimachkie MM, Pasnoor M, Barohn RJ. Immunosuppressive and immunomodulatory therapies for neuromuscular diseases. Part II: New and novel agents. Muscle Nerve 2020; 61(1): 17–25.

Franciosa G. What Links the Mascarpone and Nacho Cheese Sauce Outbreaks of Botulism. Clin Infect Dis 2020; 70(8): 1792.

Heckmann JM, Marais S. Management Issues in Myasthenia Gravis Patients Living With HIV: A Case Series and Literature Review. Front Neurol 2020; 11: 775.

Huda R. New Approaches to Targeting B Cells for Myasthenia Gravis Therapy. Front Immunol 2020; 11: 240.

Iyadurai SJP. Congenital Myasthenic Syndromes. Neurol Clin 2020; 38(3): 541–52.

Kovvuru S, Nalleballe K, Onteddu SR, Sharma R, Jasti M, Kapoor N, et al. Immunosuppression in chronic autoimmune neurological disorders during the COVID-19 pandemic. J Neurol Sci 2021; 420: 117230.

Lascano AM, Lalive PH. Update in immunosuppressive therapy of myasthenia gravis. Autoimmunity reviews 2021; 20(1): 102712.

Lipka AF, Boldingh MI, van Zwet EW, Schreurs MWJ, Kuks JBM, Tallaksen CM, et al. Long-term follow-up, quality of life, and survival of patients with Lambert-Eaton myasthenic syndrome. Neurology 2020; 94(5): e511-e20.

Lipka AF, Titulaer MJ, Tannemaat MR, Verschuuren J. Lowering the cutoff value for increment increases the sensitivity for the diagnosis of Lambert-Eaton myasthenic syndrome. Muscle Nerve 2020; 62(1): 111–4.

Lotan I, Hellmann MA, Wilf-Yarkoni A, Steiner I. Exacerbation of myasthenia gravis following corticosteroid treatment: what is the evidence? A systematic review. J Neurol 2020.

Maddison P, Lipka AF, Gozzard P, Sadalage G, Ambrose PA, Lang B, et al. Lung cancer prediction in Lambert-Eaton myasthenic syndrome in a prospective cohort. Sci Rep 2020; 10(1): 10546.

Masingue M, Arzel M, Sternberg D, et al. Brody myopathy demonstrates a pseudo-increment on repetitive nerve stimulation. Muscle Nerve 2020; 61 (4): 491–495.

Narayanaswami P, Sanders DB, Wolfe G, Benatar M, Cea G, Evoli A, et al. International Consensus Guidance for Management of Myasthenia Gravis. 2020 Update. Neurology 2021; 96(3): 114–22.

Oh SJ. Assessment of the compound muscle action potential amplitude return time between exercises or tests in the repetitive nerve stimulation test for Lambert-Eaton myasthenic syndrome. Muscle Nerve 2020; 62(6): 742–5.

Pohanka M. Botulinum Toxin as a Biological Warfare Agent: Poisoning, Diagnosis and Countermeasures. Mini Rev Med Chem 2020; 20(10): 865–74. Regal L, Shen XM, Selcen D, Verhille C, Meulemans S, Creemers JW, et al. PREPL deficiency with or without cystinuria causes a novel myasthenic syndrome. Neurology 2014; 82(14): 1254–60.

Ricciardi D, Todisco V, Tedeschi G, Cirillo G. Anti-MuSK ocular myasthenia with extrinsic ocular muscle atrophy: a new clinical phenotype? Neurol Sci 2020; 41(1): 221–3.

Robert-Koch-Institut. Infektiologisches Jahrbuch meldepflichtiger Erkrankungen für 2019 (Stand 1. März 2020). Berlin. 2020.

Rodriguez Cruz PM, Cossins J, Beeson D, Vincent A. The Neuromuscular Junction in Health and Disease: Molecular Mechanisms Governing Synaptic Formation and Homeostasis. Front Mol Neurosci 2020; 13: 610964.

Ruiter AM, Verschuuren J, Tannemaat MR. Fatigue in patients with myasthenia gravis. A systematic review of the literature. Neuromuscul Disord 2020; 30(8): 631–9.

Schroeter M, Berger B, Blaes F, Hagenacker T, Jander S, Kaiser J, et al. A Sum Score to Define Therapy-Refractory Myasthenia Gravis: A German Consensus. J Cent Nerv Syst Dis 2021; 13: 1179573521989151.

Yoon CH, Owusu-Guha J, Smith A, Buschur P. Amifampridine for the Management of Lambert-Eaton Myasthenic Syndrome: A New Take on an Old Drug. Ann Pharmacother 2020; 54(1): 56–63.

KAPITEL

5 Polyneuropathien

Christian Bischoff und Wilhelm Schulte-Mattler

Wichtige Neuigkeiten auf einen Blick

- Eine Plexusneuritis (Parsonage-Turner-Syndrom) kann auf eine Hepatitis E hinweisen.
- Immuncheckpoint-Inhibitoren können Neuropathien verursachen, die rasch erkannt und behandelt werden müssen.
- Bei einigen selten vorkommenden hereditären Neuropathien mit einem definierten Genprodukt werden zunehmend Therapien entwickelt, die den Verlauf zumindest verzögern.
- In einer Felduntersuchung (Rotterdam-Studie) wurde gezeigt, dass bei älteren Patienten in bis zu 40 % der Fälle keine Ursache gefunden wird.
- Dies hat zur pragmatischen Definition der chronisch idiopathischen axonalen Polyneuropathie (CIAP) als Krankheitsdiagnose geführt.
- Bildgebende Verfahren (Ultraschall, Kernspintomographie) helfen bei der Aufklärung der Pathophysiologie, vor allem entzündlicher Polyneuropathien.

5.1 Leitsymptome

Leitsymptome einer Polyneuropathie ergeben sich unmittelbar aus der Herkunft des Begriffs, der „Erkrankung vieler Nerven" bedeutet. Folglich leiden Betroffene unter neurologischen Ausfällen (Sensibilitätsstörungen oder atrophischen Paresen) oder Reizsymptomen (Parästhesien oder Schmerzen) oder Kombinationen daraus, die sich nicht auf das Versorgungsgebiet nur eines peripheren Nervs beschränken.

Autonome Nervenfasern können ebenfalls betroffen sein. Am häufigsten führt dies zu trophischen Störungen der Haut und Schweißsekretionsstörungen. Neben gastrointestinalen Störungen (Diarrhö, Obstipation, auch im Wechsel) kann auch die Steuerung der Herzfrequenz betroffen sein, was insbesondere bei den akuten entzündlichen Polyneuropathien zur Gefährdung der Patienten führen kann.

Je nach Ursache der Polyneuropathie unterscheiden sich die Symptome durch ihren zeitlichen Verlauf und ihr Verteilungsmuster. Sind die Symptome nur gering ausgeprägt, wie etwa zu Beginn einer chronisch progredienten Erkrankung, klagen die Betroffenen häufig über eher unspezifische Beschwerden, z. B. Gangunsicherheit, Missempfindungen in den Füßen, Schwindel. Sind Reizsymptome vorhanden, wie etwa Parästhesien oder Schmerzen, so führen diese eher zu einem Besuch beim Neurologen als die vorgenannten unspezifischen Beschwerden. Dieser wird die Verdachtsdiagnose einer Polyneuropathie in der Regel schnell erhärten können, indem er den charakteristischen Befund fehlender oder deutlich abgeschwächter Achillessehnenreflexe in Verbindung mit einem distal abgeschwächten Vibrationsempfinden erhebt (England et al. 2005). Schwieriger ist die Diagnose bei einem multifokalen Befall. Diese kann gestellt werden, wenn es gelingt, die neurologischen Ausfälle einzelnen benennbaren peripher-nervalen Strukturen zuzuordnen, also mehreren Nerven oder Faszikeln usw.

5.2 Häufigkeit

Polyneuropathien (PNP) gehören zu den häufigsten Erkrankungen. Die Prävalenz reicht von 4 % in der Allgemeinbevölkerung über 8 % bei den über 55-Jährigen bis zu 30 % bei den über 65-Jährigen (Hanewinckel et al. 2016b, c). Streng genommen ist „Polyneuropathie" keine Krankheitsdiagnose, sondern ein Syndrom. Ziel der neurologischen Diagnostik ist es, die jeweilige Ursache herauszufinden, die dann entsprechend zu behandeln ist.

Trotz großer Fortschritte der Diagnostik in den vergangenen Jahrzehnten steigt der Anteil derjenigen Patienten, bei denen sich keine benennbare Ursache findet. Dies ist in besonderem Maße bei älteren Patienten der Fall. Daher ist es mindestens pragmatisch sinnvoll, für diese eine „chronisch idiopathische axonale Polyneuropathie" (CIAP) als Krankheitsdiagnose zu akzeptieren (Zis et al. 2016). Dass dies nicht unbefriedigend sein muss, zeigt die Analogie zur Diagnose „Kopfschmerz vom Spannungstyp", bei der ebenfalls nach Ausschluss infrage kommender pathogener Ursachen eine eigene Krankheitsentität angenommen wird. Positive diagnostische Merkmale der CIAP sind distal symmetrischer Befall, sehr langsame Progredienz, sensible Betonung und axonaler pathophysiologischer Typ. Die bei Weitem häufigsten weiteren Ursachen einer Polyneuropathie sind Diabetes mellitus und metabolisches Syndrom sowie toxische Ursachen (Alkohol, aber auch iatrogen).

Epidemiologische Daten zu Polyneuropathien schwanken stark. Das mag damit zusammenhängen, dass es keine einheitlichen, weltweit akzeptierten diagnostischen Kriterien gibt (England et al. 2005). Da die meisten Polyneuropathien pathophysiologisch vom axonalen Typ sind und bei nur leichter bis mäßiger Ausprägung der neurografischen Diagnostik entgehen (Schulte-Mattler 2006), ist evident, dass viele Betroffene nicht diagnostiziert werden können, wenn ein pathologischer neurografischer Befund zur Bedingung gemacht wird. Im Folgenden wird daher der Ansatz verfolgt, das Vorhandensein einer Polyneuropathie klinisch zu diagnostizieren und alle Zusatzdiagnostik zur Ursachensuche zu verwenden.

5.3 Ursachen und Einteilung

Ist die Syndromdiagnose „Polyneuropathie" gestellt, hat die Suche nach deren Ursache zu erfolgen. ➤ Tab. 5.1, ➤ Tab. 5.2, ➤ Tab. 5.3 und ➤ Tab. 5.4 sollen dabei helfen. Bei deren Verwendung sollte bedacht werden, dass vor allem zu Beginn einer langsam progredienten Polyneuropathie nicht alle Symptome vollständig ausgeprägt sein müssen. Umgekehrt kann es sein, dass charakteristische Symptome, die zu Beginn der Erkrankung noch vorhanden sind, im weiteren Krankheitsverlauf wieder verschwinden. Dazu können auch Schmerzen gehören.

5.4 Diagnostik

5.4.1 Klinische Befunde

Da die Diagnose einer Polyneuropathie klinisch gestellt wird, kommt der sorgfältigen Erhebung klinischer Befunde eine zentrale Bedeutung zu. Eine

Tab. 5.1 Übersicht: Polyneuropathien nach ihrem zeitlichen Verlauf

Zeitverlauf	Ursache
apoplektiform	Vaskulitis
Akut	Guillain-Barré-Syndrom (GBS, Synakronym: AIDP), akute motorische axonale Neuropathie (AMAN), Porphyrie, diabetische Myatrophie
bis zu 2 Monate	toxisch, paraneoplastisch
> 2 Monate progredient	chronische inflammatorische demyelinisierende PNP (CIDP; früher: chronisches GBS)
langsam progredient	metabolisch (inkl. Diabetes mellitus), Niereninsuffizienz, Schilddrüsenstörung, toxisch (inkl. äthyltoxisch), CIAP
schleichend, unklarer Beginn	hereditär
schubförmig	CIDP und andere Immunneuropathien, multifokale motorische Neuropathie (MMN) mit persistierenden Leitungsblöcken

Tab. 5.2 Übersicht: Polyneuropathien nach dem Verteilungsmuster ihrer Symptome

Verteilungsmuster	Ursache	
distal symmetrisch	sensibel > motorisch	toxisch, Anti-MAG, Anti-GD1b, Miller-Fisher, hereditär, Sjögren, paraneoplastisch (außer anti-HU), metabolisch einschl. Diabetes mellitus, CIAP, Vitamin-B_{12}-Mangel
	motorisch = sensibel	hereditär (Charcot-Marie-Tooth, CMT)
	motorisch	AMAN, Porphyrie, Blei, Anti-GalNAc-GD1
	überwiegend sensibel	paraneoplastisch (nur sensibel)
	überwiegend autonom	Diabetes mellitus, hereditär, Amyloidose, akute Dysautonomie, HIV, Morbus Fabry
proximal und distal symmetrisch	motorisch > sensibel	CIDP, septische oder Intensiv-Polyneuropathie (Critical Illness Polyneuropathy, CIP)
proximal symmetrisch	motorisch	diabetische Myatrophie
asymmetrisch, multifokal		Vaskulitis, diabetische Myatrophie, Borrelien, CIDP-Varianten, MMN, Sarkoidose, sog. Plexusneuritis
mit Hirnnervenbeteiligung		Borrelien, Miller-Fisher, Diabetes mellitus

Polyneuropathie mit distal symmetrischem Verteilungsmuster zeigt sich oft und scheinbar einfach an ausgefallenen Achillessehnenreflexen und distal herabgesetztem Vibrationsempfinden (England und Asbury 2004; England et al. 2005; Kastenbauer et al. 2004). Sowohl für die Suche nach der Ursache als auch für eventuelle therapeutische Erwägungen ist es aber neben diesem (sehr häufigen!) Befund wichtig, auf ein herabgesetztes Schmerz- und Temperaturempfinden, einen Befall auch proximaler Muskeln, auf zusätzliche fokale Nervenläsionen und auf autonome Störungen zu achten. Pragmatisch gesprochen zahlt sich der hier betriebene Aufwand durch einen

Tab. 5.3 Übersicht: Polyneuropathien, bei denen Schmerzen mindestens zeitweise das klinische Bild prägen

Schmerzhafte Polyneuropathie	Ursache	
distal betont	zu Beginn überwiegend unbemarkte Nervenfasern (Small Fibers) befallen	hereditär, TTR-Amyloidose, Erythromelalgie, Morbus Fabry, CIAP?
	Small Fibers mitbefallen	Amyloidose, Diabetes mellitus, toxisch, Morbus Fabry, Vaskulitis, CIAP, Lepra
asymmetrisch (fleckförmig)		Vaskulitis

Tab. 5.4 Übersicht: toxische und arzneimittelinduzierte Polyneuropathien

Substanz	Besonderheiten
Alkohol	auch mit Myopathie
Cisplatin	Verschlechterung nach Beendigung der Therapie möglich („Coasting")
Carboplatin	
Oxaliplatin	akut
Ifosfamid	schmerzhaft
Gemcitabin	Myalgien
Vincristin	auch Hirnnerven, auch Mononeuropathien
Paclitaxel	akut, mit Myalgien
Docetaxel	
Bortezomib	schmerzhaft, auch demyelinisierend
Thalidomid	
Zalcitabin	„Small-Fiber"-Neuropathie (Kokotis et al. 2007)
Stavudin	„Small-Fiber"-Neuropathie
Didanosin	„Small-Fiber"-Neuropathie
Immun-checkpoint-Inhibitoren	alle Erscheinungsformen der PNP möglich (Dubey et al. 2019)
Acrylamid	
Dichloroacetat	
Ethambutol	
Organophosphate	mit Myelopathie, Beginn ca. 10–20 Tage nach Exposition
Arsen	zu Beginn schmerzhaft
Thallium	schmerzhaft, mit Enzephalopathie
Blei	motorisch, armbetont
Quecksilber	mit Enzephalopathie
Colchizin	mit Myopathie
Isoniazid	vermeidbar durch Pyridoxingabe
Lithium	
Pyridoxin	bei Dosen ab ca. 200 mg/Tag
Metronidazol	
Nitrofurane	rasch progredient
Phenytoin	
Amiodaron	(auch) demyelinisierend, Optikopathie
Ethylenoxid	auch demyelinisierend
Kohlenstoffdisulfid	auch demyelinisierend
n-Hexan	auch demyelinisierend
Chloroquin	auch demyelinisierend, mit Myopathie
Dapson	motorisch, armbetont
Suramin	demyelinisierend, wie Guillain-Barré-Syndrom

Soweit nicht anders angegeben, sind diese PNP axonal, distal symmetrisch, sensibel betont und unter fortgesetzter Toxinzufuhr chronisch progredient.

entsprechend geringeren Aufwand bei der gezielten Ursachensuche aus.

5.4.2 Elektrophysiologische Untersuchungen

Elektrophysiologische Untersuchungen werden nicht zur Bestätigung einer klinisch diagnostizierten PNP eingesetzt, sondern dienen zur Differenzierung axonaler versus demyelinisierender Neuropathien (z. B. GBS, CIDP; ➤ Tab. 5.5). Jeder Patient sollte einmal bei Diagnosestellung untersucht werden. Folgeuntersuchungen sind vor allem bei unerwarteten Verläufen (z. B. akuter Verschlechterung, Änderung des Befallsmusters) indiziert.

5.4.3 Bildgebende Untersuchungen

Die eine PNP begleitenden morphologischen Veränderungen sind in den letzten Jahren auch mittels bildgebender Verfahren fassbar geworden, zu nennen sind hier die Kernspintomographie und die hochauflösende Sonographie (Décard et al. 2018). Wertvolle Beiträge zur Erforschung der Pathophysiologie entzündlicher PNP sind dadurch bereits entstanden (Arányi et al. 2017). Bei der Diagnostik individueller Patienten ist ein wesentlicher Zusatznutzen durch den Einsatz bildgebender Verfahren noch nicht etabliert.

Tab. 5.5 Differenzierung demyelinisierender versus axonaler Neuropathien

Kennzeichen der demyelinisierenden Polyneuropathien
Bei demyelinisierenden Neuropathien kann die Nervenleitgeschwindigkeit (NLG) erniedrigt sein. Da es auch bei axonalen Neuropathien zum Untergang schnell leitender Fasern kommt, sind erst Werte unter 70 % der Untergrenze der NLG für den entsprechenden Nerv beweisend. Als Richtschnur können an den Armen Werte unter 36 m/s, an den Beinen unter 30 m/s angenommen werden. Bei hereditären Neuropathien sind die Veränderungen der NLG homogen entlang der Nerven nachweisbar. Bei erworbenen demyelinisierenden Neuropathien können diese in unterschiedlichen Segmenten unterschiedlich ausfallen. Bei vielen erworbenen Neuropathien kommt es auch aufgrund der temporalen Dispersion zu einer Aufsplitterung der Reizantworten. Dies zeigt sich am deutlichsten beim Vergleich der Reizantworten nach proximaler und nach distaler Nervenreizung. Unterschiede der Höhe, Breite und Form der Reizantworten sind in diesen Fällen Hinweis auf eine temporale Dispersion und damit auf – in der Regel erworbene und nicht hereditäre – Demyelinisierung. Ist nur die Amplitude einer Reizantwort nach proximaler Nervenreizung kleiner als nach distaler, sind Form und Dauer beider Reizantworten aber gleich, so kann ein Leitungsblock die Ursache sein, wie er bei einigen seltenen erworbenen entzündlichen demyelinisierenden Neuropathien an unterschiedlichen Stellen vorkommen kann (z. B. MMN).
Bei demyelinisierenden Neuropathien finden sich in der Regel pathologische Verlängerungen der F-Wellen-Latenzen und bei erworbenen entzündlichen demyelinisierenden Neuropathien oft multiple A-Wellen.
Bei rein demyelinisierenden Neuropathien ist in der Frühphase das EMG unauffällig, d. h., es finden sich weder pathologische Spontanaktivität noch Veränderungen der Potenziale motorischer Einheiten.
Kennzeichen der axonalen Polyneuropathien
Bei den neurografischen Untersuchungen kommt es zu einer Abnahme der Amplituden der motorischen und sensiblen Antwortpotenziale, wobei die sensiblen meist stärker bzw. eher betroffen sind. Die Amplitudenerniedrigung zeigt sich an allen Stimulationsorten. Ein fehlendes sensibles Potenzial ist unspezifisch, da es auch bei ausgeprägten Demyelinisierungen rein aufgrund der temporalen Dispersion vorkommt.
Empfindlicher ist bei motorischer Mitbeteiligung die EMG-Untersuchung mit dem Nachweis pathologischer Spontanaktivität und neurogen veränderter Potenziale motorischer Einheiten. In frühen Stadien findet man eine vermehrte Aufsplitterung als Zeichen der kollateralen Reinnervation bei noch normaler oder gering vergrößerter Amplitude. Je länger die PNP andauert, umso größer werden die Amplituden der Potenziale motorischer Einheiten. Hierbei gilt es, möglichst distale oder möglichst betroffene Muskeln zu untersuchen.
Bereits oben wurde darauf hingewiesen, dass es auch bei rein axonalen Polyneuropathien zu einer Herabsetzung der NLG kommt. Ist also die NLG zwar herabgesetzt, liegt aber über 70 % der unteren Normgrenze, also z. B. am Bein über ca. 30 m/s, so kann nicht auf eine Demyelinisierung geschlossen werden und damit auch nicht auf eine „axonal-demyelinisierende" Polyneuropathie!

5.4.4 Labordiagnostik

Die Labordiagnostik sollte gezielt zum Einsatz kommen (➤ Tab. 5.6) und keine „Schrotschuss-Diagnostik" sein.

Auf die besondere Rolle des oralen Glukosetoleranztests (oGTT) soll hingewiesen werden. Viele Patienten mit einer vermeintlich idiopathischen Polyneuropathie haben eine gestörte Glukosetoleranz, die sich nur im oGTT und noch nicht in den übrigen einschlägigen Laboruntersuchungen zeigt (Hoffman-Snyder et al. 2006). Unterbleibt hier der oGTT, führt das einerseits zu einer verpassten Chance zu einer frühen und sinnvollen Therapie, andererseits zu sinnloser und teurer weiterer Diagnostik der Polyneuropathie.

5.4.5 Genetische Untersuchungen

Zu den lange bekannten hereditären Polyneuropathien (Charcot-Marie-Tooth und einige andere) gesellen sich in den letzten Jahren immer mehr genetisch definierte Polyneuropathien hinzu. Eine Recherche in der Datenbank OMIM im Januar 2018 erbrachte 780 Treffer unter dem Stichwort „Neuropathy". Die absolute Zahl wie auch deren rasche Zunahme über die Zeit zeigen, dass es derzeit nicht

Tab. 5.6 Vorschlag für eine rationale Labordiagnostik bei Polyneuropathie

Axonal sensomotorisch	Axonal sensibel	Axonal motorisch	Demyelinisierend
• Glukose, oGTT • Leberwerte • Nierenwerte • Blutbild • Immunfixation • Vitamin B_{12} (besser: Methylmalonat) • HIV • ANA, ANCA	• Glukose, oGTT • ANA, ANCA • Anti-SSA und -SSB • HIV • Immunfixation • Vitamin B_{12} • Anti-Hu nur bei akuter sensibler Ataxie	Immunfixation (Liquor)	• Lumbalpunktion • HIV • Immunfixation (Bence-Jones-Protein) • (genetische Testung)

empfohlen werden kann, einen Patienten mit einer Polyneuropathie einfach einer genetischen Testung zu unterwerfen. Auch wenn die Erblichkeit einer Neuropathie aufgrund der Anamnese bereits sicher scheint, ist es daher wesentlich, diese klinisch und neurophysiologisch sorgfältig zu charakterisieren, bevor man eine genetische Testung veranlasst. Diese sollte dann gezielt vorgenommen werden und ist damit nicht nur wesentlich preisgünstiger, sondern vor allem auch ergiebiger. Als Beispiel seien die heute CMT1 genannten distal symmetrischen autosomal dominant vererblichen Polyneuropathien genannt, die sich durch eine Nervenleitgeschwindigkeit von weniger als 38 m/s auszeichnen. Die große Mehrheit dieser Patienten weist eine Duplikation des PMP22-Gens auf Chromosom 17 auf. Die nächsthäufigen für diesen Phänotyp ursächlichen Mutationen betreffen das MPZ-Gen und sind bereits über zehnmal seltener als die vorgenannten (Boerkoel et al. 2002). Bei der hereditären Neigung zu Druckparesen (HLPP) findet sich ebenfalls eine Veränderung im PMP22-Gen.

Die genetische Diagnostik der CMT2 ist schwieriger, da die Gendefekte viel seltener sind. Am häufigsten finden sich Veränderungen im MFN2- und KIF1B-Gen (CMT2A). Die CMTX weist Mutationen in den Genen GJB1 (CMTX1) und PRPS1 (CMTX5) auf.

Es darf nicht unbeachtet bleiben, dass eine Polyneuropathie bei vielen hereditären Erkrankungen nur eine von mehreren Krankheitsfolgen ist, sodass also auch andere Organsysteme als das Nervensystem betroffen sein können. Einen Sonderfall stellt die kürzlich beschriebene HINT1-Neuropathie dar, die sich klinisch als distal symmetrisches polyneuropathisches Syndrom präsentiert und zusätzlich klinisch und neurophysiologisch eine Neuromyotonie zeigt (Peeters et al. 2017). Der Erbgang ist autosomal rezessiv, die Genfrequenz ist stark von der Region abhängig und kann bis zu 1:67 betragen.

Auf welche klinischen Merkmale und welche Organbeteiligung im Einzelfall zu achten ist, ergibt eine Recherche in großen aktuellen Datenbanken, z. B. http://neuromuscular.wustl.edu/naltbrain.html oder https://www.ncbi.nlm.nih.gov/omim.

5.4.6 Liquoruntersuchung

Die Untersuchung des Liquors hat sich vor allem bei akuten und schnell progredienten Neuropathien bewährt. Der Nachweis einer zytoalbuminären Dissoziation unterstützt in diesen Fällen die Diagnose einer entzündlichen Neuropathie, ist aber keinesfalls beweisend, da sie auch beim Diabetes mellitus und bei Liquorzirkulationsstörungen häufig ist. Umgekehrt spricht ein normaler Liquorbefund zwar gegen die Diagnose einer entzündlichen Neuropathie, schließt diese aber keineswegs aus. Vor allem in den ersten Tagen eines akuten Guillain-Barré-Syndroms findet man nicht selten im Liquor keine Eiweißerhöhung, bei etwa 15 % kann sie im gesamten Verlauf fehlen. Sprechen typische klinische und elektrophysiologische Befunde klar für eine entzündliche Polyneuropathie, z. B. eine CIDP, so kann in diesen Fällen auf eine Liquoruntersuchung verzichtet werden.

5.4.7 Biopsie

Nervenbiopsien werden heute nur noch selten durchgeführt. Einerseits gibt es für viele der behandelbaren (s. u.) Polyneuropathien mittlerweile belastbare Diagnosekriterien, die ohne eine Biopsie auskommen. Andererseits ist eine Nervenbiopsie mit zwar geringem, aber eben doch vorhandenem Risiko verbunden, sodass die Nutzen-Risiko-Abwägung in den meisten

Fällen gegen eine Biopsie spricht. Dies gilt ganz besonders für ungezielte Biopsien, also bei Fällen, in denen gesagt wird, dass man ohne eine Biopsie „nicht weiterkommt". Indikationen für eine Nervenbiopsie können aber sein: Amyloidose und einige Formen der Vaskulitis, insbesondere die isolierte Vaskulitis des peripheren Nervensystems.

5.5 Behandlung

Die Behandlung einer Polyneuropathie zielt grundsätzlich auf die Ursache der Erkrankung. Zusätzlich kann symptomatisch therapiert werden. Ist die eigentliche Krankheit nicht behandelbar, erfolgt eine rein symptomatische Therapie. Im Folgenden sind einige häufige oder beispielhafte Polyneuropathien herausgegriffen.

5.5.1 Diabetische Neuropathie

Die diabetische Neuropathie tritt am häufigsten als distal symmetrische, sensibel betonte, langsam progrediente, axonale Polyneuropathie mit deutlicher autonomer Beteiligung in Erscheinung. Nicht selten entwickelt sie sich, bevor die Diagnose eines Diabetes mellitus gestellt wird (Hoffman-Snyder et al. 2006; Hanewinckel et al. 2016a). Freilich sind beim klinischen Beginn dieser Neuropathie die neurografischen Befunde noch normal, sodass die Diagnose unnötig häufig nicht oder spät gestellt wird. Besonders diese Tatsache unterstreicht die Bedeutung der **klinischen** Diagnose einer Polyneuropathie. Der Nutzen einer Behandlung der Grunderkrankung ist nicht nur intuitiv klar, sondern auch nachweisbar (Callaghan et al. 2012). Die symptomatische Behandlung der diabetischen Neuropathie unterscheidet sich nicht von derjenigen bei anderen Neuropathien (s. u.).

Während jeder Phase der distal symmetrischen diabetischen Polyneuropathie kann es zu zusätzlicher Polyneuropathie mit multifokalem Befall, also zusätzlichen Läsionen eines beziehungsweise mehrerer peripherer Nerven, oder zu in der Regel schmerzhaften Radikulopathien beziehungsweise Plexopathien, der „diabetischen Amyotrophie", kommen. Treten diese auf, ohne dass die Grunderkrankung bekannt ist, führt dies häufig zu einem großen und unnötigen diagnostischen Aufwand.

5.5.2 Entzündliche Neuropathien

Gemeinsames Kennzeichen der entzündlichen Neuropathien ist neben ihrer Ätiologie, dass sie primär demyelinisierend und in der Mehrzahl gut behandelbar sind (Schulte-Mattler 2014; ➤ Tab. 5.7). Beim akuten Guillain-Barré-Syndrom (Acute Inflammatory Demyelinating Polyneuropathy, AIDP) kommt es innerhalb von Tagen zur Ausbildung eines distal symmetrischen polyneuropathischen Syndroms. Besonders zu Beginn können uncharakteristische oder schwer zu beschreibende Schmerzen das Beschwerdebild prägen. Der Krankheitsgipfel wird nach einigen Tagen bis zu 4 Wochen erreicht. Zu diesem Zeitpunkt kann der Schweregrad von distal betonten Missempfindungen und einem allgemeinen Schwächegefühl bis hin zur Tetraplegie reichen. Die Diagnose wird zunächst klinisch gestellt, bei akut einsetzendem, rasch progredientem distal symmetrischem polyneuropathischem Syndrom. Die Diagnose lässt sich meist erst im weiteren Verlauf durch Zusatzbefunde erhärten, nämlich durch den neurografischen Nachweis von Demyelinisierung und den klassischen Liquorbefund der zytoalbuminären Dissoziation, also einer Liquoreiweißerhöhung ohne vergrößerte Zellzahl. Durch eine frühe Behandlung (➤ Tab. 5.7) über ca. eine Woche wird der Krankheitsverlauf mitigiert und abgekürzt.

Die früher wegen der Ähnlichkeit mit der AIDP „chronisches Guillain-Barré-Syndrom" genannte CIDP (➤ Tab. 5.7) unterscheidet sich von der AIDP vor allem im Verlauf. Als recht hartes Unterscheidungskriterium zwischen AIDP und CIDP kann gelten, dass eine klinische Verschlechterung, die über 8 Wochen nach Beginn der Erkrankung anhält, für eine CIDP spricht. Seltener hingegen sind schubförmige Verläufe mit Remissionsphasen. Definitionsgemäß sind hier auch proximale Paresen vorhanden. Eine generalisierte Areflexie ist die Regel. Eine Behandlung ist oft über Jahre oder dauerhaft erforderlich.

Während die neurologischen Ausfälle bei der AIDP in der Regel aufsteigend, also von den Füßen ausgehen, kommt es beim Miller-Fisher-Syndrom zu Ausfällen, die vom Kopf herab absteigen. Die Zusatzbefunde sind bei beiden Erkrankungen ähnlich, außer dass meist nur beim Miller-Fisher-Syndrom GQ1b-Antikörper nachweisbar sind. Bei beiden Erkrankungen kann es zu erheblichen autonomen Funktionsstörungen kommen. Die kardiale Innervation kann so stark betroffen sein, dass es für die Betroffenen deletär ist, wenn dies nicht behandelt wird.

Die multifokalen entzündlichen Neuropathien (MMN, MADSAM; ➤ Tab. 5.7) unterscheiden sich von den vorgenannten durch ihre Seltenheit und ihren klinisch gut nachvollziehbaren multifokalen Befall. Kann längs eines betroffenen Nervenabschnitts neurografisch untersucht werden, so zeigt sich das Bild des „Leitungsblocks". Da aber das, was häufig als „Leitungsblock" bezeichnet wird, vielfältige Ursachen haben kann, genügt allein dieser Befund in der Regel nicht für die Diagnose. Gewöhnlich ist die Behandlung erfolgreich, aber dauerhaft erforderlich.

5.5.3 Neuropathien bei bestimmten hereditären Erkrankungen

Zu den Symptomen zweier seltener hereditärer Erkrankungen, des Morbus Fabry (OMIM #301500) und der familiären Transthyretin-Amyloidose (OMIM #105210), gehört bereits früh im Verlauf eine Polyneuropathie der dünnen, unbemarkten Nervenfasern („Small-Fiber"-Polyneuropathie). Der Befall auch der übrigen Nervenfasern zeigt sich erst im weiteren Krankheitsverlauf. Klinisch äußert sich dies in auto-

Tab. 5.7 Wichtige Immunneuropathien

Neuropathie	Befall	Verlauf	Liquor	Neurografie	Behandlung
AIDP (Acute Inflammatory Demyelinating Polyneuropathy, akutes Guillain-Barré-Syndrom)	distal symmetrisch, motorisch > sensibel	Akut	zytoalbuminäre Dissoziation	temporale Dispersion, Verlangsamung	IVIG, Plasmapherese (Steroide unwirksam!)
CIDP (Chronic Inflammatory Demyelinating Polyneuropathy, chronisches Guillain-Barré-Syndrom)	symmetrisch, distal und proximal, motorisch > sensibel	chronisch, auch schubweise (akuter Beginn möglich!)	zytoalbuminäre Dissoziation	temporale Dispersion, Verlangsamung	IVIG, Plasmapherese, Steroide
Miller-Fisher-Syndrom	distal symmetrisch, motorisch > sensibel, absteigend	akut	zytoalbuminäre Dissoziation	temporale Dispersion, Verlangsamung	Spontanremissionen häufig; IVIG, Plasmapherese
multifokale motorische Neuropathie mit persistierenden Leitungsblocks (MMN)	asymmetrisch, multifokal, rein motorisch	chronisch	normal	Leitungsblöcke, **keine** temporale Dispersion	IVIG
Lewis-Sumner-Syndrom (MADSAM)	asymmetrisch, multifokal, motorisch > sensibel	chronisch	(zytoalbuminäre Dissoziation)	Leitungsblöcke, **keine** temporale Dispersion	IVIG, Steroide
sog. Plexusneuritis (Parsonage-Turner-Syndrom)	fokal, multifokal	akut	normal	axonal, (multi) fokal	Assoziation mit Hepatitis E möglich (Dalton et al. 2017)

nomen Störungen, Schmerzen und einem verminderten Schmerz- und Temperaturempfinden. Dies wird häufig übersehen, wenn nicht gezielt darauf geachtet wird. Das sollte man aber, da diese Erkrankungen unbehandelt einen fatalen Verlauf nehmen und es jeweils eine wirksame Behandlung gibt.

5.5.4 Symptomatische Therapie

Die symptomatische Behandlung neurologischer Ausfälle, die durch eine Polyneuropathie verursacht sind, ist unbefriedigend, soweit die Behandlung der Ursache der Polyneuropathie nicht gelingt. Motorische Ausfälle (Paresen) sind der Physiotherapie, vor allem aktivem Muskeltraining, umso besser zugänglich, je langsamer progredient die Polyneuropathie ist. Sensible Ausfälle sind unmittelbar nicht günstig zu beeinflussen. Der Nutzen der Physiotherapie liegt hier beim Erlernen und Einüben von Kompensationsmechanismen. Als Beispiel sei der Schwindel genannt, den die Betroffenen durch den Ausfall des Lagesinnes empfinden. Rechtzeitig ist die Versorgung mit Hilfsmitteln (Gehstützen, Rollator, Orthesen) vorzunehmen.

Die symptomatische Behandlung neurologischer Reizsymptome, also Parästhesien und Schmerzen, ist pharmakologisch sehr wohl möglich (Finnerup et al. 2015; ➤ Tab. 5.8). Allerdings ist das Ansprechen auf die Pharmakotherapie von Patient zu Patient recht unterschiedlich und hängt im Einzelfall sowohl von der Compliance als auch – nicht gut vorhersagbar – von der Grunderkrankung ab. Versuche mit unterschiedlichen Pharmaka sind daher gerechtfertigt und nicht selten findet sich eine befriedigende Therapie erst nach einigen Fehlversuchen.

Tab. 5.8 Symptomatische Pharmakotherapie neuropathischer Schmerzen

Substanz	Dosierung (pro Tag)	Wirksamkeit (Number Needed to Treat, NNT)
trizyklische Antidepressiva (Amitriptylin)	bis zu 200 mg, je nach Wirkung/ Nebenwirkungen	3,6 (3,0–4,4)
Serotonin-Wiederaufnahmehemmer (Paroxetin, Fluoxetin, Citalopram)	40 mg	6,7 (3,4–43,5)
Duloxetin	60 mg	5,8 (4,5–8,4)
Carbamazepin	200–600 mg	3,3 (2,0–9,4)
Gabapentin	3 600 mg	3,7 (2,4–8,3)
	1 800–2 400 mg	7,2 (5,9–9,1)
Pregabalin	300–600 mg	5,6 (3,6–12,5)
Tramadol	100–400 mg	3,4 (2,3–6,4)

LITERATUR

Arányi Z, Csillik A, Dévay K, et al. Ultrasonography in neuralgic amyotrophy: Sensitivity, spectrum of findings, and clinical correlations. Muscle Nerve 2017; 56(6):1054–1062.

Boerkoel CF, Takashima H, Garcia CA, et al. Charcot-Marie-Tooth disease and related neuropathies: mutation distribution and genotype-phenotype correlation. Ann Neurol. 2002; 51 (2): 190–201.

Callaghan BC, Little AA, Feldman EL, Hughes RAC. Enhanced glucose control for preventing and treating diabetic neuropathy. Cochrane Database Syst Rev 2012; (6): CD007543.

Dalton HR, van Eijk JJJ, Cintas P, et al. Hepatitis E virus infection and acute non-traumatic neurological injury: a prospective multicentre study. J Hepatol 2017; 67 (5): 925–932.

Décard BF, Pham M, Grimm A. Ultrasound and MRI of nerves for monitoring disease activity and treatment effects in chronic dysimmune neuropathies - Current concepts and future directions. Clin Neurophysiol 2018; 129 (1): 155–167.

Dubey D, David WS, Amato AA, et al. Varied phenotypes and management of immune checkpoint inhibitor-associated neuropathies. Neurology 2019; 93 (11): e1093 – e1103.

England JD, Asbury AK. Peripheral neuropathy. The Lancet 2004; 363 (9427): 2151–2161.

England JD, Gronseth GS, Franklin G, et al. Distal symmetric polyneuropathy: a definition for clinical research: report of the American Academy of Neurology, the American Association of Electrodiagnostic Medicine, and the American Academy of Physical Medicine and Rehabilitation. Neurology 2005; 64 (2): 199–207.

Finnerup NB, Attal N, Haroutounian S, et al. Pharmacotherapy for neuropathic pain in adults: a systematic review and meta-analysis. The Lancet Neurology 2015; 14 (2): 162–173.

Hanewinckel R, Drenthen J, Ligthart S, et al. Metabolic syndrome is related to polyneuropathy and impaired peripheral nerve function: a prospective population-based cohort study. J Neurol Neurosurg Psychiatr 2016a; 87 (12): 1336–1342.

Hanewinckel R, Drenthen J, van Oijen M, Hofman A, van Doorn PA, Ikram MA. Prevalence of polyneuropathy in the general middle-aged and elderly population. Neurology 2016b; 87 (18): 1892–1898.

Hanewinckel R, van Oijen M, Ikram MA, van Doorn PA. The epidemiology and risk factors of chronic polyneuropathy. Eur J Epidemiol 2016c; 31 (1): 5–20.
Hoffman-Snyder C, Smith BE, Ross MA, Hernandez J, Bosch EP. Value of the oral glucose tolerance test in the evaluation of chronic idiopathic axonal polyneuropathy. Arch Neurol 2006; 63 (8): 1075–1079.
Kastenbauer T, Sauseng S, Brath H, Abrahamian H, Irsigler K. The value of the Rydel-Seiffer tuning fork as a predictor of diabetic polyneuropathy compared with a neurothesiometer. Diabet Med 2004; 21 (6): 563–567.
Kokotis P, Schmelz M, Skopelitis EE, Kordossis T, Karandreas N. Differential sensitivity of thick and thin fibers to HIV and therapy-induced neuropathy. Auton Neurosci 2007; 136 (1–2): 90–95.
Peeters K, Chamova T, Tournev I, Jordanova A. Axonal neuropathy with neuromyotonia: there is a HINT. Brain 2017; 140 (4): 868–877.
Schulte-Mattler W. Antikörpervermittelte Neuropathien. Klin Neurophysiol 2014; 45 (04): 186–192.
Schulte-Mattler W. Conduction velocity distribution. In: Kimura J (Hrsg.): Neurophysiology of Peripheral Nerve Diseases. Amsterdam: Elsevier 2006; 405–419.
Zis P, Sarrigiannis PG, Rao DG, Hewamadduma C, Hadjivassiliou M. Chronic idiopathic axonal polyneuropathy: a systematic review. J Neurol 2016; 263 (10): 1903–1910.

KAPITEL

6 Muskelerkrankungen

6.1 Idiopathische inflammatorische Myopathien und seltene Myositiden

Benedikt Schoser und Werner Stenzel

Wichtige Neuigkeiten auf einen Blick

- Unterformen mit zugehörigen Myositis-spezifischen Autoantikörpern wurden identifiziert und neu klassifiziert.
- Eine Autoantikörperdiagnostik im Serum ist heute mit verschiedenen standardisierten Panels möglich.
- Eine Autoantiköperdiagnostik ist keine Screeningtechnik.
- Im Zweifel ist in Speziallabors eine Überprüfung sinnvoll.
- Autoantikörperdiagnostik und Muskelbiopsie haben prognostische und therapeutische Relevanz (z. b. anti-TIF1γ- oder anti-NXP2-Assoziation bei Dermatomyositis mit Malignomen bei Erwachsenen).
- Immunnekrotisierende Myopathien (IMNM) sind mit anti-SRP- und anti-HMGCR-Autoantikörpern assoziiert.
- Anti-Synthetase-Syndrom-assoziierte Myositiden stellen eine eigene Entität dar, die nicht mit Dermatomyositis oder Polymyositis gleichzusetzen ist.
- sIBM kann mit anti-cN1A/MUP44 Antikörpern assoziiert sein.
- iR Myositis kommt selten als unerwünschte „toxische“ Nebenwirkung bei Krebstherapie mit Immuncheckpoint-Inhibitoren vor und hat eine schlechte Prognose, wenn gleichzeitig eine iR Myokarditis besteht.

6.1.1 Einführung

Die idiopathischen inflammatorischen Myopathien (IIM) umfassen:

- Die Dermatomyositis (DM)
- Die immunnekrotisierenden Myopathien (IMNM)
- Die sporadische Einschlusskörpermyositis (sIBM; engl. Inclusion Body Myositis)
- Die Anti-Synthetase-Syndrom(ASS)-assoziierte Myositis
- Die Polymyositis (PM)

Diese Entitäten sind jeweils mit bestimmten Autoantikörper-(aAK-)Profilen assoziiert und zeigen distinkte morphologische Charakteristika, die sich für die präzise Zuordnung nutzen lassen. Eine Auswahl von seltenen Myositisformen, die allgemein nicht den idiopathischen inflammatorischen Myopathien zugehörig sind und für die aktuell (noch) keine Autoantikörper identifiziert sind, wird ebenfalls dargestellt. Zudem werden konkrete differenzialdiagnostische Überlegungen erklärt. Myositiden müssen insbesondere von hereditären Erkrankungen abgegrenzt werden, da Erstere potenziell einer Therapie zugänglich sind. Die wichtigsten Neuerungen, die das diagnostische Prozedere betreffen, und die entsprechenden Informationen für die Prognose und die Versorgung der Patienten werden erläutert. Therapeutische Konsequenzen für einige der Erkrankungen, die über die Standardtherapie hinausgehen, werden gesondert hervorgehoben.

6

6.1.2 Idiopathische inflammatorische Myopathien

Leitsymptome

Myositis

DM

Akute bis subakute proximale Gliedergürtelschwäche besonders der unteren Extremitäten, fast immer mit DM-typischen Hautveränderungen und generalisierten Myalgien. Juvenile und adulte Formen mit unterschiedlichen Prognosen.

IMNM

Akute bis subakute proximale und axiale Gliedergürtelschwäche und Muskelatrophien, kardiale und pulmonale Mitbeteiligung bei anti-SRP-AK (bis 20 %) möglich, im Übrigen prädominant muskuläre Klinik mit Myalgien. Chronische Verläufe möglich, alle Altersgruppen sind betroffen.

ASS-assoziierte Myositis

Subakute proximale Gliedergürtelschwäche mit typischem ASS (interstitielle Lungenerkrankung und Alveolitis, Morbus Raynaud, Arthritis, Mechanikerhände etc.), betrifft ganz überwiegend Erwachsene.

PM

Ausschlussdiagnose bei proximaler Muskelschwäche, ohne jegliche Hauterscheinungen und ohne Nachweis von AK. Differenzialdiagnose histiozytäre Reaktion im Rahmen hereditärer Gliedergürteldystrophien.

sIBM

Langsam chronisch-progrediente Erkrankung des fortgeschrittenen Erwachsenenalters mit Quadrizepsparesen sowie Schwäche und Atrophie der langen Fingerbeuger sowie Schluckstörungen. Betrifft nie Kinder oder Jugendliche – in der Regel keine primären Myalgien!

Eosinophile Fasziitis

Subakute milde proximale Schwäche, Myalgien, Hautödeme.

Fokale Myositis

Lokale tumorartige Schwellung, teils in ungewöhnlichen Muskeln, nie symmetrisch (selten!!). Differenzialdiagnose Weichteiltumoren!

Neuromuskuläre Sarkoidose

Nahezu immer im Kontext einer systemischen Sarkoidose, Muskelbeteiligung kann milde ablaufen, oft auch zusätzliche granulomatöse Inflammation des peripheren Nervensystems mit Polyneuropathie.

iR Myositis

Selten unter Immuncheckpoint-Inhibitor-Therapie bei bestimmten Krebsformen (meist Malignen Melanomen und Lungenkarzinomen) im Sinne einer sogenannten neurotoxischen unerwünschten Nebenwirkung.

Alle Myositiden sind seltene Erkrankungen, sie treten mit einer Häufigkeit von etwa 1 : 100 000 auf. Angaben für Häufigkeiten der einzelnen Subtypen liegen noch nicht vor (Rider et al. 2013). Viele Patienten erkranken im mittleren oder jungen Erwachsenenalter und sind dann viele Jahre therapiebedürftig. Kindliche Myositiden heilen oft zum Ende der Adoleszenz aus; es gibt jedoch wie im Erwachsenenalter komplizierte Verläufe, die einer aufwendigen Therapie bedürfen.

6.1.3 Einteilung und Klassifikation der Myositiden

Myositiden sind eine heterogene Gruppe von Erkrankungen, für die eine autoimmune Genese postuliert wird (Benveniste et al. 2016; Dalakas 1991, 2011; Greenberg 2008; Mastaglia et al. 2003; Tanboon und Nishino 2019). Für die sIBM gibt es verschiedene Hypothesen zur Pathogenese, die inflammatorische, autoimmune, degenerative, mitochondriale und neoplastische Mechanismen umfassen (Benveniste et al. 2015; Greenberg et al. 2016; Weihl und Mammen 2017). Die Rolle der Autoantikörper für die Pathogenese ist noch nicht vollständig verstanden und untersucht. Die Ratio, nach der man die Erkrankung als autoimmun oder immunvermittelt einordnet, rührt im Wesentlichen daher, dass immunsuppressive Therapien bei einer Vielzahl von Fällen helfen. Dabei muss jedoch kritisch bemerkt werden, dass die therapeutische Herangehensweise sich ähnlich wie bei anderen immunvermittelten Erkrankungen des zentralen oder des peripheren Nervensystems gestaltet und dass randomisierte, kontrollierte Studien überwiegend fehlen oder auf einer alten, nicht mehr pathogenetisch sinnvollen Zusammenfassung von Entitäten beruhen. Aktuell behandeln wir Patienten mit verschiedenen Myositiden mit zurzeit identischen neuroimmunologisch bekannten Schemata. Es besteht ein dringender Bedarf nach internationalem Konsensus über Krankheitsklassifikation und spezifische Therapieregimes. Einige nach heutigen Kriterien ausreichende Therapiestudien sind inzwischen durchgeführt worden.

Durch genomweite Assoziationsstudien wurden aktuell bei verschiedenen Myositiden genetische Risikovarianten identifiziert (Rothwell et al. 2016). Diese betreffen die Haupthistokompatibilitätskomplexe (MHC Klasse I und II) sowie immunregulatorische Proteine, was letztlich nicht überraschend ist, jedoch bislang nicht entscheidend zum Verständnis der Pathogenese beiträgt.

Bereits Mitte des vorletzten Jahrhunderts wurden Myositiden von Wagner und Unverricht als „Polymyositis“ und „Dermatomyositis“ beschrieben. Wie Unverricht untersuchten Bohan und Peter 1975 die DM und PM systematisch klinisch und morphologisch und hoben die Hautbeteiligung bei DM als relevanten Unterschied hervor (Bohan und Peter 1975a, b). Die Beschreibung klinischer Gegebenheiten bei Einschlusskörpermyositis (sIBM) wurde später hinzugefügt (Griggs et al. 1995). Unsere Vorstellung von Immunmechanismen, die den Myositiden zugrunde liegen, geht auf frühe Arbeiten von Engel und Arahata zurück (Arahata und Engel 1984; Engel und Arahata 1986; Engel et al. 1990). Autoantikörper zur Klassifikation von Myositiden zu nutzen, scheint in Anlehnung an Konzepte aus der Neurologie (z. b. Myasthenie) oder der Rheumatologie (z. b. Vaskulitiden oder ANCA-vermittelte Erkrankungen) nahezuliegen (Allenbach et al. 2017; Benveniste et al. 2016; Betteridge et al. 2009). Wenngleich die sogenannte immunnekrotisierende Myopathie (IMNM) bereits früher mehrfach in Einzelfallberichten beschrieben wurde, erfolgte ein Konsens über die Integration der IMNM zu den Myositiden und ihre Abgrenzung zu den anderen Entitäten erst im Jahre 2003 (Hoogendijk et al. 2004). Die Anti-Synthetase-Syndrom-assoziierten Myositiden wurden ebenfalls als eigenständige Entität klinisch und morphologisch identifiziert (Aouizerate et al. 2014; Mescam-Mancini et al. 2015; Stenzel et al. 2015; Uruha et al. 2016) und lassen sich klinisch der Gruppe der sogenannten Overlap-Myositiden zuordnen, die im Rahmen z. b. von Kollagenosen diagnostiziert werden können.

Eine einheitliche Klassifikation, basierend auf internationaler Konsensusfindung, existiert aktuell noch nicht. Vielfach werden immer noch die heute als obsolet einzuschätzenden Kriterien nach Bohan und Peter (1975) benutzt. Ein weiteres Problem stellen differierende Konzepte bei verschiedenen Fachdisziplinen dar, die aufgrund ihrer Fachzugehörigkeit präferenziell bestimmte Patienten sehen, die wiederum nicht oder nur selten zu anderen Fachkollegen gehen: Patienten mit reinen Muskelsymptomen wie bei sIBM oder IMNM werden wohl eher von Neurologen versorgt, während Patienten mit z. b. prädominanten Lungenproblemen wie bei MDA-5-assoziierten Myositiden oder Anti-Synthetase-Syndrom-Patienten eher bei Rheumatologen behandelt und amyopathische, rein die Haut betreffende Myositiden eventuell bei Dermatologen versorgt und therapiert werden.

Obwohl die präzise Rolle vieler Autoantikörper nur teilweise oder gar nicht im Hinblick auf die spezifische Pathogenese bei Myositis verstanden ist, herrscht ein breiter Konsens darüber, dass klinische Phänotypen durch Autoantikörperprofile abgebildet werden können (Benveniste et al. 2016; Betteridge et al. 2009; Rider und Miller 2011). Dies impliziert auch die wichtige Tatsache, dass Prognosen und Risikofaktoren wesentlich durch den Autoantikörperstatus bestimmt sind. Man unterscheidet zwischen Myositis-spezifischen (MSA) und Myositis-assoziierten Autoantikörpern (MAA). Erstere sind als singuläre Ereignisse im Serum von therapienaiven Patienten zu finden, während Letztgenannte auch in Kombination mit MSA auftreten können. Dabei existieren typische Konstellationen wie z. b. anti-Jo-1-AK und anti-Ro52-AK oder anti-cN1A/MUP44- und anti-PMScl-AK. Sollten zwei MSA gemessen werden, ist in aller Regel eine falsch positive Messung zu identifizieren.

Die MSA können in mindestens 5 verschiedene Gruppen zusammengefasst werden: Aktuell sind 8 ASS-assoziierte Autoantikörper bekannt, 5 sind mit juveniler und adulter DM assoziiert, 2 mit IMNM und einer mit sIBM. Wenngleich anti-cN1A hilfreich für die Diagnosestellung der sIBM sein kann, besitzt er nur eine geringe Spezifität für die Muskelerkrankung und kann auch bei systemischem Lupus (SLE) und Sjögren-Syndrom identifiziert werden (in 20–40 %), wobei diese Patienten dann keine Muskelbeschwerden hatten (Weihl und Mammen 2017).

ACHTUNG

Autoantikörper im Serum von Patienten mit Myositis sollten, wenn möglich, immer vor Therapiebeginn abgenommen und in spezialisierte Labore zur Analyse geschickt werden. Autoantikörper helfen bei der diagnostischen Zuordnung, bei der Prognosestellung und bei therapeutischen Entscheidungen, sind aber kein Screeninginstrument.

Unterformen

- Dermatomyositis (DM)
- Immunnekrotisierende Myositis (IMNM)
- Sporadische Einschlusskörpermyositis (Sporadic Inclusion Body Myositis, sIBM)
- Polymyositis (PM)
- Anti-Synthetase-Syndrom
- Overlap-Syndrome, z. b. im Rahmen von Kollagenosen
- Eosinophile Fasziitis
- Neuromuskuläre Sarkoidose
- Fokale Myositiden
- iR Myositis
- (Erregerbedingte Myositiden)

Dermatomyositis (DM)

Die Dermatomyositiden kennzeichnet als Hauptcharakteristikum die kombinierte Haut- und Muskelbeteiligung. Allerdings sind amyopathische Verläufe, also ohne klinische Muskelbeteiligung, beschrieben und ebenso auch rein muskuläre Fälle mit fehlender Hautbeteiligung. Klassisch lässt sich ein lilafarbenes Erythem im Dekolleté-Bereich und auf den Augenlidern sowie auf dem oberen Rücken (Schal-Zeichen) inspizieren. Zudem besteht eine subakut auftretende proximale Tetraparese, welche die Beine mehr als die Arme betrifft. Das klinische Spektrum kann sehr breit sein und durchaus eine Mitaffektion von Lungen, Gefäßen bis zu einer koronaren Herzbeteiligung (Vaskulitis!) aufweisen. Insbesondere bei Kindern sind lebensbedrohliche Verläufe mit schwerer Herzbeteiligung und Darmblutungen, Nierenversagen und ausgeprägten Ödemen beschrieben. Adulte Patienten mit TIF1γ-Autoantikörpern haben ein sehr deutlich erhöhtes Risiko, an einem Malignom zu leiden oder in den ersten 1 bis 3 Jahren nach Diagnose ein Malignom zu entwickeln. Zusammenfassend ist das klinische Spektrum breit, lässt sich jedoch inzwischen gut mit

Nachweis von aktuell fünf verschiedenen bekannten Autoantikörpern homogenisieren (Selva-O'Callaghan et al. 2019).

Anti-Mi-2-Autoantikörper waren die ersten DM-assoziierten Antikörper (Reichlin und Mattioli 1976); sie richten sich gegen den sogenannten Nucleosome-Remodelling-Deacetylase-(NuRD-)Komplex und regulieren die Transkription. Patienten mit diesen Antikörpern leiden in aller Regel unter einer klinisch schweren, meist akut-subakuten Dermatomyositis mit Tetraparese, hohen Kreatinkinase-Werten und klassischer Hautbeteiligung. Dabei sind innere Organe eher nicht mitbetroffen und die Patienten lassen sich oft gut mit Kortikosteroiden behandeln (Hamaguchi et al. 2011; Rider et al. 2013). Morphologisch sind typische perifaszikuläre Faseratrophien/Hypotrophien erkennbar; zusätzlich finden sich ischämische Muskelfasernekrosen, die vereinzelt oder in kleinen Gruppen beieinanderliegen. Komplement ist auf dem Sarkolemm und seltener auch in der Gefäßwand abgelagert und man findet T-Zell-, aber auch B-Zell-Cluster im Perimysium. Die MHC-Klasse-I-Färbung hebt die perifaszikuläre Betonung des Prozesses hervor. Ultrastrukturell finden sich undulierende tubuloretikuläre Ablagerungen in Endothelzellen, die Reduktion der kapillären Dichte ist jedoch nicht sehr ausgeprägt.

Patienten mit TIF1γ-Autoantikörpern stellen eine weitere distinkte Gruppe dar. Erwachsene Patienten über 40 Jahre haben ein sehr deutlich erhöhtes Risiko (75 %), an einem Malignom in den 3 Jahren vor oder nach Diagnose der DM zu erkranken (Targoff et al. 2006). Dies wurde mittlerweile in zahlreichen unabhängigen Studien bestätigt (Hida et al. 2016; Selva-O'Callaghan et al. 2010, 2019). Nicht überraschend spielen TIF1γ oder TRIM33 eine wichtige Rolle in der Karzinogenese und Zelldifferenzierung. Es handelt sich um ein 155/140-kDa-Protein mit nukleärer Lokalisation.

Klinisch lässt sich bei Erwachsenen oft ein typischer Hautbefund nachweisen, der pseudo-psoriasiform in lichtexponierten Arealen der Haut auftreten kann; Poikiloderma und blasenbildende Läsionen sind ebenfalls beschrieben (Fiorentino et al. 2015). Kinder haben kein erhöhtes Risiko für Malignome, neigen jedoch zu chronischeren Verläufen (Rider et al. 2013). Morphologisch fällt ein schweres Ödem der Muskulatur auf und nahezu konstant eine deutliche Ablagerung von Komplementfaktoren auf Kapillaren, was mit dem Auftreten von Malignomen korreliert (Hida et al. 2016). T-Zellen sind eher seltener und weniger dicht, B-Zellen kommen kaum vor. Auffällig ist jedoch, dass zahlreiche Muskelfasern in der perifaszikulären Region sogenannte Punched-out-Vakuolen aufweisen (Allenbach et al. 2017).

Ähnlich wie bei anti-TIF1γ-AK lässt sich auch bei Patienten mit anti-NXP2-AK ein deutlich erhöhtes Risiko für Malignome bei erwachsenen Patienten nachweisen, das jedoch niedriger ist als bei TIF1γ-AK-positiven Patienten (Ichimura et al. 2012). Außerdem sind vielfach Verkalkungen bei chronischen Verläufen beschrieben, und zwar sowohl bei Kindern als auch bei Erwachsenen (Garel et al. 2015). Ödematöse Hautveränderungen kommen bei Kindern und Erwachsenen vor. Morphologisch haben diese Patienten oft fokal arealweise nekrotische Muskelfasern. NXP2 ist ein Regulator der Transkription und des RNA-Metabolismus und wurde zunächst bei juvenilen DM-Patienten gefunden.

Viel seltener scheinen Autoantikörper gegen SAE vorzukommen. Hierbei handelt es sich um ein nukleär lokalisiertes Heterodimer, bestehend aus den Untereinheiten SAE1 und SAE2. Klinisch ist der Verlauf eher mild, manchmal kann es zu milden Lungenproblemen und Dysphagien kommen (Betteridge et al. 2009). In einer Studie ist jedoch eine Assoziation mit Malignomen beschrieben.

Erwachsene Patienten mit anti-MDA5-Autoantikörpern sind zwar muskulär nur sehr milde oder gar nicht betroffen, sie haben jedoch eine sehr schlechte Gesamtprognose, da in etwa ⅓ aller Patienten schwere, nicht gut behandelbare und oft tödlich verlaufende interstitielle Lungenerkrankungen auftreten. Der Antikörper wurde initial anti-CADM-140 genannt (Allenbach 2020a; Sato et al. 2009) und der Dermatomyositis zugeordnet. Man muss jedoch vor dem Hintergrund, dass Patienten mit diesem Autoantikörper in Europa und den USA eher einen Overlap-Phänotyp mit interstitiellen Lungenerkrankungen (ILD), Fingerulzera, Vaskulitis, Mechanikerhänden und Arthralgien aufweisen, diskutieren, ob diese Zuordnung stimmig ist (Fiorentino und Werth 2011). Morphologisch sieht man nur fokal atrophe/hypotrophe oder regenerierende Fasern und eine ganz geringe Infiltration mit Entzündungszellen perimysial (Allenbach et al. 2016).

Immunnekrotisierende Myositis (IMNM)

Patienten mit IMNM leiden unter einer meist subakuten, manchmal jedoch auch langsam chronisch-progredienten proximalen und axialen Tetraparese, die mit stark erhöhten CK-Werten einhergeht. Eine wichtige klinische Differenzialdiagnose besteht neben den Gliedergürteldystrophien des Erwachsenenalters (insbesondere Anoctaminopathie und Dysferlinopathie) zur sogenannten primär progressiven Muskelatrophie aus dem Spektrum der Amyotrophen Lateralsklerose. Meist handelt es sich um reine Muskelerkrankungen, es können jedoch auch das Herz (bis zu ⅓) und die Lunge beteiligt sein (Allenbach und Benveniste 2013; Benveniste et al. 2016; Mammen 2011).

Zwei Autoantikörper sind pathognomonisch für die Erkrankung: der anti-SRP- und der anti-HMGCR-Autoantikörper. Daneben existieren jedoch auch andere Zustände, die morphologisch einer INM entsprechen (Allenbach et al. 2017, 2020b). Alle Altersgruppen können betroffen sein. Der anti-SRP-Autoantikörper wurde 1990 isoliert und damals als PM eingeordnet. Der AK ist ein Komplex, der aus 6 Proteinen besteht und die Translokation von neu entstehenden Proteinen auf das endoplasmatische Retikulum ermöglicht (Walter 1987). Der anti-HMGCR-Autoantikörper wurde 20 Jahre später identifiziert und zunächst einem 100/200-kDa-Protein zugeordnet, das sich später als HMGCR herausstellte (Christopher-Stine et al. 2010). Interessanterweise können bei beiden Autoantikörpern die Werte mit der Muskelkraft und CK-Werten korrelieren, sodass die Hypothese genährt wird, dass es sich um einen pathognomonischen Zusammenhang handelt. Für Patienten mit anti-HMGCR-AK konnte ein leicht erhöhtes Risiko für Malignomentstehung dokumentiert werden, was für anti-SRP-AK nicht gilt (Allenbach et al. 2016). Bei anti-SRP+ Patienten ist manchmal eine Lungenbeteiligung, sehr selten auch eine Herzbeteiligung zu finden, während anti-HMGCR+ Patienten rein muskelkranke Patienten sind und keine relevante Beteiligung anderer Organe aufweisen.

Morphologisch handelt es sich immer um Skelettmuskelbioptate, die Nekrosen in diffuser Verteilung und in unterschiedlichen Stadien des Unterganges und der Regeneration aufweisen. MHC-Klasse-I-Moleküle auf der Muskelmembran sind eher schwach und diffus bzw. fokal angefärbt, während MHC-Klasse-II-Moleküle immer negativ auf der Muskelmembran sind. T-Zellen finden sich selten und sie invadieren keine Muskelfasern. Komplementablagerungen finden sich in den meisten Fällen auf dem Sarkolemm der Fasern (Allenbach et al. 2017).

ASS-assoziierte Myositis

Das Anti-Synthetase-Syndrom (ASS) ist durch den Nachweis eines von zurzeit acht bekannten Autoantikörpern, die sich gegen t-RNA-Synthetasen richten, definiert. Betroffene Patienten leiden unter Myositis, interstitieller Lungenerkrankung, Arthralgien, Mechanikerhänden/-füßen, Raynaud-Syndrom und ggf. Fieber in verschiedener Wichtung (Hervier et al. 2013). Typische heliotrope Hauterscheinungen wie bei DM finden sich nicht. Ob Malignome vermehrt auftreten können, ist bislang noch nicht abschließend geklärt. Morphologisch handelt es sich um eine distinkte Myositisform, die durch das Auftreten von perifaszikulär angeordneten Muskelfasernekrosen charakterisiert ist. Das Perimysium ist erheblich entzündlich durchbaut und erscheint fragmentiert. Mit MHC-Klasse-I- und -II-Antikörpern lassen sich die Fasern des Perimysiums per Immunhistochemie anfärben und Komplementablagerungen sind vor allem perifaszikulär auf den Fasern erkennbar. Ultrastrukturell fallen krankheitsspezifische nukleäre Aktineinschlüsse auf (Aouizerate et al. 2014; Mescam-Mancini et al. 2015; Stenzel et al. 2015; Uruha et al. 2016).

Sporadische Einschlusskörpermyositis (sIBM)

Die sIBM ist die häufigste chronische Myositis des Erwachsenen und tritt in aller Regel erst ab dem 50. Lebensjahr auf, Kinder mit sIBM sind nicht bekannt. Differenzialdiagnostisch muss im jüngeren Erwachsenenalter (20–40. Lj.) jedoch die GNE-Myopathie (Nonaka-Myopathie) erwogen werden, die jedoch im Gegensatz zur sIBM – den Quadrizeps aussparend – zu einer distal betonten Parese führt. Viel seltener ist die IBM mit Mutation im Gen für das Valosin Containing Protein (VCP). Im Kontext der HIV-Erkrankung kann eine sIBM auftreten, insbesondere wenn mit bestimmten Medikamenten (Zidovudine, Lamivudine) behandelt wird. In Asien ist die sIBM sehr selten. Klinisch besteht die Trias aus langsam progredienter asymmetrischer distaler Quadrizepsparese, Paresen und Atrophien der langen Fingerbeuger (ulnarbetont) sowie einer Schluckstörung. Die sIBM reagiert weitestgehend nicht auf konventionelle Therapieschemata (Benveniste et al. 2015).

Eine Muskelbiopsie ist zur präzisen Diagnosestellung und auch differenzialdiagnostisch essenziell. Sie hilft nicht zuletzt bei Therapieentscheidungen. Morphologisch ist die sIBM durch den Nachweis eines schwer alterierten myopathischen Bildes mit ausgeprägter Kalibervarianz, sogenannten Rimmed Vacuoles (geränderten Vakuolen), binde- und fettgewebigem Umbau und Muskelfasernekrosen sowie angulär-atrophe Muskelfasern gekennzeichnet. Man findet regelmäßig reichlich T-Zellen im Endomysium – oft umgeben sie Muskelfasern, hier ist dann in der Regel auch eine Hochregulation von MHC-Klasse-I-Protein nachweisbar. Ein Teil dieser T-Zellen scheint terminal aktivierten $CD57^+$-T-Zellen bzw. $KLRG1^+$-Lymphozyten zu entsprechen, was den relativ therapierefraktären Status erklären soll (Greenberg et al. 2016, 2019; Knauss et al. 2019).

Weiterhin finden sich sarkoplasmatische Defekte und Proteinaggregate sowie charakteristische Vakuolen, die defekte Autophagiewege für diverse Proteine widerspiegeln. Ultrastrukturell sind zudem sogenannte Paired Helical Filaments (Tau-Protein entsprechend) im Zytoplasma oder den Kernen erkennbar. Mitochondriale Dysfunktionen lassen sich sowohl lichtmikroskopisch als auch ultrastrukturell belegen. Ein Autoantikörper (anti-cN1A/MUP44), der sich gegen ein 43-kDa-Antigen richtet, ist für die sIBM identifiziert worden, allerdings in den beiden initialen Arbeiten nur bei etwa einem Drittel der Patienten. Auch die Sensitivität dieses Autoantikörpers ist gering, denn bei etwa 20–30 % der Patienten mit Sjögren-Syndrom oder systemischem Lupus erythematodes ohne Muskelbeschwerden kann dieser Antikörper im Serum ebenfalls detektiert werden. Hier bleibt abzuwarten, ob sich die routinemäßige Bestimmung durchsetzt und inwiefern sich Patienten mit und ohne den Antikörper tatsächlich klinisch und prognostisch unterscheiden.

Polymyositis (PM)

Die Polymyositis als eigene Entität muss im Licht der aktuellen Diskussion um Autoantikörper, um neue Erkenntnisse zur Pathogenese der Myositiden und feinere morphologische Diagnosemethoden neu überdacht werden. Dies ist auch vor dem Hintergrund wichtig, dass in den unterschiedlichen Fachdisziplinen, die sich mit Myositiden beschäftigen, unterschiedliche Konzepte zu ihrer Klassifikation/Zuordnung existieren.

Streng genommen sollte die Diagnose PM nur gestellt werden, wenn ein erwachsener Patient klinisch eine subakute proximal betonte Tetraparese ohne jede Hautsymptomatik, erhöhte CK-Werte und ein typisches EMG, aber keine Autoantikörper im Serum aufweist. Zudem sollte eine toxische, paraneoplastische oder genetische alternative Ursache ausgeschlossen sein. Als morphologische Kriterien werden die Invasion (definitives Kriterium) oder das Umgeben (mögliches Kriterium) nicht nekrotischer Muskelfasern durch $CD8^+$-T-Zellen angeführt (Hoogendijk et al. 2004). Letzteres Kriterium ist jedoch ganz unspezifisch. Es lässt sich bei vielen anderen Erkrankungen der Skelettmuskulatur, die nicht in den Formenkreis der Myositiden gehören, ebenfalls dokumentieren und ist daher umstritten. Die Anwendung dieser Kriterien kann also zu vielen „mögliche Polymyositis"-Diagnosen führen. Wahrscheinlich fallen bei Anwendung dieser umstrittenen PM-Kriterien Patienten mit früher sIBM, unspezifischer Myositis, IMNM oder ASS-assoziierter Myositis, bei der kein Autoantikörper gefunden wurde (der kommerzielle Lineblot umfasst nicht alle acht Autoantikörper und ist wohl für Anti-OJ nicht ausreichend sensitiv), in diese Schublade. Als Ursache sollten klinisch und im Zweifel auch genetisch u. a. die folgenden Erkrankungen bedacht werden:

- X-chromosomale rezessive und dominante Gliedergürteldystrophien
- Becker-Muskeldystrophie
- Sarkoglykanopathien
- Anoctamin-5-, Dysferlin- und Laminopathien
- Fazioskapulohumerale Muskeldystrophie
- Myotone Dystrophie Typ 2

Die sIBM, auch im HIV-Kontext, sollte differenzialdiagnostisch immer mit erwogen werden.

ACHTUNG
Erbliche familiäre Myositiden gibt es fast nie!

6

! MERKE

Mögliche extramuskuläre Manifestationen

Kardial

DM/Overlap: EKG-Veränderungen, Vaskulitis, Perikarditis, dilatative Kardiomyopathie, Herzversagen

Pulmonal

DM/Overlap/Anti-Synthetase-Syndrom: bei ca. 10 % interstitielle Lungenerkrankung (meist bei Patienten mit Myositis-assoziierten anti-Jo-1- und anti-MDA5-Antikörpern), prognostisch sehr ungünstig und teils schwer behandelbar

PM/IMNM/sIBM/DM

Restriktive Einschränkung der Atemmuskulatur, Aspirationspneumonien sekundär zu Störungen der Schluckmuskulatur

Haut

Ulzera und Raynaud-Syndrom bei anti-MDA5- und anti-Jo-1-Antikörpern, Gottron-Papeln, livider Ausschlag auf Dekolleté, Schultern und Oberlidern bei DM vor allem mit anti-Mi-2-Antikörpern; bei anti-TIF1γ-AK zusätzlich pseudo-psoriasiforme Hautveränderungen auf lichtexponierten Arealen der Haut, Poikiloderma und blasenbildende Läsionen

Diagnostik

Die Myositis-Diagnose erfolgt klinisch, serologisch, elektrophysiologisch und muskelbioptisch. Vor allem bei adulten DM-Formen und bei IMNM assoziiert mit anti-HMGCR-Autoantikörpern muss intensiv nach einem Malignom gesucht werden. Diese Patienten müssen auch in den ersten 5 Folgejahren diesbezüglich eng beobachtet werden.

Die Möglichkeit einer zusätzlichen assoziierten Autoimmunerkrankung sollte ebenfalls bedacht werden.

Serologie

Die meisten Kits, die heute eingesetzt werden, um MSA und MAA zu detektieren, sind Immunassays, die lediglich qualitative Aussagen zulassen (Line Dot Immune Assay). Es gibt jedoch die Möglichkeit, mittels HEP2-Zellen indirekte Immunfluoreszenz für nukleäre oder zytoplasmatische Proteine darzustellen. Diese sehr viel aufwendigere Methode der Immunpräzipitation wird in Speziallabors vorgehalten und dient häufig eher der Neuentdeckung von Autoantikörpern. Es existieren weiterhin ELISAs für einige MSA (z. b. anti-Jo-1), die eine quantitative Aussage zum Titer im Serum der Patienten zulassen (Agmon-Levin et al. 2014; Benveniste et al. 2016; Betteridge und McHugh 2016; Tansley et al. 2013).

! MERKE

Bei einigen Myositiden (anti-SRP-, anti-HMGCR-assoziierte INM und anti-Jo-1) kann der Autoantikörperspiegel im Serum der Patienten gut mit der Klinik und dem Ansprechen auf die Therapie korrelieren. Insofern hilft die Titerbestimmung auch im Einzelfall als Biomarker für das Monitoring der Patienten und lässt somit prognostische Aussagen zu. Für viele Myositiden ist dieser Zusammenhang jedoch bislang noch nicht abschließend geklärt.

Muskelbiopsie

Die Muskelbiopsie bleibt bei allen Fortschritten in der Serologie der Goldstandard und das sensitivste diagnostische Werkzeug, um eine exakte Zuordnung der Myositiden zu erreichen. Entscheidend ist selbstverständlich die präzise Wahl des Biopsieortes, die sich nach klinischen Befunden richten sollte. Die MRT-Untersuchung ist außerdem ein hilfreiches Instrument zur präbioptischen Untersuchung (Cantwell et al. 2005). Die Muskelbiopsie ermöglicht nicht nur die Untersuchung per Enzym- und Immunhistochemie, sondern auch Immunoblotuntersuchungen sowie ultrastrukturelle Darstellungen spezifischer, teils sogar krankheitsdefinierender Strukturen. Außerdem erlaubt die Kryoasservierung des Gewebes molekulare und molekulargenetische Untersuchungen noch viele Jahre nach der primären Biopsie. Sie kann zudem hilfreich sein, sollten Klinik und Autoantikörperstatus nicht eindeutig untersuchbar sein.

Bildgebung

In den vergangenen Jahren hat sich die Bildgebung in der Diagnostik etabliert und zeigt Signalintensitäten in STIR- (Short-Tau-Inversion-Recovery-) sowie in fettsupprimierten Sequenzen auch in klinisch asymptomatischen Muskeln (Tomasova Studynkova et al. 2007).

Vor allem bei klinisch chronischen Krankheitsverläufen sollte eine MRT der betroffenen Muskulatur vor der Auswahl eines geeigneten Biopsiemuskels durchgeführt werden (s. o.). Ein die Inflammation begleitendes Muskelödem kann in den T2- und STIR-Sequenzen als fokale oder diffus hyperintense

Signalveränderung nachgewiesen werden. Fettiger Muskelumbau ist hyperintens in der T1-Wichtung. Das Ausmaß der funktionellen Beeinträchtigung und der Krankheitsaktivität korreliert mit der T2- und STIR-Signalintensität.

! MERKE

Ein Ödem in der Muskulatur im MRT ist nicht diagnostisch für eine „Myositis"!
Je chronischer der Krankheitsverlauf, umso eher sollte ein MRT der Muskulatur vor einer Muskelbiopsie durchgeführt werden.

Elektrophysiologie

Elektrophysiologisch wird die Skelettmuskulatur intensiv in verschiedenen Muskeln untersucht. Dies kann wertvolle Hinweise im Hinblick auf eine Abgrenzung zu neurogenen Prozessen geben. Die Elektromyografie zeigt häufig pathologische Spontanaktivität in Form von Fibrillationen und positiven, scharfen Wellen. Bei Willkürinnervation kann das EMG myopathisch verändert sein, mit verkürzten, polyphasischen Potenzialen motorischer Einheiten niedriger Amplitude. Spezifische Veränderungen bietet das EMG jedoch nicht, aber es bleibt hilfreich für die Diagnosestellung (Montagnese et al. 2019)! Diese Veränderungen können auch bei degenerativen/genetisch bedingten Myopathien vorhanden sein.

Das Ausmaß der pathologischen Spontanaktivität ist ein Indikator für die Krankheitsaktivität bei DM und „PM". Gemischte myopathisch und neurogen veränderte Potenziale können bei chronischem Verlauf Ausdruck von Muskelfaseruntergang und Regeneration sein (Blijham et al. 2006). Bei der sIBM ist es nicht einfach, das EMG zu interpretieren, und es ist wichtig, zusätzlich neurografische Untersuchungen zur genaueren Abgrenzung zu genuin neurogenen Prozessen durchzuführen.

ACHTUNG

Die EMG-Untersuchung ist wichtig und diagnostisch hilfreich. Wichtig ist jedoch ebenso, die diagnostische Muskelbiopsie aus einem nicht per EMG untersuchten Muskel zu entnehmen, um Artefakte zu vermeiden (Möglichkeit der kontralateralen Entnahme bei symmetrischem Befall).

Behandlung

Symptomatisch

Krafttraining und regelmäßige Physiotherapie zeigen einen positiven Effekt auf die Kraft bei allen Myositis-Patienten. Es kommt zu keiner signifikanten Zunahme der CK-Werte oder der Inflammation. Training ist der Faktor, der eine Muskelregenration am stabilsten einleitet und auch das Ausmaß der nozizeptiven inflammatorischen Myalgien reduziert. Daher sollten nach Diagnosestellung bis zur Remission regelmäßig physiotherapeutisches Training, Rehabilitationsmaßnahmen und Eigentraining erfolgen.

Logopädische Betreuung ist bei einer Schluckstörung notwendig. Das Erlernen von kompensatorischen Schluckmechanismen und Anpassung der Kost können Komplikationen wie eine Aspirationspneumonie verhindern.

Für sIBM-Patienten ist ergänzend die Ergotherapie zur Stabilisierung der Handfunktion indiziert.

Immunsuppression

Kortikosteroide (Prednison, Prednisolon) sind Mittel der 1. Wahl bei DM, INM und PM. Gestartet wird mit 1–2 mg/kg KG für 2–4 Wochen mit anschließender langsamer Dosisreduktion. Im Verlauf wird in der Regel die zusätzliche Gabe eines Immunsuppressivums notwendig.

Immunsuppressiva:

- Azathioprin in einer Dosierung bis 2–3 mg/kg KG wird bei generalisierter Schwäche, Ateminsuffizienz oder Schluckbeteiligung parallel initial verabreicht. Der Wirkungseintritt erfolgt in der Regel mit einer Latenz von 3–6 Monaten.
- Methotrexat (7,5–25 mg/Woche) wirkt deutlich schneller als Azathioprin.
- Ciclosporin (2,5–5 mg/kg KG/d, in zwei Dosen nach Plasmaspiegel und Wirkung) ist ein Reservemittel.
- Mycophenolat-Mofetil (2 g/d) ist ebenfalls ein Reservemittel.
- Rituximab (2 × 1 g, Abstand 14 Tage, Wiederholung nach 6 bzw. 9 Monaten) bei schwerem Verlauf oder Therapieversagen.

- Cyclophosphamid (1–2 mg/kg KG/d p. o., 0,5–1,0 g/m^2 i. v.) wird nur bei Therapieversagen der herkömmlichen Therapie eingesetzt.

Intravenöse Immunglobuline (IVIG): IVIG (2 g/kg KG alle 1–2 Monate) sind Mittel der 2. Wahl bei der DM additiv zu Kortikosteroiden und ggf. bei der kindlichen DM Mittel der 1. Wahl. Bei der INM und PM können IVIG bei nicht ausreichendem Therapieerfolg der Kombination Kortikosteroide/Azathioprin zusätzlich als 3-fach-Therapie genutzt werden.

Für die INM kann nach Expertenmeinung bereits initial eine Therapie mit IVIG erfolgen. Weiter gilt, dass schwere Verläufe früh in Form einer Tripeltherapie behandelt werden können.

Weitere Immuntherapien: Bei therapierefraktären Patienten können Substanzen wie Tacrolimus/FK506, TNF-α-Rezeptorantagonisten oder Jak-Inhibitoren angewendet werden. Für die IMNM erscheint eine Therapie, die die Autoantikörperproduktion bzw. die Folgen adressiert (CD138 monoklonale Antikörper oder Komplementinhibitoren) denkbar, Studien hierzu liegen noch nicht vor (Allenbach 2020b).

6

Erhaltungstherapie

Spätestens nach einem halben Jahr sollte eine Dosisreduktion der Kortikosteroide unter die Cushing-Schwelle versucht werden. Immunsuppressiva sollten im Verlauf additiv gegeben werden, wenn die Steroiddosis nach mehr als 3 Monaten noch deutlich über der Cushing-Schwelle liegt und eine weitere Reduktion nicht ohne Rezidiv möglich ist.

Die sIBM ist weitgehend therapierefraktär. Insgesamt ist ihr Ansprechen auf eine immunsuppressive Therapie unbefriedigend. Ein Therapieversuch mit Kortikosteroiden über bis zu 6 Monate ist zu rechtfertigen. Immunsuppressive Strategien sollten nicht zur Therapie eingesetzt werden. Für IVIG wurde eine signifikante Besserung der Schluckfunktion in einer kontrollierten Studie mit 10 IBM-Patienten belegt (Dalakas et al. 1997). In einer Studie mit 22 IBM-Patienten konnte im Verlauf eines Jahres eine signifikante Besserung der Alltagsaktivitäten von 11 % bei gleichbleibender Muskelkraft erreicht werden (Walter et al. 2000). Ein individuelles therapeutisches Ansprechen auf IVIG ist durch Expertenmeinungen, Fallberichte bzw. retrospektive Analysen weltweit mehrfach dokumentiert worden. Es besteht ein Konsensus der deutschen Muskelzentren, dass zunächst ein sechsmonatiger Therapieversuch mit ca. vier- bis sechswöchentlichen IVIG-Infusionen (initial 2 g/kg KG, danach 1 g/kg) erfolgen kann. Nach 6 Monaten sollte der Therapieerfolg klinisch (Besserung, Stabilisierung oder weitere Progression) beurteilt werden. Die oft initial inapparente Schluckstörungen und assoziierte Respirationsgefahr sollten beobachtet werden.

Einer ganz aktuellen Studie zufolge kann bei der IBM eventuell ein Therapieversuch mit Rapamycin versucht werden, hier ist zwar keine Heilung zu erwarten, eine signifikante Verschlechterung ist jedoch verhinderbar (Benveniste et al. 2021).

Die interstitielle Lungenerkrankung, die durchaus überlebenslimitierend für anti-MDA5-assoziierte Myositiden und ASS-assoziierte Myositiden ist, kann nach Expertenmeinung mit hochdosierten Kortikosteroiden in Kombination mit Basiliximab (Zou et al. 2014) oder Kalzineurin-Inhibitoren (Kurita et al. 2015) und Plasmapherese behandelt werden (Betteridge und McHugh 2016). Es sind in Einzelfällen Erfolge mit sogenannten Jak-Inhibitoren – insbesondere bei der Dermatomyositis – erzielt worden. Die Rationale für den Einsatz dieser im Allgemeinen gut verträglichen Medikamente ist u. a. die eindeutige pathogenetische Relevanz von Typ-I-Interferonen bei der Dermatomyositis (Ladislau et al. 2018).

6.1.4 Seltene Myositiden

Neben den dargestellten idiopathischen inflammatorischen Myositiden (IIMs) existieren einige seltene Entitäten, die in aller Regel nicht zusammen mit den oben genannten diskutiert und in Studien verglichen werden. Ein wichtiger Unterschied ist, dass bislang keine Autoantikörper für sie entdeckt wurden. Im Folgenden werden aus Gründen der Praktikabilität die eosinophile Fasziitis, die fokale Myositis und die neuromuskuläre Sarkoidose beschrieben. Außerdem soll kurz auf die iR Myositis als neurotoxische Nebenwirkung von sogenannten Immuncheckpoint-Inhibitoren, die zunehmend in der Krebstherapie eingesetzt werden, eingegangen werden.

Eosinophile Fasziitis

Das nach seinem Erstbeschreiber Shulman benannte Shulman-Syndrom (eosinophile Fasziitis) bezeichnet eine Erkrankung, bei der Patienten in der Regel eine gering ausgeprägte Skelettmuskelschwäche und gering erhöhte CK-Werte aufweisen. Man findet ein wechselnd ausgeprägtes Ödem der Haut; Unterarme und Beine können ebenfalls charakteristisch betroffen sein, zudem finden sich Einziehungen als sogenannte Grove Signs und Orangenhaut. Zusätzlich können unspezifische „rheumatologische Beschwerden" wie Arthralgien, Raynaud-Syndrom, Muskelschmerzen etc. auftreten. Laborchemisch kommen eine Eosinophilie und Hypergammaglobulinämie vor (Shulman 1975). Morphologisch zeigt sich in der perimysialen Faszie und im angrenzenden Muskel ein charakteristisches, mildes, monozytär dominiertes Infiltrat; eosinophile Granulozyten sind jedoch entgegen der naheliegenden Vorstellung nicht regelmäßig zu finden. Es ist wichtig, bei entsprechendem Verdacht eine kombinierte Haut-Faszien-Muskelbiopsie vorzunehmen. Die Therapie entspricht den oben genannten Empfehlungen. Die Prognose ist in aller Regel gut.

Neuromuskuläre Sarkoidose

Die neuromuskuläre Sarkoidose betrifft meistens Patienten, die bereits unter einer systemischen Sarkoidose leiden; in Ausnahmefällen ist jedoch auch ein isolierter Befall der Muskulatur und/oder des peripheren Nervensystems (z. b. Polyneuropathie oder Mononeuritis multiplex) denkbar. Die typischen Laborbiomarker (Angiotensin Converting Enzyme, ACE, löslicher Interleukin-2-Rezeptor, sIL-2R, und Serum- bzw. Urin-Kalzium-Werte) sind hilfreich bei differenzialdiagnostischen Überlegungen. Die betroffenen Patienten sind meist fortgeschrittenen Alters und beklagen eine proximale mehr als distale, asymmetrische und meist schmerzlose Muskelschwäche. Schmerzen können vor allem im Kontext von Vaskulitiden auftreten. Es finden sich typisch aufgebaute, nicht nekrotisierende Granulome, häufiger im Perimysium, aber durchaus auch im Endomysium, zusammen mit kräftiger ubiquitärer MHC-Klasse-I-Hochregulation auf dem Sarkolemm von Muskelfasern. Die Therapie richtet sich nach dem Gesamtbefall vor allem innerer Organe durch die Sarkoidose. Da es sich um eine chronische Erkrankung handelt, sind Muskelsonografie und MRT zum Monitoring des Therapieerfolges hilfreich.

Fokale Myositis

Diese Myositisform ist sehr selten und betrifft, wie man aus der Namensgebung ableiten kann, einen Muskel fokal, also niemals in Form eines symmetrischen Befalls. Es handelt sich dabei um eine schmerzhafte Schwellung im Muskel, die nicht mit einem Weichgewebstumor, der eine deutlich schlechtere Prognose aufweist, verwechselt werden darf. Die CK-Werte im Serum sind in aller Regel normal, andere hilfreiche Biomarker fehlen. Vielfach ist die Läsion selbstlimitierend regressiv, Kortikosteroide können verabreicht werden. In Einzelfällen sind Assoziationen mit rheumatologischen Erkrankungen und auch mit Malignomen beschrieben (Devic et al. 2016). Morphologisch findet man eine deutliche Kalibervarianz der Muskelfasern, fokale endo- und perimysial gelegene entzündliche Infiltrate und vielfach eine massive Neigung zur endomysialen Fibrosierung (Auerbach et al. 2009). Die Ätiopathogenese der fokalen Myositis ist unklar.

iR Myositis

Die Immuncheckpoint-Inhibitor-assoziierte Myositis (iR Myositis) tritt ausschließlich im Kontext der Krebsbehandlung mit diesen relativ neuen Medikamenten auf, welche die Prognose einiger Krebsformen revolutioniert haben. Das Wirkprinzip besteht in einer Scharfstellung von T-Zellen, die durch den Krebs selbst eher immunschwach sind. Dies erfolgt durch die Hemmung von Oberflächenrezeptoren wie PDL1 (auf Tumorzellen; z. b. Atezolizumab, Avelumab, Durvalumab) oder durch PD1-Blockade (z. b. Nivolumab, Pembrolizumab) und CTLA4-Blockade (z. b. Ipilimumab) auf T-Zellen. Die häufigsten immunassoziierten unerwünschten Nebenwirkungen (irAEs) betreffen das Herz, die Haut, den Gastrointestinaltrakt oder endokrine Organe. Im neurologischen Bereich treten Myasthenia gravis, Polyneuropathien, Enzephalitiden sowie iR Myositiden, manchmal in Kombination mit iR Myasthenie, auf (Johansen et al. 2019; Psimaras et al. 2019). Eine nicht zu unterschätzende Problematik ist die nicht seltene Kombination aus iR Myositis und iR Myokarditis, die eine schlechte Prognose hat (Anquetil et al. 2018). Morphologisch ist in fast allen Fällen ein Bild mit vielen Muskelfasernekrosen und Myophagozytosen, manchmal fokal flächig, und vielen endomysial gelegenen T-Zellen erkennbar (Touat et al. 2018). Es konnten identische T-Zell-Klone in Muskel und vom Krebs betroffenem Gewebe identifiziert werden (Psimaras et al. 2019). Therapie der Wahl ist zunächst eine hoch dosierte Steroidtherapie, Plasmapheresen, Immunglobulinstoß oder ggf. Abatacept (Salem et al. 2018).

ACHTUNG

iR Myositis – Red Flags

Start in der Regel nach 3 Wochen Immuncheckpoint-Inhibitor-Therapie
- Oft atypisch
- Okulobulbär
- Überlappung Mysthenie/Myopathie
- Kardiale Komplikation bis 30 %
- Respiratorische Insuffizienz

LITERATUR

Agmon-Levin N, et al. International recommendations for the assessment of autoantibodies to cellular antigens referred to as anti-nuclear antibodies. Ann Rheum Dis 2014; 73 (1): 17–23.

Allenbach Y, Benveniste O. Acquired necrotizing myopathies. Curr Opin Neurol 2013; 26 (5): 554–560.

Allenbach Y, et al. Integrated classification of inflammatory myopathies. Neuropathol Appl Neurobiol 2017; 43 (1): 62–81.

Allenbach Y, et al. High risk of cancer in autoimmune necrotizing myopathies: usefulness of myositis specific antibody. Brain 2016; 139: 2131–2135.

Allenbach Y, et al. Different phenotypes in dermatomyositis associated with anti-MDA5 antibody: Study of 121 cases. Neurology 2020a; 95(1): e70-e78. doi: 10.1212/WNL.0000000000009727.

Allenbach Y, Benveniste O, Stenzel W, Boyer O. Immune-mediated necrotizing myopathy: clinical features and pathogenesis. Nat Rev Rheumatol 2020b; 16(12): 689–701.

Allenbach Y, et al. Dermatomyositis with or without anti-melanoma differentiation-associated gene 5 antibodies: common interferon signature but distinct NOS2 expression. Am J Pathol 2016; 186 (3): 691–700.

Anquetil C, et al. Immune checkpoint inhibitor-associated myositis. Circulation 2018; 138 (7): 743–745.

Aouizerate J, et al. Myofiber HLA-DR expression is a distinctive biomarker for antisynthetase-associated myopathy. Acta Neuropathol Commun 2014; 2: 154.

Arahata K, Engel AG. Monoclonal antibody analysis of mononuclear cells in myopathies. I: Quantitation of subsets according to diagnosis and sites of accumulation and demonstration and counts of muscle fibers invaded by T cells. Ann Neurol 1984; 16(2): 193–208.

Auerbach A, et al. Focal myositis: a clinicopathologic study of 115 cases of an intramuscular mass-like reactive process. Am J Surg Pathol 2009; 33 (7): 1016–1024.

Benveniste O, et al. Advances in serological diagnostics of inflammatory myopathies. Curr Opin Neurol 2016; 29 (5): 662–673.

Benveniste O, et al. Amyloid deposits and inflammatory infiltrates in sporadic inclusion body myositis: the inflammatory egg comes before the degenerative chicken. Acta Neuropathol 2015; 129 (5): 611–624.

Betteridge ZE, McHugh N. Myositis-specific autoantibodies: an important tool to support diagnosis of myositis. J Intern Med 2016; 280 (1): 8–23.

Betteridge ZE, et al. Clinical and human leucocyte antigen class II haplotype associations of autoantibodies to small ubiquitin-like modifier enzyme, a dermatomyositis-specific autoantigen target, in UK Caucasian adult-onset myositis. Ann Rheum Dis 2009; 68 (10): 1621–1625.

Benviste O, et al. Sirolimus for treatment of patients with inclusion body myositis: a randomised, double-blind, placebo-controlled, proof-of-concept, phase 2b trial. The Lancet Rheumatology 2021; 3: e40-e48. doi.org/10.1016/S2665-9913(20)30280-0.

Blijham PJ, et al. Needle electromyographic findings in 98 patients with myositis. Eur Neurol 2006; 55 (4): 183–188.

Bohan A, Peter JB. Polymyositis and dermatomyositis (first of two parts). N Engl J Med 1975a; 292 (7): 344–347.

Bohan A, Peter JB. Polymyositis and dermatomyositis (second of two parts). N Engl J Med 1975b; 292 (8): 403–407.

Cantwell C, et al. A comparison of inflammatory myopathies at whole-body turbo STIR MRI. Clin Radiol 2005; 60 (2): 261–267.

Christopher-Stine L, et al. A novel autoantibody recognizing 200-kd and 100-kd proteins is associated with an immune-mediated necrotizing myopathy. Arthritis Rheum 2010; 62 (9): 2757–2766.

Dalakas MC. Polymyositis, dermatomyositis and inclusion-body myositis. N Engl J Med 1991; 325 (21): 1487–1498.

Dalakas MC. Immunotherapy of inflammatory myopathies: practical approach and future prospects. Curr Treat Options Neurol 2011; 13 (3): 311–323.

Dalakas MC, et al. Treatment of inclusion-body myositis with IVIg: a double-blind, placebo-controlled study. Neurology 1997; 48 (3): 712–716.

Devic P, et al. Focal myositis: A review. Neuromuscul Disord 2016; 26 (11): 725–733.

Engel AG, Arahata K. Mononuclear cells in myopathies: quantitation of functionally distinct subsets, recognition of antigen-specific cell-mediated cytotoxicity in some diseases, and implications for the pathogenesis of the different inflammatory myopathies. Hum Pathol 1986; 17 (7): 704–721.

Engel AG, et al. Immune effector mechanisms in inflammatory myopathies. Res Publ Assoc Res Nerv Ment Dis 1990; 68: 141–157.

Fiorentino DF, Werth VP. Dermatomyositis autoantibodies: clinical markers of patients past, present, and future. Arch Dermatol 2011; 147 (4): 492–494.

Fiorentino DF, et al. Distinctive cutaneous and systemic features associated with antitranscriptional intermediary factor-1gamma antibodies in adults with dermatomyositis. J Am Acad Dermatol 2015; 72 (3): 449–455.

Garel B, et al. Severe adult dermatomyositis with unusual calcinosis. Rheumatology (Oxford) 2015; 54 (11): 2024.

Greenberg SA. Inflammatory myopathies: evaluation and management. Semin Neurol 2008; 28 (2): 241–249.

Greenberg SA, et al. Association of inclusion body myositis with T cell large granular lymphocytic leukaemia. Brain 2016; 139 (Pt 5): 1348–1360.

Greenberg SA, et al. Highly differentiated cytotoxic T cells in inclusion body myositis. Brain 2019; 142 (9): 2590–2604.

Griggs RC, et al. Inclusion body myositis and myopathies. Ann Neurol 1995; 38 (5): 705–713.

Hamaguchi Y, et al. Clinical correlations with dermatomyositis-specific autoantibodies in adult Japanese patients with dermatomyositis: a multicenter cross-sectional study. Arch Dermatol 2011; 147 (4): 391–398.

Hervier B, et al. Patients with non-Jo-1 anti-RNA-synthetase autoantibodies have worse survival than Jo-1 positive patients. Ann Rheum Dis 2013; 72 (7): e18.

Hida A, et al. Anti-TIF1-gamma antibody and cancer-associated myositis: A clinicohistopathologic study. Neurology 2016; 87: 299–308.

Hoogendijk JE, et al. 119th ENMC international workshop: trial design in adult idiopathic inflammatory myopathies, with the exception of inclusion body myositis, 10–12 October 2003, Naarden, The Netherlands. Neuromuscul Disord 2004; 14 (5): 337–345.

Ichimura Y, et al. Anti-NXP2 autoantibodies in adult patients with idiopathic inflammatory myopathies: possible association with malignancy. Ann Rheum Dis 2012; 71 (5): 710–713.

Johansen A, et al. Neuromuscular adverse events associated with anti-PD-1 monoclonal antibodies: Systematic review. Neurology 2019; 92 (14): 663–674.

Knauss S, et al. PD1 pathway in immune-mediated myopathies: Pathogenesis of dysfunctional T cells revisited. Neurol Neuroimmunol Neuroinflamm 2019; 6 (3): e558.

Kurita T, et al. The efficacy of calcineurin inhibitors for the treatment of interstitial lung disease associated with polymyositis/dermatomyositis. Lupus 2015; 24 (1): 3–9.

Ladislau L, et al. JAK inhibitor improves type I interferon induced damage: proof of concept in dermatomyositis. Brain 2018; 141 (6): 1609–1621.

Mammen AL. Autoimmune myopathies: autoantibodies, phenotypes and pathogenesis. Nat Rev Neurol 2011; 7 (6): 343–354.

Mastaglia FL, et al. Inflammatory myopathies: clinical, diagnostic and therapeutic aspects. Muscle Nerve 2003; 27 (4): 407–425.

Mescam-Mancini L, et al. Anti-Jo-1 antibody-positive patients show a characteristic necrotizing perifascicular myositis. Brain 2015; 138 (Pt 9): 2485–2492.

Montagnese F, et al. Evaluating the diagnostic utility of new line immunoassays for myositis antibodies in clinical practice: a retrospective study. J Neurol 2019; 266 (6): 1358–1366.

Psimaras D, et al. Immune checkpoint inhibitors-induced neuromuscular toxicity: From pathogenesis to treatment. J Peripher Nerv Syst 2019; 24: 74–85.

Reichlin M, Mattioli M. Description of a serological reaction characteristic of polymyositis. Clin Immunol Immunopathol 1976; 5 (1): 12–20.

Rider LG, Miller FW. Deciphering the clinical presentations, pathogenesis, and treatment of the idiopathic inflammatory myopathies. JAMA 2011; 305 (2): 183–190.

Rider LG, et al. The myositis autoantibody phenotypes of the juvenile idiopathic inflammatory myopathies. Medicine (Baltimore) 2013; 92 (4): 223–243.

Rothwell S, et al. Dense genotyping of immune-related loci in idiopathic inflammatory myopathies confirms HLA alleles as the strongest genetic risk factor and suggests different genetic background for major clinical subgroups. Ann Rheum Dis 2016; 75 (8): 1558–1566.

Salem JE, et al. Abatacept for severe immune checkpoint inhibitor-associated myocarditis. N Engl J Med 2019; 380 (24): 2377–2379.

Sato S, et al. RNA helicase encoded by melanoma differentiation-associated gene 5 is a major autoantigen in patients with clinically amyopathic dermatomyositis: Association with rapidly progressive interstitial lung disease. Arthritis Rheum 2009: 60 (7): 2193–2200.

Selva-O'Callaghan A, et al. Malignancy and myositis: novel autoantibodies and new insights. Curr Opin Rheumatol 2010; 22 (6): 627–632.

Selva-O'Callaghan A, Pinal-Fernandez I, Trallero-Araguás E, Milisenda JC, Grau-Junyent JM, Mammen AL. Classification and management of adult inflammatory myopathies. Lancet Neurol 2018: 816–828. doi: 10.1016/S1474-4422(18)30254-0. Shulman LE. Diffuse fasciitis with eosinophilia: a new syndrome? Trans Assoc Am Physicians 1975; 88: 70–86.

Stenzel W, et al. Nuclear actin aggregation is a hallmark of anti-synthetase syndrome-induced dysimmune myopathy. Neurology 2015; 84 (13): 1346–1354.

Tanboon J, Nishino I. Classification of idiopathic inflammatory myopathies: pathology perspectives.Curr Opin Neurol 2019; 32(5): 704–714. doi: 10.1097/WCO.0000000000000740. Tansley SL, et al. The diagnostic utility of autoantibodies in adult and juvenile myositis. Curr Opin Rheumatol 2013; 25 (6): 772–777.

Targoff IN, et al. A novel autoantibody to a 155-kd protein is associated with dermatomyositis. Arthritis Rheum 2006; 54 (11): 3682–3689.

6

Tomasova Studynkova J, et al. The role of MRI in the assessment of polymyositis and dermatomyositis. Rheumatology (Oxford) 2007; 46 (7): 1174–1179.
Touat M, et al. Immune checkpoint inhibitor-related myositis and myocarditis in patients with cancer. Neurology 2018; 91 (10): 985–994.
Uruha A, et al. Perifascicular necrosis in anti-synthetase syndrome beyond anti-Jo-1. Brain 2016; 139 (Pt 9): e50.
Walter MC, et al. High-dose immunoglobulin therapy in sporadic inclusion body myositis: a double-blind, placebo-controlled study. J Neurol 2000; 247 (1): 22–28.
Walter P. Signal recognition. Two receptors act sequentially. Nature 1987; 328 (6133): 763–764.
Weihl CC, Mammen AL. Sporadic inclusion body myositis – a myodegenerative disease or an inflammatory myopathy. Neuropathol Appl Neurobiol 2017; 43(1): 82–91.
Zou J, et al. Basiliximab may improve the survival rate of rapidly progressive interstitial pneumonia in patients with clinically amyopathic dermatomyositis with anti-MDA5 antibody. Ann Rheum Dis 2014; 73 (8): 1591–1593.

6.2 Andere Muskelerkrankungen

Ilka Schneider, Jörn Peter Sieb und Stephan Zierz

Wichtige Neuigkeiten auf einen Blick

- Zu den neuromuskulären Komplikationen einer intensivpflichtigen SARS-CoV-2-Erkrankung zählen Critical-Illness-Myopathie und Critical-Illness-Neuropathie, die ein Weaning vom Respirator zusätzlich verlängern.
- Muskeldystrophien:
  - Muskeldystrophie Duchenne: In den USA wurde das Glukokortikoid Deflazacort zur Therapie zugelassen. Ataluren ist Gentherapie als Behandlungsoption von Duchenne-Jungen mit einer Nonsense-Mutation im Dystrophin-Gen.
  - Gliedergürteldystrophien: Derzeit sind 8 autosomal dominant und 26 autosomal rezessiv vererbte Varianten bekannt.
- Kongenitale Myopathien: Es sind bereits mehr als 20 Gendefekte bekannt. Ein charakteristisches Störungsmuster im Muskel-MRT der Beine kann die diagnostische Zuordnung erleichtern. Für die seltene und schwer verlaufende Myotubuläre Myopathie ist derzeit eine Gentherapie in Erprobung.
- Myotone Syndrome:
  - Die myotonen Dystrophien sind multisystemische Erkrankungen, bei denen das Screening auf extramuskuläre Komplikationen (u. a. Hypersomnie, Diabetes mellitus, kardiale Reizleitungsstörungen, Katarakt, Tumor) für die Prognose entscheidend ist.
  - Als symptomatische Therapie der Myotonie ist Mexiletin seit 2019 in Deutschland erhältlich. Eine sichere und effektive Alternative ist Lamotrigin.
- Periodische Paralyse: Der Carboanhydrasehemmer Dichlorphenamid kann die Attackenfrequenz bei hypo- und hyperkaliämisch bedingten periodischen Paralysen reduzieren. Das Medikament hat einen „Orphan-Drug"-Status und ist damit verordnungsfähig.
- Metabolische Myopathien: Glykogenose Typ II (Morbus Pompe): Aufgrund der Möglichkeit einer kausalen Therapie mittels Enzymersatz sollte die Untersuchung auf diese Erkrankung großzügig erfolgen. Die Diagnostik erfolgt mittels Trockenbluttest einfach und schnell.

6.2.1 Einführung

Muskelerkrankungen können erworben oder hereditär vorkommen. Wichtige erworbene Myopathien sind neben den Myositiden (➤ Kap. 4) die toxischen Myopathien, die Critical-Illness-Myopathie und die Steroidmyopathie. Zu den hereditären Myopathien zählen die progressiven Muskeldystrophien, die kongenitalen Myopathien mit Strukturbesonderheiten und die metabolischen Myopathien mit Störungen in Glykogen-, Lipid- oder mitochondrialen Stoffwechsel. Die Myotonien können mit und ohne dystrophischen

Umbau vorkommen und sind ebenfalls genetisch bedingt.

Gerade auf dem Gebiet der hereditären Muskelerkrankungen ist der Fortschritt bei der pathogenetischen Aufklärung rasant: Der Einsatz molekularer Hochdurchsatzverfahren (Next Generation Sequencing; ➤ Kap. 26.6) hat zu einem neuen Verständnis von Phänotyp-Genotyp-Korrelationen, zu einer rascheren Diagnosestellung und Detektion neuer Gendefekte bei Myopathien geführt. So sind mittlerweile mehr als 200 nukleäre und mitochondriale Gene bekannt, die zu Myopathien führen können. Auch im Hinblick auf therapeutische Optionen sind Fortschritte erzielt worden: Bei den hereditären Myopathien gibt es bereits kausale Therapien für die Duchenne-Muskeldystrophie und die Glykogenose Typ II (Morbus Pompe). Für die kongenitale Myotubuläre Myopathie wird derzeit eine Gentherapie erprobt.

Dieses Kapitel gibt eine zusammenfassende Übersicht von einigen aus der Sicht des praktisch tätigen Neurologen besonders wichtigen Aspekten der Muskelerkrankungen. Es ist jedoch keine umfassende Darstellung dieses Teilbereichs der Neurologie. Dargestellt werden die toxischen Myopathien, die Dystrophinopathien, die kongenitalen Myopathien, die große und anhaltend wachsende Gruppe der Gliedergürteldystrophien, die fazioskapulohumerale Muskeldystrophie, die Glykogenose Typ II und die Mitochondriopathien als metabolischen Myopathien sowie die myotonen Muskelerkrankungen. Die idiopathischen Myositiden sind Gegenstand von ➤ Kap. 4.

Generell gilt: Ausgangspunkt einer erfolgreichen Muskeldiagnostik sind nach wie vor die Anamneseerhebung und die genaue klinische Untersuchung mit Erfassung des Verteilungstyps der Muskelschwäche, ergänzt durch Laboruntersuchungen wie die Bestimmung der Creatinkinase-(CK-)Serumaktivität, die klinische Neurophysiologie und Bildgebung mittels MRT und Myosonografie. Auch eine Muskelbiopsie ist in den meisten Fällen erforderlich (Mensch et al. 2019).

6.2.2 Toxische Myopathien

Ein breites Spektrum von Medikamenten und Toxinen ist myotoxisch (Katzberg und Kassardjian 2016). Das klinische Bild ist variabel. Es gibt generalisierte und lokale, schmerzhafte und schmerzlose sowie akute, subakute und chronisch-progrediente Muskelschädigungen. Nicht immer besteht ein enger zeitlicher Zusammenhang zwischen dem Auftreten von Muskelbeschwerden und einer potenziell myotoxischen Exposition. Diagnostisch hinweisend sind die Expositionsanamnese, das Bestehen prädisponierender Faktoren wie z. b. eine Niereninsuffizienz, eine erhöhte CK-Serumaktivität und schließlich der Rückgang der Symptomatik nach Ende der Exposition, sofern nicht ein initiierter Autoimmunprozess fortbesteht. Alkoholmyopathie und die Statinmyopathie sind am häufigsten. Die Schädigungsmechanismen sind unterschiedlich, wobei die Entwicklung einer nekrotisierenden Myopathie am häufigsten ist und bis hin zur Rhabdomyolyse reichen kann. Einen Überblick gibt ➤ Tab. 6.1.

Alkoholmyopathie

Die alkoholinduzierte Myopathie ist die häufigste Form der toxischen Myopathie und ist häufig mit

Tab. 6.1 Übersicht zum Schädigungsmechanismus bei wichtigen toxisch bedingten Myopathien (adaptiert nach Katzberg und Kassardjian 2016)

• Nekrotisierende Myopathie/Rhabdomyolyse – Statine (auch autoimmun induzierte Myopathie) – Andere Cholesterinsenker (z. b. Fibrate) – Alkoholmissbrauch – Organophosphate (Insektizidintoxikation) – Schlangen- und andere Tiergifte – Hypokaliämie (z. b. durch Diuretika, Laxanzien, Amphotericin, Alkoholmissbrauch, Toluen beim „Schnüffeln", Lakritzabusus)
• Lysosomale Speicherung – Chloroquin (Tagesdosis > 500 mg) – Hydroxychloroquin – Amiodaron
• Antimikrotubulär – Colchicin – Vincristin
• Mitochondriale Myopathie – Zidovudin – Andere nukleosidische Reverse-Transkriptase-Inhibitoren
• Entzündlich/Myositis – Penicillamin – Alpha-Interferon – Makrophagische Myofasziitis (Hepatitis-B-Impfung)

6

weiteren Alkohol-Folgeerkrankungen assoziiert (Polyneuropathie, Leberzirrhose mit hepatischer Enzephalopathie, Kachexie). Es gibt unterschiedliche Verlaufsformen (Kuhm und Klopstock 2014):

Akute nekrotisierende Myopathie (alkoholische Rhabdomyolyse)

Hierbei kommt es akut in zeitlichem Zusammenhang mit einem Alkoholexzess oder in einer Entzugssituation zu starken Myalgien, Muskelkrämpfen, Muskelschwellung und Paresen der Oberschenkel- oder Wadenmuskulatur. Ausgeprägte Rhabdomyolysen können zu einer Myoglobinurie mit der Gefahr des Nierenversagens führen. Die initial erhöhten muskulären Serumenzyme normalisieren sich meist innerhalb weniger Tage. Auch die Paresen sistieren bei Alkoholabstinenz bei leichteren Fällen rasch (wenige Wochen). Selten bleiben Residuen länger als 6 Monate bestehen. Eine Sonderform ist die **hypokaliämische Alkoholmyopathie** infolge gastrointestinaler Kaliumverluste (z. b. Erbrechen oder verminderte Resorption) bei exzessivem Alkoholkonsum. Nach intravenöser Kaliumgabe sind die Paresen innerhalb weniger Tage regredient.

6

Chronische alkoholische Myopathie

Langjähriger Alkoholkonsum führt bei bis zu zwei Dritteln der Patienten zur einer chronischen Myopathie. Das Ausmaß der Myopathie korreliert dabei positiv mit der Gesamtalkoholdosis. Klinisch führend sind schmerzlose, proximal betonte Paresen, meist ohne CK-Erhöhung. Im MRT finden sich Muskelatrophien, histologisch stellen sich häufig eine unspezifische Atrophie der Typ-II-Fasern dar. Unter strikter Alkoholkarenz und Physiotherapie kann es zu einer gewissen Besserung kommen. Zusätzlich kann eine **chronische alkoholische Kardiomyopathie** auftreten, für die zum einen direkte toxische Effekte des Alkohols verantwortlich gemacht werden und zum anderen eine malnutritive Schädigungen infolge eines sekundären Vitamin-B_1-Mangels (Beriberi-Herz).

Statinmyopathie

Als Cholesterinsenker gehören die HMG-CoA-Reduktase-Hemmer (Statine) heutzutage zu den am meisten eingesetzten Medikamenten. Große praktische Bedeutung kommt insbesondere der Myotoxizität der Statine zu. Bei Statinen werden zwei Formen der Muskelschädigung unterschieden: eine direkte Muskeltoxizität und die Induktion eines Immunprozesses (Schneider und Zierz 2019).

Direkte Myotoxizität

Myalgien sind die häufigste unerwünschte Nebenwirkung einer Statinmedikation, wobei nicht immer ein kausaler Zusammenhang mit der Medikation bestehen muss. Eine schwerwiegende Muskeltoxizität ist dagegen sehr selten. Statininduzierte Muskelsymptome (SAMS) können sich als Hyper-CK-ämie, Myalgien bis hin zu Myopathie mit proximal betonten Paresen und Myositis präsentieren. Die schwerste Form der Myotoxizität ist eine lebensbedrohliche Rhabdomyolyse mit akutem Nierenversagen.

Das Risiko einer Myopathie unter Statinen ist dosisabhängig und liegt unter 20 mg/d Simvastatin bei 0,02 % und bei 80 mg/d Simvastatin bei 0,53 %. Bis auf Pravastatin werden die Statine von dem Cytochrom-Isoenzym 3A4 metabolisiert. Der gleichzeitige Einsatz potenter Hemmstoffe von CYP3A4, z. b. Erythromycin, Clarithromycin, Telithromycin, erhöht das Risiko einer Rhabdomyolyse so sehr, dass die Kombination solcher Inhibitoren mit einem Statin kontraindiziert ist. Vorsicht ist aber auch geboten bei der Kombination mit weniger potenten CYP3A4-Inhibitoren, wie Ciclosporin, Verapamil oder Grapefruitsaft. Die Kombination mit Fibraten und Nikotinsäure erhöht ebenfalls das Risiko für SAMS maßgeblich. Patienten jenseits des 70. Lebensjahrs, diejenigen mit einer Nierenfunktionsstörung, einer unbehandelten Hypothyreose, einer hereditären Muskelerkrankung oder einem Alkoholmissbrauch weisen ebenfalls ein erhöhtes SAMS-Risiko auf. Es gibt auch eine genetische Prädisposition für die Entwicklung von SAMS: So wird das Risiko einer Statinmyopathie durch den Polymorphismus V174A im SLCO1B1-Gen bis zu 17-fach erhöht, da die Enzymaktivität des Organo-Anion-Transporter (OATP1B1) die Simvastatinaufnahme in die Hepatozyten vermindert und eine höhere Serumkonzentration nach sich zieht. Auch das Vorliegen hereditäter Muskelerkrankungen, insbesondere metabolische Myopathien, erhöht das Risiko für SAMS. Die Pathogenese ist noch nicht ausreichend verstanden.

Für die Diagnosestellung ist der zeitliche Zusammenhang zwischen Statinmedikation und Muskelbeschwerden entscheidend. Eine Therapiepause mit anschließender Re-Exposition kann für die Zuordnung der Kausalität hilfreich sein. Typischerweise sind die Muskelsymptome bei SAMS nach Absetzen der Statine innerhalb von 2–4 Wochen regredient. Therapeutische Optionen beim Vorliegen von SAMS sind die Dosisreduktion, ein Statinwechsel oder das Absetzen der Statine (Schneider und Zierz 2019).

Nekrotisierende, autoimmun induzierte Myopathie (NAM)

Die nekrotisierende, autoimmun induzierte Myopathie (NAM) gehört zu den idiopathischen inflammatorischen Myopathien (➤ Kap. 4). Serologisch lassen sich bei der NAM bei einem Teil der Patienten myositisspezifische Autoantikörper entweder gegen das Signal Recognition Particle (SRP) oder die HMG-CoA-Reduktase finden. Die Ausbildung von HMG-CoA-Reduktase-Antikörpern ist stark mit einer vorherigen Statinmedikation assoziiert (Allenbach et al. 2018). Zu beachten ist allerdings, dass HMG-CoA-Reduktase-Antikörper auch bei einem beträchtlichen Teil der Patienten auftreten, die keine vorherige Statinexposition hatten. Klinisch findet sich eine rasch ggf. bis hin zur Gehunfähigkeit fortschreitende Gliedergürtelschwäche mit stark erhöhten Serum-CK-Werten zwischen 1 000 und 50 000 U/l. Für die Diagnosestellung ist eine Muskelbiopsie nötig: Hier zeigt sich das charakteristische Bild einer schwerwiegenden, nekrotisierenden Myopathie mit einem allenfalls minimal ausgeprägten entzündlichen Infiltrat sowie eine Hochregulierung von MHC-Klasse-I-Antigenen an den Muskelfasern mit Nachweis des aus Bestandteilen des Komplementsystems bestehenden Membranangriffkomplexes (Allenbach et al. 2018). Im Gegensatz zu toxisch vermittelten Muskelbeschwerden durch Statine (SAMS) kommt es bei der NAM nach Absetzen der Statinmedikation nicht zu einem Stillstand des Krankheitsprozesses. Therapeutisch werden bei der NAM immunmodulatorische Therapien mit Prednisolon, MTX oder bei schweren Formen auch IVIG und Rituximab eingesetzt (Schneider und Zierz 2019).

ACHTUNG

Empfehlungen zur Management von Muskelbeschwerden unter Statinmedikation (Schneider und Zierz 2019):

- Vor Beginn einer Statinmedikation: Komedikation und Komorbiditäten beachten, insbesondere bei hoher Statindosierung.
- Information: Patienten sollen aufgefordert werden, unklare Muskelschmerzen und -schwäche umgehend dem verschreibenden Arzt mitzuteilen.
- Wenn während der Behandlung mit einem Statin Muskelschmerzen, -schwäche oder -krämpfe auftreten, muss die CK-Serumaktivität kontrolliert werden. Wenn diese ohne vorangegangene körperliche Anstrengung signifikant erhöht ist (> 4- bis 5-Faches des oberen Normwertes), sollte eine Statinpause erfolgen, um die Kausalität mit der Medikation zu überprüfen.
- Eine Re-Exposition nach 2–4 Wochen kann mit reduzierter Statindosis oder nach Statinwechsel versucht werden.
- Bei Wiederauftreten von Muskelbeschwerden und/oder CK-Wert-Erhöhung sollten Statinalternativen gewählt werden.
- Sehr hohe CK-Serum-Werte können auf eine NAM hindeuten; dann sollten HMG-CoA-Reduktase-Antikörper auf eine Statinmyopathie hinweisen.
- Bei hereditären Muskelerkrankungen ist eine Statintherapie nicht grundsätzlich kontraindiziert, sollte jedoch einer sorgfältigen Nutzen-Risiko-Abwägung sowie engmaschiger Überwachung unterzogen werden.
- Initiale Bestimmung der CK-Serumaktivität vor Beginn der Statinmedikation ist sinnvoll bei Patienten mit erhöhtem Risiko einer Statinmyopathie.

Critical-Illness-Myopathie (CIM)

Intensivmedizinisch behandelte Patienten mit Beatmungzeit > 24 h entwickeln in bis zu 40 % eine Muskelschwäche, die auch die anschließende Respiratorentwöhnung verzögern kann (Appleton et al 2015). Die Ursachen der unter dem Oberbegriff „Erworbene Muskelschwäche des kritisch Kranken" (Intensive Care Unit Acquired Weakness, ICUAW) zusammengefassten Erkrankung sind vielgestaltig (Lad et al. 2020) (➤ Tab. 6.2;). Eine Critical-Illness-Myopathie (CIM) tritt häufig gemeinsam mit einer Critical-Illness-Polyneuropathie (CIP) als Critical-Illness Neuromyopathie (CINM) auf. Sepsis bzw. das systemische inflammatorische Response-Syndrom (SIRS) sind hierfür besondere Risikosituationen. Patienten mit SARS-CoV-2-Infektion und Intensivpflichtigkeit durch ein ARDS (acute respiratory distress syndrom) haben ebenfalls

Tab. 6.2 MUSCLES-Skizze für die Differenzialdiagnostik bei Intensivpatienten mit einer Schwäche ohne kardiale oder pulmonale Ursache (nach Ponfick et al. 2014)

M	**Medikation:** Muskelrelaxanzien, Steroide, Amiodaron, Zidovudin, Statine u. a.
U	**„Unbekannt", bislang nicht diagnostizierte neuromuskuläre Erkrankung:** Botulismus, Amyotrophe Lateralsklerose, Guillain-Barré-Syndrom, Myasthenia gravis, Lambert-Eaton myasthenisches Syndrom, Myopathien (z. b. Morbus Pompe), Myositis
S	**Spinale und zentralnervöse Schädigung:** Trauma, Ischämie, Myelonkompression, Vaskulitis, Demyelinisation, Hirnstammprozesse, Enzephalopathie
C	**Critical-Illness-Myopathie/Critical-Illness-Polyneuropathie**
L	**„Loss of Muscle Mass", Verlust an Muskelmasse:** Kachexie, Rhabdomyolyse
E	**Elektrolytentgleisung:** Hypokaliämie, Hypophosphatämie, Hypermagnesiämie
S	**Systemische Erkrankungen:** AIDS, Porphyrie, Vaskulitis, paraneoplastische Erkrankungen, Vergiftungen

ein hohes Risiko, eine CIM zu entwickeln (Van Aerde et al. 2020) und damit eine post-COVID-19-Genesung zu prolongieren. Eine frühstmögliche aktive oder passive Mobilisierung ist für die Prophylaxe und Therapie entscheidend (McClafferty et al. 2020).

CIM und CIP treten häufig gemeinsam auf. Eine proximale Betonung der Muskelschwäche spricht für eine CIM, während eine distal betonte Muskelschwäche eher Ausdruck einer CIP ist. Initial erhaltene Muskeleigenreflexe weisen auf einen myopathischen Prozess hin, wobei sich im Verlauf einer CIM ebenfalls eine Areflexie ausbilden kann. Die CK-Serumaktivität ist nur bei einem Teil der CIM-Fälle erhöht. Die neurophysiologische Diagnostik ist hilfreich bei der Einordnung des Erkrankungsprozesses trotz der intensivmedizinisch erschwerten Ableitungsbedingungen durch Wechselstromartefakte von Elektrogeräten (z. b. Bettmotor) sowie Patienten mit Hypothermie, Anasarka und eingeschränkter Kooperation. Die CIP ist eine axonale Polyneuropathie. Eine unauffällige sensible Neurografie und der Nachweis von myopathischen Veränderungen im EMG sprechen für das Vorliegen einer CIM. Elektromyografisch kann bei CIP und CIM pathologische Spontanaktivität auftreten.

Die CIM ist eine heterogene Gruppe. Es können u. a. eine akute nekrotisierende Myopathie bis hin zur Rhabdomyolyse, eine Myopathie im Rahmen von Kachexie und Inaktivität mit einer Typ-2-Muskelfaseratrophie oder eine Myopathie mit Myosinfilamentverlust (Thick-Filament Myopathy) vorliegen, die teils schon lichtmikroskopisch in der ATPase-Reaktion dargestellt werden kann. Die Muskelbiopsie ist zur Diagnosestellung und Abgrenzung von möglichen Differenzialdiagnosen sinnvoll. Eine spezifische Therapie existiert nicht. Hilfreich sind Physiotherapie und auch eine passive Elektrostimulation. Die Tetraparese kann sich innerhalb von Monaten zurückbilden und gelingt bei einer CIM etwas besser als bei einer CIP (Lad et al 2020).

Chronische Steroidmyopathie

Die iatrogen durch eine lang andauernde, hoch dosierte Steroidtherapie verursachte Myopathie unterscheidet sich nicht von derjenigen bei einem Hyperkortisolismus durch einen Morbus Cushing. Klinisch präsentieren sich Kennzeichen einer Myopathie mit Hüftgürtelschwäche in Kombination mit Stigmata eines Hyperkortisolismus, wie das typische „Vollmondgesicht", Stammfettsucht und Hautatrophie (Minetto et al. 2018). Elektromyografisch findet sich keine pathologische Spontanaktivität. Die Potenziale motorischer Einheiten sind eher niedrig und kurz. Muskelbioptisch zeigt sich lediglich eine Typ-2-Muskelfaseratrophie als unspezifischer Befund, der z. b. auch nach längerer Inaktivität beobachtet wird.

Das Risiko einer Steroidmyopathie steigt mit der Höhe und der Dauer der Applikation und soll besonders hoch bei fluorierten Glukokortikoiden (z. b. Triamcinolon, Betamethason, Dexamethason) sein. Daher sollte mit der niedrigsten therapeutisch erforderlichen Steroiddosis behandelt werden. Ist eine Steroidmyopathie unter einem fluorierten Steroid aufgetreten, so empfiehlt sich die Umsetzung auf ein nicht fluoriertes. Körperliche Aktivität ist möglicherweise geeignet, das Risiko einer Steroidmyopathie zu reduzieren.

! MERKE

Praktische Hinweise: Insbesondere bei autoimmunen neurologischen Erkrankungen wie Myositis, Myasthenie oder chronische inflammatorische demyelinisierende Polyneuropathie (CIDP) ist die Abgrenzung einer Steroidmyopathie gegenüber einem Krankheitsprogress häufig schwierig. Eine Steroidmyopathie kann dabei leicht übersehen werden, da die Serumaktivität der Muskelenzyme einschließlich der CK normal ist. Folgende Aspekte können bei der Differenzierung helfen:

Myositis

Bei niedriger CK-Serumaktivität beruht eine sich neu entwickelnde oder sich verschlechternde Hüftgürtelschwäche eher auf einer Steroidmyopathie als auf einer erneuten Akzentuierung der Myositis. Zur Differenzierung ist die Beurteilung von elektromyografisch erfasster Spontanaktivität (bei Myositis vermehrt, bei Steroidmyopathie normal) sowie Muskel-MRT und ggf. auch neuerlicher Muskelbiopsie hilfreich, zwischen einer Steroidmyopathie und einer aktivierten Myositis zu differenzieren.

Myasthenie

Entwickelt sich zunehmend eine Hüftgürtelschwäche bei gleichzeitig rückläufigen Myasthenie-Symptomen okulär und oropharyngeal, sollte eine Steroidmyopathie erwogen werden.

CIDP

Auf eine Steroidmyopathie weist eine Zunahme von Paresen bei fehlender Progredienz der neurografischen Auffälligkeiten hin.

6.2.3 Muskeldystrophien

Muskeldystrophien sind hereditäre Erkrankungen, bei denen ein allmählicher Muskelzellverlust stattfindet, verbunden mit einem langsam fortschreitenden bindegewebigen oder fettigen Ersatz der Muskelfasern. Die häufigste Ursache einer Muskeldystrophie ist ein genetisch bedingtes Fehlen oder eine Funktionsänderung des Eiweißes Dystrophin, was zu der schwer verlaufende Duchenne-Muskeldystrophie sowie der milderen Becker-Muskeldystrophie (BMD) führt. Die myotone Muskeldystrophie Curschmann-Steinert und die fazioscapulohumerale Muskeldystrophie liegen in der Häufigkeit an 2. und 3. Stelle.

Dystrophinopathien (Muskeldystrophie Duchenne und Becker)

Beide Formen werden X-chromosomal vererbt mit einer Dystrophin-Defizienz als Folge von In-Frame-Deletionen, Punktmutationen und Duplikationen im *DMD*-Gen (Xp21.2). Aufgrund des X-chromosomalen Vererbungsmodus erkranken Frauen nicht an einer schwerwiegenden Dystrophie und nur eine Minderzahl der Konduktorinnen entwickelt im Erwachsenenalter muskuläre Symptome (Birnkrant et al. 2018).

Dystrophin hilft, die Membranintegrität bei den Längenveränderungen der Muskelfasern bei Kontraktionen zu erhalten. Es verbindet die Aktinfilamente mit dem membranständigen Dystroglykan-Komplex, der wiederum eine Verbindung mit der extrazellulären Matrix herstellt. Bei der Becker-Muskeldystrophie (BMD) wird ein zumindest noch teilweise funktionsfähiges Dystrophin-Protein gebildet, sodass der Krankheitsverlauf im Vergleich zur Duchenne-Muskeldystrophie (DMD) milder ist. Typische klinische Zeichen sind eine zunehmenden Schwäche im Beckengürtel ab dem 3. bis 5. Lebensjahr, die zu Schwierigkeiten bei Aufstehen (Gowers-Zeichen) und zu Verlust der Gehfähigkeit führt. Der Zeitpunkt des Gehfähigkeitsverlusts wird zur Unterscheidung zwischen beiden allelen Erkrankungen herangezogen: Jungen mit einer DMD verlieren die Gehfähigkeit spätestens im Alter von 12 Jahren, wohingegen Patienten mit BMD auch nach ihrem 16. Geburtstag noch gehfähig sind. Weitere Kennzeichen sind hervorstehende Schulterblätter (Scapula alata) durch Schultergürtelschwäche und Skoliose. Infolge des Muskelschwundes können schmerzhaften Fehlstellungen von Gelenken und Knochenverformungen, Kontrakturen der Achillessehnen entstehen. Charakteristisch für die DMD sind die sogenannten „Gnomen-“ oder „Kugelwaden“. Sie entstehen durch Fetteinlagerungen in der bindegewebig umgebauten Unterschenkel-Muskulatur (Pseudohypertrophie).

Der Erwachsenen-Neurologe ist zumeist nur mit der milderen BMD konfrontiert. Zu den klinischen Präsentationen gehören eine Quadrizeps-Myopathie, belastungsinduzierte Myalgien und eine episodische Myoglobinurie. Zumeist ist die CK-Serumaktivität deutlich erhöht (Birnkrant et al. 2018). Bei DMD und bei BMD kann eine Beteiligung der kardialen und der Atemmuskulatur auftreten, auf die untersucht werden muss. Auch eine unterschiedlich starke Beeinträchtigung des ZNS mit Hirnleistungseinschränkungen ist bei beiden Formen zu finden (Birnkrant et al. 2018).

Therapie

Seit langem werden bei Duchenne-Jungen Glukokortikoide therapeutisch eingesetzt, um die Krankheitsprogression zu verlangsamen. Aktuell hat sich die Wirksamkeit in kontrollierten Studien bestätigt. Unklarheit besteht jedoch weiterhin über den Wirkmechanismus und das beste Therapieschema beim langfristigen Einsatz im Kindes- und Jugendalter, Empfehlungen hierzu wurden 2018 publiziert (Birnkrant et al. 2018). In den USA wurde 2017 als erstes Glukokortikoid Deflazacort ausdrücklich für die Behandlung der Duchenne-Dystrophie zugelassen. In Deutschland ist Deflazacort (Calcort®) ausschließlich zur Behandlung der Rheumatoiden Arthritis zugelassen.

Mehrere neue Therapieansätze für die Dystrophinopathien wurden in den letzten Jahren untersucht: Die Strategien umfassen eher unspezifische Ansätze zur Reduktion der dystrophischen Zerstörung (z. b. durch Entzündungshemmung, Förderung von Muskelwachstum/Regeneration, Reduktion von Fibrosierung, Verbesserung mitochondrialer Funktion) sowie zielgerichtete molekulargenetische Therapien zur Wiederherstellung von Dystrophin (Nonsense-readthrough, Antisense-Oligonukleotide zum Exon Skipping und AAV-Vektor-vermittelter Gentransfer; Shieh 2018). Zugelassen ist seit 2014 in der Europäischen Union derzeit nur das Medikament Ataluren (Translarna®), das für die Behandlung von gehfähigen Duchenne-Jungen ab dem 5. Lebensjahr eingesetzt werden kann, die eine Nonsense-Mutation im Dystrophin-Gen haben. Eine Nonsense-Mutation führt zu einem vorzeitigen Stoppcodon. Ataluren ermöglicht ein ribosomales Durchlesen der mRNA, die ein derartiges Stoppcodon enthält, und infolgedessen wird das Protein komplett synthetisiert. Erste Ergebnisse an größeren Patientenkohorten bestätigen ein verbessertes Überleben sowie eine Verzögerung der Krankheitsprogression bei guter Verträglichkeit der Therapie (Mercuri et al. 2020). Jedoch haben nur ca. 10 % der Betroffenen eine Stoppmutation. Bei den allermeisten liegen Deletionen oder Duplikationen vor.

In den USA wurden die Substanzen Eteplirsen (seit 2016) und Golodirsen (seit 2019) zur Behandlung der Duchenne-Dystrophie zugelassen: Es handelt sich um Morpholino-Antisense-Oligomere. Eteplirsen führt zur Exzision von Exon 51 während des Prä-mRNA-Spleißens des Dystrophin-RNA-Transkripts und verändert so das Downstream-Leseraster. Bei Duchenne-Patienten mit bestimmten Frameshift-Mutationen kann so der Leserahmen der Dystrophin-mRNA wiederhergestellt werden und die Produktion eines funktionellen, wenn auch verkürzten Dystrophin-Moleküls erfolgen. Ähnlich wirkt Golodirsen über Exon-53-Skipping. Die klinische Wirksamkeit der Präparate wird weiter untersucht; eine Zulassung in der EU liegt bisher nicht vor (Heo 2020; Kirschner und Schoser 2018).

Symptomatische Therapiemaßnahmen, wie die regelmäßige Physiotherapie, eine operative Skoliosekorrektur und eine Heimbeatmung, bleiben weiter essenzieller Bestandteil der Behandlungsstrategie und führen zu einer besseren Lebenserwartung (Birnkrant et al. 2018a–c).

Fazioskapulohumerale Muskeldystrophie (FSHD)

Die Bedeutung der FSHD ergibt sich aus der Häufigkeit und dem variablen Manifestationsalter. Sie ist mit einer Prävalenz von 1:15 000 – wobei keine besonderen ethnischen Unterschiede festgestellt wurden – die dritthäufigste Muskeldystrophie (Tawil et al. 2015). Die FSHD verläuft überaus variabel und das Spektrum reicht von schweren frühkindlichen Formen bis hin zu einer jenseits des 50. Lebensjahres auftretenden leichten Muskelschwäche der Extremitäten oder Rumpfhaltemuskulatur. Frauen sind vermutlich weniger ausgeprägt betroffen als Männer. Typisch für die klinische Muskelaffektion ist eine Trias aus

- Affektion der mimischen Muskeln,
- reitender Scapula mit Armhebeschwäche und einer
- Fußheberschwäche (fazioskapuloperoneale Verteilung; ➤ Tab. 6.3).

Die Paresen sind häufig asymmetrisch ausgeprägt. Daneben wurden in den vergangenen Jahren auch atypische Manifestationstypen beschrieben, wie eine Gliedergürtelschwäche oder eine vorwiegende Affektion der Rückenmuskulatur mit Ausbildung eines

Tab. 6.3 Fazioskapulohumerale Muskeldystrophie (FSHD) – klinischer Überblick

- Meist Beginn infantil bis 20. Lj., langsam progredient
- Schwäche der mimischen Muskulatur, keine Ptose, keine oropharyngeale Schwäche
- Paresen der Schulterblatt- und Oberarmmuskulatur (reitende Scapula) bei Armhebung, Popeyes Arm (Atrophie der Oberarmmuskeln in Kontrast zu den erhaltenen Muskeln des Unterarms)
- Hyperlordose, Beevor-Zeichen ➤ Tab. 6.1
- Distale Beinmuskeln, Fußheberschwäche
- Paresen häufig asymmetrisch ausgeprägt, keine Kontrakturen.
- Erkrankungsalter korreliert mit Schweregrad, bei infantilen Beginn: retinale Vaskulopathie (Coats-Erkrankung bei < 1 %), Hörverlust
- Muskuloskelettale Schmerzen in > 50 %
- Bis zu 20 % werden rollstuhlpflichtig (meist 2. Lebensdekade oder nach dem 50 Lj.)
- Nichtinvasive Beatmung in < 5 %, keine Kardiomyopathie

*Beevor-Zeichen: für die FSHD charakteristisch, aber nicht spezifisch: In Rückenlage verschiebt sich bei Kopfbeugung der Nabel nach kranial aufgrund der Parese des kaudalen M. rectus abdominis. Differenzialdiagnostisch kommen alle Myopathien infrage, die ebenfalls zu einer stark rumpfbetonten Schwäche führen, wie der Morbus Pompe und der FKRP-Mangel (LGMD2I).

Bent-Spine-Syndroms (Jordan et al. 2011). Paraklinisch zeigt sich die CK-Serumaktivität bis zu 10-fach erhöht, elektromyografisch ist ein myopathisches Muster zu finden. Bei typischen klinischen Auffälligkeiten ist eine Muskelbiopsie entbehrlich, zumal sie bei der FSHD nur unspezifische myopathische, teils entzündliche Veränderungen zeigt (**cave:** Ursache von Fehldiagnosen). Die Diagnosesicherung erfolgt genetisch (siehe unten).

Genetik

Inzwischen ist die FSHD eine molekular gut verstandene Erkrankung mit zwei genetischen Formen, die sich klinisch nicht unterscheiden. Dies sind die FSHD 1 bei 95 % der Betroffenen und bei 5 % die FSHD 2. Nur die FSHD 1 wird autosomal dominant vererbt. Sie weist mit bis zu 30 % eine hohe Rate an Neumutationen auf. Bei beiden Formen kommt es – jedoch in unterschiedlicher Weise – zur Expression des DUX4-Proteins. DUX4 ist ein Transkriptionsfaktor während der normalen Fetalentwicklung, der aber normalerweise von adulten Muskelzellen nicht gebildet wird. In der adulten Muskelzelle wirkt dann DUX4 durch die Aktivierung unterschiedlicher Gene toxisch (Hamel und Tawil 2018).

Die FSHD ist eine epigenetische Erkrankung, d. h., sie beruht auf einer veränderten Genaktivität. Bereits 1993 war erkannt worden, dass Deletionen einer telomernahen Region auf Chromosom 4 mit der FSHD einhergehen. In dieser Chromosomenregion liegen normalerweise 11–150 D4Z4-Repeats, die jedes ca. 3300 Basenpaare lang sind und jeweils ein *DUX4*-Gen enthalten. Die gesamte D4Z4-Region ist normalerweise hypermethyliert und deaktiviert.

Bei der **FSHD 1** kommt es durch eine Verkürzung auf unter 11 D4Z4-Repeats zu einer Aktivierung des durch D4Z4 codierten Gens *DUX4* in der Skelettmuskulatur. Für die Ausprägung des FSHD-Erkrankungsmusters muss die Verkürzung mit einem permissiven 4qA-Allel auf Chromosom 4 einhergehen. Dieser 4qA-Haplotyp enthält ein Poly-A-Signal, das zur Stabilisierung der DUX4-mRNA wichtig ist. Dadurch kommt es zu einer stabilen Expression des normalerweise deaktivierten Gens *DUX4*.

Dagegen beruht die **FSHD 2** auf zwei unabhängigen genetischen Faktoren. Dies sind:

1. Der permissive 4qA-Haplotypus im FSHD1-Locus auf Chromosom 4 und
2. Eine Loss-of-Function-Mutation im Gen *SMCHD1,* das auf Chromosom 18 liegt. Das Gen *SMCHD1* codiert für ein chromatinmodifizierendes Protein, das an der CpG-Methylierung des inaktiven X-Chromosoms und anderer repetitiver Einheiten beteiligt ist.

Da zwei unabhängig segregierende genetische Merkmale (sowohl der permissive Haplotyp 4qA als auch eine heterozygote *SMCHD1*-Mutation) bei einer FSHD 2 vorliegen müssen, damit es zu einer klinischen Symptomatik kommt, liegt eine digene Vererbung vor.

Therapie

Individuell angepasste Physiotherapie ist sinnvoll. Muskuloskelettale Schmerzen sind bei der FSHD häufig und müssen ggf. analgetisch behandelt werden. Die operative Fixierung des Schultergelenks ist eine Option, die Armbeweglichkeit zu verbessern. Da es im Rahmen der FSHD nur sehr selten zu Atem- oder

Herzmuskelbeteiligung kommt, ist ein routinemäßiges Screening ohne Anhaltspunkte nicht erforderlich (Tawil et al. 2015). Bei Patienten mit großen Deletionen sollte ophthalmologisch nach einer exsudativen Retinopathie gesucht werden. Bei FSHD-Kindern darf ein Hörverlust nicht übersehen werden, wobei sich dieser häufig erst nach dem Audiometriescreening in der Neugeborenenphase entwickelt. Aus dem guten Verständnis der molekularen Pathogenese resultieren verschiedene Ansätze zu einer kausalen Therapie, die sich jedoch weitgehend in der präklinischen Testung befinden (Hamel und Tawil 2018).

Gliedergürteldystrophien

Gliedergürteldystrophien (Limb-Girdle Muscular Dystrophies, LGMD) werden autosomal vererbt bilden als heterogene Gruppe die 4.-häufigste hereditäre Muskelerkrankung. Kennzeichnend ist eine zunehmende Muskelschwäche und -atrophie im Bereich von Schulter- und Hüftgürtel. Die CK-Serumaktivität ist in unterschiedlichem Ausmaß erhöht. Die Gliedergürtelaffektion ist keineswegs spezifisch für diese Gruppe von Muskelerkrankungen. Sie findet sich u. a. auch bei anderen Muskeldystrophien (z. b. Dystrophinopathien, FSHD, myotone Dystrophie Typ 2), bei kongenitalen Myopathien (z. b. Ryanodin-1-Rezeptor-Myopathie) und bei bestimmten kongenitalen Myasthenie-Syndromen (z. b. *GFPT1*- und *DOK7*-Mutationen; ➤ Kap. 4).

Die 1995 eingeführte Klassifikation der Gliedergürteldystrophien ist durch den enormen Wissenszuwachs immer unübersichtlicher geworden. Die bislang gängige Einteilung erfolgt in autosomal dominant vererbte Gliedergürteldystrophien (als LGMD 1 zusammengefasst) und die deutlich häufigeren autosomal rezessiv vererbten Erkrankungen (als LGMD 2 zusammengefasst). Entsprechend der Chronologie der Genlocus-Identifikation wurde zudem ein Buchstabe in alphabetischer Reihenfolge angefügt: also LGMD 2A für die Calpainopathie mit rezessivem Erbgang, deren Mutation als Erstes entdeckt wurde (➤ Tab. 6.4 und ➤ Tab. 6.5). 2018 erfolgte eine reformierte Nomenklatur, die den Erbgang (D für autosomal dominant vs. R für rezessiv), die Reihenfolge der Entdeckung (numerisch) und das betroffene Protein beinhaltet. Beispiel: Die LGMD 2A ist nach der neuen Einteilung demnach als LGMD R1 Calpain3-assoziiert zu bezeichnen. Zudem wurden einige in der LGMD-Klassifikation aufgeführte Erkrankungen entfernt, wenn entweder keine ausreichenden Daten zum Vorhandensein einer neuen Entität vorlagen oder die Kriterien einer Gliedergürtelmuskeldystrophie nicht erfüllt sind (Beispiel: Morbus Pompe, bisher LGMD 2V, jetzt entfallen, da zu den metabolischen Myopathien gehörend; Wicklund 2019). Da die Nomenklatur noch nicht konsequent eingesetzt wird, werden hier beide Bezeichnungen aufgeführt.

Folgende Untergruppen lassen sich zusammenfassen (Liewluck und Milone 2018):

Calpainopathie (LGMD 2A bzw. LGMD R1) Sie ist die häufigste LGMD weltweit und in Deutschland und bildet eine separate Untergruppe. Beschwerden beginnen in der 2. bis 4. Lebensdekade. Erstes Symptom ist häufig ein erschwertes Treppensteigen. Klinisch zeigt sich an den unteren Extremitäten vor allem eine Schwäche der Hüftstrecker, Hüftadduktoren und Kniebeuger, während die Hüftabduktoren und Kniestrecker dagegen viel besser erhalten bleiben. An den Schultern kann es früh zu einer leichten Scapula alata kommen, die Patienten selbst oft nicht bemerken. Paresen der Armen betreffen vor allem die Armbeuger. Charakteristisch sind ausgeprägte Atrophien der betroffenen Muskulatur. Kontrakturen der Achillessehnen sind nicht selten, z. T. sind auch andere Gelenke betroffen (Ellenbogen, Wirbelsäule). Die Kopfbeuger bleiben erhalten. Eine mimische Schwäche tritt nicht auf. Circa die Hälfte der Patienten wird zwischen dem 20. und 30. Lebensjahr rollstuhlpflichtig. Eine kardiale Beteiligung und Schwäche der Atemmuskulatur mit Beatmungspflicht sind nicht zu erwarten, die Lebenserwartung ist kaum reduziert.

Alpha-Dystroglykanopathien Alpha-Dystroglykan ist sarkolemmales Glykoprotein. Primäre Alpha-Dystroglykan-Defekte sind Folge von Mutationen im *DAG1*-Gen, das für alpha-Dystroglykan codiert (LGMD 2P bzw. LGMD R16). Sekundäre Alpha-Dystroglykan-Defekte sind Glykosylierungsdefekte. Je nach Schwere des genetischen Defekts kann sich durch alpha-Dystroglykanopathie ein Walker-Warburg-Syndrom, eine kongenitale Muskeldystrophie oder eine Gliedergürteldystrophie mit einer relativ geringen Beeinträchtigung ausbilden. Das Walker-Warburg-Syndrom ist klinisch durch eine schwere Muskeldys-

Tab. 6.4 Einteilung der autosomal dominant vererbten Gliedergürteldystrophien LGMD 1 (Limb-Girdle Muscular Dystrophies; Liewluck und Milone 2018) mit ursprünglicher (fett) und neuer (kursiv) Bezeichnung

LGMD	Klinische Information			Genetik		
	Beginn	Verlauf	CK-Serum-aktivität	Herzbeteiligung	Gen/Locus	Protein
1A	Erwachsenenalter	langsam	1–15×	ja	*MYOT*	Myotilin
1B	variabel, auch bei Erwachsenen	langsam	1–6×	ja	*LMNA*	Lamin A/C
1C	Kindheit	langsam bis moderat	10–15×	ja	*CAV3*	Caveolin
1D/*D1*	Erwachsenenalter	langsam	1–6×	selten	*DNAJB6*	HSP40
1E	Erwachsenenalter	langsam	2–4×	ja	*DE5*	Desmin
1F/*D2*	variabel, auch bei Erwachsenen	rasch	variabel, normal bis 15×	nein	*TNOPO3*	Transportin33
1G/*D3*	Erwachsenenalter	langsam	variabel, normal bis 10×	nein	*HNRPDL*	D-ähnliches heterogenes nukleäres Ribonukleoprotein
1H	variabel, auch bei Erwachsenen	langsam	variabel, normal bis 10×	nein	*3p23*	? bislang nicht identifiziert
1I/*D4*	späterer Beginn als die rezessive Form	langsam	?	?	*CAPN*	Calpain 3

trophie und durch Fehlbildungen des Gehirns und der Augen gekennzeichnet. Es ist bereits bei Geburt deutlich erkennbar und die Lebenserwartung ist auf einige Jahre begrenzt.

Weitere Subgruppen

- Caveolae-assoziierte Muskeldystrophien: Caveolae sind sackförmige Einbuchtungen der Plasmamembran mit einem Durchmesser von 50–100 nm (Caveolin-3-Myopathie)
- Muskeldystrophien mit einer beeinträchtigten Membranreparatur (Dysferlinopathie, Anoctamin-5-Muskeldystrophie)
- Kernhüllenerkrankungen: LGMD 1B, 1F, 2X, 2Y
- Sarkoglykanopathien: LGMD 2C, 2D, 2E, 2F
- Z-Scheibenprotein-Erkrankungen: LGMD 1A, 1D, 1E, 2G, 2J, 2Q, 2R

6.2.4 Kongenitale Myopathien

Dies ist eine klinisch und genetisch heterogene Gruppe von Muskelerkrankungen, typischerweise mit einer Manifestation bereits bei Geburt mit Muskelschwäche und -hypotonie (Floppy Infant) oder in der frühen Kindheit durch eine Verzögerung der motorischen Entwicklung (North et al. 2014). Die Krankheitsprogression ist häufig nur gering. Diese Erkrankungen wurden vor Jahrzehnten nach morphologischen Besonderheiten in der Muskelhistologie benannt.

Diesen Typen liegt ein für den klinischen Neurologen kaum zu überblickendes Spektrum von inzwischen mehr als 20 Gendefekten zugrunde (➤ Tab. 6.6).

Wichtig für den Erwachsenenneurologen sind die folgenden zum Teil neuen Aspekte:

Maligne Hyperthermie Mutationen im Gen für den Ryanodin-1-Rezeptor (*RYR1*) finden sich bei der Central-Core-Myopathie und der Multicore-Myopathie. Sie stellen eine wesentliche Disposition für das Auftreten einer malignen Hyperthermie als ggf. lebensbedrohlichen Narkosezwischenfall dar (North et al. 2014). Ryanodin-Rezeptoren sind Kalzium-Ionenkanäle, deren Aktivierung die Freisetzung von Kalziumionen aus dem sarkoplasmatischen Retikulum in das Zytosol bei der Auslösung von Muskelkontraktionen bewirkt. Damit kommt RYR1 eine Schlüsselrolle bei der elektromechanischen Kopplung zu.

Kernspintomografische Diagnose Das Muster der Beinmuskelaffektion ist teilweise derartig charakteristisch, dass dies bei der diagnostischen Zuordnung hilft.

Tab. 6.5 Einteilung der autosomal rezessiv vererbten Gliedergürteldystrophien LGMD 2 (Limb-Girdle Muscular Dystrophies; Liewluck und Milone 2018) mit ursprünglicher (fett) und neuer (kursiv) Bezeichnung

LGMD	Klinische Information			Genetik		
	Beginn	Verlauf	CK-Serum-aktivität	Herzbeteiligung	Gen	Protein
2A/*R1*	10.–40. Lj.	langsam	deutlich erhöht	nein	*CAPN3*	Calpain 3
2B/*R2*	Jugend	langsam	10×	eher selten	*DYSF*	Dysferlin
2C/*R5*	frühe Kindheit	z.T. rasch	20–30×	ja	*5GCG*	γ-Sarkoglykan
2D/***R3***	variabel	rasch	20×	ja	*5GCA*	α-Sarkoglykan
2E/*R4*	frühe Kindheit	z.T. rasch	20×	ja	*5GCB*	β-Sarkoglykan
2F/*R6*	frühe Kindheit	rasch	10–50×	ja	*5GCD*	δ-Sarkoglykan
2G/*R7*	Kindheit, Jugend	moderat	3–30×	bei ca. 50 %	*TCAP*	Telethonin
2H/*R8*	Jugend, Erwachsene	langsam	1–20×	nein	*TRIM32*	E3 Ubiquitin-Ligase
2I/*R9*	frühe Kindheit, ältere Erwachsene	variabel	5–40×	ja	*FKRP*	Fukutin-assoziiertes Protein
2J/*R10*	Kindheit bis Erwachsenenalter	langsam	10–15×	nein	*TTN*	Titin
2 K/*R11*	Kindheit	langsam	10–40×	nein	*POMT1*	Protein-O-Mannosyltransferase 1
2L/*R12*	Erwachsenenalter	langsam	1–100×	nein	*ANO5*	Anoctamin 5
2M/*R13*	frühe Kindheit	langsam	50–100×	möglich	*FKTN*	Fukutin
2N/*R14*	pränatal bis frühe Kindheit	rasch	6–12×	nein	*POMT2*	Protein-O-Mannosyltransferase 2
2O/*R15*	Kindheit	moderat	2–10×	nein	*POMGNT1*	Protein-O-linked-mannose beta-1,2-N-acetylglucosaminyltransferase 1
2P/*R16*	frühe Kindheit	moderat	20×	nein	*DAG1*	Dystroglykan
2Q/*R17*	frühe Kindheit	langsam	10–50×	nein	*PLEC1*	Plectin
2R	Kindheit bis jüngeres Erwachsenenalter	langsam	normal	ja	*DES*	Desmin
2S/*R18*	frühe Kindheit	langsam	10–15×	nein	*TRAPPC11*	Trafficking Protein Particle Complex Subunit 11
2T/*R19*	variabel	langsam	variabel	möglich	*GMPPB*	GDP-Mannose-Pyrophosphorylase B
2U/*R20*	frühe Kindheit	variabel	6–50×	möglich	*ISPD*	Isoprenoid Synthase Domain Containing
2V	variabel	meist langsam	1–20×	ja, insbesondere bei Beginn in der frühen Kindheit	*GAA*	Lysosomale alpha-1,4-Glukosidase (saure Maltase)
2W	Kindheit	meist langsam	bis 25×	möglich	*LIMS2*	LIM Zinc Finger Domain Containing 2
2X	auch Senium	langsam	deutlich erhöht	kardiale Arrhythmien	*POPDC1*	Popeye Domain-Containing 1 (Schindler et al. 2016)
2Y	Jugend	langsam	normal bis leicht erhöht	dilatative Kardiomyopathie möglich	*TOR1AIP1*	Torsin-1A-Interacting Protein 1/LAP1B (Ghaoui et al. 2016; Sewry und Goebel 2014)
2Z/R21	jüngeres Erwachsenenalter (< 30. Lj.)		häufig normal	nicht beschrieben	*POGLUT1*	Protein-O-Glucosyltransferase 1 (Servian-Morilla et al. 2016)

Tab. 6.6 Histologisches Kennzeichen und Genetik mit Vererbungsmodus der kongenitalen Myopathien (Kaplan und Hamroun 2015)

Nemaline-Myopathie Auftreten Nemaline Rods (nema = Faden; rod engl. = Stange) als rot-violette Einschlüsse oft in der Nähe der Muskelzellkerne in der Gomori-Trichrom-Färbung Varianten der Nemaline-Myopathie sind die Cap-Myopathie, die Zebra-Körperchen-Myopathie und die Core-Rod-Myopathie	*TPM3* (AD, AR), *NEB* (AR), *ACTA1* (AD, AR), *TPM2* (AD), *TNNT1* (AR), *KBTBD13* (AR), *CFL2* (AR) *KLHL40* (AR), *KLHL41* (AR), *LMOD3* (AR)
Central-Core-Myopathie charakteristische Cores in 20–100 % der Typ-1-Fasern. Cores sind zentrale Faserregionen, in denen die Mitochondrien fehlen und die sich daher mit oxidativen Enzymreaktionen wie NADH-TR nicht darstellen	*RYR1* (AD, AR), *SEPN1* (AR), *ACTA1* (AD), *TTN* (AR)
Multi-Minicore-Myopathie multiple Areale fehlender Reaktivität für oxidative Enzyme in der Enzymhistochemie	*SEPN1* (AR), *RYR1* (AD, AR), *MYH7* (AD), *TTN* (AR)
Core-Rod-Myopathie	*RYR1* (AD, AR), *NEB* (AR), *KBTBD13* (AD), *CFL2* (AR)
zentronukleäre Myopathie Zellkerne liegen nicht normal randständig, sondern zentral in den Muskelfasern	*MTM1* (X-chromosomal), *DNM2* (AD), *BIN1* (AR), *RYR1* (AR), *TTN* (AR), *MTMR14* (AR), *CCDC78* (AD), *SPEG* (AR)
kongenitale Fasertyp-Disproportion Durchmesser der Typ-1-Muskelfasern ist um mindestens 35–40 % geringer als derjenige der Typ-2-Muskelfasern, ohne andere morphologische Auffälligkeiten	*ACTA1* (AD), *SEPN1* (AR), *TPM3* (AD), *TPM2* (AD), *RYR1* (AR), *MYH7* (AD)
Myosin-Speicher-Myopathie	*MYH7* (AD)
Cap-Myopathie	*TPM2* (AD), *TPM3* (AD), *ACTA1* (AD)
Zebra-Körperchen-Myopathie	*ACTA1* (AD)
distale Myopathie ohne Rods	*NEB* (AR)

Gestörte neuromuskuläre Signalübertragung Bei einigen kongenitalen Myopathien ist die Endplattenfunktion gestört, was in der klinischen Neurophysiologie durch ein pathologisches Dekrement bzw. im Einzelfaser-EMG dokumentiert werden kann. Dann ist Pyridostigmin als Inhibitor der Acetylcholinesterase therapeutisch hilfreich (➤ Kap. 4).

Therapie

Bislang gibt es keine zugelassenen kausalen Therapien. Die symptomatische Behandlung umfasst Physiotherapie, Hilfsmittelversorgung und ein Screening auf mögliche Begleitkomplikationen: Bei einigen der kongenitalen Myopathien ist das Risiko respiratorischer Komplikationen besonders hoch, z. b. bei Mutationen im Gen für das Selenoprotein N1 (*SEPN1*). Eine Kardiomyopathie kann bei Mutationen in einem der folgenden Gene vorliegen: *MYH7, TTN, SPEG* und *ACTA1*. Orthopädische Komplikationen müssen qualifiziert behandelt werden. Manchmal ist auch eine Schluckdiagnostik sinnvoll. Schmerz und Fatigue sind keineswegs selten (North et al. 2014).

Myotubuläre (oder zentronukleäre) Myopathie

Die X-chromosomal vererbte myotubuläre Myopathie ist eine sehr seltene Strukturmyopathie, die durch eine Loss-of-Function-Mutation im Myotubularingen verursacht wird. Da Myotubularin für die Muskelzelldifferenzierung und -reifung erforderlich ist, kommt es zu einer schweren Myopathie des Neugeborenen mit Floppy-Infant-Syndrom, respiratorischer Insuffizienz, Schluck- und Gedeihstörungen. Weitere Kennzeichen sind u. a. ein hoher Gaumen, schmales Gesicht, Hypertelorismus und ggf. Trichterbrust. Die

Mortalität der Erkrankung ist unbehandelt hoch, nur wenige Patienten erreichen das Erwachsenenalter.

Therapeutische Optionen sind jedoch in der Entwicklung: Aktuell erfolgt eine Phase-I/II-Studie (ASPIRO: NCT03199469), bei der eine Gentherapie mit dem Vektor AAV8 AT132 eingesetzt wird (Kirschner und Schoser 2018).

6.2.5 Myotone Erkrankungen und periodische Lähmungen

Die Myotonie ist das Kennzeichen der myotonen Erkrankungen und wird klinisch durch eine Dekontraktionshemmung nach forcierter Muskelaktivität charakterisiert. Sie kann alle Skelettmuskeln des Körpers betreffen (Montagnese und Schoser 2018). Bei den Myotonien werden solche mit dystrophem Umbau (myotone Dystrophien Typ 1 und Typ 2) von den einfachen Myotonien unterschieden, die durch Ionenkanalstörungen entstehen (➤ Tab. 6.7). Die myotonen Dystrophien Typ 1 (DM1) und Typ 2 (DM2) sind zusammengefasst die häufigsten Muskelerkrankungen des Erwachsenenalters in Europa (Prävalenz ca. 5.5/100.000).

Tab. 6.7 Einteilung der myotonen Erkrankungen

- Myotone Dystrophien:
  - Myotone Dystrophie Typ 1 (DM 1/Curschmann-Steinert)
  - Myotone Dystrophie Typ 2 (DM 2/proximale myotone Myopathie, PROMM)
- Nicht dystrophe Myotonien
  - Chloridkanalmyotonien (*CLCN1*-Gen)
    - Myotonia congenita Thomsen (autosomal dominant)
    - Myotonia congenita Becker (autosomal rezessiv)
  - Natriumkanalmyotonien (*SCNA4*-Gen)
    - Paramyotonia congenita (Eulenburg), paradoxe Myotonie*
    - Kaliumsensitive Myotonie (Potassium Aggravated Myotonia, PAM**
- Periodische Lähmungen
- Hyperkaliämische periodische Paralyse (*SCNA4*-Gen)
- Hypokaliämische periodische Paralyse (*CACNA1S* -Gen)
- Andersen-Tawil-Syndrom (*KCNJ2* -Gen)

* Bei wiederholten Bewegungen/Kontraktionen in Kälte verschlechtert sich die Myotonie (= paradoxe Myotonie oder Paramyotonie).
** unterschiedliche Ausprägungen: Myotonia fluctuans, Myotonia permanens

Genetik

Die myotone Dystrophie 1 (Curschmann-Steinert; DM 1) und die myotone Dystrophie 2 (PROMM; DM 2) sind Repeat-Expansions-Erkrankungen. Die DM 1 beruht auf einer Vermehrung des Trinukleotids CTG im *DPMK*-Gen auf Chromosom 19, während sich bei der DM 2 eine Expansion des Tetranukleotids CCTG im *CNBP*-(früher *ZNF9*-)Gen findet. Klinisch wichtig ist, dass bei der DM 1 die Repeatanzahl das Manifestationsalter und die Schwere der Erkrankung bestimmt, während eine solche Korrelation bei der DM 2 nicht besteht. Bei der DM 1, aber nicht bei der DM 2, gibt es das Phänomen der Antizipation: Die Anzahl der Repeats nimmt von einer Generation zur nächsten – vor allem bei Vererbung über die weibliche Keimbahn – zu, sodass die Nachkommen früher und ausgeprägter erkranken. Zum kongenitalen, besonders schwerwiegenden und mit einer hohen Sterblichkeit der betroffenen Kinder einhergehenden Manifestationstyp der DM 1 kommt es nur bei einer Vererbung von der Mutter. Eine kongenitale Form der DM 2 gibt es dagegen nicht (Montagnese und Schoser 2018).

Obwohl unterschiedliche Genloci betroffen sind, liegt bei DM1 und DM2 wahrscheinlich ein gemeinsamer Pathomechanismus zugrunde, nämlich eine Störung des alternativen Spleißens durch die prä-mRNA mit abnormen Repeat-Expansionen (Spliceopathy). Alternatives Spleißen von RNA-Molekülen liegt bei circa 40–60 % der Gene beim Menschen vor. Prä-mRNA-Moleküle werden dabei in Protein-Isoformen mit unterschiedlichen Funktionen und/oder gewebsspezifischer und entwicklungsspezifischer Expression übersetzt. Fehlgesteuertes alternatives Spleißen bei der Expression unterschiedlicher Gene erklärt die multisystemischen Auswirkungen bei den myotonen Dystrophien. Zum Beispiel ist zerebral das Tau-Gen betroffen und muskulär das Gen für den Insulinrezeptor.

Klinik

Die myotonen Dystrophien sind langsam progrediente multisystemische Erkrankungen, die ein sehr heterogenes klinisches Bild zeigen. Typisch sind die Kombination aus muskulären Symptomen und extramuskulärer Beteiligung:

Zu den **Muskelsymptomen** zählen myotone Phänomene wie Greifmotonie (Faustschlussmyotonie) oder eine Perkussionsmyotonie nach Beklopfen des Muskelbauchs durch Relaxationsverzögerung der Muskulatur. Bei Beteiligung der Augenmuskulatur wird eine Lid-lag-Myotonie beobachtet (Nachhängen der Lider bei schnellem Blickwechsel nach unten und nach längerem Aufwärtsblick). Oft stehen auch nur Muskelsteifigkeit, Schweregefühl oder Myalgien im Vordergrund.

Die myotonen Veränderungen lassen sich auch elektrophysiologisch finden in Form von typischen sogenannten myotonen Runs (MR). Dabei handelt sich um hochfrequente (20–80 Hz) spontane Entladungen mit klassischerweise einem wachsenden und abnehmenden Trend bezüglich Amplitude und Frequenz. Akustisch sind die MR durch das charakteristische Vorbeifahrgeräusch eines Motorrads erkennbar. Bei den Myotonen Muskeldystrophien treten zudem Muskelatrophie und Schwäche auf, die als elektrophysiologisches Korrelat ein myopathisches EMG-Muster haben.

Bei der **klassischen DM1** betrifft die Myotonie überwiegend die distale Muskulatur. Typisch ist die Greifmyotonie und die Perkussionsmyotonie am Thenar mit sog. „Warm-up"-Phänomen (Wiederholung von Muskelkontraktionen führt zur Abnahme von Myotonie). Das Verteilungsmuster der Muskelschwäche zeigt typischerweise eine Beteiligung der Gesichtsmuskulatur mit beidseitiger Ptosis und Atrophie der Kaumuskulatur (Mm. temporales, Mm. masseteres), die zu einer Fazies myopathica mit traurigem Gesichtsausdruck führen. Zusätzlich ist neben einer axialen Muskelschwäche (vor allem die Nackenbeuger betreffend) die distale Muskulatur der Extremitäten mit Fußheberschwäche und Feinmotorikstörung vorhanden. Auch eine Beteiligung der Atemmuskulatur kann im Verlauf vorkommen.

Für die **DM2** liegt der Beginn häufig um das 40. bis 50. Lebensjahr. Der Verlauf ist typischerweise milder mit normaler Lebenserwartung. Die myotonen Symptome und die Muskelschwäche haben einen proximalen Schwerpunkt, weshalb die Erkrankung auch als proximale myotone Muskeldystrophie (PROMM) bezeichnet wird. Patienten berichten eher Muskelsteifigkeit und Schweregefühl der Muskulatur (Montagnese und Schoser 2018).

DM 1 und DM 2 sind Multiorganerkrankungen. Für die Prognose der DM1 und DM2 sind das möglichst frühzeitige Erkennen und die Therapie von Krankheitskomplikationen entscheidend. Entsprechende Empfehlungen zum Screening auf relevante Symptome wurden von einem internationalen Expertengremium zusammengestellt (Johnson et al. 2019; Schoser et al. 2019). Insbesondere sind folgende Symptome relevant:

Auge Eine präsenile Kataraktbildung kommt bei beiden Formen vor und kann bei der DM 2 die erste Krankheitsmanifestation sein.

Kardial Aufgrund von relevanten Herzrhythmusstörungen und seltener Kardiomyopathien wird eine jährliche 12-Kanal-EKG-Kontrolle sowie die kardiologische Vorstellung empfohlen, sodass eine notwendige Herzschrittmacher- oder Defibrillatorimplantation nicht versäumt wird. Aufgrund der auftretenden Herzrhythmusstörungen ist das Schlaganfallrisiko erhöht. Das Risiko von Herzrhythmusstörungen muss beim Einsatz von Antiarrhythmika zur Myotonie-Behandlung unbedingt beachtet werden.

Pulmonale Funktion Durch eine Schwäche der Diaphragma-, Interkostal- und Abdominalmuskulatur kann es zu einer restriktiven Ventilationsstörung kommen. Auch eine Myotonie der Atemmuskeln kann zu einer Hypoventilation führen. Es wird die spirometrische Untersuchung im 2-Jahres-Intervall für asymptomatische Patienten empfohlen. Ebenfalls angeraten sind Impfungen und frühzeitige Infekttherapie.

Tagesmüdigkeit, Apathie, beeinträchtigte Kognition Vielfach besteht eine ausgeprägte Tagesmüdigkeit. Ein Teil der Betroffenen weist ein behandlungsbedürftiges Schlafapnoe-Syndrom auf. Modafinil ist eine Off-Label-Option gegen die Hypersomnie (Hilton-Jones et al. 2012). Alternativ kann Methylphenidat versucht werden. Die kognitive Beeinträchtigung weist allgemein nur eine langsame Progression auf.

Gastrointestinal Auch die glatte Muskulatur ist betroffen. Schluckstörungen, Dyspepsie und Übelkeit sowie eine Neigung zur Obstipation werden häufig berichtet. Gastrointestinal sind das Auftreten von

Gallensteinen und die Rate von Cholezystektomien erhöht. Es kann zum sogenannten Steakhouse-Syndrom durch eine Störung der Speiseröhrenperistaltik mit Verkrampfung der Ösophagusmuskulatur kommen.

Endokrin Möglich sind u. a. ein Hypogonadismus, niedrige Testosteronspiegel und eine erektile Dysfunktion. Weiterhin ist eine Insulinresistenz möglich. Eine Hypothyreose kann eine Myotonie verschlechtern oder gar erst klinisch zur Manifestation bringen. Wichtig ist auch der geburtshelferische Aspekt: Eine Verschlechterung während einer Schwangerschaft wird bei beiden Formen beobachtet, mit der daraus resultierenden Notwendigkeit einer intensivierten Schwangerschaftsüberwachung und einer Entbindung in einem qualifizierten Zentrum, insbesondere wenn die Schwangere einen ausgeprägten Phänotyp aufweist

Immunsystem Vielfach findet sich bei beiden myotonen Dystrophien eine Hypogammaglobulinämie, deren Signifikanz unklar ist.

Tumorerkrankungen Die Rate von Neoplasien ist erhöht, wie Registerraten aus Skandinavien zeigen. Die regelmäßigen Krebsvorsorgeuntersuchungen sollten eingehalten werden.

Differenzialdiagnose myotone Myotonien

Chloridkanalmyotonien (Myotonia congenita) Die Myotonia congenita ist die häufigste Kanalerkrankung der Skelettmuskulatur. Es gibt hier die rezessive **Becker-Myotonie** und die autosomale **Thomson-Myotonie**. Gemeinsames Kennzeichen sind die myotonen Beschwerden vor allem der Beine mit typischem „Warm-up“ (Myotonie-Verstärkung bei Repetition). Kältereiz kann die Symptome verstärken.

Eine Muskelhypertrophie und transiente Muskelschwäche können auftreten. Andere Organe sind in der Regel nicht betroffen.

Natriumkanalmyotonien Hierzu zählt die **Paramyotonia congenita,** bei der er zu einer paradoxen Myotonie kommt (Verschlechterung der Myotonie durch wiederholte Muskelkontraktion). Hier sind vor allem die Hände und die Gesichtsmuskulatur betroffen. Die Beteiligung der Augenlider führt insbesondere bei Kälte zu Schwierigkeiten beim Lidöffnen.

Bei der **kaliumsensitiven Myotonie** führt Kaliumeinnahme zu einer Zunahme der Myotonie. Je nach Ausprägung werden eine *Myotonia fluctuans* und eine *Myotonia permanens* unterschieden. Die Myotonia permanens ist die am stärksten ausgeprägte Form der Myotonie überhaupt. Die Patienten können durch eine schwere myotone Verkrampfung der Thoraxmuskeln ateminsuffizient werden (Vivekanandam et al. 2020). Eine Sonderform der Myotonia fluctuans ist die Acetazolamid-empfindliche Myotonie mit gutem Ansprechen auf Acetazolamid (Diamox) 2–4-mal 500 mg (Heatwole und Moxley, 2007). In Abhängigkeit von der Mutation im *SCN4A*-Gen kann die myotone Symptomatik in eine **periodische Lähmung** übergehen.

Periodische Lähmungen Es handelt sich um hereditäre Erkrankungen des muskulären Kalzium-, Natrium- oder verschiedener Kaliumkanäle, die zu einer transienten Untererregbarkeit der muskulären Zellmembran und konsekutiver temporärer Muskelschwäche (periodische Paralyse) mit Areflexie führen. Attacken können durch Muskelanstrengung, kohlenhydratreiche Mahlzeiten, Kälte oder Stress ausgelöst werden. Bei der **hyperkaliämischen periodischen Paralyse** mit und ohne Myotonie wird die primäre (hereditäre) Form mit autosomal-dominanter Mutation im *SCN4A*-Gen von den sekundären Formen bei renaler Kaliumretention abgegrenzt. Das Andersen-Tawil-Syndroms ist die einzige Skelettmuskel-Kanalopathie, bei der auch andere Organe betroffen werden können (Herzrhythmusstörungen und Dysmorphien, wie Micrognathie, Hypertelorismus, Clinodactylien) (Sansone 2019).

Therapie bei myotonen Symptomen und periodischer Lähmung

Eine kausale Therapieoption existiert bislang nicht. Die symptomatische Behandlung der muskulären Symptome ist aber unverzichtbar für eine verbesserte Lebensqualität.

Für die Myotonie bei dystrophischen und nichtdystrophischen Myotonien werden Medikamente eingesetzt, die durch eine Modulation von muskulären Ionenkanälen wirken. Mexiletin wirkt über den spannungsabhängigen Natriumkanal. Das Medikament ist seit Februar 2019 auch in Deutschland erhältlich und für die nichtdytrophische Myotonie zugelassen.

Die Wirksamkeit von Mexiletin wurde jedoch auch bei myotoner Dystrophie Typ 1 bestätigt (Logigian et al. 2010). Die Einzeldosis beinhaltet 167 mg Mexiletin pro Kapsel, die maximale Dosierung beträgt 3-mal 167 mg/d. Beim Einsatz sind wegen der möglichen kardialen Reizleitungsstörungen engmaschige EKG-Kontrollen unter der Therapie erforderlich. Alternativ können Flecainid, Propafenon, Carbamazepin oder Phenytoin eingesetzt werden. Als Mexiletin-Alternative hat sich Lamotrigin (Dosierung von 300 mg/d) erwiesen, das ebenfalls spannungsgesteuerte Natriumkanäle blockiert und in einer aktuellen randomisierten Studie eine gute Wirksamkeit und Verträglichkeit zeigte (Montagnese und Schoser 2018).

Bei der Chloridkanalmyotonie kann das Piperazidinderivat Ranolazin eingesetzt werden: In einer Dosierung von 2-mal 500 mg hatte sich in einer offenen Studie bei 13 Patienten eine signifikant reduzierte Myotonie sowohl im EMG als auch klinisch ergeben (Arnold et al. 2017).

Bei den periodischen Lähmungen werden therapeutisch bei der hypokaliämischen Paralyse prophylaktisch Hydrochlorothiazid und Azetazolamid eingesetzt. Bei der hyperkaliämischen Paralyse können die Kaliumsubstitution sowie Azetazolamid und kaliumsparende Diuretika, wie Spironolacton oder Eplerenon, zum Einsatz kommen.

Der Carboanhydrasehemmer Dichlorphenamid konnte in einer Studie zur Reduktion der Attacken sowohl bei hypokaliämischer als auch bei hyperkaliämischer periodischer Paralyse führen, allerdings war der Unterschied bei letzterer nicht signifikant. In den USA ist der Wirkstoff als Kevelyis von der FDA zugelassen, in Europa ist die Therapie als „Orphan Drug" verordnungsfähig (Sansone 2019).

6.2.6 Metabolische Myopathien

(➤ Tab. 6.8)

Glykogenose Typ II (Morbus Pompe)

Es handelt sich um eine autosomal rezessive Erkrankung mit einer Mutation im Gen, das für die lysosomale α-Glukosidase codiert (*GAA*-Gen). Dadurch kommt es zu einer pathologischen Glykogenspeicherung, vor allem in der Skelettmuskulatur.

Tab. 6.8 Übersicht über metabolische Myopathien mit ausgewählten Beispielen

Glykogenspeicherkrankheiten	• Glykogenose Typ II, Morbus Pompe (Saure-Maltase-Mangel) • Glykogenose Typ V, McArdle-Syndrom (Myophosphorylasemangel)
Lipidspeichermyopathie	• Carnitin-Palmitoyl-Transferase-II-Mangel (CPTII) • Carnitinmangel
Mitochondriopathien	• CPEO (chronisch progressive externe Ophthalmoplegie) • MELAS (mitochondriale Enzephalomyelopathie mit Laktatazidose und schlaganfallähnlichen Attacken) • MNGIE (mitochondriales neurogastrointestinales Enzephalomyopathie-Syndrom)

Die **klassische Form** verläuft schwer mit ausgeprägter Muskelschwäche (Floppy Infant), respiratorischem und kardialem Muskelversagen, was unbehandelt rasch zum Tod innerhalb der ersten 2 Lebensjahre führt. Einen milderen Verlauf hat die sogenannte **Late-Onset-Form,** die einen sehr variablen Erkrankungsbeginn und -verlauf zeigt. Eine kardiale Beteiligung ist hier untypisch. Meist entwickelt sich eine axiale oder Gliedergürtelschwäche. Lebensbegrenzend ist die progrediente Atemmuskelschwäche mit Beatmungspflicht.

Diagnostisch ist die Untersuchung der Enzymaktivität der α-Glukosidase mittels Trockenbluttest (Guthrie-Karte) hilfreich. In der Muskelbiopsie lassen sich eine Glykogenspeicherung und Vakuolenbildung finden.

Therapie

Seit 2006 steht eine intravenöse Enzymersatztherapie zur Verfügung, bei der das fehlende Enzym durch rekombinant hergestellte α-Glukosidase ersetzt wird (Myozyme®), wobei diese Behandlung aktuell aber noch sehr kostenintensiv ist. Insbesondere bei der infantilen (Hahn und Schänzer 2019), aber auch der Late-Onset-Form (van der Ploeg et al. 2017) konnten die Krankheitsschwere und das Überleben durch die Enzymersatztherapie verbessert werden, auch wenn die Erkrankungsprogression zumeist nicht gestoppt werden kann. Auch hier gibt es innovative neue

Therapieansätze mit verbesserten Enzymersatzpräparaten und Gentherapie, die sich aktuell noch in der klinischen Erprobung befinden (Bellotti et al. 2020).

Mitochondriopathien

Mitochondriale Erkrankungen sind eine klinisch und molekulargenetisch sehr heterogene Gruppe, die neben der Muskulatur und dem ZNS eine Vielzahl anderer Organe betreffen kann. Die häufigsten mitochondrialen Syndrome im Jugend- und Erwachsenenalter werden entsprechend der klinischen Präsentation als mitochondriale chronisch progrediente Ophthalmoplegie (CPEO, Ophthalmoplegia-plus) und MELAS-Syndrom (mitochondriale Enzephalomyopathie mit Laktatazidose und schlaganfallähnlichen Episoden) bezeichnet. Daneben gibt es auch Fälle, bei denen nur die Skelettmuskulatur in Form progredienter generalisierter Paresen beteiligt ist. Hierbei kann das Erkrankungsalter auch erst im höheren Erwachsenenalter liegen. Das mitochondriale neurogastrointestinale Enzephalomyopathie(MNGIE)-Syndrom ist sehr selten.

Chronisch progressive externe Ophthalmoplegie (CPEO)

Die CPEO manifestiert sich als eine meist bilaterale, oft asymmetrische Ptosis und progrediente Lähmung der äußeren Augenmuskeln. Eine CPEOplus liegt vor, wenn anderen Organe mit beteiligt sind, z. b. Retina, Herz, Skelettmuskel, zentrales und peripheres Nervensystem, Endokrinium. Häufig ist ein erhöhtes Ruhelaktat im Serum nachweisbar. In der Fahrradergometrie bei milder Belastung (Fahrradbelastungstest) ist ein exzessiver Laktatanstieg kennzeichnend. Diese Laktatveränderungen haben zwar eine hohe Spezifität, aber nur eine Sensitivität von 60–70 %. Histologisch lassen sich in der Muskelbiopsie häufig „Ragged-Red Fibres“ (RRF) und Cytochrom-c-Oxidase-negative Fasern nachweisen.

Genetik

Bei etwa der Hälfte der CPEO plus-Syndrome finden sich singuläre mtDNA-Deletionen. Der Anteil mutierter mtDNA zu Wildtyp-mtDNA kann in den verschiedenen Geweben variieren und wird als Heteroplasmiegrad bezeichnet. Dieser kann auch bei den einzelnen Patienten sehr unterschiedlich sein, was die Variabilität der Symptome erklären könnte. Singuläre Deletionen sind fast ausschließlich sporadisch auftretend und werden nicht vererbt. Bei der anderen Hälfte finden sich multiple Deletionen der mtDNA, die ausnahmslos autosomal rezessiv oder dominant vererbt werden. Zu multiplen Deletionen kommt es durch Störung der intergenomischen Kommunikation, wobei Mutationen in für die Synthese der mtDNA wichtigen nukleär codierten Genen ursächlich sind (z. b. Polymerase γ, Adenosinnukleotid-Translokator, Twinkle). Punktmutationen der mtDNA (insbesondere Mutation 3243A > G) folgen einem maternalen Erbgang.

! MERKE

Praktischer Hinweis: Für die Diagnostik von Mitochondriopathien sollten genetische Analysen aus Muskelgewebe oder Urinepithelien durchgeführt werden, da Blutzellen nur einen geringen Heteroplasmiegrad aufweisen.

Mitochondriale neurogastrointestinale Enzephalomyopathie (MNGIE)

Das mitochondriale neurogastrointestinale Enzephalomyopathie(MNGIE)-Syndrom wird autosomal rezessiv vererbt. Ursache sind Mutationen im *TYMP*-Gen (22q13.32-qter), das für die zytosolische Thymidin-Phosphorylase codiert. Die Mutationen führen zum vollständigen Verlust der Enzymaktivität, zu erhöhter Konzentration von Thymidin und Desoxyuridin in Körperflüssigkeiten und Geweben. Die Folge ist eine unausgeglichene mitochondriale DNA-Replikation und -Reparatur mit multiplen Deletionen und manchmal partieller Depletion.

Das klinische Bild wird dominiert von schweren gastrointestinalen Störungen durch abnorme Darmmotilität (Krämpfe, Erbrechen, Diarrhö, intestinale Pseudo-Obstruktion, Dysphagie und Gastroparese). Die gastrointestinalen Anomalien schreiten zu chronischer Pseudo-Obstruktion mit Kachexie fort. Zu den neurologischen Störungen gehören chronisch-progrediente Ophthalmoplegie mit oder ohne Ptose und eine periphere sensorisch-motorische Neuropathie. Durch zerebrale Bildgebung wird oft eine subklinische Leukodysytrophie nachgewiesen. An weiteren Symptomen können fakultativ Schwerhörigkeit, Pigmentretinopathie und zerebelläre Symptome auftreten. Die Patienten sind meist kleinwüchsig und sehr mager. In der Muskelbiopsie sind RRF und oder Fasern mit Cytochrom-c-Oxidase-Mangel nachweisbar.

Therapie

Es existiert eine Enzymersatztherapie, die jedoch nur eine temporäre Akkumulation von Thymidin und Desoxyuridin ausgleichen kann. Eine allogene hämatopoetische Stammzelltransplantation konnte die Enzymfunktion der Thymidinphosphorylase dauerhaft etablieren und kann daher in ausgewählten MNGIE-Patienten mit geeignetem Donor angewandt werden (Finsterer 2018).

LITERATUR

Allenbach Y, Mammen AL, Benveniste O, et al. 224th ENMC International Workshop: Clinico-sero-pathological classification of immune-mediated necrotizing myopathies Zandvoort, The Netherlands, 14–16 October 2016. Neuromuscul Disord 2018; 28 (1): 87–99.

Ansseau E, Vanderplanck C, Wauters A, et al. Antisense oligonucleotides used to target the DUX4 mRNA as therapeutic approaches in facio scapulo humeral muscular dystrophy (FSHD). Genes (Basel) 2017; 8 (3): pii: E93.

Appleton R.TD., Kinsella J., Quasim T. The incidence of intensive care unit-acquired weakness syndromes: A systematic review. J Intens Care Soc. 2015; 16(2): 126–136.

Arnold WD, Klinke D, Sanderson A, et al. Open-label trial of ranolazine for the treatment of myotonia congenita. Neurology 2017; 89: 710–713.

Bellotti AS, Andreoli L, Ronchi D, et al. Molecular approaches for the treatment of Pompe disease. Mol Neurobiol 2020; 57 (2): 1259–1280.

Birnkrant DJ, Bushby K, Bann CM, et al. Diagnosis and management of Duchenne muscular dystrophy, part 1: diagnosis, and neuromuscular, rehabilitation, endocrine, and gastrointestinal and nutritional management. Lancet Neurol 2018a; 17(3): 251–267.

Birnkrant DJ, Bushby K, Bann CM, et al. Diagnosis and management of Duchenne muscular dystrophy, part 2: respiratory, cardiac, bone health, and orthopaedic management. Lancet Neurol 2018b; 17 (4): 347–361.

Birnkrant DJ, Bushby K, Bann CM, et al. Diagnosis and management of Duchenne muscular dystrophy, part 3: primary care, emergency management, psychosocial care, and transitions of care across the lifespan. Lancet Neurol 2018c; 17 (5): 445–455.

Finsterer J. An update on diagnosis and therapy of metabolic myopathies. Expert Rev Neurother 2018; 18 (12): 933–943.

Hahn A, Schänzer A. Long-term outcome and unmet needs in infantile-onset Pompe disease. Ann Transl Med 2019; 7 (13): 283.

Hamel J, Tawil R. Facioscapulohumeral muscular dystrophy: update on pathogenesis and future treatments. Neurotherapeutics 2018; 15 (4): 863–871.Heo YA. Golodirsen: first approval. Drugs 2020; 80 (3): 329–333.

Heatwole CR, Moxley RT. The nondystrophic myotonias. Neurotherapeutics 2007; 4: 238–251.Hilton-Jones D, Bowler M, Lochmueller H, et al. Modafinil for excessive daytime sleepiness in myotonic dystrophy type 1 – the patients' perspective. Neuromuscul Disord 2012; 22 (7): 597–603.

Johnson NE, Aldana EZ, Angeard N, et al. Consensus-based care recommendations for congenital and childhood-onset myotonic dystrophy type 1. Neurol Clin Pract 2019; 9(5): 443–454.

Jordan B, Eger K, Koesling S, et al. Camptocormia phenotype of FSHD: a clinical and MRI study on six patients. J Neurol 2011; 258 (5): 866–873.

Kaplan JC, Hamroun D. The 2016 version of the gene table of monogenic neuromuscular disorders (nuclear genome). Neuromuscul Disord 2015; 25 (12): 991–1020.

Katzberg HD, Kassardjian CD. Toxic and endocrine myopathies. Continuum (Minneap Minn) 2016; 22 (6, Muscle and Neuromuscular Junction Disorders): 1815–1828.

Kirschner J, Schoser B. [Innovative therapeutic approaches for hereditary neuromuscular diseases]. Nervenarzt 2018; 89 (10): 1115–1122.

Kuhm C, Klopstock T. Toxische Myopathien. Arzneimitteltherapie 2014; 32: 87–92.

Lad H, Saumur TM, Herridge MS, Dos Santos CC, et al. Intensive Care Unit-Acquired Weakness: Not just Another Muscle Atrophying Condition. Int J Mol Sci 2020, 22; 21(21): 7840.

Liewluck T, Milone M. Untangling the complexity of limb-girdle muscular dystrophies. Muscle Nerve 2018; 58(2): 167–177.

Logigian EL, Martens WB, Moxley RT, et al. Mexiletine is an effective antimyotonia treatment in myotonic dystrophy type 1. Neurology. 2010; 74(18):1441–8.

McClafferty B, Umer I, Fye G, Kepko D. et al. Approach to critical illness myopathy and polyneuropathy in the older SARS-CoV-2 patients. J Clin Neurosci 2020; 79: 241–245.

Mensch A, Schneider I, Zierz S. Diagnostik von Myopathien. Neurotransmitter 2019; 30 (12): 39–48.

Mercuri E, Muntoni F, Osorio AN, et al. Safety and effectiveness of ataluren: comparison of results from the STRIDE Registry and CINRG DMD Natural History Study. J Comp Eff Res 2020; 9 (5): 341–360.

Minetto MA, D'Angelo V, Arvat E, et al. Diagnostic work-up in steroid myopathy. Endocrine 2018; 60 (2): 219–223.

Montagnese F, Schoser B. [Dystrophic and non-dystrophic myotonias]. Fortschr Neurol Psychiatr 2018; 86 (9): 575–583.

North KN, Wang CH, Clarke N, et al. Approach to the diagnosis of congenital myopathies. Neuromuscul Disord 2014; 24 (2): 97–116.

Ponfick M, Bosl K, Ludemann-Podubecka J, et al. [Intensive care unit acquired weakness. Pathogenesis, treatment, rehabilitation and outcome]. Nervenarzt 2014; 85 (2): 195–204.

Sansone VA. Episodic Muscle Disorders. Continuum (Minneap Minn) 2019; 25(6): 1696–1711.

Schneider I, Zierz S. Statinassoziierte Muskelsymptome und Statinmyopathie. Neurologie up2date 2019; 2 (1): 1–16.

Schoser B, Montagnese F, Bassez G, et al. Consensus-based care recommendations for adults with myotonic dystrophy type 2. Neurol Clin Pract 2019; 9 (4): 343–353.

Shieh PB. Emerging strategies in the treatment of Duchenne muscular dystrophy. Neurotherapeutics 2018; 15 (4): 840–848.

Tawil R, Kissel JT, Heatwole C, et al. Evidence-based guideline summary: Evaluation, diagnosis, and management of facioscapulohumeral muscular dystrophy: Report of the Guideline Development, Dissemination, and Implementation Subcommittee of the American Academy of Neurology and the Practice Issues Review Panel of the American Association of Neuromuscular & Electrodiagnostic Medicine. Neurology 2015; 85 (4): 357–364.

van der Ploeg AT, Kruijshaar ME, Toscano A, et al. European consensus for starting and stopping enzyme replacement therapy in adult patients with Pompe disease: a 10-year experience. Eur J Neurol 2017; 24 (6): 768–e31.

Van Aerde N, Van den Berghe G, Wilmer A, Gosselink R, Hermans G, and COVID-19 Consortium. Intensive care unit acquired muscle weakness in COVID-19 patients. Intensive Care Med 2020, 28: 1–3.

Wicklund MP. Continuum (minneap minn) 2019; 25(6, muscle and neuromuscular junction disorders):1599–1618.

KAPITEL

7 Motoneuronerkrankungen

Johannes Prudlo und Andreas Hermann

Wichtige Neuigkeiten auf einen Blick

- Nusinersen, ein Antisense-Oligonukleotid, ist seit 2017 zur Behandlung der 5q-assoziierten SMA Typ 1–3 in Europa zugelassen und auch bei erwachsenen SMA-Patienten wirksam.
- Zolgensma ist seit dem 01.07.2020 zur Gentherapie der 5q-assoziierten SMA für Kinder bis zu 2 Jahren in Deutschland zugelassen. Vorteil ist die einmalige intravenöse Gabe. Die Kosten sind exorbitant. Eine Vergleichsstudie gegenüber Nusinersen gibt es bislang nicht.
- Risdiplam wird als oral verfügbares *Small Molecule* zur Behandlung der 5q-assoziierten SMA voraussichtlich 2021 zugelassen werden.
- Gegenwärtig werden zwei klinische Studien zu genmodifizierenden Therapien mithilfe von Antisense-Oligonukleotiden bei den beiden häufigsten genetischen Formen der ALS durchgeführt (< 5 % aller ALS-Patienten): *C9orf72*-ASO-Studie (Phase I/II; NCT03626012) und *SOD-1*-ASO-Studie (Phase III; NCT02623699).
- Mesenchymale Stammzellentherapien erweisen sich in zwei Phase-IIa-Studien bei ALS-Patienten als verträglich. Mesenchymale Stammzellen sollen einen Einfluss auf die begleitende Entzündungsreaktion ausüben, um die Neurodegeneration einzudämmen. Die Datenlage reicht gegenwärtig nicht aus, um individuelle Heilversuche mit mesenchymalen Stammzellen zu rechtfertigen.
- Die zeitlich/räumliche transneuronale Ausbreitung des pathologisch aggregierten TDP-43-Proteins (nach Art von Prionen) und damit die amyloidogene Potenz des TDP-43 hängt von der Konformation des Proteins ab.
- Der Nachweis der phosphorylierten schweren Kette der Neurofilamente (p-Nf-H) im Liquor bzw. der leichten Kette (NF-L) im Liquor oder Serum hat sich als Biomarker der ALS in der klinischen Routine etabliert.
- Die Unterscheidung in *Fast* und *Slow Progressors* hat therapeutische Implikationen. Bei den *Fast Progressors* ist es gerechtfertigt, zusätzlich zu Riluzol mit 1 mg Rasagilin im Rahmen eines individuellen Heilversuchs (off-label) zu behandeln. Vor allem die *Fast Progressors* profitieren von einer hochkalorischen Ernährung.
- Es gibt neue diagnostische Konsensuskriterien der primären Lateralsklerose (PLS). Neu ist die Kategorie *Probable* PLS mit fehlenden relevanten LMNS innerhalb der ersten beiden Krankheitsjahre.

7.1 Einführung

Der Begriff „Motoneuronerkrankungen“ bezeichnet eine Vielzahl progredienter, erblicher oder nicht erblicher motorischer Syndrome auf neurodegenerativer Grundlage. Die immunvermittelte motorische multifokale Neuropathie mit Leitungsblöcken (MMN) oder die viral-entzündlich verursachte Poliomyelitis werden nicht als Motoneuronerkrankungen bezeichnet, obwohl es sich auch bei ihnen um Erkrankungen der Motoneurone handelt. Der Begriff „Motoneuronerkrankungen“ ist somit neurodegenerativen Erkrankungen vorbehalten. Im Zentrum steht die „klassische“ Amyotrophe Lateralsklerose (ALS) mit einer gemischten Pathologie aus Schädigungszeichen des oberen und des unteren Motoneurons (➤ Abb. 7.1). Spätestens seit der Entdeckung des TDP-43 als Hauptkomponente der Proteinablagerungen der ALS (Neumann, al. 2006) ist klar, dass auch reine **Obere Motoneuronsyndrome** (Upper Motor Neuron Syndromes, UMNS) und reine **Untere Motoneuronsyndrome** (Lower Motor Neuron Syndromes, LMNS) Ausdrucksformen der ALS sein können, die – in Abgrenzung zur „klassischen“ ALS – als ALS-Varianten bezeichnet werden. Das Nebeneinander von Schädigungszeichen des oberen und unteren Motoneurons ist somit keine unabdingbare Voraussetzung für die Diagnose „ALS“.

Die ALS ist abzugrenzen von den beiden anderen großen Gruppen neurodegenerativer Motoneuronerkrankungen, der spastischen Spinalparalyse bzw. den hereditären spastischen Paraparesen (HSP) aus dem Spektrum der UMNS auf der einen (Übersicht bei Parodi et al. 2017) und den spinalen Muskelatrophien (SMA) aus dem Spektrum der LMNS auf der anderen Seite (Juntas Morales et al. 2017; Lunn und Wang 2008). Das vorliegende Kapitel konzentriert sich auf Neuerungen im Zusammenhang mit der ALS und erwähnt von den nicht zur ALS gehörenden Motoneuronerkrankungen die 5q-assoziierten SMA aufgrund der dort erzielten genmodifizierenden Therapien und der Genersatzterapie – Meilensteine in der Therapie der Motoneuronerkrankungen. Genmodifizierende Therapien werden möglicherweise bald auch für ausgewählte monogenetische ALS-Formern zur Verfügung stehen.

7.2 Amyotrophe Lateralsklerose (ALS)

7.2.1 ALS als motorisches Syndrom

Die ALS ist klinisch eine Kombination aus rasch fortschreitender Lähmungserkrankung und frontotemporaler Dysfunktion; zu Letzterer zählen Kognitions- und Verhaltensstörungen. Beide Anteile, der motorische und der nicht motorische, weisen eine

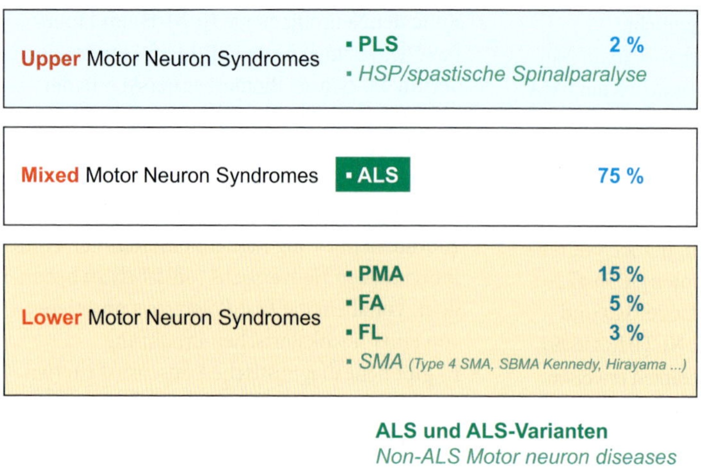

Abb. 7.1 Einteilung neurodegenerativer Motoneuronerkrankungen. Die ALS und ihre Varianten sind durch Fettdruck hervorgehoben. PLS = primäre Lateralsklerose; HSP = hereditäre spastische Paraparese; ALS = Amyotrophe Lateralsklerose; PMA = progressive Muskelatrophie; FA = Flail Arm Syndrome; FL = Flail Leg Syndrome; SMA = spinale Muskelatrophie; SBMA = spinobulbäre Muskelatrophie (Kennedy); Hirayama Disease = juvenile muskuläre Atrophie der distalen oberen Extremität

beträchtliche klinische Variabilität auf. So fehlen Kognitions- und Verhaltensstörungen in mehr als der Hälfte der Fälle. Die ALS ist ein Syndrom, eine klinische Endstrecke, in die genetische und nicht genetische Einflüsse einmünden. Als solche spiegelt sie die Degeneration motorischer Neurone des primären Motorkortex, des Hirnstamms und des Rückenmarks und die Degeneration nichtmotorischer Neurone des Frontal- und Temporallappens wider. Die oberen Motoneurone (Upper Motor Neurons, UMN) entsenden ihre Axone entweder als Tractus corticonuclearis zu den unteren Motoneuronen (Lower Motor Neurons, LMNs) des Hirnstamms oder als Tractus corticospinalis (Pyramidenbahn) zu den LMNs in den Vorderhörnern des Rückenmarks (➤ Abb. 7.2).

Vier Etagen werden unterschieden, auf die sich UMNs und LMNs verteilen: Die am weitesten rostral gelegene ist die bulbäre Region (bulbus = Zwiebel, die zwiebelförmige Auftreibung des Pons bzw. der Medulla oblongata), also der Hirnstamm mit den unteren motorischen Hirnnervenkernen (V, VII, IX – XII). Es folgen nach kaudal die Zervikal-, Thorakal- und Lumbosakralsegmente des Rückenmarks (➤ Abb. 7.3).

Schädigungszeichen der UMNs resultieren in einem pyramidalen Syndrom mit oder ohne Spastik, mit gesteigerten Muskeleigenreflexen und Pyramidenbahnzeichen. Ein positives Babinski-Zeichen findet sich bei ALS-Patienten nur in etwa 30 % der Fälle. Schon die bloße Auslösbarkeit des Muskeleigenreflexes eines offensichtlich atrophen Muskels ist als *wahrscheinliches* Pyramidenbahnzeichen (Probable UMN Sign, PUMNS) zu werten, auch wenn das Niveau dieses Muskeleigenreflexes in absoluten Maßstäben als nicht gesteigert eingestuft würde.

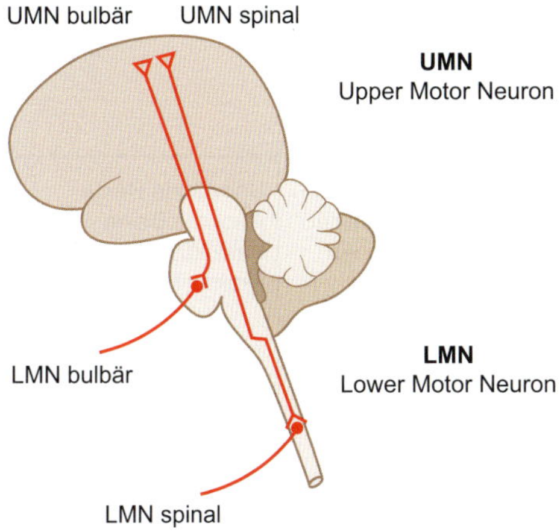

Abb. 7.2 Aufbau des pyramidal-motorischen Systems mit oberem (UMN) und unterem (LMN) Motoneuron. Die Axone der UMNs ziehen entweder zum Hirnstamm (Tractus corticonuclearis) oder zum Rückenmark (Tractus corticospinalis/Pyramidenbahn).

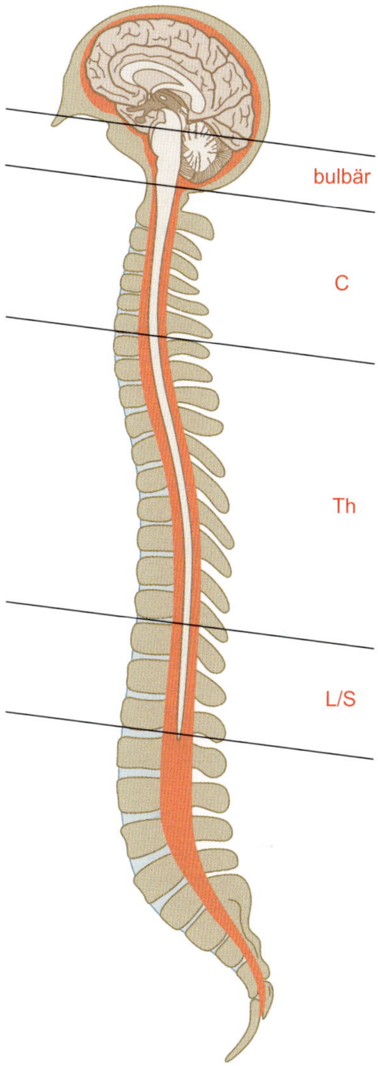

Abb. 7.3 Höhenlokalisationen der unteren Motoneurone (LMNs). Diesen 4 Etagen werden Schädigungszeichen der oberen und unteren Motoneurone (UMNS + LMNS) zugeordnet (El-Escorial-Kriterien). Schädigungszeichen der LMNs können auch mittels EMG festgestellt werden. bulbär = Pons und Medulla oblongata (Hirnstamm); C = Zervikalmark (Rückenmark); Th = Thorakalmark (Rückenmark); L/S = Lumbosakralmark (Rückenmark)

Die bilaterale Degeneration der Tractus corticonucleares resultiert in einem Pseudobulbärhirnsyndrom (im Angelsächsischen Pseudobulbar Affect), bestehend aus gepresster Dysarthrie, Dysphagie, positivem Masseterreflex, Affektinkontinenz (Zwangslachen und -weinen), Seufzeratmung und prominentem Gähnen. Unter Affektinkontinenz versteht man unwillkürliche motorische Schablonen, die eine Emotionalität zum Ausdruck bringen (Lachen, Weinen), die von der tatsächlichen emotionalen Verfasstheit entkoppelt ist. Ihr liegt eine Störung kortiko-ponto-zerebellärer Faserverbindungen zugrunde, sodass die Affektinkontinenz als „Dysmetrie der emotionalen Motorik" aufgefasst werden kann (Floeter et al. 2014).

Schädigungszeichen der LMNs resultieren in einer schlaffen Lähmung (Schwäche) und einer Atrophie sowie Faszikulationen und Crampi. Das Bulbärhirnsyndrom bezeichnet die bilaterale Schädigung unterer Motoneurone (LMNs) der unteren motorischen Hirnnervenkerne und geht mit einer Dysarthrie, Dysphagie und Pseudohypersalivation sowie einer mimischen Schwäche, die insbesondere die Muskulatur der unteren Gesichtshälfte betrifft („Split Face"; Pfeifen erschwert oder unmöglich, Diplegia facialis) einher. ➤ Abb. 7.4 zeigt die Zuordnung der klinisch zu ermittelnden UMN- und LMN-Zeichen zu den 4 Ebenen: bulbär, C, Th, L/S.

! MERKE

Wer die Diagnose ALS stellt, sollte sich des Vorhandenseins und der Verteilung von UMNS und LMNS in den 4 El-Escorial-Regionen vergewissern (bulbär, C, Th, L/S; ➤ Tab. 7.1). Dabei können LMNS auch rein myografisch ermittelt werden, z. B. für die thorakale Region durch den Nachweis pathologischer Spontantätigkeit in der paravertebralen Muskulatur auf Höhe BWK8. UMNS können ebenfalls über Zusatzdiagnostik ermittelt werden (TMS, MRI).

Erstmals wurden 1994 von der World Federation of Neurology (WFN) Diagnose-(Forschungs-)Kriterien der ALS publiziert (El-Escorial-Kriterien), die seither zweimal revidiert wurden: 1998 als „Airlie House"-

		bulb	C	Th	L/S
UMNS	Pseudobulbärhirn-Syndrom	Masseter-Dysarthriereflex ↑ Dysphagie/Pseudohypersalivation Affektinkontinenz Seufzeratmung Gähnen ↑	AER ↑ Armspastik	BDR ↑ BHR ↓	BER ↑ Beinspastik Babinski + Stümpell +
LMNS	Bulbärhirn-Syndrom	Zunge atroph Zunge faszikuliert Dysarthrie/Pseudohypersalivation Dysphagie Kauschwäche mimische Schwäche	Kopfhalteschwäche Schwäche Arme Atrophie Arme Faszikutationen Arme Krampi Arme Zwerchfellschwäche (Dyspnoe) Hustenstoß ↓	axiale Schwäche (Rumpfinstabilität) Faszikutationen Rumpf Krampi Rumpf Dyspnoe Hustenstoß ↓	Schwäche Beine Atrophie Beine Faszikutationen Beine Krampi Beine

Abb. 7.4 Zuordnung der Upper und der Lower Motor Neuron Signs zu den 4 topografischen Ebenen, die sich auf die Höhenlokalisationen der unteren Motoneurone (LMN) beziehen. UMNS = Upper Motor Neuron Signs; LMNS = Lower Motor Neuron Signs; bulb = bulbär; C = zervikal; Th = thorakal; L/S = lumbosakral; AER = Armeigenreflexe; BER = Beineigenreflexe; BDR = Bauchdeckenreflexe (Muskeleigenreflexe; keine Routine); BHR = Bauchhautreflexe (Fremdreflexe)

Tab. 7.1 Wann immer eine ALS differenzialdiagnostisch in Erwägung gezogen wird, sollte zur Selbstvergewisserung diese Tabelle ausgefüllt werden. Als Beispiel wurde die Konstellation einer progressiven Bulbärparalyse eingetragen, also das frühe Stadium einer bulbär beginnenden ALS. Es handelt sich um das Nebeneinander von Schädigungszeichen des oberen (UMN) und unteren Motoneurons (LMN) in einer Region (hier der bulbären) und damit um die Mindestanforderung für die Diagnose einer „klassischen" ALS. Für die nichtklassische ALS, also ihre Varianten, wird diese Mindestanforderung seit den El-Escorial-Kriterien von 2015 nicht mehr gefordert.

	bulb	C	Th	L/S
UMN	+			
LMN	+			

Kriterien (Brooks et al. 2000), modifiziert 2008 durch die Awaji-Kriterien der International Federation of Clinical Neurophysiology (IFCN; de Carvalho et al. 2008) und nochmals 2015 (Ludolph et al. 2015). Die aktuellen Empfehlungen der WFN Research Group on ALS/MND von 2015 (Ludolph et al. 2015) basieren auf dem Nebeneinander von Schädigungszeichen des oberen und unteren Motoneurons in mindestens einer von vier Regionen (bulbär, zervikal, thorakal, lumbosakral). Dieses Nebeneinander von UMNS + LMNS in Verbindung mit der Progression der Lähmungen kennzeichnet die „klassische" ALS, ist aber keine unabdingbare Voraussetzung für die Diagnose ALS. Gestützt auf klinische, genetische und histopathologische Daten zählen nun auch Obere und Untere Motoneuronsyndrome (UMNS und LMNS) zum Spektrum der ALS-Erkrankungen (➤ Abb. 7.1). So gehen ALS-Varianten in ein Vollbild „ALS" über, zeigen definierte Mutationen eine klinische Heterogenität mit „klassischem" ALS-Phänotyp neben ALS-Varianten innerhalb einer Familie und haben verschiedene ALS-Phänotypen die gleiche TDP-(ALS-)Pathologie. Die 2015 zum zweiten Mal revidierten El-Escorial-Kriterien (Ludolph et al. 2015) stellen daher der „klassischen" ALS die folgenden ALS-Varianten an die Seite (vgl. ➤ Abb. 7.1):

1. Progressive Bulbärparalyse (PBP)
2. Flail Arm Syndrome und Flail Leg Syndrome (Flail = engl. Dreschflegel; gemeint sind die schlaff herabhängenden Arme/Beine)
3. Progressive Muskelatrophie (PMA)
4. Primäre Lateralsklerose (PLS)

Die aktuellen El-Escorial-Kriterien erkennen frontotemporale Syndrome und die frontotemporale Demenz (FTD) als integralen Bestandteil der ALS ausdrücklich an (Ludolph et al. 2015). 1994 galt eine Demenz noch als Ausschluss, 2000 als Zusatz („ALS-Plus-Syndrom").

Durch die Awaji-Kriterien erfährt das EMG eine Aufwertung in der Erkennung von Schädigungszeichen des unteren Motoneurons, indem es den klinischen Befunden gleichgestellt wird. Sind beispielsweise bei einer bulbär beginnenden ALS die Beinmuskeln klinisch noch unauffällig, darf ein „akut" und chronisch-neurogener EMG-Befund eines Beinmuskels als vollwertiges LMNS der lumbosakralen Region gewertet werden. Darüber hinaus sollen polytope Faszikulationen auch ohne Nachweis von Fibrillationen und positiven scharfen Wellen (PSW) im Sinne einer „akuten Denervierung" gewertet werden, wenn der Muskel myografisch Zeichen eines chronisch-neurogenen Umbaus aufweist. Beide Vorschläge zielen auf eine beschleunigte und sichere Diagnose der ALS (de Carvalho et al. 2008).

Die ALS ist eine klinische Diagnose. Es gibt positive klinische Diagnosekriterien. Im Kern sind diese das Nebeneinander von UMNS + LMNS in mindestens einer Region und die Progression. Sind diese Kriterien erfüllt, ist die ALS keine Ausschlussdiagnose und kann bei entsprechender Ausprägung leicht und sicher klinisch diagnostiziert werden.

Doch ist die klinische Heterogenität der ALS groß und die ALS-Varianten sowie frühe Stadien der „klassischen" ALS können durchaus diagnostische Schwierigkeiten bereiten. Dann werden Zusatzdiagnostiken bedeutsam und der Ausschluss anderer Erkrankungen notwendig. In diesen Situationen können zwei Biomarker außerordentlich hilfreich sein: 1. der Nachweis erhöhter Neurofilamente im Serum (NF-L) oder Liquor (p-NF-H; Steinacker et al. 2016); 2. der Nachweis einer Funktionsstörung des Corpus callosum (Verlust der transkallosalen Inhibition) mithilfe der TMS (Wittstock et al. 2007). Im Zweifelsfall ist es mitunter ratsam, die vermutete Diagnose zurückzuhalten und eine Verlaufsuntersuchung durchzuführen, um über die Entwicklung der Erkrankung zu einer ausreichenden Diagnosesicherheit zu gelangen. Diese Phase der diagnostischen Unsicherheit kann mehrere Monate in Anspruch nehmen.

Während das Babinski-Zeichen bei der ALS vergleichsweise selten positiv ist (< 30 %), ist der Palmomentalreflex in 80 % der Fälle positiv; nicht selten kann man beobachten, wie er im Verlauf positiv wird. Der Palmomentalreflex ist Ausdruck der frontalen Disinhibition und damit der Beteiligung nichtmotorischer Neurone. Die ALS ist gekennzeichnet durch Prädilektionsparesen. Die Dysarthrie kommt vor der Dysphagie, die Handgelenkstrecker sind stärker betroffen als die Handgelenkbeuger, die Fingerspreizer sind früher und stärker betroffen als die Fingerbeuger (differenzialdiagnostische Abgrenzung zur IBM), die Fußheber stärker als die Fußsenker. Typisch für die ALS ist der stärkere Befall lateraler Handmuskeln (IDI, APB) im Vergleich zu medialen Handmuskeln (ADM). Diese Dissoziation im Befallsmuster der aus C8/Th1 innervierten Handmuskeln wird als Split-Hand-Syndrom bezeichnet (Eisen und Kuwabara 2012). Interessanterweise verhält sich diese Dissoziation bei der SMA gegenläufig mit einem stärker medialen Befall der kleinen Handmuskeln (Gunther et al. 2019).

7

Die wichtigste Zusatzdiagnostik ist das EMG. Mit seiner Hilfe können auch LMNS festgestellt und festgelegt werden, die klinisch noch nicht erkennbar sind. Die Muskelsonografie stellt ebenfalls eine sensitive, je nach Region u. U. sogar sensitivere Methode zur Detektion von Faszikulationen als das EMG dar (Misawa et al. 2011). Die Neurografie ist nur in frühen Stadien der ALS unauffällig. Die Degeneration des LMN wirkt sich über eine axonale Degeneration auf die distalen Abschnitte der Axone aus und wird neurografisch als vermeintlich axonale Neuropathie sichtbar (tatsächlich als Neuronopathie), d. h., motorisch-axonale Schädigungen in der Neurografie gehören zur Diagnose ALS. Problematisch ist die Verwechslung der LMN-Varianten der ALS (z. B. der PMA) mit einer Polyneuropathie. Die sehr viel schnellere Entwicklung und Ausbreitung der schlaffen Lähmungen unter Einschluss der bulbären und thorakalen Region, ein positiver Palmomentalreflex und das Fehlen verdickter Nerven in der Sonografie (Loewenbruck et al. 2016) sind Kriterien, die zur Unterscheidung beitragen. Eine besondere Herausforderung in der Differenzialdiagnose der ALS stellen kombinierte Krankheitsbilder dar: So vermag die Konstellation aus kompressiver zervikaler Myelopathie und Polyneuropathie des Nebeneinanders von UMNS + LMNS zu imitieren.

Üblicherweise erfolgt die klinische Einteilung der ALS nach ihrem Beginn bulbär (Bulbar Onset, 25 %, schlechtere Prognose) oder spinal (Limb Onset, 75 %, bessere Prognose). Eine andere klinische Einteilung orientiert sich am Ausmaß der UMNS und der LMNS. Wenn eines der beiden Schädigungszeichen überwiegt oder ausschließlich vorhanden ist, handelt es sich um eine ALS-Variante, die schwerer zu diagnostizieren ist als die „klassische" ALS.

So gesehen ist die progressive Bulbärparalyse (PBP) keine Variante, da bei ihr UMNS und LMNS nebeneinander in einer Region (bulbär) auftreten. Die herausgehobene Krankheitsbezeichnung, die den Eindruck erweckt, es handele sich um ein eigenständiges Krankheitsbild, ist nur bedingt gerechtfertigt, da sich die PBP regelhaftauf extrabulbäre Regionen ausdehnt und so gesehen nichts weiter ist als eine bulbär beginnende ALS. Betroffen sind allerdings häufiger Frauen (meist > 65 Jahre), während die klassische ALS eine männliche Prädominanz zeigt (m:w = 1,5:1), und das Überleben ist tendenziell kürzer als im Durchschnitt der klassischen ALS (2–3 Jahre vs. 3–5 Jahre). Die Dysarthrie führt innerhalb von 6–12 Monaten zu einer Anarthrie. Zu diesem Zeitpunkt sind die Extremitäten funktionell noch kaum oder gar nicht beeinträchtigt.

Die revidierte Fassung der ALS Functional Rating Scale (ALS-FRSR) ist eine standardisierte motorische Schweregradskala der ALS von internationaler Verbreitung (Cedarbaum et al. 1999). Sie fragt 12 Funktionen ab, betreffend bulbäre Funktionen, Arme, Beine, Atmung, Ankleiden/Körperpflege, Umdrehen im Bett/Bettzeug richten. Der Gesunde erreicht 48 Punkte. Je höher der Lähmungsgrad, desto kleiner der Wert.

In zwei randomisierten, placebokontrollierten, multizentrischen Studien – Rasagilin bei ALS (RAS-ALS; Ludolph et al. 2018) und Hochkalorische Ernährung bei ALS (LIPCALS; Ludolph et al. 2020) – zeigte sich, dass rasch progredierende ALS-Patienten (Fast Progressors) stärker von der Therapie profitierten als Slow Progressors. Als Kriterium der Progressionsgeschwindigkeit wurde der monatliche Punktwerteabfall im ALS-FRSR herangezogen. Fast Progressors sind Patienten mit einem Abfall von > 0,5 Punkten/Monat, Slow Progressors solche mit einem Abfall < 0,5 Punkten/Monat.

Der erste ΔALS-FRSR-Wert wird bei der Erstvorstellung erhoben. Ausgehend von 48 Punkten zu Beginn der Lähmungserkrankung, wird der bis dahin erfolgte Punktverlust gegen die Krankheitsdauer in Monaten dividiert. Da sich der Beginn der Lähmungssymptome anamnestisch nicht immer exakt ermitteln lässt, kann dieser Ausgangswert ungenauer ausfallen als Folgebestimmungen. Durchschnittlich verlieren ALS-Patienten 0,6 Punkte/Monat im ersten und 0,34 Punkte/Monat im zweiten Krankheitsjahr (Mandrioli et al. 2015).

ALS-Varianten

Primäre Lateralsklerose/PLS Die PLS ist ein überwiegend sporadisch auftretendes spinobulbäres Oberes Motoneuronsyndrom/UMNS (Statland et al. 2015; Turner et al. 2020). Sie macht im Spektrum der ALS-Erkrankungen 1–2 % aus. Nach den neuen diagnostischen Konsensus-Kriterien wird von einer probable PLS gesprochen, wenn für ≥ 2 Jahre Zeichen eines UMNS das klinische Bild dominieren (keine relevanten LMNS), von einer definite PLS, wenn UMNS ≥ 4 Jahre lang das klinische Bild dominieren (Turner et al. 2020). Der Verlauf ist schleichend-progredient, die Prognose besser als bei der klassischen ALS (10 Jahre werden nicht selten erreicht). Erkrankungsbeginn ist um das 50. Lebensjahr (rund 10 früher als bei klassischer ALS). Limb Onset: 90 % (vs. 75 % bei klassischer ALS); Pseudobulbar Onset 10 % (vs. 25 % bei klassischer ALS) mit gepresster Sprache und ohne Sprachmelodie.

PLS-Patienten haben weder Gewichts- noch respiratorische Probleme. Da thorakale UMNS keine relevante Rolle spielen, werden, anders als bei der klassischen ALS, nach den neuen Konsensus-Kriterien UMNS nur in drei Regionen unterschieden (pseudobulbär, zervikal und lumbosakral). Die thorakale Region bleibt unberücksichtigt (Turner et al. 2020).

Die PLS ist, anders als die klassische ALS, eine Ausschlussdiagnose. Eine primär progessive MS/PPMS und eine kompressive Myelopathie müssen ausgeschlossen werden (LP, kraniale MRT und MRT Spinoaxis). Die SPG/HSP als weitere Differenzialdiagnose behält funktionell intakte Arme (spastische Paraparese, nicht Tetraparese wie bei der PLS), zeigt nur ausnahmsweise pseudobulbäre Symptome, beginnt oft vor dem 40. Lebensjahr (die PLS meist nach dem 40. Lebensjahr) und hat häufig eine positive Familienanamnese, die bei der PLS die Ausnahme ist (Parodi et al. 2017).

Die PLS ist ein Syndrom. Diesem können sowohl eine TDP-43- als auch eine 4R-Tau-Pathologie (PSP) zugrunde liegen. Nur im ersteren Fall ist die PLS Teil des ALS-Spektrums (Dickson et al. 2007; Kosaka et al. 2012), im letzteren eine Variante der progressiven supranukleären Blickparese (PSP-PLS; Josephs et al. 2006). Deshalb ist bei den UMNS der ALS, insbesondere der primären Lateralsklerose/PLS, auf Kernsymptome eines PSP-Richardson-Syndroms zu achten (verlangsamte Sakkaden, vertikale Blickparese, posturale Instabilität).

UMN-dominante ALS Obere Motoneuronsyndrome (UMNS), die schon vor Ablauf von 2–4 Jahren einen Übergang in ein Vollbild ALS zeigen, sich also zwischen klassischer ALS und PLS bewegen, werden als UMN-dominante ALS bezeichnet (Gordon et al. 2006). Diese seltene Entität hat keinen Eingang in die 2. Revision der El-Escorial-Kriterien von 2015 gefunden (Ludolph et al. 2015).

Progressive Muskelatrophie(PMA) Die PMA ist ein multisegmentales Lower Motor Neuron Syndrome/LMNS und die am schlechtesten definierte ALS-Variante. Ihr Anteil am ALS-Spektrum beträgt 15 % (Kim et al. 2009). Die Prognose ist besser als bei der klassischen ALS (mittlere Überlebensdauer: 48 Monate vs. 30–42 Monate; 5-Jahres-Überlebensrate 64 % vs. 37 % bei klassischer ALS), obwohl auch aggressive Verläufe mit rasch eintretender Atempumpenschwäche vorkommen. Nur ⅓ entwickelt jenseits des ersten Jahres auch klinisch feststellbare UMN-Zeichen. Histopathologisch haben diese Patienten dennoch eine Beteiligung der oberen Motoneurone (UMN; Ince et al. 2003), wenn auch in geringer Ausprägung. Das Geschlechterverhältnis ist mit 3–4:1 noch mehr zuungunsten der Männer verschoben als bei klassischer ALS (1,5:1). Ein bulbärer Beginn ist seltener als bei klassischer ALS. Die wichtigsten Differenzialdiagnosen sind Polyneuropathien und spinale Muskelatrophien. Beide zeigen eine geringere Progression und viel seltener eine bulbäre Beteiligung. Letzteres gilt nicht für die spinobulbäre Muskelatrophie (SBMA) Typ Kennedy. Hinsichtlich der Polyneuropathie kommt dem Nervenultraschall eine differenzierende Bedeutung zu. Die autoimmunentzündlichen Neuropathien (MMN, CIDP) zeigen verdickte Nerven, die Neuronopathien (ALS und ALS-Varianten) zeigen aufgrund der motorisch-axonalen Schäden dünnere Nerven (Loewenbruck et al. 2016).

Flail Arm Syndrome (FA; flail = Dreschflegel) Synonyme: Vulpian-Bernhardt-Syndrom (früher eine nicht krankheitsspezifische Bezeichnung für eine Schultergürtelatrophie, meist in Zusammenhang mit spinalen Muskelatrophien), brachiale amyotrophe Diplegie, Man-in-the-Barrel Syndrome (➤ Tab. 7.2). Typisch sind schlaff herabhängende Arme, die funktionell weitgehend oder vollständig ausgeschaltet sind bei erhaltener Gehfähigkeit. Das FA ist ein progredientes, segmentales LMNS mit nur einer betroffenen Region innerhalb des ersten Krankheitsjahres, dem zervikalen Rückenmark. Die Atrophien an den Armen sind symmetrisch, ihr Schwerpunkt und Beginn proximal (Hubers et al. 2016; Wijesekera et al. 2009). Eine betont distale Amyotrophie der oberen Extremitäten entspricht nicht dem Bild eines FA. Es besteht eine ausgeprägte männliche Prädominanz (M:F = 9:1). Innerhalb des ersten Krankheitsjahres dürfen keine Denervierungen der unteren Extremitäten oder der bulbären Muskulatur von klinischer Relevanz auftreten. Obwohl auch die LMNs des N. phrenicus im Halsmark liegen (Segment C4), bleibt die Atempumpenfunktion erstaunlich lange erhalten. Die Prognose ist besser als die der klassischen ALS. In der Regel kommt es nach einem oder mehreren Jahren zu einer Ausdehnung auf andere Regionen (bulbär, thorakal, lumbosakral) und es können UMNS hinzutreten (Übergang in eine klassische ALS).

Flail Leg Syndrome (FL) Das FL ist ein progredientes, segmentales LMNS mit zunächst nur einer betroffenen Region, dem lumbosakralen Rückenmark (➤ Tab. 7.2). Klinisch erscheint das FL als schlaffe, distal beginnende, schleichend aufsteigende Paraparese der Beine bei zunächst erhaltener Kraft der Armmuskulatur sowie der bulbären und respiratorischen Muskulatur. Die frühere Bezeichnung lautete „pseudopolyneuritische Form" der ALS. Innerhalb des ersten Krankheitsjahres darf es nicht zu funktionell relevanten Denervierungen der oberen Extremitäten, der bulbären oder respiratorischen Muskulatur kommen. Anders als beim FA ist der Beginn beim FL eher distal und asymmetrisch. Die Prognose ist ebenfalls besser als bei der klassischen ALS (~5–8 Jahre) und ein Übergang in das Vollbild ALS im Laufe der Jahre die Regel (Wijesekera et al. 2009).

Differenzialdiagnosen der ALS

- Benignes Crampi-Faszikulations-Syndrom
  - Häufig Angehörige des Medizinbetriebs
  - Keine Denervation! Die ALS dagegen ist eine Lähmungserkrankung; ohne Lähmungen keine ALS
  - Crampi und Faszikulationen gehen den Paresen bei der ALS selten um mehr als ein Jahr voraus
- Zervikale Myelo-, Radikulopathie
  - Kein oder geringer Progress, nicht bulbär, MRT HWS, (radikuläre) Schmerzen, Sensibilitätsstörungen
- Multifokale motorische Neuropathie mit Leitungsblöcken/MMN
  - Keine UMNS

Tab. 7.2 Progrediente fokale untere Motoneuronsyndrome (LMNS) der Zervikal- bzw. Lumbosakralregion mit geringer oder keiner funktionell relevanten Schwäche in anderen Körperregionen für ≥ 12 Monate. Die Prognose ist günstiger als bei der klassischen ALS, ein Übergang in das Vollbild ALS die Regel (Wijesekera et al. 2009).

	Flail Arm Syndrome	Flail Leg Syndrome
Verteilung zu Beginn	eher proximal	eher distal
Im ALS-Spektrum	5–11 %	3–6 %
m : w	4–9:1	1:1
Mittlerer Erkrankungsbeginn	57,3 Jahre	55 Jahre
5-Jahres-Überleben	50 %	70 %
10-Jahres-Überleben	15 %	15 %

  - Keine bulbären Zeichen
  - Paresen ohne Atrophie (zu Beginn)
  - Anti-GM1-(IgM-)Antikörper im Serum (Cave: In 10 % auch bei der ALS zu finden.)
  - Leitungsblöcke
  - Verdickte Nerven im Ultraschall sind zu einem wichtigen Unterscheidungsmerkmal geworden! (Loewenbruck et al. 2016)
- Einschlusskörpermyopathie/IBM
  - V. a. wegen der Kombination aus Atrophien und Dysphagie suggestiv auf ALS
  - Aber: keine Faszikulationen
  - Keine UMNS
  - Im Gegensatz zur ALS sind v. a. die langen Fingerbeuger betroffen
  - Muskelbiopsie (Rimmed Vacuoles)
- Spinobulbäre Muskelatrophie/SBMA, Typ Kennedy
  - Nur Männer
  - Positive Familienanamnese (X-chromosomal rezessiv)
  - Ausgeprägte Zungenatrophie kontrastiert zu geringer Dysarthrie
  - Keine UMNS
  - Haltetremor
  - Gynäkomastie
  - Bestätigung genetisch (CAG-Repeat-Expansion im Exon 1 des AR-Gens)

7.2.2 ALS als frontotemporales Syndrom

Frontotemporale Spektrumerkrankungen (ALS-FTSD)

Die Amyotrophe Lateralsklerose (ALS) ist eine Multisystemdegeneration mit schwerpunktmäßigem Befall des pyramidalmotorischen Systems. Neben diesem sind in variabler Ausprägung auch Strukturen des Frontal- und Temporallappens befallen, mit Auswirkungen auf Kognition und Verhalten. Zusätzlich können auch das extrapyramidalmotorische System (Basalganglien), das okulomotorische und das zerebelläre System betroffen sein. Klinisch kommt neben der gestörten Pyramidalmotorik (Willkürmotorik) den Kognitions- und Verhaltensstörungen die größte Bedeutung zu, den zerebellären Symptomen die mit Abstand geringste. Die in Großbritannien und Australien seit 1969 gebräuchliche Bezeichnung Motor Neuron Disease „MND" (für „ALS") greift vor dem Hintergrund einer über das motorische System hinausgehenden Erkrankung formal zu kurz.

Der ALS liegt zu 95 % eine TDP-43-Pathologie zugrunde (ALS-TDP), in 2–3 % eine FUS-Pathologie (ALS-FUS) und in 1–2 % eine SOD-1-Pathologie (ALS-SOD). Während die ALS-TDP zu > 90 % sporadisch auftritt, sind die ALS-FUS und die ALS-SOD mit krankheitsverursachenden Mutationen im *FUS*- bzw. *SOD-1*-Gen assoziiert, somit fast immer Ausdruck einer genetischen oder familiären ALS (FALS). Sofern auch die ALS-TDP genetisch oder familiär auftritt, liegt ihr meist eine *C9orf72*-Mutation zugrunde, seltener eine *TARDBP*-, *TBK-1*- oder *OPTN*-Mutation. Die ALS ist somit zu allergrößten Teilen eine TDP-43-Proteinopathie. Da mehr als die Hälfte aller frontotemporalen Lappendegenerationen (FTLD) ebenfalls TDP-43-Proteinopathien sind (FTLD-TDP), ergeben sich neuropathologisch und klinisch Überschneidungen zur ALS (Neumann et al. 2006). Diese Überschneidungen können bei der ALS zu spezifischen Kognitions- und Verhaltensstörungen führen, basierend auf einer frontotemporalen Dysfunktion. Jeder ALS-Patient sollte auf das Vorliegen einer frontotemporale Dysfunktion hin untersucht werden. Liegt eine solche vor, wird von einer ALS-frontotemporalen Spektrumerkrankung (ALS-FTSD) gesprochen (Strong et al. 2017).

Die FTLD bilden eine Gruppe heterogener Erkrankungen, deren einigendes Merkmal die Lobärdegeneration des Frontal- und/oder des Temporallappens ist (Mackenzie und Neumann 2016; Mann und Snowden 2017; Woollacott und Rohrer 2016). Klinisch werden zwei Haupttypen unterschieden: eine Verhaltensvariante (Behavioural Variant FTD, bvFTD; Rascovsky et al. 2011) und eine Sprachvariante (primär progressive Aphasie, PPA; Gorno-Tempini et al. 2011), Letztere unterteilt in drei Subtypen. Die Verhaltensvariante ist häufiger (etwa 60 % aller FTLD), die Sprachvarianten sind seltener (etwa 40 % aller FTLD). Die ALS ist fast immer mit einer Verhaltensvariante assoziiert (ALS-bvFTD; ➤ Abb. 7.5), nur selten mit einer Sprachvariante (ALS-PPA).

Frontotemporale Lappendegeneration (FTLD) ist eine morphologische Bezeichnung. Ihr steht als klinische Bezeichnung die frontotemporale Demenz (FTD) gegenüber, die in den 1980er-Jahren den

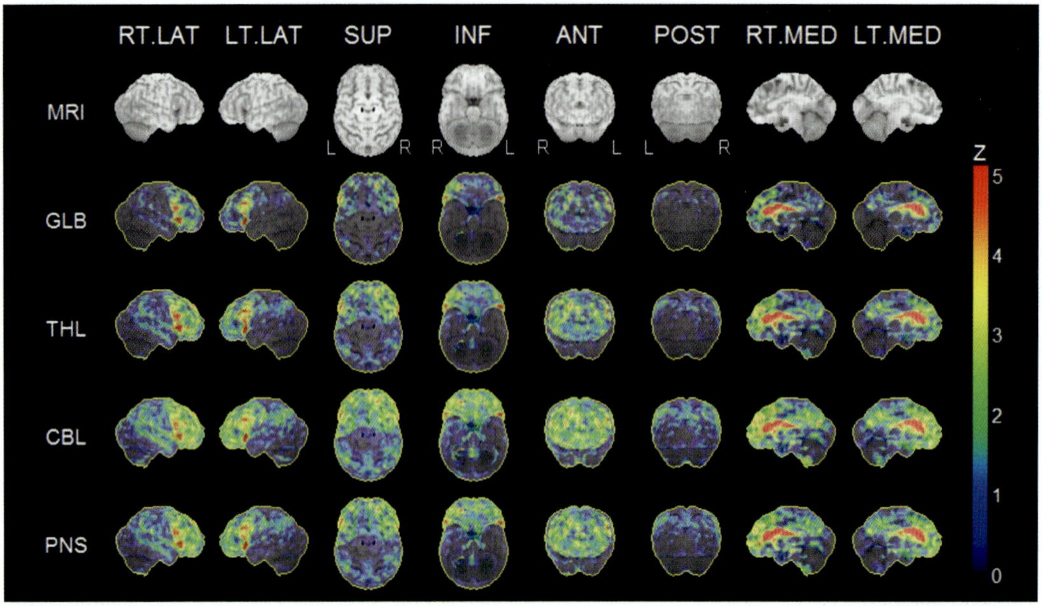

Abb. 7.5 18-FDG-PET w, 51 J. Bifrontaler Glukosehypometabolismus bei einer ALS-bvFTD-Patientin. Oberflächenprojektionen des statistischen Vergleichs mit einem Datensatz eines alters- und geschlechtskorrigierten Normkollektivs (Neurostat 3D-SSP). MRI = Magnet resonance imaging. Gerechnet gegen: GLB = global; THL = Thalamus; CBL = Cerebellum; PNS = Pons (mit freundlicher Genehmigung der Klinik und Poliklinik für Nuklearmedizin, Universitätsmedizin Rostock, Direktor: Prof. Dr. Bernd Joachim Krause)

Morbus Pick begrifflich abgelöst hatte. Vor allem bei den Sprachvarianten sind in frühen Krankheitsstadien die Kriterien eines demenziellen Syndroms noch nicht erfüllt, die Bezeichnung „FTD" in diesen Stadien unzutreffend. Es besteht dann die Möglichkeit, auf den morphologischen Begriff „FTLD" auszuweichen. Ist eine ALS assoziiert, sollte, wie erwähnt, von ALS-frontotemporalen Spektrumerkrankungen (ALS-FTSD) gesprochen werden. Diese Begrifflichkeit erfasst neben der Assoziation der ALS mit einer manifesten FTD (ALS-FTD) auch leichtere Formen der Kognitions- und Verhaltensbeeinträchtigung; die ALS mit leichter kognitiver Beeinträchtigung (Cognitive Impairment, ALSci; Phukan et al. 2012), die ALS mit leichter Verhaltensbeeinträchtigung (Behavioural Impairment, ALSbi) und die ALS mit leichter Beeinträchtigung von Kognition und Verhalten (ALScbi; Strong et al. 2017). Von ihnen abzugrenzen sind all jene ALS-Patienten, deren Kognition und Verhalten unbeeinträchtigt sind. Diese kognitiv bzw. verhaltensnormalen Patienten machen etwas mehr als die Hälfte aller ALS-Patienten aus. Der Anteil von ALS-Patienten mit beeinträchtigter Kognition oder beeinträchtigtem Verhalten oder beidem (ALSci, ALSbi, ALScbi) liegt bei etwa 35 %, derjenige mit assoziierter frontotemporaler Demenz (ALS-FTD) bei 10 %.

Die Kognitionswissenschaft neurodegenerativer Erkrankungen ist derart stark von der Alzheimer-Krankheit (AD) geprägt, dass es – in Analogie zur Pathogenese der AD – naheliegt, auch bei der ALS von einem Kontinuum auszugehen, also einem Übergang von einem Stadium der normalen Kognition und des normalen Verhaltens über ein Stadium Subdemenz zu einem Stadium Demenz (ALS-FTD). Demnach wäre es eine Frage der Zeit, bis ein ALS-Patient Kognitions- und/oder Verhaltensstörungen entwickelt, und jeder langzeitbeatmete ALS-Patient müsste dement sein. Ebendies scheint bei der ALS jedoch nicht der Fall zu sein (Abrahams et al. 2005; Elamin et al. 2013; Kasper et al. 2016; Prudlo et al. 2016). Ein ALS-Patient, der mit Beginn der Lähmungserkrankung kognitiv unbeeinträchtigt ist, bleibt es in den meisten Fällen auch. Ein kognitiv beeinträchtigter ALS-Patient ist in aller Regel von Anfang an kognitiv beeinträchtigt. Auch wird er nicht zwangsläufig in eine ALS-FTD einmünden. Zwar gibt es „Konverter", doch scheint deren

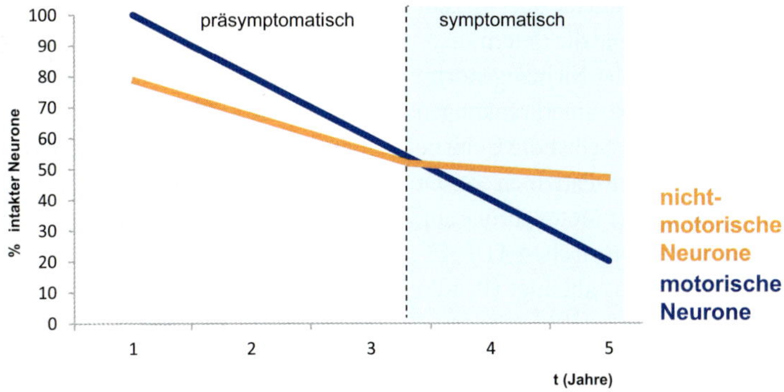

Abb. 7.6 Unterschiedliche Abstiegssteilheit der Trajektorien motorischer und nichtmotorischer Neuronen in einem hypothetischen Modell. Der Niedergang nichtmotorischer Neurone vollzieht sich, sofern er sich vollzieht (< 50 % der Fälle von ALS), im Wesentlichen vor Ausbruch der Lähmungserkrankung. Danach ist der Abwärtstrend (Korrelat für den kognitiven Niedergang) gering, sodass er nur von einem Teil der longitudinalen Studien zur Kognition der ALS erfasst wird. Auf jeden Fall ist die Entwicklung einer FTD im Zusammenhang mit einer ALS keine Frage der Dauer der Lähmungserkrankung, sondern durch andere Faktoren determiniert, u. a. genetische. ALS-FTD-Patienten haben meist schon zu Beginn der Lähmungen eine FTD, sind also in Wirklichkeit FTD-ALS-Patienten. Kognitions- und Verhaltensstörungen gehen bei der ALS den motorischen Störungen voraus. Nach ihnen sollte fremdanamnestisch gefahndet werden.

Anteil gering zu sein (etwa 5 %). Dieser Einschätzung einer relativen kognitiven Stabilität im Verlauf der Lähmungserkrankung wurde jüngst widersprochen. Fortgeschrittene ALS-King-Stadien (Roche et al. 2012) sollen in höherem Maße kognitive Beeinträchtigungen aufweisen als niedrige King-Stadien (Chio et al. 2019; Crockford et al. 2018). In einer longitudinalen Studie, durchgeführt mit ECAS-Parallelversionen, wurde ein Niedergang ALS-spezifischer kognitiver Funktionen gesehen (Crockford, Vortrag Glasgow 2018). Wahrscheinlich löst sich der Widerspruch dadurch auf, dass der kognitive Niedergang nach Beginn der Lähmungserkrankung nur noch flach verläuft (> Abb. 7.6) und infolgedessen in longitudinalen Studien zur Kognition bei ALS übersehen werden kann, abhängig von Beobachtungsdauer, Stichprobenumfang und Sensitivität der verwendeten neuropsychologischen Testverfahren.

Was unterscheidet einen ALS-Patienten mit bvFTD von einem ALS-Patienten ohne bvFTD, was einen bvFTD-Patienten ohne ALS von einem bvFTD-Patienten mit ALS? Die durchschnittliche Lebenserwartung eines reinen bvFTD-Patienten liegt bei 8–10 Jahren, diejenige eines reinen ALS-Patienten bei 3–5 Jahren. Treten beide Erkrankungen zusammen auf (FTD-ALS oder ALS-FTD), ist die Lebenserwartung oft dramatisch verkürzt und beträgt mitunter nur 1–2 Jahre. Nicht zuletzt diese Beobachtung spricht dafür, bei den Kognitions- bzw. Verhaltensstörungen der ALS von einem Spektrum zu sprechen und nicht von einem Kontinuum. Die ALS-FTD scheint kein Endpunkt der ALS zu sein, den erreicht, wer entweder ausreichend lange mit der Lähmungserkrankung lebt oder bereits zu Beginn der motorischen Symptome eine ALS-spezifische, leichte Kognitions- bzw. Verhaltensstörung hat (ALSci, ALSbi, ALScbi; Strong et al. 2017). Es stellt sich daher die Frage, warum ein Teil der ALS-Patienten eine Kognitions- bzw. Verhaltensstörung hat, ein anderer nicht. Die Determinanten, die hierüber bestimmen, sind mit Ausnahme genetischer Einflüsse unbekannt. So gibt es ALS-(bzw. FTD-)verursachende Gene, die auch zu einer FTD (bzw. ALS) führen können, darunter *C9orf72, TBK-1, VCP* und *UBQLN2*. Des Weiteren gibt es Gene, die nur zu einer ALS, nicht jedoch zu einer FTD führen (*SOD-1, FUS* und *TARDBP*). Und es gibt FTD-verursachende Gene, die zu keiner ALS führen (*MAPT, PGRN, CHMP2B*).

Den „FUS-opathien" kommt eine Sonderstellung zu: Während die ALS-FUS fast ausschließlich eine monogenetische Erkrankung ist, basierend auf Mutationen im *FUS*-Gen, und mit FUS-Ablagerungen einhergeht, ist die FTLD-FUS eine sporadische Erkrankung mit FUS-Ablagerungen, aber ohne *FUS*-Mutation.

Für die sporadische ALS und somit die überwiegende Mehrheit aller ALS-Patienten sind die Determinanten, die über die Zugehörigkeit oder Nichtzugehörigkeit zu den frontotemporalen Spektrumerkrankungen bestimmen, dagegen unbekannt. Selbst die Gehirne kognitiv-/verhaltensgesunder ALS-Patienten weisen eine TDP-Pathologie außerhalb der Motoneurone auf, wobei das Ausmaß der extramotorischen TDP-43-Pathologie vom kognitiven Status abhängt (Prudlo et al. 2016). Wären die Resilienz-(Widerstands-)Mechanismen im frontotemporalen Netzwerk verstanden, die vor Kognitions- und/oder Verhaltensstörungen schützen, ließen sich daraus Lehren für eine Therapie der Kognitions-/Verhaltensstörungen ziehen. Denn Kognitions- und Verhaltensstörungen sind negative prognostische Indikatoren (Elamin et al. 2011; Hu et al. 2013). Sie können zudem eine erhebliche Bürde für die pflegenden Angehörigen darstellen und sollten vom behandelnden Arzt in Hinblick auf therapeutische Entscheidungen (Beatmung, elektronische Kommunikationshilfen etc.) berücksichtigt werden (Lillo et al. 2012).

Worin nun bestehen ALS-spezifische Kognitions- und Verhaltensstörungen und wie lassen sie sich feststellen (Übersicht bei Goldstein und Abrahams 2013; Woolley und Strong 2015)?

Die ALS-spezifische kognitive Störung betrifft drei kognitive Domänen:

- Exekutive Funktion
- Sprache
- Soziale Kognition

Unter **exekutiver** Funktion versteht man das planende, problemlösende Handeln, Abstraktion, Ideenbildung, kognitive Flexibilität, Fehlermonitoring, Regeln erkennen, relevante Informationen selektieren und Inhalte behalten und manipulieren (Arbeitsgedächtnis). Typische Tests der exekutiven Funktion sind für die Ideenbildung die Wortflüssigkeit (lexikalisch vs. semantisch-kategorial), für die kognitive Flexibilität der Trail Making Test, Teil B (TMT-B), für die Abstraktion das Gemeinsamkeiten-Finden und für das Arbeitsgedächtnis das Rückwärts-Nachsprechen von Zahlenreihen (Digit-Span Backward).

Sprachprobleme bei der ALS drücken sich aus in einer Sprachverarmung (Logopenie), grammatikalischen und syntaktischen Verständnisproblemen, Schwierigkeiten beim Buchstabieren und Prozessieren von Verben. In einer detailliert linguistisch untersuchten ALS-Kohorte (N = 51) zeigten 43 % Beeinträchtigungen der Sprache (Taylor et al. 2013). Sollte sich dieses Ergebnis reproduzieren lassen, wäre die Sprache die am häufigsten betroffene kognitive Domäne der ALS (vor der exekutiven).

Unter **sozialer Kognition** versteht man die Fähigkeit, sich selbst und anderen Bewusstseinszustände zuschreiben zu können (Theory of Mind) bzw. sich in die Erfahrungen eines anderen einfühlen zu können (Empathie; Übersicht bei Henry et al. 2016). Diese kognitiv-emotionalen Prozesse können bei der ALS beeinträchtigt sein und zu inadäquatem Sozialverhalten führen (Burke et al. 2016; van der Hulst et al. 2015).

Die **Verhaltensstörung** der ALS besteht in einem Interessenverlust, dessen äußerste Ausprägung die Apathie ist, sowie in einer Disinhibition (Enthemmung). Eine Ausdrucksform der Disinhibition ist die erhöhte Irritabilität (erhöhte Reizbarkeit, Aggressivität). ALS-Patienten können selbstbezogen werden und die Fähigkeit einbüßen, betroffen zu reagieren. Sie vernachlässigen u. U. die Hygiene und reagieren inadäquat auf sensible Reize wie Berührung, Wärme, Kälte oder Schmerz (Gibbons et al. 2008). Verhaltensstörungen gehen den motorischen Störungen voraus und treten in 5–10 % der Fälle auch über den Krankheitsverlauf hinweg isoliert auf (ALSbi).

Familienanamnesen von ALS-Patienten weisen einen hohen Anteil von Angehörigen mit psychiatrischen Erkrankungen auf (O'Brien et al. 2017). Aufgrund des Zusammenhangs zu frontotemporalen Dysfunktionen sind psychiatrische Erkrankungen bei den ALS-Patienten zum Zeitpunkt der Diagnosestellung häufig und gehen dem Beginn der Lähmungen nicht selten voraus (Turner et al. 2016).

! MERKE

Die ALS ist eine Multisystem-degenerative Erkrankung. Sie hat einen motorischen und einen nichtmotorischen Anteil. Der nichtmotorische Anteil besteht v. a. in einer frontotemporalen Dysfunktion aus Kognitions- und Verhaltensstörungen. Erst über 100 Jahre nach der Beschreibung durch Charcot (1869) wurde erkannt, dass die frontotemporale Dysfunktion integraler Bestandteil der ALS ist (Hudson 1981). Erst weitere drei Jahrzehnte später fand diese Tatsache Aufnahme in die El-Escorial-Diagnosekriterien (Ludolph et al. 2015).

Screening-Verfahren zur Erfassung von Kognition und Verhalten bei ALS

2013 wurde der Edinburgh Cognitive and Behavioural ALS Screen (ECAS) publiziert, ein Kurztest zur Erfassung von Kognitions- und Verhaltensstörungen bei der ALS (Abrahams et al. 2014). Er dauert 25 Minuten und kann auch von Nichtpsychologen durchgeführt werden. Er ist auf die Belange der ALS zugeschnitten, zum einen betreffend das spezifische Kognitions- und Verhaltensprofil (Exekution, Sprache, soziale Kognition, kurzer Fragebogen zum Verhalten), zum anderen betreffend die motorischen Einschränkungen der ALS (Nicht-Sprechen-Können, Nicht-Schreiben-Können). Der ECAS liegt in einer mündlichen und in einer schriftlichen Form vor und wurde an einem ALS-Kollektiv validiert. Er steht mittlerweile in zahlreichen Sprachen zur Verfügung, so auch auf Deutsch (Loose et al. 2016). Bei allen Einschränkungen eines Kurztests sollte dieser Screening-Test in der Lage sein, mildere kognitive Störungen unterhalb des Demenzniveaus zu erfassen (ALSci).

Zur Erfassung des Verhaltens empfiehlt sich der Angehörigen-Fragebogen der Frontal Systems Behavioural Scale (FrSBe), der – aufgeteilt in die Bereiche Apathie (14 Fragen), Disinhibition (15 Fragen) und exekutive Dysfunktion (17 Fragen) – das Verhalten vor und nach Beginn der Erkrankung (nicht ALS-spezifisch) erfragt (Grace und Malloy 2001). Ausgewertet wird der Wandel des Verhaltens in Abgrenzung zu prämorbiden Persönlichkeitsmerkmalen (Grace 2001; revidierte Fassung 2014; es existiert eine deutsch-validierte Fassung). Eine ALS-spezifische Alternative ist das Beaumont Behavioural Inventory (BBI), das aber noch nicht auf Deutsch vorliegt (Elamin et al. 2017).

7.2.3 Diagnostik der ALS

➢ Tab. 7.3

! MERKE

Den einen Biomarker, der die Diagnose ALS beweist, gibt es nicht. Die phosphorylierte schwere Kette der Neurofilamente/p-Nf-H (Liquor) und die leichte Kette/NF-L (Liquor ± Serum) sind innerhalb der letzten vier Jahre zu wichtigen Biomarkern in der klinischen Routine geworden (Poesen et al. 2017; Steinacker et al. 2016). Dennoch bleibt die ALS eine klinische Diagnose, unterstützt durch das EMG und die TMS (gestörte transkallosale Inhibition). Eine Ausnahme mögen definierte Mutationen von ALS-Genen bilden, die bewiesenermaßen das Potenzial haben, eine ALS zu verursachen. Doch auch beim Nachweis einer solchen Mutation bleibt die Klinik entscheidend, zumal dann, wenn keine familiäre Häufung von ALS + FTD vorliegt.

Elektrophysiologie

Elektroneurografie, Elektromyografie

Elektroneurografie und -myografie erfassen Schädigungszeichen des unteren Motoneurons (Lower Motor Neuron, LMN), die standardisiert durchgeführte Elektroneurografie zusätzlich die sensiblen Fasern, die bei den Motoneuronerkrankungen unauffällig sein sollten (Hammad et al. 2007). Ausnahmen bilden die SBMA und die HSP. Bei der SBMA Typ Kennedy degenerieren auch die Spinalganglien. Bei der pure HSP findet sich eine Störung im Hinterstrangsystem, bei den complicated HSP-Formen gibt es auch solche mit einer sensibel-axonalen Neuropathie.

Der typische Neurografiebefund der ALS und der SMA ist die rein motorische axonale Neuronopathie (motorisch axonale-Schädigung).

Wann immer eine solche Befundkonstellation in auffälligem Kontrast steht zu einer unauffälligen sensiblen Neurografie, sollte an eine ALS gedacht werden. Die motorisch-axonalen Schäden verleiten dazu, von einer Neuropathie/Polyneuropathie zu sprechen und die Diagnose ALS zu verpassen. Diese Gefahr besteht insbesondere bei den Unteren Motoneuron-Syndromen, die auch klinisch mit einer Polyneuropathie verwechselt werden können. Tatsächlich sind die motorisch-axonalen Schäden bei den LMNS-Varianten der ALS und der SMA aber nicht Ausdruck einer Neuropathie, sondern einer Neuronopathie. Wie lässt sich eine Unterscheidung treffen? Zum einen im Kontext der Klinik: So sprechen überdurchschnittlich lebhafte, multisegmentale Faszikulationen für eine Neuronopathie. Zum anderen durch die Neurografie selbst: Leitungsblöcke wie bei der MMN (van Schaik et al. 2010) oder eine sensible Beteiligung wie bei einer sensomotorischen Neuropathie oder demyelinisierende Veränderungen vom Ausmaß einer CIDP (Van Den Bergh 2010) sprechen gegen eine Neurono-

Tab. 7.3 Zusatzdiagnostik der ALS

Neurografie/EMG	Wichtigste Zusatzdiagnostik; das EMG ist in der Detektion von LMNS der Klinik ebenbürtig (de Carvalho et al. 2008; Joyce und Carter 2013)
TMS	Außer in Laboren, die auf TMS-Techniken spezialisiert sind, dürfte die Single-Pulse-TMS im Nachweis von UMNS nicht sensitiver sein als die klinische Untersuchung (Übersicht zur TMS bei ALS bei Vucic et al. 2013). Diagnostisch von großer Hilfe, insbesondere bei den ALS-Varianten, bei denen die Diagnose nicht leicht ist, ist dagegen der Nachweis einer gestörten transkallosalen Inhibition mit dem Verlust der iSP (Wittstock et al. 2007)
Blut	• NF-L erhöht • CK moderat erhöht • Bei LMNS sollte eine Immunelektrophorese durchgeführt werden (Gammopathie) • Genetik (EDTA): *C9orf72, SOD-1, FUS, TARDBP, TBK1* u.a.
Liquor	• Ausschluss eines chronisch-entzündlichen Liquorsyndroms, um z.B. eine Myelitis als Ursache eines UMNS auszuschließen • p-NF-H oder NF-L erhöht (Poesen et al. 2017; Steinacker et al. 2016)
MRT	Ausschluss kompressive Myelopathie, Ausschluss Hirnstammläsion. Die MRT zur Bestätigung der ALS am einzelnen Patienten (i.S. einer positiven Diagnostik) ist noch keine klinische Routine (Menke et al. 2017)
Nerven-Ultraschall	DD MMN vs. LMNS (ALS) (Loewenbruck et al. 2016)
Muskel-Ultraschall	Nachweis von Faszikulationen mindestens so sensitiv wie mittels EMG (Misawa et al. 2011)
FDG-PET	Durch die Darstellung eines frontotemporalen Glukosehypometabolismus ist dieses molekulare (metabolische) Imaging das ungleich sensitivere morphologische Korrelat einer frontotemporalen Dysfunktion als die strukturelle Bildgebung (MRT). Da mehr als die Hälfte aller ALS-Patienten Auffälligkeiten in der FDG-PET zeigt, kommt dieser Stoffwechseluntersuchung ein wichtiger Stellenwert zu bei der Diagnosestellung einer ALS. Dies gilt insbesondere für die reinen LMNS (Van Laere et al. 2014). Leider übernehmen die Krankenkassen nicht mehr die Kosten für eine FDG-PET mit Verweis auf den Gemeinsamen Bundesausschuss (G-BA), der diese Untersuchung bei neurodegenerativen Erkrankungen für nicht indiziert bzw. nicht erstattungspflichtig hält.
Muskelbiopsie	In aller Regel nicht erforderlich, Ausnahme: IBM
Neuropsychologie	• Kognition: ECAS (Abrahams et al. 2014) • Verhalten: FrSBe (Grace und Malloy 2001); BBI (Elamin et al. 2017)

pathie (i.S. einer Motoneuronerkrankung) und für eine Neuropathie.

Bei der ALS sind, in Abhängigkeit vom Atrophiegrad, die Amplituden der motorischen Summenaktionspotenziale erniedrigt:

- Die distalen motorischen Latenzen sind moderat verlängert ≤ 125 % ULN (Upper Limit of Normal; Cornblath et al. 1992).
- Die motorischen Nervenleitgeschwindigkeiten sind moderat verzögert ≥ 80 % LLN (Lower Limit of Normal; Cornblath et al. 1992).
- Die kürzesten F-Wellen-Latenzen sind moderat verlängert ≤ 125 % ULN (Cornblath et al. 1992).

In fortgeschrittenen Stadien mit massivem Verlust motorischer Vorderhornzellen (LMN) kann die F-Welle auch ausgefallen sein (Visser et al. 2008).

Die wichtigste Zusatzdiagnostik der Motoneuronerkrankungen ist das EMG. Mit seiner Hilfe können auch Schädigungszeichen des unteren Motoneurons (Lower Motor Neuron Signs, LMNS) festgestellt werden, die klinisch noch nicht erkennbar sind. Es ist sinnvoll, einen oder mehrere Muskeln aus einer der vier El-Escorial-Regionen (bulbär, zervikal, thorakal, lumbosakral) zu myografieren, die klinisch nicht betroffen ist (Makki und Benatar 2007). Einen offensichtlich atrophen, paretischen und faszikuierenden Muskel zu myografieren, liefert keine diagnostischen Zusatzinformationen. Als bulbärer Muskel bietet sich die Zunge an (M. genioglossus). Diese kann direkt seitlich oder von submental aus gestochen werden. Für die thorakale Muskulatur empfiehlt sich die paravertebrale Muskulatur auf Höhe BWK8. (Babu et al. 2017;

Joyce und Carter 2013; Kuncl et al. 1988). Weder ist die Ableitung aus einem paraspinalen Muskel technisch einfach, da der Patient vollständig entspannen muss, noch sind Sensitivität und Spezifität sonderlich hoch. 15 % der asymptomatisch Gesunden zeigen pathologische Spontantätigkeit in der lumbosakralen paraspinalen Muskulatur (Date et al. 1996). Umgekehrt schließt der negative Befund eine axonale Schädigung des R. dorsalis n. spinalis nicht aus.

Durch die Awaji-Kriterien (de Carvalho et al. 2008; Dengler 2008; Fuglsang-Frederiksen 2008) erfuhr das EMG eine Aufwertung in der Erkennung von Schädigungszeichen des unteren Motoneurons, indem es den klinischen Befunden gleichgestellt wird. Sind beispielsweise bei einer bulbär beginnenden ALS die Beinmuskeln klinisch noch unauffällig, darf ein „aktuell" und chronisch-neurogener EMG-Befund eines Beinmuskels als vollwertiges Lower Motor Neuron sign (LMNS) der lumbosakralen Region gewertet werden. Darüber hinaus sollen polytope Faszikulationen auch ohne Nachweis von Fibrillationen und positiven scharfen Wellen (PSW) im Sinne einer „aktuellen Denervierung" gewertet werden, wenn der Muskel myografisch Zeichen eines chronisch-neurogenen Umbaus aufweist. Beide Vorschläge zielen auf eine beschleunigte und sichere Diagnose der ALS.

Motor Unit Number Index (MUNIX) ist kein Verfahren der klinischen Routine. Es dient dazu, im Rahmen von Studien den Niedergang unterer Motoneurone longitudinal zu erfassen, i. S. eines Monitorings. Das Oberflächen-EMG eines Muskels wird in Beziehung gesetzt zum motorischen Summenaktionspotenzial nach supramaximaler Stimulation, wobei man davon ausgeht, dass der Index (MUNIX) mit der Anzahl der motorischen Einheiten korreliert (Neuwirth und Weber 2013).

Transkranielle Magnetstimulation – Verlust der iSP bei ALS

Vom M. abductor pollicis brevis (APB) wird ein Oberfächen-EMG abgeleitet. Der ALS-Patient spannt die Hand, von der abgeleitet wird, maximal an (Pinzettengriff). Über dem Handareal der Hemisphäre, ipsilateral zu der angespannten Hand, werden mit einer 8er-Spule (nicht mit einer konventionellen Rundspule) 10 überschwellige, fokale TMS-Einzelreize appliziert. Jeder Stimulus evoziert nicht nur ein motorisches Potenzial an der kontalateralen Körperhälfte, sondern aktiviert auch inhibitorische transkallosale Neurone, deren Axone als Kommissurenfasern zur gegenseitigen Hemisphäre ziehen. Die physiologische Inhibition dort führt zu einer Innervationsstille der angespannten Hand in Form einer Unterbrechung der EMG-Daueraktivität. Da die angespannte Hand ipsilateral zum Reizort liegt, spricht man von einer ipsilateralen Innervationsstille (Ipsilateral Silent Period, iSP). Bei 77 % der ALS-Patienten fehlt die iSP in einer oder in beiden Hemisphären bereits in frühen Phasen der Erkrankung und unabhängig davon, ob der Tractus corticospinalis bereits in den neurodegenerativen Prozess einbezogen ist oder nicht (Hübers, Vortrag Berlin 2018; Wittstock et al. 2007).

! MERKE

Die funktionelle Störung transkallosaler inhibitorischer Neurone bei 77 % aller ALS-Patienten kann mittels TMS durch den Verlust der iSP nachgewiesen werden. Die Untersuchung dauert 30 Minuten und stellt neben dem EMG und dem Nachweis erhöhter Neurofilamente die entscheidendste Zusatzdiagnostik der ALS dar. Das klinische Korrelat sind Spiegelbewegungen (Mirror Movements). Die funktionelle Störung korreliert mit pathoanatomischen und MR-tomografischen (DTI-)Veränderungen in der motorischen Area III des Corpus callosum (Brownell et al. 1970; Filippini et al. 2010; Hofer und Frahm 2006; Smith 1960). Damit ist erneut gezeigt, dass die ALS keine Erkrankung nur des 1. und 2. Motoneurons ist, sondern eine ZNS-Erkrankung, die über das pyramidalmotorische System hinausgeht. Wir haben dies bei der frontotemporalen Beteiligung gesehen und sehen es hier bei der Beteiligung der Kommissurenfasern des Corpus callosum. Die Bezeichnung „Vorderhornzell-Erkrankung" (für ALS) greift vor diesem Hintergrund entschieden zu kurz und sollte vermieden werden.

7.2.4 Genetik der ALS

Die ALS ist zu 95 % eine sporadisch (SALS) und zu 5 % erblich auftretende Erkrankung (FALS, überwiegend mit autosomal dominantem Erbgang). Der Anteil von „anscheinend" sporadischen ALS-Formen, bei denen sich eine krankheitsverursachende Mutation nachweisen lässt („genetische ALS"), liegt bei 3–7 %, d. h., eine leere Familienanamnese schließt eine monogenetische Ursache nicht aus. Das wichtigste Gen der ALS/FTD ist das 2011 entdeckte *C9orf72*-Gen. *C9orf72*-Mutationen finden sich bei 37 % der FALS und bei 6 % der SALS. Innerhalb der FALS ist die *SOD-1* mit 13 % das zweithäufigste mutierte Gen in Deutschland. Aktuelle Übersichten zur Genetik der ALS finden sich bei Abramzon et al. 2020 und Brenner und Weishaupt 2019 sowie in der Datenbank http://alsod.iop.kcl.ac.uk/.

7.2.5 Molekulare Pathophysiologie der ALS

Seit Jahren werden verschiedene Mechanismen diskutiert, die bei der ALS zum Untergang der Motoneurone führen (zur Übersicht siehe siehe Gao et al, 2017; Taylor et al, 2016; Weishaupt et al. 2016):

- Oxidativer Schaden
- Mitochondriale Dysfunktion
- Caspasen-vermittelter Zelltod (Apoptose)
- Defekte des axonalen Transports
- Abnorme Wachstumsfaktor-Expression
- Gliale Pathologie
- Glutamaterge Exzitotoxizität
- Aggregation abnormal konfiguierter Proteine

Die Weiterentwicklung der Molekulargenetik und -pathologie trug dazu bei, Gene bzw. Proteine zu identifizieren, die Auslöser familiärer Motoneuronerkrankungen sind. Aktuell sind Mutationen in mehr als 20 Genen nachgewiesen, die im Wesentlichen autosomal dominant vererbt werden (Andersen und Al-Chalabi 2011).

7

Die zellulären Funktionen dieser Gene sind sehr unterschiedlich und reflektieren die facettenreiche Ursache der ALS-Pathologie. Allerdings kann man die verschiedenen physiologischen Funktionen bzw. Eigenschaften dieser ALS-Gene in Gruppen zusammenfassen (Übersicht bei Weishaupt et al. 2016):

- Zytoskelettale Abnormalitäten bzw. Veränderungen der zytoskelettalen Dynamik
- Proteinmetabolismus (Proteinqualitätskontrolle und Autophagie)
- RNA-Metabolismus (Regulation Transkription, Splicing, RNA-Transport, RNA-Granula-Dynamik)
- Zytoplasmatische Proteinmislokalisation und Phasentransition
- DNA-Reparaturmechanismen

Gemeinsame Aspekte der Genprodukte der kürzlich entdeckten ALS-Gene *TDP-43, FUS, HNRNPA1* und *MATRIN3* sind ihre Beteiligung an der Genexpression und ihre Fähigkeit, an RNA zu binden. RNA-bindende Proteine sind Schlüsselregulatoren der Transkription, der RNA-Prozessierung und des RNA-Transports. Interessanterweise haben zahlreiche dieser RNA-transportierenden Proteine auch „Low Complexity Domains" oder Prionen-Domänen, die ihnen eine erhöhte Aggregationsneigung verleihen (Weishaupt et al. 2016).

Zytoplasmatische Mislokalisation von Proteinen spielt bei einigen der kürzlich entdeckten ALS-Gene eine entscheidende Rolle (*FUS, TDP-43, HNRNPA1;* Dormann und Haass 2013). Dies beeinflusst nicht nur die nukleäre Funktion der jeweiligen Proteine (Nuclear Loss-of-Function), sondern induziert auch pathologische Proteinaggregation im Zytoplasma. Pathologische Phasentransition von flüssigem zu festem Zustand wird dabei durch ALS-assoziierte Mutationen beschleunigt (Patel et al. 2015). Neue Daten legen einen Einfluss der pathologischen Hexanukleotid-Repeat-Expansion (eines intronischen Abschnittes des *C9orf72*-Gens) auf das physiologische nukleo-zytoplasmatische Shuttling von RNA und Proteinen nahe. Dies betrifft sowohl den Export von nukleärer RNA als auch den Import von nukleären Proteinen (Freibaum et al. 2015). Das gestörte nukleo-zytoplasmatische Shuttling könnte zu einer mitochondrialen Fehllokalisation von TDP-43 führen und diese wiederum die Toxizität bedingen (Wang et al. 2016).

Das Vorhandensein von Proteinaggregaten legt eine Imbalance der Proteinhomöostase bzw. der Proteindegradations-Signalwege nahe. Einige ALS-verursachende Gene wirken auf den Autophagie-Signalweg ein (*VCP, OPTN, TBK1, UBQLN2, SQSTM1/P62*). Eines der erst kürzlich entdeckten ALS-Gene (*TBK1*) scheint in diesem Zusammenhang eine besondere Rolle zu spielen. Sowohl Optineurin als auch P62 sind Substrate von TBK1. Auch *C9orf72* soll *TBK1*-abhängig an der Autophagosomen-Formierung beteiligt sein. Dies bedeutet, es besteht ein Autophagie-regulierendes Netzwerk von mindestens 4 ALS-Genen, direkt funktionell verbunden in einem Signalweg. Darüber hinaus wirken die beiden ALS/FTD-Gene *VCP* und *CHMP2B* auf die Stoffwechselwege der Vesikel und der Autophagie ein. Das Nachlassen der Autophagie im Alter könnte die Manifestation neurodegenerativer Erkrankungen im höheren Lebensalter erklären.

C9orf72 stellt eine besondere Mutation dar, da es sich um eine intronische Hexanukleotid-Repeat-Expansion ungewöhnlichen Ausmaßes handelt (bis > 1 000 Repeats). Haploinsuffizienz sowie toxische RNA bzw. Proteinanhäufung werden als Pathomechanismus angenommen. Hierfür sprechen das Vorhandensein von nukleären RNA-Foci, die GGGGCC-Expansionen beinhalten, sowie das Vorhandensein von Dipeptide Repeats (DPRs), die durch AUG-unabhängige Translation entstanden (Mori et al. 2013). Antisense-Oligonukleotide konnten in vitro und in vivo die Entstehung solcher RNA-Foci erfolgreich unterdrücken (Jiang et al. 2016).

AUG ist ein RNA-Basentriplett, das als Startcodon fungiert. Das Startcodon ist das erste Codon eines offenen Leserahmens (ORF) der mRNA. Als Start-Codon wird bei Eukaryoten fast ausschließlich das Codon AUG benutzt, das für die Aminosäure Methionin codiert. Das Basentriplett AUG ist zusammengesetzt aus Adenin, Uracil und Guanin auf der RNA-Ebene bzw. aus Adenin, Thymin und Guanin (= ATG) auf der DNA-Ebene. Eine Repeat-associated-non-ATG-(RAN-)Translation kommt bei mehreren neurologischen Erkrankungen vor – so auch bei der *C9orf72*-assoziierten ALS/FTD – und führt zur Bildung toxischer Peptide. Bei den Dipeptide Repeats (DPRs) der *C9orf72*-assoziierten ALS/FTD handelt es sich also um Translationsprodukte eines eigentlich nichtcodierenden intronischen Genabschnitts. Aufgrund der Mutation kommt es aber doch zu einer Translation. Die pathophysiologische Bedeutung der DPR ist noch unklar. Sie sind als Biomarker im Liquor von *C9orf72*-positiven ALS-FTD-Patienten nachweisbar, auch schon bei den asymptomatischen Genträgern (Lehmer et al. 2017).

Neue experimentelle Evidenz zeigt eine Zell-zu-Zell-Transmission von DPRs, die durch Antikörperbehandlung unterdrückt werden konnte (Zhou et al. 2017). Dies könnte ein therapeutischer Ansatz für *C9orf72*-Mutationsträger werden, sofern den DPRs eine Schlüsselrolle im Prozess der Neurodegeneration zukommt.

Ein weiterer Mechanismus der Neurodegeneration bei der ALS ist eine Dysfunktion der DNA-Reparatur. Mehrere ALS-Gene spielen in der DNA-Schaden-Signalkaskade eine Rolle, darunter *FUS* und *NEK1*. Zudem zeigten Post-mortem-Analysen von ALS-FUS-Patienten DNA-Schäden in den Motoneuronen. Aktuelle Daten legen dies auch für *C9orf72*-Patienten nahe (Lopez-Gonzalez et al. 2016). Die genaue Rolle der DNA-Schäden und deren Reparatur für die Pathophysiologie der ALS ist noch ungekärt.

7.2.6 Molekulare Neuropathologie der ALS

(Übersicht bei Saberi et al. 2015)

Neben der Degeneration und dem Verlust von UMNs und LMNs ist die Akkumulation unlöslicher ubiquitinierter zytoplasmatischer Einschlüsse in Motoneuronen und Gliazellen das kennzeichnende histopathologische Merkmal der ALS. TDP-43 ist deren Hauptkomponente und lässt sich bei 95 % aller ALS-Patienten nachweisen (Neumann et al. 2006). Das Transactive Response DNA-binding Protein TDP-43 ist ein DNA/RNA-bindendes Protein. Es übt seine Funktion in der RNA-Prozessierung aus und „shuttled" zwischen Zellkern und Zytoplasma. Unter physiologischen Bedingungen ist es überwiegend nukleär lokalisiert, bei der ALS dagegen im Zytoplasma fehllokalisiert und im Zellkern fehlend (Nuclear Clearing). Das in den Aggregaten abgelagerte TDP-43 ist posttranslational modifiziert: hyperphosphoryliert, ubiquitiniert und N-terminal trunkiert (Neumann et al. 2006). TDP-43 ist das molekulare Bindeglied der ALS zu den frontotemporalen Lobärdegenerationen (FTLD), vereint unter dem Begriff TDP-43-Proteinopathien. Pathologische TDP-43-Ablagerungen unterscheiden sich dabei zwischen den UMN und LMN (Braak et al. 2017). Die TDP-43-Einschlüsse sind aber nicht pathognomonisch für die ALS und die FTLD-TDP, da sie auch bei anderen neurodegenerativen Erkrankungen (Alzheimer-, Lewy-Körperchen-Krankheit) und bei 30 % der kognitiv gesunden > 65-Jährigen im mesialen Temporallappen gesehen werden (Geser et al. 2010). Ob TDP-43-Aggregate nicht nur Ausdruck pathologischer Neurodegeneration, sondern auch des physiologischen Alterns sein können, ist Gegenstand der Forschung (Wilson et al. 2013).

Die ALS ist nicht zu 100 % eine TDP-43-Proteinopathie. Seit der Entdeckung der ALS-Gene (seit 1993) zählen zu ihr zwei weitere Pathologien, die sich auf die Proteine Superoxyddismutase-1 (SOD-1) und Fused in Sarcoma (FUS) beziehen. Gegenwärtig werden drei Pathologien der ALS unterschieden:

- ALS-TDP (95 %) – sporadische ALS und genetische/familiäre ALS (*C9orf72, TARDBP, VCP, OPTN* u. a.)
- ALS-FUS (3 %) – fast ausschließlich bei *FUS*-Mutationen
- ALS-SOD (2 %) – ausschließlich *bei SOD-1*-Mutationen

Im Gegensatz zu den beiden Letztgenannten bezieht sich die ALS-TDP zum größten Teil auf die sporadische ALS, doch haben auch einige mutierte ALS-Gene eine TDP-Pathologie, darunter die häufigste genetische Ursache der familiären und sporadischen ALS bzw. FTD, die Repeat-Expansion des *C9orf72*-Gens. Die Histopathologie der „C9-ALS/FTLD" ist pathognomonisch und erlaubt dem Neuropathologen den Rückschluss auf die Mutation (Mackenzie et al. 2014).

Histopathologie der *C9orf72*-assoziierten ALS bzw. FTLD:

- Dipeptide Repeats (DPRs), TDP-43 negativ und p62 positiv (p62/SQSTM1; Sequestosome-1 ist ein Autophagiemarker) und
- RNA-Foci

DPRs sind das Produkt einer unkonventionellen Translation des expandierten Hexanukleotid-Repeats. Ihre Lokalisation ist weitgehend invers korreliert zu derjenigen des TDP-43. RNA-Foci sind intrazelluläre Aggregate, überwiegend im Zellkern von Nervenzellen, die sich aus mutierten RNA-Transkripten zusammensetzen. Weder die pathogenetische Bedeutung der DPR noch diejenige der RNA-Foci sind ausreichend verstanden.

Protein Spreading/Prion-like-Propagation

Ursprünglich wurde Neurodegeneration als ein zellautonomer Prozess aufgefasst, bei dem mutierte oder posttranslational veränderte Proteine ihre Konformation ändern und Aggregate in Neuronen und Gliazellen bilden. In Abweichung davon deuten neuere Untersuchungen an Zellkulturen und in Mausmodellen darauf hin, dass Neurodegeneration ein Prozess ist, bei dem fehlgefaltete Proteine eine Konformationsänderung ihrer Nachbarproteine induzieren (from Molecule to Molecule) und Zellgrenzen überschreiten können. Die interzelluläre Ausbreitung (Cell-to-Cell Transmission) von aggregiertem TDP-43, und zwar sowohl von Soma zu Soma als auch transsynaptisch, konnte kürzlich auch für die ALS in einem murinen Zellkulturmodell nachgewiesen werden (Feiler et al. 2015). Für neurodegenerative Erkrankungen, unter Einschluss der ALS, verdichtet sich daher die Überzeugung, dass sich pathologische Proteine vergleichbar Prionen vermehren und selbstperpetuierend ausbreiten (Übersichten bei Nonaka und Hasegawa 2017; Polymenidou und Cleveland 2017). Sollte dem so sein, könnte dies weitreichende Implikationen für die Therapie neurodegenerativer Erkrankungen haben, die darauf abzielt, die Propagation aggregierender Proteine zu unterbinden.

Die molekulare Ausbreitung (Spreading of Toxic Aggregates From a Focal Site) korrespondiert zu der klinischen Ausbreitung, sodass die klinische Untersuchung Rückschlüsse auf die Ausdehnung der Neuropathologie zulässt (Ravits und La Spada 2009). Unzweifelhaft ist die ALS eine fokal beginnende Erkrankung. Die Ausbreitung des neurodegenerativen Prozesses und damit der Lähmungen erfolgt regional und nicht zufällig, wobei die Region, die als nächstes betroffen sein wird, in aller Regel die angrenzende Region ist. So sind die kontralaterale homologe Extremität, dann das Bein, ipsilateral zum beginnenden Arm, bzw. der Arm, ipsilateral zum beginnenden Bein, eher betroffen als andere Körperregionen (Übersicht bei Kanouchi et al. 2012).

7.2.7 Therapie der ALS

Die Möglichkeiten zur Behandlung der ALS sind begrenzt. Nach ihren Eigenschaften wird zwischen den folgenden Behandlungsansätzen unterschieden:

- Neuroprotektiv (Riluzol, Edaravone)
- Kausal (Antisense-Oligonukleotide, Pyrimethamin)
- Symptomatisch medikamentös (Citalopram, Baclofen usw.)
- Symptomatisch nichtmedikamentös (Physio-, Ergotherapie, Logopädie, Abhustenhilfen, NIV, PEG …)
- Sozialmedizinisch (Pflegegrad, GdB …)
- Hilfsmittelversorgung
- Palliativ (v. a. Opiate)

Die Betreuung durch ein multidisziplinäres Team in einem spezialisierten Tertiärzentrum verbessert die Lebenserwartung und die Lebensqualität (Rooney et al. 2015). Solche ALS-Patienten werden seltener und für kürzere Zeit stationär aufgenommen als diejenigen, die keine ALS-Ambulanzen aufsuchen (www.dgn.org/leitlinien/3012-II-18-II-amyotrophe-lateralsklerose-motoneuronerkrankungen#therapie-undbetreuung).

Die Datenlage zu den symptomatischen Therapien der ALS ist vielfach unzureichend. Häufig gibt es nur wenige oder keine randomisierten, kontrollierten Studien. Die Zusammenstellungen in ➤ Tab. 7.4 und ➤ Tab. 7.5 geben daher vielfach Empfehlungen der Autoren wieder. Eine gute Übersicht enthält das Review von Chio et al. (2020).

Endstadium der ALS

In der Versorgung final erkrankter ALS-Patienten hat in den letzten Jahren die Palliativmedizin erheblich an Bedeutung gewonnen, insbesondere über die spezialisierte Ambulante Palliativ-Versorgung (SAPV), die durch Symptomkontrolle im häuslichen Rahmen den Anteil der ALS-Patienten verringert hat, die ins Krankenhaus eingewiesen werden oder dort versterben (Review: Hobson und McDermott 2016). Anzustreben ist eine enge Kooperation zwischen Hausarzt, Neurologe in der ALS-Ambulanz und den SAPV-Ärzten.

Im fortgeschrittenen Stadium der ALS kommt es zu zunehmender Dysphagie und respiratorischer Insuffizienz. Mechanische Beatmung und künstliche Ernährung können die Lebenserwartung relevant verlängern (Andersen et al. 2012). Die Rate invasiv (über Tracheostoma) beatmeter ALS-Patienten liegt in Japan bei 31 % (Kimura 2016), in Italien bei 10 % (Chio et al. 2010), in Deutschland dürfte sie unter 10 % liegen, doch fehlen hier systematische Untersuchungen.

Die Lebensqualität scheint bei der ALS unabhängig vom Ausmaß der physischen Behinderung zu sein (Korner et al. 2015; Lule et al. 2008). Lebensqualität und Affekt bleiben bis in fortgeschrittene Krankheits-

Tab. 7.4 Symptomatisch medikamentöse Behandlungen der ALS

Neuroprotektiv	• **Riluzol:** Verlängerung des Überlebens um ca. 3 Monate, wenn 1 Jahr gegeben • Als Suspension (TEGLUTIK®): 2 × 10 ml entsprechen 2 × 50 mg
	• **Edaravone (Radicut®, Radicava®):** Wahrscheinlich antioxidativ wirksam • Soll bei *Fast Progressors* im Frühstadium die Krankheitsprogression verzögern; keine Überlebenszeitdaten (Writing und Edaravone 2017) • In den USA, Japan und Schweiz zugelassen; Antrag auf Zulassung bei der EMA durch die japanische Firma 2019 zurückgezogen
	• **Rasagilin:** Wahrscheinlich antioxidativ wirksam • Bei *Fast Progressors* (ΔALS-FRSR Abfall ≥ 0,5 Punkte/Monat) signifikanter Überlebensvorteil (Ludolph et al. 2018)
Spastik	• **Baclofen:** Am besten wirksam • Häufige Nebenwirkung Müdigkeit bzw. Angabe von Kraftlosigkeit (Verlust der Spastik wird so wahrgenommen) • Empfehlung, ganz langsam einzudosieren, ggf. höhere Dosierung am Abend (Nebenwirkung verschlafen) • Zieldosis 15–100 mg/d in 3 Einzeldosen
	Sativex (Nabixomol): Randomisierte, placebokontrollierte Studie zeigt Verbesserung der Spastik (Riva et al. 2019); bislang nicht zugelassen bei ALS
	Tolperison: 150–450 mg/d in 3 Einzeldosierungen (wegen schwerer Hautreaktionen seit 2013 nur noch in der Indikation „Spastizität nach Schlaganfall" zugelassen)
	Tizanidin: Beginn mit 2–4 mg 3 × tgl., maximal 24 mg/d

Tab. 7.4 Symptomatisch medikamentöse Behandlungen der ALS *(Forts.)*

Pseudohypersalivation	• **Allgemein:** Keine systematischen Daten, überwiegend Off-Label-Therapien • Therapie kann bronchiales Sekret zähflüssiger machen (Cochrane-Review 2011; Young et al. 2011)
	Scopoderm TTS: Unzureichend wirksam
	• **Pirenzepin:** Bei einigen Patienten ausreichend wirksam • 3 × 25–50 mg/d
	Atropin-Tropfen: Allenfalls zur kurzfristigen Anwendung
	• **Amitriptylin:** Gute Wirksamkeit (3 × 25–50 mg/d) • Nebenwirkung Mundtrockenheit • **Cave:** QTc-Zeit • Zudem antidepressiv wirksam, schlaffördernd • Gute Wirksamkeit auch bei Affektinkontinenz • Tropfen empfohlen, da individuell titrierbar (1 Tropfen = 2 mg)
	• **Ipratropiumbromid-Mundspray 0,25 mg/ml:** Dosierung: bei Bedarf bis 20 Hübe/d • Hersteller: u.a. Berlin Apotheke
	• **Botulinumtoxin:** Injektion in Glandula parotis (Appetitspeichel) und ultraschallgestützt in die Glandula submandibularis (Gelegenheitsspeichel) • Gute Wirksamkeit • Muss alle 3 Monate wiederholt werden • Xeomin® seit Mai 2019 Zulassung zur Behandlung der chronischen Sialorrhö bei Erwachsenen, so auch bei ALS
	• **Bestrahlung der Kopfspeicheldrüsen:** 6 Gy pro Seite • Nicht off-label (!) • Effekte halten meist 3 Monate an und sind meistens befriedigend • Wiederholungen nach frühestens 10–12 Wochen möglich
Pathologischer Affekt	• **SSRI:** Sehr gute Wirksamkeit gegen pathologisches Lachen/Weinen • Z.B. Citalopram 20–40 mg/d morgens; Dextromethorphan verzichtbar, da Citalopram exzellent wirksam
Crampi	**Allgemein:** Crampi sind schwer zu behandeln, lassen aber gewöhnlich im Krankheitsverlauf spontan nach
	Magnesium: 3 × 300 mg
	• **Chininsulfat:** Aus eigener Erfahrung wenig wirksam • **Cave:** hohes Nebenwirkungsrisiko • Wird von GKV nicht erstattet
	• **Carbamazepin:** Bis 3 × 200 mg/d • **Cave:** Hyponatriämie
	• **Mexiletine:** Neue Studie legt gute Wirksamkeit des Na-Kanalblockers nahe • 300 mg/d • Die hohe Dosierung (900 mg/d) ist mit deutlich höheren Nebenwirkungen behaftet (Weiss et al. 2016)

Tab. 7.4 Symptomatisch medikamentöse Behandlungen der ALS *(Forts.)*

Thromboseprophylaxe	bei Immobilität der Beine (Gladman et al. 2014)
Wichtige Leitlinien/Informationen	• Leitlinie der DGN: www.dgn.org/leitlinien/3012-II-18-II-amyotrophe-lateralsklerose-motoneuron-erkrankungen#therapieundbetreuung • Cochrane Review Database: http://onlinelibrary.wiley.com/doi/10.1002/14651858.CD011776.pub2/pdf • EFNS Guidelines Task Force (Andersen et al. 2012) • Eur J Neurol. 2012 Mar;19(3):360–75. doi: 10.1111/j.1468–1331.2011.03501.x. Epub 2011 Sep 14. EFNS guidelines on the clinical management of amyotrophic lateral sclerosis (MALS)-revised report of an EFNS task force • ALS untangled: www.alsuntangled.com. Homepage, auf der Expertenmeinungen zu experimentellen Therapieansätzen vorgestellt werden, die in „Amyotrophic Lateral Sclerosis and Frontotemporal Degeneration" publiziert wurden.

Tab. 7.5 Symptomatische nichtmedikamentöse Behandlungen der ALS

Physiotherapie	• Immer indiziert (im fortgeschrittenen Stadium zur Prophylaxe von Kontrakturen/Schmerzen) • Keine ausreichenden systematischen Daten vorliegend (s. Cochrane Review: Dal Bello-Haas und Florence 2013)
Logotherapie	• Bei Sprech- und Schluckstörung indiziert (im fortgeschrittenen Stadium u. U. nicht mehr sinnvoll) • Keine systematischen Daten vorliegend
Sekretverhalt	• Hustenassistent; In-/Exsufflator (z. B. Cough Assist), wenn Peak Cough Flow/PCR < 270 l/min beträgt • Mit Abstand effizientester Therapieansatz! • Alleine oder in Kombination mit NIV • Atemgymnastik
Ernährung	• **Allgemein:** Wichtiger Prognosefaktor bei der ALS • Hohe Blutfettwerte oder BMI korrelieren mit langsamerem Verlauf (Dupuis et al. 2011)
	• **Hochkalorische Zusatzernährung:** Bei jedem relevanten Gewichtsverlust (> 10 % in 6 Monaten) • Bei *Fast Progressors* (ΔALS-FRSR Abfall ≥ 0,62 Punkte/Monat; Ludolph et al. 2020) • Als Zusatz, nicht als Ersatz für die Mahlzeiten
	• **PEG** (Katzberg und Benatar 2011): Sobald o. g. Maßnahmen nicht ausreichen • Gerade bei Bulbärparalyse deutlich die Lebensqualität verbessernd, insbes. wenn sonst wenig Paresen bestehen (nicht den ganzen Tag mit Essen verbringen) • **Cave:** Je später die PEG-Anlage, desto komplikationsträchtiger
Beatmung	• **Allgemein:** Leitlinien (Windisch et al. 2017) NIV verlängert die Lebenszeit und verbessert die Lebensqualität bei ALS-Patienten (Bourke et al. 2006) → frühzeitig Indikation stellen • Tagesmüdigkeit/-schläfrigkeit routinemäßig erfragen! (z. B. ESS-Score > 10/24) • Blutgasanalysen
	• **Invasive Heimbeatmung:** Eindeutig lebenszeitverlängernd, jedoch durch sekundäre Komplikationen teilweise mit deutlich erhöhter Hospitalisierung behaftet • Fortschreiten der ALS bis zur Paralyse und totalen Abhängigkeit bedarf der ausführlichen Diskussion im Vorfeld → ausführliche Familienberatung notwendig, professionelle Hilfe zwingend erforderlich, da Belastung für Angehörige enorm • Kognitionsstatus berücksichtigen! (Leitlinie der DGN: : www.dgn.org/leitlinien/3012-II-18-II-amyothrophe-lateralsklerose-motoneuronerkrankungen#therapieundbetreuung)

7

Tab. 7.5 Symptomatische nichtmedikamentöse Behandlungen der ALS *(Forts.)*

Kommunikationshilfen	• Jegliche Form von Kommunikationshilfe heutzutage vorhanden: – Kommunikator (Tastatur) – Touchpads – Kopfsteuerungsbasiert (mit Infrarotsensor z. B. am Brillengestell) – Augensteuerungsbasiert (Eye-Gaze-Systeme über Kamera) • Wichtig: rechtzeitig zum Einsatz bringen, damit sich der Patient eingewöhnen kann • Kognitiven Status beachten! • Ggf. mehrere Geräte verschiedener Anbieter zur Probestellung

stadien bei den ALS-Kranken stabil, verschlechtern sich dagegen bei deren Partnern (Matuz et al. 2015). Selbst noch im Stadium des Locked-in bewerten ALS-Patienten ihre Lebensqualität als gut, die Angehörigen die Lebensqualität des Kranken jedoch signifikant schlechter, vergleichbar schlecht ihrer eigenen Lebensqualität (Linse et al. 2017). Behandler und Angehörige laufen somit Gefahr, Fehlentscheidungen zuungunsten des Kranken zu treffen, indem sie z. B. moderne Kommunikationshilfen oder lebensverlängernde Maßnahmen vorenthalten. Auch hochgradig gelähmte und körperlich behinderte ALS-Patienten sollten daher, unter Berücksichtigung des kognitiven Status, in den Entscheidungsprozess einbezogen werden. Den kognitiven Status in fortgeschrittenen Stadien der Behinderung zu erheben, stellt allerdings eine Herausforderung dar.

Eine Weiterentwicklung bei Ausfall der gesamten Motorik unter Einschluss der Okulomotorik stellen Brain-Computer-Interfaces mittels EEG und funktioneller Nahinfrarotspektroskopie dar. Die Erfolgsraten im Erlernen von Kommunikation liegen mittlerweile bei 70 %, wobei es sich bisher um „Ja/Nein"-Antworten auf einfache Fragen handelte, nicht um Informationen der Komplexität frei formulierter Sätze (Chaudhary et al. 2017).

Belastbare Daten zu Depression und Ängstlichkeit gibt es für die ALS nicht. Die Angaben reichen jeweils von 0–40 %, wobei es weder für deren Erhebung noch Behandlung standardisierte Empfehlungen gibt (Carvalho et al. 2016). Die Suizidrate von ALS-Patienten ist im Vergleich zur Normalbevölkerung erhöht, insbesondere in den ersten Monaten nach Diagnosestellung (Erlangsen et al. 2020). Darauf sollte besonders geachtet werden.

Die Beendigung lebenserhaltender Maßnahmen ist bei final erkrankten ALS-Patienten Gegenstand der Diskussion. Nur in wenigen Ländern ist der Physician-assisted Suicide, der vom Arzt begleitete Suizid, legal. Das bisherige Verbot zur geschäftsmäßigen Sterbehilfe in Deutschland wurde am 26.02.2020 vom Bundesverfassungsgericht aufgehoben (Richter-Kuhlmann 2020). Die Richter urteilten, dass es ein Recht auf selbstbestimmtes Sterben gäbe, welches auch die Freiheit einschließe, Hilfe anderer in Anspruch zu nehmen, und dies unabhängig von der Erkrankungsschwere. Allerdings gäbe es keinen Anspruch auf Suizidhilfe. Diese Entscheidung des Bundesverfassungsgerichts markiert eine einschneidende Wende im Umgang mit aktiver Sterbehilfe in Deutschland, sicher auch mit Auswirkungen auf ALS-Patienten und die sie behandelnden Ärzte.

Die Entscheidung für oder wider lebenserhaltende Maßnahmen wird von Überlegungen zum Erhalt/Verlust der Autonomie, von dem Gefühl, den Angehörigen zur Last zu fallen, sowie von religiösen, finanziellen und rechtlichen Aspekten beeinflusst. In den Niederlanden versterben 20 %, im US-Bundesstaat Oregon 5 % der ALS-Patienten durch assistierten Suizid (Veldink et al. 2002; Sullivan et al. 2000). Den Wunsch nach lebensverkürzenden Maßnahmen äußern, unabhängig von der rechtlichen Situation des Herkunftslandes, 30–60 % der ALS-Patienten (Albert et al. 2005).

Gentherapie

Die höchste Effizienz in der Behandlung der ALS dürfte sich zunächst auf die genetischen/familiären Formen der ALS beziehen und ist von solchen Therapieformen zu erwarten, die Gene modifizieren oder ersetzen. Allein die Vielzahl ALS-verursachender Gene, von denen in Mitteleuropa etwa 10 relevant sind (die wichtigsten in absteigender Häufigkeit sind:

C9orf72, SOD-1, FUS, TARDBP und *TBK-1*) führt vor Augen, dass es **die eine** Therapie der ALS nicht geben wird, sondern der Erfolg in einer Differenzialtherapie liegen wird. Demgegenüber dürften therapeutische Durchbrüche bei der sporadischen ALS ungleich schwerer zu erreichen sein, da ihre Pathophysiologie bislang kaum verstanden ist.

Zwei Formen genspezifischer Therapieansätze sind grundsätzlich zu unterschieden: nichtvirale und virale (Brenner et al. 2020; Cappella et al. 2019). Zu den nichtviralen Strategien zählt der Einsatz von Antisense-Oligonukleotiden (ASO). ASOs sind kurze einzelsträngige Nukleinsäuren, die spezifisch an die Prä-mRNA binden, um deren Prozessierung oder Translation zu modifizieren. Die Modifikation kann abschwächender Natur sein (leise schalten/*Gene Silencing*), wenn es sich um eine Gain-of-Function-Mutation handelt (z. B. *SOD-1, FUS*), oder verstärkender Natur, wenn es sich um eine Loss-of-Function-Mutation handelt (z. B. *TBK-1*). Da ASOs nicht die Blut-Hirn-Schranke passieren, müssen sie intrathekal appliziert werden. Nur für die nichtviralen ASO-Ansätze existieren bislang klinische Studien bei der ALS, und zwar für die beiden häufigsten Gene der ALS: *C9orf72*-ASOs (NCT03626012, Phase IB) und *SOD-1*-ASOs (NCT02623699, Phase III). Eine Übersicht über ASO-Therapien bei der ALS geben Klim et al. (2019).

C9orf72

Das häufigste Gen der monogenetischen ALS ist das *C9orf72.* Im Intron 1 dieses Gens kommt es zu einer hundert bis tausendfachen Vermehrung des Hexanukleotid-Repeats GGGGCC. Drei pathophysiologische Aspekte spielen eine Rolle: die Anhäufung toxischer RNA-Foci, die Aggegation von Dipeptid-Repeats (DPRs) sowie der Funktionsverlust des C9orf72-Proteins. Da die pathologischen DPRs keine physiologische Funktion haben, eignen sie sich für therapeutische Interventionen, da keine Nebenwirkungen durch ihre Unterdrückung zu erwarten sind. Drei Therapieansätze verfolgen dieses Ziel, von denen nur der erste ein gentherapeutischer Ansatz im engeren Sinne ist:

- Antisense-Oligonukleotide *C9orf72*
- Metformin (blockiert die Entstehung von DPRs)
- Antikörper gegen DPR (verhindern deren Ausbreitung)

ASO bei *C9orf72*

Die erste klinische randomisierte (Phase-I-)Studie mit dem mutationsspezifischen ASO BIIB078 an *C9orf72*-positiven ALS-Patienten lief im September 2018 an (NCT03626012; Canada, NL, CH, UK, USA). Primäre Endpunkte sind Sicherheit und Verträglichkeit, sekundäre Endpunkte Pharmakokinetik und Wirksamkeit. Mit Ergebnissen ist im Herbst 2021 zu rechnen. Je nachdem, ob das ASO vor oder hinter dem Intron 1 bindet, welches das expandierte Hexanukleotid-Repeat enthält, werden entweder die RNA-Foci bzw. die DPRs reduziert und damit dem Gain-of-function-Aspekt der Mutation entgegengewirkt oder es wird die Translation in das C9orf72-Proteins reduziert. Die Reduktion des C9orf72-Proteins könnte den Loss-of-Function-Aspekt der Mutation jedoch mit unerwünschten Auswirkungen verstärken, sofern das mutierte C9orf72-Protein noch eine Restfunktion besitzt.

Metformin bei *C9ORF72*

Das orale Antidiabetikum Metformin blockiert einen Schlüsselsignalweg für die Expression von DPRs, dem Mutationsprodukt der Hexanukleotidrepeat-Expansion, das durch RAN(Repeat-associated-non-ATG)-Translation entsteht. In einem C9orf72-Mausmodel reduzierte Metformin die DPRs und verbesserte die Symptomatik der trangenen Mäuse. Seit Januar 2020 läuft eine Phase-II-Studie mit Metformin bei *C9orf72*-positiven ALS/FTD-Patienten (NCT04220021).

Antikörper gegen DPR bei *C9ORF72*

Eine andere Möglichkeit, die Ausbreitung der Erkrankung aufzuhalten, sind Antikörper gegen DPRs, die deren Ausbreitung im ZNS verhindern sollen. Dazu liegen vielversprechende grundlagenwissenschaftliche Daten vor (Zhou et al. 2017). Diese zeigen, dass die Antikörpertherapie in der Lage ist, den Übertritt der DPRs von einer Zelle auf eine andere zu unterdrücken. Anti-GA_1-Antikörper reduzieren den Level der DPR (GA = Glycin/Alanin und GP = Glycin/Prolin) in einem transgegen C9-ALS/FTD-Mausmodell und verbessern das Überleben der Mäuse (Nguyen et al. 2020). Bisher gibt es für diesen Therapieansatz noch keine klinischen Studien.

Antisense-Oligonukleotid bei *SOD-1*

Das zweithäufigste Gen der monogenetischen ALS ist die *SOD-1*. Ihr liegen heterozygote toxische Gain-of-Function-Mutationen zugrunde. Eine Reduktion des mutierten SOD-1-Proteins erhöht das Überleben. Aktuell (März 2020) läuft eine Phase-III-Studie mit dem *SOD-1*-ASO BIIB067 (Tofersen), das sowohl das Wildtyp SOD-1 als auch das mutierte SOD-1 (Protein) reduziert (NCT02623699). Dieses ASO ist somit nicht mutationsspezifisch. Eine vorausgegangenen Phase-I/II-Studie hatte an 70 Patienten eine signifikante Reduktion des SOD-1-Protein-Levels im Liquor gezeigt (Miller et al. 2019). Wiederholte intrathekale Injektionen sind erforderlich. Mit Ergebnissen wird für 2021 gerechnet.

Eine aktuelle Übersicht über klinische ALS-Studien geben Wobst et al. (2020).

Stammzelltherapie

Zwei Phase-IIa-Studien verwendeten mesenchymale Stammzellen/Stromazellen aus dem Knochenmark, die ALS Patienten intrathekal (Oh et al. 2018) oder kombiniert intrathekal und intramuskulär injiziert wurden (Berry et al. 2019). Beide Verfahren erwiesen sich als sicher. Schwere Nebenwirkungen traten nicht auf. Vermeintliche klinische Therapieeffekte, von denen ebenfalls berichtet wurde, basierten auf komplizierten Post-hoc-Berechnungen und sollten – nach Ansicht der Autoren dieses Buchbeitrags – bis zu ihrer Bestätigung in ausreichend „gepowerten" Phase-IIb/III-Studien mit Zurückhaltung bewertet werden. Beide Studien berichten von positiven Einflüsse auf Entzündungsmarker (z. B. TGFβ).

Mesenchymale Stammzellen scheinen tatsächlich in der Lage zu sein, Entzündungsreaktionen zu unterdrücken, welche die Neurodegeneration begleiten. Sie stellen aktuell wohl die attraktivste Zellart für eine Stammzelltherapie bei der ALS dar. Damit eröffnen die Stammzellen neue Möglichkeiten für die Therapie neurodegenerativer Erkrankungen. Allerdings ist es nach aktueller Datenlage nicht gerechtfertigt, Stammzelltherapien als individuelle Heilversuche an ALS-Patienten durchzuführen und diese dafür zahlen zu lassen.

7.3 5q-assoziierte spinale Muskelatrophien (SMA)

Die 5q-assoziierten spinalen Muskelatrophien (SMA) sind monogene, autosomal rezessiv vererbte Erkrankungen, bei denen eine Degeneration unterer Motoneurone (LMN) zu proximal betonten, progredienten, schlaffen Paresen führt (Lunn und Wang 2008; Mercuri et al. 2012). 2 % der Bevölkerung (1:50) sind heterozygote Anlageträger. Die Inzidenz der SMA liegt bei 1:100 000. Ursache ist eine Ausschaltung des Survival-Motor-Neuron-1-*(SMN1-)*Gens auf dem langen Arm (q) von Chromosom 5. In > 90 % der Fälle wird diese durch eine homozygote Deletion des *SMN1*-Gens hervorgerufen. Vom *SMN1*-Gen existiert im menschlichen Genom eine homologe, inverse Duplikation in bis zu 8 Kopien, das *SMN2*-Gen. Dieses unterscheidet sich zwar nur in wenigen Nukleotiden vom *SMN1*-Gen, doch hat ein Basenaustausch (C zu T im Exon 7) die Zerstörung eines Spleißverstärkers zur Folge. Der daraus resultierende spleißinhibitorische Effekt führt zu einer Verschiebung der Spleißkräfte mit der Folge, dass Exon 7 in der *SMN2*-Prä-RNA nicht mehr richtig erkannt und überwiegend eine mRNA erzeugt wird, der das Exon 7 fehlt. Das so entstehende SMNΔ7-Protein ist nicht funktionstüchtig. Deswegen bleiben Deletionen des *SMN2*-Gens, wie sie bei 5 % der Gesunden gefunden werden, folgenlos. Etwa 10 % der *SMN2*-Prä-mRNA werden dennoch unter Einschluss von Exon 7 (regelrecht) gespleißt und in ein funktionstüchtiges Volllängen-SMN-Protein translatiert, das den Ausfall durch das deletierte *SMN1*-Gen partiell kompensieren kann. Diese Kompensation reicht für die Embryonalentwicklung aus, nicht aber für das längerfristige postpartale Überleben der LMNs. Der Zeitpunkt der Dekompensation hängt von der Kopienzahl des *SMN2*-Gens ab. Je höher diese ist, desto später setzt sie ein (Gendosiseffekt; ➤ Tab. 7.6).

Die SMA Typ 1 Werdnig-Hoffmann macht die Hälfte aller 5q-assoziierten SMA-Formen aus. Die SMA Typ 3 ist auch nach Kugelberg-Welander benannt. Die adulte SMA Typ 4 ist eine heterogene Erkrankungsgruppe, die mehrheitlich sporadisch auftritt. Der adulten SMA Typ 4 liegt nur ausnahmsweise eine 5q-Genetik zugrunde (Zerres et al. 1995). Ein tatsächlich erst in der 4. oder 5. Dekade beginnendes progredientes Unteres Motoneuronsyndrom (Frage nach Schulsport!) ist in

Tab. 7.6 Schweregrade 5q-assoziierter spinaler Muskelatrophien (SMA) in Abhängigkeit von der Kopienzahl des SMN2-Gens (nach Mercuri et al. 2012)

		Erkrankungsbeginn	Funktion	SMN2-Kopienzahl	Prognose
Typ 1	schwer	0–6 Monate	können nicht sitzen	1–2 in 80 %	< 2 Jahre
Typ 2	intermediär	7–18 Monate	sitzen, aber nicht stehen	3 in > 80 %	bis Erwachsenenalter
Typ 3	mild	> 18 Monate	stehen und laufen	3–4 in 96 %	bis Erwachsenenalter
Typ 4	adult	10–30 Jahre	stehen und laufen	≥ 4 in << 5 %	bis Erwachsenenalter

aller Regel keine SMA, sondern eine PMA, also eine ALS-Variante.

Molekulare Therapie der 5q-SMA

Aktuell werden zwei Strategien verfolgt, den Mangel an Volllängen-SMN-Protein zu korrigieren (Übersicht bei Wurster und Gunther 2020):

- Genmodifizierende Therapien: Veränderung des Spleißens, um aus dem SMN2-Gen den Anteil voll funktionstüchtiger SMN-Proteine zu erhöhen
  - Antisense-Oligonukleotide (ASO) zur Korrektur des Spleißens von SMN2 (Nusinersen)
  - „Small Molecules“ zur Korrektur des Spleißens von SMN2 (Risdiplam)
- Gentherapie: Ersatz des gesunden SMN1-Gens, das über einen viralen Vektor in das Motoneuron eingeschleust und dort überexprimiert wird (Zolgensma®)

Veränderung des Splicings zur Herstellung von funktionstüchtigem SMN-Protein

Diese molekulare Therapie der 5q-assoziierten SMA zielt darauf, das Spleißen der *SMN2*-Prä-mRNA so zu modulieren, dass sich der Anteil des funktionstüchtigen Volllängen-SMN-Proteins erhöht.

Antisense-Oligonukleotid Nusinersen (Spinraza®)

Antisense-Oligonukleotide (ASO) sind synthetische Nukleotidketten, die an die *SMN2*-Prä-mRNA binden und dort einen intronischen Splicing Silencer blockieren. Nusinersen (Spinraza®) ist ein solches ASO und seit Juni 2017 in Europa für die Behandlung der 5q-assoziierten SMA Typ 1–3 zugelassen. Die Zulassung durch die Europäische Arzneimittel-Agentur (EMA) basiert auf zwei multizentrischen, kontrollierten Phase-III-Studien (ENDEAR – SMA Typ 1 – ClinicalTrials.gov: NCT02193074; CHERISH – SMA Typ 2/3 – ClinicalTrials.gov: NCT02292537), die aufgrund signifikanter Verbesserungen der Motorik vorzeitig abgebrochen wurden (Finkel et al. 2016; Mercuri et al. 2012). Nusinersen passiert nicht die Blut-Hirn-Schranke und muss intrathekal appliziert werden, um in die motorischen Vorderhornzellen des Rückenmarks und die LMNs des Hirnstamms zu gelangen (anfangs 14-tägig, schließlich alle 4 Monate). Vier Kinder verstarben während der Studie und wurden autopsiert. Bei ihnen konnte die Aufnahme des ASO in die motorischen Vorderhornzellen des Rückenmarks nachgewiesen werden und der Anteil von *SMN2*-mRNA unter Einschluss des Exons 7 war höher als bei Unbehandelten, ebenso die Konzentration an funktionstüchtigem Volllängen-SMN-Protein in den Motoneuronen (Finkel et al. 2016).

Nusinersen ist für alle 5q-assoziierten SMA-Formen (SMA1–3) und alle Altersgruppen zugelassen. Die Wirksamkeit konnte auch für erwachsene SMA Patienten (16–65 Jahre; N = 139) in einer in Deutschland durchgeführten Beobachtungsstudie nachgewiesen werden (Hagenacker et al. 2020).

Small Molecules zur Korrektur des Splicings von SMN2 zu SMN1 (Risiplam)

Orale Prä-mRNA-*SMN2*-Splicing-Modifikatoren zielen darauf ab, Exon 7 in die mRNA zu integrieren, um den Anteil voll funktionsfähigen SMN-Proteins zu erhöhen. Als Small Molecule gelangt Risdiplam, ein Pyridazin-Derivat, bei oraler Bioverfügbarkeit ins ZNS. Die orale Applikation stellt eine deutliche Therapieerleichterung für SMA-Patienten dar. Das Medikament wird in gelöster Form über eine Spritze per os oder via PEG-Sonde einmal täglich verabreicht. Die Dosis ist alters- und gewichtsadaptiert. In einer placebokontrollierten Studie an nicht gehfähigen SMA2/3-Patienten im Alter von 2–25 Jahren hatte

Risdiplam positive Effekte im MFM32 (32-Item Motor Function Measure), nicht dagegen im HFMSE (Hammersmith Functional Motor Score – Expanded) gezeigt (SUNFISH Part2 Studie, „SMA Europe“, Paris, Februar 2020). Eine Zulassung wird für das 2. Quartal 2021 erwartet. Ein Risdiplam-Härtefallprogramm ist angelaufen (März 2020), zunächst für SMA1-Patienten, demnächst auch für SMA2-Patienten.

Genersatztherapie der SMA

Expression des gesunden *SMN1*-Genes

Die Gentherapie der 5q-assoziierten SMA zielt darauf ab, das gesunde *SMN1*-Gen in Motoneuronen zu überexprimieren. Vektorbasiert und über eine einmalige intravenöse Infusion gelangt die DNA, die für das Volllängen-SMN-Protein codiert, in die Motoneurone. Eine nichtrandomisierte Phase-I-Studie (NCT02122952) an 15 SMA1-Säuglingen hatte gezeigt, dass diese die Therapie nicht nur vertrugen, sondern auch motorische Meilensteine erreichten, die sie unbehandelt niemals erreicht hätten, wie freies Sitzen, Stehen oder Laufen (Mendell et al. 2017). Daraufhin wurde Onasemnogen-Abeparvovec (Zolgensma®) im Mai 2019 zur Therapie der 5q-assoziierten SMA bis zum Alter von 2 Jahren durch die FDA in den USA zugelassen. Seit dem 01.07.2020 ist Zolgensma® auch in Deutschland zugelassen.

Die Kosten der Einmaltherapie sind exorbitant und belaufen sich auf 2 Millionen €. Vergleichsstudien zu Nusinersen gibt es nicht. Eine Überlegenheit von Zolgensma® gegenüber Nusinersen (Spinraza®) ist nicht belegt. Eine antikörpervermittelte Immunität gegen pathogene Adenoviren (obere Atemwegsinfekte), die sich nun gegen den Vektor, das nichtpathogene Adeno-assoziierte Virus (AAV), richtet, kann die Anwendung der Therapie vereiteln. Dies kann v. a. für erwachsene SMA-Patienten von Bedeutung sein.

Zusammenfassung

Der Mensch besitzt eine weitgehend funktionslose Kopie seines *SMN1*-Gens, das *SMN2*-Gen. Dieses bleibt erhalten, wenn das *SMN1*-Gen durch eine Mutation (meist eine homozygote Deletion) ausgeschaltet ist. Mithilfe eines intrathekal applizierten Antisense-Oligonukleotids (Nusinersen) oder eines oral applizierten Small Molecule (Risdiplam) ist es möglich, das Spleißen des erhaltenen *SMN2*-Gens so zu modifizieren, dass mehr funktionstüchtiges Vollängen-SMN-Protein entsteht. Die spleißmodulierende Therapie macht aus dem weitgehend funktionslosen ein partiell funktionstüchtiges *SMN2*-Gen.

Daneben gibt es den Ersatz des ausgeschalteten *SMN1*-Gens: Eine DNA, die für das Volllängen-SMN-Protein codiert, wird über einen viralen AAV-Vektor in die Motoneurone eingeschleust. Alle drei Therapieformen haben sich als wirksam erwiesen und befinden sich in klinischer Anwendung. Sie haben die Therapie der Motoneuronerkrankungen revolutioniert, zunächst bei der SMA, hoffentlich demnächst auch bei der genetischen/familiären ALS.

LITERATUR

Im Buch sind nur die neuesten Literaturstellen aufgeführt. Unter https://else4.de/neurologie-online erhalten Sie Zugriff zum gesamten Literaturverzeichnis.

Abramzon YA, Fratta P, Traynor BJ, Chia R. The overlapping genetics of amyotrophic lateral sclerosis and frontotemporal dementia. Front Neurosci 2020; 14: 42.

Babu S, Pioro EP, Li J, Li Y. Optimizing muscle selection for electromyography in amyotrophic lateral sclerosis. Muscle Nerve 2017; 56: 36–44.

Benbrika S, Desgranges B, Eustache F, Viader F. Cognitive, emotional and psychological manifestations in amyotrophic lateral sclerosis at baseline and overtime: a review. Front Neurosci-Switz 2019; 13: 951.

Berry JD, Cudkowicz ME, Windebank AJ, et al. NurOwn, phase 2, randomized, clinical trial in patients with ALS: Safety, clinical, and biomarker results. Neurology 2019; 93: e2294 – e2305.

Braak H, Ludolph AC, Neumann M, Ravits J, Del Tredici K. Pathological TDP-43 changes in Betz cells differ from those in bulbar and spinal alpha-motoneurons in sporadic amyotrophic lateral sclerosis. Acta Neuropathol 2017; 133: 79–90.

Brenner D, Freischmidt A, Ludolph AC, Weishaupt JH. Gene-specific treatment approaches in amyotrophic lateral sclerosis in the present and future. Nervenarzt 2020; 91 (4): 287–293.

Brenner D, Weishaupt JH. Update on amyotrophic lateral sclerosis genetics. Curr Opin Neurol 2019; 32: 735–739.

Burke T, Pinto-Grau M, Lonergan K, et al. Measurement of social cognition in amyotrophic lateral sclerosis: a population based study. PLoS One 2016; 11: e0160850.

Cappella M, Ciotti C, Cohen-Tannoudji M, Biferi MG. Gene therapy for ALS – a perspective. Int J Mol Sci 2019; 20 (18): pii: E4388.

Carvalho TL, de Almeida LM, Lorega CM, et al. Depression and anxiety in individuals with amyotrophic lateral sclerosis: a systematic review. Trends Psychiatry Psychother 2016; 38: 1–5.

7

Chaudhary U, Xia B, Silvoni S, Cohen LG, Birbaumer N. Brain-computer interface-based communication in the completely locked-in state. Plos Biol 2017; 15: e1002593.

Chio A, Mazzini L, Mora G. Disease-modifying therapies in amyotrophic lateral sclerosis. Neuropharmacology 2020; 167: 107986.

Chio A, Moglia C, Canosa A, et al. Cognitive impairment across ALS clinical stages in a population-based cohort. Neurology 2019; 93: e984–e994.

Crockford C, Newton J, Lonergan K, et al. ALS-specific cognitive and behavior changes associated with advancing disease stage in ALS. Neurology 2018; 91: e1370–e1380.

Elamin M, Pinto-Grau M, Burke T, et al. Identifying behavioural changes in ALS: validation of the Beaumont Behavioural Inventory (BBI). Amyotrophic Lateral Sclerosis & Frontotemporal Degeneration 2017; 18: 68–73.

Erlangsen A, Stenager E, Conwell Y, et al. Association between neurological disorders and death by suicide in Denmark. Jama 2020; 323: 444–454.

Finkel RS, Chiriboga CA, Vajsar J, et al. Treatment of infantile-onset spinal muscular atrophy with nusinersen: a phase 2, open-label, dose-escalation study. Lancet 2016; 388: 3017–3026.

Gao FB, Almeida S, Lopez-Gonzalez R. Dysregulated molecular pathways in amyotrophic lateral sclerosis-frontotemporal dementia spectrum disorder. EMBO J 2017; 36: 2931–2950.

Gunther R, Neuwirth C, Koch JC, et al. Motor Unit Number Index (MUNIX) of hand muscles is a disease biomarker for adult spinal muscular atrophy. Clinical Neurophysiology 2019; 130: 315–319.

Hagenacker T, Wurster CD, Gunther R, et al. Nusinersen in adults with 5q spinal muscular atrophy: a non-interventional, multicentre, observational cohort study. Lancet Neurol 2020; 19: 317–325.

Henry JD, von Hippel W, Molenberghs P, Lee T, Sachdev PS. Clinical assessment of social cognitive function in neurological disorders. Nat Rev Neurol 2016; 12: 28–39.

Hobson EV, McDermott CJ. Supportive and symptomatic management of amyotrophic lateral sclerosis. Nature Reviews Neurology 2016; 12: 526–538.

Hubers A, Hildebrandt V, Petri S, et al. Clinical features and differential diagnosis of flail arm syndrome. J Neurol 2016; 263: 390–395.

Jiang J, Zhu Q, Gendron TF, et al. Gain of toxicity from ALS/FTD-linked repeat expansions in C9ORF72 is alleviated by antisense oligonucleotides targeting GGGGCC-containing RNAs. Neuron 2016; 90: 535–550.

Juntas Morales R, Pageot N, Taieb G, Camu W. Adult-onset spinal muscular atrophy: an update. Rev Neurol (Paris) 2017; 173: 308–319.

Kasper E, Zydatiss K, Schuster C, et al. No change in executive performance in ALS patients: a longitudinal neuropsychological study. Neurodegener Dis 2016; 16: 184–191.

Kimura F. Tracheostomy and invasive mechanical ventilation in amyotrophic lateral sclerosis: decision-making factors and survival analysis. Rinsho Shinkeigaku 2016; 56: 241–247.

Klim JR, Vance C, Scotter EL. Antisense oligonucleotide therapies for Amyotrophic Lateral Sclerosis: Existing and emerging targets. Int J Biochem Cell Biol 2019; 110: 149–153.

Lehmer C, Oeckl P, Weishaupt JH, et al. Poly-GP in cerebrospinal fluid links C9orf72-associated dipeptide repeat expression to the asymptomatic phase of ALS/FTD. EMBO Mol Med 2017; 9: 859–868.

Linse K, Ruger W, Joos M, Schmitz-Peiffer H, Storch A, Hermann A. Eye-tracking-based assessment suggests preserved well-being in locked-in patients. Annals of Neurology 2017; 81: 310–315.

Loewenbruck KF, Liesenberg J, Dittrich M, et al. Nerve ultrasound in the differentiation of multifocal motor neuropathy (MMN) and amyotrophic lateral sclerosis with predominant lower motor neuron disease (ALS/LMND). J Neurol 2016; 263: 35–44.

Loose M, Burkhardt C, Aho-Ozhan H, et al. Age and education-matched cut-off scores for the revised German/Swiss-German version of ECAS. Amyotrophic Lateral Sclerosis & Frontotemporal Degeneration 2016; 17: 374–376.

Lopez-Gonzalez R, Lu YB, Gendron TF, et al. Poly (GR) in C9ORF72-Related ALS/FTD Compromises Mitochondrial Function and Increases Oxidative Stress and DNA Damage in iPSC-Derived Motor Neurons. Neuron 2016; 92: 383–391.

Ludolph AC, Dorst J, Dreyhaupt J, et al. Effect of high-caloric nutrition on survival in amyotrophic lateral sclerosis. Ann Neurol 2020; 87: 206–216.

Ludolph AC, Schuster J, Dorst J, et al. Safety and efficacy of rasagiline as an add-on therapy to riluzole in patients with amyotrophic lateral sclerosis: a randomised, double-blind, parallel-group, placebo-controlled, phase 2 trial. Lancet Neurology 2018; 17: 681–688.

Mackenzie IRA, Neumann M. Molecular neuropathology of frontotemporal dementia: insights into disease mechanisms from postmortem studies. J Neurochem 2016; 138: 54–70.

Mann DMA, Snowden JS. Frontotemporal lobar degeneration: Pathogenesis, pathology and pathways to phenotype. Brain Pathol 2017; 27: 723–736.

Mendell JR, Al-Zaidy S, Shell R, et al. Single-dose gene-replacement therapy for spinal muscular atrophy. N Engl J Med 2017; 377: 1713–1722.

Menke RA, Agosta F, Grosskreutz J, Filippi M, Turner MR. Neuroimaging endpoints in amyotrophic lateral sclerosis. Neurotherapeutics 2017; 14: 11–23.

Naumann M, Peikert K, Gunther R, et al. Phenotypes and malignancy risk of different FUS mutations in genetic amyotrophic lateral sclerosis. Ann Clin Transl Neurol 2019; 6: 2384–2394.

Nguyen L, Montrasio F, Pattamatta A, et al. Antibody therapy targeting RAN proteins rescues C9 ALS/FTD phenotypes in C9orf72 mouse model. Neuron 2020; 105: 645–662.

Nonaka T, Hasegawa M. Prion-like properties of assembled TDP-43. Curr Opin Neurobiol 2019; 61: 23–28.

O'Brien M, Burke T, Heverin M, et al. Clustering of neuropsychiatric disease in first-degree and second-degree relatives of patients with amyotrophic lateral sclerosis. JAMA Neurol 2017; 74: 1425–1430.

Oh KW, Noh MY, Kwon MS, et al. Repeated intrathecal mesenchymal stem cells for amyotrophic lateral sclerosis. Ann Neurol 2018; 84: 361–373.

Parodi L, Fenu S, Stevanin G, Durr A. Hereditary spastic paraplegia: More than an upper motor neuron disease. Rev Neurol (Paris) 2017; 173: 352–360.

Pinto-Grau M, Hardiman O, Pender N. The study of language in the amyotrophic lateral sclerosis – frontotemporal spectrum disorder: a systematic review of findings and new perspectives. Neuropsychol Rev 2018; 28: 251–268.

Poesen K, De Schaepdryver M, Stubendorff B, et al. Neurofilament markers for ALS correlate with extent of upper and lower motor neuron disease. Neurology 2017; 88: 2302–2309.

Polymenidou M, Cleveland DW. Biological spectrum of amyotrophic lateral sclerosis prions. Cold Spring Harb Perspect Med 2017. [epub ahead of print].

Prudlo J, Konig J, Schuster C, et al. TDP-43 pathology and cognition in ALS: A prospective clinicopathologic correlation study. Neurology 2016; 87: 1019–1023.

Richter-Kuhlmann E. Geschäftsmäßige Beihilfe zum Suizid: Paukenschlag aus Karlsruhe. Dtsch Arztebl 2020; 117 (10): A-476/B-414.

Riva N, Mora G, Soraru G, et al. Safety and efficacy of nabiximols on spasticity symptoms in patients with motor neuron disease (CANALS): a multicentre, double-blind, randomised, placebo-controlled, phase 2 trial. Lancet Neurol 2019; 18: 155–164.

Saxon JA, Harris JM, Thompson JC, et al. Semantic dementia, progressive non-fluent aphasia and their association with amyotrophic lateral sclerosis. J Neurol Neurosur Ps 2017; 88: 711–712.

Steinacker P, Feneberg E, Weishaupt J, et al. Neurofilaments in the diagnosis of motoneuron diseases: a prospective study on 455 patients. J Neurol Neurosurg Psychiatry 2016; 87: 12–20.

Strong MJ, Abrahams S, Goldstein LH, et al. Amyotrophic lateral sclerosis – frontotemporal spectrum disorder (ALS-FTSD): revised diagnostic criteria. Amyotrophic Lateral Sclerosis & Frontotemporal Degeneration 2017; 18: 153–174.

Tan RH, Guennewig B, Dobson-Stone C, et al. The under-acknowledged PPA-ALS: A unique clinicopathologic subtype with strong heritability. Neurology 2019; 92: e1354 – e1366.

Taylor JP, Brown RH, Jr., Cleveland DW. Decoding ALS: from genes to mechanism. Nature 2016; 539: 197-206.

Turner MR, Barohn RJ, Corcia P, et al. Primary lateral sclerosis: consensus diagnostic criteria. J Neurol Neurosurg Psychiatry 2020; 91: 373-377.

Turner MR, Goldacre R, Talbot K, Goldacre MJ. Psychiatric Disorders prior to amyotrophic lateral sclerosis. Annals of Neurology 2016; 80: 935–938.

Wang W, Wang L, Lu J, et al. The inhibition of TDP-43 mitochondrial localization blocks its neuronal toxicity. Nat Med 2016; 22: 869–878.

Weishaupt JH, Hyman T, Dikic I. Common molecular pathways in amyotrophic lateral sclerosis and frontotemporal dementia. Trends Mol Med 2016; 22: 769–783.

Weiss MD, Macklin EA, Simmons Z, et al. A randomized trial of mexiletine in ALS: safety and effects on muscle cramps and progression. Neurology 2016; 86: 1474–1481.

Windisch W, Dreher M, Geiseler J, et al. Guidelines for non-invasive and invasive home mechanical ventilation for treatment of chronic respiratory failure – update 2017. Pneumologie 2017; 71: 722–795.

Wobst HJ, Mack KL, Brown DG, Brandon NJ, Shorter J. The clinical trial landscape in amyotrophic lateral sclerosis-Past, present, and future. Med Res Rev 2020; doi: 10.1002/med.21661. [Epub ahead of print].

Woollacott IOC, Rohrer JD. The clinical spectrum of sporadic and familial forms of frontotemporal dementia. J Neurochem 2016; 138: 6–31.

Woolley S, Goetz R, Factor-Litvak P, et al. Longitudinal screening detects cognitive stability and behavioral deterioration in ALS patients. Behav Neurol 2018: 5969137.

Writing G, Edaravone ALSSG. Safety and efficacy of edaravone in well defined patients with amyotrophic lateral sclerosis: a randomised, double-blind, placebo-controlled trial. The Lancet. Neurology 2017; 16: 505–512.

Wurster CD, Gunther R. New treatments for spinal muscular atrophy. Nervenarzt 2020; 91 (4): 294–302.

Zhou Q, Lehmer C, Michaelsen M, et al. Antibodies inhibit transmission and aggregation of C9orf72 poly-GA dipeptide repeat proteins. EMBO Mol Med 2017; 9: 687–702.

Zwicker J, Qureshi D, Talarico R, et al. Dying of amyotrophic lateral sclerosis: Health care use and cost in the last year of life. Neurology 2019; 93: e2083 – e2093.

KAPITEL

8

Christiana Franke, Alexander Storch und Christoph Kamm

Bewegungsstörungen und Erkrankungen des Kleinhirns

Wichtige Neuigkeiten auf einen Blick

- Seit 2016 steht die S3-Leitlinie „Idiopathisches Parkinson-Syndrom“ der Deutschen Gesellschaft für Neurologie für die Diagnostik und Therapie der Parkinson-Erkrankung zur Verfügung.
- Die Task Force der Movement Disorder Society hat 2015 neue diagnostische Kriterien für das idiopathische Parkinson-Syndrom entwickelt, inklusive einer praktischen Checkliste. Diese Diagnosekriterien wurden 2018 validiert und zeigen eine generelle Diagnosegenauigkeit für das wahrscheinliche idiopathische Parkinson-Syndrom von 92,6 %.
- Eine Task Force der Movement Disorder Society entwickelte diagnostische Kriterien für das prodromale (prämotorische) Stadium des idiopathischen Parkinson-Syndroms als diagnostisches Werkzeug für die sehr frühe Diagnose, aktuell für die Anwendung in klinischen Studien. Eine erste aktuelle Validierungsstudie zeigt eine Sensitivität von 81 % und eine Spezifität von 68 % für die Konversion in die Parkinson-Erkrankung/Lewy-Körperchen-Erkrankung innerhalb von 4 Jahren.
- Aktuell ist weiterhin keine klinisch-wissenschaftlich bewiesene neuroprotektive oder krankheitsmodifizierende Therapie für die Parkinson-Erkrankung verfügbar. Eine aktuelle Studie mit einem modernen Delayed-Start-Design zeigt keine krankheitsmodifizierende

Wirkung von Levodopa in der Frühphase der Erkrankung. Diese war nach den Ergebnissen der ELLDOPA-Studie diskutiert worden, auch wenn andere Studiendesign-bedingte Gründe für die als krankheitsmodifizierende Wirkung diskutierten Langzeiteffekte von Levodopa wahrscheinlich waren. Es wird aktuell jedoch eine Vielzahl von Strategien verfolgt, die das Protein α-Synuklein und/oder seine Aggregation als Zielstruktur adressieren. Interessant erscheinen hier die neuen Ansätze der aktiven und passiven Immunisierung einschließlich der Entwicklung von sogenannten Intrabodies zur Bindung an intrazelluläres α-Synuklein.

- Neue Medikamente sind zur symptomatischen Behandlung des idiopathischen Parkinson-Syndrom in den letzten Jahren nicht zugelassen worden. Eine aktuelle Studie prüft den Effekt von Ambroxol auf die Parkinson-Demenz. Die Applikation von intranasalem Insulin hat nach ersten Untersuchungen einen positiven Effekte auf die Kognition beim idiopathischen Parkinson-Syndrom und der Multi-System-Atrophie. Weitere Studien müssen diese Effekte bestätigen.
- Istradefylline zeigte in ersten Studien einen positiven Effekt auf die Gangstörung, insbesondere das Freezing beim idiopathischen Parkinson-Syndrom.
- Zu den beiden verfügbaren Pumpentherapien für die Behandlung der Spätphase der Parkinson-Erkrankung (intrajejunale Infusion von Levodopa; subkutane Infusion von Apomorphin) sind aktuell erstmals Daten zur Wirksamkeit und Verträglichkeit aus doppelblinden, randomisierten klinischen Studien berichtet worden (TOLEDO-Studie). Für beide Therapien bestätigt sich die potente Wirksamkeit; die Sicherheits- und Verträglichkeitsdaten zeigen im Wesentlichen das bekannte Nebenwirkungsspektrum.
- Pimavanserin befindet sich aktuell im Zulassungsprozess zur Behandlung der medikamenteninduzierten Psychose bei Parkinson-Erkrankung. In den USA ist die Substanz bereits zugelassen. Die Daten belegen eine gute Wirksamkeit und Verträglichkeit, ein Risiko der Agranulozytose wie beim aktuell meistens eingesetzten Clozapin scheint nicht zu bestehen.
- Die progressive supranukleäre Paralyse (PSP) wird heute als eine Gruppe von Syndromen mit motorischen Symptomen und Verhaltensauffälligkeiten verstanden, denen eine charakteristische 4-Repeat-Taupathologie zugrunde liegt. Es sind bisher 7 verschiedene Syndrome beschrieben worden:
  - PSP-Richardson-Syndrom (PSP-RS) als häufigste und klassische PSP-Variante mit vertikaler supranukleärer Blickparese, Stürzen und fehlender Levodopa-Responsivität
  - PSP-Parkinson (PSP-P) mit einer der Parkinson-Erkrankung ähnlichen Symptomatik
  - PSP mit zerebellärer Ataxie (PSP-C) mit im Vordergrund stehender zerebellärer Ataxie
  - PSP mit kortikobasalem Syndrom (PSP-CBS) mit asymmetrischer Extremitätenapraxie, Rigor und Dystonie
  - PSP mit progressivem Gangfreezing (PSP-PGF)
  - PSP mit Verhaltensauffälligkeiten vergleichbar einer frontotemporalen Demenz (PSP-FTD)
  - PSP mit dominanter Sprachstörung/Sprachapraxie, „Predominant Speech or Language Disorder“ (PSP-SL)
- Neue diagnostische Kriterien für die PSP zur Integration der neuen Erkenntnisse und Steigerung der Sensitivität für das volle Spektrum der PSP-Syndrome im Vergleich zu den Mitte der 1990er-Jahre publizierten Kriterien mit guter Spezifität für die PSP-RS wurden entwickelt. Aktuell erfolgte die Validierung dieser Kriterien für die Diagnose einer wahrscheinlichen 4R-Tauopathie (kombinierte klinische Diagnose einer PSP und einer kortikobasalen Degeneration). Dabei zeigte sich eine hohe Spezifität der Kriterien für diese neue diagnostische Kategorie (99 % bei der ersten Vorstellung, 88 % bei der letzten Konsultation) bei einer allerdings sehr geringen Sensitivität (10 % und 59 %). Zur Erhöhung der Sensitivität wird die Entwicklung von diagnostischen Biomarkern vorgeschlagen.
- Im Jahr 2019 wurden wesentliche Studienprogramme zur Sicherheit und Wirksamkeit

von anti-Tau-Antikörpern in der Behandlung der PSP wegen fehlender Wirksamkeit gestoppt (Phase-II-Studie zu ABBV-8E12 der Firma Abbvie; Phase-II-Studie zu Gosuranemab der Firma Biogen).

- Ein wesentlicher Fortschritt ist jedoch der erfolgreiche Abschluss großer multizentrischer klinischer Studien in der Indikation PSP, wie beispielsweise:
  - Die erste klinische Studie mit Tau als Zielstruktur bei der PSP untersuchte die Wirkung und das Sicherheitsspektrum von Tideglusib, einem Glykogen-Synthase-Kinase-3-Inhibitor, mit einem doppelblinden, placebokontrollierten Studiendesign an über 140 Patienten über ein Jahr hinweg. Tideglusib war sicher und gut verträglich, zeigte jedoch keine klinische Wirkung.
  - Eine zweite Studie mit Tau als Zielstruktur verwendete den Mikrotubuli-Stabilisator Davunetide in einer doppelblinden, placebokontrollierten randomisierten Studie an 300 Patienten. Davunetide war sicher und wurde gut vertragen, zeigte jedoch keine klinische Wirkung.
- Molekulargenetische Diagnostik bei Ataxien: Mittels Next Generation Sequencing(NGS)-Technik ist es mittlerweile möglich, bei Verdacht auf eine genetisch bedingte Form von Ataxie, insbesondere bei vermutetem autosomal rezessivem Erbgang, auf ein Panel von Genen zu testen oder, falls eine Kostenzusage vorliegt, in ausgewählten Fällen eine Exom- oder Genomsequenzierung durchzuführen.
- Neue medikamentöse Behandlungsansätze zur Behandlung von Ataxien:
  - Riluzol: Zwei randomisierte, doppelblinde, placebokontrollierte klinische Studien zeigten unter Therapie mit Riluzol 100 mg/Tag mögliche Hinweise auf eine Wirksamkeit von Riluzol in der symptomatischen Behandlung verschiedener Formen von Ataxie. Riluzol wurde insgesamt gut vertragen. Somit ist ein medikamentöser Behandlungsversuch mit Riluzol bei Patienten mit spinozerebellärer Ataxie (SCA) und Friedreich-Ataxie (FRDA) vertretbar.
  - 4-Aminopyridin (4-AP) 3 × 5 mg/Tag hat sich in kleineren placebokontrollierten Studien und in der klinischen Praxis als wirksam in der Behandlung der episodischen Ataxie (EA), insbesondere der EA2, erwiesen, wobei diese Therapie bislang off-label ist.
- Physiotherapie/Exergames: In mehreren offenen, nicht placebokontrollierten Studien wurde eine Verbesserung der motorischen Fähigkeiten bei kleineren Gruppen überwiegend junger Patienten mit verschiedenen Formen von neurodegenerativen Ataxien durch intensives mehrwöchiges Koordinationstraining gezeigt, z. T. mittels sogenannter „Exergames".

8.1 Einführung

Bewegungsstörungen werden in der Neurologie zu den Erkrankungen der Basalganglien gerechnet; allerdings belegen wissenschaftliche Erkenntnisse der letzten Jahrzehnte sowohl zur Funktion der Basalganglien an sich als auch zur Pathophysiologie einiger Bewegungsstörungen, dass dies nur eine grobe Lokalisationsangabe sein kann und die Funktionsstörungen bei vielen Bewegungsstörungen über die Basalganglien hinausgehen oder noch unbekannt sind. Heute werden diese Erkrankungen meist als Störungen von Regelkreisen und Netzwerken der Basalganglien und ihrer Verbindungen inklusive des Kleinhirns betrachtet und nicht als Funktionsstörung einzelner Kerngebiete (Guridi und Alegre 2017; Holtbernd und Eidelberg 2012; Stoessl, al. 2014). Klinisch werden Bewegungsstörungen zunächst in drei Klassen unterteilt:

- Erkrankungen mit im Vordergrund stehenden Hypokinesen, also einer Verminderung und/oder Verlangsamung von Willkürmotorik
- Erkrankungen mit im Vordergrund stehenden Hyperkinesen, also einem Überschuss von unwillkürlichen Bewegungen
- Erkrankungen des Kleinhirns mit im Vordergrund stehender Ataxie

Die wichtigsten Formen von Hypokinesen, Hyperkinesen und Erkrankungen des Kleinhirns mit den dazugehörigen Erkrankungen sind in ➤ Tab. 8.1 zusammengestellt. Es wird darauf hingewiesen, dass bei

Tab. 8.1 Klassifikation von Bewegungsstörungen

Form	Symptom/Syndrom	Erkrankungen (Auswahl)
Hypokinetische Störungen	Parkinson-Syndrom (akinetisch-rigides Syndrom), ➤ Kap. 8.2	• Idiopathisches Parkinson-Syndrom (Parkinson-Erkrankung), ➤ Kap. 8.2.1 • Multisystematrophie vom Parkinson-Typ (MSA-P), ➤ Kap. 8.2.2 • Lewy-Körperchen-Erkrankung (Lewy-Körperchen-Demenz), ➤ Kap. 8.2.2 • Progressive supranukleäre Paralyse (PSP), ➤ Kap. 8.2.2 • Kortikobasale Degeneration (CBS), ➤ Kap. 8.2.2
	Stiff-Person-Syndrom (➤ Kap. 5.2)	• Autoimmunerkrankung (Antikörper gegen Glutamat-Decarboxylase, GAD 65) • Paraneoplastische Erkrankung (Antikörper gegen Amphiphysin)
	Spastik	• vielfältig, Läsion der Pyramidenbahn, z. B.: Z. n. zerebraler Ischämie/Blutung • Motoneuronerkrankungen (Amyotrophe Lateralsklerose, ALS)
Hyperkinetische Störungen	Tremor, ➤ Kap. 8.3	• Essenzieller Tremor, ➤ Kap. 8.3.1 • Parkinson-Tremor (idiopathisches Parkinson-Syndrom, Parkinson-Erkrankung), tremordominante Form, ➤ Kap. 8.2.1 • Holmes-Tremor
	Chorea, Athetose, ➤ Kap. 8.4	• Huntington-Erkrankung, ➤ Kap. 8.4.1 Tardive Dyskinesien • L-dopa-induzierte Dyskinesien (beim idiopathischen Parkinson-Syndrom), ➤ Kap. 8.2.1 • Chorea minor • Paroxysmale Dyskinesien
	Dystonie, ➤ Kap. 8.4.2	• Idiopathische fokale, segmentale und generalisierte Dystonien (häufig genetisch bedingt) • Dopa-responsive Dystonie (Segawa) • Neurodegeneration mit Eisenablagerungen im Gehirn (Neurodegeneration with Brain Iron Accumulation, NBIA), z. B. Pantothenatkinase-assoziierte Neurodegeneration • Morbus Wilson, andere metabolische Erkrankungen, posthypoxische Enzephalopathie • Kortikobasale Degeneration (CBD), ➤ Kap. 8.2.2 • Huntington-Erkrankung, ➤ Kap. 8.4.1
	Ballismus	meist als Hemiballismus
	Myoklonus	• vielfältig, Läsion der Basalganglien, kortikale Läsionen, z. B. bei: Idiopathischen Myklonus-Syndromen • Epilepsien • Demenziellen Erkrankungen (Creutzfeldt-Jakob-Erkrankung, Alzheimer-Demenz, Lewy-Körperchen-Demenz, kortikobasales Syndrom) • Metabolischen und anderen Enzephalopathien
	Asterixis (negativer Myoklonus)	metabolische und andere Enzephalopathie
	Tic	Gilles-de-la-Tourette-Syndrom
	Hyperekplexie	• Primäres Startle-Syndrom (Mutationen im *GLRA1*-Gen) • Startle-Syndrom bei Epilepsien • Sekundäre (symptomatische) Formen: bei Tourette-Syndrom, Stiff-Person-Syndrom, Creutzfeldt-Jakob-Erkrankung, selten bei verschiedenen metabolischen Erkrankungen
	periodische Beinbewegungen	Willis-Ekbom-Erkrankung (Restless-Legs-Syndrom, RLS), ➤ Kap. 9
	Akathisie	Sitzunruhe als Nebenwirkung einer Neuroleptika-Therapie

Tab. 8.1 Klassifikation von Bewegungsstörungen *(Forts.)*

Form	Symptom/Syndrom	Erkrankungen (Auswahl)
Erkrankungen des Kleinhirns	Ataxie	• Erbliche Ataxien: – Autosomal dominante Ataxien: – Spinozerebelläre Ataxien (➤ Kap. 8.5.3) – Episodische Ataxien – Autosomal-rezessive Ataxien (➤ Kap. 8.5.4): – Friedreich-Ataxie (FRDA) (➤ Kap. 8.5.4) • Erworbene Ataxien (➤ Kap. 8.5.5): – Alkoholbedingt – Paraneoplastisch – GAD-Antikörper-assoziierte Ataxie • Sporadische degenerative Ataxien

den genannten Erkrankungen häufig mehrere Formen von Bewegungsstörungen oder Mischformen vorkommen, hier jedoch lediglich die häufigsten klinischen Manifestationen angeführt sind. Auf die häufigen und klinisch bedeutsamen Bewegungsstörungen und ihre aktuellen diagnostischen und therapeutischen Konzepte sowie weitere aktuelle Erkenntnisse wird in den folgenden Kapiteln näher eingegangen.

8.2 Parkinson-Syndrome (akinetisch-rigide Syndrome)

Das Parkinson-Syndrom (oder akinetisch-rigides Syndrom) zeichnet sich durch die Kombination aus Akinese (Brady-/Hypokinese) und mindestens eines der Symptome Rigor (gleichmäßige Erhöhung des Muskeltonus bei passiver Bewegung), Ruhetremor (meist mit einer Frequenz von 4–6 Hz) und Störung der Stellreflexe (nicht erklärbar durch Störung des visuellen, vestibulären, zerebellären oder propriozeptiven Systems) aus (Hughes 1997; Hughes et al. 2002).

Klinisch-pathologische Studien der letzten Jahre konnten eine Vielzahl von klar definierten Erkrankungen mit Parkinson-Syndrom abgrenzen, die neuropathologisch eindeutig diagnostiziert werden können (➤ Tab. 8.2; Barker und Williams-Gray 2016; Dickson 2009; Dugger und Dickson 2017). Daher hat sich eine neuropathologische Klassifikation der degenerativen Parkinson-Syndrome durchgesetzt (Dickson 2009): Darin unterscheidet man die Synukleinopathien (Erkrankungen mit intrazellulären Anreicherungen des Proteins α-Synuklein) von den Tauopathien (Erkrankungen mit Anreicherungen und/oder pathologischer Hyperphosphorylierung des Mikrotubuli-assoziierten Proteins Tau). Bei einigen Erkrankungen, insbesondere bei genetischen/hereditären Parkinson-Syndromen, kommen Mischformen vor. In der klinischen Praxis wird jedoch auch heute noch die Klassifikation in das idiopathische Parkinson-Syndrom (Parkinson-Erkrankung) und die atypischen Parkinson-Syndrome (Multisystematrophie, MSA; Demenz mit Lewy-Körperchen, DLB; progressive supranukleäre Paralyse, PSP; kortikobasale Degeneration, CBD) verwendet, da diese in der klinischen/diagnostischen Situation und auch in der Kommunikation mit dem Patienten häufig praktikabler ist.

Neben diesen neurodegenerativen Erkrankungen kann auch bei anderen neurologischen Erkrankungen ein Parkinson-Syndrom auftreten. Es steht dann aber meist nicht im Vordergrund der Symptomatik oder tritt nicht regelhaft auf und kann daher in den diagnostischen Kriterien dieser Erkrankungen fehlen (➤ Tab. 8.2). Es wird hervorgehoben, dass diese Erkrankungen häufig im früheren Lebensalter auftreten als die neurodegenerativen Parkinson-Syndrome, sodass sie insbesondere in der Differenzialdiagnose des juvenilen Parkinson-Syndroms eine große Rolle spielen. Weiterhin sind die sekundären oder symptomatischen Parkinson-Syndrome erwähnenswert, bei denen der Bewegungsstörung eine primär nichtneurologische Störung zugrunde liegt (➤ Tab. 8.2). Diese Unterteilung ist naturgemäß etwas artifiziell und dient lediglich der Übersichtlichkeit und Ordnung der vielfältigen und oft herausfordernden Differenzialdiagnose des Parkinson-Syndroms.

Tab. 8.2 Klassifikation von akinetisch-rigiden Syndromen (Parkinson-Syndromen)

Krankheitsgruppe	Erkrankung
Synukleinopathien	• Idiopathisches Parkinson-Syndrom (IPS; Parkinson-Erkrankung) • Hereditäre (familiäre) Parkinson-Syndrome • Multisystematrophie (MSA) • Demenz mit Lewy-Körperchen (DLB, Lewy-Körperchen-Erkrankung)
Tauopathien	• Progressive supranukleäre Paralyse (PSP) • Kortikobasale Degeneration (CBD)
andere Erkrankungen mit Parkinsonoid	• Morbus Wilson • Chorea Huntington • Spinozerebelläre Ataxien (SCA) • Alzheimer-Erkrankung • Dopa-responsive Dystonie/Parkinsonismus • Frontotemporale Demenzen • Neuroakanthozytose-Syndrom • Neurodegeneration mit Eisenablagerungen im Gehirn (Neurodegeneration with Brain Iron Accumulation, NBIA), z. B. Pantothenatkinase-assoziierte Neurodegeneration • Zerebrotendinöse Xanthomatose • Juvenile neuronale Ceroid-Lipofuszinose • „Gait-Ignition-Failure"-Syndrom • GM1-Gangliosidose Typ II und III • GM2-Gangliosidose • Morbus Gaucher Typ II und III • Hämochromatose • Morbus Niemann-Pick Typ C • Fragile-X-Tremor-Ataxie-Syndrom • Huntingtonähnliche Chorea (HDL) 1 und 2 • Mitochondriopathien, v. a. mitochondriale DNA-Polymerase-Gamma-A-(PolyA-)Mutationen
sekundäre (symptomatische) Parkinson-Syndrome	• Medikamenteninduzierte Parkinson-Syndrome (ca. 10 % aller Parkinson-Syndrome) • Malignes neuroleptisches Syndrom • Infektiöse und parainfektiöse Parkinson-Syndrome • Toxische Parkinson-Syndrome • Metabolische Parkinson-Syndrome

8.2.1 Idiopathisches Parkinson-Syndrom

Das idiopathische Parkinson-Syndrom (Parkinson-Erkrankung) gehört zur Gruppe der Synukleinopathien (Surmeier et al. 2017; Surmeier und Sulzer 2013). Pathophysiologisch zeigt sich eine Degeneration der dopaminergen Neuronen der Substantia nigra mit daraus resultierendem Dopaminmangel im Striatum. Neuropathologisch lassen sich α-Synuklein-positive Einschlusskörperchen (Lewy-Körperchen) aus aggregiertem α-Synuklein und anderen Proteinen nachweisen, die sich im Krankheitsverlauf in spezifischer Weise vom Kern des N. vagus über die Substantia nigra auf das gesamte Gehirn ausbreiten (Braak et al. 2001; Braak et al. 2002; Muller et al. 2005). Obwohl ätiologisch bislang weitgehend ungeklärt, scheint ein Zusammenspiel zwischen einer erhöhten genetisch determinierten Erkrankungswahrscheinlicheit und bestimmten Umweltfaktoren das Entstehen der Erkrankung zu begünstigen. Zudem bestehen seltene autosomal dominant oder rezessiv vererbte familiäre Parkinson-Syndrome. Das idiopathische Parkinson-Syndrom ist die zweithäufigste neurodegenerative Erkrankung mit einer Prävalenz von ca. 160–180 Erkrankten pro 100 000 Einwohner und einer Inzidenz von ca. 20 Neuerkrankten pro 100 000 Einwohner pro Jahr (Riedel et al. 2016; Riedel et al. 2013; von Campenhausen et al. 2005) Sie ist eine Erkrankung des höheren Lebensalters mit einer Zunahme der Prävalenz von ca. 0,5 % der unter 65-jährigen auf über 0,6 % der über 65-jährigen Patienten und einer männlichen Geschlechterpräferenz (m:w = 1,5:1; Riedel et al. 2016; Riedel et al. 2013; von Campenhausen et al. 2005).

Klinik

Das idiopathische Parkinson-Syndrom ist in aller Regel eine klinische Diagnose, die durch apparative Untersuchungsverfahren unterstützt wird. Initial findet sich meist eine einseitige oder zumindest asymmetrische motorische Symptomatik. Dabei ist das Auftreten einer Hypo- und/oder Bradykinese ein obligates klinisches Zeichen, meist kombiniert mit einem erhöhten Muskeltonus (Rigor) und/oder einem Ruhetremor mit einer Frequenz von 4–6 Hz. Die Patienten beschreiben rigortypische Beschwerden als subjektives Steifigkeitsgefühl, häufig begleitet von

Schmerzen in der betroffenen Extremität. In der Untersuchung zeigt sich eine wächserne Tonuserhöhung der Muskulatur, die, wenn nicht per se, dann durch Bahnung der kontralateralen Extremität auslösbar ist. Eine verlangsamte Feinmotorik kann sich in einer Veränderung des Schriftbildes oder einer Bradydiadochokinese zeigen, wenn die obere Extremität betroffen ist. Gangstörungen, wie ein kleinschrittiges Gangbild mit verkürzter Schrittlänge und erhöhter Wendeschrittzahl, kombiniert mit einer gestörten Initiierung der Bewegung sind Zeichen für eine Hypokinese der unteren Extremität. Typisch für die Parkinson-Erkrankung ist die gute Responsivität der motorischen Symptome auf die Gabe von Dopaminergika, insbesondere Levodopa (Chambi et al. 2017; Hughes 1999; Schade et al. 2017).

Weiterhin kann bei der Parkinson-Erkrankung eine posturale Instabilität mit einer erhöhten Fallneigung und der Gefahr von Stürzen auftreten. Diese Störung tritt jedoch häufig erst im Verlauf der Erkrankung auf, sodass sie für die Diagnostik meist nicht herangezogen werden kann und daher aktuell auch aus den diagnostischen Kriterien entfernt wurde (Berg et al. 2015).

Neben diesen klinischen (motorischen) Kardinalsymptomen zeigen sich begleitend oder bereits viele Jahre vor Einsetzen der genannten motorischen Symptomatik auftretende nichtmotorische und häufig unspezifische Beschwerden. Das Spektrum schließt dabei neuropsychiatrische, autonome, sensorische und andere nichtmotorische Symptome ein (Chaudhuri und Schapira 2009; Schapira et al. 2017; Titova et al. 2017). Die neuropsychiatrischen Störungen umfassen Depression, Angst, Apathie und im späteren Krankheitsverlauf kognitive Störungen bis zur Demenz. Psychotische Symptome, Zwangsstörungen und Suchtstörungen können in jedem Stadium auftreten, sind jedoch häufig medikamentös (dopaminerg) bedingt. Autonome Funktionsstörungen betreffen den gesamten gastrointestinalen Trakt und können sich als Sialorrhö, Dysphagie und Obstipation manifestieren. Weiterhin sind Blasenstörungen, meist im Sinne einer Dranginkontinenz, und Sexualfunktionsstörungen zu nennen. Außerdem wird häufig eine orthostatische Hypotension als Störung des autonomen Nervensystems berichtet, die einen häufigen Grund für Stürze und Verletzungen und daher einen Überweisungsgrund in Notaufnahmen von Krankenhäusern darstellt (Woodford und Walker 2005).

Sensorische Symptome beinhalten neben den frühen Störungen des olfaktorischen Systems Sehstörungen wie eine Diplopie und sehr häufig verschiedene Schmerzen, dabei sowohl neuropathische als auch nozizeptive Schmerztypen (Chaudhuri et al. 2015; Martinez-Martin et al. 2017). Andere nichtmotorische Störungen, welche die Lebensqualität des Patienten maßgeblich beeinflussen, sind insbesondere Fatigue und Schlafstörungen (Chaudhuri und Schapira 2009; Schapira et al. 2017; Titova et al. 2017).

Der Progress der Erkrankung bringt neben einer Verschlechterung der genannten nichtmotorischen Symptome neue motorische Symptome mit sich: Eine weitere Verschlechterung des Gangbildes mit Haltungsstörung des Oberkörpers, Freezing und Starthemmung ist wahrscheinlich durch die Krankheit selbst bedingt. Medikamentös verursacht ist dagegen das Levodopa-Spätsyndrom mit motorischen und nichtmotorischen Fluktuationen (On- und Off-Phasen im Tages- und Nachtverlauf) und verschiedene Formen von Dyskinesien (Bastide et al. 2015; Freitas et al. 2017; Storch et al. 2015; Storch et al. 2013).

Hilfreich zur klinischen Beurteilung sind verschiedene in ➤ Tab. 8.3 aufgeführte Skalen und Bewertungshilfen, die sich zur Erfassung und Verlaufsbeurteilung für motorische und nichtmotorische Symptome in der Klinik bewährt haben.

Diagnostik

Das idiopathische Parkinson-Syndrom ist zunächst eine klinische Diagnose und bedarf einer ausführlichen Anamnese und einer eingehenden klinisch-neurologischen Untersuchung. Bei der Anamnese sollten besonders die klinischen Kardinalsymptome, deren Auftreten und ggf. der Progress im zeitlichen Verlauf sowie die nichtmotorischen Symptome erfragt werden. Eine ausführliche Familienanamnese, Medikamentenanamnese, inklusive Drogenanamnese, Erfassung der Vorerkrankungen insbesondere hinsichtlich vorausgegangener Infektionen, Traumata und einer potenziellen beruflichen Exposition sind wichtig. Die Diagnose wird dann standardisiert anhand von klinischen Diagnosekriterien gestellt (Hughes et al. 2002; Hughes et al. 1992).

Eine aktuelle systematische Übersichtsarbeit mit Metaanalyse beschäftigt sich nun nochmals mit der diagnostischen Sicherheit der klinischen Diagnose der

Tab. 8.3 Skalen und Scores zur Beurteilung der Symptomatik des idiopathischen Parkinson-Syndroms (Auswahl)

Skala/Score	Aussage/untersuchtes Symptom
Hoehn-und-Yahr-Stadium	Krankheitsstadium
Unified Parkinson's Disease Rating Scale (UPDRS; MDS-UPDRS)	am weitesten verbreitete Skala mit guter Reliabilität und Validität, misst psychiatrische Störungen (Part I), Alltagskompetenz (Part II), motorische Funktionen (Part III) und Therapiekomplikationen (Part IV)
Webster-Skala	weitverbreitete, gut validierte Skala, misst im Wesentlichen motorische Funktionen und Alltagskompetenz
Schwab & England Activities of Daily Living	weitverbreitete, gut validierte Skala, misst Alltagskompetenz
Parkinson's Disease Questionnaire (PDQ-39)	weitverbreitete, gut validierte Skala, misst gesundheitsabhängige Lebensqualität
Montreal Cognitive Assessment (MoCA), Parkinson Neuropsychometric Dementia Assessment (PANDA)	weitverbreitete, gut validierte, einfache Skalen, messen Schweregrad der Demenz
Beck-Depressions-Inventar (BDI)	weitverbreitet, gut validiert, Patientenfragebogen, misst Schweregrad der Depression, zur Therapiekontrolle geeignet
NMSQuest, NMSSkala	verbreitete, gut validierte Patientenfragebögen zur Erfassung der nichtmotorischen Symptome, NMSSkala zusätzlich Schweregraderfassung
King's PD Pain Quest und Skala	Schmerz, einschließlich Schmerztyp, Skala misst zusätzlich Verteilung und Intensität
Bewegungstagebuch (PD Home Diary)	motorische Fluktuationen in der Beurteilung des Patienten

8

Parkinson-Erkrankung einschließlich der gängigen Diagnosekriterien, teilweise unter Zuhilfenahme der neuropathologischen Diagnosebestätigung (Rizzo et al. 2016). Die Arbeit zeigt eine weiterhin unbefriedigende Sicherheit der klinischen Diagnose der Parkinson-Erkrankung mit einer generellen Treffsicherheit von ca. 81 %. Diese Genauigkeit wird durch die Verwendung der Diagnosekriterien verbessert, hat sich jedoch in den letzten 25 Jahren nicht weiterentwickelt. Dies bedeutet, dass etwa 10 % der Parkinson-Patienten auch heute noch eine frühe Behandlung vorenthalten bleibt. Dies hat zur Überarbeitung der diagnostischen Kriterien durch eine Task Force der Movement Disorder Society geführt (einschließlich einer praktischen Checkliste), die insbesondere auch die Sensitivität der Diagnostik verbessern sollen (Postuma et al. 2015). Die (prospektive) Validierung der Kriterien steht allerdings aktuell noch aus. Die Treffsicherheit der klinischen Diagnose kann durch die zusätzliche Durchführung der Hirnparenchymsonografie und der olfaktorischen Testung maßgeblich erhöht werden (Busse et al. 2012).

Interessant erscheint die Entwicklung diagnostischer Kriterien für das prodromale (d. h. prämotorische) Stadium des idiopathischen Parkinson-Syndroms als diagnostisches Werkzeug für die sehr frühe Diagnose durch eine Task Force der Movement Disorder Society (Berg et al. 2015). Aktuell sind diese Kriterien von besonderem Interesse für die Anwendung in klinischen Studien, zukünftig können sie jedoch für die frühe Diagnose zur Initiierung einer neuroprotektiven/krankheitsmodifizierenden Therapie auch klinisch-praktische Bedeutung erhalten. Eine erste aktuelle Validierungsstudie zeigt eine Sensitivität von 81 % und eine Spezifität von 68 % für die Konversion in die Parkinson-Erkrankung oder Lewy-Körperchen-Erkrankung innerhalb von 4 Jahren (Fereshtehnejad et al. 2017). Ein Jahr vor der Konversion haben die Kriterien sogar eine Sensitivität von 100 %. Eine Unterscheidung von prodromaler Parkinson-Erkrankung und Lewy-Körperchen-Erkrankung scheint damit nicht möglich zu sein.

Wie bereits erwähnt, ist die Responsivität der motorischen Symptomatik auf dopaminerge Stimulation bzw. Therapie ein wesentliches diagnostisches Kriterium für das Vorliegen der Parkinson-Erkrankung. Zur Testung der dopaminergen Responsivität kommt der akute Levodopa- oder auch der Apomorphin-Test zum Einsatz. Dabei wird in der Regel der Levodopa-Test angewandt. Der Apomorphin-Test wird meist bei jüngeren, noch nicht 50-jährigen Patienten eingesetzt, um eine mögliche Sensitivierung gegenüber Levodopa mit früherer und stärkerer Entwicklung von Dyskinesien zu vermeiden. Der Levodopa-Test und der Apomorphin-Test haben eine vergleichbare Aussagekraft mit einem befriedigenden positiven prädiktiven Wert von ca. 90–95 % (Chambi et al. 2017; Hughes 1999; Schade et al. 2017). Allerdings ist der negative prädiktive Test gering (0,72), weswegen bei negativem Testergebnis ein kurzzeitiger Therapieversuch mit Levodopa über 4–8 Wochen zur Testung sinnvoll sein kann. Die Treffsicherheit kann durch die Kombination mit der Hirnparenchymsonografie und der olfaktorischen Testung sowie anamnestischen Daten deutlich verbessert werden (Chambi et al. 2017; Schade et al. 2017). Zur Durchführung und Interpretation des Levodopa-/Apomorphin-Tests wird auf die einschlägige Literatur verwiesen (Schwarz und Storch 2007).

Die Differenzialdiagnose des idiopathischen Parkinson-Syndroms umfasst neben den anderen neurodegenerativen Parkinson-Syndromen (atypische Parkinson-Syndrome, Kap. 8.2.2) eine Vielzahl von neurologischen und primär nichtneurologischen Erkrankungen mit Parkinson-Syndrom (➤ Tab. 8.1) sowie auch einzelne Tremor-Syndrome (➤ Kap. 8.3 und ➤ Tab. 8.6). Eine kranielle Kernspintomografie wird in aller Regel einmalig bei der Diagnosestellung erfolgen, um vaskuläre Läsionen der Basalganglien, einen Normaldruckhydrozephalus oder andere seltene Ursachen auszuschließen. Auch zur Differenzialdiagnose atypischer Parkinson-Syndrome kann die kranielle Kernspintomografie hilfreich sein (Politis et al. 2017). Die Darstellung der präsynaptischen dopaminergen Terminalen mittels funktioneller Bildgebung (z. B. DaTSCAN®-SPECT oder ^{18}F-Dopa-PET) zur Darstellung der Integrität der dopaminergen Neurone kann zur Differenzialdiagnose zu den Tremorsyndromen und nichtdegenerativen Parkinson-Syndromen eingesetzt werden (Politis et al. 2017). Die Messung der Stoffwechselfunktion mittels FDG-PET oder die Dopamin-D2-Rezeptor-Bildgebung der postsynaptischen striatalen Neuronen – z. B. über die IBZM-SPECT-Untersuchung – kann gelegentlich zur Abgrenzung des idiopathischen Parkinson-Syndroms zu den atypischen Parkinson-Syndromen sinnvoll sein (Politis et al. 2017). Die autonome Funktionsdiagnostik kann für die Differenzialdiagnose Multisystematrophie eingesetzt werden. Sie beinhaltet auch die Darstellung der autonomen kardialen Innervation und erfolgt über ^{123}I-MIBG-SPECT. Beim idiopathischen Parkinson-Syndrom zeigt sie sich pathologisch im Sinne einer reduzierten kardialen MIBG-Aufnahme als Ausdruck der peripheren autonomen Störung, wohingegen diese Untersuchung bei der Multisystematrophie mit zentraler autonomer Störung einen regelhaften Befund ergibt (Courbon et al. 2003; Yang et al. 2017).

Zur differenzialdiagnostischen Abgrenzung anderer neurologischer und nichtneurologischer Erkrankungen mit Parkinson-Syndrom sind bei Diagnosestellung häufig spezielle laborchemische Untersuchungen notwendig. Zum Beispiel sollten bei jüngeren Patienten (Erkrankung vor dem 60. Lebensjahr) die Untersuchung des Kupferstoffwechsels zum Ausschluss eines Morbus Wilson und ggf. genetische Untersuchungen durchgeführt werden. Für eine detaillierte Darstellung wird auf die einschlägige Literatur verwiesen (z. B. Schwarz und Storch 2007).

Therapie

Es steht aktuell weiterhin keine klinisch-wissenschaftlich bewiesene neuroprotektive oder krankheitsmodifizierende (kausale) oder in dieser Indikation zugelassene Therapie für die Parkinson-Erkrankung zur Verfügung. Eine große multizentrische Studie zur krankheitsmodifizierenden Wirksamkeit des MAO-B-Hemmers Rasagilin lieferte Daten, die als geringer krankheitsmodifizierender Effekt von Rasagilin in der Dosierung von 1 mg/Tag interpretiert werden können (Olanow et al. 2009; Rascol et al. 2011). Der klinisch-wissenschaftliche Nachweis der langfristigen Nachhaltigkeit dieses Effekts sowie dessen klinischer Relevanz im weiteren Erkrankungsverlauf steht jedoch aus. Aktuell wird eine Vielzahl von Strategien verfolgt, die das Protein α-Synuklein und/oder seine Aggregation als Zielstruktur adressieren. Interessant erscheinen hier die neuen Ansätze der aktiven und passiven Immunisierung einschließlich der Entwicklung von sogenannten Intrabodies zur Bindung an intrazelluläres α-Synuklein (Olanow und Kordower 2017).

Die Einleitung der symptomatischen Therapie sollte in enger Absprache mit dem Patienten erfolgen und dessen Wünsche berücksichtigen, um die Compliance zu erhöhen und die Arzt-Patienten-Beziehung zu stärken (➤ Kap. 24). Initial sollten die Patienten über die Chronizität und das Fehlen einer kurativen Therapie aufgeklärt werden. Für jeden Zeitabschnitt der Erkrankung stehen jedoch unterschiedliche Therapieoptionen zur Verfügung (➤ Tab. 8.4). Neben den medikamentösen und interventionellen Therapiemöglichkeiten sollten die Patienten, ihren individuellen Beschwerden angepasst, physiotherapeutische, logopädische und ergotherapeutische Therapie erhalten.

Die pharmakologische Therapie des idiopathischen Parkinson-Syndroms sollte in aller Regel direkt nach Diagnosestellung beginnen und effizient und gut verträglich gestaltet werden. Es gibt derzeit keine zuverlässigen Daten und auch keine klinischen Hinweise auf einen positiven Einfluss eines späteren Behandlungsbeginns, z. B. die Entwicklung von Behandlungskomplikationen. Die initiale Medikamentenwahl ist vom biologischen Alter des Patienten abhängig (➤ Tab. 8.4). Dazu stehen im Wesentlichen Levodopa, Dopaminagonisten und MAO-B-Hemmstoffe zur Verfügung. Generell gilt, dass Patienten unter dem 65. bis 70. Lebensjahr zunächst eine Therapie mit einem langwirksamen Non-Ergot-Dopaminagonisten erhalten sollten, um Nebenwirkungen der Langzeittherapie mit Levodopa wie Wirkfluktuationen und Dyskinesien zu vermeiden. Verschuur et al. konnten jedoch zeigen, dass auch bei initialer Therapie mit Levodopa keine motorischen Einschränkungen oder vermehrtes Auftreten von Motorfluktuationen oder Dyskinesien 80 Wochen nach Therapiebeginn mit 300 mg Levodopa pro Tag zu beobachten sind (Verschuur et al. 2019). Dies bestätigt frühere Studien, dass niedrige Dosierungen von Levodopa (< 4 mg pro kg Körpergewicht pro Tag) mit einem relativ niedrigen Langzeitkomplikationsrisiko verbunden sind (Olanow et al. 2014; Stocchi et al. 2010). Insgesamt ist dadurch diese strenge Haltung gegenüber der Levodopa-Therapie in den letzten Jahren verlassen worden und Levodopa wird wieder etwas großzügiger eingesetzt. Um das Levodopa-bedingte Spätsyndrom mit Motorfluktuationen und Dyskinesien zu vermeiden (Bastide et al. 2015; Fahn et al. 2004; Freitas et al. 2017; Storch et al. 2013, 2015), sollte jedoch zunächst eine Tagesdosis von 4 mg/kg KG nicht überschritten werden (ca. 400 mg/Tag). Zusätzlich kann eine Behandlung mit einem MAO-B-Inhibitor (meist Rasagilin) auch unter dem oben diskutierten krankheitsmodifizierenden Effekt sinnvoll sein. Auf jeden Fall sollte eine suffiziente und auf die Lebensqualität ausgerichtete Therapie erfolgen. Patienten, die älter als 70 Jahre sind, erhalten eine primäre Therapie mit Levodopa. Auch bei diesen Patienten sollte zunächst eine Tagesdosis von 400 mg nicht überschritten werden. Aktuelle Studien zeigen, dass es sinnvoll sein kann, die Dosierung des Decarboxylasehemmers Carbidopa, insbesondere in Kombination mit Levodopa und Entacapon, in einer erhöhten Dosis von 105 mg zu verabreichen, um Unterbeweglichkeiten bei dyskinetischen Patienten zu reduzieren (Trenkwalder et al. 2019).

Treten im weiteren Krankheitsverlauf motorische Fluktuationen auf, kann die Therapie um einen COMT-Inhibitor ausgeweitet werden. Tolcapon ist wohl etwas wirksamer als die anderen, lediglich peripher wirksamen COMT-Hemmer, ist jedoch aufgrund seiner möglichen Lebertoxizität COMT-Hemmer der 2. Wahl. Die ersten Erfahrungen mit dem neuen Medikament Opicapon legen eine gute, möglicherweise dem Entacapon überlegene Wirksamkeit nahe. Amantadinsalze und Safinamid in höherer Dosierung können hier insbesondere zur Therapie von Dyskinesien sinnvoll sein.

Retardiertes Levodopa kann die nächtliche Akinese lindern; lösliches, schnell wirkendes Levodopa kann bei morgendlicher Hypokinese und motorischen und nichtmotorischen Off-Phasen hilfreich sein.

Für das fortgeschrittene idiopathische Parkinson-Syndrom, das durch orale Medikamente nicht mehr ausreichend bzw. für den Patienten zufriedenstellend behandelbar ist, stehen aktuell drei interventionelle/operative Therapieverfahren zur Verfügung (➤ Tab. 8.5). Die Differenzialindikation ergibt sich aus den Wirkweisen und Komplikationen/Nebenwirkungen und sollte spezialisierten Zentren vorbehalten bleiben.

Die Therapie nichtmotorischer Symptome erfordert zunächst eine genaue Bestimmung der Symptomkonstellation und der Symptomschwere. Hierfür wird dringend die Verwendung der entsprechenden Skalen und Scores empfohlen (➤ Tab. 8.3). Die Behandlung sollte zunächst die Optimierung der dopaminergen, d. h. der „motorischen" Therapie mit Blick auf die nichtmotorischen Symptome zum Ziel haben. Erst dann erfolgt die spezifische Therapie der einzelnen nichtmotorischen Symptome. Die Datenlage ist hier generell ungenügend und für eine Reihe von Symptomen steht keine wirksame Therapie zur Verfügung (Chaudhuri et al. 2006; Seppi et al. 2011).

Bei mittleren bis schweren Depressionen kann ein medikamentöser Therapieversuch mit einem SSRI (z. B. Citalopram 20–40 mg/Tag oder Sertralin 50–

Tab. 8.4 Medikamente zur Behandlung des idiopathischen Parkinson-Syndroms

Substanzgruppe, Medikament	Wirkprinzip, Indikation	Standarddosierung (Richtlinie)	Bemerkungen
Levodopa	Vorläufer des Dopamins, zur Vermeidung der peripheren Decarboxylierung zu Dopamin in Kombination mit peripherem Decarboxylase-Hemmer (Benserazid, Carbidopa); HWZ 1–3 h **Indikation:** alle Stadien der Erkrankung	• Initial 3 × 50 mg • Langsame Steigerung um 50 mg alle 3–7 Tage auf optimale Tagesdosis • Erhöhtes Risiko von Entwicklung des Spätsyndroms über 4 mg pro kg KG	Agitiertheit, Unruhe, Delir, Schwindel, RR-Schwankung, orthostatische Hypotonie, tachykarde Arrhythmie, Nausea, Erbrechen, Hyperhidrose, Psychosen, Verwirrtheit **Langzeit-Komplikation:** Levodopa-Spätsyndrom mit End-of-Dose-Akinese, On-Off-Phänomen, Freezing, Peak-Dose-Dyskinesien, Off-Dose-Dyskinesien, biphasischen Dyskinesien
• **Monoaminoxidase-B-(MAO-B-) Hemmer: Rasagilin** • **Selegilin** • **Safinamid**	Hemmung des Dopamin-Abbaus, Safinamid auch Inhibition der Glutamatfreisetzung **Indikation:** im Frühstadium als Monotherapie, im fortgeschrittenen Stadium in Kombination mit Levodopa, Safinamid möglicherweise auch bei Dyskinesien	• **Rasagilin:** – 1 mg morgens • **Safinamid:** – Startdosis 50 mg – Steigerung auf 100 mg morgens	Verstärkung der Nebenwirkungen von Levodopa Vorsicht bei Kombination mit Antidepressiva, COMT-Inhibitoren, Triptanen und Opiaten
• **Catechol-O-Methyltransferase-(COMT-) Hemmer: Entacapon** • **Tolcapon** • **Opicapon**	Hemmung des peripheren Levodopa-Abbaus (Entacapon, Tolcapon, Opicapon) und des zentralen Levodopa- und Dopamin-Abbaus (nur Tolcapon)	• **Entacapon:** – 200 mg zu jeder Levodopadosis (feste Kombination verfügbar) – Bis max. 2 000 mg/Tag • **Opicapon:** – 1 × 50 mg abends – Möglichst 1 h nach Levodopa-Einnahme • **Tolcapon (2. Wahl):** – 3 × 100 mg/Tag – Überwachung der Leberwerte	Verstärkung der Nebenwirkungen von Levodopa, Dyskinesien, Diarrhö (nicht bei Opicapon), orangefarbener Urin (Entacapon) Transaminasenerhöhung, (Tolcapon), Fachinformation beachten! Vorsicht bei Kombination mit nichtselektiven MAO-Hemmern!
• **Dopaminagonisten (nur Non-Ergot-Derivate aufgeführt): Piribedil** • **Pramipexol** • **Ropinirol** • **Rotigotin (Pflaster)**	Stimulierung zentraler und peripherer Dopaminrezeptoren mit unterschiedlicher Affinität	• langsame Aufdosierung, meist als retardierte Formulierung oder Pflaster, Beurteilung der Wirkung häufig erst nach 2–3 Monaten möglich **Piribedil:** – Initial 50 mg/Tag – Tagesdosis 150–250 mg/Tag • **Pramipexol:** – Initial 0,26 mg/Tag – Tagesdosis 1,05–3,15 mg/Tag • **Ropinirol:** – Initial 1–2 mg/Tag – Tagesdosis maximal 24 mg/Tag • **Rotigotin (Pflaster):** – Initial 2 mg/Tag – Tagesdosis 8–16 mg/Tag	meist stärker als bei Levodopa: Übelkeit, orthostatische Dysregulation, psychiatrisch häufig Psychose, Impulskontrollstörung, weniger motorische Spätkomplikationen; bei Erbrechen/Übelkeit bei Aufdosierung evtl. Kombination Domperidon, 3 × 10–20 mg/Tag (**cave:** QTc-Zeit!)

Tab. 8.4 Medikamente zur Behandlung des idiopathischen Parkinson-Syndroms *(Forts.)*

Substanzgruppe, Medikament	Wirkprinzip, Indikation	Standarddosierung (Richtlinie)	Bemerkungen
• **Glutamat-antagonisten: Amantadin (-salze), auch als Infusion** • **Budipin** • **Safinamid (MAO- B-Hemmer)**	Blockade von Glutamat-(NMDA-)Rezeptoren Budipin zusätzlich anticholinerge und katecholaminerge Effekte Amantadin insbesondere antidyskinetische Effekte	• **Amantadinsalze:** – Tagesdosis 200–400 mg/Tag (HCl), 300–600 mg/Tag (Sulfat), Infusion 200–600 mg/Tag • **Budipin** (Vertrieb seit Ende 2018 eingestellt)	**Amantadin:** Verwirrtheit, Delir, Schlafstörung, selten QTc-Zeit ↑
• **Anticholiner-gika:** Biperiden • Bornaprin • Metixen • Trihexyphenidyl	Blockade cholinerger Rezeptoren heute nur bei therapieresistentem Tremor	heute wegen Nebenwirkungen selten eingesetzt	strenge Indikation (v. a. beim älteren Patienten) Delir, Halluzinationen, kognitive Störungen, Obstipation, Mundtrockenheit, Miktionsstörungen

100 mg/Tag) oder einem SNRI (z. B. Reboxetin 2 × 4 mg/Tag, max. 12 mg/Tag) sinnvoll sein. Auch die abendliche Gabe von Mirtazapin (15–30 [bis maximal 45] mg/Tag) kann gute Effekte auf die Stimmungslage haben und schlafanstoßend wirken. Bei Gabe von SSNRI wie Venlafaxin (retard; 75–15 mg/Tag) oder Duloxetin (30–60 [bis maximal 90] mg/Tag) sollte eine Kombination mit MAO-B-Hemmern vermieden bzw. mit Vorsicht verwendet werden.

Bei demenzieller Symptomatik erfolgt als Therapie der 1. Wahl eine Behandlung mit Rivastigmin. Der Acetylcholinesterase-Inhibitor ist zugelassen bis 2 × 6 mg/Tag per os; bei (gastrointestinaler) Unverträglichkeit kann die Umstellung auf das transdermale Pflaster (4,6–9,5 mg/Tag) sinnvoll sein (Emre et al. 2014).

Bei Auftreten von psychotischen Symptomen sollte zunächst die bestehende dopaminerge Medikation kritisch geprüft und ggf. schrittweise reduziert oder umgestellt werden. Falls eine antipsychotische Behandlung notwendig ist, sollten primär atypische Neuroleptika zum Einsatz kommen. Clozapin ist bis 75 (max. 100) mg/Tag zugelassen. Obligat sind Blutbildkontrollen aufgrund der Gefahr einer Agranulozytose unter der Applikation (Fachinformation). Die Gabe von Quetiapin ist bis zu einer maximalen Dosis von 400–600 mg/Tag möglich.

Die REM-Schlaf-Verhaltensstörung als eine spezifische Schlafstörung bei der Parkinson-Erkrankung kann mit Clonazepam 0,5–2 mg zur Nacht behandelt werden (➤ Kap. 9).

Gastrointestinale Störungen kommen sehr häufig beim idiopathischen Parkinson-Syndrom vor und können den gesamten Gastrointestinaltrakt betreffen. Die Sialorrhö kann durch sublinguale Atropingabe (1–2 Tropfen einer 1 %-Konzentration) oder durch Applikation eines Scopolaminpflasters (1,5 mg/Tag) behandelt werden. In schweren Fällen kann die intraglanduläre Botulinumtoxininjektion notwendig sein. Übelkeit und postprandiales Unwohlsein können durch Domperidon verbessert werden. Bei Obstipation und Stuhlgangunregelmäßigkeiten kann Macrogol verordnet werden.

Cholinergika werden häufig bei Blasenstörungen eingesetzt, was wiederum einen negativen Effekt auf die kognitiven Domänen bei den Patienten hat. Die erektile Dysfunktion kann effektiv mit Sildenafil behandelt werden, was jedoch wiederum eine orthostatische Hypotension auslösen kann.

8.2.2 Atypische Parkinson-Syndrome

Die neuropathologische Klassifikation der neurodegenerativen Parkinson-Syndrome unterscheidet Synukleinopathien und Tauopathien (Kap. 8.2). Hier wird diese neuropathologische Klassifikation aufgrund der praktischen Bedeutung der klinisch orientierten Einordnung untergeordnet und die atypischen Parkinson-Syndrome werden zusammen dargestellt. Hier kann lediglich ein kurzer Überblick über die

Tab. 8.5 Interventionelle Therapieoptionen

Medikament	Wirkprinzip, Indikation	Dosierung	Bemerkungen
Apomorphin s. c. (intermittierend oder kontinuierliche Applikation)	peripherer und zentraler Dopaminagonist mit hohem First-Pass-Effekt, daher s. c. Gabe erforderlich, durch Pumpenapplikation gleichmäßige Wirkspiegel **Indikation:** fortgeschrittenes Stadium mit schweren Motorfluktuationen (bei Pen insbes. Off-Phasen), die nicht oral beherrschbar sind	• Individuell in Abhängigkeit vom Akinese-Hyperkinese-Tagesprofil • Bei intermittierender, Injektion 2–6 mg pro Injektion, bis zu 10 Injektionen/Tag • Bei kontinuierlicher Pumpentherapie 100–300 mg/Tag	• Wie andere Dopaminagonisten (➤ Tab. 8.4) • Zusätzlich subkutane Noduli, Eosinophilie, hämolytische Anämie (ca. 3 %), Rhinorrhö • Pumpentherapie zu Beginn meist in Kombination mit Domperidon (➤ Tab. 8.4)
intrajejunale Levodopa-Infusion (über PEJ)	• wie Levodopa, lediglich gleichmäßigere und magenunabhängige Wirkspiegel durch intrajejunale Applikation **Indikation:** Fortgeschrittenes Stadium mit schweren Motorfluktuationen, nicht oral beherrschbar • Bei gutem Nebenwirkungsspektrum auch bei Patienten in höherem Alter, mit kognitiven Störungen und anderen Komorbiditäten möglich	individuell in Abhängigkeit vom Akinese-Hyperkinese-Tagesprofil	• Wie Levodopa (➤ Tab. 8.4) • Zusätzlich Komplikationen durch PEG-Anlage, Katheterfehllage
tiefe Hirnstimulation (THS) im Nucleus subthalamicus (STN) oder Globus pallidus internus (GPI)	Hochfrequenzstimulation über programmierbaren Impulsgeber und implantierte Elektroden im STN (seltener THS im GPI) zur Normalisierung der Aktivitäten der Basalganglienkerne **Indikation:** fortgeschrittenes IPS mit schweren Motorfluktuationen, die nicht oral beherrschbar sind	• Frequenz 100–185 Hz, Amplitude und Impulsdauer individuell in Abhängigkeit von Symptomreduktion und Nebenwirkungen • Zusätzlich meist medikamentöse Therapie notwendig (Dosierung im Durchschnitt 40–60 % der präoperativen Dosis)	Nebenwirkungen der Stimulation: Dysarthrie, Dyskinesien, kognitive Veränderungen, hirnorganisches Psychosyndrom, Augenöffnungsapraxie, Gewichtszunahme Komplikation der OP (ca. 1,5 % insgesamt): intrazerebrale Blutung, mentale Konfusion, epileptische Anfälle, Infektion, Kabelbrüche, Stimulator-Dislokation Kontraindikationen (Auswahl): Demenz, schwere frontale exekutive Dysfunktion, akute Psychose, Alter > 75 Jahre (biologisches Äquivalenzalter beachten), schwere Hirnatrophie, multiple gliotische Läsionen, internistische oder allgemeine Kontraindikationen

atypischen Parkinson-Syndrome gegeben werden, wobei der Fokus auf den klinischen Unterschieden zur Parkinson-Erkrankung liegt.

Synukleinopathien

Multisystematrophie (MSA)

Die Multisystematrophie (MSA) ist eine rasch verlaufende neurodegenerative Erkrankung mit vorwiegend glialen α-Synuklein-positiven Einschlusskörperchen und führt im Mittel nach 9–10 Jahren zum Tod (Ben-Shlomo et al. 1997). Sie ist deutlich seltener als die Parkinson-Erkrankung (Erkkinen et al. 2017; Fanciulli und Wenning 2015). Man unterscheidet zwischen drei initial unterschiedlichen Formen:

1. MSA-P (striato-nigraler Typ)
2. MSA-C (olivo-ponto-zerebellärer Typ, OPCA)
3. Shy-Drager-Syndrom

Bei der MSA-P besteht ein initial überwiegend hypokinetisch-rigides, meist symmetrisch auftretendes Parkinson-Syndrom (Fanciulli und Wenning 2015; Geser et al. 2005). Bei der MSA-C überwiegt das zerebelläre Syndrom und das Shy-Drager-Syndrom ist durch eine primäre orthostatische Hypotonie gekennzeichnet. Für alle Verlaufsformen gilt, dass die Erkrankung erst nach dem 50. Lebensjahr auftritt. Im Verlauf der Erkrankung zeigen alle Patienten mit einer MSA neben der im Vordergrund stehenden Bewegungsstörung – bestehend aus einem asymmetrischen Parkinson-Syndrom, mit nur geringer Levodopa-Responsivität und teilweise bestehender kraniozervikaler Dystonie – autonome Dysfunktionen, wie eine orthostatische Hypotension, Blasenstörungen, erektile Dysfunktion und Obstipation, sowie zerebelläre Symptome, wie Ataxie, eine Okulomotorikstörung und eine Dysarthrie. Begleitend können Depressionen und Schlafstörungen auftreten. Kognitive Störungen finden sich nur in seltenen Fällen (Fanciulli und Wenning 2015; Fiorenzato et al. 2017). Klinisch-neurologisch zeigen sich in 60 % der Fälle pathologische Reflexe wie ein positives Babinski-Zeichen und gesteigerte Muskeleigenreflexe.

Diagnostisch sind die klinischen Verlaufsbeobachtungen und die Verwendung diagnostischer Kriterien entscheidend (Fanciulli und Wenning 2015; Gilman et al. 1999). Die zusätzliche autonome Funktionsdiagnostik kann hilfreich sein und sogar den Krankheitsverlauf einschätzen (Coon et al. 2015). In der kraniellen Kernspintomografie zeigt sich in der T2-Wichtung in ca. 80 % ein hypointenses Putamen mit hyperintensem Randsaum bei der MSA-P, eine zerebelläre Atrophie und bei der MSA-C eine kreuzförmige Hyperintensität im Pons („Hot Cross Bun Sign"). Beide Zeichen prägen sich jedoch meist erst im fortgeschrittenen Krankheitsverlauf aus, sodass sie für die frühe Differenzialdiagnostik meist nicht hilfreich sind.

Eine kausale Therapie steht für die MSA nicht zur Verfügung. Die symptomatischen Therapieoptionen sind eingeschränkt und wirken oft nur vorübergehend. Zur Behandlung des Parkinson-Syndroms sollte ein Therapieversuch mit Levodopa bis 1 000–1 500 mg/Tag unter Abwägung von Wirkung und Nebenwirkung erfolgen. Eine regelmäßige Prüfung der Wirksamkeit und Dosis ist empfehlenswert. Die weitere Therapie richtet sich nach den üblichen und von der MSA unabhängigen Kriterien: Die orthostatische Hypotension wird nichtmedikamentös mit Stützstrümpfen, Oberkörperhochlagerung und einer gesteigerten Salz- und Flüssigkeitszufuhr behandelt. Pharmakotherapeutisch stehen Fludrocortison (1–3 × 0,1 mg/Tag) oder Midodrin (15–30 mg/Tag) zur Verfügung (➤ Kap. 12). Die Dranginkontinenz wird mit Anticholinergika (z. B. Oxybutinin 2–3 × 2,5–5 mg/Tag) und die erektile Dysfunktion mit selektiven Phosphodiesterase-Inhibitoren behandelt.

Demenz mit Lewy-Körperchen (DLB)

Bei der Demenz mit Lewy-Körperchen (Lewy-Körperchen-Erkrankung, Lewy-Körperchen-Demenz) tritt neben dem symmetrischen, akinetisch- rigiden Parkinson-Syndrom innerhalb des ersten Erkrankungsjahres eine Demenz auf (McKeith et al. 2017). Zudem zeigen sich kortikale und subkortikale neuropsychologische Defizite mit Störung der Aufmerksamkeit und der räumlichen Wahrnehmung sowie ein gehäuftes Auftreten von Halluzinationen und Wahrnehmungsstörungen insbesondere schon in frühen Erkrankungsstadien. Sehr häufig bestehen zudem weitere psychiatrische Symptome wie Depression, Angst und Apathie. Die differenzialdiagnostische Abgrenzung zur Alzheimer-Erkrankung und zu einem idiopathischen Parkinson-Syndrom mit Demenz kann nur durch die klinische Verlaufsbeurteilung erfolgen, allerdings kann als Abgrenzung zur Alzheimer-Erkrankung auch die Darstellung der präsynaptischen dopaminergen Terminalen mittels funktioneller Bildgebung (z. B. DaTSCAN®-SPECT) herangezogen werden. Praktisch gut handhabbare klinische Kriterien wurden entwickelt und prospektiv validiert (McKeith et al. 2000; McKeith et al. 1996). Die Demenz steht meist deutlich im Vordergrund und ist rascher progredient als bei der Alzheimer-Erkrankung.

Eine kausale Therapie der DLB existiert nicht. Zur Behandlung des Parkinson-Syndroms kann gering dosiert Levodopa und zur Behandlung des demenziellen Syndroms können Acetylcholinesterase-Inhibitoren (Rivastigmin bis 2 × 6 mg/Tag oder als transdermales System [4,6–9,5 mg/24 h] oder Donepezil bis 10 mg/Tag) eingesetzt werden. Die Acetylcholinesterase-Inhibitoren bessern häufig auch andere neuropsychiatrische Symptome wie Apathie, Halluzinose oder Psychose und sollten daher ebenso bei diesen Störungen zum Einsatz kommen. Da eine ausgeprägte Neuroleptikasensitivität besteht (McKeith et al. 1992), sollten psychiatrische Störungen nur mit atypischen Neuroleptika (Clozapin bis 75 [max. 100] mg/Tag, am besten als abendliche Gabe) behandelt werden.

Tauopathien

Progressive supranukleäre Paralyse (PSP)

Die PSP wird heute als eine Gruppe von Syndromen mit motorischen Symptomen und Verhaltensauffälligkeiten verstanden, denen allen eine charakteristische 4-Repeat-Taupathologie zugrunde liegt. Mittlerweile sind 7 klinische Subtypen der PSP bekannt, mit zum Teil sehr unterschiedlicher Symptomatik und sehr variablem Krankheitsverlauf. Das ursprünglich von Richardson und Kollegen beschriebene Syndrom (PSP-RS) ist immer noch die häufigste Verlaufsform und durch ein symmetrisches, deutlich axial betontes, hypokinetisch-rigides Parkinson-Syndrom mit wenig Levodopa-Responsivität und einer ausgeprägten posturalen Instabilität mit meist schon frühzeitig im Krankheitsverlauf auftretenden Stürzen gekennzeichnet. Es bestehen zudem eine supranukleäre vertikale Blickparese vorwiegend nach unten und ein Frontalhirnsyndrom mit Perseverationsneigung und Apathie. Aufgrund des damaligen eingeschränkten Wissens wurden lediglich für diesen Subtyp die bisherigen Diagnosekriterien erarbeitet (Litvan et al. 1996).

Die genannten neuen Erkenntnisse führten zur Entwicklung neuer diagnostischer Kriterien für die PSP (Hoglinger et al. 2017). Kürzlich ist die Validierung dieser Kriterien für die Diagnose einer wahrscheinlichen 4R-Tauopathie (kombinierte klinische Diagnose einer PSP und einer kortikobasalen Degeneration) berichtet worden (Respondek et al. 2020). Es wird eine hohe Spezifität der Kriterien für diese neue diagnostische Kategorie (99 % bei der ersten Vorstellung, 88 % bei der letzten Konsultation) bei einer allerdings sehr geringen Sensitivität (10 % und 59 %) berichtet. Zur Erhöhung der Sensitivität wird die Entwicklung von diagnostischen Biomarkern vorgeschlagen, die aktuell jedoch noch nicht vorliegen.

Die PSP-Parkinsonismus (PSP-P) ist der zweithäufigste Subtyp und durch den asymmetrischen Beginn der Bewegungsstörungen und das initiale Ansprechen auf Levodopa leicht mit einem idiopathischen Parkinson-Syndrom zu verwechseln. Allerdings ist der Progress der PSP-P deutlich schneller als bei der Parkinson-Erkrankung. Bei der PSP-Progressive Gait Freezing (PSP-PGF) dominiert eine progrediente Gangstörung mit Startschwierigeiten und Freezing das klinische Bild. Eine zerebelläre Ataxie zeigt sich bei der PSP-cerebellar und kann somit leicht mit einer spinozerebellären Ataxie und einer MSA-C (Kap. 8.2.2, MSA) verwechselt werden. Bei dem PSP-Corticobasal Syndrome (PSP-CBS) besteht zusätzlich zum Parkinson-Syndrom eine asymmetrische Apraxie, einschließlich Alien-Limb-Phänomen und Dystonie. Um dieser Heterogenität Rechnung zu tragen, wurden von der Movement Disorder Society neue Diagnosekriterien entwickelt, deren Praktikabilität und auch Vorhersagewerte jedoch noch unklar sind (Hoglinger et al. 2017).

Bildgebend zeigt sich in der kraniellen Kernspintomografie eine Mittelhirnatrophie mit Erweiterung des dritten Ventrikels und der Cisternae interpeduncularis et magna, die zum typischen „Mickey-Mouse"-Zeichen in der transversalen Schichtung bzw. „Kolibri"-Zeichen in der sagittalen Schichtung führt. Aktuell werden PET-Marker für die Darstellung der Taupathologie entwickelt (Boxer et al. 2017; Dani et al. 2016 Boxer et al. 2017; Dani et al. 2016 Boxer et al. 2017; Dani et al. 2016), die großes Potenzial haben, in die klinische Routine Eingang zu finden, und eventuell auch die Subtypen differenzieren können.

Eine kausale Therapie steht für die PSP nicht zur Verfügung; allerdings werden vielversprechende Ansätze mit Tau als Zielstruktur entwickelt und zum Teil bereits klinisch untersucht (Boxer et al. 2017). Im Jahr 2019 wurden allerdings die wesentlichen Studienprogramme zur Sicherheit und Wirksamkeit von anti-Tau-Antikörpern in der Behandlung der PSP wegen fehlender Wirksamkeit gestoppt (Phase-II-Studie zu

ABBV-8E12 der Firma Abbvie; Phase-II-Studie zu Gosuranemab der Firma Biogen).

Für die symptomatische Therapie wird neben Logopädie, Physio- und Ergotherapie und der Versorgung mit Hilfsmitteln meist ein Therapieversuch mit Levodopa bis 1 000–1 500 mg/Tag unter Abwägung von Wirkung und Nebenwirkung erfolgen. Auch der Einsatz von Amantadin kann erwogen werden (➤ Tab. 8.4). Die Therapie der neuropsychiatrischen Symptome wird symptomorientiert entsprechend den üblichen Standards durchgeführt.

Kortikobasale Degeneration (CBD)

Die kortikobasale Degeneration (CBD) ist eine sehr seltene progressive neurodegenerative Erkrankung, die durch ein asymmetrisches, hypokinetisch-rigides Parkinson-Syndrom mit kortikalen Symptomen wie einer kortikalen Sensibilitätsstörung, einer Apraxie und einem Alien-Limb-Phänomen gekennzeichnet ist (Armstrong et al. 2013). Begleitend können ein Halte- und Aktionstremor sowie eine fokale, meist eine Extremität betreffende Dystonie auftreten. Auch Okulomotorikstörungen, Sprachstörungen und kognitive Störungen können bestehen.

Neuropathologisch ist die CBD durch die Akkumulation von Aggregaten mit 4-Repeat-Tau assoziiert und durch die asymmetrische parietale und frontal-kortikale Degeneration mit Neurofilament-positiven ballonierten Neuronen und Tau-positiven astrozytischen Plaques charakterisiert (Boeve et al. 2003; Boeve et al. 1999). Inzwischen wird jedoch ein kortikobasales Syndrom zunehmend auch bei anderen Pathologien und insbesondere bei der PSP (Kap. 8.2.2, PSP) gefunden. Eine Abgrenzung ist daher trotz der verfügbaren diagnostischen Kriterien (Armstrong et al. 2013) schwierig und gelingt häufig erst in der neuropathologischen Untersuchung.

Eine kausale Therapie steht wie für die anderen degenerativen Parkinson-Syndrome nicht zur Verfügung. Die symptomatische Therapie ist der Behandlung der PSP vergleichbar (Kap. 8.2.2, PSP).

8.3 Tremor

Der Tremor ist definiert als unwillkürliche, rhythmisch oszillierende Bewegung eines oder mehrerer Körperteile, der eine alternierende oder synchrone Kontraktion reziprok innervierter Muskeln zugrunde liegt. Unterteilt werden kann der Tremor nach:

- Der Lokalisation (Kopf-, Hand-, Beintremor)
- Den Aktivierungsbedingungen (Ruhe-, Aktions-, Haltetremor, Tremor bei ungerichteter oder gezielter Bewegung)
- Der Amplitude (grob- oder feinschlägiger Tremor)
- Der Frequenz (nieder- [2–4 Hz], mittel- [4–7 Hz], hochfrequent [> 7 Hz])
- Dem Auftreten gemeinsam mit anderen Symptomen in einem Syndromkomplex, z. B. im Rahmen eines Parkinson-Syndroms gemeinsam mit Rigor und Hypokinese oder bei einer Polyneuropathie ➤ Tab. 8.6 gibt einen Überblick über die verschiedenen Tremorformen und ihre wichtigen Charakteristika und informiert über die mögliche Diagnostik und Therapie. Im Detail kann hier lediglich der essenzielle Tremor mit seinen Unterformen besprochen werden (➤ Kap. 8.3.1).

8.3.1 Essenzieller Tremor

Die aktuelle Datenlage aus genetischen, klinischen, bildgebenden und neuropathologischen Studien belegt, dass der essenzielle Tremor als ein Syndrom und nicht als eine Krankheitsentität aufzufassen ist. In dieser Gruppe von Erkrankungen werden die isolierten Tremorsyndrome und die Tremorsyndrome mit zusätzlicher (neurologischer) Symptomatik, wie z. B. eine zerebelläre Störung oder Dystonie, unterschieden. Da auch beim klassischen essenziellen Tremor als ein eigentlich isoliertes Tremorsyndrom milde zerebelläre oder dystone Symptome vorhanden sein können, herrscht bereits hier Ungenauigkeit und daher auch Uneinigkeit über die Klassifikation (Elble 2016). Davon zu unterscheiden sind die Tremorsyndrome bei anderen neurologischen und nichtneurologischen Erkrankungen (➤ Tab. 8.6).

Tab. 8.6 Synopsis der Tremorsyndrome (Auswahl)

Syndrom/Erkrankung	Klinik, Diagnostik, Therapie
physiologischer Tremor	• Tremor in frei oszillierenden Gelenken mit geringer Amplitude, distal hohe Frequenz (6–20 Hz), proximal niedrige Frequenz (< 6 Hz) • Tremoranalyse: keine EMG-Synchronisation, Frequenzabnahme in der Akzelerometrie durch Gewichtsbelastung • Keine Therapie notwendig
verstärkter physiologischer Tremor	• Haltetremor, distal betont, hohe Frequenz (> 6 Hz), keine neurologische Grunderkrankung • Ursachen meist reversibel (Medikamente, hormonelle oder metabolische Erkrankungen, exogene Intoxikation, andere) • Diagnostik: Anamnese, klinisch-neurologische Untersuchung, Laboruntersuchung (immer Klärung versuchen!) • Tremoranalyse: Synchronisation im EMG, Frequenzen zwischen 7 und 12 Hz, Frequenzabnahme in der Akzelerometrie durch Gewichtsbelastung bei stabiler EMG-Frequenz • Therapie der Ursache, symptomatische Therapie meist nicht notwendig; wenn doch, wie essenzieller Tremor (➤ Kap. 8.3.1)
essenzieller Tremor	➤ Kap. 8.3.1
dystoner Tremor	• Halte- und Aktionstremor einer Extremität oder eines Körperteils, wo eine Dystonie besteht • Fokal beginnend, mit irregulärer Amplitude und Frequenz < 7 Hz • Therapie: Trihexyphenidyl 3–15 mg/Tag, Propranolol, Clonazepam, Botulinumtoxininjektionen
Parkinson-Tremor	➤ Kap. 8.2.1
zerebellärer Tremor	• Uni- oder bilateraler Intentionstremor, Frequenz < 5 Hz, posturaler Tremor möglich, niederfrequenter Wackeltremor von Kopf und Rumpf (Titubation), kein Ruhetremor • Symptomatisch nach Kleinhirnschädigung und bei Multipler Sklerose • Therapieversuche mit Clonazepam, Carbamazepin, Topiramat, in Einzelfällen tiefe Hirnstimulation (Thalamus)
Holmes-Tremor	• Unrhythmischer Ruhe- und Intentionstremor, auch posturaler Tremor, Frequenz > 4,5 Hz, immer symptomatisch • Meist durch Läsion, Latenz bis zum Auftreten zwischen 4 Wochen bis 2 Jahre • Therapie: selten erfolgreich, Therapieversuche mit Levodopa, Trihexyphenidyl, Clozapin, tiefe Hirnstimulation im Thalamus möglich
Tremor bei Neuropathie	• Selten, kinetischer und posturaler Tremor, bei demyelinisierenden Neuropathien, z. B. bei chronisch inflammatorischer demyelinisierender Neuropathie, Gammopathien • Therapie der Grundkrankheit, sonst wie essenzieller Tremor (➤ Kap. 8.3.1)
psychogener Tremor	• Plötzlicher Beginn oder plötzliche Remission, unübliche Kombination von Tremorformen, Sistieren bei Ablenkung, Frequenzänderung bei repetitiver Bewegung der kontralateralen Hand, Koaktivierungszeichen bei Tonusprüfung, anamnestische Hinweise auf Somatisierung • Therapie: Psychotherapie

Klassischer essenzieller Tremor

Der essenzielle Tremor ist eine sehr häufige Erkrankung mit einer Prävalenz von 0,4–0,5 % der über 40-jährigen Bevölkerung sowie oft (ca. 60 %) einer autosomal dominanten Vererbung mit niedriger Penetranz. Obwohl inzwischen einige Genloci und Genveränderungen bekannt sind, ist bisher lediglich die Assoziation mit Veränderungen im Gen *LINGO1* unabhängig reproduziert worden (Clark et al. 2010; Jimenez-Jimenez et al. 2012; Stefansson et al. 2009; Tan et al. 2009; Thier et al. 2010; Vilarino-Guell et al. 2010). Die Ätiologie ist daher weiterhin unbekannt und eine Interaktion von genetischer Prädisposition und Umweltfaktoren ist wahrscheinlich (Hopfner und Helmich 2017). Pathophysiologisch werden im Wesentlichen zwei Hypothesen verfolgt, die sich jedoch nicht ausschließen, sondern die entsprechend der

Vielfalt der Tremorsyndrome durchaus beide vorkommen können (Deuschl und Elble 2009; Deuschl und Elble 2000): Zum einen wird ein neurodegenerativer Mechanismus für den Tremor und die weiteren neurologischen Dysfunktionen verantwortlich gemacht, zum anderen geht die zweite Hypothese von einem dynamischen oszillierenden Netzwerk des Motorsystems ohne Neurodegeneration aus.

Die Symptomatik des klassischen essenziellen Tremors ist durch einen Halte- und einen häufig geringer ausgeprägten Aktionstremor geprägt, der meist beidseitig symmetrisch, seltener asymmetrisch oder sogar auch einseitig auftreten kann (Elble und Deuschl 2009). Üblicherweise tritt der essenzielle Tremor an der oberen Extremität auf, kann sich aber auch am Kopf und an der unteren Extremität manifestieren. Selten können isolierte Teile des Gesichtes wie Zunge, Kinn und Kiefer betroffen sein. Die Frequenz des Tremors liegt zwischen 4 und 10 Hz, gelegentlich bis 14 Hz (Elble und Deuschl 2009). Das mittlere Erkrankungsalter des adulten essenziellen Tremors beträgt etwa 40 Jahre; allerdings kann sich der essenzielle Tremor auch als infantiler, juveniler und selbst als seniler Tremor (Erkrankungsalter > 65 Jahre) manifestieren. Kleinere Mengen konsumierten Alkohols können einen positiven Effekt auf den Tremor haben (Hopfner et al. 2015), Stress oder psychische Anspannung verstärken typischerweise die Symptome. Gelegentlich findet sich eine Dystonie oder eine milde zerebelläre Symptomatik, wie eine ataktische Gangstörung oder eine Hypokinese. Assoziierte nichtmotorische Symptome umfassen neuropsychiatrische Symptome, wie kognitive Störungen, Depression und Angst.

In den meisten Fällen kann die Diagnose klinisch gestellt werden, hilfreich dabei ist die Verwendung der Konsensuskriterien für den klassischen essenziellen Tremor (Bain et al. 2000). Neben der Anamnese und dem neurologischen Untersuchungsstatus sollten insbesondere eine ausführliche Medikamentenanamnese und einmalig eine laborchemische Bestimmung des Schilddrüsenstoffwechsels, der Leber- und Nierenwerte sowie der Elektrolyte und ggf. des Kupferstoffwechsels zum Ausschluss eines Morbus Wilson erfolgen. In Einzelfällen, z. B. bei uneindeutiger klinischer Präsentation mit zusätzlich bestehenden Symptomen, kann eine apparative Ausweitung der Diagnostik sinnvoll sein.

Der zu erwartende Befund bei der Tremoranalyse eines essenziellen Tremors umfasst ein synchrones, rhythmisches Tremormuster in den antagonistischen Muskeln mit sofortigem Beginn des Tremors in der Halteposition sowie einer maximalen Frequenzreduktion unter Gewichtsbelastung von ≤ 1 Hz. Insbesondere das Letztgenannte grenzt die Differenzialdiagnose eines physiologischen Tremors ab. Eine kranielle Kernspintomografie kann bei starker Asymmetrie zum Ausschluss einer Affektion des Zerebellums oder des Hirnstamms erwogen werden. Die nuklearmedizinische Bildgebung mittels ^{123}I-FP-CIT-(DaTSCAN®-) SPECT kann bei unauffälligem Befund eine Parkinson-Erkrankung ausschließen. Die Unterscheidung eines essenziellen Tremors mit Dystonie von einer Dystonie mit Tremor gelingt häufig nicht.

Medikamentöse Therapieoptionen der 1. Wahl sind Propranolol und Primidon (Deuschl et al. 2011). Abhängig von Wirkung und Nebenwirkungen, sollte eine Tagesdosis von 120 mg Propranolol angestrebt werden, sie kann bis maximal 320 mg/Tag erhöht werden. Primidon kann zunächst als Saft oder direkt als Tablette schrittweise bis zu einer Tagesdosis von 375 mg und bis maximal 500 mg/Tag eindosiert werden. Meist werden diese hohen Dosierungen aufgrund von Nebenwirkungen jedoch nicht erreicht. Als Medikamente der 2. Wahl stehen Gabapentin mit einer angestrebten Tagesdosis von 1 200 bis 2 400 mg/Tag, Topiramat (200–400 mg/Tag) und Clonazepam (0,75–6 mg/Tag) zur Verfügung. Falls die medikamentösen Therapieoptionen keine Besserung erbringen und die Symptomatik mit einer schweren, die Lebensqualität des Patienten beeinträchtigenden Behinderung einhergeht, sollte die tiefe Hirnstimulation mit Lokalisation im Thalamus (VIM) erwogen werden (Deuschl et al. 2011).

Orthostatischer Tremor

Patienten mit orthostatischem Tremor beklagen häufig ein Unruhegefühl im Stehen mit einer subjektiven Stand- und gelegentlich bestehenden Gangunsicherheit mit Sturzneigung. Beim Festhalten bessert sich die Unsicherheit direkt. Im sitzenden oder liegenden Zustand sind die Patienten sogar symptomfrei. Klinisch-neurologisch zeigen sie ansonsten keine weiteren Symptome. Betroffen sind Patienten des mittleren Lebensalters. Der orthostatische Tremor tritt meist sporadisch und nur in seltenen Fällen familiär auf (Benito-Leon und Domingo-Santos 2016). Die Frequenz des Tremors liegt mit 13–18 Hz typischerweise höher als bei den anderen Tremor-Syndromen und kann mittels einer polygrafischen Tremoranalyse nachgewiesen werden.

Die Therapie gestaltet sich häufig schwierig und ist leider nicht selten wenig erfolgreich (Benito-Leon und Domingo-Santos 2016). An medikamentösen Optionen stehen Gabapentin (1 200–2 400 mg/Tag), Levodopa (200–750 mg/Tag), Primidon (bis 500 mg/Tag) und Clonazepam (1–6 mg/Tag) zur Verfügung. Die tiefe Hirnstimulation im Thalamus (VIM) zeigt bei ausgewählten Patienten mit therapierefraktärem orthostatischem Tremor gute Ergebnisse, sollte jedoch in erfahrenen Zentren indiziert und durchgeführt werden (Merola et al. 2017).

Aufgaben- und positionsspezifischer Tremor

Bei dem aufgaben- und positionsspezifischen Tremor tritt die Symptomatik isoliert beim Ausführen der bestimmten Tätigkeit oder der umschriebenen Bewegung auf (Bain 2011). Klinische Formen dieser seltenen Tremorart sind der primäre Schreibtremor, der isolierte Stimmtremor oder der instrumentenspezifische oder sportspezifische Tremor, der insbesondere bei hoch spezialisierten und übertrainierten Tätigkeiten bei professionellen Musikern oder Sportlern vorkommt. Medikamentöse Therapieversuche umfassen Propranolol, Primidon und Clonazepam. Injektionen mit Botulinumtoxin können beim primären Schreibtremor und Stimmtremor eine Besserung erbringen.

8.4 Hyperkinetische Bewegungsstörungen

Die Differenzialdiagnose der verschiedenen hyperkinetischen Symptome und Syndrome ist sehr vielfältig und kann hier nicht vollständig abgebildet werden. Daher wird hier zunächst ein tabellarischer Überblick über die wichtigsten Erkrankungen mit Schwerpunkt auf choreatiformen und dystonen Syndromen einschließlich neuer Erkenntnisse gegeben (➤ Tab. 8.7) und dann auf die Huntington-Erkrankung (➤ Kap. 8.4.1) näher eingegangen.

8.4.1 Huntington-Erkrankung

Die Huntington-Erkrankung ist eine seltene autosomal dominant vererbte Erkrankung mit progredienten motorischen Symptomen, kognitiver Störung und neuropsychiatrischen Veränderungen. Die Erkrankung wird durch eine Expansion des CAG-Repeats in Exon 1 des Huntingtin-Gens (*HTT*) verursacht. Sie manifestiert sich in Abhängigkeit von der Repeatexpansion meist zwischen dem 30. und 50. Lebensjahr mit umgekehrter Assoziation zur Repeatlänge (je höher die Anzahl der Repeats, desto niedriger ist das Erkrankungsalter). Die Repeatanzahl wird in der Meiose kritisch verändert, meist verlängert, insbesondere bei paternaler Vererbung (Antizipation). Neuropathologisch ist die Erkrankung durch eine Degeneration GABAerger (insbesondere im Striatum) und cholinerger Neuronen gekennzeichnet.

Klinisch besteht initial häufig zunächst die organische Wesensänderung mit neuropsychiatrischen Auffälligkeiten im Sinne von Konzentrationsstörungen und Affektlabilität. Die hyperkinetische Bewegungsstörung zeigt sich anfangs nur diskret mit grob ausfahrenden Bewegungen mit distaler Betonung oder dystoner Komponente. Im Verlauf bestehen eine Unruhe beim Sitzen (Akathisie), eine Dysarthrie und Dysphagie und orofaziale Hyperkinesien sowie eine Zunahme der Extremitätenhyperkinesen, die das Gehen einschränken. Zeitgleich schreiten die psychiatrischen Auffälligkeiten fort mit Impulskontrollstörung, affektiver Enthemmung und psychotischen Symptomen wie Halluzinationen und Wahnvorstellungen. Im Endstadium steht der kognitive Abbau im Vordergrund und resultiert in einer Demenz. Begleitend tritt ein gesteigerter Appetit bei zeitgleichem Gewichtsverlust auf. Für die Differenzialdiagnose verweisen wir auf ➤ Tab. 8.7.

Neben der Anamnese und der klinischen Untersuchung ist die Familienanamnese des Patienten von Bedeutung. Molekulargenetisch kann die CAG-Expansion im Huntingtin-Gen (36–39 Repeats mit reduzierter Vererbungspenetranz, ≥ 40 Repeats mit vollständiger Penetranz) nachgewiesen werden. Die

Gendiagnostik erfolgt durch eine Blutuntersuchung bzw. intrauterin durch Chorionzottenbiopsie. Weitere diagnostische Untersuchungen werden in aller Regel erst bei negativer genetischer Testung zur differenzialdiagnostischen Betrachtung durchgeführt. Die zerebrale Kernspintomografie zeigt je nach Erkrankungsstadium eine Atrophie des Striatums mit plumper Erweiterung von Seiten- und drittem Ventrikel. In späteren Stadien besteht eine generelle Hirnatrophie.

Eine intensive und kontinuierliche Betreuung des Patienten in den verschiedenen Stadien der Erkrankung ist maßgeblich für die Compliance des Patienten und eine tragfähige Arzt-Patienten-Beziehung. Seit dem 01.06.2017 existiert eine neue S2k-Leitlinie der Deutschen Gesellschaft für Neurologie (DGN) zur Huntington-Erkrankung (https://www.dgn.org/leitlinien/3498-2017-chorea-morbus-huntington). Das deutsche Gendiagnostikgesetz umfasst hohe Anforderungen an Patientenaufklärung, Einwilligung und Datenschutz. Die Indikation zur pränatalen Diagnostik für spätmanifestierende Huntington-Erkrankungen wird in Sonderfällen kritisch diskutiert. Die Entscheidung, ob eine Präimplantationsdiagnostik zulässig ist, trifft die zuständige Ethikkommission nach Antrag durch das Elternpaar in einer Einzelfallentscheidung.

Tab. 8.7 Synopsis der hyperkinetischen Bewegungsstörungen (Auswahl)

Krankheit	Charakteristika/Diagnostik/Therapie
Huntington-Erkrankung	➤ Kap. 8.4.1
benigne familiäre Chorea	• Autosomal dominant vererbt (Mutationen im *TITF1*-Gen bei einigen Familien) • Keine demenzielle Entwicklung, Manifestation im Kindesalter, langsame Progredienz, oft Regredienz im Krankheitsverlauf
tardive Dyskinesie	• Orofaziale Dyskinesien während oder nach Behandlung mit Dopaminantagonisten, meist klassische Antipsychotika • Therapie: Absetzen der Dopaminantagonisten, ggf. Umstellung auf atypische Neuroleptika • Andere Therapie meist mit eingeschränkter Wirkung: Diazepam, Propranolol, Carbamazepin, Biperiden, tiefe Hirnstimulation im Globus pallidum internus möglich
Neuroakanthozytose-Syndrome	• Chorea-Akanthozytose (heute auch als Choreinopathie bezeichnet): – Autosomal rezessiv, Mutationen im *VPS13A*-Gen (Locus 9q21) – Manifestation in 2.–4. Lebensdekade, meist mit orofazialen Hyperkinesien – Im Verlauf Tics, Chorea, Dysarthrie, orale Selbstverletzungen, Verhaltensauffälligkeiten, später Gliedmaßenbeteiligung mit Dystonie, axonale Polyneuropathie, epileptische Anfälle – Diagnostik: Akanthozytose (> 6 %) im feuchten Ausstrich von verdünntem Blut, CK ↑, Reduktion/Fehlen von Chorein in Erythrozytenmembran – Keine Therapie bekannt • McLeod-Syndrom: – X-chromosomal rezessiv, Mutationen im *XK*-Gen (Locus Xp21) – Manifestation meist 2. Dekade mit Chorea, oft unter orofazialer Beteiligung, neuropsychologische Defizite, leichte Myopathie, dilatative Kardiomyopathie möglich – Kell-Blutgruppenantigene schwach exprimiert, Akanthozytose, CK ↑ • Dyslipoproteinämien: – Sowohl autosomal rezessiv (Abetalipoproteinämie, Bassen-Kornzweig-Syndrom; Mutationen im *MTP*-Gen, Locus 4q22–24) als auch autosomal dominant (z. B. Mutationen im *APOB*-Gen, Locus 2p22–23) – Neurologische Symptome werden auf sekundären Vitamin-E-(Tocopherol-)Mangel zurückgeführt – Manifestation meist schon im Kindesalter mit Gedeihstörung, Polyneuropathie, spinozerebelläre Ataxie, selten Chorea – Therapie durch Vitamin-E-Substitution • Akanthozyose wird in einzelnen Fällen auch bei der seltenen Pantothenatkinase-assoziierten Neurodegeneration (PKAN) und bei der „Huntington's Disease Like 2 (HDL2)" beschrieben.

8

Tab. 8.7 Synopsis der hyperkinetischen Bewegungsstörungen (Auswahl) *(Forts.)*

Krankheit	Charakteristika/Diagnostik/Therapie
Neurodegeneration mit Eisenablagerungen im Gehirn (Neurodegeneration with Brain Iron Accumulation, NBIA +)	• Heterogene Gruppe von Erkrankungen mit progredienter Neurodegeneration und überschießender Eisenablagerung im Gehirn, insbesondere in den Basalganglien (Poplawska-Domaszewicz et al. 2014) Pantothenatkinase-assoziierte Neurodegeneration (PKAN; NBIA1): – Mit Abstand häufigste NBIA, Mutationen im *PANK2*-Gen – Beginn im Kindesalter mit Dystonie, auch mit Chorea, Retinitis pigmentosa, rasche Progredienz • PLA2G6-assoziierte Neurodegeneration (PLAN, NBIA2): – Mutationen im *PLA2G6*-Gen, codiert für kalziumunabhängige Phospholipase A2 – Früher Beginn im Kindesalter mit zerebellärer Ataxie, Gangstörung, Sehstörungen, trunkaler Hypotonie und Pyramidenbahnzeichen • Kufor-Rakeb-Erkrankung (NBIA3): – Mutationen im *ATP13A2*-Gen, codiert für eine lysosomale ATPase – Juveniler Beginn mit Levodopa-responsivem Parkinson-Syndrom, pyramidalem Syndrom und supranukleärer Blickparese • Aktuell sind 5 weitere NBIA-Erkrankungen beschrieben mit sehr heterogener klinischer Symptomatik und genetischen Ursachen (Poplawska-Domaszewicz et al. 2014)
paroxysmale Dyskinesien	• Heterogene Gruppe von Erkrankungen mit attackenweise auftretenden Hyperkinesien (Chorea, Athetose, Dystonie) unterschiedlicher Ätiologie; kein morphologisches Korrelat detektierbar (Meneret und Roze 2016). Die paroxysmalen Dyskinesien werden häufig als psychogene Erkrankungen verkannt. Paroxysmale kinesiogene Dyskinesie (PKD): – Meist autosomal dominant, symptomatische Formen beschrieben – Manifestation meist in der 2. Dekade mit anfallsartig auftretender, Sekunden bis Minuten andauernder Kombination aus Chorea, Athetose und Ballismus ohne Bewusstseinsstörung, ausgelöst durch Bewegung/Hyperventilation – Hohe Anfallsfrequenz (bis zu 100/Tag) – Therapie mit Antikonvulsiva • Paroxysmale nichtkinesiogene Dyskinesie (PNKD): – Ätiopathogenese wie PKD; anfallsartig auftretende, Minuten bis Stunden dauernde Attacken mit Chorea, Athetose, Ballismus, viele Auslöser (Tee, Kaffee, Alkohol, Stress, Aufregung etc.) – Geringe Attackenfrequenz (1/J. – 4/d) – Keine bekannte Therapie • Paroxysmale belastungsabhängige Dyskinesie (PED): – Autosomal dominant oder sporadisch, Mutationen im Glukosetransporter-Typ-1-(GluT1-)Gen – Dyskinesien (Chorea, Dystonie) nach körperlicher Anstrengung ohne Prodromi, häufig nur in belasteter Körperregion, Attackendauer von Sekunden bis Stunden, abhängig von körperlicher Belastung – Therapie meist nicht notwendig
Dystonien	➤ Kap. 8.4.2
Tic-Störungen	• Tic-Störungen gehen mit unwillkürlichen, stereotyp-repetitiven, oft komplexen Bewegungen einher, welche die normalen Bewegungen unterbrechen (motorische Tics). Meist Augen mit Blinzel-Tic, Gesicht mit Stirnrunzeln, generalisiertem Grimassieren, Hals, seltener Extremitäten, oft mit Lautgebung (vokale Tics). Die Manifestation ist klonisch oder dyston, kontinuierlich oder repetitiv; häufig mit Zunahme bei Stress und Abnahme bei Ablenkung. Gilles-de-la-Tourette-Syndrom: – Initial häufig Blinzel-Tic, dann Ausbreitung auf Gesicht, Hals, Rumpf und Extremitäten – Multiple motorische und vokale Tics, die an einem Tag mehrfach auftreten – Häufig kombiniert mit Aufmerksamkeitsstörung, Hyperaktivität, Lern- und Schlafstörungen, selbstverletzendem Verhalten und Zwangsphänomenen; charakteristisch, aber nicht obligat ist das Ausstoßen oft obszöner Worte (Koprolalie) oder Gesten (Kopropraxie) – Therapie mit Dopaminantagonisten (Tiaprid, Sulpirid, Risperidon, Pimozid, Haloperidol), Clonidin, Kalziumantagonisten, Clonazepam; häufig Kombinationstherapie notwendig – Tiefe Hirnstimulation (Globus pallidus internus o. Thalamus) bei therapierefraktärer Erkrankung

Tab. 8.7 Synopsis der hyperkinetischen Bewegungsstörungen (Auswahl) *(Forts.)*

Krankheit	Charakteristika/Diagnostik/Therapie
periodische Beinbewegungen (PLM; ➤ Kap. 9)	• Willis-Ekbom-Erkrankung (Restless-Legs-Syndrom, RLS): – Idiopathisches RLS häufig mit positiver Familienanamnese, symptomatisches RLS bei Niereninsuffizienz, Eisenmangel, Rheumatoider Arthritis, bei neurodegenerativen Erkrankungen, Polyneuropathie, medikamentös bedingt (Neuroleptika, Antidepressiva, Kalziumantagonisten etc.) – Therapie: Eisensubstitution bis Ferritin > 50 µg/l (in der Schwangerschaft plus Folsäure); symptomatisch: Dopaminagonisten (Pramipexol, Rotigotin-Pflaster, Ropinirol; ➤ Tab. 8.4) oder Levodopa (**cave:** Augmentation, möglichst 400 mg/Tag nicht überschreiten), bei Therapieresistenz oder Augmentation Opiate (Oxycodon/Naloxon retardiert) • Periodische Beinbewegungen im Schlaf: – Isolierte repetitive Beinbewegungen, die von kurzen Aufwachreaktionen im EEG begleitet sein können; Assoziation mit schlafassoziierten Erkrankungen (RLS, Schlafapnoe-Syndrom) und schlafunabhängigen Erkrankungen (Niereninsuffizienz, arterielle Hypertonie, Kalziumantagonisten und andere Medikamente) – Diagnostik mittels Polysomnografie – Therapie meist nicht notwendig

lich bestehenden neuropsychiatrischen Symptomatik bei isolierter Chorea mit Tiaprid bis max. 3 × 400 mg/Tag und/oder Tetrabenazin bis max. 3 × 25–75 mg/Tag behandelt und bei zusätzlicher Psychose, Aggression oder Depression mit einem Antipsychotikum (z. B. Olanzapin bis 30 mg/Tag, Sulpirid bis 3 × 400 mg/Tag, Haloperidol bis 3 × 3 mg/Tag; Zielonka et al. 2015). Auch die Kombination beider Strategien ist möglich, sollte jedoch mit Zurückhaltung verwendet werden. Die Abnahme der Chorea und der Übergang in eine parkinsonoid-dystone Symptomatik sollten ebenfalls regelmäßig kontrolliert und die Medikation angepasst werden. Die tiefe Hirnstimulation im Globus pallidus internus scheint eine effektive Therapie der Dystonie über einen begrenzten Zeitraum zu sein (Lopez-Sendon Moreno et al. 2014).

Die psychiatrischen Symptome werden je nach vorrangig bestehender Symptomatik adressiert. Praktische Algorithmen für die Behandlung finden sich bei Zielonka und Kollegen (Zielonka et al. 2015). Depressionen werden mit SSRI, z. B. Sertralin bis 100 mg/Tag oder Escitalopram bis 20 mg/Tag, behandelt. Kommt es zudem zu Schlafstörungen, Unruhe oder Angstsymptomatik, können Mirtazapin bis 45 mg/Tag oder zusätzlich sedierende Neuroleptika wie Melperon (25–150 mg/Tag) eingesetzt werden. Symptome des schizophrenen Formenkreises therapiert man mit Haloperidol (5–20 mg/Tag), Clozapin (25–200 mg/Tag), Olanzapin (bis 30 mg/Tag), Amisulprid (100–200 mg/Tag) oder Risperidon (2–6 mg/Tag). Ein individuell sehr unterschiedliches Ansprechen erfordert eine einen Substanzwechsel. Vor einem Medikamentenwechsel sollte stets die Gabe der Maximaldosis unter Abwägung von Wirkung und Nebenwirkung erfolgen.

Die intrathekale Applikation eines Antisense-Oligonukloetids (ASO) zur Inhibierung der Huntintin-mRNA konnte in einer aktuellen Studie zu einer dosisabhängigen Reduktion der Huntingtin-Konzentration im Liquor cerebrospinalis führen (Tabrizi et al. 2019). Weitere Untersuchungen in größeren Patientenkollektiven zur klinischen Wirksamkeit werden derzeit durchgeführt. Da diese Strategie nicht nur zur Reduktion der Expression des mutierten Huntingtins führt, sondern beide Formen in ihrer Expression reduziert, werden aktuell Allel-spezifische Strategien entwickelt. Diese sollen die Nebenwirkungen durch die Reduktion des gesunden Huntingtins vermindern oder sogar vollständig unterdrücken.

8.4.2 Dystonien

Eine Dystonie ist definiert als eine unwillkürlich auftretende Muskelkontraktion, die zu einer abnormen Haltung des betreffenden Körperteils führt. Unterteilt werden die Dystonien nach dem Manifestationsalter, der Bewegungsart und der Ätiologie. Im Folgenden werden die Dystonien nach ihrer Verteilung, fokal und segmental versus generalisiert, besprochen.

Fokale und segmentale Dystonien sind meist beschränkt auf den Kopf, den Hals oder die Extremitäten und machen 80 % der Dystonien des Erwachsenenalters aus. Therapiert werden können sie durch lokale Injektionsbehandlungen mit Botulinumtoxin A oder B. Indiziert für diese Behandlung sind die zervikale Dystonie, der Blepharospasmus, der Schreibkrampf, die tätigkeitsabhängigen Dystonien, die spasmodische Dysphonie und die oromandibuläre Dystonie (Meige-Syndrom). Die orale medikamentöse Therapie ist meist frustran. Zur Verfügung stehen dennoch Trihexyphenidyl, Tiaprid und Sulpirid. Bei schweren Verlaufsformen einer zervikalen Dystonie kann eine tiefe Hirnstimulation im Globus pallidus internus erwogen werden.

Die zervikale Dystonie ist meist idiopathisch und in seltenen Fällen sekundär, z. B. bei Z. n. frühkindlichem Hirnschaden oder Enzephalitis, medikamentös (durch Neuroleptika oder Kalziumantagonisten) oder im Rahmen metabolischer Erkrankungen (z. B. beim Morbus Wilson) bedingt. Klinisch kann eine Drehung des Kopfs zur Seite (rotatorischer Tortikollis, -caput), oft mit Neigung zur kontralateralen Seite (Laterokollis, -caput), nach hinten oder vorn (Retro-, Anterokollis, -caput) bestehen. Ein Tremor capitis kann zudem auftreten. Differenzialdiagnostisch sollte ein Morbus Wilson ausgeschlossen und eine zerebrale Kernspintomografie zum Ausschluss von Herdbefunden im Stammganglienbereich und der hinteren Schädelgrube durchgeführt werden.

Der Blepharospasmus ist gekennzeichnet durch eine unwillkürliche Kontraktion der Mm. orbicularis oculi. Beim Meige-Syndrom bestehen zudem eine Dystonie der Gesichtsmuskulatur oder eine oromandibuläre Dystonie.

Die generalisierten Dystonien betreffen mehrere nicht benachbarte Körperregionen. Bekannt sind die Genlokalisationen DYT1 (autosomal dominant vererbt), DYT2 (autosomal rezessiv vererbt) und DYT3 (X-chromosomal vererbt). Klinisch zeigt sich eine dystone Bewegungsstörung, die zunächst distal beginnt und sich in der Folge über Bein und Rumpf unter Mitbeeinträchtigung der oberen Extremitäten ausbreitet. Medikamentöse Therapieversuche umfassen Levodopa (bis max. 1 000 mg/Tag, in der Regel nur bei der levodopasensitiven Dystonie mit sehr gutem Ansprechen), Trihexyphenidyl (10–120 mg/Tag), Baclofen (30–75 [- 180] mg/Tag), Tetrabenazin (75–150 [- 300] mg/Tag), Pimozid (2–16 mg/Tag), Clonazepam (1,5–7 mg/Tag) und Tiaprid (300–1 200 mg/Tag). Auch eine Kombinationstherapie der genannten Medikamente kann die Symptomatik verbessern. Als operative Therapie besteht die Möglichkeit der tiefen Hirnstimulation im Globus pallidum internus beidseits.

Die selteneren Dystonieformen umfassen die levodopasensitive Dystonie (DYT5, Segawa-Syndrom, Mutationen im *GCH1*-Gen mit Störung des Tetrahydrobiopterin-Stoffwechsels und sekundär des Dopaminstoffwechsels), die neurodegenerativen Erkrankungen mit Eisenablagerungen im Gehirn und die sekundären Dystonien (➤ Tab. 8.7), die medikamenteninduziert, toxisch oder im Rahmen von metabolischen oder neurodegenerativen Erkrankungen auftreten. Die levodopasensitive Dystonie wird autosomal dominant vererbt und ist gekennzeichnet durch eine progrediente Gangstörung mit fluktuierender Dystonie, die unter medikamentöser Gabe von Levodopa 100–300 mg/Tag gut respondiert.

8.5 Erkrankungen des Kleinhirns

Erbliche und nicht erbliche Erkrankungen des Kleinhirns stellen eine große und sehr heterogene Gruppe von Bewegungsstörungen dar. ➤ Tab. 8.8 soll als Synopsis zunächst wesentliche aktuelle Erkenntnisse zu Klinik, Diagnostik und Therapie ausgewählter Formen zusammenfassen. Im Folgenden wird für einige der häufigeren, im klinischen Alltag wichtigen Formen beispielhaft etwas ausführlicher auf aktuelle Empfehlungen zur Diagnostik und Therapie eingegangen.

8.5.1 Diagnostik

Nach Erhebung einer ausführlichen Anamnese inklusive einer detaillierten Familienanamnese über mindestens drei Generationen und klinisch-neurologischer Untersuchung sollte über die weitere apparative Zusatzdiagnostik entschieden werden. Diese beinhaltet in der Regel ein MRT des Gehirns. Besteht anhand dieser Befunde der Verdacht auf eine autosomal rezessiv vererbte Ataxie, sollte je nach Befundkonstellation entweder primär gezielt molekulargenetische Diagnostik (z. B. hinsichtlich

Tab. 8.8 Synopsis wichtiger Erkrankungen des Kleinhirns (Auswahl)

Krankheit	Charakteristika/Diagnostik/Therapie
spinozerebelläre Ataxien	➤ Kap. 8.5.3
autosomal rezessive Ataxien	➤ Kap. 8.5.4
episodische Ataxien	• Autosomal dominant, unvollständige Penetranz, EA1 und EA2 am häufigsten, häufig früher Beginn (Kindheit, Jugend); Mutationen in Ionenkanal-Genen (EA1: *KCNA1*, EA2: *CACNA1A*) • Klinisch kurze Episoden von Stand- und Gangunsicherheit und Dysarthrie mit variablen Zusatzsymptomen (u. a. Schwindel, Übelkeit, Erbrechen, Tinnitus) • EA1: kurze Attacken (Sekunden bis Minuten), oft provozierbar durch z. B. abrupte Bewegungen, Schreck oder körperliche Anstrengung; interiktal oft Myokymien der Hals- und Gesichtsmuskulatur • EA2: längere Attacken (Minuten bis mehrere Tage), oft durch körperliche Anstrengung und Stress provozierbar; z.T. auch im Intervall progrediente Ataxie • Therapie: Vermeidung von Provokationsfaktoren; Acetazolamid bis zu 500–700 mg/d, Kaliumsubstitution; EA2: 4-Aminopyridin 2 × 5 mg/d (off-label) (Strupp et al. 2004, 2011); ggf. alternativ Carbamazepin arwägen
alkoholbedingte Kleinhirndegeneration	• Bei chronischer Alkoholkrankheit • Klinisch meist beinbetonte Stand- und Gangataxie, z.T. subakut, z.T. langsam progredient • Ursächlich wahrscheinlich Vitamin-B_1-Mangel (Wernicke-Enzephalopathie), evtl. auch toxische Wirkung von Alkohol und -abbauprodukten • Therapie: strikte Alkoholabstinenz, Substitution von Vitamin B_1, ausgewogene Ernährung
paraneoplastische Kleinhirndegeneration	• Autoimmune Genese, assoziiert mit Malignomen (Bronchialkarzinom, Ovarialkarzinom, Mammakarzinom, Lymphome) • Klinisch meist subakut progrediente Stand-, Gang- und Extremitätenataxie • Diagnostik: bei ca. 50 % Nachweis paraneoplastischer Antikörper (anti-Hu/ANNA-1, -Yo/PCA1, -Ri/ANNA-2, anti-TR/DNER); Liquor: oft lymphozytäre Pleozytose, Schrankenfunktionsstörung; Tumorsuche, u. a. mittels CT von Thorax und Abdomen, ggf. Wiederholung in 6-monatlichen Abständen • Bei ca. 60 % tritt die neurologische Symptomatik vor der Diagnose des Malignoms auf • Therapie: Behandlung des Malignoms; ggf. Steroide, IVIG, Plasmapherese, Immunsuppressiva (keine wissenschaftliche Evidenz)
Glutamat-Decarboxylase(GAD)-Antikörper-assoziierte Ataxie)	• Meist später Beginn (50.–60. Lebensjahr), subakut oder langsam progredient, meist bei Frauen (80–90 %), oft assoziiert mit Diabetes mellitus Typ 1 (ca. 50 %) • Diagnostik: hochtitrige GAD-Antikörper in Serum und Liquor; Tumorsuche (bei ca. 12 % Malignom) • Therapie: Immuntherapie: Steroide, IVIG, Plasmapherese, Rituximab, andere Immunsuppressiva, z.T. in Kombination
Sporadische degenerative Ataxien	• Beginn im Erwachsenenalter, kein Hinweis auf erworbene oder genetische Ursache • Multisystematrophie (MSA): assoziiert mit autonomen Funktionsstörungen, klinisch und neuropathologisch definierte Entität (Kap. 8.2.2) • Falls diagnostische Kriterien für MSA-C nicht erfüllt: SAOA (sporadische, im Erwachsenenalter beginnende zerebelläre Ataxie), deutlich langsamere Progredienz als bei MSA-C

einer Friedreich-Ataxie) oder zunächst biochemische Diagnostik hinsichtlich seltener rezessiver Ataxien mit definierten Stoffwechseldefekten, für die z. T. rationale Therapien verfügbar sind, erfolgen (➤ Tab. 8.9).

8.5.2 Therapie

Bislang steht keine kausale Therapie für die genetisch bedingten Ataxien zur Verfügung. Die Basistherapie besteht in regelmäßiger Physiotherapie mit gezielter Schulung des Gleichgewichts und koordinationsför-

Tab. 8.9 Laborchemische Diagnostik bei autosomal rezessiven Ataxien

Laborparameter	Veränderung	Erkrankung
α-Fetoprotein (AFP)	erhöht	Ataxie mit okulomotorischer Apraxie 2 (AOA2), Ataxia teleangiectatica (AT)
Cholestanol	erhöht	Zerebrotendinöse Xanthomatose (CTX)
Vitamin E	erniedrigt	Ataxie mit Vitamin-E-Defizienz (AVED), Abetalipoproteinämie (ABL)
Phytansäure	erhöht	Refsum-Erkrankung
Albumin	erniedrigt	Ataxie mit okulomotorischer Apraxie 1 (AOA1)
Cholesterin	erniedrigt	ABL, AOA1
Oxysterole	erhöht	Morbus Niemann-Pick Typ C
Laktat	erhöht	mitochondriale Ataxieformen

dernden Übungen. In mehreren offenen, nicht placebokontrollierten Studien wurde eine Verbesserung der motorischen Fähigkeiten bei kleineren Gruppen überwiegend junger Patienten mit verschiedenen Formen von neurodegenerativen Ataxien unterschiedlichen Schweregrades durch intensives mehrwöchiges Koordinationstraining gezeigt, z. T. mittels sogenannter „Exergames“ (bewegungsfördernde, ganzkörperkontrollierte Videospiele; Ilg et al. 2010, 2012; Schatton et al. 2017).

Eine randomisierte, doppelblinde, placebokontrollierte klinische Studie mit 40 Patienten mit Ataxien unterschiedlicher Ätiologie (erworbene und genetisch definierte Formen) zeigte nach 8 Wochen Therapie mit Riluzol 100 mg/Tag eine Abnahme des ICARS-Score (International Cooperative Ataxia Rating Scale) um mindestens 5 Punkte bei 13/19 der mit Riluzol behandelten Patienten, verglichen mit lediglich 1/19 der mit Placebo behandelten Patienten (OR 39,0; 95 % CI 4,2–364,2) als Hinweis auf eine potenzielle Wirksamkeit von Riluzol in der symptomatischen Behandlung verschiedener Formen von Ataxie (Ristori et al. 2010). Eine zweite klinische, doppelblinde, randomisierte, placebokontrollierte Studie bei 55 Patienten mit spinozerebellärer Ataxie (SCA) oder Friedreich-Ataxie (FRDA) zeigte nach Therapie mit Riluzol 2 × 50 mg/Tag über ein Jahr eine Abnahme des SARA (Scale for the assessment and rating of ataxia)-Scores um mindestens einen Punkt bei 14 von 28 (50 %) der mit Riluzol behandelten versus 3 von 27 (11 %) der mit Placebo behandelten Patienten (Romano et al. 2015). Riluzol wurde insgesamt gut vertragen. Somit ist ein medikamentöser Behandlungsversuch mit Riluzol bei Patienten mit SCA und FRDA vertretbar. Einschränkend muss allerdings angemerkt werden, dass die o. g. Ergebnisse bislang noch nicht in weiteren klinischen Studien anderer Arbeitsgruppen bestätigt wurden und dass insbesondere wegen der Variabilität der Progredienz unterschiedlicher Formen von Ataxien größere klinische Studien mit Patientenpopulationen mit homogen genetisch definierten Formen von Ataxien notwendig sind, um die tatsächliche Wirksamkeit von Riluzol in der klinischen Praxis zu beurteilen.

8.5.3 Spinozerebelläre Ataxien

Die spinozerebellären Ataxien (SCA) sind eine große und heterogene Gruppe autosomal dominant vererbter, seltener neurodegenerativer Erkrankungen mit dem Leitsymptom einer progredienten zerebellären Ataxie, die meist zwischen dem 30. und 40. Lebensjahr beginnt (Durr 2010). Bei einigen genetisch definierten Formen (SCA 5, 6, 8, 11, 14 und 15) tritt diese häufig isoliert auf, oft mit nur langsamer Progredienz. Bei anderen genetisch definierten Formen (z. B. SCA1, 2, 3 und 17) ist diese häufig kombiniert mit anderen neurologischen Symptomen, z. B. pyramidale (u. a. Spastik) und extrapyramidale (u. a. Parkinson-Syndrom, Dystonie) Symptome, kognitive Defizite, psychiatrische Störungen, Okulomotorikstörungen wie Sakkadenverlangsamung oder Ophthalmoplegie, Neuropathie oder autonome Funktionsstörungen. Die letztgenannten Formen verlaufen oft schneller progredient. Histopathologisch und cMRT-bildmorphologisch findet sich bei diesen korrelierend auch eine Neurodegeneration nichtzerebellärer Strukturen, u. a. des Hirnstamms, der Basalganglien, des Kortex, der Retina und des Rückenmarks in variabler Ausprägung.

Die Prävalenz der SCA in Europa liegt bei ca. 1 bis 3 pro 100 000 Einwohner. Von den bislang bekannten mehr als 50 genetisch definierten Formen finden sich in Europa am häufigsten (gemeinsam bei > 50 % der Betroffenen) SCA1, 2, 3, und 6. Wenn aufgrund der klinischen Symptomatik, der Familienanamnese und der Befunde der apparativen Zusatzdiagnostik der Verdacht auf eine SCA besteht, sollte zunächst eine molekulargenetische Diagnostik hinsichtlich der in Europa häufigsten Formen (SCA1, 2, 3 und 6) durchgeführt werden. Bei diesen Formen wird molekulargenetisch auf eine pathologische CAG-Trinukleotid-Repeat-Expansion in einem Exon des jeweiligen Gens getestet, die für einen Polyglutamin(polyQ)-Abschnitt des entsprechenden Proteins codiert. Sollte molekulargenetisch keine Mutation in diesen 4 Genen nachgewiesen werden, können für eine Erweiterung der molekulargenetischen Diagnostik bestimmte klinische Zusatzsymptome Hinweise geben: u. a. Visusverlust und Retinopathie auf eine SCA7, ein im Vordergrund stehender Aktionstremor auf eine SCA12, kognitive und psychiatrische Störungen auf eine SCA17, eine nur langsame Progredienz der Ataxie auf eine SCA5, SCA14 und SCA15 etc. Allerdings bestehen eine erhebliche phänotypische Variabilität und genetische Heterogenität, sodass in solchen Fällen häufig eine Genpanel- oder ggf. Exom-Diagnostik mittels Next Generation Sequencing (NGS) Vorteile bieten kann (über die allerdings aus technischen Gründen nicht auf eine SCA1, 2, 3 und 6 getestet werden kann).

Zur erweiterten apparativen Diagnostik können ggf. eine Neurografie oder evozierte Potenziale (EP) sinnvoll sein.

Für mehrere Formen von SCA (SCA1, SCA2, SCA3 und SCA7) werden derzeit in präklinischen und beginnenden klinischen Studien Antisense-Oligonukleotide (ASO) entwickelt (Scoles et al. 2017). Es ist zu erwarten, dass die präklinische und klinische Entwicklung dieser Medikamente zumindest für einige genetisch definierte SCA-Formen in den nächsten Jahren weiter voranschreiten wird.

8.5.4 Autosomal rezessive Ataxien

Besteht entsprechend der Familienanamnese und der klinischen Symptomatik (Beginn in der Regel vor dem 25. Lebensjahr, sporadisches Auftreten oder betroffene Geschwister, aber nicht Eltern oder andere Angehörige) der Verdacht auf eine genetisch bedingte Ataxie mit autosomal rezessivem Erbgang, sollte vor der Initiierung molekulargenetischer Diagnostik zunächst versucht werden, mittels gezielter laborchemischer Diagnostik die Differenzialdiagnose weiter einzugrenzen. Derzeit sind Mutationen in mehr als 60 Genen bekannt, die autosomal rezessive Ataxien verursachen. 17 dieser genetisch bedingten Formen sind entweder relativ „häufig“, d. h., sie wurden bislang in mehr als fünf Familien beschrieben (z. B. die Friedreich-Ataxie [FRDA], Ataxia teleangiectasia [ATM], Ataxie mit okulomotorischer Apraxie [AOA] etc.), sie sind wegen eines zugrunde liegenden Stoffwechseldefekts behandelbar (z. B. zerebrotendinöse Xanthomatose [CTX], Refsum-Erkrankung oder Ataxie mit Vitamin-E-Defizienz [AVED]) oder treten gehäuft in bestimmten Populationen auf (z. B. autosomal rezessive spastische Ataxie Charlevoix-Saguenay [ARSACS] in der französischsprachigen kanadischen Bevölkerung).

➤ Tab. 8.9 gibt eine Übersicht über in diesem Zusammenhang sinnvolle laborchemische Diagnostik. Die Verdachtsdiagnose muss allerdings anschließend molekulargenetisch entweder bestätigt oder ausgeschlossen werden.

Falls sich anhand der Anamnese inklusive detaillierter Familienanamnese, der klinischen Symptomatik und der o. g. apparativen Diagnostik kein Hinweis auf eine bestimmte autosomal rezessiv bedingte Form von Ataxie findet, sollte nach ausführlicher Aufklärung umfassendere molekulargenetische Diagnostik mittels Next Generation Sequencing (NGS) im Sinne einer Genpanel-Diagnostik, einer Sequenzierung des mitochondrialen Genoms oder ggf. einer Exom- oder Genomsequenzierung (nach vorheriger Klärung der Kostenübernahme) durchgeführt werden. Hierbei ist zu berücksichtigen, dass wegen des großen Spektrums möglicher kausaler Gene auch aus Kostengründen zuvor durch den anfordernden Arzt anhand der o. g. Befundkonstellation eine Hypothese entwickelt werden sollte, mit welchem Gen-Panel am wahrscheinlichsten eine ursächliche Mutation nachgewiesen werden könnte.

Friedreich-Ataxie (FRDA)

Die Friedreich-Ataxie ist in Europa, Nordamerika, im Nahen Osten, in Südasien und in Nordafrika die häufigste Form erblicher Ataxie mit einer Prävalenz von ca. 2–4/100 000 Einwohner. Sie wird durch homozygote Mutationen im *FXN*-Gen, überwiegend durch eine pathologische GAA-Repeat-Expansion in Intron 1, verursacht. Wichtige klinische Symptome sind neben einer oft rasch progredienten Stand-, Gang- und Extremitätenataxie, die meist vor dem 25. Lebensjahr beginnt, eine Dysarthrie, Fehlen von Muskeleigenreflexen, gestörter Lage- und Vibrationssinn, distal betonte Paresen, Pyramidenbahnzeichen und eine hypertrophe Kardiomyopathie. Darüber hinaus können Störungen der Okulomotorik, Skoliose, Hohlfuß, Innenohrschwerhörigkeit und ein Diabetes mellitus (bei 10–30 %) auftreten.

Diagnostik Im MRT zeigt sich typischerweise eine Atrophie des zervikalen Rückenmarks ohne relevante Kleinhirnatrophie. Zusätzlich sind in der Regel ein EKG, eine transthorakale Echokardiografie (eine Kardiomyopathie findet sich bei 40–60 %), eine Neurografie, evozierte Potenziale und die Bestimmung von Glukose und HbA1c sinnvoll.

Therapie Entsprechend dem breiten Spektrum möglicher Symptome sollte eine symptomatische Therapie nach Konsensus-Leitlinien erfolgen (Corben et al. 2014). Diese umfasst neben Physiotherapie, Logopädie, Ergotherapie, Unterstützung mit Hilfsmitteln (u. a. Orthesen) auch eine orthopädische (Skelettdeformitäten) und internistische Therapie der nichtneurologischen Organmanifestationen. Eine Kardiomyopathie sollte entsprechend kardiologischer, eine Therapie des Diabetes mellitus nach endokrinologischen Maßgaben erfolgen. Eine spezifische kausale Therapie steht bislang nicht zur Verfügung. Initiale Hoffnungen auf eine Wirksamkeit von Idebenone, das (ebenso wie Coenzym Q10) antioxidativ wirkt, auf die Kardiomyopathie und auf die neurologische Symptomatik haben sich in randomisierten, placebokontrollierten Studien bei Kindern und Jugendlichen über längere Zeiträume (6–12 Monate) nicht bestätigt (Lynch et al. 2010). Ansätze zur Gentherapie bei Friedreich-Ataxie, u. a. mittels AAV-Vektoren, befinden sich noch in der präklinischen Phase, z. T. mit positiven Ergebnissen in Tiermodellen.

8.5.5 Erworbene Ataxien

Besteht nach Anamnese inkl. detaillierter Familienanamnese und dem klinisch-neurologischen Befund der Verdacht auf eine erworbene Ataxie (Beginn im Erwachsenenalter, Familienanamnese neurologisch leer), sollte zunächst ein MRT des Gehirns durchgeführt werden. Lässt sich daraufhin die Ursache nicht weiter eingrenzen, sollten laborchemische Diagnostik und ggf. eine Lumbalpunktion erfolgen. Laborchemisch sollten neben Routineparametern auch Vitamin B_1, Vitamin B_{12}, Methylmalonat, Vitamin E und Schilddrüsenparameter bestimmt werden, ggf. auch eine HIV-Serologie, Lues-Serologie, paraneoplastische bzw. antineuronale Antikörper und GAD-Antikörper. Häufige erworbene Formen von Ataxien sind die alkoholbedingte Kleinhirndegeneration (Manto 2012), die paraneoplastische Kleinhirndegeneration (Greenlee 2010) und die GAD-Antikörper-assoziierte Ataxie (➤ Tab. 8.8; Baizabal-Carvallo et al. 2017). Je nach Befundkonstellation sollte ggf. gezielt spezifische weitere Diagnostik (z. B. eine umfassende Tumorsuche bei Verdacht auf eine PCD) ergänzt werden.

Findet sich hierbei kein Hinweis auf eine erworbene Genese, sollte gezielte molekulargenetische Diagnostik (z. B. auf Friedreich-Ataxie und häufige Formen einer SCA) erwogen und differenzialdiagnostisch eine sporadische degenerative Ataxie im Sinne einer MSA-C oder einer SAOA diskutiert werden (➤ Tab. 8.8).

LITERATUR

Im Buch sind nur die neuesten Literaturstellen aufgeführt. Unter https://else4.de/neurologie-online erhalten Sie Zugriff zum gesamten Literaturverzeichnis.

Baizabal-Carvallo JF, Alonso-Juarez M. Cerebellar disease associated with anti-glutamic acid decarboxylase antibodies: review. J Neural Transm (Vienna) 2017; 124 (10): 1171–1182.

Barker RA, Williams-Gray CH. Review: The spectrum of clinical features seen with alpha synuclein pathology. Neuropathol Appl Neurobiol 2016; 42: 6–19.

Bastide MF, Meissner WG, Picconi B, et al. Pathophysiology of L-dopa-induced motor and non-motor complications in Parkinson's disease. Prog Neurobiol 2015; 132: 96–168.

Benito-Leon J and Domingo-Santos A. Orthostatic tremor: an update on a rare entity. Tremor Other Hyperkinet Mov (N Y) 2016; 6: 411.

Berg D, Postuma RB, Adler CH, et al. MDS research criteria for prodromal Parkinson's disease. Mov Disord 2015; 30: 1600–1611.

Boxer AL, Yu JT, Golbe LI, Litvan I, Lang AE, Hoglinger GU. Advances in progressive supranuclear palsy: new diagnostic criteria, biomarkers, and therapeutic approaches. Lancet Neurol 2017; 16: 552–563.

Chambi CT, Rossi M, Bril A, et al. Diagnostic value of combined acute levodopa challenge and olfactory testing to predict Parkinson's disease. Mov Disord Clin Prac 2017; 4 (6): 824–828.

Chaudhuri KR, Rizos A, Trenkwalder C, et al. King's Parkinson's disease pain scale, the first scale for pain in PD: an international validation. Mov Disord 2015; 30: 1623–1631.

Coon EA, Sletten DM, Suarez MD, et al. Clinical features and autonomic testing predict survival in multiple system atrophy. Brain 2015; 138: 3623–3631.

Dani M, Edison P, Brooks DJ. Imaging biomarkers in tauopathies. Parkinsonism Relat Disord 2016; 22 Suppl 1: S26–28.

Dugger BN, Dickson DW. Pathology of neurodegenerative diseases. Cold Spring Harb Perspect Biol 2017; 9.

Elble RJ. The essential tremor syndromes. Curr Opin Neurol 2016; 29: 507–512.

Erkkinen MG, Kim MO, Geschwind MD. Clinical neurology and epidemiology of the major neurodegenerative diseases. Cold Spring Harb Perspect Biol 2017.

Fanciulli A, Wenning GK. Multiple-system atrophy. N Engl J Med 2015; 372: 249–263.

Fereshtehnejad SM, Montplaisir JY, Pelletier A, Gagnon JF, Berg D, Postuma RB. Validation of the MDS research criteria for prodromal Parkinson's disease: longitudinal assessment in a REM sleep behavior disorder (RBD) cohort. Mov Disord 2017; 32: 865–873.

Fiorenzato E, Antonini A, Wenning G, Biundo R. Cognitive impairment in multiple system atrophy. Mov Disord 2017; 32: 1338–1339.

Freitas ME, Hess CW, Fox SH. Motor complications of dopaminergic medications in Parkinson's disease. Semin Neurol 2017; 37: 147–157.

Guridi J, Alegre M. Oscillatory activity in the basal ganglia and deep brain stimulation. Mov Disord 2017; 32: 64–69.

Heinzel S, Berg D, Gasser T, et al. Update of the MDS research criteria for prodromal Parkinson's disease. Mov Disord 2019; 34 (10): 1464–1470.

Hermanowicz S, Hermanowicz N. The safety, tolerability and efficacy of pimavanserin tartrate in the treatment of psychosis in Parkinson's disease. Expert Rev Neurother 2016; 16: 625–633.

Hoglinger GU, Respondek G, Stamelou M, et al. Clinical diagnosis of progressive supranuclear palsy: The movement disorder society criteria. Mov Disord 2017; 32: 853–864.

Hopfner F, Erhart T, Knudsen K, et al. Testing for alcohol sensitivity of tremor amplitude in a large cohort with essential tremor. Parkinsonism Relat Disord 2015; 21: 848–851.

Hopfner F, Helmich RC. The etiology of essential tremor: genes versus environment. Parkinsonism Relat Disord 2018; 46 (Suppl. 1): S92 – S96.

Ijima M, Orimo S, Terashi H, et al. Efficacy of istradefylline for gait disorders with freezing of gait in Parkinson's disease: A single-arm, open-label, prospective, multicenter study. Expert Opin Pharmacother 2019; 20 (11): 1405–1411.

Martinez-Martin P, Manuel Rojo-Abuin J, Rizos A, et al. Distribution and impact on quality of life of the pain modalities assessed by the King's Parkinson's disease pain scale. NPJ Parkinsons Dis 2017; 3: 8.

McKeith IG, Boeve BF, Dickson DW, et al. Diagnosis and management of dementia with Lewy bodies: Fourth consensus report of the DLB Consortium. Neurology 2017; 89: 88–100.

Meneret A, Roze E. Paroxysmal movement disorders: an update. Rev Neurol (Paris) 2016; 172: 433–445.

Merola A, Fasano A, Hassan A, et al. Thalamic deep brain stimulation for orthostatic tremor: A multicenter international registry. Mov Disord 2017; 32: 1240–1244.

Novak P, Pimentel Maldonado DA, Novak V. Safety and preliminary efficacy of intranasal insulin for cognitive impairment in Parkinson disease and multiple system atrophy: A double-blinded placebo-controlled pilot study. PLoS One 2019; 14 (4): e0214364.

Olanow CW, Kordower JH. Targeting alpha-synuclein as a therapy for Parkinson's disease: The battle begins. Mov Disord 2017; 32: 203–207.

Politis M, Pagano G, Niccolini F. Imaging in Parkinson's disease. Int Rev Neurobiol 2017; 132: 233–274.

Postuma RB, Berg D, Stern M, et al. MDS clinical diagnostic criteria for Parkinson's disease. Mov Disord 2015; 30: 1591–1601.

Postuma RB, Poewe W, Litvan I, et al. Validation of the MDS clinical diagnostic criteria for Parkinson's disease. Mov Disord 2018; 33 (10): 1601–1608.

Respondek G, Grimm MJ, Piot I, et al. Validation of the movement disorder society criteria for the diagnosis of 4-repeat tauopathies. Mov Disord 2020; 35 (1): 171–176.

Riedel O, Bitters D, Amann U, Garbe E, Langner I. Estimating the prevalence of Parkinson's disease (PD) and proportions of patients with associated dementia and depression among the older adults based on secondary claims data. Int J Geriatr Psychiatry 2016; 31: 938–943.

Rizzo G, Copetti M, Arcuti S, Martino D, Fontana A, Logroscino G. Accuracy of clinical diagnosis of Parkinson disease: A systematic review and meta-analysis. Neurology 2016; 86: 566–576.

Romano S, Coarelli G, Marcotulli C, et al. Riluzole in patients with hereditary cerebellar ataxia: a randomised, double-blind, placebo-controlled trial. Lancet Neurol 2015; 14 (10): 985–991.

Schade S, Sixel-Döring F, Ebentheuer J, Schulz X, Trenkwalder C, Mollenhauer B. Acute Levodopa challenge test in patients with de novo Parkinson's disease: data from the DeNoPa Cohort. Mov Disord Clin Prac 2017; 4 (5): 755–762.

Schapira AHV, Chaudhuri KR, Jenner P. Non-motor features of Parkinson disease. Nat Rev Neurosci 2017; 18: 509.

Schatton C, Synofzik M, Fleszar Z, et al. Individualized exergame training improves postural control in advanced degenerative spinocerebellar ataxia: A rater-blinded, intra-individually controlled trial. Parkinsonism Relat Disord 2017; 39: 80–84.

Scoles DR, Meera P, Schneider MD, et al. Antisense oligonucleotide therapy for spinocerebellar ataxia type 2. Nature 2017; 544 (7650): 362–366.

Silveira CRA, MacKinley J, Coleman K. et al. Ambroxol as a novel disease-modifying treatment for Parkinson's disease dementia: protocol for a single-centre, randomized, double-blind, placebo-controlled trial. BMC Neurol 2019; 19: 20–27.

Storch A, Schneider CB, Klingelhofer L, et al. Quantitative assessment of non-motor fluctuations in Parkinson's disease using the Non-Motor Symptoms Scale (NMSS). J Neural Transm (Vienna) 2015; 122: 1673–1684.

Surmeier DJ, Obeso JA, Halliday GM. Selective neuronal vulnerability in Parkinson disease. Nat Rev Neurosci 2017; 18: 101–113.

Tabrizi SJ, Leavitt BR, Landwehrmeyer GB, et al. Targeting Huntingtin expression in patients with Huntington's disease. N Engl J Med 2019; 380 (24): 2307–2316.

Titova N, Qamar MA, Chaudhuri KR. The nonmotor features of Parkinson's disease. Int Rev Neurobiol 2017; 132: 33–54.

Trenkwalder C, Kuoppamäki M, Vahteristo M, et al. Increased dose of carbidopa with levodopa and entacapone improves "off" time in a randomized trial. Neurology 2019; 92(13): e1487 – e1496.

Verschuur CVM, Suwijn SR, Boel JA, et al. Randomized delayed-start trial of levodopa in Parkinson's disease. N Engl J Med 2019; 380 (4): 315–324.

Yang T, Wang L, Li Y, et al. 131I-MIBG myocardial scintigraphy for differentiation of Parkinson's disease from multiple system atrophy or essential tremor in Chinese population. J Neurol Sci 2017; 373: 48–51.

Zielonka D, Mielcarek M, Landwehrmeyer GB. Update on Huntington's disease: advances in care and emerging therapeutic options. Parkinsonism Relat Disord 2015; 21: 169–178.

KAPITEL

9 Epilepsien

Andreas Schulze-Bonhage

Wichtige Neuigkeiten auf einen Blick

- Die neue Klassifikation epileptischer Anfälle bezieht neben der Bewusstseinslage die ersten Anfallssymptome mit ein.
- Mit dem m-TOR-Inhibitor Everolimus ist zur Behandlung der tuberösen Sklerose das erste Medikament zur Epilepsiebehandlung zugelassen worden, das einen kausalen Wirkansatz im Bereich der Epileptogenese hat.
- Es gibt für Vagusnervstimulation, thalamische Stimulation und responsive Fokusstimulation Hinweise auf eine im Langzeitverlauf zunehmende Effektivität und Überlegenheit gegenüber Pharmakotherapien.
- Epilepsiechirurgische Eingriffe profitieren von einem hochauflösenden MR-Imaging und werden auch extratemporal zunehmend erfolgreich.
- Komorbiditäten der Epilepsien gewinnen an Bedeutung für eine personalisierte Therapie.

9.1 Einführung

Epilepsien zählen zu den ältesten beschriebenen Erkrankungen; bereits in der mesopotamischen Literatur fanden sich Beschreibungen fokal eingeleiteter tonisch-klonischer Anfälle (Temkin 1994). Schon Hippokrates stufte Epilepsien als Hirnerkrankungen ein. Die bis in die Gegenwart wegweisende Definition von Epilepsien wurde 1873 von Jackson eingeführt: „Epilepsy is the name for occasional sudden excessive rapid, local discharges of grey matter“, in der als wesentliches Charakteristikum die Pathophysiologie plötzlicher abnorm ausgeprägter neuronaler Entladungsmuster als Ursache anfallsartiger Symptome postuliert wurde. Die aktuelle Definition (Fisher, al. 2014) basiert hierauf.

! MERKE

Definition: epileptischer Anfall und Epilepsie

Ein **epileptischer Anfall** ist das vorübergehende Auftreten (neurologischer) Symptome aufgrund abnormer exzessiver oder synchroner neuronaler Hirnaktivität.
Epilepsien sind Hirnfunktionsstörungen mit andauernder Prädisposition zur Generierung epileptischer Anfälle mit neurobiologischen, kognitiven, psychosozialen und sozialen Konsequenzen.
Operational wird eine Epilepsie diagnostiziert bei:
- Auftreten von mindestens zwei unprovozierten oder Reflex-Anfällen mit einem Abstand von > 24 h oder
- Auftreten eines unprovozierten oder Reflex-Anfalls und eine Wiederholungswahrscheinlichkeit von mindestens 60 % innerhalb von 10 Jahren, zudem
- Bei Diagnose eines Epilepsiesyndroms (Fisher et al. 2014)

Eine Epilepsie gilt als ausgeheilt bei Überschreiten der Altersgrenzen bei altersabhängigen Epilepsiesyndromen oder bei 10-jähriger Anfallsfreiheit, in den letzten 5 Jahren unbehandelt (Fisher et al. 2017).

Epilepsien treten unspezifisch bei einer Vielzahl ätiologischer Hintergründe auf. Sie zählen zu den häufigsten, in allen Lebensaltern beginnenden neurologischen Erkrankungen mit guten medikamentösen, operativen und neuromodulatorischen Behandlungschancen (➤ Tab. 9.1). Ihr Verlauf ist hochgradig variabel mit „benignen“, selbst-ilimitierten Formen bis hin zu Erkrankungen mit lebensbedrohlichem Verlauf, u. a. aufgrund nicht spontan endender Anfälle

Tab. 9.1 Epilepsien – Übersicht zum Krankheitsbild

Definition	ätiologisch heterogene (strukturell-metabolische und genetische) Erkrankungen mit Neigung zur Entwicklung anfallsartig auftretender neurologischer Symptome aufgrund abnorm synchronisierter Hirnaktivität
Prävalenz	0,5–1 %; kumulative Lebenszeitinzidenz 4 %
Manifestationsalter	in jedem Lebensalter, Maxima der Inzidenz im frühen Kindesalter und im höheren Lebensalter
Diagnostik	• Anamnese: klinische Anfallsereignisse • EEG: interiktale oder iktale epileptische Aktivität • MRT: Hirnanlagestörungen, Hippocampussklerose, Tumore, vaskuläre Malformationen, Kontusionsdefekte • Video-Registrierung: charakteristische motorische/sensible/autonome/kognitive Anfallssymptome; Dauer: wenige Sekunden bis 3 Minuten • Ggf. Liquordiagnostik (Enzephalitis), PET/SPECT/MR-Spektroskopie (MRS) zur Fokuslokalisation, neuropsychologische Tests zur Erfassung assoziierter kognitiver Störungen, Genetik (seltene monogene Formen), metabolische Diagnostik
Therapeutische Optionen	• Medikamentöse antiepileptische Dauerprophylaxe • Medikamentöse antiepileptische Durchbrechung eines Status epilepticus • Resektive oder diskonnektierende Epilepsiechirurgie • Zentrale oder periphere Hirnstimulation • Ketogene Diät
Behandlungschancen	• Anfallskontrolle bei ca. 80 % genetischer und 60 % struktureller Epilepsien durch Pharmakotherapie • Durch resektive Epilepsiechirurgie Anfallsfreiheit bei 50–80 % pharmakoresistenter Patienten bei abgrenzbarem Fokus in nicht eloquenten Hirnarealen • Palliative Anfallsreduktion durch antiepileptische Kombinationsbehandlungen, Hirnstimulation oder ketogene Diät

9

(Status epileptici) oder anfallsassoziierter autonomer Störungen von Atmung und Herzfunktion („SUDEP", s. u.).

9.2 Einteilung

Epileptische Anfälle werden derzeit basierend auf einem fokalen (auf max. eine Hemisphäre ausgedehnten) Anfallsursprung oder einem frühen bilateralen („generalisierten") Anfallsbeginn klassifiziert (➤ Abb. 9.1).

Die weitere Einteilung erfolgt hinsichtlich des erhaltenen oder eingeschränkten Bewusstseins sowie anhand motorischer, sensibler, autonomer, kognitiver und emotionaler Symptome, ferner hinsichtlich des Übergangs in bilateral tonisch-klonische motorische Phänomene. Bei generalisiertem Anfallsbeginn spricht man bei nichtmotorischen Anfällen mit prädominanter Bewusstseinsstörung von „Absencen".

Ist der Anfallsursprung unbekannt, wird dies separat vermerkt. Atypische oder unzureichend bekannte Anfallsformen werden als „unklassifiziert" bezeichnet.

Bewusstseinsstörungen werden bei fokalen Anfällen anhand der Reaktivität und – nach neuer Definition ausschließlich – eines erhaltenen oder (partiell) nicht erhaltenen Gedächtnisses im Anfall beurteilt. Aufgrund variabler Involvierung von Hirnregionen kann eine Vielzahl motorischer und kognitiver Beeinträchtigungen in unterschiedlichen Kombinationen die Einstufung erschweren (Beispiele: Verlust motorischer Kontrolle bei erhaltenem Sensorium und Gedächtnis bei Frontallappenanfällen; Amnesie für Anfälle mit erhaltener Reaktivität bei Anfällen mit Involvierung der Hippocampi).

Zu Automatismen zählen unwillkürliches, stereotypes Kauen/Schlucken sowie Stamm- oder Extremitätenbewegungen, etwa Nesteln, repetitive Armbewegungen, Arc de Cercle, rhythmische Beckenbewegungen sowie komplexere Bewegungsmuster wie beim Fahrradfahren/Herumgehen/Sortieren.

Emotionale Phänomene umfassen Stimmungsänderungen wie Lachen oder Weinen; zu kognitiven Beeinträchtigungen zählen Aphasie, Akalkulien, Amnesien, Apraxie etc. Sensible/sensorische Phänomene können elementar (z. B. Kribbeln, Lichtblitze, Brummen) oder komplex sein (z. B. Alien Limb, visuelle

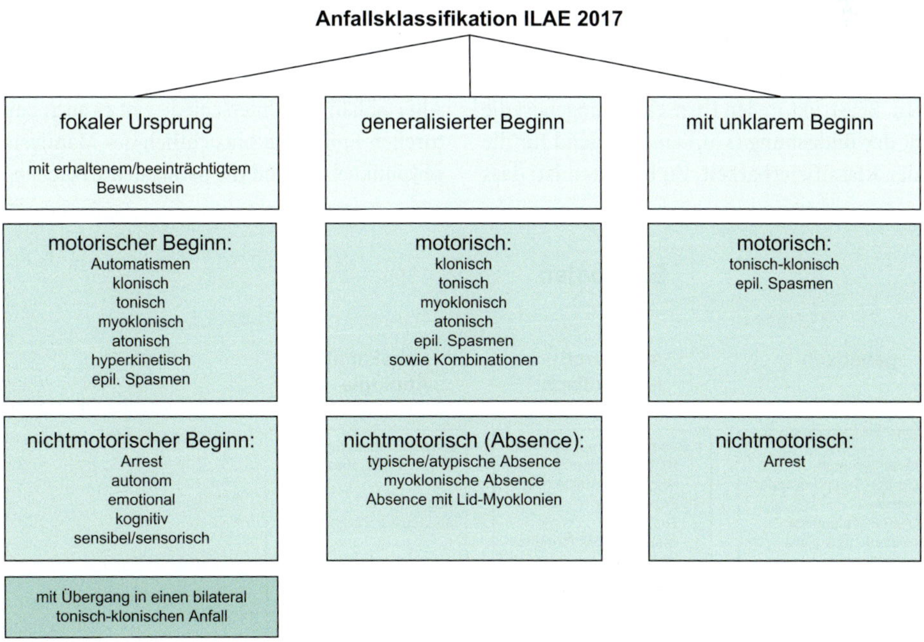

Abb. 9.1 Einteilung epileptischer Anfälle (Fisher 2017)

szenische Halluzinationen, Hören von Musik oder Stimmen).

Der Übergang in bilateral tonisch-klonische Anfälle wurde früher als „sekundäre Generalisierung" bezeichnet; neuere EEG-Befunde belegen jedoch eine inhomogene und inkomplette Involvierung des Großhirns.

Jeder Anfallstyp kann bei Persistenz > 5 min in einen entsprechenden „Status epilepticus" übergehen. Dieser ist bei bilateral tonisch-klonischen Anfällen lebensbedrohlich und bedarf einer Notfallbehandlung; auch bei anderen Anfallsstatus ist eine frühe Therapie zur Schonung des Patienten sowie zur Verminderung des Risikos der Entwicklung einer Pharmakorefraktärität wünschenswert.

Weitere anfallsbezogene physische Risiken bestehen in Verletzungen durch Verlust der Reagibilität, der Kontrolle über die Motorik und durch autonome Veränderungen im Anfall, die durch Störung der Kontrolle von Atmung und Herzfrequenz letale Auswirkungen haben können (Sudden Unexpected Death in Epilepsy Patients, SUDEP). Die Inzidenz hierfür beträgt 2–10/1 000 Patientenjahre. Über physische Risiken hinaus haben die unvorhersehbar auftretenden Anfälle häufig negative psychische wie soziale Folgen.

Die Einteilung von Epilepsien erfolgt basierend auf der (mutmaßlichen) Ätiologie (➤ Abb. 9.2). Bei genetisch bedingten Epilepsien ist der Gendefekt nur selten bekannt; man kann diese Epilepsieformen somit als mutmaßlich genetisch oder als ätiologisch unbekannt einstufen. Bei strukturellen Hirnschädigungen ist die Qualität der Bildgebung (s. u.) entscheidend für die Frage der Klassifizierbarkeit. Zu beachten ist, dass Hirnläsionen nur dann als epileptogen zu klassifizieren sind, wenn zusätzliche konkordante Befunde (etwa die Lokalisation epileptischer Spikes oder die Form der Anfallssemiologie) eine kausale Beziehung zur Epilepsie belegen.

9.3 Inzidenz und Prävalenz

Bis zu 10 % der Einwohner westlicher Gesellschaften erleiden einen einzelnen epileptischen Anfall, bei ca. 0,4–1 % besteht eine Epilepsie mit erhöhtem Wiederholungsrisiko. Neuerkrankungen treten bei ca. 40–70/100 000 Einwohner auf. In Drittweltländern sind Inzidenz und Prävalenz aufgrund erregerbedingter Hirnerkrankungen wesentlich erhöht.

Genetische Epilepsien manifestieren sich vom Neugeborenenalter bis zum Erwachsenenalter, in Einzelfällen bis zu einem Alter von ca. 50 Jahren. Manche Epilepsiesyndrome sind altersgebunden:

- Benigne Neugeborenenkrämpfe in den ersten Lebenswochen
- Absence-Epilepsien des Kindesalters (4–10 Jahre) und in der juvenilen Form (8–15 Jahre)
- Rolando-Epilepsien (6–14 Jahre)
- Juvenile myoklonische Epilepsien (ab 15 Jahren)
- Grand-Mal-Epilepsien des Erwachsenenalters (Erstmanifestation ab 15 Jahren)

Altersabhängige Unterschiede gibt es auch bei strukturellen Epilepsien hinsichtlich des Manifestationszeitpunktes. So sind die häufigsten Ursachen in den

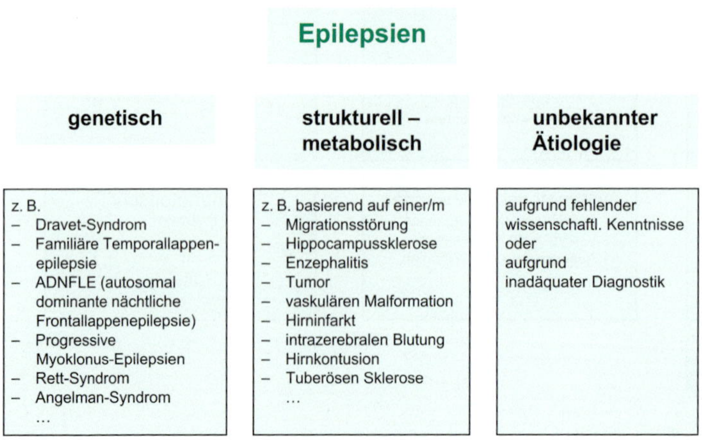

Abb. 9.2 Einteilung der Epilepsien

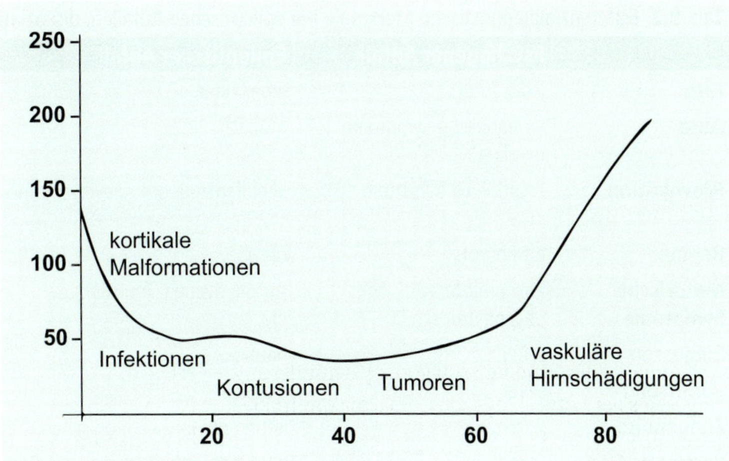

Abb. 9.3 Inzidenz (/100 000 Personen) und häufigste altersbezogene Ätiologie von Epilepsien

ersten Lebensjahren Hirnentwicklungsfehlbildungen (kortikale Dysplasien im weiteren Sinne), im Kindesalter Infektionen, im jungen Erwachsenenalter Hirnkontusionen, ab ca. 25 Jahren Tumore und ab ca. 45 Jahren vaskuläre Hirnschädigungen (➤ Abb. 9.3). Für alle Ätiologien, auch bei angeborenen Hirnfehlbildungen, gibt es jedoch ein weites Altersspektrum der Erstmanifestation.

9.4 Diagnostik

9.4.1 Anamnese

Wichtigstes Instrument zur Diagnosestellung ist auch bei Epilepsien eine detaillierte Anamneseerhebung unter Einbeziehung von Anfallsbeschreibungen durch Zeugen und Video-Aufzeichnungen. Argumente für das Vorliegen einer Epilepsie können hierbei sein:

- Risikofaktoren: perinatale Hypoxie, Fieberkrämpfe, Enzephalitis, Hirnkontusion/-infarkt/-blutung, familiäre Belastung
- Abrupter Beginn und abruptes Ende der Anfallssymptome, Dauer < 3 min
  (**cave:** postiktale Beeinträchtigungen können wesentlich länger anhalten)
- Initiale oder isolierte subjektive Empfindungen (Auren)
- Charakteristische Elemente fokaler Anfälle:
  - Stereotype Sequenzen von starrem Blick, motorischen oder oralen Automatismen
  - Tonisierungen/Kloni
  - Version
- Hinweise für bilateral tonisch-klonische Anfälle:
  - Tonisch-klonische symmetrische Manifestation
  - Zyanose
  - Speichelfluss
  - Lateraler Zungenbiss
  - Petechiale Blutungen
  - Enuresis
  - Postiktaler Muskelkater, CK-Erhöhung
- Charakteristische Trigger:
  - Schlafentzug
  - Alkoholkonsum
  - Flackerlicht
- Ggf. zirkadiane/katameniale Häufung

Differenzialdiagnostische Hinweise zu Synkopen und dissoziativen Anfällen finden sich in ➤ Tab. 9.2.

9.4.2 Apparative Diagnostik

Die klinisch-neurologische Befunderhebung ist bei der Mehrzahl der Epilepsiepatienten ohne Auffälligkeiten. Bei manchen strukturellen Epilepsien finden sich läsionsbedingte fokal-neurologische Defizite, die Hinweise für die Lateralisation und Lokalisation der in der Regel benachbarten epileptogenen Zonen geben können.

Eine wesentlich größere Rolle für die Epilepsiediagnose spielt eine adäquate apparative Zusatzdiagnostik.

Tab. 9.2 Differenzialdiagnostische Merkmale bei epileptischen Anfällen, dissoziativen Anfällen und Synkopen

	Psychogener Anfall	Epileptischer Anfall	Synkope
Alter	jedes Alter	jedes Alter	jedes Alter
Aura	auraähnliche Symptome möglich	möglich	auraähnliche Symptome möglich
Provokation	emotionale Belastung	Schlafentzug, ggf. spezifische Trigger	aufrechte Position, kardiovaskuläre Belastungen
Beginn	oft abrupt	oft abrupt	meist schleichend
Motorische Symptome	„hypermotorisch" oder „hypomotorisch"	Automatismen, Tonisierungen, Kloni etc.	z.T. kurzzeitig Myoklonien, Tonisierungen
Einnässen	selten	häufig	selten
Verletzung	selten	möglich	selten
Zungenbiss	selten	häufig bei tonisch-klonischen Anfällen	selten
Postiktale Desorientiertheit	selten	häufig bei Temporallappenanfällen und tonisch-klonischen Anfällen	selten
EEG	selten interiktale epilepsietypische Potenziale	meist iktale Anfallsmuster und interiktale epilepsietypische Potenziale	interiktal o. B. iktal ggf. Verlangsamung

EEG

Der Nachweis interiktaler epileptischer Aktivität (Spikes/Sharp Waves) im Elektroenzephalogramm (EEG) ist unverändert der spezifischste Hinweis auf das Vorliegen einer Epilepsie bei entsprechendem klinischem Verdacht. Bei Verwendung einer 10–20-Elektrodenanordnung und Einschluss von Hyperventilation und Photostimulation beträgt die Sensitivität des Nachweises epileptischer Aktivität ca. 50 %, bei wiederholten Registrierungen bis zu 70 %, bei Einschluss von Schlafregistrierungen und Langzeitregistrierungen bis zu 85 %. Zusatzelektroden, insbesondere inferior-temporal oder im Bereich eines anzunehmenden Anfallsgenerators, können die Sensitivität verbessern. Bei Patienten mit klinischen Anfallsmanifestationen ist die Spezifität epilepsietypischer Potenziale hoch.

In Zweifelsfällen sind Video-EEG-Langzeitregistrierungen mit Aufzeichnung eines verdächtigen Ereignisses erforderlich; ein Anfallsmuster als EEG-Korrelat eines habituellen Anfalls beweist die Epilepsie. Bei geringer Ausbreitung (z. B. bei Auren) und Generierung in tieferen/mesialen/basalen Kortexarealen können auch iktal im Oberflächen-EEG keine Anfallsmuster erkennbar sein.

MRT

Bei Vorliegen eines wahrscheinlich epileptischen Anfalls ist eine zerebrale kernspintomografische Bildgebung stets indiziert (➤ Abb. 9.4). Vermehrt werden hierbei subtile Veränderungen der Gyrierung und Grau-Weiß-Differenzierung nachgewiesen, die eine hochauflösende Bildgebung zur validen Befundung erfordern.

! MERKE

MRT-Sequenzen zur Erkennung potenziell epileptogener Läsionen (in Anlehnung an Urbach et al. 2015):
- T1–3D (1 mm Voxel)
- FLAIR-3D (1 mm Voxel)
- T2 coronar und axial (2–3 mm, temporal anguliert)
- Hämoflash axial (2–5 mm)
- Ggf. T1-Sequenzen mit Gd-Enhancement bei V. a. Tumoren oder Enzephalitis

Angaben zur mutmaßlichen Fokuslokalisation für den befundenden Radiologen basierend auf semiologischen Informationen und EEG-Untersuchungen verbessern die Auswertung und erhöhen die Sensitivität der Läsionserkennung.

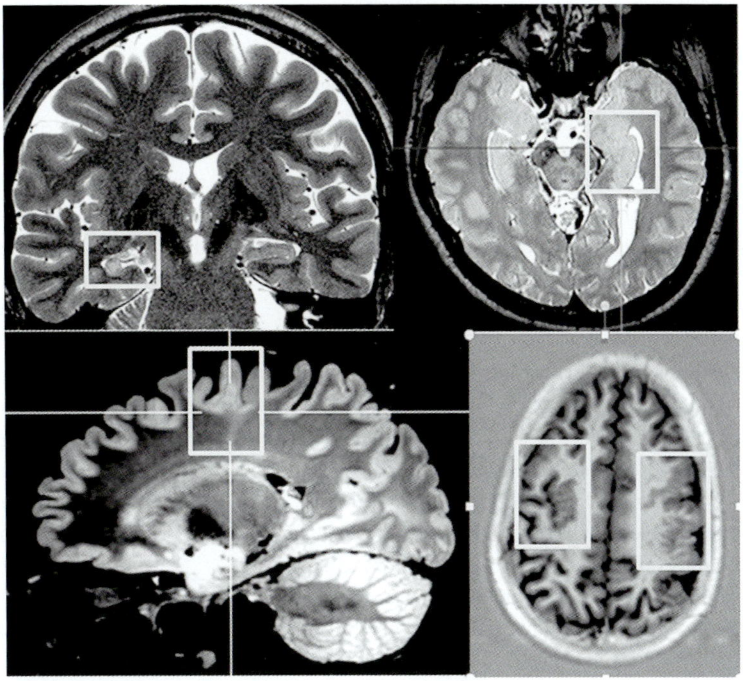

Abb. 9.4 Beispiele bildgebender Darstellung epileptogener Läsionen **Links oben:** coronare Dünnschicht-T2-Darstellung einer Hippocampussklerose rechts in temporaler Angulierung **Rechts oben:** axiale FLAIR-Darstellung einer Tumorinfiltration des anterioren linken Hippocampus **Links unten:** sagittale FLAIR-Darstellung einer Transmanteldysplasie (aus einem 3D-Datensatz) **Rechts unten:** axiale T1-Darstellung bilateraler insulärer/perisylvischer Polymikrogyrien (mit freundlicher Genehmigung von Prof. Dr. H. Urbach, Abt. Neuroradiologie, Universitätsklinikum Freiburg)

9.4.3 Weitere Untersuchungen

- Genetische Untersuchungen können bei entsprechender klinischer Konstellation insbesondere zur Abklärung von Syndromen im Kindesalter wesentlich beitragen und Grundlage einer humangenetischen Beratung sein. Zugrunde liegende Mutationen betreffen u. a. Komponenten spannungsgesteuerter (Natrium SCN, Kalium KCN, Kalzium CACN) und transmittergesteuerter (GABA-Rezeptor, GABR; nikotinerger Acetylcholinrezeptor, NAChR) Ionenkanäle.
  Zum Screening können sich rasch weiterentwickelnde Panels genutzt werden; bei Vorliegen mancher Syndrome können zur Erkennung von Kopiezahlvariationen Microarray-basierte komparative genomische Hybridisierungen eingesetzt werden, in Einzelfällen Tests von Kandidaten-Genen oder eine Genom-Analyse.
  Therapierelevante Mutationen betreffen den Glucose-Transporter (SCLC2A1 → ketogene Diät) sowie den Stoffwechsel von Folsäure (FOLR1 → Folsäuresubstitution) oder Pyridoxin (PNPO, ALDH7A1 → Substitution von Pyridoxin/Pyridoxylphosphat) sowie KCNT1 (Gabe des Kaliumkanalblockers Quinidin); bei Vorliegen einer SCN1A-Mutation kann der Verzicht auf die Gabe von Natriumkanalblockern vorteilhaft sein. Auch für manche progressive Myoklonusepilepsien werden aktuell neue Behandlungen verfügbar. Pharmakogenetisch werden vor Gabe von Carbamazepin bei Han-Chinesen Bestimmungen von HLA-B*1502 zur Abschätzung des Allergierisikos empfohlen.
- Eine Liquordiagnostik ist indiziert bei Hinweisen auf eine erregerbedingte oder Autoimmun-Enzephalitis. Neben üblichen Parametern wie Blut-Liquor-Schrankenstörung, autochthoner IG-Synthese und oligoklonalen Banden sind als wichtigste Autoimmun-Antikörper zu bestimmen:
  - Bei limbischer Enzephalitis: Anti-Hu, Ma2, GAD, AMPA, GABA-B, LGI1 und CASPR2
  - Bei sonstigen Enzephalitiden: Anti-NMDA, GABA-A, mGluR5, DPPX und Aquaporin-4
- Standardisierte neuropsychologische Testbatterien können zum Monitoring epilepsie- und behandlungsbedingter Teilleistungsstörungen hilfreich sein. Häufig beeinträchtigte kognitive Domänen sind Konzentration, Aufmerksam-

keit, Arbeits- und Langzeitgedächtnis, kognitive Flexibilität sowie sprachliche Leistungen.
- Labordiagnostik: ggf. Nachweis postiktaler Anstiege von CK (bei prominenten motorischen Phänomenen) und Prolaktin (bei hypothalamischer Propagation, z. B. bei Temporallappenepilepsien).
- Funktionelle Bildgebung wie ein FDG-PET oder ein Perfusions-SPECT ist lediglich im Rahmen einer prächirurgischen Fokuslokalisation sinnvoll.

Die Bestimmung von Antiepileptika-Serumkonzentrationen zum Therapiemonitoring ist von umstrittener Bedeutung, da die sog. „Referenzbereiche" keine Normwerte darstellen. Eine Orientierung können Antiepileptika-Spiegelbestimmungen dennoch im individuellen Langzeitverlauf sowie als Anhaltspunkt für die Compliance bei der Einnahme sowie bei Änderungen der Komedikation und bei Antiepileptika mit nonlinearer Pharmakokinetik wie Phenytoin bieten. Bestimmungen erfolgen standardisiert als Talspiegel vor der morgendlichen Einnahme, im Einzelfall auch nach Anfallsereignissen oder zum Zeitpunkt manifester Nebenwirkungen.

9.5 Therapie

Epilepsiepatienten können durch ihre Lebensführung besondere Risikofaktoren für die Auslösung von Anfällen und situationsabhängige Risiken von Anfallsformen beeinflussen. Hierzu zählen ein regelmäßiger Nachtschlaf, das Vermeiden spezifischer Triggerfaktoren (etwa von Flackerlicht bei Photosensitivität), eine regelmäßige Medikamenteneinnahme und das Vermeiden der Einnahme/des Konsums prokonvulsiver Substanzen (etwa größerer Mengen Alkohol oder von Drogen).

Zur Risikominderung zählen ferner das Vermeiden gefährlicher Sportarten, Schwimmen und Baden nur unter Überwachung und haushaltstechnische Sicherungsmaßnahmen.

9

9.5.1 Pharmakotherapie

Die medikamentöse Epilepsietherapie besteht in einer langjährigen Dauerprophylaxe durch regelmäßige Einnahme von Antikonvulsiva. Die Mehrzahl der Medikamente hat im Wesentlichen einen symptomatischen Effekt auf Anfälle ohne Einfluss auf die Epileptogenese; bei Erzielen langjähriger Anfallsfreiheit kann eine Epilepsie jedoch ausheilen und ein ausschleichendes Absetzen der Medikation möglich sein.

Übliche Antikonvulsiva haben Effekte auf die synaptische Transmission (➤ Abb. 9.5):
- Blockade spannungsabhängiger Natriumkanäle im präsynaptischen Neuron
- Reduktion der Neurotransmitterfreisetzung
- Vermehrung des präsynaptischen Pools/Minderung der Wiederaufnahme des inhibitorischen Neurotransmitters GABA
- Verminderung postsynaptischer glutamaterger (exzitatorischer) oder Verstärkung postsynaptischer GABA-erger (inhibitorischer) Potenziale

Neuere Entwicklungen zielen auf eine Krankheitsmodulation ab; eine erste hierfür als Orphan Drug zugelassene Substanz ist der mTOR-Inhibitor Everolimus zur Behandlung von Epilepsien bei tuberöser Sklerose.

9.5.2 Anfallsprophylaxe

Üblicherweise wird die prophylaktische Behandlung nach einem ersten Anfall (bei Hinweisen auf ein erhöhtes Rezidivrisiko) oder nach zwei Anfällen mit einem Antikonvulsivum in Monotherapie begonnen (➤ Tab. 9.3). Die Dosierung ist individuell nach Verträglichkeit und Wirksamkeit zu wählen; Serumkonzentrationen sind lediglich im individuellen Verlauf aussagekräftig. Bei unzureichender Wirksamkeit erster Monotherapien können Medikamentenkombinationen gewählt werden; hierbei ist die Kombination unterschiedlicher Wirkmechanismen aus Gründen sowohl der Verträglichkeit als auch der Wirksamkeit in der Regel vorzuziehen.

Als Antikonvulsiva der ersten Generation gelten Brom, Phenobarbital/Primidon, Phenytoin, Ethosuximid, Carbamazepin und Valproat. Diese Medikamente haben eine hohe Interaktionsneigung aufgrund von Enzyminduktionen oder -inhibitionen u. a. des

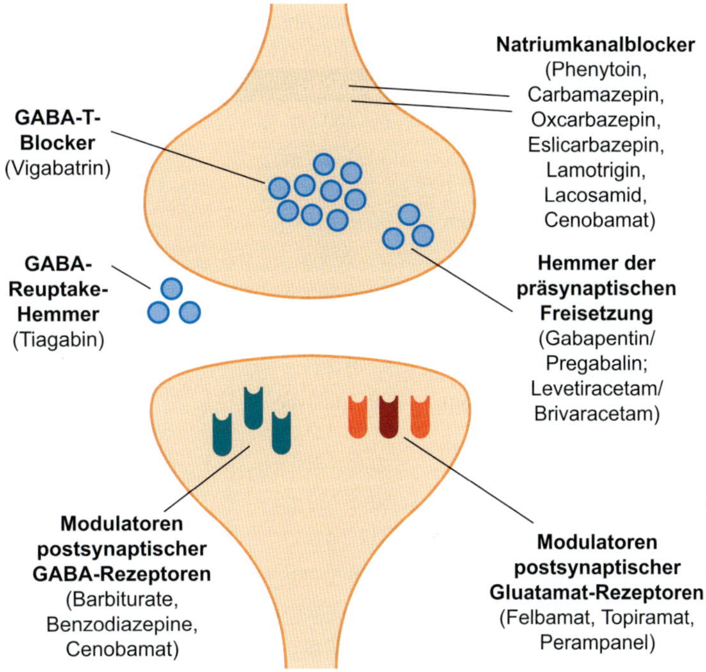

Abb. 9.5 Synaptische Wirkansätze antikonvulsiver Pharmaka

CYP450-Systems. Neuere Substanzen der zweiten Generation (insbesondere Gabapentin/Pregabalin, Levetiracetam und Lacosamid) haben oft ein wesentlich geringeres Interaktionspotenzial und zeigen Vorteile bei Polytherapien.

Bei Epilepsien fokalen Ursprungs unterscheiden sich Antikonvulsiva hinsichtlich ihrer Wirksamkeit nur geringfügig; die Auswahl wird von Verträglichkeitsgesichtspunkten bestimmt (Marson et al. 2007). Im Gegensatz hierzu sind Valproat und Ethosuximid anderen Antikonvulsiva hinsichtlich ihrer Wirksamkeit zur Kontrolle primär generalisierter Anfälle (Ethosuximid: bei Absencen) überlegen (➤ Tab. 9.4; Marson et al. 2007). Auch hier kann jedoch individuell die Wahl eines weniger potenten Antikonvulsivums aus Verträglichkeitsaspekten vorgezogen werden, etwa zur Minderung eines teratogenen Risikos bei Frauen im gebärfähigen Alter.

Nebenwirkungen der antikonvulsiven Prophylaxe unterscheiden sich im Profil abhängig von der verwendeten Substanzgruppe.

So sind für Natriumkanalblocker ZNS-Intoxikationszeichen wie Schwindel, Doppelbilder, Gangunsicherheit und Übelkeit typisch. Levetiracetam und GABA-erge Substanzen können depressiogen wirken, Topiramat und in geringerem Maße Zonisamid können kognitive Nebenwirkungen haben. Gewichtszunahmen werden vor allem bei Valproat und Pregabalin beobachtet. Interindividuell bestehen erhebliche Unterschiede bei der Neigung zu Nebenwirkungen, die eine personalisierte Auswahl aus dem Spektrum verfügbarer Antiepileptika erforderlich macht. Eine nebenwirkungsarme Behandlung verbessert die Lebensqualität stärker als eine geringfügig bessere Anfallskontrolle (Gilliam et al. 2004).

Ein Therapiemonitoring bei medikamentöser antiepileptischer Therapie erfolgt durch Bestimmung möglicher Hinweise auf Toxizität (Transaminasen, Amylase, Blutbild), spezifische Nebenwirkungen wie SIADH (Syndrome of Inappropriate Antidiuretic Hormone Secretion) bei Carbamazepin/Oxcarbazepin/Eslicarbazepin (Serum-Natrium). Bei Natriumkanalblockern wird die Durchführung eines EKG vor und nach Eindosierung zur Erkennung von Reizüberleitungsverzögerungen empfohlen.

Die Bestimmung von Antiepileptika-Plasmakonzentrationen zum Therapiemonitoring ist umstritten, da die sog. „Referenzbereiche" keine Normwerte darstellen. Antiepileptika-Spiegelbestimmungen können aber im individuellen Langzeitverlauf als Anhalts-

Tab. 9.3 Antikonvulsiva zur Behandlung von Anfällen mit fokalem Beginn (Antikonvulsiva mit Zulassung zur Behandlung in Monotherapie sind fett hinterlegt)

	Antikonvulsivum	Tagesdosis	Einnahmen pro Tag	Besonderheiten
1. Wahl	**Lacosamid**	200–600 mg	2	
	Lamotrigin	150–1 000 mg	2	sehr langsame Eindosierung (initial 5–25 mg/die)
	Levetiracetam	750–3500 mg	2	
2. Wahl	Brivaracetam	50–200 mg	2	
	Carbamazepin	600–1 800 mg	2–3	
	Cenobamat	100–400 mg	1	sehr langsame Eindosierung
	Clobazam	10–40 mg	2	
	Eslicarbazepin-Acetat	800–1 600 mg	1–2	
	Gabapentin	1 800–4 800 mg	3–4	
	Oxcarbazepin	750–2 700 mg	2	
	Perampanel	4–12 mg	1	Einnahme zur Nacht
	Pregabalin	150–600 mg	2	
	Valproat	900–4 500 mg	1–2	
	Zonisamid	200–600 mg	1–2	
3. Wahl	Clonazepam	2–6 mg	2	lediglich zur Status-Behandlung; cave: Entzugsanfälle
	Phenobarbital	50–200 mg	1–2	cave: Entzugsanfälle
	Phenytoin	200–600 mg	2–3	cave: stark nonlineare Kinetik → Spiegelbestimmungen erforderlich
	Primidon	500–1 000 mg	1	cave: Entzugsanfälle
	Topiramat	100–400 mg	1–2	
Orphan Drugs	Everolimus	10 mg (3–5 mg/m^2 KO)	1	Indikation: tuberöse Sklerose → Krankheitsmodifikation, langfristige Krankheitsmodifikation
	Rufinamid	400–1 200 mg	2–3	Indikation: Lennox-Gastaut-Syndrom
	Stiripentol	50 mg/kg	3	Indikation: Dravet-Syndrom/schwere myoklonische Epilepsie des Kindesalters
	Cannabidiol	10–50 mg/kg	2	Indikation: Dravet-Syndrom, Lennox-Gastaut-Syndrom

9

punkt für die Einnahme-Compliance dienen sowie bei Änderungen der Komedikation und bei Antiepileptika mit nonlinearer Pharmakokinetik hilfreich sein.

Der Einsatz von Generika ist bei entsprechender konstanter Verfügbarkeit primär möglich. Ein Wechsel des Präparates (von Originalpräparat zu Generikum oder unter Generika) ist hingegen zu vermeiden, insbesondere wenn Patienten an der Nebenwirkungsgrenze behandelt sind oder wenn eine stabile Anfallskontrolle erreicht wurde, da viele Antiepileptika einen enges therapeutisches Fenster haben und Präparatewechsel mit einem erhöhten Risiko für Nebenwirkungen und Anfallsrezidive einhergehen (Carius und Schulze-Bonhage 2010; Lang et al. 2018).

Als am besten geeignet für die Behandlung in der Schwangerschaft gelten rechtzeitig geplante Monotherapien mit Levetiracetam, Lamotrigin und Oxcarbazepin in den niedrigsten Dosierungen, die eine akzeptable Anfallskontrolle – insbesondere einen Schutz vor bilateral tonisch-klonischen Anfällen – gewährleisten.

Tab. 9.4 Antikonvulsiva zur Behandlung von primär generalisierten Anfällen (Antikonvulsiva mit Zulassung zur Behandlung in Monotherapie sind fett hinterlegt)

	Antikonvulsivum	Tagesdosis	Einnahmen pro Tag	Besonderheiten
1. Wahl	**Valproat**	900–4 500 mg	1–2	
	Ethosuximid (ESM)	500–1 500 mg	3	Indikation: nur Absencen
2. Wahl	Lacosamid	200–600 mg	2	
	Lamotrigin	150–1 000 mg	2	sehr langsame Eindosierung (initial 5–25 mg/d) cave: z. B. Verschlechterung myoklonischer Anfälle
	Levetiracetam	750–3 500 mg	2	
	Perampanel	4–12 mg	1	Einnahme zur Nacht
	Topiramat	100–400 mg	2	
	Zonisamid	200–600 mg	1–2	(off-label)
3. Wahl	Clobazam	10–40 mg	2	
	Phenobarbital	50–150 mg	1	

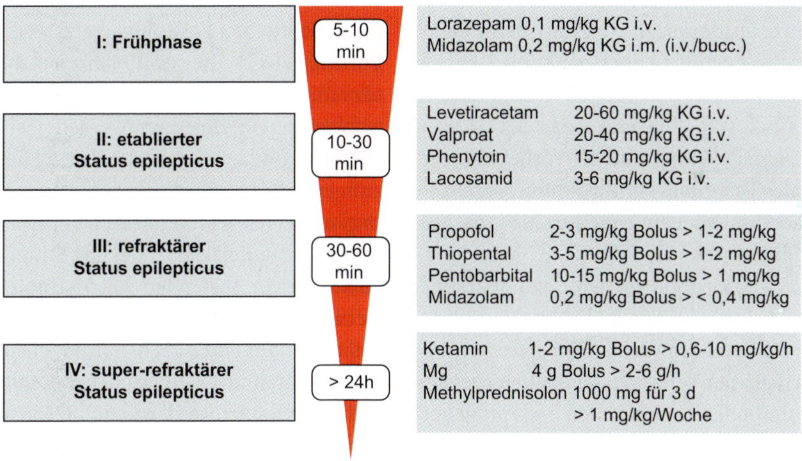

Abb. 9.6 Therapie des konvulsiven Status epilepticus (nach Trinka et al. 2015)

Ein höheres teratogenes Risiko tragen Valproat (mit dem Risiko auch kognitiver Langzeitschäden) und Kombinationsbehandlungen (Tomson et al. 2011). Klinisch relevante Abfälle der Serumkonzentrationen von Lamotrigin, Levetiracetam und Oxcarbazepin aufgrund einer erhöhten Clearance im zweiten und dritten Trimenon müssen zum Schutz vor Anfällen ausgeglichen werden. Unabhängig von der Medikation ist eine prophylaktische Gabe von Folsäure (400 µg bis 1 mg/d) insbesondere im 1. Trimenon wichtig.

9.5.3 Therapie des Status epilepticus

Eine akute pharmakologische Intervention ist ausschließlich indiziert bei Anfällen, die spontan nicht sistieren (➤ Abb. 9.6). Ab einer Anfallsdauer von 5 min spricht man von einem Status epilepticus. Zu beachten ist, dass motorische Anfallssymptome sistieren können, ohne dass dies ein Ende des Anfalls sicher anzeigt; ein fehlendes Wiedererlangen eines normalen Bewusstseins kann ein Hinweis auf die Persistenz eines subtilen Status epilepticus sein.

Bei Status anderer Anfallsformen ist individuell zu entscheiden, ob in Anbetracht der Beeinträchtigung des Patienten eine Therapieeskalation wie bei refraktärem Status bilateral tonisch-klonischer Anfälle adäquat ist.

Bei Patienten mit einer bekannten Neigung zu Anfallsserien oder zur Entwicklung eines Status epilepticus kann eine akute Gabe eines Antikonvulsivums zur Prophylaxe weiterer Anfälle oder zur Vermeidung eines Status epilepticus sinnvoll sein (z. B. eines Benzodiazepins wie Lorazepam, Midazolam oder Clobazam).

9.5.4 Epilepsiechirurgie

Circa 40 % der strukturellen und ca. 20 % der genetisch bedingten Epilepsien bleiben bei Einsatz der derzeitig verfügbaren Medikamente unkontrolliert. Wenn die ersten beiden adäquaten und an die Nebenwirkungsgrenze ausdosierten Antikonvulsiva nicht zur Anfallsfreiheit geführt haben, sinkt die Chance durch weitere Behandlungen auf 5–10 %. Man spricht dann pragmatisch von „Pharmakoresistenz" (Kwan et al. 2010). Diese Patienten sind bei Vorliegen einer Epilepsie fokalen Ursprungs zur Abklärung operativer Behandlungsoptionen an ein epilepsiechirurgisches Zentrum zu überweisen.

Unter Epilepsiechirurgie versteht man operative (resektive und diskonnektierende) Behandlungen mit dem primären Ziel, die Schwere der Epilepsie zu mindern. Die verfügbaren Verfahren beinhalten gezielte Läsionektomien oder Topektomien epileptogener Areale bis hin zu lobären, multilobären Resektionen und Diskonnektionen einer Hemisphäre („Hemisphärotomie"), abhängig von der Ausdehnung der epileptogenen Zone. Voraussetzung für die Durchführung epilepsiechirurgischer Eingriffe ist eine prächirurgische Evaluation, die das epileptogene Hirnareal identifiziert, eloquente Hirnregionen (insbesondere Sprache, Sensibilität und Motorik tragende Hirnareale) hiervon abgrenzt sowie Risiken und Chancen epilepsiechirurgischer Eingriffe abklärt. Hierzu wird eine aufwendige multimodale Diagnostik eingesetzt (u. a. hochauflösendes EEG, Video-EEG-Registrierungen von Anfällen; aufwendige strukturelle Bildgebung [MRT einschl. DTI]; funktionelle Bildgebung [PET, iktales SPECT, Spektroskopie, fMRI, EEG-fMRI] und kognitive Untersuchungsbatterien). Insbesondere bei Patienten ohne Läsionsnachweis ist eine intrakranielle EEG-Registrierung zur genauen Abgrenzung der epileptogenen Hirnareale weiterhin unverzichtbar (Schulze-Bonhage und Zentner 2015).

Epilepsiechirurgische Behandlungen erzielen in Abhängigkeit von der zugrunde liegenden Ätiologie Anfallsfreiheit bei 50–80 % der geeigneten Patienten. Bei einem Großteil dieser Patienten ist im Verlauf ein Absetzen der antikonvulsiven Medikation möglich (Schmeiser et al. 2018).

9.5.5 Stimulationsbehandlung

Als palliative Behandlungen können Hirnstimulationen durch elektrische Reizung von Hirnnerven (Vagusnervstimulation, Trigeminusstimulation) sowie durch intrakranielle Reizungen von Netzwerkschaltstellen (anteriore Thalamuskerne) oder des epileptischen Fokus eingesetzt werden (Schulze-Bonhage 2017). Die seit 20 Jahren etablierte Vagusnervstimulation bewirkt eine Anfallsreduktion durch Aktivierung von Hirnstammkernen (insbes. des Locus coeruleus und seiner noradrenergen Efferenzen). Reizungen erfolgen über eine von einem subclaviculär implantierten Reizgenerator am linken N. vagus implantierte Reizelektrode, mit Stimulationen von 30 s Dauer in Abständen von 5 Minuten. Eine neue Gerätegeneration führt zusätzlich Stimulationen basierend auf einer Tachykardiedetektion aus, die bei Patienten mit Herzfrequenzbeschleunigung im Anfall eingesetzt werden kann. Responderraten mit Reduktion der Anfallsfrequenz um 50 % liegen bei ca. 30 %, unkontrollierte Langzeitbeobachtungen legen eine Zunahme des Behandlungserfolges nahe. Vorteile der Vagusnervstimulation sind ihre gute kognitive Verträglichkeit und eine begleitende antidepressive Wirkung. Zu den typischen Nebenwirkungen zählen Heiserkeit, selten auch Hustenreiz oder Schmerzen während der Stimulationsphasen.

Bei thalamischer Stimulation werden insbesondere Projektionen der anterioren Thalamuskerne zum limbischen System einschließlich Cingulum, mesialem Frontallappen und Hippocampusformation durch eine hochfrequente Reizung moduliert. Mögliche Nebenwirkungen sind Beeinträchtigungen von Stimmung und Gedächtnisleistungen. Die bislang nur in den

USA eingesetzte responsive Fokusstimulation reizt basierend auf detektierten Anfallsmustern in der Zone des Anfallsursprungs. Beide Verfahren bewirken im Langzeitverlauf auch bei schweren Epilepsien Reduktionen der Anfallsfrequenz von 35– %; der Anteil vollständig anfallsfreier Patienten liegt hingegen bei allen Stimulationsverfahren bislang unter 10 %. Bei responsiver Fokusstimulation wurden spezifische Verbesserungen kognitiver Leistungen gefunden.

Transkutane Verfahren zur Stimulation des N. vagus an der Ohrmuschel und des N. trigeminus am supraorbitalen Austrittspunkt sind zertifizierte und bis auf mögliche lokale Hautreizungen gut verträgliche Behandlungsverfahren; es liegen jedoch bislang unzureichende Belege ihrer Effektivität vor.

9.5.6 Diätetische Behandlung

Für Epilepsien des Kindesalters ist die antikonvulsive Wirksamkeit einer ketogenen Diät belegt. Hierbei wird eine zu ca. 80 % aus Fetten basierende Nahrungszufuhr zur Erzeugung einer chronischen Ketose eingesetzt, bei paralleler Substitution von Vitaminen, Multivitaminen, Mineralstoffen und Spurenelementen. Multiple antikonvulsive Wirkmechanismen wie Modulation spannungsgesteuerter Natrium- und Kalziumkanäle, Effekte auf den Glutamatstoffwechsel und Effekte auf mitochondriale Funktionen werden diskutiert. Innerhalb von 2 Wochen führt dies bei mehr als 50 % der behandelten Patienten mit pharmakoresistenten schweren Epilepsiesyndromen des Kindesalters, wie dem Dravet-, West- und Lennox-Gastaut-Syndrom, zu einer deutlichen Reduktion der Anfallsfrequenz. Strenge ketogene Diäten werden meist nur 1–2 Jahre eingesetzt; in diesem Zeitraum wurde neben einer Anfallsreduktion auch eine positive kognitive Entwicklung beobachtet.

Im Erwachsenenalter werden aufgrund von Compliance-Problemen eher modifizierte Atkins-Diäten eingesetzt; neuere Beobachtungen legen eine weiterhin bestehende Effektivität bei einem Drittel der behandelten Patienten nahe (Cervenka et al. 2016).

9.5.7 Immunologische Behandlung

Zur Behandlung von Autoimmun-Enzephalitiden als Ursache einer Epilepsie werden pragmatisch ein Steroidpuls (3–5 × 500–1 000 mg Methylprednisolon/d i. v.) und/oder eine orale Prednisolon-Therapie mit einer initialen Dosis von 80 mg/d und einer wöchentlichen Dosisreduktion um 10 mg/d vorgeschlagen, alternativ akut intravenöse Immungobuline (IVIG 0,4 g/kg/d über 3–5 Tage, dann monatlich) oder eine Plasmapherese oder Immunadsorption. Chronisch kommen Gaben von Azathioprin (einschleichend auf eine Zieldosis von 1,5–2 mg/kg/d), Cyclophosphamid (750 mg/m^2 Körperoberfläche initial, dann eine Dosierung in Abhängigkeit von der Lymphozytenzahl). Auch Biologicals wie der monoklonale Antikörper Rituximab gegen das auf B-Lymphozyten exprimierte Antigen CD20 werden in Einzelfällen eingesetzt (Bien 2015).

9.6 Komorbiditäten

Epilepsien sind häufig von Komorbiditäten begleitet, die Ursache der Epilepsie sein können (z. B. zerebrovaskuläre Erkrankungen, Tumoren), Folge der Epilepsie oder ihrer Behandlung (z. B. Frakturen, Fertilitätsprobleme), die auf einer gemeinsamen Ursache beruhen (etwa Erkrankungen des limbischen Systems) oder die sich wechselseitig bedingen können (etwa psychiatrische Störungen). Zu typischen somatischen assoziierten Erkrankungen zählen Schlaganfälle und Migräne, zu typischen psychiatrischen Komorbiditäten affektive Erkrankungen/Depressionen, Angststörungen und agoraphobische Störungen.

Eine Prophylaxe oder adäquate Behandlung von Komorbiditäten ist von hoher Bedeutung für die Lebensqualität der Patienten. Dies beinhaltet die Vermeidung iatrogener Nebenwirkungen wie depressiogener Antikonvulsiva, einen Verzicht auf Enzyminduktoren mit ihren Langzeitfolgen wie Osteopathie, Hypothyreose und Impotenz, die Berücksichtigung möglicher medikamentöser Interaktionen sowie Beachtung und rechtzeitige Behandlung psychiatrischer Symptome, z. B. durch Einsatz nicht prokonvulsiver Antidepressiva wie SSRI und SNRI bei Depressivität.

Tab. 9.5 Aspekte der Eigen- und Fremdgefährdung

Aspekt	Risikofaktor	Berufsbeispiel
Eigengefährdung	Arbeit an gefährlichen Maschinen	Maschinenführer an Sägen oder anderen ungeschützten Maschinenteilen
	Arbeit an Plätzen mit besonderer Sturzgefahr	Dachdecker, Arbeiter im Hochbau
	Arbeiten mit besonderer Wärme- oder Kälteexposition	Arbeiter im Stahlwerk/in Gefrierhäusern
Fremdgefährdung	Arbeiten mit Führen von Fahrzeugen	Gabelstaplerfahrer
	Gesundheitsberufe mit alleiniger Verantwortlichkeit	Arzt/Apotheker/Krankenschwester im Nachtdienst

9.7 Sozialmedizinische Aspekte

Epilepsien mit nicht kontrollierten Anfällen haben Auswirkungen auf die berufliche Eignung und das Führen von Kraftfahrzeugen. Relevant hierfür sind die Frequenz und Schwere der Anfälle sowie ggf. ihre tageszeitliche Bindung.

Epilepsiepatienten können gemäß Leitlinien ein Kraftfahrzeug der Gruppe 1 führen, wenn sie für ein Jahr anfallsfrei sind, Anfälle für ein Jahr ohne Beeinträchtigung der Reaktivität verlaufen sind oder wenn Anfälle für einen Zeitraum von drei Jahren ausschließlich nachts aufgetreten sind (www.bast.de). Die Frage eines möglicherweise erhöhten Anfallsrisikos ist jedoch vom Arzt basierend auf der individuellen Befundkonstellation und der Beurteilung von Compliance und Patientenpersönlichkeit zu beurteilen. Hierfür sind auch fremdanamnestische Beobachtungen einzubeziehen, da Anfallsphasen mit Bewusstseinsbeeinträchtigungen von Patienten selbst oft nicht erinnert werden.

9

Kraftfahrzeuge der Gruppe 2 können nur bei fünfjähriger Anfallsfreiheit ohne Therapie geführt werden.

Bei einem ersten Anfall ist zu beurteilen, ob das Risiko weiterer Anfälle über 60 % besteht und somit eine Epilepsie zu diagnostizieren ist oder ob von einem (provozierten) Gelegenheitsanfall auszugehen ist, bei dem das Führen eines Kraftfahrzeuges ggf. bereits nach 3–6 Monaten wieder möglich sein kann.

Für berufliche Eignungen sind Aspekte der Eigen- und Fremdgefährdung im Anfall, der Eignung für Schichtdienste und der alleinigen Verantwortlichkeit z. B. bei Überwachungsaufgaben relevant (➤ Tab. 9.5).

Die Anfallsschwere (Verlust motorischer Kontrolle, Dauer einer kognitiven Beeinträchtigung) sowie technische oder personelle Optionen der Risikominderung (Schutzvorrichtungen an Maschinen, Arbeiten im Team) sind im Einzelfall maßgeblich für die rechtliche Beurteilung der beruflichen Eignung am individuellen Arbeitsplatz.

LITERATUR

Berg AT, Berkovic SF, Brodie MJ, et al. Revised terminology and concepts for organization of seizures and epilepsies: report of the ILAE Commission on Classification and Terminology, 2005–2009. Epilepsia 2010; 51: 676–685.

Bien CG, Bien C. Therapeutisches Management von Autoimmun-Encephalitiden. Z Epileptol 2015; 28: 201–206.

Carius A, Schulze-Bonhage A. Umstellungen zwichen Lamotrigin-Präparaten bei Epilepsiepatienten. Nervenarzt 2010; 81: 423–434.

Cervenka MC, Henry BJ, Felton EA, Patton K, Kossoff EH. Establishing an adult epilepsy diet center: experience, efficacy and challenges. Epilepsy Behav 2016; 58: 61–68.

Fisher RS, Acevedo C, Arzimanoglou A, et al. ILAE official report: a practical clinical definition of epilepsy. Epilepsia 2014; 55: 475–482.

Fisher RS, Cross JH, D'Souza C, et al. Instruction manual for the ILAE 2017 operational classification of seizure types. Epilepsia 2017; 58: 531–542.

Fisher RS, Cross JH, French JA, et al. Operational classification of seizure types by the International League Against Epilepsy: Position Paper of the ILAE Commission for Classification and Terminology. Epilepsia 2017; 58: 522–530.

Gilliam F, Carter J, Vahle V. Tolerability of antiseizure medications: implications for health outcomes. Neurology 2004; 63 (10 S4): S9–S12.

Jackson H. On the anatomical, physiological and pathological investigation of epilepsies. London: Spottiswoode & Co.; 1873.

Kwan P, Arzimanoglou A, Berg AT, et al. Definition of drug resistant epilepsy: consensus proposal by the ad hoc Task

Force of the ILAE Commission on Therapeutic Strategies. Epilepsia 2010; 51: 1069–1077.

Lang JD, Kostev K, Onugoren MD, et al. Switching the manufacturer of antiepileptic drugs is associated with higher risk of seizures: A nationwide study of prescription data in Germany. Ann Neurol 2018; 84: 918–925.

Marson AG, Al-Kharusi AM, Alwaidh M, et al. The SANAD study of effectiveness of carbamazepine, gabapentin, lamotrigine, oxcarbazepine, or topiramate for treatment of partial epilepsy: an unblinded randomised controlled trial. Lancet 2007; 369: 1000–1015.

Marson AG, Al-Kharusi AM, Alwaidh M, et al. The SANAD study of effectiveness of valproate, lamotrigine, or topiramate for generalised and unclassifiable epilepsy: an unblinded randomised controlled trial. Lancet 2007; 369: 1016–1026.

Schmeiser B, Steinhoff BJ, Schulze-Bonhage A. Does early postoperative drug regimen impact seizure control in patients undergoing temporal lobe resections? J Neurol 2018; 265: 500–509.

Schulze-Bonhage A. Brain stimulation as a neuromodulatory epilepsy therapy. Seizure 2017; 44: 169–175.

Schulze-Bonhage A, Zentner J. Präoperative Epilepsiediagnostik und Epilepsiechirurgie. Dtsch Ärzteblatt Int 2014; 111: 313–319.

Temkin O. The falling sickness. A history of epilepsy from the Greeks to the beginnings of modern neurology. Baltimore: Johns Hopkins University Press; 1994.

Tomson T, Battino D, Bonizzoni E, et al. Dose-dependent risk of malformations with antiepileptic drugs: an analysis of data from the EURAP epilepsy and pregnancy registry. Lancet Neurol 2011; 10: 601–609.

Trinka E, Höfler J, Leitinger M, Brigo F. Pharmacotherapy for status epilepticus. Drugs 2015; 75: 1499–1452.

Urbach H, Mast H, Egger K, Mader I. Presurgical MR imaging in epilepsy. Clin Neuroradiol 2015; 25 (S2): 151–155.

KAPITEL

10 Leukodystrophien

Wolfgang Köhler

Wichtige Neuigkeiten auf einen Blick

- Bei jungen Erwachsenen mit unklarer progredienter Paraspastik, Ataxie oder früh beginnender Demenz oder Psychosen sollten differenzialdiagnostisch leukodystrophische Erkrankungen gezielt ausgeschlossen werden.
- Zum diagnostischen Algorithmus gehört eine ausführliche Familienanamnese, die Suche nach systemischen Organbeteiligungen und eine kompetente Musteranalyse der zerebralen MRT-Veränderungen.
- Die meisten Leukodystrophien können molekulargenetisch bestätigt werden.
- Für einige Leukodystrophien (X-chromosomale Adrenoleukodystrophie, metachromatische Leukodystrophie, globoidzellige Leukodystrophie u. a.) kann eine hämatopoetische Stammzelltransplantation sowie die Ex-vivo-Gentherapie in Erwägung gezogen werden.
- In einer ersten, kontrollierten Studie bei der AMN-Variante der X-ALD konnten positive Effekte auf den klinischen Verlauf gezeigt werden.

10.1 Einführung

Leukodystrophien sind eine Gruppe genetisch bedingter Erkrankungen der myelinbildenden Oligodendrozyten und anderer, nicht neuronaler Gliazellen des Hirngewebes wie Astrozyten oder Mikroglia (Köhler, al. 2018). Sie bilden eine heterogene Gruppe von Erkrankungen des zentralen Nervensystems (ZNS) mit sehr variablen klinischen Manifestationen und pathologischen Mechanismen. Bei einigen (aber nicht allen) Leukodystrophien ist die periphere Glia mit beteiligt, sodass klinisch eine Kombination aus zentralen und peripheren Symptomen resultiert.

Der Begriff Leukodystrophie bezieht sich auf eine primäre Störung (Dystrophie) der weißen Hirnsubstanz (Leuko) und ist traditionell für vererbbare Störungen reserviert (➤ Tab. 10.1). Leukodystrophien sind somit klar abgegrenzt von anderen Erkrankungen mit Beteiligung des Myelins (sogenannte Leukoenzephalopathien), z. B. erworbene ZNS-Myelinerkrankungen wie die Multiple Sklerose, vaskuläre, toxische oder traumatische Myelinschädigungen, aber auch hereditäre Leukoenzephalopathien mit primär neuronaler Manifestation oder mit überwiegend systemischer Beteiligung, wie etwa viele angeborene Stoffwechselstörungen oder mitochondriale Erkrankungen.

Leukodystrophien treten in jedem Alter auf, mit deutlichem Schwerpunkt im jüngeren Lebensalter. Dieses Kapitel beschreibt primär adulte Leukodystrophien bzw. solche mit frühem Beginn und Prävalenz bis zum Erwachsenenalter.

Tab. 10.1 Leukodystrophien – Übersicht zum Krankheitsbild

Definition	Heterogene Gruppe von erblichen Erkrankungen myelinbildender Oligodendrozyten und anderer Gliazellen wie Astrozyten, Ependymzellen oder Mikroglia (Vanderver et al. 2015; Van der Knaap et al. 2017). Die zugrunde liegenden Pathomechanismen variieren stark, u. a. finden sich angeborene Störungen des Stoffwechsels, Störungen der Proteinbiosynthese, oxidativer Stress oder Funktionsstörungen der mitochondrialen Atmungskette. Mit fortschreitender Zerstörung des Myelins kommt es im Verlauf der Erkrankung sekundär zu meist signifikanten axonalen Schäden. Die Beteiligung des peripheren Nervensystems liegt in einigen, aber nicht bei allen Leukodystrophien vor. Grundsätzlich kann eine primäre Störung der Myelinbildung **(hypomyelinisierende Leukodystrophien)** von einem vorzeitigen Myelinabbau **(demyelinisierende Leukodystrophien)** unterschieden werden.
Manifestationsalter	Leukodystrophien treten in jedem Lebensalter auf, mit deutlichem Schwerpunkt im Kindes- und Jugendalter (Bonkowsky et al. 2010). Zunehmend werden jedoch auch Leukodystrophien mit primärem Erkrankungsbeginn im Erwachsenenalter neu beschrieben (➤ Tab. 10.2; Köhler et al. 2018).
Diagnostik	Zur Darstellung von Schädigungen der weißen Substanz ist die zerebrale MRT die Methode der Wahl (Schiffmann und van der Knaap 2009; Steenweg et al. 2010). Es finden sich häufig für spezifische Leukodystrophien diagnostisch wegweisende Schädigungsmuster mit flächigen oder fokal betonten Signalanhebungen in T2/FLAIR-gewichteten Sequenzen (➤ Tab. 10.4). Hypomyelinisierende Leukodystrophien zeigen eine Signalanhebung auch in T1-gewichteten Sequenzen im Gegensatz zu demyelinisierenden Leukodystrophien, die in T1-Wichtung eine deutliche Signalminderung aufweisen. Ergänzend kann eine spinale Bildgebung oder MR-Spektroskopie sinnvoll sein. Diagnosesicherung erfolgt biochemisch bei vorliegender Stoffwechselstörung oder molekulargenetisch (➤ Tab. 10.2).
Therapeutische Optionen	Die meisten Leukodystrophien sind nur symptomatisch und supportiv behandelbar. Daneben stehen jedoch für andere Leukodystrophien metabolische Therapien (Enzymersatztherapie, Substitutions-, Substratrestriktions- und Enzyminhibitionstherapie) und zellbasierte Therapien (hämatopoetische Stammzelltransplantation, Ex-vivo-Gentherapie) zur Verfügung.
Wichtige Leitlinien	Deutsche Gesellschaft für Neurologie (https://www.dgn.org/leitlinien/inhalte-nach-kapiteln; Schöls et al. 2017)

Leitsymptome

Leukodystrophie

Leitsymptome für Leukodystrophien im jungen Erwachsenenalter sind chronisch progrediente **spastisch-ataktische Syndrome** und/oder organische Psychosyndrome, Psychosen, **kognitiver Abbau** und Demenzen unterschiedlicher Schweregrade.

Hypomyelinisierende Leukodystrophien sind vorwiegend gekennzeichnet durch progrediente **Ataxien, dyskinetische Syndrome, Dysarthrie und Nystagmus.**

Einige Leukodystrophien sind charakterisiert durch eine Mitbeteiligung nichtzerebraler Organe, z. B. demyelinisierende sensomotorische Neuropathie, Dermatosen, Hepatosplenomegalie oder Nebennierenrindeninsuffizienz.

10.2 Einteilung

Leukodystrophien können grundsätzlich unterteilt werden in:

- Erkrankungen mit primärer Myelinisierungsstörung mit fehlender oder unvollständiger Myelinbildung (hypomyelinisierende Leukodystrophien) und
- Erkrankungen mit vorzeitigem Abbau von intaktem Myelin (demyelinisierende Leukodystrophien; ➤ Tab. 10.2).

Diese Unterteilung ist klinisch relevant, da sowohl radiologische (➤ Kap. 21.4.1) als auch klinische (➤ Kap. 21.3) Unterscheidungsmerkmale wegweisend für die Diagnosefindung sein können.

Eine weitere wichtige Differenzierung gelingt durch den Nachweis einer genetisch determinierten biochemischen Störung. Viele (aber nicht alle) Leukodystrophien weisen zusätzlich eine angeborene Stoffwechselstörung auf, die biochemisch exakt definiert und diagnostisch verwertet werden kann (➤ Tab. 10.2). In solchen Fällen bietet der Nachweis einer Stoffwechselstörung prinzipiell die Möglichkeit eines therapeutischen Ansatzes, z. B. in Form einer Enzymersatztherapie oder krankheitsspezifischen Diät. Darüber hinaus ist eine Mitbeteiligung extrazerebraler Organe häufig diagnostisch wegweisend (➤ Tab. 10.3).

Klinisch bedeutsam ist die Abgrenzung der „klassischen" Leukodystrophien von genetisch determinierten metabolischen oder vaskulären Leukoenzephalopathien mit sekundärer Beteiligung der weißen Substanz (➤ Tab. 10.5).

Grundsätzliche Klassifikation leukodystrophischer Erkrankungen:

- Myelinisierung:
  - Hypomyelinisierende Leukodystrophien
  - Demyelinisierende Leukodystrophien
- Stoffwechselstörung:
  - Leukodystrophien mit bekanntem metabolischen Defekt
  - Leukodystrophien ohne bekannten metabolischen Defekt
- Mitbeteiligung extrazerebraler Organe:
  - Leukodystrophien mit extrazerebraler Organbeteiligung
  - Leukodystrophien ohne extrazerebrale Organbeteiligung

10.3 Klinisches Bild

Leukodystrophien manifestieren sich in jedem Lebensalter. In der Regel ist der klinische Verlauf chronisch progredient, wenngleich Ausnahmen möglich sind; z. B. kommen schubartige Verschlechterungen nach Bagatelltraumata oder Infektionen vor. Eines der generellen Merkmale leukodystrophischer Erkrankungen ist deren große phänotypische Variabilität. Meist besteht keine Genotyp-Phänotyp-Korrelation, d. h., es finden sich unterschiedliche Phänotypen in Hinblick auf Erkrankungsbeginn, Verlauf und klinische Ausprägung innerhalb einer Familie (➤ Abb. 10.1).

Leukodystrophien haben häufig ihren Erkrankungsbeginn bereits im Kindes- und Jugendalter, allerdings werden zunehmend auch Erkrankungen mit Beginn im Erwachsenenalter neu charakterisiert (➤ Tab. 10.2).

Leitsymptome der Leukodystrophien sind einerseits progrediente, meist beinbetonte, spastisch-ataktische Syndrome sowie andererseits psychopathologische bzw. kognitive Störungen unterschiedlicher Schwere-

Tab. 10.2 Leukodystrophien des Erwachsenenalters – Gene, klinische Symptome und biochemische Befunde

Erkrankung	Gen	Klinische Symptome	Biochemische Befunde
Hypomyelinisierende Leukodystrophien			
hypomyelinisierende Leukodystrophie mit Atrophie der Basalganglien und des Kleinhirns	*TUBB4A*	• Kindheit: Dystonie, Nystagmus, leichte kognitive Defizite, Ataxie, Spastik • Adoleszenz, Erwachsenenalter: spastisch-ataktisches Gangbild, Dystonie	keine
Pelizaeus-Merzbacher-Erkrankung	*PLP1*	• Kindheit: Dystonie, Nystagmus, Ataxie, Spastik, leichte kognitive Defizite und Polyneuropathie in einigen Fällen • Adoleszenz: Spastik, Ataxie	keine
Pelizaeus-Merzbacher-like Disease	*GJC2*	• Kindheit: Dystonie, Nystagmus, Ataxie, Spastik, leichte kognitive Defizite • Adoleszenz: Spastik, Ataxie	keine
Pol-III-assoziierte Erkrankungen (4H-Syndrome – Hypomyelinisierung, Hypodontie und hypogonadotroper Hypogonadismus)	*POLR3A and B*	• Dystonie, Nystagmus, Ataxie, Spastik, leichte kognitive Defizite • Verzögerte oder fehlende Pubertät	keine
Demyelinisierende Leukodystrophien			
AARS2-assoziierte Leukodystrophie	*AARS2*	• Ataxie, Spastik, leichte kognitive Defizite • Ovarielle Funktionsstörung	keine
X-chromosomale Adrenoleukodystrophie (X-ALD)	*ABCD1*	• Adrenomyeloneuropathie: spastische Paraparese, distal symmetrische sensible Störungen, Blasen-, Mastdarm- und sexuelle Funktionsstörungen • Adulte zerebrale X-ALD: Verhaltensstörungen, Psychose, Demenz • Später: spastische Paraparese, Ataxie und andere neurologische Symptome	gesättigte, überlangkettige Fettsäuren (Very Long Chain Fatty Acids, VLCFA) erhöht
Adulte Polyglucosankörperchen-Erkrankung	*GBE1*	• Spastische Paraparese, distale sensorisch betonte Polyneuropathie, Blasenstörungen, zerebelläre Ataxie • Parkinson-ähnliche Bilder • ALS-ähnliche Symptomatik bei Patienten mit PNP • Später: kognitive Defizite	verminderte Aktivität des 1,4-α-Glucan-verzweigenden Enzyms (Branching Enzyme) Pathologie: Polyglucosankörperchen in Astrozyten und Nervenzellfortsätzen
Morbus Alexander	*GFAP*	• Kindheit: Makrozephalie, Entwicklungsverzögerung und frühzeitige Demenz, Spastik, epileptische Anfälle • Erwachsenenalter: bulbäre Symptome, Spastik, zerebelläre Ataxie, okuläre Symptome, Gaumensegelmyoklonus, autonome Störungen	erhöhtes GFAP im Liquor Pathologie: Rosenthal-Fasern
autosomal dominante Leukodystrophie mit autonomen Symptomen	*LMNB1*	spastisch-ataktisches Gangbild, kognitive Störungen, autonome Störungen	keine
cerebrotendinöse Xanthomatose	*CYP27A1*	• Kindheit: Katarakt, chronische Diarrhö und Xanthome • Erwachsenenalter: zerebelläre Ataxie, Spastik, epileptische Anfälle, mäßige kognitive Defizite, PNP, Xanthome	Serum-Cholestanol und Gallenalkohole erhöht reduzierte Sterol-27-Hydroxylase-Aktivität in Leukozyten

10

Tab. 10.2 Leukodystrophien des Erwachsenenalters – Gene, klinische Symptome und biochemische Befunde *(Forts.)*

Erkrankung	Gen	Klinische Symptome	Biochemische Befunde
Chlorid-Ionenkanal-2-(ClC-2-)assoziierte Leukoenzephalopathie mit Myelinödem	*CLC2*	zerebelläre Ataxie, visuelle Probleme, Optikusneuropathie, kognitive Defizite und Kopfschmerzen	keine
Vanishing White Matter Disease	*EIF2B 1–5*	• Kindheit: progressive spastisch-ataktische Gangstörung • Erwachsenenalter: spastische Paraparese, psychiatrische Symptome, Ataxie; ovarielle Dysfunktion (kann deutlich vor den neurologischen Störungen vorkommen)	keine
globoidzellige Leukodystrophie, Morbus Krabbe	*GALC*	• Kindheit: Irritabilität, Enzephalopathie, Polyneuropathie, spastische Tetraparese • Adoleszenz, Erwachsenenalter: spastische Tetraparese, Ataxie, Polyneuropathie, kognitive Störungen • Später: Erblindung, Taubheit	reduzierte Galaktozerebrosidase-Aktivität in Leukozyten und Fibroblasten
hereditäre diffuse Leukoenzephalopathie mit axonalen Spheroiden (HDLS)	*CSF1R*	kognitive und psychiatrische Störungen, spastisch-ataktisches Gangbild, epileptische Anfälle, Blasenstörungen	keine
Leukoenzephalopathie mit Beteiligung des Hirnstamms und des Spinalmarks und Laktaterhöhung (LBSL)	*DARS2*	zerebelläre und sensorische Ataxie, Spastik, Hinterstrangsymptome	keine
megalenzephale Leukoenzephalopathie mit subkortikalen Zysten (MLC)	*HEPACAM* *MLC1*	leichte kognitive Störungen, Spastik, Ataxie, Dysarthrie, epileptische Anfälle	keine
metachromatische Leukodystrophie (MLD)	*ARSA PSAP*	• Kindheit: Gangstörungen, Spastik, Ataxie, Polyneuropathie • Adoleszenz, Erwachsenenalter: Psychose, kognitiver Abbau, PNP • Später: spastisch-ataktischer Gang, Blasenstörungen	verminderte Arylsulfatase-A-Aktivität, erhöhte Sulfatidausscheidung im Urin
Sjögren-Larsson-Syndrom	*ALDH3A2*	spastische Paraparese, geistige Retardierung, Makuladystrophie, Ichthyose	Low Fatty Aldehyde Dehydrogenase in Fibroblasten

grade. Beide Syndrome können isoliert oder in Kombination vorkommen. Weitere häufige Symptome sind distal symmetrische, nicht selten querschnittsartige sensible Störungen der unteren Extremitäten sowie Blasen- und Mastdarmstörungen. Bulbäre Störungen und zerebelläre Ataxie finden sich meist in späteren Krankheitsstadien, bei speziellen Erkrankungen wie Morbus Alexander oder hypomyelinisierenden Leukodystrophien, aber auch bereits früh im Krankheitsverlauf, zusammen mit dystonen Bewegungsstörungen und Epilepsien.

Die Bandbreite und der Verlauf kognitiver Störungen sind hochgradig variabel, von subtilen Verhaltensstörungen bis hin zu schweren und rasch progredienten demenziellen Bildern, Psychosen und komplettem Realitätsverlust.

Extrazerebrale Symptome

Extrazerebrale Symptome sind nicht selten diagnostisch wegweisend für das Vorliegen einer spezifischen Leukodystrophie (➤ Tab. 10.3). Polyneuropathie bei

Tab. 10.3 Extrazerebrale Symptome bei Leukodystrophien

Extrazerebrales Symptom	Leukodystrophie
ophthalmologische Symptome	• Katarakt: CTX • Optikusatrophie: VWMD, X-ALD, MLD, GLD, hypomyelinisierende Leukodystrophien • Makuladegeneration und perifoveale glitzernde weiße Punkte: SLS • Nystagmus: PMD, PMD like und andere hypomyelinisierende Leukodystrophien • Kortikale Erblindung: späte Erkrankungsstadien verschiedener Leukodystrophien, z. B. X-ALD, MLD u. a.
endokrine Störungen	• Nebenniereninsuffizienz: X-ALD/AMN • Testikuläre Dysfunktion: X-ALD/AMN • Ovarielle Dysfunktion: VWMD, AARS2-L • Hypogonadotropher Hypogonadismus: Pol-III-assoziierte hypomyelinisierende Leukodystrophien • Wachstumsfaktorenmangel: Pol-III-assoziierte hypomyelinisierende Leukodystrophien
Polyneuropathie	X-ALD/AMN, APBD, GLD, CTX, MLD, PMD like
Hypodontie	Pol-III-assoziierte hypomyelinisierende Leukodystrophien
Hautveränderungen	• Xanthome: CTX • Ichthyosis: SLS • Melanoderma: X-ALD/AMN
viszerale Symptome	• Chronische Diarrhö: CTX • Gallenblasenerkrankungen: MLD

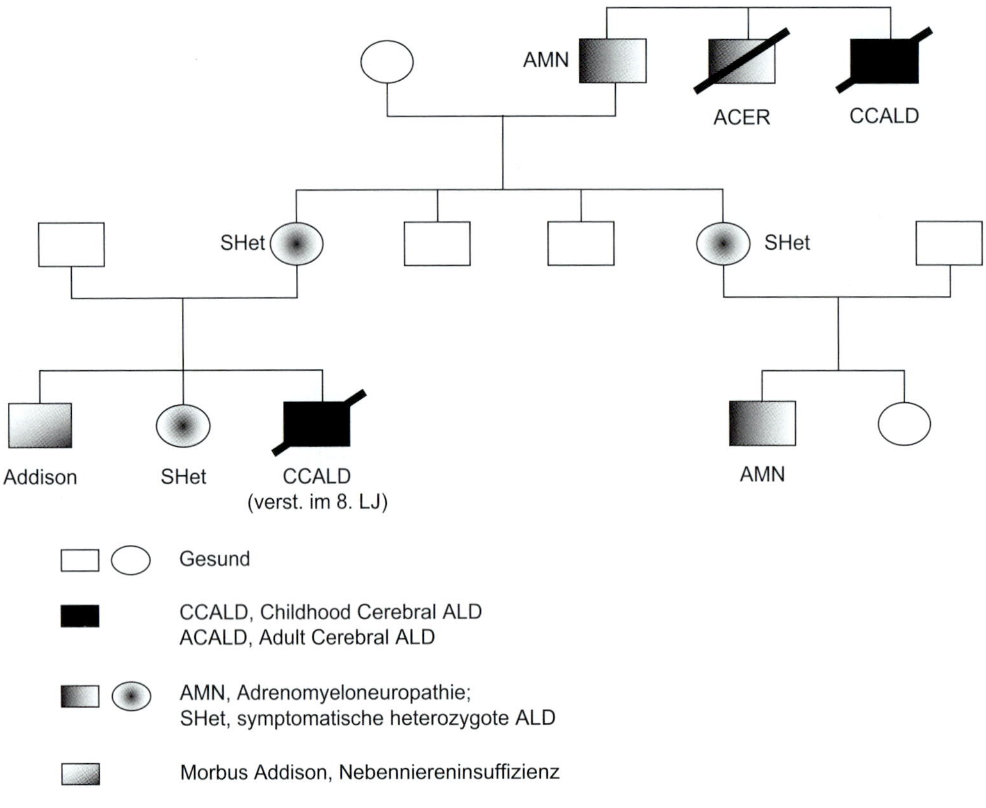

Abb. 10.1 Phänotypverteilung innerhalb einer Familie mit X-chromosomaler Adrenoleukodystrophie

10

metachromatischer Leukodystrophie (MLD), Adrenoleukodystrophie oder adulter Polyglucosankörperchen-Erkrankung, Gallenblasenerkrankungen bei MLD, Katarakte bei zerebrotendinöser Xanthomatose oder hypogonadotropher Hypogonadismus bei Pol-III-assoziierten hypomyelinisierenden Leukokodystrophien sind zwar meist keine lebensbedrohlichen, aber symptomatisch behandelbare Symptome (Adang et al. 2017). In anderen Fällen können rechtzeitiges Erkennen und konsequente Behandlung einer Organmitbeteiligung lebensbedrohliche Komplikationen vermeiden, z. B. eine akute Nebenniereninsuffizienz bei X-chromosomaler Adrenoleukodystrophie.

10.4 Diagnostik

Bei klinischem Verdacht auf eine leukodystrophische Erkrankung erfolgt in der Regel eine MRT-Untersuchung des Gehirns, die in vielen (aber nicht allen) Fällen ein charakteristisches, häufig erkrankungsspezifisches Muster der Signalveränderungen ergibt (Pattern Recognition; ➤ Tab. 10.4; Schiffmann und van der Knaap 2009). Eine ausführliche Familienanamnese (über mindestens drei Generationen) und die Suche nach extrazerebralen Manifestationen (➤ Tab. 10.3) erhärten den klinischen Verdacht. Biochemische oder molekulargenetische (➤ Tab. 10.2) Analysen bestätigen die Diagnose. Bei weiterhin unklaren Fällen erfolgen weitergehende genetische Analysen wie die Sequenzierung des gesamten Exoms. In seltenen Fällen kann auch eine Hirnbiopsie wegweisende Befunde liefern.

! MERKE

Diagnostischer Algorithmus bei Verdacht auf Leukodystrophie (LD)

1. Schritt 1: Klinische und radiologische Symptome sprechen für das Vorliegen einer LD:
   - Spastisch-ataktische Gangstörung u./o. kognitive Defizite
   - Pattern Recognition im MRT (Hypodemyelinisierungen, Zysten, Kalzifikationen …)
2. Schritt 2: Ausschluss anderer Erkrankungen mit Beteiligung der weißen Substanz:
   - Ausschluss vaskulärer (Risikofaktoren?), toxischer (Exposition?), entzündlicher (Labor? Liquor?), degenerativer oder neoplastischer Ursachen
   - Akuter Beginn oder schubförmiger Verlauf und initiale epileptische Anfälle sprechen eher gegen LD
3. Schritt 3: Suche nach unterstützenden Hinweisen für die Verdachtsdiagnose LD:
   - Drei-Generationen-Familienanamnese
   - Hepatosplenomegalie, PNP, okuläre Symptome, psychiatrische Symptome, autonome Störungen, hormonelle Störungen?
4. Schritt 4: Gezielte biochemische u./o. genetische Diagnostik:
   - Biochemische Untersuchungen: GBE1 (APBD), VLCFA (ALD), Cholestanol (CTX), Gal (GLD), ARSA (MLD), Aldehyddehydrogenase (SLS) u. a.
   - Gendiagnostik, Whole-Exome/Genome-Sequencing
5. Schritt 5: Hirnbiopsie bei weiterhin unklaren (und rasch progredienten) Fällen adaptiert nach Köhler et al. 2018

10.4.1 Radiologische Diagnostik

Das MRT ist fraglos die Methode der Wahl zur (Früh-)Erkennung von leukodystrophischen Erkrankungen (Schiffmann und van der Knaap 2009; Steenweg et al. 2010). Bereits mit einfachen Standard-T1/T2-gewichteten Sequenzen können Hinweise für das Vorliegen einer hypo- oder demyelinisierenden Leukodystrophie gefunden (➤ Abb. 10.2) und darüber hinaus in vielen Fällen ein diagnostisch wegweisendes Leukodystrophie-Befallsmuster identifiziert werden (➤ Abb. 10.3). Allerdings zeigen einzelne Leukodystrophie-Phänotypen atypische Muster oder keine Signalveränderungen (z. B. die Adrenomyeloneuropathie-Variante der X-chromosomalen Adrenoleukodystrophie). Zusätzliche MRT-Befunde wie Zystenbildung, Kalzifikationen oder Kontrastmittelaufnahme können im Einzelfall wertvolle Hinweise für eine spezifische Leukodystrophie-Diagnose liefern (➤ Tab. 10.4).

! MERKE

Die Auswertung des zerebralen MRT mit der Frage nach leukodystrophischen Erkrankungen bedarf einer speziellen (radiologischen) Expertise.

Tab. 10.4 MRT-Muster bei leukodystrophischen Erkrankungen (bearbeitet nach Köhler et al. 2018)

MRT-Befunde	Leukodystrophie
Hypomyelinisierung (T2 ↑, T1 ↑, → oder [↓] relativ zur grauen Hirnsubstanz; ➤ Abb. 10.2 links)	• Pol-III-assoziierte hypomyelinisierende Leukodystrophien • Hypomyelinisierende Leukodystrophie mit Atrophie der Basalganglien und des Zerebellums (H-ABC-Syndrom) • Pelizaeus-Merzbacher-Erkrankung (PMD) • Pelizaeus-Merzbacher-like Disease (PMLD)
Demyelinisierung (T2 ↑, T1 ↓ relativ zur grauen Hirnsubstanz; ➤ Abb. 10.2 rechts)	
diffuse Demyelinisierung des gesamten Marklagers	• Metachromatische Leukodystrophie (➤ Abb. 10.3a) • eIF2B-assoziierte Erkrankungen (Vanishing White Matter Disease; ➤ Abb. 10.3b) • Megalenzephale Leukoenzephalopathie mit subkortikalen Zysten • Späte Krankheitsstadien demyelinisierender Leukodystrophien
periventrikulär betonte Demyelinisierungsmuster	• Metachromatische Leukodystrophie • Globoidzellige Leukodystrophie (➤ Abb. 10.3c) • Leukoenzephalopathie mit Beteiligung des Hirnstamms und des Spinalmarks sowie Laktaterhöhung • Sjögren-Larssen-Syndrom • Adulte Polyglucosankörperchen-Erkrankung
große, teilweise asymmetrische Marklagerläsionen	• Adulte Polyglucosankörperchen-Erkrankung • Hereditäre, diffuse Leukoenzephalopathie mit axonalen Sphäroiden und pigmentierter Glia • Vanishing White Matter Disease
zerebelläre Mitbeteiligung und/oder Mitbeteiligung des mittleren Kleinhirnstiels	• Zerebrotendinöse Xanthomatose (Nucleus dentatus; ➤ Abb. 10.3d) • X-chromosomale Adrenoleukodystrophie • Morbus Alexander • Autosomal dominante Leukodystrophie mit autonomen Symptomen • Leukoenzephalopathie mit Beteiligung des Hirnstamms und des Rückenmarks sowie Laktaterhöhung • Hypomyelinisierende Leukodystrophien (Atrophie; ➤ Abb. 10.3e) • AARS2-assoziierte Leukodystrophie
dominante Hirnstammbeteiligung	• Morbus Alexander (➤ Abb. 10.3f) • Leukoenzephalopathie mit Beteiligung des Hirnstamms und des Rückenmarks sowie Laktaterhöhung • Autosomal dominante Leukodystrophie mit autonomen Symptomen • Adulte Polyglucosankörperchen-Erkrankung
frontal betontes Demyelinisierungsmuster	• Morbus Alexander • Metachromatische Leukodystrophie • X-chromosomale ALD (ca. 20 %) • Hereditäre, diffuse Leukoenzephalopathie mit axonalen Sphäroiden und pigmentierter Glia (➤ Abb. 10.3g)
parieto-occipitales Demyelinisierungsmuster	• X-chromosomale ALD (ca. 80 %; ➤ Abb. 10.3h) • Globoidzellige Leukodystrophie • Adulte Polyglucosankörperchen-Erkrankung
temporal betontes Demyelinisierungsmuster	• Adulte Polyglucosankörperchen-Erkrankung • Megalenzephale Leukoenzephalopathie mit subkortikalen Zysten
multifokale Demyelinisierungen	• Hereditäre, diffuse Leukoenzephalopathie mit axonalen Sphäroiden und pigmentierter Glia • Adulte Polyglucosankörperchen-Erkrankung • Leukoenzephalopathie mit Beteiligung des Hirnstamms und des Rückenmarks sowie Laktaterhöhung • Morbus Alexander • Sjögren-Larssen-Syndrom

Tab. 10.4 MRT-Muster bei leukodystrophischen Erkrankungen (bearbeitet nach Köhler et al. 2018) *(Forts.)*

MRT-Befunde	Leukodystrophie
Zystenbildung (FLAIR-Sequenzen)	• Vanishing White Matter Disease • Megalenzephale Leukoenzephalopathie mit subkortikalen Zysten
Kontrastmittel aufnehmende Läsionen	• Morbus Alexander • X-chromosomale ALD (zerebrale Formen)
Atrophie des Corpus callosum	• eIF2B-assoziierte Erkrankungen (Vanishing White Matter Disease) • Autosomal dominante Leukodystrophie mit autonomen Symptomen • Hereditäre, diffuse Leukoenzephalopathie mit axonalen Sphäroiden und pigmentierter Glia • AARS2-assoziierte Leukodystrophie
Demyelinisierung langer Rückenmarksbahnen	• X-ALD (Spätformen) • Globoidzellige Leukodystrophie (Morbus Krabbe) • Leukoenzephalopathie mit Beteiligung des Hirnstamms und des Rückenmarks sowie Laktaterhöhung • Hypomyelinisierende Leukodystrophie mit Hirnstamm und Spinalmarkbeteiligung • Leukodystrophie mit Beteiligung von Chlorid-Ionenkanälen (ClC-2) und Myelinödem • AARS2-assoziierte Leukodystrophie
spinale Atrophie	• Adrenomyeloneuropathie-Variante der X-ALD • Adulte Polyglucosankörperchen-Erkrankung • Morbus Alexander

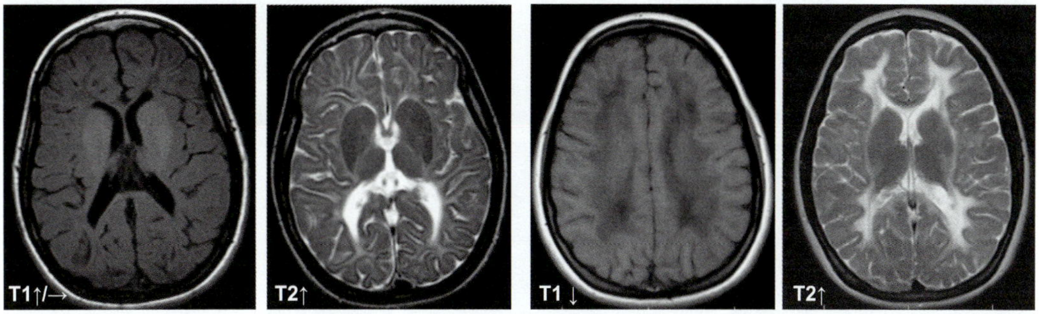

Abb. 10.2 Grundlegende kernspintomografische Unterscheidungsmerkmale hypomyelinisierender versus demyelinisierender Leukodystrophien: links: hypomyelinisierende Leukodystrophie (erhöhtes oder isointenses Signal in T1-gewichteten Sequenzen, flau erhöhtes Signal in T2-gewichteten Sequenzen) rechts: demyelinisierende Leukodystrophie (gemindertes Signal in T1-gewichteten Sequenzen, deutlich erhöhtes Signal in T2-gewichteten Sequenzen)

10.4.2 Biochemische und molekulargenetische Diagnostik

Die Leukodystrophie-Diagnose kann in den meisten Fällen durch den Nachweis eines entsprechenden Gendefektes gesichert werden (➤ Tab. 10.2). Bei Leukodystrophien mit bekanntem Stoffwechseldefekt sollte zusätzlich eine biochemische Sicherung der Diagnose erfolgen zum Nachweis der funktionellen Relevanz der Genveränderung. Trotz umfangreicher Analysen und Einsatz von Next-Generation-Sequencing-Methoden bleiben 20–30 % aller Leukodystrophien unklar. In diesen Fällen kann ggf. eine Hirnbiopsie indiziert sein.

10.5 Differenzialdiagnostik

Leukodystrophien stellen eine seltene, aber wichtige Differenzialdiagnose bei Patienten mit Erkrankungen der weißen Hirnsubstanz, sogenannte Leukoenzephalopathien, dar. Erworbene Myelinerkrankungen mit toxischer, degenerativer, entzündlicher oder vaskulärer Genese sind im Erwachsenenalter deutlich häufiger; allerdings birgt dies auch die Gefahr, seltene genetische Ursachen der Myelinerkrankung zu übersehen. Dies betrifft vor allem Leukodystrophien mit multifokalen Läsionen der weißen Substanz wie etwa die adulte Poly-

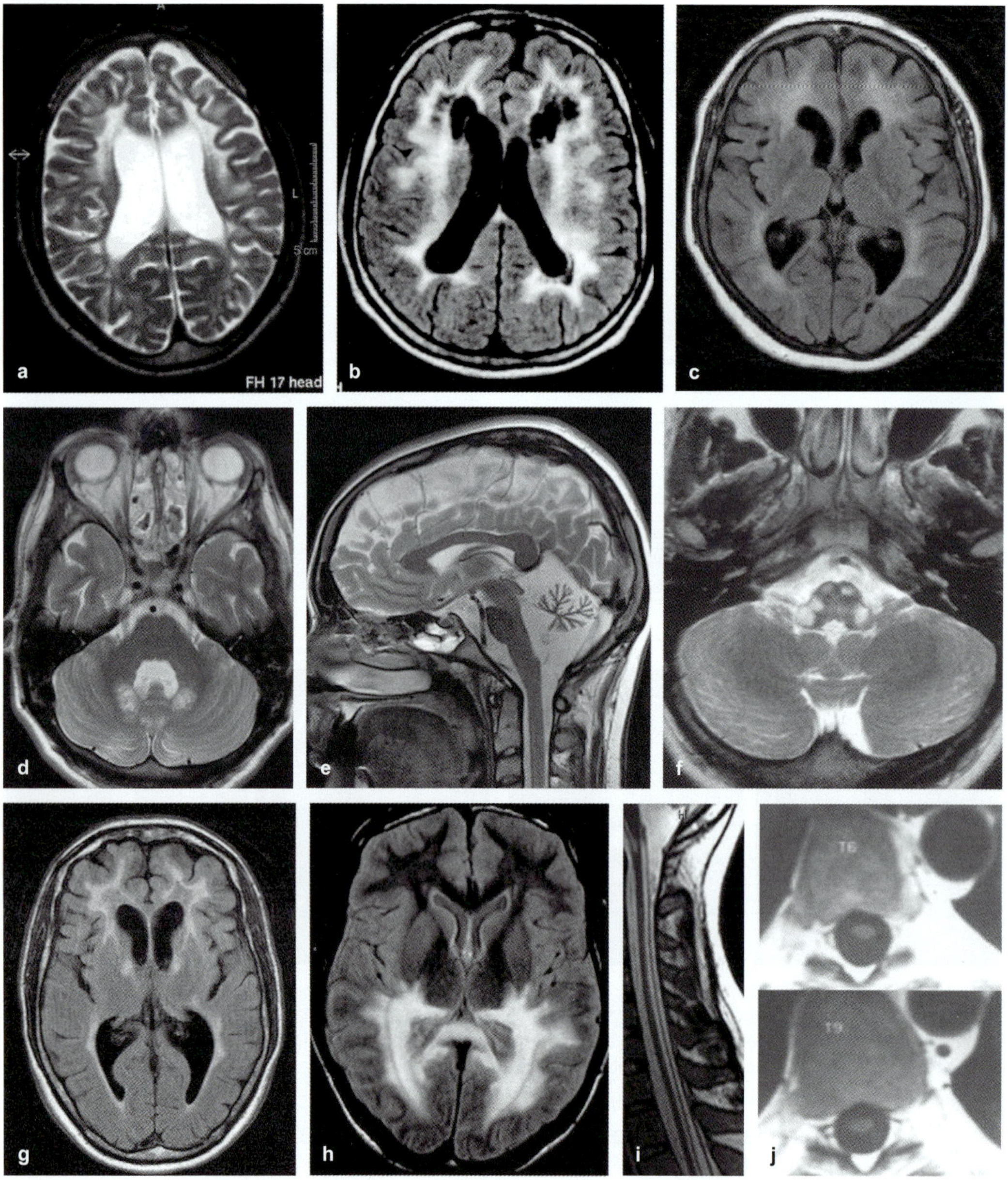

Abb. 10.3 Charakteristische MRT-Veränderungen ausgewählter Leukodystrophien (**cave:** atypische MRT-Muster immer möglich) **a** diffuse T2-Signalanhebungen beider Marklager bei metachromatischer Leukodystrophie; **b** T2-Signalanhebung beider Marklager mit zentraler Signalminderung in FLAIR-Sequenzen bei Vanishing White Matter Disease; **c** T2-Signalanhebung mit periventrikulärer Betonung bei globoidzelliger Leukodystrophie (Morbus Krabbe); **d** T2-Signalanhebung im Bereich des Nucleus dentatus des Kleinhirns bei zerebrotendinöser Xanthomatose; **e** Kleinhirnatrophie bei Pol-III-assoziierter hypomyelinisierender Leukodystrophie; **f** Hirnstammläsionen (häufig subependymal) bei Morbus Alexandee; **g** frontal betontes Demyelinisierungsmuster bei hereditärer, diffuser Leukodystrophie mit axonalen Sphäroiden und pigmentierter Glia; **h** symmetrisch parieto-occipitales Demyelinisierungsmuster bei zerebraler Adrenoleukodystrophie; **i** komplette Demyelinisierung langer Rückenmarksbahnen bei Leukoenzephalopathie mit Beteiligung des Hirnstamms und des Rückenmarks sowie Laktaterhöhung (LBSL); **j** thorakal betonte Atrophie des Rückenmarks bei der Adrenomyeloneuropathie-Variante der X-chromosomalen Adrenoleukodystrophie

glucosankörperchen-Erkrankung oder die hereditäre Leukoenzephalopathie mit axonalen Sphäroiden, die oftmals weder klinisch noch bildgebend von sogenannten vaskulären Enzephalopathien unterschieden werden können. Komplizierend kommt hinzu, dass neben den schon bekannten genetisch bedingten Stoffwechselstörungen mit relevanter Myelinbeteiligung auch zunehmend genetische, nicht klassisch leukodystrophische Erkrankungen mit Beteiligung des Myelins differenziert werden können, wie etwa der Morbus Fabry oder das CADASIL-Syndrom (➤ Tab. 10.5).

Tab. 10.5 Genetische Erkrankungen mit Beteiligung des zentralen Myelins (Auswahl), die NICHT als Leukodystrophie klassifiziert werden können

Erkrankung	Gen
Genetische Vaskulopathien mit Myelinbeteiligung	
zerebral autosomal dominante Arteriopathie mit subkortikalen Infarkten und Leukoenzephalopathie (CADASIL)	*NOTCH3*
zerebral autosomal rezessive Arteriopathie mit subkortikalen Infarkten und Leukoenzephalopathie (CARASIL)	*HTRA1*
COL4Λ1-assoziierte Leukoenzephalopathie	*COL4Λ1*
Morbus Fabry	*GLA*
retinale Vaskulopathie mit Leukodystrophie (RVCL)	*TREX1*
polyzystische lipomembranöse Osteodysplasie mit sklerosierender Leukoenzephalopathie (PLOSL)	*TREM2, TYROBP*
Genetische neurodegenerative Erkrankungen mit Myelinbeteiligung	
dentato-rubro-pallido-luysische Atrophie (DRPLA)	*ATN1*
fragiles X-assoziiertes Tremor-Ataxie-Syndrom	*FMR1*
Angeborene Stoffwechseldefekte mit Myelinbeteiligung	
Aspartylglucosaminurie	*AGA*
methylmalonische, isovalerische und propionische Azidurie	*MUT, IVD, PCCA* oder *PCCB*
Erkrankungen im Glykoprotein-Abbau, z. B. Alpha-Mannosidose, Beta-Mannosidose und Sialidose	*MAN2B1, MANBA, NEU1*
Galaktosämie	*GALT*
GM1-Gangliosidose (Typ III)	*GLB1*
GM2-Gangliosidose	*GM2A*
hereditäre Homozystinurie, z. B. Methylentetrahydrofolat-Reduktase- und Cystathionin-Beta-Synthetase-Defizienz	*MTHFR, CBS*
Phenylketonurie	*PAH*
Organazidurien, z. B. L-2-Hydroxyglutarazidurie und 3-Hydroxy-3-methylglutaryl-coenzym-A-Lyase-Defizienz	*L2HGDH, HMGCL*
Sonstige genetische Erkrankungen mit Myelinbeteiligung	
Morbus Wilson	*ATP7B*

10.6 Therapie

Für die meisten Leukodystrophien stehen keine spezifischen Behandlungsmöglichkeiten zur Verfügung. Umso wichtiger ist daher die multiprofessionelle Betreuung der Betroffenen und deren Familien in speziellen Behandlungszentren. Andererseits haben zunehmende Erkenntnisse der pathogenetischen Hintergründe leukodystrophischer Erkrankungen in den letzten Jahren bei einigen Leukodystrophien zur Erforschung neuer Therapieansätze geführt. Eine Übersicht der momentan laufenden klinischen Studien (Phasen I bis III) findet sich unter http://clinicaltrials.gov.

Aktuelle Behandlungsoptionen leukodystrophischer Erkrankungen:
- Symptomatische Therapien
- Metabolische Therapien (Enzymersatztherapie, Substitutions-, Substratrestriktions- und Enzyminhibitionstherapie)
- Zellbasierte Therapien (hämatopoetische Stammzelltransplantation, Ex-vivo-Gentherapie)

10.6.1 Symptomatische Therapien

Leukodystrophien basieren auf einer Fülle genetischer Ursachen, die sämtlich in einer Störung der Myelinfunktion und Myelinintegrität münden. Es resultiert eine Vielzahl von Symptomen wie Spastik, Ataxie, Dystonie, Paresen, sensible Störungen, Blasen-, Mastdarmstörungen, sexuelle Funktionsstörungen, Epilepsie und psychopathologische Störungen, die wesentlich zu einer Einschränkung der Lebensqualität der Betroffenen beitragen. Hinzu kommen krankheitsspezifische Symptome einzelner Leukodystrophien wie etwa Gallenblasenprobleme bei MLD oder Nebennierenrindeninsuffizienz bei X-ALD. Es ist daher von größter Bedeutung, diese sämtlich behandelbaren Symptome systematisch zu erfassen und adäquat zu behandeln (Adang et al. 2017).

10.6.2 Metabolische Therapien

Therapeutische Versuche bei Leukodystrophien mit angeborenem Stoffwechseldefekt, das defekte oder fehlende Enzym zu ersetzen, hatten aufgrund einer sehr eingeschränkten Blut-Hirn-Schrankengängigkeit nur geringen Einfluss auf die neuropathologischen Veränderungen. Dagegen können durch eine solche Enzymersatztherapie gute Effekte auf die nichtzerebrale Organpathologie erwartet werden. Beispiele hierfür sind die Enzymersatztherapie mit Glukozerebrosidase bei Morbus Gaucher oder mit α-Galaktosidase A beim Morbus Fabry, beides lysosomale Speichererkrankungen mit möglichen neuropathologischen Organveränderungen, aber keine Leukodystrophien im eigentlichen Sinn. Demgegenüber sind bei leukodystrophischen Speichererkrankungen mit vorwiegender Beteiligung neuronaler Strukturen wie etwa der metachromatischen Leukodystrophie Enzymersatztherapien bislang aus o. g. Gründen nicht erfolgreich in Hinblick auf die Prävention neuropathologischer Veränderungen. Neue Applikationsformen (intraventrikulär, intrathekal) unter Umgehung der Blut-Hirn-Schranke sind momentan in der klinischen Erprobung.

Bei der **cerebrotendinösen Xanthomatose (CTX)** führen Mutationen im CYP27A1-Gen zu einem Verlust des Enzyms Sterol-27-Hydroxylase, zu Störungen im Gallensäurestoffwechsel sowie zu pathologischen Ablagerungen von Cholesterin und Cholestanol im Gehirn und in anderen Geweben. Bereits im Kindesalter treten Symptome wie hartnäckige Durchfälle, frühzeitige Katarakte und Verhaltensauffälligkeiten auf. Später zeigen sich Xanthome und fortschreitende neurologische und psychiatrische Störungen wie beispielsweise Demenz, Dystonie, atypisches Parkinson-Syndrom, periphere Neuropathie und epileptische Anfälle. Therapeutisch kann die Akkumulation von Cholesterin und biliären Alkoholen durch die orale Gabe von Chenodesoxycholsäure (CDCA, 15 mg/kg KG pro Tag) verhindert und so eine partielle Rückbildung der Symptome erreicht werden.

Bei der **X-chromosomalen Adrenoleukodystrophie/Adrenomyeloneuropathie (X-ALD/AMN)** führt die genetisch determinierte Störung im Metabolismus gesättigter, überlangkettiger Fettsäuren (Very Long Chain Fatty Acids, VLCFA) zu deren Akkumulation in Körperflüssigkeiten und Geweben. Eine VLCFA-arme Diät in Kombination mit der Einnahme kürzerkettiger, einfach ungesättigter Fettsäuren (Glycerol-Trioleat und Glycerol-Trierucat, in 4:1-Mischung als Lorenzos Öl) führt über eine Blockade der endogenen De-novo-Synthese von VLCFA zu einer Normalisierung der ansonsten pathologisch erhöhten gesättigten VLCFA im Serum und zu verlangsamter Krankheitsprogression bei AMN (Semmler et al. 2008). Die Störung des VLCFA-Metabolismus bei X-ALD/AMN führt darüber hinaus zu einer mitochondrialen Dysfunktion, Energiemangel und zum signifikanten Anstieg oxidativer Stressparameter. Aktuell ist diesbezüglich eine Reihe von Substanzen in der klinischen Erprobung.

Bei der **adulten Polyglucosankörperchen-Erkrankung** führt die Mutation im GBE1-Gen zu einem defekten Glycogen Branching Enzyme und gestörtem Glykogenabbau. Klinisch findet sich eine spät manifestierende spastische Paraparese in Kombination mit einer distal symmetrischen Polyneuropathie. Aufgrund pathogenetischer Überlegungen, dass die Störung im Glykogenabbau zu einem Substratmangel im Citratzyklus und nachfolgendem Energiedefizit führen könnte, wird momentan der Einsatz einer anaplerotischen Therapie mit Triheptanoin (1–2 mg/kg KG) in klinischen Studien geprüft. So konnte aktuell in einer kontrollierten Studie bei AMN gezeigt werden, dass der Peroxisome proliferator-activated receptor (PPAR) gamma Agonist Leriglitazone klinisch relevante Effekte zeigt, wenngleich der primäre Endpunkt der Studie (6-MWT) nicht erreicht wurde (Köhler et al. Publ. in Vorbereitung).

10.6.3 Zellbasierte Therapien

Hämatopoetische Stammzelltransplantation (HSZT)

Erfahrungen mit der HSZT bestehen bei verschiedenen Leukodystrophien, insbesondere bei beginnenden zerebralen Verlaufsformen der X-chromosomalen Adrenoleukodystrophie, juvenilen und adulten Formen der metachromatischen Leukodystrophie sowie vereinzelt bei globoidzelliger Leukodystrophie und hereditärer diffuser Leukoenzephalopathie mit axonalen Sphäroiden. Wesentlich für alle Erkrankungen ist der möglichst frühe Beginn der Therapie, da in fortgeschrittenen Krankheitsstadien eine Stabilisierung durch die HSZT nicht mehr erreicht werden kann. Der vermutlich wesentliche Wirkmechanismus der HSZT beruht auf der Übertragung intakter Mikroglia. Das Fortschreiten entzündlicher Demyelinisierungen kann somit gestoppt werden. Darüber hinaus kann die Einwanderung enzymkompetenter Stammzellen den genetischen Stoffwechseldefekt partiell kompensieren.

Bei kindlich zerebralen Formen der X- chromosomalen Adrenoleukodystrophie führt die HSZT zu einer dramatischen Verbesserung der Überlebensprognose im Vergleich zum regelhaft infausten Krankheitsverlauf bei unbehandelten Kindern (Miller et al. 2011). Erste Erfahrungen bei erwachsenen Patienten mit zerebral entzündlichen Verlaufsformen zeigen ähnliche Ergebnisse (Kühl et al. 2017). Limitierende Faktoren sind die transplantationsbedingten Komplikationen (Myeloablation, Infektionen, Graft-versus-Host-Reaktionen) und die Spenderverfügbarkeit.

Gentherapeutische Strategien

Mithilfe gentherapeutischer Techniken können (mono-)genetische Defekte korrigiert werden in der Absicht, Krankheitssymptome zu verhindern oder zumindest abzumildern. Zielzellen werden dazu entweder ex vivo genetisch modifiziert und anschließend reinfundiert oder der Patient erhält das genetische Material in vivo systemisch oder direkt intraparenchymal zugeführt (➤ Abb. 10.4). Als Vehikel für die Transduktion der Zielzellen mit gesundem

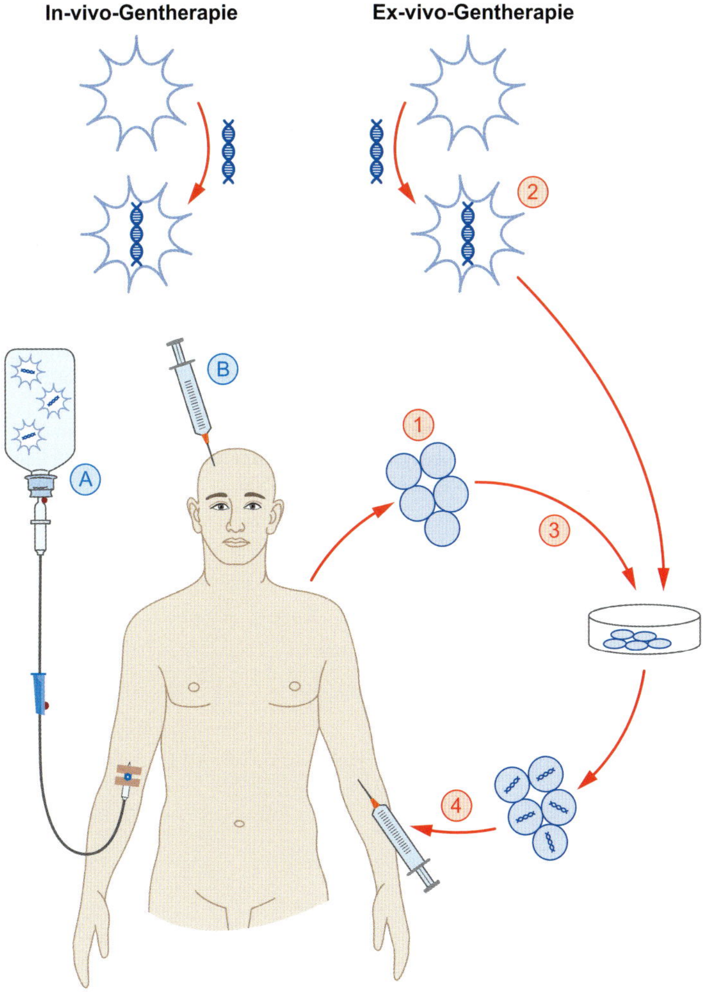

Abb. 10.4 Gentherapeutische Techniken. Ex-vivo-Gentherapie: Genetisch defekte Zielzellen (1) werden entnommen, ex vivo durch genetisch manipulierte Vektoren (2) transfiziert (3) und anschließend reinfundiert (4). In-vivo-Gentherapie: Genetisch modifizierte virale Vektoren werden intravenös (A) oder direkt intraparenchymatös (B) infundiert.

genetischem Material eignen sich verschiedene nichtpathogene Viren. Retrovirale oder lentivirale Vektoren sind in der Lage, die Zielzellen zu „infizieren" und das gesunde Gen in das Empfängergenom einzubauen.

Bei Patienten mit **metachromatischer Leukodystrophie** konnten mithilfe einer lentiviralen hämatopoetischen Stammzell-Gentherapie stabile motorische und kognitive Funktionen erhalten werden, bei anhaltend normalen Enzymspiegeln (Sessa et al. 2016).

Klinische Studien mit intrazerebralen Injektionen mit einem AAVrh.10-Virus zur In-vivo-Transduktion ARSA-Gen-defizienter Hirnzellen bei symptomatischen Kindern mit frühkindlicher metachromatischer Leukodystrophie sind im Gange (Aubourg 2016; Poletti und Biffi 2019).

Aktuelle Ergebnisse einer gentherapeutischen Therapie mit ex vivo lentiviral transduzierten, autologen $CD35^+$-Zellen bei kindlicher zerebraler X-ALD ergaben eine ähnliche Effektivität im Vergleich zur HSZT (Eichler et al. 2017). Wenngleich Langzeitergebnisse noch abgewartet werden müssen, so sind diese Behandlungsergebnisse von großer Bedeutung, insbesondere für Patienten, bei denen kein Knochenmarkspender zur Verfügung steht. Aktuell steht diese Therapieoption im Rahmen therapeutischer Studien bereits zur Verfügung, eine Marktzulassung (EMA) wurde beantragt.

LITERATUR

Adang LA, et al. Revised consensus statement on the preventive and symptomatic care of patients with leukodystrophies. Mol Genet Metab 2017; 122 (1–2): 18–32.

Aubourg P. Gene therapy for leukodystrophy: progress, challenges and opportunities. Expert Opin Orphan Drugs 2016; 4 (4): 359–367.

Bonkowsky JL, et al. The burden of inherited leukodystrophies in children. Neurology 2010; 75: 718–725.

Eichler F, et al. Hematopoietic stem-cell gene therapy for cerebral adrenoleukodystrophy. N Engl J Med 2017; 377: 1630–1638.

Köhler W, Curiel J, Vanderver A. Adulthood leukodystrophies. Nat Rev Neurol 2018; 14 (2): 94–105.

Kühl JS, et al. Long-term outcomes of allogeneic haematopoietic stem cell transplantation for adult cerebral X-linked adrenoleukodystrophy. Brain 2017; 140: 953–966.

Miller WP, Rothman SM, Nascene D, et al. Outcomes after allogeneic hematopoietic cell transplantation for childhood cerebral adrenoleukodystrophy: the largest single-institution cohort report. Blood 2011; 118: 1971–1978.

Schiffmann R, van der Knaap MS. Invited article: an MRI-based approach to the diagnosis of white matter disorders. Neurology 2009; 72: 750–759.

Schöls L, et al. S1-Leitlinie Leukodystrophien und hereditäre Leukencephalopathien im Erwachsenenalter. 2017. Aus: https://www.dgn.org/leitlinien/3413–030–118-leukodystrophien-und-hereditaere-leukencephalopathien-im-erwachsenenalter (letzter Zugriff: 20.04.2020).

Seesa M, et al. Lentiviral haematopoietic stem-cell gene therapy in early-onset metachromatic leukodystrophy: an ad-hoc analysis of a non-randomised, open-label, phase 1/2 trial. Lancet 2016; 388 (10043): 476–487.

Semmler A, Köhler W, Jung HH, Weller M, Linnebank M. Therapy of X-linked adrenoleukodystrophy. Expert Rev Neurother 2008; 8 (9): 1367–1379.

Steenweg ME, et al. Magnetic resonance imaging pattern recognition in hypomyelinating disorders. Brain 2010; 133 (10): 2971–2982.

Van der Knaap MS, Bugiani M. Leukodystrophies: a proposed classification system based on pathological changes and pathogenetic mechanisms. Acta Neuropathol 2017; 134: 351–382.

Vanderver A, et al. Case definition and classification of leukodystrophies and leukoencephalopathies. Mol Genet Metab 2015; 114: 494–500.

KAPITEL

11 Neuroinfektiologie

Uta Meyding-Lamadé und Eva Maria Craemer

Wichtige Neuigkeiten auf einen Blick

- Die Kombination von Aciclovir und Dexamethason ist aufgrund fehlender Signifikanz immer eine Einzelfallentscheidung und off-label (Meyding-Lamadé et al. 2019).
- Der Ausbruch der Coronavirus-Krankheit 2019 (COVID-19), verursacht durch das 2020 neu identifizierte schwere akute respiratorische Syndrom Coronavirus-2 (SARS-CoV-2), ist zu einer bedeutenden und dringenden Bedrohung für die globale Gesundheit geworden. Zunächst galt COVID-19 als pulmonale Erkrankung, im Verlauf der COVID-19 Pandemie zeichnete sich ab, dass ein Teil der hospitalisierten Patienten schwerwiegende neurologische Komplikationen entwickelt, was für die Prognose von entscheidender Bedeutung sein kann.
- Die Inzidenz für eine Infektion mit dem Dengue-Virus ist in den letzten Jahren dramatisch gestiegen; allein in Deutschland wurden im Jahr 2018 613 Fälle, 2019 1 176 Fälle und 2020 204 Fälle an das RKI gemeldet.

11.1 Einführung

Die Neuroinfektiologie umfasst ein breites Spektrum an viralen und bakteriellen Erregern. Aufgrund europäischer Impfprogramme werden einige Erreger immer seltener. Die Folge der Impfmüdigkeit in Deutschland bedarf besonderer klinischer Wachsamkeit, z. B. bei Masern, Röteln, Mumps.

Das Wachstum der Weltbevölkerung, die Expansion in neue geografische Gebiete, Klimawandel und die Veränderung der Landnutzung stellen uns vor neue Herausforderungen in der Klinik wie z. B. die Veränderung der Inzidenzen und Manifestationen erregerbedingter Erkrankungen des Nervensystems. Das erstmals im Dezember 2019 bekanntgewordene und im Januar 2020 neu identifizierte, weltweit vorkommende Virus SARS-CoV-2 (severe respiratory syndrome coronavirus 2, schweres akutes Atemwegssyndrom Coronavirus 2) verdeutlicht die Wichtigkeit erregerbedingter Infektionserkrankungen.

Meningoenzephalitiden können zu einer Vielzahl neurologischer Symptome führen; die Bandbreite erstreckt sich von Kopfschmerzen bis hin zum Koma mit tödlichem Ausgang (➤ Tab. 11.1). Je nach Erreger treten die Beschwerden rasch, innerhalb von Stunden ein oder führen innerhalb einer Woche oder von Monaten zu einer zunehmenden chronischen Symptomatik.

Die Diagnostik neuroinfektiologischer Erkrankungen stützt sich auf das klinische Bild und die Liquordiagnostik zusammen mit serologischen und bildgebenden Verfahren.

Die zielgerichtete frühe Therapie bei einer Meningitis wie auch bei einer Meningoenzephalitis ist entscheidend für die Prognose des Patienten – TIME IS BRAIN.

Tab. 11.1 Klinische Symptomatik bei V. a. Meningitis/Meningoenzephalitis

Bakterielle Meningitis	
typische Symptome	Kopfschmerzen, Meningismus, Fieber
fakultativ	Verwirrtheit, Vigilanzstörung, Übelkeit und Erbrechen, Lichtscheu, epileptische Anfälle
Hirnabszess	
akuter Verlauf	Kopfschmerzen, Übelkeit, Erbrechen, Herdzeichen, psychische Auffälligkeiten, Meningismus, epileptische Anfälle, Fieber, Hirndruckzeichen, Leukozytose
chronischer Verlauf	oft kein Fieber, keine Entzündungszeichen, ansonsten gleiche Symptome wie akuter Verlauf
Virale Meningitis	
aseptische Meningitis	Kopf-/Nackenschmerzen, Fieber, Meningismus, Licht-/Lärmscheu, Abgeschlagenheit, Myalgien
Meningoenzephalitis	Kopf-/Nackenschmerzen, Fieber, Meningismus, Licht-/Lärmscheu, Abgeschlagenheit, Myalgien, Vigilanzstörung, delirante Syndrome, epileptische Anfälle, Aphasie, Apraxie, Hemiparesen, kognitive Störungen

11.1.1 Bakterielle Meningitis

Bei Verdacht auf eine bakterielle Meningitis muss möglichst schnell mit der Antibiose begonnen werden; die rasche Therapie darf nicht durch Diagnostik verzögert werden. Die „Door-to-Needle-Zeit“ (Zeitfenster nach Einlieferung bis zur i. v. Antibiose) sollte so kurz wie möglich sein und, wenn irgend möglich, keinesfalls eine Stunde überschreiten.

Unbedingt sollte bei Patienten mit neurologischen Ausfallsymptomen, neu aufgetretenen Anfällen, veränderter Bewusstseinslage oder bei immunsupprimierten Patienten eine Bildgebung vor der Lumbalpunktion erfolgen. Bei Patienten, die diese Symptome nicht aufweisen, kann die Lumbalpunktion vor der Bildgebung durchgeführt werden.

Die Therapie sollte unmittelbar beim Verdacht begonnen und Dexamethason direkt nach der Blutentnahme (Anlegen Blutkultur) verabreicht werden, unmittelbar gefolgt von der Antibiose.

! MERKE

Beim intraparenchymatösen Hirnabszess kann die Liquorzellzahl normal sein und im Blutbild können Entzündungszeichen vollkommen fehlen.

11.1.2 Virale Meningitis/Meningoenzephalitis

Die Verdachtsdiagnose einer viralen Enzephalitis stützt sich auf die Anamnese, Fremdanamnese, klinisch-neurologische Untersuchung und die Liquordiagnostik gemäß den Leitlinien der Deutschen Gesellschaft für Liquordiagnostik und klinische Neurochemie (DGLN; Tumani et al. 2019). Bildgebende Verfahren wie die kraniale Computertomografie (CCT) und die kraniale Magnetresonanztomografie (cMRT) sind wichtig – sowohl für die Akutdiagnose als auch den Verlauf. Ebenso können die Elektrophysiologie und Elektroenzephalografie (EEG) für die Diagnostik, den Verlauf, aber auch die Prognose Hinweise geben.

Patienten mit Verdacht auf eine Herpes-simplex-Virus-Enzephalitis (HSVE) müssen Aciclovir unmittelbar, ohne Verzögerung, verabreicht bekommen. Wie bei der bakteriellen Meningitis wird bei klinischen Zeichen, die auf einen erhöhten Hirndruck deuten, auch ohne Lumbalpunktion therapiert.

Die adjuvante Gabe von Dexamethason wird in vielen Zentren als individueller Heilversuch eingesetzt, die Wirksamkeit ist aber bisher nicht belegt. Patienten mit einer blanden Virusmeningitis werden häufig nur sehr kurz stationär und lediglich antipyretisch und analgetisch behandelt.

ACHTUNG

Die HSVE kann sich in der Initialphase auch ohne Liquorzellzahlerhöhung präsentieren. Hier sind bei klinischem Verdacht unbedingt Kontrollliquoruntersuchungen erforderlich.

11.2 Bakterielle Erkrankungen

11.2.1 Einführung

Die bakterielle Meningitis gehört weltweit zu den häufigsten Infektionskrankheiten, bei mehr als 80 % der Erwachsenen wird sie durch *Streptococcus pneumoniae* und *Neisseria meningitidis* hervorgerufen. Die jährliche Inzidenz bakterieller Meningitiden liegt heutzutage bei 0,7 bis 0,9 % pro 100.000. Die gemeldeten Fallzahlen an das Robert Koch Institut sind seit den letzten Jahren rückläufig, dennoch wurden 2019 257 Fälle.2020 138 Fälle und 2021 3 Fälle von Meningokokken-Meningitis und 2019 726 Fälle, 2020 472 Fälle und 2021 42 Fälle von Pneumokokken-Meningitis gemeldet. In Deutschland sterben jährlich immer noch 5–10 % der Patienten mit einer Pneumokokken-Meningitis, ihre jährliche Inzidenz wird mit 1,2/100.000 angegeben. Die jährliche Inzidenz der Meningokokken-Meningitis wird mit 0,4/100.000 Einwohner in Deutschland angegeben.

Durch die Einführung der Vakzination gegen *Haemophilus influenzae* Typ B, *Neisseria meningitidis* (Serogruppe Typ C) und Pneumokokken (7-, 10- und 13-Valente) ist die Inzidenz der bakteriellen Meningitis rückläufig, was wahrscheinlich den Impfprogrammen und Impfempfehlungen zuzuschreiben ist.

Haemophilus influenzae Typ B ist in Europa fast vollständig verschwunden, weshalb die nosokomiale bakterielle Meningitis mittlerweile bei Erwachsenen häufiger ist als bei Kindern. Des Weiteren ist ein Rückgang der Erkrankung mit *Streptococcus pneumoniae*

(Pneumokokken) und *Neisseria meningitidis* (Meningokokken) aufgrund der gezielten antibiotischen Therapie gegen diese Stämme zu beobachten.

Bei Neugeborenen unterscheidet man zwei Infektionswege: die vertikale Transmission über den Geburtskanal – Mutter-Kind-Übertragung (frühes Neonatalstadium) – und die nosokomiale oder horizontale Transmission – Mensch-zu-Mensch-Übertragung (spätes Neonatalstadium). Die häufigsten Erreger bei Neugeborenen sind *Streptococcus agalactiae* (Gruppe-B-Streptokokken, GBS) und *Escherichia coli,* gefolgt von *Listeria monocytogenes* und *Streptococcus pneumoniae.*

Ab dem Kleinkindalter sind die häufigsten Erreger einer bakteriellen Meningitis *Neisseria meningitidis, Streptococcus pneumoniae* und *Haemophilus influenzae.*

Die häufigsten Fälle einer ambulant erworbenen bakteriellen Meningitis bei Erwachsenen sind auf eine Infektion durch *Streptococcus pneumoniae* zurückzuführen, gefolgt von *Neisseria meningitidis. Listeria monocytogenes, Haemophilus influenzae und Escherichia coli* werden häufig durch prädisponierende Faktoren wie Alter, Alkoholkrankheit, Endokarditis oder Immunsuppression.

Gegen Pneumokokken empfiehlt die Ständige Impfkommission (STIKO) des Robert Koch-Instituts (RKI) Patienten > 60 Jahre eine Impfung mit dem 23-valenten Polysaccharid-Impfstoff ($PPSV_{23}$) mit einer Auffrischung nach sechs Jahren.

Bei immunsupprimierten oder chronisch Kranken, Kindern, Jugendlichen und Erwachsenen wird die sequenzielle Impfung mit dem 13-valenten Konjugat-Impfstoff (PCV_{13}) gefolgt von $PPSV_{23}$ empfohlen; $PPSV_{23}$ sollte erst ab einem Alter von zwei Jahren gegeben werden.

11.2.2 Klinik

Neugeborene präsentieren sich oft mit einer unspezifischen Symptomatik. Sie leiden häufig unter Atemnot, zeigen ein schlechtes Essverhalten, haben eine blasse bzw. marmorierte Haut, sind hyper- oder hypoton. Begleitend wird in ca. 25 % ein septischer Schock diagnostiziert.

Ab dem Kleinkindalter sind die klassischen Symptome und Anzeichen einer bakteriellen Meningitis sichtbar. Die Nackensteifigkeit ist bei Kleinkindern seltener als bei älteren Kindern und Erwachsenen (➤ Tab. 11.1).

! MERKE

Meningismus kann bei sehr alten und sehr jungen Menschen fehlen, auch fehlt dieser gelegentlich bei der sogenannten apurulenten Meningitis, bei der sich im Liquor ein Bakterienrasen ohne Zellzahlerhöhung zeigt.

Die bakterielle Meningitis präsentiert sich bei Erwachsenen meist mit Fieber (74 %), Kopfschmerzen (83 %) und Nackensteifigkeit(74 %), zusätzlich können Verwirrtheit, Vigilanzstörung, Übelkeit und Erbrechen, Lichtscheu und epileptische Anfälle auftreten. Diese können Hinweise auf drohende Komplikationen sein. In nur etwa 40 % der Patienten tritt die klassische Trias aus Fieber, Meningismus und Bewusstseinsstörungen auf. In bis zu 30 % der Fälle fehlt der Meningismus bzw. andere Dehnungszeichen der Hirnhäute (Kernig, Brudzinski und Lasegue), insbesondere bei sehr alten Menschen, immunsupprimierten Patienten und sehr kleinen Kindern.

Kommt es bei einer Meningokokken-Meningitis zu petechialen Einblutungen, meist an Fingern und Zehen, aber auch andernorts, entspricht dies bakteriellen Embolien. Diese treten bei Meningokokken-Sepsis auf, können aber auch bei Pneumokokken-Meningitis und *Haemophilus-influenzae*-Meningitiden vorkommen. Beim Waterhouse-Friderichsen-Syndrom kommt es zu flächigen Nekrosen, Organversagen und Verbrauchskoagulopathie aufgrund eines fulminanten septischen Krankheitsbildes mit disseminierter intravasaler Gerinnung.

11.2.3 Diagnostik

Die Diagnose kann nur mittels Liquordiagnostik gestellt bzw. ausgeschlossen werden (➤ Kap. 22.3.4). ➤ Tab. 11.2 zeigt die typischen Parameter im Liquor auf.

Als unterstützender Serummarker zur Unterscheidung einer bakteriellen und einer viralen Meningitis ist die Bestimmung von Serum-Procalcitonin hilfreich, das Procalcitonin ist hochsensitiv bis 99 % wie auch spezifisch.

Die European Society of Clinical Microbiology and Infectious Diseases (ESCMID) empfiehlt bei Patien-

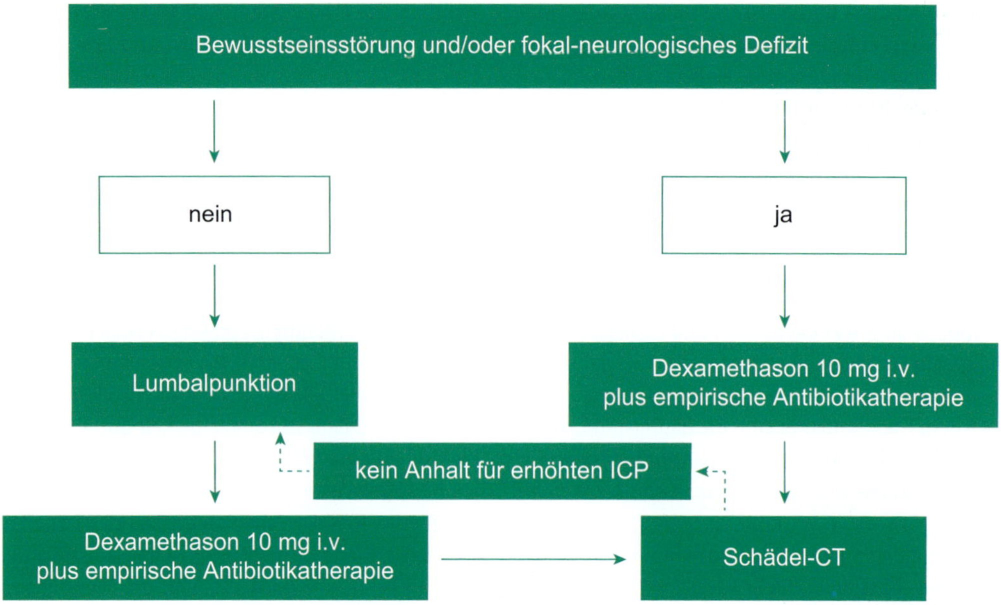

Abb. 11.1 Vorgehen bei V. a. bakterielle Meningitis (modifiziert nach Pfister et al. 2015); ICP = intrakranieller Druck [Pressure]

ten mit fokal-neurologischen Defiziten, einem neuen Anfallsereignis, einer Vigilanzminderung (Glasgow Coma Scale < 10) und Patienten unter Immunsuppression eine kraniale Bildgebung vor der Liquorpunktion. Bei Patienten ohne die o. g. klinischen Symptome ist keine kraniale Bildgebung in der Akutsituation gefordert.

Bei Patienten ohne klinische Anzeichen eines erhöhten Hirndrucks kann eine rasche Liquorpunktion durchgeführt werden. ➤ Abb. 11.1 zeigt das Vorgehen bei Verdacht auf eine bakterielle Meningitis (Brouwer et al. 2015; Dobler et al. 2016; Dyrdak et al. 2016).

Die Fokussuche sollte rasch erfolgen, z. B. die Suche nach einem parameningealen Entzündungsherd im CT oder MRT sowie eine HNO-ärztliche und kardiale Konsiliaruntersuchung. Die bakterielle Meningitis kann per continuitatem fortgeleitet, hämatogen oder embolisch entstanden sein.

Der Verlauf der bakteriellen Meningitis und Meningoenzephalitis kann sehr variabel sein. Häufig sprechen Patienten mit einer bakteriellen Meningitis innerhalb weniger Stunden sehr gut auf die Antibiose an.

Komplikationen treten bei etwa der Hälfte der Patienten mit einer bakteriellen Meningitis in der Regel in der ersten Woche auf, selten nach zwei bis drei Wochen. ➤ Tab. 11.3 zeigt die häufigsten intrakraniellen Komplikationen bei einer akuten bakteriellen Meningitis. Das Hirnödem gilt als die Hauptursache einer intrakraniellen Druckerhöhung in der Akutphase; auch die Zunahme des zerebralen Blutvolumens und ein Hydrozephalus können zu einer Erhöhung beitragen.

Hirnödem und intrakranielle Druckerhöhung können zu Einklemmung und Perfusionsstörungen führen. Der Hydrocephalus aresorptivus (kommunizierender Hydrozephalus) wird häufiger beobachtet als der obstruktive Hydrozephalus (Verschlusshydrozephalus). Bereits in den ersten Tagen kann das CT potenziell lebensbedrohliche Liquorabflussstörungen zeigen. In 20–30 % der Fälle wird auch eine Ventrikulitis beobachtet (bei Neugeborenen mit gramnegativen Erregern bis zu 50 %).

In 10–30 % treten bei Erwachsenen und Kindern Hörstörungen auf, bei 10–15 % findet sich eine Vestibulopathie.

ACHTUNG

Die Letalität bei der Meningokokken-Meningitis beträgt 1–4 %, bei der Pneumokokken-Meningitis 20–23 %.

Bei einer Pneumokokken-Meningitis haben klinische Daten gezeigt, dass auch nach initial gutem Verlauf

Tab. 11.2 Typische Parameter im Liquor bei V. a. bakterielle Meningitis

Diagnose	Parameter	Befund
Bakterielle Meningitis	Erscheinung	trüb
	Zellzahl • Akutphase • Proliferationsphase • Reparationsphase	 • > 1 000 • < 600 • > 50
	Liquor-Serum-Glukose-Index	erniedrigt
	Laktat	> 3,5 mmol/l
	Gesamteiweiß	> 1 000 mg/l
	Gesamtprotein	> 100 mg/dl
	Blut-Liquor-Schranke (Serum/Liquor-Albumin-Quotient)	schwer gestört (> 20 × 10^{-3})
Chronische Meningitis	Erscheinung	kristallklar oder Trübung
	• **Zellzahl** Tuberkulös • Borreliose	• > 1 000, lymphozytär • > 1 000
	• **Liquor-Serum-Glukose-Index** Tuberkulös • Borreliose	• Erniedrigt • Erniedrigt
	• **Laktat** Tuberkulös • Borreliose	• > 3,5 mmol/l • > 3,5 mmol/l
	• **Gesamtprotein** Tuberkulös • Borreliose	• > 100 mg/dl • < 100 mg/dl
	• **Blut-Liquor-Schranke (Serum/Liquor-Albumin-Quotient)** Tuberkulös • Borreliose	• Tuberkulös • Borreliose
Hirnabszess	Erscheinung	trüb
	Zellzahl	> 100
	Liquor-Serum-Glukose-Index	normal
	Gesamtprotein	• > 500 mg/l (aktive Inflammation) • < 150 mg/l (Nekrose mit Verkapselung)
	Blut-Liquor-Schranke (Serum/Liquor-Albumin-Quotient)	• Schwer gestört (aktive Inflammation) • Leicht gestört (Nekrose mit Verkapselung)

durch Antibiose verzögerte zerebrovaskuläre Komplikationen mit zerebralen Ischämien auftreten können.

Die Diagnose zerebrovaskulärer Komplikationen wird durch MR-/CT-Angiografie und/oder Doppler-Sonografie durchgeführt. Die zerebrale Angiografie (DSA) ist bei Zweifelsfällen noch immer Goldstandard.

Zu den häufigsten extrakraniellen Komplikationen während der Akutphase zählen septischer Schock, Verbrauchskoagulopathie, Adult Respiratory Distress Syndrome (ARDS), Arthritis (septisch und reaktiv), Elektrolytstörungen (z. B. Hyponatriämie), Syndrom der inadäquaten ADH-Sekretion (SIADH), zerebrales Salzverlust-Syndrom oder zentraler Diabetes insipidus, Rhabdomyolyse, Pankreatitis, septische einseitige Endophthalmitis oder Panophthalmitis und Blindheit.

Spinale Komplikationen wie Myelitis oder spinale Vaskulitis können in der Akutphase auftreten.

Eine Syringomyelie kann wenige Monate bis viele Jahre nach einer Infektion auftreten, nach einer tuberkulösen Meningitis scheint dies häufiger der Fall zu sein.

Tab. 11.3 Komplikationen einer bakteriellen Meningitis im Erwachsenenalter

Komplikation	Häufigkeit in %
Sepsis	~ 50
Hydrozephalus	~ 10
generalisiertes Hirnödem	10–15
arterielle ischämische Gefäßkomplikationen	15–20
epileptische Anfälle	2–15
Sinusvenenthrombose	~ 5
Abszess, Empyem, Zerebritis	5–10
Ventrikulitis in der Bildgebung bei Pneumokokken-Meningitis	regelhaft

! MERKE

Besondere Maßnahmen müssen bei Patienten mit Verdacht auf Meningokokken-Meningitis (oder -sepis) getroffen werden. Die Patienten müssen sofort für bis zu 24 Stunden nach Beginn der Antibiose isoliert und entsprechende Hygienemaßnahmen getroffen werden.

11.2.4 Therapie

Patienten sollten initial auf einer neurologischen Intensivstation behandelt werden.

Bei erwachsenen Patienten mit Verdacht auf bakterielle Meningitis sollte schnellstmöglich innerhalb einer Stunde nach Eintreffen in der Klinik mit der Therapie begonnen werden. Vor Beginn der Dexamethason-Gabe (10 mg) und Antibiose müssen Blutkulturen abgenommen werden.

Zur Behandlung der bakteriellen Meningitis mit unbekanntem Erreger müssen Alter und prädisponierende Faktoren berücksichtigt werden, um den wahrscheinlichsten Erreger zu erfassen. ➤ Tab. 11.4 zeigt die empirische antibiotische Therapie bei ambulant erworbener bakterieller Meningitis.

Wenn bei einer Meningokokken-Infektion kein Antibiogramm vorliegt, kann eine Therapie mit Penicillin G begonnen werden.

Bei einer Pneumokokken-Meningitis beträgt die Resistenzrate in Deutschland gegen Cephalosporine der Gruppe 3 < 1 %, aber in anderen Ländern (z. B. Südeuropa) liegt sie gegen Cephalosporine der Gruppe 3 und Penicillin höher. Hier ist die Reiseanamnese zu berücksichtigen. Zu beachten ist, dass sich die Resistenzlage gegen Antibiotika in den letzten Jahren geändert hat, sie spielt eine untergeordnete Rolle. In 38 % der Fälle weisen Meningokokken gegenüber Penicillin G intermediär empfindliche Isolate auf.

Die Anlage einer externen Ventrikeldrainage kann bei klinisch relevantem Hydrozephalus indiziert sein.

! MERKE

Die intravenöse Antibiotikatherapie muss schnellstmöglich erfolgen. Das Zeitfenster bis zum Therapiebeginn sollte 1 Stunde mit oder ohne Lumbalpunktion nicht überschreiten. Die Gabe von Dexamethason (Erwachsene: 10 mg/kg KG; Kinder: 0,15 mg/kg KG) ist vor der ersten Antibiotika-Gabe dringend zu empfehlen.

Tab. 11.4 Empirische antibiotische Therapie bei einer ambulant erworbenen bakteriellen Meningitis (modifiziert nach ESCMID/van de Beek et al. 2016)

	Neugeborene < 1 Monat	1 Monat bis 18 Jahre	> 18 bis < 50 Jahre	> 50 Jahre oder Risikofaktoren für L. monocytogenes (> 18 bis < 50 Jahre)
Streptococcus pneumoniae–penicillinresistent	Amoxicillin/Ampicillin/Penicillin plus Cefotaxim oder Amoxicillin/Ampicillin plus Aminoglykoside	Cefotaxim oder Ceftriaxon plus Vancomycin oder Rifampicin	Cefotaxim oder Ceftriaxon plus Vancomycin oder Rifampicin	Cefotaxim oder Ceftriaxon plus Vancomycin oder Rifampicin plus Amoxicillin/Ampicillin/Penicillin G
Streptococcus pneumoniae–penicillinempfindlich		Cefotaxim oder Ceftriaxon	Cefotaxim oder Ceftriaxon	Cefotaxim oder Ceftriaxon plus Amoxicillin/Ampicillin/Penicillin G

11

11.3 Hirnabszess

11.3.1 Einleitung

Ein Hirnabszess wird am häufigsten durch Streptokokken (~40–60 %), *Staphylococcus aureus* (~ 10–20 %), Koagulase-negative Staphylokokken (5–10 %), obligate Anaerobier wie *Bacteroides spp.* (15–40 %) und gramnegative aerobe Bakterien wie Enterobakterien und *Pseudomonas spp.* (15–30 %) hervorgerufen, in ~60 % der Fälle wird ein Hirnabszess aufgrund Mischinfektionen hervorgerufen. Bei immunkompromittierten Patienten können Pilze (*Aspergillus, Candida, Cryptococcus neoformans, Mucorales*) und *Toxoplasma gondii* Auslöser sein. Nach Auslandsaufenthalt muss an *Entamoeba histolytica* gedacht werden.

Nach Schädel-Hirn-Traumata findet man oft nach Jahren Spätabszesse.

Man unterscheidet vier Stadien des Hirnabszesses: das Stadium der frühen und der späten Zerebritis sowie das Stadium der frühen und der späten Kapselbildung. Die Stadieneinteilung und Beurteilung erfolgen mittels CT-/MRT- und/oder histologischem Befund.

11.3.2 Klinik

Beim akuten Verlauf haben die Patienten in der Mehrzahl der Fälle Kopfschmerzen, Übelkeit, Erbrechen, Herdzeichen, psychische Auffälligkeiten, Meningismus, Fieber, Hirndruckzeichen, eine Leukozytose und epileptische Anfälle. Die typische Trias besteht aus Kopfschmerzen (69 %), Fieber (53 %) und fokalneurologischen Ausfällen (48 %).

Beim chronischen Verlauf manifestieren sich die gleichen klinischen Zeichen, aber oft ohne febrile Temperaturen und ohne Entzündungszeichen.

ACHTUNG

Der Hirnabszess kann sich auch lediglich durch einen epileptischen Anfall bemerkbar machen. Bei den Patienten können Entzündungszeichen fehlen, klinisch wie auch im Liquor.

11.3.3 Diagnostik

Die Diagnosestellung erfolgt mittels klinisch-neurologischem Bild, MRT- bzw. CT-Befund und Erregernachweis (Blutkultur). Bei 60–90 % der Patienten ist das CRP erhöht; dies dient als empfindlicher Routinelaborparameter. Die Liquoranalytik kann normal sein.

Spezielle Sequenzen helfen im kranialen MRT und der MR-Spektroskopie, den Abszess von Metastasen, einem Tumor oder anderen Infektionserkrankungen oder auch vaskulären Erkrankungen zu unterscheiden. Zur Keimisolierung und Therapie kann eine stereotaktische Punktion im Einzelfall sinnvoll sein.

ACHTUNG

Das MRT hilft fast immer, den Hirnabszess vom Glioblastom zu unterscheiden. Neuroradiologisch zeigt sich im MRT der solide Teil des Glioblastoms diffusionseingeschränkt, während beim Abszess die Nekrose diffusionseingeschränkt ist.

! MERKE

Eine normale Liquorzellzahl schließt einen Hirnabszess nicht aus.

11.3.4 Therapie

Bei vorliegenden multiplen, tiefen und/oder kleinen Abszessen kann eine rein konservative Antibiotikatherapie sinnvoll sein. Auch bei einer Hirnphlegmone ist die Antibiose indiziert.

Bei ventrikelnahen Abszessen kann eine neurochirurgische Intervention eine Perforation mit Verschleppung ins Ventrikelsystem verhindern.

Die Antibiose besteht aus einer Kombinationstherapie: Ceftriaxon/Cefotaxim plus Metronidazol plus ein Staphylokokkenantibiotikum (Rifampicin, Fosfomycin, Vancomycin, Linezolid). Bei V. a. einen MSSA-Hirnabszess (MSSA = methicillinsensitiver *Staphylococcus aureus*) sollte Cefuroxim + Fosfomycin verabreicht werden. Bei V. a. einen MRSA-Hirnabszess (MRSA = methicillinresistenter *S. aureus*) greift man auf Vancomycin + Rifampicin zurück. Bei grampositiven Erregern kann Linezolid indiziert sein.

Die stereotaktische Punktion zur Entleerung des Abszesses hat als Komplikation die Gefahr einer Meningitis oder Ventrikulitis. Bei gekammerten Abszessen um Fremdkörper oder bei Fisteln mit intrakranieller Raumforderung durch den Abszess können beispielhaft Kraniotomien erforderlich sein.

Die Letalität des bakteriellen Hirnabszesses beträgt 5–15 %; in 30 % entstehen Epilepsien als Residuum, ~20–40 % behalten fokalneurologische oder neuropsychologische Residualsysmtome unterschiedlicher schwere bei, in ~ 5 % aller Fälle eines Hirnabszesses ist mit Rezidiven zu rechen.

11.4 Neuroborreliose

Die Neuroborreliose wird durch den Erreger *Borrelia-burgdorferi*-sensu-lato-Komplex B (Vorkommen Erreger Europa: *B. burgdorferi* sensu stricto; *B. garinii, B. afzelii, B. valaisiana;* Vorkommen Erreger USA: *B. burgdorferi* sensu stricto) verursacht.

Die Erstbeschreibung erfolgte 1975 in dem kleinen Ort Lyme (Connecticut, USA), wo es vermehrt zu akuten arthritischen Beschwerden bei Kindern kam (Lyme-Borreliose). Der Erreger wurde nach dem Arzt und Bakteriologen Willy Burgdorfer benannt; er hatte den Erreger 1981 aus der Zecke isoliert.

Diese Bakterien können durch einen Zeckenstich übertragen werden – manchmal auch durch Insekten (z. B. Pferdebremse). An der Einstichstelle kann eine Hautinfektion auftreten (Wanderröte = Erythema chronicum migrans). Weniger als 50–60 % der Patienten erinnern sich an einen Zeckenstich. Im Gegensatz zur Frühsommer-Meningoenzephalitis (FSME) existiert bei der Borreliose keine ausreichend wirksame Impfung gegen diesen Erreger. Entscheidend ist die schnelle Entfernung der Zecke.

In Europa beträgt die Durchseuchung des Gemeinen Holzbocks *(Ixodes ricinus)* mit *Borrelia burgdorferi* sensu lato 13 %, bei dem FSME-Virus liegt sie zwischen 0,1 und 5 %.

Genaue Inzidenz-/Prävalenzzahlen liegen nicht vor, geschätzt wird die jährliche Inzidenz der Neuroborreliose auf 1–2/100.000; dennoch werden zwei Altersgipfel der Borreliose beobachtet. Besonders häufig erkranken Kinder zwischen 5 und 14 Jahren und Erwachsene zwischen 45 und 50 Jahren.

Die Stadieneinteilung der Neuroborreliose ist in ➤ Tab. 11.5 dargestellt.

Tab. 11.5 Stadieneinteilung der Neuroborreliose

Stadium	Assoziierte Erkrankung
„Frühe" Erkrankung (Symptomdauer < 6 Monate)	
I (lokal)	Erythema migrans
II (disseminiert)	• Allgemeinsymptome (subfebrile Temperaturen, Arthralgien, Myalgien) • Lymphadenosis cutis benigna • Akute Neuroborreliose • Sekundäre, weitere Erythema migrans • Akute Arthritis • Karditis (Rhythmusstörungen, v. a. AV-Block)
„Späte" Erkrankung (Symptomdauer > 6 Monate)	
III	• Chronische Neuroborreliose • Polyneuropathie • Arthritis • Myositis • Acrodermatitis • Augenaffektion

Die akute Neuroborreliose äußert sich durch typische, klinisch abgrenzbare Symptome. Am häufigsten findet sich eine Nervenwurzelentzündung (Radikulitis, Garin-Bujadoux-Bannwarth-Syndrom); im Vordergrund stehen starke, häufig nächtlich betonte Schmerzen, Lähmungen und Sensibilitätsstörungen.

Neben den Spinalwurzeln können die Hirnnerven beteiligt sein. Hierbei ist in der Mehrzahl der Fälle der VII. Hirnnerv (N. facialis) mit den Folgen einer akuten Gesichtslähmung betroffen; bei Kindern kommt es häufig zu einer bilateralen Fazialisparese. Viel seltener kann eine isolierte Entzündung der Hirnhäute oder des Gehirns selbst auftreten.

Im Stadium III kann es zu einer isolierten Borrelien-assoziierten Polyneuropathie mit Hautveränderungen (Acrodermatitis chronica atrophicans Herxheimer) kommen. Die Entzündungen des Myelons und der Nervenwurzeln können ebenfalls im Stadium III auftreten.

11.4.1 Diagnostik

Die Diagnose der Neuroborreliose kann nur anhand des Liquors gestellt werden (➤ Kap. 22.3.5). Ein erregerspezifischer Antikörperindex beweist die Neuroborreliose oder schließt sie aus.

! MERKE

Ein unauffälliger Liquorbefund schließt eine Neuroborreliose aus. Durch Blutuntersuchungen allein kann die Neuroborreliose nicht diagnostiziert werden.

Urin- und Serum-PCR, Lymphozytentransformationstest (LTT), der „Visual Contrast Sensitivity-Test" (VCS-Test), der Nachweis von L-Formen oder Sphäroblasten oder die Bestimmung der CD57-positiven/CD3-negativen Lymphozytensubpopulation eignen sich nicht zur Diagnose einer Neuroborreliose. Nur serologische Untersuchungen reichen für die Sicherung der Neuroborreliose nicht aus.

ACHTUNG

Große Vorsicht ist bei der Interpretation von borrelienspezifischen Antikörpern in der Blutuntersuchung angebracht: Ein positiver „Borrelien-Titer" ohne klinische Symptomatik belegt lediglich den Kontakt des Immunsystems mit dem Erreger, beweist jedoch nicht eine behandlungsbedürftige Erkrankung.

IgM-Antikörper im Blut können über viele Jahre persistieren, auch ohne Krankheitssymptome, und sagen nichts über die Behandlungsbedürftigkeit aus.

Unter der Beachtung der Leitlinien der Deutschen Gesellschaft für Neurologie (DGN) und European Federation of Neurological Sciences (EFNS) ist die Diagnosstellung klar, es werden genaue Kriterien für eine möglich, wahrscheinliche und definitive Neuroborreliose vorgegeben, die in ➤ Tab. 11.6 aufgeführt sind.

Eine schwerwiegende Komplikation ist die Borreliose-induzierte Vaskulitis. Hier kann es nicht nur zu zerebralen Durchblutungsstörungen überwiegend im hinteren Stromkreislauf kommen, sondern auch zur Aneurysmenausbildung mit Subarachnoidalblutung als Erstsymptom einer Neuroborreliose im Rahmen einer Vaskulitis.

11.4.2 Therapie

Die Antibiotikatherapie bei Neuroborreliose ist in ➤ Tab. 11.7 dargestellt.

11.4.3 Prognose

Die Prognose ist in der Regel günstig. Je kürzer die klinische Symptomatik bestanden hat, desto eher kommt es zu einer Ausheilung.

Eine Radikulitis heilt in den meisten Fällen völlig aus und bei Fazialisparesen bleiben bei 5 % der Fälle Defizite zurück. Eine Antibiotikatherapie verringert das Risiko, dass es zu einem chronischen Verlauf kommt, sowie die Dauer der Schmerzen.

11.5 Tuberkulose/tuberkulöse Meningitis

Die Tuberkulose (Tbc) wird durch das nur beim Menschen vorkommende *Mycobacterium tuberculosis* (*M. tuberculosis, M. bovis, M.africanum, M. canettii, M. microti, M. pinnipedii*), ein obligat aerobes säurefestes Stäbchenbakterium, ausgelöst. Mykobakterien befallen alle Organsysteme; 4 % aller Infektionen betreffen das ZNS.

Tab. 11.6 Kriterien für eine mögliche, wahrscheinliche und definitive Neuroborreliose

Mögliche Neuroborreliose	Wahrscheinliche Neuroborreliose	Gesicherte Neuroborreliose
• typisches klinisches Bild • borrelienspezifische IgG- und/oder IgM-Antikörper im Serum (cave: kann sehr früh noch negativ sein) • nicht vorliegender Liquorbefund oder keine durchgeführte Lumbalpunktion • Abgrenzung anderer Ursache	• wie mögliche Neuroborreliose und zusätzlich • entzündliches Liquorsyndrom mit lymphozytärer Pleozytose, Blut-Liquor-Schranken-Störung und intrathekale Immunglobulinsynthese	• wie wahrscheinliche Neuroborreliose und zusätzlich • intrathekale Synthese borrelienspezifischer Antikörper (positiver IgG- und/oder IgM-Antikörperindex) im Liquor oder • positiver kultureller Nachweis oder Nukleinsäurenachweis (PCR) im Liquor

Tab. 11.7 Antibiotikatherapie bei Neuroborreliose

Symptom	Antibiose (Dosierung)	Dauer
Erythema migrans	Doxycyclin (2× 100 mg/d p.o.)	14–21 Tage
	Amoxicillin (3× 1 000 mg/d p.o.)	14–21 Tage
	Cefuroxim-Axetil (2× 500 mg/d p.o.)	14 Tage
Borrelien-Lymphozytom	Doxycyclin (2× 100 mg/d p.o.)	14–21 Tage
	Amoxicillin (3× 1 000 mg/d p.o.)	14–21 Tage
	Cefuroxim-Axetil (2× 500 mg/d p.o.)	14 Tage
Acrodermatitis chronica atrophicans	Amoxicillin (3× 1 000 mg/d p.o.)	21 Tage
	Ceftriaxon (1× 2 g/d i.v.)	14–21 Tage
	Cefotaxim (2× 3 g/d i.v.)	14–21 Tage
	Doxycyclin (2 × 100 mg/d p.o. oder i.v.)	21 Tage
akute Neuroborreliose	Ceftriaxon (1× 2 g/d i.v.)	14 Tage
	Cefotaxim (2× 3 g/d i.v.)	14 Tage
	Penicillin G 4x5 MIO E/d i.v.	14 Tage
	Doxycyclin (2–3 × 100 mg/d p.o. oder i.v.)	18 Tage
chronische Neuroborreliose	Ceftriaxon (1× 2 g/d i.v.)	14–21 Tage
	Cefotaxim (2× 3 g/d i.v.)	14–21 Tage
	Penicillin G 4x5 MIO E/d i.v.	14–21 Tage
	Doxycyclin (2 × 100 mg/d p.o. oder i.v.)	14–21 Tage
Arthritis	Amoxicillin (3× 1 000 mg/d p.o.)	28 Tage
	Ceftriaxon (1× 2 g/d i.v.)	28 Tage
	Cefotaxim (2× 3 g/d i.v.)	14–21 Tage
	Doxycyclin (2 × 100 mg/d p.o. oder i.v.)	14–21 Tage
Karditis	Ceftriaxon (1× 2 g/d i.v.)	14 Tage

Tuberkulose disponierende Erkrankungen sind Alkoholismus, Malignome, Leberzirrhose und Immunsuppression.

Weltweit ist die Tuberkulose immer noch verantwortlich für ca. 3 Millionen Todesfälle jährlich; 400 000 erkranken an einer ZNS-Tuberkulose (tuberkulöse Meningitis).

2016 lag die Inzidenz in Deutschland bei 7,3/100 000 Einwohner, bei 5 921 gemeldeten Fällen (RKI 2017). Im Vergleich zu den Vorjahren ist die Fallzahl – und damit einhergehend auch die Inzidenz – gestiegen. Die Fallzahlen sind in den Jahren 2018 (5 486 Fälle) und 2019 (4 811 Fälle), 2020 (4 116 Fälle) und im Februar 2021 (470 Fälle) leicht gesunken.

Die Erkrankung ist nach § 6 Infektionsschutzgesetz (IfSG) meldepflichtig.

11.5.1 Klinik

Die tuberkulöse Meningitis manifestiert sich typischerweise mit einem subakuten bis chronischen Verlauf, selten akut. Über Wochen bis hin zu mehreren Monaten kommt es zu unspezifischen Prodromalsymptomen, Krankheitsgefühl, Übelkeit, Kopfschmerzen sowie febrilen Temperaturen. Selten findet sich die klassische Trias mit Hirnnervenneuropathie, Vaskulitis mit zerebraler Ischämie sowie Hydrozephalus. Selten ist auch ein massiv ausgeprägter Meningismus vorhanden. Die Mehrzahl der Patienten klagt über Kopfschmerzen; in einem Drittel der Patienten treten Stauungspapillen auf, die möglicherweise auf die Eiweißerhöhung im Liquor zurückzuführen sind.

Patienten müssen bei Hydrozephalus (mit Bewusstseinstrübung, Koma) und vaskulär ischämischen Komplikationen (Halbseitensymptome, Hirnstammsymptome etc.) intensivpflichtig behandelt werden.

11.5.2 Diagnostik

Unverzichtbar zur Diagnosesicherung ist die Untersuchung des Liquors. Er kann farblos sein, bei deutlich erhöhtem Eiweißgehalt auch xanthochrom (gelblich). Oft findet sich eine gemischtzellige lymphozytäre Pleozytose (bis zu 500 Zellen/µl), beim akuten Verlauf kann eine granulozytäre Pleozytose vorherrschen. Das Liquoreiweiß kann auf 500 mg/dl erhöht sein, Werte über 1 000 mg/dl sind nicht ungewöhnlich. Die Liquorglukose ist bei langsamen Verläufen weitestgehend normal, bei subakuten (akuten) Verläufen gering bis mäßig erniedrigt, Laktat ist deutlich erhöht. Des Weiteren findet man oft IgG-, manchmal auch IgG- und IgM-Erhöhungen.

Makroskopisch finden sich in den basalen Zisternen gallertartige Exsudate; hirsekorngroße, gelbbraune Knötchen (miliare Tuberkel) zeigen sich im Bereich der Leptomeningen.

Mittels Färbung (Goldstandard: Ziehl-Neelsen-Färbung) gelingt der Nachweis von *Mycobacterium tuberculosis.* Die Ziehl-Neelsen-Färbung ist eine Differenzialfärbung mikroskopischer Präparate für säurefeste Bakterien. Das Prinzip der Färbung funktioniert wie folgt: Der Farbstoff (Karbolfuchsin [Phenolfuchsin]) dringt in die lipidhaltigen Zellwände ein. Die Färbung erfolgt unter Hitzeeinwirkung bis kurz vor den Siedepunkt, anschließend wird mit EtOH + HCl entfärbt. Abschließend wird eine Gegenfärbung mit Methylenblau für einen besseren Kontrast der Umgebung durchgeführt. Die Bakterien färben sich rot, die Umgebung blau. Die Liquorkultur ist bei 30–50 % der Patienten sowie bei 10–25 % der Patienten mit chronisch tuberkulöser Meningitis positiv.

Der Nachweis der mykobakteriellen DNA mittels PCR ist nicht sensitiver als die Liquorkultur, aber aufgrund der schnellen Ergebnisse (nach 24 h) indiziert.

Der intrakutane Tuberkulintest zeigt eine durchgemachte Erstinfektion oder Impfung an. Hierbei wird Tuberkulin in die Haut injiziert und nach 72 Stunden die Reaktion des Immunsystems gemessen (Bildung einer Schwellung).

Zur immunologischen Labordiagnostik wird der Interferon-γ-Freisetzungstest (γ-Interferon-Test, Quantiferon®, Tuberkulose-Elispot-Assay) eingesetzt; auch er zeigt eine durchgemachte Erstinfektion oder Impfung an. Durch den Kontakt mit *Mycobacterium spp.* setzen die T-Lymphozyten Interferon-γ frei, wenn extrahierte *M. tuberculosis* hinzugegeben werden. Der γ-Interferon-Test ist dem intrakutanen Tuberkulintest bezüglich Sensitivität und Spezifität überlegen.

ACHTUNG

Der intrakutane Tuberkulintest sowie der γ-Interferon-Test können bei einer isolierten ZNS-Manifestation negativ sein.

Der Nachweis säurefester Stäbchen gelingt mittels Magensaft, Sputum, Trachealsekret und Urin.

Im CT finden sich basale Arachnoiditis, Tuberkulome, Hydrozephalus und Infarkte bei tuberkulöser Vaskulitis; das MRT zeigt verdickte, Kontrastmittel anreichernde Meningen. In 50 % der Fälle ist der Röntgen-Thorax unauffällig.

Im Hinblick auf vaskulitisbedingte Ischämien, auf das Vorhandensein basaler granulomatöser Meningitis und einen Hydrozephalus (**cave:** Liquorpunktion kontraindiziert! Evtl. über Liquordrainage Untersuchungsmaterial gewinnen) muss bei Patienten mit Bewusstseinsstörungen und/oder Herdsymptomatik vor Lumbalpunktion eine Bildgebung erfolgen.

Die Diagnose der zerebralen Tuberkulose gestaltet sich gelegentlich als schwierig; dann muss eine Hirnbiopsie erwogen werden.

Die Diagnosekriterien einer tuberkulösen Meningitis sind in ➤ Tab. 11.8 dargestellt (modifiziert nach Schaberg et al. 2017).

11.5.3 Therapie

Mit einer frühzeitigen antimikrobiellen Chemotherapie verbessert sich die Prognose entscheidend. Die Gabe von Isoniazid (INH), Pyrazinamid (OZA), Rifampicin (RMP) und Streptomycin (SM) über zwei Monate, gefolgt von einer 10-monatigen Gabe von

Tab. 11.8 Diagnosekriterien tuberkulöse Meningitis

Mögliche tuberkulöse Meningitis	Wahrscheinliche tuberkulöse Meningitis	Definitive tuberkulöse Meningitis
Meningitisches Syndrom und ≥ 2 der folgenden Kriterien: • bekannte Tuberkulose • Persistenz der Beschwerden (> 5 Tage) • Vigilanzminderung (GCS > 15) • neue oder neuartige fokalneurologische Zeichen und ≥ 2 der folgenden Kriterien: – xanthochromer Liquor – Lymphozytäre Pleozytose – Glukose Serum/Liquor- Quotient < 0,5	Meningitisches Syndrom und ≥ 1 der folgenden Kriterien: • Hinweis auf eine pulmonale Tuberkulose • Hinweis auf eine extrapulmonale Tuberkulose • Zeichen einer Tuberkulose in der CT und/oder MRT • Nachweis säurefester Stäbchen im Sputum und/oder gastrischem Sekret	Meningitisches Syndrom und • positive Mikrobiologie und/oder • positive Tbc-Kultur im Liquor

11

INH und RMP sind als Standardtherapie indiziert. Nach den aktuellen Therapieempfehlungen der Weltgesundheitsorganisation (WHO) für die ZNS-Tuberkulose ist Ethambutol (EMB), aufgrund des geringen Durchdringens der Blut-Hirn-Schranke durch SM zu ersetzen.

In der Initialphase wird über zwei Monate eine Vierfachkombination aus 5 mg/kg KG (4–6 mg/kg KG, tägliche Maximaldosis 300 mg) INH, 10 mg/kg KG/24h RMP, 25 mg/kg KG PZA und 15 mg/kg KG (tägliche Maximaldosis 1 x 1000 mg) SM gegeben. Anschließend wird über 10 Monate (Kontinuitätsphase) mit INH und RMP behandelt. Eine wöchentliche Gewichtskontrolle sollte zur Dosierungsplanung durchgeführt werden.

Eine Verlängerung der Therapiedauer kann in Einzelfällen, bspw. bei einem intrazerebralen Abszess, notwendig sein. Es kann immer wieder zu Rezidiven kommen, dann sind Behandlungszeiträume von 12 Monaten, in Einzelfällen sogar über Jahr hinweg, notwendig sein.

Bei Nichtverfügbarkeit von SM kann auf andere, gut liquorgängige Substanzen wie Moxifloxacin zurückgegriffen werden. Dexamethason oder Prednisolon sollte zusätzlich zur antituberkulösen Chemotherapie verabreicht werden.

! MERKE

Zunächst kann es unter antituberkulöser Mehrfachtherapie zu klinischen wie auch bildgebenden Verschlechterungen kommen, was nicht bedeutet, dass die Therapie nicht anspricht.

Je nach klinischem Befund sollte eine Verlaufskontrolle nach zwei und vier Wochen nach Therapiebeginn erfolgen, bei unauffälligem Befund anschließend alle vier Wochen. Als Routinelaborkontrollen sind Blutbild, Leberfunktion und Nierenfunktionswerte empfohlen.

11.5.4 Komplikationen

Als Komplikationen können Vaskulitis, Hydrozephalus, SIADH (Syndrom der inadäquaten ADH-Sekretion), Tuberkulome oder spinale Beteiligungen (Radikulomyelopathie, Arachnoiditis, Vaskulitis, spinale Tuberkulome, Syringomyelie) auftreten. Zu Abszessen kommt es selten.

11.6 Virale Erkrankungen des ZNS

Die häufigste entzündliche Erkrankung des ZNS ist die virale Meningitis (Synonym aseptische Meningitis), die einen Reizzustand der Meningen im Rahmen einer systemischen viralen Infektion darstellt und meist auch ohne Therapie nach Tagen bis wenigen Wochen abklingt (in 90 % der Fälle nach 10–14 Tagen). Im Liquor findet sich eine lymphozytäre Pleozytose (etwa 20–30 bis hin zu < 1 000 Zellen/µl); Liquorlaktat und -protein sind in der Regel leicht erhöht.

Akute virale Meningoenzephalitiden sind seltene Erkrankungen, erfordern aber häufig eine intensivmedizinische Behandlung, rasche Diagnostik und Therapie. Hierbei ist neben dem meningealen Befall zusätzlich das Hirnparenchym (Meningoenzephalitis) durch Viren infiziert, wobei nur selten rein isolierte Enzephalitiden vorkommen. In manchen Fällen kommt zudem der Befall des Rückenmarks (Enzephalomyelitis) oder der Nervenwurzeln (Enzephalomyeloradikulitis) hinzu.

Das Auftreten ist vorwiegend sporadisch; in manchen Regionen Europas sind arthropodenübertragene Enzephalitiden wie die FSME endemisch.

Die akute virale Enzephalitis ist selten, benötigt aber ebenfalls häufig intensivmedizinische Behandlung, rasche Diagnostik und Therapie. Sie ist eine Infektion des Hirngewebes, wobei meist die angrenzenden Hirnhäute mitbetroffen sind.

Bei nur etwa einem Drittel der Patienten wird die Ursache der Enzephalitis geklärt, bei einem weiteren Drittel wird sie aufgrund von Klinik, des Ansprechens auf die Therapie und grenzwertiger serologischer Befunde vermutet. Die Zahl der antiviralen Substanzen nimmt stetig zu; jedoch gibt es weiterhin virale Enzephalitiden, die aufgrund mangelnder spezifischer Therapien häufig letal enden.

! MERKE

Aufgrund des oft blanden Verlaufes bleiben viele Virusmeningitiden undiagnostiziert, sodass eine exakte Inzidenz nicht bekannt ist.

11.6.1 Klinik

Leitsymptome

Die klinischen Leitsymptome der Meningitis sind Kopfschmerzen, Übelkeit, Nackensteifigkeit, Licht- und Lärmscheu.

Meningeale Reizerscheinungen, die häufig mit einem entzündlichen Liquorprofil (11.9) assoziiert sind, lassen sich zusätzlich finden, oft weniger ausgeprägt als bei der bakteriellen Meningitis. Die akute virale Enzephalitis äußert sich durch Fieber, Kopfschmerzen und quantitative und qualitative Bewusstseinsstörungen. Fakultativ können Paresen, aphasische Störungen, fokale oder generalisierte Anfälle hinzukommen und der typische Meningismus kann fehlen.

Der akuten Erkrankung geht oft ein grippeähnliches Prodromalstadium voraus.

Die Schwere des Krankheitsbildes hängt sowohl vom Wirt als auch vom Virus selbst ab; oft ist noch ungeklärt, wie die Viren in das ZNS eindringen. Viren können auf hämatogenem Weg ins ZNS gelangen, bei Herpes-Viren wurden auch transaxonale Transportwege beschrieben.

Der ZNS-Befall hängt vom Erreger und Wirt ab. Manche Viren können die Gefäßendothelzellen direkt befallen oder durch Pinozytose/Exozytose durch die Zellen hindurch transportiert werden. Infizierte Nervenzellen können zugrunde gehen. Dadurch werden z. B. entzündliche Reaktionen ausgelöst, die weiteren Schaden anrichten können. Dies wurde als „Hit and Run"-Mechanismus beschrieben.

Bei der Herpes-simplex-Virus-Enzephalitis (HSVE) vermutet man einen transaxonalen Transport über den N. olfactorius (Gosztonyi et al. 1992; Jennische et al. 2015).

11.6.2 Diagnostik

Die Diagnose beruht auf mikrobiologischen und klinischen Untersuchungen sowie einer Bildgebung. Die allgemeine Vorgehensweise ist im diagnostischen Stufenschema dargestellt (➤ Abb. 11.2).

Bei akuten Virusenzephalitiden ist das Procalcitonin nicht erhöht (< 0,5 ng/ml). Zu finden ist eine relative Lymphozytose bei normalen, leicht erhöhten oder sogar erniedrigten Gesamtleukozyten, das CRP kann moderat ansteigen (selten > 50 mg/l). In der Regel sind die übrigen Blutwerte normal oder nicht aussagekräftig. In der Frühphase der Liquorzytologie können Granulozyten vorherrschen.

Die typischen liquordiagnostischen Parameter sind in ➤ Tab. 11.9 angegeben.

! MERKE
Bei der Diagnose an Umgebungsfälle, Insektenstiche sowie Auslandsaufenthalte denken. Im Zweifelsfall immer mit dem jeweiligen nationalen Referenzlabor oder dem Robert Koch-Institut Kontakt aufnehmen.

11.6.3 Therapie

Beim Verdacht auf Herpes-Enzephalitis muss unverzüglich auch ohne Sicherung der Diagnose mit Aciclovir behandelt werden (➤ Kap. 11.7.1).

Für die meisten viralen Enzephalitiden gibt es keine spezielle Therapie, sie werden dann symptomatisch behandelt, wenn die behandelbaren Enzephalitiden ausgeschlossen sind. ➤ Tab. 11.10 zeigt die verfügbaren antiviralen Substanzen. Für einige Erreger der viralen Meningitis/Meningoenzephalitis sind Vakzine erhältlich; eine Vakzination bietet den größtmöglichen Schutz vor einer viralen ZNS-Infektion.

Häufig ist eine intensivmedizinische Behandlung notwendig. Hierzu gehören die adäquate Behandlung des erhöhten intrakraniellen Drucks (Steroide oder Mannitol), die Fiebersenkung und die Kontrolle der Atmungsparameter, des Elektrolyt- und des Wasserhaushalts. Im Einzelfall kann eine osteoklastische Trepanation bei schwereren raumfordernden Enzephalitiden notwendig sein. Eine antikonvulsive Therapie ist beim Auftreten von Anfällen oder beim Verdacht auf nonkonvulsive Anfälle indiziert.

! MERKE
Bei Verdacht auf eine Herpes-simplex-Enzephalitis muss unverzüglich mit Aciclovir behandelt werden.

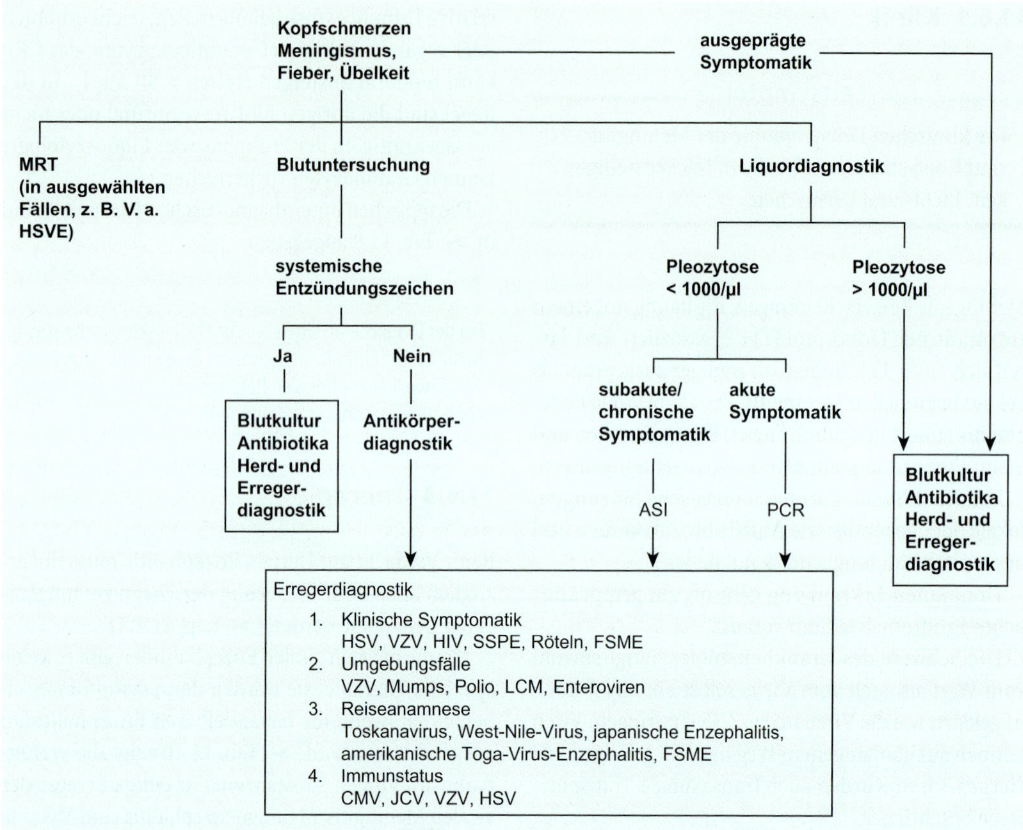

Abb. 11.2 Diagnostisches Stufenschema (modifiziert nach Meyding-Lamadé et al. 2018)

Tab. 11.9 Typische Liquorparameter bei V. a. virale Meningitis

Diagnose	Parameter	Befund
virale Meningitis/ Meningoenzephalitis	Erscheinung	Kristallklar
	• **Zellzahl** HSV • VZV • CMV • FSME	• < 1 000 • normal bis zu 300 • < 1 000 • > 1 000
	Liquor-Serum-Glukose-Index	normal
	Laktat	< 3,5 mmol/l
	Gesamtprotein	< 100 mg/dl
	Blut-Liquor-Schranke (Serum/Liquor-Albumin-Quotient)	normal bis leicht gestört

Tab. 11.10 Antivirale Substanzen mit Effektivität bei ZNS-Befall

Antivirale Substanz	Gesicherte Wirksamkeit bei	Mögliche Wirksamkeit bei
Aciclovir	HSV, VZV	EBV
Aracytine		PML (mit Cidovir)
Cidofovir	CMV-Retinitis	HHV-6, HHV-8
Famciclovir	HSV, VZV	HSV-Enzephalitis (2. Wahl)
Foscarnet	CMV (bei Aciclovir-Resistenz: HSV & VZV)	HHV-8
Ganciclovir/ Valganciclovir	CMV	
Interferon-α 1b	Hepatitis-C-Virus, Hepatitis-B-Virus	
Ribavirin	HCV mit Interferonen	SSPE
Valaciclovir	HSV	
Vidarabin	HSV, VZV	

11.7 Ausgewählte virale Infektionen des ZNS

11.7.1 Herpes-simplex-Virus-Enzephalitis (HSVE)

Einführung

Die häufigste Ursache von sporadischen Enzephalitiden in Westeuropa ist die HSVE.

In 90 % der Fälle findet sich bei immunkompetenten Erwachsenen die HSV-1-Enzephalitis, welche den fokalen, den Schläfen- und Frontallappen betrifft; in 10 % der Fälle kommt die HSV-2-Enzephalitis vor und verursacht eine leichte Meningoenzephalitis. Bei Säuglingen und immunkompromittierten Patienten ist die HSV-2-Enzephalitis häufiger; es können diffuse HSV-Infektionen mit schweren Verläufen auftreten.

HSV-1-Enzephalitiden treten bei etwa zwei Drittel der Fälle als Folge einer Reaktivierung der Virusinfektion auf, etwa ein Drittel der Fälle stellt eine Manifestation der ersten Infektion dar. Bei der HSV-2-Enzephalitis findet der ZNS-Befall meistens im Rahmen der primären Infektion statt.

Die HSVE ist keiner bestimmten Jahreszeit zuzuordnen, was sie von anderen Enzephalitiden (z. B. FSME) unterscheidet. Die jährliche Inzidenz beträgt ca. 0,2–0,4/100 000 (Meyding-Lamadé et al. 2018). In Westeuropa liegt die aus früheren Studien berechnete Inzidenz bei 5/1 000 000; dieser Wert ist aber möglicherweise überschätzt. Ein Drittel der HSVE kommt bei Patienten unter 20 Jahren und zur Hälfte bei Patienten über 50 Jahre vor.

Symptomatik/Klinik

Die klinische Symptomatik kann vielfältig sein. Nach einem ein- bis viertägigen Prodromalstadium mit grippeähnlichen Allgemeinbeschwerden folgt eine variable Phase mit Bewusstseinsstörungen, Persönlichkeitsveränderungen und fokal neurologischen Erscheinungen.

Als Eintrittspforte der Infektion dienen Nase und Mund, die über den N. olfactorius die mittlere Schädelgrube erreicht. Die hieraus bestehende Enzephalitis ist durch eine frontobasale Lage, eine erhebliche Hirnschwellung und hämorrhagische Nekrosen gekennzeichnet.

> **! MERKE**
> Die HSVE ist ein klinisches Chamäleon unter den viralen Erkrankungen; die häufigsten Symptome sind Kopfschmerzen, Fieber sowie qualitative und quantitative Bewusstseinsstörungen.

Diagnostik

Das Stufenschema der Diagnostik entsprechend den gültigen Leitlinien der DGN (Meyding-Lamadé et al. 2018) ist in ➤ Abb. 11.2 dargestellt.

Generell ist entscheidend, dass das Stufenschema nur bei entzündlichen Enzephalitiden gilt. Aufgrund des unspezifischen Krankheitsbildes ist es daher unabdingbar, rasch die Differenzialdiagnose abzuklären.

Charakteristische Liquorbefunde sind eine lymphozytäre Pleozytose von über 400 Zellen/µl (im Einzelfall können > 1 000 Zellen gefunden werden) mit Eiweißerhöhung (meist 1,0–1,5 g/l). Im Einzelfall können im Liquor Granulozyten vorkommen. Oft finden sich an Tag 3–6 auch Plasmazellen und eine mononukleäre Pleozytose oder eine hämorrhagische Komponente (Erythrozyten, Xanthochromie, Siderophagen).

Eine Virus-PCR muss immer durchgeführt werden. Die HSV-PCR hat eine hohe Sensitivität und eine hohe Spezifität von ca. 95 % und sichert früh die Diagnose der HSVE. Ganz früh in der Erkrankung kann die PCR jedoch noch negativ sein und erst im Verlauf positiv werden.

Der AI (Antikörper-spezifischer Index) ist in der Frühphase der Erkrankung meist negativ und steigt in der zweiten oder dritten Woche an. Bei fast allen Patienten ist er in der dritten und vierten Woche nach Krankheitsbeginn positiv.

In der Frühphase der Erkrankung kann das kraniale MRT noch normal sein. Bei klinischem Verdacht auf eine HSVE und normalem MRT sollte die Therapie niemals verzögert werden. Nach einer durchschnittlichen Symptomdauer von vier Tagen findet sich in 95 % der Fälle ein auffälliges MRT. Charakteristischerweise zeigen sich Veränderungen temporal oder im limbischen System, oft unilateral, aber auch asymmetrisch bihemisphärisch.

Häufig betroffene Strukturen sind der mesiale Temporallappen (Amygdala, Hippocampus), der

Gyrus cinguli, Gyrus frontalis inferior, aber auch die Inselrinde. Bei fast 90 % der HSVE-Patienten ist der Temporallappen betroffen. Dies kann mit einer erheblichen Raumforderung einhergehen, die in Einzelfällen mit einer Hemikraniektomie behandelt werden muss. Diffusionsgewichtete MR-Untersuchungen sind der Flair-Sequenz in frühen Stadien der HSVE überlegen; sie sind oft sensitiver als T1- und T2-gewichtete Sequenzen.

Bei immunsupprimierten Patienten mit HSV-2-Enzephalitis (die oft hämatogen verbreitet wird) gibt es häufig diffuse MR-Veränderungen, die sich nicht wie die typische sporadische HSVE fokal frontotemporal manifestieren.

Die Sensitivität des Elektroenzephalogramms (EEG) ist hoch (> 80 %), die Spezifität gering. Typisch sind periodische Sharp-Slow-Waves-Komplexe frontotemporal. Unabhängige Schrittmacherregionen gelten eher als prognostisch ungünstig. Regionale Funktionsstörungen sind charakteristisch, z. B. PLED (Periodic Lateralized Epileptiform Discharges).

ACHTUNG

Die HSVE kann ausnahmsweise ein normozelluläres Liquorpunktionsergebnis ergeben; die PCR kann in der frühen Phase negativ sein. Deshalb ist beim klinischen Verdacht auf HSVE immer die Therapie indiziert. Darüber hinaus muss kontrollpunktiert werden, falls die erste Liquorpunktion den klinischen Verdacht nicht sichert.

Therapie

Die Therapie der 1. Wahl ist eine virustatische Therapie mit Aciclovir i. v. (10 mg/kg KG dreimal täglich für 14 bis 21 Tage); diese muss bei jedem Verdacht auf eine HSVE so früh wie möglich eingeleitet werden.

Die Anpassung der Dosis erfolgt nach Nierenfunktion. Das Nebenwirkungsprofil ist relativ gering. Es können dennoch Nierenfunktionsstörungen und psychiatrisch schwerwiegende Erkrankungen wie Psychosen auftreten.

Die Initialdosis bei Vidarabin beträgt 10–20 mg/kg KG in 100 ml 5-prozentiger Glukoselösung (oder kalziumfreier Elektrolytlösung) als Kurzinfusion innerhalb von 20 Minuten; anschließend wird über 10–14 Tage alle 12 Stunden eine 20-minütige Infusion mit 6–8 mg Vidarabin/kg KG in 100 ml 5-prozentiger Glukoselösung verabreicht.

Die adjuvante Gabe von Dexamethason hat sich tierexperimentell als günstig erwiesen. Eine klinische Studie zur Gabe von Dexamethason (GACHE – German Trial of Aciclovir and Corticosteroids in Herpes-simplex-Encephalitis) wurde initiiert, musste aber aufgrund der geringen Rekrutierungszahlen abgebrochen werden. Vorläufige Daten zeigen, dass bei der Kombinationstherapie (Dexamethason – Aciclovir) die Patienten kein schlechteres Outcome zeigten und dass mehr Patienten in der Kombinationsgruppe ein sehr gutes Outcome hatten. Dennoch wurde aufgrund der niedrigen Fallzahlgröße keine Signifikanz erreicht. Deshalb ist die Kombination von Aciclovir und Dexamethason immer eine Einzelfallentscheidung und off-label (Meyding-Lamadé et al. 2019).

Eine Studie zur oralen Langzeitgabe von Valaciclovir zeigte, dass die orale Gabe von Valaciclovir nach der i. v. Gabe von Aciclovir kein besseres Outcome aufweist (Gnann et al. 2015).

Prognose

In 70 % der Fälle ohne spezifische Therapie ist die HSVE letal; mit einer spezifischen Therapie kann die Letalität auf 20 % gesenkt werden. Dennoch behalten 90 % der Überlebenden leichte bis schwere kognitive Defizite.

11.7.2 Frühsommer-Meningoenzephalitis (FSME)

Einführung

Das FSME-Virus gehört zur Gruppe der Arboviren. Es handelt sich um ein Flavivirus aus der Familie der Flaviridae. Man unterteilt die FSME-Viren in westliche, östliche und fernöstliche Subtypen. Das Virus besteht aus einzelsträngiger 11-kb RNA (positiver Strang), die für drei Strukturproteine (Capsid, C; Membran, M; Envelope, E) und sieben weitere Proteine (NS1, NS2A, NS2B, NS3, NS4A, NS4B, NS5) codiert, die zur Replikation benötigt werden.

Arboviren sind weltweit die Ursache einer Vielzahl von Enzephalitiden. Die Übertragung erfolgt meist über Stechmücken oder Zecken. In Westeuropa wird das FSME-Virus gewöhnlich durch *Ixodes ricinus* und in Osteuropa und Russland über *Ixodes persulcatus* übertragen. *Ixodes* sind bis minimal 6–8 °C aktiv. Seit 2017 wird die *Dermacentor reticulatis* (Auwaldzecke) als weiterer Überträger der FSME vermutet. *Dermacentor reticulatis* ist schon bei 0 °C aktiv; hierdurch würde sich das saisonale Auftreten verschieben. 2019 ist erstmalig eine Zecke *Hyalomma marginatum* (Familie der Ixodidae [Schildzecken]) in Deutschland aufgetreten; im Exkurs wird dargelegt, welche Erkrankungen sie überträgt.

Trotz eines saisonalen Auftretens der Erkrankung von März bis Oktober, mit einem Erkrankungsgipfel von April bis Juli, sollte eine FSME-Erkrankung bei der Differenzialdiagnose der Meningoenzephalitis in das klinische Bild mit einbezogen werden.

Meist erfolgt die Übertragung durch einen Zeckenstich, jedoch haben verschiedene Studien bewiesen, dass auch eine Übertragung durch infizierte Rohmilch und Rohmilchkäse erfolgen kann.

In Deutschland definiert das Robert Koch-Institut die FSME-Risikogebiete, wenn die Anzahl der übermittelten Fälle höher liegt als die Inzidenz von 1/100 000. Eine aktuelle Karte ist auf der Webseite des RKI einzusehen (https://www.rki.de/DE/Content/InfAZ/F/FSME/Karte_FSME.html). Nur etwa ein Drittel der Erkrankungsfälle tritt in Risikogebieten auf. Die FSME ist eine „unnötige" Erkrankung, da sie durch Impfung verhindert werden kann.

Klinik

Bei ca. 70 % der Patienten treten nach einer durchschnittlichen Inkubationszeit von 10 Tagen (5–28 Tage) unspezifische Sommergrippesymptome (Fieber, Kopfschmerzen, katarrhalische und gastrointestinale Beschwerden) auf; klinische Manifestationen finden sich nur in 30 % der Fälle. Zu 50 % manifestiert sich eine isolierte Meningitis, zu 40 % eine Meningoenzephalitis und zu 10 % eine Myelitis.

Die Letalität liegt < 3,6 % in der Gruppe der > 50 Jährigen, bei einer meningoenzephalomyelitischen Manifestation liegt sie bei 30 %. Reine Meningitiden verlaufen gutartig, die Meningoenzephalitis kann mit schweren Akut-Verläufen einhergehen. Diese erfordern eine intensivmedizinische Behandlung, ggf. mit maschineller Beatmung. In der Regel heilen sie verzögert gut aus. Eine deutlich schlechtere Prognose, abhängig von Alter und möglichen Vorerkrankungen, hat die Meningoenzephalomyelitis. Meist heilt sie nur mit neurologischen Defiziten aus.

Die Gruppe der älteren Patienten („Golden Agers"), die häufig ihre Freizeit mit Wandern und Fahrradfahren verbringen, haben besonders schlechte Durchimpfungsraten und eine hohe Sterblichkeit bei der FSME (Kaiser et al. 2020).

Diagnostik

Die Diagnose der FSME wird beim klinischen Verdacht durch den Liquor gestellt. Hier finden sich immer entzündliche Liquorveränderungen und ein erregerspezifischer Antikörperindex (AI).

! MERKE

Die Erkrankung wird im Allgemeinen über den Antikörperindex im Liquor nachgewiesen.

Im Blut sind meist eine Leukozytose von mehr als 10 000 (3 000–40 000) Zellen/µl, eine Beschleunigung der Blutsenkungsgeschwindigkeit (12–120 mm in der 1. Stunde) und/oder ein erhöhtes CRP (1–60 mg/dl) zu finden.

Indirekt kann ein stattgehabter Kontakt mit dem Virus (aber keine Erkrankung) durch IgM- und IgG-Antikörper nachgewiesen werden (serologisch meist 2–4 Wochen nach Zeckenstich zunächst IgM-AK und 1–2 Wochen später IgG-AK). Aufgrund der nahen Verwandtschaft zu anderen Flaviviren sind hier Kreuzreaktionen zu beachten. Der Nachweis der intrathekalen Synthese von IgG-Antikörpern im Liquor oder der Nachweis von Antikörpern gegen das nicht strukturelle Protein 1 (NS1) im Serum kann bei vorher durchgemachten Infektionen mit Flaviviren hilfreich sein.

Bei Immundefekten/-suppression lassen sich keine IgM-AK nachweisen. Hier können der signifikante Konzentrationsanstieg von IgG-AK nach mehr als 2 Wochen, die Bestimmung der intrathekalen Synthese FSME-spezifischer IgG-AK im Liquor, der FSME-RNA-Nachweis im Liquor (PCR) oder die Bestimmung der Avidität von IgG-AK herangezogen werden.

Therapie

Es existiert keine kausale Therapie. Die grippeartigen Symptome werden symptomatisch behandelt. Die spezialisierte neurologische Intensivmedizin ist bei einem schweren Verlauf obligat.

Impfempfehlung

Gemäß der STIKO sollte in Endemiegebieten eine aktive Immunisierung durchgeführt werden. Die aktive Immunisierung erfolgt mit einem inaktivierten Virusstamm in 3 Impfungen (jeweils im Abstand von 1–3 Monaten und nach 9–12 Monaten eine Booster-Impfung), die bei 98–99 % zu einer Serokonversion führen. Daneben gibt es Schnellimmunisierungsschemata. Bei immunkompetenten Personen reicht der Impfstatus für mindestens 5 Jahre, bei älteren, abwehrgeschwächten Personen sollte alle 3 Jahre geimpft werden.

Trotz aktiver Immunisierung sind im Jahr 2019 443 Fälle, 2020 705 Fälle und im Februar 2021 3 Fälle gemäß IfSG an das RKI gemeldet worden.

! MERKE
Jede Impfung zählt!

Weitere zeckenübertragene Erkrankungen

Hyalomma marginatum ist eine 2019 erstmalig in Deutschland entdeckte Zeckenart, die eine Vielzahl von Erkrankungen übertragen kann. Vorwiegend ist sie in Südeuropa, einschließlich Südfrankreich, und fast in ganz Afrika und Südasien heimisch. *Hyalomma*-Zecken sind ditrope Zecken, was bedeutet, dass angeschwollene Larven auf demselben Wirt bleiben, um sich als Nymphe zu häuten und wieder zu ernähren. Erwachsene Zecken suchen und ernähren sich nach einer Diapause (Ruhehstadium) von einem anderen Wirt. Im Gegensatz zu *Ixodes ricinus* besitzen *Hyalomma*-Zecken Augen (griechisch: hyalos = Glas; omma = Auge). Sie sind sehr schnelle und optisch orientierte aktive Jäger; ihren potenziellen Wirt verfolgen sie über hunderte von Metern. Ein weiterer Unterschied ist, dass gesättigte Nymphen und ungefütterte adulte Zecken überwintern können; in Russland sind Populationen bei Temperaturen von bis zu – 20 °C beobachtet worden.

Hyalomma marginatum ist ein Überträger verschiedener Erreger. Das Krim-Kongo-hämorrhagische-Fieber-Virus kann das Krim-Kongo-Fieber auslösen (s. Exkurs). *Hyalomma marginatum* kann auch Babesien übertragen. Dabei handelt es sich um einzellige Parasiten, *Apicomplexa.* Diese infizieren Erythrozyten und können dann zu einer Malaria-ähnlichen Erkrankung mit Hämolyse führen. Die Babesiose kommt bei verschiedenen Wirbeltieren, z. B. Mäusen, Hunden, Pferden, Rindern, sowie dem Menschen vor. In Europa findet sich bei Menschen überwiegend *Babesia divergens,* an der Ostküste und im Mittleren Westen der USA dagegen *Babesia microti* und *Babesia duncani* an der Nordwestküste der USA. Darüber hinaus kann *Hyalomma marginatum* Theilerien (einzelliger Parasit, Auslöser des Küstenfiebers bei Rindern) übertragen. Gemäß IfSG wurden die letzten beiden Fälle von viralem hämorrhagischem Fieber durch das Krim-Kongo-Fieber-Virus (Crimean-Congo Hemorrhagic Fever Virus, CCHFV) 2009 an das RKI gemeldet. Das CCHFV gehört zu den hochpathogenen Krankheitserregern (HCID); hierunter fallen beispielsweise auch das SARS-CoV, *Yersina pestis* und *Bacillus anthracis.*

Exkurs

Krim-Kongo-Fieber

CCHFV ist in Afrika, auf dem Balkan, im Nahen Osten und in Asien südlich des 50. nördlichen Breitengrades endemisch. Ausbrüche mit CCHFV haben eine Mortalitätsrate von bis 40 %. Die Übertragung erfolgt meist über Zecken auf Nutztiere und dann auf den Menschen, die infizierten Tiere entwickeln keine Krankheitssymptome. Übertragungen von Mensch zu Mensch können über Bluttransfusionen, Organspende oder Körperflüssigkeiten infizierter Personen erfolgen. Die Inkubationszeit beträgt normalerweise 3–12 Tage.

Leitsymptome sind Fieber, Hämorrhagien und Thrombozytopenie. Die Erkrankung beginnt plötzlich mit Fieber, allgemeinen Krankheitssymptomen, Reizbarkeit, Appetitlosigkeit, Kopf-, Glieder- und Lendenschmerzen, gelegentlich kommt es zu Erbrechen, Diarrhö und abdominalen Schmerzen. Ein Erythem im Gesicht und auf der Brust entwickelt sich in der Frühphase der Erkrankung. Meist finden sich ein hämorrhagisches Enanthem der Mund- und Pharynxschleimhaut sowie feine petechiale Exantheme, ausgehend von Brust und Bauch über den Körper ausgebreitet. Die Letalität beträgt ca. 30 %, meist tritt der Tod in der zweiten Krankheitswoche ein.

Behandelt wird supportiv; die Patienten müssen isoliert werden. Als antivirale Therapie kann Ribavirin, oral oder i. v., verabreicht werden. Die Gabe von Ribavirin ist nicht evidenzbasiert. Es existiert keine Vakzination.

11.7.3 Enterovirusenzephalitis

Im Sommer 2016 wurde in Schweden ein Ausbruch von Enteroviren-D68 (EV-D68) gemeldet; dieser wurde durch eine neu beschriebene Linie (B3) des EV hervorgerufen. Die Zelllinie B3 verbreitete sich 2016 in Teilen Europas sowie in den USA. Das European Centre for Disease Prevention and Control (ECDC) ruft zur erneuten Wachsamkeit vor EV-Infektionen auf (Dyrdak et al. 2016).

Das klinische Bild einer Enterovirusenzephalitis ist sehr variabel und entspricht dem anderer Virusenzephalitiden. Häufig können aber auch Poliomyelitis-ähnliche Verläufe auftreten und akute, schlaffe, aufsteigende Paresen entstehen (Acute Flaccid Paralysis, AFP).

Für den Routinenachweis werden ein Rachenabstrich und Stuhl verwendet; der Virusnachweis geschieht mittels rtPCR. Die Enterovirus-Surveillance-Projekte des RKI dienen auch der Wachsamkeit gegenüber der Poliomyelitis. Der letzte durch den Wildtyp erworbene Fall in Deutschland wurde im Jahr 1990 erfasst.

11.7.4 Akute Masernenzephalitis

Die akute Masernenzephalitis ist eine Komplikation der Maserninfektion, die nach Maserninfektion mit Exanthem auftreten kann. Die Häufigkeit beträgt 1:1 000 Masernfälle. Bei 20–30 % der Fälle ist mit bleibenden Schäden (Epilepsie, Verhaltensauffälligkeiten, Innenohrtaubheit, Hemi-/Paraplegien) zu rechnen, 5–15 % haben einen letalen Ausgang.

Nach hohem Fieber und Abblassen des Exanthems kommt es zu Bewusstseinseintrübungen, epileptischen Anfällen, Lähmungserscheinungen und anderen fokal neurologischen Zeichen.

Die Diagnose wird mittels Antikörperdiagnostik (ELISA) masernspezifischer IgG-/IgM-Antikörper sowie durch das klinische Bild in Assoziation mit dem Masernexanthem gestellt. Zusätzlich können ein MRT (signalintensive Läsionen in T2-Wichtung) und die Liquorpunktion (Pleozytose, Schrankenstörung, intrathekale Synthese von masernspezifischen AK) zur Diagnosesicherung hinzugezogen werden.

Es gibt keine gesicherte antivirale Behandlung. Die Masern-Mumps-Röteln-(MMR-)Impfung ist die einzig sichere Prävention.

In den letzten Jahren schwankten die gemäß IfSG gemeldeten Fallzahlen, mit Einführung des Masernschutzgesetz zum 01.03.2020 wurden 2020 nur noch 76 Fällen und 2021 bisher ein Fall an das RKI gemeldet im Vergleich zu 515 Fällen im Jahr 2019.

Seit 2001 werden anhand der vorgelegten Impfpässe bei den Schuleingangsuntersuchungen Daten zum Impfstatus auf Bundeslandebene an das RKI übermittelt, seit 2020 kommen von allen Kassenärztlichen Vereinigungen Daten zu Impfleistungen dazu. Bei 97,2 % der Schulanfänger war die 1. Masernimpfung und bei 93,1 % der Kinder auch die 2. Masernimpfung vorhanden (Epidem. Bull. 32/33–2020). Deutschland stellt im europäischen Vergleich das Schlusslicht der Masernelimination dar. Hat man einmal einen Patienten mit den Folgen der Masernenzephalitis erlebt, ist es unverständlich, warum Kinder nicht geimpft werden.

11.7.5 Subakute sklerosierende Panenzephalitis (SSPE)

Die subakute sklerosierende Panenzephalitis (SSPE) ist eine Paramyxoviruserkrankung mit charakteristischem neuropathologischem Bild. Sie ist die am meisten gefürchtete Komplikation einer Maserninfektion.

Als Slow-Virus-Erkrankung manifestiert sie sich in der Regel 6–10 Jahre (in Einzelfällen wurden Manifestationen von einem Monat bis hin zu 27 Jahren beschrieben) nach der Maserninfektion und mit einem protrahierten späteren Verlauf (➤ Tab. 11.11). Sie tritt sporadisch mit einer Inzidenz von ca. 1:1 000 000/

Tab. 11.11 Klinische Charakterisierung der SSPE-Stadien

Stadium	Klinik
I (psychopathologisches Stadium)	• Störung der Gedächtnisleistung • Sprache • Persönlichkeit • Affektivität
II	• Rigor • Myoklonien (8–12/min) • Hyperkinesen • Krampfanfälle
III (Spätstadium)	• Allgemeine rigorartige Tonuserhöhung • Hirnnervenstörungen • Vegetative Krisen • (Später) zunehmende Bewusstseinstrübung • Koma

Jahr, bei Kindern unter 5 Jahren von 1:3 300 auf und bevorzugt das Jugendalter und das männliche Geschlecht. Es handelt sich hierbei um eine persistierende Entzündung der grauen und weißen Substanz durch einen offenbar einheitlichen Masernvirusklon. Bei SSPE-Patienten konnten Mutationen im F- und M-Gen des Masernvirus festgestellt werden, wobei kein replikationsfähiges Virus isoliert werden konnte (Schönberger et al. 2013).

Die bildgebende Diagnostik ergibt progrediente regressive Veränderungen. Das EEG kann typische periodische δ-Wellenkomplexe hoher Amplitude zeigen (Radermecker-Komplexe, Perioden von 5–8 s und partielle Übereinstimmung mit klinischen Myoklonien), z. T. auch paroxysmale steilere Elemente. Die chronisch-entzündlichen Liquorveränderungen weisen eine autochthone Produktion von Masern-IgG auf.

Eine kausale Therapie gibt es nicht; durch die Masernschutzimpfung ist die SSPE zu verhindern. Die Patienten sterben innerhalb weniger Jahre.

11.7.6 Bornavirus (BDV)

Das Bornavirus (BDV) gehört zu der Familie der Bornaviridae in die Ordnung Mononegavirales, BDV hat eine negative, einzelsträngige, nicht segmentierende RNA. Der wahrscheinlichste natürliche Eintrittsweg sind Nervenenden in der Nasen- und Rachenmukosa. Früher wurde es als BDV bezeichnet; heute weiß man, dass das erste beschriebene BDV dem BoDV-1 entspricht, das eine Enzephalitis auslösen kann. Es gibt bei Tieren weitere Spezies wie das BoDV-2.

Um 1700 wurde die Erkrankung das erste Mal in der Veterinärmedizin bei Pferden als „hitzige Kopfkrankeit“ oder epidemische Enzephalomyelitis (seuchenhafte Gehirn-Rückenmarksentzündung) beschrieben. Der Name geht zurück auf den Landkreis Borna in Sachsen; hier kam es zu einem schwerwiegenden Ausbruch in den Jahren 1894–1896. Das erste bekannte Virus der damaligen neuen Virusfamilie Bornaviridae war das BDV. Im ersten Jahrzehnt des 21. Jahrhunderts wurde bei Papageien mit Herzerkrankungen ein weiteres BDV identifiziert, das heute als Avian Bornavirus (ABV) bezeichnet wird. Das in der Veterinärmedizin seit Jahrhunderten bekannte Virus wurde in der Humanmedizin vor neun Jahren als ursächlicher Erreger einer letal verlaufenden Enzephalitis identifiziert.

Zwischen 2011 und 2013 kam es bei drei Bunthörnchen (*Scirus variegatoides*)-Züchtern 2–4 Monate nach Beginn einer Enzephalitis zu ähnlichen Anzeichen und Symptomen mit letalem Ausgang. Die phylogenetische Analyse ergab, dass das verursachende Virus eine von den bekannten Bornavirus-Arten getrennte Linie bildet, worauf die Bezeichnung Bunthörnchen-1-Bornavirus (VSBV-1) zurückgeht (Hoffmann et al. 2015).

Eine kürzlich veröffentlichte Metaanalyse geht davon aus, dass das BoDV-1 in mehr Fällen Auslöser einer Enzephalitis ist als bisher angenommen. Die Arbeitsgruppe untersuchte das Hirngewebe von 56 Enzephalitis-Patienten, die zwischen 1999 und 2019 erkrankten. Die Biopsate stammten ausschließlich aus Bayern. Die Analyse auf Bornavirus wurde durch Tiefensequenzierung, Antigennachweis und Bestimmung von BoDV-1-reaktiven Antikörpern in Serum und Liquor cerebrospinalis bestätigt. Klinische und epidemiologische Daten von infizierten Patienten wurden gesammelt und analysiert. BoDV-1-RNA und Bornavirus-reaktive Antikörper wurden in acht neu analysierten Enzephalitis-Fällen nachgewiesen und das erste humane BoDV-1-Isolat wurde aus einer eindeutig bestätigten humanen BoDV-1-Infektion aus dem endemischen Gebiet erhalten. Sechs der acht BoDV-1-positiven Patienten hatten vor Beginn der tödlichen Krankheit keine Immunsuppression erhalten, während zwei nach einer Organtransplantation immungeschwächt waren. Die Autoren nehmen an, dass eine BoDV-1-Infektion als potenziell tödliche Zoonose in endemischen Gebieten mit Infektionen bei Pferden und Schafen angesehen werden sollte. Wahrscheinlich kann eine BoDV-1-Infektion bei immungeschwächten sowie gesunden Menschen zu einer letal verlaufenden Enzephalitis führen (Niller et al. 2020).

Seit 01.03.2020 ist die Erkrankung nach dem IfSG meldepflichtig.

Klinik

Für Patienten mit Bornavirus-Infektion ist keine genaue Inkubationszeit angegeben. In Tierversuchen zeigten Tiere nach 2–3 Wochen Krankheitssymptome.

Erkrankte Patienten entwickeln Fieber, Kopfschmerzen und qualitative oder quantitative Bewusstseinsstörungen; Ataxien, Myoklonien und Hirnnervenparesen können auftreten. Es kann zu einer Hirnstammbeteiligung kommen.

Die neurologischen Symptome können sehr komplex und variabel sein aufgrund dessen können sich verschiedene klinische Bilder manifestieren. Diskutiert werden auch Bornavirus-Infektionen auch bei psychiatrischen Erkrankungen.

Differenzialdiagnose

Die Differenzialdiagnose ist breit, erregerbedingte Meningoenzephalitiden sollten bedacht werden.

Diagnostik

Die Diagnose kann mit BoDV-1-spezifischen Antikörpern in Serum und Liquor gestellt werden.

In Autopsiehirngewebe konnte BoDV-1-RNA gezeigt werden. Im Serum und Liquor von Patienten konnten im indirekten Immunfluoreszenz-Assay (IFA) Bornavirus-IgG-Antikörper nachgewiesen werden. Darüber hinaus wurde ein Bornavirus-IgG-Immunoblot durchgeführt. Der IFA gilt als die zuverlässigste Methode mit hoher Sensitivität und Spezifität.

Therapie

Es ist keine spezifische Behandlung verfügbar. Für das Überleben ist eine spezielle neurologische Intensivmedizin unerlässlich, die symptomatisch behandelt.

11.7.7 Severe acute respiratory syndrome coronavirus type 2 (SARS-CoV-2, COVID-19)

Das Anfang 2020 als Auslöser von COVID-19 neu identifizierte Coronavirus wird taxonomisch der Familie Coronaviridae, Gattung Betacoronavirus, Untergattung Sarbecovirus, Art Severe acute respiratory syndrome-related coronavirus, Unterart severe acute acute respiratory syndrome coronavirus type 2 eingeordnet. Das Genom besteht aus einer positiven, einzelsträngigen RNA (ssRNA), mit einer Größe von 30 Kilobasenpaaren. SARS-CoV-2 kodiert mehrere Open-Reading-Frame-Proteine (ORF), Nichtstrukturproteine (NSP) und Strukturproteine (S, E, M, N), untranslatierte Bereiche finden sich am 5′- bzw. 3′-Ende des Genoms. Mit Stand Februar 2021 sind mehrere Virusmutationen bekannt, unter anderem die australische, britische und südafrikanische Variante.

Die Übertragung erfolgt hauptsächlich über die respiratorische Aufnahme virushaltiger Partikel (Tröpfchenübertragung). Eine Übertragung durch kontaminierte Oberflächen (Kontaktübertragung) kann nach derzeitigem Wissensstand nicht ausgeschlossen werden.

Primär infiziert SARS-CoV-2, wie auch SARS-CoV, die Zellen des Respirationstraktes über das Angiotensin Converting Enzyme 2 (ACE 2).

SARS-CoV-2 ist nach IfSG meldepflichtig.

Klinik

Nach einer durchschnittlichen Inkubationszeit von 5–6 Tagen kann es zu vielfältigen Manifestationen kommen. In der Initialphase der Erkrankung können sich Fieber, trockener Husten, Fatigue, Pharyngitis, Myalgie, Arthralgie, Kopfschmerzen, Riechstörung als Frühsymptom und Schüttelfrost manifestieren. Selten manifestieren sich neurologische Manifestationen als direkte oder indirekte Auswirkungen einer SARS-

CoV-2-Infektion, die das zentrale oder das periphere Nervensystem beeinträchtigen und akut, subakut oder chronisch verlaufen können.

Der initial erste Bericht zu neurologischen Manifestationen kam aus Wuhan, China, und beschrieb diese bei 36,4 %. In annähernder Häufigkeit wurden im Laufe der Pandemie neurologische Symptome wie Riechstörungen, Geschmacksstörungen, Kopfschmerzen, Schwindel, Muskel- und Nervenschmerzen, Übelkeit, Erbrechen, Halluzinationen, Orientierungslosigkeit, Verwirrtheit, Vigilanzstörungen, epileptische Anfälle, Ataxie und Meningismus beschrieben.

Bei einem Teil der Patienten kommt es dann zu neurologischen Manifestationen wie Enzephalopathie, akute disseminierte Enzephalomyelitis, Meningoenzephalitis, zerebrovaskulären Ereignissen, Epilepsie und neuromuskuläre Erkrankungen, wie einem Guillain-Barré-Syndrom. In wie weit ein erhöhtes Risiko besteht, aufgrund einer SARS-CoV-2-Infektion einen Schlaganfall zu erleiden, ist abschließend noch nicht geklärt. Die genauen pathophysiologischen Zusammenhänge sind noch unklar. Eine mögliche Erklärung könnte die bekannte Pathophysiologie sein, da es aufgrund der SARS-CoV-2-Infektion zu Störungen des Gerinnungssystems mit einem erhöhten Thrombose- und Embolierisiko kommt. Mehrere publizierte Studien beschreiben Inzidenzen zwischen 0,9 und 2,7 % von Schlaganfällen bei COVID-19-Patienten.

Die Mortalität bei hospitalisierten Patienten mit COVID-19 und neurologischen Manifestationen liegt bei ca. 40 %.

Ungefähr 80 % der hospitalisierten Patienten und ca. 30 % der ambulant behandelten Patienten behalten Spätfolgen, die als Long-COVID oder post-COVID betitelt werden, bei. Die am häufigsten berichteten Symptome sind Fatigue, Schmerzen, Atemproblem wie unter anderem Kurzatmigkeit und Husten sowie eine Reihe psychischer Belastungssymptome wie Anpassungsstörungen, Konzentrations- und Denkprobleme, Schlafstörungen, Angstzustände und Depressionen.

Diagnostik

Aufgrund des breiten und dennoch unspezifischen Symptomspektrums ist die tragende Säule bei der Diagnose einer SARS-CoV-2-Infektion die virologische Diagnostik. Für den direkten Erregernachweis sollte je nach klinischem Verdacht eine Untersuchungsprobe aus den oberen Atemwegen (Nasopharynx-Abstrich/Oropharynx-Abstrich) und, wenn möglich, eine Probe aus den unteren Atemwegen (Bronchoalveoläre Lavage/Sputum/Trachealsekret) entnommen werden. Der Goldstandard für den direkten Erregernachweis ist die RT-PCR, die Sensitivität der PCR aus Nasopharynx-Abstrichen liegt zwischen 94–96 %. Falschnegative PCR-Ergebnisse sind möglich, bei weiterhin begründetem Verdacht sollte eine erneute Testung durchgeführt werden. Differenzialdiagnostisch sollte bei einem initial negativen Ergebnis auch auf andere saisonal relevante respiratorische Erreger getestet werden. Serologisch stehen Antikörpernachweise zur Verfügung, die Bestimmung von Antikörpern gegen SARS-CoV-2 ermöglicht eine Bestätigung der Infektion. Wichtig ist, dass für aussagekräftige serologische Ergebnisse zwei Proben untersucht werden sollten, die erste Probe sollte aus der akuten Phase der Infektion stammen und die zweite aus der Rekonvaleszenzphase der Erkrankung.

Molekulardiagnostische Testverfahren stehen als Point-of-care (POCT) zur Verfügung, diese basieren auf dem Nukleinsäurenachweis mittels PCR oder loop-mediated isothermal amplification (LAMP). Der Nukleinsäurenachweis ist der RT-PCR unterlegen.

Des Weiteren stehen Antigennachweise zur Verfügung, die auf dem Nachweis von viralen Proteinen basieren. Der Antigennachweis ist der PCR unterlegen und sollte immer durch eine RT-PCR-Diagnostik bestätigt werden.

! MERKE

Ein negatives PCR-Ergebnis schließt eine Infektion nicht aus.

Therapie

Aktuell existiert keine kausale Therapie. Die Symptome werden symptomatisch behandelt. Die Behandlung auf einer Intensivstation ist bei einem schweren Verlauf obligat.

Impfempfehlung

In Deutschland sind mit Stand April 2021 vier Impfstoffe gegen SARS-CoV-2 seitens der European

Medicine Agency (EMA) zugelassen, zwei mRNA-(BNT162b2 und mRNA-1273) sowie zwei Vektorimpfstoffe (AZD1222 und AD26.COV2.S). Die Zulassungen erfolgten in einem Rolling Review Verfahren und einem beschleunigten Zulassungsverfahren, die Zulassungen sind erstmals „bedingt" zugelassen.

Für den Schutz gegen SARS-CoV-2 sind 2 Dosen des Impfstoffes (mRNA-Impfstoffe) im Abstand von 3 Wochen notwendig. Für einen kompletten Impfschutz bei den Vektorimpfstoffen sind bei AZD1222 zwei Dosen im Abstand von 3 Monaten notwendig, für AD26.COV2.S ist nur eine Dosis von Nöten.

Bei BNT162b2 liegt die Wirksamkeit nach der zweiten Impfdosis bei 95 %, bei mRNA-1273 liegt die Wirksamkeit nach der zweiten Impfdosis bei 94,1 %. Bei AZD1222 liegt die Wirksamkeit nach der zweiten Impfdosis bei ungefähr 70 %, bei AD26.COV2.S liegt die Wirksamkeit bei ca. 67 %.

Anmerkung Impfstoff AZD1222:

In sehr seltenen Fällen sind nach einer Impfung mit AZD1222 Fälle von Sinusvenenthrombosen und anderen thromboembolischen Ereignissen aufgetreten, dennoch überwiegt mit Stand April 2021 nach Prüfung der Ereignisse durch die EMA der Nutzen des Vakzins AZD1222 weiterhin die Risiken eines möglichen Zusammenhangs mit sehr seltenen Thrombosen in Kombination mit einer Thrombozytopenie.

11.8 Reisemedizin/Tropenmedizin

! MERKE

Zur Diagnosesicherung Reiseanamnese nicht vergessen! Endemiegebiete und Epidemien viraler und/oder bakterieller Erreger müssen mit in Betracht gezogen werden.

11.8.1 Einleitung

Durch Klimaveränderungen, das moderne Reiseverhalten sowie den vermehrten Import von Nahrungsmitteln kommt es mittlerweile auch in Europa vermehrt zu Erkrankungsfällen mit tropischen bzw. subtropischen Bakterien, Viren und Parasiten. Bakterielle, virale, Protozoenerkrankungen und Parasitosen können auch eine ernährungs-, umwelt- und genetisch bedingte Ursache aufweisen. Systemisch können Tropenkrankheiten alle Organsysteme, das zentrale und auch das periphere Nervensystem sowie die quergestreifte Muskulatur betreffen; das Spektrum an neurologischen Erkrankungen ist sehr breit, u. a. Meningitis, Enzephalitis, Meningoenzephalitis, Myositiden, Guillian-Barré-Syndrom, virusindizierte Vaskulitiden, virusindizierte Neuralgien sowie Schlaganfälle.

Epidemiologische Grundkenntnisse und eine bestmögliche, zielgerichtete Anamnese erlauben vielfach schon eine konkrete Eingrenzung des wahrscheinlich auslösenden Erregers. Für eine adäquate weiterführende Diagnostik ist die frühestmögliche, präzise neurologische Untersuchung mit konkretem neurologischem Lokalisations- und Ätiologieverdacht richtungweisend. Liquor- und Labordiagnostik sowie Bildgebung und Elektrophysiologie können diagnostische Unklarheiten beseitigen. Eine Biopsie kann in seltenen Fällen indiziert sein.

Bakterien sind Prokaryoten; sie besitzen keinen Zellkern, ihre DNA flottiert im Nukleoid im Zytoplasma. Die Unterscheidung erfolgt anhand ihrer Taxonomie, Zellwand (grampositive und gramnegative Bakterien), Morphologie, Begeißelung sowie nach der Sauerstofftoleranz und dem Sauerstoffverbrauch. *Bacillus, Bordetella, Borrelia, Brucella, Campylobacter, Clostriudium, Enterococcus, Haemophilus, Escherichia, Listeria, Mycobacterium, Neisseria, Rickettsia, Pseudomonas, Staphylococcus, Streptococcus* und *Treponema* gehören zu den wichtigen humanpathogenen Vertretern.

Parasitosen sind durch Parasiten hervorgerufene Infektionen. Einzelne Parasiten wie z. B. *Taenia* spp. sind weltweit verbreitet, andere wiederum sind wie *Plasmodium falciparum* vorwiegend in tropischen Breitengraden oder wie *Echinococcus* spp. in vorwiegend gemäßigten Klimazonen zu finden. In Deutschland sind Parasitosen, trotz Vorkommen vereinzelter Parasiten wie *Trichinella* und *Taenia,* meist importierte Erkrankungen.

Krankheitssymptome werden durch direkte Gewebsinvasion, Raumforderung, Gewebshypoxie und Blutung oder indirekt über immunmediierte Mechanismen hervorgerufen. Die Symptomatik von ZNS-Parasitosen ist breit gefächert; sie hängt vom spezifischenParasit, Infestations-/Infektionslokalisation,

Krankheitsstadium, Alter, evtl. Vortherapien und dem Immunstatus ab. Klinisch-neurologische Symptome können ausgelöst werden durch Meningitis, Enzephalitis, Vaskulitiden, Hirnabszess, Radikulitis, Myelitis, intrakranielle Blutung, raumfordernde Läsionen (Granulome, Zysten), einen obstruktiven Hydrozephalus, spinale raumfordernde Prozesse und Myositiden. Die Prognose ist abhängig vom auslösenden pathogenen Agens; bei zerebraler Malaria versterben bis zu 20 % der Patienten. Letztendlich sind der klinische Verlauf, die Langzeitfolgen sowie die Überlebenschancen anhängig von der frühzeitigen Diagnose, dem Therapiebeginn und den adjuvanten bzw. supportiven Maßnahmen inklusive der Behandlung auf einer neurologischen Intensivstation. In ➤ Tab. 11.12 sind neurologisch bedeutsame Parasitosen aufgeführt.

Viren sind infektiöse organische Strukturen. Die Übertragung und Verbreitung erfolgt als Virionen

Tab. 11.12 Neurologisch bedeutsame Parasitosen

Art	Vorkommen	Neurologische Manifestation
Helminthen (Nematoden, Zestoden und Trematoden)		
Sparganum proliferum	weltweit	Zysten, obstruktiver Hydrozephalus, raumfordernde Läsionen
Stronglyoides stercoralis	weltweit	Abszessbildung, purulente Meningitis
Taenia solium	weltweit	Neurozystizerkose, Myositis, Hydrozephalus, Meningitis
Toxocara canis/cati	weltweit	eosinophile Meningitis, Enzephalomyelitis, Hirnabszess
Trichinella spiralis	weltweit	Trichinellose; Myositis, Myalgien, Meningoenzephalitis
Anisakis spp.	gemäßigte Klimazonen	diffuse und fokale Enzephalopathie
Balisacaris procyonis	gemäßigte Klimazonen	Larva migrans visceralis
Echinoccus granulosus	gemäßigte Klimazonen	obstruktiver Hydrozephalus
Echinococcus multilocularis	gemäßigte Klimazonen	obstruktiver Hydrozephalus
Paragonimus spp	tropische Regionen	basale Meningitis, zerebrale Abszesse
Schistosmoa spp	tropische Regionen	Bilharziose; Granulome, raumfordernde Läsionen, transverse Myelitis
Angiostrongylus spp.	spezifische tropische Regionen	eosinophile Meningitis, Radikulitis
Coenurus cerebralis (Gehirnblasenwurm)	spezifische tropische Regionen	Kopfschmerzen, Krämpfe, Schwindel, zentrale Ausfallerscheinungen
Filariae *Filariasis medinensis (Dracunculus medinensis)*	spezifische tropische Regionen	Kopfschmerzen, meningeale Symptome, neurologische Ausfälle
Gnathostoma spinigerum	weltweit; spezifische tropische Regionen (v. a. Südostasien)	eosinophile Meningitis, Radikulitis, Enzephalomyelitis, Subarachnoidalblutung
Protozoen		
Toxoplasma gondii	weltweit	meist Enzephalitis
Plasmodium falciparum	Asien, Afrika, Mittlerer Osten, Zentral- und Südamerika	zerebrale Malaria
Naegleria fowleri	weltweit	primäre Amöben-Meningoenzephalitis, akute, fulminante Meningitis
Acantamoeba ssp. *Balamuthia madrillaris*	weltweit	grannulomatöse Amöben-Enzephalitis
Entamoebia histolytica	weltweit, v. a. in den Tropen	sekundäre Amöben-Enzephalitis
Trypanosoma brucei gambiense und rhodesiense	Afrika	Afrikanische Trypanosomiasis; ZNS-Beteiligung mit Apathie, Somnolenz
Trypanosoma cruzi	Südamerika	Amerikanische Trypanosomiasis

außerhalb von Zellen. Die Vermehrung kann nur innerhalb einer Wirtszelle erfolgen, Viren sind zur Replikation auf einen Wirt angewiesen. Neurotrope Viren können über den retrograden axonalen Weg und hämatogene Verbreitung über die Blut-Hirn-Schranke ins Hirn gelangen oder über infizierte Leukozyten in das Hirnparenchym transportiert werden. Sie besiedeln Neuronen oder Gliazellen; je nach Virusart werden bestimmte Strukturen bevorzugt. Zu den neurotropen Viren gehören u. a. Herpesviridae, Enteroviren, Arboviren und Adenoviren.

Tropische bzw. subtropische Viren, die neurologische Erkrankungen hervorrufen können, werden häufig durch Stechmücken übertragen und gehören in die Familien der Adenoviridae, Arboviruses (Arthropod-borne-virus), Arenaviridae, Herpesviridae, Picornaviridae, Paramyxoviridae sowie Togaviridae.

Arboviren werden durch Arthropoden (Gliederfüßer) übertragen, etwa 100 von ihnen sind humanpathogen. Die einzige Gemeinsamkeit ist der Übertragungsweg, taxonomisch besteht keinerlei Zusammenhang. Arboviren replizieren in Vertebraten und werden während einer Blutmahlzeit von den Arthropoden abgegeben. Sie haben im Laufe der Evolution verschiedene Überlebensstragien entwickelt und können z. B. in Arthropoden überwintern. Eine der größten Familien der Arboviridae sind die Flaviviridae, in ihr sind ungefähr 70 verschiedene Gattungen subsumiert. Flaviviren besitzen eine ss-RNA und translatieren in den strukturellen und nichtstrukturellen Proteinen, die Metalloproteinasen beinhalten. Zu den Flaviviren gehören u. a. das Dengue-, Japanische Enzephalitis-B-, Frühsommer-Meningoenzephalitis-, St. Louis-Enzephalitis-, West-Nil- und das Zika-Virus; die Übertragung erfolgt vor allem durch Stechmücken der Gattung *Aedes* spp., meist *Aedes aegypti,* aber auch durch Stechmücken der Gattung *Culex* oder Zecken (Ixodidae, Argasidae) als Vektoren. Aktuellen Studien zufolge ist *Aedes* spp. in der Lage, mehr als ein Virus gleichzeitig auf einen Wirt zu übertragen; ob die Übertragung direkt mit der ersten Blutmahlzeit erfolgt, ist abschließend noch nicht geklärt. Die Asiatische Tigermücke *(Aedes albopictus)* gehört zu den wichtigsten Überträgern neurotroper Viren.

11.8.2 Dengue-Virus (DENV)

Das Dengue-Virus hat vier Serotypen (DENV 1–4). Die Inzidenz ist in den letzten Jahren dramatisch gestiegen, allein in Deutschland wurden im Jahr 2018 613 Fälle, 2019 schon 1 176 Fälle, 2020 2 nur noch 05 Fälle und 2021 9 Fälle an das RKI gemeldet (RKI 2021, Stand 24.07.21). Geschätzt wird die jährliche Fallzahl auf ca. 390 Millionen weltweit. 1992 wurde das DF noch als eine der zu vernachlässigenden Erkrankungen von der WHO betrachtet; seither hat sich ein drastischer Wandel vollzogen und Dengue-Virus-Erkrankungen zählen heute zu einer der wichtigsten Infektionskrankheiten mit pandemischem Charakter.

Die Inkubationszeit beträgt 3–14 Tage; meist verläuft die Infektion asymptomatisch bzw. mild. Die klassische Dengue-Trias ist durch Fieber, Kopf-, Muskel- und Gelenkschmerzen und ein Exanthem gekennzeichnet. Neurologische Komplikationen umfassen Meningitis und Enzephalitis. In der Regel kommt es bei einer DENV-Infektion zu einem plötzlichen Fieberanstieg, Kopfschmerzen, starken Muskel- und Gelenkschmerzen, Bradykardie, Hypotension und Lymphknotenschwellungen. Es kann zu einem zweiten Fiebergipfel mit Körperexanthem sowie Petechien kommen. Normalerweise ist der Krankheitsverlauf kurz und abrupt, es werden aber auch lange Rekonvaleszenzperioden mit schwerer Erschöpfung beschrieben, die durchaus über Wochen anhalten können. Eine Begleithepatitis mit mäßiger Transaminaseerhöhung tritt regelhaft auf. Etwa 10 % der Patienten entwickeln eine Enzephalitis; im Sinne eines Erschöpfungssyndroms zeigt sich in dieser Gruppe häufig eine ausgeprägte Abgeschlagenheit über mehrere Wochen.

Man unterscheidet das klassische Dengue-Fieber (DF), das Dengue-hämorrhagische Fieber (DHF) und das Dengue-Schock-Syndrom (DSS).

DHF und DSS sind typische Zweiterkrankungen nach einer vorangegangenen Erstinfektion. Durch die verschiedenen Serotypen binden die ursprünglich gegen Dengue gerichteten Antikörper an die Oberfläche des neuen Serotyps, ohne diesen neutralisieren zu können. Das Virus wird für eine weitere Immunantwort „maskiert". Ausbreitung und Vermehrung werden begünstigt; dies kann zu einem schweren Krankheitsverlauf mit Blutungsneigung und Gefäßschäden führen.

Diagnostisch ist die Liquoruntersuchung entscheidend. Goldstandard in der DENV-Diagnostik ist der ELISA; eine RT-PCR kann ebenfalls durchgeführt werden. Typischer Befund ist eine Thrombozytopenie. Eine Zunahme von Transaminasen und Lymphozyten kann auftreten. Im Zweifelsfall sollte eine Kontrollpunktion durchgeführt werden. Eine spezifische antivirale Behandlung einer DENV-Infektion ist nicht verfügbar, die Behandlung erfolgt symptomatisch. Wenn eine Myelitis oder Meningoenzephalitis auftreten, ist eine Behandlung auf einer neurologischen Intensivstation empfehlenswert.

Die Prognose für Patienten mit einem DHF ist im Allgemeinen gut, Patienten mit einem schweren DHF entwickeln sich häufig zu einem DSS mit einer hohen Mortalität.

Ein tetravalenter Lebendimpfstoff ist seit 2017 für endemische Länder vorhanden. **Eine generelle Impfempfehlung wird nicht ausgesprochen;** es obliegt den endemischen Regionen, inwiefern sie Impfprogramme durchführen wollen. Zurückzuführen ist dies auf die Analyse zur Wirksamkeit und Langzeitsicherheit aus bis zu 6 Jahren klinischer Daten. Hier zeichnete sich ab, dass der Impfstoff einen anhaltenden Schutz bei Personen bietet, die bereits vor Impfung eine Dengue-Fieber-Infektion hatten. Vor Impfung sollte eine Antikörperbestimmung erfolgen.

11.8.3 Japanisches Enzephalitis-B-Virus (JEV)

Das Japanische Enzephalitis-B-Virus (JEV) gehört in die Familie der Flaviviridae mit einer ss-RNA und wird meist von Mücken der Gattung *Culex* übertragen, üblicherweise durch *Culex tritaeniorhynchus,* die auf Reisfeldern und anderen Wasserquellen brüten. In Süd- und Südostasien ist JEV endemisch. Weniger als 1 % der Menschen entwickeln nach einem Stich klinische Merkmale, ca. 20 % der symptomatischen Patienten entwickeln eine schwere Enzephalitis.

Die Inkubationszeit beträgt zwischen 5 und 15 Tage. Nach einer Infektion mit JEV kommt es zur Replikation der Viren im Lymphgewebe. Dort findet eine virämische Ausbreitung und Invasion ins ZNS statt. Es kommt zu einer Entzündung mit fokalen Nekrosen der Nervenzellen, Gliaknötchen und perivaskulären lymphozytären Infiltraten. Im ersten virämischen Stadium der Infektion sind die Patienten asymptomatisch, sie können sich mit Fieber, Halsschmerzen, respiratorischen Symptomen, Schwindelzuständen, Übelkeit und Erbrechen präsentieren. Im Anschluss entwickeln sich sehr rasch zentralnervöse Erscheinungen wie Kopfschmerzen, Somnolenz oder auch eine gesteigerte Erregbarkeit mit Halluzinationen, Meningismus, Paresen, Krämpfen bis hin zum Koma. Die JEV-Enzephalitis kann wenige Tagen bis zu mehreren Wochen andauern; die Rekonvaleszenz erstreckt sich über mehrere Wochen bis hin zu mehreren Monaten mit Konzentrationsschwäche, rascher Ermüdbarkeit und Persönlichkeitsveränderungen. In ungefähr 25 % der Enzephalitis-Patienten bleiben keine neurologischen Schäden zurück, bei ca. 25 % der Patienten endet die Enzephalitis letal und in 50 % der Fälle bleiben neurologische und psychiatrische Symptome unterschiedlichster Ausprägung zurück.

Aufgrund der unspezifischen Symptomatik ist eine klinische Diagnose kaum möglich. Zur Detektion der IgM-Antikörper steht eine Schnelltest für die Testung von Serum und Plasma zur Verfügung. Im weiteren Verlauf können steigende IgG-Titer bestimmt werden, nekrotische Schäden im Thalamus und den Basalganglien können neuroradiologisch nachgewiesen werden. Für die Behandlung steht keine spezifische Therapie zur Verfügung, sie erfolgt rein symptomatisch.

Das JEV ist eine der wenigen impfpräventablen durch Mücken übertragenen Erkrankungen, seit 05/2009 steht ein inaktivierter Impfstoff auf Zellkulturbasis zur Verfügung. Seitens der STIKO gibt es seit April 2020 eine Empfehlung für die Impfung gegen JEV für alle Reisende bei Aufenthalten in Endemiegebieten sowie bei beruflich exponierten Personen (bspw. Laborpersonal), die WHO spricht eine Impfempfehlung für Personen, die in endemische Regionen reisen möchten oder in Endemieländern leben, aus. Bei einer zweimaligen i. m. Applikation mit einem Mindestabstand an den Tagen null und sieben ist mit einer Schutzwirkung von 1–2 Jahren zu rechnen.

11.8.4 West-Nil-Virus (WNV)

Das West-Nil-Virus (WNV) ist ein ssRNA-Virus. Unterschieden werden sieben genetische Zelllinien. In europäischen Breitengraden herrschen die Linien

1 und 2 vor, die sich nur zu 25 % unterscheiden. 2016 wurden in Europa 210 Fälle von West-Nil-Fieber registriert, die meisten davon in Norditalien. In Südeuropa haben sich im Jahr 2018 mehr als 2 000 Menschen mit dem WNV infiziert, mit 181 Todesfällen. Seit 2019 wurden vermehrt Fälle von West-Nil-Fieber in Deutschland registriert. Mittlerweile geht man davon aus, dass das WNV in heimischen Stechmücken wie *Culex pipiens* überwintert hat und es weiterhin zu Fällen von WNV-Infektionen in Deutschland kommen kann. Auch 2020 kam es zu weiteren autochthonen Infektionen mit WNV in Deutschland, wobei die neurologischen Manifestationen nur bei 3 (1 Fall von Enzephalitis, 2 Fälle mit Meningitis) von 16 Fällen vorkamen.

Die Inkubationszeit beträgt zwischen 3 und 5 Tagen, in Einzelfällen bis zu 14 Tage. In ca. 20 % der klinisch apparenten Infektionen handelt es sich um eine mild verlaufende fiebrige, selbstlimitierende Erkrankung. Das West-Nil-Fieber ist gekennzeichnet durch einen plötzlichen Erkrankungsbeginn. Die Erkrankung dauert ungefähr 3–6 Tage an. Kopfschmerzen, Schwindel und Erbrachen treten zusätzlich auf. Bei ungefähr 50 % der Erkrankten zeigt sich nach einigen Tagen ein makulopapuläres, nicht juckendes Exanthem. Im Gegensatz zu Kindern kann die Rekonvaleszenzphase bei Erwachsenen prohtrahiert verlaufen. In nur < 1 % der West-Nil-Fieber-Fälle kommt es zu einer zweiten Krankheitsphase mit neuroinvasiver Infektion mit Meningitis, Enzephalitis oder schlaffer Poliomyelitis-ähnlicher Lähmung.

Im Liquor finden sich virusspezifische IgM-Antikörper innerhalb der ersten fünf Krankheitstage. Bei positiven IgM-Antikörpern kann mittels RT-PCR virale Nukleinsäure detektiert werden. Im MRT können bei Enzephalitis-Patienten Signalanomalien in den Basalganglien, im Thalamus und im Hirnstamm sichtbar sein, bei Patienten mit Polio-ähnlichen Lähmungen sind diese im vorderen Rückenmark zu sehen.

Eine spezifische antivirale Therapie ist nicht vorhanden, die Behandlung erfolgt symptomatisch. Für Patienten mit schwerer ZNS-Manifestation ist die Behandlung auf einer neurologischen Intensivstation entscheidend. Die Prognose einer WNV-Infektion ist insgesamt gut. Höheres Alter und Immunsuppression korrelieren mit hoher Sterblichkeit. Die WNV-assoziierte akute schlaffe Lähmung ist als prognostisch ungünstig zu bewerten, in der Regel tritt keinerlei Besserung der Lähmungserscheinungen ein.

11.8.5 Zika-Virus (ZIKV)

Das Zika-Virus (ZIKV) wurde erstmals 1947 aus einem Rhesusaffen im Zikawald, Uganda, Afrika, isoliert, 1948 aus der Stechmücke *Aedes africanus* Mittlerweile hat es sich nicht nur in Afrika, sondern auch in Asien ausgebreitet. 2007 gab es einen Ausbruch in Mikronesien und ab 2013 in anderen Inselstaaten im pazifischen Raum, wie Französisch-Polynesien. Seit 2015 breitet sich das Zika-Virus in Mittel- und Südamerika aus. Der erste Ausbruch mit epidemischem Ausmaß wurde aus Brasilien berichtet. Durch Reisende wurde das Virus auch in die USA und nach Europa eingeschleppt. Der im Februar 2016 von der Weltgesundheitsorganisation (WHO) deklarierte globale Gesundheitsnotstand (Global Public Health Emergency) wurde im November 2016 beendet. Es bestehen weiterhin Infektionsgefahren.

Die Inkubationszeit wird auf 3–14 Tage geschätzt. Im Allgemeinen kommt es zu einer leichten Symptomatik mit Fieber, Hautausschlag, Bindehautentzündung, Muskel- und Gelenkschmerzen, Unwohlsein oder Kopfschmerzen. Neurologische Manifestationen wie Enzephalitis, Meningoenzephalitis, periphere N.-facialis-Paresen, Myelitis sowie das Guillain-Barré-Syndrom (GBS) können auftreten. Kongenital können durch Zika-Virus-Infektionen Mikrozephalien, multiple ZNS-Malformationen und Dysphagien verursacht werden.

Der Nachweis einer ZIKV-Infektion kann mittels Realtime (RT)-PCR und ELISA erfolgen, während der ersten Krankheitswoche entwickeln sich ZIKV-spezifisches IgM und neutralisierende Antikörper. Die IgM-Titer sind variabel, im Allgemeinen aber meist ab dem 4. Krankheitstag positiv. Der IgM-Antikörper-Capture-Enzym-gebundene-Immunosorbens-Assay (MAC-ELISA) wird zum Nachweis von IgM-Antikörpern aus Liquor oder Serum verwendet.

Die Behandlung von ZIKV erfolgt symptomatisch, eine spezifische Therapie ist nicht vorhanden. Ein Insektenschutz ist entscheidend für die Prophylaxe.

11.8.6 Chikungunya-Virus (CHIKV)

Das Chikungunya-Virus (CHIKV) gehört zu der Familie der Togaviridae, Gattung Alphaviridae. Weltweit sind drei phylogenetische Zelllinien mit unterschiedlichen antigenen Eigenschaften bekannt. Zwei Zellinien zirkulieren vorwiegend in Afrika und die dritte in Asien. In Europa zirkuliert die afrikanische Zelllinie; die ersten Ausbrüche mit CHIV wurden 2002 in Italien und 2010 in Frankreich registriert. 2018 wurden 26 Fälle, 2019 88 Fälle und 2020 26 Fälle an das RKI gemeldet. Die Übertragung erfolgt durch Stechmücken der Gattung *Aedes* spp., meist *Aedes albopictus. Aedes albopictus* ist mittlerweile in mehr als 25 europäischen Ländern heimisch, sie ist in der Lage, hier zu überwintern sowie sich zu vermehren. Nördlich der Alpen wurden lokale Populationserweiterungen entdeckt.

Klinisch manifestiert sich eine CHIV-Infektion mit hohem Fieber, Kopfschmerzen, makulopapulärem Ausschlag und schmerzhaften Arthralgien mit einer Inkubationszeit von typischerweise 3–7 Tagen. Retroobitale Schmerzen, Myokarditis und Blutungen können auftreten. Innerhalb von 1–2 Wochen nach Infektion erholen sich die meisten Patienten, dennoch können Gelenkschmerzen mehrere Monate bis Jahre anhalten. 2005–2006 wurde während eines Ausbruchs auf der Insel Réunion bei 12 % der Patienten neurologische Symptome einschließlich quantitativer und qualitativer Bewusstseinsstörungen und fokale neurologische Symptome beobachtet. Der diagnostische Nachweis von CHIKV gelingt mit RT-PCR in den ersten fünf Krankheitstagen, eine negative PCR initiiert bei klinisch bestehender Symptomatik einen ELISA oder einen indirekten fluoreszierenden Antikörpertest (IFA).

Behandelt wird rein symptomatisch. Die Prognose ist in der Regel günstig; bei Älteren und immunsupprimmierten Personen ist die Mortalität höher. ➤ Tab. 11.13 zeigt einige ausgewählte Erreger mit klinischem Leitsymptom, Diagnosesicherung und Therapie.

Tab. 11.13 Ausgewählte Emerging Viruses

Virus	Leitsymptomatik	Diagnose	Therapie	Meldepflicht
Chikungunya-Virus	Fieber, Kopfschmerzen, makulopapuläres Exanthem, Arthritis, Arthralgie	rtPCR oder ELISA mittels Blut, Serum, Plasma	symptomatisch	nach § 7 IfSG
Dengue-Virus	Fieber, Muskelschmerzen, Kopfschmerzen, Augenschmerzen	rtPCR oder ELISA mittels Blut, Serum, Plasma	symptomatisch; während Akutphase Verzicht auf Salicylate	nach § 7 IfSG
West-Nil-Virus	in 20 % der Fälle grippeartige Symptome, meist unbemerkte Infektion	rtPCR (Gewebeprobe); Serologie: IgG-/IgM-Antikörper mittels EIA	symptomatisch	nach § 7 IfSG
Japanisches Enzephalitis-Virus	grippeähnliches Krankheitsbild; bei ZNS-Befall: Enzephalitis mit Bewusstseinsstörung, Krampfanfällen, Reflexstörungen, Paresen und Meningitiszeichen	mittels Blut, Serum, Liquor, CT/MRT; direkter Erregernachweis mittels PCR	symptomatisch; Vakzination vorhanden	nach § 7 IfSG
Nipah-Virus	Fieber, Kopfschmerzen	mittels Blut, Serum, Liquor, CT/MRT; direkter Erregernachweis mittels PCR	symptomatisch	nach § 7 IfSG
Zika-Virus	asymptomatischer Verlauf; nach 2–14 Tagen Fieber, Kopfschmerzen, Konjunktivitis, Übelkeit, Erbrechen, Durchfall, abdominale Schmerzen	rtPCR mittels Blut, Serum	symptomatisch	nach § 7 IfSG

11.8.7 Zeitverschiebung

Bei jeder längeren Flugreise in Ost-West-Richtung kommt es zu einer Zeitverschiebung. Bedeutend für den Organismus wird eine Überschreitung von mindestens drei Zeitzonen auf einmal, der Biorhythmus ist erst nach wenigen Tagen der neuen Ortszeit angepasst. Während dieser Umstellungsphase ist die allgemeine Leistungsfähigkeit erniedrigt, es kann zu Schlaf- und Verdauungsstörungen kommen.

Zeitverschiebung bei Medikamenteneinnahme

Bei einigen Pharmazeutika kommt es darauf an, einen bestimmten Wirkstoffspiegel im Körper aufrechtzuerhalten. Deshalb sollten diese Arzneimittel immer im gleichen Abstand eingenommen werden. Andere Pharmazeutika wiederum müssen der Empfindlichkeit des Organismus im Tagesablauf angepasst werden, z. B. Glukokortikoide. Bei Annahme einer Anpassungsgeschwindigkeit (Anpassung des eigenen Biorhythmus an die neue Zeitzone) von zwei Stunden pro Tag würde das für eine Reise nach Osten bedeuten, dass die Medikamente zwei Stunden früher und bei Reisen nach Westen zwei Stunden später eingenommen werden müssten. Für Medikamente mit genügend langer Halbwertszeit ist die Zeitverschiebung unproblematisch, der Wirkstoffspiegel dieser Medikamente bleibt länger erhalten.

Bei Pharmazeutika, die gekühlt werden müssen, sind bei einigen Medikamenten über die Hersteller spezielle Kühltaschen zu beziehen. Am Urlaubsort können die Medikamente in der Minibar gelagert werden.

Bei Einnahme von Medikamenten, die unter das Betäubungsmittelgesetz fallen, sollten sich Patienten vor Reiseantritt über Reisen mit Betäubungsmittel auf den Internetseiten des Bundesinstituts für Arzneimittel und Medizinprodukte (BfArM) informieren.

Medikament sollten, wenn möglich, immer im Handgepäck transportiert werden, um bei einer Fehlleitung der Koffer zu gewährleisten, dass sie nicht verloren gehen.

! MERKE

Patienten sollten eine ärztliche Bescheinigung sowie eine Zollerklärung bei Reisen ins Ausland mitführen. Hier muss bei der Mitführung und Lagerung von Medikamenten beachtet werden, dass die Handgepäck-Stauräume an Bord eines Flugzeuges sehr niedrige Temperaturen haben.

Spezifische Therapien bei Multipler Sklerose und Epilepsie

Medikamenteneinnahme bei Multipler Sklerose am Beispiel von Dimethylfumarat

Dimethylfumarat wird zweimal täglich, morgens und abends, als Tablette eingenommen. Vor Reiseantritt sollte die Einnahme bei Zeitverschiebung angepasst werden. Je nach Zeitunterschied kann dies über Wochen langsam vorbereitet werden, sodass der Abstand zwischen den Einnahmen eingehalten wird, um den Zeitpunkt der Einnahme an den künftigen Tagesablauf anzupassen.

Epilepsie

Bei geringen Zeitverschiebungen von 1–2 Stunden können die Antikonvulsiva entsprechend der Heimatzeit eingenommen werden.

Bei größerer Zeitverschiebung sollte die Medikamenteneinnahme der jeweiligen Ortszeit langsam über Wochen angepasst werden, um einen gleichmäßigen Blutspiegel zu erhalten und das Anfallsrisiko zu minimieren.

11.8.8 Höhenunterschiede und Auswirkungen auf Pumpensysteme

Pumpensysteme

Mitte der 1970er-Jahre wurden zunächst die Opioidrezeptoren, danach die endogenen Liganden, die Enkephaline, Endorphine und Dynorphine entdeckt. Bereits 1979 kamen die ersten klinischen peri-(epi-)duralen und intrathekalen Anwendungen von Opiaten zum Einsatz. Zur Behandlung der Spastik wurde Ende der 1980er-Jahre die intrathekale Therapie von Baclofen eingeführt.

Für die kontinuierliche intrathekale Medikamentenapplikation stehen verschiedene Pumpensysteme zur Verfügung: gasbetriebene Konstantstrompumpen, gasfreie Konstantstrompumpen und Pumpen mit elektrischem Antrieb und Steuerung (elektrische Pumpen). Kern der Pumpensysteme stellt ein Medikamentenreservoir dar, das durch eine Membran nachgefüllt werden kann.

Gasbetriebene Konstantstrompumpen

Bei diesen Pumpensystemen wird das Medikament mechanisch durch ein sich ausdehnendes Gas mit konstanter Flussrate aus dem Reservoir gepumpt. Der Fluss wird durch ein Kapillarsystem geleitet, um Schwankungen der Medikamentenabgabe so gering wie möglich zu halten. Während der Implantation wird die Flussrate durch die Auswahl eines bestimmten Modells festgelegt und kann im nachhinein nicht mehr verändert werden. Änderungen der Medikamentenabgabe (Dosierung) sind nur durch Aspiration des gesamten Medikamentenvolumens aus dem Reservoir und anschließender Befüllung mit einer neuen Konzentration möglich.

Gasfreie Konstantstrompumpen

Bei diesem Pumpensystem wir der notwendige Druck für den „Transport" des Medikaments durch die elastischen Rückstellkräfte einer Polymermembran erzeugt. Die Flussrate ist hier auch konstant.

Elektrische Pumpen

Die Flussrate wird über eine Rotorpumpe aufrechterhalten. Änderungen können hier telemetrisch vorgenommen werden; dies vereinfacht die Änderung der konstanten Medikamentendosierung. Das elektrische Steuerungselement ermöglicht aber auch komplexe Programmierungen, die eine an den Tagesablauf des Patienten adaptierte, automatische Dosierungsanpassung ermöglichen. Das System erlaubt überdies durch den Patienten selbst oder den behandelnden Arzt eine Änderung der Bolusgabe. Die Umprogrammierung erfordert ein spezielles Gerät.

Im Gegensatz zu gasbetriebenen und gasfreien Konstantpumpen verfügen elektrische Pumpensysteme über eine Alarmfunktion, die bei Entleerung des Medikamentenreservoirs unter ein individuell eingestelltes Restvolumen, beim Batterieabfall oder einem Spannungsfehler ein akustisches Signal (Alarm) auslöst.

Vorteile der verschiedenen Pumpensysteme

Im Gegensatz zu elektrischen Pumpen, die im Mittel eine Lebensdauer zwischen 1 und 8 Jahren haben, ist die Lebensdauer von Gasdruckpumpen unbegrenzt. Die Dosisanpassung ist bei elektrischen Pumpen variabler; z. B. kann bei Schmerzspitzen eine zusätzliche Bolusgabe vom Patienten selbst appliziert werden. Ein weiterer Vorteil elektrischer Pumpen ist die Datenauslesung: Es können Patientendaten, technische Angaben zur Pumpe sowie zum Katheter sowie Art und Zeitpunkt der letzten Umprogrammierung ausgelesen werden. Ebenso werden elektrische Pumpen nicht durch Mangetfelder gestört; dies bedeutet, dass auch MRT-Untersuchungen möglich sind.

ACHTUNG

Die Auswertung einer MRT-Untersuchung ist aufgrund der Metallartefakte erschwert; die Programmierung der Pumpe muss nach der Untersuchung kontrolliert werden.

Exkurs Baclofen-Pumpe

Bei schwerer Spastik kann die intrathekale Gabe von Baclofen sinnvoll sein. Eine sogenannte Baclofen-Pumpe wird unter die Bauchhaut gepflanzt und befördert das Medikament über einen Katheder direkt in den Rückenmarkskanal.

Die heute gängigen Baclofen-Pumpen sind elektrische Pumpen. Nach Implantation der Pumpe wird diese regelmäßig mit einer speziellen Kanüle aufgefüllt und elektrisch justiert, z. B. zur Dosisanpassung.

Reaktion der Pumpensysteme auf Höhenunterschiede

Falls das Reiseziel auf größerer Höhe über dem Meeresspiegel liegt sowie bei Flugreisen muss vor Reiseantritt ermittelt werden, ob die individuelle Flussrate elektrischer Pumpensysteme vorübergehend gesenkt werden musst. Die Flussraten der meisten Pumpensysteme belaufen sich auf 0,2–4,0 ml/Tag. Die Flughöhe beträgt 10 000–15 000 m über dem Meeresspiegel, je nach Antriebsleitung des Flugzeuges.

11.8.9 Höhenkrankheit (Synonym: Bergkrankheit, High Mountain Sickness, Acute mountain sicknees)

Bei einem schnellen (raschen) Anstieg auf Höhenlagen über 2 500 m kann es zur akuten Höhenkrankheit kommen („too hight, to fast"). Sie ist Folge der Unterversorgung des Gehirns und anderer Körpergewebe mit Sauerstoff und die daraus resultierenden Kompensationsmechanismen (Hypoxie). Unterschieden werden drei Formen, die akute Berg- oder Höhenkrankheit (AMS) und das daraus resultierende Höhenhirn- und Höhenlungenödem. Die akute Höhenkrankheit ist eine selbstlimitierende Erkrankung, meist bei gesunden leistungsfähigen Bergsteigern, ausgelöst durch „höhentaktische Fehler", wie einen zu raschem Aufsteigen, Überanstrengung, Alkoholkonsum während eines Aufstieges, Flüssigkeits- und Mineralmangel durch vermehrte Ausscheidung („Höhendiurese"), Infekte und vorheriger Schlafmittelkonsum. Die Erkrankung betrifft meist Bergsteiger, aber auch Bewohner von Höhenlagen. Beispielsweise befinden sich zahlreiche Großstädte der Anden wie u. a. La Paz, auf einer Höhe von über 3 000 m. Im Gegensatz zu den indigenen Völkern, haben Tibeter genetische bedingt eine erhöhte Atemfrequenz und einen erhöhten Blutfluss, sodass Tibeter nicht so häufig erkranken. Bei der chronischen Höhenkrankheit kommt es zusätzlich zu einer Polyzythämie, zu Lungenembolien und Symptomen eines Pickwick-Syndroms. Die Inzidenz der Höhenkrankheit steigt mit zunehmender Seehöhe generell an, weist aber geografische Unterschiede vor allem in Abhängigkeit von den regionalen Gegebenheiten (geografischer Breitengrad, Höhenprofil des Anstiegs, etc.), weltweit liegt die Inzidenz der AMS zwischen 30–50 %: In den Alpen wurde eine Inzidenz von 9 % auf 2 850 m, bei 3 050 m auf 13 % und 34 % auf 3 650 m festgestellt. Ungefähr 47 % der Bergsteiger des Mount Everest entwickeln ein AMS.

Schon früh wurde von allen Kulturen in Hochregionen von höhentypischen körperlichen Beschwerden wie Kopfschmerzen, Übelkeit, Erbrechen und Atemnot berichtet. Die ersten Beschreibungen gehen auf den in den Anden tätigen Jesuiten José de Acosta im Jahre 1590 zurück. Eine der bekanntesten Fälle der Höhenkrankheit geschah Anfang 1900 bei der „Eroberung" von Nord- und Südpol. Am 14. Dezember 1911 stand der Norweger Roald Engebret Gravning Amundsen als erster am südlichsten Punkt der Erde, auch der Brite Robert Falcon Scott war auf dem Weg zum Südpol. Im Januar 1912 sah er die Reste des Südpol-Lagers der Norweger, keiner der Briten überlebte den Rückweg. 1928 beschrieb der Peruaner Carlos Monge Medrano die chronische Höhenkrankeit (Synonym: Monge-Krankheit), die bei Langzeitbewohnern von Höhenlagen vorkommt.

Mit einer Latenz von bis zu 6–24 Stunden entwickeln sich die ersten Krankheitssymptome, meist mit einem Gipfel nach 36 Stunden, um ungefähr nach dem 5. Tag wieder abzuklingen. Die Betroffenen entwickeln Höhenkopfschmerz, meist Stirn-Schläfen betont, selten einseitig oder im Hinterhaupt, eher dumpf drückend und durch körperliche Anstrengung, Bücken, Pressatmung deutlich verstärkt. Diese Art von Kopfschmerz wird als Höhenkopfschmerz oder high altitude headache (HAH) bezeichnet. Ungefähr 50 % der Betroffenen entwickelt zusätzlich Appetitlosigkeit, Übelkeit, Erbrechen, Schwindelgefühle, Benommenheit, Antriebsarmut, Teilnahmslosigkeit, allgemeines, schweres Unwohlsein und Schlafstörungen.

Die akute Höhenkrankheit kann vereinfacht als Belastungsreaktion aufgefasst werden, sie resultiert aus dem Stressor Sauerstoffmangel und individuellen Faktoren.

Bei Fortschreiten der Symptome kann es zerebral zu einem Hirnödem (high altitude cerebral edema, HACE), pulmonal zum Lungenödem (High altitude pulmonary edema, HAPE), kommen. Wenn die Affektion des Gehirns noch leicht ist, überschätzen sich die Betroffenen häufig, sie gehen weiter und es kommt zu zerebralen und allgemeinen Symptomen wie Schwindel, Übelkeit, schnelle Atmung und Herzjagen.

! MERKE
Hier besteht akute Lebensgefahr.

Leichtere Beschwerden sowie das Abbrechen eines Aufstieges bedürfen nicht zwingend einer medikamentösen Behandlung. Ibuprofen kann zur Linderung der Kopfschmerzen eingenommen werden.

Die AMS ist durch präventive Maßnahmen, nichtmedikamentöse Verhaltensstrategien oder Medikamente vermeidbar. Da der Körper in der Lage ist, sich innerhalb weniger Tage zu akklimatisieren, sollte bei Bergtouren über 4 500 m eine Woche auf einer Höhe zwischen 2 000 und 3 000 m verbracht werden sowie auf dieser Höhe Tagestouren durchgeführt werden. Mittel der Wahl ist der Carboanhydrasehemmer Acetazolamid. Alternativ kann Dexamethason eingesetzt werden.

Das akute Höhenhirnödem resultiert aus einem individuellen Scheitern des Akklimatisationsprozesses (subakute hypobare Hypoxie), erstmalig wurde es 1913 von einem Arzt in den Collahuashi-Minen von Nordchile als „Puna of the nervous type" beschreiben.

Das AMS steht in keinem Zusammenhang mit dem hypoxischen Höhenhirnödem. Zum HACE kommt es, wenn zusätzlich zu den Symptomen des AMS generalisierte neurologische Zeichen wie Ataxie, Bewusstseinsstörung, Halluzinationen bis hin zum Koma auftreten. Das HACE stellt eine lebensbedrohliche Enzephalopathie dar, wobei der Tod innerhalb von wenigen Stunden eintreten kann. Die Letalität liegt bei einem raschen Abtransport bei 70 %, ohne Abtransport bei 100 %.

11.8.10 Dehydratation (Synonym Dehydration)

Zur Vermeidung von Dehydratationen bei Flugreisen sollte auf eine ausreichende Flüssigkeitszunahme geachtete werden, da in Flugzeugen technisch bedingt eine Luftfeuchtigkeit von 10–15 % besteht, ca. 40–60 % unter Normalniveau. Aufgrund dessen kommt es zu einem Flüssigkeitsverlust. Daher sollte pro Flugstunde eine Trinkmenge von 0,2 l zu sich genommen werden.

Generell nimmt die Luftfeuchtigkeit in Deutschland von West nach Ost ab; so liegt die durchschnittliche relative Luftfeuchtigkeit in Hamburg im Sommer bei 74 % und im Winter bei 88 %, in Berlin im Sommer bei 70 % und im Winter bei 85 %. In der Schweiz beträgt sie im Sommer etwa 72 %, im Winter 85 %.

11.8.11 Diarrhö

Durchfallerkrankungen zählen zu den häufigsten Reiseerkrankungen. Daher sollte bei Reisen in Länder mit anderen Hygienestandards darauf geachtet werden, dass Nahrungsmittel ausreichend abgekocht sind.

! MERKE

Boil it, peel it or leave it!

Für Epilepsiepatienten können Diarrhöen eine doppelte Gefahr darstellen. Der Elektrolytverlust kann einen Anfall begünstigen. Außerdem ist die Aufnahme der Antikonvulsiva erschwert, der Blutspiegel kann dadurch unter einen kritischen Wert sinken und das Anfallsrisiko erhöhen.

11.8.12 Tiefe Beinvenenthrombosen–Reisethrombosen

! MERKE

Früher wurde die Reisethrombose auch als Economy-Class-Syndrom bezeichnet.

Bei der Reisethrombose handelt es sich um eine Spezialform der Sitzthrombose: Durch längeres beengtes und unbewegtes Sitzen, aber auch durch eine unzureichende Flüssigkeitsaufnahme wird der Blutfluss in den tiefen Beinvenen verlangsamt, wodurch es zu einer Thrombose kommen kann.

Risikogruppen für Reisethrombosen sind vor allem Personen, die bereit eine Thrombose oder Embolie hatten, die kürzlich operiert wurden oder einen Gips tragen. Aber auch Schwangere, Patienten mit Krampfadern oder anderen Venenleiden, Personen über 60 Jahre sowie Personen mit einer genetischen Prädisposition für Gerinnungsstörungen haben ein erhöhtes Risiko, eine Reisethrombose zu entwickeln. Zusätzliche Risikofaktoren sind Rauchen, starkes Übergewicht sowie die Einnahme mancher Kontrazeptiva oder Hormonersatzpräparate.

Die Luftfeuchtigkeit wie auch der Luftdruck sind in Flugzeugkabinen erniedrigt; aufgrund dessen verliert man beim Atmen mehr Flüssigkeit über die Schleimhäute. Unter diesen Bedingungen besteht ein erhöhter Flüssigkeitsbedarf. Bei Personen die eine zu geringe Flüssigkeitsmenge zu sich nehmen, kann es zu

Blutgerinnung kommen und damit zur Bildung von Blutgerinnseln. Die Venenwände dehnen sich aus und das Blut versackt in den Unterschenkeln.

Auch Klimaänderungen, z. B. subtropische und tropische Temperaturen, stellen eine größere Belastung für das venöse Gefäßsystem dar.

Die Wahrscheinlichkeit, eine Reisethrombose nach einer Flugreise zu erleiden, ist selbst bei Menschen mit erhöhtem Risiko gering. Etwa 20 von 10 000 Flugreisenden entwickeln eine tiefe Beinvenenthrombose.

Prophylaktisch sollten Patienten individuell abklären, ob eine medikamentöse Thromboseprophylaxe sinnvoll ist.

LITERATUR

Berlit P. et al. Neurologische Manifestationen bei COVID-19, S1-Leitlinie, 2020, in: Deutsche Gesellschaft für Neurologie (Hrsg.), Leitlinien für Diagnostik und Therapie in der Neurologie. Online: www.dgn.org/leitlinien (letzter Zugriff 23.02.2021).

Brand H-C, Gerloff C, Dietrich M. Therapie und Verlauf neurologischer Erkrankungen. 7. A. Stuttgart: Kohlhammer; 2017.

Brouwer MC, McIntyre P, Prasad K, van de Beek D. Corticosteroids for acute bacterial meningitis. Cochrane Database of Systematic Reviews 2015; 9: CD004405.

Brüggen K. Neue Zeckenart in Deutschland überträgt Krim-Kongo-Fieber. DNP 2019; 20: 16.

Dobler G, Bestehorn M, Antwerpen M, Överby-Wernstedt A. Complete genome sequence of a low-virulence tick-borne encephalitis virus strain. Genome Announc 1016; 4 (5): e01145–16.

Dyrdak R, Grabbe M, Hammas B, et al. Outbreak of enterovirus D68 of the new B3 lineage in Stockholm, Sweden, August to September 2016. Euro Surveill 2016; 21 (46): pii = 30403.

Eskandar EM, et al. Neurologic Syndromes Predict Higher In-Hospital Mortality in COVID-19. Neurology 2020; 96(11): e1527-e1538. doi: 10.1212/WNL.0000000000011356.

Gnann JW, Sköldenberg B, Hart J, et al. Herpes simplex encephalitis: lack of clinical benefit of long-term valacyclovir therapy. Clinical Infectious Diseases 2015; 61 (5): 683–691.

Gosztony G, Falke D, Ludwig H. Axonal and transsynaptic (transneuronal) spread of herpesvirus simiae (B virus) in experimentally infected mice. Histol Histopath 1992; 7: 63–74.

Hoffmann B, Tappe D, Höper D, et al. A variegated squirrel bornavirus associated with fatal human encephalitis. N Engl J Med 2015; 373: 154–162.

Hien P. Ertrinken/Schadstoffe/Höhenkrankheit. In: Praktische Pneumologie.Berlin, Heidelberg: Springer; 2012. https://doi.org/10.1007/978-3-642-10209-7_37((-)).

IQWiG-Report. Gefahr einer tiefen Venentrombose bei Flugreisen. 2012. Aus: https://www.iqwig.de/de/presse/pressemitteilungen/2012-oder-frueher/gefahr-einer-tiefen-venenthrombose-bei-flugreisen-wird-oft-ueberschaetzt.2387.html (letzterZugriff: 18.05.2020).

Jennische E, Eriksson CE, Lange S, et al. The anterior commissure is a pathway for contralateral spread of herpes simplex virus type 1 after olfactory tract infection. J Neurovirol 2015; 21: 129–147.

Kaiser R, et al. S1-Leitlinie Frühsommer-Meningoenzephalitis (FSME). 2020. Aus: https://www.dgn.org/leitlinien/3881-ll-030-035-fruehsommer-meningoenzephalitis-fsme-2020 (letzter Zugriff: 19.02.2020).

Lenhard T, Ott D, Jakob NJ, et al. Predictors, neuroimaging characteristics and long-term outcome of severe European tick-borne encephalitis: A prospective cohort study. PLoS ONE 2016; 11 (4): e0154143.

Mao L, Jin H, Wang M, et al. Neurologic Manifestations of Hospitalized Patients With Coronavirus Disease 2019 in Wuhan, China. JAMA Neurol 2020; 77(6): 683–690. doi:10.1001/jamaneurol.2020.1127.

Meyding-Lamadé U, et al. German trial of Acyclovir and corticosteroids in Herpes-simplex-virus-encephalitis (GACHE): a multicentre, multinational, randomized, double-blind, placebo-controlled trial [EudraCT No: 2005-003201-81]. Neurological Research and Practice 2019; 1: 26.

Meyding-Lamadé U, et al. S1-Leitlinie Virale Meningoenzephalitis. 2018. Aus: https://www.dgn.org/images/red_leitlinien/LL_2018/PDFs_Download/030100_LL_Virale_Meningoenzephalitis_2018.pdf (letzter Zugriff: 25.02.2020).

Nau R. et al. S1-Leitlinie Hirnabszess. 2016. Aus: https://www.dgn.org/images/red_leitlinien/LL_2016/PDFs_Download/030108_LL_Hirnabszess_2016.pdf (letzter Zugriff: 25.2.2020).

Niller HH, et al. Zoonotic spillover infections with Borna disease virus 1 leading to fatal human encephalitis, 1999–2019: an epidemiological investigation. The Lancet Infectious Diseases 2020; 20 (4): 467–477.

Pfister H-W, et al. S2k-Leitlinie Ambulant erworbene bakterielle (eitrige) Meningoenzephalitis im Erwachsenenalter. 2015. Aus: https://www.dgn.org/images/red_leitlinien/LL_2015/PDFs_Download/030089_LL_Ambulant_erworbene_Meningoenzephalitis_2015.pdf (letzter Zugriff: 25.02.2020).

Prange H. Infektionskrankheiten des ZNS. London: Chapman & Hall; 1995.

Rauer S, Kastenbauer S, et al. S3-Leitlinie Neuroborreliose. 2018. Aus: https://www.dgn.org/images/red_leitlinien/LL_2018/PDFs_Download/030071_LL_Neuroborreliose_2018.pdf (letzter Zugriff: 25.02.2020).

Robert Koch-Institut. Abfrage der Meldedaten nach Infektionsschutzgesetz (IfSG) über das Web. Aus: https://www.rki.de/DE/Content/Infekt/SurvStat/survstat_node.html (letzter Zugriff: 22.02.2021).

Robert Koch-Institut. Bericht zur Epidemiologie der Tuberkulose in Deutschland. 2018. Aus: http://edoc.rki.de/series/

rki-bericht-zur-epidemiologie-der-tuberkulose-in-deutschland/2017/PDF/2017.pdf (letzter Zugriff: 27.02.2020).

Sadiq SA, Wang GC. Long-term intrathecal baclofen therapy in ambulatory patients with spasticity J Neurol (2006) 253 : 563–569.

Schaberg T et al. (2017) S2k-Leitlinie: Tuberkulose im Erwachsenenalter. Pneumologie 71:325–397. in press https://doi.org/10.1055/s-0043-105954 (Georg Thieme Verlag KG, Stuttgart. ISSN 0934–8387).

Schaffert W. Akute Höhenkrankheit (AMS). In: Berghold F. et al. (eds) Alpin- und Höhenmedizin. Wien: Springer; 2015. https://doi.org/10.1007/978-3-7091-1833-7_42.

Schönberger K, Ludwig M-S, Wildner M, Weissbrich B. Epidemiology of subacute sclerosing panenzephalitis (SSPE) in Germany from 2003 to 2009: a risk estimation. PLoS ONE 2013; 8 (7): e68909.

Tronnier V. Neurochirurgische Schmerztherapie. Heidelberg: Springer; 2018.

van de Beek D, Cabellos C, Dzupova O, et al. ESCIMD guideline: diagnosis and treatment of acute bacterial meningitis. Clin Microbiol Infect 2016; 22: S37–S62.

Tumani H., Petereit H.-F. et al., Lumbalpunktion und Liquordiagnostik, S1-Leitlinie, 2019, in: Deutsche Gesellschaft für Neurologie (Hrsg.), Leitlinien für Diagnostik und Therapie in der Neurologie. www.dgn.org/leitlinien (abgerufen am 28.01.2021).

KAPITEL

12 Neuroonkologie

Niklas Schäfer und Ulrich Herrlinger

Wichtige Neuigkeiten auf einen Blick

- Die neue 5. Auflage der WHO-Klassifikation für Tumoren des ZNS greift die in den letzten Jahren erschienen Empfehlungen des cIMPACT-NOW-Konsortiums auf (Louis et al. 2021).
- Die bisherige Bezeichnung WHO Grad I bis IV wird ersetzt durch WHO ZNS Grad 1 bis 4. Die Diagnose eines Glioblastoms, IDH-Wildtyp, kann trotz fehlenden histopathologischen Kriterien bei Vorliegen bestimmter molekularpathologischer Veränderungen (z. B. EGF-Rezepter-Amplifikation, Zugewinn von Chromosom 7 und Verlust von Chromosom 10, TERT-Promoter-Mutation) gestellt werden.
- Ein Astrozytom mit Nachweis einer IDH-Mutation wird bei histopathologischem Nachweis von Nekrosen und/oder Gefäßproliferaten nicht mehr Glioblastom genannt, sondern als Astrozytom, IDH-mutiert, dem WHO ZNS Grad 4 zugeordnet.
- Weiterhin werden bestimmte Entitäten durch molekulargenetische Veränderungen definiert, z. B.
  - Diffuse Mittelliniengliome, H3-K27-alteriert mit vier Subtypen
  - Ependymom mit C11orf95-RELA-Fusion (vorher RELA-Fusion positiv)

- Medulloblastom mit Aktivierung des WNT-Signalwegs bzw. SHH-Signalwegs
- Es liegen neben den nationalen überarbeiteten Leitlinien der Deutschen Gesellschaft für Neurologie auch internationale Leitlinien zur Behandlung von Patienten mit Gliomen vor (Wen et al. 2020; Weller et al. 2020)

12.1 Einführung

Die Neuroonkologie beschäftigt sich mit Tumoren des zentralen Nervensystems, der Hirnhäute, der Hirnnerven und peripheren Nerven. Dazu gehören sowohl primäre Hirntumoren, die im zentralen Nervensystem (ZNS) entstanden sind und im Wachstum in der Regel auf das ZNS begrenzt bleiben, als auch die zahlenmäßig häufigeren Metastasen. Die maligne Untergruppe der primären Hirntumoren, allen voran deren häufigster und aggressivster Vertreter, das Glioblastom, entfaltet ihre Malignität v. a. durch das diffuse, nicht abgekapselte Wachstum. Die weitreichende Infiltration von Hirnstrukturen macht eine kurative Behandlung unmöglich.

Die Behandlung findet in der Regel an größeren Zentren in enger Zusammenarbeit von Neuroonkologen/Neurologen, Onkologen, Neurochirurgen, Neuropathologen, Neuroradiologen und Strahlentherapeuten statt. Wichtig ist auch, dass frühzeitig eine psychoonkologische Behandlung angeboten wird und sozialmedizinische/-rechtliche Themen (Schwerbehindertenausweise, berufliche Wiedereingliederungen, finanzielle Sicherung, onkologische und neurologische Rehabilitationsmaßnahmen sowie Hilfsmittelversorgungen) bearbeitet werden. Zudem nehmen die Versorgungsmöglichkeiten durch palliativmedizinische Dienste zu: teils stationär zur supportiven Therapie, teils nach Abschluss der onkologischen Therapien in Form von spezialisierten ambulanten palliativmedizinischen Pflegediensten oder in Hospizen.

Leitsymptome

Auch wenn es keine spezifischen Symptome der Hirntumoren gibt, treten doch mitunter typische Symptomkonstellationen auf. Bei den folgenden klinischen Bildern sollte man an Hirntumoren denken und eine zerebrale Bildgebung (MRT mit Kontrastmittel) veranlassen:

- Therapierefraktäre Kopfschmerzen, nicht einer primären Kopfschmerzentität zuzuordnen
- Progrediente fokal-neurologische Ausfälle (Hemiparesen, Sensibilitätsstörungen, Aphasien, Gesichtsfelddefekte, Hirnnervenstörung)
- Symptome, die anatomisch dem Kleinhirnbrückenwinkel zugeordnet werden können (z. B. Schwindel, faziale Paresen, Hörstörung)
- Neu aufgetretene Wesensänderungen und affektive Störungen
- Neu aufgetretene epileptische Anfälle
- Hormonelle Störungen, die nicht primär durch Erkrankungen der Hormon-produzierenden Zielorgane erklärt werden können

ACHTUNG

Hirntumoren können durch ihr Wachstumsmuster zu Liquorzirkulationsstörungen führen sowie durch ausgeprägte Ödembildung eine Mittellinienverlagerung und einen erhöhten intrakraniellen Druck verursachen. Bei „Hirndruckzeichen" wie Kopfschmerzen, Übelkeit/Erbrechen und Vigilanzminderung sind eine sofortige ärztliche Untersuchung und weitere Diagnostik erforderlich.

12.2 Primäre Hirntumoren

12.2.1 Häufigkeiten

Tumoren des Nervensystems sind insgesamt seltene Erkrankungen. Der häufigste nichtmaligne Tumor, das Meningeom, hat eine jährliche Inzidenz von ca. 8,8/100 000, während der häufigste maligne Tumor, das Glioblastom, eine jährliche Inzidenz von 3,2/100 000 aufweist. Der überwiegende Anteil – mehr als zwei Drittel – von primären Hirntumoren ist nichtmaligne. Hierunter fallen hauptsächlich Meningeome (37,2 %), Hypophysenadenome (16,7 %) und Tumoren der

Nervenscheiden (8,6 %). Nahezu die Hälfte der malignen Tumoren wird durch das Glioblastom (14,6 %) repräsentiert, gefolgt von anderen Gliomen (9,8 %) (Ostrom et al. 2019).

12.2.2 Meningeome

Meningeome sind Tumoren der arachnoidalen Deckzellen und fallen häufig bei der Durchführung einer zerebralen Bildgebung als Zufallsbefund auf. Sie können durch direkte Kompression oder Invasion von Hirnstrukturen oder durch ein perifokales Ödem symptomatisch werden. Häufige Lokalisationen stellen die Konvexität, das Tentorium, das Keilbein und die Optikusscheiden dar. Molekularpathologische Alterationen scheinen eine pathogenetische Rolle zu spielen und lassen eine Unterteilung in Subgruppen zu, die auch prognostischen Wert haben (Harmanci et al. 2017; Juratli et al. 2018; Sievers et al. 2020).

Bei asymptomatischen Meningeomen geringer Größe kann eine klinische und bildgebende Verlaufskontrolle erfolgen. Die erste Kontrolle nach Diagnose sollte nach 3–6 Monaten erfolgen, um die Wachstumsdynamik abzuschätzen. In der Folge kann das Kontrollintervall häufig auf 12–24 Monate verlängert werden. Bei symptomatischen oder großen Meningeomen bzw. eloquenter Lage ist die Therapie der Wahl die Resektion. Bei inoperabler Lokalisation kann auch eine stereotaktische Radiotherapie erfolgen. Ergibt die histopathologische Diagnose einen WHO ZNS Grad 1- oder Grad 2 Tumor **(atypisches Meningeom),** dann ist in der Regel keine adjuvante Therapie erforderlich (jedoch weitere regelmäßige Kontrolluntersuchungen inkl. MRT). Bei einem seltenen Meningeom WHO ZNS Grad 3 **(anaplastisches Meningeom)** ist die Nachbehandlung mittels Strahlentherapie indiziert.

Auch im Rezidiv eines Meningeoms sollten primär alle neurochirurgischen und radiotherapeutischen Optionen ausgeschöpft werden. Bei Versagen der lokaltherapeutischen Optionen kann auch eine medikamentöse Behandlung eingeleitet werden, z. B. mit Bevacizumab, Sunitinib oder Imatinib/Hydroxyharnstoff (Kaley et al. 2015; Lou et al. 2012).

12.2.3 Hypophysenadenome

Bei den Hypophysenadenomen unterscheidet man Mikro- (< 10 mm) von Makroadenomen (> 10 mm). Das klinische Bild wird bestimmt durch Störungen in der Hormonproduktion von Prolaktin, somatotropem Hormon (STH), ACTH und TSH (erhöhte oder verminderte Hormonspiegel) sowie Ausfälle und Beeinträchtigungen durch die lokal raumfordernde Wirkung.

Der bildgebende Nachweis gelingt am besten mit der MRT. Zudem sind eine breite endokrinologische Labordiagnostik und eine Gesichtsfeldprüfung zu veranlassen. Bis auf das **Prolaktinom** sollten Hypophysenadenome reseziert werden. Bei inkompletter Resektion oder Rezidiven kann eine stereotaktische fraktionierte Strahlentherapie durchgeführt werden. Die hormonelle Substitution ist häufig erforderlich. Eine lebenslange Nachsorge wird unbedingt empfohlen.

30 % der Hypophysenadenome sind Prolaktinome. Laborchemisch werden Prolaktinspiegel > 150 ng/ml gemessen (nur leicht erhöhte Prolaktinwerte können auch bei nicht Hormon-produzierenden Tumoren gemessen werden). Die Therapie der Wahl sind Dopamin-Agonisten (Cabergolin oder Bromocriptin), worunter sich in der Regel die Größe der Tumoren und das Ausmaß der Prolaktinproduktion reduzieren lassen.

12.2.4 Nervenscheidentumoren

Das Schwannom (Synonym: Neurinom) ist ein in der Regel langsam wachsender Tumor der Schwann-Zellen und kann Hirnnerven, Nervenwurzeln und periphere Nerven betreffen. Der Altersgipfel liegt in der fünften bis sechsten Lebensdekade. Am häufigsten ist der VIII. Hirnnerv betroffen (**Vestibularisschwannom** oder **Akustikusneurinom**). Kardinalsymptome hierbei sind Hörverlust (Erstsymptom bei über zwei Dritteln der Patienten), Tinnitus, Schwindel und je nach Größe auch Symptome infolge einer Hirnstammkompression. Die Tumoren treten in den meisten Fällen einseitig auf. Ein beidseitiges Auftreten ist üblicherweise mit der Neurofibromatose Typ II assoziiert.In der MRT-Bildgebung präsentiert sich ein Akustikusneurinom als ein gut abgrenzbarer, meist

Kontrastmittel aufnehmender Tumor mit häufig auch erweitertem Eingang des Meatus acusticus internus. Je nach Größe und Symptomen kann primär ein abwartendes Vorgehen mit regelmäßigen Kontrolluntersuchungen (Hörtest, kraniales MRT) erfolgen. Bei der Indikation zur Therapie kommen neben der Resektion auch die Radiochirurgie (in der Regel Tumoren ≤ 2 cm) oder die stereotaktisch fraktionierte Radiotherapie (Tumoren > 2 cm) in Betracht. Die Prognose ist bei vollständiger Resektion und Strahlentherapie gut. Die Entscheidung, ob primär eine Resektion oder Radiotherapie infrage kommt, sollte interdisziplinär in Tumorboards getroffen werden.

12.2.5 Gliome

Leitlinien

Deutsche Gesellschaft für Neurologie, Leitlinie Gliome: www.dgn.org/leitlinien/2977-II76-gliome

WHO ZNS Grad 1

Das häufigste Gliom WHO ZNS Grad 1 ist das **pilozytische Astrozytom.** Pilozytische Astrozytome sind hauptsächlich im Bereich des N. opticus, des Chiasma opticum und im Bereich der hinteren Schädelgrube sowie im Myelon lokalisiert. MR-tomografisch erscheinen diese Tumoren in der Regel zystisch und stark Kontrastmittel aufnehmend, was sie bildgebend nicht immer von Metastasen oder einem Glioblastom unterscheidet. Histopathologisch zeigt sich jedoch ein typisches Bild mit Mikrozysten und Rosenthal-Fasern; bei > 70 % findet sich eine Aberration des *BRAF*-Gens. Die Therapie der Wahl ist die Operation. Bei inkompletter Operation, eloquenter Lage oder im Rezidiv ist auch eine stereotaktische Strahlentherapie möglich. Der Stellenwert der Chemotherapie ist aktuell nicht geklärt.

WHO ZNS Grad 2

Niedriggradige Gliome zeigen nur in 30 % eine meist flaue Kontrastmittelaufnahme im MRT. Symptomatisch werden diese Tumoren häufig durch epileptische Anfälle, neuropsychologische Auffälligkeiten oder langsam progrediente fokal-neurologische Defizite. Man unterscheidet 1p/19q-kodeletierte, IDH-mutierte **Oligodendrogliome** von den **Astrozytomen,** die IDH-mutiert sind. Bei diffusen Astrozytomen, IDH-Wildtyp, ist die Bestimmung weiterer molekulargenetischer Veränderungen notwendig.

Mittel der Wahl, auch zur Diagnosesicherung, ist die Resektion. Die adjuvante Primärtherapie von vielen niedriggradigen Gliomen hat sich seit der Veröffentlichung großer Studien im Jahr 2016 geändert. Unverändert können bei geringer Risikokonstellation (makroskopische Komplettresektion und Alter der Patienten < 40 Jahre) nach der Resektion weiterhin Verlaufskontrollen durchgeführt werden. Eine höhere Risikokonstellation liegt bei Alter > 40 Jahre, maximalem Tumordurchmesser > 5 cm, Überschreiten der Mittellinie und neurologischen Symptomen vor.

- Bei Patienten mit höherer Risikokonstellation (Alter > 40 Jahre oder nur Teilresektion/Biopsie) wurden in der RTOG-9802-Studie (Buckner et al. 2016) deutlich verlängerte Überlebenszeiten bei Patienten beobachtet, die primär mit einer Kombination aus Strahlentherapie (ad 54 Gy) und 6 Zyklen PCV-Chemotherapie (Procarbazin, CCNU, Vincristin; medianes progressionsfreies Überleben [mPFS] 10,4 Jahre, medianes Gesamtüberleben [mOS] 13,3 Jahre) und nicht nur mit einer Strahlentherapie (mPFS 4,0 Jahre, mOS 7,8 Jahre) behandelt wurden. Der Effekt war bei oligodendroglialen Tumoren am stärksten ausgeprägt.
- Eine zweite große europäische Studie (EORTC 22033–26033) hat den Einfluss einer frühen Temozolomid-(TMZ-)Chemotherapie im Vergleich zur Strahlentherapie untersucht (Baumert et al. 2016). Hierbei zeigten sich in der Gesamtgruppe keine Unterschiede im mPFS (3,3 vs. 3,8 Jahre). Allerdings profitierte die Subgruppe mit IDH-mutiertem Astrozytom besonders von der Radiotherapie. Eine wichtige Erkenntnis ist, dass während eines 3-jährigen Follow-ups keine wesentlichen Unterschiede in der von Patienten selbst beobachteten Lebensqualität festgestellt wurden (Reijneveld et al. 2016).
- Unklar bleibt, ob bei IDH-mutierten Astrozytomen auch eine kombinierte Radiochemotherapie mit TMZ gegeben werden kann. In Subgruppen-Analysen der RTOG 9802-Studie wurde der lebensverlängernde Effekt der zusätzlichen

PCV-Therapie auch bei IDH-mutierten Grad-II-Astrozytomen beobachtet (Bell et al. 2020). Bei Grad-III-Astrozytomen dokumentieren die Ergebnisse der CATNON-Studie eine Überlegenheit der Radiochemotherapie auf TMZ-Basis über eine reine Bestrahlung. In der Annahme, dass sich Grad-II- und Grad-III-Astrozytome molekular nicht essenziell unterscheiden, erscheint eine Übertragung der Grad-III-Daten und damit eine kombinierte Radiochemotherapie mit TMZ auch bei Grad-II-Astrozytomen möglich.

Für die Rezidivtherapie gibt es aktuell keinen Standard, sodass jeweils individuell, nach Möglichkeit im Rahmen eines interdisziplinären Tumorboards, die Therapieoptionen wie Re-Resektion, Re-Bestrahlung und/oder medikamentöse Therapie bzw. auch eine Studienteilnahme geprüft werden sollten.

! MERKE

Patienten mit niedriggradigen Gliomen (WHO ZNS Grad 2), die für eine Therapie infrage kommen (Teilresektion oder Biopsie oder Alter der Patienten > 40 Jahre), sollten primär mit Strahlentherapie und Chemotherapie behandelt werden. Bei Oligodendrogliomen ist die PCV-Chemotherapie zu geben. Bei Astrozytomen kann auch eine TMZ-Chemotherapie zusätzlich zur Radiotherapie erwogen werden.

WHO ZNS Grad 3

Man unterscheidet hier 1p/19q-kodeletierte, IDH-mutierte **Oligodendrogliome** von den **Astrozytomen** (IDH-mutiert). Bei Astrozytomen, IDH-Wildtyp, sind weitere molekularpathologische Untersuchungen zur diagnostischen Einordnung notwendig. Die Therapie der Wahl ist die Resektion. Bei inoperabler Lokalisation sollte eine Serienbiopsie zur histologischen Sicherung erfolgen. Eine vorherige FET-PET-Bildgebung kann dabei helfen, das Areal mit der höchsten Tracer-Aufnahme als optimalen Biopsieort zu identifizieren.

- Bei den anaplastischen Oligodendrogliomen hat sich die Kombination aus Strahlentherapie und PCV-Chemotherapie als adjuvante Primärbehandlung durchgesetzt. In zwei unabhängigen Studien (EORTC-26951 [Van den Bent et al. 2013], RTOG 9402 [Cairncross et al. 2013]) war in der Gruppe der 1p/19q-kodeletierten Oligodendrogliome die Gesamtüberlebenszeit nach Behandlung mit Radiotherapie und PCV-Chemotherapie gegenüber einer reinen Radiotherapie verlängert (mOS 14,7 vs. 7,3 Jahre; Cairncross et al. 2013). In Deutschland hat sich das Schema der EORTC-26951-Studie durchgesetzt, bei dem kurz nach Abschluss der Radiotherapie (59,4 Gy) mit dem ersten von 6 Zyklen PC(V)-Chemotherapie begonnen wird. Da Vincristin die intakte Blut-Hirn-Schranke nicht passiert und häufig mit einer schweren Neuropathie als Nebenwirkung einhergeht, wird in vielen Zentren auf Vincristin verzichtet.
- Astrozytome des WHO ZNS Grades 3 werden mit einer Kombination aus Radiotherapie und adjuvanter TMZ-Therapie (bis zu 12 Zyklen) behandelt. Diese Empfehlung fußt auf den bisherigen Interimsauswertungen der CATNON-Studie (alleinige Radiotherapie vs. verschiedene Permutationen aus Radiotherapie + TMZ-Chemotherapie). Die Studienarme, in denen eine adjuvante TMZ-Therapie gegeben wurde, wiesen ein signifikant verlängertes Überleben auf (medianes Überleben 82,3 Monate vs. 46,9 Monate; van den Bent et al. 2021). Die konkomitante TMZ-Therapie hatte in der Gesamtgruppe jedoch keinen Einfluss auf das Überleben.
- Eine reine Chemotherapie ist keine Standardoption für die Behandlung eines Grad-3-Gliom-Patienten. Da alle großen Studien bisher eine Überlegenheit der kombinierten Radiochemotherapie gegenüber einer alleinigen Strahlentherapie gezeigt haben und in der NOA-04-Studie (Wick et al. 2009) die alleinige Chemotherapie (TMZ oder PCV) einer alleinigen Radiotherapie nicht überlegen war, wäre es höchst unwahrscheinlich, zu erwarten, dass eine alleinige Chemotherapie die Wirksamkeit einer kombinierten Radiochemotherapie erreicht. Diese Schlussfolgerung dürfte auch auf Grad-2-Gliom-Patienten übertragbar sein.

Für die Rezidivtherapie gibt es aktuell keinen Standard. Eine zusätzliche antiangiogene Therapie mit Bevacizumab scheint gegenüber einer alleinigen Behandlung mit Temozolomid keine Verlängerung des Überlebens zu bewirken (van den Bent et al. 2018). Auf der Basis der Vortherapien sollten individuell, nach Möglichkeit im Rahmen eines interdisziplinären Tumorboards, die Therapieoptionen wie Re-Resektion, Re-Bestrahlung und/oder medikamentöse Therapie bzw. auch eine Studienteilnahme geprüft werden. Grundsätzlich orientiert sich die Rezidivtherapie der Grad-3-Gliome an der Glioblastom-Rezidivtherapie.

! MERKE

Patienten mit Oligodendrogliomen des WHO ZNS Grades 3 sollten primär mit Strahlentherapie und PC(V)-Chemotherapie behandelt werden. Patienten mit Astrozytomen des WHO ZNS Grades 3 profitieren von einer Bestrahlung und adjuvanten Chemotherapie mit Temozolomid.

WHO ZNS Grad 4

Wichtige Neuigkeiten auf einen Blick

- Die aktuelle 5. Auflage der WHO Klassifikation führt das IDH-mutierte Astrozytom mit WHO ZNS Grad 4 ein.
- Die Diagnose eines Glioblastoms wird nun nur noch bei IDH-Wildtyp Astrozytomen gestellt, entweder aufgrund von histopathologischen Kriterien oder bei Vorliegen bestimmter charakterisierender molekularpathologischer Alterationen (EGF-Rezeptor-Amplifikation, Zugewinn von Chromosom 7/Verlust von Chromosom 10, TERT-Promoter-Mutation).
- Die Immuntherapie beim Glioblastom wird mit verschiedenen Ansätzen intensiv untersucht, jedoch ist der Nutzen der Immuntherapie beim Glioblastom weiterhin unklar.
- Basierend auf den Daten der CeTeG/NOA-09-Studie kann erwogen werden, Patienten mit einem neu diagnostizierten Glioblastom und einem methylierten MGMT-Promotor eine Behandlung mit CCNU/TMZ zur Strahlentherapie anzubieten (Herrlinger et al. 2019).

Man unterscheidet nicht mehr zwischen einem **Glioblastom, IDH-Wildtyp,** und einem **Glioblastom, IDH-mutiert.** Astrozytome mit Nachweis einer IDH-Mutation und bestimmten histopathologischen (i. e. Nekrosen, Gefäßproliferaten) oder molekularpathologischen (z. B. homozygote Deletion von CDKN2A/B) Merkmalen werden nun als **Astrozytom, WHO ZNS Grad 4** bezeichnet. Die Bezeichnung Glioblastom (GBM) ist jetzt den IDH-Wildtyp-Astrozytomen vorbehalten. Selbst wenn histopathologisch nicht die Kriterien eines Glioblastoms erfüllt werden, erlaubt der molekularpathologische Nachweis einer typischen Konstellation (z. B. EGF-Rezeptor-Amplifikation, Zugewinn von Chromosom 7 und Verlust von Chromosom 10, TERT-Promoter-Mutation) trotzdem die Diagnose eines Glioblastoms. Dieses Vorgehen betont die Bedeutung der Molekularpathologie in der Gliom-Diagnostik und stellt sicher, dass auch im Falle nicht repräsentativen Biopsiematerials die biologisch korrekte Diagnose gestellt werden kann. Therapeutisch gibt es, abgesehen von experimentellen Ansätzen einer IDH-Mutations-gerichteten Behandlung innerhalb von Studien, jedoch keine Unterschiede zwischen den beiden Entitäten.

Circa ein Drittel der GBM weist eine Methylierung des MGMT-Promotors auf und zeigt ein besseres Ansprechen auf alkylierende Chemotherapien. Patienten mit einem nichtmethylierten MGMT-Promotor profitieren weniger von einer alkylierenden Chemotherapie.

Die **Histon-H3-K27-alterierten diffusen Mittelliniengliome werden** auch als Grad-4-Gliom klassifiziert und in vier Subtypen aufgeteilt. Sie treten v. a. bei Kindern auf und manifestieren sich insbesondere in Basalganglien, Hirnstamm und Myelon. Eine stereotaktische Serienbiopsie wird zur histologischen Sicherung unternommen. Bei Lage im Pons wird, insbesondere im Kindesalter, gelegentlich auch eine Therapie ohne histologische Sicherung durchgeführt. Das diffuse Mittelliniengliom ist mit einer besonders schlechten Prognose (2-Jahres-Überleben < 10 %) assoziiert. Von der Glioblastom-Therapie abweichende adjuvante Therapiekonzepte gibt es bisher nicht.

Ziel der Resektion ist die maximale Zytoreduktion ohne längerfristige OP-bedingte Verschlechterung des neurologischen Zustands. Kann eine makroskopische Komplettresektion erreicht werden (komplette Entfernung des Kontrastmittel[KM]-aufnehmenden

Tumoranteils anhand der 72h-post-OP-MRT; nicht KM aufnehmende Anteile bleiben unberücksichtigt), so ist dies mit einer besseren Prognose assoziiert (Stummer et al. 2008). Mit einer zur besseren visuellen Abgrenzung des Tumorrandes mit 5-Aminolävulinsäure (ALA) durchgeführten Resektion kann die Rate makroskopischer Komplettresektionen von 36 % auf 65 % erhöht werden. Die adjuvante Primärtherapie für Patienten in gutem Allgemeinzustand (Karnofsky-Index > 60 %) basiert auf der Strahlentherapie der erweiterten Tumorregion (30 × 2 Gy) mit konkomitanter und adjuvanter Chemotherapie mit Temozolomid (Stupp et al. 2005). Mit dieser Kombinationstherapie liegt die Gesamtüberlebenszeit in Studienpopulationen heute etwa bei 17 Monaten (Chinot et al. 2014), die 5-Jahres-Überlebensrate liegt bei ca. 10 % (Stupp et al. 2009). Der MGMT-Promotor-Methylierungsstatus ist prognostisch relevant und prädiktiv für das Ansprechen auf Temozolomid. Patienten mit methyliertem MGMT-Promotor überleben heutzutage im Median 26 Monate (Stupp et al. 2014), Patienten mit nichtmethyliertem MGMT-Promotor 17 Monate (Herrlinger et al. 2016).

Viele weitere Ansätze zur Verbesserung der Primärtherapie beim Glioblastom sind daran gescheitert, in randomisierten Studien eine klare Verlängerung des Gesamtüberlebens zu erzielen. Dazu zählen die lokale Einbringung von BCNU-Wafern (Westphal et al. 2003), die Dosisintensivierung der Temozolomid-Therapie (Gilbert et al. 2013), die gegen EGFRviii gerichtete Vakzinationstherapie (Vakzine gegen mutierten EGF-Rezeptor; Weller et al. 2016) und sämtliche Ansätze einer antiangiogenetischen Therapie. Alle Studien zum anti-VEGF-Antikörper Bevacizumab zeigten immerhin eine signifikante Verlängerung des PFS, konnten aber keine Verlängerung des OS nachweisen (Chinot et al. 2014; Gilbert et al. 2014; Herrlinger et al. 2016).

Viele experimentelle Ansätze mit rekombinanten bzw. retroviralen Viren (Cloughesy et al. 2016; Cloughesy et al. 2018; Desjardins et al. 2018) oder personalisierten Vakzinierungsstrategien (Hilf et al. 2019) sind technisch sehr weit entwickelt und leisten einen wichtigen Beitrag bei der Entwicklung neuer Behandlungsstrategien. Es gibt aber für die Routine-Anwendung noch keine ausreichenden Wirksamkeitsbelege.

Eine Verlängerung des mittleren Überlebens (mOS) um 5 Monate (21,0 vs. 16,0 Monate ab Randomisierung) und eine Erhöhung der Überlebensraten nach zwei bis vier Jahren (2 Jahre 43 % vs. 30 %, 3 Jahre 24 % vs. 16 %, 4 Jahre 17 % vs. 10 %) konnten in einer großen randomisierten Studie mit den elektrischen Wechselstromfeldern (TTF; Stupp et al. 2015; Stupp et al. 2017) zusätzlich zur Standardtherapie erreicht werden. Die wechselnden elektrischen Felder entwickeln durch eine Störung des Mitose-Ablaufs antitumorale Effekte.

Für Patienten mit einem methylierten MGMT-Promotor ergeben sich neue Behandlungsmöglichkeiten, nachdem in der CeTeG/NOA-09-Studie ein Überlebensvorteil für Patienten im experimentellen Arm beobachtet wurde. Die CeTeG/NOA-09-Studie, eine randomisierte Phase-III-Studie, hat Strahlentherapie in Kombination mit CCNU/Temozolomid mit der Standardtherapie verglichen (Herrlinger et al. 2019). Allerdings ist diese Therapie auch weiterhin als experimentell und off-label anzusehen.

Bei älteren Patienten sind die Belastungen durch eine Strahlentherapie mit 30 Fraktionen sowie die Begleiterscheinungen einer konkomitanten und adjuvanten Chemotherapie nicht zu unterschätzen. Ein hypofraktioniertes Bestrahlungsschema mit 10 Fraktionen scheint bereits bei Patienten > 60 Jahre, aber insbesondere jenseits des 70. Lebensjahrs überlegen zu sein (Malmström et al. 2012). Eine zusätzliche Temozolomid-Therapie nach der neuesten Phase-III-Studie ist auch im höheren Alter wirksam, überwiegend bei Patienten mit methyliertem MGMT-Promotor, aber auch minimal bei Patienten mit nichtmethyliertem MGMT-Promotor-Status (Perry et al. 2017). Patienten, bei denen aufgrund von Komorbiditäten und Allgemeinzustand Probleme unter der kombinierten Therapie zu erwarten sind, können entsprechend der NOA-08-Studie (Wick et al. 2012) auch mit alleiniger Temozolomid-Therapie (bei methyliertem MGMT-Promotor) oder mit alleiniger Strahlentherapie (bei nichtmethyliertem MGMT-Promotor) behandelt werden.

Rezidive der malignen Gliome entstehen überwiegend im Randbereich der Resektionshöhle und können MR-tomografisch bisweilen nicht von therapieinduzierten Veränderungen unterschieden werden. Das Phänomen der „Pseudoprogression" ist zunehmend präsent und kann die Entscheidungsfindung im klinischen Alltag erschweren (Wick et al. 2016). Alternative bildgebende Verfahren wie die FET-PET-Bildgebung können hier in Einzelfällen bei der Differenzierung helfen. Das Therapiekonzept sollte in interdisziplinären Tumorboards festgelegt werden, und zwar stets mit Prüfung der Indikation zur erneuten Resektion. Allerdings ist der Wert einer Teilresektion im Rezidiv weiterhin umstritten. Eine Indikation zur Re-Bestrahlung wird ebenfalls üblicherweise geprüft, auch wenn Phase-III-Studiendaten dazu noch ausstehen. Wichtig ist, dass eine Wartezeit von mindestens sechs Monaten zwischen dem Ende der Erstbestrahlung und der Re-Bestrahlung liegt.

Im Rezidiv sollte immer geprüft werden, ob der Patient für eine Studientherapie infrage kommt. Eine Therapie mit dem Alkylans CCNU wird allgemein als die Standardtherapie im Glioblastomrezidiv angesehen. CCNU ist die Substanz, die am häufigsten in randomisierten Studien im Standardarm eingesetzt wird und bei 13–30 % der Patienten noch einmal zu einer Stabilisierung für mehr als 6 Monate führt. Eine Wiederaufnahme von Temozolomid im Rezidiv erscheint angesichts der Daten der DIRECTOR-Studie nur bei Patienten mit methyliertem MGMT-Promotor sinnvoll; nur bei diesen Patienten konnte eine 6-Monats-Stabilisierungsrate von 40 % erreicht werden (Weller et al. 2015). Bei Progression nach CCNU- und Temozolomid-Therapie gibt es derzeit keine weiteren zugelassenen Therapien. Allerdings ergibt sich eine weitere Behandlungsoption durch die Ergebnisse der REGOMA-Studie. Hier führte die Behandlung mit Regorafenib, einem Multi-Rezeptortyrosinkinase-Inhibitor, bei Patienten mit rezidiviertem Glioblastom im Vergleich zu CCNU zu einem verlängerten Überleben (7,4 Monate vs. 5,6 Monate; Lombardi et al. 2019).

Darüber hinaus waren sämtliche Studien mit neuen Chemotherapeutika, zielgerichteten Substanzen und antiangiogenetischen Therapien bisher nicht erfolgreich. Die antiangiogenetische Therapie mit Bevacizumab war zwar in der Lage, die progressionsfreie Überlebenszeit zu verlängern, konnte aber keinen Gesamtüberlebensvorteil erreichen (Wick et al. 2017). Nach derzeitiger höchstrichterlicher Rechtsprechung werden die Kosten für den Einsatz von Bevacizumab im Glioblastomrezidiv nicht erstattet. Die bei vielen anderen Tumoren (z. B. Melanomen) schon fest etablierten Immuntherapien haben bisher keinen definierten Platz in der Glioblastomtherapie: Therapien mit Immuncheckpoint-Inhibitoren oder Vakzinationstherapien bleiben Studien vorbehalten. Im Rezidiv sollte jenseits der Diskussion von Chemotherapieoptionen immer auch der akute und zukünftige palliativmedizinische Versorgungsbedarf geklärt werden.

! MERKE

1. Bei Patienten mit einem Astrozytom, IDH-mutiert (WHO ZNS Grad 4), oder einem Glioblastom, IDH-Wildtyp, sollte grundsätzlich eine kombinierte Radiochemotherapie mit Temozolomid durchgeführt werden.
2. Bei älteren Patienten (> 70 Jahre) sollte die Strahlentherapie hypofraktioniert über 2–3 Wochen durchgeführt werden. Basierend auf Komorbiditäten, Allgemeinzustand und MGMT-Promotor-Methylierungsstatus, kann die Radiochemotherapie ggf. modifiziert und eine alleinige Radiotherapie (v. a. bei nichtmethyliertem MGMT-Promotor) oder eine alleinige Temozolomid-Chemotherapie (v. a. bei methyliertem MGMT-Promotor) gegeben werden.
3. Beim Glioblastomrezidiv kommt eine CCNU-Therapie zum Einsatz. Patienten mit methyliertem MGMT-Promotor können auch die Therapie mit Temozolomid wieder aufnehmen.

12.2.6 Ependymome

Ependymome treten überwiegend infratentoriell (70 %), oft assoziiert an den IV. Ventrikel, auf und können über den Subarachnoidalraum metastasieren. Sie werden klassifiziert als WHO-Grad II oder WHO-Grad III. MR-tomografisch finden sich häufig Zysten und Verkalkungen sowie eine irreguläre Kontrastmittelaufnahme. Nach histologischer Sicherung sollten eine holospinale MR-Bildgebung sowie eine Liquordiagnostik zum Ausschluss weiterer Manifestationen (z. B. Meningeosis neoplastica) ergänzt werden.

Molekularbiologisch können verschiedene Subgruppen unterschieden werden. Ependymome, die der molekular definierten RELA-Fusions-Subgruppe oder der EPN-PFA-Subgruppe angehören, haben eine schlechtere Prognose (Pajtler et al. 2015). Die Therapie der Wahl ist die Resektion. Das Ausmaß der Resektion ist ein positiver prognostischer Faktor. Bei komplett resezierten EPN-PFB-Ependymomen kann eventuell auf eine primäre Radiatio verzichtet werden, die ansonsten obligat ist. Eine Radiotherapie sollte auch im Rezidiv erwogen werden. Medikamentöse Therapiestrategien stehen kaum zur Verfügung; Temozolomid scheint zumindest in einer retrospektiven Fallsammlung bei adulten Ependymomen eine gewisse Wirksamkeit zu haben (Rudà et al. 2016). Für die Diagnostik und Behandlung von Ependymomen existiert eine europäische Leitlinie (Rudà et al. 2018).

12.2.7 Embryonale Tumoren

Das **Medulloblastom** ist überwiegend eine Erkrankung des Kindesalters, kann aber auch bei Erwachsenen auftreten. Die Tumoren sind in der hinteren Schädelgrube lokalisiert und werden aufgrund ihres aggressiven Wachstumsverhaltens als WHO ZNS Grad-4-Tumor klassifiziert. Sie zählen zu den embryonalen Tumoren und neigen zur Dissemination, sodass diagnostisch neben einer kranialen und holospinalen MR-Bildgebung auch eine Liquordiagnostik mit neuropathologischer Begutachtung erforderlich ist. Histologisch unterscheidet man desmoplastische, klassische und anaplastische Varianten.

Molekularbiologisch lassen sich vier verschiedene Hauptgruppen definieren: WNT, SHH, Gruppe 3 und Gruppe 4. Diesen Gruppen liegen charakteristische genomische Veränderungen zugrunde, die sowohl prognostisch als auch therapeutisch relevant sind (von Bueren et al. 2016). Neben Strahlen- und Chemotherapie eröffnen sich hier mittlerweile auch erste Optionen für experimentelle Therapieansätze, z. B. Vismodegib bei SHH-Medulloblastomen mit aktiviertem Sonic-Hedgehog-Signalweg. Die Behandlung von erwachsenen Medulloblastom-Patienten sollte sich an der NOA-07-Studie mit kraniospinaler Radiotherapie und Polychemotherapie (Cisplatin, CCNU, Vincristin) orientieren (Beier et al. 2018). In Vorbereitung sind Nachfolge-Studien zur Prüfung von Dosisreduktionen und individuellen Behandlungsansätzen (PersoMed-1-Studie).

12.2.8 Andere Tumoren

Gangliogliome und dysembryoblastische neuroepitheliale Tumoren (DNET) zählen zu den neuronalen bzw. glio-neuronalen Tumoren. Diese Tumoren sind selten und werden häufig symptomatisch durch epileptische Anfälle. Hier ergibt sich bereits bildgebend der Verdacht aufgrund eines typischen Befundes in Kortexnähe, teilweise assoziiert mit einer kortikalen Dysplasie und auch zystischen Veränderungen. Die Therapie der Wahl ist die Resektion nach vorheriger epileptologischer Diagnostik. Bei Nachweis einer BRAF-V600-Mutation im Tumorgewebe kann ggf. eine zielgerichtete Therapie eingeleitet werden.

12.2.9 Primäre ZNS-Lymphome (PZNSL)

Das primäre ZNS-Lymphom ist eine seltene Erkrankung (ca. 2 % der primären Hirntumoren, 300 Neuerkrankungen in Deutschland/Jahr). In den allermeisten Fällen handelt es sich um diffus-großzellige hochmaligne Lymphome der B-Zell-Reihe. Bei Patienten mit HIV-Erkrankung oder nach allogener Organtransplantation ist ein PZNSL in der Regel Epstein-Barr-Virus-assoziiert. Das mediane Erkrankungsalter liegt bei 65 Jahren. Patienten mit PZNSL fallen oft mit neuropsychologischen Störungen auf (Wesensänderung, Delir, Konzentrations-/Aufmerksamkeitsstörung). MR-tomografisch sind in der Regel periventrikulär lokalisierte, flächig Kontrastmittel aufnehmende Läsionen zu erkennen, die aufgrund der hohen Zelldichte auch Signalanhebungen in der diffusionsgewichteten Sequenz aufweisen können. Multifokale Manifestationen sind häufig. Neben intraparenchymatösen Tumoren treten PZNSL begleitend oder isoliert als okuläre Lymphome oder als Meningeosis lymphomatosa auf. Daher beinhaltet die Diagnostik auch eine augenärztliche Spaltlampenuntersuchung sowie eine zytologische Liquordiagnostik. Um ein systemisches Lymphom auszuschließen, muss die Diagnostik um ein CT-Thorax/Abdomen, eine Hodensonografie und eine Knochenmarksbiopsie ergänzt werden. Auch wenn die bildgebenden Befunde eindeutig erscheinen, sollte die Diagnose histopathologisch mit einer Biopsie, bei einzelnen kortexnahen Herden eventuell auch mittels Resektion (Weller et al. 2012), gesichert werden.

Leitlinien

Deutsche Gesellschaft für Neurologie, Leitlinie Primäre ZNS-Lymphome (PZNSL): www.dgn.org/leitlinien/2984-II-78-primaere-zns-lymphome-pznsl

Eine einheitliche Standardtherapie existiert nicht; allerdings gibt es Konsens über die Indikation zu einer

Methotrexat-(MTX-)basierten Polychemotherapie als Induktionstherapie.

Hochdosis(HD)-MTX-Therapien mit einer Dosis von 3 000 mg/m² Körperoberfläche und höher sind das Rückgrat der Polychemotherapien. Eine zusätzliche Gabe von HD-AraC, Thiotepa und Rituximab (anti-CD20-Antikörper) erhöht die Remissionsrate (Ferreri et al. 2016). In unterschiedlichen Protokollen werden neben HD-MTX zusätzliche ZNS-gängige Chemotherapeutika (Ifosfamid, Thiotepa, Procarbazin, Temozolomid, CCNU) verwendet. Die besten Langzeitergebnisse wurden bei Patienten unter 70 Jahren mit dem Bonner Protokoll (Juergens et al. 2010) und dem Freiburger Protokoll (Illerhaus et al. 2016) gesehen. Das Bonner Protokoll kombiniert eine HD-MTX/AraC-basierte Polychemotherapie mit einer intraventrikulären Prednisolon/MTX/AraC-Therapie. Das Freiburger Protokoll besteht aus einer HD-MTX/HD-AraC/Thiotepa-basierten Polychemotherapie, gefolgt von einer abschließenden BCNU/Thiotepa- Hochdosistherapie mit autologer Stammzelltransplantation. Mit beiden Protokollen liegt die 5-Jahres-Überlebensrate über 70 %. Wahrscheinlich können zumindest mit dem Bonner Protokoll Langzeitüberlebensraten (> 10 Jahre), eventuell auch Kurationsraten von 50 % erreicht werden (Juergens et al. 2010; Seidel et al. 2020).

Aufbauend auf der IELSG-32-Studie (Ferreri et al. 2016) vergleicht die MATRix-Studie das Konzept der konsolidierenden autologen Stammzelltransplantation mit einer Polychemotherpaie (R-DeVIC) (Schorb et al. 2016).

Bei älteren Patienten über 70 Jahre ist die Therapie weniger effektiv. Die Langzeitüberlebensrate liegt bei 10–20 % und die medianen Überlebenszeiten zwischen 12 und 36 Monaten. In diesem Alterssegment muss die Therapie sehr individuell auf die Komorbiditäten der Patienten abgestimmt werden. Ermutigende Ergebnisse wurden mit HD-MTX/Ifosfamid oder HD-MTX/Procarbazin/AraC (Omuro et al. 2015) gesehen. Zudem kann bei älteren Patienten auch die Therapie analog dem PRIMAIN-Protokoll mit Rituximab, HD-MTX und Procarbazin erfolgen (Fritsch et al. 2017). Nach den Ergebnissen der G-PCNSL-SG1-Studie, bei der eine primäre Ganzhirnbestrahlung zusätzlich zur HD-MTX-basierten Chemotherapie das Gesamtüberleben gegenüber HD-MTX-Therapie nicht verlängert hat (Korfel et al. 2015), ist eine konsolidierende Ganzhirnbestrahlung als Teil der Primärtherapie obsolet.

Die Rezidivtherapie sollte individuell gestaltet werden. Je nach Alter, Ausmaß der Symptome, Ansprechen der Primärtherapie und Komorbiditäten können eine erneute Hochdosis-MTX-basierte Polychemotherapie, ein Therapieprotokoll mit autologer Stammzelltransplantation auf BCNU/Thiotepa-Basis, eine experimentelle medikamentöse Therapie (z. B. Temozolomid, Ibrutinib, Trofosfamid, Topotecan) oder auch eine Ganzhirnbestrahlung erwogen werden.

Bei der ZNS-Beteiligung eines systemischen Lymphoms erfolgt die Therapie nach hämato-onkologischer Maßgabe. Bei überwiegendem ZNS-Rezidiv eines initial systemischen Lymphoms kann ein Hochdosis-MTX-Protokoll angewendet werden (z. B. Korfel et al. 2013).

12.3 Sekundäre Hirntumoren

Hirnmetastasen sind ein häufiges Phänomen systemischer Tumorerkrankungen und machen deutlich mehr als 50 % der malignen Hirntumoren aus. Für die Hälfte der ZNS-Metastasen sind Bronchialkarzinome verantwortlich, für 15–20 % Mammakarzinome und jeweils 5–10 % sind durch Kolonkarzinome, Melanome und Nierenzellkarzinome verursacht. Das kleinzellige Bronchialkarzinom und Maligne Melanom sind Tumoren mit dem höchsten Risiko von ZNS-Metastasen (etwa 40 %), gefolgt vom nichtkleinzelligen Bronchialkarzinom (ca. 30 %) sowie Mamma- und Nierenzellkarzinom mit etwa 20 %.

Leitlinien

Deutsche Gesellschaft für Neurologie, Leitlinie Hirnmetastasen und Meningeosis neoplastica: www.dgn.org/leitlinien/2979-II-77-metastasen-und-meningeosis-neoplastica

12.3.1 Allgemeine Therapieoptionen

Die Indikation zur Resektion richtet sich nach Lokalisation, Anzahl der Metastasen, Kenntnis des primären Tumorleidens sowie dem zu erwartenden Ansprechen auf Strahlentherapie bzw. medikamentöse Strategien. Primär kommen singuläre Metastasen in nicht eloquenter Lokalisation für eine Operation in Betracht.

Aber auch im Falle multipler Metastasen (v. a. beim Mammakarzinom) können einzelne große, raumfordernde und symptomatische Metastasen reseziert werden.

Für die Bestrahlung bieten sich je nach Anzahl, Größe und Lokalisation der Metastasen verschiedene Konzepte an. Nach Resektion von Hirnmetastasen sollte eine lokale Nachbestrahlung erfolgen und keine Ganzhirnbestrahlung. Das Gesamtüberleben unterscheidet sich hierdurch nicht, jedoch können Einschränkungen der Kognition vermieden werden (Brown et al. 2017; Mahajan et al. 2017). Sollte eine Operation nicht möglich sein, dann empfiehlt sich eine radiochirurgische Behandlung oder eine stereotaktische fraktionierte Bestrahlung. Dies ist in gewissen Fällen auch bei multiplen Hirnmetastasen möglich (Nichol et al. 2016). Jedoch sollte auch hier wieder auf eine sequenzielle Behandlung mit der Ganzhirnbestrahlung verzichtet werden (Brown et al. 2016). Bei multiplen Metastasen, die nicht für andere strahlentherapeutische Modalitäten infrage kommen, kann eine Ganzhirnbestrahlung in Einzelfällen sinnvoll sein, sollte jedoch in ein Gesamttherapiekonzept eingebunden werden. Zu beachten ist, dass in einer Studie bei NSCLC-Patienten mit symptomatischen Hirnmetastasen ohne Option einer Resektion oder radiochirurgischen Behandlung die Ganzhirnbestrahlung einer reinen supportiven Therapie nicht überlegen war (QUARTZ-Studie; Mulvenna et al. 2016). Eine Sonderrolle hat die Ganzhirnbestrahlung immer noch im Rahmen der prophylaktischen Bestrahlung bei Patienten mit einem kleinzelligen Bronchialkarzinom.

Eine spinale Bestrahlung bei Myeloninfiltration oder spinaler Meningeosis neoplastica kann zur lokalen und symptomatischen Kontrolle sinnvoll sein.

12.3.2 Therapieoptionen differenziert nach Primärtumor

Die medikamentöse Therapie sollte in Abhängigkeit vom Primärtumor ausgewählt werden und eine ausreichende ZNS-Wirkung durch Überwindung der Blut-Hirn-Schranke aufweisen. Die Auswahl der Systemtherapie sollte in aller Regel durch die Onkologen der jeweiligen Fachgebiete erfolgen.

Bei Patienten mit einem **nichtkleinzelligen Bronchialkarzinom (NSCLC)** muss immer der molekularpathologische Status aus dem Primärtumor bekannt sein (v. a. bzgl. EGFR, ALK, ROS-1, PD-L1). Es kommen z. B. Cisplatin-basierte Chemotherapie-Protokolle zum Einsatz, mittlerweile auch in Kombination mit Immuncheckpoint-Inhibitoren wie Pembrolizumab, Nivolumab oder Atezolizumab. Die Immuntherapie führt bei einem Teil der Patienten auch zu einem intrakraniellen Ansprechen (Goldberg et al. 2020).Bei Tumoren mit gewissen molekulargenetischen Veränderungen kann eine Targeted-Therapy unternommen werden. Hier haben die EGFR- und ALK-Inhibitoren der neuesten Generation das höchste Potenzial einer ZNS-Wirksamkeit (Osimertinib bzw. Lorlatinib und Ceritinib).

Bei Patienten mit einem **Mammakarzinom** können Cisplatin-basierte Schemata sowie Capecitabine zum Einsatz kommen, bei HER2-positiven Tumoren zudem Lapatinib. Nach neuerer Datenlage scheint auch eine HER2-gerichtete Therapie mit Tucatinib in Kombination mit Trastuzumab und Capecitabine bei Patienten mit Hirnmetastasen wirksam zu sein (Murthy et al. 2020).

Eine klassische Chemotherapie hat beim **Malignen Melanom** kaum einen Stellenwert. Hier kommen ebenfalls Immuncheckpoint-Inhibitoren zum Einsatz, wie Ipilimumab, Nivolumab oder Pembrolizumab. Die Ansprechraten im ZNS sind vergleich mit den systemischen Ansprechraten (Tawbi et al. 2018). Bei Vorliegen einer BRAF-V600-Mutation können auch BRAF-/MEK-Inhibitoren eingesetzt werden.

12.4 Meningeosis neoplastica

Eine Dissemination von Tumorzellen im Subarachnoidalraum mit Befall der Hirn- und Rückenmarkshäute stellt eine schwerwiegende Komplikation einer Tumorerkrankung dar und ist mit einer sehr schlechten Prognose verbunden (medianes Überleben in der Regel Wochen bis wenige Monate).

Sie tritt bei verschiedenen Tumorentitäten auf, jedoch gehäuft bei NSCLC, Mammakarzinom und Malignem Melanom. Ebenso, aber seltener, kann es auch bei ZNS-Lymphomen, Gliomen, Ependymomen und Medulloblastomen zu einer Meningeosis neoplastica kommen.

Typisch sind (schmerzhafte) radikuläre Symptome, Hirnnervenausfälle, Blasen-/Mastdarmstörungen,

Gangataxie sowie Liquorzirkulationsstörungen mit Kopfschmerzen, Übelkeit/Erbrechen und Vigilanzstörungen.

Bildgebend und liquorchemisch werden im Wesentlichen adhärente (mit KM aufnehmenden Läsionen im MRT) und nicht-adhärente Formen (zytologischer Nachweis von Tumorzellen im Liquor) unterschieden, wobei ebenso die Kombination möglich ist. Hiernach richtet sich auch die Form der Behandlung. Es existiert eine klinische Leitlinie zur Diagnostik und Behandlung der Meningeosis neoplastica, die Vorschläge für eine weitere Klassifikation in Subtypen enthält, die auch prognostisch relevant scheinen (Le Rhun et al. 2017; Le Rhun et al. 2020).

Adhärente Meningeosis
- Strahlentherapie (WBRT, bei spinalen Läsionen auch fokale Bestrahlung)
- Systemische Chemotherapie in Abhängigkeit vom Primärtumor

Nicht-adhärente Meningeosis
- Bevorzugt intrathekale Chemotherapie mit MTX (weniger gebräuchliche Alternativen: AraC oder Thiotepa) über ein intraventrikuläres Reservoir

Da viele Patienten eine klinisch relevante Liquorzirkulationsstörung aufweisen, kann die Implantation eines ventrikuloperitonealen Shunts erforderlich sein.

12.5 Supportivtherapie

Das vasogene, perifokale Tumorödem geht durch seine raumfordernde Wirkung häufig mit neurologischen Ausfällen einher. Gefürchtet ist eine Mittellinienverlagerung mit Zeichen eines intrakraniell erhöhten Drucks bis hin zur lebensbedrohlichen Herniation. Zur **antiödematösen Behandlung** wird Dexamethason eingesetzt. Im Notfall erfolgt die Gabe von 40 mg Dexamethason intravenös. Je nach Situation kann für kurze Zeit auch Mannitol eingesetzt werden. Die Dosis der Erhaltungstherapie muss individuell festgelegt werden und liegt üblicherweise zwischen 6 und 24 mg täglich, verteilt auf zwei bis drei Einzeldosen. Es sollte stets eine Abwägung zwischen antiödematösem Nutzen und potenziellen Nebeneffekten erfolgen. Eine Dauertherapie ist wegen langfristiger schwerer Nebenwirkungen (z. B. Steroidmyopathie, Diabetes) nach Möglichkeit zu vermeiden.

Nach Auftreten von epileptischen Anfällen sollte eine suffiziente **antikonvulsive Therapie** eingeleitet werden. Eine primärprophylaktische Behandlung ist nicht erforderlich. Häufig eingesetzte Substanzen sind Levetiracetam, Lacosamid und Valproinsäure. Kombinationstherapien sind üblich und richten sich nach Wirksamkeit, Interaktionspotenzial und Verträglichkeit. Ein kritischer Punkt für viele Patienten ist die Einschätzung der Kraftfahreignung. Hier sollte bei der Beratung neben den Begutachtungsleitlinien auch der individuelle Krankheitsverlauf berücksichtigt werden.

Die **Schmerzbehandlung** richtet sich nach den allgemeinen schmerztherapeutischen Empfehlungen und sollte im Rahmen einer palliativmedizinischen (Mit-)Behandlung koordiniert werden.

Viele Patienten entwickeln **Thrombosen,** und zwar insbesondere tiefe Beinvenenthrombosen mit der Gefahr einer Lungenarterienembolie. In diesen Fällen sollte eine suffiziente Antikoagulation erfolgen, mit niedermolekularem Heparin (NMH) oder einer oralen Antikoagulation (Phenprocoumon, direkte orale Antikoagulanzien). Von einer deutlich erhöhten Einblutungsgefahr des Tumors ist nicht auszugehen. Zu bedenken ist auch, dass Patienten mit Hirntumoren eine erhöhte Neigung zur Thrombosebildung haben, sodass insbesondere bei (Teil-)Immobilität eine prophylaktische Behandlung mit NMH oder ggf. direkten oralen Antikoagulanzien zu erwägen ist.

Eine frühe psychoonkologische Behandlung sollte unterstützend angeboten werden. Die medikamentöse Behandlung von Hirntumor-Patienten mit **depressiven Symptomen,** Schlafstörungen oder einem Fatigue-Syndrom unterscheidet sich nicht von Patienten ohne Hirntumorerkrankung, wenngleich Präparate vermieden werden sollten, die zu einer erniedrigten epileptischen Krampfschwelle führen. Dies gilt auch für die ggf. notwendige sedierende oder neuroleptische Behandlung von agitierten oder deliranten Patienten.

LITERATUR

Im Buch sind nur die neuesten Literaturstellen aufgeführt. Unter https://else4.de/neurologie-online erhalten Sie Zugriff zutp:m gesamten Literaturverzeichnis.

Baumert BG, Hegi ME, van den Bent MJ, et al. Temozolomide chemotherapy versus radiotherapy in high-risk low-grade glioma (EORTC 22033–26033): a randomised,

open-label, phase 3 intergroup study. Lancet Oncol 2016; 17: 1521–1532.
Beier D, Proescholdt M, Reinert C, et al. Multicenter pilot study of radiochemotherapy as first-line treatment for adults with medulloblastoma (NOA-07). Neuro Oncol 2018; 20(3): 400–410.
Bell EH, Zhang P, Shaw EG, et al. Comprehensive Genomic Analysis in NRG Oncology/RTOG 9802: A Phase III Trial of Radiation Versus Radiation Plus Procarbazine, Lomustine (CCNU), and Vincristine in High-Risk Low-Grade Glioma. J Clin Oncol 2020; 38(29): 3407–3417.
Brown PD, Jaeckle K, Ballman KV, et al. Effect of radiosurgery alone vs radiosurgery with whole brain radiation therapy on cognitive function in patients with 1 to 3 brain metastases: a randomized clinical trial. JAMA 2016; 316: 401–409.
Brown PD, Ballman KV, Cerhan JH, et al. Postoperative stereotactic radiosurgery compared with whole brain radiotherapy for resected metastatic brain disease (NCCTG N107C/CEC·3): a multicentre, randomised, controlled, phase 3 trial. Lancet Oncol 2017; 18(8): 1049–1060.
Buckner JC, Shaw EG, Pugh SL, et al. Radiation plus procarbazine, CCNU, and vincristine in low-grade glioma. N Engl J Med 2016; 374: 1344–1355.
Cairncross G, Wang M, Shaw E, et al. Phase III trial of chemoradiotherapy for anaplastic oligodendroglioma: long-term results of RTOG 9402. J Clin Oncol 2013; 31: 337–343.
Chinot OL, Wick W, Mason W, et al. Bevacizumab plus radiotherapy-temozolomide for newly diagnosed glioblastoma. N Engl J Med 2014; 370: 709–722.
Cloughesy TF, Landolfi J, Hogan DJ, et al. Phase 1 trial of vocimagene amiretrorepvec and 5-fluorocytosine for recurrent high-grade glioma. Sci Transl Med 2016; 8: 341ra75.
Cloughesy TF, Landolfi J, Vogelbaum MA, et al. Durable complete responses in some recurrent high-grade glioma patients treated with Toca 511 + Toca FC. Neuro Oncol 2018; 20: 1383–1392.
Desjardins A, Gromeier M, Herndon JE 2nd et al. Recurrent glioblastoma treated with recombinant poliovirus. N Engl J Med 2018; 379: 150–161.
Ferreri AJ, Cwynarski K, Pulczynski E, et al. Chemoimmunotherapy with methotrexate, cytarabine, thiotepa, and rituximab (MATRix regimen) in patients with primary CNS lymphoma: results of the first randomisation of the International Extranodal Lymphoma Study Group-32 (IELSG32) phase 2 trial. Lancet Haematol 2016; 3: e217–227.
Fritsch K, Kasenda B, Schorb E, et al. High-dose methotrexate based immuno-chemotherapy for elderly primary CNS lymphoma patients (PRIMAIN study). Leukemia 2017; 31: 846–52.
Gilbert MR, Wang M, Aldape KD, et al. Dose-dense temozolomide for newly diagnosed glioblastoma: a randomized phase III clinical trial. J Clin Oncol 2013; 31: 4085–4091.
Gilbert MR, Dignam JJ, Armstrong TS, et al. A randomized trial of bevacizumab for newly diagnosed glioblastoma. N Engl J Med 2014; 370: 699–708.
Goldberg SB, Schalper KA, Gettinger SN, et al. Pembrolizumab for management of patients with NSCLC and brain metastases: long-term results and biomarker analysis from a non-randomised, open-label, phase 2 trial. Lancet Oncol 2020; 21(5): 655–663.
Harmancı AS, Youngblood MW, Clark VE, et al. Integrated genomic analyses of de novo pathways underlying atypical meningiomas. Nat Commun 2017; 8: 14433.
Herrlinger U, Schäfer N, Steinbach JP, et al. Bevacizumab plus irinotecan versus temozolomide in newly diagnosed O6-methylguanine-DNA methyltransferase nonmethylated glioblastoma: the randomized GLARIUS trial. J Clin Oncol 2016; 34: 1611–1619.
Herrlinger U, Tzaridis T, Mack F, et al. Lomustine-temozolomide combination therapy versus standard temozolomide therapy in patients with newly diagnosed glioblastoma with methylated MGMT promoter (CeTeG/NOA–09): a randomised, open-label, phase 3 trial. Lancet 2019; 393: 678–688.
Hilf N, Kuttruff-Coqui S, Frenzel K, et al. Actively personalized vaccination trial for newly diagnosed glioblastoma. Nature 2019; 565: 240–245.
Illerhaus G, Kasenda B, Ihorst G, et al. High-dose chemotherapy with autologous haemopoietic stem cell transplantation for newly diagnosed primary CNS lymphoma: a prospective, single-arm, phase 2 trial. Lancet Haematol 2016; 3: e388–397.
Juratli TA, McCabe D, Nayyar N, et al. DMD genomic deletions characterize a subset of progressive/higher-grade meningiomas with poor outcome. Acta Neuropathol 2018; 136: 779–792.
Kaley TJ, Wen P, Schiff D, et al. Phase II trial of sunitinib for recurrent and progressive atypical and anaplastic meningioma. Neuro Oncol 2015; 17: 116–121.
Korfel A, Elter T, Thiel E, et al. Phase II study of central nervous system (CNS)-directed chemotherapy including high-dose chemotherapy with autologous stem cell transplantation for CNS relapse of aggressive lymphomas. Haematologica 2013; 98: 364–370.
Korfel A, Thiel E, Martus P, et al. Randomized phase III study of whole-brain radiotherapy for primary CNS lymphoma. Neurology 2015; 84: 1242–1248.
Le Rhun E, Weller M, Brandsma D, Van den Bent M, de Azambuja E, Henriksson R, Boulanger T, Peters S, Watts C, Wick W, Wesseling P, Rudà R, Preusser M. EANO Executive Board and ESMO Guidelines Committee. EANO-ESMO Clinical Practice Guidelines for diagnosis, treatment and follow-up of patients with leptomeningeal metastasis from solid tumours. Ann Oncol 2017; 28(suppl_4): iv84–iv99.
Le Rhun E, Devos P, Weller J, et al. Prognostic validation and clinical implications of the EANO ESMO classification of leptomeningeal metastasis from solid tumors. Neuro Oncol 2020; noaa298. doi: 10.1093/neuonc/noaa298.
Lombardi G, De Salvo GL, Brandes AA, et al. Regorafenib compared with lomustine in patients with relapsed glioblastoma (REGOMA): a multicentre, open-label,

randomised, controlled, phase 2 trial. Lancet Oncol 2019; 20: 110–119.

Lou E, Sumrall AL, Turner S, et al. Bevacizumab therapy for adults with recurrent/progressive meningioma: a retrospective series. J Neurooncol 2012; 109: 63–70.

Louis DN, Perry A, Wesseling P, et al. The 2021 WHO Classification of Tumors of the Central Nervous System: a summary. Neuro-Oncology, noab106, https://doi.org/10.1093/neuonc/noab106.

Malmström A, Grønberg BH, Marosi C, et al. Temozolomide versus standard 6-week radiotherapy versus hypofractionated radiotherapy in patients older than 60 years with glioblastoma: the Nordic randomised, phase 3 trial. Lancet Oncol 2012; 13: 916–926.

Mahajan A, Ahmed S, McAleer MF, et al. Post-operative stereotactic radiosurgery versus observation for completely resected brain metastases: a single-centre, randomised, controlled, phase 3 trial. Lancet Oncol 2017; 18(8): 1040–1048.

Mulvenna P, Nankivell M, Barton R, et al. Dexamethasone and supportive care with or without whole brain radiotherapy in treating patients with non-small cell lung cancer with brain metastases unsuitable for resection or stereotactic radiotherapy (QUARTZ): results from a phase 3, non-inferiority, randomised trial. Lancet 2016; 388(10055): 2004–2014.

Murthy RK, Loi S, Okines A, et al. Tucatinib, Trastuzumab, and Capecitabine for HER2-Positive Metastatic Breast Cancer. N Engl J Med 2020; 382(7): 597–609.

Nichol A, Ma R, Hsu F, et al. Volumetric radiosurgery for 1 to 10 brain metastases: a multicenter, single-arm, phase 2 study. Int J Radiat Oncol Biol Phys 2016; 94: 312–321.

Omuro A, Chinot O, Taillandier L, et al. Methotrexate and temozolomide versus methotrexate, procarbazine, vincristine, and cytarabine for primary CNS lymphoma in an elderly population: an intergroup ANOCEF-GOELAMS randomised phase 2 trial. Lancet Haematol 2015; 2: e251–259.

Ostrom QT, Cioffi G, Gittleman H, et al. CBTRUS Statistical Report: Primary Brain and Other Central Nervous System Tumors Diagnosed in the United States in 2012–2016. Neuro Oncol 2019; 21 (Suppl 5): v1–v100.

Pajtler KW, Witt H, Sill M, et al. Molecular classification of ependymal tumors across all CNS compartments, histopathological grades, and age groups. Cancer Cell 2015; 27: 728–743.

Perry JR, Laperriere N, O'Callaghan CJ, et al. Short-course radiation plus temozolomide in elderly patients with glioblastoma. N Engl J Med 2017; 376: 1027–1037.

Reijneveld JC, Taphoorn MJ, Coens C, et al. Health-related quality of life in patients with high-risk low-grade glioma (EORTC 22033–26033): a randomised, open-label, phase 3 intergroup study. Lancet Oncol 2016; 17: 1533–1542.

Reuss DE, Sahm F, Schrimpf D, et al. ATRX and IDH1-R132H immunohistochemistry with subsequent copy number analysis and IDH sequencing as a basis for an "integrated" diagnostic approach for adult astrocytoma, oligodendroglioma and glioblastoma. Acta Neuropathol 2015; 129: 133–146.

Rudà R, Bosa C, Magistrello M, et al. Temozolomide as salvage treatment for recurrent intracranial ependymomas of the adult: a retrospective study. Neuro Oncol 2016; 18: 261–268.

Rudà R, Reifenberger G, Frappaz D, et al. EANO guidelines for the diagnosis and treatment of ependymal tumors. Neuro Oncol 2018; 20(4): 445–456.

Schorb E, Finke J, Ferreri AJ, et al. High-dose chemotherapy and autologous stem cell transplant compared with conventional chemotherapy for consolidation in newly diagnosed primary CNS lymphoma--a randomized phase III trial (MATRix). BMC Cancer 2016; 16: 282.

Seidel S, Pels H, Schlömer S, et al. Twenty-year follow-up of a pilot/phase II trial on the Bonn protocol for primary CNS lymphoma. Neurology 2020; 95(23): e3138–e3144.

Sievers P, Hielscher T, Schrimpf D, et al. CDKN2A/B homozygous deletion is associated with early recurrence in meningiomas. Acta Neuropathol 2020; 140(3): 409–413.

Stupp R, Hegi ME, Gorlia T, et al. Cilengitide combined with standard treatment for patients with newly diagnosed glioblastoma with methylated MGMT Promoter (CENTRIC EORTC 26071–22072 study): a multicentre, randomised, open-label, phase 3 trial. Lancet Oncol 2014; 15: 1100–1108.

Stupp R, Taillibert S, Kanner AA, et al. Maintenance therapy with tumor-treating fields plus temozolomide vs temozolomide alone for glioblastoma: a randomized clinical trial. JAMA 2015; 314: 2535–2543.

Stupp R, Taillibert S, Kanner A, et al. Effect of tumor-treating fields plus maintenance temozolomide vs maintenance temozolomide alone on survival in patients with glioblastoma: a randomized clinical trial. JAMA 2017; 318: 2306–2316.

Tawbi HA, Forsyth PA, Algazi A, et al. Combined nivolumab and ipilimumab in melanoma metastatic to the brain. N Engl J Med 2018; 379: 722–730.

van den Bent MJ, Brandes AA, Taphoorn MJ, et al. Adjuvant procarbazine, lomustine, and vincristine chemotherapy in newly diagnosed anaplastic oligodendroglioma: long-term follow-up of EORTC brain tumor group study 26951. J Clin Oncol 2013; 31: 344–350.

van den Bent MJ, Baumert B, Erridge SC, et al. Interim results from the CATNON trial (EORTC study 26053–22054) of treatment with concurrent and adjuvant temozolomide for 1p/19q non-co-deleted anaplastic glioma: a phase 3, randomised, open-label intergroup study. Lancet 2017; 390 (10103): 1645–1653.

van den Bent MJ, Klein M, Smits M, et al. Bevacizumab and temozolomide in patients with first recurrence of WHO grade II and III glioma, without 1p/19q co-deletion (TAVAREC): a randomised controlled phase 2 EORTC trial. Lancet Oncol 2018; 19: 1170–1179.

von Bueren AO, Kortmann RD, von Hoff K, et al. Treatment of children and adolescents with metastatic medulloblastoma and prognostic relevance of clinical and biologic parameters. J Clin Oncol 2016; 34: 4151–4160.

Weller M, Martus P, Roth P, Thiel E, Korfel A; German PCNSL Study Group. Surgery for primary CNS lymphoma? Challenging a paradigm. Neuro Oncol 2012; 14: 1481–1484.

Weller M, Tabatabai G, Kästner B, et al. MGMT promoter methylation is a strong prognostic biomarker for benefit from dose-intensified temozolomide rechallenge in progressive glioblastoma: the DIRECTOR Trial. Clin Cancer Res 2015; 21: 2057–2064.

Weller M, Butowski N, Tran DD, et al. Rindopepimut with temozolomide for patients with newly diagnosed, EGFRvIII-expressing glioblastoma (ACT IV): a randomised, double-blind, international phase 3 trial. Lancet Oncol 2017; 18 (10): 1373–1385.

Weller M, van den Bent M, Preusser M, et al. EANO guidelines on the diagnosis and treatment of diffuse gliomas of adulthood. Nat Rev Clin Oncol 2020. doi: 10.1038/s41571-020-00447-z.

Wen PY, Weller M, Lee EQ, et al. Glioblastoma in adults: a Society for Neuro-Oncology (SNO) and European Society of Neuro-Oncology (EANO) consensus review on current management and future directions. Neuro Oncol 2020; 22(8): 1073–1113.

Wick W, Platten M, Meisner C, et al. Temozolomide chemotherapy alone versus radiotherapy alone for malignant astrocytoma in the elderly: the NOA-08 randomised, phase 3 trial. Lancet Oncol 2012; 13: 707–715.

Wick W, Chinot OL, Bendszus M, et al. Evaluation of pseudoprogression rates and tumor progression patterns in a phase III trial of bevacizumab plus radiotherapy/temozolomide for newly diagnosed glioblastoma. Neuro Oncol 2016; 18: 1434–1441.

Wick W, Gorlia T, Bendszus M, et al. Lomustine and bevacizumab in progressive glioblastoma. N Engl J Med 2017; 377: 1954–1963.

KAPITEL

Samuel Knauß und Harald Prüß

13 Paraneoplastische Syndrome und antikörpervermittelte Enzephalitiden

Wichtige Neuigkeiten auf einen Blick

- Ein syndrombasierter Konsensusleitfaden zur Diagnostik antikörpervermittelter Enzephalitiden ermöglicht einen frühzeitigen Therapiebeginn bei noch ausstehender Antikörperdiagnostik.
- Ein neuer Leitfaden zur Diagnostik antikörpervermittelter Enzephalitiden im Kindesalter diskutiert die Besonderheiten der Differenzialdiagnostik im Kindesalter, um eine verzögerte Diagnosestellung zu vermeiden.
- Ein neues internationales Konsensuspaper beschreibt Diagnose und Management bei Verdacht auf eine Psychose mit autoimmuner Ursache.
- Eine wachsende Gruppe autoimmunvermittelter Ataxien mit Antikörpern gegen Purkinje-Zellen wurde als „Medusa Head Ataxia“ zusammengefasst.
- Anhaltend werden neue Entitäten der antikörpervermittelten Enzephalitiden beschrieben:
  - Auch Antikörper gegen Glial Fibrillary Acidic Protein (GFAP) als astrogliale Zielstruktur können mit einer immunvermittelten Enzephalitis assoziiert sein.
  - Die Enzephalitis mit Antikörpern gegen Neurexin-3α zeigt einen ähnlichen Phänotyp

wie die N-Methyl-D-Aspartat-Rezeptor-(NMDAR-)Enzephalitis.
- Neue Daten existieren zum Verlauf und zur Behandlungsprognose der NMDAR-Enzephalitis:
  - Vielversprechende Daten zur NMDAR-Enzephalitis sprechen für den Einsatz des Proteasominhibitors Bortezomib bei schweren Verläufen.
  - Die Höhe des NMDAR-Antikörpertiters im Liquor korreliert mit Outcome und Rückfällen.
- Eine NMDAR-Enzephalitis kann auch durch eine HSV-1-Enzephalitis getriggert werden. In 27 % der Patienten mit HSV-1-Enzephalitis können NMDAR-Antikörper nachgewiesen werden.
- Bei paraneoplastischen neurologischen Syndromen mit initial fehlendem Tumornachweis sollte in regelmäßigen Abständen in den ersten vier Jahren eine Tumorsuche wiederholt werden. Beim Lambert-Eaton myasthenischen Syndrom (LEMS) reichen zwei Jahre.
- Die Inzidenz paraneoplastischer Syndrome bzw. klassischer paraneoplastischer Syndrome ähnelnder Syndrome könnte durch den wachsenden Einsatz von Immuncheckpoint-Inhibitoren (anti-CTLA-4, -PD-1, -PD-L1) in der Tumortherapie deutlich steigen.
- Antikörper gegen das Kelch-like protein 11 (KLHL11-ab) und Antikörper gegen den metabotropen Glutamat-Rezeptor-2 (mGluR2) wurden als neue Biomarker eines paraneoplastischen zerebellären Syndroms beschrieben.

Paraneoplastische neurologische SyndromeXE "Syndrome, und antikörpervermittelte EnzephalitidenXE "Enzephalitiden, sind eine heterogene Gruppe neuropsychiatrischer Erkrankungen, bei denen antineuronale Antikörper eine Rolle spielen. Die klassischen paraneoplastischen neurologischen Syndrome weisen eine hohe Tumorassoziation auf und sind häufig mit Antikörpern gegen intrazelluläre Antigene assoziiert. Davon abzugrenzen ist die neue und deutlich häufigere Gruppe der fakultativ tumorassoziierten neurologischen Syndrome; hierbei sind die Antikörper meist gegen neuronale Oberflächen-Antigene gerichtet. Die Entdeckung pathogener antineuronaler Oberflächen-Antikörper hat zu einem Paradigmenwechsel in der Diagnostik und Therapie immunvermittelter Enzephalitiden geführt. Eine rasche Diagnose und Therapie ist bei dieser Erkrankungsgruppe entscheidend für die Prognose. Dieses Kapitel konzentriert sich daher auf die richtige diagnostische Zuordnung und gibt Hilfestellungen zur Therapieentscheidung für die wichtigsten paraneoplastischen Syndrome und antikörpervermittelten Enzephalitiden. Zum besseren Verständnis fasst ➤ Tab. 13.1 die wichtigsten in diesem Kapitel verwendeten Abkürzungen zusammen.

Tab. 13.1 Abkürzungsverzeichnis

Abkürzung	Erläuterung
AMPAR	α-Amino-3-Hydroxy-5-Methyl-4-Isoxazol-Propionsäure-Rezeptor
ANNA	antineuronaler Antikörper
ARHGAP26	Rho GTPase Activating Protein 26
CASPR2	Contactin-Associated Protein-Like 2
CV2/CRMP5	Collapsin Response Mediator Protein 5
D2R	Dopamin-2-Rezeptor
DNER	Delta/Notch-Like Epidermal Growth Factor-Related Receptor
DPPX	Dipeptidyl-Peptidase-Like Protein 6
FBDS	faziobrachiale dystone Anfälle
FLAIR	Fluid Attenuated Inversion Recovery
GABAAR	Gamma-Aminobuttersäure-Rezeptor A
GABABR	Gamma-Aminobuttersäure-Rezeptor B
GAD	Glutamat-Decarboxylase
GFAP	Glial Fibrillary Acidic Protein
GluR	Glutamatrezeptor
GlyR	Glycinrezeptor
KLHL11	Kelch-like protein 11
LE	limbische Enzephalitis
LEMS	Lambert-Eaton myasthenisches Syndrom
LGI1	Leucine-Rich Glioma Inactivated 1
mGluR	metabotroper Glutamatrezeptor

Tab. 13.1 Abkürzungsverzeichnis *(Forts.)*

Abkürzung	Erläuterung
nAChR	nikontinerger ganglionärer Acetylcholin-Rezeptor
NMDAR	N-Methyl-D-Aspartat-Rezeptor
OMS	Opsoklonus-Myoklonus-Syndrom
PCA	anti-Purkinje-Zell-Antikörper
PERM	progressive Enzephalomyelitis mit Rigidität und Myoklonus
PKD	paraneoplastische Kleinhirndegeneration
PNS	paraneoplastische neurologische Syndrome
SCLC	Small Cell Lung Cancer (kleinzelliges Lungenkarzinom)
SOX	Sry-Like High Mobility Group Box
VGCC	Voltage-Gated Calcium Channel
VGKC	Voltage-Gated Potassium Channel
Zic4	Zinc-Finger of the Cerebellum Protein 4

13.1 Einleitung und Übersicht

Seit der Entdeckung des gegen das intrazelluläre Hu-Protein gerichteten anti-Hu-Antikörpers im Jahr 1985 im Zusammenhang mit der als Denny-Brown-Syndrom bekannten subakuten sensorischen Neuronopathie wurden zahlreiche weitere antikörperassoziierte paraneoplastische neurologische Syndrome beschrieben. Die Ursache der neurologischen Symptomatik ist dabei definitionsgemäß **nicht direkt durch den Tumor,** Metastasen, tumorbedingte metabolische Entgleisungen oder Therapiekomplikationen begründet, sondern beruht auf einer tumorgetriggerten Immunantwort. Jede Ebene des Nervensystems vom Kortex bis zur neuromuskulären Endplatte und den Muskeln kann Ziel des Krankheitsprozesses sein. Meist sind ältere Menschen betroffen und das Auftreten der neurologischen Symptome geht der Tumormanifestation in der Regel Wochen bis Monate, selten Jahre, voraus. Die erfolgreiche Tumorbehandlung ist bei insgesamt schlechtem Ansprechen auf eine Immuntherapie prognoseentscheidend. Die diagnostisch wichtigen **onkoneuronalen Antikörper** (Hu, Yo, Ri, Ma2 etc.) haben wahrscheinlich in der Mehrzahl der Fälle keine pathogenetische Relevanz, da sich die Zielantigene der „gut charakterisierten" onkoneuronalen Antikörper intrazellulär befinden. Stattdessen scheinen zytotoxische T-Zellen eine entscheidende Rolle zu spielen. Ein negativer Antikörperbefund schließt daher ein PNS bei entsprechender Klinik keineswegs aus, z. B. sind 30 % der Patienten mit kleinzelligem Bronchialkarzinom und paraneoplastischer Kleinhirndegeneration ohne Antikörperbefund (Sabater et al. 2013).

Eine völlig andere Situation liegt dagegen für die **gegen neuronale Oberflächenstrukturen gerichteten Antikörper** vor. Bei dieser Gruppe der fakultativ paraneoplastischen antikörpervermittelten Enzephalitiden sind die Antikörper meist direkt pathogen. Seit der Entdeckung der ersten und zugleich häufigsten Form, der NMDA-Rezeptor-Enzephalitis im Jahr 2007, werden in anhaltend rascher Folge neue antikörperassoziierte Enzephalitiden beschrieben. Sie können in jedem Lebensalter auftreten. Die Geschlechtspräferenz hängt vom Antikörper ab. Im Gegensatz zu den klassischen paraneoplastischen neurologischen Syndromen zeigen sie meist eine deutliche Besserung durch eine Immuntherapie. Dabei entscheiden die rechtzeitige Diagnose und ein früher Therapiebeginn über die Prognose.

Beide Erkrankungsgruppen eint die Möglichkeit einer zugrunde liegenden Tumorerkrankung, der charakteristische subakute Krankheitsbeginn und das Vorliegen antineuronaler Antikörper. Da sowohl klassische paraneoplastische Syndrome ohne Tumormanifestation auftreten als auch antikörpervermittelte Enzephalitiden tumorassoziiert sein können, ist die strikte Trennung beider Entitäten vornehmlich historisch bedingt. Stattdessen sind beide Erkrankungsgruppen als ein Kontinuum immunologischer Autoreaktivität anzusehen. Angesichts der sehr vielfältigen klinischen Präsentation ist die Kenntnis der klassischen paraneoplastischen und der antikörpervermittelten neurologischen Syndrome für alle medizinischen Disziplinen, insbesondere jedoch für Neurologen und Psychiater, unerlässlich (➤ Tab. 13.2, ➤ Tab. 13.3). Nur dadurch lässt sich eine zugrunde liegende Tumorerkrankung frühzeitig erkennen und eine unter Umständen weitreichende Immuntherapie rechtzeitig einleiten.

Tab. 13.2 Paraneoplastische neurologische Syndrome – Übersicht zum Krankheitsbild

Definition	heterogene tumorassoziierte Erkrankungsgruppe neurologischer Symptome, die nicht durch Tumormetastasen, metabolische oder nutritive Defizite, Infektionen, Koagulopathie oder Nebenwirkungen einer Tumorbehandlung hervorgerufen werden.
Klassifikation	Auf dem Nachweis von Antikörpern (z. B. Hu, Yo, Ri, Ma2, Amphiphysin), eines Tumors und dem neurologischen Syndrom basiert die Einteilung in gesicherte und mögliche paraneoplastische Syndrome (➤ Kap. 7.4). Die Antikörper sind in dieser Gruppe nicht pathogen, der neuronale Schaden entsteht vor allem durch zytotoxische T-Zellen.
Häufige Tumoren	Bronchialkarzinom (v. a. SCLC), Thymom, Mammakarzinom, Ovarialkarzinom, Hodentumoren, Lymphome, Melanome
Klinisch-neurologische Syndrome	Man unterscheidet klassische und nichtklassische paraneoplastische neurologische Syndrome (➤ Tab. 13.5 und ➤ Tab. 13.6).
Therapie	Prognostisch wichtig ist die rasche Antigenentfernung durch Therapie der zugrunde liegenden malignen Erkrankung. Die Immuntherapie ist oft sehr begrenzt wirksam, wahrscheinlich mitbedingt durch den oft späten Therapiebeginn.
Wichtige Leitlinien	• Konsensuskriterien für die Diagnose eines paraneoplastischen neurologischen Syndroms (Graus 2004)

Tab. 13.3 Antikörpervermittelte Enzephalitiden – Übersicht zum Krankheitsbild

Definition	heterogene Gruppe immunvermittelter Enzephalitiden, die mit dem Auftreten monospezifischer Antikörper gegen neuronale und gliale Antigene in Serum und Liquor einhergehen
Klassifikation	Prinzipiell lässt sich die Gruppe der antikörpervermittelten Enzephalitiden nach der Zielstruktur der Antikörper in drei Hauptgruppen einteilen, die Antikörper sind in den meisten Fällen direkt pathogen: • Neurotransmitter-Rezeptoren (NMDAR, AMPAR, mGluR5, GABAAR, GABABR, GlyR) • Ionenkanal-Untereinheiten oder Zelladhäsionsmoleküle (LGI1, CASPR2, DPPX, IgLON5) • Gliale Strukturen (GFAP)
Klinisch- neurologische Syndrome	Die klinische Präsentation ist vielgestaltig, abhängig vom Zielantigen des Antikörpers. Die NMDAR-Enzephalitis folgt in der Regel einem stereotypen Verlauf mit Prodromalstadium, schizophreniformem Syndrom, epileptischen Anfällen und vegetativen Störungen.
Diagnostik	Jeder Patient mit Verdacht auf eine antikörpervermittelte Enzephalitis sollte eine MRT-, EEG- und Liquoruntersuchung inkl. Antikörperdiagnostik erhalten.
Therapie	Die Mehrzahl der antikörpervermittelten Enzephalitiden ist durch eine immunsuppressive Therapie günstig zu beeinflussen. Intravenöse und orale Glukokortikosteroide, intravenöse Immunglobuline und Plasmapherese bzw. Immunadsorption sind Therapien der 1. Wahl. Bei ausbleibender Besserung nach zwei Wochen sollte ein Therapeutikum der 2. Wahl, vor allem Rituximab und Cyclophosphamid, ggf. auch Bortezomib oder Methotrexat, erwogen werden.
Wichtige Leitlinien	• Diagnostische Kriterien einer antikörpervermittelten Enzephalitis (Internationaler Experten-Konsensus; Graus et al. 2016)

13.2 Paraneoplastische neurologische Syndrome

Paraneoplastische neurologische Syndrome (PNS) umfassen alle tumorassoziierten Komplikationen, die nicht direkt durch Metastasen, vaskuläre, infektiöse, metabolische oder therapiebedinge Ursachen verursacht sind. Sie sind wesentlich seltener als nicht immunvermittelte paraneoplastische Erkrankungen (z. B. paraneoplastische endokrine oder hämatologische Syndrome). Der am häufigsten assoziierte Tumor ist das kleinzellige Bronchialkarzinom (SCLC). Beim SCLC treten in 9 % der Fälle ein oder mehrere PNS auf (Gozzard et al. 2015). **PNS können jede Ebene des Nervensystems betreffen.** Man unterscheidet

Tab. 13.4 Onkoneuronale Antikörper

Antikörper	Klinische Syndrome	Assoziierte Tumoren
Gut charakterisierte paraneoplastische Antikörper		
Hu (ANNA-1)	Enzephalomyelitis, Hirnstammenzephalitis, LE, PKD, Denny-Brown-Syndrom, gastrointestinale Pseudoobstruktion, autonome Neuropathie, OMS	**SCLC,** Prostatakarzinom, Neuroblastom, Thymom
Ri (ANNA-2)	OMS, PKD, Enzephalomyelitis	**Mamma-,** Ovarialkarzinom, SCLC, Medulloblastom
Yo (PCA-1)	PKD	gynäkologische Tumoren (**Ovarial-,** Mamma-, Endometriumkarzinom)
CV2/CRMP5	Enzephalomyelitis, LE, PKD, Neuropathie	**SCLC,** Thymom
Ma-1	Hirnstammenzephalitis, LE und Neuropathie	Mamma-, Bronchial-, Kolonkarzinom
Ma-2/Ta	Hirnstammenzephalitis und LE	Keimzelltumoren
Amphiphysin	Stiff-Person-Syndrom	Mammakarzinom, SCLC, Thymom, Hodgkin-Lymphom
Recoverin	paraneoplastische Retinopathie	Bronchial-, Kolon-, Endometriumkarzinom
Tr (DNER)	PKD	Hodgkin-Lymphom, Non-Hodgkin-Lymphom
SOX-1	LEMS, PKD, Enzephalitis, Neuropathie	SCLC
Partiell charakterisierte paraneoplastische Antikörper		
KLHL11	Hirnstammenzephalitis, LE, OMS	Teratome, Seminome, Keimzelltumore
PCA-2	Neuropathie, PKD, LE, Hirnstammenzephalitis, LEMS	SCLC
Zic-4	PKD	SCLC
ANNA-3	LE, Hirnstammenzephalitis, Denny-Brown-Syndrom, PKD	SCLC
GAD	Stiff-Person-Syndrom, LE, Ataxie	nur selten paraneoplastisch, dann Thymom, Mamma-, Kolonkarzinom

zwischen klassischen und nichtklassischen PNS sowie zwischen PNS, die das zentrale Nervensystem, das periphere Nervensystem oder die neuromuskuläre Endplatte und den Muskel betreffen. Die assoziierten Antikörper werden in „gut charakterisierte" und „partiell charakterisierte" Antikörper unterteilt (➤ Tab. 13.4).

13.2.1 Pathophysiologie

Die Pathogenese der PNS ist nicht vollständig verstanden. Die klassischen **onkoneuronalen Antikörper scheinen nicht direkt pathogen** zu sein. Experimentelle Transfusionen von Patientenserum und aktive Immunisierungen im Tierversuch konnten kein entsprechendes Krankheitsbild auslösen. Grund dafür ist wahrscheinlich die intrazelluläre Lokalisation der Zielantigene (Graus et al. 2009). Es wird hauptsächlich ein durch zytotoxische T-Zellen vermittelter Mechanismus mit oligoklonaler T-Zell-Rezeptor-Expansion und Autoreaktivität gegen neuronale Strukturen angenommen (Dalmau et al. 1999). Als Trigger dieser Autoimmunität ist die ektope Antigenpräsentation von sonst ausschließlich neuronal exprimierten Antigenen durch den Tumor wahrscheinlich. Nach Einwanderung von Immunzellen in das Parenchym kommt es zu **direkter Schädigung mit neuronalem Zelluntergang** und daraus resultierenden neurologischen Ausfällen. Histologische Untersuchungen zeigen häufig eine perivaskuläre und interstitielle T-Lymphozyteninfiltration mit gelegentlich zusätzlichen perivaskulären B-Zell- und Plasmazellinfiltraten.

Die Immunogenität tumorexprimierter neuronaler Antigene ist wahrscheinlich durch eine abweichende Antigen-Präsentation im Tumor begründet; sie ist Teil der gegen fast alle Tumoren gerichteten Immunreaktion. So finden sich z. B. bei 26 % der SCLC-Fälle niedrigtitrige Antikörper gegen Hu, während es nur bei einem geringen Anteil der Patienten zur Ausbildung eines PNS kommt. Ob diese Immunreaktion gegen den Tumor effektiv zur Tumorreduktion führt und ob Patienten mit PNS oder onkoneuronalen Antikörpern dadurch ein verbessertes Outcome bezüglich der Tumorerkrankung haben, ist weiterhin umstritten (Monstad et al. 2004).

Eine Sonderstellung in der Gruppe der Antikörper gegen intrazelluläre Antigene nehmen GAD- und Amphiphysin-Antikörper ein. Beide sind nur in seltenen Fällen mit einem Tumor assoziiert, scheinen jedoch trotz der intrazellulären Lokalisation der Zielantigene eine pathogenetische Relevanz zu haben. Grund dafür könnte eine Exposition während der Fusion bzw. Wiederaufnahme von synaptischen Vesikeln sein.

13.2.2 Klinische Syndrome

Klassische PNS

➢ Tab. 13.5

Limbische Enzephalitis

Die limbische Enzephalitis zählt zu den klassischen paraneoplastischen Syndromen, sie ist jedoch nur in 20 % der Fälle tumorassoziiert und auch oft Hauptsymptom der fakultativ paraneoplastischen antikörpervermittelten Enzephalitiden sowie von Virusenzephalitiden. Sie beschreibt einen entzündlichen Prozess von Strukturen des limbischen Systems (z. B. limbischer Kortex, Gyrus cinguli, Hippocampus, Amygdala oder Hypothalamus). Da sie jedoch selten anatomisch auf limbische Areale begrenzt ist, sollte der Begriff „limbische" Enzephalitis kritisch gesehen und in Zukunft eher ätiologisch klassifiziert werden.

Leitsymptome sind akut oder subakut auftretende, progrediente Kurz- und Arbeitsgedächtnisstörungen, fokale epileptische Anfälle, Wesensänderungen, Verhaltensauffälligkeiten und affektive Störungen (Graus et al. 2016). Typische paraklinische Zeichen sind fokale und generalisierte Verlangsamungen im EEG sowie epilepsietypische Potenziale mit temporalem Fokus, ein temporaler Hypermetabolismus im PET sowie ein hyperintenses Signal des medialen Temporallappens bi- oder unilateral in der MRT-T2/FLAIR-Wichtung. Häufig assoziierte paraneoplastische Antikörper sind – abhängig vom zugrunde liegenden Tumor – Antikörper gegen Hu, Ma/Ta, CRMP5/CV2, Ri und Amphiphysin. Bei einer antikörpervermittelten Enzephalitis finden sich häufig Antikörper gegen NMDAR, LGI1, CASPR2, AMPAR, GABAR und GAD.

Leitsymptome

Immunvermittelte limbische Enzephalitis (nach Graus et al. 2016)

- Subakuter Beginn (unter 3 Monaten) mit Arbeitsgedächtnisstörungen, epileptischen Anfällen oder psychiatrischen Symptomen, passend zu einer Beteiligung des limbischen Systems
- Bilaterale, streng auf den medialen Temporallappen begrenzte Signalalterationen in der MRT-T2- oder -FLAIR-Wichtung
- Liquor-Pleozytose
- Epilepsietypische Potenziale oder Verlangsamungen (Slow Wave) mit temporalem Fokus
- Ausschluss von Differenzialdiagnosen

Subakute Kleinhirndegeneration

Die paraneoplastische, subakute Kleinhirndegeneration (PKD) ist eines der häufigsten PNS des zentralen Nervensystems. Patienten mit PKD klagen häufig über plötzlich aufgetretenen Schwindel, Übelkeit und Erbrechen. Im Verlauf von Tagen **(unter 12 Wochen!)**

Tab. 13.5 Klassische paraneoplastische Syndrome

Zentrales Nervensystem	Peripheres Nervensystem	Neuromuskuläre Endplatte und Muskel
Enzephalomyelitis	subakute sensorische Neuronopathie	Lambert-Eaton myasthenisches Syndrom
limbische Enzephalitis	chronische gastrointestinale Pseudoobstruktion	Dermatomyositis
subakute Kleinhirndegeneration		
Opsoklonus-Myoklonus-Syndrom		

kommt es zu einem zerebellären Syndrom mit Gangunsicherheit, Extremitäten- und Rumpfataxie, Dysarthrie, Dysphagie und Augenbewegungsstörungen. Die Symptome sind typischerweise über Wochen bis Monate progredient, bevor es zu einer Stabilisierung des Krankheitsbildes mit oft massiver Behinderung kommt.

ACHTUNG

Zu Beginn der Symptomatik findet sich oft noch kein bildmorphologisches Korrelat im Sinne einer Kleinhirnatrophie; diese kommt erst im Verlauf zur Darstellung.

Häufig assoziierte Tumoren sind gynäkologische Tumoren (V. a. Mamma-, Ovarial- und Endometriumkarzinome) bei Auftreten von Yo-Antikörpern, Bronchialkarzinome (V. a. SCLC) bei Hu- oder CV2/CRMP5-Antikörpern, Hodgkin-Lymphome bei Tr/DNER-Antikörpern und Keimzelltumoren bei Ma2/Ta-Antikörpern. Auch VGCC-Antikörper können (mit oder ohne Nachweis eines SCLC) mit einer PKD assoziiert sein. Meist besteht in diesen Fällen ein zusätzliches Lambert-Eaton myasthenisches Syndrom. Das Ansprechen der PKD auf Immuntherapie oder Tumorbehandlung ist insgesamt schlecht, insbesondere bei Yo-Antikörper-assoziierter PKD, was zum Teil auch mit dem meist späten Beginn der Immuntherapie zu tun haben dürfte.

Enzephalomyelitis

Bei neurologischen Syndromen mit Beteiligung mehrerer Systeme liegt eine Enzephalomyelitis vor. Betroffen sind zum einen das zentrale Nervensystem im Sinne einer Hirnstammenzephalitis, limbischen Enzephalitis oder paraneoplastischen Kleinhirndegeneration, zum anderen die Spinalganglien oder das autonome Nervensystem. Der am häufigsten assoziierte Tumor ist ein SCLC, meist im Zusammenhang mit Antikörpern gegen Hu, CRMP5/CV2, Amphiphysin oder Ma/Ta, wobei Antikörper gegen Hu am häufigsten vorkommen.

Subakute sensorische Neuronopathie

Bei der subakuten sensorischen Neuronopathie, auch Denny-Brown-Syndrom oder paraneoplastische Ganglionitis, kommt es zu einer **Degeneration der Spinalganglien** und Spinalnerven. Meist beginnt sie mit einem Verlust der Pallästhesie und Propriozeption, was zu typischen pseudoathetotischen Bewegungen der Finger und Extremitäten (Arm-Vorhalte-Versuch) und einer sensorischen Ataxie führt. Im Verlauf kommt es jedoch zur Beeinträchtigung aller sensorischen Qualitäten und gelegentlich auch zu einer gemischten, d. h. axonal-demyelinisierenden, motorischen Neuropathie. Häufiger Vorstellungsgrund sind Parästhesien und einschießende Schmerzen, die in einigen Fällen auch das Hauptsymptom bleiben können. Typischerweise sind diese Symptome zunächst asymmetrisch, betreffen die obere Extremität, breiten sich jedoch später auch auf andere Extremitäten aus. Zur Diagnosestellung sind elektrophysiologische Untersuchungen unerlässlich (Camdessanche et al. 2009). Assoziierter Tumor ist in 80 % der Fälle ein SCLC mit Hu-Antikörpern (Dalmau et al. 1992). Weitere, häufig auch zusätzlich zu anti-Hu auftretende Antikörper sind CV2-, ANNA-3- und Amphiphysin-Antikörper. Mammakarzinome und Seminome können ebenfalls zu einer subakuten sensorischen Neuronopathie führen.

Opsoklonus-Myoklonus-Syndrom

Das Opsoklonus-Myoklonus-Syndrom (OMS) beschreibt ein meist akut oder subakut auftretendes gemeinsames Vorkommen plötzlicher unwillkürlicher konjugierter Augenbewegungen in meist horizontaler oder vertikaler Richtung (Opsoklonus) mit arrhythmischen Muskelzuckungen (Myoklonus). Häufig treten zusätzlich eine Gangataxie, Schlaf- und Verhaltensstörungen, Dysarthrie, Mutismus und Erbrechen in jeweils variabler Ausprägung auf. Bei Kindern ist ein OMS oft mit einem Neuroblastom assoziiert, tritt aber auch ohne begleitende Tumorerkrankung auf. Bei Erwachsenen finden sich Bronchial- (insbesondere SCLC) bzw. Mammakarzinome am häufigsten. Beim OMS im Erwachsenenalter sind sehr häufig Hu- oder Ri-Antikörper nachweisbar. Beim kindlichen OMS, dem bisher kein paraneoplastischer Antikörper eindeutig zugeordnet werden konnte, gelang nun erstmals auch der Nachweis von potenziell pathogenetisch relevanten Antikörpern gegen GLUD2 (Berridge 2018).

13

Chronische gastrointestinale Pseudoobstruktion

Patienten mit chronischer gastrointestinaler Pseudoobstruktion stellen sich häufig mit rein gastrointestinalen Symptomen wie Übelkeit, Völlegefühl, (postprandiales) Erbrechen, Bauchschmerzen und Dysphagie vor. Ursache dieser Symptomatik ist eine reduzierte gastrointestinale Motilität durch eine paraneoplastische autonome Neuropathie mit Untergang des Plexus myentericus. Im Verlauf kommen häufig weitere vegetative Symptome hinzu, z. B. eine Störung der Pupillomotorik, Herzrhythmusstörungen und verminderte Herzfrequenzvariabilität, Schweißsekretionsstörungen, Potenzstörungen und eine orthostatische Hypotension. Bei einer ausgeprägten orthostatischen Hypotension oder einem posturalen Tachykardiesyndrom und einer Störung der pupillären Lichtreaktion sollte zudem an das Vorliegen von Antikörpern gegen die alpha-3-Untereinheit der ganglionären, nikotinergen Acetylcholinrezeptoren gedacht werden (Vernino et al. 2000). Die assoziierten Tumorerkrankungen und Antikörper gleichen denen der subakuten, sensorischen Neuronopathie (Graus 2004).

Lambert-Eaton myasthenisches Syndrom

Das Lambert-Eaton myasthenische Syndrom (LEMS) nimmt eine Sonderstellung innerhalb der klassischen paraneoplastischen Syndrome ein (➤ Kap. 4.2). Es ist in 60 % der Fälle mit einem SCLC assoziiert. Praktisch alle paraneoplastischen LEMS sind mit Antikörpern gegen den präsynaptischen spannungsgesteuerten Kalziumkanal (VGCC) vom P/Q-Typ nachweisbar. Die Antikörper sind direkt pathogen und führen zu einer reduzierten Acetylcholinfreisetzung in den synaptischen Spalt. Bei zusätzlich auftretenden SOX-1-Antikörpern ist eine paraneoplastische Genese durch einen SCLC noch wahrscheinlicher.

Klinisch besteht bei vielen Patienten eine Trias aus einer proximalen Schwäche (insbesondere der unteren Extremität), reduzierten Muskeleigenreflexen (mit Bahnung durch eine isometrische Kontraktion für 10–15 Sekunden) und einer autonomen Dysfunktion (erektile Dysfunktion, Obstipation, Harnverhalt, trockene Augen, trockener Mund und eine verminderte Schweißsekretion). Neurophysiologisch findet sich ein Inkrement. Eine zusätzlich auftretende Kleinhirndegeneration ist beim nicht paraneoplastischen LEMS häufiger als beim SCLC-assoziierten (s. o.). Im Gegensatz zu anderen klassischen PNS ist beim LEMS eine Nachbeobachtungszeit von zwei Jahren zum Tumorausschluss ausreichend (Titulaer et al. 2008). Therapeutisch werden intravenöse Immunglobuline oder Plasmaaustausch und als symptomatische Therapie der Kaliumkanalblocker Amifampridin eingesetzt. Darüber hinaus wird immunsuppressiv behandelt.

Nichtklassische PNS

➤ Tab. 13.6

! MERKE

Diagnosekriterien eines PNS (Graus 2004)

Sicheres PNS

- Klassisches PNS UND Tumor innerhalb von 5 Jahren nach Auftreten der neurologischen Symptome
- Nichtklassisches PNS, das sich nach Tumorbehandlung ohne zusätzliche Immuntherapie deutlich bessert (wenn für das Syndrom keine Besserung im Spontanverlauf beschrieben ist)
- Nichtklassisches PNS mit gut und/oder partiell charakterisierten onkoneuronalen Antikörpern UND Tumor innerhalb von 5 Jahren nach Auftreten der neurologischen Symptome
- Neurologisches Syndrom (klassisch und nichtklassisch) mit gut charakterisierten Antikörpern ohne Tumornachweis

Mögliches PNS

- Klassisches PNS mit hoher Tumorassoziation ohne onkoneuronale Antikörper und ohne Tumornachweis
- Neurologisches Syndrom (klassisch und nichtklassisch) mit partiell charakterisierten onkoneuronalen Antikörpern ohne Tumornachweis
- Nichtklassisches PNS ohne onkoneuronale Antikörper und ohne Tumornachweis 2 Jahre nach Manifestation

Tab. 13.6 Nichtklassische PNS

PNS	Symptome	Assoziierte Antikörper	Assoziierte Tumoren
Zentrales Nervensystem			
Hirnstammenzephalitis	Augenbewegungsstörung, Nystagmus, Dysarthrie, Dysphagie, Schwindel, Hypoventilation	Hu, Ma2/Ta	SCLC, Hodentumor, Mamma-, Nierenzell-, Prostatakarzinom
Optikusneuritis	Visusverlust	unbekannt	Bronchialkarzinome
paraneoplastische Retinopathie	subakut progrediente, meist asymmetrische Visusminderung, Photopsien, Blendungsempfindlichkeit, Skotome und Gesichtsfelddefekte	Recoverin, Enolase	Bronchialkarzinom, Rhabdomyosarkom, Endometrium-, Prostata-, Mammakarzinom, Malignes Melanom
Stiff-Person-Syndrom	progressive Muskelsteife, Rigidität, Spasmen der axialen Muskulatur, Hyperreflexie	Amphiphysin, GAD, GlyR	Mammakarzinom, SCLC
nekrotisierende Myelopathie	meist thorakales Myelon, absteigende Sensibilitätsstörungen, Inkontinenz, schlaffe oder spastische Parese bis hin zu Tetraplegie und häufig Ateminsuffizienz	unbekannt	verschiedene Karzinome und Lymphome
Motoneuronerkrankung	meist Affektion der Vorderhornzellen mit progredienter asymmetrischer Schwäche	unbekannt	Lymphome
Peripheres Nervensystem			
akute sensomotorische Neuropathie	aufsteigende Paresen und Sensibilitätsstörungen	Gangliosid-Antikörper	Hodgkin-Lymphom
chronische sensomotorische Neuropathie	sensomotorische Polyneuropathie	CV2/CRMP5	Bronchialkarzinome
Paraproteinämie-assoziierte Neuropathie	sensomotorische Polyneuropathie, gelegentlich mit autonomer Beteiligung	-	Lymphome, multiples Myelom, Plasmozytom, POEMS (Polyneuropathie, Organomegalie, Endokrinopathie, monoklonale Gammopathie und Hautveränderungen [Skin])
Vaskulitis-assoziierte Neuropathie	schmerzhafte, asymmetrische sensomotorische Defizite	unbekannt	SCLC, Prostata-, Endometriumkarzinom, Lymphome
Neuromuskuläre Endplatte und Muskel			
Myasthenia gravis (➤ Kap. 4.1)	belastungsabhängige Schwäche	AChR, Titin	Thymom
Neuromuskuläre Endplatte und Muskel			
erworbene Neuromyotonie	Muskelsteife, Myokymien, Krämpfe, Pseudomyotonie, Schwäche	LGI1, CASPR2	Thymome, SCLC, Hodgkin-Lymphom
akute nekrotisierende Myositis	symmetrische, schmerzhafte proximale Schwäche	unbekannt	Bronchial-, Mammakarzinom, gastrointestinale Karzinome

13.3 Antikörpervermittelte Enzephalitiden

Innerhalb der großen Gruppe ätiologisch unterschiedlicher Enzephalitiden gab es in den letzten Jahren einen rasanten Zuwachs bei den durch pathogene Autoantikörper verursachten Formen. Bei diesen immunvermittelten Erkrankungen des Gehirns liegen **monospezifische Antikörper gegen neuronale oder gliale Antigene** vor, die – in Abgrenzung zu paraneoplastischen Enzephalitiden – selbst für neuronale Funktionsstörungen und Zelltod verantwortlich sind (Flanagan et al. 2017). Die antikörpervermittelten Enzephalitiden (Synonyme: Autoimmunenzephalitis, immunvermittelte Enzephalitis) sind in der klinischen Präsentation äußerst vielgestaltig und haben unterschiedliche Häufigkeiten, Triggerfaktoren und Altersverteilungen, abhängig vom zugrunde liegenden Antikörper. In ihrer Summe sind antikörpervermittelte Enzephalitiden keine seltenen Erkrankungen. Allein die Inzidenz des **häufigsten Subtyps, der NMDAR-Enzephalitis,** übersteigt die einzelner Virusenzephalitiden.

Das Alter der Patienten mit einer NMDAR-Enzephalitis reicht von Säuglingen bis ins hohe Lebensalter, besonders häufig tritt sie bei Kindern und jungen Frauen auf. Sie kann durch ein Ovarialteratom, aber auch durch eine Virusenzephalitis getriggert werden. In den meisten Fällen einer antikörpervermittelten Enzephalitis beginnt die Erkrankung mit Stimmungs- und Verhaltensänderungen, Schlafstörung (Insomnie) sowie Gedächtnis- und Aufmerksamkeitsdefiziten. Im Verlauf kommt es bei fast allen antikörpervermittelten Enzephalitiden zum Auftreten von epileptischen Anfällen. Durch eine immunsuppressive Behandlung ist im Gegensatz zu den paraneoplastischen Enzephalitiden meist eine deutliche Besserung zu erreichen. Prognoseentscheidend ist dabei die frühe Diagnosestellung und der Beginn einer ausreichend „aggressiven" Immuntherapie, möglichst innerhalb weniger Tage nach Symptombeginn. Ein neuer Leitfaden zur Diagnostik antikörpervermittelter Enzephalitiden im Kindesalter diskutiert die Besonderheiten der Differenzialdiagnostik im Kindesalter, um eine verzögerte Diagnosestellung zu vermeiden (Celluci et al. 2020).

13.3.1 Pathophysiologie

Die Pathophysiologie unterscheidet sich innerhalb der antikörpervermittelten Enzephalitiden maßgeblich in Abhängigkeit von den zugrunde liegenden Antikörpern. Durch experimentellen Transfer von Patientenliquor oder -serum in Versuchstiere konnte **für einige der Antikörper ein direkter pathogener Effekt nachgewiesen** werden. Der Mechanismus kann mit dem der Myasthenia gravis verglichen werden, die als Gegenstück der antikörpervermittelten Enzephalitiden im peripheren Nervensystem angesehen werden kann (➤ Kap. 4.1). Zielstrukturen der antikörpervermittelten Enzephalitiden sind exzitatorische Transmitter-Rezeptoren (NMDA-, AMPA-Rezeptor), inhibitorische Transmitter-Rezeptoren (GAD, GABAB-, GABAA-, Glyzin-Rezeptor) und Ionenkanal-Untereinheiten oder Zelladhäsionsmoleküle (VGKC-Komplex, LGI1, CASPR2, DPPX, IgLON5; Varley et al. 2014). Die Bindung der Antikörper führt bei einigen Formen zur Rezeptorinternalisierung (z. B. bei NMDAR-, GABAR-, AMPAR-Enzephalitis; Dalmau et al. 2017; Prüß 2016) oder zu einer Störung transsynaptischer Signalkaskaden und Aktivierung des Komplementsystems (LGI1; Bien et al. 2012; Kornau et al. 2020). Neben Tumoren (Brändle et al. 2020; Tabata et al. 2014) stellen Viren (Prüss et al. 2012) und potenziell auch die Exposition neuronalen Gewebes (Fleischmann et al. 2015; Prüss et al. 2014; Titulaer et al. 2014) wichtige Trigger für die Bildung antineuronaler Antikörper dar.

13.3.2 Spezifische antikörpervermittelte Enzephalitiden

NMDAR-Enzephalitis

Die NMDAR-Enzephalitis ist die häufigste Form antikörpervermittelter Enzephalitiden. Zu ihr liegen die meisten klinischen und experimentellen Untersuchungsergebnisse vor; daher dient sie hinsichtlich Diagnostik (➤ Tab. 13.7) und Therapie als Modellerkrankung für die gesamte Gruppe der antikörpervermittelten Enzephalitiden.

95 % der NMDAR-Enzephalitis-Patienten sind jünger als 45 Jahre, 37 % sogar jünger als 18 Jahre. Betroffen sind vor allem Mädchen und junge Frauen (80 %). Bei **erwachsenen Frauen ist die NMDAR-**

Tab. 13.7 Diagnose einer NMDAR-Enzephalitis (Graus et al. 2016)

Definitive NMDAR-Enzephalitis
1. Mindestens eines der folgenden Hauptsymptome mit (sub)akutem Auftreten: – Verhaltensstörungen oder kognitive Defizite – Sprachstörungen – Epileptische Anfälle – Bewegungsstörungen (periorale Dyskinesien, Dystonien, Rigidität und Opisthotonus) – Vigilanzminderung – Autonome Dysfunktion oder Hypoventilation
1. UND IgG-Antikörper gegen die NR1-Untereinheit des NMDAR
1. UND Ausschluss von Differenzialdiagnosen
Wahrscheinliche NMDAR-Enzephalitis
1. Mindestens 4 der 6 Hauptsymptome
1. UND mindestens eine der folgenden paraklinischen Auffälligkeiten – Auffälliges EEG (fokale oder diffuse Verlangsamung, epilepsietypische Potenziale, Extreme Delta Brush) – Liquor-Pleozytose oder oligoklonale Banden
1. UND Ausschluss von Differenzialdiagnosen

Enzephalitis in 50 % mit einem Ovarialteratom assoziiert. Bei Männern ist ein paraneoplastisches Auftreten äußerst selten und kann dann mit Keimzelltumoren, SCLC, Mediastinaltumoren oder Morbus Hodgkin assoziiert sein. Auch eine **HSV-Enzephalitis ist als Trigger einer NMDAR-Enzephalitis** mittlerweile gut belegt, die mit positiven NMDAR-Antikörpern assoziierten klinischen Symptome täuschen einen virusbedingten Rückfall der HSV-Enzephalitis vor (Armangue et al. 2019; Prüss et al. 2012). Die unterschiedliche jahreszeitliche Verteilung von tumornegativen (April bis September) und tumorassoziierten (Oktober bis März) NMDAR-Enzephalitiden legt das Vorhandensein weiterer, bisher unbekannter Umweltfaktoren nahe.

Der klinische Verlauf einer NMDAR-Enzephalitis folgt meist einem charakteristischen Muster. Nach einer Prodromalphase, die einem viralen Infekt ähnelt (Fieber, Kopfschmerzen, Abgeschlagenheit), werden Jugendliche und Erwachsene meist mit Verhaltensstörungen im Sinne eines **schizophreniformen Syndroms** auffällig. Die Ähnlichkeit zu einer ersten schizophrenen Episode kann diagnostische Schwierigkeiten bereiten. Häufige Symptome sind Psychosen mit Halluzinationen, Aggressivität und Agitation oder Katatonie sowie Insomnie. Zu beachten ist eine erhöhte Suszeptibilität für Nebenwirkungen von Antipsychotika (Dyskinesien, malignes neuroleptisches Syndrom) (Lejuste et al. 2016). Im Verlauf kommt es neben den für eine limbische Enzephalitis typischen Gedächtnisstörungen aber auch zu Bewegungsstörungen (v. a. periorale Dyskinesien, Dystonien, Rigidität und Opisthotonus), Sprachstörungen und **vegetativer Instabilität** (Hyperthermie, Herzfrequenz- und Blutdruckschwankungen, Hypoventilation), häufig bis hin zur Notwendigkeit einer intensivmedizinischen Behandlung. In den ersten vier Wochen der Erkrankung zeigen Kinder häufiger nur Bewegungsstörungen und epileptische Anfälle; im Verlauf ähnelt die Symptomatik immer mehr der von Erwachsenen.

Auch bei fulminanten und protrahierten Verläufen ist durch eine ausreichend intensive Immuntherapie eine deutliche klinische Besserung zu erwarten, wenngleich Todesfälle vorkommen. Die Rückbildung der klinischen Symptome erfolgt in umgekehrter Reihenfolge. Die Prognose ist günstig, nicht zuletzt in Abhängigkeit vom frühzeitigen Therapiebeginn; 75 % der Patienten können in Schule oder Beruf zurückkehren.

ACHTUNG

Warnzeichen für eine antikörpervermittelte Enzephalitis bei primär psychiatrischer Symptomatik

(Suche nach Autoantikörpern dringend indiziert)

- MRT-Auffälligkeiten (insbesondere mesiotemporale Hyperintensitäten, Atrophiemuster)
- Liquorveränderungen (deutliche Eiweißerhöhung, Pleozytose)

- EEG (Herdbefunde, Allgemeinveränderungen, Extreme Delta Brush)
- Hochakutes Krankheitsbild (Ventilationsstörung, autonome Entgleisung)
- Zutreffen mehrerer der folgenden Kriterien:
  - Bewegungsstörung
  - Bewusstseinsstörungen
  - Hyponatriämie
  - Subakuter Beginn und rasche Progression
  - Fokal-neurologische Defizite
  - Komorbide Autoimmunerkrankungen
  - Katatone Symptomatik

Enzephalitis mit Antikörpern gegen den VGKC-Komplex

Die Bedeutung der VGKC-Antikörper wird seit einigen Jahren kontrovers diskutiert, da sie – anders als ursprünglich angenommen – in aller Regel nicht direkt gegen spannungsgesteuerte Kaliumkanäle (VGKC) gerichtet sind, sondern gegen die mit dem makromolekularen Kanalkomplex assoziierten Proteine LGI1 (Leucine-Rich Glioma Inactivated Protein 1) oder CASPR2 (Contactin-Associated Protein Like 2). Daher sollte der Bestimmung dieser beiden Antikörper der Vorrang gegeben werden.

LGI1-Enzephalitis

Die LGI1-Enzephalitis ist ist mit einer Häufigkeit von 0,83 : 1 Mio. (van Sonderen et al. 2017) die **zweithäufigste antikörpervermittelte Enzephalitis.** Im Gegensatz zur NMDAR-Enzephalitis betrifft sie vorwiegend Männer (m:w = 2:1) im höheren Erwachsenenalter (Median 60 Jahre; Irani et al. 2010). In weniger als 10 % der Fälle liegt ein Tumor vor (meist Thymome). Charakteristisch für die LGI1-Enzephalitis ist eine limbische Enzephalitis mit führenden Gedächtnisstörungen, die einem rasch progredienten dementiellen Syndrom ähneln kann und daher gelegentlich als primär neurodegenerative Demenz eingeschätzt wird. Der limbischen Enzephalitis können die **pathognomonischen faziobrachialen dystonen Anfälle (FBDS)** vorausgehen, kurze stereotype Zuckungen des Gesichts und des ipsi- oder bilateralen Arms. Häufig werden diese von sensiblen Symptomen begleitet; in seltenen Fällen können FBDS auch rein sensibel auftreten und sind dann eine diagnostische Herausforderung. Die LGI1-Enzephalitis muss bereits im Stadium der FBDS wirksam behandelt werden, da sich die Prognose hinsichtlich Rückbildung der Gedächtnisstörungen nach dem Übergang in eine manifeste limbische Enzephalitis dramatisch verschlechtert. Weitere typische Zeichen im Verlauf der Erkrankung sind eine ausgeprägte Hyponatriämie (ca. 65 % der Fälle) und eine REM-Schlaf-Verhaltensstörung.

CASPR2-Enzephalitis

Die Diagnose einer CASPR2-Enzephalitis wird durch den für eine antikörpervermittelte Enzephalitis ungewöhnlichen schleichenden Beginn und langsamen Verlauf erschwert (in 30 % der Fälle entwickeln sich die Symptome über 1 Jahr). Betroffen sind vor allem Männer im höheren Alter (m:w = 9:1). Häufigste Syndrome sind eine limbische Enzephalitis und eine Hyperexzitabilität des peripheren Nervensystems, in dieser Kombination auch als Morvan-Syndrom bezeichnet (29 % der Fälle). Die Häufigkeit einer Tumorassoziation, insbesondere mit Thymomen, scheint bei einem Morvan-Syndrom höher zu liegen (ca. 40 %; Irani et al. 2012) als bei rein zentraler Symptomatik (<10 %; Lancaster et al. 2011). Weitere assoziierte Tumoren sind Lungen-, Mamma-, Nieren- und Schilddrüsenkarzinome und Teratome. Im Verlauf kann es zu epileptischen Anfällen, cerebellärer Ataxie, Dysautonomie, Insomnie und neuropathischen Schmerzen kommen. Über 90 % der Patienten bessern sich durch eine Immuntherapie; allerdings treten bei ca. einem Viertel der Patienten Rückfälle auf. Die Prognose ist insgesamt gut, bei ungefähr 75 % der Patienten bleibt nur eine leichte Behinderung zurück.

Antikörpervermittelte Cerebellitiden

Analog zu den Enzephalitiden existiert keine klare Grenze zwischen paraneoplastischen und antikörpervermittelten Cerebellitiden. Charakteristisch für die antikörpervermittelten Cerebellitiden ist das Auftreten antineuronaler Antikörper gegen kleinhirnspezifische Antigene. Für eine Untergruppe der autoimmunen cerebellären Ataxien ist aufgrund des typischen Färbemusters der Purkinje-Zellen in der Immunhistochemie der Begriff der „Medusa Head

Tab. 13.8 Antikörper bei „Medusa-Head-Ataxien"

Antigen	Pathogenetische Relevanz	Syndrom	Tumorassoziation	Therapieansprechen
RGS8	keine Daten	cerebelläre Ataxie	Lymphom	unbekannt
mGluR1/mGluR2	wahrscheinlich	cerebelläre Ataxie (CA), Extremitäten-, Rumpf-Ataxie, Dysarthrie, okuläre Symptome	Morbus Hodgkin, Prostatakarzinom, Kleinzeller, Rhamdomyosarkom	gut
Homer-3	keine Daten	Übelkeit, Erbrechen, pancerebelläres Syndrom, Verwirrtheit, komplex-fokale Anfälle	keine bekannt	unbekannt
Anti-Sj/ITPR1	möglich	langsam progrediente Ataxie, Dysarthrie, okuläre Symptome	keine bekannt	unbekannt
CARP VIII	keine Daten	schwere, schnell progrediente cerebelläre Ataxie, Dysarthrie, Kopfschmerz, Übelkeit, Erbrechen	Malignes Melanom	schlecht
PKCγ	keine Daten	Schwindel, Erbrechen, Dysarthrie, Gangataxie	SCLC, Adenokarzinom	unbekannt
GluRδ2	wahrscheinlich	Tremor, muskuläre Hypotonie, Gangataxie, akute Enzephalitis, refraktäre fokale Anfälle	keine bekannt	moderat
ARHGAP26	möglich	subakuter Beginn, cerebelläre Ataxie, Schwindel, Dysarthrie, okuläre Symptome, Hyperreflexie/Hyperekplexie, Übelkeit, kognitiv-affektive Symptome	Ovarialkarzinom	moderat
Nb	keine Daten	schwere cerebelläre Ataxie und okuläre Symptome, Hyperreflexie	keine bekannt	unbekannt
PCA-2	keine Daten	cerebelläre Ataxie	SCLC	gut

Ataxia" in Gebrauch (➤ Tab. 13.8; Jarius und Wildemann 2015a – c). Die assoziierten Antikörper richten sich häufig gegen Antigene, die in die mGluR1/mGluR2/Kalzium-Signalkaskaden von Purkinje-Zellen involviert sind. Für einige der Antikörper legen Transferexperimente eine direkte Pathogenität nahe. Die Häufigkeit einer Tumorassoziation unterscheidet sich je nach Antikörper, ebenso die Besserung unter Immuntherapie und die Prognose.

Andere spezifische Syndrome

➤ Tab. 13.9

Tab. 13.9 Symptomatik weiterer antikörpervermittelter Enzephalitiden

Antigen	Alter	Geschlechtsverteilung	Syndrom	Tumorassoziation
AMPAR	ältere Erwachsene	w > m (9:1)	limbische Enzephalitis, epileptische Anfälle, Psychosen	70 %, v. a. Bronchial-, Mammakarzinom
GABAAR	jüngere Erwachsene	m > w (4:1)	häufige epileptische Anfälle inkl. Status epilepticus und Epilepsia partialis continua, schizophreniformes Syndrom	Hodgkin-Lymphom
GABABR	ältere Erwachsene	m = w	limbische Enzephalitis mit häufigen epileptischen Anfällen	50 % Bronchialkarzinom, v. a. SCLC

Tab. 13.9 Symptomatik weiterer antikörpervermittelter Enzephalitiden *(Forts.)*

Antigen	Alter	Geschlechts-verteilung	Syndrom	Tumorassoziation
Dopamin-D2-Rezeptor	Kinder	m = w	Bewegungsstörungen (Chorea, Dystonie, Tremor, okulogyre Krise, Parkinsonismus), Agitiertheit, Psychosen, Schlafstörungen	keine bekannt
IgLON5	ältere Erwachsene	m = w	REM- und Non-REM-Schlaf-Verhaltensstörungen, Schlafapnoe, Stridor, Dysarthrie, Dysphagie, Dysautonomie, Bewegungsstörungen	keine bekannt
DPPX	ältere Erwachsene	m = w	limbische Enzephalitis mit Tremor, Myoklonien, Halluzinationen, therapierefraktäre Diarrhö (50–75 %)	< 10 %, B-Zell-Tumoren
GlyR	ältere Erwachsene	m = w	PERM (Progressive Encephalomyelitis with Rigidity and Myoclonus), Stiff-Person-Syndrom, kognitive Defizite	Thymom in < 10 %
mGluR5	junge Erwachsene	unbekannt	limbische Enzephalitis, Ophelia-Syndrom (Depression, Agitation, Halluzinationen, Gedächtnisstörung, Wesensänderungen)	Hodgkin-Lymphom
Neurexin 3-alpha	jüngere Erwachsene	unbekannt	der NMDAR-Enzephalitis ähnelnd mit Verwirrtheit, epileptischen Anfällen und Dyskinesien	keine bekannt

13.4 Diagnostik

Die frühzeitige Diagnosestellung eines paraneoplastischen neurologischen Syndroms oder einer antikörpervermittelten Enzephalitis wird durch die Vielgestaltigkeit der klinischen Präsentation und die zu Beginn häufig unspezifischen Symptome erschwert. Verzögerungen von mehreren Monaten sind in der Diagnosestellung leider keine Seltenheit. Dabei ist das frühe Erkennen entscheidend für die Prognose, sowohl hinsichtlich einer assoziierten Tumorerkrankung als auch für eine erfolgreiche Immuntherapie. Für die Diagnose einer antikörpervermittelten Enzephalitis wurden daher in einem internationalen Experten-Konsensus neue Kriterien definiert, die einen frühen Therapiebeginn auch bei noch ausstehendem Antikörperbefund stützen.

! MERKE

Konsensus-basierte Diagnostische Kriterien einer wahrscheinlichen antikörpervermittelten Enzephalitis (Graus et al. 2016)

Es müssen alle drei Kriterien erfüllt sein:

1. Subakuter Beginn (< 3 Monate) von Arbeits- und Kurzzeitgedächtnisstörungen, Wesensänderungen, Vigilanzstörung oder psychiatrischen Symptomen
2. Mindestens eines der folgenden Kriterien
   a. Neues fokal-neurologisches Defizit
   b. Neu aufgetretene epileptische Anfälle
   c. Liquor-Pleozytose (typischerweise 10–200 Zellen/μl)
   d. Passender MRT-Befund
3. Ausschluss von Differenzialdiagnosen

Besonderen Stellenwert hat dabei der Ausschluss möglicher Differenzialdiagnosen (➤ Tab. 13.10). Letztlich beweisend ist jedoch nur der positive Nachweis spezifischer Antikörper.

Bei jedem subakuten Auftreten eines der beschriebenen Syndrome sollte an eine autoimmune Ursache gedacht werden. Bei jedem Patienten mit dem Verdacht auf ein PNS oder eine antikörpervermittelte Enzephalitis sollten eine **zerebrale MRT, ein EEG und eine Lumbalpunktion mit Antikörperdiagnostik aus Liquor und Serum** durchgeführt werden. Bei Verdacht auf ein tumorassoziiertes Syndrom (klassisches PNS, onkoneuronale Antikörper) muss in Abhängigkeit der wahrscheinlichsten Tumoren eine ausreichende Tumorsuche mit den geeigneten Modalitäten durchgeführt werden.

Tab. 13.10 Differenzialdiagnosen von PNS und antikörpervermittelten Enzephalitiden

Gruppen	Differenzialdiagnosen	Untersuchung
Zentrales Nervensystem		
infektiös	**insbesondere HSV, HHV6, VZV,** auch HIV, Listerien, Mycoplasmen, Syphilis, Kryptokokken, Tuberkulose, Morbus Whipple, Creutzfeldt-Jakob-Krankheit	Liquor und Serumdiagnostik mit Kultur, PCR und Serologie
autoimmun	Multiple Sklerose, Neuromyelitis optica, ADEM (akute disseminierte Enzephalomyelitis), Neurosarkoidose	MRT und Serumantikörper
metabolisch/toxisch	Organophosphate, Ketamin, Wernicke-Enzephalopathie, alkoholtoxisch, medikamentös (Lithium, Antikonvulsiva, Chemotherapeutika)	Anamnese und toxikologische Serum- und Urinuntersuchung
vaskulär	ZNS-Vaskulitis, PRES (posteriores reversibles Enzephalopathie-Syndrom), Susac-Syndrom, vaskuläre Demenz	MRT, Angiografie, ANA- und ANCA-Titer
neoplastisch	Metastasen (insbesondere meningeal), ZNS-Lymphom	MRT, Liquorzytologie
neurodegenerativ	frontotemporale Demenz, Alzheimer-Demenz, Demenz mit Lewy-Körperchen, MSA-C, Parkinson	Anamnese und Verlauf, MRT, Liquordiagnostik
psychiatrisch	Schizophrenie, bipolare Störung, polymorph-psychotische Störung	Anamnese und Verlauf, MRT, Liquordiagnostik und EEG
Peripheres Nervensystem		
infektiös	HIV, VZV	Serologie
autoimmun	CIDP, MGUS, Anti-MAG-Neuropathie, Sjögren-Syndrom, Zöliakie	Elektrophysiologie, Labor, Duodenoskopie
metabolisch/toxisch	Diabetes mellitus, Chemotherapie (Cisplatin), Hypervitaminose B_6, Vitamin-B_{12}-Mangel, Porphyrie, Mitochondriopathie	Anamnese, Labor, Genetik
vaskulär	Kryoglobulinämie, vaskulitische Neuropathie	Labor, Histologie
Neuromuskuläre Endplatte, Muskulatur		
autoimmun	Myasthenia gravis, immunvermittelte nekrotisierende Myopathie	Antikörperbefund, Elektrophysiologie, Histologie
metabolisch/toxisch	Steroidmyopathie, Botulismus	Anamnese, Labor

13.4.1 Anamnese und klinische Untersuchung

Da viele Symptome am Anfang unspezifisch sein können, muss die Möglichkeit eines PNS oder einer antikörpervermittelten Enzephalitis niedrigschwellig in Erwägung gezogen werden. Bei schon länger bestehendem Verlauf lassen sich hingegen oftmals spezifische Hinweise erheben, gerade bei den klassischen PNS mit ihren charakteristischen Symptomkonstellationen. Besonderes Augenmerk gilt den Zeichen einer zentralen Beteiligung, kognitiven Störungen, Gleichgewichtsstörungen, aber auch der zeitlichen Dynamik. Eine genaue Anamnese bezüglich der Risikofaktoren für die jeweiligen assoziierten Tumoren ist entscheidend (z. B. Raucheranamnese, gynäkologische Anamnese, Gewichtsverlust, B-Symptomatik).

Bei antikörpervermittelten Enzephalitiden bereiten insbesondere Fälle mit einer primär psychiatrischen Erscheinungsform diagnostische Schwierigkeiten. In diesen Fällen sind zusätzlich auftretende autonome Störungen, Bewegungsstörungen, Bewusstseinsstörungen, Hyponatriämie, eine rasche Progression, katatone Symptome, das Vorliegen anderer Autoimmunerkrankungen (z. B. Hashimoto-Schilddrüsenerkrankung) oder fokale neurologische Defizite Warnhinweise für das Vorliegen einer antikörpervermittelten Enzephalitis. Unabhängig davon sollte eine Antikörperdiagnostik immer dann erfolgen, wenn typische Auffälligkeiten in der MRT, im Liquor oder im EEG (s. u.) bekannt sind oder ein hochakutes Krankheitsbild besteht.

13.4.2 Apparative Diagnostik

Bildgebende Verfahren

Die MRT-Bildgebung gehört zum Standardrepertoire in der (Differenzial-)Diagnostik von PNS und antikörpervermittelten Enzephalitiden. Allerdings **kann auch bei ausgeprägter Klinik die Routinebildgebung einen Normalbefund zeigen,** z. B. in der Frühphase einer paraneoplastischen Kleinhirndegeneration oder sogar in 50 % bei Patienten mit NMDAR-Enzephalitis. Typisch für eine antikörpervermittelte oder paraneoplastische limbische Enzephalitis sind mesiotemporale Hyperintensitäten in FLAIR- oder T2-gewichteten Sequenzen (➤ Abb. 13.1). Das Ausmaß der Auffälligkeiten in der MRT kann auch zur Prognoseabschätzung hilfreich sein. Bestimmte Antikörper gehen mit typischen Veränderungen in der Bildgebung einher; z. B. haben LGI1-Enzephalitis-Patienten häufig eine bilaterale Hippocampusatrophie, die bezüglich persistierender kognitiver Defizite auf eine schlechte Prognose hinweist (Malter et al. 2014). Im Gegensatz zu vielen anderen antikörpervermittelten Enzephalitiden zeigen alle Patienten mit GABAAR-Enzephalitis Auffälligkeiten in der MRT, vor allem multifokale diffuse kortikale und subkortikale T2-/FLAIR-Signalveränderungen. Subtile Veränderungen der weißen Substanz und der hippocampalen Netzwerke können mit weiterentwickelten Verfahren der funktionellen Bildgebung erfasst werden.

Bei unauffälliger MRT-Bildgebung kann eine FDG-PET-Untersuchung pathologische Veränderungen aufzeigen. Bei der NMDAR-Enzephalitis wurde ein fronto-occipitaler Gradient der Glukoseaufnahme nachgewiesen; es zeigt sich ein vom Krankheitsstadium abhängiger relativer frontotemporaler Hypermetabolismus und occipitaler Hypometabolismus. Bei Enzephalitiden mit LGI1- oder CASPR2-Antikörpern mit Beteiligung limbischer Strukturen wurden mehrfach PET-Veränderungen im Basalganglienmetabolismus nachgewiesen (Heine et al. 2015).

EEG

Auch die EEG-Untersuchung ist fester Bestandteil der Diagnostik bei Verdacht auf ein PNS oder eine antikörpervermittelte Enzephalitis. Bei fast allen antikörpervermittelten Enzephalitiden treten im Verlauf epileptische Anfälle auf. Der Ausschluss nonkonvulsiver epileptischer Anfälle ist nicht nur bei Bewusstseinsstörungen sinnvoll. Generell sind EEG-Veränderungen bei paraneoplastischen und autoimmunen Enzephalitiden sehr häufig, wenn auch nicht spezifisch; dazu zählen fokale oder generalisierte Verlangsamungen, epileptiforme Potenziale und PLEDs (= periodische lateralisierte epileptiforme Entladungen [Discharges]). Für eine NMDAR-Enzephalitis ist das Auftreten von Beta-/Delta-Paroxysmen charakteristisch (Extreme Delta Brush; Schmitt et al. 2012).

13.4.3 Antikörperdiagnostik

Die Antikörperdiagnostik ist sowohl bei den PNS als auch bei den antikörpervermittelten Enzephalitiden **zentrales Element der Diagnostik.** Generell sollte die Antikörpersuche so früh wie möglich erfolgen. Bei jeder **Liquorpunktion** empfiehlt sich die Abnahme zusätzlichen Materials und Asservierung bei

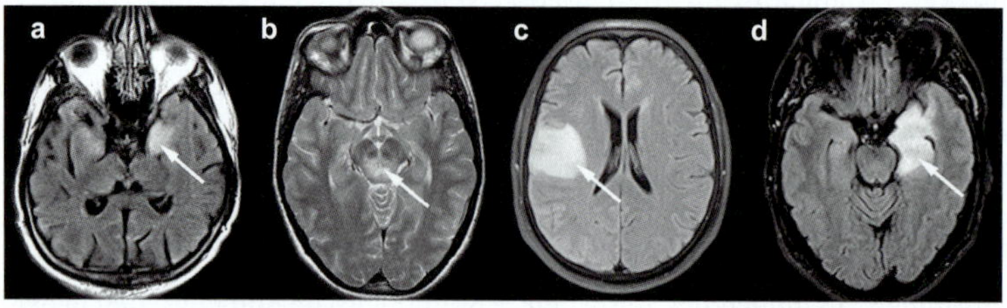

Abb. 13.1 Darstellung typischer Befunde der bildgebenden Diagnostik. **a** Bilaterale mesiotemporale Hyperintensitäten bei einem 75-jährigen Patienten mit LGI1-Enzephalitis; **b** Paraneoplastische Hirnstammenzephalitis bei einem jungen Mann mit Ma2-Antikörpern und einem Hodenkarzinom; **c** Ausgeprägte kortikal-subkortikale Läsion bei einem jungen Mann mit Status epilepticus und zugrunde liegenden GABAA-Rezeptor-Antikörpern; **d** Eine wichtige Differenzialdiagnose sind Hirntumoren, in diesem Fall ein niedriggradiges Gliom bei einer älteren Patientin.

–20 °C oder –80 °C, um gegebenenfalls eine spätere Antikörperdiagnostik in einem Forschungslabor zu ermöglichen. Unspezifische Zeichen eines zugrunde liegenden Immunprozesses sind eine Pleozytose (oft 10–200 Zellen/µl), ein erhöhtes Liquoreiweiß, selektiv im Liquor nachgewiesene oligoklonale Banden oder eine intrathekale Immunglobulinsynthese im Reiber-Diagramm. Bei Enzephalitiden in Assoziation mit LGI1-, DPPX- oder IgLON5-Antikörpern findet sich jedoch häufig ein unauffälliger Routineliquor.

Um falsch positive und unspezifische Ergebnisse zu vermeiden, werden Antikörper möglichst durch zwei unabhängige Verfahren bestimmt. Bei intrazellulären Antigenen liefert der Nachweis sowohl mittels Immunhistochemie auf Hirnschnitten als auch in einem Bestätigungstest per Immunoblot oder ELISA die sicherste Aussage. Bei den klassischen onkoneuronalen Antikörpern gegen intrazelluläre Antigene ist eine Bestimmung im Serum in der Regel ausreichend. Bei Verdacht auf eine antikörpervermittelte Enzephalitis mit direkt pathogenen Antikörpern gegen neuronale Oberflächenstrukturen sollte immer die Bestimmung aus **Liquor** *und* **Serum** erfolgen, da die alleinige Bestimmung aus dem Serum in bis zu 20 % zu negativen Befunden führen kann. Außerdem ist die Bedeutung eines positiven Serumbefundes ohne Nachweis der Antikörper im Liquor für bestimmte Antikörper fraglich, z. B. gegen NMDAR, AMPAR, GABABR, DPPX oder mGluR5. Enzephalitiden mit Antikörpern gegen LGI1, CASPR2, GlyR und GABAAR können hingegen auch bei alleinigem Vorliegen der Antikörper im Serum diagnostiziert werden.

Traditionell werden Antikörper gegen neuronale Oberflächen-Antigene durch Inkubation von Hirnschnitten mit Patientenmaterial getestet. Mittlerweile haben sich jedoch **zellbasierte Assays** aufgrund der besseren Sensitivität zur Standarddiagnostik entwickelt (➤ Abb. 13.2). In diesen wird das jeweilige Ziel-Antigen auf der Oberfläche von gentechnisch veränderten Zellen stark exprimiert und durch Bindung der Patienten-Antikörper eine Färbereaktion ermöglicht. Praktisch alle gut charakterisierten Enzephalitis-Antikörper sind Immunglobuline des Isotyps IgG. Zunehmend werden jedoch auch neurologische Syndrome in Assoziation mit IgA-Antikörpern beschrieben (z. B. gegen Synapsin bei limbischer Enzephalitis; Piepgras et al. 2015; oder gegen NMDAR bei atypischen Demenzen; Prüß et al. 2012). Bei einigen Antikörpern, z. B. NMDAR-Antikörpern im Liquor, haben die positiven Titer nicht nur einen diagnostischen Wert, sondern korrelieren mit dem Krankheitsverlauf und sind daher für Therapiekontrollen verwendbar.

13.4.4 Tumorsuche

Bei Vorliegen eines klassischen PNS und eines gut charakterisierten onkoneuronalen Antikörpers besteht eine Tumorwahrscheinlichkeit von über 90 %. Für die Wahl des sinnvollen diagnostischen Verfahrens zur Tumorsuche kann der Antikörperbefund bereits wichtige Hinweise zur mutmaßlichen Tumorlokalisation liefern (➤ Tab. 13.4, ➤ Abb. 13.3). Als Standardbildgebung stehen Body-CT mit Kontrastmittel, MRT und Ultraschall zur Verfügung, bei negativen Befunden ist aufgrund der höheren Sensitivität und Spezifität das **Ganzkörper-FDG-PET die Methode der Wahl** (20–40 % Sensitivität, ca. 85 % Spezifität; Hadjivassiliou et al. 2009). Die Ausnahme bilden nicht metastasierte Hauttumoren, hochdifferenzierte Teratome sowie Tumoren des Urogenitalsystems, bei denen die PET-CT nur begrenzt sensitiv ist. Die einem PNS zugrunde liegenden Tumoren sind häufig noch sehr klein und können daher dem Nachweis entgehen, sodass bei negativem Tumornachweis Wiederholungen der Tumordiagnostik in (3- bis) 6-monatigen Abständen für mindestens 4 Jahre empfohlen werden. Bei einem LEMS genügt ein Beobachtungszeitraum von 2 Jahren.

13.5 Therapie

Die Therapie richtet sich maßgeblich nach dem jeweiligen Syndrom und den assoziierten Antikörpern (➤ Abb. 13.4). Generell ist die Besserung durch eine Therapie bei den Erkrankungen mit Antikörpern gegen neuronale Oberflächen-Antigene deutlich besser als bei solchen mit Antikörpern gegen intrazelluläre Proteine. Kontrollierte Studien zu verschiedenen Therapieregimen der PNS oder der antikörpervermittelten Enzephalitiden sind rar. Ein Großteil der verfügbaren Daten zu den antikörpervermittelten Syndromen stammt von den häufigsten Formen, ins-

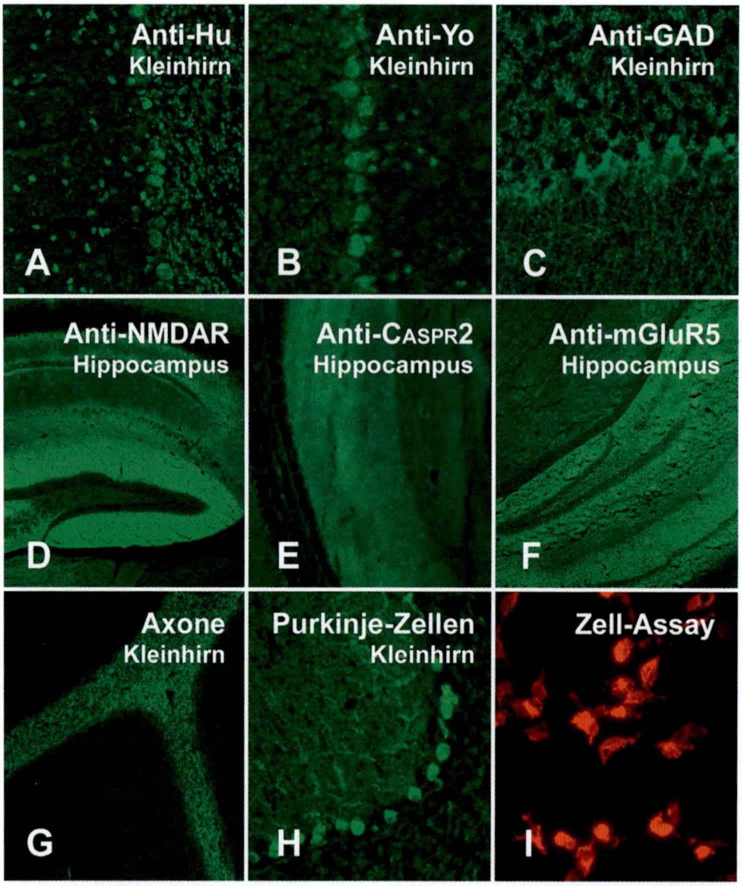

Abb. 13.2 Spezifische Färbemuster der im Liquor von Patienten vorhandenen antineuronalen Antikörper **A – C** Antikörper gegen verschiedene intrazelluläre Proteine als Marker eines paraneoplastischen Syndroms zeigen eine charakteristische Gewebefärbung, hier auf Kleinhirnschnitten der Maus. **D – F** Antikörper gegen neuronale Oberflächenproteine bei Patienten mit einer autoimmunen Enzephalitis, dargestellt auf Hippocampus-Schnitten **G, H** Färbemuster des Liquors von Patienten mit einer Enzephalitis durch Antikörper gegen noch unbekannte Proteine, z. B. gegen Axone (**G**) oder Purkinje-Zellen (**H**) im Kleinhirn **I** Zellbasierter Assay zum Nachweis von Antikörpern gegen einzelne spezifische Proteine (hier NMDA-Rezeptoren), mittlerweile der Standardtest für bekannte Antikörper

besondere der NMDAR-Enzephalitis; für die anderen liegen nur kleine Fallserien vor.

13.5.1 Tumortherapie

Grundpfeiler der Behandlung eines jeden PNS – sowohl mit Antikörpern gegen intrazelluläre als auch gegen Oberflächen-Antigene – ist die **möglichst rasche und vollständige Tumortherapie.** Man nimmt an, dass der Immunprozess durch die Entfernung des im Tumor ektop produzierten Autoantigens nicht weiter unterhalten wird. Allerdings setzen sich bei etlichen Patienten die neuronalen Schäden auch nach Tumorentfernung fort, was für eine Persistenz des Autoimmunprozesses bei diesen Patienten spricht. Dennoch ist insbesondere bei PNS mit Antikörpern gegen intrazelluläre Antigene die Tumorentfernung für die Prognose der neurologischen Symptomatik entscheidend.

Ein wesentlicher Grund dafür, warum diese PNS-Patienten sich auch unter einer immunsuppressiven Therapie kaum bessern, ist der bereits entstandene irreversible strukturelle Schaden bei klinischer Erstmanifestation. Sollte dieser Schaden klar erkennbar sein (z. B. durch eine fortgeschrittene Hirnatrophie)

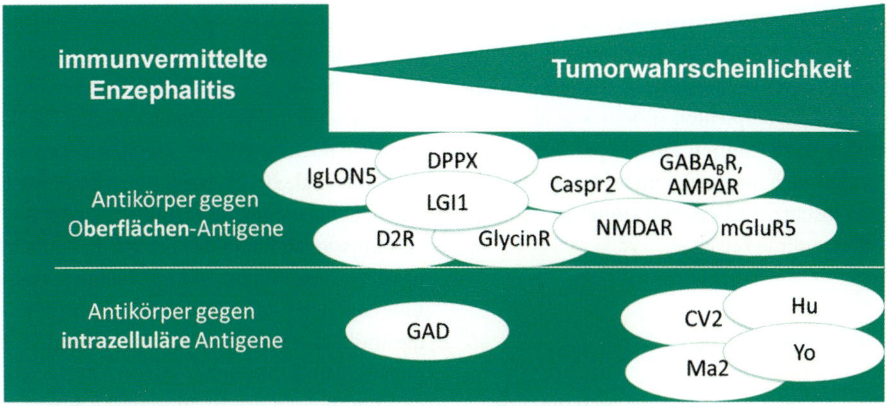

Abb. 13.3 Wahrscheinlichkeit eines zugrunde liegenden Tumors in Abhängigkeit von dem Enzephalitis-assoziierten Antikörper. Da bei fast allen Formen paraneoplastischer und autoimmuner Enzephalitiden ein zugrunde liegender Tumor möglich ist, wenn auch in sehr unterschiedlicher Häufigkeit, muss immer mindestens eine orientierende Tumorsuche erfolgen. Bei Antikörpern gegen intrazelluläre Antigene und klassischen paraneoplastischen Syndromen ist aufgrund der starken Tumorassoziation in der Regel eine weitgehende Suche inkl. FDG-PET erforderlich.

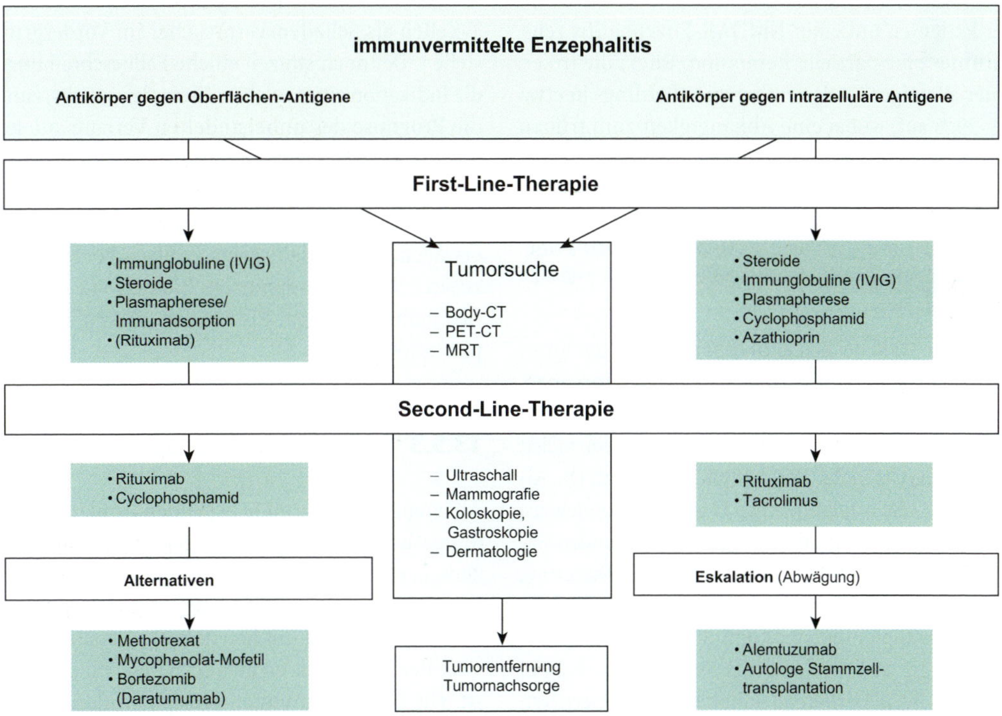

Abb. 13.4 Therapiealgorithmus. Da bei fast allen Enzephalitisformen ein Zusammenhang zwischen dem möglichst frühen Beginn einer ausreichend „aggressiven" Immuntherapie und den neurologischen sowie neuropsychologischen Defiziten besteht, sollte möglichst früh die Diagnose gestellt, eine Erstlinien-Therapie eingeleitet werden und nach 10–14 Tagen ausbleibender Stabilisierung bereits eine Therapieeskalation erfolgen.

und sich auch unter Fortsetzung oder Eskalation einer Immuntherapie nach 3 bis 6 Monaten keine Besserung zeigen, dann ist deren Weiterführung in dieser Patientengruppe nicht zu empfehlen (Borisow et al. 2013). Im Gegensatz dazu können antikörpervermittelte Enzephalitiden auch noch nach mehrmonatigen Verläufen eine substanzielle Besserung unter immunsuppressiver Behandlung zeigen.

13.5.2 Immunsuppression

Sowohl für die Therapie der PNS als auch für antikörpervermittelte Enzephalitiden wird als **Erstlinientherapie** am häufigsten hoch dosiertes Methylprednisolon (1 000 mg/d i. v. für 5 Tage) eingesetzt, in der Regel zusammen mit einem Plasmaseparationsverfahren oder intravenösen Immunglobulinen (2 g IVIG/kg KG, verteilt über 3–5 Tage). Etwa die Hälfte der Patienten mit einer NMDAR-Enzephalitis zeigt darunter eine partielle Remission, Rückfälle treten unter alleiniger Erstlinientherapie allerdings in etwa 10–20 % auf, wobei eine Abhängigkeit zum frühen Beginn der Immuntherapie besteht.

ACHTUNG
Bei ausbleibender Wirkung sollte **bereits nach zwei Wochen eine Zweitlinientherapie** angestrebt werden.

Mittel der Wahl bei den antikörpervermittelten Enzephalitiden ist der anti-CD20-Antikörper Rituximab. Diese B-Zell-depletierende Therapie wird aufgrund der guten Verträglichkeit und Wirksamkeit von vielen Zentren bereits in der Ersttherapie eingesetzt. Die Rituximab-Gabe erfolgt in einer Dosierung von jeweils 1 000 mg im Abstand von 14 Tagen (mit folgenden Gaben im 6-monatigen Abstand) oder in einer Dosierung von 375 mg/m^2 KOF einmal pro Woche für vier Wochen.

Als Zweitlinientherapie kommt ebenso Cyclophosphamid (ggf. auch in Kombination mit Rituximab) in Betracht. Bei persistierenden hohen Antikörpertitern in Serum bzw. Liquor sollte zudem ein plasmaseparierendes Verfahren wiederholt werden.

ACHTUNG
Zu beachten ist, dass – anders als bei der Myasthenie oder dem Guillain-Barré-Syndrom – mehr Apheresezyklen (mindestens 6–9) erforderlich sind, um eine ausreichende Umverteilung von Liquor-Antikörpern zu erreichen.

Neue Daten sprechen für die Anwendung des Proteasom-Inhibitors Bortezomib bei ausgewählten Patienten mit antikörpervermittelten Enzephalitiden. Auch bei protrahierten Verläufen kann eine Eskalation der Therapie noch zu einer deutlichen Besserung führen (Scheibe et al. 2017). Nach der Akutphase kommen Mycophenolat-Mofetil, Methotrexat oder Azathioprin als remissionserhaltende Therapie in Betracht. Die Erhaltungstherapie kann über 1–3 Jahre notwendig sein. Eine engere zeitliche Empfehlung ist nicht möglich, da die antikörpervermittelten Enzephalitiden oft monophasisch sind und daher kürzere Zeiten ausreichen können, jedoch erfahrungsgemäß Rückfälle in der Regel genau dann auftreten, wenn die Immunsuppression reduziert oder abgesetzt wird.

Bei **PNS mit Antikörpern gegen intrazelluläre Proteine** haben Rituximab, IVIG und Apheresen wahrscheinlich nur einen geringeren Effekt, da die Antikörper nicht direkt pathogen sind und zytotoxische T-Zellen als Schadensverursacher im Vordergrund stehen. Dennoch stützen etliche Fallbeschreibungen die Indikation eines solchen Therapieversuchs, zumal die Prognose des unbehandelten Verlaufs oft sehr ungünstig ist. Das rechtfertigt auch, bei Hinweisen auf eine weiterhin floride Enzephalitis mit progredienten Defiziten sehr weitgehende Therapiemaßnahmen zu erwägen. An spezialisierten Zentren kommen hier zusätzliche Chemotherapien, Biologika (z. B. Alemtuzumab) oder sogar die autologe Stammzelltransplantation infrage.

13.5.3 Supportive Therapie

Abhängig vom zugrunde liegenden Antikörper sind dramatische Verläufe mit frühzeitiger intensivmedizinischer Behandlungsindikation keine Seltenheit. Die Intensivtherapie muss ggf. lange fortgesetzt werden, da auch bei Verläufen mit bereits mehrmonatiger invasiver Beatmung eine erstaunliche Besserung möglich ist. Die bei autoimmunen Enzephalitiden (v. a. bei der NMDAR-Enzephalitis) auftretenden vegetativen Entgleisungen sind manchmal kaum zu beherrschen und können eine Propofol-Narkose erfordern. Ebenso machen Herzrhythmusstörungen gelegentlich eine transiente Schrittmacheranlage notwendig. Unbedingt zu berücksichtigen ist eine langfristige supportive Therapie inklusive physiotherapeutischer und neuropsychologischer Behandlung.

LITERATUR

Armangue T, Spatola M, Vlagea A, et al. Frequency, symptoms, risk factors, and outcomes of autoimmune encephalitis after herpes simplex encephalitis: a prospective observational study and retrospective analysis. Lancet Neurol 2018; 17 (9): 760–772.

Berridge G. Glutamate receptor delta2 serum antibodies in pediatric opsoclonus myoclonus ataxia syndrome. Neurology 2018; 91: e714–e723.

Bien CG, Vincent A, Barnett MH, et al. Immunopathology of autoantibody-associated encephalitides: clues for pathogenesis. Brain 2012; 135 (5): 1622–1638.

Bien CG. Immunvermittelte Erkrankungen der grauen ZNS-Substanz sowie Neurosarkoidose. In: Diener H-C (Hrsg.): Leitlinien für Diagnostik und Therapie in der Neurologie. Stuttgart: Thieme 2012; 1–15.

Borisow N, Prüß H, Paul F. Therapeutic options for autoimmune encephalomyelitis. Der Nervenarzt 2013; 84 (4): 461–465.

Brändle SM, Cerina M, Weber S, et al. Cross-reactivity of a pathogenic autoantibody to a tumor antigen in GABAA receptor encephalitis. PNAS 2021; 118(9): e1916337118.

Camdessanche JP, Jousserand G, Ferraud K, et al. The pattern and diagnostic criteria of sensory neuronopathy: a case-control study. Brain 2009; 132 (7): 1723–1733.

Cellucci T, Van Mater H, Graus F, et al. Clinical approach to the diagnosis of autoimmune encephalitis in the pediatric patient. Neurol Neuroimmunol Neuroinflamm 2020; 7 (2): e663.

Dalmau J, Geis C, Graus F. Autoantibodies to synaptic receptors and neuronal cell surface proteins in autoimmune diseases of the central nervous system. Physiological Reviews 2017; 97 (2): 839–887.

Dalmau J, Graus F, Rosenblum M, Posner JB. Anti-Hu-associated paraneoplastic encephalomyelitis/sensory neuronopathy – a clinical study of 71 patients. Medicine 1992; 71 (2): 59.

Dalmau J, Gultekin HS, Posner JB. Paraneoplastic neurologic syndromes: pathogenesis and physiopathology. Brain Pathology (Zürich, Schweiz) 1999; 9 (2): 275–284.

Flanagan EP, Hinson SR, Lennon VA, et al. Glial fibrillary acidic protein immunoglobulin G as biomarker of autoimmune astrocytopathy: Analysis of 102 patients. Ann Neurol 2017; 81 (2): 298.

Fleischmann R, Prüss H, Rosche B, et al. Severe cognitive impairment associated with intrathecal antibodies to the NR1 subunit of the N-methyl-D-aspartate receptor in a patient with multiple sclerosis. JAMA Neurology 2015; 72 (1): 96–99.

Gozzard P, Woodhall M, Chapman C, et al. Paraneoplastic neurologic disorders in small cell lung carcinoma. Neurology 2015; 85 (3): 235–239.

Graus F, Dalmau J. Paraneoplastic neurological syndromes in the era of immune-checkpoint inhibitors. Nat Rev Clin Oncol. 2019; 16 (9): 53–548.

Graus F, Saiz A, Dalmau J. Antibodies and neuronal autoimmune disorders of the CNS. J Neurol 2009; 257 (4): 509–517.

Graus F, Titulaer MJ, Balu R, et al. A clinical approach to diagnosis of autoimmune encephalitis. Lancet Neurology 2016; 15 (4): 391–404.

Graus F. Recommended diagnostic criteria for paraneoplastic neurological syndromes. J Neurol Neurosurg Psych 2004; 75 (8): 1135–1140.

Gresa-Arribas N, Titulaer MJ, Torrents A, et al. Antibody titres at diagnosis and during follow-up of anti-NMDA receptor encephalitis: a retrospective study. The Lancet Neurology 2014; 13 (2): 167–177.

Hadjivassiliou M, Alder SJ, van Beek EJR, et al. PET scan in clinically suspected paraneoplastic neurological syndromes: a 6-year prospective study in a regional neuroscience unit. Acta Neurologica Scandinavica 2009; 119 (3): 186–193.

Heine J, Prüß H, Bartsch T, Ploner CJ, Paul F, Finke C. Imaging of autoimmune encephalitis – relevance for clinical practice and hippocampal function. Neuroscience 2015; 309:68–83.

Irani SR, Alexander S, Waters P, et al. Antibodies to Kv1 potassium channel-complex proteins leucine-rich, glioma inactivated 1 protein and contactin-associated protein-2 in limbic encephalitis, Morvan's syndrome and acquired neuromyotonia. Brain 2010; 133 (9): 2734–2748.

Irani SR, Pettingill P, Kleopa KA, et al. Morvan syndrome: clinical and serological observations in 29 cases. Annals of Neurology 2012; 72 (2): 241–255.

Jarius S, Wildemann B. ‚Medusa Head Ataxia': the expanding spectrum of purkinje cell antibodies in autoimmune cerebellar ataxia. Part 1: anti-mGluR1, anti-Homer-3, anti-Sj/ITPR1 and anti-CARP VIII. J Neuroinflammation 2015a; 12: 166.

Jarius S, Wildemann B. ‚Medusa Head Ataxia': the expanding spectrum of purkinje cell antibodies in autoimmune cerebellar ataxia. Part 2: anti-PKC-gamma, anti-GluR-delta2, anti-Ca/ARHGAP26 and anti-VGCC. J Neuroinflammation 2015b; 12: 167.

Jarius S, Wildemann B. ‚Medusa Head Ataxia': the expanding spectrum of purkinje cell antibodies in autoimmune cerebellar ataxia. Part 3: anti-Yo/CDR2, anti-Nb/AP3B2, PCA-2, Anti-Tr/DNER, other antibodies, diagnostic pitfalls, summary and outlook. J Neuroinflammation 2015c; 12: 168.

Kornau HC, Kreye J, Stumpf A, et al. Human Cerebrospinal Fluid Monoclonal LGI1 Autoantibodies Increase Neuronal Excitability. Ann Neurol 2020; 87(3): 405–418. doi: 10.1002/ana.25666.

Lancaster E, Huijbers MGM, Bar V, et al. Investigations of Caspr2, an autoantigen of encephalitis and neuromyotonia. Ann Neurol 2011; 69 (2): 303–311.

Lejuste F, Thomas L, Picard G, et al. Neuroleptic intolerance in patients with anti-NMDAR encephalitis. Neurol Neuroimmunol Neuroinflamm 2016; 3 (5): e280.

Leypoldt F. Paraneoplastische neurologische Syndrome. In: Diener H-C (Hrsg.): Leitlinien für Diagnostik und Therapie in der Neurologie. Stuttgart: Thieme 2012.

Malter MP, Frisch C, Schoene-Bake JC, et al. Outcome of limbic encephalitis with VGKC-complex antibodies:

relation to antigenic specificity. J Neurol 2014; 261 (9): 1695–1705.

Monstad SE, Drivsholm L, Storstein A, et al. Hu and voltage-gated calcium channel (VGCC) antibodies related to the prognosis of small-cell lung cancer. J Clin Oncol 2004; 22 (5): 795–800.

Piepgras J, Höltje M, Otto C, et al. Intrathecal immunoglobulin A and G antibodies to synapsin in a patient with limbic encephalitis. Neurol Neuroimmunol Neuroinflamm 2015; 2 (6): e169–170.

Prüß H, Finke C, Höltje M, et al. N-methyl-D-aspartate receptor antibodies in herpes simplex encephalitis. Ann Neurol 2012; 72 (6): 902–911.

Prüß H, Hoffmann C, Stenzel W, Saschenbrecker S, Ebinger M. A case of inflammatory peripheral nerve destruction antedating anti-NMDA receptor encephalitis. Neurol Neuroimmunol Neuroinflamm 2014; 1 (2): e14.

Prüß H, Holtje M, Maier N, et al. IgA NMDA receptor antibodies are markers of synaptic immunity in slow cognitive impairment. Neurology 2012; 78 (22): 1743–1753.

Prüß H. Pathophysiologie und Prognosefaktoren der Autoimmunenzephalitiden. Fortschr Neurol Psychiatr 2016; 84 (05): 264–270.

Sabater L, Höftberger R, Boronat A, et al. Antibody repertoire in paraneoplastic cerebellar degeneration and small cell lung cancer. PLOS ONE 2013; 8 (3): e60438.

Scheibe F, Prüss H, Mengel AM, et al. Bortezomib for treatment of therapy-refractory anti-NMDA receptor encephalitis. Neurology 2017; 88 (4): 366–370.

Schmitt SE, Pargeon K, Frechette ES, Hirsch LJ. Extreme delta brush – a unique EEG pattern in adults with anti-NMDA receptor encephalitis. Neurology 2012; 79(11): 1094–1100.

Tabata E, Masuda M, Eriguchi M, et al. Immunopathological significance of ovarian teratoma in patients with anti-N-methyl-D-aspartate receptor encephalitis. Eur Neurol 2014; 71 (1–2): 42–48.

Titulaer MJ, Höftberger R, IizukaT, et al. Overlapping demyelinating syndromes and anti-N-methyl-D-aspartate receptor encephalitis. Ann Neurol 2014; 75 (3): 411–428.

Titulaer MJ, McCracken L, Gabilondo I, et al. Treatment and prognostic factors for long-term outcome in patients with anti-NMDA receptor encephalitis: an observational cohort study. The Lancet Neurology 2013; 12 (2): 157–165.

Titulaer MJ, Soffietti R, Dalmau J, et al. Screening for tumours in paraneoplastic syndromes: report of an EFNS Task Force. Eur J Neurol 2010; 18 (1): 19 – e3.

Titulaer MJ, Wirtz PW, Willems LNA, van Kralingen KW, Sillevis Smitt PAE, Verschuuren JJGM. Screening for small-cell lung cancer: a follow-up study of patients with Lambert-Eaton myasthenic syndrome. J Clin Oncol 2008; 26 (26): 4276–4281.

van Sonderen A, Petit-Pedrol M, Dalmau J, Titulaer MJ. The value of LGI1, Caspr2 and voltage-gated potassium channel antibodies in encephalitis. Nat Rev Neurol 2017; 13: 290–301.

Varley J, Vincent A, Irani SR. Clinical and experimental studies of potentially pathogenic brain-directed autoantibodies: current knowledge and future directions. J Neurol 2014; 262 (4): 1081–1095.

Vernino S, Low PA, Fealey RD, Stewart JD, Farrugia G, Lennon VA. Autoantibodies to ganglionic acetylcholine receptors in autoimmune autonomic neuropathies. N Engl J Med 2000; 343 (12): 847–855.

Waters PJ, Irani SR. Neurexin-3α – a new antibody target in autoimmune encephalitis. Neurology 2016; 86 (24): 2222–2223.

KAPITEL

14

Ingo Kilimann und Stefan Teipel

Demenzerkrankungen

Wichtige Neuigkeiten auf einen Blick

- Bei klinisch unklaren Fällen sollten eine Liquordiagnostik mit Bestimmung der Neurodegenerationsparameter Amyloid 1–42, Tau und Phospho-Tau oder der Einsatz nuklearmedizinischer Verfahren (FDG-PET, Amyloid-PET, SPECT) zur Differenzialdiagnostik erwogen werden.
- Der Einsatz von Biomarkern aus z. B. Bildgebungs- oder Liquoranalysen gewinnt an Relevanz, da die krankheitsmodifizierenden Medikamente, die derzeit in der Entwicklung sind, ihre spezifische Wirkung nur bei Vorliegen bestimmter Pathologien entfalten können. Es ist davon auszugehen, dass Biomarker in Zukunft eine zunehmend wichtige Rolle zur Fallidentifikation und bei der Auswahl der individuellen Pharmakotherapie bei Menschen mit Gedächtnisstörungen spielen werden.

14.1 Epidemiologie

Mit der alternden Gesellschaft in Deutschland geht auch eine Zunahme der Demenzerkrankungen als typischer Alterserkrankungen einher. Aktuelle Zahlen legen in Deutschland ca. 1,6 Millionen Menschen mit einer demenziellen Erkrankung nahe (Bickel 2020), weltweit sind es nach einer Schätzung der Weltgesundheitsorganisation WHO fast 50 Millionen Betroffene. Der Anteil demenziell Erkrankter in der jeweiligen Altersgruppe erhöht sich ab einem Alter von über 60 Jahren exponentiell und erreicht bei Menschen über 90 Jahren eine Häufigkeit von ca. 30 %.

Die Kombination von zunehmender Lebenserwartung und Alter als Hauptrisikofaktor von Demenzerkrankungen lässt einen weiteren Anstieg der Erkrankungszahlen erwarten; das genaue Ausmaß wird jedoch stark von der weiteren Zunahme der Lebenserwartung und der Prävalenz von Demenzerkrankungen in der jeweiligen Alterskohorte beeinflusst. Während die weitere Zunahme der Lebenserwartung von jeweils ca. 3–6 Monaten pro gelebtem Jahr von vielen Experten als wahrscheinlich erachtet wird, gab es bezüglich der altersabhängigen Prävalenzraten von Demenzerkrankungen in den letzten Jahren erste Hinweise für eine in der jeweiligen Altersgruppe – im Vergleich zu früheren Erhebungen – abnehmende Prävalenz. Eine prospektive englische Studie verglich Daten aus den 1990er-Jahren mit Daten von 2008–2011 und konnte zeigen, dass bei den über 65-Jährigen die Demenz-Prävalenzrate im Vergleichszeitraum von 8,3 % auf 6,5 % gesunken war (Matthews et al. 2013). Ähnliche Ergebnisse zeigen Untersuchungen an über 90-Jährigen in Dänemark (Christensen et al. 2013), eine Analyse von Krankenkassendaten aus Deutschland (Doblhammer et al. 2015) sowie Daten der US-amerikanischen „Health and Retirement Study" (Langa et al. 2017). Eine kohortenübergreifende Studie des Alzheimer Cohorts Consortium umfasste insgesamt 49 202 Teilnehmer in sieben prospektiven Studien in Nordamerika und Europa und ergab eine durchschnittliche Reduktion des Risikos in den folgenden fünf Jahren an einer Demenz (jeglicher Ätiologie) zu erkranken von 13 % pro Dekade (Alzheimer Demenz 16 %). Bemerkenswert war ein deutlicher Geschlechterunterschied bei der Risikoreduktion von Demenzerkrankungen jeglicher Ätiologie pro Dekade mit 24 % bei Männern bzw. 8 % bei Frauen. Diese Werte waren jedoch insgesamt sehr heterogen zwischen den einzelnen Kohorten (Wolters et al. 2020).

Vermutete Ursachen sind eine verbesserte Behandlung der bekannten Risikofaktoren für Demenz wie arterieller Hypertonus und Diabetes mellitus sowie ein insgesamt gesünderer Lebensstil und die Abnahme des Zigarettenkonsums. Aber selbst wenn man optimistisch eine weitere Reduktion der altersbedingten Demenzprävalenz vermutet, ist aufgrund der demografischen Entwicklung eine Zunahme der Zahl der Demenzkranken in Deutschland bis zum Jahr 2050 auf über 2 Millionen Betroffene zu erwarten.

14.2 Diagnostik

14.2.1 Syndrom und Schweregradeinteilung

Erworbene Kognitionsstörungen werden zunächst syndromal über den Zeitraum der Einschränkung und die Relevanz der Gedächtnisstörung für die Ausübung von Alltagsaufgaben unterschieden. Eine **Demenz** ist entsprechend der Definition der ICD-10 (International Statistical Classification of Diseases and Related Health Problems, Weltgesundheitsorganisation) eine erworbene und fortschreitende Störung höherer kortikaler Gedächtnisleistungen ohne Störung des Bewusstseins, die über mindestens 6 Monate besteht und zu Einschränkungen in der Ausübung von Alltagsaufgaben führt. Höhere kortikale Funktionen umfassen in dieser Definition sowohl die Merk- und Lernleistung als auch Auffassungsgabe, Sprache, Orientierung sowie Denk- und Abstraktionsvermögen. Zusätzlich treten im Verlauf von Demenzerkrankungen häufig Störungen von Verhalten oder Motorik auf.

! MERKE

ICD-10-Definition: Demenz (F00-F03)

- Folge einer meist chronischen oder fortschreitenden Krankheit des Gehirns
- Störung höherer kortikaler Funktionen (Gedächtnis, Denken, Orientierung, Auffassung etc.)
- Bewusstsein darf nicht gestört sein
- Symptome müssen seit mindestens 6 Monaten bestehen
- Sinnesorgane funktionieren im für die Person üblichen Rahmen
- Begleitende Veränderungen von emotionaler Kontrolle, des Sozialverhaltens oder der Motivation sind möglich

Die 2013 in neuer Fassung erschienene DSM-5 (Diagnostic and Statistical Manual of Mental Disorders, 5. A.) der American Psychiatric Association lässt den Begriff der Demenz ganz fallen und unterscheidet zwischen einer **minoren** und einer **majoren neurokognitiven Störung.** In einem zweiten Schritt erfolgt dann die ätiologische Zuordnung (z. B. majore neurokognitive Störung bei Alzheimer-Krankheit; Falkai und Wittchen 2018).

Bei Patienten mit Gedächtnisbeschwerden und dem Nachweis einer leichtgradigen Kognitionsstörung ohne eigen- und, wenn verfügbar, fremdanamnestischen Hinweis auf Einschränkungen in den alltäglichen Aufgaben – allenfalls mit der Notwendigkeit einer erhöhten Anstrengung oder Aufmerksamkeitsleistung – wird syndromal eine **leichte kognitive Störung** diagnostiziert. Wie auch die Demenz ist die leichte kognitive Störung eine syndromale Diagnose ohne ätiologische Zuordnung. Häufig wird auch die Abkürzung MCI für die englische Bezeichnung Mild Cognitive Impairment genutzt. Die leichte kognitive Störung entspricht der Diagnose einer minoren neurokognitiven Störung nach DSM-5. Insbesondere die amnestische MCI mit einem Schwerpunkt der Kognitionsstörung bei der Merkfähigkeit wurde als Risikosyndrom für die Entwicklung einer Alzheimer-Demenz identifiziert. Studien konnten zeigen, dass bis zu 10 % der Patienten mit einer amnestischen MCI innerhalb eines Jahres eine Demenz entwickeln, häufig als Konversion bezeichnet (Mitchell und Shiri-Feshki 2009).

In den letzten Jahren wurden in Studien zunehmend Menschen mit subjektiven Gedächtnisbeschwerden ohne testpsychologisch objektivierbaren Befund untersucht, da Menschen mit einer **subjektiven kognitiven Störung** möglicherweise ein erhöhtes Risiko für die Entwicklung einer – dann auch objektiv nachweisbaren – Kognitionsstörung haben. Ob die subjektive kognitive Störung ähnlich der MCI bereits ein Risikostadium für die Entwicklung einer Demenz darstellt, ist Gegenstand laufender Studien. Im Jahr 2014 wurden internationale Forschungskriterien für die subjektive kognitive Störung definiert, die bislang aber keine Bedeutung in der klinischen Diagnostik haben (Jessen et al. 2014).

Bei der **Schweregradeinteilung** für Demenzerkrankungen wird häufig auf die ursprünglich für die Alzheimer-Demenz vorgeschlagene Einteilung entsprechend dem **Mini-Mental-Status-Test (MMST)** zurückgegriffen. Diese nach Kognitionsleistung gestufte Einteilung erfolgt über den Summenscore in leichtgradige Demenzen (bis 20 Punkte), mittelgradige Demenzen (bis 10 Punkte) und schwergradige Demenzen bei Punktwerten unterhalb von 10. Die Einteilung hat den Vorteil, dass der MMST in den meisten Untersuchungen und auch in Studien zur Gedächtnisleistung angewandt und somit über große Gruppen genutzt werden kann. Allerdings erbringt der MMST bei mittel- und schwergradigen Demenzen häufig keine verwertbaren Punktwerte mehr. Das **Clinical Dementia Rating (CDR)** wird zwar nicht so häufig im klinischen Alltag genutzt, bietet aber die Einteilung nach Funktion bzw. Alltagseinschränkungen. Ein CDR-Score von 0,5 entspricht in der Regel einer MCI, ein CDR-Score von 1 einer leichtgradigen Demenz. Entsprechend stehen die Punktewerte 2 für eine mittel- und 3 für eine schwergradige Demenz (➤ Kap. 10.2.4).

Durch die zunehmende Nutzung von Biomarkern in der Demenzforschung findet ein Paradigmenwechsel von einer phänomenologischen Beschreibung zu einer biomarkerbasierten Diagnostik statt. Eine entsprechende Kategorisierung in manifeste, prädemenzielle und präklinische Erkrankung findet z. B. bei der Alzheimer-Erkrankung zunehmend in der Forschung und an Expertenzentren Anwendung.

14.2.2 Ursachen von Demenzerkrankungen

Die meisten Demenzerkrankungen beruhen auf (neuro-)degenerativen Erkrankungen, die entsprechend als primäre Demenzursachen bezeichnet werden. Die bei Weitem häufigste Ursache ist die Alzheimer-Krankheit mit Zweidrittelanteil an allen Demenzerkrankungen (Bickel 2020). Weitere neurodegenerative Demenzerkrankungen sind die Lewy-Körperchen-Erkrankung (LKE), die Demenz bei Parkinson (PDD) und die Demenz bei frontotemporaler Lobärdegeneration (FTD). Die „Limbic-predominant age-related TDP-43 encephalopathy" (LATE) definiert eine neuropathologische Entität (dann LATE-NC genannt), bei der eine Ablagerung von „transactive response DNA binding protein of 43kDa" (TDP-43) schwerpunktmäßig im Hippocampus und medialen Temporallappen zu einer Demenz mit amnestischen Phänotyp führt, auch in Abwesenheit ausgeprägter Alzheimer-Veränderungen (Nelson et al. 2019). Biomarker für LATE-NC bzw. primäre TDP-43-Proteinopathie stehen aktuell nicht zur Verfügung; eine Diagnose zur Lebzeiten ist nur indirekt möglich durch die Feststellung einer amnestischen Demenz mit negativen Biomarkern für eine Alzheimer-Krankheit oder eine primäre altersassoziierte Tauopathie (PART).

Auch die vaskuläre Demenz zählt zu den primären Demenzursachen. Autopsiestudien zeigen, dass bei Patienten ein Nebeneinander von neuropathologischen Korrelaten verschiedenster neurodegenerativer Erkrankungen keine Seltenheit ist, auch wenn das klinische Bild häufig von der Symptomatik einer Erkrankung dominiert wird. ➤ Tab. 14.1 zeigt eine Übersicht über typische Symptome, neuropathologische Korrelate sowie aktuelle Diagnosekriterien für die wichtigsten Demenzerkrankungen. Sekundäre

Tab. 14.1 Übersicht: primäre Demenzerkrankungen

Demenz bei Alzheimer-Krankheit (AD)	
typisches Erkrankungsalter	• Sporadische Form: ab dem 60. Lebensjahr exponentiell zunehmend • Familiäre Form: dritte bis vierte Lebensdekade
kognitive Hauptdomäne	• Typische AD: episodisches Gedächtnis • Atypische AD mit den Unterformen: – Logopenische Variante (Spontansprache, Benennen und Nachsprechen gestört) – Posteriore kortikale Atrophie (Schreiben und Rechnen gestört, räumlich-konstruktive Einschränkungen)
Neuropathologie	extrazelluläre Aggregation von β-Amyloid (Plaques) und intrazelluläre Bündel von hyperphosphorylierten Tau-Proteinen (Neurofibrillen)
Diagnosekriterien	• Demenz bei Alzheimer-Krankheit – National Institute on Aging Alzheimer's Association (NIA-AA); McKhann et al. 2011 – International Working Group, überarbeitete Version (IWG-2); Dubois et al. 2014 – Biomarker-spezifische Klassifikation (A/T/N Klassifikation); Jack C. et al. 2016 • Demenz bei Alzheimer-Krankheit, gemischte Form (mit VD oder LKD) – International Working Group, überarbeitete Version (IWG-2); Blennow et al. 2014
Vaskuläre Demenz (VD)	
typisches Erkrankungsalter	> 60. Lebensjahr
kognitive Hauptdomäne	• Vaskuläre Demenz: variabel, akuter Beginn und Korrelat zum biomorphologischen Nachweis einer zerebralen Läsion • Subkortikale vaskuläre Demenz: Verlangsamung/Nivellierung bei subkortikaler/mikrovaskulärer Schädigung
Neuropathologie	Nekrosen, astrozytäre Gliosen, erweiterte perivaskuläre Räume
Diagnosekriterien	National Institute of Neurological Disorders and Stroke (NINDS) und Association International pour la Recherche et l'Enseignement en Neurosciences (AIREN), Roman et al. 1993
Demenz bei frontotemporaler Lobärdegeneration (FTD)	
typisches Erkrankungsalter	fünfte und sechste Lebensdekade
kognitive Hauptdomäne	• Behaviorale Variante: Exekutivleistung vermindert und/oder Charaktereigenschaften verändert (Apathie oder Enthemmung) • Primär progressive Aphasie (PPA) mit den Unterformen: – Nicht flüssige, agrammatische PPA (vermehrte Sprachanstrengung, gestörte Grammatik, Sprachverständnis und Objekterkennung zunächst erhalten) – Semantische PPA/semantische Demenz (Sprachverständnis und Benennung frühzeitig eingeschränkt, Oberflächendyslexie und -grafie; Nachsprechen intakt) – Logopenische PPA (phonematische Paraphasien, Wortfindungsstörungen, Nachsprechen gestört)
Neuropathologie	Aggregate in Neuronen und Gliazellen mit hyperphosphoryliertem Tau (FTLD-Tau), TAR-DNA-Bindungsprotein 43 (TDP43, FTLD-TDP) oder fusioniertem Sarkoma-Protein (FUS, FTLD-FUS), bei der logopenischen PPA häufig auch AD-Pathologie
Diagnosekriterien	• Behaviorale Variante: Rascovsky et al. 2011 • Primär progressive Aphasie: Gorno-Tempini et al. 2011

Tab. 14.1 Übersicht: primäre Demenzerkrankungen *(Forts.)*

Demenz bei Parkinson-Erkrankung (PDD)	
typisches Erkrankungsalter	> 60. Lebensjahr
kognitive Hauptdomäne	Aufmerksamkeit, Konzentration, räumlich-konstruktive Leistung, Abrufleistung, weniger gestört sind Wiedererkennung und Sprache; deutliche Fluktuationen
Neuropathologie	Alpha-Synuklein-Ablagerungen im Zellkörper (Lewy-Körperchen) und Zellfortsatz (Lewy-Dendriten) in den pigmentierten Zellen des Hirnstamms sowie den kortikalen Pyramidenzellen
Diagnosekriterien	Task Force organized by the Movement Disorder Society; Emre et al. 2007
Demenz bei Lewy-Körperchen-Erkrankung (LKE)	
typisches Erkrankungsalter	sechste und siebte Lebensdekade
kognitive Hauptdomäne	• Aufmerksamkeit, räumlich-konstruktive Leistung, Exekutivfunktion; deutliche Fluktuationen, visuelle Halluzinationen • In der Abgrenzung zu PDD Beginn der kognitiven Symptome vor oder nicht später als 1 Jahr nach Beginn der motorischen Parkinson-Symptome
Neuropathologie	Alpha-Synuklein-Ablagerungen im Zellkörper (Lewy-Körperchen) und -fortsatz (Lewy-Dendriten) in den pigmentierten Zellen des Hirnstamms sowie den kortikalen Pyramidenzellen
Diagnosekriterien	revidierte Kriterien des Consortium on Dementia with Lewy bodies; McKeith et al. 2005

Tab. 14.2 Sekundäre Demenzursachen/Differenzialdiagnosen

- Primär psychiatrische Erkrankung (Depression, Schizophrenie etc.)
- Intrakranieller Tumor
- Normaldruckhydrozephalus
- (Chronisches) Subduralhämatom
- Paraneoplastisches Syndrom
- Infektiologische Ursachen
- Metabolische Ursachen
- Toxikologische Ursachen
- Epileptische Anfälle

Demenzursachen sind im Vergleich zu primären zwar deutlich seltener, haben jedoch eine hohe Relevanz, da sie zum Teil reversibel sind (➤ Tab. 14.2).

14.2.3 Diagnostik von Kognitionsstörungen

Klinische Diagnostik

! MERKE

Die Anamneseerhebung ist für die Diagnostik von Kognitionsstörungen essenziell.

Es sollte zusätzlich immer auch versucht werden, eine Fremdanamnese zu erheben, möglichst von einem Informanten mit regelmäßigem Kontakt zum Erkrankten. Eine Demenz auf Grundlage einer neurodegenerativen Erkrankung zeigt in der Regel einen schleichend progressiven Verlauf ohne akute oder subakute Verschlechterungen. Allerdings können eine akute fieberhafte Erkrankung oder eine Operation zu einer Verstärkung der bis dato nur unterschwelligen Gedächtnisstörungen führen. Die Medikamentenanamnese ist ebenfalls wichtig; sie sollte immer auch frei verkäufliche Präparate beinhalten, da einige frei verkäufliche Schlafmedikamente potente anticholinerge Nebenwirkungen aufweisen.

Vordergründige Störungen des episodischen Gedächtnisses mit Einschränkungen im Abruf von z. B. verbalen Inhalten treten häufig als erste Symptome der Alzheimer-Krankheit auf. Im MCI-Stadium, dem sogenannten prodromalen Stadium der Alzheimer-Krankheit, kann diese Merkfähigkeitsstörung zunächst die einzige objektivierbare Kognitionsstörung sein. Fremd- und eigenanamnestisch werden vergessene Gesprächsinhalte oder Absprachen sowie das Verlegen von Gegenständen berichtet. Die zunächst nur anterograde Störung des Gedächtnisses weitet sich im demenziellen Stadium der Alzheimer-Krankheit weiter aus, sodass sich ein komplettes amnestisches Syndrom entwickelt (➤ Kap. 10.2.4). Eingeschränkte Exekutiv- und Konzentrationsleistungen sowie eine Störung der Sprache, z. T. mit Verhaltensstörungen und Veränderung des Charakters wie eine zunehmende Aggressivität oder auch Apathie, sind mögliche klinische Zeichen einer frontotemporalen Lobärdegeneration.

Eine **manifeste depressive Erkrankung** kann ebenfalls zu relevanten Einschränkungen der Konzentrations- und Aufmerksamkeitsleistung mit eingeschränktem Gedankengang führen. Jedoch ist zu beachten, dass umgekehrt auch die persönliche Wahrnehmung des zunehmenden Gedächtnisdefizits bei den Erkrankten zu einer depressiven Verarbeitung führen kann. Die Erstmanifestation einer majoren Depression im Alter kann Ausdruck einer beginnenden Demenzerkrankung sein und diese zunächst klinisch überdecken. So sprechen die Ergebnisse einer 14-jährigen australischen Beobachtungsstudie von fast 5 000 älteren männlichen Teilnehmern dafür, dass Depression im Alter möglicherweise weniger einen Risikofaktor, sondern eher bereits die Erstmanifestation einer inzidenten Demenzerkrankung darstellt (Almeida et al. 2017). Störungen des Verhaltens können für eine frontotemporale Lobärdegeneration oder differenzialdiagnostisch für eine Wernicke-Enzephalopathie sprechen. Unabhängig von der Ätiologie treten im Verlauf der meisten neurodegenerativen Demenzerkrankungen neuropsychiatrische Symptome wie psychomotorische Unruhe, Aggressivität, depressive Symptome oder Apathie auf. Diese Symptome sind mit hohen Belastungen für die pflegenden Angehörigen und professionellen Betreuer verbunden.

Störungen der Motorik, insbesondere nicht medikamentös erklärbare extrapyramidalmotorische Störungen, lassen eine Demenz bei Parkinson-Krankheit (➤ Kap. 8) bzw. eine Lewy-Körperchen-Erkrankung vermuten. Akute oder residuale fokalneurologische Störungen weisen auf eine zerebrale Makroangiopathie bzw. vaskuläre Demenz oder auf zerebrale Raumforderungen als Ursache oder Teilursache der Kognitionsstörung hin. Eine beachtliche Anzahl an Demenzerkrankungen hat wahrscheinlich mehr als eine Ursache, sodass eine gemischte Demenz besteht.

Die häufigste Komorbidität ist die Alzheimer-Krankheit mit vaskulärer Beteiligung. Eine positive Familienanamnese insbesondere bei Patienten mit einem Manifestationsalter von deutlich unter 60 Jahren lässt eine genetische Verursachung der Erkrankung vermuten, auch wenn monogenetisch vererbte neurodegenerative Erkrankungen mit Kognitionsstörung im Erwachsenenalter mit z. B. ca. 1 % aller Patienten mit einer Alzheimer-Erkrankung eher selten sind.

Körperliche Untersuchung

Bereits die Beurteilung des Allgemeinzustandes dient der Identifikation von möglichen (teil-)reversiblen Ursachen für eine Gedächtnisstörung, wie einer Exsikkose oder eines bestehenden fieberhaften Infektes. Insbesondere schwere pulmonale Infekte oder aufblühende und ggf. noch nicht diagnostizierte Harnwegsinfekte mit hauptsächlich systemischen Infektzeichen können eine deutliche Einschränkung der Kognitionsleistung bis hin zum Delir bewirken. Seitenunterschiede im Reflexstatus, latente oder manifeste Extremitätenparesen geben den Hinweis auf eine möglicherweise zusätzliche vaskuläre Verursachung der Gedächtnisstörung. Extrapyramidalmotorische Störungen, eine posturale Instabilität oder Hinweise auf Schädigungen des vegetativen Nervensystems können auf eine Parkinson- oder Lewy-Körperchen-Erkrankung hinweisen. Extrapyramidalmotorische Störungen werden nicht selten medikamentös ausgelöst, weshalb in solchen Fällen bei der Medikamentenanamnese nochmals spezifisch nach der Einnahme von Substanzen mit dopaminantagonistischer Nebenwirkung, z. B. Neuroleptika oder Prokinetika wie dem häufig eingesetzten Metoclopramid, gefragt werden sollte.

Die Gangstörung bei einem Normaldruckhydrozephalus ist nicht bradykinetisch, sondern wird als magnetisch-haftend beschrieben. Sie bildet gemeinsam mit Inkontinenz und Kognitionsstörung die als Hakim-Trias bezeichnete typische Symptomkonstellation. Trockene Mundschleimhäute, ein tachykarder Puls sowie Blasenentleerungsstörungen können bei Einnahme von Substanzen mit anticholinerger Arzneimittelwirkung, z. B. bei trizyklischen Antidepressiva oder Antiemetika, auftreten.

14.2.4 Neuropsychologische Diagnostik

Screeningverfahren

Screeningverfahren sind vor allem zur Früherkennung von onkologischen oder psychiatrischen Erkrankungen entwickelt worden, um durch eine möglichst frühzeitige Intervention besonders gute Behandlungsergebnisse zu erzielen. Allerdings ist nicht bei jeder Erkrankung, für die bereits Screenings regelhaft durchgeführt werden, sicher, ob eine frühzeitige Intervention immer zum Nutzen des Patienten erfolgt. Zudem erzeugen Screeningverfahren selbst bei guter Spezifität durch die Anwendung als Reihenuntersuchung eine vergleichsweise **hohe Anzahl von falsch positiven Ergebnissen.** Eine Mehrzahl der Deutschen wünscht sich eine ehrliche und frühe Diagnose durch den Hausarzt; jedoch ist die Demenz auf Hausarztebene unterdiagnostiziert (Eichler et al. 2014). In einer Befragung haben zudem Hausärzte eine zurückhaltende oder negative Haltung gegenüber der aktuellen Demenzdiagnostik angegeben (Wangler und Jansky 2019). Screening auf Demenzerkrankungen wird auf dem freien Markt zunehmend als individuelle Gesundheitsleistung z. B. von Radiologen angeboten, ohne dass es bisher ausreichende Daten zum prädiktiven Wert solcher Untersuchungen (z. B. Hippocampusvolumetrie) bei kognitiv gesunden Älteren gibt. Angewandt bei Patienten mit Gedächtnisbeschwerden, fremdanamnestischen Hinweisen auf Kognitionsstörungen oder bei klinischem Verdacht können Screeningverfahren zur Fallfindung beitragen, sodass der Patient einer weiterführenden Diagnostik zugeführt werden kann. ➤ Tab. 14.3 zeigt eine Übersicht häufig angewandter Screeningverfahren oder Kurztests bei Verdacht auf kognitive Störungen. Weltweit wird der Mini-Mental-Status-Test (MMST) am häufigsten angewandt, das Montreal Cognitive Assessment (MoCa) hat im Vergleich zum MMST eine höhere Sensitivität, leichtgradige Störungen wie bei einer MCI zu identifizieren (Dong et al. 2012). 2019 wurde vom MoCa Institute and Clinic mitgeteilt, dass eine obligatorische Zertifizierung für Nutzer des MoCa eingeführt wird. Ab Februar 2021 wird die Anwendung des MoCa zur Diagnostik nur noch durch Anwender erlaubt, die sich durch ein kostenpflichtiges Training zertifiziert haben.

Ausführliche Testung

Zur Bestätigung einer Verdachtsdiagnose im Screening oder zur weiteren ätiologischen Differenzierung stehen standardisierte Testbatterien zur ausführlichen

Tab. 14.3 Übersicht der Screeninginstrumente bei V. a. Gedächtnisstörung

Name und Quelle	Testschwerpunkt	Übersicht Bewertung	Testdauer
Mini-Mental-Status-Test (MMST) Folstein et al. 1975	Orientierung, Lern- und Erinnerungsvermögen, Aufmerksamkeit und Sprache	• Demenzeinteilung bei AD: 20 Punkte: leichtgradig • 10–20 Punkte: mittelgradig • < 10 Punkte: schwergradig	5–10 min
Demenz Detektion (DemTect©) Kalbe et al. 2004	Arbeitsgedächtnis, verzögerter Abruf, Wortflüssigkeit und verbales Gedächtnis	• Hinweis auf Kognitionsstörung: 13–18 Punkte: kein Hinweis • 8–12 Punkte: leichte Störung • 0–7 Punkte: Demenz	10 min
Montreal Cognitive Assessment (MoCA©) Nasreddine et al. 2005	Orientierung, Visuokonstruktion, Sprache, Aufmerksamkeit, Gedächtnis und Abstraktionsvermögen	• Für Patienten mit 12 oder weniger Ausbildungsjahren wird ein Punkt ergänzt • ≥23 Punkte gilt als unauffällig	10 min
Parkinson Neuropsychometric Dementia Assessment (PANDA©) Kalbe et al. 2005	verbales Gedächtnis, Verarbeitungsgeschwindigkeit, Visuokonstruktion, Arbeitsgedächtnis, verzögerter Abruf	Hinweis auf Kognitionsstörung:	10 min
Uhrentest Shulman et al. 1993	Visuokonstruktion, Problemlösen	Shulman-Score: • 1 = Uhr ist perfekt • 2 = leichte visuell-räumliche Fehler • 3 = fehlerhafte Uhr bei erhaltener visuell-räumlicher Darstellung • 4 = mittelgradige Desorganisation • 5 = schwergradige Desorganisation • 6 = keine Darstellung der Uhr	3 min

Testung zur Verfügung. Auch eine erweiterte, individuell auf die Verdachtsdiagnose abgestimmte tiefergehende Testung durch einen Neuropsychologen ist bei einem Teil der Patienten zur Diagnosefindung notwendig. Die standardisierten Testverfahren benötigen in der Regel zwischen 30 und 45 Minuten, zum Teil ist die Anwesenheit eines Angehörigen notwendig.

CERAD(plus)-Batterie

Vom Consortium to Establish a Registry for Alzheimer's Disease (CERAD) wurde die breit eingesetzte CERAD-Testbatterie entwickelt. Die Grundvariante enthält den MMST sowie Tests zu Exekutivfunktion, Aufmerksamkeit, verbaler und figuraler Gedächtnisleistung, Sprache, konstruktiver Praxis und Visuokonstruktion. Die Plus-Variante enthält zusätzlich noch Tests zur semantischen Flüssigkeit sowie den Trail-Making Test A und B zur Testung der psychomotorischen Geschwindigkeit und der Fähigkeit zum Aufmerksamkeitswechsel. Der Test ist für leicht- bis mittelgradige Demenzsyndrome geeignet und für das Alter 49 bis 92 Jahre validiert (CERAD plus 55–88 Jahre). Zudem ist eine Adjustierung nach Ausbildungsjahren möglich. Es wird eine hohe Diagnosesicherheit bei der Unterscheidung zwischen demenziell Erkrankten und kognitiven Gesunden erreicht: Daten aus der deutschen hausarztbasierten AgeCoDe-Studie legen nahe, dass die CERAD-Batterie eine hohe Genauigkeit bei der Trennung von Alzheimer- vs. Nicht-Alzheimer-Demenzfällen aufwies. Zudem zeigte sich eine AUC von 0,89 für die Prädiktion einer Demenz bei Personen mit MCI über 1,5 Jahren Follow-up (Wolfsgruber et al. 2014).

FCSRT

Der Free and Cued Selective Reminding Test (FCSRT) ist besonders auf hippocampale Leistungen, wie das Erlernen und das Wiederabrufen von verbalen Informationen, abgestimmt und wird zum Teil explizit in einigen Diagnosekriterien für die prodromale Alzheimer-Krankheit gefordert (Dubois et al. 2010). Er überprüft sowohl die Aufmerksamkeits- und Encodierleistung sowie das Arbeitsgedächtnis als auch das direkte Abrufen und das Abrufen mit Hilfestellung (englisch: Cue; Buschke 1984). Die Variante FCSRT-IR (Immediate Recall) enthält eine zusätzliche Lernabfrage nach jedem Übungsblock; sie wird am häufigsten verwandt. Der FCSRT ist besonders sensitiv für leichtgradige Gedächtnisstörungen, z. B. bei MCI.

ADAS-cog

Der Alzheimer's Disease Assessment Scale ist ein Instrument bestehend aus einem Kognitionstest (ADAS-cog), einem Interview mit einem Angehörigen und einer Verhaltensbeobachtung, die zur Verlaufsuntersuchung bei Menschen mit Demenz entwickelt wurde. Insbesondere die Gedächtnistestung (ADAS-cog) wird häufig auch in Studien zur Veränderung der Gedächtnisleistung angewandt. Der ADAS-cog bestand ursprünglich aus 11 Untertests zur Überprüfung von Orientierung, Merkfähigkeit, Sprache und exekutiver Funktion (Rosen et al. 1984). Da Behandlungsstudien zu einem immer früheren Zeitpunkt der Erkrankung beginnen, wurde der Test durch weitere Untertests wie z. B. den verzögerten Abruf von erlernten Inhalten, eine Aufgabe zur seriellen Subtraktion sowie eine Labyrinthaufgabe ergänzt. Diese ergänzten Tests werden dann entsprechend der Anzahl der Untertests als ADAS-cog13 (auch ADAS-Modified) oder ADAS-cog14 bezeichnet. Die Testdauer des ADAS-cog beträgt ca. 30 bis 40 Minuten.

SIDAM

Das Strukturierte Interview für die Diagnose einer Demenz vom Alzheimer-Typ, Multiinfarkt- (vaskulären) Demenz und Demenzen anderer Ursachen (SIDAM) besteht aus mehreren Teilen: einem semistrukturierten Angehörigeninterview, der Erhebung der Hachinski-Skala zur Beurteilung der möglichen vaskulären Beteiligung oder Hauptursache sowie einem Kognitionstest mit integriertem MMST. Die Testung umfasst die Bereiche Kurz- und Langzeitgedächtnis, Sprache, Urteilsvermögen, konstruktive Praxis und Wiedererkennung und ist validiert für die Altersgruppe 60 bis 90 Jahre.

Skalen zum Erfassen von Einschränkungen in der Alltagskompetenz

Eine wichtige Grundlage in der Anamneseerhebung bei der Demenzdiagnostik ist die Beurteilung der Einschränkungen bei Alltagsaufgaben (Aktivitäten des täglichen Lebens, Activities of Daily Living, ADL) durch eine Gedächtnisstörung. Neben den basalen ADLs wie Ankleiden, Körperpflege und Essenseinnahme finden in der Frühdiagnostik die sogenannten instrumentellen ADLs, also z. B. der Umgang und die Bedienung von technischen Geräten, Kartenzahlungen oder komplexe Terminkoordination, Anwendung.

Der in der neurologischen Rehabilitation häufig angewandte **Barthel-Index** zur Beurteilung der basalen Alltagsfertigkeiten hat seinen Schwerpunkt im Bereich Motorik und Kontinenz und findet in der Demenzdiagnostik wenig Anwendung.

Die **Bayer-ADL** bietet als Fremdrating-Instrument mit insgesamt 25 Items einen sehr guten Überblick über Einschränkungen der basalen ADLs, aber auch komplexerer Aufgaben wie Hobbys, Medikamenteneinnahme oder finanzielle Aufgaben und ist damit gut für leicht- bis mittelgradige Demenzerkrankungen einsetzbar (Hindmarch et al. 1998).

Die **IADL-Skala nach Lawton und Brody** bietet die Möglichkeit, über acht Abfragepunkte bestehende Einschränkungen in den ADLs zu identifizieren (Lawton und Brody 1969).

Das 23 bzw. 19 Einzelpunkte umfassende **ADCS-ADL-Inventar** (Alzheimer's Disease Cooperative Study/Activities of Daily Living Inventory) ist auch in zwei Varianten für die leichte kognitive Störung verfügbar (ADCS-MCI – ADL18/24): eine Variante mit 18 Items, die einen Schwerpunkt im Bereich der komplexen ADLs wie z. B. Autofahren, Finanzaufgaben oder komplexe Terminvereinbarungen bildet, und eine weitere, die diese kurze Version durch 6 weitere mit Abfragen nach komplexen Aufgaben ergänzt (Pedrosa et al. 2010).

Als neuere Skala liegt mittlerweile der Amsterdam Instrumental Activities of Daily Living Questionnaire (A-IADL-Q) in deutscher Übersetzung vor. Dieser Score berücksichtigt auch den Umgang mit neueren Technologien, wie Smartphones etc. (Sikkes et al. 2013). Vermehrt finden Komposita aus psychometrischen Skalen insbesondere in klinischen Studien Anwendung wie z. B. der *AD Composite Score* (ADCOMS; Wang et al. 2016) oder der *Z-scores of Attention, Verbal fluency, and Episodic memory for Nondemented older adults composite* (ZAVEN; Lim et al. 2015).

Skalen zum Erfassen neuropsychiatrischer Symptome

Eine suffiziente Einschätzung von neuropsychiatrischen Symptomen bei Menschen mit Demenz ist außerhalb von stationären Aufenthalten eine Herausforderung. Die hierzu notwendige Fremdbeurteilung ist für Angehörige in der Regel ungewohnt und wird schnell als Abwertung des Erkrankten wahrgenommen. Dies und die Information darüber, dass nur eine korrekte Beschreibung durch den Angehörigen zum Einleiten der richtigen Therapieverfahren führt, muss vor der Untersuchung nochmals deutlich erklärt werden.

Das **Cohen-Mansfield Agitation Inventory** (CMAI) ist ein Beurteilungsbogen, der mit dem Schwerpunkt Agitation verschiedenste Verhaltensstörungen abfragt. Beim CMAI wird die Häufigkeit des Auftretens von Verhaltensweisen in einem definierten Zeitraum (zumeist die zurückliegenden zwei Wochen) beurteilt. Die ursprüngliche Version enthält 29 Verhaltensweisen (deutsche Version mit 23 Verhaltensweisen), die in einer 7-stufigen Skala von „*nie*" (= 1) bis „*mehrfach pro Tag*" (= 7) reicht (Cohen-Mansfield et al. 1989). Einige Ausgaben enthalten zudem die Ziffer 8 für „*Verhalten würde vorkommen, wenn es nicht verhindert würde*" sowie Ziffer 9 für „*trifft nicht zu*" bzw. einen zusätzlichen Teil, in dem eine Antriebsminderung beschrieben werden soll. Mittlerweile stehen eine Kurzversion mit 14 Items, die ursprüngliche Langversion für Angehörige mit 29 Items sowie eine für professionelle Pflegende mit 37 Items zur Verfügung. Eine weitere Modifikation ermöglicht es, zusätzlich die Belastung der Angehörigen aufgrund der Verhaltensstörungen zu dokumentieren. Die Interrater-Reliabilität ist je nach Untersuchungssetting gut bis zufriedenstellend, weshalb ein Wechsel der beurteilenden Angehörigen vermieden werden sollte. Das CMAI ist besonders für die Verlaufsbeobachtung ein sinnvolles Instrument.

Das **Neuropsychiatrische Inventar** (NPI) ist ein strukturiertes Interview mit dem pflegenden Angehörigen und bietet eine Fremdbeurteilung von Störungen des Verhaltens, der Psyche und vegetativer Symptome (Cummings et al. 1994). Es umfasst die Beurteilung von Wahnvorstellungen, Halluzinationen, Erregung/Aggression, Depression/Dysphorie, Angst, Hochstimmung/Euphorie, Apathie/Gleichgültigkeit,

Enthemmung, Reizbarkeit/Labilität, abweichendes motorisches Verhalten, Verhalten in der Nacht, Störungen des Appetits und des Essverhaltens. Das NPI bildet im Vergleich zum CMAI eine deutlich erweiterte Bandbreite an neuropsychiatrischen Symptomen ab. Die einzelnen Bereiche werden zunächst über eine Leitfrage eingeleitet. Wird diese bejaht, erfolgt eine weitere Differenzierung über eine **4-stufige zeitliche Achse** (von 1 = *„selten, weniger als einmal pro Woche"* bis 4 = *„sehr häufig – täglich oder beinahe ständig vorhanden"*), eine **Schweregradeinteilung** (von 1 = *„leicht – nur wenig belastend für den Patienten/die Patientin"* bis 3 = *„deutlich – sehr störend für den Patienten/die Patientin, Lenkung ist sehr schwer"*) sowie eine **Belastungsachse** (Belastungsempfinden des Angehörigen bezüglich der spezifischen neuropsychiatrischen Störung von 0 = *„überhaupt nicht"* bis 5 = *„sehr"*).

Das NPI erreicht bei geschulten Untersuchern gute Werte bezüglich Reliabilität und Validität. Er bietet eine Möglichkeit zur objektivierten Erfassung von neuropsychiatrischen Symptomen und ist besonders als Verlaufsinstrument geeignet. Es sind zwar keine Grenzwerte für eine klinisch relevante Störung definiert, in der Literatur wird aber bei Demenzkranken ein Summenwert von 4 und höher in der addierten Zeit- und Belastungsachse als klinisch relevant erachtet (Aalten et al. 2007; Lyketsos et al. 2002). Erhebungen in einer hausarztbasierten Kohorte konnten zeigen, dass das NPI reliabel auch durch geschultes Assistenzpersonal in der Häuslichkeit einsetzbar ist (Teipel et al. 1015).

14.2.5 Weiterführende technische Diagnostikverfahren

Blutuntersuchung

Die klinisch-chemische Untersuchung der Blutproben dient vor allem dem Ausschluss internistischer Erkrankungen wie Stoffwechselstörungen, Anämie oder sonstigen entzündlichen/infektiösen Ursachen für die Gedächtnisstörung. Eine routinemäßige Kontrolle sollte neben dem Blutbild Parameter zur Nieren- und Leberintegrität sowie TSH und Vitamin B_{12} enthalten (DGN/DGPPN 2016). Je nach klinischem Verdacht können weitere klinisch-chemische Parameter notwendig sein.

Aktuell werden neue Blutmarker entwickelt, die einen Positivnachweis der Alzheimer-Krankheit erlauben könnten. Erste Ergebnisse sind ermutigend. So zeigte eine Studie zu kombinierten Abeta-Proteinen, dass diese Marker mit einer kreuzvalidierten Genauigkeit von ca. 80 % das Ergebnis der Amyloid-PET-Untersuchung (s. u.) vorhersagen konnten (Nakamura et al. 2018). Plasma P181-Phospho-Tau (phosphoryliert am Thyrosin 181) zeigte in einer Studie, dass es sehr gut mit dem Tau-Nachweis im Liquor oder PET sowie dem Vorhandensein eine Alzheimer Pathologie in der post-mortem Autopsie korreliert (Janelidze et al. 2020a). In den nächsten Jahren werden solche Blutmarker an Bedeutung auch außerhalb des Forschungskontextes gewinnen, erste Bluttest sind kommerziell bereits in den USA verfügbar.

! MERKE

Labor bei V. a. auf neurodegenerative Demenzerkrankung

Basis

Blutbild, Natrium, Kalium, Nüchtern-Blutzucker, CRP, Kreatinin, Kreatinin-Clearance, GOT, GPT, γ-GT, TSH, Harnstoff, Vitamin B_{12}

Weiterführende klinische Diagnostik

Differenzialblutbild, Blutgasanalyse, HbA1c, Homocystein, fT_3, fT_4, SD-Antikörper, Kortisol, Parathormon, Vitamin B_1, Vitamin B_6, Folsäure, Borrelien-Serologie, Lues-Serologie, HIV-Serologie, Kupfer, Coeruloplasmin, Drogenscreening, Urinteststreifen, Blei, Quecksilber, Phosphat

Strukturelle Bildgebung

Zur ätiologischen Einordnung und zum Ausschluss behandelbarer Demenzursachen sollte bei der Diagnostik einer Kognitionsstörung immer auch eine bildgebende Beurteilung des Neurokraniums erfolgen. Aufgrund der höheren Auflösung und erweiterten Aussagekraft sollte der Magnetresonanztomografie (MRT) gegenüber einer zerebralen Computertomografie (CT) der Vorzug gegeben werden. Bestehen Kontraindikationen zur MRT, wie das Vorhandensein eines Herzschrittmachers, Platzangst oder sonstige medizinische Gründe, die ein längeres Liegen erschweren, so kann auch eine CT wichtige Differenzialdiagnosen wie Tumoren, Blutungen oder einen Normaldruckhydrozephalus zumeist ausschließen. Eine Kontrastmittelverstärkung ist hierzu regelhaft nicht notwendig. Zum Ausmaß einer möglichen vaskulären Schädigung kann die CT in Grenzen ebenfalls Auskunft geben. Eine MRT-Untersuchung ermöglicht unter Anwendung von T1-Sequenzen (z. B. MPRAGE) eine sehr gute Einschätzung der strukturellen Integrität des Gehirns und mit einer T2-Sequenz (z. B. FLAIR) die Beurteilung mikro- und makrovaskulärer Schädigungen. Je nach Fragestellung können ergänzend Häm-sensitive Sequenzen (z. B. T2*) zum Nachweis von (Mikro-)Blutungen oder diffusionsgewichtete Sequenzen bei Verdacht auf akute bis subakute Ischämien durchgeführt werden.

! MERKE

Typische Atrophiemuster in der strukturellen MRT

Alzheimer-Krankheit
Hippocampus-Atrophie, parietale kortikale Atrophie, im Verlauf häufig generalisierte Hirnatrophie

Frontotemporale Lobärdegeneration
Atrophie frontaler und lateralisierte Atrophie temporaler Regionen, im Gegensatz zur Alzheimer-Krankheit nicht nur das Hippocampusareal betreffend

Lewy-Körperchen-Erkrankung
Insgesamt wenig spezifische Veränderungen, Hippocampus-Formation zumeist weniger betroffen als bei der Alzheimer-Krankheit, Atrophien im Okzipitallappen

Vaskuläre Demenz
Veränderungen in der weißen Substanz und im Marklager, (teil-)territoriale Infarkte oder strategische Infarkte mit korrespondierender Fokalneurologie, zumeist auch moderate bis ausgeprägte generalisierte Hirnatrophie

Besonders für Verlaufsuntersuchungen haben sich **visuelle Beurteilungsskalen,** z. B. die **Medial-Temporal-Lobe-Atrophy-(MTA-)Skala** (Scheltens et al. 1992) zur Beurteilung einer möglichen Hippocampus-Atrophie bzw. die **Fazekas-Skala** (Fazekas et al. 1987) zur Erfassung der Ausprägung der mikrovaskulären Schädigung auch im klinischen Alltag durchgesetzt. Die **Age-Related-White-Matter-Changes-(ARWMC-)Skala** bietet zudem die Möglichkeit, Bewertungen von Bildaufnahmen von CT und MRT miteinander in einer Skala zu integrieren (Wahlund et al. 2001). Halbautomatische bzw. automatische Verfahren für die entsprechenden Fragestellungen werden zwar bereits von einigen Softwarefirmen angeboten, eine wissenschaftliche Auswertung des Nutzens dieser Programme im Versorgungsalltag ist jedoch bisher noch nicht erfolgt.

Liquordiagnostik

Mit der zunehmenden Bedeutung von Biomarkern in den Diagnosekriterien von neurodegenerativen Erkrankungen entwickelte sich auch die Liquordiagnostik von einer Methode zum differenzialdiagnostischen Ausschluss entzündlicher ZNS-Erkrankungen als Ursache für Kognitionsstörungen zu einer Routineuntersuchung in Gedächtnissprechstunden und Spezialambulanzen. Entzündliche Ursachen für Demenzerkrankungen wie z. B. die NMDAR-Antikörper-positive Enzephalitis sind eher selten, sollten jedoch bei subakutem Verlauf, jungem Erkrankungsalter oder markanter neuropsychiatrischer Symptomatik als Differenzialdiagnostik einbezogen werden (➤ Kap. 7). Eine entzündliche Erkrankung als Ursache ist bei einer unauffälligen MRT-Diagnostik nicht ausgeschlossen.

Klinisch etabliert sind die **Positivmarker für die Alzheimer-Krankheit,** und zwar β-Amyloid-1-42, Gesamt-Tau sowie phosphoryliertes Tau-Protein (pTau). Die Positivmarker im Liquor korrelieren mit den neuropathologischen Veränderungen (Amyloid-Plaques und Neurofibrillen) im Gehirn bei der Alzheimer-Krankheit. Erniedrigte β-Amyloid-1–42-Werte korrelieren mit vermehrten zerebralen Amyloid-Plaques, hyperphosphoryliertes Tau mit Neurofibrillen. Verschiedene Studien haben insbesondere bei der Kombination dieser Liquormarker eine hohe Sensitivität und Spezifität zur Unterscheidung zwischen Alzheimer-Demenz und Gesunden gezeigt. Auch das Verhältnis zwischen β-Amyloid 1–42 und β-Amyloid 1–40 im Liquor wird vermehrt als Hinweis auf das Vorliegen einer zerebralen Alzheimer-Pathologie genutzt (Wiltfang et al. 2007). Erhöhte Gesamt-Tau- und pTau-Werte spiegeln eine axonale Schädigung und den neuronalen Zelluntergang wider und sind häufig bei Patienten mit Alzheimer-Demenz, aber auch bei der Lewy-Körperchen-Erkrankung oder der frontotemporalen Lobärdegeneration nachweisbar. Zumeist wird P181-Phospho-Tau in der Liquordiagnostik verwendet. Aktuelle Daten zeigen, dass P213-Phospho-Tau (phophoyliert an Thyrosin 213) im Vergleich zu P181-Tau besser mit der Tau- und Amyloidpathologie im PET und Liquor korreliert

(Janelidze et al. 2020b), sodass es möglicherweise in den nächsten Jahren einen Wechsel vom momentan zumeist genutzten P181 hin zum P213-Phospho-Tau geben wird. Weitere Kandidaten, die in ersten Studien ihr Potenzial für die liquorbasierte Differenzialdiagnostik zwischen AD und FTD gezeigt haben, sind Neurofilament L (NFL), Neurogranin und YKL-40 (Hampel et al. 2018).

Ebenso sind bei einer **vaskulären Demenz** die Liquorwerte für Gesamt-Tau als Zeichen der neuronalen Schädigung zum Teil erhöht; besonders erschwert wird die Diagnostik durch eine nicht seltene Komorbidität mit der AD, sodass Liquorparameter, MRT-Befunde und Klinik zur Diagnostik einer gemischten Demenz herangezogen werden müssen. Phospho-Tau-Werte sind ebenfalls häufig bei vielen neurodegenerativen Erkrankungen erhöht. P181-Phospho-Tau und P213-Phospho-Tau konnten in einer Studie zwar hohe Werte für Sensitivität und Spezifität in der Unterscheidung zwischen Demenz bei Alzheimer-Krankheit, Lewy-Körperchen-Erkrankung bzw. frontotemporaler Lobärdegeneration erreichen, ihr klinischer Einsatz hat sich jedoch nicht durchgesetzt (Hampel et al. 2004).

Bei der **MCI** ist entsprechend den Diagnosekriterien der National Institute on Aging-Alzheimer's Association Workgroups on Diagnostic Guidelines for Alzheimer's Disease für die prädemenzielle Alzheimer-Krankheit

- der Amyloid-Nachweis in Liquor oder PET als Zeichen für das Vorliegen einer Alzheimer-Pathologie bzw.
- der Nachweis des neuronalen Untergangs im strukturellen MRT (Atrophie) bzw. mittels Tau im Liquor

wesentlicher Bestandteil der Kategorisierung in MCI bei Alzheimer-Krankheit mit mittlerer Wahrscheinlichkeit (Amyloid oder neuronale Schädigung) und MCI bei Alzheimer-Krankheit mit hoher Wahrscheinlichkeit (Amyloid und neuronale Schädigung; Albert et al. 2011).

Molekulare Bildgebung

Fluordesoxyglukose-Positronenemissionstomografie (FDG-PET)

Die FDG-PET ermöglicht eine Darstellung der Stoffwechselaktivität des Gehirns. Spezifische Muster der Stoffwechselminderung können zur differenzialdiagnostischen Einordnung von oder zur Bestätigung klinisch nicht typisch verlaufender Demenzerkrankungen genutzt werden. Bei der **Alzheimer-Krankheit** können im FDG-PET Minderbelegungen des Tracers im Bereich des Gyrus cingulum, des Praecuneus sowie an parietalen Hirnabschnitten nachgewiesen werden. Der Hypometabolismus bei einer **frontotemporalen Demenz** kann von frontalen Hirnabschnitten hin zur Inselregion und den vorderen Temporallappen reichen und ebenso den Gyrus cingulum betreffen. Eine Betonung des Hypometabolismus auf frontale Abschnitte spricht für eine Verhaltensvariante, während bei den Sprachvarianten wie der **semantischen Demenz** eine zusätzliche nach links lateralisierte Stoffwechselminderung im Temporallappen erkennbar ist. Ein verminderter Glukosestoffwechsel in okzipitalen Hirnabschnitten ist gut mit einer **Lewy-Körperchen-Erkrankung** vereinbar. **Vaskuläre Demenzen** zeigen bei (teil-)territorialen Infarkten einen klar begrenzten und einem Stromgebiet entsprechenden regionalen Hypometabolismus. Die Abgrenzung von flächigen mikrovaskulären Läsionen ist jedoch teilweise wenig eindeutig.

Amyloid-PET

In den letzten Jahren haben drei Tracer auf ^{18}F-Basis zum Nachweis von zerebralen Amyloid-Plaques die Zulassung für den deutschen Markt erhalten. Dies sind Florbetapir (Amyvid®), Flutemetamol (Vizamyl®) und zuletzt Florbetaben (Neuraceq®).

! MERKE

Als neuropathologisches Kernkriterium einer Alzheimer-Krankheit ist der Nachweis einer Amyloidbelastung des Gehirns zwar differenzialdiagnostisch wertvoll, aber nicht alleinig für die Diagnose einer Alzheimer-Krankheit ausreichend, da mit zunehmendem Alter auch Patienten ohne Hinweis auf eine Kognitionsstörung einen positiven Amyloid-Status haben (Pike et al. 2011).

Bei kognitiv Gesunden hat ein Amyloidnachweis im PET einen geringen positiven prädiktiven Wert für die Entwicklung einer Kognitionsstörung in den nächsten drei bis fünf Jahren (Morris et al. 2009; Villemagne et al. 2011). Im Risikostadium der leichten kognitiven Störung hat ein positiver Amyloidbefund im PET einen positiven prädiktiven Wert zwischen 70 % und über 90 % für das Auftreten einer Demenz innerhalb von 4 Jahren, bei einem ebenfalls hohen negativen prädiktiven Wert von deutlich über 70 % (Martinez et al. 2017; Zhang et al. 2014). Eine mögliche Komorbidität mit einer weiteren neurodegenerativen Erkrankung oder einer vaskulären Demenz ist auch bei positivem Amyloid-PET möglich. Ein fehlender Nachweis hingegen kann mit großer Wahrscheinlichkeit die Entwicklung einer Alzheimer-Demenz in den folgenden Jahren ausschließen; er besitzt somit einen hohen negativen prädiktiven Wert.

Die Imaging Dementia-Evidence for Amyloid Scanning (IDEAS) Phase 4 Studie mit mehr als 16 000 Teilnehmern an 595 Diagnosezentren in den USA konnte zeigen, dass das Ergebnis einer Amyloid-PET-Untersuchung das Behandlungsmanagement (zumeist Medikation) bei mehr als 60 % der teilgenommenen Patienten mit leichter kognitiver Störung oder Demenz unklarer Ätiologie bewirkte. Zudem hat das Ergebnis der Amyloid-PET-Untersuchung bei mehr als 30 % zu einer Diagnoseänderung (Alzheimer-Erkrankung vs. Nicht-Alzheimer-Erkrankung) geführt (Rabinovici et al. 2019). Diese Ergebnisse zeigen das Pozential der molekularen Bildgebung zur Verbesserung bei der Behandlung und Diagnostik von neurodegenerativen Erkrankungen.

TAU-PET

In 2020 wurde von Seiten der amerikanischen Zulassungsbehörde (Food and Drug Administration, FDA) der erste 18F Tracer zum Nachweis von aggregierten neurofibrillären Tangles zugelassen. Die visuelle Bewertung einer PET-Untersuchung mit dem Tracer Flortaucipir zeigte vergleichbare Ergebnisse mit post-mortem Autopsieuntersuchungen (Fleisher et al. 2020). Zudem konnte eine Untersuchung an 719 Patienten in drei Gedächtnisambulanzen (Niederlande, U. S.A und Südkorea) zeigen, dass Flortaucipir geeignet ist, um zwischen einer Alzheimer Demenz und einer Demenz aufgrund einer anderen neurodegenerativen Erkrankung zu unterscheiden (Ossenkoppele et al. 2018).

Single-Photon-Emissions-Computertomografie (SPECT)

Vor allem bei Patienten mit Bewegungs- und Kognitionsstörungen bzw. mit dem Verdacht auf eine Lewy-Körperchen-Erkrankung ist der Einsatz einer SPECT sinnvoll. Für die diagnostische Beurteilung des dopaminergen Systems steht das ^{123}I-FP-CIT-SPECT (DaTSCAN®) zur Darstellung der präsynaptischen Dopamin-Transporter zur Verfügung. Bei der Lewy-Körperchen-Erkrankung wie auch bei der Parkinson-Erkrankung ist typischerweise eine Minderung der Dopamin-Transporter-Aktivität in den Basalganglien zu finden.

! MERKE

A/T/N Klassifikation

Aufgrund der Zunahme der Relevanz, Nachweismethodik und Anzahl von Biomarkern in der Diagnostik der Alzheimer-Krankheit wurde die A/T/N Klassifikation vorgeschlagen (Jack et al. 2016). Jeweils binär (positiv/negativ) kodiert „A" den Nachweis von Amyloid-Pathologie in Liquor oder PET, „T" eine Taupathologie im Tau-PET oder erhöhte p-Tau-Werte im Liquor sowie „N" Hinweise auf Neurodegeneration oder neuronale Schädigung im FDG-PET, strukturellem MRT oder Liquor (Tau Protein). Mittels dieser Kodierung können alle Konstellationen dieser Biomarker dargestellt werden (z. B. A+/T-/N+bei Amyloid-Pathologie und Neurodegeneration ohne Nachweis einer Taupathologie).

Genetik

Die meisten neurodegenerativen Erkrankungen sind sporadische Formen und nicht genetisch determiniert. Weniger als 1 % der Alzheimer-Erkrankten und bis zu 15 % der Patienten mit frontotemporaler Lobärdegeneration zeigen eine monogenetische Ursache. Bei Verdacht auf familiäre Formen aufgrund einer Häufung von Erkrankungen in der Familienanamnese oder bei besonders früher Erkrankung sollte deshalb eine genetische Diagnostik erwogen werden. Das bei der Alzheimer-Krankheit als Risikoallel identifizierte ApoE 4 hat hingegen keine ausreichende Sensitivität und Spezifität bezüglich der Individualprognose, sodass aktuell keine regelhafte Bestimmung im Rahmen der klinischen Diagnostik empfohlen wird.

! MERKE

Relevante Genveränderungen bei neurodegenerativer Demenzerkrankung

Alzheimer-Demenz: APP, PSEN1, PSEN2
Frontotemporale Demenz: MAPT, GRN, C9orf72, TARDBP, FUS, CHMP2B, VCP
Lewy-Körperchen-Demenz: SNCA, SNCB
Vaskuläre Demenz: je nach weiterem Verdacht z. B. Morbus Fabry, Anti-Phospholipid-Antikörper, Faktor-V-Leiden-Mutation, Prothrombin 20210A, MELAS, CADASIL etc. (➤ Kap. 1)

Sonografie

Die extrakranielle und transkranielle Doppler-Sonografie wird häufig bei zerebrovaskulären Erkrankungen zur Diagnostik und unterstützend in der Therapieauswahl bei akuten zerebralen Ischämien genutzt (➤ Kap. 1). Die Verfahren erlauben einen Eindruck über das Ausmaß einer möglichen arteriosklerotischen Veränderung der hirnzuführenden Gefäße und sind somit hilfreich in der Diagnostik vaskulärer Demenzen bzw. der Einschätzung einer möglichen vaskulären Beteiligung einer neurodegenerativen Erkrankung.

Die transkranielle Hirnparenchymsonografie ist ein bei der Parkinson-Erkrankung bereits etabliertes Verfahren, um hyperechogene Veränderungen in der Substantia nigra nachzuweisen (➤ Kap. 8). Wie durch die enge neuropathologische Verwandtschaft zu erwarten, ist bei der Lewy-Körperchen-Erkrankung ebenfalls eine Hyperechogenität der Substantia nigra in der transkraniellen Hirnparenchymsonografie häufig nachweisbar. Die differenzialdiagnostische Aussagekraft ist allerdings begrenzt, da – wenn auch weniger häufig – auch bei Alzheimer-Patienten entsprechende Sonografiebefunde der Substantia nigra beschrieben wurden (Favaretto et al. 2016).

Elektroenzephalografie (EEG)

Der Einsatz der EEG in der klinischen Routinediagnostik bei Kognitionsstörungen wird bisher nicht empfohlen. Die EEG kann jedoch vor allem bei der Unterscheidung zwischen neurodegenerativen und nicht neurodegenerativen Ursachen bzw. bei spezifischen Fragestellungen sehr hilfreich sein. Charakteristische EEG-Veränderungen sind z. B. periodische bi- und triphasische Wellen bei der sporadischen Creutzfeldt-Jakob-Krankheit (nicht jedoch bei der neuen Variante der Creutzfeldt-Jakob-Krankheit) oder Spike-Wave-Formationen mit periodischen Deltapotenzialen beim Status epilepticus nonconvulsivus. Ein unauffälliges EEG findet man z. B. bei Patienten mit einer depressiven Erkrankung; eine EEG-Ableitung ohne besonderen Befund ist aber auch bei neurodegenerativen Demenzerkrankungen möglich und somit kein Ausschlusskriterium.

Typischerweise zeigen EEG-Aufzeichnungen von Patienten mit einer Demenz bei Alzheimer- oder Parkinson-Krankheit sowie bei vaskulärer Demenz lediglich eine Verlangsamung der Hintergrundaktivität. Patienten mit einer Demenz mit Lewy-Körperchen fallen gewöhnlich im EEG durch eine deutliche, in das Thetaband reichende Verlangsamung der Grundaktivität mit zusätzlicher frontaler intermittierender rhythmischer Delta-Aktivität (FRIDAs) auf. Der Einsatz von semiquantitativen Skalen wie z. B. der **Grand-Total-EEG-Skala** nutzt diese Unterschiede und konnte in Studien eine Sensitivität von 72–79 % und eine Spezifität von 76–85 % bei der Unterscheidung zwischen Alzheimer-Demenz und Demenz mit Lewy-Körperchen erreichen (Lee et al. 2015).

II S-3 Leitlinien Demenzen

Insgesamt sind die Sensitivität und Spezifität zur differenzialdiagnostischen Beurteilung neurodegenerativer Demenzerkrankungen jedoch nicht ausreichend bzw. in der Literatur zu uneinheitlich, sodass die Leitlinien keine Empfehlung zum regelhaften Einsatz des EEG in der Differenzialdiagnostik von neurodegenerativen Erkrankungen geben. Zur Abgrenzung zwischen neurodegenerativen und nicht neurodegenerativen Erkrankungen kann das EEG einen Beitrag leisten. **II**

14.3 Therapie

14.3.1 Nichtpharmakologische Interventionen

Katja Werheid

Interventionen, die auf eine Veränderung des Verhaltens und Erlebens auf nichtpharmakologische Weise abzielen, erfordern geschultes Personal und

Eigenmotivation der Patienten. Grundsätzlich unterscheidet man Interventionen, die auf den Erhalt kognitiver Leistungen abzielen, von solchen zur Verbesserung von emotionalem Befinden und Selbstwert. Weiterhin ist für die klinische Praxis relevant, ob die Intervention im Einzelsetting oder im Gruppensetting durchgeführt wird.

Leitlinien

In der 2016 erschienenen Revision der S3-Leitlinie „Demenzen" (DGN/DGPPN 2016) wurden mehrere psychosoziale Behandlungsverfahren erstmals mit einer „B-Empfehlung" versehen, d. h., Zugang zu diesen Behandlungen sollte Patienten mit leichter bis mittelgradiger Demenz ermöglicht werden.

Der Hintergrund ist, dass inzwischen eine Reihe von randomisiert-kontrollierten Studien und Metaanalysen zur Wirksamkeit dieser Verfahren vorliegt. Die Anzahl und Qualität der Studien hat sich auch nach Erscheinen der S3-Leitlinie weiterhin verbessert. Nach wie vor stellt bei einigen Verfahren die mangelnde Standardisierung die Vergleichbarkeit von Einzelstudien in Frage, zudem sind mehr Studien mit aktiven Kontrollinterventionen und Langzeitkatamnesen erforderlich. Konsistente Befunde liegen vor für Kognitive Rehabilitation zur Verbesserung von ADL-Funktionen, für Kognitive Stimulation zur Verzögerung des kognitiven Abbaus und für Reminiszenz- und Verhaltenstherapie-basierte Interventionen zur Verringerung von Depressivität.

Kognitive Interventionen

Diese Gruppe von Verfahren zielt auf die Verbesserung kognitiver Funktionen ab. Häufig wird in diesem Zusammenhang **Kognitives Training** erwähnt, d. h. Übungen spezifischer kognitiver Funktionen wie Gedächtnis, Aufmerksamkeit, exekutive Funktionen, räumliche Orientierung oder Sprache. Im deutschsprachigen Raum liegen Trainingspakete mit computergestützten Verfahren zu verschiedenen kognitiven Funktionen vor (z. B. Freshminder®, NeuroNation®, SIMA®). Sie eigenen sich bei älteren, gesunden Personen zur Verbesserung kognitiver Leistungen und zur Prävention kognitiver Defizite. Auch für Patienten mit kognitiven Störungen aufgrund erworbener Hirnschädigungen liegen positiv evaluierte PC-Trainings vor (z. B. CogniPlus®, HeadApp®). Für MCI (Gates et al. 2019) sowie für leichte bis mittelgradige Demenz (Bahar-Fuchs et al. 2019) ist die Studienlage trotz neu hinzugekommener Studien nach wie vor sehr heterogen. Insbesondere fehlt Evidenz bezüglich der Frage, ob kognitives Training einen überdauernden Effekt hat. Dies gilt auch für Mnemotechniken (PQRST, Methode der Loci), die bei gesunden Patienten Gedächtnisverbesserungen erzielen. Ein besonderes Problem ist hierbei der Transfer von der Trainings- auf die Alltagssituation, der bei Personen mit Demenz aufgrund von Defiziten der Gedächtnis- und Exekutivfunktionen nicht mehr gelingt (Jahn und Werheid 2015).

Bei **Kognitiver Rehabilitation** handelt es sich um umfassendere Behandlungsprogramme, die individuell angepasst werden und sich auf konkrete Alltagsprobleme der Betroffenen beziehen (Clare et al. 2019). Ziel ist die Verbesserung spezifischer Alltagsfunktionen, die vorab mit den Patienten individuell vereinbart werden. Mittels Zielerreichungs-Skalen („Goal Attainment Scaling", GAS) werden individuelle Verbesserungen gemessen. Die Replizierbarkeit ist allerdings mangels Standardisierung der Intervention eingeschränkt (McLaren et al. 2013), und die erzielten Verbesserungen waren nicht mit allgemeinen kognitiven Verbesserungen oder anderen Outcomes verbunden.

Körperliche Aktivität kann eine positive Wirksamkeit auf ADL-Funktionen haben (Forbes et al. 2015), neben den bekannten förderlichen Auswirkungen auf Beweglichkeit, Balance und physiologische Maße. Aufgrund der mangelnden Standardisierung und Manualisierung besteht jedoch keine ausreichende Evidenz für ein bestimmtes Behandlungsprogramm. Für Kognition, neuropsychiatrische Symptome, Depressivität bzw. Lebensqualität von Patienten oder Angehörigen fehlen konsistente Wirksamkeitsnachweise.

Die **Kognitive Stimulation** folgt auf behavioraler Ebene dem Prinzip einer allgemeinen Erhöhung des Aktivierungsniveaus, die auch zur Erklärung der Wirksamkeit cholinerger Medikation herangezogen wird. Das von Spector und Kollegen entwickelte manualisierte Gruppenprogramm umfasst einen intensiven Basiskurs zweimal pro Woche und einen daran anschließenden wöchentlichen Aufbaukurs (Aguirre et al. 2018). Die strukturierten Sitzungen mit wiederkehrendem Ablauf umfassen sowohl orientierende Elemente zum aktuellen Tag und Tagesgeschehen als auch thematische Einheiten. Hierbei werden die Teilnehmer multisensorisch stimuliert und kontinuierlich angeregt, eigene Präferenzen und Meinungen zu äußern – eine Methode, die ein Training der Anleiter erfordert (Streater et al. 2016). Die Wirksamkeit auf kognitive Endpunkte ist für verschiedene Settings und Kulturkreise inzwischen breit und konsistent belegt (Lobbia et al. 2019; Woods et al. 2012). Kontinuierliche Weiterführung und Kombinaton mit CHEI verstärken die kognitiven Effekte (Chen et al. 2016).

Interventionen zur Verbesserung von Stimmung und Lebensqualität

Depressive Symptome sind eine häufige Begleiterscheinung von Demenzen, die insbesondere bei Demenz infolge Alzheimer-Krankheit oder vaskulärer Demenz ein störungswertiges Ausmaß erreichen. Auch hierfür liegen erste Wirksamkeitsnachweise für die nichtpharmakologische Behandlung der Depression bei minorer neurokognitiver Störung vor.

Edukations- und Unterstützungsprogramme von Pflegenden und Betreuenden können depressive Symptome der Patienten verringern (Parker et al. 2008). Sie wirken indirekt, indem sich durch größere Informiertheit der Angehörigen Konflikte mit den Patienten reduzieren und diese beim Aufbau angenehmer Aktivitäten unterstützen.

Ohne Umweg über die Angehörigen können bei Patienten mit leichter Demenz kognitiv-verhaltenstherapeutische Verfahren, insbesondere durch den Aufbau einer Tages- und Wochenstruktur mit an das Leistungsniveau angepassten Aktivitäten, die Depressivität vermindern (Ortega et al. 2014). Auch bei Patienten mit MCI kann durch die Integration verhaltenstherapeutischer und neuropsychologischer Elemente eine Reduktion der depressiven Symptomatik erreicht werden (Tonga et al., 2020).

Für die **Reminiszenztherapie,** deren wesentliches Element der strukturierte Lebensrückblick ist, gibt es inzwischen eine Reihe von Belegen dafür, dass sie Depressivität reduziert und Lebensqualität erhöht und neuropsychiatrische Symptome reduzieren kann (Woods et al. 2018.) Für die Reminiszenztherapie liegen Hinweise vor, dass das Individualsetting der Gruppenbehandlung überlegen ist und dass der Einsatz in Pflegeheimen die Kommunikationsfertigkeiten der Patienten verbessert. Die Heterogenität der diesem Ansatz zugerechneten Behandlungsprotokolle schränkt allerdings ihre Vergleichbarkeit ein.

14.3.2 Antidementive Pharmakotherapie

Medikamentenmanagement

Der erste Schritt in der Einleitung einer antidementiven Pharmakotherapie ist das **Medikamentenmanagement.** Eine hausarztbasierte Studie zum Auftreten arzneimittelbezogener Probleme (ABP) zeigte, dass 93 % der Menschen, die in einem Screening für Demenzerkrankungen positiv getestet wurden, auch ABPs aufwiesen. ABPs können sowohl Fehleinnahmen als auch Fehllagerungen der Medikamente sein. Es ist daher besonders wichtig, dass ein **gemeinsamer Medikationsplan von allen behandelnden Ärzten** aufgestellt wird, der auch **frei verkäufliche Präparate** sowie wichtige **Informationen zur Lagerung** (z. B. Insulin im Kühlschrank) beinhaltet. Die Erstellung eines solchen arztübergreifenden Medikationsplanes ist bei Polypharmazie entsprechend abrechnungsfähig. Teil des Medikationsmanagements ist die Überprüfung, ob potenziell ungeeignete Medikamente (PIM) in der Medikationsliste enthalten und ob sie austauschbar sind. Bei o. g. Untersuchung fand sich bei 22 % der Teilnehmer mindestens ein PIM (Wucherer et al. 2017). Bei Gedächtnisstörungen sind vor allem Medikamente mit anticholinerger (Neben-)Wirkung wie trizyklische Antidepressiva oder einige Urologika von besonderem Interesse, aber auch Neuroleptika und Benzodiazepine gehören zu den PIM. Eine gute Übersicht zu PIM und Alternativen bietet die PRISCUS-Liste (Holt et al. 2010).

Pharmakotherapie der Demenz

Für die Demenz bei frontotemporaler Lobärdegeneration oder Lewy-Körperchen-Erkrankung steht keine zugelassene Pharmakotherapie zur Verfügung. Für die Demenz bei Alzheimer-Erkrankung und die Demenz bei Parkinson-Erkrankung gibt es zugelassene Medikamente zur symptomatischen antidementiven Pharmakotherapie.

Für das Stadium der leicht- bis mittelgradigen Demenz bei Alzheimer-Erkrankung stehen drei Substanzen aus der Substanzgruppe der **Cholinesteraseinhibitoren (ChEI),** und zwar Donepezil, Rivastigmin sowie Galantamin (➤ Tab. 14.4), zur Verfügung, für mittel- bis schwergradige Demenzen der N-Methyl-D-

Tab. 14.4 (Zugelassene) Antidementive Pharmakotherapie

Substanz	Darreichungsform	Startdosierung	Maximaldosis
Leicht- bis mittelgradige Demenz bei Alzheimer-Krankheit			
Donepezil	Tablette Schmelztablette	5 mg abends 5 mg abends	10 mg 10 mg
Galantamin	Retardkapsel Lösung (1 ml = 4 mg)	8 mg morgens 4 mg morgens und abends	24 mg 24 mg
Rivastigmin	Hartkapsel Lösung (1 ml = 2 mg) transdermal (Pflaster)	1,5 mg morgens und abends 2 mg morgens und abends 4,6 mg/24 h	12 mg 12 mg 13,3 mg/24 h
Mittel- bis schwergradige Demenz bei Alzheimer-Krankheit			
Memantin	Tabletten Tropfen (20 gtt = 10 mg)	5 mg	20 mg
Leicht- bis mittelgradige Demenz bei Parkinson-Krankheit			
Rivastigmin	Hartkapsel	1,5 mg morgens und abends	12 mg

*Die Maximaldosierung des Rivastigmin-Pflasters zur transdermalen Applikation beträgt 9,5 mg/24 h. Wenn es unter dieser Dosierung innerhalb von sechs Monaten zu einer weiteren Verschlechterung der Symptomatik kommt, ist eine Dosierung von 13,3 mg/24 h möglich.

Aspartat-(NMDA-)Rezeptor-Antagonist **Memantin.** Auch für die gemischte Demenz im Sinne einer Demenz bei Alzheimer-Erkrankung mit vaskulärer Beteiligung sind o. g. Substanzen zugelassen. Ein Absetzen der Medikation mit einem Cholinesterasehemmer in fortgeschrittenen Stadien wird in den aktuellen Leitlinien nicht mehr empfohlen. Es gibt Hinweise, dass auch in dieser Patientengruppe positive Effekte auf Kognition oder Alltagsfunktion durch die Fortführung der Medikation mit einem Cholinesterasehemmer erzielt werden können.

ChEI wirken über eine Hemmung des Abbaus von Acetylcholin symptomatisch dem bei der Alzheimer-Erkrankung typischen cholinergen Defizit entgegen. Das cholinerge Defizit ist bei der Parkinson-Demenz und Lewy-Körperchen-Erkrankung noch ausgeprägter, weshalb z. T. eine klinisch prägnantere Wirksamkeit von ChEI bei diesen Patienten erreicht werden kann. Memantin mindert als Rezeptor-Antagonist die Wirkung von Glutamat am Rezeptor und verhindert somit eine erhöhte und wahrscheinlich schädliche neuronale Hyperexzitation.

Alzheimer-Demenz

Bei der Alzheimer-Demenz haben Studien eine positive Wirkung von ChEI auf die Kognition, die Alltagsfunktion und auf neuropsychiatrische Symptome gezeigt (Birks 2006). Auch das Leben in der Häuslichkeit war in Studien bei Patienten unter ChEI-Therapie länger als in der Kontrollgruppe. Allerdings bestehen diese Effekte nur in den ersten zwei Jahren und es ist zudem ein Selektionsbias bei der Untersuchung anzunehmen (Becker et al. 2006). Memantin konnte in mehreren Untersuchungen von Patienten mit mittel- bis schwergradiger Demenz bei Alzheimer-Krankheit einen positiven Effekt auf die Kognition und die Aktivitäten des Alltags dokumentieren (Porsteinsson et al. 2008; Tariot et al. 2004); eine größere Studie mit Patienten mit leichtgradiger Demenz bei Alzheimer-Krankheit zeigte keine Überlegenheit von Memantin gegenüber Placebo (Schneider et al. 2011). Weder ChEI noch Memantin konnte in Studien mit Patienten mit MCI einen positiven Effekt auf den Verlauf der Gedächtnisstörung im Vergleich zur Placebogruppe erreichen, weshalb der Einsatz bei Patienten mit MCI nicht empfohlen wird (Tricco et al. 2013).

Für eine **duale Pharmakotherapie** mit einem ChEI und Memantin wurde bei Patienten mit leicht- bis mittelgradiger Demenz bei Alzheimer-Krankheit keine Überlegenheit gegenüber der Monotherapie mit Memantin festgestellt (Howard et al. 2012); die Datenlage für die duale Behandlung bei schwergradiger Demenz bei Alzheimer-Krankheit ist widersprüchlich. Für alle Substanzen gilt, dass die höchstmögliche Dosierung unter Berücksichtigung der Verträglichkeit angestrebt werden sollte.

Demenz bei Parkinson-Erkrankung

Während für die leicht- bis mittelgradige Demenz bei Alzheimer-Krankheit alle ChEI zugelassen sind, ist bei der Parkinson-Demenz nur die Substanz Rivastigmin und diese wiederum nur in Kapselformulierung zugelassen, obwohl gerade bei dieser Patientengruppe Schluckstörungen häufig sind. Rivastigmin steht zwar als Pflasterapplikation zur transkutanen Therapie und als Saft zur Verfügung, kann jedoch aufgrund der fehlenden Zulassung in diesen Zubereitungen nur off-label verschrieben werden. Rivastigmin konnte in mehreren Studien bei Patienten mit Demenz bei Parkinson-Krankheit eine moderate Verbesserung der Kognition, des globalen Funktionsniveaus sowie eine Verminderung neuropsychiatrischer Symptome erreichen (Aarsland et al. 2004; Ballard et al. 2011). Auch für Donepezil und Galantamin gibt es – allerdings zumeist nur in kleineren Studien (Rolinski et al. 2012) – Hinweise auf eine ähnliche Wirkung bei dieser Patientengruppe sowie darüber hinaus eine Studie mit 130 nicht dementen Parkinson-Patienten, die eine Verbesserung der Gangstabilität unter Rivastigmin im Vergleich zu Placebo dokumentiert (Henderson et al. 2016). Memantin konnte zwar wie auch ChEI in Studien mit Patienten mit Demenz bei Parkinson-Krankheit eine Verbesserung der ärztlichen Einschätzung zum globalen Gesundheitszustand erreichen, jedoch im Gegensatz zu ChEI keine Verbesserung der Kognition (Wang et al. 2015).

Demenz bei Lewy-Körperchen- Erkrankung

Für die Demenz bei LKE erbrachte eine aktuelle Metaanalyse Hinweise auf moderate Effekte auf die Kognition für Donepezil und Rivastigmin, nicht jedoch für Galantamin. Zudem konnte Rivastigmin in einer Studie auch neuropsychiatrische Symptome im Vergleich zu Placebo abmildern, insbesondere Desorientierung, Halluzinationen, Angst und Apathie (Matsunaga et al. 2015). Vor allem der positive Effekt auf die für die Erkrankung typischen visuellen Halluzinationen eröffnet eine relevante – wenn auch bei fehlender Zulassung wiederum off-label – Behandlungsoption, da Patienten mit Lewy-Körperchen-Erkrankung eine hohe Sensitivität gegen Neuroleptika haben. Ein Einsatz von allen klassischen, aber auch von vielen atypischen Neuroleptika kann zu massiver Somnolenz mit der Notwendigkeit einer stationären Behandlung sowie einer deutlichen Verschlechterung der Motorik führen, weshalb die meisten neuroleptischen Substanzen bei der Lewy-Körperchen-Erkrankung kontraindiziert sind. Eine Zunahme der motorischen Symptome der Lewy-Körperchen-Erkrankung unter dem Einsatz von ChEI wurde hingegen bei keiner der drei Substanzen nachgewiesen. Die Verabreichung von Cholinesterasehemmern bei der Lewy-Körperchen-Erkrankung ist allerdings immer off-label.

Typische unerwünschte Arzneimittelwirkungen von ChEI und Memantin sind in ➤ Tab. 14.5 zusammengefasst.

14.3.3 Krankheitsmodifizierende Therapie

Bisher stehen für neurodegenerative Demenzerkrankungen lediglich symptomatische Therapien zur Verfügung.

Die beim MAO-B-Hemmer **Rasagilin** vermutete **neuroprotektive Wirkung** bei Parkinson-Erkrankung konnte in der groß angelegten ADAGIO-Studie an über 1 000 Patienten **nicht nachgewiesen** werden (Olanow et al. 2009). Das damals erstmalig in einer größeren Studie angewandte Design der Studie sollte durch einen verzögerten Start (Delayed Start Design) die krankheitsmodifizierende Wirkung des Präparates nachweisen, indem die Gruppe mit verzögertem Start die Gruppe mit Rasagilin-Gabe ab Beginn der Studie auch nach Umstellung von Placebo auf Rasagilin in der klinischen Symptomatik nicht wieder einholt. Dies wäre ein Hinweis gewesen, dass die Substanz nicht nur symptomatisch wirkt. Diese sowie auch die Studien zu Pramipexol, Pioglitazone, Co-Enzym Q10 oder genetischen Therapien (z. B. Aromatische-L-Aminosäure-Decarboxylase, Tyrosinhydroxylase oder DGTP-Cyclohydrolase 1) setzen bei der Parkinson-Erkrankung motorische Parameter als primäre Endpunkte, sodass aktuell zur Wirkung auf die Gedächtnisleistung bei Demenz bei Parkinson-Erkrankung noch keine Aussage getroffen werden kann (➤ Kap. 8). Dies gilt auch für die aktive Vakzinierung mit den Peptiden PD01A bzw. PD03A, die targetspezifisch, also auf ein für den Krankheitsprozess als relevant vermutetes Protein – in diesem Falle also das Alpha-Synuclein –,

Tab. 14.5 Unerwünschte Arzneimittelwirkungen (UAWs) von ChEI und Memantin

Cholinesterasehemmer	Memantin
Sehr häufig	
Schwindel, Appetitverlust, gastrointestinale Beschwerden	
Häufig	
Angst, Unruhe, Agitiertheit, Schlafstörungen, Müdigkeit	Kopfschmerzen, Schläfrigkeit, Schwindel, Obstipation, erhöhte Leberwerte, Gleichgewichtsstörungen, Dyspnoe, arterieller Hypertonus, Arzneimittelreaktion
Gelegentlich	Gelegentlich bis selten*
depressive Symptome, vermehrte Stürze, Leberfunktionsstörung	Müdigkeit, Verwirrtheit, Halluzinationen, Mykosen, Erbrechen, Gangstörung, Herzinsuffizienz, venöse Thrombosen/Thrombembolien
Selten	
pektanginöse Symptome, allergisches Exanthem, epileptische Anfälle, gastrointestinale Ulzera	
Sehr selten	
arterieller Hypertonus, Harnwegsinfektionen, Halluzinationen, Herzrhythmusstörungen, gastrointestinale Blutungen, Pankreatitis	epileptische Anfälle
Häufigkeit nicht bekannt	
Hepatitis, gesteigerter Muskeltonus	Hepatitis, Pankreatitis, psychotisches Erleben

* Die gelisteten UAWs sind bei Memantin als „gelegentlich bis selten" angegeben.

gerichtet ist. Eine erste Phase-II-Studie mit PD01A soll Mitte 2020 beginnen.

Bei der Alzheimer-Krankheit sind bereits mehrere **Vakzinierungsstudien** mit der Kognitionsleistung als primärem Endpunkt durchgeführt worden. Die erste aktive Vakzinierungsstudie gegen β-Amyloid bei Patienten mit Alzheimer-Krankheit musste wegen massiver unerwünschter Wirkungen (aseptische Meningitiden) abgebrochen werden (Nicoll et al. 2003). Nachfolgende Studien wurden entsprechend als passive Immunisierung, also mit Verabreichung eines Antikörpers gegen β-Amyloid, durchgeführt. Der Antikörper Bapineuzumab war zwar deutlich besser verträglich, konnte jedoch keinen klinischen Effekt bei Patienten mit Alzheimer-Demenz nachweisen (Salloways et al. 2014). Eine große Studie zur Wirksamkeit des Antikörpers Gantenerumab bei Patienten mit MCI oder leichtgradiger Demenz bei Alzheimer-Krankheit wurde vorzeitig abgebrochen, da ein unabhängiges Datengremium in einer Zwischenauswertung keinen signifikanten Unterschied zwischen den Gruppen nachweisen konnte (Lasser 2015). Die spätere Auswertung der Daten zeigt einen möglichen Effekt in der Gruppe der Probanden mit hohen Serumspiegeln, sodass unter der Vermutung einer zu geringen Dosierung in den ersten Studien aktuell zwei weitere Phase-III-Studie mit Gantenerumab in deutlich höherer Dosierung begonnen wurden.

Ein ähnliches Design wie bei der Rasagilin-Studie wurde auch bei einer Vakzinierungsstudie mit Solanezumab gegen β-Amyloid bei Patienten mit Alzheimer-Demenz bzw. MCI bei Alzheimer-Krankheit in der Open-Label-Extension angewandt. Die Auswertung der Hauptstudie des Anti-Amyloid-Antikörpers Solanezumab ergab keinen Nachweis einer Wirksamkeit auf die Abnahme der Kognitionsleistung in der Gesamtgruppe, jedoch Hinweise für eine Wirksamkeit im MCI-Stadium. Da die Extensionsstudie jedoch eine Fortführung der Hauptstudie ist, besteht eine Zirkularität, welche die Beurteilung der Ergebnisse deutlich einschränkt. Eine erneute Phase-III-Studie mit Solanezumab wurde 2017 noch während der Initiierung der Studienzentren abgebrochen, da laut dem Pharmaunternehmen Lilly „keine signifikante Verbesserung für Patienten mit prodromaler Alzheimer-Krankheit zu erwarten wäre" (Carroll 2017). Nach positiven Ergebnissen aus Vorstudien sind auch die Studien mit den Anti-Amyloid-Antikörpern Aducanumab (ENGAGE/EMERGE-Studie ab 2015, geplante Teilnehmerzahl N = 2 700) und Crenezumab (CREAD-Studie ab 2016, geplante Teilnehmerzahl N = 750) 2019 in der Phase III frühzeitig abgebrochen worden. Die nach Abbruch der Anducanumab-Studien EMERGE und ENGAGE durchgeführten Analysen zeigten allerdings in der Hochdosisgruppe erstmalig in einer Phase-III-Studie einen signfikanten Effekt auf den primären Endpunkt in der EMRGE-Studie (CDR sum of boxes), die zweite Studie (ENGAGE) konnte das Ergebnis nicht bestätigen. Aufgrund der vorzeitigen Beendigung der Studien und damit einer unausgewogenen Rekrutierungsdichte in beiden Studien sowie einer während der Studie beantragten und durch die Behörden zugelassenen Dosiserhöhung sind die Daten aus beiden Studien jedoch nicht einfach zu bewerten. Der Zulassungsantrag für Aducanumab liegt bei der amerikanischen Zulassungsbehörde FDA, im Juni 2021 soll darüber beschieden werden.

Da das Tau-Protein im Gegensatz zum β-Amyloid nicht nur bei der Alzheimer-Krankheit, sondern auch bei der frontotemporalen Lobärdegeneration und zum Teil bei der Lewy-Körperchen-Erkrankung eine wichtige Rolle in der Pathogenese spielt, könnte eine wirksame **Immunisierung gegen Tau** Patienten mit unterschiedlichen oder auch gemischten Demenzursachen zugutekommen. Phase-II-Studien zur passiven Immunisierung mit den Tau-Antikörper Tilavonemab und Gosuranemab bei progressiver supranukleärer Ophtamoplegie konnten keine relevante Wirkung abbilden, eine weitere Studie mit Gosuranemab bei Patienten mit leichter kognitiver Störung bei Alzheimer-Krankheit ist noch aktiv. Semorinemab verpasste den primären Endpunkt (CDR sum of boxes) bei einer Phase-II-Studie mit 457 Patienten mit prodromaler Alzheimer-Krankheit bzw. leichtgradiger Demenz bei Alzheimer-Krankheit; die Studie mit Teilnehmern mit mittelgradiger Demenz bei Alzheimer-Krankheit wird noch bis zum regulären Ende im Mai 2021 weitergeführt. Die aktiven Anti-Tau-Impfstoffe AAD-Vac1 und ACI-35 zeigten in Phase-II-Studien bei Patienten mit Alzheimer-Krankheit eine gute Verträglichkeit, eine hohe Immunantwort und eine Reduktion von Neurofilament im Serum. AAD-Vac1 wird zudem auch bei Patienten mit nichtflüssiger primär progressiver Aphasie in einer Studie eingesetzt. Weitere passive und aktive Anti-Tau Vakzinierungsansätze (z. B. Zagotenemab) sind noch in der frühen Phase der klinischen Erprobung.

Einen anderen Ansatz nutzen Antisense-Oligonukleotide (ASO). ASO sind spezifisch kreierte Gegenstücke von Passagen der messengerRNA. Diese hierdurch erreichte Beeinflussung der intrazellulären Proteinproduktion konnte bereits bei spinalen Muskelatrophie (Nusinersen) und der Duchenne-Erkrankung (Eteplirsen) statistisch signifikante Effekte nachweisen. Eine Phase-I-Studie mit dem ASO BIIB080, einer anti-Tau-gerichteten intrathekalen Therapie, bei Probanden mit leichtgradiger Demenz bei Alzheimer-Krankheit soll im Mai 2022 abgeschlossen sein.

Eine weitere Möglichkeit zur Krankheitsmodifikation wird in der Aggregationshemmung gesehen. β-Amyloid aggregiert zu extrazellulären Plaques und hyperphosphoryliertes Tau zu intrazellulären Neurofibrillen. Beide Prozesse werden als relevante Angriffspunkte für eine Therapie gesehen, weshalb Aggregationshemmer für beide Proteine in Entwicklung sind bzw. in Studien eingesetzt werden, so z. B. der Tauaggregationshemmer **Methylenblau,** der schon lange in der Malariatherapie zum Einsatz kommt. Erste Phase-3-Studien sowohl bei Patienten mit Alzheimer-Krankheit als auch frontotemporaler Lobärdegeneration konnten keine Wirksamkeit nachweisen. Eine weitere Phase-3-Studie mit TRx0237, einer purifizierten Form von Methylenblau, soll Mitte 2022 abgeschlossen werden. Weitere krankheitsmodifizierende Ansätze bei der Alzheimer-Krankheit betreffen die Bildung von β-Amyloid durch Hemmung der Beta/Gamma-Sekretase bzw. eine Verschiebung zur Bildung eines löslichen Amyloidderivats durch Aktivierung der Alpha-Sekretase. Einen ähnlichen Ansatzpunkt für die Tau-Pathologie stellt die Hemmung von Kinasen dar, die an der Hyperphosphorylierung von Tau beteiligt sind. Während der MAP-Kinasehemmer Neflamapimod bei Patienten mit Alzheimer-Krankheit keine positiven Effekte auf die Kognition erzielen konnte, wurde dieser bei einer Phase-2-Studie mit 91 Patienten mit Lewy-Körperchen Demenz nachgewiesen. Auch die Beweglichkeit konnte unter der Medikation mit Neflamapimod verbessert werden. Eine Phase-III-Studie sei nun in Planung.

Im Sommer 2020 veröffentlichte Daten der AMBAR-Studie zeigten in den gepoolten Daten aus den drei Behandlungsarmen einen Vorteil in der Behandlungsgruppe gegenüber Placebo beim ADAS-Cog sowie einer ADL-Skala. Die 496 Teilnehmer der Studie teilten sich auf in Arme: Plasmapherese/Albuminaustausch, Plasmapherese/niedrig dosiert Albumin und Immunglobuline, Plasmapherese/hoch dosiert Albumin und Immunglobuline sowie Sham-Plasmapherese. Da in der Studie insbesondere Teilnehmer mit mittelgradiger Demenz von der Therapie profitierten, könnte sich für diese ansonsten in klinischen Studien unterrepräsentierte Patientengruppe eine neue Behandlungsoption eröffnen.

14.3.4 Therapie von neuropsychiatrischen Symptomen

Depressive Symptome und Angst

Depressive Symptome treten häufig gemeinsam mit den zunehmenden kognitiven Einbußen und den dadurch resultierenden Einschränkungen auf. Zudem hat eine große Metastudie gezeigt, dass eine sogenannte Late-Life-Depression das Risiko zur Entwicklung einer vaskulären Demenz oder einer Alzheimer-Demenz fast verdoppelt (Diniz et al. 2013) bzw. bei bestehender MCI sogar vervierfacht (Richard et al. 2013). Deshalb sollte bei geriatrischen Patienten mit Erstmanifestation einer majoren Depression differenzialdiagnostisch auch immer an eine neurodegenerative Demenzerkrankung gedacht werden.

Für eine positive Wirkung von Antidementiva auf depressive Symptome gibt es keine ausreichende Studienlage. Lediglich eine Auswertung von sekundären Studienendpunkten bei mittel- bis schwergradigen Demenzpatienten wies auf eine Wirksamkeit von Donepezil auf die im Neuropsychiatrischen Inventar von Angehörigen beurteilten depressiven Symptome der Erkrankten hin (Cummings et al. 2008). Für die Wirksamkeit von Antidepressiva auf affektive Störungen bei Menschen mit Demenzerkrankungen ist die Studienlage gemischt. Es finden sich Hinweise auf eine Wirksamkeit von Antidepressiva bei Patienten mit Demenz; allerdings fehlen häufig größere Multicenterstudien bzw. eine genauere ätiologische Einordnung der Demenzerkrankung.

ACHTUNG

In jedem Fall sollten Präparate mit hohem anticholinergen Potenzial wie z. B. die Trizyklika Amitriptylin, Imipramin oder Doxepin vermieden werden.

Für die Behandlung von Angststörungen sind bei Patienten ohne Demenz Antidepressiva und Pregabalin zugelassen; allerdings gibt es keine Studien zur Wirksamkeit dieser Substanzen bei Demenzpatienten. Eine Cochrane-Analyse fasst sechs Studien zu psychologischen Interventionen wie z. B. kognitiv-behavioraler oder interpersoneller Psychotherapie sowie Beratung bei Patienten mit Demenz zusammen und findet einen positiven Effekt der Therapien auf depressive Symptome und klinisch eingeschätzte Angstsymptomatik (Ortega et al. 2014). Aktuell gibt es keine Studien zur Wirksamkeit von Psychotherapie bei MCI-Patienten mit depressiver oder ängstlicher Störung.

Agitiertes Verhalten/Aggressivität

Agitiertes oder auch herausforderndes Verhalten ist im besonderen Maße belastend für den Patienten, die Angehörigen und professionelle Mitarbeiter. Das Auftreten dieser Symptome kann viele Gründe haben; die Identifikation der Auslöser ist jedoch für die Behandlung und noch viel mehr für die Prävention besonders relevant. Das Verkennen des eigenen Spiegelbildes, die Desorientierung in der Einrichtung oder der Häuslichkeit oder auch die Einschränkungen in der eigenen Kommunikation und daraus resultierende Missverständnisse können ursächlich für das Auftreten von agitiertem Verhalten sein.

Schulungen für Angehörige können den Umgang mit den Veränderungen von Verhalten und Kommunikation der Erkrankten verbessern und dadurch ein Aufflammen von Agitation vermindern (Corbett et al. 2012). Da Demenzpatienten häufig nicht mehr ausreichend in der Lage sind, sich über Schmerzen zu äußern, sollte dieser mögliche Auslöser besondere Beachtung finden. Der Einsatz der PAINAD-Skala (Warden et al. 2003) – deutschsprachige Validierung als BESD (Beurteilung von Schmerzen bei Demenz; Basler et al. 2006) – ermöglicht die Abschätzung von Schmerzen auch bei Patienten mit eingeschränkter Kommunikation (➤ Tab. 14.6). Eine einheitliche Empfehlung, ab welchem Punktewert eine Schmerzbehandlung erfolgen sollte, gibt es zwar nicht, aber zur Einschätzung der Schmerzsituation ist die Skala sehr hilfreich.

14

Tab. 14.6 Skala zur Beurteilung von Schmerzen bei Demenz – BESD

	Punkte
Atmung: normal, angestrengt, Hyperventilation, lautstark, Cheyne-Stoke-Atmung	0–2
negative Lautäußerungen: keine, gelegentlich stöhnen, laut stöhnen, weinen	0–2
Gesichtsausdruck: lächeln, traurig, ängstlich, grimassieren	0–2
Körpersprache: entspannt, angespannt, starr, Schonhaltung, schlagen	0–2
Trost: nicht nötig, möglich, nicht möglich	0–2

! MERKE

Eine nichtmedikamentöse Therapie sollte immer als erste Behandlungsoption bei agitiertem Verhalten angestrebt werden.

Wenn jedoch durch Veränderungen der Umgebung oder Behandlung möglicher somatischer Beschwerden keine Verbesserung erzielt werden kann oder das agitierte Verhalten/die Aggressivität zu einer Situation mit Eigen- oder Fremdgefährdung führt, so ist eine pharmakologische Intervention notwendig. Aufgrund des Nebenwirkungsprofils von typischen Neuroleptika sollten diese in der Behandlung von agitiertem Verhalten und Aggression bei Demenzpatienten vermieden werden. Dies gilt nicht ausschließlich, aber insbesondere für Patienten mit Lewy-Körperchen-Erkrankung, die eine hohe Sensitivität gegen die Behandlung mit Neuroleptika aufweisen. Haloperidol, als Hauptvertreter dieser Gruppe, hat zudem in mehreren Studien keine Wirksamkeit auf agitiertes Verhalten und nur geringe Effekte auf Aggressivität gezeigt (Lonergan et al. 2002). In Vergleichsstudien zu Risperidon war Haloperidol in der Wirksamkeit unterlegen bei vermehrten Nebenwirkungen. Risperidon hat zudem die Zulassung zur Behandlung chronischer Aggressivität bei Patienten mit Demenz.

Eine Metaanalyse der atypischen Neuroleptika Risperidon, Aripiprazol, Olanzapin und Quetiapin bestätigte die Wirksamkeit von Risperidon und konnte auch für Aripiprazol eine Wirksamkeit bei Agitation aufzeigen. Olanzapin und Quetiapin zeigten keinen positiven Effekt (Schneider et al. 2006a). Eine andere Studie zeigte die Wirksamkeit von Olanzapin auf Agitation und Aggression bei Patienten mit Alzheimer-Demenz (Schneider et al. 2006b). Regelmäßig wurden bei Einsatz von Neuroleptika eine Verminderung der kognitiven Leistungsfähigkeit, ein vermehrter Rückzug oder eine Zunahme depressiver Symptome beobachtet. Noch relevanter ist die mittlerweile in vielen Studien als erhöht nachgewiesene Mortalitäts- und Schlaganfallrate bei der Behandlung von Demenzpatienten mit Neuroleptika. Hierbei ist weniger von einer unerwünschten Arzneimittelwirkung eines einzelnen Präparates, sondern vielmehr von einem Klasseneffekt der Neuroleptika auszugehen (Ballard et al. 2009; Sacchetti et al. 2010; Schneider et al. 2006a; Wooltorton 2002).

! MERKE

Neuroleptikatherapie bei Demenzpatienten mit agitiertem Verhalten und Aggressivität

- Nichtmedikamentösen Interventionen, wenn möglich, den Vorzug geben.
- Typische Neuroleptika wie z. B. Haloperidol vermeiden.
- Risperidon hat bei der Behandlung von Agitation und Aggression die beste Studienlage; allerdings fehlen für andere Substanzen aus der Wirkklasse entsprechende Untersuchungen.
- Neuroleptika erhöhten bei Patienten mit Demenz die Mortalität und das Risiko für zerebrovaskuläre Ereignisse. Deshalb Patienten/Bevollmächtigte aufklären und regelmäßig die Indikation überprüfen.
- Übliche Dosierungen von Risperidon bei Agitation oder Aggression betragen 0,5 bis 2,0 mg/Tag.

Eine mögliche Alternative bei fehlender Wirksamkeit unter Neuroleptika-Einsatz können Carbamazepin oder Citalopram sein. Das Antikonvulsivum Carbamazepin zeigte in einer kleinen Studie mit diesem Patientenkollektiv eine Reduktion von agitiertem Verhalten (Tariot et al. 1998). Citalopram konnte in einer Vergleichsstudie zu Risperidon eine vergleichbare Reduktion von agitiertem Verhalten bei Patienten mit Demenz erzielen (Pollock et al. 2007).

Psychotische Symptome/Wahn

Im Verlauf von Demenzerkrankungen treten häufig Halluzinationen oder Wahnvorstellungen auf. Bei der Lewy-Körperchen-Erkrankung sind diese typisch und deshalb auch Teil der Diagnosekriterien. Bei der Parkinson-Erkrankung sind psychotische Symptome nicht selten einer pharmakologischen dopaminergen Stimulation geschuldet, was die entsprechende Pharmakotherapie umso anspruchsvoller macht (➤ Kap. 8). Der Einsatz von Cholinesterasehemmern kann insbesondere bei Patienten mit Lewy-Körperchen-Erkrankung aufgrund des bestehenden hohen cholinergen Defizites Halluzinationen und psychotisches Erleben vermindern. Leider kann dies bei fehlender Zulassung nur off-label erfolgen. Mehrere Studien haben eine Wirksamkeit von Risperidon (übliche Dosierung 0,5–2 mg) auf psychotische Symptome bei Demenzpatienten gezeigt (Ballard und Howard 2006). Eine Wirkung auf psychotische Symptome konnte bisher für Olanzapin oder Quetiapin nicht nachgewiesen werden. Alternativ gibt es einzig für Aripiprazol in einer Dosierung von 10 mg Hinweise auf einen antipsychotischen Effekt bei Demenzpatienten; niedrigere Dosierungen von Aripiprazol zeigten diesen Effekt nicht (Mintzer et al. 2007).

Hyperaktivität/gesteigerte Psychomotorik

Das Herumwandern mit Öffnen von Schubladen oder Schränken ist ein sehr häufiges Symptom im Verlauf einer Demenzerkrankung. Der Bewegungsdrang kann von den Erkrankten, aber viel häufiger von den Angehörigen als sehr belastend erlebt werden. Psychosoziale Interventionen, eine Veränderung des häuslichen Umfeldes oder eine veränderte Tagesstrukturierung bzw. die ergänzende Betreuung in einer Tageseinrichtung können eine Reduktion bzw. eine bessere Toleranz des Bewegungsdranges bewirken. Insbesondere die zusätzliche Nutzung von niederschwelligen Betreuungsangeboten oder Tageseinrichtungen kann pflegende Angehörige von Patienten mit gesteigerter Psychomotorik entlasten und eine Überforderung vermeiden. Wenn trotz Ausschöpfung der nichtmedikamentösen Interventionen weiterhin ein für den Erkrankten quälender Bewegungsdrang besteht oder die häusliche Pflegesituation durch eine gesteigerte Psychomotorik gefährdet ist, kann der Einsatz von Risperidon gerechtfertigt sein. Risperidon hat in einer Post-hoc-Analyse bei Menschen mit mittel- bis schwergradiger Alzheimer-Demenz eine Reduktion des Bewegungsdrangs gezeigt (Rabinowitz et al. 2007).

Weitere neuropsychiatrische Symptome

Für die Behandlung von Disinhibition/Enthemmung, Euphorie oder Apathie gibt es keine ausreichende Studienlage, um eine Substanz zur Pharmakotherapie der o. g. Symptome bei Demenzpatienten zu empfehlen. Gleiches gilt für Schlaf- und Essstörungen oder verminderten Appetit. Der Einsatz von nichtmedikamentösen Verfahren wie z. B. psychosoziale Interventionen (siehe dort), Angehörigenberatung, Musiktherapie, körperliche Aktivität oder Berührung sowie Snoezelen (multisensorische Anwendung von positiven Stimuli) kann positiv auf neuropsychiatrische Symptome wirken, sodass bei den o. g. Symptomen eine Anwendung auf individueller Entscheidungsbasis sinnvoll sein kann.

14.3.5 Dyadische Betrachtung

Pflegende Angehörige von demenziell Erkrankten

Pflegende Angehörige von demenziell Erkrankten stellen eine wichtige Stütze für den Erkrankten, aber auch für das gesamte Gesundheitssystem dar. Immerhin 60–80 % der häuslichen Pflege von Demenzpatienten erfolgt informell, d. h. durch Familienangehörige, Partner oder Freunde (Naegele und Reichert 2001). Die Belastungen durch die Pflege- und Betreuungsaufgaben ist nicht nur körperlicher Natur, sondern auch psychischer, vor allem wenn neuropsychiatrische Symptome oder ein gestörter Schlaf-Wach-Rhythmus beim Erkrankten hinzukommen. Pflegende von Demenzerkrankten sind im Vergleich zu nicht pflegenden Altersgenossen häufiger erkrankt und zeigen vermehrt depressive Symptome (Baumgarten et al. 1994).

Sozialberatung/Pflegeberatung

Ein wichtiger Punkt in der sozialmedizinischen Beratung ist die Abklärung, ob eine Vorsorgevollmacht vorliegt und entsprechend aktuell ist. Es sollte eine mögliche Überforderung des Angehörigen durch die zusätzlichen Aufgaben abgeschätzt und ggf. gemeinsam nach möglichen unterstützenden Personen z. B. für Teilbereiche der Vollmacht gesucht werden. Zudem sollte ermittelt werden, ob die aktuelle Pflegegradeinteilung ausreicht und mögliche weitere Hilfen, wie Tagespflegeeinrichtungen und Kurzzeitpflegeeinrichtungen, für einen möglichen ungeplanten Ausfall der Pflegeperson identifiziert werden.

Schulungsangebote und Selbsthilfegruppen

Schulungen zum Verlauf der Erkrankung, zum Umgang mit den Symptomen einer Demenzerkrankung und zur Erweiterung der Handlungskompetenzen bei pflegenden Angehörigen werden z. B. über die Landesverbände der Deutschen Alzheimer Gesellschaft e. V. Selbsthilfe Demenz (DAlzG) angeboten und von den Krankenkassen finanziert. Schulungen können das subjektive Belastungsempfinden von pflegenden Angehörigen signifikant vermindern und depressive Symptome abmildern (Gallagher-Thompson et al. 2003; Martin-Carrasco et al. 2009). Selbsthilfegruppen für pflegende Angehörige sind mittlerweile in jeder wenigstens mittelgroßen deutschen Stadt ansässig und werden von vielen Teilnehmern als entlastend und hilfreich erlebt. Lokale Angebote sollten z. B. gemeinsam mit der DAlzG in einer Gedächtnisambulanz gesammelt vorliegen, sodass bei einer Beratung konkrete Ansprechpartner genannt werden können.

Psychotherapeutische Interventionen

Bei manifesten psychischen Erkrankungen stehen ambulante und stationäre Behandlungsmöglichkeiten zur Verfügung. Allerdings ergibt sich die erste Limitierung für einen pflegenden Angehörigen bereits bei der Frage der Betreuung des Demenzpatienten während der eigenen Behandlung. Um eine psychische Dekompensation oder die Entwicklung einer majoren Depression zu verhindern, ist der Einsatz von psychotherapeutischen Interventionen sinnvoll. Untersuchungen zu Gruppenangeboten zeigten, dass Strategien zur Verbesserung der Problemlösefähigkeit mit einem engen Bezug zur individuellen Belastungssituation einen höheren Effekt auf das psychische Wohlbefinden und die Lebensqualität von pflegenden Angehörigen erreichen konnten als Verfahren mit dem Schwerpunkt Psychoedukation (Kurz und Wilz 2011). Um eine entsprechende individuelle Therapie anzubieten, werden zudem vermehrt telefon- oder internetbasierte Programme bereitgestellt.

Dyadischer Therapieansatz

Es gibt zwar bereits ein zunehmendes Angebot an Hilfen, Schulungen, Betreuungshilfen und Beratungsstellen für pflegende Angehörige, doch diese Hilfen werden von betreuenden Angehörigen nur sehr zurückhaltend wahrgenommen. Gründe hierfür sind möglicherweise die langen Wartezeiten, die Sorge vor Stigmatisierung und die Deutung der eigenen Schwächen als Versagen (Morgan und Miller 2002) oder das fehlende Wissen um Angebote in der Region bei Angehörigen oder Ärzten. Der dyadische Therapieansatz stellt vor Beginn der Diagnostik und Behandlung klar, dass Patienten und Betreuende untersucht, beraten und betreut werden. Pflegende Angehörige müssen somit nicht erst einen Hilfebedarf äußern, sondern bekommen nach ärztlicher Einschätzung eine spezifische Empfehlung zur Nutzung von Schulung, Beratung oder Psychotherapie. Dies ermöglicht einen niederschwelligen Zugang zu Hilfen für die Angehörigen und eine ressourcenschonende häusliche Pflegesituation, von der Angehörige und Erkrankte profitieren.

14.4 Prophylaxe und Prävention

Krankheitsmodifizierende Medikamente bei neurodegenerativen Demenzerkrankungen haben bisher in Studien nicht die hohen in sie gelegten Erwartungen erfüllt, sodass der Fokus wieder vermehrt auf die Prävention von Demenzerkrankungen gelegt wird. In diesem Abschnitt werden nur die modifizierbaren Risikofaktoren betrachtet, die sowohl für die Prävention einer Erkrankung (Prophylaxe) als auch zur Verlangsamung des Fortschreitens einer beginnenden Gedächtnisstörung (Sekundärprävention) oder Demenz (Tertiärprävention) relevant sind. Veränderungen des Hirnparenchyms treten mit zunehmendem Alter gehäuft auf. Bis heute ist unklar, ob manche Veränderungen Ausdruck des Alterungsprozesses oder pathologische Veränderungen sind.

Mehrere epidemiologische Studien ergaben in den letzten Jahren eine Reduktion des Demenzrisikos in manchen Ländern. Eine Untersuchung an 65-Jährigen in England aus den Jahren 1989–1994 wurde von 2008 bis 2011 erneut bei 65-Jährigen wiederholt und zeigte eine Reduktion der Demenzprävalenz (Matthews et al. 2013). Ähnliche Ergebnisse zur Reduktion von Prävalenz bzw. Inzidenz erzielten mittlerweile einige Studien aus Europa und den USA (Christensen et al. 2013; Lang et al. 2017; Lobo et al. 2007; Wolters et al. 2020). Für Deutschland wurde aus Sekundärdaten der Krankenkassen ebenfalls eine Reduktion des Demenzrisikos um 1–2 % pro Jahr errechnet (Doblhammer et al. 2015). Da in den vergangenen Jahrzehnten das individuelle Ausbildungsniveau sowie das Wissen um die Risikofaktoren und deren Verminderung (weniger Zigarettenkonsum, bessere medizinische Versorgung von Menschen mit Diabetes mellitus oder arteriellem Hypertonus) gestiegen ist, ist diese Reduktion möglicherweise bereits Ausdruck dafür, dass Risikofaktoren effektiv modifiziert werden können.

Zahlreiche Studien konnten den protektiven Effekt körperlicher Aktivität gegenüber der Entwicklung einer Gedächtnisstörung bzw. einer Demenz belegen. Betrachtet man interventionelle Studien, so ist wahrscheinlich bereits ein Zeitrahmen von 15–30 Minuten dreimal wöchentlich mit einer Intensität oberhalb von Spazierengehen effektiv zur Vorbeugung (Larson et al. 2006; Lytle et al. 2004). Interessanterweise zeigte eine Studie zum Effekt von körperlicher Aktivität auf das Hippocampusvolumen einen positiven Effekt nur bei Menschen mit genetischem Risiko (ApoE-4-positiv); Menschen ohne diesen Risikofaktor profitierten nicht von vermehrter körperlicher Aktivität (Smith et al. 2014). Ebenso scheinen Ernährungsweisen mit hohen Anteilen an ungesättigten und weniger gesättigten Fettsäuren wie z. B. die mediterrane oder die nordische Ernährung einen positiven Effekt auf Demenzrisiko (Feart et al. 2009) und strukturelle Hirnmarker (Pelletier et al. 2015) zu haben. Eine Arbeitsgruppe im Auftrag von Lancet Commissions betonte das relativ hohe Risiko für Demenz, das mit einer Hörstörung einhergeht (Livingston et al. 2017). Eine adäquate Hörgeräteversorgung ist dementsprechend auch Untersuchungsgegenstand der noch bis 2022 laufenden Präventionsstudie ACHIEVE.

Mit der Luftverschmutzung ist ein weiterer Faktor identifiziert worden, der bei Langzeitexposition das Risiko zur Entwicklung einer Demenz deutlich erhöht (Grande et al. 2020). Dieser und zwei weitere beeinflussbare Risikofaktoren (exzessiver Alkoholkonsum und Kopftrauma) wurden in der aktuellen Publikation der Lancet Kommission für Demenzprävention, -intervention und -versorgung (Dementia prevention, intervention, and care) identifiziert. Die FINGER-Studie war die erste kombinierte Präventionsstudie an einer Risikogruppe kognitiv gesunder Personen, die Ernährung, Komorbiditätsmanagement und kognitives Training verband und positive Effekte auf kognitive Leistungsparameter nachweisen konnte (Ngandu et al. 2015). Weitere europäische Präventionsstudien (MAPT in Frankreich, PreDIVA in den Niederlanden) konnten nur posthoc in gepoolten Daten bzw. gar keinen Effekt einer multidomänen Interventionen nachweisen (Andrieu et al. 2017; Moll van Charante et al. 2016). In der MAPT-Studie profitierten insbesondere Menschen mit erhöhtem Demenzrisiko oder einem Positivnachweis von Amyloid mittels PET-Untersuchung, was ein mögliches Potenzial dieser kombinierten Therapien für die Sekundärprophylaxe unterstreicht (Andrieu et al. 2017). Derzeit laufen vergleichbare Studien wie z. B. die im Rahmen des „World Wide FINGERS“ Netzwerks wie z. B. die US POINTER Studie, die MIND-China oder die SINGER Studie in Singapur.

Neben den oben ausführlicher beschriebenen Faktoren sind soziale Interaktion und Engagement sowie eine rege geistige Auseinandersetzung präventiv gegenüber einer Demenzerkrankung. Faktoren, die behandelt werden können, sind vaskuläre Risikofaktoren wie Rauchen und ein schlecht eingestellter Diabetes mellitus. Für die vaskulären Risikofaktoren arterieller Hypertonus, Hypercholesterinämie und Fettleibigkeit gibt es Hinweise, dass ihr Auftreten insbesondere im mittleren Lebensalter, jedoch nicht in späteren Jahren, das Risiko zur Entwicklung einer Alzheimer-Demenz erhöht (Solomon et al. 2014).

Im Jahr 2019 veröffentlichte die WHO ihren Bericht zu „Risk reduction of cognitive decline and dementia“ (https://www.who.int/mental_health/neurology/dementia/guidelines_risk_reduction/en/), der umfassend den gegenwärtigen Kenntnisstand zu präventiven Maßnahmen zusammenfast. Die Gesamtschlussfolgerung des Berichtes ist, dass präventive Maßnahmen aus den Bereichen körperliche Aktivität, Ernährung, Komorbiditätsbehandlung, Ausgleich sensorischer Defizite, soziale Aktivität und kognitive Aktivierung eine moderate, aber relevante Auswirkung auf das

Demenzrisiko haben, wobei aber die Evidenzlage in einzelnen Bereichen noch unzureichend ist.

LITERATUR

Im Buch sind nur die neuesten Literaturstellen aufgeführt. Unter https://else4.de/neurologie-online erhalten Sie Zugriff zum gesamten Literaturverzeichnis.

Aguirre E, Spector A, Streater A, Hoe J, Woods B, Orrell M, -Kognitive Stimulationstherapie – ein evidenzbasiertes Gruppenprogramm für Menschen mit Demenz. Deutschsprachige Ausgabe hg. von K. Werheid. Dortmund: Verlag Modernes Lernen; 2018.

Almeida OP, Hankey GJ, Yeap BB, Golledge J, Flicker L. Depression as a modifiable factor to decrease the risk of dementia. Transl Psychiatry 2017: 7 (5): e1117.

Andrieu, S. et al. Effect of long-term omega 3 polyunsaturated fatty acid supplementation with or without multidomain intervention on cognitive function in elderly adults with memory complaints (MAPT): a randomised, placebo-controlled trial. Lancet Neurol 2017; 16: 377–389.

Bahar-Fuchs A, Martyr A, Goh AM, Sabates J, Clare L. Cognitive training für people with mild to moderate dementia. Cochrane Database Systems Reviews 2019; 3: CD013069.

Bickel, Horst: Die Häufigkeit von Demenzerkrankungen, Informationsblatt. 2020, Bd. 1), Berlin: Deutsche Alzheimer Gesellschaft e.V. Selbsthilfe Demenz.

Blennow K, Dubois B, Fagan AM, Lewczuk P, de Leon MJ, Hampel H. Clinical utility of cerebrospinal fluid biomarkers in the diagnosis of early Alzheimer's disease. Alzheimers Dement 2015; 11 (1): 58–69.

Carroll J. Eli Lilly shutters the last PhIII sola study, certain of failure. Endpoints News 31.1.2017.

Chen J, Duan Y, Li H, Lu L, Liu J, Tang C. Different durations of cognitive stimulation therapy for Alzheimer's disease: a systematic review and meta-analysis. Clin Interv Aging 2019; 14: 1243–1254.

Christensen K, Thinggaard M, Oksuzyan A, et al. Physical and cognitive functioning of people older than 90 years: a comparison of two Danish cohorts born 10 years apart. Lancet 2013; 382: 1507–1513.

Clare L, Kudlicka A, Oyebode JR, et al. Individual goal-oriented cognitive rehabilitation to improve everyday functioning for people with early-stage dementia: A multicentre randomised controlled trial (the GREAT trial). International Journal of Geriatric Psychiatry 2019; 34: 709–721.

DGN/DGPPN. S3-Leitlinie Demenzen. 2016. Aus: https://www.dgn.org/images/red_leitlinien/LL_2016/PDFs_Download/038013_LL_Demenzen_2016.pdf (letzter Zugriff 31.05.2020).

Diniz BS, Butters MA, Albert SM, Dew MA, Reynolds CF, 3rd. Late-life depression and risk of vascular dementia and Alzheimer's disease: systematic review and meta-analysis of community-based cohort studies. Br J Psychiatry 2013; 202: 329–335.

Doblhammer G, Fink A, Fritze T. Short-term trends in dementia prevalence in Germany between the years 2007 and 2009. Alzheimers Dement 2015; 11: 291–299.

Doblhammer G, Fink A, Zylla S, Willekens F. Compression or expansion of dementia in Germany? An observational study of short-term trends in incidence and death rates of dementia between 2006/07 and 2009/10 based on German health insurance data. Alzheimers Res Ther 2015; 7: 66.

Dubois B, Feldman HH, Jacova C, et al. Advancing research diagnostic criteria for Alzheimer's disease: the IWG-2 criteria. Lancet Neurol 2014; 13: 614–629.

Eichler T, Thyrian JR, Hertel J, et al. Rates of formal diagnosis in people screened positive for dementia in primary care: results of the DelpHi-Trial. J Alzheimers Dis 2014; 42: 451–458.

Falkai P, Wittchen HU (Hrsg.). Diagnostisches und Statistisches Manual Psychischer Störungen DSM-5®. Deutsche Ausgabe. Göttingen: Hogrefe; 2018.

Favaretto S, Walter U, Baracchini C, et al. Accuracy of transcranial brain parenchyma sonography in the diagnosis of dementia with Lewy bodies. Eur J Neurol 2016; 23: 1322–1328.

Fleisher AS, et al. Positron Emission Tomography Imaging With [18F]flortaucipir and Postmortem Assessment of Alzheimer Disease Neuropathologic Changes. JAMA Neurol 2020; 77(7): 829–839.

Forbes D, Forbes SC, Blake CM, Thiessen EJ, Forbes S. Exercise programs for people with dementia. Cochrane Database Syst Rev 2015; (4): CD006489.

Forbes D, Thiessen EJ, Blake CM, Forbes SC, Forbes S. Exercise programs for people with dementia. Cochrane Database Syst Rev 2013: CD006489.

Gates NJ, Vernooij RW, Di Nisio M, et al. Computerised cognitive training for preventing dementia in people with mild cognitive impairment. Cochrane Database Syst Rev 2019; 3: CD012279.

Grande G, et al. Association Between Cardiovascular Disease and Long-term Exposure to Air Pollution With the Risk of Dementia. JAMA Neurology 2020; 77: 10. 1001/jamaneurol.2019.4914.

Hampel H, et al. Alzheimer's disease biomarker-guided diagnostic workflow using the added value of six combined cerebrospinal fluid candidates: Aβ 1–42, total-tau, phosphorylated-tau, NFL, neurogranin, and YKL-40. Alzheimer's & Dementia 2018; 14: 10. 1016/j.jalz.2017.11.015.

Henderson EJ, Lord SR, Brodie MA, et al. Rivastigmine for gait stability in patients with Parkinson's disease (ReSPonD): a randomised, double-blind, placebo-controlled, phase 2 trial. Lancet Neurol 2016; 15: 249–258.

Jack C. et al. A/T/N: An unbiased descriptive classification scheme for Alzheimer disease biomarkers. Neurology 2016; 87: 10.1212/WNL. 0000000000002923.

Jahn T, Werheid K. Demenzen. Fortschritte in der Neuropsychologie. Göttingen: Hogrefe; 2015.

Janelidze S, et al. Plasma P-tau181 in Alzheimer's disease: relationship to other biomarkers, differential diagnosis, neuropathology and longitudinal progression to Alzheimer's dementia. Nature Medicine 2020a: 26. 10.1038/s41591-020-0755-1.

Janelidze S, et al. Cerebrospinal fluid p-tau217 performs better than p-tau181 as a biomarker of Alzheimer's disease. Nature Communications 2020b: 11. 10.1038/s41467-020-15436-0.
Jessen F, Amariglio RE, van Boxtel M, et al. A conceptual framework for research on subjective cognitive decline in preclinical Alzheimer's disease. Alzheimers Dement 2014; 10 (6): 844–852.
Langa KM, Larson EB, Crimmins EM, et al. A comparison of the prevalence of dementia in the United States in 2000 and 2012. JAMA Intern Med 2017; 177 (1): 51–58.
Lasser R. Efficacy and safety of gantenerumab in prodromal Alzheimer's disease: Results from scarlet road – a global, multicenter trial. Alzheimer and Dementia 2015; 11 (7): P331 – P332.
Lee H, Brekelmans GJ, Roks G. The EEG as a diagnostic tool in distinguishing between dementia with Lewy bodies and Alzheimer's disease. Clin Neurophysiol 2015; 126: 1735–1739.
Lim YY, Snyder P, Pietrzak R, Ukiqi A, Villemagne V, Ames D, et al. Sensitivity of composite scores to amyloid burden in preclinical Alzheimer's disease: Introducing the Z-scores of Attention, Verbal fluency, and Episodic memory for Nondemented older adults composite score. Alzheimer's & Dementia: Diagnosis, Assessment & Disease Monitoring 2015: 2. 10.1016/j.dadm.2015.11.003.
Livingston G, Sommerlad A, Orgeta V, et al. Dementia prevention, intervention, and care. Lancet 2017; 390 (10113): 2673–2734.
Lobbia A, Carbone E, Faggian S, et al. The effeicacy of cognitive stimulation therapy (CST) for people with mild-to-moderate dementia. European Psychologist 2019; 24: 257–277.
Martinez G, Vernooij RW, Fuentes Padilla P, Zamora J, Flicker L, Bonfill Cosp X. 18F PET with florbetaben for the early diagnosis of Alzheimer's disease dementia and other dementias in people with mild cognitive impairment (MCI). Cochrane Database Syst Rev 2017; 11: CD012883.
Matsunaga S, Kishi T, Yasue I, Iwata N. Cholinesterase Inhibitors for Lewy Body Disorders: A Meta-Analysis. Int J Neuropsychopharmacol 2015; 19.
Matthews FE, Arthur A, Barnes LE, et al. Ageing C. A two-decade comparison of prevalence of dementia in individuals aged 65 years and older from three geographical areas of England: results of the Cognitive Function and Ageing Study I and II. Lancet 2013; 382: 1405–1412.
McLaren AN, Lamantia MA, Callahan CM. Systematic review of non-pharmacologic interventions to delay functional decline in community-dwelling patients with dementia. Aging Ment Health 2013; 17: 655–666.
Moll van Charante, E. P. et al. Effectiveness of a 6-year multidomain vascular care intervention to prevent dementia (preDIVA): a cluster-randomised controlled trial. Lancet 2016; 388: 797–805.
Nakamura A, Kaneko N, Villemagne VL, et al. High performance plasma amyloid-beta biomarkers for Alzheimer's disease. Nature 2018; 554 (7691); 249–254.
Nelson PT, Dickson DW, Trojanowski JQ, et al. Limbic-predominant age-related TDP-43 encephalopathy (LATE): consensus working group report. Brain 2019; 142 (6): 1503–1527.
Ngandu T, Lehtisalo J, Solomon A, et al. A 2 year multidomain intervention of diet, exercise, cognitive training, and vascular risk monitoring versus control to prevent cognitive decline in at-risk elderly people (FINGER): a randomised controlled trial. Lancet 2015; 385 (9984): 2255–2263.
Orgeta V, Qazi A, Spector AE, Orrell M. Psychological treatments for depression and anxiety in dementia and mild cognitive impairment. Cochrane Database Syst Rev 2014: CD009125.
Orrell M, Aguirre E, Spector A, et al. Maintenance cognitive stimulation therapy for dementia: single-blind, multicentre, pragmatic randomised controlled trial. Br J Psychiatry 2014; 204: 454–461.
Ossenkoppele Rik et al. Discriminative Accuracy of [18F] flortaucipir Positron Emission Tomography for Alzheimer Disease vs Other Neurodegenerative Disorders. JAMA 2018; 320: 1151–1162. 10.1001/jama.2018.12917.
Pelletier A, Barul C, Feart C, et al. Mediterranean diet and preserved brain structural connectivity in older subjects. Alzheimers Dement 2015; 11: 1023–1031.
Rabinovici G, et al. Association of Amyloid Positron Emission Tomography With Subsequent Change in Clinical Management Among Medicare Beneficiaries With Mild Cognitive Impairment or Dementia. JAMA 2019: 321. 1286. 10.1001/jama.2019.2000.
Richard E, Reitz C, Honig LH, Schupf N, et al. Late-life depression, mild cognitive impairment, and dementia. JAMA Neurol 2013; 70: 374–382.
Salloway S, Sperling R, Fox NC, et al. Bapineuzumab, Clinical Trial I. Two phase 3 trials of bapineuzumab in mild-to-moderate Alzheimer's disease. N Engl J Med 2014; 370: 322–333.
Sikkes SA, Pijnenburg YA, Knol DL, de Lange-de Klerk ES, Scheltens P, Uitdehaag BM. Assessment of instrumental activities of daily living in dementia: diagnostic value of the Amsterdam Instrumental Activities of Daily Living Questionnaire. J Geriatr Psychiatry Neurol 2013; 26 (4): 244–250.
Smith JC, Nielson KA, Woodard JL, et al. Physical activity reduces hippocampal atrophy in elders at genetic risk for Alzheimer's disease. Front Aging Neurosci 2014; 6: 61.
Solomon A, Mangialasche F, Richard E, et al. Advances in the prevention of Alzheimer's disease and dementia. J Intern Med 2014; 275: 229–250.
Steinacker P, Feneberg E, Weishaupt J, et al. Neurofilaments in the diagnosis of motoneuron diseases: a prospective study on 455 patients. J Neurol Neurosurg Psychiatry 2016; 87 (1): 12–20.
Streater A, Spector A, Aguirre E, Orrell M. Cognitive Stimulation Therapy (CST) for people with dementia in practice: an observational study. Br J Occup Ther 2016; 79: 762.
Teipel SJ, Thyrian JR, Hertel J et al. Neuropsychiatric symptoms in people screened positive for dementia in primary care. Int Psychogeriatr 2015; 27 (1): 39–48.

Tricco AC, Soobiah C, Berliner S, et al. Efficacy and safety of cognitive enhancers for patients with mild cognitive impairment: a systematic review and meta-analysis. CMAJ 2013; 185: 1393–1401.

Wang HF, Yu JT, Tang SW, et al. Efficacy and safety of cholinesterase inhibitors and memantine in cognitive impairment in Parkinson's disease, Parkinson's disease dementia, and dementia with Lewy bodies: systematic review with meta-analysis and trial sequential analysis. J Neurol Neurosurg Psychiatry 2015; 86: 135–143.

Wang J, et al. ADCOMS: A composite clinical outcome for prodromal Alzheimer's disease trials. Journal of Neurology, Neurosurgery & Psychiatry 2016; 87. jnnp-2015. 10.1136/jnnp-2015-312383.

Wangler J, Jansky M. Dementia diagnostics in general practitioner care: Do general practitioners have reservations? The findings of a qualitative study in Germany. Wiener Medizinische Wochenschrift 2019: 170. 10.1007/s10354-019-00722-4.

Wolfsgruber S, Jessen F, Wiese B, et al. The CERAD neuropsychological assessment battery total score detects and predicts Alzheimer disease dementia with high diagnostic accuracy. Am J Geriatr Psychiatry 2014; 22 (10): 1017–1028.

Wolters FJ, et al. Twenty-seven-year time trends in dementia incidence in Europe and the United States: The Alzheimer Cohorts Consortium. Neurology 2020; 95(5): e519–e531.

Wucherer D, Eichler T, Hertel J, et al. Potentially inappropriate medication in community-dwelling primary care patients who were screened positive for dementia. J Alzheimers Dis 2017; 55: 691–701.

Zhang S, Smailagic N, Hyde C, et al. (11)C-PIB-PET for the early diagnosis of Alzheimer's disease dementia and other dementias in people with mild cognitive impairment (MCI). Cochrane Database Syst Rev 2014; 7: CD010386.

KAPITEL

15 Autonomes Nervensystem

Carl-Albrecht Haensch und Anke Lührs

Wichtige Neuigkeiten auf einen Blick

- Medikamentöse Therapie
  - Midodrin ist in Deutschland als Gutron® in Tabletten- (2,5 mg) und Tropfenform (1 ml entspricht 10 mg) zur Behandlung der neurogenen orthostatischen Hypotonie zugelassen, jedoch nicht erstattungsfähig.
  - Droxidopa wurde in den USA (Northera™) und Japan zur Behandlung der neurogen bedingten orthostatischen Hypotonie zugelassen; in Deutschland und Europa hat das Medikament keine Zulassung. Droxidopa (L-Threo-3,4-dihydroxyphenyserin) ist ein Prodrug, das durch die Dopacarboxylase in Noradrenalin umgewandelt wird. Es kommt zu einer peripheren venösen und arteriellen Vasokonstriktion und als Folge zum Blutdruckanstieg.
  - Fludrocortison (Astonin® H) war längere Zeit nicht erhältlich und es wurde zunehmend auf Florinef® ausgewichen. Mittlerweile ist Astonin® H wieder erhältlich.
  - Phosphodiesterase-5-Hemmer ist die dominierende Substanz in der Behandlung der erektilen Dysfunktion.
  - Mirabegron (Betmiga®) ist ein selektiver Agonist des humanen β-3-Adrenozeptors (β-3-AR), der im Detrusor lokalisiert ist. Dieses Medikament ist ein neuer Therapieansatz bei der Detrusorüberaktivität. Die klinischen Erfahrungen bei der neurogenen Blasenstörung sind aktuell noch begrenzt.
- Diagnostik
  - Die Hautbiopsie (3 mm Durchmesser am lateralen Unterschenkel, etwa eine Handbreit oberhalb des Außenknöchels) hat sich zum Goldstandard in der Diagnostik der Small-Fiber-Neuropathie neben der Testung der quantitativen Schweißsekretion entwickelt. Auch finden sich beim posturalen orthostatischen Tachykardiesyndrom immer wieder pathologische Befunde.
  - Die 24-Stunden-Blutdruckmessung sollte unbedingt zur Abklärung autonomer Störungen dazugehören. Hierbei sind insbesondere das Fehlen einer nächtlichen Absenkung als auch der nächtliche Anstieg im Sinne einer Liegendhypertonie zu berücksichtigen.
  - Die Bestimmung von Autoantikörpern hat sich in der Breite und Ausführlichkeit – wie vor einigen Jahren noch erwartet – bisher nicht durchgesetzt. Insgesamt finden sich relativ selten Antikörper bei Patienten.
  - Die erektile Dysfunktion sowie die neurogenen Blasenentleerungsstörungen rücken zunehmend in den Blick der Neurologie, auch wenn die Diagnose primär zumeist von den urologischen Kollegen gestellt wird.
  - Die Restharnmessung (sonografisch oder per Einmalkatheterismus) wird als Screeningmethode empfohlen.

Das autonome Nervensystem (ANS) steuert unwillkürlich zahlreiche Vorgänge im menschlichen Körper. Neben der Kreislaufregulation werden unter anderem auch Magen-Darm-Tätigkeit, Blasenentleerung und die Schweißsekretion durch das Zusammenwirken von **Parasympathikus** und **Sympathikus** gesteuert. Anatomische Strukturen sind der sympathische Grenzstrang (Tractus symphaticus), die intramuralen Nervengeflechte im Brustraum, den Bauchorganen und den Beckenorganen sowie Ganglien des N. oculomotorius, des N. facialis, des N. glossopharyngeus und des N. vagus. Erkrankungen des autonomen Nervensystems können sowohl isoliert als autonome Störungen als auch im Rahmen von neurologischen oder internistischen Systemerkrankungen auftreten.

Die **vegetative Anamnese** umfasst mindestens Fragen zu orthostatischen Beschwerden (Herzrasen, Schwindel beim Aufrichten, Blässe), Schweißsekretion, zur Blasenentleerung/-kontinenz, Stuhlfrequenz/-beschaffenheit (Obstipation vs. Diarrhöen), Libido/Erektion und Schlaf. Zudem sollten detailliert tageszeitliche Abhängigkeit, Dauer der Symptome, Ernährungs- und Trinkgewohnheiten sowie sportliche Betätigung erfragt werden (➤ Tab. 15.1).

Tab. 15.1 Leitsymptome autonomer Störungen/Vorschläge zur Anamnese

Orthostase	Herzrasen im Stehen, Blässe, Leere im Kopf, Schwindel beim Aufrichten, Ohnmachten aus dem Stehen heraus u.a.
Schweißsekretion	vermindertes Schwitzen, ungleichmäßige Schweißsekretion
Schlaf	Ein- und Durchschlafstörungen, Schlafdauer, Wachzeiten im Bett, Schlaf tagsüber
Stuhlgang	Obstipation (Ernährungsgewohnheiten, Trinkmenge, medikamentöse Einflüsse) Diarrhö (Beschaffenheit/Konsistenz), Frequenz, Medikation, Nahrungsmittelabhängigkeit
Blasenfunktion	Inkontinenz, Restharn, vermehrter Harndrang, Nachträufeln, erschwerte Miktion, Einnässen, Nykturie
Sexualität	Libido/Erektion, Morgenerektion, Änderungen der Medikation
Ernährungsgewohnheiten	Trinkmenge, Mahlzeiten, spezielle Diätformen
Sportliche Betätigung	Ausdauersport, Muskeltraining, Aufbauprodukte, Elektrolytgetränke

15.1 Vegetative Diagnostik

Das Ziel klinischer autonomer Tests ist die Diagnosestellung autonomer Dysfunktionen, die Erfassung der **Schwere** und **Verteilung** autonomer Störungen sowie die präzise **neurotopische Lokalisation** der betroffenen prä- oder postganglionären Anteile des ANS. Viele autonome Funktionsuntersuchungen sind gut validiert, reproduzierbar, sensitiv und erfassen wichtige Komponenten des autonomen Nervensystems, wie die Sudomotorik, die kardiovagale und sympathische Innervation oder die adrenerge Blutdruckregulation.

Die **Ausstattung** eines autonomen **Labors** sollte zumindest einen elektrisch verstellbaren Kipptisch, eine kontinuierliche nichtinvasive Blutdruckmessung, die Möglichkeit, die Herzfrequenzvariabilität aus dem EKG zu bestimmen, und einen Test zur Sudomotorik umfassen. Kommerziell erhältliche autonome Messplätze ermöglichen die halbautomatische Auswertung.

! MERKE

Kipptischtestung

Vergleich der Kreislaufregulation im Liegen und im Stehen als wesentlicher Test des Baroreflexes. Üblicherweise fünf Minuten Liegephase, dann Aufrichten in eine 70°-Position. Ist der Tisch aufgerichtet, kommt es zu einem Versacken von 300 bis 800 ml Blut in den unteren Extremitäten mit begleitendem Blutdruckabfall. Die Gegenregulation mit einer kompensatorischen Vasokonstriktion und einem Herzfrequenzanstieg benötigt meist etwa 20 Sekunden (mit einer oberen Grenze von 38 Sekunden). Daher haben sich die folgenden Untersuchungszeiten etabliert:

- 3 Minuten Standphase bei der Frage nach einer orthostatischen Hypotonie
- 10 Minuten Standphase bei der Frage nach einem posturalen orthostatischen Tachykardiesyndrom
- 45 Minuten Standphase bei der Differenzialdiagnose einer neurokardiogenen Synkope

! MERKE

Herzfrequenzvariabilität

Grundsätzlich werden zur Bestimmung der Herzfrequenzvariabilität RR-Abstände aus einem EKG detektiert. Mittelwert und Standardabweichung dieser RR-Abstände werden durch zahlreiche Extrasystolen oder das Vorliegen eines Vorhofflimmerns deutlich beeinflusst und können die Messung verändern. Die Bestimmung der Herzfrequenzvariabilität bei vertiefter Respiration mit einer Atemfrequenz von sechs Zyklen pro Minute erlaubt die Berechnung einer Ratio der Herzfrequenz zwischen Inspiration (I) und Exspiration (E) sowie die durchschnittliche Herzfrequenzdifferenz. Hierbei ist die zugrunde liegende Herzfrequenz ohne Belang. Dabei ist der E:I-Quotient altersabhängig (zwischen 1,22 bei Jugendlichen und 1,10 bei Personen über 65 Jahre).

Das Valsalva-Manöver (➤ Abb. 15.1) erlaubt insbesondere die Beurteilung des Baroreflexes. Wesentlich sind hierbei das Auftreten einer Tachykardie und einer Vasokonstriktion während des Pressens gegen einen Atemwegswiderstand sowie ein damit einhergehender Blutdruckanstieg und eine anschließende relative Bradykardie im Vergleich zur Herzfrequenz vor Beginn des Versuchs infolge des überschießenden Blutdruckanstiegs durch die noch andauernde Vasokonstriktion nach dem Pressen.

Zur Durchführung sitzt der Patient entspannt und presst ohne tiefe vorherige Inspiration Luft in ein Schlauchsystem mit Mundstück. Hierbei besteht ein

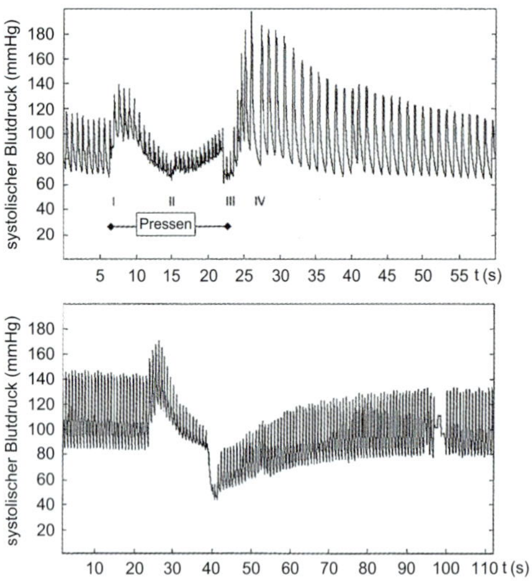

Abb. 15.1 Darstellung der Blutdruck- und Herzfrequenzregulation während des Valsalva-Manövers Phase I Anstieg des systolischen Blutdrucks zu Beginn der Pressphase Phase II Minderung des venösen Blutstroms während der Pressphase Phase III Ende der Pressphase mit vermindertem intrathorakalem Druck Phase IV kompensatorische Vasokonstriktion mit überschießendem Blutdruckanstieg und Bradykardie bis zum Erreichen des Ausgangsblutdrucks. In der oberen Abbildung ist die physiologische Herzfrequenz- und Blutdruckregulation dargestellt. Die untere Abbildung zeigt einen zunehmenden Blutdruckabfall während des Pressens und eine nur langsame Rückkehr zum Ausgangsblutdruck. Der überschießende Blutdruckanstieg in Phase IV fehlt. Die Herzfrequenz weist eine reduzierte Reagibilität auf die Blutdruckänderungen auf.

definierter Atemwegswiderstand von 20 bis 40 mmHg über 15 Sekunden.

15.2 Posturales orthostatisches Tachykardiesyndrom

Das posturale orthostatische Tachykardiesyndrom (POTS) ist durch einen pathologisch hohen Anstieg der Herzfrequenz im Stehen gegenüber dem Ausgangswert nach ausreichend langer Liegezeit und durch das Vorliegen von Symptomen einer orthostatischen Intoleranz definiert. Dabei wird für Erwachsene ein Grenzwert des Anstiegs von mehr als 30 Schlägen pro Minute und für Kinder und Jugendliche ein Grenzwert von mehr als 40 Schlägen pro Minute festgelegt. Alternativ kann ein POTS bei einer Herzfrequenz im Stehen von über 120/min diagnostiziert werden. Gefordert werden eine ausreichende Hydratation und der fehlende Konsum von Stimulanzien (u. a. Koffein, Nikotin und Ähnlichem) vor der Untersuchung. Kommt es im Rahmen des POTS zu Synkopen, sind diese typischerweise neurokardiogene Synkopen (Freeman et al. 2011).

15.2.1 Magenentleerungsstörungen bei POTS

Bis zu ein Viertel aller erwachsenen Patienten mit POTS klagt über Blähungen, Völlegefühl und Übelkeit. Untersucht man die Magenentleerungsgeschwindigkeit bei Patienten mit POTS unabhängig von beklagten gastrointestinalen Beschwerden, findet sich bei etwa 10 % der Patienten eine verzögerte Magenentleerung, wohingegen sich bei über einem Viertel der untersuchten Patienten eine beschleunigte Magenentleerung zeigte. Hierbei bestand jedoch kein signifikanter Zusammenhang zwischen den subjektiven Beschwerden und den objektivierbaren Befunden (Park et al. 2013).

15.2.2 Schlaf bei POTS

Schlaf ist ein komplexes Verhalten, welches das autonome Nervensystem genauso wie die Vigilanz und Kognition, die Schmerzverarbeitung und die motorische Aktivität beeinflusst (Lugaresi et al. 2001). POTS-Patienten klagen immer wieder darüber, dass der Schlaf als unzureichend erholsam empfunden wird und dass sich rasch ein übermäßiges Erschöpfungsgefühl – ein Fatigue-Syndrom – einstellt. In einer eigenen polysomnografischen Untersuchung wiesen POTS-Patienten einen erhöhten Anteil an Leichtschlaf auf. Die Herzfrequenzvariabilität verschiedener Schlafphasen war signifikant reduziert als Hinweis auf eine veränderte sympathische-parasympathische Innervation im Schlaf (Mallien et al. 2014). Zudem ergaben sich Hinweise auf das gehäufte Vorkommen einer schlafbezogenen Atemstörung bei POTS-Patienten, die an einem Hypermobilitätssyndrom leiden.

15.2.3 Genetik und Immunologie

Acetylcholinrezeptoren haben neben der Impulsübertragung an der neuromuskulären Endplatte mit entsprechenden Störungen bei der Myasthenia gravis (➤ Kap. 5.4) auch im autonomen Nervensystem zahlreiche Funktionen. Im peripheren autonomen Nervensystem werden über nikotinerge Acetylcholinrezeptoren alle synaptischen Übertragungen (sympathisch, parasympathisch, enterisch) geleistet. Hierbei spielt die alpha3-Subeinheit bei Erkrankungen des autonomen Nervensystems eine wesentliche Rolle (Vernino et al. 2008). Hierbei finden sich laut Literaturangaben bei autoimmun bedingten autonomen Gangliopathien bei bis zu 50 % der Patienten Autoantikörper (Vernino et al. 2000).

Aktuell wurde von Shannon et al. (2017) eine neue Mutation im Noradrenalin-Transporter-Gen nachgewiesen, die zu einer weitestgehenden Funktionsstörung des Abbaus von bereits ausgeschüttetem Noradrenalin führen kann. Hierbei ist eine heterozygote Mutation ausreichend. In der untersuchten Familie kam die Mutation mehrfach vor, die klinische Ausprägung war jedoch sehr variabel. Auch Störungen in den muskarinergen Rezeptoren (insbes. M3) sind bereits aus der eigenen Arbeitsgruppe bei Patienten mit generalisierten autonomen Störungen (Pomper et al. 2011) publiziert worden. Letztendlich sind jedoch die beschriebenen Mutationen zunächst Einzelfallberichte; lediglich nikotinerge alpha3-Autoantikörper finden sich häufiger.

15.3 Parkinson-Syndrome

Sowohl das idiopathische Parkinson-Syndrom als auch die Multisystematrophie (MSA) sind in der Regel von autonomen Störungen begleitet. Neben der häufig vorkommenden orthostatischen Hypotonie, die immer wieder zu Ohnmachten führt, sind auch Blasenentleerungsstörungen und Störungen der Motilität des Gastrointestinaltraktes (verzögerte Magenentleerung, Obstipation) sowie sexuelle Funktionsstörungen regelhaft und schon in frühen Stadien der Erkrankung zu finden.

15.3.1 Orthostatische Hypotonie

! MERKE

Definition: orthostatische Hypotonie

Die orthostatische Hypotonie (OH) ist definiert durch einen anhaltenden systolischen Blutdruckabfall nach drei Minuten im Stand im Gegensatz zum Ruhewert im Liegen. Dabei wurden als Grenzwerte ein Abfall des systolischen Blutdrucks um 20 mmHg und/oder ein Abfall des diastolischen Blutdrucks um 10 mmHg zwischen Ruhe und Stand definiert (Freeman et al. 2011).

Bei Patienten mit idiopathischem Parkinson-Syndrom kommt es im Rahmen der Erkrankung regelhaft zum Auftreten einer orthostatischen Hypotonie. Auch bei fehlenden klinischen Beschwerden finden sich in der Kipptischtestung oder im Schellong-Test immer wieder pathologische Blutdruckabfälle. Dabei ergeben sich keine signifikanten Zusammenhänge zwischen der Dauer der Erkrankung und dem Ausmaß der vorhandenen orthostatischen Hypotonie (Jost und Augustis 2015). Es zeigt sich allerdings ein statistischer Trend hinsichtlich der Schwere der OH und dem Alter der Patienten. Hierbei ist der – in der Vergangenheit häufig gezogene – Rückschluss, dass es sich bei Vorliegen eines Parkinson-Syndroms und einer frühen OH um eine Multisystematrophie (MSA) handelt, nicht statthaft.

Etwa zwei Drittel der Patienten, bei denen eine orthostatische Hypotonie nachgewiesen wird, sind symptomatisch im Rahmen einer orthostatischen Intoleranz (Schwindel, Leere im Kopf, Schwarzwerden vor den Augen). Eine asymptomatische orthostatische Hypotonie wird in der Regel nicht oder weniger konsequent behandelt – insbesondere angesichts der Gefahr einer Liegendhypertonie (➤ Kap. 15.3.4). Hierbei wird durch die Autoren (Merola et al. 2016) postuliert, dass es durch die immer wieder auftretende Minderung des Blutdrucks zu einer Kompensation im zerebralen Blutfluss kommt oder dass im Rahmen der voranschreitenden Degeneration die Symptome der orthostatischen Hypotonie unzureichend wahrgenommen werden. Auch lässt sich zeigen, dass bei Parkinson-Patienten, die unter einer orthostatischen Hypotonie leiden, die kognitiven Leistungen im Stehen signifikant gegenüber denen im Liegen abfallen (Centi et al. 2017).

Tab. 15.2 Medikamente, die eine OH auslösen oder verschlechtern können (modifiziert nach Gibbons et al. 2017)

Medikationsgruppe	Typische Vertreter
dopaminerge Medikamente	Levodopa, Dopaminagonisten
Antidepressiva	besonders Trizyklika, jedoch auch Serotonin-Wiederaufnahmehemmer
Anticholinergika	Atropin, Glycopyrronium
• Antihypertensiva Vorlastsenker • Vasodilatatoren • Negativ ino-/chronotrope Medikamente • Blocker des Aldosteron-/Angiotensin-Systems	• Diuretika, Nitrate • alpha1-Antagonisten, Kalziumkanalblocker • Betablocker • ACE-Hemmer, AT-II-Blocker

Insgesamt findet sich auch bei zahlreichen anderen neurodegenerativen Erkrankungen eine orthostatische Hypotonie. Ein aktuelles Konsensuspapier (Gibbons et al. 2017) empfiehlt daher ein Screening bei allen Patienten mit neurodegenerativen Erkrankungen, die mit autonomen Dysfunktionen einhergehen (idiopathisches Parkinson-Syndrom, MSA, Pure Autonomic Failure, Lewy-Body-Demenz), bei Patienten, die aus ungeklärten Gründen stürzen oder eine Synkope ohne offensichtlichen Grund erleiden, bei Patienten mit peripheren Neuropathien (insbesondere Diabetes mellitus, Amyloidose, HIV) sowie bei Patienten, die über Symptome klagen, die nur im Stehen auftreten (➤ Tab. 15.2).

15.3.2 Olfaktorische Störungen bei Parkinson

Sowohl autonome Störungen als auch Störungen des Riechens treten beim idiopathischen Parkinson-Syndrom schon in frühen Stadien auf. Kang et al. (2012) konnten einen signifikanten Zusammenhang zwischen einer Abnahme des Riechvermögens und autonomer Parameter wie einer Minderung der Herzfrequenzvariabilität und der Geschwindigkeit der Pupillenreaktion nachweisen. Zudem findet sich bei zunehmender Abnahme des Riechvermögens auch eine signifikant geringere Zufriedenheit in der Lebensqualität (gemessen mit dem Parkinson's Disease Questionnaire 39, PDQ 39).

15.3.3 Darmmotilitätsstörungen bei Parkinson

Aus einer dänischen Registerstudie (Svenson et al. 2016), in der Patienten nachverfolgt wurden, bei denen die Diagnose einer Obstipation gestellt wurde, ergeben sich Hinweise darauf, dass bereits eine isolierte verzögerte Darmentleerung ein Frühzeichen einer Parkinson-Erkrankung sein kann. Hierbei findet sich eine Odds-Ratio von 2,28. Das Risiko erscheint nicht nur kurzfristig erhöht, sondern hält über 10 bis 15 Jahre an. Die Risikoassoziation ist bei Männern höher als bei Frauen. Die Autoren sehen hierin eine Evidenz für die Hypothese eines Beginns der Parkinson-Erkrankung im Gastrointestinaltrakt, wie dies auch einige Tierstudien vermuten lassen (Holmquist et al. 2014).

15.3.4 Liegendhypertonie

Eine Liegendhypertonie (engl. Supine Hypertension, SH) ist eine häufig vorkommende Störung bei generalisierten kardiovaskulären autonomen Krankheitsbildern ebenso wie im Rahmen neurologischer Krankheitsbilder mit autonomen Störungen. Diese ist oft begleitet oder zeitgleich vorliegend mit einer orthostatischen Hypotonie. Hierbei sind Liegendhypertonie und orthostatische Hypotonie eng miteinander verknüpft, da sich durch den hohen Druck im Liegen die Natriumausscheidung im Urin erhöht und sich somit die orthostatische Hypotonie verstärken kann (Umehara et al. 2016). Sowohl beim idiopathischen Parkinson-Syndrom als auch bei der Multisystematrophie treten häufig sowohl eine SH als auch eine OH auf. Hierbei liegt bei beiden Krankheitsbildern in 30–40 % eine Liegendhypertonie vor – die tendenziell bei der MSA schwerer ausgeprägt ist (Fanciulli et al. 2016). Wenn bei MSA-Patienten zeitgleich eine OH vorliegt, ist der Schweregrad der Liegendhypertonie ebenso stärker ausgeprägt.

Bei Parkinson-Patienten und MSA-Patienten zeigt sich hinsichtlich Alter, Geschlecht, Krankheitsstadium, Krankheitsdauer oder der täglichen dopaminergen Dosis kein signifikanter Unterschied in der Inzidenz einer Liegendhypertonie. Insgesamt finden sich in der Literatur zahlreiche Belege dafür, dass höheres Patientenalter, männliches Geschlecht, die Ausprägung akinetisch-rigider Symptome, hohe Dosen dopaminerger Medikation und kardiale Vorerkrankungen das Risiko für eine orthostatische Hypotonie erhöhen.

Ähnliche Faktoren scheinen auch für die SH zu gelten (Allock et al. 2006). Letztendlich ist die Ursache einer SH nicht vollständig geklärt; sie scheint sich von der essenziellen Hypertonie jedoch wesentlich zu unterscheiden, da im Sitzen üblicherweise normotensive Blutdruckwerte vorliegen. Oft findet sich die SH als Nebenwirkung vasokonstriktiver Substanzen zur Behandlung der orthostatischen Hypertonie. Auch wird ein Zusammenhang mit der dopaminergen Medikation diskutiert. L-Dopa hat selbst vasokonstriktive Eigenschaften. Auch finden sich neuropathologische Veränderungen in den Kernen des Hirnstamms – z. B. im Nucleus pedunculopontinus, der Teil der thalamicocorticalen Schleife und damit eng mit der Regulation von Schlafen und Wachen verbunden ist. Stuebner et al. (2015) konnten einen Zusammenhang zwischen dem Auftreten psychotischer Störungen bei Parkinson-Patienten und einer fehlenden Nachtabsenkung des Blutdrucks nachweisen. Nahezu alle Non-Dipper in der Parkinson-Gruppe erfüllten die Kriterien einer milden Psychose (mehr als 51 Punkte in der Positive and Negative Syndrome Scale, PANSS).

15.3.5 Multisystematrophie (MSA)

Die Multisystematrophie kennzeichnet neben den akinetisch-rigiden (MSA-P) oder zerebellären Symptomen (MSA-C) eine ausgeprägte autonome Störung (> Tab. 15.3). Hierbei treten typischerweise initial urogenitale Symptome auf, während die später zunehmend behindernde orthostatische Hypotonie erst im Verlauf der Erkrankung manifest wird. Eine aktuelle Review-Arbeit von Ciolli und Kollegen aus dem Jahre 2014 beziffert den Beginn der Erkrankung in das mittlere Lebensalter zwischen dem 50. und 60. Lebensjahr.

Neben den Diagnosekriterien stellen die Kollegen insbesondere die differenzialdiagnostischen Überlegungen in den Vordergrund ihrer Arbeit. Insbesondere paraneoplastische zerebelläre Syndrome wie auch sporadische Ataxien sind zu berücksichtigen. Die Unterscheidung einer prä- vs. postsynaptischen sympathischen Funktionsstörung mit dem MIBG-SPECT hat sich hier als besonders hilfreich erwiesen. Im Vordergrund der Behandlung steht die medikamentöse und nichtmedikamentöse symptomatische Therapie (> Kap. 15.6; Giolli et al. 2014).

Tab. 15.3 Diagnosekriterien einer MSA-C (nach Gilman et al. 2008)

Wahrscheinliche MSA-C	Mögliche MSA-C
sporadisches Auftreten der Erkrankung nach dem 30. Lebensjahr	sporadisches Auftreten der Erkrankung nach dem 30. Lebensjahr
• folgende autonome Störungen Urininkontinenz • Erektile Dysfunktion bei Männern • Orthostatische Hypotonie (über 30 mmHg systolisch, über 15 mmHg diastolisch)	• mindestens eines der folgenden: Gehäuftes Wasserlassen, unvollständige Blasenentleerung, Dranginkontinenz • Orthostatische Hypotonie (über 20 mmHg systolisch, über 10 mmHg diastolisch)
zerebelläre Syndrome	zerebelläre Syndrome
	• mindestens eines der folgenden: Hyperreflexie/positives Babinski-Zeichen • Stridor • Parkinson-Symptome • Im cMRT Atrophie im Putamen, in den Kleinhirnstielen oder dem Pons • Hypermetabolismus im FDG-PET im Putamen • Präsynaptischer nigrostriataler dopaminerger Mangel im PET oder SPECT

15.4 Autonomes Nervensystem und Schlaganfall

Im Rahmen von ischämischen Schlaganfällen kommt es immer wieder zu plötzlichen, eher unerwarteten Todesfällen. Hierbei werden häufig die vorhandenen kardiovaskulären Risikofaktoren, wie Vorhofflimmern oder eine koronare Herzkrankheit, als Ursache für den plötzlichen Tod herangezogen. Es finden sich jedoch Hinweise, dass insbesondere insuläre Infarkte zu einer Häufung plötzlicher Todesfälle führen können. Hierbei sind jedoch isolierte insuläre Infarkte eine Seltenheit, vielmehr ist die Inselrinde im Rahmen größerer Ischämien mit betroffen. Sofern sich dieses aus Einzelfallberichten (Martí Fábregas et al. 2003; Rey et al. 2008) ableiten lässt, scheinen rechtsseitige insuläre Infarkte über eine Senkung des Sympathikotonus zu einer Bradykardie und letztlich zu einem Herzstillstand führen zu können. Linksseitige insuläre Infarkte weisen dagegen einen erhöhten Sympathikotonus auf (Oppenheimer et al. 1996). Die Inselrinde beider Seiten ist ein maßgeblicher Teil der vernetzt aufgebauten, zerebralen autonomen Regulation, sodass bei bildgebend nachgewiesenen insulären Infarkten bei diesen Patienten ein besonderes Augenmerk auf Herzrhythmusstörungen, Erregungsrückbildungsstörungen und Blutdruckregulationsstörungen zu liegen hat (Hachinski und Sörös 2012).

15.5 Autonome Störungen und Schlaf

Der Schlaf, das autonome Nervensystem (ANS) und die Motorik sind funktionell und anatomisch eng verbunden. Der Schlaf geht mit ausgeprägten Veränderungen der Funktionen des ANS einher. Er beeinflusst die autonomen Funktionen von Atmung und Kreislauf direkt und moduliert ihre Wechselwirkung. Daher sind Schlaf- und Atmungsstörungen bei Erkrankungen des ANS ebenso wahrscheinlich wie das Auftreten autonomer Dysfunktionen bei primären Schlaferkrankungen. Für den klinisch tätigen Neurologen gewinnen Störungen des autonomen Nervensystems und der Schlafregulation eine zunehmende Bedeutung. So findet die REM-Schlaf-Verhaltensstörung als frühes Zeichen einer späteren Parkinson-Erkrankung breites Interesse. Neurodegenerative Erkrankungen gehen häufig aber auch mit klinisch relevanten autonomen Störungen ebenso wie mit Schlafstörungen einher.

Während die klinisch-neurophysiologische Forschung Fragen autonomer Störungen im zentralen und peripheren Nervensystem detailliert bearbeitet, ist der praktische Einsatz der Methoden der autonomen Diagnostik ebenso wie der der Schlafdiagnostik noch unzureichend. Das Verständnis der Schlafstörungen wächst jedoch zunehmend. Wegen der engen Beziehung zwischen dem Schlaf und Erkrankungen des ZNS werden viele Patienten mit Schlafstörungen durch den Neurologen behandelt. Diese Aufgabe erfordert gute Kenntnisse in der Pathophysiologie, Diagnostik und Therapie dieser Erkrankungen. Autonome Störungen in der Nacht führen häufig zu einem erhöhten Sympathikotonus und Hyperarousals (ein Status übermäßiger psychischer und physischer Erregbarkeit) mit der langfristigen Folge einer erhöhten Morbidität und Mortalität. Die Continuous-Positive-Airway-Pressure(CPAP)-Behandlung der obstruktiven Schlafapnoe kann das Risiko kardiovaskulärer und zerebrovaskulärer Erkrankungen senken. Die Behandlung der Insomnie reduziert das Risiko einer arteriellen Hypertonie. Die Therapie der orthostatischen Hypotonie z. B. bei Morbus Parkinson birgt aber auch das Risiko nächtlicher hypertensiver Krisen, insbesondere beim sog. Inverse-Dipper-Blutdruckverhalten (Stuebner et al. 2013; Haensch 2008).

Periodische Beinbewegungen im Schlaf (Periodic Limb Movement in Sleep, PLMS) treten charakteristischerweise beim Restless-Legs-Syndrom auf, werden jedoch auch bei anderen Erkrankungen, die mit Schlafstörungen einhergehen, beobachtet. Dies sind zumeist neurodegenerative Erkrankungen, z. B. die Multisystematrophie. Die mit den PLMS auftretenden Arousalreaktionen können mit einer Frequenzbeschleunigung im EEG ebenso wie mit einer autonomen Aktivierung mit Blutdruck- und Herzfrequenzanstieg einhergehen (Siddiqui et al. 2007; Pennestri et al. 2007). Der Herzfrequenzanstieg beginnt drei Herzzyklen vor der Bewegung und erreicht ein Maximum kurz danach (Winkelman et al. 1999). Der Blutdruckanstieg von ungefähr 20 mmHg tritt zum Zeitpunkt der PLMS auf und korreliert mit der Dauer der motorischen Aktivität (Ferini-Strambi et al. 2014). Es bleibt unklar, ob die PLMS selbst oder zugrunde liegende Aktivierungsprozesse des Hirnstammes mit subkortikaler und kortikaler Aktivierung die Blutdruckveränderungen auslösen (Cassel et al. 2016; Walters und Rye 2009). Beim obstruktiven Schlafapnoe-Syndrom werden vergleichbare Blutdruck- und Herzfrequenzveränderungen für die erhöhte kardiovaskuläre Morbidität (Hypertonie, Herzinfarkt, Schlaganfall) verantwortlich gemacht.

15.6 Erektile Dysfunktion

Die erektile Dysfunktion ist definiert als die mindestens 6 Monate anhaltende Unfähigkeit, eine penile Erektion, die für einen befriedigenden Geschlechtsverkehr ausreicht, zu erreichen und aufrechtzuerhalten (Haensch et al. 2019).

Dieses betrifft über die Hälfte der Männer in der 7. Lebensdekade. Schwerpunkt der Diagnostik ist, neurogene oder psychogene Ursache zu erkennen und diese zu klassifizieren (primär, im Rahmen von anderen Erkrankungen oder als unerwünschte Medikamentenwirkung). Wesentliche diagnostische Tools sind die Anamnese und die körperliche Untersuchung. Ein EMG des M. sphincter ani externus kann als hilfreich bei der Frage nach einer neurogenen erektilen Dysfunktion angesehen werden. Die Neurografie sowie die SSEP (somatosensibel evozierten Potenziale) des N. pudendus und die penile sympathische Hautantwort werden nur selten eingesetzt. In der Anamnese ist insbesondere auch die Sexualanamnese sorgfältig zu erheben; ergänzend kann der Sexualpartner/die -partnerin befragt werden. Hierbei sind auch Spontanerektionen zu erfragen sowie in der klinischen Untersuchung Cremaster- und Analreflex sowie Sphinktertonus zu beurteilen. Laborchemisch stehen die Hormone Testosteron und Prolaktin sowie ein Basislabor mit HbA1c und Leberwerten im Vordergrund.

Die Gefäßdarstellung der venösen und arteriellen Gefäße des Penis sind bei artifizieller Erektion (Schwellkörperinjektionstest) aussagekräftiger, sicherlich jedoch einzelnen Fragestellungen in Zusammenarbeit mit anderen Disziplinen (insbesondere der Urologie) vorbehalten.

Als Fragebögen kann der International Index of Erectile Function (IIEF) oder die Kurzform (IIEF-5) eingesetzt werden, die sich insbesondere in Pharmakonstudien bewährt hat. Dieser Fragebogen erlaubt eine graduelle Einteilung anhand des Punktescores in keine, leichte, mittelschwere und schwere erektile Dysfunktion.

Ein Hinweis auf das Vorliegen einer psychogenen Ursache können ein plötzlicher Beginn, belastende Lebensereignisse, Situationsabhängigkeit, Substanzkonsum, junges Lebensalter unter 50 Jahren und das Fortbestehend nächtlicher Spontanerektionen sein.

15.6.1 Therapie

Die wesentlichen therapeutischen Maßnahmen sind die Behandlung der Ursache bzw. Vorbeugung, z. B. bei Diabetes, psychiatrisch-psychologische Therapie bei entsprechender Genese sowie die medikamentöse symptomatische Therapie mit PDE-5-Hemmern. Lokale Pharmakotherapeutika, Hilfsmittel und operative Therapie bleiben Einzelfällen vorbehalten.

Das Hauptaugenmerk der pharmakologischen Therapie liegt auf den PDE-5-Hemmern. Zugelassen sind Avanafil, Sildenafil, Tadalafil und Vardenafil. Vor Verschreibung sollte eine Einschätzung des kardiologischen Risikos erfolgen. Dabei ist bei Patienten mit mittlerem und unbestimmbarem Risiko der Rat der kardiologischen Kollegen einzuholen, bei Hochrisikopatienten sollte keine Therapie erfolgen. Die wesentlichen Kontraindikationen sind zudem die Therapie mit NO-Donatoren, labile Hypertonie, Leberinsuffizienz und viele mehr. Alle Wirkstoffe liegen in unterschiedlichen Dosierungen vor und sollten auftitriert werden. Bei fehlender Wirkung sollte der Testesteronspiegel kontrolliert und ggf. korrigiert werden, da dieses zu einer besseren Ansprechrate führen kann.

Yohimbin und Apomorphin sublingual spielen in der medikamentösen Therapie keine Rolle mehr. Die Anwendung von Autoinjektionen in den Schwellkörper (zugelassen in Deutschland ist nur Prostaglandin E1 [Caverject, Viridal]). Hierbei kann es allerdings zu prolongierten Erektionen bis zum Priapismus kommen, der als Notfall zu behandeln ist. Lokale Hilfsmittel wie Vakuumpumpen können im Einzelfall zum Einsatz kommen, ebenso wie die Implantation hydraulischer Systeme.

15.7 Neurogene Blasenentleerungsstörungen

Aufgrund der klinischen Symptome sowie der apparativen Zusatzuntersuchungen ist eine Einteilung der neurogenen Blasenstörung in Detrusorüberaktivität, Detrusor-Sphinkter-Dyssynergie, hypokontraktiler Detrusor sowie hypoaktiver Sphinkter sinnvoll.

15.7.1 Pathophysiologie

Generell unterscheidet man bei der Harnblasenfunktion eine Füll- oder Speicherphase sowie eine Entleerungs- bzw. Miktionsphase. Diese beiden Phasen gehen normalerweise ineinander über und führen zu einer restharnfreien Blasenentleerung (< 50 ml). Während der Füllphase kommt es im Normalfall zu einem ersten Harndrang ab einer Blasenfüllung von ungefähr 150 ml (sehr variabel), der im Verlauf der weiteren Blasenfüllung zurückgeht und kurz vor dem Erreichen der maximalen Blasenkapazität wieder zunimmt. Die Miktion erfolgt daraufhin, indem sich der Blasenhals („innerer Sphinkter") öffnet, der M. sphincter urethrae externus relaxiert und eine parasympathisch gesteuerte Detrusorkontraktion zu einer restharnfreien Blasenentleerung führt.

Dieser Ablauf kann auf mehreren Ebenen gestört bzw. unterbunden und geschädigt werden. Als neurogene Blasnfunktionsstörungen werden alle Blasendysfunktionen bezeichnet, die ein neurologisches Korrelat aufweisen. Entsprechend der Darstellung in ➤ Abb. 15.2 werden dabei im Wesentlichen folgende Störungen unterschieden:

Alle nervalen Schädigungen unterhalb des sakralen Miktionszentrums (S 2–5) führen zu einer peripheren (also schlaffen) Lähmung (hypoaktiver Detrusor oder Sphinkter), während Läsionen oberhalb des sakralen Miktionszentrums in der Regel in einer spastischen Lähmung enden (hyperaktiver Detrusor und/oder Sphinkter).

So stellt sich z. B. infolge einer traumatischen Querschnittlähmung nach der Phase des spinalen Schocks eine Detrusor- und Sphinkterhyperaktivität ein, während bei peripheren Problemen, z. B. Operationen im kleinen Becken oder bei einer Polyneuropathie, ein hypoaktiver Detrusor bzw. Sphinkter zu erwarten ist. Auch Läsionen innerhalb des Pons, in dem das suprasakrale Speicher- und Miktionszentrum lokalisiert ist, können zu Harnblasenstörungen führen. Aufgrund der vielfältigen Funktionen des pontinen Miktionszentrums können grundsätzlich alle Formen der neurogenen Blasendysfunktion auftreten.

15.7.2 Diagnostik

- Anamnese
- Neurologische und urologische Untersuchung, ggf. gynäkologische Untersuchung
- Blasentagebuch über mindestens 3 volle Tage

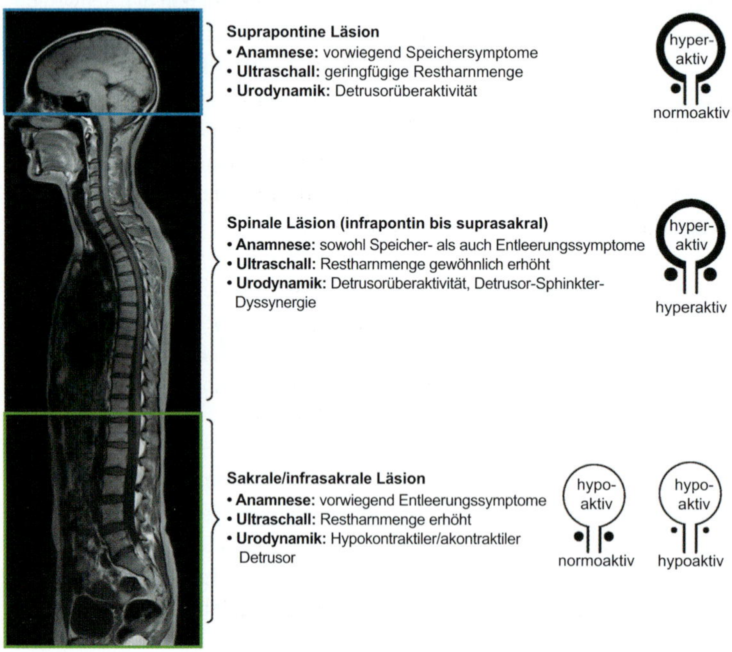

Abb. 15.2 Die neurologische Läsionshöhe bestimmt das Funktionsmuster des unteren Harntraktes (adaptiert nach Panicker et al. 2015). Suprapontine Läsion: Detrusorüberaktivität (kein Restharn, da synerge Miktion); spinale Läsion (infrapontin bis suprasakral): Detrusorüberaktivität und Detrusor-Sphinkter-Dyssynergie (Restharn, da dyssynerge Miktion); sakrale/infrasakrale Läsion: hypokontraktiler/akontraktiler Detrusor (Restharn, da Detrusorkontraktionskraft eingeschränkt)

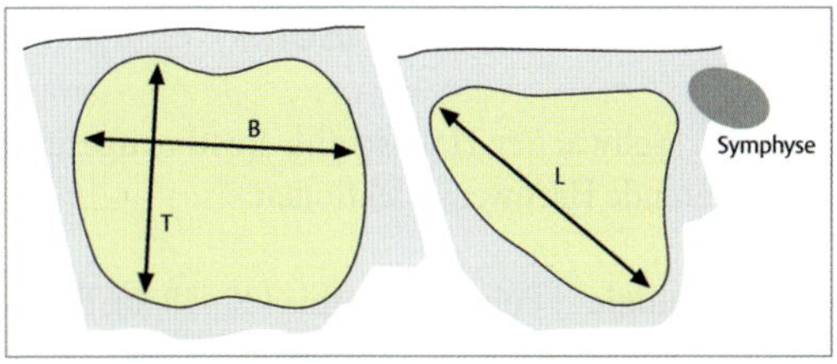

Abb. 15.3 Die Restharnmessung (sonografisch oder per Einmalkatheterismus) wird als Screeningmethode empfohlen. Die Restharnbestimmung ist sonografisch leicht durchzuführen. Nach der Miktion werden im Querschnitt die Breite und Tiefe und im Längsschnitt die Länge bestimmt. Das Volumen wird nach der Formel V = a x b × c × 0,5 berechnet.

- Urinsediment (Mittelstrahl- oder besser Katheterurin)
- Restharnmessung (sonografisch oder per Einmalkatheterismus; ➤ Abb. 15.3)
- Harnstrahlmessung (Uroflow)
- Urethrozystoskopie und Harnblasenspülzytologie
- (Video-)Urodynamik (sog. Blasendruckmessung) mit Beckenboden-EMG
- Nierensonografie
- Kreatinin, Harnstoff, evtl. 24-Stunden-Kreatinin-Clearance
- Furosemid- oder Belastungs-Isotopennephrogramm: Ist es bereits zu einem vesikorenalen Reflux gekommen, sind diese Verfahren sinnvoll, um einen Ausgangsbefund zu dokumentieren (Schmidt 2004).

Zusätzlich können die folgenden elektrophysiologischen Untersuchungen **(Nadel-EMG, Neurografie des N. pudendus transanal, Magnetstimulation des N. pudendus, EVOP des N. pudendus)** eingesetzt werden, um die Art der neurogenen Störung weiter einzugrenzen. Herauszuheben ist die penile/perineale sympathische Hautantwort als einzige spezifische Untersuchung vegetativer Nervenfasern.

15.7.3 Einzelne Krankheitsbilder

Detrusorüberaktivität

Klinik Pollakisurie, Nykturie, häufiges bis ständiges und äußerst unangenehmes Harndranggefühl (Urgency) bis zur Ausbildung einer Dranginkontinenz.

Epidemiologie Zentrale degenerative Erkrankungen wie Morbus Parkinson (27–70 % der Patienten, in Abhängigkeit vom Krankheitsstadium), Multiple Sklerose (50–90 % nach längerem Krankheitsverlauf), demenzielle Syndrome (10–90 % in Abhängigkeit von Ätiologie und Krankheitsstadium), zerebrovaskuläre Ereignisse (20–50 %).

Konservative Therapie verfahren

- **Blasentraining:** Training über Hinauszögern des Toilettengangs, bis normale Miktionsvolumina erreicht werden
- **Antimuskarinikum:** mindestens für 4–6 Wochen mit zumindest zwei unterschiedlichen Präparaten unter Restharnkontrollen, um eine sich ggf. entwicklende Detrusorhypoaktivität nicht zu übersehen
- **Mirabegron (Betmiga®):** selektiver Agonist des humanen β-3-Adrenozeptors (β-3-AR), der im Detrusor lokalisiert ist. Dieses Medikament ist ein neuer Therapieansatz bei der Detrusorüberaktivität. Die klinischen Erfahrungen bei der neurogenen Blasenstörung sind aktuell noch begrenzt.

Invasive Therapieverfahren

- **Chronische Stimulation der Sakralwurzel S 3:** Vorausgehend ist eine längere Testphase. In mehreren Studien bei nichtneurogenen Blasenentleerungsstörungen zeigt sich eine Verbesserung der Symptomatik bei sorgfältig ausgewählten Patienten, bei neurogenen Blasenfunktionsstörungen liegen keine randomisierten Studien vor.
- **Botulinumtoxin-A-Injektionen in den Detrusor:** chemische Blasendenervierung. Mehrere Studien für neurogene und nichtneurogene Blasenstörungen wurden durchgeführt und bereits publiziert, die Zulassung gilt für beide Indikationen.
- **Operative Anlage einer Harnblasenaugmentation:** Mithilfe des Dünndarms wird ein Conduit als inkontinente (Ileumconduit)/kontinente (katheterisierbares Reservoir) Variante angelegt und ist als Ultima Ratio anzusehen.

Detrusor-Sphinkter-Dyssynergie

Klinik Häufig unterbrochener Harnstrahl und Startschwierigkeiten.

Epidemiologie Klassischerweise Folge einer Rückenmarksverletzung, aber auch bei Patienten mit Multisystematrophie (bis zu 50 %) sowie Multipler Sklerose (6–30 %), konnatal (ca. 50 % der Patienten, z. B. bei Myelomeningozele).

Konservative therapeutische Maßnahmen
- **Sauberer Einmalkatheterismus:** Blaseninnendruck von 40 cmH_2O sollte nicht überschritten werden, um die Ausbildung einen vesikorenalen Refluxes zu verhindern
- **Antimuskarinikum:** s. o., alleine häufig nicht ausreichend, in Kombination mit Einmalkatheterismus
- **Mirabegron (Betmiga®):** s. o.

Invasive Verfahren
- **Botulinumtoxin-A-Detrusorinjektion:** häufig Erfolg versprechend, führt bei bis zu 85 % aller Patienten zu einer Zunahme der Blasenkapazität sowie zu einer Reduktion der Inkontinenzepisoden.
- **Sakrale Vorderwurzelstimulation (SARS) mit simultaner sakraler Hinterwurzeldeafferenzierung (SARD; dorsale Rhizotomie):** Durch Durchbrechung des Reflexbogens kann die Blase ihrer Speicherfunktion wieder nachkommen. Über einen Stimulator können intradural implantierte Elektroden an den Hinterwurzeln von S 2–4 (Brindley-Stimulator) aktiviert werden, die dann zu einer Detrusorkontraktion mit anschließender Blasenentleerung führen. Voraussetzungen: komplette Rückenmarksverletzung, die seit mindestens einem, aber möglichst nicht länger als 5 Jahre besteht. Nebenwirkungen: Männer können die Reflexerektion verlieren; schwere vegetative Dysregulationen unter der Stimulation sind beschrieben.
- **Komplette Sphinkterotomie:** Der Sphinkter wird transurethral eingekerbt, führt zu einer kompletten bzw. nahezu kompletten Inkontinenz, der Widerstand der Blasenentleerung wird in der Regel signifikant reduziert.
- **Blasenaugmentation** (Ileumaugmentation bzw. Autoaugmentation).
- **Ileumconduit-Anlage** als nasse Harnableitung über ein Stoma.
- **Anlage eines kontinenten katheterisierbaren Reservoirs** als trockene Harnableitung.

Hypokontraktiler Detrusor

Klinik Schwacher Harnstrahl, Restharngefühl, rezidivierende Harnwegsinfektionen.

Epidemiologie Polyneuropathie (20–40 %), Bandscheibenprolaps (6–18 %), Erkrankungen des kleinen Beckens, Guillain-Barré-Syndrom (30 %), CIDP, Multiple Sklerose (bis zu 20 %), iatrogen nach Operationen (vor allem nach Rektumresektion und Hysterektomie bei 10–60 %).

Konservative therapeutische Maßnahmen
- **Suprapubische Harndauerableitung:** über mindestens 12 Wochen, anschließend Retonisierung des Detrusors mit Ziel der ausreichenden Blasenentleerung (Restharn unter 100 ml, weniger als 3 Zystitiden pro Jahr, keine Pyelonephritiden)
- **Therapie mit einem Cholinergikum:** nur unterstützend zur suprapubischen Harnableitung verabreicht
- **Therapie mit Alphablockern:** ergänzend zur suprapubischen Harnableitung bei unzureichender Retonisierung des Detrusors über die Öffnung des Blasenhalses und darüber Verbesserung der Blasenentleerung

Invasive Verfahren
- **Chronische Stimulation der Sakralwurzel S 3:** s. o.
- **Intravesikale Elektrotherapie:** über einen transurethralen oder suprapubischen Katheter
- **Sauberer Einmalkatheterismus:** bei Versagen der vorgenannten Verfahren

Hypoaktiver Sphinkter

Klinik Verlust der reflektorischen Kontraktion des Sphinkters bei Anstieg des abdominalen Drucks (z. B. Husten, Niesen, Tragen schwerer Lasten) mit Urinverlust.

Epidemiologie Selten, z. B. periphere Läsionen.

Differenzialdiagnostik Gerade bei älteren Patienten müssen nichtneurogene Blasenstörungen von den neurogenen Blasenstörungen abgegrenzt werden.

Dazu zählen vor allem die subvesikale Obstruktion bei Männern, am häufigsten durch eine Prostatahyperplasie, sowie bei Frauen eine Inkontinenz, die häufig durch eine Bindegewebsschwäche entsteht.

Konservative therapeutische Maßnahmen

- **Beckenbodentraining** unter qualifizierter physiotherapeutischer Anleitung
- **Biofeedbacktraining:** In einzelnen Studien mit geringen Patientenzahlen ist ein Effekt des Biofeedbacktrainings auf die Verbesserung der Inkontinenz nachgewiesen worden.
- **Duloxetin** kann den Sphinktertonus steigern, ist allerdings in Studien nur bei Patientinnen mit leichteren bis mittleren Harnbelastungsinkontinenz nachgewiesen.

Invasive Verfahren

- **Artifizielles Sphinktersystem:** Goldstandard bei kompletter Sphinkterinsuffizienz.
- **„Bulking Agents“:** Transurethral können in Lokalanästhesie verschiedene Substanzen (Silikon, Teflon, Fett, Kollagen) unter den Sphinkter gespritzt werden; hierdurch bedingte subvesikale Obstruktion mit möglicher Verbesserung der Kontinenzsituation.

Nykturie

Klinik Gehäuftes nächtliches Wasserlassen, Führen eines Blasentagebuchs, Unterscheidung zwischen Polyurie (Urinausscheidung > 40 ml/kg KG), einer nächtlichen Polyurie (Ausscheidung von mehr als einem Drittel der 24-Stunden-Urinmenge in der Nacht) und einer verminderten Blasenkapazität.

Epidemiologie Häufig, jedoch regelhaft im Rahmen anderer Erkrankungen (siehe Differenzialdiagnostik).

Differenzialdiagnostik Ausschluss organischer Pathologien einer Polyurie (z. B. Polydipsie, Diabetes insipidus, Herz-Kreislauf-Erkrankungen, Schlafapnoe, abendliche Diuretikaeinnahmen).

Konservative therapeutische Maßnahmen

- **Desmopressin:** Zur Vermeidung einer übermäßigen Flüssigkeitsretention sollte die abendliche Trinkmenge reduziert werden. Blutdruck, Gewicht und Serum-Natrium müssen zu Beginn der Desmopressin-Therapie regelmäßig überwacht werden.
- **Antimuskarinergicum:** Ein Therapieversuch kann bei einer verminderten Blasenkapazität aufgrund eines hyperaktiven Detrusors begonnen werden.

15.8 SARS-CoV-2 und autonomes Nervensystem

15.8.1 Autonome Testung während der Coronaviruspandemie

Die Coronaviruspandemie (SARS-CoV-2) hat von Ende 2019 an weltweit um sich gegriffen und schrittweise auch immer mehr Diagnostik und therapeutischen Möglichkeiten in den Krankenhäusern und Kliniken verändert. Insbesondere sind planbare Eingriffe oder auch diagnostische Schritte verschoben worden oder waren nur eingeschränkt möglich (Guaraldi et al. 2020). Die üblichen Vorsichtsmaßnahmen wie ausreichend Abstand zu halten und nur in ausreichend großen und gut belüfteten Räumen zu arbeiten, lassen sich häufig beim Anlegen der für die Untersuchung notwendigen Elektroden etc. nicht umsetzen. Auch ist zu berücksichtigen, dass eine ausführliche autonome Testung häufig deutlich mehr als eine Stunde in Anspruch nimmt und so ein zwischendurch stattfindendes Lüften des Raumes dringend geboten ist (Morawska und Milton 2020).

Die Testung des autonomen Nervensystems ist im Rahmen der vertieften Respiration oder dem Valsalva-Manöver zur Überprüfung der Herzfrequenzvariabilität mit der Gefahr einer erhöhten Aerosolbildung behaftet – vor allem auch da hierbei die persönliche Schutzausrüstung des Patienten (insbesondere die Maske) abgenommen werden muss (Figueroa et al. 2020; Guaraldi et al. 2020 Figueroa et al. 2020; Guaraldi et al. 2020). In diesem Fall sollte der Patient angeleitet werden, dass er das notwendige Mundstück selber positioniert und festhält. Der Abstand zwischen Untersucher und Patientin sollte möglichst groß sein. Auch empfiehlt es sich, die Anzahl der Wiederholungen bei der vertieften Respiration von 10 Zyklen auf 5 bis 6 zu reduzieren, sofern sich hierdurch eine ausreichend stabile Messung erzielen lässt. Während der quantitativen Schweißmessung ist eine Veränderung der Befunde durch das Tragen einer Maske nicht zu befürchten – allerdings kommt es im Rahmen von Kipptischtestungen gelegentlich zu Übelkeit und Erbrechen. In diesem Fall kann das Tragen einer Maske zusätzliche Schwierigkeiten mit sich bringen (Figueroa et al.2020).

15.8.2 Autonome Störungen nach COVID-Erkrankungen

Im Rahmen von COVID-Erkrankungen sind zahlreiche neurologische Störungen beschrieben. Diese reichen von Verlust von Geruchs- und Geschmackssinn bis hin zu Enzephalitiden und Schlaganfällen. Inwieweit es sich immer um kausale Zusammenhänge oder um zeitliche Zufälle handelt, ist sicherlich bei einigen der zahlreichen publizierten Fälle kritisch zu hinterfragen. Die Deutsche Gesellschaft für Neurologie (DGN) hat im Sommer 2020 eine eigene Leitlinie („Neurologische Manifestationen bei COVID-19", Berlit et al. 2020) herausgegeben, die sich ausführlich mit den einzelnen Aspekten beschäftigt.

Hinsichtlich des autonomen Nervensystems ist die gehäufte Entwicklung von Guillain-Barre-Syndromen – analog zu andere Viruserkrankungen – zu betrachten. Hierzu sind zahlreiche Publikationen zu finden, die zum Teil Fallserien als auch kurze Reviews beinhalten (u. a. Ahmed et al. 2020; Caress et al. 2020; Rahimi K 2020). Gehäuft beschrieben wird auch das Auftreten eines Posturalen Tachykardiesyndroms nach COVID (Miglis MG et al. 2020; Umapathi et al. 2020).

Spannend und sicherlich in den kommenden Jahren näher zu untersuchen sind sogenannte „Long-COVID"-Verläufe, die seit dem Sommer 2020 zunehmend gehäuft veröffentlicht werden. Verschiedene Autorengruppen (z. B. Dani et al. 2020; Davido et al. 2021; Niazkar HR et al. 2020) diskutieren gehäuft nach milden COVID-Verläufen verkommende körperliche Einschränkungen wie Abgeschlagenheit und Erschöpfung. Dieses ist ebenso nach anderen Viruserkrankungen (zum Beispiel nach EBV-Infektionen) beschrieben und wird häufig einem Chronic Fatique Syndrom zugeordnet. Hierbei erscheinen Frauen um zwischen 25 und 50 Jahren ohne wesentliche Vorerkrankungen die am stärksten betroffene Gruppe zu sein. Symptome, die neben den oben genannten geschildert werden, sind eine orthostatische Intoleranz, Kopf- und Brustschmerzen, subjektive Atemnot und Ängstlichkeit. Bei der bei COVID oft langen Intensivpflichtigkeit mit prolongierter Beatmungstherapie ist aber auch das gehäufte Auftreten einer Critical Illness Polyneuropathy differenzialdiagnostisch abzugrenzen.

15.9 Neues zu therapeutischen und diagnostischen Möglichkeiten

15.9.1 Midodrin

Midodrinchlorid ist ein Prodrug und seit 1996 in den USA zur Behandlung der orthostatischen Hypotonie von der FDA zugelassen. In Deutschland ist Midodrin als Gutron® in Form von Tabletten (2,5 mg) und Tropfen (1 ml entspricht 10 mg) zur Behandlung der neurogenen orthostatischen Hypotonie zugelassen, jedoch leider nicht erstattungsfähig. In der Schweiz ist die Zulassung breiter gefasst; dort ist es auch zur Behandlung einer medikamentös induzierten Hypotonie oder nach „längerer Bettlägerigkeit" zu verordnen. In Österreich besteht zudem eine Zulassung bei Urininkontinenz aufgrund einer Beckenbodenschwäche oder einer Sphinkterdysfunktion.

Bei über 4 000 Patienten konnte mittlerweile gezeigt werden, dass es über die Zunahme des Gefäßtonus zu einem Anstieg des Blutdrucks und einer Abnahme der Häufigkeit von Synkopen oder Präsynkopen kommt. Häufige Nebenwirkungen sind Übelkeit und Kopfschmerzen (etwa 10 % der Patienten). Allerdings ist Midodrin auch mit dem Auftreten einer Liegendhypertonie assoziiert und wird daher nicht bei Patienten empfohlen, die vor Beginn der Therapie im Liegen einen Blutdruck von über 170 mmHg systolisch aufweisen. Wirksam ist Midodrin nahezu unabhängig von der der orthostatischen Hypotonie zugrunde liegenden Erkrankung (Smith et al. 2016).

15.9.2 Droxidopa

Droxidopa wurde in den USA und Japan zur Behandlung der neurogen bedingten orthostatischen Hypotonie zugelassen, in Deutschland und Europa hat das Medikament keine Zulassung. Droxidopa (L-Threo-3,4-dihydroxyphenyserin) ist ein Prodrug, das durch die Dopacarboxylase in Noradrenalin umgewandelt wird. Es kommt zu einer peripheren venösen und arteriellen Vasokonstriktion und als Folge zum Blutdruckanstieg. Nebenwirkungen sind Kopfschmerzen, Übelkeit, Erbrechen oder eine (Liegend-)Hypertonie. In den berichteten unerwünschten Wirkungen fand sich jedoch in einer Metaanalyse von Elgebaly et al. (2016) kein signifikanter Unterschied zwischen Placebo- und Verumgruppe. Wie auch bei Midodrin ist bei der Anwendung von Droxidopa bei Patienten mit einer vorbestehenden Hypertonie – insbesondere im Liegen – Vorsicht geboten. Daher ist zu empfehlen, die letzte Dosis mit mindestens vier Stunden Abstand vor dem Zubettgehen einzunehmen und im Tagesverlauf längere Liegephasen zu vermeiden.

15.9.3 Donepezil-PET

Das idiopathische Parkinson-Syndrom geht bereits frühzeitig mit parasympathischen Störungen einher. Bisher wird davon ausgegangen, dass es im Rahmen der Krankheitsausbreitung zu pathologischen Anreicherungen von alpha-Synuclein im Bereich des Gastrointestinaltraktes kommt und dann möglicherweise auch aufsteigend über den N. vagus in den Hirnstamm. Der PET-Tracer 5-[^{11}C]-Methoxyl-Donepezil bindet als Ligand an die Acetylcholinesterase. Hierdurch lassen sich Dichte und Verteilung der Acetylcholinesterase sowohl im Gehirn als auch in anderen Organen darstellen und die Verteilung cholinerger Neurone visualisieren.

In einer dänischen Studie (Gjerløf et al. 2015) wurden zwölf Patienten mit mildem bis moderatem idiopathischem Parkinson-Syndrom mittels einer Donepezil-PET untersucht. Es zeigte sich beim idiopathischen Parkinson-Syndrom im Gegensatz zu alters- und geschlechtgematchten Kontrollpersonen eine signifikant geringere Anreicherung im Dünndarm und Pankreas. Eine signifikante Korrelation der bildgebenden Befunde mit den durchgeführten klinischen Erhebungen (Obstipation, kardiale autonome Diagnostik, Magenentleerungszeit) war nicht zu belegen. Die Autoren schildern einen rostro-caudalen Gradienten des Verlustes cholinerger Neurone vom unteren Ösophagus bis hin zum Dünndarm. In früheren Studien ließ sich bisher kein eigentlicher Verlust der enterischen parasympathischen Neurone darstellen (Annerino et al. 2012; Lebouvier et al. 2010), sodass von den Autoren der Studie ein Schaden der terminalen Nervenendigungen und eine Degeneration der motorischen Kerne des Vagus postuliert werden. Eine kürzlich veröffentlichte Studie belegte diese Ergebnisse bereits in Frühphasen der Erkrankung (Fedorova et al. 2017). In diesem Zusammenhang sind auch dänische Studien interessant, die ein deutlich reduziertes Parkinson-Risiko bei früher vagotomierten Patienten belegen konnten.

15

15.9.4 Hautbiopsie

Die histopathologische Darstellung der intraepidermalen Nervenfasern in einer Hautstanzbiopsie hat sich als Methode zur Sicherung einer Beteiligung der unmyelinisierten C-Fasern (Small-Fiber-Neuropathie) bei einer peripher autonomen Störung etabliert. Für die Bestimmung der intraepidermalen Nervenfaserdichte (IENFD) reicht schon eine 3 mm große Stanzbiopsie am Unterschenkel aus. Durch eine Anfärbung von intraepidermalen Nervenfasern mit einem panaxonalen Antikörper (PGP 9,5) kann die intraepidermale Nervenfaserdichte bestimmt werden. Neben einer reduzierten IENFD sind axonale Schwellungen und Aussprossungen hinweisgebend auf eine periphere autonome Neuropathie wie in 45 % bei der neuropathischen Form des POTS (Haensch et al. 2014).

15.9.5 Fragebogen zur orthostatischen Hypotonie

Der Orthostatic Hypotension Questionnaire (OHQ) besteht aus 16 Items, welche die Schwere der Symptome erfassen sollen, und 4 Items, welche die Alltagslast hinsichtlich der Symptomschwere erfassen. Hierbei werden die Symptome der vergangenen Woche erfragt (z. B. hinsichtlich „Schwindel, Leere im Kopf…“)

und ihre Ausprägung (zwischen 0 = keine Symptome und 10 = am schlimmsten vorstellbare Ausprägung) dokumentiert. Dieser Fragebogen ist hinsichtlich Validität und Konsistenz ausreichend untersucht, um auch Therapieerfolge und -misserfolge über längere Zeiträume absehen bzw. therapeutische Anpassungen vornehmen zu können (Kaufmann et al. 2012).

15

LITERATUR

Im Buch sind nur die neuesten Literaturstellen aufgeführt. Unter https://else4.de/neurologie-online erhalten Sie Zugriff zum gesamten Literaturverzeichnis.

Ahmed MU, Hanif M, Ali MJ, Haider MA, Kherani D, Memon GM, Karim AH, Sattar A. Neurological Manifestations of COVID-19 (SARS-CoV-2): A Review. Front Neurol 2020; 11:518. doi: 10.3389/fneur.2020.00518.

Allock LM, Kenny RA, Burn DJ. Clinical phenotype of subjects with Parkinson's disease and orthostatic hypotension: autonomic symptom and demographic comparison. Mov Disord 2006; 21: 1851–1855.

Annerino DM, Arshad S, Taylor GM, et al. Parkinson's disease is not associated with gastrointestinal myenteric ganglion neuron loss. Acta Neuropathol 2012; 124: 665–680.

Berlit P, et al. Neurologische Manifestationen, S1-Leitlinie, 2020, in: Deutsche Gesellschaft für Neurologie (Hrsg.), Leitlinien für Diagnostik und Therapie in der Neurologie. Online: www.dgn.org/leitlinien (abgerufen am 26.12.2020).

Blok B, et al. Guidelines on Neuro-Urology. 2019. Aus: https://uroweb.org/guideline/neuro-urology/ (letzter Zugriff: 05.05.2020).

Caress JB, Castoro RJ, Simmons Z, et al. COVID-19-associated Guillain-Barré syndrome: The early pandemic experience. Muscle Nerve 2020; 62(4): 485–491. doi:10.1002/mus.27024.

Cassel W, Kesper K, Bauer A, et al. Significant association between systolic and diastolic blood pressure elevations and periodic limb movements in patients with idiopathic restless legs syndrome. Sleep Med 2016; 17: 109–120.

Castano-Botero JC, et al. Extradural implantation of sacral anterior root stimulator in spinal cord injury patients. Neurourol Urodynam 2016; 35: 970–974.

Centi J, Freemann R, Gibbons CH, et al. Effects of orthostatic hypotension on cognition in Parkinson disease. Neurology 2017; 88: 17–24.

Cheng T, et al. Efficacy and safety of onabotulinumtoxinA in patients with neurogenic detrusor overactivity: a systematic review and meta-analysis of randomized controlled trials. PLoS One 2016; 11: e0159307.

Ciolli L, Krismer F, Nicoletti F, Wennig GK. An update on the cerebellar subtype of multiple system atrophy. Cerebellum and Ataxias 2014; 1: 14.

Dani M, Dirksen A, Taraborrelli P, Torocastro M, Panagopoulos D, Sutton R, Lim PB. Autonomic dysfunction in 'long COVID': rationale, physiology and management strategies. Clin Med (Lond) 2021;m21(1):me63-e67. doi: 10.7861/clinmed.2020–0896. Epub 2020 Nov 26.

Davido B, Seang S, Tubiana R, de Truchis P. Post-COVID-19 chronic symptoms: a postinfectious entity? Clin Microbiol Infect 2020; 26(11): 1448–1449. doi: 10.1016/j.cmi.2020.07.028.

Drake M, et al. Efficacy and safety of mirabegron add-on therapy to solifenacin in incontinent overactive bladder patients with an inadequate response to initial 4-week solifenacin monotherapy: a randomised double-blind multicentre phase 3B study (BESIDE). European Urology 2016; 70: 136–145.

Elgebaly A, Abdelazeim B, Mattar O, Gadelkarim M, Salah R, Negida A. Meta-analysis of the safety and efficacy of droxidopa for neurogenic orthostatic hypotension. Clin Auton Res 2016; 26: 171–180.

Fanciulli A, Göbel G, Ndayisaba JP, et al. Supine hypertension in Parkinson's disease and multiple system atrophy. Clin Auton Res 2016; 26: 97–105.

Fedorova T, Seidelin L, Knudsen K, et al. Decreased intestinal acetylcholinesterase in early Parkinson disease. Neurology 2017; 88: 775–781.

Ferini-Strambi L, Walters AS, Sica D. The relationship among restless legs syndrome (Willis-Ekbom Disease), hypertension, cardiovascular disease, and cerebrovascular disease. J Neurol 2014; 261(6): 1051–1068.

Figueroa JJ, Cheshire WP, Claydon VE, Norcliffe-Kaufmann L, Peltier A, Singer W, Snapper H, Vernino S, Raj SR. American Autonomic Society. Autonomic function testing in the COVID-19 pandemic: an American Autonomic Society position statement. Clin Auton Res 2020; 30(4): 295–297. doi: 10.1007/s10286-020-00702-4.

Freeman G, Wieling W, Axelrod FB, et al. Consensus statement on the definition of orthostatic hypotension, neutrally mediated syncope and the postural tachycardia syndrome. Clin Auton Res 2011; 21: 69–72.

Gajewski JB, et al. An International Continence Society (ICS) report on the terminology for adult neurogenic lower urinary tract dysfunction (ANLUTD). Neurourol Urodyn 2018; 37: 1152–1161.

Gibbons CH, Schmidt P, Biaggioni I, et al. The recommendations of a consensus panel for the screening, diagnosis, and treatment of neurogenic orthostatic hypotension and associated supine hypertension. J Neurol 2017; 264 (8): 1567–1582.

Gilman S, Wenning GK, Low PA, et al. Second consensus statement on the diagnosis of multiple system atrophy. Neurology 2008; 71: 670–676.

Gjerløff T, Fedorova T, Knudsen K, et al. Imaging acetylcholinesterase density in peripheral organs in Parkinson's disease with 11C-Donepezil PET. Brain 2015; 138: 653–663.

Groen J, et al. Summary of European Association of Urology (EAU) Guidelines on Neuro-Urology. Eur Urol 2016; 69: 324–333.

Guaraldi P, Barletta G, Baschieri F, Calandra-Buonaura G, Provini F, Cortelli P. Testing cardiovascular autonomic function in the COVID-19 era: lessons from Bologna's

Autonomic Unit. Clin Auton Res 2020; 30(4): 325–330. doi: 10.1007/s10286-020-00710-4.

Hatzimouratidis K, et al. EAU Guidelines on Male Sexual Dysfunction. 2019. Aus: https://uroweb.org/guideline/male-sexual-dysfunction/ (letzter Zugriff: 05.05.2020).

Haensch CA, Tosch M, Katona I, Weis J, Isenmann S. Small-fiber neuropathy with cardiac denervation in postural tachycardia syndrome. Muscle Nerve 2014; 50: 956–961.

Haensch CA. New findings about cardiovascular dysfunction in Parkinson's disease. In: Hahn T, Werner J (Hrsg.): New Research on Parkinson's Disease. New York: Nova Science Publishers 2008: 167–180.

Haensch CA. S1-Leitlinie Diagnostik und Therapie von neurogenen Blasenstörungen. DGNeurologie 2020; 3: 302–309.

Haensch CA, Hilz M, Jost W, Kaufmann A, Kessler T, Lahrmann H. S1-guideline for diagnosis and treatment of erectile dysfunction. Fortschr Neurol Psychiatr 2019; 87 (4): 225–233.

Holmquist S, Chutna L, Bousset P, et al. Direct evidence of Parkinson pathology spread from the gastrointestinal tract to the brain in rats. Acta Neuropathol 2014; 128: 805–820.

Jost WH, Agustis S. Severity of orthostatic hypotension in the course of Parkinson's disease: No correlation with the duration of the disease. Parkinsonism Relat Disord 2015; 21: 314–316.

Kang P, Kloke J, Jain S. Olfactory dysfunction and parasympathetic dysautonomia in Parkinson's disease. Clin Auton Res 2012; 22: 161–166.

Kaufmann H, Malamut R, Norcliffe-Kaufmann L, Rosa K, Freemann R. The Orthostatic Hypotension Questionnaire (OHQ): validation of a novel symptom assessment scale. Clin Auton Res 2012; 22: 79–90.

Kavia RB, et al. Urinary retention in women: its causes and management. BJU Int 2006; 97: 281–287.

Lebouvier T, Neunlist M, Bruley de Varannes S, et al. Colonic biopsies to assess the neuropathology of Parkinson's disease and its relationship with symptoms. PLoS One 2010; 5: e12728.

Madhuvrata P, et al. Anticholinergic drugs for adult neurogenic detrusor overactivity: a systematic review and meta-analysis. Eur Urol 2012; 62: 816–830.

Mallien J, Isenmann S, Mrazek A, Haensch C. Sleep disturbances and autonomic dysfunction in patients with postural orthostatic tachycardia syndrome. Front Neurol 2014; 5:118, 1–6.

Martí Fábregas J, Martí Vilata JL, Franquet E, et al. Asistolias en la fase aguda del infarto cerebral. A propósito de un caso. Neurologica 2003; 18: 170–174.

Merola A, Romagnolo A, Rosso M, et al. Orthostatic hypotension in Parkinson's disease: Does it matter if asymptomatic? Parkinsonism Relat Disord 2016; 33: 65–71.

Miglis MG, Prieto T, Shaik R, Muppidi S, Sinn DI, Jaradeh S. A case report of postural tachycardia syndrome after COVID-19. Clin Auton Res 2020; 30(5): 449–451.

Morawska L, Milton DK. It Is Time to Address Airborne Transmission of Coronavirus Disease 2019 (COVID-19). Clin Infect Dis 2020; 71(9): 2311–2313. doi: 10.1093/cid/ciaa939.

Niazkar HR, Zibaee B, Nasimi A, Bahri N. The neurological manifestations of COVID-19: a review article. Neurol Sci 2020; 41(7): 1667–1671. doi: 10.1007/s10072-020-04486-3.

Panicker JN, et al. Lower urinary tract dysfunction in the neurological patient: clinical assessment and management. Lancet Neurol 2015; 14: 720–732.

Park KJ, Singer W, Sletten DM, Low PA, Bharucha AE. Gastric emptying in postural tachycardia syndrome: a preliminary report. Clin Auton Res 2013; 23: 163–167.

Pennestri MH, Montplaisir J, Colombo R, et al. Nocturnal blood pressure changes in patients with restless legs syndrome. Neurology 2007; 68: 1213–1218.

Pomper JK, Wilhelm H, Haensch CA, et al. A novel clinical syndrome revealing a deficiency of the muscarinic M3 receptor. Neurology 2011; 76: 451–455.

Rahimi K. Guillain-Barre syndrome during COVID-19 pandemic: an overview of the reports. Neurol Sci 2020; 41(11): 3149–3156. doi: 10.1007/s10072-020-04693-y.

Rey V, Cereda C, Michel P. Neurological picture. Recurrent asystolia in right middle cerebral artery infarct with predominant insular involvement. J Neurol Neurosurg Psychiatry 2008; 79: 618.

Schmidt G (Hrsg.). Checkliste Sonographie. 3. A. Stuttgart: Thieme; 2004.

Schurch B, et al. Treatment of neurogenic incontinence with botulinum toxin A. N Engl J Med 2000; 342: 665.

Shannon JR, Flattem NL, Jordan J, et al. Orthostatic intolerance and tachycardia associated with norepinephrine-transporter deficiency. N Engl J Med 2017; 342: 541–549.

Siddiqui F, Strus J, Ming X, et al. Rise of blood pressure with periodic limb movements in sleep and wakefulness. Clin Neurophysiol 2007; 118: 1923–1930.

Smith W, Wan H, Much D, Robinson AG, Martin P. Clinical benefit of midodrine hydrochloride in symptomatic orthostatic hypotension: a phase 4, double-blind, placebo-controlled, randomized, tilt-table study. Clin Auton Res 2016; 26: 269–277.

Sörös P, Hachinsik V. Cardiovascular and neurological causes of sudden death after ischaemic stroke. Lancet Neurol 2012; 11: 179–188.

Stuebner E, Vichayanrat E, Low DA, Mathias CJ, Isenmann S, Haensch CA. Non-dipping nocturnal blood pressure and psychosis parameters in Parkinson disease. Clin Auton Res 2015; 25: 109–116.

Stuebner E, Vichayanrat E, Low D, Mathias C, Isenmann S, Haensch CA. Twenty-four hour non-invasive ambulatory blood pressure and heart rate monitoring in Parkinson's Disease. Front Neurol 2013; 4: 1–14.

Svensson E, Henderson VW, Borghammer P, Horváth-Puhó E, Sørensen HT. Constipation and risk of Parkinson's disease: a Danish population-based cohort study. Parkinsonism Relat Disord 2016; 28: 18–22.

Umapathi T, Poh MQW, Fan BE, Li KFC, George J, Tan JYL. Acute hyperhidrosis and postural tachycardia in a COVID-19 patient. Clin Auton Res 2020; 30(6): 571–573.
Umehara T, Matsuno H, Toyoda C, Oka H. Clinical characteristics of supine hypertension in de novo Parkinson disease. Clin Auton Res 2016; 26: 15–21.
Vernino S, Low PA, Fealey RD, Stewart JD, Farrugia G, Lennon VA. Autoantibodies to ganglionic acetylcholine receptors in autoimmune autonomic neuropathies. N Engl J Med 2000; 343: 847–855.
Vernino S, Lindstrom J, Hopkins S, Wang Z, Low PA. Chararcterisation of ganglionic acetylcholine receptor autoantibodies. J Neuroimmunol 2008; 15: 197: 63–69.
Walters AS, Rye DB. Review of the relationship of restless legs syndrome and periodic limb movements in sleep to hypertension, heart disease, and stroke. Sleep 2009; 32: 589–597.

KAPITEL

16 Schlafstörungen

Peter Young und Anna Heidbreder

Wichtige Neuigkeiten auf einen Blick

- Die primäre Behandlungsstrategie der chronischen Insomnie stellt nach den aktuellen deutschen und europäischen Leitlinien die kognitive Verhaltenstherapie dar.
- Neben den klassischen sedierenden Medikamenten (z. B. schlafanstoßende Antidepressiva, Nicht-Benzodiazepin-Agonisten, sogenannte Z-Substanzen) steht mittlerweile retardiertes Melatonin als Chronotherapeutikum in der Behandlung der Insomnie zur Verfügung.
- Als alternatives auf den Histaminstoffwechsel wirksames Medikament in der Behandlung der

Narkolepsie ist Pitolisant zur Behandlung der Tagesschläfrigkeit und Kataplexien seit 2017 zugelassen, zudem wird ist seit 2020 Solriamfetol, ein selektiver Dopamin-Noradrenalin-Wiederaufnahmehemmer, zu Behandlung der exzessiv gesteigerten Tagesschläfrigkeit einsetzbar.

- Die REM-Schlafverhaltensstörung stellt als Schlafstörung einen Prädiktor neurodegenerativer Erkrankungen (insbesondere der Alpha-Synukleinopathien) dar.
- Schlafbezogene Atmungsstörungen finden sich bei vielen neurologischen Erkrankungen. Das obstruktive Schlafapnoe-Syndrom ist als unabhängiger Risikofaktor mit dem Schlaganfall assoziiert. Bei Patienten mit neuromuskulären Erkrankungen besteht häufig ein nächtliches Hypoventilationssyndrom.
- In der Behandlung des Restless-Legs-Syndroms werden alpha-2-Delta-Liganden als mögliche primäre Behandlungsstrategie empfohlen.
- Die Augmentation stellt eine relevantes Behandlungsrisiko des Restless-Legs-Syndroms dar.

16.1 Einführung

In der klinischen Neurologie spielen Schlafstörungen als eigenständige Erkrankung häufig noch eine untergeordnete Rolle. In der Schlafmedizin wird der Begriff der Schlafstörung als Erkrankung des Schlafs verstanden. Aus diesem Grund werden schlafbezogene Atmungsstörungen in diesem Sinn ebenfalls zu den Schlafstörungen gezählt. Zur diagnostischen Einordnung von Schlafstörungen bei neurologischen Erkrankungen sollten die diagnostischen Möglichkeiten der Schlafmedizin (z. B. Polygrafie, Video-Polysomnografie und Aktimetrie) genutzt werden.

Da Schlafstörungen als eigene Entität einer eigenen Klassifikation – der International Classification of Sleep Disorders (3. Auflage, daher ICSD-3, AASM 2014) – unterliegen (➤ Tab. 16.1), befasst sich dieses Kapitel mit den aktuellen Aspekten von Schlafstörungen auf Grundlage dieser Klassifikation.

Tab. 16.1 Liste der Schlafstörungen gemäß ICSD-3

Insomnien	• Chronische Insomnie • Akute Insomnie • Isolierte Symptome und Normvarianten – Exzessive Bettliegezeiten – Kurzschläfer
Schlafbezogene Atmungsstörungen	• Obstruktives Schlafapnoe-Syndrom • Zentrales Schlafapnoe-Syndrom • Schlafbezogene Hypoxämie • Schlafbezogene Hypoventilation • Isoliertes Symptom – Schnarchen – Katathrenie (= schlafbezogenes Stöhnen)
Hypersomnolenzen zentralen Ursprungs	• Narkolepsie Typ 1 (mit Kataplexie) • Narkolepsie Typ 2 (ohne Kataplexie) • Idiopathische Hypersomnie • Kleine-Levin-Syndrom • Chronisches Schlafmangelsyndrom • Hypersomnie durch andere körperliche oder psychiatrische Krankheiten • Hypersomnie durch Medikamente oder Substanzgebrauch • Schlafmangelsyndrom • Isoliertes Symptom und Normvariante – Langschläfer
Störungen der zirkadianen Schlaf-Wach-Rhythmik	• Verzögertes Schlafphasensyndrom • Vorverlagertes Schlafphasensyndrom • Irregulärer Schlaf-Wach-Rhythmus • Non-24-freilaufender Schlaf-Wach-Rhythmus • Schichtarbeitersyndrom • Jetlag

16.2 Insomnie

In die Gruppe der Insomnien gehören die chronische Insomnie, die kurz andauernde akute Insomnie und andere insomnische Störungen. Als einzelne Syndrome werden in diesem Kapitel exzessive Bettliegezeiten und der sogenannte Kurzschläfer mit aufgeführt. Die chronische Insomnie ist die häufigste interventionsbedürftige Form der Insomnien und wird gemäß den

Tab. 16.1 Liste der Schlafstörungen gemäß ICSD-3 *(Forts.)*

Parasomnien	• Non-REM-Parasomnien – Schlafwandeln – Pavor nocturnus – Confusional Arousal – Schlafbezogene Essstörung • REM-Parasomnien – REM-Schlafverhaltensstörung – Isolierte Schlaflähmung – Albträume • Andere Parasomnien – Exploding-Head-Syndrome – Schlafbezogene Halluzinationen – Enuresis – Parasomnie bei anderen Erkrankungen – Parasomnie durch Medikamente oder Substanzen • Isolierte Symptome oder Normvarianten – Somniloquie
Schlafbezogene motorische Störungen	• Restless-Legs-Syndrom • Periodische Beinbewegungen im Schlaf • Schlafbezogene Beinkrämpfe • Schlafbezogener Bruxismus • Schlafbezogene rhythmische Bewegungen • Propriospinaler Myoklonus • Schlafbezogene motorische Störung durch andere Erkrankungen, Medikamente oder Substanzen

Tab. 16.2 Diagnostische Kriterien der Insomnie gemäß ICSD-3

Diagnostische Kriterien A–F müssen erfüllt sein:
A) Der Patient selbst oder die Umgebung beobachtet einen der folgenden Aspekte: a) Einschlafstörungen b) Durchschlafstörungen c) Vorzeitiges frühes Erwachen
A) Der Patient berichtet eines der folgenden Symptome bezogen auf die Schlafstörung: a) Fatigue b) Aufmerksamkeits-, Konzentrations- und Gedächtnisstörungen c) Veränderte Leistungsfähigkeit in Bezug auf soziale, berufliche oder andere Leistungen d) Erhöhte Irritabilität e) Tagesschläfrigkeit f) Verhaltensauffälligkeiten g) Verminderte Motivation h) Erhöhte Fehler- und/oder Unfallanfälligkeit i) Ausgeprägtes Gefühl der Unzufriedenheit mit dem Schlaf
A) Der unerholsame Schlaf kann nicht allein durch ungenügende Schlafgelegenheit oder Schlafmangel erklärt werden.
A) Schlafstörungen oder Tagessymptome treten häufiger als 3× pro Woche auf.
A) Die Schlafstörung oder die verbundenen Tagessymptome halten länger als 3 Monate an.
A) Die Schlafschwierigkeiten sind nicht durch eine andere Schlafstörung erklärbar.

diagnostischen Kriterien in > Tab. 16.2 diagnostiziert.

16.2.1 Diagnostik

Die chronische Insomnie ist eine klinische Diagnose. Das Hauptsymptom ist die Schwierigkeit, einzuschlafen (Einschlafstörung) oder durchzuschlafen (Durchschlafstörung). Zusätzliches Leitsymptom ist die Unzufriedenheit mit dem schlechten Nachtschlaf und der damit verbundene Leidensdruck (Ali et al. 2009). Differenzialdiagnostisch müssen neben der allgemeinen Krankheitsanamnese, der neurologischen und psychiatrischen Anamnese (Dornberger 2008; Sarsour et al. 2010) sowie der Medikamentenanamnese immer die Zeitdauer der geschilderten Schlafstörung und die assoziierten Symptome berücksichtigt werden (Bhaskar et al. 2016). Ein diagnostisch wichtiger und wegweisender Aspekt ist, dass die Insomnie typischerweise am Tage nicht mit einer Tagesschläfrigkeit verbunden ist, sondern, wenn überhaupt mit einer allgemeinen Erschöpfung einhergeht (Bjorvatn et al. 2015; Eldevik et al. 2013; Im et al. 2016; Mermigkis et al. 2015). Diese gleicht eher einer Fatigue und entspricht nicht der mittels Fragebögen (z. B. Epworth Sleepiness Scale) evaluierbaren Tagesschläfrigkeit. Neben der klinisch-anamnestischen Diagnostik kann es bei der Insomnie notwendig sein, auch andere assoziierte schlafbezogene Störungen, z. B. das obstruktive Schlafapnoe-Syndrom oder andere Atmungsstörungen während des Nachtschlafs, bzw. eine schlafbezogene Bewegungsstörung oder Parasomnie auszuschließen (Glidewell 2013; Kukwa et al. 2016; Lavie 2007), da sie eine chronische Insomnie bedingen können (Hasler et al. 2014; Loh et al. 2016).

16.2.2 Therapie

Die grundlegende therapeutische und leitliniengerechte Behandlung von Insomnien besteht in der kognitiven Verhaltenstherapie (Riemann et al. 2017). Hierzu werden neuerdings auch internetbasierte Verfahren eingesetzt (Hagatun et al. 2018). Die Hauptsäule der verhaltenstherapeutischen Maßnahmen ist die Schlafedukation und die Umsetzung schlafhygienischer Maßnahmen, zudem kann die Reduktion der Bettliegezeit (Schlafrestriktion/Schlafkompression) zielführend sein. Die Bettliegezeit richtet sich dabei nach der mittleren Schlafzeit, die zuvor durch Führen eines Schlaftagebuchs bestimmt wurde. Diese ermittelte Schlafzeit ist dann die therapeutisch festgelegte Bettliegezeit. Die Bettliegezeit, die auch als „Schlaffenster" bezeichnet wird, sollte dabei allerdings fünf Stunden nicht unterschreiten, auch wenn die subjektive Schlafzeit kürzer ist (Johnson et al. 2016; Kyle et al. 2015; Shaughnessy 2016).

Grundsätzlich gilt, dass die medikamentöse Therapie einer Insomnie zeitlich begrenzt und nur in Kombination mit verhaltenstherapeutischen Maßnahmen erfolgen sollte. Benzodiazepine oder Nicht-Benzodiazepin-Agonisten (sogenannte Z-Substanzen) sowie niedrigpotente Neuroleptika sollen unter strenger Indikationsstellung und regelmäßiger ärztlicher – im Idealfallpsychiatrischer, neurologischer oder schlafmedizinischer – Begleitung eingenommen werden (Cheung et al. 2016; Edmonds und Swanoski 2017; Kaplan et al. 2014). Andere Medikamente wie schlafanstoßende bzw. antriebsmindernde Antidepressiva und hochpotente Neuroleptika in niedriger Dosierung sind in der Regel Optionen der 2. Wahl. Retardiertes Melatonin ist seit 2008 zur Behandlung der Insomnie bei Menschen über 55 Jahre zugelassen (Golombek et al. 2015; Kawabe et al. 2014; Lyseng-Williamson 2012). Dabei handelt es sich nicht um ein klassisches Schlafmedikament, sondern vielmehr um ein Chronotherapeutikum, das die physiologische zirkadiane Rhythmik des Betroffenen unterstützen soll. Es ist für einen Zeitraum von 13 Wochen in der Indikation primäre Insomnie anzuwenden, wenn verhaltenstherapeutische Maßnahmen keine ausreichenden Therapieerfolge zeigen. In den USA ist bereits mit Seltorexant ein Orexin-Antagonist für die Behandlung der chronischen Insomnie zugelassen (Brooks et al. 2019). In Europa wird die Zulassung erwartet.

16.2.3 Symptomatische Insomnien

Unterschiedliche Erkrankungen wie Schlaganfall, neurodegenerative Erkrankungen, Demenzen und schlafbezogene Atmungsstörungen können zum Auftreten einer sekundären Insomnie führen. Welche Mechanismen ursächlich für eine Insomnie nach einem Schlaganfall sind, ist bislang nicht ausreichend bekannt. Interessanterweise gibt es keine spezifischen Läsionen, die eine symptomatische Insomnie bewirken. Die Therapie der Insomnien bei neurologischen Erkrankungen ist von der Behandlung der Grunderkrankung unabhängig und sollte frühzeitig begonnen werden

Die hier als symptomatische Insomnien bezeichneten Schlafstörungen werden gemäß der ICSD-3 nicht als solche bezeichnet. Die ICSD-3 unterscheidet nur noch die akute oder chronische Insomnie auch wenn Ein- und Durchschlafstörungen im Zusammenhang anderer körperlicher bzw. psychischer Erkrankungen auftreten (Altinyazar und Kiylioglu 2016; de Almondes et al. 2016; Rao et al. 2008).

16.3 Schlafbezogene Atmungsstörungen

Die schlafbezogenen Atmungsstörungen stellen in der Schlafmedizin und der Neurologie eine der häufigsten Formen von Schlafstörungen dar. Zu ihnen gehören das obstruktive Schlafapnoe-Syndrom, das zentrale Schlafapnoe-Syndrom, das nächtliche Hypoventilationssyndrom und das zentrale Schlafapnoe-Syndrom mit Cheyne-Stokes-Atmung als besondere Form der zentralen Störung der Atmung. In der ICSD-3 wird eine Untergliederung der verschiedenen Atmungsstörungen über diese vier Kategorien hinaus vorgenommen. In der klinischen Neurologie spielen die hier genannten Atmungsstörungen die wichtigste Rolle.

16.3.1 Diagnostik

Die Diagnostik der schlafbezogenen Atmungsstörungen basiert auf drei wichtigen Grundpfeilern:

1. Klinische Anamnese und Erhebung des körperlichen und psychiatrischen Untersuchungsbefundes (beobachtetes Schnarchen, Atmungspausen, nicht erholsamer Nachtschlaf, Nachtschweißbildung, Mundtrockenheit)
2. Screening-Verfahren wie kardiorespiratorische Polygrafie, die mögliche Atmungsstörungen vordiagnostizieren (ambulante Untersuchung)
3. Video-Polysomnografie zur Beurteilung der Respiration in Abhängigkeit der zugrunde liegenden Schlafstadien und deren Einfluss auf die Schlafqualität und -quantität, ggf. ergänzt durch z. B. Kapnografie (v. a. bei neuromuskulären Erkrankungen oder Adipositas)

Durch die Ermittlung der Anzahl von Atmungspausen (Apnoe) oder Episoden einer unzureichenden/insuffizienten Atmungsanstregung oder des Atmungsflusses (Hypopnoe) lässt sich der Apnoe-Hypopnoe-Index (AHI) errechnen. Dieser ergibt sich aus dem Quotienten respiratorischer Ereignisse pro Stunde Schaf. Eine Atmungspause ist definiert als ein Sistieren der Atmung für mindestens 10 Sekunden unabhängig von einer Sauerstoffentsättigung; eine Hypopnoe ist definiert als eine Reduktion der Atmungsamplitude von mindestens 30 % und ist assoziiert mit einer Sauerstoffentsättigung von mindestens 3 %. Ein AHI von 0 bis 5 Apnoen/Hypopnoen pro Stunde liegt im Normalbereich; zwischen 5 bis 15 pro Stunde wird dieser als pathologisch bewertet, wenn gleichzeitig eine Tagesschläfrigkeit besteht; ab einem AHI von 15/h liegt eine Atmungsstörung unabhängig von weiteren Symptomen vor. Diese Schweregradeinteilung gilt vor allem für das obstruktive Schlafapnoe-Syndrom. Der AHI korreliert dabei mit dem Risiko für Herz-Kreislauf-Erkrankungen, nicht aber mit dem Ausmaß der Tagesschläfrigkeit.

16.3.2 Obstruktives Schlafapnoe-Syndrom

Das obstruktive Schlafapnoe-Syndrom ist die häufigste Form der schlafbezogenen Atmungsstörung. Pathophysiologisch kommt es durch einen Kollaps der oberen Atemwege zu deren wiederkehrenden partiellen oder kompletten Verlegung und damit zu einer unzureichenden oder vollständig Verhinderung der Lungenbelüftung. Die Prävalenz beträgt wahrscheinlich zwischen 1 und 6 % in der Bevölkerung (Senaratna et al. 2017) und steigt mit zunehmendem Alter an. Das Verhältnis zwischen erkrankten Männern und Frauen liegt bei 8 : 1. Das obstruktive Schlafapnoe-Syndrom ist definiert als das wiederkehrende Auftreten von Obstruktion der oberen Atemwege, die zu Apnoen und Hypopnoen führen. Durch die wiederkehrenden Atmungspausen kommt es häufig zu assoziierten Weckreaktionen (Mikroarousals: maximal für 3 Sekunden andauernde Frequenzbeschleunigungen im EEG), die zu einem qualitativ minderwertigen Schlaf führen. Am Tage kann dies eine exzessive Schläfrigkeit bewirken, die nicht durch andere Ursachen (z. B. internistische oder neurologische Erkrankung, Medikamente) erklärbar ist.

Es besteht ein enger Zusammenhang zwischen Herz-Kreislauf-Erkrankungen und obstruktivem Schlafapnoe-Syndrom. Diese stellen somit einen Risikofaktor für einen Schlaganfall dar. Man nimmt an, dass zwischen 50 und 70 % der Patienten mit Schlaganfällen an einem obstruktiven Schlafapnoe-Syndrom leiden (Barone und Krieger 2013; Kim et al. 2016; King und Cuellar 2016). Aber auch bei anderen neurologischen Erkrankungen mit zerebralen Läsionen, z. B. der Multiplen Sklerose (Braley et al. 2014a, b; Kaminska et al. 2012) oder neurodegenerativen Erkrankungen (z. B. idiopathisches Parkinson-Syndrom, Lewy-Körper-Demenz; Buratti et al. 2016; O'Hara et al. 2009; Sung et al. 2017), findet sich gehäuft ein obstruktives Schlafapnoe-Syndrom. Weiterhin gehen verschiedene neuromuskuläre Erkrankungen mit einem erhöhten Risiko für ein obstruktives Schlafapnoe-Syndrom einher, z. B. die Charcot-Marie-Tooth-Erkrankung (Boentert et al. 2010, 2014; Dematteis et al. 2001; Dziewas et al. 2008; Reilly 2014), die Myasthenia gravis (Fernandes Oliveira et al. 2015; Ji und Bae 2014; Oliveira et al. 2017; Yeh et al. 2015), die Muskeldystrophie Duchenne (Hoque 2016; LoMauro et al. 2017; Polat et al. 2012) und die fazioskapulohumerale Muskeldystrophie (Della Marca et al. 2007, 2009).

Zur diagnostischen Einordnung sollte eine nächtliche Video-Polysomnografie, zumindest aber eine kardiorespiratorische Polygrafie erfolgen. Bei dieser werden Apnoephasen und Hyponoephasen mit einem Sisitieren des Atemflusses aus Mund und/oder Nase, als Zeichen des Kollapses der pharyngealen Muskelgruppen, bei gleichzeitiger Aufzeichnung von Abdomen- und Thoraxbewegungen registriert. Durch eine obstruktive Hyponoe bzw. Apnoe kommt es dabei zu einem Sistieren des Atemflusses gemessen an Mund/Nase bei einer fortgesetzten Exkursion von Thorax und Abdomen. Goldstandard der Behandlung des obstruktiven Schlafapnoe-Syndroms ist die nächtliche kontinuierliche positive Atemweg-Drucktherapie (Continuous Positive Airway Pressure, CPAP). Durch den kontinuierlichen positiven Druck werden die oberen Atemwege offen gehalten (innere Luftschienung). Dabei ist meist ein Druck von 6 bis maximal 18 cmH_2O notwendig, der auch in einem automodulierenden Therapiemodus (Auto-adjust-Modus) eingesetzt werden kann. Anders als bei einer Beatmung wird durch die CPAP-Therapie kein Atemzug initiiert oder unterstützt (Veasey et al. 2006; Wu et al. 2015). Liegt ein lageabhängiges (meist rückenlageassoziiert) obstruktives Schlafapnoe-Syndrom vor, kann die Behandlung mit einer Rückenlageverhinderungsweste ausreichend sein.

Ein weiteres alternatives Behandlungsverfahren sind Unterkieferprotrusionsschienen. Für Menschen, die nicht ausreichend auf eine CPAP-Therapie ansprechen oder die sich nicht an eine CPAP-Therapie gewöhnen können, oder wenn andere Kontraindikationen vorliegen, stellt die Nervus-hypoglossus-Stimulation ein neues Verfahren dar. Hierbei wird mittels eines elektronischen Stimulators der linke oder rechte N. hypoglossus gereizt, was zu einer Tonisierung des Zungengrundes und somit zu einer Erweiterung der obere Atemwege und Reduktion der Kollapsneigung der oropharyngealen Wände führt (Malhotra 2014; Mwenge et al. 2015; Woodson et al. 2016). Mittlerweile stehen auch bilaterale Stimulationsverfahren zur Verfügung (Eastwood PR et al. 2020).

16.3.3 Zentrales Schlafapnoe-Syndrom

Das zentrale Schlafapnoe-Syndrom ist eine Atmungsstörung, die ebenfalls über die Polysomnografie oder Polygrafie diagnostiziert werden kann. Bei dieser Form der Atmungsstörung sistiert der Atemfluss aus Nase und Mund bei gleichzeitigem Sistieren der Thorax- und Abdominalexkursion. Zentrale Schlafapnoe-Syndrome finden sich gehäuft nach Schlaganfall oder anderen zerebralen Läsionen (Nigam et al. 2016). Hirnstammläsionen sind besonders häufig mit einem zentralen Apnoesyndrom assoziiert. Das Schlafapnoe-Syndrom findet sich darüber hinaus häufig bei Patienten mit Herzinsuffizienz. Die Prävalenz für diese Erkrankung ist unbekannt. Typischerweise führen zentrale Apnoen nicht zu Schnarchen oder kurzfristigem Erwachen. Trotzdem berichten die Patienten über eine unzureichende Erholung durch den Nachtschlaf.

Die Behandlung der Wahl des zentralen Schlafapnoe-Syndroms besteht in der nächtlichen Beatmungstherapie (Bi-Level-Therapie). Im Gegensatz zur CPAP-Therapie führt diese Beatmungstherapie durch die Wahl von zwei Druckniveaus und einer Atmungsfrequenz (meist: 4–12 cmH_2O während der Exspiration und 16–28 cmH_2O während der Inspiration, Atemfrequenz der physiologischen Atemfrequenz des Patienten angepasst) zu einer direkten Initiierung eines Atemzugs und einer Aufrechterhaltung der Atmung, wenn diese sistiert.

16.3.4 Nächtliches Hypoventilationssyndrom

In die Gruppe der nächtlichen Hypoventilationssyndrome gehören in erster Linie die sekundären Formen der nächtlichen Hypoventilation, die auf dem Boden neurologischer Erkrankungen, insbesondere neuromuskulärer und zerebraler Erkrankungen, auftreten können. Führendes Kennzeichen der Hypoventilation ist ein nächtlich und später im Krankheitsverlauf auch tagsüber auftretender erhöhter Kohlendioxid-Partialdruck im Blut, der auch transkutan gemessen werden kann. Partialdruckwerte über 45 mmHg werden als diagnostisches Kriterium verwendet ($pCO_2 > 45$ mmHg in der Blutgasanalyse am Tag, transkutanes $CO_2 > 50$ mmHg in der Nacht). Die weiteren Symptome der nächtlichen Hypoventilation entsprechen in der Regel denen anderer schlafbezogener Atmungsstörungen. Zu ihnen gehören eine Fragmentierung des Nachtschlafs, Albträume, Durchschlafstörungen, besonders am frühen Morgen auftretende Kopfschmerzen, eine vermehrte Schläfrigkeit und autonome Symptome v. a. nachts (z. B. Schwitzen, Tachykardie) (Ogna et al. 2016; Orlikowski et al. 2017). Klinisch sollte besonders auf die Frühzeichen eines sich entwickelnden Hypoventilationssyndroms im Rahmen von neuromuskulären

Erkrankungen geachtet werden. Frühes Zeichen der nächtlichen Hypoventilation ist eine Hyperkapnie in REM-Schlafphasen, die nur durch eine Polysomnografie mit gleichzeitiger Kapnografie zu detektieren ist.

Die Behandlung des Hypoventilationssyndroms erfolgt ebenfalls wie beim zentralen Apnoe-Syndrom durch eine Beatmungstherapie im Bi-Level-Modus. Mittlerweile gibt es gute Daten, dass die Bi-Level-Therapie auch bei anderen Grunderkrankungen (z. B. Multisystematrophie, entzündliche ZNS-Erkrankungen, Skoliose) eine hilfreiche symptomatische Therapie der Hypoventilationssyndrome darstellt und zu einer Verbesserung der Schlafqualität, der Lebensqualität und der Überlebenszeit führt (Ogna et al. 2016; Orlikowski et al. 2017; Arens und Muzumdar 2010; Vazquez-Sandoval et al. 2009).

16.4 Hypersomnolenzen zentralen Ursprungs

Narkolepsien und Hypersomnien werden nach schlafmedizinischer Klassifikation in die Gruppe der Hypersomnolenzen zentralen Ursprungs eingeordnet. Leitsymptom aller Hypersomnolenzstörungen ist die exzessiv gesteigerte Tagesschläfrigkeit. Im Folgenden werden die Krankheitsbilder Narkolepsie, idiopathische Hypersomnie und periodische Hypersomnie (Kleine-Levin-Syndrom) vorgestellt. Die bei diesen Erkrankungen auftretende exzessive Schläfrigkeit ist dabei nicht durch andere körperliche Erkrankungen oder durch einen Substanzgebrauch zu erklären.

16.4.1 Narkolepsie

Die Narkolepsie wird in zwei Unterformen unterschieden:

- Narkolepsie Typ 1 mit den typischen Leitsymptomen Tagesschläfrigkeit, Kataplexie und fakultativen Symptomen wie hypnagoge Halluzination, Schlaflähmung und automatisches Handeln
- Narkolepsie Typ 2 mit dem Leitsymptom exzessive Tagesschläfrigkeit ohne Kataplexie, fakultative Symptome sind ebenfalls möglich (Ruoff und Rye 2016)

Für beide Formen der Narkolepsie gilt, dass die Tagesschläfrigkeit nicht durch andere Ursachen erklärbar ist. Es darf also keine andere neurologische, psychiatrische oder sonstige körperliche Grunderkrankung ursächlich sein. Die Häufigkeit der Narkolepsie Typ 1 und 2 ohne Unterklassifikation beträgt 25–50/100 000 (Ohayon et al. 2002).

Für die Narkolepsie Typ 1 ist eine erhöhte Assoziation zum HLA-Locus DQB1*0601 (Coelho et al. 2009) bekannt, die bei bis zu 98 % der Patienten vorliegt. Die HLA-Typisierung ist immer nur als stützendes diagnostisches Kriterium zu werten. Weiterhin findet sich bei der Narkolepsie Typ 1 ein erniedrigter Wert für das Polypeptid Hypokretin im Liquor. Als Grenzwert gilt hier 110 pg/ml, bei Werten zwischen 110 und 200 pg/ml liegt der Befund in der Grauzone, die diagnostisch nicht sicher zuzuordnen ist (Liblau et al. 2015; Mignot et al. 2002). Die diagnostischen Kriterien für eine Narkolepsie sind klinisch und polysomnografisch (➤ Tab. 16.3).

In der Video-Polysomnografie zeigen sich häufig eine Fragmentierung des Nachtschlafs, außerdem kommt es auch nachts häufig zu einer frühen REM-Schlaf-Phase (d. h. innerhalb der ersten 15 Minuten nach dem Einschlafen), was als Sleep-Onset-REM-Schlaf (SOREM) bezeichnet wird. In der polysomnografischen Tagschlaf-Testung, dem Multiplen Schlaflatenz-Test (MSLT), wird neben der mittleren Einschlaflatenz (MSL) das Auftreten von Sleep-Onset-REM-Schlaf untersucht. In 4 bis 5 aufeinanderfolgenden Testdurchgängen, die am Tag im Abstand von 2 Stunden durchgeführt werden, wird der Patient zum Einschlafen aufgefordert. Die MSL wird errechnet aus der Differenz der Summe der einzelnen Einschlaflatenzen durch die Anzahl der erfolgten Testdurchläufe. Sleep-Onset-REM-Schlaf ist definiert als das Auftreten von REM-Schlaf in den ersten 15 Minuten nach dem Einschlafen. Für die Diagnose einer Narkolepsie darf die MSL maximal 8 Minuten betragen und es muss mindestens zweimalig SOREM auftreten, wobei auch das Auftreten von SOREM während der nächtlichen Polysomnografie gezählt wird. Diese Kriterien gelten für die Narkolepsie Typ 1 und Typ 2.

! MERKE

Bedacht werden muss immer, dass eine HLA-Typisierung in Deutschland dem deutschen Gendiagnostik-Gesetz unterliegt und einer entsprechenden dokumentierten Aufklärung bedarf.

Tab. 16.3 Klinische und polysomnografische Unterscheidung der Narkolepsien

	Narkolepsie Typ 1	Narkolepsie Typ 2	Idiopathische Hypersomnie
exzessive Tagesschläfrigkeit	+	+	+ Schlaftrunkenheit
Kataplexie	+	–	–
hypnagoge und hypnopompe Halluzinationen	+	+	–
Schlaflähmungen	+	–	–
automatisches Handeln	+	+	(+)
verkürzte Einschlaflatenz im MSLT	≤ 8 min	≤ 8 min	≤ 8 min
Sleep-Onset-REM	+	+	–
Genetik HLA DQB01* 0601	+ (> 98 %)	+ (23 %)*	+ (23 %)*
Hypokretin < 110 pg/ml oder ⅓ des Standards	+	–	–

* Allelfrequenz bei schlafgesunden Kaukasiern

Zusatzdiagnostik

Wichtige Differenzialdiagnose der Narkolepsie ist das Vorliegen eines Schlafmangelsyndroms, das durch eine Untersuchung des Schlaf-Wach-Rhythmus mittels Aktigrafie über mindestens 14 Tage möglich ist. Eine ausführliche Drogen- und Medikamentenanamnese und ggf. weiterführende Screeninguntersuchungen sind ebenfalls notwendig.

Es wird angenommen, dass nur bei wenigen Narkolepsien symptomatische Ursachen zugrunde liegen. Ursächliche Erkrankungen können z. B. Multiple Sklerose, Neuromyelitis optica, antikörpervermittelte Immunenzephalitiden (Kanbayashi et al. 2009; Culebras 2005; Nishino und Kanbayashi 2005), hypothalamische Tumoren oder der Zustand nach Schädel-Hirn-Trauma sein (Kritikou et al. 2018; Landolfi und Nadkarni 2003). Zur Differenzialdiagnostik potenziell ursächlicher bzw. anders symptomatisch zu behandelnder Ursachen sollten Narkolepsie-Patienten eine bildgebende Diagnostik des Gehirns, z. B. MRT, mit der Frage nach morphologischen Veränderungen insbesondere der hypothalamischen Regionen erhalten.

Therapie

Für die Narkolepsie stehen bis heute nur symptomatische Therapien zur Verfügung. Dabei ist bei der Auswahl des Medikamentes das im Vordergrund stehende Symptom entscheidend.

Medikamente zur Behandlung der Tagesschläfrigkeit werden in ➤ Tab. 16.4 aufgelistet.

Wichtig ist, dass einige Medikamente ausschließlich die Tagesschläfrigkeit reduzieren, während andere

Tab. 16.4 Medikamente zur Behandlung der Narkolepsie Typ 1 und Typ 2

Symptom	Arzneistoff	Dosierung (mg/d)
Tagesschläfrigkeit, imperativer Schlafdrang	• Modafinil • Methylphenidat • Pitolisant • Solriamfetol	• 100–400 mg • 10–60 mg • 9–36 mg • 75–150 mg
Kataplexien und andere REM-assoziierte Symptome (hypnagoge/hypnopompe Halluzinationen, Schlafparalysen)	• Gammahydroxybutyrat (Natriumoxybat, GHB) • Pitolisant • Fluoxetin • Venlafaxin • Clomipramin	• 4,5–9 g verteilt auf zwei Einzeldosen/Nacht • 9–36 mg • 20–60 mg • 75–300 mg • 25–200 mg

* zur Behandlung in Deutschland nicht zugelassen

Medikamente außerdem auf die anderen Narkolepsiesymptome wirken (Barateau et al. 2016). Neu in dieser Gruppe ist das seit Anfang 2017 zugelassene Pitolisant mit Tageswachheit verbessernder und antikataplektischer Wirkung (Dauvilliers et al. 2013) und das seit 2020 verfügbare Solriamfetol, ein selektiver Dopamin-Noradrenalin-Wiederaufnahmehemmer, als Therapeutikum zur Verbesserung der exzessiven Tagesschläfrigkeit (Thorpy et al. 2019).

Neben der pharmakologischen Therapie spielen verhaltensmodifizierende, schlafhygienische und tagesstrukturierende Maßnahmen eine zentrale Rolle in der Behandlung der Narkolepsie. Insbesondere die Verordnung von 2–4 Nickerchen („Naps") für ca. 20 Minuten über den Tag verteilt können helfen, die Tagesschläfrigkeit bei den Patienten zu reduzieren. Begleitende Symptome wie eine mögliche Depressivität sollten verhaltenstherapeutisch und, falls nötig, mit geeigneten Antidepressiva (z. B. Venlafaxin) behandelt werden (Barateau et al. 2016; Garma und Marchand 1994).

16.4.2 Idiopathische Hypersomnie

Leitsymptom der idiopathischen Hypersomnie ist wie bei den Narkolepsien die exzessive Tagesschläfrigkeit bzw. eine mangelnde Tageswachheit. Der Nachtschlaf ist meist nicht beeinträchtigt, wird aber trotz ausreichender Dauer als nicht erholsam empfunden. Patienten beklagen zudem eine v. a. morgendliche Schlaftrunkenheit. Im Gegensatz zur Narkolepsie Typ 1 treten bei der idiopathischen Hypersomnie keine Kataplexien auf, hypnagogene Halluzinationen und Schlafparalysen können genauso wie in der gesunden Normalbevölkerung vorkommen, gehören aber nicht zum typischen Krankheitsbild. (Billiard und Sonka 2016; Sonka et al. 2015).

Die Differenzierung der idiopathischen Hypersomnie von der Narkolepsie Typ 2 ist z. T. sehr schwierig (➤ Tab. 16.3). Diagnostisch wird auch bei der idiopathischen Hypersomnie der MSLT (s. o.) eingesetzt. Anders als bei der Narkolepsie finden sich bei der idiopathischen Hypersomnie keine bzw. weniger als zwei Sleep-Onset-Episoden (SOREM) während des Multiplen-Schlaflatenz-Tests (MSLT) oder der Nachtschlafregistrierung. Die mittlere Einschlaflatenz ist genauso wie bei der Narkolepsie kürzer als 8 Minuten. Die Hypokretin-Liquorwerte sind bei der idiopathischen Hypersomnie immer normal. Alternativ zu einer pathologisch erniedrigten Einschlaflatenz im MSLT kann die idiopathische Hypersomnie über den Nachweis von ≥ 660 min Schlaf/24 Stunden diagnostiziert werden, die in einer 24-Stunden-Polysomnografie nachgewiesen werden kann, oder durch die Aktigrafie über mindestens 14 Tage ermittelt werden.

Therapie

Die idiopathische Hypersomnie lässt sich mit denselben Medikamenten behandeln, die auch gegen die Tagesschläfrigkeit bei der Narkolepsie angewandt werden.

ACHTUNG

Für die Behandlung der idiopathischen Hypersomnie sind in Deutschland derzeit weiterhin keine Medikamente zugelassen, auch wenn die Wirksamkeit einiger Substanzen in kleinen Fallserien nachgewiesen wurde.

Für Modafinil und Pitolisant liegen allerdings nur kleine Beobachtungsstudien vor, die zeigen, dass diese Substanzen das Symptom Tagesschläfrigkeit bei idiopathischer Hypersomnie verbessern (Barateau et al. 2016; Mayer et al. 2015).

16.4.3 Periodische Hypersomnie (Kleine-Levin-Syndrom)

Die Prävalenz des seltenen Kleine-Levin-Syndroms mit einer periodischen Hypersomnie wird mit 1–5/1 000 000 angegeben. Leitsymptom des Kleine-Levin-Syndroms ist ein phasenweise auftretendes exzessives Schlafbedürfnis, das über mehrere Tage bis Wochen anhalten kann (Arnulf et al. 2005; Lavault et al. 2015; Mayer 2015; Miglis und Guilleminault 2014). Weitere Symptome sind Hypersexualität und Hyperphagie, die aber nicht immer auftreten (Groos et al. 2018).

Therapie

Die Behandlungsoptionen für das Kleine-Levin-Syndrom werden durch einige Fallserien und einzelne

16

Tab. 16.5 Klinischer Vergleich: REM-Schlaf-Verhaltensstörung und Schlafwandeln

	REM-Schlaf-Verhaltensstörung	Schlafwandeln
Manifestationsalter	> 50 Jahre	vor allem Kindesalter
Familienanamnese	selten	69–90 %
Zeitpunkt des Auftretens während der Nacht	v. a. zweite Nachthälfte	v. a. im ersten Nachtdrittel
Trigger-Faktoren	Alkoholentzug, Einnahme von einem SSRI oder einem trizyklischen Antidepressivum oder einem Betablocker	Schlafentzug, Lärm, Stress, schlafbezogene Atmungs- oder Bewegungsstörung
Amnesie für Ereignis	Wiedergabe von Träumen oft möglich	meistens
Dauer des Ereignisses	1–10 Minuten	1–30 Minuten, oft verzögerte Reorientierung
Semiologie	häufig ruckartige Bewegungen von Armen und Beinen in Assoziation zu Trauminhalten, Augen meist geschlossen	variabel, häufig zielorientiert, Augen meist geöffnet
vegetative Reaktion während des Ereignisses	wenig bis mäßig ausgeprägt	bei Pavor nocturnus häufig Tachypnoe, Tachykardie

16

Berichte gestützt. In der Akutphase zeigte sich eine Hochdosiskortisontherapie effektiv in der Verkürzung der Episoden. Zur Reduktion der Phasenfrequenz und Reduktion der Phasendauer kommen Lithium (Mayer 2015), Topiramat und Carbamazepin zum Einsatz (Groos et al. 2018). Diese wirken sich somit eher langfristig aus und sind in einer akuten Phase nicht effektiv zur Senkung von Tagesschläfrigkeit oder anderen assoziierten Symptomen (Miglis und Guilleminault 2014; Groos et al. 2018). Im Weiteren finden sich Depersonalisierungserleben und eine häufig auftretende Persönlichkeitsveränderung (Aggressivität, infantiles Verhalten) während der Episoden.

16.5 Parasomnien

Parasomnien sind Schlafstörungen, bei denen es zu z. T. komplexen, unwillkürlichen Aktivitäten und Verhaltensauffälligkeiten während des Schlafes und oder im Schlaf-Wach-Übergang kommt. Die große Gruppe der Parasomnien wird unterteilt in die Parasomnien, die aus dem Non-REM-Schlaf auftreten, und in diejenigen, die an den REM-Schlaf gebunden sind (Markov et al. 2006; Raggi et al. 2013). Zu der großen Gruppe der Non-REM-Parasomnien werden das Schlafwandeln, der Pavor nocturnus und das verwirrte Erwachen gezählt, während in die Gruppe der REM-assoziierten Parasomnien unter anderen die REM-Verhaltensstörungen, rezidivierende isolierte Schlafparalysen und die Albträume eingeordnet werden (➤ Tab. 16.5).

16.5.1 Non-REM-Parasomnien

Die Gruppe der Non-REM-Parasomnien wird in drei klinische Unterformen unterteilt.

1. Schlafwandeln (Somnambulismus): Dabei wird das Bett verlassen, die Augen sind während der Episode meist geöffnet, der Versuch des Erweckens ist meist prolongiert.
2. Nachtschreck (Pavor nocturnus): Die Episoden sind gekennzeichnet durch einen von vegetativen Symptomen (Tachypnoe, Tachykardie, Mydirasis etc.) begleiteten Aufschrei; häufig geht der Nachtschreck auch mit Schlafwandeln einher.
3. Verwirrtes Erwachen (Confusional Arousal): Ist gekennzeichnet durch ein plötzliches Aufschrecken aus dem Schlafstadium N3; meist kann ein Aufsitzen im Bett und ein Umherschauen beobachtet werden.

Die Gesamtprävalenz der Non-REM-Parasomnien wird bei Erwachsenen mit 1–3 % angegeben. Im Kindesalter ist sie deutlich höher und soll bis zu maximal 18 % betragen. Diagnostische Kriterien für die Non-REM-Parasomnien sind das abrupte motorische Verhalten aus dem Non-REM-Schlaf 3 (Tiefschlaf; Agargun et al. 2004; Bjorvatn et al. 2010; Oluwole 2010). In der Regel tritt eine Non-REM-Parasomnie nur einmal pro Nacht in der ersten Nachthälfte auf, da die erste Nachthälfte durch Tiefschlaf (N3-Schlaf) prädominiert ist.

Für alle Formen der Non-REM-Parasomnien besteht in der Regel eine Amnesie für die Episode. Die Patienten leiden jedoch zu etwa 40 % an Tagesschläfrigkeit und können auch Träume erinnern (Heidbreder et al. 2016). Hinweise auf das Verhalten gibt insbesondere die Fremdanamnese. Die wichtigste diagnostische Maßnahme ist die Video-Polysomnografie. Das erweiterte EEG-Monitoring dient vor allem dem Ausschluss einer schlafbezogenen hypermotorischen Epilepsie (SHE) (Lobbo et al. 2020), die semiologisch z. T. ähnlich sind (Proserpio et al. 2019; Provini et al. 1999; Zucconi und Ferini-Strambi 2000).

Therapie

Die Therapie umfasst verhaltenstherapeutische Maßnahmen. Das antizipatorische Wecken wird vor allem bei Kindern angewandt. Da diese meist feste Schlaf- und Zubettgehzeiten einhalten, treten die parasomnischen Ereignisse oft zu vorhersehbaren Zeiten auf. Vor antizipiertem Schlafwandeln werden die Kinder ca. 15 Minuten vorher geweckt. Bei Erwachsenen kann antizipatorisches Erwachen versucht werden. Dabei wird trainiert, abends beim Zubettgehen den Vorsatz zu fassen, bei besonderen Handlungen zu erwachen. Pharmakologische Therapien sind bisher nicht in Studien belegt. In Fallserien wurde die Wirksamkeit von Benzodiazepinen, Antikonvulsiva und Melatonin beschrieben (Heidbreder und Möddel 2016; Heidbreder et al. 2016).

16.5.2 REM-Parasomnien

REM-Parasomnien treten während des REM-Schlafs oder aus den REM-Schlaf heraus auf. Eine sichere Zuordnung und damit eine Diagnose kann nur mittels Video-Polysomnografie gestellt werden.

REM-Schlaf-Verhaltensstörung

Die REM-Schlaf-Verhaltensstörung hat in den letzten Jahren zunehmend an Beachtung gewonnen. Es ist bekannt, dass bei idiopathischem Parkinson-Syndrom etwa 50 % der Patienten an einer REM-Schlaf-Verhaltensstörung leiden (Schenck et al. 1987, 1992; Trenkwalder 1998). Ebenfalls hat die REM-Schlaf-Verhaltensstörung einen hohen prädiktiven Wert für das Auftreten einer neurodegenerativen Erkrankung. Der klinischen Manifestation einer neurodegenerativen Erkrankung kann eine REM-Schlaf-Verhaltensstörung mit einer Latenz von Jahren bis Jahrzehnten vorausgehen. Zu diesen neurodegenerativen Erkrankungen zählen vor allem, das idiopathische Parkinson-Syndrom, die Lewy-Körper-Demenz und die Multisystematrophie (Postuma et al. 2019).

Die diagnostischen Kriterien für die REM-Schlaf-Verhaltensstörung sind aus dem REM-Schlaf heraus auftretende, meist ruckartige Bewegungen oder komplexe Handlungen; die Augen sind in der Regel geschlossen. Derartige, zum Teil sehr kurz andauernde Episoden treten auch mehrmals in der Nacht auf und werden von den Betroffenen oft nicht bemerkt. Es kann zur Vokalisation und zu ausfahrenden Bewegungen der Arme und Beine kommen, die nicht selten ein Selbst- und Fremdgefährdungsrisiko darstellen. Sehr häufig können fremdanamnestisch beobachtete Verhaltensauffälligkeiten mit Trauminhalten verbunden werden, die von den Betroffenen am nächsten Morgen erinnert werden. Die Trauminhalte passen zu den nächtlichen Bewegungen (Sixel-Döring et al. 2011; Trotti 2010).

Polysomnografisch fehlt die physiologische Muskeltonusabsenkung während des REM-Schlafs und Muskelzuckungen oder auch komplexe Verhaltensauffälligkeiten (REM-Schlaf ohne Atonie) können beobachtet werden.

Therapie

Wichtig ist die Aufklärung der Patienten und deren Bettpartner über das potenzielle Verletzungsrisiko durch das nächtliche Verhalten. In diesem Zusammenhang werden Bettsicherungsmaßnahmen wie das Entfernen potenziell verletzungsgefährdender Gegenstände und das Abpolstern von scharfen/spitzen Ecken und Kanten empfohlen. Gegebenenfalls ist das Einrichten getrennter Schlafbereiche notwendig.

Kontrollierte randomisierte Studien zur medikamentösen Behandlung der REM-Schlaf-Verhaltensstörung fehlen bisher. Clonazepam 0,5–1 mg zeigte sich in Fallserien als wirksam. Eine Alternative ist unretardiertes Melatonin (2–8 mg/Tag). Zu beachten ist, dass verschiedene Medikamente eine REM-Schlaf-Verhaltensstörung auslösen können. Hierzu zählen vor allem Antidepressiva wie Mirtazapin, trizyklische Antidepressiva und SSRIs und verschiedene niedrig- und hochpotente Neuroleptika. Auch Betablocker können eine REM-Schlaf-Verhaltensstörung auslösen (Högl et al. 2018). Zudem sollten die Betroffenen und deren Angehörige über das mit einer REM-Schafverhaltensstörung bestehende Risiko einer sich in der Zukunft entwickelnden neurodegenerativen Erkrankung aufgeklärt werden (Teigen et. al. 2021).

16.5.3 Rezidivierende isolierte Schlafparalysen

Die isoliert auftretenden rezidivierenden Schlafparalysen zählen ebenfalls zu den REM-Schlaf-Parasomnien. Sie treten häufig im Zusammenhang mit der Narkolepsie auf. Es gibt allerdings auch isolierte Formen. Während des Schlaf-Wach-Übergangs besteht dabei die Unfähigkeit, sich willentlich zu bewegen oder zu sprechen bei völlig erhaltenem Bewusstsein; dieser Zustand kann Sekunden bis Minuten anhalten. Gelegentlich sind Schlafparalysen auch von hypnopompen oder hypnagogen Halluzinationen (Halluzination beim Erwachen oder Einschlafen) begleitet (Högl und Iranzo 2017). Da die Atemhilfsmuskulatur ebenfalls betroffen ist, wird gelegentlich Luftnot empfunden. Von den Betroffenen werden Schlafparalysen deshalb häufig als sehr bedrohlich wahrgenommen. Da Schlafentzug Trigger von Schlafparalysen sein kann, sollten schlafhygienische Maßnahmen zur Behandlung eingehalten werden. Insbesondere die Aufklärung über die Gutartigkeit der Störung ist für viele Patienten bereits erleichternd (Buskova et al. 2013; Oluwole 2010).

16.5.4 Albträume

Albträume können grundsätzlich bei jedem Menschen auftreten und haben wahrscheinlich eine Lebenszeitprävalenz von 50–70 %. Gelegentlich auftretende Albträume finden sich vor allem bei Kindern. In der Klassifikation der Schlafstörungen wird hiervon jedoch die Albtraum-Störung differenziert. Bei dieser treten wiederholt Träume mit extrem belastenden und gut erinnerlichen Trauminhalten auf. Anders als bei der NREM-Parasomnie sind die Betroffenen nach dem Erwachen schnell orientiert, sind jedoch durch das Geträumte schwer belastet. Folgen können affektive Störungen, unter anderem Angst vor dem Schlafen, kognitive Beeinträchtigungen am Tage und Tageserschöpfung bzw. Tagesschläfrigkeit, sein. Albträume treten aus dem REM-Schlaf auf und werden deshalb zu den REM-Schlaf-assoziierten Phänomen gezählt. Sie treten aufgrund der Prädominanz von REM-Schlaf in der zweiten Nachthälfte meist in den frühen Morgenstunden auf. Die Pathophysiologie der Albträume ist bisher unklar. Albträume treten sehr häufig bei Patienten mit posttraumatischen Belastungsstörungen (PTSD) auf und persistieren auch, wenn die PTSD bereits gut behandelt wurde. Auch die Einnahme von Medikamenten, die den Serotonin-, Dopamin- und oder die Noradrenalinstoffwechsel beeinträchtigen (z. B. SSRI, Antihypertensiva, Dopaminrezeptor- Agonisten) können Albträume triggern. Zur Behandlung werden neben verhaltenstherapeutischen Maßnahmen (z. B. Imagery Rehearsal Therapy, IRT; Progressive Muskelrelaxation) in schweren Fällen auch Benzodiazepine und Antipsychotika oder auch Clonidin eingesetzt (Aurora et al. 2010; Kahn et al. 1989; Morgenthaler et al. 2018; Oluwole 2010).

16.6 Schlafbezogene motorische Störungen

In der Klassifikation von Schlafstörungen werden die schlafbezogenen motorischen Störungen in verschiedene Untergruppen unterteilt. Die in der klinischen Neurologie häufigste und relevanteste motorische Störung ist das Restless-Legs-Syndrom. Hinzu kommen die periodischen Beinbewegungen im Schlaf, die häufig mit dem Restless-Legs-Syndrom assoziiert sind. Andere motorische Störungen, wie schlafbezogene Wadenkrämpfe, Bruxismus, schlafbezogene rhythmische motorische Störungen und propriospinaler Myoklonus zum Schlafbeginn, sind in der klinischen Neurologie weniger häufig.

16.6.1 Restless-Legs-Syndrom

Leitsymptom des Restless-Legs-Syndroms ist eine Bewegungsunruhe der (meistens) Beine, die mit unangenehmen Sensationen einhergeht und die besonders am Abend und in der Nacht auftritt und in Ruhe zunimmt. Ein wichtiges differenzialdiagnostisches Kriterium ist, dass sich die Beschwerden durch Bewegung zumindest vorübergehend bessern (Allen et al. 2014; Marelli et al. 2015). Andere Ursachen, die zu ähnlichen Symptomen führen, müssen ausgeschlossen werden oder werden als zusätzlich bestehende Erkrankung differenziert. Die Prävalenz des Restless-Legs-Syndroms wird mit 5–10 % angegeben (Innes et al. 2011). Frauen sind häufiger betroffen als Männer und die Häufigkeit der Erkrankung nimmt mit dem Lebensalter zu.

Assoziierte Kriterien sind neben den klinischen Symptomen (Missempfindungen, Bewegungsdrang, Auftreten am Abend und in Ruhe, Verbesserung durch Bewegung) periodische Beinbewegungen im Schlaf, die in bis zu 85 % auftreten, und das Ansprechen auf eine dopaminerge Therapie mit z. B. L-Dopa (Allen et al. 2014; Marelli et al. 2015). Pathophysiologisch spielt neben einer genetischen Prädisposition der Eisenstoffwechsel eine wesentliche Rolle. Mittlerweile sind 19 Risikogene für das Restless-Legs-Syndrom bekannt, wobei das MEIS-1-Gen der stärkste genetische Risikofaktor zu sein scheint. Dieses Gen spielt offensichtlich eine Schlüsselrolle in der Neurogenese und neuronalen Differenzierung (Schormair et al. 2017). Aufgrund eines mitochondrialen Eisenmangels und Dysfunktion ist ein ausreichendes Angebot an Eisen beim Restless-Legs-Syndrom therapeutisch geboten. Angestrebt wird eine Ferritin-Serumkonzentration von mindestens 75 µg/l (Allen et al. 2017; Haschka et al. 2019; Lee et al. 2014).

Diagnosekriterien nach ICSD-3:

1. Bewegungsdrang der Beine, meist assoziiert mit unangenehmen Missempfindungen.
2. Bewegungsdrang beginnt oder verschlechtert sich in Phasen von Ruhe, Inaktivität bei Hinlegen oder Sitzen.
3. Der Bewegungsdrang verringert sich oder verschwindet bei Bewegung.
4. Die Beschwerden treten ausschließlich oder hauptsächlich am Abend oder in der Nacht auf.
5. Das Auftreten der o. g. Beschwerden ist nicht Symptom einer anderen Erkrankung.

Die Diagnose eines Restless-Legs-Syndroms erfolgt klinisch, wenn die fünf o. g. Diagnosekriterien erfüllt sind. Patienten können häufig die Beschwerden schwer in Worte fassen. Oft werden Beschreibungen wie Brennen, Stechen, Kribbeln, Stromschläge u. a. verwendet. Selten können die Beschwerden auch nur einseitig auftreten. Viele Patienten berichten, dass Kühlung (kalte Fußabgüsse, Gehen auf kaltem Untergrund) ihre Beschwerden verbessert.

Neben den klinisch-diagnostischen Kriterien kann mittels Video-Polysomnografie die Diagnose unterstützt werden, da mehr als 80 % der Patienten mit einem Restless-Legs-Syndrom polysomnografisch periodische Beinbewegungen im Schlaf zeigen. Periodische Beinbewegungen werden als fakultativ stützendes Diagnosekriterium angesehen.

Zur medikamentösen Therapie des Restless-Legs-Syndroms stehen derzeit die in ➤ Tab. 16.6 genannten Präparate zur Verfügung. Neben den dopaminergen Therapieprinzipien stellen alpha-2-Delta-Liganden mittlerweile das Mittel der 1. Wahl zur Behandlung des Restless-Legs-Syndroms dar (Allen et al. 2010; Aurora et al. 2012; Fujishiro 2014; Garcia-Borregiuero et al. 2014; Griffin und Brown 2016; Hening et al. 1999; Klingelhoefer et al. 2014; Kume 2014; Misra et al. 2011; Pratt 2016; Scott 2012; Sommer et al. 2007). In Deutschland sind diese Präparate bisher jedoch nicht für die Behandlung des RLS zugelassen. Seit 2014 liegt die Zulassung für Oxycodon in Kombination mit Naloxon in der Behandlung des schweren Restless-Legs-Syndroms vor (Frampton 2015; Oertel et al. 2016; Trenkwalder et al. 2013). Der Einsatz von Opiaten wird als Mittel der 2. Wahl v. a. im Zusammenhang der Augmenation und bei fehlendem Therapieansprechen der erstgenannten Therapeutika eingesetzt. Die Substitution von Eisen sollte immer erwogen werden, setzt jedoch regelmäßige Verlaufsuntersuchungen voraus, um eine Eisenüberlagerung zu vermeiden. Zielwert ist ein Serumferritin über 75 µg/l.

Tab. 16.6 Präparate zur Therapie des Restless-Legs-Syndroms

	Initiale Tagesdosis [mg]		Max. empfohlene Dosis [mg]	Normalerweise effektive Tagesdosis [mg]
	< 65 Jahre	> 65 Jahre		
alpha-2-Delta-Liganden				
Gabapentin enacarbil	600	300	n. a.	600–1200
Pregabalin	75	50	n. a.	150–450
Gabapentin	300	100	n. a.	900–2400
Dopaminagonisten				
Pramipexol	0,088	0,088	0,52	n. a.
Ropinirol	0,25	0,25	4	n. a.
Rotigotin	1	1	3	2 mg/24 Std.
Opiate				
Oxycodon-Naloxon	5–10	5	60	20–40
Eisen (wenn Serum-Ferritin < 75 µg/l und Transferrinsättigung < 45 %)				
Eisensulfat	325 (65) + 100 Vitamin C	325 (65) + 100 Vitamin C	650 (130) + 200 Vitamin C	650 (130) + 200 Vitamin C

1 keine Zulassung in der EU
2 bisher in Deutschland für die Behandlung des RLS noch nicht zugelassen
3 frühzeitige Erwägung einer intravenösen Eisensubstitution, falls orale Gabe nicht effektiv oder nicht toleriert wird

Um einer Eisenüberlagerung vorzubeugen, sollte die Transferrin-Sättigung 45 % nicht überschreiten.

Außerdem sollte auf Medikamente, die ein Restless-Legs-Syndrom verstärken oder auslösen können, geachtet werden. Dazu gehören Sedativa, wahrscheinlich Antihistaminika, zentral wirksame Dopaminagonisten und Antidepressiva (➤ Tab. 16.7).

Restless-Legs-Syndrom bei neurologischen und anderen Erkrankungen

Das Restless-Legs-Syndrom tritt sowohl bei komorbiden neurologischen als auch bei internistischen Erkrankungen auf. Zu den neurologischen Erkrankungen gehören z. B. Polyneuropathien wie Morbus Charcot-Marie-Tooth, Nervenwurzelerkrankungen, Rückenmarkserkrankungen, aber auch Migräne, Multiple Sklerose oder ein behandeltes Parkinson-

Tab. 16.7 Einfluss antidepressiver Medikation auf PLMS und RLS Modifiziert nach Kolla 2018; ↑ Zunahme, ↓ Abnahme, ↘ moderate Abnahme möglich, ↔keine Veränderung

Wirkstoff/Präparat	Evidenzlevel	PLMS	RLS	Referenz
Duloxetin	III	?	↑	Harmark et al. 2013
Venlafaxin	III	↑	↑	Salin-Pascual et al. 1997
Fluoxetin	III	↑	↔	Armitage et al. 1997
Trazodon	III	↓	?	Saletu-Zyhlarz et al. 2001
Amitriptylin	II	↑	?	Goerke et al. 2013
Mirtazapin	III	↑/↘	↑/↘	Fulda et al. 2013
Bupropion	II	↔↓	↓	Bayard et al. 2011
Doxepin	II	↔	?	Hornyak et al. 2005
Sertralin	III	↑	?	Zhang et al. 2013

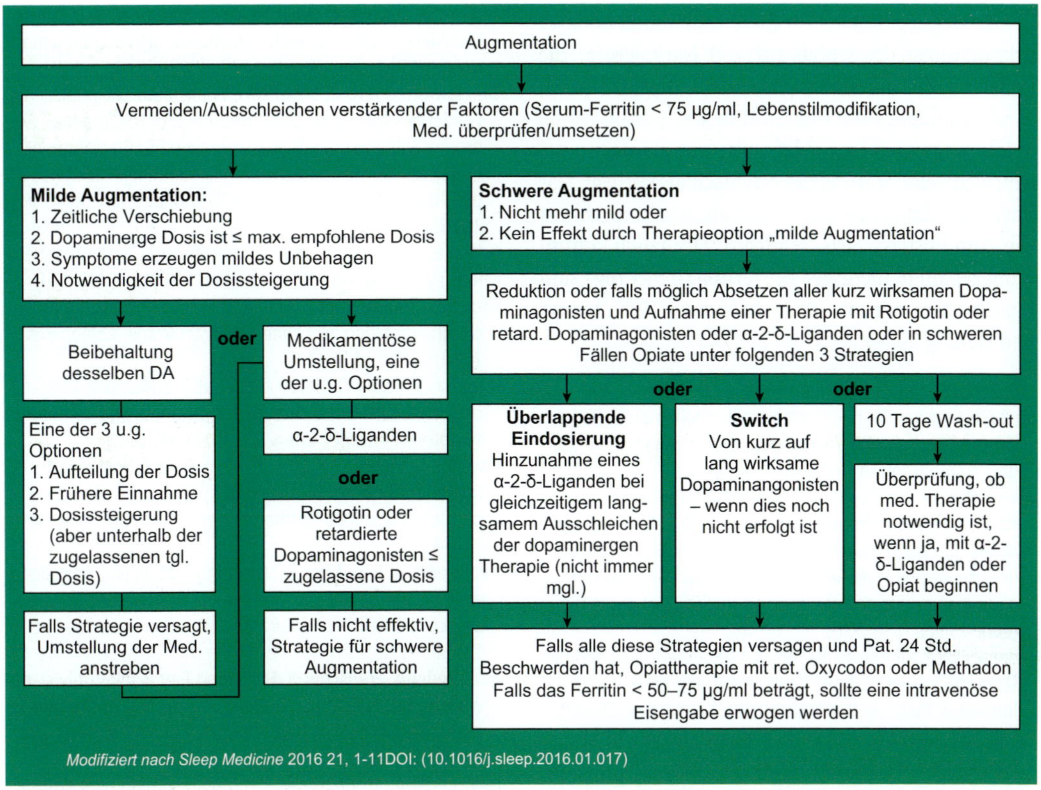

Abb. 16.1 Therapie der Augmentation beim Restless-Legs-Syndrom (Garcia-Borreguero et al. 2016)

Syndrom. Eisenmangel, chronische Nierenerkrankungen, kardiovaskuläre Erkrankungen (vor allem bei Frauen) und Diabetes sind internistischer Erkrankungen, bei denen ein Restless-Legs-Syndrom häufig vorkommt (Holmes et al. 2007; Miri et al. 2014; Rijsman und de Weerd 1999; Sieminski 2013; Trenkwalder et al. 2016).

Die Behandlung orientiert sich dabei an den Behandlungsempfehlungen der Grunderkrankung und der o. g. des Restless-Legs-Syndroms (s. o.).

Augmentation

Behandlungsrisiko des Restless-Legs-Syndroms stellt die Augmentation dar. Bisher ist diese vor allem als Behandlungsrisiko der dopaminergen Therapie beschrieben. Dabei handelt es sich um eine Verstärkung der klinischen Symptome, eine zeitliche Vorverlagerung der Symptome in den Tag hinein und/oder eine Ausweitung der Beschwerden auf andere Körperregionen. Zur Therapie der Augmentation wird ein sukzessives Umstellungsregime empfohlen (➤ Abb. 16.1).

16.6.2 Periodische Beinbewegungen im Schlaf

Periodische Beinbewegungen im Schlaf lassen sich mittels Polysomnografie diagnostizieren. Sie können auch unabhängig von einem Restless-Legs-Syndrom auftreten (Aurora et al. 2012a, b; Hening et al. 1999; Lesage und Hening 2004). Tritt im Zusammenhang mit periodischer Bewegung ein unerholsamer Nachtschlaf mit assoziierter Tagesschläfrigkeit auf, spricht man von einer Periodic Limb Movement Disorder (PLMD). Die Diagnose kann somit nur gestellt werden, wenn periodische Beinbewegungen im Schlaf mit Arousals assoziiert sind und so zu einer Störung des Nachtschlafs und konsekutiver Tagesschläfrigkeit führen. Das PLMD ist eine Rarität. Häufig treten periodische

Beinbewegungen auch im Zusammenhang anderer Erkrankungen des Schlafs auf (z. B. Narkolepsie), die in diesem Zusammenhang ebenfalls ausgeschlossen werden sollten. Eine Behandlung der periodischen Beinbewegungen im Schlaf sollte nur erwogen werden, wenn eine Störung des Nachtschlafs vorliegt. Das Vorgehen dabei orientiert sich an den Empfehlungen zum Restless-Legs-Syndrom. Zusätzlich kommt Clonazepam in niedriger Dosierung (0,5–1 mg) zum Einsatz (Aurora et al. 2012a, b; Hening 1999; Lesage und Hening 2004).

16

LITERATUR

Im Buch sind nur die neuesten Literaturstellen aufgeführt. Unter https://else4.de/neurologie-online erhalten Sie Zugriff zum gesamten Literaturverzeichnis.

Allen RP, Picchietti DL, Auerbach M et al.; International Restless Legs Syndrome Study Group (IRLSSG). Evidence-based and consensus clinical practice guidelines for the iron treatment of restless legs syndrome/Willis-Ekbom disease in adults and children: an IRLSSG task force report. Sleep Med 2018; 41: 27–44.

Altinyazar V, Kiylioglu N. Insomnia and dementia: is agomelatine treatment helpful? Case report and review of the literature. Ther Adv Psychopharmacol 2016; 6: 263–268.

Barateau L, Lopez R, Dauvilliers Y. Treatment options for narcolepsy. CNS Drugs 2016; 30: 369–379.

Bhaskar S, Hemavathy D, Prasad S. Prevalence of chronic insomnia in adult patients and its correlation with medical comorbidities. J Family Med Prim Care 2016; 5: 780–784.

Billiard M, Sonka K. Idiopathic hypersomnia. Sleep Med Rev 2016; 29: 23–33.

Brooks S, Jacobs GE, de Boer P, et al. The selective orexin-2 receptor antagonist seltorexant improves sleep: An exploratory double-blind, placebo controlled, crossover study in antidepressant-treated major depressive disorder patients with persistent insomnia. J Psychopharmacol 2019; 33 (2): 202–209.

Buratti L, Luzzi S, Petrelli C, et al. Obstructive sleep apnea syndrome: an emerging risk factor for dementia. CNS Neurol Disord Drug Targets 2016; 15: 678–682.

Cheung JM, Bartlett DJ, Armour CL, et al. Treating insomnia: a review of patient perceptions toward treatment. Behav Sleep Med 2016; 14: 235–266.

de Almondes KM, Costa MV, Malloy-Diniz LF, et al. Insomnia and risk of dementia in older adults: systematic review and meta-analysis. J Psychiatr Res 2016; 77: 109–115.

Eastwood PR, et al. Bilateral hypoglossal nerve stimulation for treatment of adult obstructive sleep apnoea. Eur Respir J 2020; 55(1): 1901320. doi: 10.1183/13993003.01320-2019.

Edmonds C, Swanoski M. A review of suvorexant, doxepin, ramelteon, and tasimelteon for the treatment of insomnia in geriatric patients. Consult Pharm 2017; 32: 156–160.

Fernandes Oliveira E, Nacif SR, Alves Pereira N, et al. Sleep disorders in patients with myasthenia gravis: a systematic review. J Phys Ther Sci 2015; 27: 2013–2018.

Garcia-Borreguero D, Silber MH, Winkelman JW, et al. Guidelines for the first-line treatment of restless legs syndrome/Willis-Ekbom disease, prevention and treatment of dopaminergic augmentation: a combined task force of the IRLSSG, EURLSSG, and the RLS-foundation. Sleep Med 2016; 21: 1–11.

Griffin E, Brown JN. Pregabalin for the treatment of restless legs syndrome. Ann Pharmacother 2016; 50: 586–591.

Groos E, Chaumereuil C, Flamand M, et al. Emerging psychiatric disorders in Kleine-Levin syndrome. J Sleep Res 2018; 27 (5): e12690.

Hagatun S, Vedaa O, Harvey AG et al. Internet-delivered cognitive-behavioral therapy for insomnia and comorbid symptoms. Internet Interv 2018; 12: 11–15.

Haschka D, Volani C, Stefani A, et al. Association of mitochondrial iron deficiency and dysfunction with idiopathic restless legs syndrome. Mov Disord 2019; 34 (1): 114–123.

Heidbreder A, Frauscher B, Mitterling T, et al. Not only sleepwalking But NREM parasomnia irrespective of the type is associated with HLA DQB1*05:01. J Clin Sleep Med 2016; 12: 565–570.

Heidbreder A, Frauscher B, Mitterling T, et al. Not only sleepwalking but NREM parasomnia irrespective of the type is associated with HLA DQB1*05:01. J Clin Sleep Med 2016; 12 (4): 565–570.

Heidbreder A, Mddel G. Non-REM-Parasomnie oder Frontallappenepilepsie – Warum sollte man genau hinschauen? Klin Neurophysiol 2016; 47 (03): 117–124.

Högl B, Iranzo A. Rapid eye movement sleep behavior disorder and other rapid eye movement parasomnias. Contiumuum 2017; 23 (4): 1017–1034.

Högl B, Stefani A, Videnovic A. Idiopathic REM sleep behaviour disorder and neurodegeneration – an update. Nat Rev Neurol 2018; 14 (1): 40–55.

Hoque R. Sleep-disordered breathing in Duchenne muscular dystrophy: an assessment of the literature. J Clin Sleep Med 2016; 12: 905–911.

Im HJ, Park SH, Baek SH, et al. Associations of impaired sleep quality, insomnia, and sleepiness with epilepsy: a questionnaire-based case-control study. Epilepsy Behav 2016; 57: 55–59.

Johnson JA, Rash JA, Campbell TS, et al. A systematic review and meta-analysis of randomized controlled trials of cognitive behavior therapy for insomnia (CBT-I) in cancer survivors. Sleep Med Rev 2016; 27: 20–28.

Kim Y, Koo YS, Lee HY, et al. Can continuous positive airway pressure reduce the risk of stroke in obstructive sleep apnea patients? A systematic review and meta-analysis. PLoS One 2016; 11: e0146317.

King S, Cuellar N. Obstructive sleep apnea as an independent stroke risk factor: a review of the evidence, stroke prevention guidelines, and implications for neuroscience nursing practice. J Neurosci Nurs 2016; 48: 133–142.

Kritikou I, Vgontzas AN, Rapp MA, et al. Anti-Ma1- and Anti-Ma2-associated encephalitis manifesting with rapid eye movement sleep disorder and narcolepsy with cataplexy: a case report. Biol Psychiatry 2018; 83 (5): e39–e40.

Kukwa W, Migacz E, Ishman S, et al. Increased severity of sleep-disordered breathing is associated with insomnia and excessive somnolence in primary school children. Sleep Med 2016; 23: 1–5.

Loddo G, et al. Seizures with paroxysmal arousals in sleep-related hypermotor epilepsy (SHE): Dissecting epilepsy from NREM parasomnias. Epilepsia 2020; 61(10): 2194–2202. doi: 10.1111/epi.16659.

Loh KP, Burhenn P, Hurria A, et al. How do I best manage insomnia and other sleep disorders in older adults with cancer? J Geriatr Oncol 2016; 7: 413–421.

LoMauro A, D'Angelo MG, Aliverti A. Sleep disordered breathing in Duchenne muscular dystrophy. Curr Neurol Neurosci Rep 2017; 17: 44.

Mayer G, Benes H, Young P, et al. Modafinil in the treatment of idiopathic hypersomnia without long sleep time – a randomized, double-blind, placebo-controlled study. J Sleep Res 2015; 24: 74–81.

Morgenthaler TI, Auerbach S, Casey KR, et al. Position Paper for the treatment of nightmare disorder in adults: an American Academy of Sleep Medicine Position Paper. J Clin Sleep Med 2018; 14 (6): 1041–1055.

Nigam G, Pathak C, Riaz M. A systematic review on prevalence and risk factors associated with treatment – emergent central sleep apnea. Ann Thorac Med 2016; 11: 202–210.

Oertel WH, Hallstrom Y, Saletu-Zyhlarz GM, et al. Sleep and quality of life under prolonged release oxycodone/naloxone for severe restless legs syndrome: an analysis of secondary efficacy variables of a double-blind, randomized, placebo-controlled study with an open-label extension. CNS Drugs 2016; 30: 749–760.

Ogna A, Quera Salva MA, Prigent H, et al. Nocturnal hypoventilation in neuromuscular disease: prevalence according to different definitions issued from the literature. Sleep Breath 2016; 20: 575–581.

Oliveira EF, Nacif SR, Urbano JJ, et al. Sleep, lung function, and quality of life in patients with myasthenia gravis: A cross-sectional study. Neuromuscul Disord 2017; 27: 120–127.

Orlikowski D, Prigent H, Quera Salva MA, et al. Prognostic value of nocturnal hypoventilation in neuromuscular patients. Neuromuscul Disord 2017; 27: 326–330.

Postuma RB, Iranzo A, Hu M, et al. Risk and predictors of dementia and parkinsonism in idiopathic REM sleep behaviour disorder: a multicentre study. Brain 2019; 142 (3): 744–759.

Pratt DP. Restless legs syndrome/Willis-Ekbom disease and periodic limb movements: a comprehensive review of epidemiology, pathophysiology, diagnosis and treatment considerations. Curr Rheumatol Rev 2016; 12: 91–112.

Proserpio P, Loddo G, Zubler F, et al. Polysomnographic features differentiating disorder of arousals from sleep-related hypermotor epilepsy. Sleep 2019; 42 (12): pii: zsz166.

Riemann D, Baglioni C, Bassetti C, et al. European guideline for the diagnosis and treatment of insomnia. J Sleep Res 2017; 26 (6): 675–700.

Ruoff C, Rye D. The ICSD-3 and DSM-5 guidelines for diagnosing narcolepsy: clinical relevance and practicality. Curr Med Res Opin 2016; 1–12.

Schormair B, Zhao C, Bell S, et al. Identification of novel risk loci for restless legs syndrome in genome-wide association studies in individuals of European ancestry: a meta-analysis. Lancet Neurol 2017; 16 (11): 898–907.

Senaratna CV, Perret JL, Lodge CJ, et al. Prevalence of obstructive sleep apnea in the general population: a systematic review. Sleep Med Rev 2017; 34: 70–81.

Shaughnessy AF. CBT effective for chronic insomnia. Am Fam Physician 2016; 93: 60.

Sung PS, Yeh CC, Wang LC, et al. Increased risk of dementia in patients with non-apnea sleep disorder. Curr Alzheimer Res 2017; 14: 309–316.

Teigen LN, et al. Specialist approaches to prognostic counseling in isolated REM sleep behavior disorder. Sleep Med 2021; 79: 107–112. doi: 10.1016/j.sleep.2020.12.014.

Thorpy MJ, Shapiro C, Mayer G, et al. A randomized study of solriamfetol for excessive sleepiness in narcolepsy. Ann Neurol 2019; 85 (3): 359–370.

Trenkwalder C, Allen R, Högl B, Paulus W, Winkelmann J. Restless legs syndrome associated with major diseases: a systematic review and new concept. Neurology 2016; 86 (14): 1336–1343.

Woodson BT, Soose RJ, Gillespie MB, et al. Three-year outcomes of cranial nerve stimulation for obstructive sleep apnea: the STAR trial. Otolaryngol Head Neck Surg 2016; 154: 181–188.

KAPITEL

17 Schmerz

17

17.1 Grundlagen der Schmerzphysiologie

Walter Zieglgänsberger und Herta Flor

Wichtige Neuigkeiten auf einen Blick

- Chronischer Schmerz unterscheidet sich vom akuten Schmerz dadurch, dass nozizeptive Prozesse in den Hintergrund treten und der Schmerz mehr durch affektive und neuroplastische Lernprozesse beeinflusst wird.
- Behandlungsalgorithmen richten sich nicht nur auf die Stelle der peripheren Gewebeschädigung, sondern zunehmend auf die dadurch ausgelösten neuroplastischen Veränderungen im ZNS.
- Chronischer Schmerz wird zu einer eigenständigen Krankheit mit einer multifaktoriellen Genese.
- Chronischer Schmerz ist kein andauernder Akutschmerz.
- Chronische Schmerzzustände haben keine erkennbare physiologische Funktion.
- Die ausgelösten Schonhaltungen wirken sich häufig ungünstig aus.
- Die Erinnerung an das Schmerzgeschehen beeinträchtigt den Patienten meist stärker als das initiale Schmerzerlebnis.
- Neuere therapeutische Ansätze fokussieren auf das Re-Learning und aktivieren gezielt schmerzhemmende Mechanismen.
- Die Aktivität von Gliazellen und Zellen des Immunsystems kann entscheidend zur Chronifizierung beitragen.
- Der schmerzlindernde Placeboeffekt ist eine unbewusste Aktivierung endogener (u. a. opioiderger) Systeme durch engagierte Behandler und kein unlauterer Täuschungsversuch.

17.2 Nozizeption und Schmerz

Walter Zieglgänsberger und Herta Flor

Nozizeption beschreibt die Aufnahme und Verarbeitung potenziell aversiver Reize aus dem peripheren oder viszeralen Gewebe. Schmerz entsteht durch den Einfluss dieser nozizeptiven Information auf Strukturen im Zentralnervensystem (ZNS), in denen spätere Handlungsstrategien festgelegt werden. Neurone und Gliazellen (Mikroglia, Astro- und Oligodendrozyten) reagieren auf nozizeptive Reize mit einer Veränderung der Expression zahlreicher Rezeptoren und Signalmoleküle und gewinnen so, gemeinsam mit epigenetischen Veränderungen und adulter Neuroneogenese, Einfluss auf die Verarbeitung und Speicherung sensorischer Information im ZNS. Sensorische Reize wirken dann auf Systeme, die durch vorausgegangene afferente Signale modifiziert worden sind. Schädigende Reize sensibilisieren periphere und zentralnervöse Strukturen. Die Fähigkeit von Nervenzellen, nach wiederholter Aktivierung effektiver auf den gleichen Reiz zu reagieren, wird heute ganz allgemein als wesentlicher Faktor für Gedächtnisbildung angesehen (Basbaum et al. 2009; Woolf 2011).

In den vergangenen Jahrzehnten lenkten Erkenntnisse aus der Grundlagenforschung den Blick in der Schmerzmedizin zunehmend auf diese maladaptiven neuroplastischen Veränderungen. Die biopsychosozialen Komponenten chronischer Schmerzzustände erfordern interdisziplinäre Disease-Management-Programme in Versorgungsstrukturen, die den psychischen und körperlichen Wünschen des einzelnen Patienten entgegenkommen. Die Erwartungen des Patienten und realistische Therapieziele müssen aufeinander abgestimmt werden, Eine komplette Schmerzfreiheit ist nicht immer erreichbar. Verbesserte Lebensqualität und gesteigerte Selbstwirksamkeit gelten als wichtigste Therapieziele.

17.3 Funktionelle und strukturelle Veränderungen – neuronale Plastizität

Walter Zieglgänsberger und Herta Flor

Akute Schadreize beeinflussen in zahlreichen Strukturen des ZNS die Entladungstätigkeit von Nervenzellen. Neuronale Netzwerke interagieren miteinander und führen durch eine Veränderung zeitlich-räumlicher Muster ihrer Entladungstätigkeit in diesem komplexen, sich selbst organisierenden, nichtlinearen System zu Lern- und Gedächtnisvorgängen. Neuronale Plastizität in Bezug auf Schmerz bedeutet, dass es infolge von Verletzungen oder anderen pathologischen Ereignissen zu anhaltenden Veränderungen der neuronalen Entladungstätigkeit und zu strukturellen Veränderungen kommt. Auch nach Wegfall der Schmerzursache können „Erinnerungen" (episodisches, deklaratives bzw. explizites Gedächtnis) an ein aversives Ereignis aktiv bleiben oder reaktiviert werden (➤ Kap. 17.4.2).

17.3.1 Akuter Schmerz

Akute Schmerzreize erfüllen aufgrund ihrer Warnfunktion eine eminent wichtige physiologische Aufgabe. Üblicherweise sind diese Schmerzen lokalisiert und zeitlich begrenzt. So angestoßene Lernvorgänge führen zu überlebenswichtigen Abwehr- und Vermeidungsreaktionen („Gebranntes Kind scheut das Feuer"). Bereits sehr einfache Nervensysteme lernen, Schadreize zu vermeiden.

17.3.2 Nozizeptiver Schmerz

Schmerz, der durch die Aktivierung von Nozizeptoren (meist multimodal; ➤ Kap. 17.3.2) ausgelöst wird, wird als Nozizeptorschmerz oder nozizeptiver Schmerz bezeichnet. Die ins Rückenmark einlaufenden Aktionspotenziale depolarisieren präsynaptische Terminale im Hinterhorn des Rückenmarks und setzen erregende Neurotransmitter wie L-Glutamat und Substanz P aus Aδ- und C-Fasern (➤ Kap. 17.3.2) frei. Die Frequenz, die Anzahl der afferenten Impulse und die freigesetzten Transmitter und Signalmoleküle codieren die afferente Information (➤ Abb. 17.1).

17.3.3 Neuropathischer Schmerz

Neuropathische Schmerzen treten nach einer Schädigung des peripheren oder des zentralen Nervensystems auf. Eine axonale Verletzung ist dabei keine Voraussetzung für die Entwicklung neuropathischer Schmerzen. Auch Demyelinisierung kann mit Allodynie und Hyperalgesie assoziiert sein (Jensen und Finnerup 2014). Bereits kurz nach einer Nervenverletzung oder einer trophischen Einschränkung kommt es zu massiven neuronalen Umbauvorgängen, die eng mit dem Immunsystem in Verbindung stehen (➤ Abb. 17.2). Keine der gegenwärtig gebräuchlichen Klassifikationen deckt alle Aspekte zur Ätiologie, zu der anatomischen Verteilung, den Mechanismen und Symptomen sowie deren Behandlung ab (Zieglgäns-

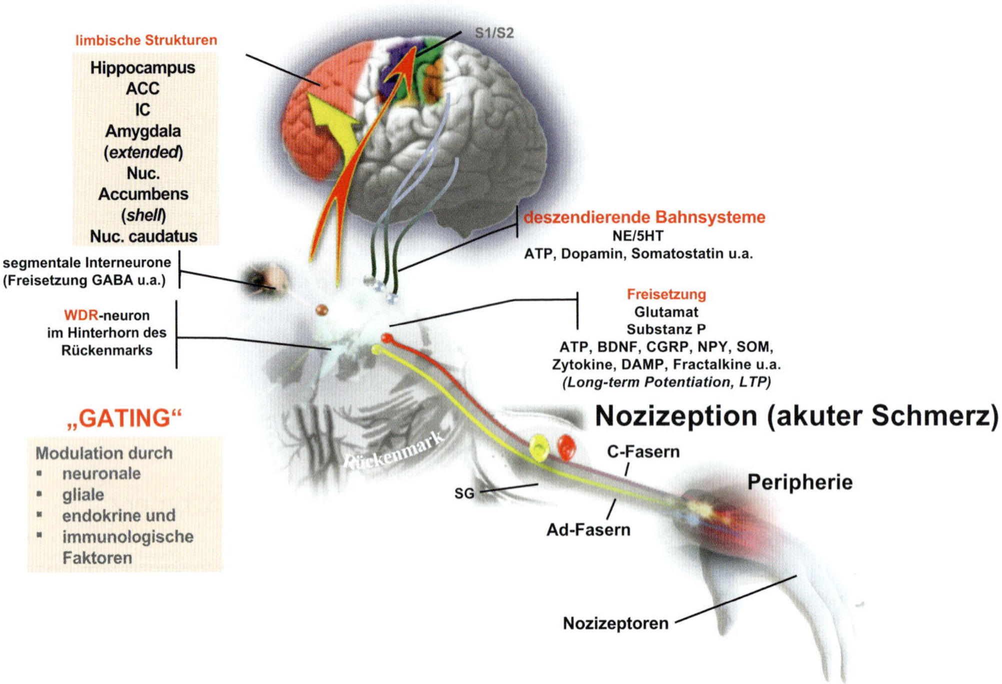

Abb. 17.1 Nozizeptiver Schmerz

berger et al. 2005; International Association for the Study of Pain [IASP] 2012).

Neuropathischer Schmerz entsteht nicht durch einen singulären Mechanismus, sondern involviert

- periphere,
- spinale und
- supraspinale Prozesse,

die dann zu komplexen sensorischen Defiziten und Missempfindungen führen.

Neuropathische Schmerzen treten häufig unabhängig von einem akuten Stimulus auf. Zahlreiche neuropathische Schmerzsituationen gehen mit Immunantworten und Veränderungen am Gefäßsystem (Vaskulitis) einher. Wie es im Rahmen einer Immunaktivierung oder bei neoplastischen Veränderungen zu lokalisierten Hyperalgesien, z. B. am meist nur leicht hypertrophierten Periost von Extremitäten, kommt, ist Gegenstand aktueller Forschungsansätze (Selvaraj und Kuner 2015).

! MERKE

Typische neuropathische Schmerzsyndrome:

- Postherpetische Neuralgie (mit und ohne C-Faser-Untergang)
- Diabetische Neuropathie
- Durch Neurotoxine und Zytostatika ausgelöste Neuropathien
- Schmerzen nach Schlaganfall
- Thalamussyndrom, Rückenmarksverletzungen, ischämische Infarkte, Multiple Sklerose
- Karpaltunnel-, Engpass-, Wurzelkompressionssyndrome
- CRPS I/II (komplexe regionale Schmerzsyndrome: I ohne, II mit Nervenverletzung; frühere Bezeichnung: Morbus Sudeck; Marinus et al. 2011)
- Phantomschmerz
- Tumoren
- Infektiöse und autoimmune Plexusneuritiden

Ein gut validierter Fragebogen (painDETECT) mit hoher Sensitivität und Spezifität wurde vom Deutschen Forschungsverbund Neuropathischer Schmerz (DFNS) entwickelt. Eine weitere Abklärung zu den Mechanismen neuropathischer Schmerzen kann

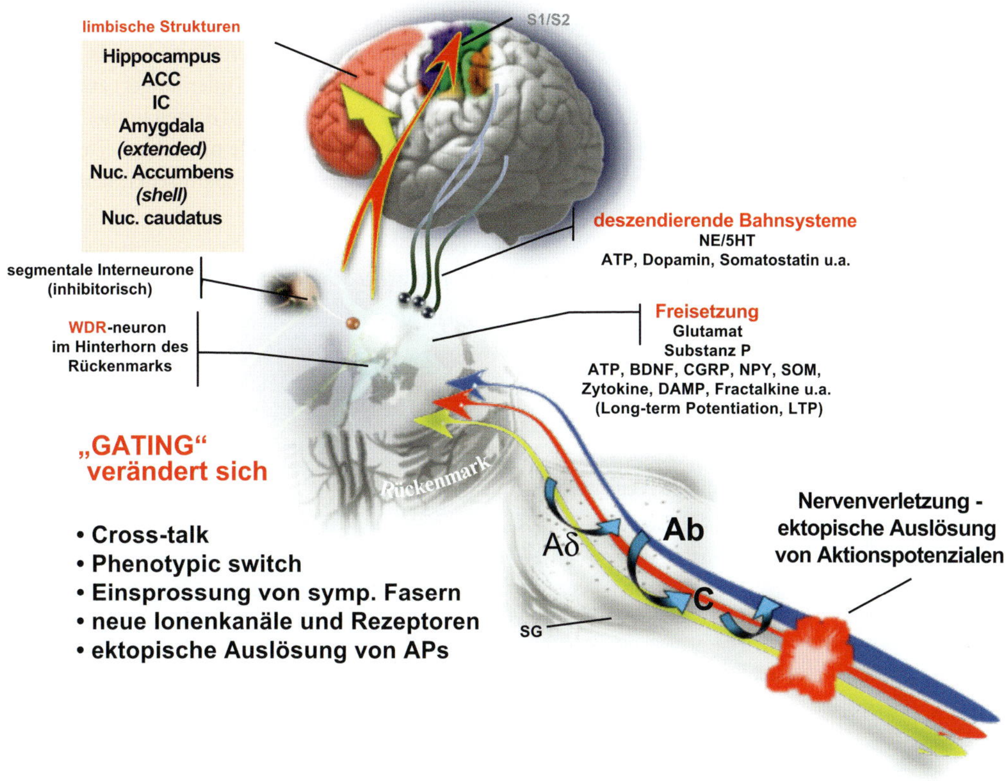

Abb. 17.2 Neuropathischer Schmerz

über eine quantitative sensorische Testung (QST), das Kernstück eines mittlerweile auch international akzeptierten Diagnoseverfahrens, erfolgen (Gerhardt et al. 2016; Maier et al. 2010; Mucke et al. 2014; Pfau et al. 2014; Rolke et al. 2006; Tesarz et al. 2015; Vollert et al. 2016).

Bei Polyneuropathien treten die sensiblen, motorischen und autonomen Störungen meist distal symmetrisch auf. Dabei ist es häufig nicht möglich, zwischen axonalen und demyelinisierenden Formen zu unterscheiden. Durch die Veränderungen kommt es sowohl zu Schmerzzuständen als auch zu funktionellen und trophischen Ausfällen durch autonome Denervierung. Häufige Auslöser für eine schmerzhafte Polyneuropathie sind ein unzureichend therapierter Diabetes mellitus, Alkoholabusus oder die Nebenwirkungen von Chemotherapeutika. Auch HIV-assoziierte und paraneoplastische sowie inflammatorische und genetisch bedingte Veränderungen führen zu den meist nicht reversiblen Schmerzzuständen oder auch zum Verlust der Schmerzempfindung und zur Störung autonomer Funktionen. Small-Fiber-Neuropathien sind eine Subgruppe der sensiblen Neuropathien, die überwiegend C- und Aδ-Fasern betreffen und durch brennende Schmerzen und Par- und Dysästhesien an den Akren charakterisiert sind. Die neurologische Routineuntersuchung ergibt meist keinen pathologischen Befund. Nur Zusatzuntersuchungen können die Diagnose sichern. Bereits eine gestörte Glukosetoleranz kann zu diesen Veränderungen führen (Grone et al. 2014). Eine mögliche hereditäre Komponente mit Mutationen im Gen, das für Nav1.7 codiert (➤ Kap. 17.4.3), wird diskutiert (https://www.dgn.org/leitlinien/2331-ll-44-2012-diagnostik-bei-polyneuropathien).

Neuropathische Schmerzen reagieren meist nicht auf die üblichen Analgetika (➤ Tab. 17.1). Nur für wenige Erkrankungen, die zu neuropathischen

Schmerzen führen, ist eine kausale Therapie möglich (u. a. akute Bandscheibenvorfälle, Engpass-Syndrome, entzündliche Myelitiden oder Radikulotiden). Zur symptomatischen Behandlung stehen heute Substanzen aus verschiedenen Medikamentengruppen zur Verfügung.

Mit Nichtopioidanalgetika ist in der Regel keine suffiziente Kontrolle der Schmerzen zu erzielen. Der Einsatz von hochpotenten Opioiden als Langzeitanwendung (für 6 Monate oder länger) zur Therapie chronischer Schmerzen wird derzeit immer noch kontrovers diskutiert. Opioide mit retardierter Galenik werden zur Therapie neuropathischer Schmerzen in

Tab. 17.1 Therapiealgorithmus zur Behandlung chronisch neuropathischer Schmerzen (Baron et al. 2007)

Schritt 1	Diagnosestellung (Grundlage der Therapieplanung)	Diagnose eines sicheren/möglichen neuropathischen Schmerzes?
		Diagnose eines gemischten neuropathisch-nozizeptiven Schmerzes?
		Zur Diagnosesicherung Diagnostik notwendig
Schritt 2	Kausale Therapieoptionen	Ursache der zugrunde liegenden Neuropathie gesichert?
		• Wenn nicht, dann Diagnostik bezüglich der Ätiologie durchführen (neurologische Diagnostik; Leitlinie Polyneuropathie usw.)
		• Falls bekannt, dann kausale Therapieoptionen ausschöpfen (z. B. Diabetestherapie optimieren, operative Dekompression bei Nervenkompression usw.)
Schritt 3	Indikationsstellung für die medikamentöse Therapie	Falls die kausale Therapie unzureichend oder nicht unmittelbar verfügbar oder unwirksam ist, ist eine frühzeitige und ausreichende medikamentöse Therapie zu indizieren. Eine Schmerztherapie sollte bei Vorliegen eines für den Patienten alltagsrelevanten Schmerzes sofort begonnen werden
Schritt 4	Therapieplanung	Bisherige Schmerztherapie hinsichtlich Wirkstoff, Dosis und Therapiedauer bewerten (ausreichend lange Dauer, ausreichend hohe Dosis?)
		Komorbiditäten berücksichtigen und mit möglichen Nebenwirkungen abgleichen
		Komedikation berücksichtigen und mit möglichen Interaktionen abgleichen
		Unverträglichkeiten berücksichtigen
		Patientenwünsche hinsichtlich vermeidbarer Nebenwirkungen berücksichtigen
Schritt 5	Patienteninformation	Therapieziele gemeinsam formulieren und vereinbaren
		Verwendete Medikamente bestimmen und dem Patienten deren Einsatz als Analgetika erklären
		Mögliche Nebenwirkungen erklären und Interaktionen vermeiden
		Kriterien für Wirksamkeit und Unwirksamkeit (ggf. langsamer Wirkeintritt, geplante Therapiedauer, Titrationsnotwendigkeit)
Schritt 6	Pharmakotherapie (basierend auf Empfehlungen der DGN)	Medikamente der ersten Wahl sind:
		• TCA
		• SSNRI (Duloxetin)
		• Antikonvulsiva (Gabapentin, Pregabalin)
		• Capsaicinhochdosispflaster
		• Lidocainpflaster
		• Bei starken Schmerzen bzw. Notwendigkeit eines schnellen Wirkeintritts: Indikationsprüfung für zusätzliche Gabe eines niedrig- oder, falls notwendig, hochpotenten Opioids
		• Bei gemischtem neuropathisch-nozizeptivem Schmerz: Kombinationstherapie Nichtopioidanalgetikum/Opioid mit trizyklischem Antidepressivum, SSNRI, Antikonvulsivum oder topischem Therapeutikum erwägen

Tab. 17.1 Therapiealgorithmus zur Behandlung chronisch neuropathischer Schmerzen (Baron et al. 2007) *(Forts.)*

Schritt 7	Bewertung des Therapieverlaufs (Ansprechen, Teilansprechen, kein Ansprechen)	*Voraussetzung für die Bewertung der Therapie: Erreichen einer Zieldosis, die eine Wirkung erwarten lässt (s. Zieldosis bei den einzelnen Wirkstoffen im Text), und regelmäßige Einnahme der Zieldosis für etwa 2 Wochen. Die häufigsten Fehler sind Unterdosierung und zu kurze Einnahme. Kombinationstherapien sind häufig notwendig.*
		• Schmerzreduktion auf < 3 NRS: Monotherapie fortführen, ggf. Indikation für Kombinationstherapie prüfen
		• Schmerzreduktion um ≥ 30 %, aber Schmerzintensität ≥ 4 NRS: Kombination mit einem zusätzlichen Medikament der ersten Wahl
		• Schmerzreduktion um ≤ 30 % und Schmerzintensität ≥ 4 NRS: Medikament am ehesten unwirksam – Wechsel auf ein anderes Medikament der ersten Wahl
		• Kontrolle der Nebenwirkungen (klinische Verträglichkeit, z. B. Laborkontrolle, EKG, Hautinspektion)
		• Falls nicht tolerierbare Nebenwirkungen auftreten, die der Einnahme einer wirksamen Dosis entgegenstehen, sollte das Medikament gewechselt werden
		• Bei Einnahme einer klinisch wirksamen Dosis, aber Fortbestehen nicht tolerierbarer Nebenwirkungen sollte zunächst eine Dosisreduktion erfolgen. Je nach Wirkung und Nebenwirkungen sollten dann ein Medikamentenwechsel oder eine Kombinationstherapie mit niedriger Dosis versucht werden, für deren Wirksamkeit jedoch keine eindeutige Evidenzvorliegt
		• Falls Therapie weiter unzureichend ist, Überweisung in Schmerzzentrum/zum Schmerztherapeuten prüfen
Schritt 8	Therapieende	Studiendaten zur Bestimmung des Zeitpunkts für eine Dosisreduktion oder ein Absetzen liegen nicht vor. Im Verlauf einer suffizienten Therapie kann eine langsame und schrittweise Dosisreduktion (Reduktion in den gleichen Schritten der Aufdosierung) jederzeit versucht werden, zumal auch Spontanremissionen möglich sind. In den meisten Fällen ist jedoch eine Dauermedikation notwendig

einer S1-Leitline nur als Zweit- bzw. Drittlinienmedikamente empfohlen. μ-Opioidrezeptoragonisten mit zusätzlicher Wirkung auf die Noradrenalinwiederaufnahme (MOR-NRI; Tramadol, Tapentadol) erwiesen sich in klinischen Studien als potente Analgetika mit relativ wenig Nebenwirkungen.

Die Antikonvulsiva Gabapentin und Pregabalin interagieren mit der α_2-δ-Kalziumkanaluntereinheit und verringern den Kalziumeinstrom an Nervenzellen. Auch Antikonvulsiva wie Carbamazepin mit einer Wirkung an neuronalen spannungsgesteuerten Natriumkanälen sind z. B. für die Therapie der Trigeminusneuralgie, nicht aber bei der diabetischen Polyneuropathie Mittel der 1. Wahl

Trizyklische Antidepressiva (TCA) und selektive Serotonin-Noradrenalin-Wiederaufnahmehemmer (SSNRI) wie Duloxetin werden in der aktuellen S1-Leitlinie als Erstlinienmedikamente zur Therapie neuropathischer Schmerzen empfohlen. Die Dosis der TCAs ist dabei geringer als zur Behandlung einer Depression. Der analgetische Effekt beruht vermutlich auf einer Verstärkung deszendierender hemmender Bahnsysteme (➤ Kap. 17.4.9; ➤ Abb. 17.1, ➤ Abb. 17.2). TCAs blockieren bei akuter Gabe spannungsabhängige Natriumkanäle.

Die topische Applikation von Lidocain(pflaster) blockiert die pathologische Aktivität nozizeptiver Nervenfasern durch die Blockade von Natriumkanälen. Capsaicin wirkt als Agonist am Vanilloidrezeptor 1 (TRPV1), ein Rezeptor (Ionenkanal), der auch durch Hitzereize aktiviert wird. Capsaicin stimuliert akut periphere sensorische C-Fasern und setzt daraus Substanz P und andere Neuropeptide frei (Zieglgänsberger 2019). Der initialen Aktivierung mit starker kurzzeitiger Hyperästhesie folgt eine langanhaltende erniedrigte Schmerzwahrnehmung an Haut und Schleimhäuten.

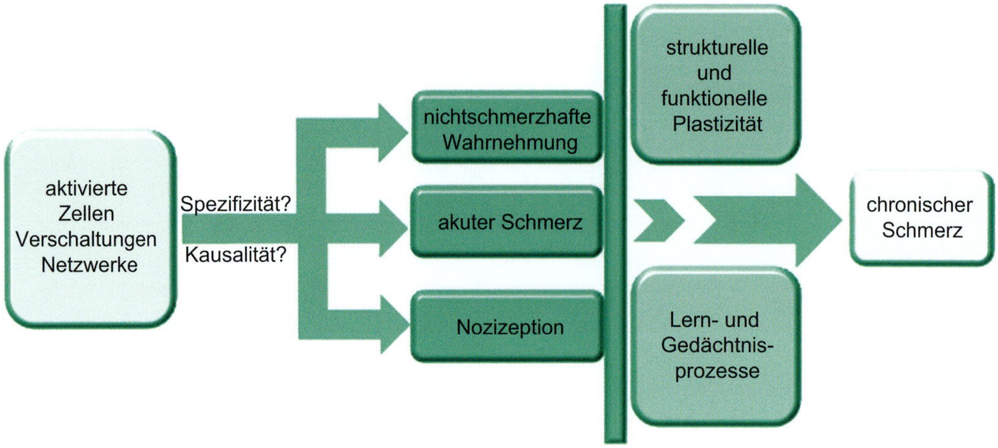

Abb. 17.3 Psychobiologisches Modell der Schmerzchronifizierung

17.3.4 Mixed Pain

Bei einer Verletzung oder Schädigung eines peripheren Nervs z. B. durch einen Bandscheibenvorfall oder einen einwachsenden Tumor kommt es immer auch zu entzündlichen Veränderungen (Mixed Pain). Nozizeptoren in Nn. nervorum werden durch Entzündungsmediatoren wie z. B. TNF-α aktiviert und lösen dann an der Läsionsstelle einen nozizeptiven Schmerz aus. Bei einer ektopischen Auslösung (mechanisch, elektrisch) von Aktionspotenzialen an einem peripheren Nerv wird der Reiz immer im Verteilungsgebiet dieses Nervs in der Peripherie empfunden.

! MERKE

Mixed Pain findet sich z. B. bei:

- Lumbalgien
- Schmerzen nach Bandscheibenoperationen
- Tumorschmerzen

17.3.5 Akuter versus chronischer Schmerz

Der Übergang von akuten zu chronischen Schmerzen ist in der Schmerzforschung seit Jahrzehnten ein wichtiges Thema. Lange hatte man chronischen Schmerz lediglich als eine Fortsetzung von akutem Schmerz gesehen. In den letzten Jahren hat sich jedoch zunehmend die Erkenntnis durchgesetzt, dass Lern- und Gedächtnisprozesse eine wesentliche Rolle in der Schmerzchronifizierung spielen. In den neuronalen Netzwerken, die in emotionale und motivationale Prozesse involviert sind, kommt es dabei zu funktionellen und strukturellen Veränderungen (Navratilova et al. 2014). Diese Forschungslinien können in neuen psychobiologischen Modellen der Schmerzchronifizierung zusammengebracht werden (➤ Abb. 17.3).

Prädiktoren der Chronifizierung

Zahlreiche epidemiologische und klinische Studien untersuchten Prädiktoren für den Übergang von akuten zu chronischen Schmerzen. Diese Studien haben mehrere, vor allem psychosoziale Risikofaktoren identifiziert, die den Übergang von einem physiologischen Vorgang zu einem pathologischen Krankheitsprozess anzeigen.

Zu diesen Faktoren gehören:

- Stress und Belastungen am Arbeitsplatz (Bigos et al. 1991; Hasenbring et al. 2014; Matsudaira et al. 2015)
- Kognitive Faktoren wie z. B. Katastrophendenken und Hypervigilanz (Vlaeyen und Linton 2000)
- Emotionale Faktoren wie Angst vor Schmerz bei Bewegung durch operante und respondente Konditionierung (Flor 2012; Fordyce 1976; Main et al. 2015)
- Angst und Depression (Komorbidität)

- Abgeschwächte deszendierende Hemmung (➤ Kap. 17.4)
- Defiziente Stressanalgesie (➤ Kap. 17.4)
- Funktionelle und strukturelle Veränderungen in limbischen und frontalen Arealen (Apkarian et al. 2004, 2011; Baliki et al. 2015; Jensen et al. 2016; May 2008)

In Längsschnittstudien zum chronischen Schmerz wurden genetische und epigenetische Risikofaktoren identifiziert und der Versuch unternommen, sie in ein psychobiologisches Modell zu integrieren. Das Ziel ist die Identifikation von gemeinsamen und unterschiedlichen Lern-, Gedächtnis- und Gehirnplastizitätsmechanismen über verschiedene Schmerzstörungen hinweg, eine daraus ableitbare mechanismenbasierte Klassifikation und ein personalisierter verhaltensbezogener kombinierter pharmakologischer Behandlungsansatz.

17.3.6 Chronischer Schmerz und Stress

Jeder unzureichend behandelte akute Schmerz kann chronisch werden und führt dann zu chronischen Stressreaktionen wie Angst und Depression (➤ Abb. 17.4). Die Mechanismen der Schmerzchronifizierung schließen die Persönlichkeitsstruktur und die individuellen affektiv-emotionalen Reaktionsmuster ebenso ein wie soziale Faktoren (➤ Kap. 17.4).

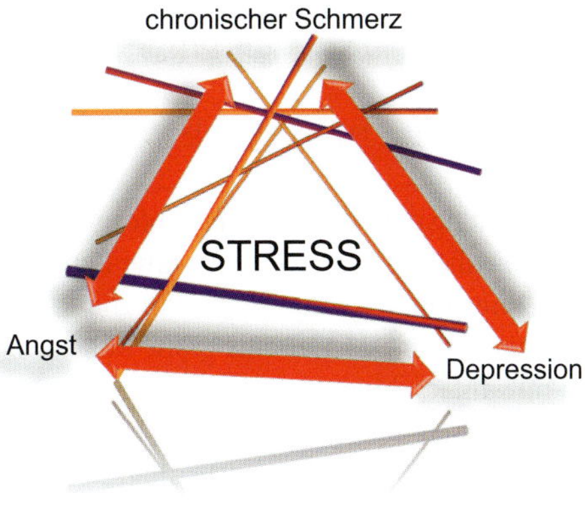

Abb. 17.4 Chronischer Schmerz ist kein andauernder Akutschmerz! Chronischer Schmerz ist chronischer Stress. Angsterkrankungen und affektive Störungen wie die Depression gelten als stressinduzierte Erkrankungen. Jeder unzureichend behandelte akute Schmerz kann chronisch werden und zu chronischen Stressreaktionen wie Angst und Depression führen.

Aus wissenschaftlicher Sicht lässt sich kein exakter Zeitpunkt angeben, ab dem von einem chronischen Schmerz gesprochen werden kann. Mithilfe der Stadieneinteilung nach Gerbershagen ist es möglich, den Grad der Chronifizierung von Schmerzzuständen zu dokumentieren.

Chronischer Schmerz bewirkt:
- Verlust von Kompetenz, Selbstwirksamkeit und Lebensqualität
- Fokussierung auf Schmerz
- Katastrophendenken
- Hilflosigkeit
- Kontrollverlust
- Sozialen Rückzug
- Sozialen Kompetenzverlust
- Dysphorische Verstimmung
- Depression
- Angst
- Hypervigilanz
- Schlafstörungen

17.4 Physiologie der Nozizeption

Walter Zieglgänsberger und Herta Flor

17.4.1 Afferente Fasern

Afferente sensorische Nervenfasern aus den Geweben der Peripherie und den Viszera unterscheiden sich durch:
- Faserdurchmesser
- Grad der Myelinisierung
- Histochemisch (zahlreiche Untergruppen; Willis und Coggeshall 2004)

In ihren Zellkörpern im Spinalganglion werden neben den zur Strukturerhaltung notwendigen Bausteinen insbesondere
- Rezeptorproteine,
- Neurotransmitter und
- Neuropeptide

synthetisiert, die dann gemeinsam mit anderen Signalmolekülen durch axonale Transportvorgänge sowohl in die Peripherie als auch in die präsynaptischen Nervenendigungen in das Hinterhorn des Rückenmarks und seine analogen rostralen Strukturen transportiert werden.

Jede neuronale Aktivität in primär afferenten Fasern beeinflusst die Genexpression im Soma dieser Spinalganglienzellen und u. U. kommt es dadurch zu ausgeprägten Änderungen ihrer elektrischen Erregbarkeit (Phenotypic Switch).

Die Bedeutung der verschiedenen Rezeptoren auf dem Soma sensorischer Neuronen im Spinalganglion ist derzeit noch weitgehend unklar. Es ist durchaus vorstellbar, dass Liganden für diese Rezeptoren aus anderen Somata oder einsprossenden Fasern freigesetzt werden (Cross Talk) oder über den Blutweg zu ihren Zielstrukturen gelangen (➤ Kap. 17.3; Jänig und McLachlan 2013; Jänig et al. 2014).

17.4.2 Nozizeptoren

Nozizeptoren sind freie Nervenendigungen von unmyelinisierten C- oder geringgradig myelinisierten Aδ-Fasern im Gewebe.

Multimodale Nozizeptoren (zahlenmäßig weit überwiegend) werden aktiviert durch:

- Starke mechanische Reize
- Thermische Reize (Hitze: ca. 43 °C; Kälte: ca. 7 °C)
- Chemische Reize

Nozizeptoren zeigen üblicherweise keine oder nur eine sehr geringe Spontanaktivität. Eine besondere Gruppe bilden die „schlafenden" Nozizeptoren, die erst nach einer Sensibilisierung, z. B. im Rahmen einer akuten Entzündung in Gelenken, aktivierbar werden (Schaible et al. 2011).

Die unterschiedlichen Nozizeptortypen werden durch schmerzhafte Reize häufig gemeinsam mit anderen afferenten Fasern aktiviert. Substanzen, die unterschiedliche Gruppen von Fasern erregen, erzeugen ein schmerzhaftes Hitze- oder Kältegefühl (z. B. Capsaicin und Senföl bzw. Menthol und Kohlensäure; Magerl et al. 1998). Auch eine rasch wechselnde thermische Reizung von afferenten Nervenfasern kann einen starken Schmerz auslösen. Keiner der thermischen Reize muss dazu die Schmerzschwelle überschreiten (Craig und Bushnell 1994). Die so evozierten Schmerzen bieten einen Erklärungsansatz u. a. für den typischen Brennschmerz beim Thalamussyndrom.

Die Innervation der Viszera unterscheidet sich von anderen Anteilen des Körpers durch eine deutlich geringere Dichte. Eine Dehnung von Viszera aktiviert multimodale C-Fasern und Aδ-Fasern, deren Aktivierung dann zu einem nur schwer lokalisierbaren Schmerz führt, der meist auch in andere Regionen und Gewebe, z. B. Haut, ausstrahlt (Gebhardt und Bielefeldt 2016). Überraschenderweise löst nur die Dehnung, z. B. der Harnblase, nicht aber die Durchtrennung des Gewebes eine starke nozizeptive Reaktion aus.

Nozizeptoren im Muskel sind unmyelinisierte C- (Gruppe IV) oder gering myelinisierte Aδ-Fasern (Gruppe III). Sie werden durch ATP und durch Protonen erregt. ATP bindet vorwiegend an purinerge P2X3, die auf diesen Nozizeptoren exprimiert sind. Auch Nerve Growth Factor (NGF) und Neuropeptide, die durch neurogene Inflammation (Axonreflex) im Muskel freigesetzt werden, aktivieren Nozizeptoren (Mense 2008).

17.4.3 Spannungsgesteuerte Natriumkanäle

Derzeit sind 9 Gene bekannt, die für die α-Untereinheit (Pore des Ionenkanals) von spannungsgesteuerten Natriumkanälen codieren. Man unterscheidet:

- Tetrodotoxin-(TTX-)sensitive (Nav1.1 bis Nav1.7) und
- TTX-insensitive Natriumkanäle (Nav1.8 bis Nav1.9).

Die Verteilung der verschiedenen Isoformen und die unterschiedliche Beeinflussbarkeit ihrer Kanalkinetik durch Phosphorylierung spielen für die Erregbarkeit einer sensiblen Faser eine große Rolle. Der Besatz mit unterschiedlichen spannungsgesteuerten Natriumkanälen ändert sich unter verschiedenen pathophysiologisch relevanten Bedingungen, da die Gene für Isoformen unterschiedlich an- und abgeschaltet werden können.

Die α-Untereinheit spannungsgesteuerter Natriumkanäle besteht aus einer Proteinstruktur mit viermal wiederholtem Motiv und ist mit jeweils zwei β-Untereinheiten (beta1–3) verbunden. Natriumkanäle sind wie andere Ionenkanäle durch einen Multiproteinkomplex mit der umgebenden Membran und dem Zytoskelett des Axons funktionell eng gekoppelt.

Untersuchungen zeigen, dass spannungsgesteuerte Natriumkanäle (Nav1.8) durch ein intermediäres Stoffwechselprodukt (Methylglyoxal) des Zuckerstoffwechsels sensibilisiert werden. Hier bietet sich ein Erklärungsansatz für die vermehrte Entstehung ektopisch gebildeter Aktionspotenziale im Rahmen einer diabetischen Polyneuropathie (Bierhaus et al. 2012).

Einige Isoformen von spannungsgesteuerten Natriumkanälen finden sich bevorzugt oder ausschließlich auf Nozizeptoren. Autosomal vererbte Mutationen des spannungsgesteuerten Natriumkanals Nav1.7, der durch das *SCN9A*-Gen codiert wird, führen zu einer ausgeprägten Funktionserhöhung und damit zu schwer therapierbaren Schmerzen vorwiegend an Händen und Füßen (Erythermalgie). Fehlt dieser Natriumkanal, dann leidet der Patient ganz erheblich unter den Folgen seiner Schmerzunempfindlichkeit, ähnlich wie bei einer Lepraerkrankung.

Die von Oligodendrogliazellen (Schwann-Zellen) gebildeten Myelinscheiden stehen in engem funktionellem Zusammenhang mit Ionenkanälen auf Axonen. Jede Veränderung der Myelinisierung führt zu einer veränderten Verteilung unterschiedlicher spannungsgesteuerter Natriumkanäle und dadurch zu einer veränderten Generierung und Weiterleitung von Aktionspotenzialen (Waxman und Zamponi 2014).

Nach einer Verletzung eines peripheren Nervs akkumulieren Natriumkanäle an bestimmten Stellen der Axone (Clustering) und auf ihrem Soma im Spinalganglion. Gleichzeitig kommt es zu einer massiven Abnahme spannungsgesteuerter Kaliumkanäle (vermutlich vorwiegend Kv1.4). Da die Erregbarkeit primär afferenter Nervenfasern unter diesen Umständen steigt, kommt es unter diesen Bedingungen häufiger zu einer ektopischen Auslösung von Aktionspotenzialen.

17.4.4 Veränderungen im peripheren Gewebe

Orthodrom in Nozizeptoren durch einen schmerzhaften Reiz oder eine Schädigung ausgelöste Aktionspotenziale laufen von einer Verzweigungsstelle der afferenten Faser aus wieder (antidrom) in das Verteilungsgebiet der Nervenfaser ein (Axonreflex) und setzen Signalmoleküle frei (neurogene Entzündung). Diese Moleküle regulieren u. a. die Weite und Durchlässigkeit von Blutgefäßen, die ihrerseits auch einige dieser Moleküle ins extrazelluläre Gewebe freisetzen und so die Erregbarkeit nozizeptiver Fasern modulieren.

Die Mehrzahl dieser Signalmoleküle spielt auch für die Signalverarbeitung im ZNS eine wichtige Rolle (neurogene Neuroinflammation; Xanthos und Sandkühler 2014).

! MERKE

Freisetzung von:
- Neurotransmittern
- Glutamat, GABA, Dopamin, Noradrenalin, Serotonin, Histamin
- Neuropeptiden
- Substanz P, CGRP (Calcitonin Gene-Related Peptide), Somatostatin, Neuropeptid Y, Bradykinin
- Signalmolekülen
- ATP, BDNF (Brain-Derived Neurotrophic Factor)
- Endothelin, NO, NGF (Nerve Growth Factor)
- DAMP (Danger-Associated Molecular Patterns), Complement, Zytokinen, Resolvinen, Lipoxinen, IgE, PAF (Platelet-activating Factor), CB (Endocannabinoid), Prostaglandinen

Freisetzung aus:
- Makrophagen
- Mastzellen
- T-Zellen
- $CD4^+$
- $CD8^+$
- Dendritischen Zellen

Diese Zellen sind Quellen und Zielstrukturen für pro-inflammatorische und antiinflammatorische Signalmoleküle.

Vermittlung der Wirkungen über die Aktivierung von:
- Ionenkanälen
- Metabotropen Rezeptoren
- Transportersystemen

Ionenkanäle und Rezeptoren

TRPV1 (Transient Receptor Potential Channel oder Vanilloid-Rezeptor) ist ein auswärts gleichrichtender Kationenkanal mit hoher Permeabilität für Kalzium, der durch Capsaicin, dem wesentlichen Inhaltsstoff von rotem Pfeffer, aktiviert wird. Nach Sensitivierung durch Protonen, ATP, Bradykinin, Prostaglandine oder NGF kann dieser Kanal auch bei Körpertemperatur aktiviert werden.

Senföl (und Capsaicin) depolarisieren Nozizeptoren durch die Aktivierung von **ANKTM1**-Rezeptoren, einem weiteren Mitglied der TRP-Rezeptorfamilie, das auch durch körpereigene cannabisartige wirkende Substanzen (Endocannabinoide; ➤ Kap. 17.4.9) wie Anandamid erregt wird. Nach einer Nervenverletzung oder bei diabetischer Neuropathie kommt es in peripheren Nervenfasern zu einer vermehrten Expression von TRPV1 (Davis et al. 2000; Schaible et al. 2011).

ASICS (Acid-Sensing Ion Channels) werden auf dünnen sensorischen Fasern exprimiert und durch Protonen aktiviert. Bradykinin, 5-Hydroxytryptamin (5-HT) sowie Prostaglandine erhöhen die Leitfähigkeit dieses protonensensitiven Kanals. Man kennt derzeit vier verschiedene Mitglieder (ASIC 1–4) dieser Ionenkanalfamilie, die alle vermutlich den pH-Wert des Gewebes signalisieren. Ihre Rolle für die Entstehung eines tonisch aktiven nozizeptiven Inputs aus übersäuertem Gewebe ist noch nicht sicher geklärt. Vor einiger Zeit entdeckte Peptide aus dem Gift der Mambaschlange (Mambalgine) scheinen ihre starke analgetische Wirkung über diese Rezeptoren zu vermitteln (Diochot et al. 2012, 2016).

Prostaglandine (PGD_2, PGE_2, PGF_2alpha, PGI_2) werden unter Entzündungsbedingungen freigesetzt und sind an der Entstehung von Hyperalgesie und Allodynie beteiligt. Nozizeptive Afferenzen exprimieren Prostaglandin-Rezeptoren (E_1, E_2). PGE_2 verstärkt Ionenströme durch TTX-resistente Natriumkanäle (Phosphorylierung des Kanalproteins durch Proteinkinase A) sowie ERK1- und ERK2-Kinasen (Extracellular Signal-Regulated Kinases) und spannungsabhängige Kalziumkanäle und inhibiert spannungsabhängige Kaliumkanäle in nozizeptiven Afferenzen. Es senkt so die Schwelle für die Auslösung von Aktionspotenzialen und führt zu höheren Entladungsraten und salvenartigen Entladungen in Nozizeptoren. Durch diese Entladungssalven wird an Synapsen im Hinterhorn z. B. vermehrt Substanz P freigesetzt (Zieglgänsberger 2009).

Nichtsteroidale Antiphlogistika blockieren die Zyklooxygenasen COX1 und COX2, zwei für die Biosynthese von Prostaglandinen essenzielle Isoenzyme. Im Rückenmark ist die mRNA der beiden COX-Isoformen konstitutiv exprimiert. Im Rahmen einer Entzündung kommt es innerhalb weniger Stunden zu einer deutlichen Hochregulation von COX2. Tierexperimentelle Untersuchungen lassen vermuten, dass COX-Inhibitoren ihre Wirkung im ZNS über inhibitorische Glyzin-Rezeptoren, die auf inhibitorischen Interneuronen exprimiert sind, auslösen. PGE_2 bindet dazu an E_2-Rezeptoren und inaktiviert α-3-Untereinheiten des Glyzin-Rezeptors durch Phosphorylierung. Dieser Subtyp des Glyzin-Rezeptors kommt fast ausschließlich im Hinterhorn des Rückenmarks vor. Wird dieser wichtige inhibitorische Transmitter in seiner Wirkung eingeschränkt, kommt es zur Disinhibition, d. h., nozizeptive Reize werden effektiver weitergeleitet (Harvey et al. 2004; Harvey und Yee 2013).

Bradykinin wirkt stark algetisch. Dieses Peptid sensibilisiert Nozizeptoren für andere Schmerzreize. Gewebeschäden führen zur Aktivierung des proteolytischen Enzymsystems Kallikrein, das durch Abspaltung vom Vorläuferprotein Kininogen Bradykinin erzeugt. Bradykinin bindet an spezifische B_2-Rezeptoren und löst einen schnell inaktivierenden Einwärtsstrom aus. Die Aktivierung von B_2-Rezeptoren führt zur Aktivierung von PLC (Phospholipase C), der Arachidonsäureproduktion und über IP3 (Phosphoinositol-3-Phosphat) zur Freisetzung von Kalziumionen aus intrazellulären Speichern.

Purine wie das ATP (Adenosintriphosphat) zeigen durch ihren Anstieg einen Gewebeschaden an (Freisetzung aus Keratinozyten z. B. als Erklärungsansatz für die Auslösung von Akupunktureffekten; Burnstock 2009). Nozizeptoren exprimieren ionotrope P2X- und metabotrope P2Y-Rezeptoren, die auf ATP reagieren. Die Bedeutung dieser purinergen Mechanismen für die nozizeptive Informationsübertragung wird durch die offensichtlich sehr spezifische Verteilung der Rezeptoren, die durch ATP (als Ko-Transmitter freigesetzt) und Adenosin aktiviert werden, unterstrichen (Goldman et al. 2010; Takano et al. 2012).

Zytokine werden als kurzlebige regulatorische Polypeptide von Nervenzellen und Gewebszellen bei Bedarf gebildet und binden an extrazelluläre Rezeptoren. Mikrogliazellen exprimieren den CX3CR1-Rezeptor nach einer Nervenschädigung und werden durch Fractalkin, einem konstitutiv exprimierten Chemokin, das in Neuronen produziert wird, aktiviert. Mikrogliazellen sind über diesen Neuron-Glia-Signalweg eng mit inflammatorischen und neuropathischen Reaktionen verknüpft. Das prototypische proinflammatorische

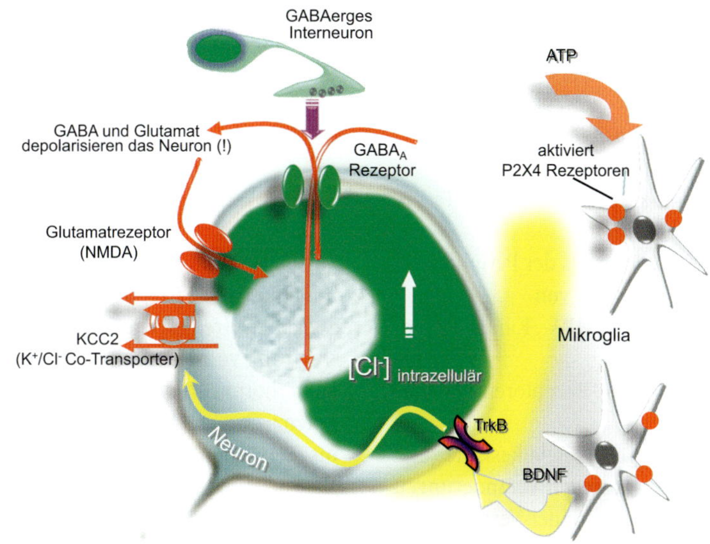

Abb. 17.5 Disinhibition eines Lamina-1-Neurons: ATP-Freisetzung aktiviert die Expression von purinergen P2X4-Rezeptoren auf aktivierter Mikroglia. BDNF wird freigesetzt und der K^+/Cl^--Ko-Transporter KCC2 gehemmt. Die intrazelluläre Cl-Konzentration nimmt zu. GABA erhöht den Cl^--Ausstrom und löst unter diesen Bedingungen keine Hemmung, sondern eine Depolarisation aus. Durch die Depolarisation werden synergistisch (spannungsabhängige) NMDA-Rezeptor-vermittelte glutamaterge Wirkungen verstärkt. Die rezeptiven Eigenschaften des Neurons wechseln von „nozizeptiv spezifisch" zu „multirezeptiv" (WDR; Beggs und Salter 2010).

Zytokin TNF-α wird nach Verletzungen von mehreren Zellarten gebildet (➤ Kap. 17.3).

Trophische Faktoren (Neurotrophine) werden nach einer Nervenverletzung von dedifferenzierten Schwann-Zellen gebildet und führen rasch zu profunden Änderungen an Nervenfasern. Die Rolle dieser Signalmoleküle wurde bisher meist nur in der Entwicklung des Nervensystems gesehen. Durch die Veränderung des Phosphorylierungsstatus (Neurotrophine aktivieren Tyrosinkinasen) von Nervenzellen und ihre Wirkung auf Ionentransportsysteme (Disinhibition, ➤ Abb. 17.5) gewinnen trophische Faktoren wie BDNF einen raschen und direkten Einfluss auf synaptische Übertragungsmechanismen im ZNS.

Die Schmerzunempfindlichkeit im Rahmen einer hereditären sensorischen und autonomen Neuropathie (HSAN IV, CIPA) beruht auf einer autosomal rezessiv vererbten Mutation des *NTRK1*-Gens, das für einen Tyrosinkinaserezeptor codiert und so entscheidend an der Ausbildung und Erhaltung des nozizeptiven Systems beteiligt ist.

Opioidrezeptoren vermitteln ihre analgetischen Wirkungen über prä- und postsynaptische Wirkmechanismen an Neuronen im ZNS und über Angriffspunkte für Opioidagonisten auf Nozizeptoren in der Peripherie. Neue Untersuchungen zeigen, dass eine Hemmung dieser auf Nozizeptoren exprimierten Opioidrezeptoren durch den Opioidantagonisten Methylnaltrexon die Toleranzentwicklung (Williams et al. 2013) und die Entwicklung einer opioidinduzierten Hyperalgesie (OIH) verhindert, ohne dabei die analgetische Wirkung des Opioids abzuschwächen (Corder et al. 2017). Tierexperimentelle Untersuchungen weisen darauf hin, dass eine hemmende Wirkung eines Opioidagonisten nach Beendigung der Applikation (akuter Entzug) in eine Erhöhung der neuronalen Entladungstätigkeit ausmündet (Satoh et al. 1976). Diese Erhöhung der neuronalen Erregbarkeit führt dann über die Aktivierung von NMDA-vermittelten glutamatergen Wirkungen (➤ Kap. 17.3.5) zu einer Steigerung synaptischer Übertragungsvorgänge (LTP) (Drdla et al. 2009; Sandkühler und Gruber-Schoffnegger 2012)

17.4.5 Neurotransmitter

L-Glutamat

- Bildung im Soma der sensiblen Neuronen im Spinalganglion
- Aktiver Transport in die präsynaptischen Terminalen
- Freisetzung durch Impulse aus der Peripherie
- Aktivierung (Depolarisation) von
  - (Ionotropen) NMDA-, AMPA-, Kainat-Rezeptoren
  - Metabotropen Glutamat-Rezeptoren (Parsons et al. 2005)

Depolarisation führt über eine Signalkaskade zu:

- Funktionellen und strukturellen Veränderungen der Nervenzellen (meist von einer Veränderung der Genexpression begleitet)
- Verstärkung synaptischer Übertragungsmechanismen
- Long-term Potentiation, LTP; Nervenzellen reagieren effektiver auf einen sensorischen Reiz nach wiederholter Reizung

Meist genügt bereits eine sehr kurze Reizung nozizeptiver Afferenzen, um die Effektivität erregender synaptischer Übertragungsmechanismen zwischen afferenten Fasern und spinofugalen Projektionsneuronen im Hinterhorn des Rückenmarks zu erhöhen (Arendt-Nielsen 2015; Yunus 2015). Im Tierexperiment führt eine niederfrequente elektrische Stimulation zu einer Normalisierung einer gesteigerten synaptischen Aktivität (Long-term Depression, LTD; Randic et al. 1993; Sandkühler et al. 1997). Es gibt Hinweise, dass LTD nur einen geringen Anstieg der intrazellulären Kalziumkonzentration induziert, der nicht Kinasen, sondern Phosphatasen aktiviert (Dodt et al. 1999; Ruscheweyh et al. 2011; Sandkühler und Gruber-Schoffnegger 2012; Woolf 2011).

Synaptisch freigesetztes Glutamat aktiviert intrazelluläre Proteinkinasen und phosphoryliert CREB (cAMP Responsive Binding Protein), den konstitutiv exprimierten Transkriptionsfaktor der Nervenzelle, der als wesentlicher Kopplungsfaktor zwischen synaptischer Aktivierung und Genexpression gilt. CREB-Bindungsstellen finden sich in den Promoterregionen zahlreicher Gene. Dieser Transkriptionsfaktor aktiviert nach seiner Phosphorylierung IEGs (Immediate Early Genes) wie das *c-fos-* und das *c-jun*-Gen. Die aktivierten IEGs erhöhen ihre Transkriptionsrate und bilden die Proteine Fos und Jun, die nach einer Dimerisierung ebenfalls als Transkriptionsfaktor (AP1) in dieser Signalübertragungskaskade dienen.

Substanz P

Substanz P und L-Glutamat sind in zahlreichen Terminalen von nozizeptiven Afferenzen ko-lokalisiert. Synaptisch freigesetzte Substanz P löst durch die Aktivierung von Neurokinin-1-Rezeptoren (NK1) an Hinterhornneuronen langsame erregende synaptische Potenziale aus (Hoheisel et al. 1997). Bei allen chronischen Schmerzmodellen findet sich eine deutliche Veränderung im Neuropeptidmetabolismus. Vermutlich tragen diese Peptidwirkungen wesentlich zur zentralen Sensibilisierung benachbarter Neurone bei (Volum Transmission). Die Aktivierung von NK1-Rezeptoren sensibilisiert NMDA-Rezeptoren durch Phosphorylierung und erhöht so die intrazelluläre Ca^{2+}-Ionenkonzentration (Zieglgänsberger 2018).

GABA

GABA (Gamma-Aminobuttersäure) spielt (gemeinsam mit Glyzin) als inhibitorischer Transmitter, der vorwiegend von segmentalen Interneuronen ausgeschüttet wird, eine Schlüsselrolle in der Verarbeitung nozizeptiver Informationen auf Rückenmarksebene (➤ Kap. 17.4). Es gibt zahlreiche tierexperimentelle Hinweise dafür, dass die Blockade GABAerger Hemmung im Rückenmark zu einer Sensibilisierung von nozizeptiven Nervenzellen in Lamina 1 und 5 und zu Hyperalgesie und Allodynie führt.

Die Hemmeffekte werden vermittelt durch:

- $GABA_A$-Rezeptoren (ionotrop)
- $GABA_B$-Rezeptoren (metabotrop)

Die Aktivierung des $GABA_A$-Rezeptors löst eine Erhöhung der Cl^--Ionen-Permeabilität aus, die zu einer Hyperpolarisation führt (inhibitorisches postsynaptisches Potenzial, Early IPSP; ➤ Abb. 17.5).

Der $GABA_B$-Rezeptor (typischer Agonist: Baclofen; Lioresal®) vermittelt eine langsame Hyperpolarisation (Late IPSP). $GABA_B$-Rezeptoren finden sich dicht gepackt im Hinterhorn, vorwiegend auf primär-afferenten C-Fasern und postsynaptisch auf spinofugalen Projektionsneuronen (Melin et al. 2013).

17.4.6 Spinofugal projizierende Neurone

Sensorische Afferenzen aus der Peripherie und den inneren Organen enden mit ihren präsynaptischen Terminalen an spinofugal projizierenden Neuronen im Hinterhorn des Rückenmarks oder den analogen Strukturen im verlängerten Mark (Kuner 2015).

Die Einteilung nach Rexed unterscheidet im Rückenmark (nach Lage des Somas) 6 Laminae. **Afferenzen:**

- Lamina 1, 2 und 5 – C- und Aδ-Fasern
- Lamina 2 und 3 – fast ausschließlich C-Fasern
- Lamina 1, 3, 4 und 5 – auch nichtnozizeptive Afferenzen

Die Einteilung der Laminae nach der Lage des Somas ist nur begrenzt hilfreich, da dies das Ausbreitungsgebiet der Dendriten nicht berücksichtigt. Die Dendriten von Nervenzellen in Lamina 5 mit der größten Dichte an synaptischen Kontakten breiten sich beispielsweise bis in Lamina 2 (Substantia gelatinosa) aus.

Axone aus Lamina 1 und 5 bilden den Hauptanteil spinofugaler Projektionen (Basbaum et al. 2009). Sie steigen größtenteils als Tractus spinothalamicus kontralateral (anterolateral) über den Lemniscus medialis zum Thalamus auf.

Über Kollateralen, die ins Vorderhorn und über mehrere Segmente nach rostral und caudal projizieren, aktivieren diese Projektionsneurone auch Neurone in ihrer näheren Umgebung. Tierexperimentell lässt sich nachweisen, dass es z. B. unter dem Einfluss einer Monarthritis nach einigen Stunden zu einer massiven Zunahme der ipsi- und kontralateralen neuronalen Aktivität im Hinterhorn des Rückenmarks mit Ausdehnung in das Vorderhorn, den Thalamus und den Neokortex kommt (Schadrack et al. 1999). Der Einfluss einer Aktivierung einer Hinterwurzel bleibt also nicht auf das Segment beschränkt. Es gibt sogar Evidenz dafür, dass besonders ausgeprägte Veränderungen (microRNA; Targets: spannungsgesteuerte Natrium- und Kalziumkanäle, purinerge P2X-Rezeptoren) in nicht unmittelbar betroffenen Spinalganglienzellen auftreten (von Schack et al. 2011).

17.4.7 WDR-Neurone

Neurone in Lamina 1 und 5 (Lamina-1-Neurone nur bei Entzündung; ➤ Kap. 17.4) sind häufig vom multirezeptiven Wide-Dynamic-Range-Typ (WDR-Neurone). Diese multirezeptiven Neurone reagieren auf schmerzhafte und nicht schmerzhafte Reize und steigern ihre Entladungsaktivität bei einer Zunahme der Reizintensität. Die Unterscheidung von WDR-Neuronen und „nozizeptiv-spezifischen Neuronen“ ist schwierig, da bereits geringe Änderungen des Membranpotenzials die Aktivierbarkeit dieser Neurone stark beeinflussen. So werden Neurone, die vorher nur durch starken Druck aktivierbar waren (nur scheinbar „nozizeptiv-spezifisch“), unter dem lokalen Einfluss geringer Mengen Glutamat depolarisiert und können dann auch durch leichte Berührung oder Haarbewegungen aktiviert werden, da nun vorher unterschwellige synaptische Signale die Auslöseschwelle für Aktionspotenziale erreichen. Erwartungsgemäß werden diese Neurone unter dem Einfluss des inhibitorischen Transmitters GABA weniger erregbar bzw. unerregbar (Melnechuk 1978; Zieglgänsberger und Herz 1971).

WDR-Neurone sind multirezeptiv. Sie erhalten konvergenten synaptischen Zustrom aus:

- Haut
- Muskel
- Gelenk
- Gefäßsystem
- Meningen
- Intestinum

Bei einer Entzündung im Intestinum nimmt z. B. die Sensitivität für leichte Berührungsreize der Haut zu (Referred Pain). Wird ein Teil dieser konvergierenden erregenden Afferenzen durch ein Lokalanästhetikum ausgeschaltet, nimmt die Erregbarkeit dieser Neurone ab und die aktivitätsabhängige Genexpression in diesen Neuronen wird reduziert.

Tierexperimentell wurde gezeigt, dass es nach einer Nervenverletzung an WDR-Neuronen zu ausgeprägten funktionellen (Vergrößerung von Excitatory Postsynaptic Potentials, EPSPs) und strukturellen neuroplastischen Veränderungen an ihren Dendriten und Spines kommt (Cao et al. 2017; Tang et al. 1999).

17.4.8 Rezeptive Felder

Bei zahlreichen Nervenzellen im Hinterhorn des Rückenmarks und analogen Anteilen des Trigeminuskomplexes lassen sich durch sensorische Reizung in der Peripherie transiente Depolarisationen (EPSPs) und überschwellige Entladungen auslösen (rezeptive Felder). Steigern diese Neurone ihre Erregbarkeit, dann dehnt sich ihr rezeptives Feld in der Peripherie aus. Auch bei einer anhaltenden Erregbarkeitssteigerung z. B. im Gefolge einer Entzündung kommt es zu einer solchen Expansion rezeptiver Felder von Rückenmarksneuronen. Die Übererregbarkeit und das Ansprechen auf Signale über das ursprüngliche rezeptive Feld hinaus bleiben langfristig selbst nach Wegfall oder Blockade des auslösenden Reizes bestehen.

Die erregenden rezeptiven Felder der meisten dieser Neurone im Hinterhorn sind asymmetrisch von inhibitorischen rezeptiven Feldern begrenzt. Tierexperimentell konnte gezeigt werden, dass eine elektrische Reizung dieser inhibitorischen Felder zu einer länger anhaltenden Unterdrückung der Aktivität spinofugaler Projektionsneurone führt. Inhibitorische Wirkungen lassen sich auch durch Reizung von Sehnen, Muskeln und Gelenken auslösen (Melnechuk 1978; Zieglgänsberger und Herz 1971; Zieglgänsberger 1986).

Aus diesen Überlegungen lassen sich Erklärungsansätze für verschiedene therapeutische Maßnahmen ableiten (z. B. transkutane elektrische Nervenstimulation, TENS; Akupunktur). Es ist davon auszugehen, dass eine transiente Unterdrückung neuronaler Aktivität von Hinterhornneuronen z. B. durch TENS, akut wirkende Analgetika und Akupunktur bei Patienten auch zum Abbau zentraler Sensibilisierung führt (Baeumler et al. 2015; Burnstock 2009).

Bindet GABA an $GABA_A$-Rezeptoren (in adulten Systemen, in vivo), kommt es zu einem Einstrom von Cl^--Ionen (und Bikarbonat-Ionen). GABAerge Hemmung neuronaler Entladungstätigkeit wird durch Hyperpolarisation des Membranpotenzials oder auch durch eine lokale Leitfähigkeitserhöhung (Shunting) der postsynaptischen Membran vermittelt. Die hyperpolarisierende Wirkung durch die Aktivierung von $GABA_A$-Rezeptoren (Cl^--Ioneneinstrom) kommt nur bei einer vergleichsweise niedrigen intrazellulären Cl^--Ionen-Konzentration zustande. Um eine effektive Hemmung aufrechtzuerhalten, ist eine Chloridextrusion durch Transporter notwendig (➤ Abb. 17.5).

17.4.9 Deszendierende Bahnsysteme

Deszendierende neuronale Bahnsysteme nehmen ihren Ursprung vorwiegend aus Strukturen des Mittelhirns und des Hirnstamms und beeinflussen Hinterhornneurone direkt oder über die Aktivierung von segmentalen Interneuronen. Die Aktivität dieser Bahnsysteme führt dabei nicht zu einer unspezifischen Abnahme der neuronalen Entladungen im Rückenmark. Tiere können beispielsweise noch auf Berührung reagieren, obwohl ihre Schmerz-Flucht-Reflexe deutlich abgeschwächt sind.

Neurone aus dem Nucleus-Raphe-Komplex schicken ihre serotonergen (5-HT-)Axone über den lateralen Funiculus nach kaudal und wirken über verschiedene 5-HT-Rezeptorsubtypen auf Neurone in Laminae 1, 2 und 5, wo sie offensichtlich unterschiedliche schmerzrelevante Wirkmechanismen beeinflussen.

Das periaquäduktale Grau (PAG) hat vermutlich keine direkten spinalen Projektionen, sondern entfaltet seine Hemmwirkung auf spinale Neurone indirekt über den Nucleus-Raphe-Komplex.

Verschiedene Kerngebiete aus dem Pons, insbesondere aus dem Locus coeruleus, schicken noradrenerge Fasern nach kaudal, die, ähnlich wie Fasern aus den Raphe-magnus-Kerngebieten, vorwiegend hemmend über die Aktivierung von α-2-Adrenorezeptoren auf spinale Neurone wirken. Neben den oben aufgeführten gibt es noch weitere, tierexperimentell nachgewiesene deszendierende Bahnsysteme (u. a. cholinerge, dopaminerge), die auf die neuronale Entladung spinofugaler Neurone meist hemmend wirken. Opioide verstärken diese Hemmwirkungen (Mazo et al. 2015; Niesters et al. 2014; Suzan et al. 2013).

Deszendierende Bahnsysteme und die Rolle von Stress

Die Möglichkeit, Schmerz durch absteigende hemmende neuronale Bahnen zu kontrollieren, ist ein grundlegender Mechanismus, der im Übergang vom akuten zum chronischen Schmerz gestört ist. Dies lässt sich z. B. durch den Mechanismus der Stressanalgesie testen, bei dem durch einen akuten Stressor das absteigende schmerzhemmende System aktiviert wird. In einer Reihe von Studien konnte gezeigt werden, dass ein defizitäres absteigendes Schmerzhemmsystem Chronifizierung vorhersagt und typisch für chronische Schmerzzustände ist (Nahman-Averbuch et al. 2016; Yarnitsky et al. 2008, 2012; Yarnitsky 2015). Dieses System wird auch durch frühkindlichen Stress beeinträchtigt. Dies könnte den engen Zusammenhang von chronischen Schmerzzuständen und Traumatisierung erklären (Hermann et al. 2006; Tesarz et al. 2015, 2016). Stress beeinflusst überdies Lern- und Gedächtnisprozesse und könnte insbesondere das Verlernen aversiver Gedächtnisinhalte wie z. B. von Schmerz beeinträchtigen (Elsenbruch und Wolf 2015; ➤ Kap. 17.4.1 und ➤ Kap. 17.4.2).

17.4.10 „Gating"

Neuronale, gliale, endokrine und immunologische Faktoren modulieren den nozizeptiven Input an der ersten Integrationsebene im ZNS („Gating") (➤ Abb. 17.1).

Am „Gating" beteiligte Neurotransmitter/Modulatoren:

- Aktivierend
  - Glutamat
  - Substanz P
- Hemmend
  - GABA
  - Glyzin
  - Endorphine
  - Endocannabinoide
  - Monoamine
  - Neurosteroide

Nervenzellen und die sie umgebenden Gliazellen (möglicherweise auch Endothelzellen in der Umgebung von Blutgefäßen) produzieren Faktoren, die auf die neuronale Erregbarkeit Einfluss nehmen (Xanthos und Sandkühler 2014). Eine gesteigerte Schmerzempfindung entwickelt sich entweder als Ergebnis einer erniedrigten Reizschwelle der Nozizeptoren (primäre Hyperalgesie) oder neuroplastischer Veränderungen im ZNS (sekundäre Hyperalgesie).

Es ist vorstellbar, dass auch über endokrine Einflüsse die Schmerzempfindung stark beeinflusst wird (z. B. im Rahmen einer Fibromyalgie). So gibt es Hinweise dafür, dass die menopausale Umstellung des Endokriniums eine Abschwächung dieser Kontrollmechanismen auslöst. Eine daraus resultierende erhöhte Schmerzempfindlichkeit, wie sie z. B. für die Fibromyalgie typisch ist, könnte dann zu schmerzhaften Muskelverspannungen, Schlafstörungen, Gereiztheit, innerer Anspannung und Depression führen.

17.4.11 Antichronifizierungssysteme

Es gibt zahlreiche, insbesondere tierexperimentelle Hinweise, dass „Antichronifizierungssysteme" die Entwicklung neuronaler Überaktivität in schmerzrelevanten Systemen („Schmerzmatrix") begrenzen.

Vermutlich verhindern neuronale Schaltkreise wie

- das Endorphinsystem,
- das Endocannabinoidsystem,
- Neurosteroide,
- GABAerge/glyzinerge und
- monaminerge deszendierende Bahnsysteme,

dass nicht aus jedem akuten Schmerz chronische Schmerzzustände entstehen.

17.4.12 Dendriten und Spines

Strukturelle und funktionelle Vorgänge an Dendriten und ihren kleinen Fortsätzen, den Spines, stehen heute im Mittelpunkt molekularer Ansätze, Gedächtnismechanismen im Gehirn aufzuklären (Attardo et al. 2015; Dodt et al. 2007, 2013; Yuste und Denk 1995). Auf Spines, an denen vorwiegend erregende Synapsen ansetzen, wirken noch zahlreiche weitere Signalmoleküle u. a. von Gliazellen (Transport und Aufnahme), dem Immunsystem und extrazellulären Matrixstrukturen, wie den perineuronalen Netzen.

Perineuronale Netze sind extrazelluläre Matrixproteine vorwiegend in der Umgebung des Somas und der proximalen Dendriten. Sie finden sich besonders dicht auf Parvalbumin-positiven „Fast Spiking" GABAergen Interneuronen, deren Rolle u. a. in der weiträumigen Synchronisation hochfrequenter Gamma-Oszillationen gesehen wird. Perineuronale Netze spielen auch für die Bewahrung aversiver Engramme eine wichtige Rolle (Gogolla et al. 2009). Der Auf- und Umbau perineuronaler Netze wird durch neuronale und gliale Faktoren gesteuert und schränkt die neuronale Plastizität nach Abschluss einer frühen Entwicklungsphase (Critical Period) erheblich ein. Es gibt Anhaltspunkte, dass es möglich sein könnte, den Einfluss dieser Strukturen auf Neurone rückgängig zu machen und neuroplastische Wirkungen wieder zu verstärken (Sorg et al. 2016).

Die Kurzzeitspeicherung von Information in Dendriten erfolgt durch Modulation der synaptischen Übertragung. Neuere Untersuchungsergebnisse legen nahe, dass daran, wie auch bei der Langzeitspeicherung, eine De-novo-Proteinsynthese beteiligt ist. Entgegen früheren Annahmen integrieren Dendriten synaptische Signale und leiten sie nicht nur passiv zum Soma der Nervenzelle weiter. Aktionspotenziale, die durch das Axon weitergeleitet werden, laufen auch retrograd (Backfiring, Backpropagating) in Dendriten ein und öffnen u. a. verschiedene spannungsabhängige Kalziumkanäle sowie ligandengesteuerte und spannungsabhängige Ionenkanäle (NMDA). Abhängig von einem engen zeitlichen Fenster, kommt es zu einer Verstärkung oder einer Abschwächung synaptischer Potenziale.

Chronischer Stress führt zu einer Rückbildung von Dendriten und zu einem Verlust von Spines u. a. in limbischen Strukturen wie dem Hippocampus (Vermehrung in anderen limbischen Strukturen wie der Amygdala). Diese Veränderung ist mit Defiziten in kognitiven Leistungen verbunden. Bei chronischen Schmerzpatienten kommt es, verbunden mit einer Reduktion von Spines, zu einem Verlust grauer Substanz im Frontalkortex und im Thalamus (Chen und Baram 2016; Radley et al. 2006; Valet et al. 2009). Spines unterliegen einem kontinuierlichen Wandel (Caroni et al. 2012). Dieser wichtige Turnover (phasisch, hormongesteuert) nimmt im erwachsenen Nervensystem zwar etwas ab, steht aber offensichtlich lebenslang zur Verfügung.

17.4.13 Gliazellen

Oligodendrogliazellen im ZNS (Schwann-Zellen in der Peripherie) ummanteln mit ihren Myelinscheiden Axone und stehen eng mit deren Energiestoffwechsel in Verbindung (Feldman et al. 2017; Nave 2010; Tzvetanova und Nave 2014). Gliazellen sind integrale Bestandteile von Stoffwechsel- und Transportsystemen und stehen in enger Beziehung zu synaptischen Übertragungsmechanismen (Magistretti und Allaman 2015).

Das Gehirn macht etwa 2 % unseres Körpergewichts aus, beansprucht aber etwa 20 % unseres Energiebedarfs. Glukose ist das wichtigste Energiesubstrat. Sowohl Astrozyten als auch Neurone sind an Glykolyse und oxidativer Phosphorylierung in verschiedenen Hirnarealen in unterschiedlicher Gewichtung beteiligt. Glukose kann direkt oder nach Umwandlung in Laktat, das dann von Astrogliazellen an Neurone weitergegeben wird, zur Bildung von ATP genutzt werden. Gezielte Eingriffe in diese Wiederaufnahme- und Transportprozesse bieten möglicherweise neue therapeutische Optionen.

Die makrogliale Steuerung des Gefäßsystems (BOLD-Signal beim fMRI dient als Surrogatmarker für neuronale Aktivität) und das mikrogliale Immunsystem reagieren sehr rasch und nachhaltig auf schmerzhafte Reize mit einer Veränderung der Expression zahlreicher Signalmoleküle (Grace et al. 2014). In tierexperimentellen Untersuchungen wurde gezeigt, dass eine Abschwächung einer mikroglialen Aktivierung durch Minocyclin neuropathische Schmerzen anhaltend reduzieren kann (Chang und Waxman 2010; ➤ Abb. 17.5).

17.5 Konsequenzen für Klinik und Praxis

Walter Zieglgänsberger und Herta Flor

17.5.1 Operante Konditionierung und belohnungsrelevante neuronale Schaltkreise

> **! MERKE**
> Chronifizierungsvorgänge werden durch den rechtzeitigen und konsequenten Einsatz entsprechender Therapiealgorithmen verhindert oder abgeschwächt.

Klinische und experimentelle Untersuchungen liefern überzeugende Hinweise, dass die Schmerzwahrnehmung ein dynamischer Prozess ist, in den die Auswirkungen früherer Erfahrungen und Erlebnisse einfließen. Bis in die zweite Hälfte des 20. Jahrhunderts hinein dominierte die Vorstellung, das Schmerzgefühl entstehe vermittels eines weitgehend passiven und starren Übertragungssystems, das die von peripheren Nervenfasern aufgenommenen Signale praktisch unverändert über den Thalamus zur Großhirnrinde weiterleite. Neue Wege zur Schmerzkontrolle taten sich erstmals auf, als Melzack und Wall (1965) ein Schmerzmodell entwickelten, das von einer aktiven Rolle des Gehirns ausging (Gate Control Theory of Pain) und das, trotz einiger im Lichte neuer Erkenntnisse der Neurowissenschaften nicht mehr haltbaren Annahmen, klinisch relevant bleibt.

Die International Association for the Study of Pain (IASP) definierte kurz nach ihrer Gründung (1974) Schmerz als ein unangenehmes Sinnes- und Gefühlserlebnis, das mit einer tatsächlichen oder potenziellen Gewebeschädigung verknüpft ist. Sie betrachtete Schmerz als eine Submodalität der somatischen Sensibilität, die im Gegensatz zu Hunger oder Durst auf einen Teil des Körpers lokalisiert wird, in dem sie wahrgenommen wird. Dabei kann der Begriff „Schmerz" einen Gefühlszustand oder ein Sinneserlebnis beschreiben. Diese frühe Definition enthält noch keine direkten Hinweise auf Lernvorgänge oder neuronale Plastizität.

In den 1970er-Jahren schlug der Psychologe W. E. Fordyce (1976) ein operantes Lernmodell chronischer Schmerzen vor (Main et al. 2015). Das operante Modell postuliert, dass akutes „Schmerzverhalten" wie Humpeln unter die Kontrolle externer Verstärkerkontingenzen kommt und so zur Chronifizierung beiträgt. Schmerzverhalten kann direkt positiv, z. B. durch Aufmerksamkeit, verstärkt, aber auch durch negative Verstärkung wie z. B. Abnahme von Schmerz bei Medikamenteneinnahme aufrechterhalten werden. Mangelnde Belohnung von gesundem Verhalten kann ebenfalls hierzu beitragen. Diese operante Verstärkung von Schmerzverhalten hat vermutlich ihre neurophysiologische Grundlage in einem neuronalen Schaltkreis zwischen dem Nucleus accumbens und dem präfrontalen Kortex, der von der Arbeitsgruppe von Vania Apkarian (Baliki et al. 2015) als wichtig für die Schmerzchronifizierung beschrieben wurde. Als wichtige Schaltstellen für Belohnungslernen spielen neben dem Nucleus accumbens auch Anteile des Striatums eine wichtige Rolle in der Erzeugung von Vorhersagefehlern, die motiviertes Verhalten steuern. Bei einer Untersuchung an Jugendlichen zeigte sich, dass Schmerzsymptome auf der Basis entsprechender Hirnreaktion vorhergesagt werden können. Besonders dorsale Anteile des Striatums scheinen mit der Rückmeldung von Belohnungsreizen eng verknüpft zu sein. Der Einfluss auf das Belohnungssystem wird durch opioiderge Mechanismen moduliert (Nees et al. 2017).

17.5.2 Schmerzgedächtnis

Die Steigerung der Entladungsaktivität von Projektionsneuronen im Hinterhorn des Rückenmarks nach nozizeptiver Reizung ist für die Entstehung eines „Schmerzgedächtnisses" wesentlich – ist jedoch nicht mit dem „Schmerzgedächtnis" gleichzusetzen.

Aversive Reize aktivieren limbische Strukturen, in denen Handlungsstrategien festgelegt werden. Es ist dabei unerheblich, ob es sich um somatische oder soziale Reize handelt (Eisenberger et al. 2003; Eisenberger 2012). Bleibt ein akuter Schmerz durch eine suffiziente Schmerztherapie weitgehend unter Kontrolle, baut der Patient weniger Angst auf. Er erlebt Selbstwirksamkeit und entwickelt zunehmend Vertrauen in schmerztherapeutische Maßnahmen, die so im weitesten Sinne anxiolytisch wirksam werden.

Zu den hervorstechendsten klinischen Beispielen neuronaler Plastizität zählen Amputationspatienten, die in ihrem Phantomglied mitunter ähnliche oder identische Schmerzen empfinden wie zuvor in dem Körperteil, als es noch vorhanden war. Phantomschmerz tritt gehäuft dann auf, wenn vor der Amputation bereits starke Schmerzen bestanden. Fehlt eine Extremität bereits von Geburt an, kommt es zu keinem Phantomschmerz(-gefühl).

Eine Amputation führt zu nachhaltigen Reorganisationsvorgängen, u. a. im primär somatosensorischen Kortex. Nach einer Armamputation werden die somatosensorischen Repräsentationsfelder im Neokortex von Arealen z. B. aus dem Kinn- und Mundbereich übernommen. Es kommt zu einer funktionellen Verstärkung von erregenden Synapsen und möglicherweise auch zum Aufbau neuer Verbindungen durch Auswachsen neuer Axone (Sprouting). Durch gezielte sensorische Stimulation lassen sich kortikale Reorganisationen, die u. U. maßgeblich an der Entstehung und Aufrechterhaltung von Phantomschmerzen beteiligt sind, reduzieren oder sogar vermeiden. Hier ist es besonders wichtig, dass möglichst früh z. B. myoelektrische Prothesen eingesetzt werden.

Die Inzidenz von Phantomschmerz bleibt relativ niedrig, wenn man Patienten vor der Amputation durch Epiduralanästhesie oder ein Opioid schmerzfrei macht und so das zentrale Sensibilisierungspotenzial gegenüber Schadreizen rechtzeitig herabsetzt. Durch örtliche und spinale Anästhesie, Opioide oder entzündungshemmende Wirkstoffe lassen sich auch postoperative Probleme mit schmerzhaften Narben oder Phantom- und Stumpfschmerzen vermindern.

Emotionales Lernen und die Aufrechterhaltung von Chronizität

Emotionale Faktoren, die schon lange als wichtige Modulatoren von Schmerz erkannt wurden, werden zunehmend als Prädiktoren von Chronizität identifiziert (Thieme et al. 2004). Sowohl Angst als auch Depression können zur Sensibilisierung für Schmerz führen und schmerzhemmende Prozesse beeinträchtigen. Aversives emotionales Lernen, bei dem ein zunächst neutraler Reiz zum Gefahrensignal für Angst und Schmerz wird, dürfte hier eine besondere Rolle spielen. Hier steht vor allem die Furcht vor Schmerz bei Bewegung (Kinesiophobie) im Vordergrund (Vlaeyen und Linton 2000). Patienten mit chronischen Schmerzen haben gelernt, Signale von drohendem Schmerz zu überschätzen und Sicherheitssignale zu unterschätzen. So nimmt bei Patienten mit Fibromyalgie Schmerz in negativen emotionalen Situationen etwas stärker zu als bei Gesunden. Diese Patienten sind nicht in der Lage, Schmerz durch positive Emotionen zu hemmen (Kamping et al. 2013). Diese erhöhte negative Emotionalität auf Kosten appetitiver Prozesse könnte ein grundlegender Chronifizierungsfaktor sein. Neurophysiologische Untersuchungen zeigen, dass neuronale Schaltkreise, die ursprünglich in die Verarbeitung nozizeptiver Signale involviert sind, zunehmend auch in die Verarbeitung von Emotionen einbezogen werden (Hashmi et al. 2013).

Diese Befunde legen nahe, dass es verschiedene Zeitverläufe von Chronifizierungsmechanismen gibt, bei denen unterschiedliche Faktoren zu unterschiedlichen Zeitpunkten wirksam werden (Baliki und Apkarian 2015). Daher ist es wichtig, diese unterschiedlichen Mechanismen zu unterschiedlichen Zeitpunkten sorgfältig zu erfassen, um eventuell Untergruppen zu identifizieren und entsprechende Therapiealgorithmen für diese Patienten zu entwickeln. ➤ Abb. 17.6 zeigt die dynamischen Interaktionen multipler Faktoren. Hier ist es insbesondere vordringlich, Fak-

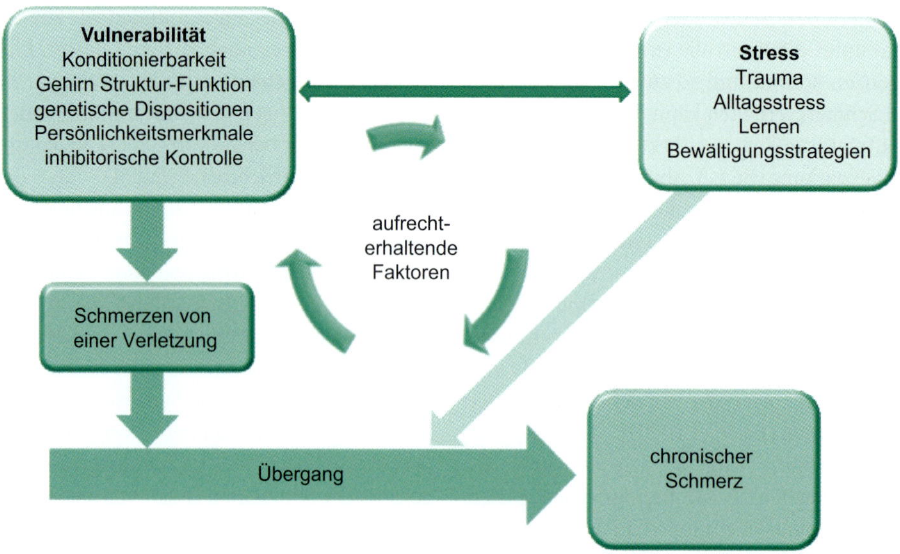

Abb. 17.6 Dynamische Interaktionen multipler Faktoren bei Chronifizierungsmechanismen

toren zu identifizieren, die Resilienz ggf. verstärken (Cousins et al. 2015; ➤ Kap. 17.4.4).

Multimodale Therapie

> **! MERKE**
> Ein wichtiger Unterschied:
> Bei akuten Schmerzen kommt der Arzt meist zum Patienten, bei chronischen Schmerzen kommt ein meist frustrierter Patient zum Arzt.

Zu Beginn einer multimodalen Therapie erhält der Patient üblicherweise gleichzeitig mit anderen Maßnahmen eine Medikation, die ihn möglichst verlässlich schmerzfrei hält. Da Schmerz, Angst und Depression in ihrer Entstehung eng miteinander verknüpft sind, können synergistische Effekte zwischen Analgetika und „Ko-Analgetika" (s. u.) erwartet werden. Da diese Patienten unter Schlafstörungen leiden, meist einen sehr dysphorischen Eindruck machen und deutliche Zeichen eines sozialen Rückzugs zeigen, werden sie häufig nicht auf die geklagten Schmerzen, sondern auf eine möglicherweise vorliegende psychische Problematik untersucht (Arnold et al. 2009, 2014, 2015; Baron et al. 2007; Casser et al. 2013; Frettloh et al. 2009; Kamper et al. 2014; Nagel et al. 2012; Treede et al. 2011).

Statt auf die alleinige Gabe von Analgetika wird die Therapie im Verlauf vermehrt ihren Schwerpunkt auf „Ko-Analgetika" (Antidepressiva, Antiepileptika) und auf die Förderung der Extinktion von schmerzassoziierten Inhalten durch verhaltenstherapeutische Maßnahmen setzen:

- Pharmakologische Interventionen:
  - Analgetika/Ko-Analgetika (Antidepressiva, Antiepileptika; synergistische Effekte durch unterschiedliche Angriffspunkte)
  - Cannabis (Extinktionstraining wird effektiver, wenn es mit einer niedrigen Dosis Cannabis kombiniert wird; ➤ Kap. 17.4.9)
  - D-Cycloserin (Verstärkung NMDA-Rezeptor-vermittelter L-Glutamatwirkungen; noch weitgehend experimentell)
- Verhaltenstherapeutische Trainingsverfahren (u. a.):
  - Operante Gruppentherapie
  - Expositionstraining
  - Sensorisches Diskriminationstraining
  - Neurofeedback
  - Spiegeltherapie (Zusammenfassung: Moseley und Flor 2012)

Die Therapie chronischer Schmerzen muss dem Patienten ein multimodales Angebot machen, das vor allem auf eine Revision des Schmerzgedächtnisses abzielt. Ziel einer multimodalen Therapie ist die Modifikation einer dysfunktionalen Kognition. Das Gedächtnis lässt sich durch neue Engramme (Re-Learning) zum „Vergessen" bewegen. Neue Erfahrungen können neue positive Erwartungshaltungen schaffen. Dabei verschwindet das alte Verhaltensrepertoire allmählich, indem es durch neue Inhalte überlagert wird (➤ Kap. 17.4.3). Wichtig ist dabei, dass die vom Patienten erwarteten Schmerzen in der therapeutischen Lernphase ausbleiben und er einen sogenannten Vorhersagefehler erlebt. Dieser zeigt dem Patienten, dass etwas Neues möglich ist, und korrigiert so seine Erwartungshaltung. Der Patient erhält mit dieser neuen Erfahrung ein „Safety-Signal", das seine Resilienz verstärkt.

Während dieser pharmakologisch gestützten Verhaltenstherapie soll der Patient erkennen, dass er wieder aktiv werden kann. Das Erlebnis der deutlichen Schmerzlinderung oder sogar Schmerzfreiheit ist für dieses Therapiekonzept außerordentlich wichtig. Hilflosigkeit und Kontrollverlust betreffen eher ältere Menschen, die sich ärgern und darüber trauern, dass sie bestimmte Dinge nicht mehr können. Diese Patienten ertragen gelegentlich andere starke Schmerzen scheinbar ungerührt, fürchten sich aber davor, z. B. von ihrem Sitz aufzustehen oder einige Schritte zu gehen.

Da auch akute aversive Reize limbische Strukturen aktivieren, in denen eventuell dann angstgeprägte Handlungsstrategien festgelegt werden, ist eine adäquate und effiziente Behandlung akuter Schmerzen auch dann notwendig, wenn die Erfahrung lehrt, dass diese meist nach kurzer Zeit spontan wieder abklingen würden.

Bei allen im Zusammenhang mit chronischen Schmerzzuständen ergriffenen Maßnahmen muss darauf geachtet werden, dass sie nicht nur kurzfristig eingesetzt werden dürfen. Fehlgeschlagene Therapieversuche wirken als Nocebo. Stress, der in dieser Konstellation wirksam ist, kann zu stressinduzierten Erkrankungen führen. Angsterkrankungen und affektive

Störungen wie die Depression gelten heute als stressinduzierte Erkrankungen (> Kap. 17.3). Extremer Stress kann zu Symptomen einer posttraumatischen Stresserkrankung mit Steigerung der Aktivität der Hypophysen-Nebennieren-Achse (HPA-Achse) führen (Joëls und Baram 2009). Es gibt sehr detaillierte Erklärungsansätze aus der Grundlagenforschung, wie es durch eine Modulation der Affinität des Steroidrezeptors zu Reaktionen des Stresshormonsystems kommt (Schmidt et al. 2010, 2011).

Ein wichtiges Element der Therapie chronischer Schmerzpatienten ist die Vermeidung von Durchbruchschmerzen. Hilfreich sind dabei Schmerzmittel, deren Wirkspiegel über möglichst lange Zeit konstant bleibt. Die Gabe retardierter Analgetika sollte nach einem strikten Zeitschema erfolgen. Unter einer Behandlung mit akut wirkenden Analgetika mit kurzer Halbwertszeit oder einer Bedarfsmedikation zur Kupierung von Schmerzdurchbrüchen wird der Patient u. U. zunehmend auf das Wiederauftreten des Schmerzes (End-of-Dose-Effekt) konditioniert und entwickelt eine negative Erwartungshaltung. Er wartet dann – durch die Art und Weise der Therapie konditioniert – praktisch auf das Wiederauftreten des Schmerzes.

Eine Angstkonditionierung kann auch durch das Führen eines Schmerztagebuches gefördert werden, in dem nur negative Erfahrungen festgehalten sind – quasi als Stütze des chronifizierenden Schmerzgedächtnisses. Nützlicher erscheint folgendes Vorgehen: Der Patient dokumentiert, was er ohne Schmerzen bzw. bei erträglichen Restschmerzen wieder leisten und unternehmen kann und wie viele Stunden er ungestört schläft. Die Aufmerksamkeitsfokussierung auf den Schmerz wird z. B. auch durch häufiges Nachfragen und -tasten nach schmerzhaften Körperregionen (z. B. myofasziale Triggerpunkte) verstärkt. Es ist zu befürchten, dass allein durch solche Maßnahmen auch in vorher weniger empfindlichen Körperregionen Schmerzen erzeugt werden können und zu entsprechenden Abwehrreaktionen gegen das Palpieren führen. Zur Katastrophisierung tragen oft auch Partner der Patienten bei, indem sie deren Probleme aus Mitgefühl und Überfürsorglichkeit dramatisieren. Grundsätzlich sollte sich der chronische Schmerzpatient möglichst wenig mit der Erwartung von Schmerzen beschäftigen. Die Erfahrung lehrt, dass die Suche nach Zuwendung ein Grundbedürfnis eines kranken Menschen ist, um mit der Angst – Symptom und Motor der Krankheit – fertigzuwerden. Negative Emotionalität führt dabei zur weiteren Einengung des aktuellen Repertoires von Kognition und Verhalten. Nur positive Emotionen sind mit einer Erweiterung des Denkens und Handelns und dem Aufbau stärkerer Ressourcen verbunden.

Multimodale Therapie:

- **Weniger** aversiver Input durch
  - Analgetika/Ko-Analgetika
  - Stimulation hemmender Systeme
- **Neuer** Input durch
  - „Enriched Environment"*
  - Physikalische Therapie
  - Psychologische Betreuung
  - Resilienzverstärkung
  - Achtsamkeitsbasierte kognitive Interventionen
- „Enriched Environment"*:
  - Positive soziale Interaktion
  - Emotionale Unterstützung
  - Stress-, aber nicht spannungsfreie Atmosphäre
  - Neue Herausforderungen
  - Auswahlmöglichkeiten

17.5.3 Re-Learning

Das Gehirn hat keine „Löschtaste". Es lässt sich aber durch neue Lernvorgänge (Re-Learning) zum „Vergessen" (Extinktion) bewegen. Das alte Verhaltensrepertoire schwindet, indem es durch neue Inhalte überlagert wird. Eine Schmerzreduzierung wirkt als sehr starker Motivator auch für andere, gleichzeitig durchgeführte Maßnahmen. Das Wiedererlangen der Selbstwirksamkeit ist ein wesentlicher Bestandteil des Therapiekonzeptes. Schmerzfrei und entspannt im Stufenbett zu liegen und die Verantwortung an das betreuende Personal zu delegieren, bringt den Patienten nicht weiter. Re-Learning ist kontextspezifisch und muss daher realitätsnah erfolgen: Der Patient muss im Hinblick auf seine eigene Lebenswirklichkeit, seinen Beruf und seine Freizeitaktivitäten rehabilitiert werden (Haase et al. 2012).

Neue Ergebnisse aus Untersuchungen mit bildgebenden Techniken lassen den Schluss zu, dass eine konsequente Steigerung des sensorischen Inputs durch ein „Enriched Environment" die Aktivität in neuronalen Netzwerken nachhaltig beeinflusst und die Möglichkeit für anhaltende Engrammbildung eröffnet. In Tierexperimenten wurde gezeigt, dass durch ein „Enriched Environment" das Gehirngewicht zunimmt, sich die Spines und Dendriten von Nervenzellen verändern und es in einigen Hirnregionen sogar zur Bildung neuer Nervenzellen (adulte Neuroneogenese) kommt. (Notabene: Die Lernfähigkeit des Gehirns bleibt auch im Alter erhalten.)

In Zukunft wird das Re-Learning wahrscheinlich mit Substanzen gefördert werden können, die das Lernen unterstützen. In Tierversuchen wurden diese sogenannten Neuroenhancer schon erfolgreich erprobt. Hier besteht aber ein mögliches Problem. Es hat sich in früheren Untersuchungen gezeigt, dass Tiere, deren Lernfähigkeit durch die Expression zusätzlicher Glutamatrezeptoren (NMDA) gesteigert wurde, rascher chronische Schmerzen entwickeln (Tang et al. 1999).

17.5.4 Angstgeprägte Erwartungshaltung

Bei Patienten mit chronischen Schmerzen spielen Angst und Hilflosigkeit eine dominierende Rolle und erzeugen das Gefühl des Ausgeliefertseins. Die Fähigkeit, Schmerzen zu ertragen, wird stark von kulturellen und sozialen Faktoren beeinflusst, während die individuelle Schmerzschwelle genetisch vorgegeben ist. Chronische Schmerzpatienten leben ständig in der Erwartung von wiederauftretenden Schmerzen, während Sportler und Masochisten unter den jeweils gegebenen Bedingungen keine Angst entwickeln und keine typischen Reaktionen auf den allem Augenschein nach massiven nozizeptiven Einstrom zeigen. Durch Angst konditionierter Schmerz kann durch akustische, visuelle und olfaktorische Umgebungsreize ausgelöst und verstärkt werden. Diese Reize rufen die Erinnerung an frühere Schmerzerfahrung wach und verstärken den Leidensdruck. Wer chronische Rückenschmerzen hat, wird bestimmte Bewegungen in einem bestimmten Kontext vermeiden und bestimmte Dinge nicht mehr tun, obwohl er grundsätzlich dazu in der Lage wäre.

Eine wichtige Rolle für die biopsychosozialen Komponenten chronischer Schmerzzustände spielen:

- Anhaltende Alltagsbelastung
- Lebensschicksale
- Attributionsstile
- Coping-Verhalten
- Alter
- Vigilanz
- Primärer/sekundärer Krankheitsgewinn

! MERKE

Insbesondere das ärztliche Verhalten bei früheren Konsultationen beeinflusst die biopsychosozialen Komponenten chronischer Schmerzzustände.

17.5.5 Placebo

! MERKE

Bei allen medizinischen und psychotherapeutischen Behandlungen treten Placebowirkungen auf und führen zu anhaltenden Verhaltensänderungen. Der schmerzlindernde Placeboeffekt ist eine unbewusste Aktivierung endogener (u. a. opioiderger) Systeme durch engagierte Behandler und kein unlauterer Täuschungsversuch.

Die Überzeugung des Arztes von der Wirksamkeit der Medikation verstärkt den Wirkeffekt beim Patienten. Ängstliche Patienten reagieren stärker auf die suggestiven Effekte von Placebos als Patienten ohne Angst. Bei Patienten mit starken kognitiven Einschränkungen, z. B. bei einer fortgeschrittenen Demenz, nimmt die Placebowirkung ab.

Assoziative Lernvorgänge bei Placebowirkungen sind abhängig von:

- Suggestibilität
- Erwartung
- Hoffnung
- Persönlichkeitsvariablen
- Kontext
- Vorerfahrung

Lernvorgänge im Rahmen einer therapeutisch relevanten Placebowirkung hängen wesentlich von der Verabreichungsform und den (möglichst exakten) Einnahmeanweisungen ab. So sind Injektionen und Infusionen deutlich wirksamer als oral verabreichte Kapseln oder Tabletten und Salben besser wirksam als Tabletten. Sehr kleine und sehr große Tabletten sind besonders wirksam und weiße Tabletten nicht so wirksam wie farbige, die auch noch spezifische Wirkungen suggerieren (blaue Pillen sedieren, rote oder pinkfarbene wirken stimulierend und gut bei Schmerzen). Eine höhere Dosierung und ein unangenehmer Geschmack wirken stärker als ein angenehmer. In diese Lernvorgänge werden auch die Rahmenbedingungen (Ort, Applikationsart, Therapeut), unter denen die Maßnahmen bereits erfolgreich waren, einbezogen und bestimmen dann zunehmend den Therapieerfolg (Sinke et al. 2017).

17.5.6 Schlaf

Eine schlechte Schlafqualität (besonders Störung des Tiefschlafs, Slow-Wave-Sleep) bzw. Schlafentzug beeinträchtigen die Lernfähigkeit (Yang und Gan 2012; Yang et al. 2014) und untergraben so ein Therapiekonzept, das auf Re-Learning beruht. Eine adäquate Behandlung der Schlafstörung ist daher wichtig. Patienten, die wegen ihrer Schmerzen dauerhaft schlecht schlafen, weil sie falsch oder unzureichend therapiert werden, erleiden kognitive Einbußen und bleiben hinter ihren intellektuellen Möglichkeiten zurück.

Benzodiazepine führen zu einer massiven Verstärkung GABAerger Hemmmechanismen, die sich in hohem Maße negativ auf Lernvorgänge auswirkt. Benzodiazepine sind zur Behandlung der Angst und eventuell der Schlafstörung nur als sehr kurze Krisenintervention gerechtfertigt. In der Dauertherapie führen sie zur Störung des Schlafprofils und zu kognitiven Einbußen wie Störungen der Selbstreflexion und der Fähigkeit zum Re-Learning, was die Therapie von chronischen Schmerzen sehr erschwert (Horlemann und Zieglgänsberger 2009).

17.5.7 Transkranielle Stimulation

Es gibt zahlreiche Hinweise, dass eine transkranielle Magnetstimulation zu anhaltenden Veränderungen der kortikalen Erregbarkeit führt (Tremblay et al. 2016). Etablierte Therapiekonzepte für diese nichtinvasive Technik gehen von einem direkten Einfluss auf synaptische Übertragungsmechanismen aus. Tierexperimentelle Untersuchungen deuten darauf hin, dass erregende glutamaterge und hemmende GABAerge neuronale Netzwerke nachhaltig beeinflusst werden können (Pashut et al. 2014). Repetitive Magnetstimulation führte zu einer Verminderung hemmender Neurotransmission durch GABAerge Synapsen (Lenz et al. 2016; Letzkus et al. 2015). Dieser Effekt wird auf eine Destabilisierung wichtiger postsynaptischer Ankermoleküle (Gephyrin-Aggregate) für den $GABA_A$-Rezeptor zurückgeführt (Tyagarajan und Fritschy 2014). Der abschwächende Effekt auf hemmende synaptische Prozesse schließt vermutlich neben der Aktivierung spannungsabhängiger Natriumkanäle und NMDA-Rezeptoren auch einen Einfluss auf Genexpression, Proteinbiosynthese und Interaktionen mit Mitochondrien ein (Lenz et al. 2016).

Die Rolle von Gliazellen bei den durch repetitive Magnetstimulation ausgelösten Wirkungen auf das neurovaskuläre System ist noch weitgehend ungeklärt. Es ist zu erwarten, dass in Zukunft insbesondere Untersuchungen mit optogenetischen Methoden helfen werden, den Einfluss repetitiver Stimulation durch Magnetfelder auf neuronale Aktivität in unterschiedlichen Netzwerken genauer zu erfassen.

Therapeutisch relevant ist die Möglichkeit, dass die Verminderung hemmender synaptischer Prozesse und die Ausbildung von kontext- und verhaltensspezifischer Bahnung einer assoziativen Plastizität z. B. bei Re-Learning-Prozessen im Rahmen einer multimodalen Therapie gefördert werden. Im Hinterhorn des Rückenmarks würde sich aber eine Reduzierung GABAerger Hemmung vermutlich negativ auswirken, da der nozizeptive Einstrom aus der Peripherie begünstigt würde (Gating, ➤ Kap. 17.4).

Wie die repetitive Magnetstimulation führt auch eine transkranielle Gleich- und Wechselstromstimulation zu anhaltenden Veränderungen neuronaler Aktivität (Nitsche und Paulus 2011). Bei dieser Technik scheint insbesondere die Position der Elektroden maßgebend für den Effekt zu sein. Diese Technik wird derzeit nicht nur in der Schmerztherapie, sondern auch in der Therapie von Schlaganfallfolgen und Depression angewendet.

17.5.8 Perioperative Schmerztherapie

Die Gabe von Analgetika und die Anwendung von Lokalanästhetika während und nach einer Operation sind heute guter klinischer Standard. Sie fördern nicht nur die Patientenzufriedenheit, sondern sind eine wichtige angst- und stressreduzierende Maßnahme, die insbesondere dann wichtig wird, wenn der Patient sich weiteren Operationen unterziehen muss. Es gibt eindeutige Hinweise dafür, dass eine adäquate perioperative Schmerztherapie nicht nur kurzfristig den postoperativen Schmerz reduziert und so die Lebensqualität des Patienten steigert, sondern auch stressbedingte Komplikationen verhindert (Pogatzki-Zahn und Meissner 2015). Da neuroplastische Veränderungen im Rückenmark selbst unter leichter Allgemeinnarkose ausgelöst werden können, ist eine konsequente Anwendung dieser präventiven Maßnahmen immer angezeigt.

Eine klinisch relevante prophylaktische Wirkung einer Prämedikation z. B. mit Opiaten und/oder Lokalanästhesie auf den postoperativen Schmerz wird immer noch kontrovers diskutiert. Eine kurze schmerzfreie Phase z. B. unmittelbar vor einer Amputation ist vermutlich nicht in der Lage, bereits lange vorher entstandene Engramme zu löschen (Schmerzgedächtnis).

17.5.9 Cannabinoide – Endocannabinoide

Cannabis besitzt eine jahrtausendealte Tradition als Nutz- und Heilpflanze und gehört zu den ältesten bekannten Rauschmitteln. Seit dem Inkrafttreten des Cannabisgesetzes am 10.03.2017 können neben Arzneimitteln mit den Wirkstoffen Dronabinol oder Nabilon auch Cannabisblüten und -extrakte für bestimmte Patienten zulasten der GKV verordnet werden (➤ Tab. 17.2) (FAQ-Liste zum Einsatz von Cannabis in der Medizin: https://www.bundesaerztekammer.de/aerzte/versorgung/ambulant/cannabis/).

Die Weiterentwicklung einer cannabisbasierten Therapie ist ein Erfolg internationaler translationaler Forschung (Lutz 2020). Die Wirkungen von Cannabis als Droge und Cannabis als Medizin unterscheiden sich nicht prinzipiell. Besonders wichtig für die Bewertung des therapeutischen Potenzials der neuartigen Therapiealgorithmen ist dabei die sachkundige strikte Trennung zwischen einer medizinischen Anwendung und dem Freizeitgebrauch. Auch beim medizinischen Gebrauch von Cannabis wird üblicher-

Tab. 17.2 Verfügbare Cannabispräparate

Kategorie	Präparat	Wirkstoff	Formulierung/ Arzneiform	Cannabis Vollspektrum	Oro-mukosale Resorption	Wasserlöslichkeit
Fertigarzneimittel	Sativex®	Nabiximols	Mundspray (Dickextrakt in ethanolischer Lösung)	nein	gering	sehr gering
	Canemes®	Nabilon	Kapseln	nein	nein	nein
	Epidyolex	CBD	Ölige Lösung	nein	nein	nein
Dronabinolzubereitung	Dronabinol	THC	Kapseln oder ölige Lösung	nein	nein[1)]	nein[1)]
Cannabisextrakt	CannaXan 701–1.1[4)]	THC	oromukosales Spray (SmartLipid Nanoformulierung)	ja	ja	ja
	Tilray THC25	THC	Ölige Lösung	ja	nein[2)]	nein[2)]
	Tilray THC10:CBD10	THC/CBD	„	ja	nein[2)]	nein[2)]
Cannabidiolzubereitung	Cannabidiol	CBD	„	nein	nein[2)]	nein[2)]

1) Parikh et al. 2016 (Bioavailability study of dronabinol oral solution)
2) Ölige Formulierung eines Cannabisextrakts bzw Cannabidiolzubereitung unterscheidet sich galenisch nicht von der Dronabinol Formulierung
3) Siehe auch entsprechende Fachinformationen.
4) zukünftig: 702–1.1 (THC/CBD) & 703–1.1 (CBD)
Quelle: DAP (Deutsches Apothekenportal); Gelbe Liste; Deutsche Apotheker Zeitung

weise die Gestimmtheit des Konsumenten angehoben und es tritt ein Gefühl der Entspannung, der inneren Ruhe und Ausgeglichenheit ein. Frustration und Angst nehmen ab. Diese Veränderungen setzen bei einer cannabisbasierten Therapie meist sehr protrahiert ein und werden vom Patienten häufig nicht als eine akute Pharmakonwirkung wahrgenommen. Der Abbau von chronischem Stress und die damit verbundene Abnahme der Ängstlichkeit und einer gleichzeitig bestehenden depressiven Grundstimmung bieten für den Verlauf einer multimodalen Schmerztherapie günstige Voraussetzungen. Welche Dosis dabei nötig ist, damit diese psychoaktive Wirkung von Cannabis eintritt, unterscheidet sich von Mensch zu Mensch. Die Dosierung wird entsprechend der individuellen Verträglichkeit und Wirkung langsam gesteigert (Titration). Die meist geringen Nebenwirkungen der Cannabinoide lassen im Laufe der Therapie nach. Dabei spielen Set und Setting für die Entwicklung von Nebenwirkungen eine wesentliche Rolle. Die körperlichen Auswirkungen beim medizinischen Gebrauch von Cannabinoiden sind meist nicht stark ausgeprägt. Da aber der Rauch von Cannabis Schadstoffe enthält, kann es, auch bei medizinischem Gebrauch, zu den dem Tabakkonsum eigenen gesundheitsschädigenden pulmonalen Wirkungen kommen. Wegen möglicher schädlicher Nebenwirkungen und Interaktionen mit anderen Medikamenten sollte die Therapie, wenn möglich, durch entsprechend ausgebildete Schmerztherapeuten erfolgen.

Im Vergleich zum gewohnheitsmäßigen, meist hohen Cannabiskonsum ist das mittel- und langfristige Risiko der Entwicklung einer psychischen Abhängigkeit oder das Auftreten von Psychosen mit Halluzinationen bzw. Wahnvorstellungen, die im Erscheinungsbild und im Verlauf dem Bild der Schizophrenie ähnlich sind, bei einem sachgemäßen Gebrauch nur gering. Die Möglichkeit einer bei jungen Menschen in Zusammenhang mit häufigem Cannabiskonsum auftretenden Entwicklungsstörung insbesondere kognitiver Funktionen muss jedoch berücksichtigt werden. Das Risiko einer Störung der Hirnentwicklung ist abhängig vom individuellen Konsummuster und den persönlichen und sozialen Risikofaktoren eines Konsumenten (**cave:** psychotische Störungen in der Vorgeschichte). Obwohl bei einer therapeutischen Anwendung solche Störungen wie auch eine Abhängigkeitsentwicklung bisher nur sehr selten beobachtet wurden, ist der Einsatz von Cannabinoiden nur sinnvoll, wenn er überlegt und zielgerichtet ist und die möglichen Nebenwirkungen abgeschätzt werden können.

Ein weiteres Phytocannabinoid, das nur sehr wenig psychoaktive Cannabidiol (CBD), tritt derzeit zunehmend in den Fokus klinischer Forschung und Therapie. Die Kombinationen von THC und CBD erwiesen sich als sehr vielversprechend, insbesondere in ihrer Auswirkung auf Gedächtnisprozesse, Schmerz und Angst. CBD scheint die kognitive Beeinträchtigung durch THC zu verringern und zeigte in einigen Fallstudien eine antipsychotische Wirkung. Dieser „Entourage-Effekt" von CBD im Zusammenspiel mit weiteren Bestandteilen der Hanfpflanze wie Cannabinol (CBN), Cannabigerol (CBG), Terpenen, Flavonoiden und anderen Pflanzenstoffen im Gesamtextrakt sind derzeit Gegenstand intensiver Forschung. Nach neueren Untersuchungen erfolgen die Interaktionen indirekt über eine allosterische Beeinflussung der Rezeptoren des Endocannabinoidsystems.

Das Endocannabinoidsystem ist ein hoch konserviertes System neuromodulatorischer Lipide, ihrer Rezeptoren und anabolen und katabolen Enzymen. Dieses System ist an der Regulation zahlreicher physiologischer und pathologischer Prozesse beteiligt, so u. a. bei der Angst- und Stressregulation. Körpereigene cannabisartig wirkende Stoffe, sogenannte Endocannabinoide wie Anandamid (Arachidonoylethanolamid, AEA) und 2-Arachidonoylglycerol (2-AG), stammen wie alle derzeit bekannten Endocannabinoide aus dem Arachidonsäuremetabolismus und binden an CB-Rezeptoren. CB1- und CB2-Rezeptoren zählen zu den häufigsten G-Protein-gekoppelten Rezeptoren im Zentralnervensystem (Domenici et al. 2006; Lutz 2020). Über die Aktivierung von TRPV1-Rezeptoren auf Nozizeptoren (➤ Kap. 17.4.2) sind auch Cannabiswirkungen über das primär-afferente System auslösbar. AEA und 2-AG modulieren u. a. die Ausschüttung von Neurotransmittern. Sie werden durch synaptische Aktivität „bei Bedarf" lokal gebildet und diffundieren dann als retrogrades Signal auf die präsynaptische Terminale und reduzieren die Transmitterfreisetzung u. a. von Glutamat und GABA. AEA und 2-AG werden durch FAAH (Fatty Acid Amide Hydrolase) bzw. MAGL (Monoacylglycerollipase) nach Wiederaufnahme enzymatisch abgebaut. CB1- und CB2-Rezeptoren sowie einige weitere Rezeptoren des Endocannabinoidsystems (GPR18, GPR119 und GPR55) bilden Heterodimere mit verschiedenen Neurotransmitterrezeptoren und sind u. a. auch an der Modulation synaptischer Übertragungsvorgänge durch Glia und immunologische Faktoren beteiligt. Transgene Tiere, denen der CB1-Rezeptor fehlt, haben eine kaum veränderte Schmerzschwelle, reagieren aber auf wiederholte Schmerzreize mit einer sehr ausgeprägten Erregungssteigerung. Wird bei diesen Tieren ein aversiver Reiz mit einem Tonsignal konditioniert, dann können diese Tiere, im Unterschied zu intakten Tieren, diese Assoziation nur noch schwer auflösen (Marsicano et al. 2002). Die Aktivierung von CB1-Rezeptoren fördert die Extinktion („Vergessen") aversiver Reize (Marsicano et al. 2002) und schützt Nervenzellen vor schädlicher Überaktivierung (Marsicano et al. 2003). Diese durch Cannabis oder Endocannabinoide ausgelösten extinktionsfördernden und neuroprotektiven Mechanismen im Zentralnervensystem sind vergleichsweise noch wenig erforscht, stellen aber einen faszinierenden neuen Ansatzpunkt für die Therapie chronischer Schmerzen dar (Azad et al. 2003, 2004). Insbesondere gilt dies auch für eine gezielte Modulation der Synthese und des Metabolismus der Endocannabinoide. Neue molekularbiologische Untersuchungen zeigen, dass CBD allosterisch (antagonistisch) am CB1-Rezeptor wirkt. Es bindet dabei nicht direkt an CB1- und CB2-Rezeptoren, sondern verhindert die Interaktion von σ(sigma)1-Rezeptoren mit der NR1-Untereinheit des NMDA-Rezeptors. Es wird postuliert, dass CBD (als Epidyolex®, Zulassung bei kindlicher Epilepsie) über eine antagonistische Wirkung auf σ1R die NMDAR-induzierte neuronale Überaktivität reduziert (Rodríguez-Muñoz et al. 2018). Weitere G-Protein-gekoppelte Rezeptoren (nonCB1/nonCB2) im Endocannabinoidsystem beeinflussen die intrazelluläre Kalzium-Ionenkonzentration, verstärken inhibitorische Transmitterwirkungen durch eine Verstärkung von Cl^--Strömen und vermitteln antientzündliche und neuroprotektive Wirkungen u. a. über sogenannte PPAR-Rezeptoren (Peroxisome Proliferator-activated Receptors; Nuclear Hormone Receptors). Sowohl THC als auch CBD aktivieren die Transkription von Genen.

Der Wirkstoffgehalt der in Deutschland gezogenen Nutzpflanzen beträgt nur etwa 1,5 % Δ9-trans-Tetrahydrocannabinol (THC), während Neuzüchtungen bis zu 20 % und mehr des psychoaktiven Wirkstoffs THC enthalten können. Für den therapeutischen Einsatz spielen neben den zahlreichen Cannabinoiden auch die weiteren Inhaltstoffe der Cannabispflanze wie Terpene und Flavonoide eine Rolle. Das An- und Abfluten der Wirkstoffe hängt von der Menge der Wirkstoffe und der Art der Applikation ab. Als Fertigarznei lassen sich die Wirkstoffe gut dosieren, während bei Cannabisblüten oder -extrakten die Menge der Wirkstoffe sowie ihr Verhältnis zueinander sehr stark variieren können. Die Wirkstoffe der Cannabisblüten lösen sich nur sehr schlecht in Wasser. Durch das Erhitzen der Blüten bildet sich ein inhalierbares Aerosol, das freies THC sowie Cannabidiol (CBD; siehe unten) enthält. Bei der Inhalation durch einen Vaporisator werden die Cannabisblüten erhitzt und verdampfen oberhalb von 185 °C. Beim Rauchen werden etwa 20–50 % des enthaltenen THC absorbiert. Das Wirkungsmaximum einer Dosis von 3–10 mg THC wird in der Regel nach etwa 30 bis 60 Minuten erreicht und hält dann mehrere Stunden an. Bei der Inhalation kommt es bereits nach wenigen Minuten zu einer deutlich spürbaren Wirkung. Nach oraler Einnahme dauert es 30 bis 90 Minuten, bis die ersten spürbaren Wirkungen eintreten. Sie sind nach etwa zwei bis drei Stunden am stärksten und verringern sich dann in einem Zeitraum von vier bis acht Stunden. Seit Kurzem steht eine neuartige Galenik (SmartLipid Nanoformulierung) zur Verfügung, die es ermöglicht, Full-Spektrum Cannabisextrakte wasserlöslich zu machen und so oral ohne Reizung der Mundhöhle und ohne Beeinträchtigung durch den Geschmack als Spray zu applizieren. Ein weiterer Vorteil, insbesondere auch für exakte klinische Studien, besteht darin, dass der intestinale Aufnahmemechanismus weitgehend umgangen wird und die Bildung psychoaktiver Metabolite wie 11-OH THC weitgehend vermieden wird.

Indikationsstellung für Cannabis:

- Chronische Schmerzen
- Spastizität bei Multipler Sklerose und Paraplegie
- Epilepsie, Übelkeit und Erbrechen nach Chemotherapie sowie Appetitsteigerung bei HIV/AIDS
- Angststörungen
- Schlafstörungen
- Tourette-Syndrom
- ADHS (Erfahrungsberichte)

Überwachung der Therapie: Interaktionen möglich mit:

- Opioiden

- Benzodiazepinen
- Antiepileptika (Gabapentin, Pregabalin)
- Psychopharmaka
- Alkohol

Erwünschte Wirkungen beim medizinischen Gebrauch von Cannabinoiden:

- Sedativ
- Anxiolytisch
- Antidepressiv
- Analgetisch
- Antiemetisch
- Antikonvulsiv
- Antiinflammatorisch

ACHTUNG

Chronischer Schmerz ist chronischer Stress (➤ Kap. 17.5.2, ➤ Kap. 17.5.3). Im Gegensatz zur Wirkung von Cannabis bei chronischen Schmerzuständen lässt sich bei akuten Schmerzen meist kein größerer Nutzen von Cannabis gegenüber herkömmlichen Analgetika feststellen. Cannabinoide sollten immer möglichst frühzeitig als Add-on-Therapie gegeben werden.

! MERKE

Eine positive Gestimmtheit steigert die Lernfähigkeit (➤ Kap. 17.5.3).

Nebenwirkungen (stark dosisabhängig):

- Blutdruckschwankungen
- Leichte Steigerung der Herzfrequenz
- Augenrötung
- Schwindel
- Verwirrtheit
- Übelkeit
- Hormonstörungen
- Mundtrockenheit
- Schläfrigkeit und Benommenheit
- Koordinationsstörungen
- Gleichgewichtsstörungen
- Abnahme kognitiver Fähigkeiten

17.5.10 Cannabis aus der Apotheke

Empfehlung: Die Behandlung sollte von einem Arzt mit entsprechendem Fachwissen begonnen und überwacht werden.

Cannabis-Produktkategorien:

- Cannabisblüten
- Cannabisextrakte
- Fertigarzneimittel
- Dronabinolzubereitungen
- Cannabidiolzubereitungen (kein BtM!)

LITERATUR

Im Buch sind nur die neuesten Literaturstellen aufgeführt. Unter https://else4.de/neurologie-online erhalten Sie Zugriff zum gesamten Literaturverzeichnis.

Arendt-Nielsen L. Central sensitization in humans: assessment and pharmacology. In: Schaible HG (Hrsg.): Pain Control. Berlin, Heidelberg: Springer 2015; 79–102.

Arnold B, Brinkschmidt T, Casser HR, et al. Multimodal pain therapy for treatment of chronic pain syndrome. Consensus paper of the ad hoc commission on multimodal interdisciplinary pain management of the German Pain Society on treatment contents. Schmerz 2014; 28 (5): 459–472.

Arnold B, Casser HR, Klimczyk K, et al. Acute inpatient multimodal pain therapy and rehabilitation: Framework conditions, tasks and differentiated patient allocation. Schmerz 2015; 29 (6): 641–648.

Attardo A, Fitzgerald JE, Schnitzer MJ. Impermanence of dendritic spines in live adult CA1 hippocampus. Nature 2015; 523 (7562): 592–596.

Baeumler PI, Fleckenstein J, Benedikt F, Bader J, Irnich D. Acupuncture-induced changes of pressure pain threshold are mediated by segmental inhibition – a randomized controlled trial. Pain 2015; 156 (11): 2245–2255.

Baliki MN, Apkarian AV. Nociception, pain, negative moods, and behavior selection. Neuron 2015; 87 (3): 474–491.

Cao XC, Pappalardo LW, Waxman SG, Tan AM. Dendritic spine dysgenesis in superficial dorsal horn sensory neurons after spinal cord injury. Mol Pain 2017; 13: 1–10.

Chen Y, Baram TZ. Toward understanding how early-life stress reprograms cognitive and emotional brain networks. Neuropsychopharmacology 2016; 41 (1): 197–206.

Corder G, Tawfik VL, Wang D, et al. Loss of μ-opioid receptor signaling in nociceptors, but not microglia, abrogates morphin tolerance without disrupting analgesia. Nat Med 2017; 23 (2): 164–173.

Cousins LA, Cohen LL, Venable C. Risk and resilience in pediatric chronic pain: exploring the protective role of optimism. J Pediatr Psychol 2015; 40 (9): 934–942.

Diochot S, Alloui A, Rodrigues P, et al. Analgesic effects of mam- balgin peptide inhibitors of acid-sensing channels in inflam- matory and neuropathic pain. Pain 2016; 157 (3): 552–559. Elsenbruch S, Wolf OT. Could stress contribute to pain-related fear in chronic pain? Front Behav Neurosci 2015; (9): 340.

Feldman EL, Nave KA, Jensen TS, Bennett DL. New horizons in diabetic neuropathy. Mechanisms, bioenergetics, and pain. Neuron 2017; 93 (6): 1296–1313.

Gebhardt GF, Bielefeldt K. Physiology of visceral pain. Compr Physiol 2016; 1609–1633.

Gerhardt A, Eich W, Janke S, Leisner S, Treede RD, Tesarz J. Chro- nic widespread back pain is distinct from chronic local back pain: evidence from quantitative sensory testing, pain draw- ings, and psychometrics. Clin J Pain 2016; 32 (7): 568–579.

Grace PM, Hutchinson MR, Maier SF, Watkins LR. Pathological pain and the neuroimmune interface. Nat Rev Immunol 2014; 14 (4): 217–231.

Grone E, Uceyler N, Abahji T, et al. Reduced intraepidermal nerve fiber density in patients with chronic ischemic pain in peripheral arterial disease. Pain 2014; 155 (9): 1784–1792.

Hasenbring M, Chehadi O, Titze C, Kreddig N. Fear and anxiety in the transition from acute to chronic pain: there is evidence for endurance besides avoidance. Pain Manag 2014; 4 (5): 363–374.

Jänig W, von Heymann W, Böhni U. Interozeption, Schmerz und vegetative Motorik. In: Böhni U, Lauper M, Locher H (Hrsg.): Handbuch der Manuellen Medizin 1; Fehlfunktion und Schmerz am Bewegungsorgan verstehen und behandeln. Stuttgart: Thieme 2014; 69–100.

Jensen KB, Regenbogen C, Ohse MC, Frasnelli J, Freiherr J, Lundstrom JN. Brain activations during pain: a neuroimaging meta-analysis of patients with pain and healthy controls. Pain 2016; 157 (6): 1279–1286.

Jensen TS, Finnerup NB. Allodynia and hyperalgesia in neuropathic pain: clinical manifestations and mechanisms. Lancet Neurol 2014; 13 (9): 924–935.

Kamper SJ, Apeldoorn AT, Chiarotto A, et al. Multidisciplinary biopsychosocial rehabilitation for chronic low back pain. Cochrane Database Syst Rev 2014; 9: CD000963.

Kuner R. Spinal excitatory mechanisms of pathological pain. Pain 2015; 156 (Suppl 1): S11–17.

Lenz M, Galanis C, Müller-Dahlhaus F, et al. Repetitive magnetic stimulation induces plasticity of inhibitory synapses. Nat Commun 2016; 7: 10020.

Letzkus JJ, Wolf SB, Luthi A. Disinhibition, a circuit mechanism for associative learning and memory. Neuron 2015; 88 (2): 264–276.

Lutz B. Neurobiology of cannabinoid receptor signaling. Dialogues in Clinical Neuroscience 2020; 22,3: 206–220.

Magistretti PJ, Allaman I. A cellular perspective on brain energy metabolism and functional imaging. Neuron 2015; 86 (4): 883–901.

Main CJ, Keefe FJ, Jensen MP, Vlaeyen JW, Vowles KE. Fordyce's behavioral methods for chronic pain and illness: republished with invited commentaries. Washington, DC: IASP Press; 2015.

Matsudaira KO, Kawaguchi M, Isomura T, et al. Assessment of non-specific chronic disabeling low back pain in Japanese workers – findings from the Japan Epidemilogical Research of Occupation-related Back Pain (JOB) study. Ind Health 2015; 53 (4): 368–377.

Mazo I, Roza C, Zamanillo D, Merlos M, Vela JM, Lopez-Garcia JA. Effects of centrally acting analgesics on spinal segmental reflexes and wind-up. Eur J Pain 2015; 19 (7): 1012–1020.

Mucke M, Cuhls H, Radbruch L, et al. Quantitative sensory testing. Schmerz 2014; 28 (6): 635–646.

Nahman-Averbuch H, Nir RR, Sprecher E, Yarnitsky D. Psychological factors and conditioned pain modulation: a meta-analysis. Clin J Pain 2016; 32 (6): 541–554.

Navratilova E, Porreca F. Reward and motivation in pain and pain relief. Nat Neurosci 2014; (17): 1304–1312.

Nees F, Becker S, Millenet S et al. Brain substrates of reward processing and the μ-opioid receptor: a pathway into pain? Pain 2017; 158 (2): 212–219.

Niesters M, Proto PL, Aarts L, Sarton EY, Drewes AM, Dahan A. Tapentadol potentiates descending pain inhibition in chronic pain patients with diabetic polyneuropathy. Br J Anaesth 2014; 113 (1): 148–156.

Pashut, T, Magidov D, Ben-Porat H, et al. Patchclamp-recordings of rat neurons from acute brain slices of the somatosensory cortex during magnetic stimulation. Front Cell Neurosci 2014; (8): 145.

Pfau DB, Krumova EK, Treede RD, et al. Quantitative sensory testing in the German Research Network on Neuropathic Pain (DFNS): reference data for the trunk and application in patients with chronic postherpetic neuralgia. Pain 2014; 155 (5): 1002–1015.

Pogatzki-Zahn EM, Meissner W. Postoperativ pain therapy in Germany. Status quo. Schmerz 2015; (85): 503–509.

Rodríguez-Muñoz M, Onetti Y, Cortés-Montero E, Garzón J, Sánchez-Blázquez P. Cannabidiol enhances morphine anti- nociception, diminishes NMDA-mediated seizures and reduces stroke damage via the sigma 1 receptor. Mol Brain 2018; 11 (1): 51.

Selvaraj D, Kuner R. Molecular players of tumor-nerve interaction. Pain 2015; 156 (1): 6–7.

Sinke C, Schmidt K, Forkmann K, Bingel, U. Expectation influences the interruptive function of pain: behavioural and neural findings. Eur J Pain 2017; 21 (2): 343–356.

Sorg BA, Berretta S, Blacktop JM, et al. Casting a wide net: role of perineuronal nets in neural plasticity. J Neurosci 2016; 36 (45): 11459–11468.

Tesarz J, Eich W, Treede RD, Gerhardt A. Altered pressure pain thresholds and increased wind-up in adult chronic back pain patients with a history of childhood mal treatment: a quantitative sensory testing study. Pain 2016; 157 (8): 1799.

Tesarz J, Gerhardt A, Leisner S, Janke S, Treede RD, Eich W. Distinct quantitative sensory testing profiles in nonspecific chronic back pain subjects with and without psychological trauma. Pain 2015; 156 (4): 577–586.

Tremblay R, Lee S, Rudy B. GABAergic interneurons in the neocortex: from cellular properties to circuits. Neuron 2016; 91 (2): 260–292.

Tyagarajan SK, Fritschy JM. Gephrin: a master regulator of neuronal function? Nat Rev Neurosci 2014; (15): 141–156.

Tzvetanova ID, Nave KA. Axons hooked to Schwann cell metabolism. Nat Neurosci 2014; 17 (10): 1293–1295.

Vollert J, Attal N, Baron R, et al. Quantitative sensory testing using DFNS protocol in Europe: an evaluation of

heterogenei- ty across multiple centers in patients with peripheral neuro- pathic pain and healthy subjects. Pain 2016; 157 (3): 750–758.
Waxman SG, Zamponi GW. Regulating excitability of peri- pheral afferents: emerging ion channel targets. Nat Neurosci 2014; 17 (2): 153–163.
Xanthos DN, Sandkühler J. Neurogenic neuroinflammation: inflammatory CNS reactions in response to neuronal activity. Nat Rev Neurosci 2014; 15 (1): 43–53.
Yang G, Lai CS, Cichon J, Ma L, Li W, Gan WB. Sleep promotes branch-specific formation of dendritic spines after learning. Science 2014; 344 (6188): 1173–1178.
Yarnitsky D. Role of endogenous pain modulation in chronic pain mechanisms and treatment. Pain 2015; 156 (Suppl 1): 24–31.
Yunus MB. Editorial review: an update on central sensitivity syndromes and the issues of nosology and psychobiology. Curr Rheumatol Rev 2015; 11 (2): 70–78.
Zieglgänsberger W. Substance P and pain chronicity. Cell Tissue Res 2019; 375 (1): 227–241.

17.6 Neuropathischer Schmerz

Frank Block

Wichtige Neuigkeiten auf einen Blick

- Neuropathischer Schmerz tritt nach Schädigung peripherer oder zentraler Nerven auf und ist durch brennende oder stechende Schmerzen charakterisiert.
- Neben einer gezielten Schmerzanamnese, die für die symptomatische Therapie sehr wichtig ist, sollte eine Ursachenabklärung erfolgen, da zum Teil dann eine kausale Therapie möglich ist.
- Wesentliche Substanzen in der symptomatischen Therapie sind bestimmte Antiepileptika und Antidepressiva.
- Bei umschriebenen Schmerzen kann mit einem Capsaicin- oder Lidocain-Pflaster lokal behandelt werden.
- Opiate können bei Versagen der anderen Therapien gegen neuropathische Schmerzen eingesetzt werden. Dabei sind die allgemein bekannten Richtlinien zu berücksichtigen
- Der deutsche Gesetzgeber hat im Jahr 2017 Cannabis zu medizinischen Zwecken legalisiert. Somit können Cannabisblüten und -extrakte im Einzelfall auf Kosten der gesetzlichen Krankenversicherung verordnet werden. Aufgrund der aktuellen Datenlage gibt es bisher keine Zulassung für Cannabis zur Behandlung von Schmerzen.
- Bei alten Patienten sind neuropathische Schmerzen häufig. Wegen der oft vorhandenen Polypharmazie und der veränderten Pharmakodynamik und -kinetik sollte die Therapie mit niedrigen Dosierungen und ganz langsamen Steigerungen erfolgen.

17.6.1 Einführung

Der neuropathische Schmerz ist definiert als Folge einer Schädigung somatosensorischer bzw. nozizeptiver Nerven. Neuropathische Schmerzen entwickeln sich nach Verletzungen oder Erkrankungen von peripheren Nerven oder des Zentralnervensystems (➤ Tab. 17.3; Baron et al. 2010). Dadurch kommt es zu neuroplastischen Anpassungen im peripheren und zentralen Nervensystem mit einer veränderten Schwelle für Schmerzreize. Bei länger anhaltenden Schmerzen ist anzunehmen, dass eine Änderung der Verschaltung und/oder der Neurochemie der zentralen Verarbeitung geschieht. Dieses Phänomen wird als Schmerzgedächtnis bezeichnet und kann zu einer Chronifizierung führen, die sogar irreversibel sein kann. Mit einer Prävalenz von 7 bis 10 % sind chronische neuropathische Schmerzen ein durchaus häufiges Problem in der Bevölkerung (van Hecke et al. 2014).

Tab. 17.3 Ursachen für neuropathischen Schmerz

periphere Genese	diabetische Polyneuropathie
	Polyneuropathie nach Chemotherapie
	Polyneuropathie bei HIV
	Polyneuropathie bei Morbus Fabry
	postherpetische Neuralgie
	idiopathische Trigeminusneuralgie
	Guillain-Barré-Syndrom (GBS)
	Engpasssyndrome
	Radikulopathien
	Nervenläsion nach Trauma
	komplexes regionales Schmerzsyndrom (CRPS)
zentrale Genese	Rückenmarkstrauma
	Myelitis, Multiple Sklerose (MS)
	Syringomyelie
	Zustand nach Thalamusinfarkt
	symptomatische Trigeminusneuralgie bei MS

17.6.2 Klinik

Neuropathische Schmerzen sind durch spontan auftretende, brennende oder stechende Schmerzen gekennzeichnet. Zum Teil kommen einschießende attackenartige Schmerzen hinzu. Einige Patienten berichten über eine Zunahme der Schmerzen in den nächtlichen Ruhephasen. Darüber hinaus lassen sich durch nichtschmerzhafte Reize Schmerzen hervorrufen (Allodynie) und schmerzhafte Reize lösen einen intensiveren Schmerz aus (Hyperalgesie). Diese Schmerzen können von Hypästhesie und Taubheit begleitet sein. Entsprechend der zugrunde liegenden Ursache weisen die Schmerzen und Hypästhesie ein dazu passendes Verteilungsmuster auf (z. B. distal symmetrisch bei einer Polyneuropathie, halbseitig bei Zustand nach Thalamusinfarkt etc.). Chronisch neuropathische Schmerzen haben durchaus Auswirkungen auf die Lebensqualität. So kann durch sie der Schlaf gestört sein, aber auch kognitive Leistungen wie Aufmerksamkeit und Konzentration können beeinträchtigt sein.

17.6.3 Diagnostik

In der Anamnese ist es besonders wichtig, nach der Schmerzqualität zu fragen und die Schmerzintensität mit Instrumenten wie visuelle Analogskala oder numerische Ratings-Skala zu erfassen. Zudem sollte nach Schmerzdauer, Auslösern und Verlauf gefragt werden. In der neurologischen Untersuchung sollte das sensible System besonders detailliert erfasst werden. Dabei ist auf das Berührungsempfinden, Schmerz- und Temperaturempfinden, Lagesinn und Vibrationsempfinden zu achten. Mittels kalibrierter Reize können mit der quantitativen sensorischen Testung (QST) standardisiert die thermischen und mechanischen Wahrnehmungs- und Schmerzschwellen der Haut untersucht werden (Mücke et al. 2016). Die ergänzende apparative Diagnostik (ENG, EMG, SEP, Labor, Liquor, MRT Kopf, spinales MRT) richtet sich nach dem klinischen Bild und den Vorerkrankungen, um die zugrunde liegende Ursache bzw. das Ausmaß der Schädigung des Nervensystems zu klären. Gegebenenfalls ist die Diagnostik um eine Hautstanzbiopsie, eine Muskel-Nerv-Biopsie oder eine genetische Testung zu ergänzen.

17.6.4 Therapie

Kausale Behandlung

Neben der symptomatischen Therapie, die unten beschrieben wird, ist die kausale Behandlung zu berücksichtigen. So sollte z. B. bei einem schlecht eingestellten Diabetes mellitus mit schmerzhafter Polyneuropathie eine Optimierung des Blutzuckers erfolgen. Ein Guillain-Barré-Syndrom wird mit Immunglobulinen oder Plasmapherese behandelt und im Gefolge der sich dann einstellenden Regeneration der Nerven können die mit der Erkrankung verbundenen Schmerzen sistieren. Ein Karpaltunnelsyndrom kann, vor allem bei Versagen der konservativen Therapie, operativ behoben werden und somit können auch die Schmerzen beseitigt werden. Akute neuropathische Schmerzen bei der Multiplen Sklerose können Ausdruck eines Schubes sein und sollten dann wie ein Schub mit einem Kortisonstoß behandelt werden. Bei Nachweis eines Morbus Fabry können durch die

Enzymersatztherapie auch die Schmerzen gelindert werden.

Symptomatische Behandlung

Generell ist in der Behandlung neuropathischer Schmerzen zu beachten, dass die Patienten über die Natur der Erkrankung aufgeklärt werden müssen. Im Hinblick auf die Compliance muss den Patienten die Wirkung der einzusetzenden Medikamente erklärt werden. Hierbei ist vor allem darauf einzugehen, dass bei vielen Medikamenten der zu erwartende Effekt erst nach einigen Wochen der Behandlung unter einer höheren Dosierung eintritt. Bis zu diesem Zeitpunkt können die Nebenwirkungen im Vordergrund stehen. Zudem besteht die zu erwartende Wirkung in der Regel in einer Reduktion der Schmerzen um ca. 50 % und nicht in einer Schmerzfreiheit. Vor diesem Hintergrund ist es wichtig, mit dem Patienten die Therapieziele zu besprechen. Neben der Schmerzreduktion sind Aspekte wie Verbesserung des Schlafs, Erhalt der Arbeitsfähigkeit und der sozialen Aktivitäten zu bedenken. Bei der Rückmeldung eines fehlenden Therapieerfolges ist vor dem Umstellen auf ein anderes Medikament zu prüfen, ob die verabreichte Dosierung und die Behandlungsdauer ausreichend waren.

Durch diese Maßnahmen kann eine bessere Compliance erreicht werden, was dann zu einer erhöhten Chance auf einen Therapieerfolg führt. Entsprechend dem Konzept, dass über periphere oder zentrale Veränderungen das Schmerzgedächtnis aktiviert wird, sollte die Therapie möglichst früh begonnen werden, um einer Chronifizierung der Schmerzen entgegenzuwirken. Auch für die neuropathischen Schmerzen besteht eine Wechselwirkung mit der Psyche, sodass in Ergänzung zur Pharmakotherapie Entspannungsübungen oder verhaltenstherapeutische Verfahren anzuwenden sind.

Es steht eine ganze Reihe von Substanzen zur Behandlung neuropathischer Schmerzen zur Verfügung (➤ Tab. 17.4; Binder und Baron 2016; Finnerup et al. 2015). Die Entscheidung für eine jeweilige Substanz hängt primär vom Schmerzcharakter und nicht von der zugrunde liegenden Erkrankung ab. So haben sich trizyklische Antidepressiva besonders bei brennenden Schmerzen als recht wirksam erwiesen. Stehen attackenartig einschießende Schmerzen im Vordergrund, so sollte mit einem Antiepileptikum begonnen werden. Sind beide Schmerztypen vorhanden, so sollte mit einem Antidepressivum angefangen werden und bei nicht ausreichendem Effekt kann mit einem Antiepileptikum kombiniert werden. Dabei ist allerdings auf additive Nebenwirkungen wie Sedierung oder kardiale Auswirkungen zu achten.

Ein weiterer wichtiger Aspekt in der Auswahl der Substanz sind deren Nebenwirkungen bzw. die Komorbidität des Patienten und die damit im Zusammenhang stehende Medikation. Vor diesem Hintergrund sollte Carbamazepin wegen seiner vielen Interaktionsmöglichkeiten am besten nicht eingesetzt werden. Einzige Ausnahme ist die Trigeminusneuralgie, da es dafür die wirksamste Substanz ist. Gabapentin und Pregabalin sind bei den Antiepileptika wegen der geringeren Nebenwirkungsrate und weniger Interaktionen generell zu bevorzugen. Lamotrigin ist beim zentralen neuropathischen Schmerz wirksam, aber nicht zugelassen. Bei den Antidepressiva gibt es die längsten Erfahrungen mit Amitryptilin, das aber wegen seiner anticholinergen Nebenwirkungen nur mit Zurückhaltung eingesetzt werden sollte. Imipramin hat nicht die sedierende Komponente wie Amitryptilin. Auch Duloxetin ist nicht sedierend und sogar antriebssteigernd.

Bei sehr umschriebenen Schmerzen kann mit lokal zu applizierendem Capsaicin oder Lidocain therapiert werden. Beide können als Monotherapie oder in Kombination mit den systemisch zu verabreichenden Substanzen eingesetzt werden. Capsaicin führt zu einer reversiblen Degeneration nozizeptiver Afferenzen in der Haut. Das Pflaster wird einmalig nach vorheriger Oberflächenanästhesie für 30 oder 60 Minuten auf das betroffene Areal appliziert. Eine Anwendung an Kopf, Gesicht oder verletzter Haut ist nicht erlaubt. Da sich die Innervation der Haut nach ca. 90 Tagen wieder normalisiert hat, kann die Applikation dann ggf. wiederholt werden. Das Lidocain-Pflaster wird für 12 Stunden auf das betroffene Schmerzareal aufgeklebt. Dazu können maximal 3 Pflaster benutzt werden, bei einer kleineren Fläche kann das Pflaster mit einer Schere zugeschnitten werden. Danach muss diese Behandlung für 12 Stunden pausiert werden.

Im nächsten Schritt sollten erst niederpotente Opioide wie Tramadol und dann stark wirksame Opioide eingesetzt werden. Hier kann bei der Wahl der Opioide von Vorteil sein, solche auszuwählen, die neben der Wirkung über die Opiatrezeptoren auch das noradrenerge System beeinflussen (Freo et al. 2019). Beim Einsatz von Opioiden ist es wichtig, die Regeln für Schmerzen, die nicht tumorbedingt sind, zu beachten. Das bedeutet vor allem, dass zunächst die Therapie auf eine Zeitspanne von 4 bis 12 Wochen zu begrenzen ist. Eine Therapie mit Opioiden, die länger angewendet werden sollen, sollte nur bei den Patienten erfolgen, die in den ersten 4 bis 12 Wochen eine deutliche Schmerzreduktion erfahren und keine oder nur geringe Nebenwirkungen erlebt haben.

Der Deutsche Bundestag hat im Januar 2017 ein Gesetz verabschiedet, das den therapeutischen Einsatz von Cannabisarzneimitteln ermöglicht. Am 10. März 2017 ist dieses Gesetz in Kraft getreten, auf dessen Basis Cannabisblüten und -extrakte im Einzelfall auf Kosten der gesetzlichen Krankenversicherung verordnet werden können. Diese Regelung gilt auch für die Off-Label-Anwendung der bereits zugelassenen Fertigarzneimittel. Eine Cochrane-Analyse zum neuropathischen Schmerz konnte im Hinblick auf eine Schmerzreduktion um 30 % bzw. 50 % zwar eine Überlegenheit von Cannabisarzneimitteln gegenüber Placebo feststellen (Mücke et al. 2018). Die Number Needed to Treat war mit 20 bzw. 11 sehr hoch. Aufgrund der beobachteten psychiatrischen und neurologischen Nebenwirkungen (Number Needed to Harm 3 bzw. 10) wurden diese allerdings schwerer eingeschätzt als die schmerzlindernden Effekte, sodass in der abschließenden Bewertung eine generelle Empfehlung für Cannabis zur Behandlung von neuropathischen Schmerzen nicht ausgesprochen wurde. In der aktuellen Leitlinie zum neuropathischen Schmerz wird der Einsatz von Cannabisarzneimitteln nur im Einzelfall bei Versagen anderer Schmerztherapien in Betracht gezogen (Schlereth et al. 2019).

Verhaltensmedizinische Verfahren

Da die Psyche sowohl im Schmerzerleben als auch in der Aufrechterhaltung des Schmerzes eine relevante Rolle spielt, sind verhaltensmedizinische Therapieverfahren ein wichtiger Baustein in der Schmerztherapie. Besonders beim chronischen Schmerz wird Lernprozessen eine besondere Bedeutung zugemessen. Dementsprechend werden Verfahren, die ein Umlernen oder eine Veränderung im schmerzauslösenden oder aufrechterhaltenden Verhalten bewirken, häufig und durchaus erfolgreich angewendet. Diesbezüglich sind zu nennen:

- Entspannungstherapie
- Operante Schmerztherapie
- Biofeedback
- Kognitiv-behaviorale Therapie

Multimodale Schmerztherapie

Sie ist gekennzeichnet durch die Integration medikamentöser und nichtmedikamentöser multidisziplinärer Therapieverfahren. Zu den nichtmedikamentösen multidisziplinären Therapieverfahren zählen verschiedenartige aktivierende Körpertherapien (Ausdauer- und Kräftigungstherapie, Körperwahrnehmung, spezielle Physiotherapie, Ergotherapie, medizinische Trainingstherapie, Arbeitsplatztherapie, Kunst- und Musiktherapie) und Psychotherapie (kognitive Verhaltenstherapie, psychodynamische Therapie, Entspannungstherapie, Biofeedback). Die Auswahl der Therapien sollte sich an den Fähigkeiten und dem Störungsbild des Patienten orientieren und die Durchführung der verschiedenen Therapien sollte über eine Art Stundenplan koordiniert werden.

Interventionelle und invasive Therapieverfahren

Durch die Applikation elektrischer Impulse auf die Haut und die darunter liegenden Nerven können Schmerzhemmmechanismen aktiviert werden. Dieses Verfahren heißt transkutane elektrische Nervenstimulation (TENS). Eine Stimulation mit hohen Frequenzen stößt spinale Hemmmechanismen an und eine Stimulation mit niedrigen Frequenzen supraspinale. Mittlerweile steht eine Auswahl von Geräten zur Verfügung, die alle recht handlich sind und am Gürtel oder in der Tasche getragen werden können. Die Elektroden können über dem schmerzenden Areal, über den peripheren Nerven oder paravertebral platziert werden. Es hat sich bewährt, zunächst mit hochfrequenter Stimulation zu beginnen, da diese als angenehmer empfunden wird. Zudem ist es empfehlenswert, den Patienten in die Bedienung einzuweisen und diese vor Ort zu erproben.

Tab. 17.4 Substanzen zur Behandlung neuropathischer Schmerzen

Substanz	Dosis	Nebenwirkungen
Amitriptylin	25–150 mg	Verwirrtheit, Akathisie, Herzrhythmusstörungen, Mundtrockenheit, Akkomodationsstörungen, Gewichtszunahme, Harnverhalt, Sedierung
Imipramin	50–200 mg	Schwindel, Akathisie, Verwirrtheit, Delir, Halluzinationen, Arrhythmien, Mundtrockenheit, Anstieg der Leberenzyme, Gewichtszunahme
Duloxetin	60–120 mg	Schwindel, Übelkeit, Erbrechen, Diarrhö, Mundtrockenheit, unscharfes Sehen, Schwitzen
Carbamazepin	400–1200 mg	Ataxie, Doppelbilder, Nystagmus, Schwindel, Somnolenz, Leberwerterhöhung, Blutbildveränderungen, Hyponatriämie
Gabapentin	1200–3600 mg	Ataxie, Diplopie, Nystagmus, Schwindel, Somnolenz, Gewichtszunahme, Übelkeit
Pregabalin	150–600 mg	Müdigkeit, Ataxie, Mundtrockenheit, Obstipation, Tachykardie, AV-Block I, Gewichtszunahme, Neutropenie, periphere Ödeme
Lamotrigin (Off- Label-Gebrauch)	200–400 mg	Ataxie, Diplopie, Schwindel, Müdigkeit, Nystagmus, allergische Hautreaktionen
Tramadol	200–400 mg	Müdigkeit, Schwindel, Tremor, Verstopfung, Übelkeit, Erbrechen, Mundtrockenheit, Juckreiz, Harnverhalt, Toleranz und Abhängigkeit
Tilidin	100–600 mg	Müdigkeit, Schwindel, Übelkeit, Erbrechen, Verstopfung,
Tapentol	50–500 mg	Müdigkeit, Schwindel, Tremor, Verstopfung, Mundtrockenheit, Juckreiz, Harnverhalt, Toleranz und Abhängigkeit
Oxycodon	20–120 mg	Müdigkeit, Schwindel, Tremor, Verstopfung, Mundtrockenheit, Juckreiz, Harnverhalt, Toleranz und Abhängigkeit

Für den Erfolg der TENS-Behandlung ist zu beachten, dass sie regelmäßig (3-mal täglich) über eine Zeit von jeweils 20–30 Minuten angewendet werden muss. Im Verlauf ist zu überprüfen, ob und wie der Patient das Verfahren anwendet und welche Erfahrungen er damit macht. Gegebenenfalls müssen Änderungen hinsichtlich Elektrodenplatzierung oder Stimulationsfrequenz vorgenommen werden. Erwartbar ist eine Schmerzreduktion, die jeweils 2–3 Stunden nach Anwendung anhält. Demand-Herzschrittmacher, Schwangerschaft, Allergien und Stimulation über großen Metallplatten stellen Kontraindikationen gegen die Anwendung von TENS dar. Als Nebenwirkungen können Hautirritationen und gelegentlich eine transiente Schmerzverstärkung auftreten.

Die elektrische Reizung der Hinterstränge hat sich als eine risikoarme und in der Behandlung chronischer und mit anderen Verfahren nicht ausreichend zu therapierender Schmerzen wirksame Methode etabliert. Als spezielle Indikationen haben sich die Reflexdystrophie, periphere Nervenläsionen, Phantomschmerz und die postherpetische Neuralgie erwiesen. Der Mechanismus, wie dieses Verfahren zu einer Schmerzlinderung führt, ist allerdings bisher nicht eindeutig geklärt. Kontraindikationen stellen diffuse Schmerzen, psychische Erkrankungen, axialer Rückenschmerz und tumorbedingte Schmerzen dar. Die Implantation sollte nicht erfolgen, wenn zuvor nicht alle kausalen Therapien und die etablierten pharmakologischen und verhaltenstherapeutischen Schmerzbehandlungen eingesetzt worden sind. Mögliche Komplikationen bestehen in Kabelbruch, Wanderung der Elektrode, Fibrosierung in der Umgebung der Elektrode, Infektionen und Duraperforation.

Über den Periduralraum wird eine mehrpolige Stimulationssonde in die den chronischen Schmerzreizen zugeordneten Segmente platziert. Dieses geschieht unter Lokalanästhesie, sodass der Patient beim Vorschieben und Reizen Parästhesien in den betroffenen Schmerzregionen verspürt. Zunächst erfolgt für 1–2 Wochen eine Stimulation über einen externen Impulsgenerator. Zeigt sich darunter eine Schmerzreduktion von mehr als 50 %, wird der Impulsgenerator vollständig implantiert. Hierbei ist zwischen einem Halbimplantat und einem Vollimplantat zu entscheiden. Das Halbimplantat besteht aus einem implantierten

Empfänger und einem externen Impulsgeber. Beim Vollimplantat werden Batterie und Impulsgenerator implantiert, was für das tägliche Handling komfortabler, aber deutlich teurer ist. Sind hohe Stromstärken in der Testphase notwendig, sollte man sich für ein Halbimplantat entscheiden, da der häufigere Batteriewechsel patientenschonender und kostengünstiger ist.

Das sympathische Nervensystem verstärkt über eine Freisetzung von Noradrenalin die Schmerzempfindung. Der sympathisch unterhaltene Schmerz ist durch brennenden Charakter, oberflächliche Lokalisation, Allodynie, Hyperästhesie und trophische Störungen gekennzeichnet. Diese Art von Schmerz ist besonders bei der Reflexdystrophie, postherpetischen Neuralgie, Phantomschmerz und Trigeminusneuralgie zu finden. Die Sympathikusblockade kann zum einen diagnostisch hilfreich sein und zum anderen bei wiederholter Anwendung therapeutisch eingesetzt werden. Sie kann entweder mit einem Lokalanästhetikum oder mit dem Opiat Buprenorphin (ganglionäre lokale Opiatanalgesie = GLOA) erfolgen. Die GLOA wird wegen der geringeren Komplikationsrate meist bevorzugt. Die Sympathikusblockade wird je nach Lokalisation der Schmerzen am Ganglion cervicale superius, Ganglion stellatum, thorakalen oder lumbalen Grenzstrang durchgeführt.

Therapie im Alter

Neuropathischer Schmerz ist im Alter häufig. Das Schmerzerleben wird durch Vereinsamung, Depression und das Erleben des Schmerzes als schicksalhafte Veränderung beeinflusst. Letzteres führt dazu, dass Schmerzen von älteren Menschen seltener spontan berichtet werden. Deshalb sollte ärztlicherseits gezielt danach gefragt werden. Besonders problematisch ist das Erkennen und Behandeln von Schmerzen bei Patienten mit Demenz. Schmerzen bei Demenzkranken werden seltener erkannt. So können z. B. Lautäußerungen, Gesichtsausdruck und Körperbewegungen Schmerz ausdrücken. Agitation, Aggression, Apathie, Schlaf- und/oder Essstörungen sind weitere mögliche Anzeichen für Schmerzen.

Bei der medikamentösen Therapie der neuropathischen Schmerzen im Alter sind die altersbedingten Veränderungen hinsichtlich Medikamentenabsorption, Verteilung und Proteinbindung zu bedenken. Zudem ist zu berücksichtigen, dass sowohl die hepatische als auch die renale Metabolisierung bzw. Ausscheidung verringert sein können. Dadurch reduziert sich das therapeutische Fenster und Überdosierungen sind schneller möglich. Ein weiterer Aspekt sind andere bereits vorhandene Erkrankungen und die damit einhergehende medikamentöse Therapie, sodass es das grundsätzliche Problem einer Medikamenteninteraktion geben kann. Hierbei spielt die Induktion oder Hemmung von metabolisierenden Enzymen, insbesondere von Cytochrom P 450 und P-Glykoprotein, eine große Rolle.

Grundsätzlich sollte man mit niedrigen Dosierungen starten, langsam und vorsichtig steigern und oft im Vergleich zu jüngeren Patienten geringere Höchstdosierungen wählen. Die oral applizierbaren Opioide sollten möglichst in retardierter Zubereitung verschrieben werden, um hohe Plasmaspiegel zu vermeiden. Wenn möglich, ist die orale Applikation zu bevorzugen, da diese die größte Sicherheit hinsichtlich der Resorption bietet. Zudem ist darauf zu achten, dass die medikamentöse Schmerztherapie zu festen Zeitpunkten eingenommen wird. Für Patienten, die feste Darreichungsformen wie Tabletten oder Kapseln nicht schlucken können, aber mit flüssigen Darreichungsformen zurechtkommen, stehen mit Pregabalin-Lösung und Tropfen von Tilidin/Naloxon Alternativen zur Verfügung. Bei letzterem Präparat ist zu bedenken, dass die Tropfen anders als die Tabletten Btm-pflichtig sind. Eine weitere Option für eine systemische Schmerztherapie stellen die Opiatpflaster dar. Bei lokal umgrenzten neuropathischen Schmerzen kann man mit lokal applizierbaren Substanzen (5 % Lidocain-Pflaster, 8 % Capsaicin-Pflaster) den Schmerz signifikant lindern und somit systemisch zu verabreichenden Analgetika einsparen.

Ältere Patienten sind bei adäquater kognitiver Fähigkeit prädestiniert für die multimodale Schmerztherapie, da diese mit aktivierenden und verhaltensmedizinischen Therapien und mit etwas weniger Medikamenten durchaus zum Ziel der Schmerzreduktion kommen kann.

LITERATUR

Baron R, Binder A, Wasner G. Neuropathic pain: diagnosis, pathophysiological mechanisms, and treatment. Lancet Neurol 2010; 9: 807–819.

Binder A, Baron R. Pharmakotherapie chronisch neuropathischer Schmerzen. Dtsch Ärztebl Int 2016; 113: 616–626.

Finnerup NB, Attal N, Haroutounian S, et al. Pharmacotherapy for neuropathic pain in adults: a systematic review and meta-analysis. Lancet Neurol 2015; 14; 162–173.

Freo U, Romualdi P, Kress HG. Tapentol for neuropathic pain: a review of clinical studies. J Pain Res 2019; 12:1537–1551.

Mücke M, Cuhls H, Radbruch L, et al. Quantitative sensory testing (QST). Schmerz 2016; 28: 635–648.

Mücke M, Phillips T, Radbruch L, et al. Cannabis-based medicines for chronic neuropathic pain in adults. Cochrane Database Syst Rev 2018; 3: CD012182.

Schlereth T, et al. S2k-Leitlinie Diagnose und nicht interventionelle Therapie neuropathischer Schmerzen. In: Deutsche Gesellschaft für Neurologie (Hrsg.), Leitlinien für Diagnostik und Therapie in der Neurologie. 2019. Aus: https://www.dgn.org/leitlinien/3805-ll-030114-diagnose-und-nicht-interventionelle-therapie-neuropathischer-schmerzen-2019 (letzter Zugriff: 22.04.2020).

Van Hecke O, Austin SK, Khan RA, et al. Neuropathic pain in the general population: a systematic review of epidemiological studies. Pain 2014; 155: 654–662.

17.7 Kopf- und Gesichtsschmerz

Tim Patrick Jürgens und Florian Rimmele

Wichtige Neuigkeiten auf einen Blick

- Die ICHD-3 erschien 2018 in der dritten Auflage. Relevante Änderungen gibt es in der Definition der chronischen Migräne, die nun als Variante mit und ohne Übergebrauch von Akutmedikation aufgeführt wird, sowie der Aura, bei der die retinale und die frühere Basilarismigräne als Hirnstamm-Aura hinzugekommen sind. Im Bereich der trigemino-autonomen Kopfschmerzen hat sich die Definition der episodischen und der chronischen Verlaufsform verändert; hier gilt nun eine Grenze von 3 Monaten. Zudem zählt die Hemicrania continua nun „offiziell" wieder zur Familie der trigemino-autonomen Kopfschmerzen. Das kurz andauernde SUNCT-/SUNA-Syndrom wird nun unter der Gruppe der „Short-lasting Unilateral Neuralgiform Headache Attacks" subsumiert.
- In der Akutbehandlung der Migräneattacke ist die niederschwellige Hinzunahme von Metoclopramid sinnvoll, da es neben der guten antiemetischen Wirksamkeit und prokinetischen Eigenschaften, die die Medikamentenaufnahme aus dem Magen-Darm-Trakt erleichtern, Hinweise auf eine akute Wirksamkeit auch gegen die Migräne selbst gibt. Zudem sollte bei unzureichendem Ansprechen auf eine Monotherapie oder Wiederkehrkopfschmerzen eine Kombination aus einem Triptan und einem NSAR versucht werden.
- Hinsichtlich der Prophylaxe wird als Mittel der niedrigen Evidenz nun die Einnahme von Candesartan und Lisinopril empfohlen. Mit Beschluss von 06/2020 hat der Gemeinsame Bundesausschuss festgelegt, dass unter umschriebenen Bedingungen weiterhin eine genehmigte Off-Label-Nutzung von Valproat möglich ist und nicht mehr vorrangig vor den Antikörpern erfolgen muss. Da aktuell jedoch kein Hersteller einer Nutzung im Rahmen dieser Regelung zugestimmt hat, kann Valproat derzeit ausschließlich im reinen Off-Label-Einsatz verschrieben werden.
- Langzeitdaten zum Einsatz von OnabotulinumtoxinA bei chronischer Migräne deuten auf eine anhaltende Wirkung und eine gute Langzeitverträglichkeit hin. Als neuer und migränespezifischer Wirkansatz haben monoklonale Antikörper gegen den CGRP-Rezeptor (Erenumab) und CGRP selbst (Galcanezumab, Fremanezumab und Eptinezumab) ihre Wirksamkeit in der Prophylaxe der episodischen und chronischen Migräne bewiesen. Die ersten drei Präparate sind in der EU verfügbar und werden 1 ×/Monat s. c. injiziert. Sie wirken sehr schnell (statistisch signifikante Reduktion der Migräne-/Kopfschmerztage innerhalb der ersten 7 Tage) und sind auch bei Patienten wirksam, die refraktär auf die bisherigen oralen Prophylaxen waren. Die Nebenwirkungsrate ist sehr niedrig; am häufigsten werden Probleme im Bereich der Injektionsstelle und Obstipation genannt.

- Zur neuromodulierenden Behandlung der Migräne ist die Evidenzlage mäßig. Die supraorbitale Nervenstimulation wirkt in der Behandlung der akuten Attacke und vorbeugend bei episodischer Migräne, die transkutane Vagusnervstimulation ebenfalls.
- Während der Antikörper Fremanezumab nach einer Zwischenanalyse keinen Effekt bei episodischem und chronischem Clusterkopfschmerz hatte, zeigte sich für Galcanezumab eine statistisch signifikante Verbesserung für den episodischen, nicht aber den chronischen Clusterkopfschmerz. Galcanezumab erhielt daher in der Dosierung von 300 mg durch die amerikanische Arzneimittelbehörde FDA die Zulassung zur Prophylaxe des episodischen Clusterkopfschmerzes. Im Februar 2020 hat der Ausschuss für Humanarzneimittel (CHMP) der Europäischen Arzneimittelagentur EMA allerdings empfohlen, den Zulassungsantrag für Galcanezumab zur Prophylaxe des episodischen Clusterkopfschmerzes abzulehnen.
- Möglicherweise wirksam ist bei Clusterkopfschmerz die Gabe von Ketamin i. v. als Akutintervention mit kurzzeitprophylaktischer Wirkung.
- Hinsichtlich der neuromodulierenden Verfahren steht die Stimulation des Ganglion sphenopalatinum nicht mehr zur Verfügung, stattdessen neu entwickelte Elektroden zur Okzipitalisstimulation mit entsprechender CE-Zertifizierung. Als nichtinvasives Verfahren konnte die transkutane Vagusnervstimulation eine akute Wirksamkeit bei episodischem und eine prophylaktische Wirkung bei chronischem Clusterkopfschmerz zeigen.
- In Ergänzung wurde von der Internationalen Kopfschmerzgesellschaft 2020 die „International Classification of Orofacial Pain" (ICOP) veröffentlicht, die in weiten Teilen deckungsgleich mit dem Teil Gesichtsschmerzen der ICHD-3 ist. Die Klassifizierung als rein paroxysmale Trigeminusneuralgie oder als Trigeminusneuralgie mit Dauerschmerz ist eine klinische Unterscheidung. Zur weiteren Unterteilung in eine klassische (mit Nachweis einer neurovaskulären Kompression), idiopathische (ohne auffällige zerebrale Bildgebung) oder sekundäre Trigeminusneuralgie (zurückzuführen auf eine andere verursachende Erkrankung) bedarf es der zerebralen Bildgebung.
- Neuer Therapieansatz in der Behandlung der Trigeminusneuralgie ist die lokale Applikation von Botulinumneurotoxin A in das betroffene Areal.
- Ein weiterer, möglicherweise vielversprechender, nebenwirkungsarmer Therapieansatz ist die topische Anwendung von Ambroxol (Natriumkanal [Nav1.8]-Blocker) zusätzlich zur Standardtherapie.

17.7.1 Systematik und Diagnostik

Die Internationale Kopfschmerzgesellschaft (IHS) unterteilt Kopfschmerzen in ihrer neuen, 2018 veröffentlichten Klassifikation ICHD-3 in drei Hauptgruppen (Headache Classification Committee of the International Headache Society 2018). Die erste Hauptgruppe der primären Kopfschmerzen umfasst die Migräne, den Kopfschmerz vom Spannungstyp, die trigeminoautonomen Kopfschmerzerkrankungen und andere primäre Kopfschmerzen. In der zweiten Hauptgruppe, den sekundären Kopfschmerzen, werden in 8 Untergruppen Kopfschmerzen, die durch eine andere Erkrankung verursacht sind, zusammengefasst, z. B. Kopfschmerz zurückzuführen auf eine Infektion. Die dritte Hauptgruppe enthält Neuropathien und Gesichtsschmerzen sowie andere nicht klassifizierte Kopfschmerzen. In Ergänzung wurde von der Internationalen Kopfschmerzgesellschaft 2020 die „International Classification of Orofacial Pain" (ICOP) veröffentlicht, die in weiten Teilen deckungsgleich mit dem Teil Gesichtsschmerzen der ICHD-3 ist (https://doi.org/10.1177/0333102419893823). Teils wurden aber auch bestehende Definitionen angepasst oder erweitert. Aus Gründen der Übersichtlichkeit und der weiteren Verbreitung der ICHD-3 wird hierauf aber im Weiteren nicht eingegangen.

In der ICHD-3 werden insgesamt mehr als 220 verschiedene Kopfschmerzarten unterschieden, wobei der größte Teil der Betroffenen der Gruppe der primären Kopfschmerzen mit ca. 92 % und hier überwiegend der Migräne und dem Spannungskopfschmerz zuzurechnen sind. Etwa 7,8 % der Kopfschmerzbetroffenen leiden an Kopfschmerzen der Kategorie sekundärer Kopfschmerz oder Neuropathien und Gesichtsschmerz (wobei dies auch vom Setting abhängt: In einer Notaufnahme ist der Anteil symptomatischer Kopfschmerzen höher als in einer Spezialambulanz mit mehrwöchiger Wartezeit). Andere primäre Kopfschmerzen wie der primäre Hustenkopfschmerz, der Münzkopfschmerz oder der schlafgebundene Kopfschmerz (Hypnic Headache) sind eher selten.

Die Systematik der ICHD-3 orientiert sich an der Semiologie der Kopfschmerzen und ist damit phänomenologisch und nicht ätiologisch ausgerichtet, d. h. auch, dass die Diagnosestellung entscheidend von den Angaben des Patienten und nicht von objektivierbaren Untersuchungsergebnissen abhängt.

Ein entscheidender Schlüssel zur richtigen Diagnosestellung ist also die Erhebung der Kopfschmerzanamnese. Zusätzlich ist, gerade wenn mehrere Kopfschmerzarten nebeneinander berichtet werden, der Verdacht auf einen Medikamentenübergebrauch besteht oder nur wenige Verlaufsinformationen vorliegen, die Auswertung eines vom Patienten geführten Kopfschmerzkalenders sehr hilfreich. Die Kopfschmerzanamnese sollte folgende Punkte mitberücksichtigen:

1. Wie viele verschiedene Kopfschmerzarten unterscheidet der Patient?
2. Fragen zum zeitlichen Verlauf:
   - Erstmaliger oder bekannter Kopfschmerz
   - Beginn: plötzlich/schlagartig, schleichend
   - Häufigkeit, Verlauf: Attacken vs. Dauerkopfschmerz, Frequenz, zirkadianes oder zirkannulares Auftreten
   - Dauer: Sekunden, Minuten, Stunden, Tage
3. Fragen zum Charakter:
   - Intensität: am besten mit Analogskala (z. B. Numeric Rating Scale [NRS] 0–10)
   - Qualität: pulsierend, stechend, drückend, neu, geändert, nie gekannt
   - Lokalisation: uni-/bilateral, fokal, Punctum maximum, Ausbreitung
   - Begleitsymptome: vegetative (Übelkeit, Erbrechen, Phono-, Photo-, Osmophobie), autonome (Ptose, Lakrimation, konjunktivale Injektionen, Rhinorrhoe, nasale Kongestion), Allodynie, Auren
4. Fragen zu Auslösern/Ursache:
   - Auslöser: Stress, körperliche Belastung, Menstruation, spez. Tätigkeiten/Situationen
   - Trigger/verstärkende Faktoren: Kauen, Berührung, Veränderung bei Belastung, Bücken, Pressen, Lageabhängigkeit
   - Familienanamnese
5. Fragen zu Reaktion/Verhalten:
   - Was macht der Patient während des Kopfschmerzes? Rückzug, Hinlegen, Schlafen, Umherlaufen
   - Wie stark ist die Funktions-/Alltagstauglichkeit eingeschränkt?
   - Medikamentenanamnese: Welche Medikamente? Wie häufig? Haben sich die Kopfschmerzen unter Medikation gebessert?
6. Weiteres:
   - Vorerkrankungen, Kopf-/Halstraumata
   - Befürchtungen/Ängste zum Verlauf oder den Ursachen der Kopfschmerzen

Zentrales diagnostisches Kriterium ist die erfragte Zeitdauer der Kopfschmerzen – liegt sie im Bereich von Sekunden wie beim SUNCT-Syndrom (Short-lasting Unilateral Neuralgiform Headache with Conjunctival Injection and Tearing) und der Trigeminusneuralgie, im Bereich von Minuten wie bei der paroxysmalen Hemikranie, im Bereich von Stunden wie beim Clusterkopfschmerz, im Bereich von Stunden bis Tagen wie bei der Migräne oder ist es ein anhaltender Kopfschmerz wie z. B. bei der Hemicrania continua, dem neu aufgetretenen täglichen anhaltenden Kopfschmerz (NDPH) oder dem chronischen Spannungskopfschmerz?

Neben der Kopfschmerzanamnese sollte eine körperliche Untersuchung inklusive neurologischer Untersuchung ggf. mit Funduskopie und Blutdruckmessung erfolgen. Inwieweit eine weitere apparative Diagnostik mit zerebraler Bildgebung (CCT, cMRT), Labor, Liquordiagnostik mit Druckmessung, Neurosonologie, EEG oder DSA notwendig ist, hängt vom individuellen Fall ab. Gemäß der DGN-Leitlinie für Diagnostik und apparative Zusatzuntersuchungen bei Kopfschmerzen ist bei typischer Anamnese und Klinik für eine Migräne und unauffälligem neurologischem Befund **keine** zerebrale Bildgebung notwendig. Sie sollte aber u. a. bei Angst des Patienten vor schwerwiegenden zugrunde liegenden Erkrankungen wie Tumoren erfolgen, da dies die Angst der Patienten signifikant senkt. In einer Studie mit 897 Probanden mit einer Migräne nach IHS-Kriterien und unauffälligem neurologischem Befund fand sich in der zerebralen Bildgebung nur bei 0,2 % ein pathologischer Befund, was der Inzidenz zufälliger Befunde bei symptomlosen Patienten entspricht. Ist das Symptom Kopfschmerz nicht weiter eingegrenzt (n = 1825), fand sich bei ebenfalls unauffälligem neurologischem Befund bereits bei 2,4 % und bei einem atypischen/nicht klassifizierten Kopfschmerz und unauffälligem neurologischem Befund sogar bei 14 % ein pathologischer Befund in der zerebralen Bildgebung. Im Zweifelsfall ist von einem symptomatischen (sekundären) Kopfschmerz bis zum Beweis des Gegenteils auszugehen. Warnsymptome (Red Flags), die eine weiterführende (apparative) Diagnostik notwendig machen, sind:

- Apoplektiform auftretende Vernichtungskopfschmerzen (Donnerschlagkopfschmerz)
- Schmerzen einer bislang nicht gekannten Intensität
- Änderung vorbekannter Kopfschmerzen
- Ungewöhnliches Manifestationsalter (neuer Kopfschmerz > 50. Lebensjahr)
- Konsumierende Grunderkrankungen (HIV, Tumor)
- Fokal-neurologische Zeichen (außer Aura)
- Begleitsymptome:
  - Epileptischer Anfall
  - Fieber, Meningitis
  - Persönlichkeitsveränderung, kognitive Störung
  - Papillenödem
  - Auftreten bei Anstrengung, Valsalva-Manöver

17.7.2 Migräne

Epidemiologie

Im klinischen Alltag ist die Migräne der häufigste Kopfschmerz, der zur Inanspruchnahme ärztlicher Hilfe führt. Die 1-Jahres-Prävalenz liegt bei 12 %, Frauen sind doppelt so oft betroffen wie Männer mit einer 1-Jahres-Prävalenz von 18 % bzw. 6 % (Lipton et al. 2007). Die Prävalenz ist abhängig vom Lebensalter und zwischen dem 20. und dem 50. Lebensjahr für beide Geschlechter am höchsten (Victor et al. 2010). Die Veränderungsraten der Prävalenz sind im Kinder- und Jugendalter sowie um das 40. Lebensjahr am höchsten.

Auch bei der Inzidenzrate zeigen sich geschlechtsspezifische Unterschiede: Während bei männlichen Kindern und Jugendlichen die Erstmanifestation einer Migräne um das 10. Lebensjahr höchste Werte erreicht, liegt diese bei weiblichen Jugendlichen um das 14. Lebensjahr (Dalsgaard-Nielsen et al. 1970), wobei im späteren Lebensalter Neuerkrankungen bei Männern bis Mitte Dreißig, bei Frauen bis Anfang Vierzig auftreten. Auf der Liste der weltweit führenden Ursachen für Behinderung gemessen an Jahren, die mit einer Beeinträchtigung gelebt wurden (Years Lived with Disability, YLD), führt die WHO die Migräne für das Jahr 2016 an Platz 2 auf (GBD 2017).

Klinisches Bild

Die Migräne ist eine zyklische Erkrankung und weist, sofern kein chronischer Verlauf mit täglichen oder nahezu täglichen Kopfschmerzen vorliegt, ein charakteristisches attackenartiges Muster auf, bei dem Attacken von ½ bis 3 Tagen Dauer auftreten, die durch beschwerdefreie Phasen von mindestens 24 Stunden voneinander getrennt sind. Die Attacken selbst bestehen aus 4 Phasen (➤ Abb. 17.7).

Prodromalsymptome

Prodromale Symptome treten bei ⅓ bis ⅔ der Migränepatienten auf und können im Einzelfall hoch prädiktiv für das Auftreten einer Attacke in den nächsten 24–48 Stunden sein. Teils werden sie eher vom persönlichen Umfeld als vom Patienten selbst wahrgenommen. Sie umfassen hypothalamisch vermittelte Phänomene wie Heißhunger, Anorexie, Kältegefühl, Durst, vermehrten Stuhl- oder Harndrang sowie Müdigkeit, Konzentrationsstörungen, Gähnen, Hyperosmie, Photo- und Phonophobie, kranielle autonome Symptome sowie psychische Alterationen wie depressive, euphorisch-hypomane oder gereizte Symptome (Karsan und Goadsby 2018). Bildgebende Studien deuten darauf hin, dass sie frühe Symptome einer bereits begonnenen Migräneattacke

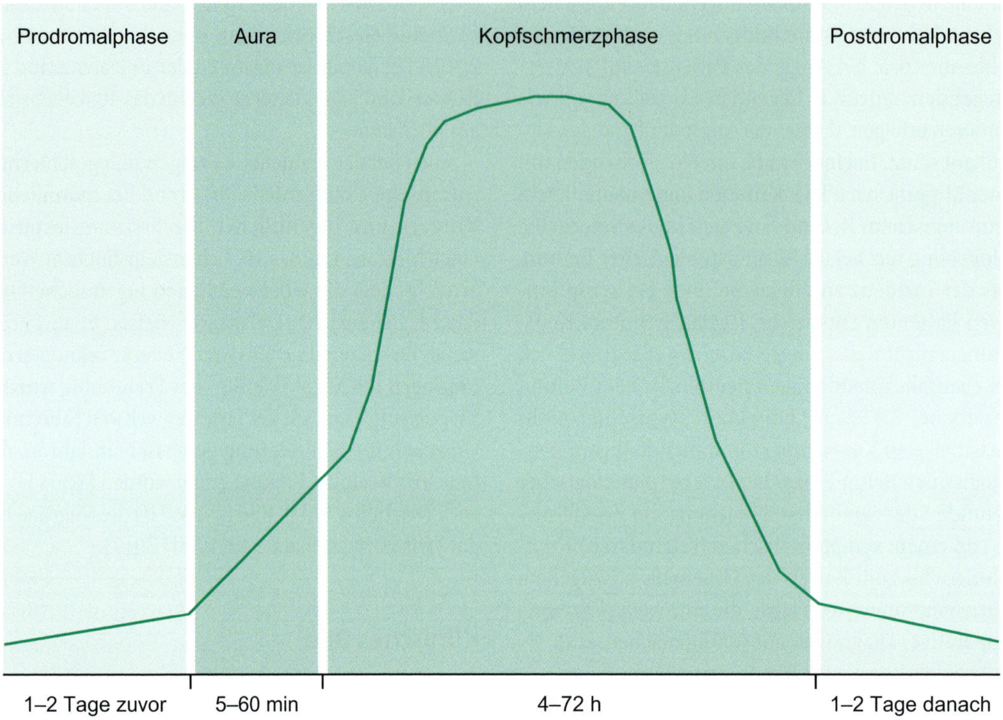

Abb. 17.7 Phasen der Migräneattacke

sind, sodass die Bezeichnung Prodromalsymptom eigentlich unpassend ist (Maniyar et al. 2014). Inwieweit sich daraus eine Möglichkeit zur frühzeitigen Attackenbehandlung mit einem NSAR oder einem langwirksamen Triptan schon vor Beginn des eigentlichen Kopfschmerzes ableiten lässt, ist unklar. Nach Einnahme von Domperidon traten in den folgenden 2 Stunden weniger Kopfschmerzen auf. Bei höherer Kopfschmerzfrequenz droht zudem ein Kopfschmerz bei Medikamentenübergebrauch. Denkbar ist jedoch der gezielte Einsatz von nichtmedikamentösen Verfahren (s. u.).

Aurasymptome

Aurasymptome betreffen etwa ⅓ der Migränepatienten, wobei die meisten Patienten kein obligates Auftreten von Auren vor jeder Attacke, sondern vielmehr ein gelegentliches Auftreten, meist vor schweren Attacken, beschreiben. Aurasymptome sind charakterisiert als ein stereotypes Mischbild aus wiederkehrenden passageren, meist bilateralen neurologischen Plus- und Minussymptomen (mit deutlicher Dominanz der Plussymptome), die meist vor Beginn der Kopfschmerzen auftreten, eine dynamische räumliche Ausbreitung und dynamische Veränderung von Plus- zu Minussymptomen (oder umgekehrt) aufweisen und zwischen 5 und 60 min andauern (➤ Tab. 17.5). Selten kann die Aura allerdings auch länger andauern, parallel zu den Kopfschmerzen oder danach auftreten.

Die häufigste Form der Aura stellt mit über 90 % die visuelle Aura dar, bei der es in homonymen Gesichtsfeldern zu visuellen Phänomenen in Form von Lichtblitzen oder Flimmern (Photopsien bzw. Phosphene), oft halbmondförmig konfigurierten Skotomen mit zackiger Umrandung (sogenannte Fortifikationen oder Teichopsie) bis hin zum kompletten Visusverlust in Form einer homonymen Hemianopsie kommt. Von der eng umschriebenen visuellen Aura sind komplexe visuelle Phänomene abzugrenzen, die bei Patienten mit Migräne ebenfalls gehäuft auftreten können, wie Metamorphopsien, Mosaiksehen, Corona-Phänomene, Autokinese und komplexe Wahrnehmungs-

Tab. 17.5 Diagnostische Kriterien der Aura nach ICHD-3

Kriterium	
A	Mindestens zwei Attacken, die das Kriterium B und C erfüllen
B	Ein oder mehrere der folgenden vollständig reversiblen Aurasymptome: 1. Visuell 2. Sensorisch 3. Sprechen und/oder Sprache 4. Motorisch 5. Hirnstamm 6. Retinal
C	Mindestens drei der folgenden sechs Merkmale sind erfüllt: 1. Wenigstens ein Aurasymptom entwickelt sich allmählich über ≥ 5 Minuten hinweg 2. Zwei oder mehr Aurasymptome treten nacheinander auf 3. Jedes Aurasymptom hält 5 bis 60 Minuten[1] an 4. Mindestens ein Aurasymptom ist einseitig[2] 5. Mindestens ein Aurasymptom ist positiv[3] 6. Die Aura wird von Kopfschmerz begleitet oder dieser folgt ihr innerhalb von 60 Minuten
D	Nicht besser erklärt durch eine andere ICHD-3-Diagnose.

[1] Treten während einer Aura z. B. drei Symptome auf, so beträgt die maximal akzeptable Dauer 3 × 60 Minuten. Motorische Symptome können bis zu 72 Stunden anhalten.
[2] Eine Aphasie gilt immer als einseitiges Symptom.
[3] Flimmerwahrnehmungen sowie nadelstichartige Parästhesien sind Positivsymptome einer Aura.

störungen wie das „Alice in Wonderland"-Syndrom (Jürgens et al. 2014).

Die zweihäufigste Auraform stellen Sensibilitätsstörungen mit Par- und Hypästhesien dar, bei denen auch ein Überspringen auf benachbarte Regionen analog ihrer Repräsentation im sensiblen Kortex beobachtet werden kann. Typischerweise treten sie im Gesicht und Arm einschließlich der Hand auf, oft mit einer wandernden Ausbreitung von den Händen über den ganzen Arm und Sprung ins Gesicht mit Einbeziehung von Lippe und Zunge (sogenannte cheiro-orale Auren). Wortfindungsstörungen bis hin zu umschriebenen Aphasien stellen die dritthäufigste Form der Aura dar. Treten Paresen als Aurasymptome in Kombination mit den übrigen Aurasymptomen auf, so geht man von einer hemiplegischen Migräne aus, die bei familiärer Häufung als familiär hemiplegische (FHM) oder spontan hemiplegische Migräne klassifiziert wird. Angiografien mit Verabreichung von Röntgen-Kontrastmittel können die halbseitigen motorischen Defizite verstärken und ein Koma auslösen. Zu beachten ist auch, dass die motorischen Defizite teils auch prolongiert über Tage bis Wochen bestehen können. Hier sind keine etablierten Therapien verfügbar. Neben intranasalem Ketamin als akuter Intervention (welches jüngst in den USA zur Akutbehandlung der Depression zugelassen wurde) können Lamotrigin, Azetazolamid sowie Verapamil prophylaktisch versucht werden.

Sonderformen der Aura

Die früher als Basilarismigräne bezeichnete Symptomatik wird in der aktuellen Klassifikation als Migräne mit Hirnstammaura geführt. In Abwesenheit retinaler oder motorischer Symptome werden hier mindestens 2 der folgenden im Verlauf komplett reversiblen Hirnstammsymptome gefordert: Dysarthrie, Schwindel (nicht Benommenheit), Tinnitus, Hörminderung, Doppelbilder, Ataxie (nicht auf ein sensibles Defizit zurückzuführen) oder eine Bewusstseinsstörung. Bei der retinalen Migräne treten durch eine Zeichnung des Patienten oder eine ärztliche Untersuchung jeweils in der Attacke nachgewiesene monokuläre Beschwerden auf, die ansonsten die Kriterien der visuellen Aura erfüllen.

Gerade bei älteren Patienten tritt im Alter der Kopfschmerz in den Hintergrund und die Aurasymptome dominieren. Isolierte Auren ohne Kopfschmerzen sind selten, oft treten im Nachgang die Kriterien für eine Migräne nicht erfüllende Kopfschmerzen auf. Hier ist bei erstmaligem Auftreten gerade bei älteren Patienten und Vorliegen vaskulärer Risikofaktoren eine neurovaskuläre Diagnostik indiziert. Persistieren Aurasymptome über mehr als 60 min, sollte insbesondere bei Vorliegen vaskulärer Risikofaktoren eine zerebrale Bildgebung veranlasst werden, da ein migränöser Infarkt ursächlich sein kann. Gelingt der Infarktnachweis nicht, so kann es sich um eine anhaltende Aura ohne Hirninfarkt handeln. Hier können neben den o. g. Präparaten auch Furosemid oder Valproat i. v., Lorazepam und Amilorid 10–20 mg versucht werden.

Kopfschmerzphase

Auch wenn während der Akutphase der Migräneattacke der Kopfschmerz im Vordergrund steht und maßgeblich zur Beeinträchtigung beiträgt, so stellt der Schmerz nur einen Aspekt der akuten Attacke dar, die vielmehr als multifaktorielles Geschehen begriffen werden sollte, da neben den vegetativen Begleitsymptomen (wie Übelkeit und Erbrechen) und sensorischer Überempfindlichkeit (Photo-, Phono- und Osmophobie) auch kranielle autonome Symptome (wie Lakrimation und konjunktivale Injektion), eine Zunahme der Schmerzen bei Anstrengung einhergehend mit einer Rückzugstendenz, Nackenschmerzen und Schwindel jedweder Form auftreten können.

Die Lokalisation der Schmerzen ist ebenso wie der Charakter variabel: Während oft einseitige Schmerzen beklagt werden, treten bei bis zu ⅓ der Patienten beidseitige Attacken auf, teils auch beide Formen bei ein und demselben Patienten. Bei den meisten Patienten sind die Schmerzen frontotemporal lokalisiert, mit zunehmendem Alter okzipital. Auch der Charakter ist variabel und weist im klinischen Alltag häufig einen Bezug zur Stärke auf: bei leichterer Schmerzintensität eher als dumpf-drückender Schmerz, bei stärkeren Schmerzen eher pochend-pulsierend. In Abgrenzung zum leicht-mittelstarken Spannungskopfschmerz ist die durchschnittliche Intensität bei der akuten Migräneattacke deutlich höher im Sinne eines starken bis sehr starken Schmerzes (> 5/10 auf der numerischen Ratingskala). Als Diagnosekriterium zuverlässiger ist die Dauer der unbehandelten Attacken, die laut Klassifikation 4–72 Stunden beträgt. Zudem sind die vegetativen Begleitsymptome wie Übelkeit (bis 80 %) oder Erbrechen (bis 50 %) sowie die sensorische Überempfindlichkeit gegenüber Licht (Photophobie, 60 %), Lärm (Phonophobie, 50 %) und Gerüchen (Osmophobie, bis 25 %) wegweisend bei der Diagnosestellung, ebenso wie die Rückzugstendenz bei stärkeren Attacken und Schmerzzunahme bei körperlicher Anstrengung, Vornüberbeugen und raschen Bewegungen wie Kopfschütteln (➤ Tab. 17.6).

Tab. 17.6 Diagnostische Kriterien der Migräne nach ICHD-3. Anmerkung zur Dauer: Schläft ein Patient während einer Migräne ein und erwacht kopfschmerzfrei, gilt als Attackendauer die Zeit bis zum Erwachen.

Kriterium	
A	Mindestens fünf Attacken, welche die Kriterien B bis D erfüllen
B	Kopfschmerzattacken, die (unbehandelt oder erfolglos behandelt) 4 bis 72 Stunden anhalten
C	Der Kopfschmerz weist mindestens zwei der folgenden vier Charakteristika auf: 1. Einseitige Lokalisation 2. Pulsierender Charakter 3. Mittlere oder starke Schmerzintensität 4. Verstärkung durch körperliche Routineaktivitäten (z. B. Gehen oder Treppensteigen) oder führt zu deren Vermeidung
D	Während des Kopfschmerzes besteht mindestens eines: 1. Übelkeit und/oder Erbrechen 2. Photophobie und Phonophobie
E	Nicht besser erklärt durch eine andere ICHD-3-Diagnose

Postdromalphase

Bis zu 80 % der Patienten leiden nach Ende der Kopfschmerzen für bis zu 48 Stunden an allgemeinen Symptomen wie Abgeschlagenheit, Müdigkeit, Reizbarkeit, Konzentrationsstörungen, Photophobie und Übelkeit. Schmerzen können hier oft noch durch rasche Kopfbewegungen und das Valsalva-Manöver provoziert werden (Dodick 2018). Spezifische Behandlungsoptionen sind nicht etabliert und meist auch nicht nötig.

Chronische Migräne

Die chronische Migräne tritt bei etwa 0,3–2 % in der Allgemeinbevölkerung und bis zu 8 % der Patienten mit einer Migräne auf, wobei Frauen dreimal so häufig betroffen sind (May und Schulte 2016). Etwa 3 % der Patienten mit episodischer Migräne chronifizieren, wobei dies keine „Einbahnstraße" darstellt, da etwa ¼ der Patienten innerhalb von 2 Jahren wieder in eine episodische Form remittieren (Manack et al. 2011; Scher et al. 2003). Jüngere Studien zeigen zudem, dass bei quartalsweiser Betrachtung 75 % der Patienten mit chronischer Migräne innerhalb eines Jahres hinsichtlich der Kopfschmerzhäufigkeit mindestens einmal in einen episodischen Verlaufstyp remittieren, somit die Grenzen zwischen der episodischen und der chronischen Migräne fluktuieren (Serrano et al. 2017).

Tab. 17.7 Diagnostische Kriterien der chronischen Migräne nach ICHD-3

Kriterium	
A	Kopfschmerz (migräneartig oder spannungstypartig) an ≥ 15 Tagen/Monat über > 3 Monate, welcher Kriterium B und C erfüllt
B	Auftreten bei einem Patienten, der mindestens fünf Attacken gehabt hat, welche die Kriterien B bis D für eine Migräne ohne Aura und/oder die Kriterien B und C für eine Migräne mit Aura erfüllen
C	An ≥ 8 Tagen/Monat über > 3 Monate, wobei einer der folgenden Punkte erfüllt ist: 1. Kriterium C und D für eine Migräne ohne Aura 2. Kriterium B und C für eine Migräne mit Aura 3. Der Patient geht bei Kopfschmerzbeginn von einer Migräne aus und der Kopfschmerz lässt sich durch ein Triptan- oder Ergotaminderivat lindern
D	Nicht besser erklärt durch eine andere ICHD-3-Diagnose

Relevante Risikofaktoren für eine Chronifizierung sind eine hohe Attackenfrequenz, eine suboptimale medikamentöse Therapie (insbesondere im akuten Bereich), Adipositas, Asthma bronchiale, Depression, Angsterkrankungen, Schnarchen sowie ein Übergebrauch von Schmerzmitteln (Buse et al. 2019). Der letzte Faktor stellt den häufigsten Risikofaktor dar und ist zudem gut behandelbar. So remittieren nach Beendigung eines Schmerzmittelübergebrauchs etwa 50 % der Patienten in eine episodische Verlaufsform.

Eine primär chronische Migräne ist selten; in der Regel ist eine langsame Zunahme der Kopfschmerztage mit Progression aus einer episodischen Migräne heraus zu beobachten.

Die diagnostischen Kriterien erlauben die Diagnose einer chronischen Migräne, wenn an mindestens 15 Tagen/Monat Kopfschmerzen auftreten, die an 8 Tagen die Kriterien einer Migräne erfüllen bzw. wie eine solche erfolgreich behandelt werden (➤ Tab. 17.7).

Auch wenn die chronische Migräne selten ist, so stellt sie doch eine relevante Gruppe dar, da sie oft schwerer zu behandeln ist, eine deutlich höhere Komorbidität gerade mit Depression und Angsterkrankungen hat und zu einer deutlich eingeschränkten Lebensqualität verglichen mit der Gruppe der Patienten mit episodischer Migräne führt. Zunehmend kritisch muss die (arbiträr in der ICHD-3 festgelegte) Grenze von 15 Tagen gesehen werden. Mehrere Studien zeigen, dass bereits ab 10 (Torres-Ferrús et al. 2017) bzw. 13 Tagen (Ruscheweyh et al. 2014) eine relevante psychosoziale Beeinträchtigung besteht.

Therapie der Migräne

Hier muss zwischen der Akutbehandlung und einer Prophylaxe unterschieden werden, wobei Letztere medikamentöse und nichtmedikamentöse Verfahren umfasst. Die nachfolgenden Empfehlungen basieren auf der aktuellen gemeinsamen Leitlinie der Deutschen Migräne- und Kopfschmerzgesellschaft und der Deutschen Gesellschaft für Neurologie (Diener et al. 2018).

Akutbehandlung der Migräne

Allgemeine Prinzipen

Das Ziel der Akuttherapie ist das effektive Durchbrechen einer Attacke. Die häufigsten Fehler bestehen auf der einen Seite in einer zu späten Therapie mit zu geringer Dosierung des Wirkstoffs, auf der anderen Seite in einer zu häufigen Einnahme der Akuttherapie an mehr als 10 Tagen/Monat. Als Wirkstoffe stehen neben den nichtsteroidalen Antirheumatika/NSAR (ASS, Ibuprofen, Diclofenac, Naproxen) und den anderen Nichtopioid-Analgetika Metamizol und Paracetamol die Triptane als Agonisten am 5-$HT_{1B/D}$-Rezeptor sowie Ergotamintartrat zur Verfügung (➤ Tab. 17.8). Die begleitende Einnahme von Antiemetika (Metoclopramid, als Ersatzpräparat Domperidon) ist auch bei nur gering ausgeprägter Übelkeit empfehlenswert, da neben der Linderung der Übelkeit und Vermeiden einer durch Erbrechen beeinträchtigten Resorption eine für die Attacke typische gastrointestinale Motilitätsstörung therapiert wird. Zahlreiche Studien legen zudem eine spezifische akuttherapeutische Wirksamkeit für Metoclopramid nahe.

Steigt der Schmerzmittelgebrauch auf 10 Tage/Monat und mehr an, so ist eine Prophylaxe sinnvoll. Zudem sollte gerade bei einem länger bestehenden

Tab. 17.8 Akutmedikation

Präparat	Dosis und Galenik	Besonderheiten
Triptane • Sumatriptan (Imigran®) • Zolmitriptan (AscoTop®) • Rizatriptan (Maxalt®)[1] • Almotriptan (Almogran®, Dolortriptan®[2]) • Frovatriptan (Allegro®) • Naratriptan (Naramig®, Formigran®[2]) • Eletriptan (Relpax®)	• 50–100 mg oral, 10–20 mg nasal, 3 und 6 mg s. c. • 2,5–5 mg oral, 5 mg nasal • 5–10 mg oral • 12,5 mg oral • 2,5 mg oral • 2,5 mg oral • 20–40 mg oral	Nicht bei kardio- und zerebrovaskulären Erkrankungen und arterieller Hypertonie Rizatriptan: nur 5 mg bei Gabe von Propranolol
NSAR: • ASS • Ibuprofen • Naproxen • Diclofenac Andere Nicht-Opioidanalgetika: • Paracetamol • Metamizol Kombinationspräparate: • ASS + Paracetamol + Koffein	• 1000 mg oral oder i. v. • 400–800 mg oral • 250–500 mg oral • 50–100 mg oral • 1000 mg oral (oder i. v.) • 1000 mg oral oder i. v. • 2 × (250 mg + 200 mg + 50 mg)	Vorsicht bei Asthma bronchiale; kein ASS bei Gerinnungsstörung Vorsicht bei Leberschäden Cave: Agranulozytose, RR-Abfall bei i. v.-Injektion
Ergotamine: • Ergotamintartrat (ErgoKranit®)	• 2 mg oral	siehe Triptane, Ausweichpräparat! (ggf. bei Wiederkehrkopfschmerz und langen Attacken)
Antiemetika: • Metoclopramid • Domperidon • Dimenhydrinat	• 10 mg oral, i. v. oder supp. • 20–30 mg p. o. • 50–100 mg oral oder i. v.	Vorsicht bei Kindern (extrapyramidalmotorische Symptome) KI: Verlängerung QTc-Zeit, signifikante Elektrolytstörungen, Herzerkrankung wie kongestive Herzinsuffizienz, gleichzeitige Gabe von QTc-verlängernden Arzneimitteln oder stark wirksamen CYP3A4-Inhibitoren, rel. Leberfunktionsstörung Sedierung, keine überzeugende Evidenz

[1] in Kombination mit Propranolol nur 5 mg
[2] rezeptfreie Verordnung bei ärztlich bestätigter Migräne nach Beratungsgespräch
KI = Kontraindikation

und ausgeprägten Übergebrauch eine Einnahmepause von Schmerzmitteln über 1–2 Monate erwogen werden.

Nichtopioid-Analgetika

NSAR wirken bei leichten und mittelschweren Attacken gut sowie bei einem Teil von Patienten mit starken Schmerzen. Die beste Evidenz besteht für ASS und Ibuprofen. Brausetabletten bzw. Granulate wirken rascher und haben eine bessere gastrointestinale Verträglichkeit als Tabletten. Die Wirksamkeit von Paracetamol ist schlechter belegt bei einer höheren NNT als bei den NSAR sowie einer fehlenden Überlegenheit gegenüber Placebo in einer kleinen RCT mit i. v. Gabe von 1000 mg in der akuten Attacke, sodass es v. a. bei fehlendem Ansprechen auf andere NSAR oder in Kombinationspräparaten mit anderen NSAR (v. a. ASS) und ggf. auch Koffein gegeben werden sollte.

Anders als bei Triptanen, Ergotaminen und Opiaten (die aufgrund ihrer mangelnden Wirksamkeit nicht verschrieben werden sollten) liegt die Schwelle für einen Kopfschmerz bei Medikamentenübergebrauch bei 15 Tagen. Aufgrund der häufigen begleitenden oder alternativen Nutzung von Triptanen hat sich im Sinne der Kommunikation eines einfachen und klaren Grenzwertes ein „Cut off" von 10 Tagen bewährt.

Triptane

Triptane eignen sich gut für schwere Attacken und solche, die nicht auf NSAR ansprechen. In Studien zeigten sie eine Wirksamkeit bei 60 % derjenigen, die nicht auf herkömmliche NSAR ansprachen. Triptane sind zwar in allen Phasen der Migräneattacke wirksam, die therapeutischen Effekte sind aber zu Beginn der Attacke am größten.

Sumatriptan 6 mg subkutan ist das rasch wirksamste und effektivste Triptan mit der niedrigsten „Number Needed to Treat". Neu verfügbar ist ein Präparat mit einer Dosis von 3 mg s. c., welches eine bessere Verträglichkeit aufweist. Eletriptan 80 mg und Rizatriptan 10 mg sind die wirksamsten oralen Triptane. Am besten verträglich sind Almotriptan, Naratriptan und Frovatriptan; Naratriptan und Frovatriptan haben die längste Halbwertszeit.

Die Auswahl des richtigen Triptans erfolgt im Idealfall individuell, wobei bei starker Übelkeit und fehlendem Ansprechen auf orale Präparate die Anwendung als Nasenspray oder s. c. Injektionspräparat versucht werden kann. Ein **Wiederauftreten von Kopfschmerzen** bis zu 24 Stunden nach anfänglich gutem Ansprechen (definiert als keine oder nur milde Kopfschmerzen) kommt bei Triptanen eher als bei NSAR vor (bis zu 40 % der Patienten sind betroffen). Hier können folgende Maßnahmen hilfreich sein:

- Einnahme einer zweiten Triptandosis (nur dann sinnvoll, wenn die erste Einnahme bereits einen gewissen Effekt hatte).
- Einnahme eines Triptans mit langer Halbwertszeit (Naratriptan und Frovatriptan).
- Kombination eines Triptans mit einem NSAR (gut untersucht für Sumatriptan plus Naproxen); das NSAR kann auch um einige Stunden zeitversetzt eingenommen werden. Eine Kombinationsbehandlung ist auch bei unzureichendem primärem Ansprechen auf ein Monopräparat sinnvoll.

Typische Nebenwirkungen umfassen Parästhesien, thermale Missempfindungen sowie ein thorakales Engegefühl. Relevante Kontraindikationen sind schwere vaskuläre Erkrankungen wie ein unbehandelter Hypertonus, eine KHK, pAVK und zerebrovaskuläre Erkrankungen. Vorsicht ist bei Vorliegen multipler vaskulärer Risikofaktoren geboten.

Bei vorangehender Aurasymptomatik sollte das Ende der Aura zunächst abgewartet werden, da theoretisch ihre vasokonstriktiven Effekte die während der Aura zu beobachtende passagere Vasokonstriktion in den betroffenen Hirnarealen verstärken können.

Ein Ansprechen auf Triptane darf nicht als diagnostischer Beweis für das Vorliegen einer Migräne und gegen einen symptomatischen Kopfschmerz gewertet werden, da Triptane auch bei Subarachnoidal- und intrakraniellen Blutungen wirksam sind.

Befürchtungen, dass die Kombination von serotonergen Präparaten (v. a. Antidepressiva wie SSRI/SNRI und Trizyklika) mit Triptanen das Auftreten eines serotonergen Syndroms (mit Tremor, Hyperreflexie, Hyperhydrosis, Tachykardie, Unruhe und Bewusstseinsstörung) provozieren, haben sich im klinischen Alltag nicht bestätigt und dürfen nicht dazu führen, dass bei guter Wirksamkeit Triptane vorenthalten werden. Im Zweifelsfall kann auf die überwiegend durch die MAO-A metabolisierten Triptane Sumatriptan und Rizatriptan verzichtet werden.

Sonstige Akuttherapien

Ergotamine sind im Vergleich zu Triptanen weniger effektiv und weisen eine erhöhte Rate an vaskulären Nebenwirkungen auf. Sie spielen heute nur noch in Spezialfällen eine Rolle (➤ Tab. 17.8). Opiate wirken nicht überzeugend, haben ein erhöhtes Risiko für einen Schmerzmittelübergebrauch und sollten nicht angewendet werden.

Therapie des Status migraenosus und der refraktären Attacke

Attacken mit einer Dauer von > 72 Stunden bezeichnet man als **Status migraenosus.** Sie führen ebenso wie therapierefraktäre Migräneattacken oft zur notfallmäßigen Vorstellung. Hier ist zunächst der Ausschluss einer symptomatischen Ursache, insbesondere bei Vorliegen von „Red Flags" nötig. Therapeutisch kann man NSAR i. v. (ASS 1000 mg i. v. und Metamizol 1000 mg i. v.) in Kombination mit Metoclopramid 10 mg i. v. verabreichen. Alternativ kann auch auf subkutan verabreichtes Sumatriptan oder Zolmitriptan nasal zurückgegriffen werden. Als Ultima Ratio hat sich die Gabe von (Methyl-)Prednisolon 80–100 mg i. v. bewährt.

Prophylaktische Behandlung der Migräne

Prophylaktische Ansätze können in pharmakologische und nichtmedikamentöse Ansätze unterteilt werden, wobei für Letztere nochmals zwischen den klassischen

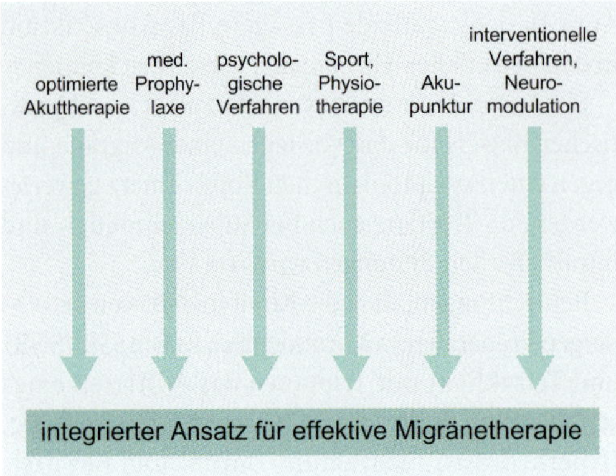

Abb. 17.8 Integrierter Ansatz für effektive Migräneprophylaxe

psychologischen und neuromodulierenden bzw. interventionellen Verfahren differenziert werden muss. Eine an den individuellen Bedürfnissen des Patienten ausgerichtete Kombination aus all diesen Maßnahmen einschließlich einer optimierten Akuttherapie stellt nach eigenen Erfahrungen die wirksamste Therapie dar (➤ Abb. 17.8).

Pharmakologische Prophylaxe

Das Ziel einer medikamentösen Prophylaxe ist nicht, die Migräne komplett zu unterbinden (was nur selten erreicht wird), sondern die Attackenzahl auf ein erträgliches Maß (formal auf weniger als 50 %/Monat) zu reduzieren. Metanalysen legen nahe, dass dies erst nach einer Einnahmedauer von 2–3 Monaten mit einer Dokumentation im Kopfschmerzkalender beurteilt werden kann. Empfohlen wird eine Prophylaxe immer dann, wenn es zu einer nicht akzeptablen Einschränkung der Lebensqualität und einem hohen psychosozialen Leidensdruck kommt:

- Mindestens 3–4 Attacken/Monat
- Unzureichende Wirkung der leitliniengerechten Akutmedikation
- Zunehmende Frequenz der Einnahme von Akutmedikation (ab 10 Tagen)
- Prolongierte Attacken mit einer Dauer von mehr als 3 Tagen
- Langanhaltende und/oder beeinträchtigende Auren (z. B. hemiplegisch oder aphasisch)
- Zustand nach migränösem Infarkt (selten)

Da alle diese Präparate als „Small Molecules" ins zentrale Nervensystem gelangen und ihre Effekte über eine Modulation von migräne- oder schmerzrelevanten Strukturen ausüben, dauert es bis zu 2–3 Monate, bevor relevante therapeutische Effekt eintreten. Zudem bedingt dies entsprechende Nebenwirkungen wie Müdigkeit, psychische Veränderungen und Gewichtsveränderungen. Dementsprechend ist eine langsame Aufdosierung entscheidend sowie die Einnahme zum Abend hin.

Da diese Präparate den klassischen Abbaupfaden wie der renalen Ausscheidung oder hepatischen Metabolisierung über Cytochrome, P-Glykoproteine und UGP-Transferasen unterliegen, sind gerade bei Polypharmazie Interaktionen zu beachten. Bei variablen Nebenwirkungen und Kontraindikationen müssen sie individuell nach den Bedürfnissen und Besonderheiten des einzelnen Patienten ausgewählt werden.

Ist nach 2–3 Monaten keine Besserung zu beobachten, sollte eine Umstellung erwogen werden. Bei guter Wirksamkeit wird hingegen eine Therapiedauer von insgesamt 6–12 Monaten angestrebt, bevor ein Absetzen erwogen werden kann. Grundsätzlich ist Monotherapien der Vorzug zu geben. In Einzelfällen kann eine Kombinationstherapie versucht werden, wenngleich hierfür keine ausreichende Evidenz besteht.

Mittel hoher Evidenz (➤ Tab. 17.9) sind die **Betablocker** Metoprolol und Propranolol (wobei Metoprolol besser verträglich ist) sowie Bisoprolol (allerdings off-label), der Kalziumantagonist Flunarizin, die Antiepileptika Topiramat und Valproat sowie das Trizyklikum Amitriptylin. Betablocker eignen sich gut bei unruhigen und auch ängstlichen Patienten, sollten jedoch nicht bei massiver arterieller Hypotonie, bradykarden Herzrhythmusstörungen, Asthma bronchiale sowie Psoriasis eingesetzt werden. Als Aufdosierungsgeschwindigkeit bieten sich bei Metoprololsuccinat 23,75 mg/Woche an.

Flunarizin zeigt erfahrungsgemäß gute Wirkung auch auf alle Formen der Aura und Schwindelsymptome im Rahmen von Migräneattacken, sollte jedoch aufgrund einer häufig zu beobachtenden Gewichtszunahme nicht bei stark übergewichtigen Patienten und bei bekannter Depression eingesetzt werden. Während die empfohlene Dosis laut Leitlinie bei 10 mg abends liegt, sind oft auch 5 mg wirksam und können bei Nebenwirkungen jeden 2. Tag gegeben werden.

Topiramat eignet sich hingegen aufgrund eines häufigen Gewichtsverlustes gut bei adipösen Patienten und Patienten mit einer komorbiden Epilepsie, sollte

Tab. 17.9 Migräneprophylaxen hoher und niedriger Evidenz

Präparat	Zieldosis	Besonderheiten
Mittel hoher Evidenz		
Betablocker: • Metoprolol • Propranolol • Bisoprolol*	• 100 mg (50–200 mg) • 160 mg (40–240 mg) • 5–10 mg	Metoprolol wird meist besser vertragen
Flunarizin	5–10 mg	kontraindiziert bei Depression und Bewegungsstörungen; häufig Gewichtszunahme und Müdigkeit
Topiramat	100 mg (50–100 mg)	kontraindiziert bei Nierensteinen, Niereninsuffizienz und Engwinkelglaukom; nebenwirkungsreich (z. B. psychiatrische Auffälligkeiten und Parästhesien); Gewichtsabnahme (**cave** bei Essstörung)
(Valproinsäure#)	1 000 mg (500–1000 mg)	kontraindiziert bei manifesten Leber- und Pankreaserkrankungen, Lebererkrankungen in der Eigen- und Familienanamnese sowie Blutgerinnungsstörungen; häufig Müdigkeit und Gewichtszunahme; **cave:** Risikobewertungsverfahren durch BfArM beachten, spezielle Aufklärungspflicht
Amitriptylin retard	75 mg (25–75 mg)	Vorsicht bei Engwinkelglaukom, Herzrhythmusstörungen und Harnverhalt häufige Nebenwirkungen: Mundtrockenheit und Gewichtszunahme **cave:** Verlängerung QTc-Zeit; gut bei depressiver Verstimmung und Schlafstörung
Erenumab	70 oder 140 mg s. c. (s. u.)	lokale Reaktionen an der Injektionsstelle, Überempfindlichkeitsreaktion, Obstipation
Galcanezumab	120 mg s. c. (s. u.)	lokale Reaktionen an der Injektionsstelle, Überempfindlichkeitsreaktion, (Obstipation)
Fremanezumab	225 oder 675 mg s. c. (s. u.)	lokale Reaktionen an der Injektionsstelle, Überempfindlichkeitsreaktion, (Obstipation)
Mittel niedriger Evidenz		
Candesartan*	4–16 mg	
Lisinopril*	5–10 mg	
Venlafaxin retard	75–150 mg	Vorsicht bei arteriellem Hypertonus
Opipramol*	50–150 mg	zugelassen für Indikation generalisierte Angststörung und somatoforme Störungen
ASS	300 mg	nur geringe Wirksamkeit, v. a. für Patienten mit Notwendigkeit einer Thrombozytenaggregation; unklar, ob darunter Aggravation im Sinne eines Kopfschmerzes bei Medikamentenübergebrauch gehäuft auftritt; gastrointestinale Ulzera bei Langzeitanwendung
Magnesium	600 mg (300–600 mg)	moderate Effekte, häufige Nebenwirkung Diarrhö
Vitamin B_2 + Magnesium + Coenzym Q10	2 × 1 Tbl. (200 mg, 300 mg, 75 mg)	

derzeit kein Präparat für den genehmigten Off-Label-Use verfügbar
* Off-Label-Use

17

aber bei Nierensteinen und bei manifesten psychiatrischen Erkrankungen einschließlich Essstörungen nicht eingesetzt werden. Häufige Nebenwirkungen sind Dysgeusien (v. a. bei Konsum CO_2-haltiger Getränke) und Parästhesien, die durch kaliumreiche Kost minimiert werden können. Eine seltene, aber therapielimitierende und meist dosisunabhängige Nebenwirkung sind kognitive Störungen. Die Aufdosierung sollte nicht schneller als mit 25 mg/Woche erfolgen.

Valproat eignet sich besonders bei Patienten mit einer Epilepsie sowie psychiatrischer Komorbidität, wobei Nebenwirkungen in Form von Gewichtszunahme, Haarausfall und Alterationen der Blutgerinnung auftreten können. Am 31.06.2020 stellte GBA klar, dass kein Therapieversuch mit Valproat vor der Verschreibung von CGRP (Rez)-AK mehr notwendig ist. Einem Einsatz im genehmigten Off-Label-Use steht jedoch entgegen, dass derzeit kein für den genehmigten Off-Label-Use vom Hersteller freigegebenes Präparat verfügbar ist. Somit kann ein Einsatz aktuell nur im Rahmen eines reinen Off-Label-Use erfolgen. Zudem unterliegt die Substanz aufgrund teratogener Effekte einem speziellen Risikobewertungsverfahren durch das BfArM, das entsprechendes Schulungsmaterial und spezielle Patientenaufklärungen bereithält. Für Frauen im gebärfähigen Alter ist diese Substanz nur nach entsprechender Risiko-Aufklärung und sicherer Verhütung anzuwenden, bei Kinderwunsch nicht.

Amitriptylin ist Mittel der Wahl bei psychiatrischer Komorbidität, Schlafstörungen und komorbiden Schmerzerkrankungen einschließlich Kopfschmerzen vom Spannungstyp und neuropathischen Schmerzen. Problematisch sind eine Gewichtszunahme, in höheren Dosierungen eine Verlängerung der QTc-Zeit sowie anticholinerge Nebenwirkungen.

Als Mittel niedriger Evidenz können alternativ off-label Venlafaxin und Opipramol (insbesondere bei komorbider Depression und Angsterkrankung), der AT-1-Blocker Candesartan, der ACE-Hemmer Lisinopril (ebenfalls off-label) sowie die Nahrungsergänzungsmittel Magnesium (wobei hier in der wirksamen Dosis von 600 mg oft Durchfälle auftreten) sowie Vitamin B_2 2 × 200 mg + Magnesium 2 × 300 mg + 2 × 75 mg Coenzym Q10 verabreicht werden.

Mit den herkömmlichen Prophylaxen kann einem Großteil der Patienten geholfen werden. Problematisch bleibt allerdings eine im Alltag oft überraschend niedrige Adhärenz (definiert als Umsetzung der gemeinsam getroffenen therapeutischen Entscheidungen) und Persistenz (definiert als eine konsequente und dauerhafte Einnahme). Letztere lag – unabhängig von der Wirkstoffgruppe – in größeren Studien nach 6 Monaten zwischen 20 und 30 %, nach 12 Monaten unter 20 %. Maßgeblich hierfür sind neben fehlender Wirkung vor allem Nebenwirkungen.Als weitere Mittel der hohen Evidenz stehen die monoklonalen Antikörper gegen CGRP bzw. den CGRP-Rezeptor zur Verfügung (s. u.).

Psychologische Verfahren

Aus der Gruppe der psychologischen Verfahren (➤ Tab. 17.10) hat bereits eine ausführliche Patientenschulung eine überraschend hohe Wirksamkeit. Neben den klassischen Entspannungsübungen (Autogenes Training und Progressive Muskelrelaxation nach Jacobson) sowie Biofeedback stellen insbesondere die kognitiv-behavioralen Gruppenprogramme eine sehr wirksame Therapieform dar (Kropp et al. 2017). Besonders effektiv scheint hier die Kombination aus medikamentösen und kognitiv-behavioralen Verfahren zu sein (Holroyd et al. 2010). Auch aerober Ausdauersport scheint effektiv zu sein.

Interventionelle Verfahren

Während der Verschluss eines persistierenden Foramen ovale keinen Effekt auf die Anzahl der Migränetage bzw. -attacken hatte, deuten 2 Studien auf eine prophylaktische Wirksamkeit von okzipitalen Nervenblockaden mit Bupivacain bei der Migräne hin.

Akupunktur war bei Patienten mit einer episodischen Migräne besser wirksam als Scheinakupunktur und genauso gut wirksam wie die Einnahme einer medikamentösen Prophylaxe (Linde et al. 2016). Die begrenzte Datenlage zur chronischen Migräne legt ebenfalls eine Wirksamkeit nahe.

Neuromodulierende Verfahren

Im Feld der nichtinvasiven Stimulationsverfahren wurde die akute Wirksamkeit der transkutanen Supraorbitalisstimulation (tSNS) in der ACME-Studie für das Cefaly®-Gerät (Chou et al. 2019) sowie die der zervikalen transkutanen Vagusnervstimulation (tVNS) in der PRESTO-Studie für das Gammacore®-Gerät (Tassorelli et al. 2018) nachgewiesen. Daneben konnte die Auftretenswahrscheinlichkeit von Migräneatta-

Tab. 17.10 Übersicht über die psychologischen Therapieoptionen in der Migränetherapie. A: Deutliche Überlegenheit gegenüber Placebobehandlung oder Kontrolle, B: Überlegenheit gegenüber Placebo, Kontrolle oder Scheinbehandlung (modifiziert nach Kropp et al. 2017)

Verfahren	Anzahl Studien	Wirksamkeit
Beratung des Patienten	11	A
Ausdauertraining	13	B
Biofeedback • Akut: – Blutvolumenpuls • Prophylaktisch: – Thermal – EMG – Hautleitwert	63	 A A B A
Entspannungsverfahren: • Autogenes Training • Progressive Muskelrelaxation	11	 B A
Kognitive Verhaltenstherapie (KVT)	15	A
Verhaltenstherapie plus Pharmakotherapie	7	A

cken nach Einzelpuls-Stimulation mit transkranieller Magnetstimulation (spTMS) des okzipitalen Kortex bei visueller Aura gesenkt werden (Lipton et al. 2010).

Prophylaktische Effekte der tSNS bei episodischer Migräne konnten in der PREMICE-Studie gezeigt werden (Schoenen et al. 2013). Die EVENT-Studie über die prophylaktische zervikale tVNS blieb hingegen negativ (Silberstein et al. 2016). Auch eine Studie zur Wirksamkeit der aurikulären tVNS (Nemos®-Gerät) ergab bei größerer Reduktion der Migränetage in der Kontrollgruppe bei Patienten mit chronischer Migräne kein klares Bild (Straube et al. 2015). Zwei weitere Studien legen auch die prophylaktische Wirksamkeit einer extrakraniellen Nervenstimulation am Oberarm nahe (Yarnitsky et al. 2017 und 2019). In Abwesenheit vergleichender Studien sowie Daten zur Kombinationstherapie bleibt die Einordnung in den therapeutischen Algorithmus schwierig, sodass nach der Präferenz des Patienten entschieden werden sollte. Die neuromodulierenden Verfahren bieten sich bevorzugt für Patienten mit Polypharmazie, grenzwertigem Konsum von Triptanen und NSAR, in Schwangerschaft und Stillzeit sowie bei Kontraindikationen oder unzureichendem Ansprechen auf Pharmaka an.

Hinsichtlich der invasiven Verfahren waren drei kontrollierte Studien zur Wirksamkeit der okzipitalen Nervenstimulation enttäuschend, während in offenen prospektiven Studien positive Effekte berichtet wurden. Aufgrund zahlreicher Komplikationen wurde die CE-Zulassung für die Indikation chronische Migräne 2011 zurückgezogen. Seit 2018 steht ein speziell für die anatomischen Verhältnisse entwickeltes Stimulationssystem zur Verfügung, das für die Anwendung bei chronischem Clusterkopfschmerz zugelassen ist. Nur bei refraktären Verläufen sollte in begründeten Einzelfällen ein solches Verfahren bei Migräne diskutiert werden.

Eine Kostenerstattung durch die gesetzliche Krankenversicherung im ambulanten Bereich ist nur schwierig zu erreichen, da diese Verfahren nicht zum Leistungskatalog gehören.

Spezielle Therapiesituationen

Therapie der chronischen Migräne

Da bis zu 50 % der Patienten einen begleitenden Schmerzmittelübergebrauch betreiben, ist in diesen Fällen zunächst ein Schmerzmittelverzicht über 4–8 Wochen mit anschließender Begrenzung der Akutschmerzmitteleinnahme auf weniger als 10 Tage/Monat zu empfehlen. Die Therapie orientiert sich pragmatisch an derjenigen für die episodische Migräne, wobei größere multizentrische randomisierte kontrollierte Studien nur für OnabotulinumtoxinA (Botox®) und Topiramat vorliegen. Während **OnabotulinumtoxinA** in Studien an Patienten mit episodischer Migräne keinen Vorteil gegenüber Placebo zeigte, war die Anwendung in zwei randomisierten kontrollierten Studien (n = 1384) hinsichtlich der Reduktion der Kopfschmerztage bei chronischer Migräne Placebo nach 24 Wochen statistisch signifikant überlegen (Aurora et al. 2010; Diener et al. 2010; Dodick et al. 2010). Die Injektion erfolgte im Rahmen des PREEMPT-Studienprogramms an 31 Punkten über dem M. procerus, M. corrugator supercilii, M. frontalis, M. temporalis, hochzervikal paraspinal, okzipital sowie über dem M. trapezius beidseits mit einer Dosis von mindestens 155 Einheiten (im Rahmen eines „Follow the Pain"-Ansatzes bis 195 Einheiten) alle 3 Monate. Nach 52 Wochen, dem Ende der anschließenden offenen Phase, in der alle Patienten OnabotulinumtoxinA erhielten, bestand noch eine statistisch signifikant größere Reduktion der monatlichen Kopfschmerztage in der initial mit Verum behandelten Gruppe.

In den PREEMPT-Studien wurde nach Schmerzmittelübergebrauch bei einem hohen Anteil von Teilnehmern mit einem solchen (65,3 %) stratifiziert. Es zeigten sich keine relevanten Unterschiede hinsichtlich einer Reduktion der monatlichen Migränetage (Silberstein et al. 2013). In einer weiteren Post-hoc-Analyse zum Anteil der primären Responder, definiert als eine Reduktion der monatlichen Kopfschmerztage um mindestens 50 %, zeigte sich ein Anteil von 49,3 % nach dem 1. Zyklus, 11,3 % nach dem 2. Zyklus und 10,3 % nach dem 3. Zyklus (Silberstein et al. 2015).

Basierend auf den Daten des PREEMPT-Studienprogramms, erfolgte 2011 die Zulassung für die Indikation „chronische Migräne". Gemäß der Fachinformation ist OnabotulinumtoxinA zur Behandlung der chronischen Migräne bei Patienten zugelassen, die auf eine prophylaktische Migräne-Medikation nicht ansprachen oder diese nicht vertrugen. Zudem wird gefordert, dass die Behandlung durch einen in der Therapie der chronischen Migräne erfahrenen Neurologen bzw. unter dessen Aufsicht durchgeführt wird. Pragmatisch wird seitens der Deutschen Migräne- und Kopfschmerzgesellschaft empfohlen, dass *„2–3 herkömmliche leitliniengerechte orale migräneprophylaktische Medikamente in ausreichender Dosierung und Dauer ohne Erfolg geblieben, nicht vertragen worden oder kontraindiziert"* sind (Ruscheweyh et al. 2018). Eine Beendigung der Therapie wird bei Besserung der Symptomatik (nicht ausschließlich bezogen auf die monatlichen Kopfschmerztage) um weniger als 30 % nach der 3. Injektion sowie Steigerung auf 195 Einheiten empfohlen. Nach einem Jahr kann das Injektionsintervall auf 4 Monate verlängert werden.

Zur Bewertung der anhaltenden Wirksamkeit wurde die offene prospektive COMPEL-Studie durchgeführt, in der 716 Patienten mit chronischer Migräne über maximal 108 Wochen mit OnabotulinumtoxinA nach dem PREEMPT-Schema alle 4 Wochen behandelt wurden (Blumenfeld et al. 2018). Hier zeigte sich nach Woche 108 eine Reduktion der monatlichen Kopfschmerztage um 10,7 Tage, wobei nur 373 Patienten (52,1 %) diesen Endpunkt erreichten. Behandlungsbezogene Nebenwirkungen traten bei 18,3 % der Patienten auf, die bis auf einen Fall nicht zum Therapieabbruch führten. Das Nebenwirkungsprofil war günstig; die häufigsten Nebenwirkungen umfassten Nackenschmerzen, Ptose, Muskelsteife und Schmerzen an der Injektionsstelle. Komorbide psychiatrische Störungen wie Angst und Depression sowie assoziierte Schlafstörungen besserten sich relevant (Blumenfeld et al. 2019).

Die Wirkung von **Topiramat** bei chronischer Migräne wurde in mehreren randomisierten kontrollierten Studien untersucht. In der größeren Studie (n = 306) wurden die Patienten doppelblind mit 100 mg Topiramat oder Placebo behandelt. Die ≥ 25 % Responderrate bezogen auf die monatlichen Migränetage unterschied sich zwischen 68,6 % in der Topiramat-Gruppe und 51,6 % in der Kontrollgruppe statistisch signifikant, nicht jedoch für die ≥ 50 % und ≥ 75 % Responderrate (Silberstein et al. 2007). Der Übergang von einer hochfrequenten in eine chronische Migräne konnte durch Topiramat nicht verhindert werden (Lipton et al. 2011). In einer weiteren kleinen Studie (n = 59) zeigte sich eine signifikant stärkere Reduktion der monatlichen Migränetage in der Topiramat- als in der Kontrollgruppe, wobei bei 78 % der Teilnehmer ein Übergebrauch von akuten Medikamenten vorlag (Diener et al. 2009). Eine Hinzunahme von Propranolol zu einer Prophylaxe mit Topiramat bei Patienten mit chronischer Migräne ergab keinen Zusatznutzen (Silberstein et al. 2012). Die Interpretation ist schwierig; die Studienergebnisse sprechen nicht grundsätzlich gegen eine Wirksamkeit von Propranolol bei der chronischen Migräne, eher gegen die Wirksamkeit einer Kombination aus beiden.

(Kurzzeit-)Prophylaxe der menstruellen Migräne

Migräneattacken im Rahmen der Menstruation sind oft klinisch stärker ausgeprägt und schwerer zu behandeln als Attacken außerhalb dieser Zeit. Treten nicht zusätzlich viele weitere Attacken auf, die das Risiko für einen Kopfschmerz bei Medikamentenübergebrauch erhöhen können, so kann bei regelmäßiger Menstruation eine Kurzzeitprophylaxe beginnend an Tag –2 bis Tag –1 vor der erwarteten Menstruation über eine Dauer von 4–6 Tagen versucht werden, ansonsten kann bei starker Beeinträchtigung eine Prophylaxe begonnen werden (➤ Abb. 17.9).

Als therapeutische Optionen stehen Triptane (bevorzugt solche mit langer Halbwertszeit) und NSAR zur Verfügung. Bewährt hat sich die Einnahme von

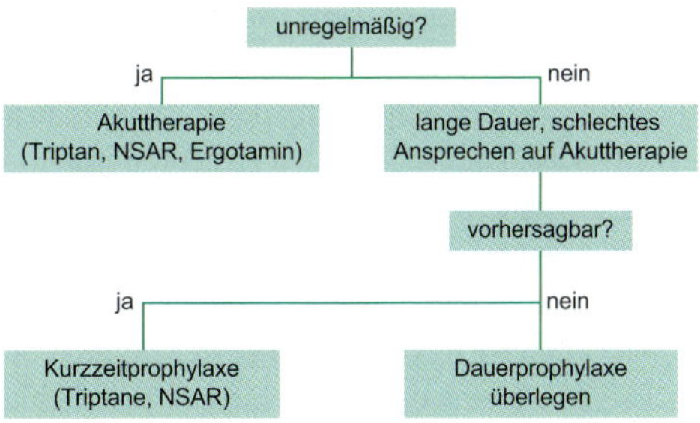

Abb. 17.9 Vorgehen bei menstrueller Migräne

- Frovatriptan 2,5 mg 1–2 ×
- Naratriptan 2,5 mg 1–2 ×
- Naproxen 2 × 500 mg
- Zolmitriptan 2,5 mg 2 × (mit schlechterer Evidenz)
- Bei fehlendem oder unzureichendem Ansprechen auf eine Monotherapie können auch Kombinationen aus einem Triptan und einem NSAR versucht werden.

Alternativ kann die durchgehende Einnahme eines kombinierten oralen Kontrazeptivums erwogen werden.

Therapie der Migräne in Schwangerschaft und Stillzeit

Da es bei den meisten Patientinnen während der Schwangerschaft zu einer über den Verlauf der Schwangerschaft zunehmenden Rate an Schmerzfreiheit bzw. substanzieller Besserung kommt (Sances et al. 2003), sind in vielen Fällen eine Akuttherapie und eine Prophylaxe entbehrlich. Auch gilt es, bei progredienten und refraktären Verläufen eine diagnostische Reevaluation vorzunehmen, um insbesondere in der Schwangerschaft gehäuft auftretende symptomatische Kopfschmerzen (wie die Sinusvenenthrombose und das posteriore reversible Vasokonstriktionssyndrom) auszuschließen. Reicht das Ausschöpfen nichtmedikamentöser Therapieverfahren unter Einbeziehung von nichtinvasiven neuromodulierenden Verfahren nicht aus, so können eine entsprechende Akuttherapie und Prophylaxe in enger Rücksprache mit dem behandelnden Gynäkologen sowie ggf. unter Zuhilfenahme der Beratungszentren (www.embryotox.de und www.reptotox.de) erfolgen.

Als Akutmedikation kann neben Paracetamol in allen Phasen der Schwangerschaft im 1. und 2. Trimenon auf Ibuprofen und als Mittel der 2. Wahl auch ASS zurückgegriffen werden. Ist ein Triptan nötig, sollte Sumatriptan bevorzugt werden, da hier Daten zu mehr als 4500 Schwangerschaften vorliegen, nach denen sich kein relevant erhöhtes Risiko einer schweren Fehlbildung ergab.

Als Prophylaxen stehen neben Magnesium die Betablocker Propranolol und Metoprolol sowie Amitriptylin (Diener et al. 2018) zur Verfügung, auch wenn ihre Wirksamkeit in der Schwangerschaft nicht kontrolliert untersucht wurde. Als Antiemetikum kann auf Metoclopramid zurückgegriffen werden.

Neue Therapien: monoklonale Antikörper gegen CGRP bzw. den CGRP-Rezeptor

Seit 2018 sind die subkutan verabreichbaren monoklonalen Antikörper gegen CGRP als Liganden (**Galcanezumab** und **Fremanezumab**) bzw. den CGRP-Rezeptor **(Erenumab)** für die Behandlung der Migräne bei Erwachsenen mit mindestens 4 Migränetagen/Monat in Europa zugelassen (➤ Tab. 17.11). Ein weiterer Antikörper, **Eptinezumab,** wurde – wie die 3 zugelassenen Antikörper – in mehreren Pha-

Tab. 17.11 Monoklonale Antikörper gegen CGRP bzw. den CGRP-Rezeptor in der Migränetherapie

Präparat	Dosis und Verabreichung	Besonderheiten
Erenumab (Aimovig®)	70 mg und 140 mg Autoinjektor Dosis: 70 oder 140 mg s. c. Intervall: alle 28 Tage Loading-Dosis: keine	Antikörper gegen CGRP- Rezeptor
Galcanezumab (Emgality®)	120 mg Autoinjektor Dosis: 120 mg s. c. Intervall: monatlich Loading-Dosis: 240 mg (2 Autoinjektoren)	Antikörper gegen CGRP (Liganden-Antikörper)
Fremanezumab (Ajovy®)	225 mg Fertigspritze Dosis: 225 mg s. c. monatlich oder 675 mg (3 Fertigspritzen) alle 3 Monate Loading-Dosis: keine	Antikörper gegen CGRP (Liganden-Antikörper)

se-II- und Phase-III-Studien untersucht. Insgesamt wurden mehr als 12.000 Patienten mit episodischer und chronischer Migräne untersucht. Alle Substanzen waren statistisch signifikant wirksamer als Placebo. Da sich die Studien methodisch in vielen Punkten unterscheiden, ist ein direkter Vergleich der Wirksamkeit der verschiedenen Antikörper untereinander jedoch schwierig. In den Zulassungsstudien lag die Reduktion der monatlichen Migränetage bei Patienten mit episodischer Migräne bei Ausgangswerten von 8–9 Tagen/Monat zwischen 3 und 5 Tagen/Monat. Der Anteil der Patienten mit einer Besserung um mindestens 50 % lag zwischen 40 und 60 %. Bei Patienten mit chronischer Migräne konnte die Zahl der monatlichen Migränetage bei Ausgangswerten um 16–19 Tagen/Monat um 4–6 Tage/Monat reduziert werden. Hier lag die Rate der Patienten mit mindestens 50-prozentiger Besserung zwischen 25 % und 40 %. Für alle monoklonalen Antikörper konnte eine rasche Wirksamkeit mit statistisch signifikanten Effekten auf die Anzahl der Migräne- bzw. Kopfschmerztage innerhalb der ersten 7 Tage nachgewiesen werden. Pragmatisch sollten die Patienten mindestens 2–3 Injektionen erhalten. Sollte es in diesen Monaten zu einer merklichen Besserung kommen, so wird eine Anwendung der Antikörper für insgesamt 9–12 Monate empfohlen, wie es auch für die herkömmlichen Prophylaxen gehandhabt wird. Bei chronischer Migräne kann es sinnvoll sein, dieses Intervall bei fehlendem Ansprechen auf 4–6 Zyklen zu erweitern. Dann sollte ein Auslassversuch unternommen werden. Bei Erenumab kann bei fehlendem Ansprechen auf 70 mg oder auch primär bei starker Beeinträchtigung eine Dosis von 140 mg erwogen werden.

Für jede dieser Substanzen wurde in kontrollierten Studien eine Wirksamkeit auch bei refraktären Verläufen gezeigt (d. h. solchen Verläufen, die auf 2–4 Präparateklassen hoher Evidenz nicht angesprochen haben, diese nicht vertragen haben oder Kontraindikationen gegen diese hatten). Dies gilt insbesondere bei refraktären Verläufen, also einem fehlenden Ansprechen, schlechter Verträglichkeit oder Kontraindikationen für die herkömmlichen Prophylaxen.

In einem Addendum zur aktuellen Migräneleitlinie der DMKG und DGN von 2020 (Diener et al. 2019) wurde basierend auf den Vorgaben des Gemeinsamen Bundesausschusses und unter Berücksichtigung des Gebotes zur Wirtschaftlichkeit empfohlen, zunächst alle Präparate hoher Evidenz ohne Effekt versucht zu haben (sofern diese vertragen wurden und keine Kontraindikationen bestanden), bevor ein Antikörper versucht wird. Dies schließt bei Patienten mit chronischer Migräne OnabotulinumtoxinA ein. In einer doppelblinden randomisierten plazebokontrollierten Vergleichsstudie zwischen Topiramat und Erenumab bei Migräne (HER-MES) konnte gezeigt werden, dass Erenumab eine deutlich bessere Verträglichkeit (primärer Endpunkt) als auch eine bessere Wirksamkeit auf die Reduktion der monatlichen Migränetage und der 50 %-Responderrate (sekundäre Endpunkte) hat (https://www.novartis.com/news/media-releases/novartis-announces-positive-results-from-phase-iv-study-showing-superior-tolerability-and-efficacy-aimovig-erenumab-compared-topiramate-migraine-prevention, zuletzt besucht am 29.04.2021).

Da die monoklonalen Antikörper als Proteine „Large Molecules“ sind, unterliegen sie nicht der renalen Ausscheidung oder hepatischen Metabolisierung über Cytochrome und andere Systeme, wie P-Glykoproteine und UGP-Transferasen, damit kommt es zu keinen relevanten Interaktionen und Nebenwirkungen wie Leberwerterhöhungen. Auch sind keine Dosisanpassungen bei Niereninsuffizienz nötig. Bedingt durch ihre Größe, passieren die Antikörper die Blut-Hirn-Schranke nicht in relevantem Maß, sodass keine zentralnervösen Nebenwirkungen zu beobachten sind. Nicht empfohlen werden kann der Einsatz bei Patientinnen im gebärfähigen Alter bzw. mit Kinderwunsch ohne ausreichende Verhütung sowie der Einsatz während Schwangerschaft und Stillzeit. Auch wenn kleinere Studien kein erhöhtes Risiko von kardio- und zerebrovaskulären Komplikationen bei Patienten mit vaskulären Risikofaktoren finden konnten, ist aufgrund der durch die Hemmung von CGRP eingeschränkten Vasodilatation auch bei diesen Patienten derzeit noch Vorsicht geboten. Laut einem Addendum der DGN-Leitlinie von Februar 2020 sollten die monoklonalen Antikörper „vorsichtshalber nicht eingesetzt werden bei Patienten mit koronarer Herzerkrankung, ischämischem Insult, Subarachnoidalblutung oder peripherer arterieller Verschlusskrankheit. Für Kinder und Jugendliche gibt es bisher keine Informationen zur Verträglichkeit und Sicherheit. Auch sollten sie bis auf Weiteres nicht bei Patienten mit entzündlichen Darmerkrankungen, COPD, pulmonaler Hypertension, Morbus Raynaud,

Wundheilungsstörungen oder bei Transplantationsempfängern eingesetzt werden. Da die vorliegenden Studien bislang ausschließlich Patienten ohne relevante Vorerkrankungen eingeschlossen haben, sollte bei Patienten mit chronischen Vorerkrankungen zurückhaltend vorgegangen werden."

Neue Therapien: weitere Substanzen

Im Bereich der Akutmedikation steht mit **Lasmiditan** ein vielversprechender 5-$HT1_F$-Agonist zur Verfügung, der in zwei großen randomisierten kontrollierten Phase-III-Studien seine Wirksamkeit in der akuten Migräneattacke bewiesen hat (Goadsby et al. 2019; Kuca et al. 2018). Bei Patienten mit vaskulären Risikofaktoren fand sich kein erhöhtes Risiko für kardio- oder zerebrovaskuläre Komplikationen, da ein reiner Agonismus am 5-$HT1_F$-Rezeptor anders als beim 5-$HT1_{B/D}$-Rezeptor nicht zu einer relevanten Vasokonstriktion führt.

Weiterentwicklungen der Familie der **Gepante,** Small Molecules mit Antagonismus am CGRP-Rezeptor, zeigten im Bereich der Akuttherapie, wie für Rimegepant und Ubrogepant, eher enttäuschende Wirksamkeit auf Placeboniveau. Die Sicherheit bei Langzeiteinnahme scheint aber – anders als bei den Gepanten der 1. Generation wie Telcagepant – nicht zu hepatischer Toxizität zu führen. Als Prophylaktikum zeigte Atogepant eine im Vergleich zu Placebo signifikante Reduktion der monatlichen Migränetage bei episodischer Migräne (Negro und Martelletti 2019).

Als weitere Zielstruktur von monoklonalen Antikörpern werden gerade Studien zur Wirksamkeit eines Antikörpers gegen den Neurotransmitter Pituitary Adenylate Cyclase-Activating Peptide-38 (PACAP-38) als Liganden bzw. den entsprechenden Rezeptor PAC_1 als Rezeptorantikörper durchgeführt (Hoffmann et al. 2020; Rubio-Beltrán et al. 2018).

17.7.3 Kopfschmerz vom Spannungstyp

Die aktuelle IHS-Klassifikation ICHD-3 (Headache Classification Committee of the International Headache Society [IHS] 2018) unterteilt den Kopfschmerz vom Spannungstyp als einen primären Kopfschmerz (Gruppe 2) nach der Häufigkeit des Auftretens in einen seltenen episodischen (< 12 Kopfschmerztage/Jahr), in einen häufigen episodischen (> 12, aber < 180 Kopfschmerztage/Jahr) und in einen chronischen Kopfschmerz vom Spannungstyp (> 180 Kopfschmerztage/Jahr; ➤ Tab. 17.12 und ➤ Tab. 17.13). Diese Unterteilung berücksichtigt den epidemiologischen Aspekt, dass der Kopfschmerz vom Spannungstyp sehr verbreitet ist und eine hohe Lebenszeitprävalenz hat, gleichzeitig aber üblicherweise wenig beeinträchtigend ist und selten Anlass für eine ärztliche Vorstellung ist. Der seltenere chronische Kopfschmerz vom Spannungstyp geht hingegen mit einer erheblichen Beeinträchtigung und Einschränkung der Lebensqualität einher und hat – wenngleich selten – eine hohe medizinische Relevanz.

Der Kopfschmerz vom Spannungstyp hat eine hohe Lebenszeitprävalenz von bis zu 78 %, wobei die Mehrheit (59 %) von einem seltenen episodischen Kopfschmerz betroffen ist. 24–37 % haben einen häufigen episodischen und 3–6 % einen chronischen Kopfschmerz vom Spannungstyp. Das Verhältnis von betroffenen Frauen zu Männern beträgt 5 : 4 und das durchschnittliche Alter bei Erkrankungsbeginn liegt mit 25–30 Jahren höher als bei der Migräne. Die höchste Prävalenz liegt zwischen dem 30. und 39. Lebensjahr und nimmt mit zunehmendem Alter ab (Jensen 2018).

Der chronische Kopfschmerz vom Spannungstyp ist mit einer hohen psychischen Komorbidität (64 % der Betroffenen) vergesellschaftet (51 % Depression, 8 % Dysthymie, 22 % Panikerkrankungen, 1 % generalisierte Angsterkrankungen). In der allgemeinen Bevölkerung haben 94 % derjenigen, die von Migräne betroffen sind, auch einen Kopfschmerz vom Spannungstyp und 56 % einen häufigen episodischen Kopfschmerz vom Spannungstyp (Jensen 2018). Die sozioökonomischen Belastungen durch den Kopfschmerz vom Spannungstyp sind hoch. Zwei dänische Studien von 1995 und 2005 zeigten, dass die beruflichen Fehltage in der Bevölkerung durch Kopfschmerz vom Spannungstyp dreimal so hoch wie durch Migräne waren (Lyngberg et al. 2005).

Der Kopfschmerz vom Spannungstyp ist typischerweise ein bilateraler Kopfschmerz leichter bis mittlerer Intensität, der als drückend oder einengend wahrgenommen wird (➤ Tab. 17.12 und ➤ Tab. 17.13). Oft geht er mit einer schmerzhaften perikraniellen Verspannung einher.

Tab. 17.12 Diagnostische Kriterien des episodischen Kopfschmerzes vom Spannungstyp nach ICHD-3

Kriterium	
A	**Selten auftretender episodischer Kopfschmerz vom Spannungstyp:** mindestens 10 Kopfschmerzattacken, die im Durchschnitt weniger als einmal im Monat auftreten (< 12 Kopfschmerztage pro Jahr) und die Kriterien B bis D erfüllen **Häufig auftretender episodischer Kopfschmerz vom Spannungstyp:** mindestens 10 Kopfschmerzattacken, die die Kriterien B bis D erfüllen und durchschnittlich an 1–14 Tagen/Monat für > 3 Monate (> 12 und < 180 Tage/Jahr) auftreten.
B	Die Kopfschmerzdauer liegt zwischen 30 Minuten und 7 Tagen.
C	Der Kopfschmerz weist mindestens zwei der folgenden Charakteristika auf: 1. Beidseitige Lokalisation 2. Schmerzcharakter drückend oder beengend, nicht pulsierend 3. Leichte bis mittlere Schmerzintensität 4. Keine Verstärkung durch körperliche Routineaktivität wie Gehen oder Treppensteigen
D	Beide der folgenden Punkte sind erfüllt: 1. Fehlen von Übelkeit oder Erbrechen 2. Es darf entweder eine Photophobie oder eine Phonophobie, nicht jedoch beides vorhanden sein
E	Nicht besser erklärt durch eine andere ICHD-3-Diagnose

Tab. 17.13 Diagnostische Kriterien des chronischen Kopfschmerzes vom Spannungstyp nach ICHD-3

Kriterium	
A	Ein Kopfschmerz, der die Kriterien B bis D erfüllt, tritt an durchschnittlich 15 Tagen/Monat über mehr als 3Monate (180 Tage/Jahr) auf.
B	Der Kopfschmerz hält für Stunden bis Tage an oder ist kontinuierlich vorhanden.
C	Der Kopfschmerz weist mindestens zwei der folgenden Charakteristika auf: 1. Beidseitige Lokalisation 2. Schmerzcharakter drückend oder beengend, nicht pulsierend 3. Leichte bis mittlere Schmerzintensität 4. Keine Verstärkung durch körperliche Routineaktivität wie Gehen oder Treppensteigen
D	Beide der folgenden Punkte sind erfüllt: 1. Fehlen von Übelkeit oder Erbrechen 2. Es darf entweder eine Photophobie oder eine Phonophobie, nicht jedoch beides vorhanden sein
E	Nicht besser erklärt durch eine andere ICHD-3-Diagnose

In früheren Studien wurde der Kopfschmerz vom Spannungstyp von 78 % der Patienten als drückend, von 99 % als mild bis moderat, von 90 % als bilateral beschrieben und 72 % hatten keine Verschlechterung bei körperlicher Aktivität (Rasmussen et al. 1991).

Zur Diagnosestellung ist die Kopfschmerzanamnese entscheidend; hilfreich kann ein Kopfschmerzkalender sein. Zudem ist eine neurologische Untersuchung nötig, einschließlich manueller Palpation der perikraniellen Muskulatur mit der Frage nach Druckempfindlichkeit. Aufgrund des unspezifischen Charakters ist eine rein klinische Ausschlussdiagnostik nicht möglich. Daher muss immer ein sekundärer Kopfschmerz ausgeschlossen werden, einschließlich zerebraler Bildgebung, ggf. auch mit weiterer Ausschlussdiagnostik wie Labor- und Liquordiagnostik sowie Druckmessung. Wichtige Differenzialdiagnosen sind u. a. die Migräne ohne Aura, der Kopfschmerz bei Medikamentenübergebrauch, die idiopathische intrakranielle Hypertension/Pseudotumor cerebri, aber auch die Arteriitis temporalis oder intrakranielle Tumoren (insbesondere bei Patienten, die älter als 40 Jahre bei Erstmanifestation sind).

Therapie

Basierend auf der aktuellen gemeinsamen Leitlinie der DGN und der DMKG (Straube 2015), haben für die medikamentöse Akuttherapie Studien eine Wirksamkeit sowohl für Acetylsalicylsäure 500–1 000 mg, Paracetamol 500–1 000 mg als auch Ibuprofen 200–400 mg, Naproxen 500–1 000 mg oder Metamizol 500–1 000 mg gezeigt. Es gibt Hinweise für eine Wirksamkeit von topisch auf Schläfen und Nacken appliziertem Pfefferminzöl. Nichtmedikamentöse Maßnahmen wie Aufklärung über die Erkrankung, Entspannungsübungen nach Jacobson, Ausdauer-

Tab. 17.14 Leitliniengerechte medikamentöse Prophylaxe bei chronischem Kopfschmerz vom Spannungstyp

Präparate	Dosis
Präparate der 1. Wahl	
Amitriptylin	10–150 mg
Amitriptylinoxid	30–180 mg
Präparate der 2. Wahl	
Mirtazapin*	15–60 mg
Clomipramin	25–150 mg
Doxepin*	10–150 mg
Imipramin	30–150 mg
Sulpirid*	200–400 mg
Venlafaxin*	150 mg
Tizanidin*	2–10 mg
Präparate der 3. Wahl	
Topiramat*	75–200 mg
Vaproinsäure*	500–1000 mg

* Off-Label-Gebrauch (nach Straube 2015)

training und Stressbewältigungstraining werden empfohlen. Es gibt Hinweise aus Studien, dass Physiotherapie, Manuelle Therapie und Biofeedback hilfreich sein können. Multimodale Behandlungen, die neben einer medikamentösen Therapie auch Entspannungsverfahren und Ausdauersport beinhalten, scheinen wirksamer als Einzeltherapien zu sein.

Beim chronischen Kopfschmerz vom Spannungstyp ist zudem meist eine medikamentöse Prophylaxe sinnvoll. Hier sind – auch vor dem Hintergrund der häufigen psychiatrischen Komorbidität – die trizyklischen Antidepressiva Amitriptylin oder Amiriptylinoxid die Medikamente 1. Wahl. Die übrigen Trizyklika wie Doxepin, Imipramin und Clomipramin sowie Mirtazapin, Venlafaxin, Sulpirid und Tízanidin sind Mittel der 2. Wahl. Als Mittel mit geringer Evidenz kann Topiramat oder Valproinsäure versucht werden (➤ Tab. 17.14).

17.7.4 Trigemino-autonome Kopfschmerzen

Die Familie der trigemino-autonomen Kopfschmerzen (TAK) wird in der aktuellen Version der Internationalen Kopfschmerzklassifikation, der ICHD-3, in Gruppe 3 aufgeführt (➤ Tab. 17.15). Sie umfasst mit aufsteigender Attackendauer das Krankheitsbild der „Short-lasting Unilateral Neuralgiform Headache Attacks“ mit den Unterformen SUNCT- (Short-lasting Unilateral Neuralgiform Headache Attacks with Conjunctival Injection and Tearing) bzw. SUNA-Syndrom (Short-lasting Unilateral Neuralgiform Headache Attacks with Cranial Autonomic Symptoms), die paroxysmale Hemikranie, den Clusterkopfschmerz und die Hemicrania continua, die zuvor zur Gruppe 4 (andere primäre Kopfschmerzen) gezählt wurde (Headache Classification Committee of the International Headache Society [IHS] 2018).

Den TAKs gemeinsam ist eine strenge Einseitigkeit der Schmerzen sowie das begleitende Auftreten von ipsilateralen autonomen Symptomen, die eine konjunktivale Injektion, Lakrimation, nasale Kongestion, Rhinorrhoe, Lidödeme, eine Rötung der Stirn oder des Gesichtes, Miose und Ptose sowie ein Gefühl von Unruhe oder Agitiertheit umfassen. Mit zunehmender Attackendauer nimmt typischerweise auch die Anzahl der Attacken ab bis hin zur Hemicrania continua, die als ständig vorhandener Dauerschmerz auftreten kann (➤ Tab. 17.15). Alle TAKs können zudem als episodische und chronische Verlaufsform auftreten, wobei hier ein symptomfreies Intervall von 3 Monaten zugrunde gelegt wird.

Es gibt weitere primäre Kopfschmerzen aus der Gruppe 4 der ICHD-3 mit Überschneidungen zu den TAKs. Ebenfalls ein gutes Ansprechen auf Indometacin weist der primäre stechende Kopfschmerz auf, eine auffällige zirkadiane Rhythmik mit nächtlichen Attacken der ebenfalls primäre schlafgebundene Kopfschmerz („Hypnic Headache“).

Klinisch sind die TAKs nicht von symptomatischen Formen zu unterscheiden, die z. B. bei Sinusitiden, Carotis-Dissektionen, Prozessen im Bereich des Sinus cavernosus, Glaukomen und intrakraniellen Aneurysmen auftreten können. Daher ist eine weiterführende Bildgebung mittels MRT des Schädels einschließlich Gefäßdarstellung sowie im Einzelfall weiteren speziellen Sequenzen wie fettsupprimierten Halsquerschnitten und ggf. konsiliarische Mitbeurteilungen notwendig.

Tab. 17.15 Klinische und epidemiologische Charakteristika der trigemino-autonomen Kopfschmerzen (nach Jürgens 2014)

	Short-lasting Unilateral Neuralgiform Headache Attacks, SUNCT-/SUNA-Syndrom	Paroxysmale Hemikranie	Clusterkopfschmerz	Hemicrania continua
Geschlecht (♂:♀)	1,5:1	1:3	3:1	1:2,4
Prävalenz	sehr selten	0,02 %	0,06–0,3 %	bis zu 1 %
episodisch:chronisch	10:90 %	35:65 %	90:10 %	15:85 %
Alter bei Erkrankungsbeginn	20–50 Jahre	20–40 Jahre	28–30 Jahre	20–40 Jahre
Frequenz der Attacken	3–200 pro Tag	1–40 pro Tag (> 5/Tag mehr als die Hälfte der Zeit)	1 jeden 2. Tag bis 8 pro Tag	meist dauerhafte Schmerzen
Dauer der Attacken	5 Sekunden bis 10 Minuten	2–30 Minuten	15–180 Minuten	konstant mit Exazerbationen, die migräniform imponieren können
autonome Symptome	+++	+++	+++	+
zirkadiane Rhythmik	nein	nein	ja	nein
Trigger durch Alkohol	–	+	++	–

SUNCT = Short-lasting Unilateral Neuralgiform Headache Attacks with Conjunctival Injection and Tearing; SUNA = Short-lasting Unilateral Neuralgiform Headache Attacks with Cranial Autonomic Features; – = kein; + = selten; + + = häufig; + + + = sehr häufig

Short-lasting Unilateral Neuralgiform Headache Attacks

Diesem sehr seltenen Krankheitsbild als kürzester Variante der TAKs ist das SUNCT-Syndrom (Short-lasting Unilateral Neuralgiform Headache Attacks with Conjunctival Injection and Tearing) mit Lakrimation und konjunktivaler Injektion sowie das SUNA-Syndrom (Short-lasting Unilateral Neuralgiform Headache Attacks with Cranial Autonomic Features) mit entweder Lakrimation oder konjunktivaler Injektion zugeordnet (➤ Tab. 17.15 und ➤ Tab. 17.16). Schwierig kann die Abgrenzung zur Trigeminusneuralgie sein, bei der ebenfalls der 1. Trigeminusast betroffen ist (Leone et al. 2006). Im Vergleich zur Trigeminusneuralgie können Short-lasting Unilateral Neuralgiform Headache Attacks eine frappante Ähnlichkeit hinsichtlich Triggerfaktoren aufweisen (wie Kauen, Trinken, heiße bzw. kalte Getränke/Luft, Berührung, Sprechen und Mundpflege). Autonome Symptome als Ausdruck des physiologischen trigemino-parasympathischen Reflexbogens können bei beiden auftretenn, ebenso wie ein pathologischer Gefäß-Nerven-Kontakt zwischen der A. cerebelli superior und dem N. trigeminus. Als relevanter Unterschied können die Short-lasting Unilateral Neuralgiform Headache Attacks länger als die Trigeminusneuralgie sein und weisen keine Refraktärperiode zwischen den Attacken auf. Zu Therapieoptionen gibt es nur eingeschränkte Literatur. Anders als die Trigeminusneuralgie ist das Ansprechen auf Carbamazepin nur inkomplett.

Therapie

Zur Therapie liegen nur limitierte Daten vor (➤ Tab. 17.17 und ➤ Abb. 17.10). Eine Akuttherapie ist aufgrund der kurzen Attacken schwer. Analog zur Trigeminusneuralgie kann intranasales Lidocain versucht werden. Als Kurzzeitprophylaxe kann Lidocain in einer Dosis von 1 bis 4 mg/kg KG/Stunde über 24 Stunden unter Monitoring der Vitalwerte bei sonst nicht beherrschbaren Attackenhäufungen gegeben werden (meist jedoch ohne anhaltenden Effekt).

Tab. 17.16 Diagnostische Kriterien des SUNCT-/SUNA-Syndroms (IHS 3.3)

IHS 3.3.: Short-lasting Unilateral Neuralgiform Headache Attacks	
A	Mindestens 20 Attacken, die die Kriterien B–D erfüllen
B	Mäßige oder starke einseitig orbital, supraorbital und/oder temporal lokalisierte Schmerzattacken, die 1 bis 600 Sekunden anhalten und als Einzelstiche, Serien von Stichen oder sägezahnmusterartig auftreten
C	Mindestens eines der folgenden kranioautonomen Symptome oder Zeichen ipsilateral zum Kopfschmerz: 1. Konjunktivale Injektion und/oder Lakrimation 2. Nasale Kongestion und/oder Rhinorrhoe 3. Lidödem 4. Schwitzen im Bereich der Stirn oder des Gesichts 5. Miosis und/oder Ptose
D	Die Attackenfrequenz liegt bei > 1 pro Tag[1]
E	Nicht besser erklärt durch eine andere ICHD-3-Diagnose
IHS 3.3.1: Short-lasting Unilateral Neuralgiform Headache Attacks with Conjunctival Injection and Tearing (SUNCT)	
A	Attacken erfüllen die Kriterien für 3.3
B	Sowohl konjunktivale Injektion als auch Lakrimation ipsilateral zum Schmerz
IHS 3.3.2: Short-lasting Unilateral Neuralgiform Headache Attacks with Cranial Autonomic Features (SUNA)	
A	Attacken erfüllen die Kriterien für 3.3
B	Es ist nicht mehr als einer der folgenden Punkte erfüllt, ipsilateral zum Schmerz: konjunktivale Injektion oder Lakrimation.
Episodisches SUNCT-/SUNA-Syndrom	
Mindestens 2 Episoden mit einer Dauer von 7 Tagen bis 1 Jahr (unbehandelt) mit schmerzfreien Remissionsphasen von ≥3 Monaten	
Chronisches SUNCT-/SUNA-Syndrom	
Ohne Remisionsphasen oder mit Remissionsphasen von <3 Monaten über mindestens ein Jahr auftretend	

[1] Während eines Teils, aber weniger als der Hälfte des Zeitverlaufs können die Attacken seltener auftreten.
SUNCT = Short-lasting Unilateral Neuralgiform Headache Attacks with Conjunctival Injection and Tearing; SUNA = Short-lasting Unilateral Neuralgiform Headache Attacks with Cranial Autonomic Features

Kortikoide und Phenytoin i. v. sollen ebenfalls helfen (➤ Tab. 17.17).

In der Langzeitprophylaxe ist Carbamazepin oft nur unzureichend wirksam, während Lamotrigin bis 400 mg besser wirksam ist. Gabapentin bis 3600 mg und Topiramat bis 400 mg können ebenfalls versucht werden, alternativ auch Zonisamid. Beim SUNCT-Syndrom scheinen Lamotrigin und Topiramat gut zu wirken, beim SUNA-Syndrom Lamotrigin und Gabapentin (Weng et al. 2018). Als invasive Therapien können Okzipitalisblockaden versucht werden, bei anhaltenden Exazerbationen scheint – wie auch bei der Trigeminusneuralgie – die mikrovaskuläre Dekompression bei MR-tomografisch nachgewiesenem Gefäß-Nerven-Kontakt wirksam zu sein (Favoni et al. 2013). Alternativ kann eine okzipitale Nervenstimulation erwogen werden.

Paroxysmale Hemikranie (PH)

Neben der Hemicrania continua ist die paroxysmale Hemikranie (➤ Tab. 17.18) einer der beiden Indometacin-sensiblen Kopfschmerzen aus der Gruppe der TAKs. Das obligat positive Ansprechen auf Indometacin kann auch diagnostisch zur Abgrenzung vom SUNCT-/SUNA-Syndrom einerseits und kurzen Attacken eines typischerweise nicht Indometracin-sensiblen Clusterkopfschmerzes andererseits eingesetzt werden. Die PH kommt vorwiegend als chronische Verlaufsform vor. Anders als beim Clusterkopfschmerz besteht keine ausgeprägte zirkadiane oder zirkannuale Rhythmik sowie Triggerung durch Alkohol.

Therapie

Bei obligatem Ansprechen die Indometacin als diagnostischem Marker stellt dies auch die Therapie der Wahl dar (➤ Tab. 17.17). Nach ICHD-3 ist ein Ansprechen auf orale Dosen bis 225 mg (oder im Einzelfall auch höher) gefordert. Pragmatisch empfiehlt sich eine Aufdosierung mit 3 × 25 mg tgl. und Steigerung der Dosis um weitere 3 × 25 mg alle 3 Tage bis 225 mg (im Einzelfall bei fehlendem Ansprechen bis 300 mg), immer unter Magenschutz mit einem Protonenpumpenhemmer. Gastrointestinale Nebenwirkungen (wie Ulzera, Übelkeit, Erbrechen, abdominale Schmerzen

Tab. 17.17 Akuttherapie und prophylaktische Therapie der trigemino-autonomen Kopfschmerzen

	Short-lasting Unilateral Neuralgiform Headache Attacks, SUNCT-/SUNA-Syndrom	Paroxysmale Hemikranie	Clusterkopfschmerz	Hemicrania continua
Akutmedikation 1. Wahl	(Lidocain intranasal)	(Indometacin, Lidocain intranasal)	Sumatriptan s. c. 6 mg Zolmitriptan nasal 5 mg O_2 8–15 l/min	Indometacin
Akutmedikation 2. Wahl	–	–	Lidocain intranasal 1 ml 4–10 % Sumatriptan intranasal 20 mg (DHE i. v. 0,5–1 g) (Octreotid s. c. 100 µg)	–
Kurzzeitprophylaxe	Lidocain i. v. (bis 4 mg/kg KG/h) Methylprednisolon bis 1000 mg i. v. (Phenytoin i. v.)	–	Kortikoide bis 500 mg i. v./100 mg oral Triptane oral (Frovatriptan 2,5–5 mg, Naratriptan 2,5–5 mg, Zolmitriptan 5 mg, Eletriptan 40 mg) (Ergotamintartrat bis 2 mg) (DHE i. v. 3 g/Tag über 3 Tage) (Ketamin i. v.)	–
Langzeitprophylaxe 1. Wahl	Lamotrigin bis 400 mg	Indometacin bis 300 mg	Verapamil bis 960 mg	Indometacin
Prophylaxe 2. Wahl	Carbamazepin bis 1200 mg Gabapentin bis 3600 mg Topiramat bis 400 mg (Oxcarbazepin) (Zonisamid)	NSAR (ASS, Naproxen, Piroxicam)* COX-2-Hemmer (Celecoxib, Etoricoxib)* Verapamil bis 960 mg Topiramat bis 200 mg (Sumatriptan) (Flunarizin) (Acetazolamid) (Corticoid)	Lithiumcarbonat bis 1350 mg Topiramat bis 200 mg (Galcanezumab s. c.) (Valproat) (OnabotulinumtoxinA)	Gabapentin Topiramat COX-2-Hemmer (OnabotulinumtoxinA)
sonstige Therapien	ONB mikrovaskuläre Dekompression bei Gefäß-Nerven-Kontakt ONS (phDBS)	ONB (ONS) (phDBS)	ONB zervikale tVNS (akut und prophylaktisch) ONS (phDBS)	ONB ONS

ONB = Blockade des N. occipitalis major; ONS = okzipitale Nervenstimulation; phDBS = Tiefenhirnstimulation des posterioren Hypothalamus; SUNCT = Short-lasting Unilateral Neuralgiform Headache Attacks with Conjunctival Injection and Tearing; SUNA = Short-lasting Unilateral Neuralgiform Headache Attacks with Cranial Autonomic Features

und Durchfall) können therapielimitierend sein. Ebenfalls können arterieller Hypertonus, Schwindel und De-novo-Kopfschmerzen auftreten (Jürgens et al. 2013). Im angloamerikanischen Raum ist der auch verblindet durchführbare „Indo-Test" verbreitet, bei dem 100–200 mg i. m. mit rascherem Ansprechen gegeben werden. Nach Erreichen einer initialen Schwellendosis liegt die tägliche Erhaltungsdosis oft niedriger, sodass sich im Verlauf eine langsame Reduktion der Tagesdosis bis zum erneuten Auftreten von Attacken empfiehlt.

Problematisch ist die simultane Einnahme von SSRI und SSNRI sowie einer oralen Antikoagulation mit deutlich erhöhtem Risiko von gastrointestinalen Blutungen (Dodick 2004). Zudem kann die Wirksamkeit von Furosemid, Betablockern, ACE-Hemmern/Sartanen und Thiaziddiuretika reduziert werden. Auch können erhöhte Serumspiegel von Lithium,

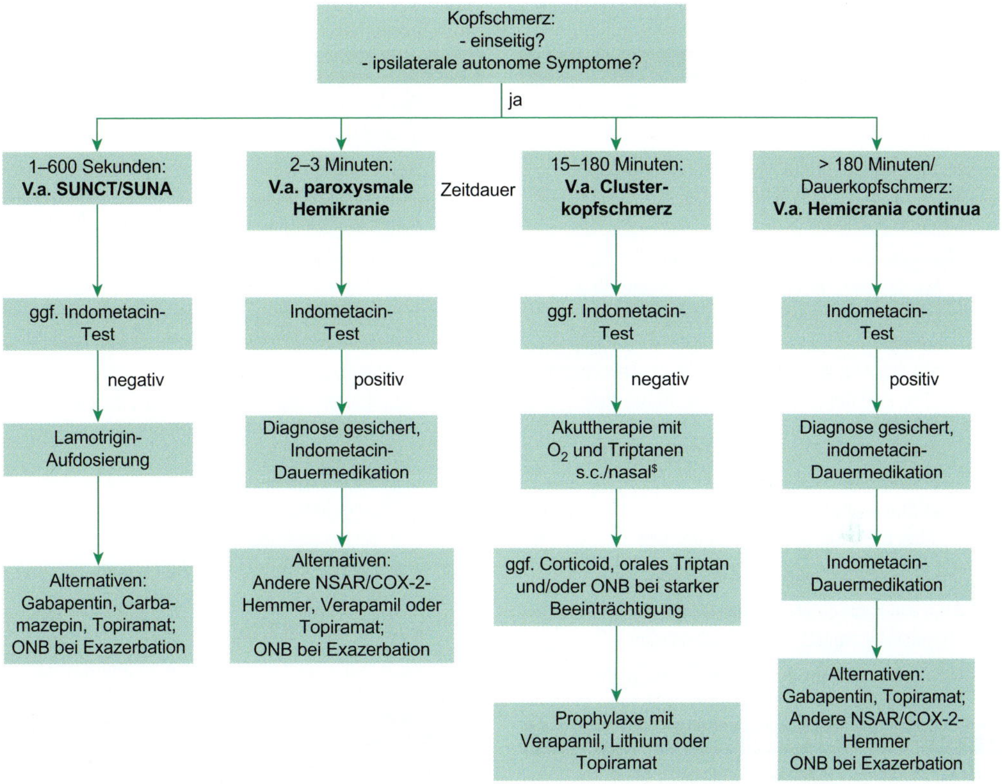

Abb. 17.10 Pragmatisches Vorgehen bei TAK (nach Jürgens 2014); ONB = okzipitale Nervenblockade

Digoxin und Phenytoin auftreten. Wird Indometacin nicht toleriert, kann auf andere NSAR (wie ASS, Naproxen und Piroxicam) oder – im Alltag meist praktikabler – Hemmer der Cyclooxygenase-2 (COX-2) wie Celecoxib oder Etoricoxib zurückgegriffen werden. Andere Ausweichpräparate sind Topiramat und Verapamil sowie Flunarizin, Acetazolamid und Kortikoide. Als invasive Verfahren kann eine Blockade des N. occipitalis major versucht werden (➤ Tab. 17.17).

Clusterkopfschmerz

Über die Jahrzehnte hat die Diskrepanz im Geschlechterverhältnis (männlich zu weiblich) von 10 : 1 zu 3 : 1 abgenommen, was auf einem Wahrnehmungsbias mit einer fehlerhaften Einordnung der Clusterkopfschmerzen bei Frauen als Migräne beruht (Lund et al. 2017). Die Erkrankung neigt mit höherem Alter zur Remission. Die aktuellen diagnostischen Kriterien des Clusterkopfschmerzes finden sich in ➤ Tab. 17.19. Erwähnenswert ist, dass Attacken meist periorbital lokalisiert sind, aber auch an allen anderen Stellen des Kopfes auftreten können, bis hin zu Verläufen mit Schmerzen im 2. und 3. Trigeminusast, die als fazialer Clusterkopfschmerz bezeichnet werden. Ebenfalls erschwerend kann in 3 % der Fälle ein Fehlen der autonomen Begleitsymptome sein. Irritierend können als migränetypisch bezeichnete vegetative Begleitsymptome wie Übelkeit und Erbrechen sowie sensorische Überempfindlichkeiten in Sinne einer Photo-, Phono- oder Osmophobie sein, die auch bei Patienten ohne eine komorbide Migräne in der Anamnese auftreten können. Dies unterstreicht, dass die Zeitdauer der Attacken das wichtigste diagnostische Kriterium bleibt. Typisch für den Clusterkopfschmerz ist zudem die zirkadiane (meist in den späten Abend- bzw. frühen Morgenstunden) und zirkannuale Rhythmik (Attackenhäufung in Frühjahr und Herbst). Dies kann man sowohl bei den etwa

Tab. 17.18 Diagnostische Kriterien der paroxysmalen Hemikranie

IHS 3.2: Paroxysmale Hemikranie	
A	Mindestens 20 Attacken, die die Kriterien B–E erfüllen
B	Starke einseitig orbital, supraorbital und/oder temporal lokalisierte Schmerzattacken, die für 2–30 Minuten anhalten
C	Einer oder beide der folgenden Punkte: 1. Mindestens eines der folgenden Symptome oder Zeichen, jeweils ipsilateral zum Kopfschmerz: a) Konjunktivale Injektion und/oder Lakrimation b) Nasale Kongestion und/oder Rhinorrhoe c) Lidödem d) Schwitzen im Bereich der Stirn oder des Gesichts e) Miose und/oder Ptose 2. Körperliche Unruhe oder Agitiertheit
D	Die Attackenfrequenz liegt bei > 5 pro Tag[1].
E	Attacken kann durch therapeutische Dosen Indomethacin[2] komplett vorgebeugt werden
F	Nicht besser erklärt durch eine andere ICHD-3-Diagnose
IHS 3.2.1: Episodische paroxysmale Hemikranie	
Dauer von 7 bis 365 Tagen (unbehandelt), die durch schmerzfreie Remissionsphasen von ≥ 3 Monaten unterbrochen werden.	
IHS 3.2.2: Chronische PH	
Die Attacken treten für wenigstens 1 Jahr ohne Remissionsphase oder mit Remissionen von < 3 Monaten Dauer auf.	

[1] Während eines Teils, aber weniger als der Hälfte des Zeitverlaufs bei paroxysmaler Hemikranie können die Attacken seltener auftreten.
[2] Bei Erwachsenen sollte Indometacin anfangs in einer Tagesdosis von ≥ 150 mg oral eingesetzt und bei Bedarf auf ≥ 225 mg täglich erhöht werden. Die Dosis für Injektionen beträgt 100–200 mg. Als Erhaltungsdosen sind meist jedoch geringere Mengen erforderlich.

Tab. 17.19 Diagnostische Kriterien des episodischen und chronischen Clusterkopfschmerzes

IHS 3.1: Clusterkopfschmerz	
A	Wenigstens 5 Attacken, welche die Kriterien B–D erfüllen
B	Starke oder sehr starke einseitig orbital, supraorbital und/oder temporal lokalisierte Schmerzattacken, die unbehandelt 15–180 Minuten[1] anhalten
C	Einer oder beide der folgenden Punkte ist/sind erfüllt: 1. Mindestens eines der nachfolgenden Symptome oder Zeichen, jeweils ipsilateral zum Kopfschmerz: a) Konjunktivale Injektion und/oder Lakrimation b) Nasale Kongestion und/oder Rhinorrhoe c) Lidödem d) Schwitzen im Bereich der Stirn oder des Gesichtes e) Miose und/oder Ptose 2. Körperliche Unruhe oder Agitiertheit
D	Die Attackenfrequenz liegt zwischen 1 Attacke jeden 2. Tag und 8/Tag
E	Nicht besser erklärt durch eine andere ICHD-3 Diagnose
IHS 3.1.1: Episodischer Clusterkopfschmerz	
Schubweises Auftreten von Clusterepisoden. Wenigstens 2 Clusterepisoden mit einer Dauer von 7 Tagen bis 365 Tagen (unbehandelt), die durch schmerzfreie Remissionsphasen von ≥ 3 Monaten Dauer getrennt sind	
IHS 3.1.2: Chronischer Clusterkopfschmerz	
Attacken treten für wenigstens 1 Jahr ohne Remissionsphasen auf oder mit Remissionen von weniger als 3 Monaten	

[1] Während eines Teils, aber weniger als der Hälfte des Zeitverlaufs bei einem Clusterkopfschmerz können die Attacken weniger schwer sein oder länger andauern.

85 % der Patienten betreffenden episodischen als auch den chronischen Verlaufsformen beobachten (Gaul et al. 2012; Jürgens et al. 2010), die häufig schlechter auf eine Therapie ansprechen.

Die Lebensqualität ist insbesondere bei chronischen und aktiven episodischen Verläufen deutlich eingeschränkt mit psychiatrischer Komorbidität, insbesondere Depression (Jürgens et al. 2011; Louter et al. 2016). Charakteristisch ist zudem der hohe Prozentsatz an Rauchern (bis 90 % bei Männern), was im Langzeitverlauf die therapeutischen Möglichkeiten (insbesondere die Akutmedikation mit Triptanen) einschränken kann, da diese bei vaskulären Erkrankungen kontraindiziert sind.

17

Therapie

Anders als bei der Migräne stellen – bei ebenfalls relevanter psychiatrischer Komorbidität und basierend auf den jeweiligen pathophysiologischen Konzepten – psychologische Verfahren keinen kausalen therapeutischen Ansatz, sondern eine supportive Therapie in Ergänzung zu den etablierten pharmakologischen und nichtmedikamentösen Verfahren dar. Die aktuellen pharmakologischen Empfehlungen basieren im Wesentlichen auf der Leitlinie der DMKG von 2016 (May et al. 2016).

Akuttherapie

Aufgrund der kurzen Attackendauer und des meist schlechteren Ansprechens der Attacken bei spätem Behandlungsbeginn sollten nur Therapien mit raschem Wirkeintritt in der Akuttherapie eingesetzt werden. Mittel der 1. Wahl (➤ Tab. 17.17) stellen die Triptane (Sumatriptan s. c. 6 mg oder Zolmitriptan 5 mg intranasal) dar. Neu ist die Verfügbarkeit eine Sumatriptan-Fertigspitze in einer Dosis von 3 mg s. c., welche vor allem bei Nebenwirkungen unter 6 mg versucht werden kann, allerdings nur für die Indikation Migräne zugelassen ist. Eine sekundäre Verschlechterung des Clusterkopfschmerzes bei Triptanübergebrauch scheint weniger problematisch als bei der Migräne zu sein. Bei Patienten mit vaskulärem Risikoprofil ist eine kardiologische Diagnostik zum Ausschluss einer therapierelevanten zerebro- oder kardiovaskulären Erkrankung sinnvoll. Als Alternative steht 100-prozentiger Sauerstoff zur Verfügung, der mit einer möglichst hohen Flussrate von > 8–15 l/min für 15–20 min verabreicht werden sollte. Da ein möglichst hoher inspiratorischer Anteil an O_2 in der Einatemluft mit besserer Wirkung zu korrelieren scheint, sollte eine Atemmaske mit Reservoirbeutel ohne Rückatmung angewendet werden. Der Einsatz eines Demand-Ventils war in einer aktuellen Studie einer herkömmlichen Maske mit Reservoir nicht überlegen (Petersen et al. 2017).

Als Mittel der 2. Wahl kann neben Sumatriptan nasal 20 mg auch Lidocain (1 ml 4–10%-ige Lösung) in das ipsilaterale Nasenloch bei rekliniertem und zur Seite geneigtem Kopf gegeben werden, gut auch in Kombination mit Sauerstoff. Weitere Therapien sind in ➤ Tab. 17.17 aufgeführt.

Kurzzeitprophylaxe

Eine Kurzzeitprophylaxe (➤ Tab. 17.17) kann bei kurzen Episoden, Exazerbationen und bei der Aufdosierung eines anderen Präparates sinnvoll sein. Grundsätzlich muss erwähnt werden, dass beim aktiven Clusterkopfschmerz Prophylaxen Attacken nur so lange unterdrücken, wie sie eingenommen werden. Langfristige modulierende Effekte wie bei der Migräne sind untypisch. Kortikoide werden seit längerem in der Kurzzeitprophylaxe eingesetzt. Eine multizentrische randomisierte placebokontrollierte Studie (Pred-CH) konnte nachweisen, dass die Gabe von Prednisolon 100 mg über 5 Tage mit anschließendem Ausschleichen über 12 Tage additiv zur Basistherapie mit Verapamil zu einer stärkeren Reduktion der täglichen Attacken bis hin zur Schmerzfreiheit in der Woche (Obermann et al. 2020). Daneben können orale Triptane (idealerweise solche mit einer langen Halbwertszeit wie Frovatriptan und Naratriptan, aber auch Zolmitriptan und Eletriptan) verwendet werden. Als weitere Substanzen stehen Ergotamintartrat 1–2 mg abends und die Dauerinfusion von 9 mg DHE über 3 Tage (entsprechend 3 mg pro Tag, Importarzneimittel) zur Verfügung. Alternativ hat sich die Gabe von Ketamin i. v. in einer Dosis von 0,5 mg/kg KG i. v. über 2 Stunden in vielen Zentren etabliert (Moisset et al. 2017).

Langzeitprophylaxe

Ziel ist hier eine Monotherapie, die insbesondere beim episodischen Clusterkopfschmerz in regelmäßigen Abständen versuchsweise reduziert werden sollte. Mittel der 1. Wahl ist Verapamil (➤ Tab. 17.17), das im genehmigten Off-Label-Gebrauch zulasten der gesetzlichen Krankenversicherung eingesetzt werden kann. Die Aufdosierung erfolgt alle 3–4 Tage um 40–80 mg bis zunächst 480 mg verteilt auf 3 Einnahmezeitpunkte unter regelmäßiger EKG-Kontrolle (in Einzelfällen bis 960 mg/Tag).

Es bestehen zahlreiche relevante Interaktionen auf pharmakokinetischem (Grapefruitsaft mit Erhöhung der Verapamildosis) und pharmakodynamischem Gebiet (Kombination aus Betablockern und Verapamil mit Bradykardie); darauf muss unbedingt geachtet werden. Lithiumcarbonat ist als 450-mg-Tablette (Quilonum®) ebenfalls zur Behandlung des Clusterkopfschmerzes zugelassen mit besserer Wirksamkeit bei episodischen Patienten. Lithium-

17

carbonat muss langsam um ½ – 1 Tbl. auf 225 bis 450/Woche aufdosiert werden (Zielbereich: Serumspiegel um 0,8 mmol/l). Alternativ kann auf Topiramat bis 200 mg/Tag zurückgegriffen werden. Während die bislang unpublizierten Studienergebnisse zur Wirksamkeit von Fremanezumab keine Wirksamkeit beim episodischen und chronischen Clusterkopfschmerz zeigten, war Galcanezumab beim episodischen Clusterkopfschmerz wirksam (Goadsby et al. 2019), nicht jedoch beim chronischen (Dodick et al. 2020). Im Juni 2019 erhielt Galcanezumab daraufhin in der Dosierung von 300 mg durch die amerikanische Arzneimittelbehörde FDA die Zulassung zur Prophylaxe des episodischen Clusterkopfschmerzes. Allerdings empfahl im Februar 2020 der Ausschuss für Humanarzneimittel (CHMP) der Europäischen Arzneimittelagentur EMA, den Zulassungsantrag für Galcanezumab zur Prophylaxe des episodischen Clusterkopfschmerzes abzulehnen, sodass es aktuell in der EU nicht verfügbar ist.

Präparat der 3. Wahl ist Valproinsäure bis 900 mg täglich. Für folgende weitere Verfahren gibt es nur eingeschränkte Evidenz: OnabotulinumtoxinA, topische Anwendung von Capsaicin (mind. 0,025 % 2 ×/Tag) intranasal sowie 10 mg Melatonin.

Sonstige Verfahren

Neben einer auch wiederholten medikamentösen Blockade des N. occipitalis major, die pragmatischerweise mit einem Kortikoid (z. B. Dexamethason 4 mg) und einem Lokalanästhetikum (z. B. 40 mg Lidocain) durchgeführt wird, sind in den letzten Jahren zahlreiche neuromodulierende Verfahren untersucht worden.

Im invasiven Bereich ist die in zahlreichen Studien untersuchte Stimulation des Ganglion sphenopalatinum seit dem Konkurs der Herstellerfirma nicht mehr verfügbar, sodass nur noch die okzipitale Nervenstimulation (ONS) zur Verfügung steht. Vor dem Hintergrund hoher Revisionsraten gerade aufgrund von Elektrodenbrüchen und -dislokation sowie Infekten wurden neue Elektroden speziell für den hochmobilen Nackenbereich entwickelt, deren Wirksamkeit abzuwarten bleibt, wobei die jüngeren Langzeitstudien zur ONS beim Clusterkopfschmerz vielversprechend sind (Fontaine et al. 2017; Leone et al. 2017).

Auf dem Feld der nichtinvasiven Verfahren existieren bislang nur Daten zur transkraniellen zervikalen Vagusnervstimulation (tVNS), deren Wirksamkeit sich in der akuten Attacke auf Patienten mit einem episodischen Clusterkopfschmerz beschränkt. Für die vorbeugende Anwendung zeigte die unverblindete Add-on-Gabe zusätzlich zu einer etablierten medikamentösen Prophylaxe gute Effekte (Gaul et al. 2016).

Hemicrania continua (HC)

Die Hemicrania continua ist wie die PH ein obligat Indometacin-sensibler Kopfschmerz (➤ Tab. 17.20; Cittadini und Goadsby 2010). Neben einer täglich auftretenden Form ist in der ICHD-3 auch eine re-

Tab. 17.20 Diagnostische Kriterien der Hemicrania continua. Die Mehrzahl der Patienten zeigt bereits zu Beginn den nicht remittierenden Verlaufstyp .

IHS 3.4: Hemicrania continua (HC)	
A	Einseitiger Kopfschmerz, der die Kriterien B – D erfüllt.
B	Für > 3 Monate vorliegend, mit Verschlechterung von mäßiger oder starker Intensität
C	Einer oder beide der folgenden Punkte: 1. Mindestens eines der folgenden Symptome oder Zeichen, jeweils ipsilateral zum Kopfschmerz: a) Konjunktivale Injektion und/oder Lakrimation b) Nasale Kongestion und/oder Rhinorrhoe c) Lidödem d) Schwitzen im Bereich der Stirn oder des Gesichtes e) Miose und/oder Ptose 2. Körperliche Unruhe oder Agitiertheit oder Schmerzzunahme durch Bewegung
D	Spricht zuverlässig auf therapeutische Dosen von Indometacin[1] an
E	Nicht besser erklärt durch andere ICHD-3-Diagnose
HC mit remittierendem Verlauf	
Nicht täglicher oder durchgängiger Kopfschmerz mit Remissionsphasen von ≥ 24 Stunden (unbehandelt)	
HC mit nicht remittierendem Verlauf	
Kopfschmerz für mindestens 1 Jahr lang täglich und durchgängig ohne Remissionsphasen von ≥ 1 Tag	

[1] Bei Erwachsenen sollte anfangs eine Tagesdosis von mindestens 150 mg oral eingesetzt und bei Bedarf auf über 225 mg täglich erhöht werden. Die Dosis für Injektionen beträgt 100 bis 200 mg. Als Erhaltungsdosis sind oft jedoch geringere Mengen erforderlich.

mittierende Form beschrieben. Klinisch können undulierende Verläufe mit aufgesetzten Schmerzexazerbationen auftreten, die dann mit autonomen, aber auch „migränetypischen" Begleitsymptomen einhergehen können.

Abzugrenzen ist zum einen der Clusterkopfschmerz von der remittierenden Form, der jedoch nicht Indometacin-sensibel ist, zum anderen streng einseitige Migräneattacken mit ipsilateralen autonomen Begleitsymptomen, die selten sind und meist kein obligates Ansprechen auf Indometacin aufweisen.

Therapie

Indometacin stellt sowohl die akute als auch die prophylaktische Therapie der Wahl dar. In der Akuttherapie sind die übrigen NSAR und Triptane nicht ausreichend wirksam. Alternativ können Gabapentin (Spears 2009), Topiramat und die COX-2-Hemmer wie Celecoxib oder Etoricoxib versucht werden (Cittadini und Goadsby 2011). Neben einer Blockade des N. occipitalis major z. B. mit einem Kortikoid und einem Lokalanästhetikum kann bei refraktären Verläufen auch die Stimulation des N. occipitalis major erwogen werden.

17.7.5 Neuropathien und Gesichtsschmerz

In der aktuellen IHS-Klassifikation ICHD-3 (Headache Classification Committee of the International Headache Society [IHS] 2018) werden in der dritten Hauptgruppe „Neuropathien und Gesichtsschmerzen" 13 Unterformen unterschieden. Im Folgenden wird auf die beiden häufigsten Formen, die Trigeminusneuralgie und den anhaltenden idiopathischen Gesichtsschmerz, näher eingegangen; seltenere Formen wie Okzipitalisneuralgie, Glossopharyngeusneuralgie, Intermediusneuralgie oder das Syndrom des brennenden Mundes (Burning Mouth Syndrome, BMS) sollen hier nur kursorisch erwähnt werden. Die noch recht häufige postherpetische Neuralgie wird in der ICHD-3 unter der schmerzhaften Trigeminusneuropathie kategorisiert.

Die klinisch-anatomische Trennlinie zwischen Kopf- und Gesichtsschmerz stellt die orbitomeatale Linie dar als Verbindung zwischen dem Oberrand der Augenhöhle und dem Oberrand des äußeren Gehörgangs, sodass der Kopfschmerz im Versorgungsgebiet des N. ophthalmicus und N. occipitalis major/minor/tertius, der Gesichtsschmerz überwiegend im Versorgungsgebiet des N. maxillaris und des N. mandibularis liegt.

Trigeminusneuralgie

Die Trigeminusneuralgie hat eine Prävalenz von 40/100 000, Frauen und Männer sind im Verhältnis 3:2 betroffen und 90 % der Patienten sind bei Erkrankungsbeginn älter als 40 Jahre. Die Trigeminusneuralgie ist klinisch charakterisiert durch wiederkehrende, paroxysmale, unilaterale Schmerzattacken im Versorgungsbereich des N. trigeminus mit:

- Extrem starken Schmerzparoxysmen von Sekundenbruchteilen bis zu 2 Minuten Dauer
- Qualität: blitzartig einschießend, scharf oberflächlich stechend, stromstoßartig
- Attackenhäufigkeit bis 200/Tag (in etwa 50 % mit zusätzlichem Dauerschmerz in dem betroffenen Versorgungsgebiet, dann klassifiziert als Trigeminusneuralgie mit Dauerschmerz und mit schlechterem Ansprechen auf eine medikamentöse Therapie einhergehend)
- Auslöser (Reize im betroffenen Versorgungsbereich): Kauen, Sprechen, Mimik, Berührung, Heißes/Kaltes
- Keine persistierenden neurologischen Ausfälle
- Einem schmerzhaften Paroxysmus folgt gewöhnlich eine refraktäre Phase, in der kein Schmerz ausgelöst werden kann
- Begleitend können Kontraktionen der Gesichtsmuskulatur auf der betroffenen Seite auftreten (Tic douloureux) oder auch leichte ipsilaterale autonome Symptome (Tränen/Rötung des Auges)

Die formalen Diagnosekriterien finden sich in ➢ Tab. 17.21.

Die Trigeminusneuralgie wird zum einen unterschieden in die klassische Trigeminusneuralgie, bei der eine neurovaskuläre Kompression nachweisbar sein muss. Die neurovaskuläre Kompression kann mittels cMRT oder während eines chirurgischen Eingriffs nachgewiesen werden. Dabei reicht jedoch ein rein neurovaskulärer Kontakt zur Klassifizierung nicht aus, sondern es müssen morphologische Ver-

Tab. 17.21 Diagnostische Kriterien der Trigeminusneuralgie nach ICHD-3

Kriterium	
A	Wiederkehrende paroxysmale unilaterale Gesichtsschmerzattacken im/in den Versorgungsbereich(en), die einen Ast oder mehrere Äste des N. trigeminus betreffen, ohne Ausstrahlung darüber hinaus[1], welche die Kriterien B und C erfüllen
B	Der Schmerz weist alle der folgenden Charakteristika auf: 1. Dauer zwischen einem Sekundenbruchteil bis zu 2 Minuten[2] 2. Starke Intensität[3] 3. Stromstoßartige, einschießende, stechende oder scharfe Qualität
C	Vorangegangene harmlose Reize im betroffenen Versorgungsbereich des N. trigeminus[4]
D	Nicht besser erklärt durch eine andere ICHD-3-Diagnose

[1] Bei einer kleinen Zahl von Patienten kann der Schmerz zu einem anderen Ast ausstrahlen, bleibt jedoch innerhalb der trigeminalen Dermatome.
[2] Die Schmerzdauer kann sich im Laufe der Zeit dahingehend ändern, dass die Paroxysmen länger anhalten. Eine Minderheit von Patienten berichtet von Attacken, die meist > 2 Minuten anhalten.
[3] Die Schmerzintensität kann im Laufe der Zeit zunehmen.
[4] Einige Attacken können spontan auftreten oder spontan wirken, doch muss in der Vorgeschichte ein von harmlosen Reizen ausgelöster Schmerz aufgetreten oder festgestellt worden sein, damit dieses Kriterium erfüllt ist. Im Idealfall sollte der untersuchende Kliniker die anamnestischen Angaben durch Wiederholung des auslösenden Phänomens zu bestätigen suchen. Dies mag jedoch aufgrund einer entsprechenden Weigerung des Patienten bzw. einer anatomisch ungünstigen Lokalisation des Triggers und/oder anderer Faktoren nicht immer möglich sein.

änderungen wie eine Atrophie oder eine Verdrängung in der Wurzel des Trigeminusnervs gefunden werden, ansonsten wird die Trigeminusneuralgie als idiopathische Trigeminusneuralgie bezeichnet. Dies trifft auf etwa 11 % der Patienten mit typischer Trigeminusneuralgie zu, bei denen in neurochirurgischen Fallserien nach Exploration keine erklärende neurovaskuläre Kompression gefunden wurde.

Die sekundäre Trigeminusneuralgie (früher als symptomatisch bezeichnet) ist klinisch nicht von der klassischen Trigeminusneuralgie zu unterscheiden, sondern nur dadurch, dass bei ihr eine erklärende Grunderkrankung (z. B. Multiple Sklerose, Tumor im Kleinhirnbrückenwinkel oder eine AV-Malformation) nachgewiesen werden kann. Dies ist in etwa 15 % der Fälle mit einer klinisch typischen Trigeminusneuralgie der Fall, die sich dann als sekundäre Trigeminusneuralgie darstellt. Als mögliche Unterscheidungskriterien zwischen einer klassischen und einer sekundären Trigeminusneuralgie wurden bisher der betroffene Trigeminusast, das Alter bei Erkrankungsbeginn und begleitende sensible Defizite diskutiert. Neuere Studien haben jedoch gezeigt, dass sich eine Beteiligung des N. ophthalmicus als erstem Trigeminusast mit 21 % und 23 % in ähnlich seltener Häufigkeit sowohl bei der sekundären als auch bei der klassischen Trigeminusneuralgie findet. Das durchschnittliche Alter bei Erkrankungsbeginn ist zwar mit 48 Jahren bei der sekundären signifikant niedriger gegenüber 57 Jahren bei der klassischen Trigeminusneuralgie, aber es besteht eine zu große Überlappung, als dass dies sinnvoll als klinischer Marker genutzt werden könnte. Ein begleitendes sensibles Defizit oder eine bilaterale Affektion des N. trigeminus erhöhen hingegen das Risiko für eine sekundäre Trigeminusneuralgie; allerdings schließt das Fehlen eine sekundäre Trigeminusneuralgie nicht aus. Die zerebrale Bildgebung und elektrophysiologische Untersuchungen sind also wichtige Methoden zur weiteren Unterscheidung.

Abgegrenzt wird von der Trigeminusneuralgie die schmerzhafte Trigeminusneuropathie, die sich durch das klinische Erscheinungsbild mit einem neuropathischen Dauerschmerz, Allodynie und sensiblen Defiziten im Versorgungsgebiet des Trigeminusnervs sowie einem unterschiedlichen Therapieansatz von der Trigeminusneuralgie unterscheidet. Die schmerzhafte Trigeminusneuropathie wird in 5 Untergruppen, nach der zugrunde liegenden Ursache, in eine Trigeminusneuropathie bei Herpes zoster, postherpetisch, posttraumatisch, zurückzuführen auf eine andere Erkrankung und idiopathisch unterteilt. Der Schmerz erfüllt die Kriterien eines neuropathischen Schmerzes und wird entsprechend behandelt (➤ Kap. 17.6).

Diagnostik

Die weitere Diagnostik zur Abgrenzung einer sekundären Trigeminusneuralgie, aber auch zum Nachweis einer möglichen neurovaskulären Kompression erfordert eine cMRT einschließlich CISS-Sequenzen und einer TOF-Angiografie. Überprüfungen wie der Blinkreflex und das Trigeminus-SEP können ergänzend angefertigt werden. In einer Metaanalyse mit 629 Patienten mit Trigeminusneuralgie konnte für den elektrophysiologischen Blinkreflex eine Sensitivität von 94 % und eine Spezifität von 87 % für die Identifizierung sekundärer Trigeminusneuralgien gezeigt werden. Dies ist vergleichbar mit der cMRT, sodass der elektrophysiologische Blinkreflex eine ergänzende Methode für Patienten darstellt, bei denen nur ein CCT durchgeführt werden kann (Cruccu 2017).

Therapie

Die medikamentöse Therapie der Trigeminusneuralgie sollte mit Carbamazepin oder Oxcarbazepin, den Medikamenten der 1. Wahl, begonnen werden (➤ Abb. 17.11 und ➤ Tab. 17.22). Die erforderliche Dosis für Carbamazepin beträgt 600–1200 mg/d. Durch langsames Aufdosieren können sich die typischen Nebenwirkungen wie Müdigkeit, Ataxie oder Schwindel vermeiden lassen. Die Wirkung von Oxcarbazepin entspricht wahrscheinlich der von Carbamazepin bei einem Umrechnungsfaktor von Carbamazepin:Oxcarbazepin von 1:1,5. Die erforderliche Tagesdosis für Oxcarbazepin liegt somit bei 900–1800 mg/d. Oxcarbazepin ist im Vergleich mit Carbamazepin hinsichtlich der kognitiven Nebenwirkungen besser verträglich, hat aber ein noch höheres Risiko für eine Hyponatriämie (Bendtsen et al. 2019).

Wenn es z. B. durch unkontrollierbare Attacken einer raschen Intervention bedarf, können überbrückende Maßnahmen wie Lidocain-Pumpspray, Lidocain-Pflaster oder Okzipitalisblockaden hilfreich sein oder auch eine intravenöse Gabe von Phenytoin 250 mg nötig werden (➤ Tab. 17.23). Patienten, welche die Medikamente der 1. Wahl nicht in der vollen Dosierung, die zu Schmerzfreiheit führt, aufgrund von Nebenwirkungen oder Kontraindikationen vertragen, sollten mit einer Monotherapie der 2. Wahl oder einer Kombinationstherapie behandelt werden (➤ Abb. 17.11). Patienten, welche die Medikamente der 1. Wahl ausreichend gut vertragen und unter diesen auch in der Höchstdosis nicht respondieren, werden wahrscheinlich auch auf Medikamente der 2. Wahl schlecht ansprechen, sodass interventionelle Verfahren erwogen werden sollten (➤ Tab. 17.24). Für Patienten, die einen chirurgischen Eingriff zunächst ablehnen, kann (laut Curuccu 2017) eine Botulinumtoxin-Injektionsbehandlung in den Triggerarealen aufgrund der Studienlage sinnvoll sein (Cruccu 2017; Meng et al. 2018).

Ein weiterer, möglicherweise vielversprechender Therapieansatz ist die topische Anwendung von Ambroxol 20 % Creme, einer überwiegend gegen den Natriumkanal-Subtyp Nav1.8 gerichteten Substanz. In einer kleinen Fallberichtserie von 5 Patienten, die an einer idiopathischen Trigeminusneuralgie litten, wurde Amboxol zusätzlich zur Standardtherapie mit guter Wirksamkeit und ohne berichtete Nebenwirkungen gegeben (Kern et al. 2019).

Die interventionellen Verfahren können auf verschiedenen Ebenen durchgeführt werden: am Ganglion Gasseri, an der Nervenwurzel mit Radiochirurgie oder in der Fossa posterior mit mikrovaskulärer Dekompression. Jede dieser Methoden hat ihre Vor- und Nachteile (➤ Tab. 17.24).

17

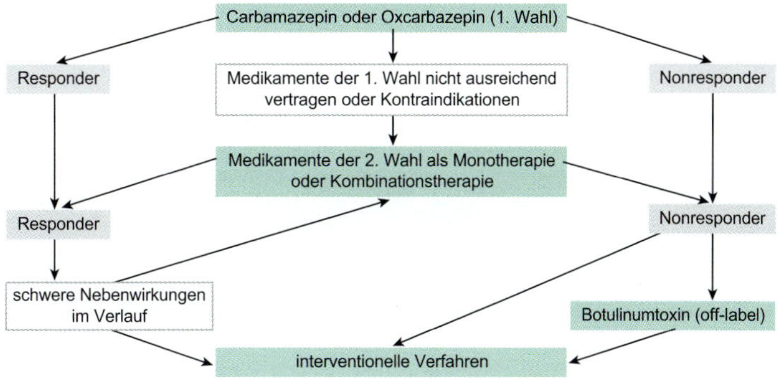

Abb. 17.11 Behandlungsalgorithmus der Trigeminusneuralgie (modifiziert nach Giorgio Cruccu 2017)

Tab. 17.22 Medikamentöse prophylaktische Therapie der Trigeminusneuralgie

Medikament	Evidenz	Dosis
1. Wahl		
Carbamazepin	↑↑	600–1200 mg
Oxcarbazepin	↑	900–1800 mg
2. Wahl		
Gabapentin	↑	1800–3600 mg
Pregabalin	↑	150–600 mg
Lamotrigin	↑	100–400 mg
Baclofen	↑↑	25–75 mg
Misoprostol (Cytotec)	↑	600 µg
3. Wahl		
Phenytoin	↔	100–300 mg
Pimozid	↑	4–12 mg
Topiramat	↔	50–200 mg
Valproat ret.	↔	600–3000 mg
Clonazepam	↔	3–8 mg

Tab. 17.23 Medikamentöse Akuttherapie und Kurzzeitprophylaxe der Trigeminusneuralgie

Präparat	Dosis
Lidocain-Pumpspray	1 Hub
Lidocain-Pflaster 5 %	12–18 Stunden/Tag
Phenytoin i. v.	250 mg/15 min
Okzipitalisblockade	z. B. 4 mg Dexamethason + 40 mg Lidocain

Bei der klassischen Trigeminusneuralgie ist die operative Behandlung bei Versagen (spätestens nach 3 Behandlungsversuchen in ausdosierter Monotherapie oder erfolgloser Kombinationstherapie) oder bei intolerablen Nebenwirkungen der medikamentösen Therapie indiziert. Die mikrovaskuläre Dekompression nach Janetta ist der einzige ursächliche Therapieansatz, bei dem die Nervenkompression (meistens durch die A. cerebelli superior) beseitigt wird. Es ist ein invasives Verfahren unter Vollnarkose mit Kraniotomie und einer Mortalitätsrate von 0,2–0,5 %. Komplikationen können eine aseptische Meningitis, ein Liquorleck, einseitige Ertaubung oder eine Hypästhesie im Trigeminusbereich sein. 90 % der Patienten sind nach dem Eingriff und noch 75 % nach 3 Jahren schmerzfrei.

Die perkutanen Verfahren am Ganglion Gasseri sind destruktive Methoden. Bei der Thermokoagulation bzw. Thermomodulation wird der N. trigeminus im Ganglion thermisch geschädigt, bei der Glyzerinrhizolyse chemisch und bei der Ballonkompression mechanisch. Der Zugang erfolgt unter Durchleuchtungskontrolle über das Foramen ovale. 95 % der Patienten sind direkt nach dem Eingriff schmerzfrei. Nach 5 Jahren sind noch etwa 50 % der Patienten nach Thermokoagulation oder Glyzerinrhizolyse schmerzfrei, während der Anteil nach Ballonkompression geringer ist. Mehr als 50 % der Patienten haben nach dem Eingriff eine Hypästhesie im Trigeminusbereich, wobei diese Rate nach eigenen Erfahrungen bei Vermeiden zu hoher Temperaturen (Modulation anstelle einer Koagulation) deutlich niedriger ausfällt. An Komplikationen kann es zu aseptischen Meningitiden nach Glyzerinrhizolyse (0,6 %), nach Ballonkompression (5 %) oder auch zu einer Anästhesia dolorosa (ca. 1 %) kommen.

Die radiochirurgische Methode ist ein neueres Verfahren, für das noch wenige Langzeitergebnisse vorliegen und bei der mittels Gamma-/Cyber-Knife oder Linearbeschleuniger der N. trigeminus in der Hirnstammeintrittszone stereotaktisch bestrahlt wird. Etwa 75 % der Patienten sind nach Behandlung schmerzfrei, wobei im Gegensatz zu den anderen ope-

Tab. 17.24 Interventionelle Verfahren bei der Trigeminusneuralgie

Eingriff	Erfolg	Rezidivrate	Komplikation	Anästhesie	Schmerzfrei nach 3 Jahren
Mikrovaskuläre Dekompression	82 %	2 %/Jahr	10 %	ITN	75 %
Perkutane Verfahren					
Thermokoagulation	98 %	5 %/Jahr	ca. 1 %	Kurznarkose	60 %
Radiochirurgie	ca. 75 %	4 %/Jahr	selten	keine	50 %

17

rativen Verfahren die Wirkung oft erst nach Tagen bis Monaten eintritt. In 7–50 % der Fälle kommt es zu einer trigeminalen Hypästhesie. Im Vergleich zu den anderen ablativen Verfahren hat die radiochirurgische Methode die geringste Erfolgsrate, aber auch die wenigsten Komplikationen (Bendtsen et al. 2019; Cruccu et al. 2008).

Weitere seltene Neuralgien, die in der ICHD-3 klassifiziert werden, sind die Glossopharyngeusneuralgie, die Intermediusneuralgie und die Okzipitalisneuralgie. Die **Glossopharyngeusneuralgie** ist sehr selten, das Alter bei Erstmanifestation meist 50–60 Jahre. Es kommt zu blitzartigen Schmerzattacken im Schlund und Rachen mit Ausstrahlung in das ipsilaterale Ohr, die Sekunden bis zu 2 Minuten anhalten und durch Kauen, Schlucken, Husten oder Gähnen triggerbar sind. Teilweise treten kardiovaskuläre Begleitsymptome („Red Ear") auf. Bei der **Intermediusneuralgie** kommt es zu paroxysmalen Schmerzen im äußeren Gehörgang, die bis ins Mastoid, den Gaumen, den Nacken oder die Nase ausstrahlen können und durch Berührungen der hinteren Wand des äußeren Gehörgangs triggerbar sind. Die **Okzipitalisneuralgie** ist gekennzeichnet durch ein- oder beidseitige paroxysmale, einschießende oder stechende Schmerzattacken im hinteren Teil des Schädels, in den Versorgungsgebieten des N. occipitalis major, minor, tertius teilweise begleitet von einer Dysästhesie im betroffenen Areal und einer Druckschmerzhaftigkeit des betroffenen Nervs. Die Therapie dieser Neuralgien orientiert sich an der Therapie der Trigeminusneuralgie mit Carbamazepin und Oxcarbazepin als Medikamente der 1. Wahl. Bei der Okzipitalisneuralgie kann auch eine Nervenblockade sehr wirksam sein.

Anhaltender idiopathischer Gesichtsschmerz

Ein weiterer, eher seltener Gesichtsschmerz ist der anhaltende idiopathische Gesichtsschmerz (früher atypischer Gesichtsschmerz) mit einer Inzidenz von 2–4/100 000, wobei exakte epidemiologische Daten fehlen (Mueller et al. 2011). Die meisten Patienten sind Frauen (etwa 90 % der Betroffenen) und das mittlere Alter bei Diagnosestellung liegt bei 45 Jahren. Der anhaltende idiopathische Gesichtsschmerz ist ein Schmerz im Gesichts- und/oder Mundbereich, der länger als 2 Stunden/Tag anhält, über mehr als 3 Monate wiederkehrt und bei dem neurologische Defizite fehlen (➤ Tab. 17.25). Charakteristika sind:

- Anfangs lokal auf eine Gesichtshälfte begrenzter, später Ausbreitung möglich; schlecht lokalisiewrbarer Schmerz, der sich nicht an die Grenzen des Versorgungsgebietes eines peripheren Nerven hält und nicht sicher triggerbar ist
- Täglicher quälender, zermalmender, wühlender, dumpf-bohrender Schmerz
- Klinisch-neurologische Untersuchung ist unauffällig; dentale Ursachen sind ausgeschlossen
- Häufig multiple Arztbesuche und operative/zahnärztliche Eingriffe
- Ausgeprägte psychiatrische Komorbiditäten (16 % affektive, 15 % somatoforme, 16 % andere psychiatrische Störungen)

Wichtige Differenzialdiagnosen des anhaltenden idiopathischen Gesichtsschmerzes sind die Trigeminusneuralgie, das SUNCT-Syndrom, die Migräne mit fazialer Lokalisation, der Clusterkopfschmerz, Läsionen des N. trigeminus, dentale oder temporomandibuläre Erkrankungen oder Malignome.

Tab. 17.25 Anhaltender idiopathischer Gesichtsschmerz nach ICHD-3

Kriterium	
A	Gesichtsschmerz und/oder Schmerz im Mundbereich, der die Kriterien B und C erfüllt
B	Für > 3 Monate über > 2 Stunden/Tag täglich wiederkehrend
C	Der Schmerz weist die beiden folgenden Charakteristika auf: 1. Schwer zu lokalisieren und nicht dem Versorgungsgebiet eines peripheren Nervs folgend 2. Dumpfe, anhaltende oder bohrende Qualität
D	Die klinische neurologische Untersuchung ist unauffällig
E	Eine dentale Ursache wurde durch entsprechende Untersuchungen ausgeschlossen
F	Nicht besser erklärt durch eine andere ICHD-3-Diagnose

Tab. 17.26 Medikamentöse Prophylaxe des anhaltenden idiopathischen Gesichtsschmerzes

Medikament	Dosis
1. Wahl	
Amitriptylin	25–75 mg
Amitriptylinoxid	30–90 mg
Doxepin, Clomipramin	25–75 mg
2. Wahl	
Gabapentin	300–3600 mg
Pregabalin	25–450 mg
Venlafaxin	75–225 mg
Duloxetin	30–60 mg
3. Wahl	
Carbamazepin	200–1200 mg
Topiramat	50–150 mg

Therapie

Die Therapie ist oft schwierig und bedarf häufig eines multimodalen Ansatzes inklusive pharmakologischer, behavioraler und physiotherapeutischer Behandlungsansätze. Hypnose führte in einer einfach-blinden Studie nach 4 Wochen zu einer größeren Schmerzlinderung als Entspannungstraining und mag ein hilfreicher Ansatz sein (Abrahamsen et al. 2008). Auch edukative Maßnahmen, die Patienten vor unnötigen Interventionen (z. B. Zahnextraktionen) bewahren, sind wichtig. Für die pharmakologische Therapie kann keine auf hoher Evidenz beruhende Empfehlung gegeben werden. Es sollte ein Therapieversuch mit trizyklischen Antidepressiva gemacht werden; alternativ kann Duloxetin, insbesondere bei komorbider Depression, versucht werden. Für Venlafaxin konnte in einer kleinen kontrollierten Studie (n = 30) eine mäßige Wirkung auf den anhaltenden idiopathischen Gesichtsschmerz gezeigt werden (Forssell et al. 2004). Ein pragmatischer pharmakologischer Therapieansatz ist in ➤ Tab. 17.26 dargestellt.

LITERATUR

Im Buch sind nur die neuesten Literaturstellen aufgeführt. Unter https://else4.de/neurologie-online erhalten Sie Zugriff zum gesamten Literaturverzeichnis.

Bendtsen L, Zakrzewska JM, Abbott J, et al. European Academy of Neurology Guideline on Trigeminal Neuralgia. European Journal of Neurology 2019; 26 (6): 831–849.

Blumenfeld AM, Stark RJ, Freeman MC, Orejudos A, Manack Adams A. Long-term study of the efficacy and safety of onabotulinumtoxinA for the prevention of chronic migraine: COMPEL Study. The Journal of Headache and Pain 2018; 19 (1): 13.

Blumenfeld AM, Tepper, Robbins LD, et al. Effects of onabotulinumtoxinA treatment for chronic migraine on common comorbidities including depression and anxiety. Journal of Neurology, Neurosurgery, and Psychiatry 2019; 90 (3): 353–360.

Buse DC, Greisman JD, Baigi K, Lipton RB. Migraine progression: a systematic review. Headache 2019; 59 (3): 306–338.

Chou DE, Shnayderman Yugrakh M, Winegarner D, Rowe V, Kuruvilla D, Schoenen J. Acute migraine therapy with external trigeminal neurostimulation (ACME): a randomized controlled trial. Cephalalgia: An International Journal of Headache 2019; 39 (1): 3–14.

Cruccu G. Trigeminal Neuralgia. Continuum (Minneapolis, Minn.) 2017; 23 (2, Selected Topics in Outpatient Neurology): 396–420.

Diener HC, Gaul C, Kropp P, et al. Therapie der Migräneattacke und Prophylaxe der Migräne, S1-Leitlinie. Deutsche Gesellschaft für Neurologie (Hrsg.). 2018. Aus: https://www.dgn.org/leitlinien/3583-ll-030-057-2018-therapie-der-migraeneattacke-und-prophylaxe-der-migraene (letzter Zugriff: 05.05.2020).

Diener H-C, May A, et al. Prophylaxe der Migräne mit monoklonalen Antikörpern gegen CGRP oder den CGRP-Rezeptor. Ergänzung der S1-Leitlinie Therapie der Migräneattacke und Prophylaxe der Migräne. 2019. Deutsche Gesellschaft für Neurologie (Hrsg.), Leitlinien für Diagnostik und Therapie in der Neurologie. Aus: www.dgn.org/leitlinien (letzter Zugriff: 04.08.2020).

Dodick DW. Migraine. Lancet (London, England) 2018; 391 (10127): 1315–1330.

Dodick DW, Goadsby PJ, Lucas C, et al. Phase 3 randomized, placebo-controlled study of galcanezumab in patients with chronic cluster headache: Results from 3-month double-blind treatment. Cephalalgia 2020; 333102420905321. doi: 10.1177/0333102420905321.

Favoni V, Grimaldi D, Pierangeli G, Cortelli P, Cevoli S. SUNCT/SUNA and neurovascular compression: new cases and critical literature review. Cephalalgia: An International Journal of Headache 2013; 33 (16): 1337–1348.

Fontaine D, Blond S, Lucas C, et al. Occipital nerve stimulation improves the quality of life in medically-intractable chronic cluster headache: results of an observational prospective study. Cephalalgia: An International Journal of Headache 2017; 37 (12): 1173–1179.

Gaul C, Christmann N, Schröder D, et al. Differences in clinical characteristics and frequency of accompanying migraine features in episodic and chronic cluster headache. Cephalalgia: An International Journal of Headache 2012; 32 (7): 571–577.

Gaul C, Diener HC, Silver N et al.; PREVA Study Group. Non-invasive vagus nerve stimulation for PREVention and

Acute Treatment of Chronic Cluster Headache (PREVA): a randomised controlled study. Cephalalgia: An International Journal of Headache 2016; 36 (6): 534–546.

GBD 2016 Disease and Injury Incidence and Prevalence Collaborators. Global, regional, and national incidence, prevalence, and years lived with disability for 328 diseases and injuries for 195 countries, 1990–2016: a systematic analysis for the global burden of disease study 2016. Lancet (London, England) 2017; 390 (10100): 1211–1259.

Goadsby PJ, Wietecha LA, Dennehy EB, et al. Phase 3 randomized, placebo-controlled, double-blind study of lasmiditan for acute treatment of migraine. Brain 2019; 142 (7): 1894–1904.

Headache Classification Committee of the International Headache Society (IHS). The International Classification of Headache Disorders, 3rd Edition. Cephalalgia: An International Journal of Headache 2018; 38 (1): 1–211.

Hoffmann J, Miller S, Martins-Oliveira M, et al. PAC1 receptor blockade reduces central nociceptive activity: new approach for primary headache? PAIN 2020; 161 (7): 1670–1681.

Jensen RH. Tension-type headache – the normal and most prevalent headache. Headache 2018; 58 (2): 339–345.

Jürgens TP. [Therapy of trigeminal autonomic headaches]. Bundesgesundheitsblatt, Gesundheitsforschung, Gesundheitsschutz 2014; 57 (8): 983–995.

Jürgens TP, Schulte LH, May A. Indomethacin-induced de novo headache in hemicrania continua – fighting fire with fire? Cephalalgia: An International Journal of Headache 2013; 33 (14): 1203–1205.

Jürgens TP, Schulte LH, May A. Migraine trait symptoms in migraine with and without aura. Neurology 2014; 82 (16): 1416–1424.

Karsan N, Goadsby PJ. Biological insights from the premonitory symptoms of migraine. Nature Reviews Neurology 2018; 14 (12): 699–710.

Kern KU, Schwickert-Nieswandt M, Maihöfner C, Gaul C. Topical ambroxol 20 % for the treatment of classical trigeminal neuralgia – a new option? Initial Clinical Case Observations. Headache 2019; 59 (3): 418–429.

Kropp P,Meyer B, Dresler T, et al. [Relaxation techniques and behavioural therapy for the treatment of migraine: Guidelines from the German Migraine and Headache Society]. Schmerz (Berlin, Germany) 2017; 31 (5): 433–447.

Kuca B, Silberstein SD, Wietecha L, Berg PH, Dozier G, Lipton RB. COL MIG-301 Study Group. Lasmiditan is an effective acute treatment for migraine: a phase 3 randomized study. Neurology 2018; 91 (24): e2222–2232.

Leone M, Proietti Cecchini A, Messina G, Franzini A. Long-term occipital nerve stimulation for drug-resistant chronic cluster headache. Cephalalgia: An International Journal of Headache 2017; 37 (8): 756–763.

Linde K, Allais G, Brinkhaus B, et al. Acupuncture for the prevention of episodic migraine. The Cochrane Database of Systematic Reviews 2016; 6: CD001218.

Louter MA, Wilbrink LA, Haan J, et al. Cluster headache and depression. Neurology 2016; 87 (18): 1899–1906.

Lund N, Barloese M, Petersen A, Haddock B, Jensen R. Chronobiology differs between men and women with cluster headache, clinical phenotype does not. Neurology 2017; 88 (11): 1069–1076.

Maniyar FH, Sprenger T, Monteith T, Schankin C, Goadsby PJ. Brain activations in the premonitory phase of nitroglycerin-triggered migraine attacks. Brain: A Journal of Neurology 2014; 137 (Pt 1): 232–241.

May A, Evers S, Broessner G, Jürgens T, Gantenbein AR, Malzacher V, Straube A. Leitlinie zur Diagnostik, Therapie und Prophylaxe von Cluster-Kopfschmerz, anderen trigeminoautonomen Kopfschmerzen, schlaf gebundenem Kopfschmerz und idio pathisch stechenden Kopfschmerzen Überarbeitete Therapieempfehlungen der Deutschen Migräne- und Kopfschmerzgesellschaft in Zusammenarbeit mit der DGN, ÖKSG, SKG. Nervenheilkunde 2016; 35: 137–151.

May A, Schulte LH. Chronic migraine: risk factors, mechanisms and treatment. Nature Reviews Neurology 2016; 12 (8): 455–464.

Meng F, Peng K, Yang JP, Ji FH, Xia F, Meng XW. Botulinum toxin-A for the treatment of neuralgia: a systematic review and meta-analysis. Journal of Pain Research 2018; 11: 2343–2351.

Moisset X, Clavelou P, Lauxerois M, Dallel R, Picard P. Ketamine infusion combined with magnesium as a therapy for intractable chronic cluster headache: report of two cases. Headache 2017; 57 (8): 1261–1264.

Negro A, Martelletti P. Gepants for the treatment of migraine. Expert Opinion on Investigational Drugs 2019; 5: 1–13.

Obermann M, Nägel S, Ose C, Sonuc N, Scherag A, Storch P, et al. Safety and efficacy of prednisone versus placebo in short-term prevention of episodic cluster headache: a multicentre, double-blind, randomised controlled trial. Lancet Neurol 2021; 20(1): 29–37.

Petersen AS, Barloese MCJ, Lund NLT, Jensen RH. Oxygen therapy for cluster headache. A mask comparison trial. A single-blinded, placebo-controlled, crossover study. Cephalalgia: An International Journal of Headache 2017; 37 (3): 214–224.

Rubio-Beltrán E, Correnti E, Deen M et al.; European Headache Federation School of Advanced Studies (EHF-SAS). PACAP38 and PAC1 receptor blockade: a new target for headache? The Journal of Headache and Pain 2018; 19 (1): 64.

Ruscheweyh R, Förderreuther S, Gaul C, et al. [Treatment of chronic migraine with botulinum neurotoxin A : Expert recommendations of the German Migraine and Headache Society]. Der Nervenarzt 2018; 89 (12): 1355–1364.

Ruscheweyh R, Müller M, Blum B, Straube A. Correlation of headache frequency and psychosocial impairment in migraine: a cross-sectional study. Headache 2014; 54 (5): 861–871.

Schoenen J, Vandersmissen B, Jeangette S, et al. Migraine prevention with a supraorbital transcutaneous stimulator:

a randomized controlled trial. Neurology 2013; 80 (8): 697–704.
Serrano D, Lipton RB, Scher AI, et al. Fluctuations in episodic and chronic migraine status over the course of 1 year: implications for diagnosis, treatment and clinical trial design. The Journal of Headache and Pain 2017; 18 (1): 101.
Silberstein SD, Blumenfeld AM, Cady RK, et al. OnabotulinumtoxinA for treatment of chronic migraine: PREEMPT 24-week pooled subgroup analysis of patients who had acute headache medication overuse at baseline. Journal of the Neurological Sciences 2013; 331 (1–2): 48–56.
Silberstein SD, Calhoun AH, Lipton RB, et al. Chronic migraine headache prevention with noninvasive vagus nerve stimulation: the EVENT Study. Neurology 2016; 87 (5): 529–538.
Silberstein SD, Dodick DW, Aurora SK, et al. Percent of patients with chronic migraine who responded per onabotulinumtoxinA treatment cycle: PREEMPT. Journal of Neurology, Neurosurgery, and Psychiatry 2015; 86 (9): 996–1001.
Silberstein SD, Dodick DW, Lindblad AS et al.; Chronic Migraine Treatment Trial Research Group. Randomized, placebo-controlled trial of propranolol added to topiramate in chronic migraine. Neurology 2012; 78 (13): 976–984.
Straube A, Ellrich J, Eren O, Blum B, Ruscheweyh R. Treatment of chronic migraine with transcutaneous stimulation of the auricular branch of the vagal nerve (Auricular t-VNS): a randomized, monocentric clinical trial. The Journal of Headache and Pain 2015; 16: 543.
Straube A. S1-Leitlinie Therapie des episovdischen und chronischen Kopfschmerzes vom Spannungstyp und anderer chronischer täglicher Kopfschmerzen. 2015. Aus: https://www.dgn.org/leitlinien/3019-ll-56-ll-therapie-des-episodischen-und-chronischen-kopfschmerzes-vom-spannungstyp (letzter Zugriff: 05.05.2020).
Tassorelli C, Grazzi L, de Tommaso M, et al. Noninvasive vagus nerve stimulation as acute therapy for migraine: the randomized PRESTO Study. Neurology 2018; 91 (4): e364–73.
Torres-Ferrús M, Quintana M, Fernandez-Morales J, Alvarez-Sabin J, Pozo-Rosich P. When does chronic migraine strike? A clinical comparison of migraine according to the headache days suffered per month. Cephalalgia: An International Journal of Headache 2017; 37 (2): 104–113.
Weng HYu, Cohen AS, Schankin C, Goadsby PJ. Phenotypic and treatment outcome data on SUNCT and SUNA, including a randomised placebo-controlled trial. Cephalalgia: An International Journal of Headache 2018; 38 (9): 1554–1563.
Yarnitsky D, Volokh L, Ironi A, Weller B, Shor M, Shifrin A, Granovsky Y. Nonpainful remote electrical stimulation alleviates episodic migraine pain. Neurology 2017; 88(13): 1250–1255.
Yarnitsky D, Dodick DW, Grosberg BM, Burstein R, Ironi A, Harris D, Lin T, Silberstein SD. Remote Electrical Neuromodulation (REN) Relieves Acute Migraine: A Randomized, Double-Blind, Placebo-Controlled, Multicenter Trial. Headache 2019; 59(8): 1240–1252.

KAPITEL

Regina Trollmann

18 Diagnostik und Therapie neurologischer Erkrankungen bei Kindern und Jugendlichen

Wichtige Neuigkeiten auf einen Blick

Nichtinfektiöse inflammatorische Erkrankungen des Zentralnervensystems

- Die Diagnosesicherung der pädiatrischen MS basiert auf den im Jahr 2017 revidierten Kriterien nach McDonald. Das pädiatrische klinisch isolierte Syndrom (CIS) ist nach den Kriterien im Erwachsenenalter definiert. Eine umfassende Labordiagnostik im Hinblick auf infektiöse, metabolische, autoimmune oder maligne Ursachen ist insbesondere im Kindes- und Jugendalter für die differenzialdiagnostische Abklärung unumgänglich.
- Die pädiatrische MS ist häufig bereits früh nach Manifestation mit kognitiven Defiziten und neuropsychiatrischen Komorbiditäten assoziiert.
- Als krankheitsmodifizierende Dauertherapie der hochaktiven RRMS ist seit 2018 die orale Therapie mit Fingolimod (Sphingosin-1-Phosphat-Rezeptor-Antagonist) für Kinder ab dem Alter von 10 Jahren zugelassen.
- Anti-MOG-Antikörper mit im Verlauf persistierendem Serumtiter kommen insbesondere bei der ADEM und ON vor, selten bei MS.
- AQP4-Autoantikörper (AQP4-AK) gelten als diagnostische Biomarker der NMOSD mit hoher Sensitivität (91 %) und Spezifität (100 %). Bei initial seronegativen Patienten mit klinischem

Verdacht auf NMOSD sind wiederholte Bestimmungen von AQP4-AK und MOG-Antikörpern sinnvoll.

Epilepsiesyndrome bei Jugendlichen

- Für einige genetische und metabolische Epilepsien existieren mittlerweile diagnosespezifische Therapieansätze. Bei therapieschwierigem Verlauf einer Absencen-Epilepsie, einer myoklonisch atonischen Epilepsie oder generalisierten genetischen Epilepsien (GGE) ist ein Glukosetransporterdefekt (GLUT-1 Defizienz, SLC2A1-Gen-Mutationen) u. a. angesichts spezifischer Therapiekonsequenzen (ketogene Diäten) differenzialdiagnostisch zu bedenken.
- Für das Dravet-Sydrom haben sich die Behandlungsoptionen mit der Orphan-Drug-Zulassung von Cannabidiol (2019) und Fenfluramin (2021) erweitert.
- Cannabidiol erhielt eine Zulassung für die Behandlung des Lennox-Gastaut-Syndroms (2019, Orphan Drug).
- Tuberöse Sklerose: Die seit 2011 zur die Behandlung von SEGA und AML verfügbare Behandlung mit dem mTOR-Inhibitor Everolimus ist seit 2017 auch für die TS-assoziierte refraktäre Epilepsie zugelassen (ab dem Alter von 2 Jahren).
- Mitochondriale Epilepsien wie MERRF (Mitochondrial Epilepsy with Ragged Red Fibers) und MELAS (Mitochondrial Epilepsy with Lactat Acidosis and Stroke-like Episodes) manifestieren sich ab dem Schulalter. Eine Therapie mit Valproat ist kontraindiziert.

Neuromuskuläre Erkrankungen

- Mutationsspezifische Therapieoptionen und Enzymersatztherapien eröffnen für einen Teil der Patienten (u. a. DMD, SMA, Morbus Pompe) neue Perspektiven.
- Für Patienten mit Muskeldystrophie Duchenne mit Nonsense-Mutationen (nmDMD) ist die Behandlung mit Ataluren (Translarna) als gentherapeutischer Ansatz ab dem Alter von 2 Jahren zugelassen.
- Für Patienten mit spinaler Muskelatrophie konnte durch die intrathekale Behandlung mit dem Antisense-Oligonukleotid Nusinersen eine funktionell relevante Steigerung der Produktion des SMN-Proteins erreicht werden. Nusinersen erhielt 2017 die Zulassung für die Behandlung der SMA Typ 1–3.
- Eine Genersatztherapie (Onasemnogene Abeparvovec, Adenovirus-Vektor AAV9-SMN) mit Übertragung eines funktionsfähigen SMN-Transgens führte nach einmaliger intravenöser Gabe in kontrollierten Studien zur signifkanten Verbesserung der motorischen Funktionen bei Säuglingen (Alter < 6 Monate) mit spinaler Muskelatrophie Typ I. Die Behandlung ist seit 1.7.2020 für Patienten mit spinaler Muskelatrophie mit </= 3 SMN2 Kopien zugelassen.
- Für alle Typen der SMA (ab dem Alter > 2 Monate) liegt seit April 2021 die Zulassung für die Behandlung mit dem SMN2 Splicing modifier Risdiplam vor, nachdem die Zulassungsstudien eine signifikante Verbesserung der Motorik-Scores bei SMA Typ 1 und SMA Typ 2/3 erbrachten. Positive Effekte auf die bulbären Funktionen werden beschrieben.
- Der G-BA hat der Einführung des allgemeinen SMA-Neugeborenenscreenings zugestimmt.

18.1 Allgemeine Aspekte zur Transition

Zunehmend werden Jugendliche mit seltenen chronischen neuropädiatrischen Erkrankungen, deren Lebensqualität und -erwartung durch Fortschritte der Diagnostik und Therapie verbessert werden konnten, in die Erwachsenenneurologie entlassen. Beispiele sind Patienten mit Meningomyelozele, Duchenne Muskeldystrophie, infantiler Zerebralparese oder seltenen syndromalen Erkrankungen. In dieser Phase ergeben sich besondere Herausforderungen, die Kontinuität der spezialisierten Therapien und interdisziplinären Betreuung zu gewährleisten. Einige dieser Erkrankungen wurden bisher in der Erwachsenenneurologie wenig betreut, sodass die strukturellen Voraussetzungen für deren interdisziplinäre Therapiekonzepte und Bedürfnisse teils neu etabliert oder erweitert werden müssen. Um die Kooperation verschiedener Disziplinen mit dem Ziel einer krankheitsspezifischen interdisziplinären Betreuung zu gewährleisten, kommt der frühzeitigen Implementierung eines strukturierten Transitionsprozesses, wenn möglich im Rahmen einer Transitionssprechstunde, eine wichtige Bedeutung zu. Dies führt zur Verbesserung der Adhärenz, einer Verringerung von Komplikationen, Krankenhausaufenthalten und Versorgungslücken im Erwachsenenalter, jedoch ist die Datenlage bisher sehr begrenzt. Eine Auswahl neuropädiatrischer Krankheitsbilder, die einer strukturierten Transition in die Erwachsenenneurologie bedürfen, ist Inhalt des folgenden Beitrages.

! MERKE

Weitere Informationen zum Thema Transition finden sich z. B. unter www.transitionsmedizin.de und in der aktualisierten AWMF S3-Leitlinie „Transition von der Pädiatrie in die Erwachsenenmedizin" der Gesellschaft für Transitionsmedizin.

Eine Auswahl neuropädiatrischer Krankheitsbilder, die einer strukturierten Transition in die Erwachsenenneurologie bedürfen, ist Inhalt des folgenden Beitrages.

Inhalte eines strukturierten Transitionsprozesses sind:

- Einheitliche Versorgung nach etablierten Diagnostik- und Therapiestandards
- Transition als Teil der Aus- und Weiterbildung
- Kenntnis verschiedener Verläufe und Komorbiditäten seltener Erkrankungen im Kindes- und Erwachsenenalter
- Implementierung systematischer Eltern-/Betreuer- und Patientengespräche ab dem frühen Jugendalter (Krankheitsverständnis, Rollenveränderung, Perspektiven)
- Transitionssprechstunde, Fallkonferenzen, Benennung von Ansprechpartnern, Datenaustausch, schriftlicher individueller Transitionsplan
- Etablierung multidisziplinärer Teams für Erwachsene (einschließlich Unterstützung von Inklusion, psychosozialen und sozialrechtlichen Belangen, soziale Netzwerke)
- Einbeziehung der niedergelassenen Kinderärzte und Allgemeinmediziner

18.2 Nichtinfektiöse inflammatorische Erkrankungen des Zentralnervensystems

18.2.1 Multiple Sklerose im Kindesalter

Einführung

Im Kindes- und Jugendalter zählt die Multiple Sklerose (MS) zur Gruppe der seltenen Erkrankungen (0,18–0,51 pro 100 000 Kinder). 5 % aller MS-Erkrankungen treten vor dem 17. Lebensjahr auf, < 1 % vor dem 10. Lebensjahr. Mehr als 80 % der pädiatrischen Fälle manifestieren sich während/nach der Pubertät (w > m). Bei präpubertärem Krankheitsbeginn findet sich keine geschlechtsspezifische Verteilung. In 6–8 % der Fälle ist die Familienanamnese positiv. Zur Pathophysiologie sei auf ➤ Kap. 3.1 verwiesen. Der Verlauf ist in 90–95 % der Fälle schubförmig remittierend (RRMS), selten primär progressiv (PPMS, 2–4 %). Ein Übergang in einen sekundär progressiven Verlauf (SPMS) muss nach einer Krankheitsdauer von etwa 20 Jahren bei mehr als 50 % der Patienten angenommen werden. Die jährliche Schubrate ist bei der pädiatrischen MS 2- bis 3-fach höher als bei Erwachsenen.

! MERKE

Somit erreichen pädiatrische Patienten einen vergleichbaren Behinderungsgrad 10 Jahre früher als im Erwachsenenalter Erkrankte (Chitnis et al. 2016, Ghezzi et al. 2017).

Die Diagnosesicherung der pädiatrischen MS basiert auf den im Jahr 2017 revidierten Kriterien nach McDonald (Thompson et al. 2018) unter Wichtung der klinischen und paraklinischen Kriterien. Das pädiatrische klinisch isolierte Syndrom (CIS) ist nach den Kriterien im Erwachsenenalter definiert (➤ Kap. 3.1).

Symptomatik

Bei Kindern und Jugendlichen manifestiert sich die Erkrankung meist polysymptomatisch und akut. Innerhalb von wenigen Tagen kommt es zu Visusminderung als Ausdruck einer Retrobulbärneuritis

(40 %), Doppelbildern (12 %), motorischer Schwäche bis Paresen der Extremitäten (40 %), Sensibilitätsstörungen (Kribbelparästhesien, Taubheitsgefühle; 40 %) und Ataxie (40 %). Meist sind uncharakteristische Allgemeinsymptome wie Schwindel, Kopfschmerzen und Müdigkeit assoziiert. Ein Teil der Patienten entwickelt Hirnstammsymptome (25 %) und Blasenfunktionsstörungen (60 %). Zerebrale Anfälle (u. a. tonische Hirnstammanfälle) sind selten (< 5 %). **Bei jüngeren Kindern manifestiert sich die MS häufiger mit einem Enzephalitis-ähnlichen Bild mit Bewusstseinsstörung (35 %), Ataxie (56 %) und Fieber (25 %).** Eine transverse Myelitis (19 %) kann initiales Symptom sein (Yeshokumar et al. 2017).

Die pädiatrische MS ist häufig (30–40 %) bereits früh nach Manifestation mit kognitiven Defiziten und neuropsychiatrischen Komorbiditäten assoziiert. Insbesondere Störungen der visuomotorischen Integration, der rezeptiven und expressiven Sprache sowie der Aufmerksamkeit und des Gedächtnisses, deren Häufigkeit mit einem frühem Erkrankungsalter korreliert (Ekmekci et al. 2017), beeinflussen die Leistungsfähigkeit. Darüber hinaus belegen Studien eine bis zu 3-fach höhere Rate an Depression (bis zu 50 % der Fälle), Fatigue und Angststörungen bei Jugendlichen mit MS im Vergleich zu Gleichaltrigen (Boesen et al. 2018, 2021).

Diagnostik

Neben klinischen Befunden stützt sich die Diagnose auf paraklinische Kriterien (Liquor-, neurophysiologische und cMRT-Befunde mit Nachweis einer Dissemination in Zeit und Raum, stellt aber letztlich eine Ausschlussdiagnose dar. Eine umfassende Labordiagnostik im Hinblick auf infektiöse, metabolische, autoimmune oder maligne Ursachen ist insbesondere im Kindes- und Jugendalter für die differenzialdiagnostische Abklärung unumgänglich. Im Liquor finden sich häufig eine leichte Pleozytose und oligoklonale Banden (OCB, 60–70 %). Zu Biomarkern der axonalen und axoglialen Schädigung ist die Datenlage limitiert. Antikörper gegen das basische Myeloprotein (MBP) sind bei der pädiatrischen RRMS häufiger als bei Erwachsenen, kommen aber auch bei der akuten disseminierten Enzephalomyelitis (ADEM) vor. Myelin-Oligodendrozyten-Glykoprotein (MOG)-Antikörper mit Persistenz im Verlauf sind häufiger mit ADEM und Optikusneuritis als mit pädiatrischer RRMS assoziiert (Hennes et al. 2017; Maritto et al. 2017). Serum Neurofilament-Leichtketten (serum neurofilament light chain; sNfL) wird als potenzieller Biomarker der Krankheitsaktivität und des Therapieansprechens diskutiert (Reinert et al. 2020).

Visuell und somatosensorisch evozierte Potenziale (VEP und SSEP) objektivieren akute und bereits abgelaufene sensorische Defizite. Die VEP detektieren mit hoher Sensitivität eine klinisch stumme Beteiligung des N. opticus.

Initial ist eine MRT der gesamten Neuroachse (Cerebrum und Spinalkanal) indiziert. Eine diagnostisch wegweisende räumliche und zeitliche Dissemination wird nach den revidierten McDonald-Kriterien bewertet (Thompson et al. 2018; ➤ Kap. 3.1). Spezifische MRT-Sequenzen zur Erfassung akuter entzündlicher Demyelinisierungsherde (T1w + Gadolinium; FLAIR) sowie der Dissemination (T2w; ➤ Abb. 18.1) sind als Minimalprogramm zu fordern. Charakteristisch sind periventrikuläre, infratentorielle und zerebelläre Läsionen sowie eine Beteiligung des Corpus callosum. Black Holes (T1w, hypointens), die einem irreversiblen demyelinisierenden und axonalen Gewebeverlust entsprechen, sowie periventrikuläre Läsionen bei Erstmanifestation (Verhey-Kriterien), Läsionen des Balkens und Dawsońs Finger lassen mit hoher Wahrscheinlichkeit eine Abgrenzung der pädiatrischen MS von einer monophasischen Demyelinisierung (CIS, ADEM) zu (Fadda et al. 2018), sind aber im Kontext mit weiteren Befunden diagnostisch zu werten (Ausschlussdiagnose).

Differenzialdiagnosen

Neben infektiösen (u. a. Herpesgruppe, Borrelien, Abszess), metabolischen (u. a. Leukodystrophien; Mitochondriopathien wie MELAS, Leigh-like-Syndrom, POLG-assoziierte Enzephalopathien, MERRF; Vitamin-B_{12}-Mangelsyndrom) und malignen Erkrankungen (u. a. primäres ZNS-Lymphom, Astrozytom) sind eine ADEM (s. u.), eine transverse Myelitis (infektiös, postinfektiös, postvakzinal, vasogen), Neuromyelitis-optica-Spektrum-Erkrankungen (NMOSD; Devic-Sydndrom) und akute/subakute Enzephalopathien bei Vaskulitiden (MRZ Liquor/Serum, Masern-, Röteln-,

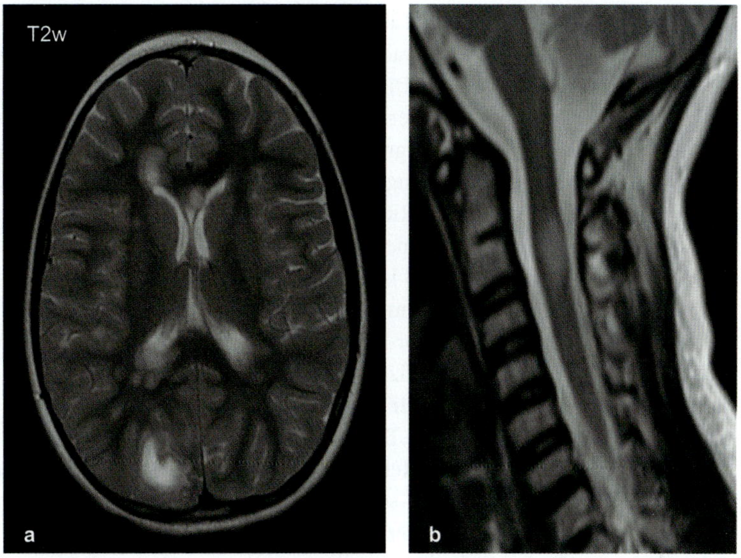

Abb. 18.1 Kraniales und spinales MRT (T2, FLAIR) eines 8-jährigen Mädchens mit MS

VZV-Antikörper) und systemischen Autoimmunerkrankungen (u. a. systemischer Lupus erythematodes, SLE; Steroid-responsive Enzephalopathie bei Autoimmunthyreoiditis, SREAT) zu bedenken.

Eine ZNS-Beteiligung (neuropsychiatrischer Lupus, NP) bei Kindern und Jugendlichen < 16 Jahren mit SLE (Childhood-Onset, cSLE; w > m) manifestiert sich meist bereits im ersten Jahr des Krankheitsverlaufes (20–45 % der Fälle), tritt aber auch als Erstmanifestation des SLE auf. Serologische Aktivitätszeichen wie ANA (positiv in > 90 % der Fälle), Anti-dsDNA- (50–85 %) und -RNP-Antikörper (20–30 %) können initial fehlen.

Eine Erhöhung der Sensitivität der serologischen Diagnostik durch Bestimmung spezifischer neuronaler Antikörper gegen GluR-NR2, ribosomales Protein P sowie astrozytäre Proteine (S100B, S100A8/A9) und Phospholipid (aPL) wird diskutiert. Eine vaskulitische zentrale Beteiligung wird durch eine Angiografie erhärtet (Cannerfelt et al. 2018).

Therapie und Prognose

Zur Verkürzung des akuten Erkrankungsschubes wird hochdosiertes Methylprednisolon parenteral eingesetzt (20 mg/kg/d für 3–5 d; Maximaldosis 1 g/d; reduzierte Dosis über weitere 10 d). Bei Kontraindikationen ist die Gabe von IVIG 2 g/kg, verteilt auf 2–5 Tage (Evidenzklasse IV) gerechtfertigt. Bei fehlender Wirksamkeit der Steroidtherapie besteht die Indikation zur Plasmapherese oder Immunadsorption.

Eine immunmodulatorische Dauertherapie ist nach dem ersten Schub einer gesicherten pädiatrischen MS indiziert (➤ Tab. 18.1). Für die Behandlung einer milden/moderaten RRMS sind Glatirameracetat (20 mg/d s. c.) und rekombinante ß-Interferon-Präparate ab

Tab. 18.1 Immunmodulatorische Dauertherapie der pädiatrischen MS (zugelassene Präparate)

Behandlung der milden/moderaten RRMS	Zulassung in Deutschland [Alter]
Glatirameracetat (Copaxone®, täglich s. c.)	ab 12 Jahren
Rekombinantes Interferon-beta • IFN-ß1b X (Betaferon®, Extavia®) • IFN-ß1a (Avonex®) • IFN-ß1a (Rebif®)	 • ab 12 Jahren • ab 12 Jahren • ab 2 Jahren
Fingolimod	ab 10 Jahren

dem Alter von 12 Jahren (bzw. Rebif ab dem Alter von 2 Jahren) zugelassen. Andere im Erwachsenenalter zur Verfügung stehende Präparate wie Dimethylfumarat, pegyliertes Interferon beta-1a, Teriflunomid und Alemtuzumab sind für Kinder aufgrund limitierter Daten- und Erfahrungslage nicht zugelassen. Für die zur Behandlung der hochaktiven RRMS (Definition ➤ Kap. 3.1) empfohlenen Medikamente liegt ebenso keine Zulassung für Patienten < 18 Jahren vor – mit Ausnahme der **oralen Therapie mit Fingolimod (Sphingosin-1-Phosphat-Rezeptor-Antagonist), die seit 2018 als krankheitsmodifizierende Monotherapie der hochaktiven RRMS für Kinder ab dem Alter von 10 Jahren zugelassen ist. Die Zulassungsstudie erbrachte signifikante Effekte auf die Reduktion der jährlichen Schubrate, -schwere und der MRT-Aktivität im Vergleich zu Interferon ß-1a i. m. (2-Jahres-Intervall).** Das Sicherheitsprofil entsprach dem der erwachsenen Patienten (Chitnis et al. 2018). Eine EKG-Überwachung ist bei Ersteinnahme empfohlen. Einzelfälle einer progressiven multifokalen Leukenzephalopathie (PML) sind bekannt, das Risiko wird auf < 1:10 000 geschätzt und ist damit als deutlich geringer zu bewerten als unter Natalizumab (Ohshima et al. 2019). Kontrollierte klinische Langzeitdaten zu Off-label-Behandlungen im Fall eines hochaktiven Verlaufs und fehlenden Ansprechens auf die Basistherapeutika fehlen (AWMF-Leitlinie 022–014, https://www.awmf.org/uploads/tx_szleitlinien/022-014l_S1_Multiple-Sklerose_Kinderalter_2016-02.pdf). So erfordert die Behandlung mit Natalizumab (Tysabri®) aufgrund des Risikos einer PML engmaschige Kontrollen (➤ Kap. 3.1) und eine Risikostratefizierung anhand des JCV-Antikörpertiters (positive Serologie bei ca. 50 % der pädiatrischen MS-Patienten) und der Therapiedauer (Ghezzi et al. 2019). Offene Studien (Fallserien) berichten über eine hohe Effektivität und Sicherheit von Natalizumab bei pädiatrischer MS (Ghezzi et al. 2019; Margoni et al. 2020).**Prognostisch ungünstig gelten häufige Schübe mit anhaltend hoher Aktivität der Demyelinisierung (MRT), Hirnstammläsionen und eine unvollständige Remission nach akutem Schub (> 3 Monate)** (Fadda et al. 2018). Kognitive und neuropsychiatrische Störungen bedürfen einer besonderen Beachtung bereits im frühen Krankheitsverlauf (Boesen et al. 2018, 2021). Hierfür sprechen auch Ergebnisse von Studien mit funktionellen bildgebenden Verfahren, die eine Assoziation zwischen neurodegenerativen Prozessen in Thalamus und Balken und kognitiven Defiziten als Hinweis für Störungen neuronaler Netzwerke bereits im frühen Krankheitsverlauf dokumentieren. Eine interdisziplinäre Langzeitbetreuung an spezialisierten Zentren einschließlich psychosozialer Unterstützung ist empfohlen.

18.2.2 Akute disseminierte Enzephalomyelitis (ADEM)

Einführung

Die ADEM, eine immunvermittelte demyelinisierende Erkrankung des ZNS und Spinalmarks mit in der Regel monophasischem Verlauf, ist charakterisiert durch

- akute polyfokale neurologische Symptome mit Enzephalopathie und
- MR-tomografischem Nachweis einer akuten, multifokalen Demyelinisierung
- ohne progrediente oder neue Krankheitsaktivität (klinisch/MRT) länger als 3 Monate nach Erstmanifestation (Krupp et al. 2013).

Sie zählt zu den häufigsten demyelinisierenden Erkrankungen des Kindesalters mit höchster Inzidenz im frühen Kindesalter (0,3–0,5/100 000 Kinder/Jahr) und einem medianen Manifestationsalter von 5–8 Jahren (m > w). Während die Mehrzahl der Erkrankungen monophasisch verläuft, sind eine multiphasische disseminierte Enzephalomyelitis (MDEM; 2 Episoden einer ADEM im Abstand von mehr als 3 Monaten) und chronisch rezidivierende demyelinisierende Erkrankungen (ADEM gefolgt von NMOSD, Optikusneuritis [ON] oder MS) im Verlauf zu differenzieren (Wingerchuk et al. 2015). Eine positive Aquaporin-4-IgG(Anti-AQP4)-Serologie ermöglicht die Diagnose einer NMOSD (Wingerchuk et al. 2015). Anti-MOG-Antikörper mit im Verlauf persistierendem Serumtiter kommen insbesondere bei ADEM und ON vor, selten bei MS (Bruijstens et al. 2020; Hennes et al. 2017).

Klinik

Nach banalen Infekten oder vorausgegangenen Impfungen treten eine rasch progrediente Bewusstseinsstörung (Enzephalopathie), eine akute Hemiparese,

Hirnstammdysfunktionen, Sehstörungen bei (bilateraler) Optikusneuritis und weiteren Hirnnervenbeteiligungen, zerebrale Anfälle, Fieber, eine zerebelläre Ataxie, Sprachstörungen und positive Pyramidenbahnzeichen mit maximaler Ausprägung innerhalb von 2–5 Tagen auf. Erbrechen, Kopfschmerzen und Fieber können als unspezifische Prodromi vorausgehen. In 15–25 % der Fälle ist eine intensivmedizinische Versorgung im Verlauf erforderlich. Eine respiratorische Insuffizienz aufgrund einer Hirnstammbeteiligung ist selten. Eine transverse Myelitis kann sich mit akuten Lähmungen und Blasenfunktionsstörungen manifestieren (Pohl et al. 2016).

Diagnostik

Neben klinischen Befunden sind das kraniale und spinale MRT diagnostisch wegweisend. Eine umfassende Ausschlussdiagnostik ist erforderlich, wie Liquoranalytik (Zellzahl, Protein, Laktat, IgG-Index/OCB in Liquor und Serum, Herpes-simplex-Virus-/EBV-PCR) sowie Ausschluss einer Enterovirus- oder *Mycoplasma-pneumoniae*-Infektion und eine immunologische Diagnostik (u. a. ANA, dsDNA-, Anti-AQP4- und MOG-Antikörper). Als unspezifische Befunde können eine leichte (lymphomyonozytäre) Liquor-Pleozytose und eine erhöhte L-Eiweißkonzentration bestehen. Ein erhöhter IgG-Index oder spezifische OCB sind selten nachweisbar (Pohl et al. 2016).

Das cMRT (T1w mit Gadolinium, FLAIR) zeigt multiple bilaterale, asymmetrische, flächige und unscharf begrenzte Läsionen erhöhter Signalintensität (➤ Abb. 18.2). Typischerweise besteht eine Beteiligung der kortiko-subkortikalen Region, der subkortikalen und zentralen weißen Substanz, der Thalami und Basalganglien, des Cerebellums und Hirnstamms. Teils imponieren die Läsionen raumfordernd mit perifokalem Ödem (Krupp et al. 2013; Tenembaum 2017). In etwa 30 % der Fälle liegt eine spinale Beteiligung vor mit typischerweise großflächigen, konfluierenden Läsionen mit einer Ausdehnung über mehrere Segmente und fokaler Schwellung sowie teils Gadolinium-Enhancement (30 %). Die bildgebenden Kriterien sind diagnostisch wegweisend, erlauben allerdings die eindeutige Differenzierung zwischen ADEM und pädiatrischer MS nur limitiert, sodass Verlaufs-MRTs eine wichtige diagnostische Bedeutung zukommt (Pohl et al. 2016).

Differenzialdiagnosen

Siehe auch Differenzialdiagnosen der pädiatrischen MS. Neben infektiösen (u. a. HSV, EBV, Enteroviren, Mykoplasmen, West-Nile-Virus), und metabolischen Ursachen (u. a. Leukodystrophien wie Morbus Krabbe, metachromatische Leukodystrophie, Mitochondriopathien wie MELAS, Leigh-like-Syndrom, POLG-assoziierte Enzephalopathien) sind systemische Autoimmunerkrankungen (u. a. SLE, Neurosarkoidose), NMOSD und ZNS-Vaskulitiden (infektiös/postinfektiös, metabolisch, autoimmun) auszuschließen. Bei kombinierter zentraler und peripherer Demyeli-

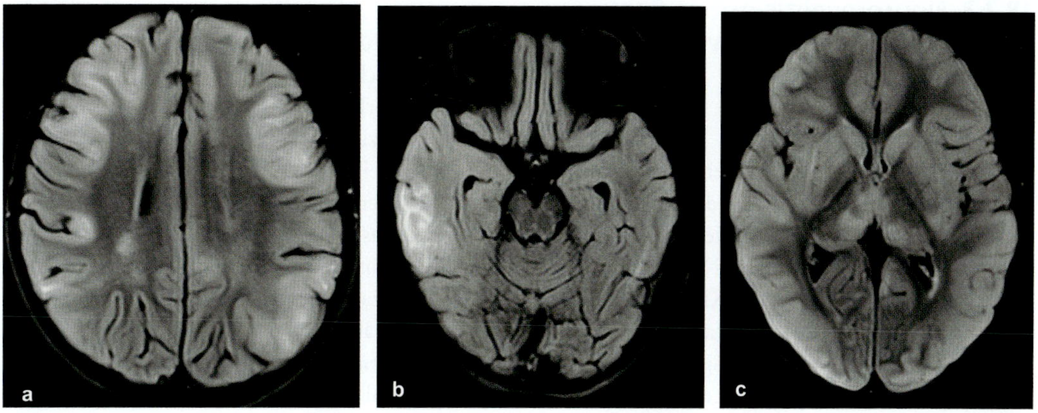

Abb. 18.2 cMRT (FLAIR, axial) eines 3-jährigen Jungen: multifokale, subkortikale bis kortikale, unscharf begrenzte Signalhyperintensitäten (**a, b**), Einbeziehung der tiefen grauen Substanz (**c;** Stammganglien, Thalami)

nisierung können eine X-gebundene Charcot-Marie-Tooth-Erkrankung (GJB1-Mutationen, Gap Junction beta Protein 1) oder metabolische Ursachen wie eine X-gebundene Adrenoleukodystrophie (X-ALD) vorliegen. Angeborene und erworbene prothrombotische Risiken (u. a. Anti-Phospholipid-Antikörpersyndrom) und eine Gliomatosis cerebri sind zu bedenken.

Therapie

Dauer und Schwere des klinischen Verlaufs werden durch eine hochdosierte Behandlung mit Methylprednisolon (20 mg/kg/d, max. 1000 mg/d über eine Dauer von 5 Tagen; anschließend Prednison 1 mg/kg p. o. mit schrittweiser Reduktion über 4 Wochen) günstig beeinflusst. Kontrollierte pädiatrische Daten fehlen. Bei fehlender Wirksamkeit der Steroide und hochakutem Verlauf ist eine Plasmapherese empfohlen (Pohl et al. 2016).

Prognose

In mehr als 80 % der Fälle kommt es zu einer kompletten klinischen Remission. Aus Verlaufsuntersuchungen ist ein erhöhtes Risiko für persistierende motorische Defizite, Aufmerksamkeits-, Lern- und Verhaltensstörungen, zerebrale Anfälle und (selten) rezidivierende demyelinisierende Erkrankungen bekannt.

18.2.3 Neuromyelitis-optica-Spektrum-Erkrankungen (Devic-Syndrom)

Einführung

Neuromyelitis-optica-Spektrum-Erkrankungen (NMOSD; syn. Devic-Syndrom), die auf einer autoimmun vermittelten Demyelinisierung und axonalen Schädigung vorwiegend der Nn. optici und des Spinalmarks basieren, sind im Kindesalter selten. Etwa 3–5 % der NMOSD-Erkrankungen manifestieren sich vor dem 16. Lebensjahr (Tenembaum et al. 2016). Obwohl bereits junge Kleinkinder betroffen sein können, tritt die pädiatrische NMSOD am häufigsten im Schul- und Jugendalter mit einem medianen Manifestationsalter von 12 Jahren auf (Tenembaum et al. 2016). Pathogenetisch gilt als ein zentraler Mechanismus die spezifische Bindung von Autoantikörpern gegen das Wasserkanalprotein Aquaporin-4 (AQP4) perivaskulärer Astrozyten, die über die Aktivierung Komplement-abhängiger zytotoxischer und inflammatorischer Signalwege zur sekundären Schädigung der Blut-Hirn-Schranke und der Oligodendrozyten führt. Der klinischen Manifestation der pädiatrischen NMSOD gehen nicht selten unspezifische respiratorische Infekte, Influenza- oder Herpesvirus-Infektionen voraus. Auch im Rahmen einer Knochenmarktransplantation sind Einzelfälle beschrieben (Tenebaum et al. 2016).Internationale diagnostische Kriterien einschließlich IgG-Autoantikörper gegen AQP4 in Serum und Liquor erlauben eine Differenzierung der pädiatrischen NMOSD von der pädiatrischen MS (Bruijstens et al. 2020; Wickerchuck et al. 2015). Die Diagnosekriterien der NMSOD umfassen eine akute Optikusneuritis (ON) und/oder eine akute Myelitis, die auch sequenziell innerhalb von Wochen bis Monaten auftreten können, assoziiert mit zwei der folgenden Kriterien:

1. Normalbefund des cMRT oder unspezifische, nicht MS-typische Läsionen
2. Langstreckige spinale Läsionen mit Ausdehnung über mindestens 3 Wirbelsegmente (LETM, Longitudinally Extensive Transverse Myelitis)
3. Nachweis von Anti-AQP4-IgG-Antikörpern in Serum/Liquor (Wingerchuck et al. 2015)

Klinik

Wegweisend für die Diagnose einer NMOSD sind eine akute und rasch progrediente Visusminderung bis hin zum Visusverlust als Ausdruck einer unilateralen, rasch sequenziellen oder primär bilateralen ON (50–83 %) sowie eine transverse Myelitis (30–78 %) mit symmetrischer schlaffer Paraparese (bis Tetraparese), Areflexie, Sensibilitätsdefizit und Blasendysfunktion. Begleitend können paroxysmale tonische Spasmen und Schmerzattacken im Bereich des Rumpfes und der Extremitäten und ein positives Lhermitte-Zeichen auftreten. Im Vergleich zu Erwachsenen sind eine Enzephalopathie, Fieber, zerebrale Anfälle und Hirnstammsymptome wie Übelkeit und Erbrechen, Augenmuskelparesen und hypothalamo-hypophysäre Dysfunktionen bei Kindern häufiger assoziiert (Chitnis et al. 2016).

Diagnostik und Differenzialdiagnosen

Eine Liquoranalyse dient dem Ausschluss infektiöser, metabolischer oder maligner Erkrankungen. Typisch in der Akutphase sind eine milde lymphozytäre Pleozytose und Proteinerhöhung. OCB sind in der Mehrzahl der Fälle nicht nachweisbar.

! MERKE

AQP4-Autoantikörper (AQP4-AK) gelten als diagnostische Biomarker der NMOSD mit hoher Sensitivität (91 %) und Spezifität (100 %), wobei Kinder häufiger als Erwachsene AQP4-AK negativ sind. Die Bestimmung der AK im Liquor erhöht die diagnostische Sensitivität.

Bei initial seronegativen Patienten mit klinischem Verdacht auf NMOSD sind wiederholte Bestimmungen von AQP4-AK und zusätzlich MOG-Antikörpern sinnvoll. Während Letztere häufiger bei pädiatrischen ADEM und ON vorkommen, werden sie zunehmend auch bei AQP4-AK-negativen pädiatrischen NMOSD detektiert (Bruijstens et al. 2020; Hennes et al. 2017). Visuell evozierte Potenziale weisen mit hoher Sensitivität bereits vor klinischer Manifestation auf eine ON hin. OCT(Optical Coherence Tomography)-Studien zeigen mit hoher Sensitivität typische retinale Nervenfaseratrophien im Sinne einer axonalen Degeneration; allerdings sind die Erfahrungen zum Einsatz der OCT bei Kindern limitiert. Charakteristisch für NMOSD sind langstreckige spinale MRT-Läsionen (T2w) mit Ausdehnung der Demyelinisierung über mindestens 3 Wirbelsegmente (LETM; ➤ Abb. 18.3) mit teils Ödem der zentralen grauen Substanz (Tenembaum et al. 2016; Wingerchuck et al. 2016). Das cMRT weist initial zumeist einen Normalbefund (55–84 % mit Ausnahme des möglichen Gadolinium-Enhancements der Nn. optici auf. Allerdings entwickeln die Betroffenen – Kinder häufiger als Erwachsene – im Verlauf demyelinisierende Läsionen der subkortikalen weißen Substanz und in Regionen hoher AQP4-Expression

18

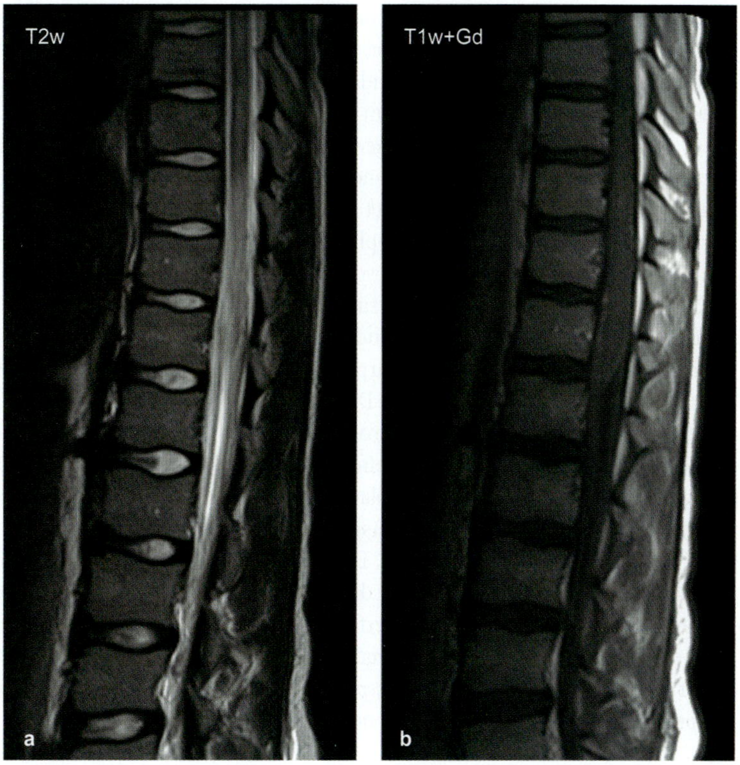

Abb. 18.3 sMRT (T2w, sagittal) eines 9-jährigen Jungen mit NMOSD. Auftreibung des Conus medullaris mit Signalsteigerung bis in Höhe BWK 7/8 ohne Gd-Enhancement

wie der Medulla oblongata, der Hypothalami und des Diencephalon (Baghbanian et al. 2018).

Differenzialdiagnostisch sind bei NMOSD eine infektiöse transverse Myelitis und infektiöse Polyneuropathie (Poliomyelitis, Borreliose, Diphtherie), eine Polyradikulomyeloneuritis sowie inflammatorische/autoimmune (wie SLE, MS, ADEM) und parainfektiöse Erkrankungen zu bedenken. Insbesondere ist auch an intrathekale Tumoren sowie vaskuläre Anomalien und eine spinale arterielle Ischämie zu denken, die bildgebend nicht immer eindeutig abzugrenzen sind. Toxische Myelo- und Polyneuropathien sowie metabolische Polyneuropathien (u. a. Adrenoleukodystrophie) sind selten.

Therapie und Prognose

Akut ist eine hochdosierte Methylprednisolon-Stoßtherapie (über 5 Tage) mit dem Ziel der Verkürzung des akuten Schubes indiziert, rasch gefolgt von einer Plasmapherese (an 5–7 Tagen in Folge) bei persistierenden bzw. progredienten Symptomen (Gombolay et al. 2018). Zur Wirksamkeit von intravenösen Immunglobulinen als potenzielle alternative Option liegen keine kontrollierten Studien vor, daher ist die Anwendung auf Patienten mit Kontraindikationen für Steroide beschränkt. Unabhängig vom Antikörperstatus wirkt sich der frühe Einsatz einer Plasmapherese prognostisch günstig auf visuelle und motorische Langzeitergebnisse aus (Tenembaum et al. 2016).

Eine immunsuppressive Dauerprophylaxe ist im Hinblick auf Häufigkeit und Schwere von Rezidiven in Abhängigkeit vom Antikörperstatus sinnvoll, wobei kontrollierte Studien hierzu für das Kindesalter nicht vorliegen. Im Falle von AQP4-Antikörper-positiven Patienten wird eine immunsuppressive Dauertherapie empfohlen (Hennes et al. 2017). Retrospektive pädiatrische Studien sprechen für die effektive Wirksamkeit von Rituximab, Myocophenolatmofetil und Azathioprin mit günstigem Sicherheitsprofil (Gombolay et al. 2018; Paolilo et al. 2020). Es liegt allerdings keine pädiatrische Zulassung für die genannten Präparate vor (Off-label-use). Eine Interferontherapie kann den Krankheitsverlauf aggravieren. Angesichts hoher Rezidivraten und Risiken für progrediente motorische, visuelle und sensorische neurologische Defizite sowie Blasenfunktionsstörungen ist neben einer konsequenten immunsuppressiven Therapie eine neuropädiatrische und interdisziplinäre Langzeitbetreuung empfohlen. Vor allem positive AQP4-AK sind mit frühen Rezidiven (> 50 %) und Visusminderung assoziiert. Hingegen sind positive MOG-AK häufig mit monophasischen Verläufen und besserem Ansprechen auf immunmodulatorische Therapien charakterisiert (Hennes et al. 2017). Assoziationen der NMOSD mit anderen Autoimmunerkrankungen kommen vor allem im Erwachsenenalter vor (Baghbanian et al. 2018).

18.2.4 Autoimmune Enzephalitiden

Einführung

Das klinische Spektrum und die Prognose autoimmuner Enzephalitiden mit Antikörpern gegen neuronale Oberflächenantigene unterscheiden sich relevant zwischen Kindern und Erwachsenen (de Bruijn et al. 2020). Zu den bei Kindern extrem seltenen Autoimmunenzephalitiden durch primär paraneoplastische Antikörper sei auf ➤ Kap. 13 verwiesen. Klinisch werden akute und subakute Verläufe (und variable Übergangsformen) unterschieden. Verhaltens- und Bewegungsstörungen, neuropsychiatrische Symptome, Verlust sprachlicher und kognitiver Fähigkeiten sowie Vigilanzminderung und epileptische Anfälle sind typische Symptome einer subakuten Verlaufsform. Die Symptomatik der limbischen Enzephalitis (LE) ist geprägt von epileptischen Anfällen (typischerweise Temporallappenanfälle) mit assoziierten Verhaltens-, Gedächtnis- und Vigilanzstörungen. Im Kindes- und Jugendalter kommt vor allem der Anti-N-Methyl-D-Aspartat-Rezeptor (NMDAR)-Enzephalitis Bedeutung zu, seltener Formen von Enzephalitiden, die mit neuronalen Oberflächenautoantikörpern gegen den „Voltage-gated Potassium Channel" (VGKC)-Komplex, Glycin-Rezeptor (GlyR), Untereinheiten der synaptischen Gamma-Aminobuttersäure-Typ-B(GABA-B)-Rezeptoren sowie (extrem selten) gegen Dopaminrezeptoren (D1R, D2R) oder die intrazelluläre Glutamatdecarboxylase (GAD) assoziiert sind (Dale et al. 2017; Roliz et al. 2021; Stingl et al. 2018).

Anti-NMDAR-Enzephalitis

Einführung

Die Anti-NMDAR-Enzephalitis zählt zu den häufigsten Ursachen einer nichtinfektiösen, autoimmunen Enzephalitis im Kindes- und Jugendalter. Krankheitsverursachend sind Autoantikörper die NR1-Untereinheit des synaptischen NMDA-Rezeptors (NMDAR), die zu Störungen der neuronalen Transmission und synaptischen Plastizität führen. **Die Genese der Anti-NMDAR-Antikörperbildung bei Kindern ist – im Gegensatz zu Erwachsenen – selten paraneoplastisch.** Die Häufigkeit assoziierter Tumoren liegt bei 16 % bei Mädchen < 12 Jahren (seltener bei Jungen). **Jedoch nimmt für Mädchen das Risiko eines assoziierten Ovarialteratoms ab dem Jugendalter deutlich zu (> 50 % ab dem Alter von 18 Jahren)** (Titulaer et al. 2013). Regelmäßige Screeninguntersuchungen sind notwendig, da das Enzephalitissyndrom der Manifestation des Tumors vorausgehen kann. Als weitere Trigger der Anti-NMDAR-Antikörperbildung sind Infektionen durch *Mycoplasma pneumoniae,* Epstein Barr-Virus und Herpes simplex-Virus sowie Impfungen beschrieben. Anti-NMDAR-Antikörper i. S. eines möglichen Epiphänomens wurden bei Patienten mit HSV-Enzephalitis nachgewiesen.

Klinik

Nach unspezifischen Prodromi (Kopfschmerzen, Fieber, grippale Symptome) treten (sub-)akute **Verhaltensstörungen, psychiatrische Episoden mit Halluzinationen, Angst und Agitation, zerebrale Anfälle, Gedächtnisstörungen, Dyskinesien, Sprachstörungen, bis hin zu autonomer Dysregulation** einschließlich beatmungspflichtiger Atemregulationsstörungen, Vigilanzminderung und hypothalamischen Dysfunktionen auf. **Bei Kindern < 12 Jahren stehen zu Beginn vor allem akute Verhaltensstörungen, Sprachstörungen, dyskinetische Bewegungsstörungen und epileptische Anfälle im Vordergrund.** Auch im weiteren Verlauf leiden Kinder häufiger als Erwachsene an dystonen und choreatischen Bewegungsstörungen, zerebellärer Ataxie oder (selten) einer akuten Hemiparese (Roliz et al. 2021).

Diagnostik

Elektroenzephalografisch weisen eine diffuse Allgemeinveränderung, fokale und generalisierte Delta-Paroxysmen und epilepsietypische Potenziale (betont in der Temporalregion), i. S. unspezifischer Befunde, auf eine Enzephalopathie hin. Die cMRT ist meist unauffällig. Transiente T2w-FLAIR- und KM-anreichernde Signalintensitätsstörungen in Kortex, Cerebellum und subkortikalen Regionen (Hippocampus, Basalganglien, weiße Substanz) können vorkommen. Typisch für die LE sind im Verlauf hyperintense mesiotemporale T2w-FLAIR-Signalintensitätssteigerungen. Einen wichtigen Stellenwert hat die Liquor- und Antikörperdiagnostik. Eine milde lymphozytäre Pleozytose und OCB im Liquor sind initial oder auch erst im Verlauf nachweisbar. IgG-Antikörper gegen die NR1-Untereinheit des NMDAR sind diagnostisch mit höherer Sensitivität im Liquor (100 %) als im Serum (85 %, Titulaer et al. 2013).

Differenzialdiagnosen

Sie umfasst virale Enzephalitiden, para-/postinfektiöse Enzephalopathien, metabolische und toxische Enzephalopathien, zerebrovaskuläre, maligne sowie psychiatrische Erkrankungen (➤ Tab. 18.2). Bei LE mit mesiotemporalen cMRT-T2w-Signalintensitätssteigerungen sind u. a. Gliome und eine fokale kortikale Dysplasie differenzialdiagnostisch zu bedenken. **Der neuropsychiatrische Lupus erythematodes kann einen der Anti-NMDAR-Enzephalitis klinisch ähnlichen Verlauf nehmen.** Pathogenetisch ist der Zusammenhang durch die Bindung der dsDNA-Antikörper an die NR2-Untereinheit des NMDAR zu erklären.

Therapie und Prognose

Als Therapie der ersten Wahl gilt Methylprednisolon (Stoßtherapie) und eine anschließende Plasmapherese oder intravenöse Immunglobuline. Therapieresistente Patienten (etwa 50 % der Fälle) können von einer Behandlung mit Rituximab oder Cyclophosphamid profitieren (Dale et al. 2017; Stingl et al. 2018). Besonders initial kann eine symptomatische Behandlung von akuten Bewegungsstörungen, zerebralen Anfällen und psychiatrischen Symptomen erforderlich sein. Trotz fehlender kontrollierter pädiatrischer Daten ist eine

Tab. 18.2 Wichtige Differenzialdiagnosen akuter autoimmuner Enzephalopathien im Kindesalter (modifiziert nach Dale et al. 2017)

Erworbene Enzephalopathie	Auswahl
infektiöse Enzephalitis	HSV, EBV, Enteroviren, Mycoplasmen
para-/postinfektiöse Enzephalopathien	SSPE (subakut sklerosierende Panenzephalitis) Chorea Sydenham FIRES (Fever Induced Refractory Epilepsy DSyndrome) PANS (Pediatric Acute-onset Neuropsychiatric Syndrome) Opsoklonus-Myoklonus (Ataxie)-Syndrom (OMS)
Autoantikörper-induzierte akute Enzephalopathien	neuropsychiatrischer Lupus erythematodes Hashimoto-Enzephalopathie
vaskulär	Vaskulitis (autoimmun, para-/postinfektiös)
akute Demyelinisierung	akute disseminierte Enzephalomyelitis (ADEM) Multiple Sklerose (MS) Neuromyelitis-optica-Spektrum-Erkrankungen (NMOSD)
hämatologisch/onkologisch	maligne Lymphohistiozytose Lymphome, Oligodendrogliome, Astrozytome hämophagozytäre Lymphohistiozytose
genetisch/metabolisch	lysosomale Erkrankungen (z. B. X-ALD) Mitochondriale Enzephalomyopathien (z. B. MELAS, Leigh-like-Syndrom)

immunsuppressive Dauertherapie (z. B. Mycophenolat-Mofetil, Azathioprin) angesichts des Rezidivrisikos von 12–25 % (24-Monats-Intervall) empfohlen (Dale et al. 2017). Bei mehr als 80 % der Patienten ist eine komplette oder nahezu vollständige Remission zu erwarten. Die Mortalitätsrate betrug nach einem Beobachtungszeitraum von 24 Monaten 7 % (Titulaer et al. 2013). Als wichtigste Prädiktoren einer günstigen Prognose gelten ein möglichst früher Therapiebeginn und eine milde Symptomatik bei Manifestation. Eine interdisziplinäre neuropädiatrische Rehabilitation und Langzeitbetreuung sind angezeigt.

VGKC-Komplex-Antikörper-vermittelte Enzephalopathie

Die seltene VGKC-Komplex-Antikörper-vermittelte Enzephalopathie manifestiert sich akut unter dem Bild einer LE mit prolongierten epileptischen Anfällen, psychiatrischen Symptomen, Dysarthrie, Fieber und dystonen Bewegungsstörungen (Hacohen et al. 2013). Kernspintomografisch geben (transiente) uni- oder bilaterale mesiotemporale T2w/FLAIR-Signalintensitätssteigerungen Hinweise. Differenzialdiagnose ➤ Tab. 18.2. Positive Effekte einer frühzeitigen Immuntherapie sind anhand retrospektiver pädiatrischer Daten dokumentiert. Residualsymptome wie Gedächtnisstörungen und Epilepsie sind häufig.

18.3 Epilepsiesyndrome bei Jugendlichen am Übergang in die Erwachsenenneurologie

18.3.1 Einführung

Epilepsien zählen zu den häufigsten pädiatrischen neurologischen Erkrankungen mit einer Prävalenz von etwa 1 %. Das ätiologische Spektrum reicht von strukturell erworbenen und angeborenen, genetischen über metabolische, immunologische bis zu ätiologisch unklare Epilepsien. Über 35 % der Betroffenen entwickeln einen pharmakorefraktären Verlauf. Für einen Teil der Patienten (< 20 %) ergibt sich im Kindes- und Jugendalter die Option einer erfolgreichen epilepsiechirurgischen Behandlung (Cloppenborg et al. 2019; Stevelink et al. 2018).

Für einige Epilepsien existieren mittlerweile diagnosespezifische Therapieansätze, z. B. bei genetischen und metabolischen Epilepsien (➤ Tab. 18.3). Beispielsweise sind bei therapieschwierigem Verlauf einer

Tab. 18.3 Auswahl individualisierter (präzisionsmedizinischer) Behandlungsoptionen bei pädiatrischen epileptischen Enzephalopathien (modifiziert nach van Karnebeek et al. 2018; Orsini et al. 2018)

Mutation	Protein/Funktion	Epilepsie	Individualisierte Behandlungsoptionen
SCN1A	spannungsabhängiger Natriumkanal	Dravet-Syndrom	Stiripentol/Clobazam/Valproat/Cannabidiol, Fenfluramin Vermeidung von Natriumkanalblockern (LTG, PHT, CBZ)
KCNT1	Kaliumkanalsubtyp	EIMFS	Gain-of-Function-Mutationen: Kaliumkanalblocker (Chinidin)
GRIN2A	NMDAR-Subunit (GluN2A)	BPE	Gain-of-Function-Mutationen: NMDAR-Antagonist (Memantin)
TSC1/TSC2	Tumorsuppressorproteine	TS	Everolimus (mTOR-Inhibitoren)
SCL2A1	GLUT1	GLUT-1-Defizienz	ketogene Diät; Vorkommen auch bei therapieschwierigen frühkindlichen Absencen, myoklonisch atonischer Epilepsie, generalisierter genetischer Epilepsie (GGE)
POLG1	mt DNA-Polymerase-γ1	Alpers-Syndrom	kein Valproat
mtDNA	MTTL1 (u.a.)	MELAS	Arginin-HCl, kein Valproat

Absencen-Epilepsie, einer myoklonisch atonischen Epilepsie oder auch bei generalisierten genetischen Epilepsien (GGE) metabolische Ursachen wie ein Glukosetransporterdefekt (GLUT-1-Defizienz, SLC2A1-Gen-Mutationen) insbesondere angesichts spezifischer Therapiekonsequenzen (u.a. ketogene Diät) zu bedenken. Eine Sondersituation ergibt sich für die im frühen Kindesalter beginnenden Epilepsiesyndrome, deren spezifische Risiken und Komorbiditäten in der Erwachsenenneurologie nur wenig bekannt sind (z.B. Dravet-Syndrom, Rett-Syndrom, tuberöse Sklerose). Für betroffene Jugendliche können gerade am Übergang in die Erwachsenenmedizin Kontinuität, Ausbildungs- und Berufsziele, die Chance auf eigenständige Lebensführung, allgemeine Zukunftsperspektiven und Lebensqualität entscheidend gefährdet sein. Um den komplexen epileptologischen und psychosozialen Aspekten gerecht zu werden, bedarf es einer interdisziplinären Zusammenarbeit der Epileptologen der Neuropädiatrie und Erwachsenenneurologie, spezialisierter Psychologen, Sozialpädagogen u.a. im Rahmen eines strukturierten Transitionsprozesses, z.B. einer interdisziplinären Transitionssprechstunde (weiterführende Informationen z.B. Website Berliner TransitionsProgramm, BTP, https://www.btp-ev.de/).

Das erweiterte Aufgabenspektrum umfasst u.a. das frühe Erkennen von Komorbiditäten (v.a. kognitive Defizite, Konzentrations- und Merkfähigkeitsdefizite, verlangsamtes Arbeitstempo), die Führung der Jugendlichen in Therapietreue (Adhärenz) und Akzeptanz der Erkrankung sowie die Aufklärung über Selbstverantwortung, medikamentöse Therapien, Off-label-Gebrauch und Alternativen. Ebenso sind Informationen über sozialrechtliche Hilfen, Unterstützung in Schulbildung und Berufswahl sowie Aufklärung über komplexe Betreuungskonzepte zentrale Inhalte einer strukturierten Transition.

18.3.2 Epilepsie bei tuberöser Sklerose

Einführung

Die tuberöse Sklerose (TS, auch TS-Komplex, TSC; Inzidenz von 1:5800 Einwohner), eine multisystemische genetische Erkrankung aus dem Formenkreis der neurokutanen Erkrankungen, ist durch eine Überaktivität des mTOR (Mechanistic Target of Rapamycin)-Signalwegs verursacht, die aus dem Verlust der Expression der Tumorsuppressorproteine Hamartin (TSC1-Gen) und Tuberin (TSC2-Gen) resultiert. Der mTOR-Komplex wird durch spezifische Aminosäuren und Wachstumsfaktoren reguliert und moduliert über die Phosphorylierung von zwei Transkriptionsfaktoren (S-ribosomale Proteinkinase 1, eukaryotisches Elongationsfaktor-4E-Bindungsprotein) Angiogenese und Zellproliferation (Palavra et al. 2017). Die mTOR-Überaktivität führt somit zur Bildung hamartomatöser Tumoren, insbesondere im ZNS (kortikale und subkortikale Tubera, subependymale Riesenzellastrozytom [SEGA], subependymale Knoten, White

Matter Migration Lines, fokale kortikale Dysplasie u. a.), in der Niere (Angiomyolipome, AML) sowie an der Haut (Angiomyofibrome).

Klinik

➤ Tab. 18.4 fasst die klinischen Diagnosekriterien zusammen. Mehr als 80 % der Patienten entwickeln eine Epilepsie, die sich häufig bereits ab dem Säuglingsalter mit prognostisch ungünstigen epileptischen Enzephalopathien manifestiert. Bei mehr als zwei Dritteln der Betroffenen entwickeln sich refraktäre fokale Anfälle, seltener das prognostisch ungünstige Lennox-Gastaut-Syndrom. Während > 50 % der Kinder und Jugendlichen mit TS normale kognitive Fähigkeiten aufweisen, sind mäßige (15,1 %) bis schwere kognitive Störungen (12,5 %) sowie neuropsychiatrische Störungen (Autismus, ADHS, Verhaltensstörungen, Depression u. a.) nicht selten (DeVries et al. 2018).

Diagnostik

Bei wegweisenden klinischen Befunden erfolgt die Diagnosesicherung genetisch. Zur Erfassung multisystemischer Manifestationen sind gemäß 2013 publizierter Konsensusempfehlungen interdisziplinäre, regelmäßige Kontrollen erforderlich (Neurologie/Neuropädiatrie, Nephrologie, Ophthalmologie, Dermatologie, Pulmologie, Kardiologie; Krüger et al. 2013).

Tab. 18.4 Klinische Diagnosekriterien der tuberösen Sklerose (Northrup et al. 2013)

Sichere Symptome (1 Kriterium ausreichend)	Unsichere Symptome (mind. 2 Kriterien erforderlich)
Angiofibrome, subunguale Fibrome, fibröse Plaques der Stirn	zerebrale Anfälle, v. a. BNS
kortikale Tubera	White Spots
subependymale Verkalkungen	Chagrin-Flecken (lederartig, LS)
multiple retinale Hamartome	Rhabdomyome des Herzens
	Angiomyolipome (AML) der Niere, multilokuläre bilaterale Zysten
	Lymphangiomatose der Lunge
	grübchenförmige Zahnschmelzdefekte
	Nachweis von Symptomen bei einem Familienmitglied

Therapie

Die seit 2011 für die Behandlung von SEGA und AML zugelassene mTOR-Inhibitor-Behandlung mit Everolimus hat seit 2017 auch für die TS-assoziierte refraktäre Epilepsie (Alter ab 2 Jahre) eine Zulassung als Komedikation. Die Zulassungsstudien dokumentierten eine signifikante Verminderung des Tumorwachstums (SEGA, AML) und Besserung der Anfallshäufigkeit und -schwere bei insgesamt guter Verträglichkeit (French et al. 2016). Häufige unerwünschte Arzneimittelwirkungen (UAW) umfassen eine erhöhte Rate an Infektionen, einschließlich systemischer Infektionen und Infektionen mit opportunistischen Pathogenen bei Prädisposition, Schleimhautläsionen, insbesondere eine ulzeröse Stomatitis, eine Pneumonitis, Myelotoxizität und Stoffwechselveränderungen (Hyperlipidämie, Hyperglykämien; Curatolo et al. 2018; Franz et al. 2018; Palavra et al. 2017).

Nach aktuellen Empfehlungen (siehe auch Fachinformation) erfolgt der Therapiestart bei refraktären Anfällen bei Kindern < 6 Jahre mit 6 mg/m^2 KOF und > 6 Jahre mit 5 mg/m^2 KOF (Dosisanpassung bei Komedikation mit CYP3A4/p-GP-Induktor erforderlich). Ziel ist ein Everolimus-Talspiegel im Bereich von 5–15 ng/ml. Eine Leberfunktionsstörung gilt als Kontraindikation der Therapie. Engmaschige klinische und laborchemische Verlaufskontrollen (u. a. S-Talspiegel, Blutbild, Entzündungsparameter, Retentionswerte, U-Protein, Nüchternblutglukose, Lipidprofil, Leberfermente; initial Hepatitis-Serologie) sind erforderlich. Aufgrund eines erhöhten Sepsisrisikos ist ein frühzeitiges Pausieren der Therapie bei fieberhaften Infekten insbesondere im Kindesalter empfohlen (Curatolo et al. 2018; Franz et al. 2018).

Die Möglichkeit einer epilepsiechirurgischen Option sollte frühzeitig geprüft werden (Fohlen et al. 2018).

Prognose

Als indirekte Marker einer hohen Aktivität und ungünstigen Prognose der Epilepsie gelten die Tubera-/Noduli-Last im cMRT, EEG-Befunde, der genetische Befund (TSC2-Mutation) und refraktäre komplex-fokale Anfälle ab dem Säuglingsalter (Jeong et al. 2017). Die Prognose nach einer epilepsiechirurgischen Therapie steht vorwiegend in Relation zum Alter bei Epilepsiebeginn und zum Ausmaß der Resektion (Fohlen et al. 2018).

Neuropsychiatrische Komorbiditäten sind häufig und umfassen im Kindesalter insbesondere Hyperaktivität, Schlafstörungen, Verhaltensstörungen, Autismus-Spektrum-Störung und ADHS, während Erwachsene häufiger an Angst, Stimmungsschwankungen und Depression sowie selten an aggressiven Verhaltensstörungen leiden (DeVries et al. 2018). Angesichts zahlreicher weiterer Komplikationsrisiken der Multisystemerkrankung ist eine Transition in spezifische multidisziplinäre Zentren mit geeigneter Infrastruktur empfohlen.

18.3.3 Genetische generalisierte Epilepsiesyndrome (Auswahl)

Juvenile Absencenepilepsie

Im Alter von 9–15 Jahren (m = w) manifestieren sich bei zuvor gesunden Kindern kurze, z. T. periodische myoklonische Absencen, die vor allem im der Aufwachphase auftreten und mit einem hohen Risiko für einen Absencen-Status und für generalisierte tonisch-klonische Anfälle (bis zu 80 %) assoziiert sind. Das EEG weist rasche, irreguläre Spike Waves und Polyspike Waves (v. a. unter Photostimulation) auf. Die Therapie der Wahl ist Lamotrigin oder Levetirazetam (früher Valproat, ist aber teratogen). Prognostisch ungünstig sind ein primär therapieschwieriger Verlauf, frühes Absetzen der antiepileptischen Therapie und die Entwicklung myoklonischer Anfälle.

Schwere myoklonische Epilepsie des Kindesalters (Dravet-Syndrom)

Die seltene schwere myoklonische Epilepsie des Kindesalters (Severe Myoclonic Epilepsy in Infancy, SMEI; syn. Dravet-Syndrom) manifestiert sich im ersten Lebensjahr (m > w) mit zunächst rezidivierenden und vor allem prolongierten Fieberkrämpfen und alternierenden Hemikonvulsionen. Im Verlauf treten Myoklonien bei erhaltenem Bewusstsein sowie fokale und generalisierte Anfälle auch ohne Fieber auf. Ein Status epilepticus ist häufig. Es besteht eine erhöhte Photosensitivität. Das EEG weist generalisierte, irreguläre Spike Waves und Polyspike Waves auf. Ab dem 2. Lebensjahr manifestieren sich Störungen der Entwicklung (Sprache, Wahrnehmung, Ataxie, Hypotonie) bis hin zu Autismus-Spektrum-Störung, Impulskontrollstörungen, Verhaltensstörungen, Intelligenzminderung im Verlauf. Im Jugend- und Erwachsenenalter gelten insbesondere Störungen der Kommunikation, Kognition und Mobilität sowie Schlafstörungen und Bradykardien als die am meisten die Lebensqualität der Patienten und ihrer Familien beeinträchtigenden Komorbiditäten (Lagae et al. 2018a). Das Risiko plötzlicher Todesfälle (Sudden Unexpected Death in Epilepsy, SUDEP) ist mit 9–16 % deutlich erhöht, insbesondere im Kindesalter, und liegt auch im Erwachsenenalter signifikant höher als bei anderen refraktären Epilepsien.

Pathogenetisch liegen Störungen der Kanal-Porus-Funktion des neuronalen spannungsabhängigen Natriumkanals (SCN1A) zugrunde, die durch trunkierende (Loss-of-Function-), seltener durch Missense-Mutationen, in der alpha1-Untereinheit des NaV1.1 bedingt sind. Der Nachweis einer SCN1A-Mutation ist allerdings nicht beweisend für ein Dravet-Syndrom. Die phänotypische Variabilität umfasst auch Fieberkrämpfe, GEFS+ oder die hemiplegische Migräne.

Aktuelle Therapieempfehlungen beinhalten die Komedikation aus Valproat, Clobazam und Stiripentol (Orphan-Drug-Zulassung, add-on zu Valproat und Clobazam). Nach Ergebnissen kontrollierter Studien kann eine klinisch relevante Verbesserung der Anfallssituation und Lebensqualität darunter erreicht werden. Zudem sind Topiramat, Levetiracetam, Brom und Zonisamid als Second-/Third-Line-Therapien sowie ketogene Diäten als positiv bewertet worden (Ziobro et al. 2018). Zudem erhielt die Therapie mit Cannabidiol nach positiver Bewertung in kontrollierten klinischen Studien eine Zulassung zur Behandlung refraktärer Anfälle beim Dravet-Syndrom (Orphan-Drug-Status). Interaktionen mit Antiepileptika (u. a. Valproat, Clobazam) sind möglich und machen ein

Monitoring erforderlich. Die Langzeiterfahrungen sind limitiert (Devinsky et al. 2019). Aktuell erhielt der Serotoninagonist Fenfluramin auf Basis der Ergebnisse kontrollierter Studien zu Wirksamkeit und Sicherheit (Lagae et al. 2019; Nabbout et al. 2020) eine Zulassung als Add-on-Therapie bei Patienten mit Dravet-Syndrom („controlled access programme"). Kardiovaskuläre Risiken (sehr selten) und Medikamenteninteraktionen sind zu bedenken. Natriumkanalblocker wie Lamotrigin, Carbamazepin und Phenytoin führen beim Dravet-Syndrom zur Anfallsexazerbation und sind daher kontraindiziert.Die Prognose des Dravet-Syndroms ist überwiegend ungünstig. Die Mortalität und das SUDEP-Risiko sind erhöht. Die Anfallsfrequenz wird nach der Pubertät geringer, jedoch bleibt Fieber als Trigger prolongierter Anfälle bestehen. Bei etwa der Hälfte der betroffenen Jugendlichen und jungen Erwachsenen bestehen schwere kognitive Defizite und relevante Komorbiditäten (Bewegungsstörungen, Störungen des zirkadianen Rhythmus und der Schlafqualität, autistische Verhaltensweisen und Störungen der sozialen Interaktionen), die eine multidisziplinäre Langzeitbetreuung erfordern.

Juvenile myoklonische Epilepsie (JME)

Die JME zählt zu den genetischen generalisierten Epilepsien und manifestiert sich bei Jugendlichen im Alter von 12–19 Jahren (m = w). In 17–47 % der Fälle liegt eine positive Familienanamnese vor. Die Anfälle treten meist in den ersten beiden Stunden nach dem Erwachen mit bilateralen, symmetrischen Myoklonien im Schulter-Arm-Bereich ohne Bewusstseinsstörung, oft in Salven, auf. Bei 90 % der Patienten treten im Verlauf generalisierte tonisch-klonische Anfälle auf. Eine Provokation der Anfälle durch Schlafmangel und Alkohol ist charakteristisch. Das EEG weist generalisierte 3–4/s Spike Waves und Polyspikes auf, Photosensibilität ist häufig.

Die Therapie der Wahl ist Levetiracetam (alternativ Valproat), unter der in bis zu 70–90 % Anfallsfreiheit erreicht wird. Allerdings ist die Rezidivrate bei frühen Absetzversuchen der AE hoch (> 80 %), sodass eine langjährige Behandlung (u. U. lebenslang) empfohlen ist. Frontale Dysfunktionen, Störungen der Impulskontrolle oder Angststörungen sind als Komorbiditäten beschrieben.

18.3.4 Fokale Epilepsiesyndrome (Auswahl)

BECTS

Die idiopathische Partialepilepsie des Kindesalters mit zentrotemporalen Spikes (Benign Epilepsy with centro-temporal Spikes, BECTS), nach der neuen ILAE-Klassifikation (2017) als selbstlimitierende Epilepsie mit zentrotemporalen Spikes bezeichnet, macht 15 % der Epilepsiediagnosen < 15 Jahre aus. Typischerweise manifestieren sich einfach fokale sensomotorische Anfälle im Mund-Schlundbereich in den frühen Morgenstunden, häufig assoziiert mit Spracharrest/-störung (40 %). Sekundär generalisierte tonisch-klonische Anfälle kommen bei 30–60 % der Patienten, v. a. jüngeren Kindern, vor. Der entwicklungsneurologische und neurologische Befund ist unauffällig, ebenso die kraniale MRT. Das EEG zeigt die typischen fokalen Spike Waves zentrotemporal mit Aktivierung im NREM-Schlaf. Unter Sultiam als Therapie der Wahl ist Anfallsfreiheit in mehr als 90 % zu erwarten. Carbamazepin kann die Anfallsaktivität exazerbieren. In der Regel kommt es zur Remission in der Pubertät.

Atypische Verläufe und Sonderformen der selbstlimitierenden Epilepsie des Kindesalters mit zentro-temporalen Spikes

Atypische Verläufe und Sonderformen der selbstlimitierenden Epilepsie des Kindesalters mit zentro-temporalen Spikes, die etwa in 10 % der Fälle vorliegen, gehen mit einem erhöhten Risiko für einen therapieschwierigen Verlauf und vor allem auch Entwicklungsstörungen der Sprache und Kognition einher. Ätiologisch wird eine genetische Prädisposition vermutet. Bei fokalen Epilepsien mit zentro-temporalen Spikes und Sprachentwicklungsstörungen wurden Mutationen der NMDAR-Untereinheit GluN2A (GRIN2A) in 8–15 % der Fälle nachgewiesen (➤ Tab. 18.3). Das Ansprechen auf Antikonvulsiva erster Wahl (Sultiam, Clobazam, Valproat) ist oft temporär. Bei CSWS und LKS kann eine Steroidpulstherapie erfolgreich sein. Wenngleich nahezu alle Patienten bis zur Pubertät Anfallsfreiheit erreichen, ist das Risiko für Störungen der

Kognition, der Sprache und des Verhaltens deutlich erhöht (> 50 % der Fälle).

- Die atypische idiopathisch fokale Epilepsie (Pseudo-Lennox-Syndrom, Manifestationsalter 2. bis 7. Lebensjahr) ist durch eine gemischte Anfallssemiologie mit atonischen Nick- und Sturzanfällen, atypischen Absencen und nächtlichen generalisierten Anfällen charakterisiert. Das EEG zeigt Serien bilateraler synchroner Sharp Waves. In mehr als 50 % der Fälle entwickelt sich ein CSWS (Continuous Spike Waves during Slow Sleep).
- Beim Landau-Kleffner-Syndrom (LKS, Manifestationsalter 2. bis 8. Lebensjahr)
- handelt es sich um eine atypische idiopathische fokale Epilepsie im Sinne einer epileptischen Enzephalopathie mit erworbener epileptischer Aphasie (auditorische verbale Agnosie) und teils fokalen Anfällen bzw. atypischen Absencen. Neben einer Regression der expressiven und rezeptiven Sprache stehen häufig Aufmerksamkeitsstörungen und Verhaltensprobleme wie Hyperaktivität und Impulsivität im Vordergrund.

18.3.5 Epileptische Enzephalopahtien

Lennox-Gastaut-Syndrom (LGS)

Es handelt sich um eine altersgebundene polyätiologische, prognostisch ungünstige epileptische Enzephalopathie (Manifestationsalter 2. bis 7. Lebensjahr), der nicht selten eine BNS-Epilepsie oder frühkindliche fokale Anfälle vorausgehen (10–30 %). Ätiologische finden sich in > 80 % der Fälle genetische, strukturelle und strukturell-metabolische Ursachen (kortikale Migrationsstörungen, tuberöse Sklerose, neurometabolische Erkrankungen, fokale Dysplasien u. v. a.). Bei Patienten mit nichtläsionellem LGS fanden sich unter anderem STXBP1- (synaptische Vesikelfunktion), SCN8A- (Natriumkanal-Untereinheit) oder auch DNM1- (synaptische Transmission) Mutationen (meist de novo). Charakteristisch sind tonische Anfälle (überwiegend im Schlaf) und gemischte Anfallstypen (atypische Absencen, Myoklonien, postmyoklonische Atonien) mit hoher Anfallsfrequenz und Statusneigung. Sturzanfälle infolge tonischer, myoklonischer oder atonische Anfälle bergen ein hohes Verletzungsrisiko (Mastrangelo et al. 2017). Die Mortalitätsrate ist erhöht (5 %). Das EEG weist eine Allgemeinveränderung und frontal betonte bilaterale Slow Spike Waves auf. Tonische Anfälle gehen mit bilateralen raschen Rhythmen (10–13 Hz) einher, die vorwiegend im NREM-Schlaf auftreten. Die Prognose ist ungünstig mit meist refraktären fokalen Anfällen und geistiger Behinderung.

Therapeutisch werden Valproat, Lamotrigin, Rufinamid (Orphan-Drug- Zulassung), Felbamat, Topiramat und Brivarazetam nach aktuellen Empfehlungen vorgeschlagen (Cross et al. 2017; Mastrangelo 2017). Seit 2018 ist Cannabidiol als Orphan Drug (add-on) für das LGS zugelassen. Kontrollierte Daten sprechen für eine signifikante Reduktion von Sturzanfällen unter Cannabidiol (44 %) im Vergleich zu Placebo (23 %; Devinsky et al. 2018). Interaktionen und UAW siehe oben. Zudem wird Fenfluramin (Serotoninagonist) in kontrollierten Studien als wirksame und verträgliche Therapieoption bei LGS bewertet (Lagae et al. 2018b). Kardiovaskuläre Risiken (sehr selten) sind zu bedenken. Somnolenz, Anorexie und Diarrhö sind als häufige UAW (>10 %) im Vergleich zu Placebo beschrieben. Frühzeitig sind epilepsiechirurgische Optionen sowie ketogene Diät und die Vagusnervstimulation zu bedenken (Suller et al. 2020).

Mitochondriale Epilepsien des Schul-/Jugendalters

Als seltene mitochondriale Epilepsien manifestieren sich die MERRF (Mitochondrial Epilepsy with Ragged Red Fibers) und die MELAS (Mitochondrial Epilepsy with Lactat Acidosis and Stroke-like Episodes) ab dem Schulalter. Erstere manifestiert sich als progressive Myoklonus-Epilepsie und Myopathie, im Verlauf assoziiert mit Kardiomyopathie, Ataxie und Entwicklung einer Demenz. Ätiologisch liegen mitochondriale Punktmutationen (MTTK in 80 % der Fälle ; MTTL1) vor, die maternal vererbt sind. Das kraniale MRT ist häufig normal, selten finden sich milde Basalganglien- und White-Matter-Läsionen. MELAS geht mit akuten Stroke-ähnlichen Episoden, Vigilanzminderung, fokalen Anfällen, metabolischer Azidose, Laktaterhöhung in Serum und Liquor und Myopathie einher. Migräneartige Kopfschmerzen, Muskelschwäche und eine Gedeih- und Wachstumsstörung können vorausgehen. In mehr als 70 % der Fälle liegen mitochondriale Punktmutationen

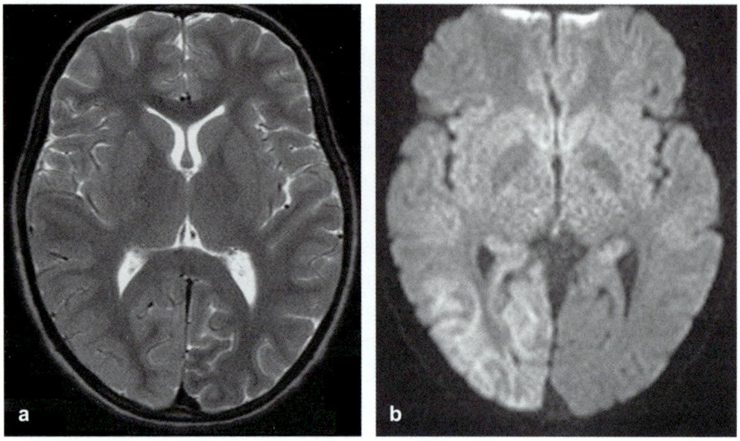

Abb. 18.4 Kraniale MRT (**a** T2w, **b** DWI) eines 12-jährigen Mädchens mit Erstmanifestation eines MELAS (Mitochondrial Epilepsy with Lactat Acidosis and Stroke-like Episodes); Schlaganfall-ähnliche Läsion parieto-okzipital

in MTTL1 vor (seltener MTND6, MTTQ), die mütterlich vererbt sind. Diagnostisch wegweisend ist der MRT-Befund mit Stroke-ähnlichen, nicht an vaskuläre Territorien gebundene Läsionen (DWI) und Signalintensitätsstörungen in den Basalganglien (➤ Abb. 18.4).

Neben supplementärer Therapie mit Kofaktoren der mitochondrialen Atmungskette wie Coenzym Q10, L-Carnitin, Riboflavin und Thiamin wird zur Behandlung (und Prophylaxe) einer akuten Schlaganfall-ähnlichen Episode (MELAS) Argininhydrochlorid (0,5 g/d in 3 ED, i. v.) eingesetzt. Die Studien zur Wirksamkeit sind limitiert. Valproat ist aufgrund des erhöhten Risikos einer akuten Leberinsuffizienz kontraindiziert. Die Prognose ist infaust. Mit zunehmender Frequenz der Schlaganfall-ähnlichen Episoden entwickelt sich eine schwere Mehrfachbehinderung.

18.4 Neuromuskuläre Erkrankungen

18.4.1 Einführung

Für das Kindes- und Jugendalter haben unter den primären Myopathien im Hinblick auf Häufigkeit und Schwere v. a. angeborene (genetische) Muskeldystrophien, Stukturmyopathien und (seltener) metabolische Myopathien besondere Bedeutung. Erworbene Myopathien einschließlich autoimmuner, infektiöser/parainfektiöser, vaskulärer und toxischer Ursache sind selten. In der Gruppe der Neuro- und Neuronopathien sind genetische Erkrankungen wie die spinale Muskelatrophie (SMA) und die hereditären motorischen und sensorischen Neuropathien am häufigsten. Erworbene Erkrankungen des peripheren Nerven umfassen Läsionen bzw. eine Raumforderung des Spinalmarks oder des peripheren Nerven, darüber hinaus infektiöse, toxische und autoimmune Ursachen. Myasthene Syndrome sind selten und werden in erworbene (autoimmune) und genetische, prä- und postsynaptische Erkrankungen unterteilt (➤ Kap. 4).

Fortschritte in der genetischen Diagnostik und in der Therapie einschließlich mutationsspezifischer Therapiemöglichkeiten und Enzymersatztherapien eröffnen für einen Teil der Patienten (u. a. Duchenne Muskeldystrophie, spinale Muskelatrophie, Morbus Pompe) neue Perspektiven. Eine interdisziplinäre Betreuung in Kooperation mit einem spezialisierten Zentrum mit Erfahrung in der Behandlung von Kindern und Jugendlichen mit neuromuskulären Erkrankungen und eine strukturierte Transition sind entscheidend für eine optimale Therapie und Verbesserung der Lebensqualität. Im Folgenden wird eine Auswahl neuromuskulärer Erkrankungen des Kindes- und Jugendalters mit spezifischen Therapieansätzen beschrieben.

18.4.2 Muskeldystrophie Typ Duchenne

Einführung

Eine Übersicht über das Spektrum der Dystrophinopathien findet sich in ➤ Kap. 6.2.

Mit einer Inzidenz von 1:3500 männlichen Neugeborenen ist die X-chromosomal rezessiv erbliche Muskeldystrophie Typ Duchenne (DMD), die der klinisch schwersten Form der Dystrophinopathien entspricht, die häufigste Form der Muskeldystrophie im Kindesalter. Die krankheitsverursachende Defizienz des sarkolemmalen Strukturproteins Dystrophin ist durch Mutationen (Deletionen/Duplikationen; 65 %) des Dystrophin-Gens (Xp21.3-p21.2) bedingt. Etwa 10–15 % der Erkrankungen (nmDMD) sind auf Nonsense-Mutationen (vorzeitiges Stopp-Codon) und 10 % auf andere seltene Punktmutation zurückzuführen.

Klinik

Frühsymptome der DMD umfassen Verzögerungen der motorischen (Laufen > 18 Monate) und sprachlichen Entwicklung, Minderung der Ausdauer und des Bewegungstempos, häufiges Stolpern. Symptome der proximalen Muskelschwäche (Trendelenburg-Hinken, Hyperlordose, mühsames Treppensteigen, Gowers-Phänomen u. a.) zeigen einen rasch progredienten Verlauf mit Entwicklung von Muskel- und Sehnenverkürzungen, Verlust der Gehfähigkeit (9. bis 11. Lebensjahr), Skoliose und respiratorischer Insuffizienz. Pulmonale Infektionen und eine Kardiomyopathie führen meist vor dem 25. Lebensjahr zum Tod. Etwa ein Drittel der Jungen weist eine leichte Intelligenzminderung auf.

Diagnostik

Diagnostisch wegweisend sind der klinische Befund und deutlich erhöhte CK-Werte. Eine CK-Erhöhung bei der Mutter weist auf einen Konduktorinnenstatus hin. Die Diagnosesicherung erfolgt molekulargenetisch, eine Muskelbiopsie ist sehr selten erforderlich. Wenn ein Mutationsnachweis mittels MLPA (Multiplex Ligation-dependent Probe Amplification) nicht gelingt, ist die vollständige Sequenzierung des Dystrophin-Gens sinnvoll (qPCR, Exom-Sequencing). Zur Differenzialdiagnose sei auf ➤ Kap. 6.2 verwiesen.

Therapie

Eine umfassende interdisziplinäre Langzeitbetreuung der Kinder- und Jugendlichen einschließlich einer strukturierten Transition hat einen zentralen Stellenwert zur Verbesserung der Versorgung, Lebensqualität und Prognose, wie aktuelle Konsensus-empfehlungen zusammenfassen (➤ Tab. 18.5; Birnkrant et al. 2018).

Tab. 18.5 Interdisziplinäres Betreuungskonzept bei DMD (Konsensusempfehlungen nach Birnkrant et al. 2018)

	Diagnostik	Therapieoptionen
Kardiologie	• EKG, ECHO (12 Mo) • Ggf. 24h-EKG, Kardio-MRT	kardioprotektive Therapie, ACE-Hemmer u/o β-Blockern
Pneumologie	• Vitalkapazität • Polysomnografie • Kritischer Verlust der Atemmuskelfunktion (2. Lebensdekade)	• Assistiertes Husten • Nichtinvasive Maskenbeatmung (sympt. Hypoventilationssyndrom) • Diskussion der Tracheotomie
Orthopädie	• Kontrakturen • Skoliose	• Physiotherapie, orthetische und Hilfsmittelversorgung • Kontrakturlösende OP • Spondylodese
Gastroenterologie	• Schluckprobleme, • Darmmotilitätsstörungen, Ileussymptomatik	• Ernährungsberatung • Diskussion der PEG-Sonde
Endokrinologie	Wachstums-/Pubertätsstörungen	• Osteoporoseprophylaxe • Kalzium/Vitamin-D-Bisphosphonate
Urologie/ Nephrologie	• Inkontinenz (Jugendalter) • Niereninsuffizienz	Inkontinenzberatung
Psychosoziale Betreuung	Patienten und Familien	Sozialrechtliche und psychologische Hilfen

> **! MERKE**
> Unter medikamentösen Therapieoptionen haben insbesondere Steroide (Prednison 0,7 mg/kg/d; Deflazacort 0,9 mg/kg/d), deren signifikante Effekte auf die Verlängerung der Gehfähigkeit in kontrollierten Studien nachgewiesen wurden (McDonald et al. 2018), ab dem Kleinkindesalter einen relevanten Stellenwert.

Idebenon, ein Antioxidans, kann bei jugendlichen nicht gehfähigen Patienten mit DMD ohne alternative Therapiemöglichkeiten und Kontraindikationen für eine Steroidtherapie infrage kommen (off-label) (Bernert et al. 2020). Ein möglicher mutationsspezifischer gentherapeutischer Ansatz über die Beeinflussung der Gentranslation durch Exon Skipping (Eteplirsen) scheint vielversprechend (Mendell et al. 2021), die Datenlage ist derzeit allerdings limitiert.

> **! MERKE**
> Für Patienten mit Nonsense-Mutationen (nmDMD) ist als gentherapeutischer Ansatz die Behandlung mit Ataluren ab dem Alter von 2 Jahren zugelassen (Bushby et al. 2014).

Ataluren ermöglicht einen ribosomalen Read-through des vorzeitigen Stopp-Codons und die Bildung eines funktionsfähigen Dystrophinproteins. Die Zulassungsstudien belegten bei gehfähigen Jungen im Alter von 5–9 Jahren (Bushby et al. 2014) und bei 7–16-Jährigen mit einer 6-Minuten-Gehstrecke (6MWD) > 150 m (McDonald et al. 2017) unter Ataluren (40 mg/kg/d, p. o.) im Vergleich zu Placebo eine signifikant geringere Verschlechterung der Gehfähigkeit über den Zeitraum von 48 Wochen. Als häufigste unerwünschte Arzneimittelwirkungen sind gastrointestinale (Erbrechen, Bauchschmerzen, Obstipation, Appetitverlust), zentralnervöse (Kopfschmerzen) und metabolische (Hypertriglyceridämie) Symptome sowie eine arterielle Hypertonie, Exanthem, Hämaturie und Einnässen beschrieben, die regelmäßige klinische und laborchemische Kontrollen erfordern. Zahlreiche Arzneimittelwechselwirkungen sind bekannt (z. B. Aciclovir, Penicillin G, Ciprofloxacin, Furosemid). Daten des STRIDE-Patientenregisters (Mercuri et al. 2020) ergaben zudem Hinweise auf eine verzögerte Progression der pulmonalen Verschlechterung unter der Therapie mit Ataluren im Vergleich zu historischen Kontrollpatienten, sodass die Fortsetzung der Therapie im Off-Label-Use auch nach Verlust der Gehfähigkeit sinnvoll sein kann (Bernert et al. 2020)

18.4.3 Morbus Pompe

Dem Morbus Pompe (Glykogenose Typ II) liegt eine muskuläre Defizienz der Alpha-1,4-Glukosidase (autosomal rezessiv) zugrunde. Die Gesamtinzidenz beträgt 1:40 000. Der Spontanverlauf der seltenen infantilen Form (Inzidenz 1:138 000) ist meist im 1. Lebensjahr letal. Die Säuglinge präsentieren eine rasch progressive Muskelschwäche, CK-Erhöhung, Ateminsuffizienz, Makroglossie, Schluckprobleme (Sondenernährung) und Kardiomyopathie. Zudem kommt es zu krisenhaften Verschlechterungen im Rahmen von banalen Infekten. Die juvenile Verlaufsform zeigt einen variablen Schweregrad. Charakteristisch sind eine progrediente proximale Muskelschwäche, Muskelatrophien, Kyphoskoliose, Rigid Spine und eine Kardiomyopathie. Die Diagnose wird anhand der Klinik und Bestimmung der Serum-Enzymaktivität (Trockenblutkarte) gestellt. Eine Mutationsanalyse des GAA-Gens ist möglich (heterogene Mutationen, Chromosom 17).

> **! MERKE**
> Langzeitstudien zur zugelassenen Enzymersatztherapie Alglucosidase alfa (rekombinantes GAA) zeigen signifikante Effekte auf die Verbesserung der Überlebensrate (infantile Form), von Muskelkraft und Mobilität sowie kardialen und respiratorischen Funktionen.

Für die infantile Form sind insbesondere Vorteile des frühen Therapiebeginns vor dem 6. Lebensmonat dokumentiert. Eine interdisziplinäre Langzeitbetreuung in einem spezialisierten Zentrum und eine strukturierte Transition sind für die Kontinuität der medizinischen und psychosozialen Versorgung, Lebensqualität und Prognose essenziell.

18.4.4 Spinale Muskelatrophie

Einführung

Bei der proximalen spinalen Muskelatrophie (SMA) handelt es sich um eine autosomal rezessive Erkrankung (Inzidenz 1:10 000 Neugeborene, Heterozygotenfrequenz 1:50) der motorischen Vorderhornzelle mit progredientem Motoneuronverlust (Apoptose) und fortschreitendem Funktionsverlust der Axone und Markscheiden. Ursache ist der Verlust des Survival-Motor-Neuron (SMN)-Proteins. In mehr als 96 % der Fälle liegt eine homozygote Deletion von Exon 7 und 8 des SMN1-Gens zugrunde (Chromosom 5q13.2). Die SMN1-Gensequenz unterscheidet sich in lediglich 5 Nukleotiden von der paralogen SMN2-Sequenz, deren Transkripte in nur 10–20 % Exon 7 einschließen und deren Kopienzahl zwischen 1 und 4 variiert (0: letal). Die Krankheitsschwere korreliert invers mit der Kopienzahl des SMN2-Gens (Calucho et al. 2018; Farrar et al. 2017).

Als erster gentherapeutischer Ansatz konnte eine funktionell relevante Steigerung der Produktion des SMN-Proteins durch das Antisense-Oligonukleotid Nusinersen erreicht werden. Es führt über ein modifiziertes Splicing der SMN2-Transkripte durch Bindung an die Intron-Splicing-Silencer-N1-Stelle zu einer gesteigerten Synthese Exon-7-enthaltender SMN2-Transkripte (Chiribona et al. 2016). Basierend auf kontrollierten klinischen Studien (Finkel et al. 2017; Mercuri et al. 2017) erhielt Nusinersen 2017 die Zulassung für die Behandlung der SMA (Typ 1–3). Die Evidenz zu Effekten bei Patienten im Alter > 12 Jahre und schwer betroffenen älteren Patienten ist limitiert (Darras et al. 2019). Als innovativer, kausaler Therapieansatz zur Behandlung der 5q- assoziierten SMA ist nach vielversprechenden Studienergebnissen bei Säuglingen mit SMA Typ 1 (Mendell et al. 2017) seit 1.7.2020 das Genersatztherapeutikum Onasemnogene Abeparvovec AVXS-101 (Zolgensma®) in Deutschland zur intravenösen Gabe bei Vorliegen von 3 (oder weniger) SMN2-Kopien zugelassen. Über einen Adeno-assoziierten viralen Vektor (AAV9) wird eine funktionstüchtige Kopie des humanen SMN1-Gens mittels eines β-Aktin-Promotor gebildet. Das Vektorgenom mit dem funktionsfähigen SMN-Transgen persistiert im Zellkern als ringförmiges extrachromosomales Episom (Wang et al. 2019). Nach den Erfahrungen aus den bisherigen Studien ist der Therapieerfolg wesentlich vom Alter bzw. Krankheitsstadium bei Therapiebeginn geprägt. Angesichts limitierter Erfahrungen zu Sicherheit und Wirksamkeit im Langzeitverlauf ist eine Behandlung und Therapieüberwachung in spezialisierten Zentren gefordert (Ziegler et al. 2020).

Nach positiver Bewertung der Zulassungsstudien erhielt aktuell ein weiterer SMN2-Splicing modifier (Bindung an ESE2, Exonic Splicing Enhancer 2, Exon 7), Risdiplam, die Zulassung in der Behandlung von Patienten mit SMA Typ 1–3 ab dem Alter > 2 Monaten (EMA, 01.04.2021). Es handelt sich erstmals um ein Präparat zur oralen Einnahme. Eine offene Studie bei Kindern mit SMA Typ 1 (n=17) erbrachte den Nachweis einer systemisch erhöhten Expression von funktionsfähigem SMN-Protein und signifikante Verbesserung der standardisierten Motorik-Scores bei 82% der behandelten Säuglinge (CHOP INTEND Gesamt-Score ≥ 40) nach einem Therapieintervall von 16 Monaten (Baranello et al. 2021). Positive Effekte auf bulbäre Funktionen werden berichtet. Als häufigste UAW wurden Infektionen, Diarrhoe, Exantheme beobachtet. Angesichts limitierter Langzeiterfahrungen zu Wirksamkeit und Sicherheit ist die Betreuung in spezialisierten Zentren empfohlen.

Klinik

Die schwerste Form der SMA (Typ I; Werdnig-Hoffmann) manifestiert sich typischerweise im frühen Säuglingsalter (< 6 Monate) oder bereits bei Neugeborenen („Floppy Infant"). Leitsymptome sind

- Eine ausgeprägte muskuläre Hypotonie ohne Erreichen einer Kopfkontrolle oder Vertikalisierung im Verlauf
- Eine normale Vigilanz
- Negative Muskeleigenreflexe

Eine bulbäre Beteiligung ist möglich. Mehr als 70 % der Betroffenen versterben innerhalb der ersten 2 Lebensjahre infolge einer respiratorischen Insuffizienz. Mildere Verläufe der SMA sind die Intermediärform (Typ II) und die SMA Typ III (Kugelberg-Welander). Patienten mit SMA Typ II erlernen freies Sitzen. Mehr als 80 % der Betroffenen erreichen das junge Erwachsenenalter, sind jedoch infolge der progredienten Muskelatrophie von Gelenkdeformitäten, Skoliose, Immobilität mit Paresen der oberen und unteren Extremitäten, Hypoventilationssyndrom bis hin zu respiratorischer Insuffizienz, Schluckstörungen und chronischen Schmerzen in ihrer Lebensqualität und Prognose erheblich beeinträchtigt. Patienten mit SMA Typ III erreichen freie Gehfähigkeit, allerdings assoziiert mit einem hohen Risiko für Gelenkdeformitäten und Mobilitätseinschränkungen im Verlauf.

Diagnostik

Der molekulargenetische Nachweis einer homozygoten SMN1-Gen-Deletion (Exon 7 oder Exon 7/8) sichert die Diagnose der SMA (Sensitivität 95 %, Spezifität 100 %). Die Analyse der SMN2-Kopienzahl lässt in Kontext mit klinischen Befunden Rückschlüsse auf den Typ der SMA zu. Der Goldstandard ist die quantitative Analyse des SMN1- und SMN2-Gens mittels MLPA (Multiplex Ligation-dependent Probe Amplification), qPCR (quantitative Polymerase Chain Reaction) oder NGS (Next Generation Sequencing) (Mercuri et al. 2018). EMG und Muskelbiopsie sind in der Regel diagnostisch nicht erforderlich. Die CK-Serumkonzentration ist normal bzw. gering erhöht. Differenzialdiagnosen ➤ Kap. 6.2.

Therapie

Eine spezialisierte interdisziplinäre Langzeitbetreuung einschließlich einer strukturierten Transition ist essenziell für die Verbesserung der medizinischen und psychosozialen Versorgung, Lebensqualität und Prognose. Aktuelle Konsensusempfehlungen siehe zusammenfassend bei Finkel et al. 2018 und Mercuri et al. 2018. Die intrathekale Behandlung mit Nusinersen (12 mg) ist für die SMA Typ I–III zugelassen. Nach einer Aufsättigungsphase (Tag 0, 14, 28, 63) folgt die Erhaltungstherapie mit Injektionen im Abstand von 4 Monaten. Bei Kindern wird die Behandlung in der Regel in Sedierung unter intensivmedizinischer Überwachung durchgeführt. Die regelmäßige Bestimmung der Thrombozytenzahl, der Gerinnungsparameter, der Urin-Proteinkonzentration sowie EKG-Kontrollen (Kontraindikation: QTc Intervall-Verlängerung) sind gefordert. Die Genersatztherapie mit Onasemnogene Abeparvovec AVXS-101 ist für Patienten mit gesicherter 5q- assoziierter SMA mit bis zu 3 SMN2 Kopien zugelassen. Die Behandlung erfolgt einmalig intravenös und erfordert die strenge Beachtung definierter Therapie- und Qualitätsstandards sowie Sicherheitsauflagen (Ziegler et al. 2020). Als weitere vielversprechende gentherapeutische Option steht der Einsatz von Risdiplam, das zu den niedermolekularen Arzneistoffen (sog. small molecules) zählt, in Aussicht. Als orales Arzneimittel verabreicht, fungiert Risdiplam als Spleißmodifikator, der die Bildung von funktionsfähigem SMN-Protein auf Ebene des SMN2-Gens erhöht (Dhillon 2020). Die neuen Therapieoptionen sollten an spezialisierten Zentren mit geeigneter Infrastruktur und Expertise in der interdisziplinären Betreuung von Patienten mit SMA erfolgen. Standardisierte Scores für das Monitoring des Therapieeffektes sind etabliert (u. a. Hammersmith Functional Motor Scale Expanded, HFMSE; Revised Upper Limb Module, RULIM; Krosschell et al. 2011; Pera et al. 2019). Eine genetische Beratung und psychologische Unterstützung sind nach Diagnosestellung ohne Verzögerung wichtig.

Prognose

Ohne gentherapeutische Behandlung versterben mehr als 80 % der Kinder mit SMA Typ I vor Ende des 2. Lebensjahres. Für SMA Typ II liegt die 10-Jahres-Überlebensrate bei > 90 %, jedoch ist der Verlauf trotz suffizienter supportiver Therapie (einschließlich Spondylodese, nichtinvasive Beatmung) progressiv mit erforderlicher Unterstützung in allen Alltagsfunktionen. Prognostisch ungünstig sind eine beatmungspflichtige Pneumonie vor dem 5. Lebensjahr und eine Kyphoskoliose. Kinder mit SMA III entwickeln häufig Gelenkdeformitäten und eine Rollstuhlabhängigkeit im Erwachsenenalter.

Aus den Zulassungsstudien gehen signifikante Effekte von Nusinersen auf die Verbesserung der Muskelkraft bei Kindern mit SMA, insbesondere bei Behandlungsbeginn im frühen Säuglingsalter, hervor. Im Vergleich zu unbehandelten Säuglingen erreichten Kinder mit SMA mit Behandlungsbeginn vor dem Alter von 6 Monaten signifikante Verbesserungen der motorischen Meilensteine (51 % vs. 0 %) sowie eine signifikante Reduktion des Beatmungsrisikos bei guter Verträglichkeit der Substanz (Finkel et al. 2017; Mercuri et al. 2017). Zu erwartende Ergebnisse aktuell initiierter, offener Phase-III-Langzeitstudien sind für eine weitere Bewertung von hohem Interesse. Soweit nach aktueller Studienlage beurteilbar (Glascock et al. 2018), sind die besten Therapieeffekte bezüglich Verbesserung der Muskelkraft und Erreichen motorischer Meilensteine für präsymptomatische Patienten mit 2–3 SMN2-Kopien zu erwarten.

Erste Ergebnisse der Genersatztherapie (AVXS-101) bei Säuglingen mit SMA Typ I zeigen nach einem Intervall von 20 Monaten ein Erreichen einer stabilen Vertikalisierung bis zum Sitzen und normale Schluck-, Atmungs- und Sprechfunktionen bei 11/12 behandelten Säuglingen (Al-Zaidy et al. 2019). Nach aktueller Datenlage kann ein optimaler Therapieerfolg insbesondere im präsymptomatischen Stadium der Erkrankung erzielt werden. Obwohl Langzeiterfahrungen zu Wirksamkeit und Sicherheit von Risdiplam fehlen, ist nach derzeitiger Datenlage von positiven Effekten auf Muskelkraft und bulbäre Funktionen auszugehen. Auch für die Behandlung mit Risdiplam zeichnet sich ab, dass die maximalen Effekte bei Behandlungsbeginn im frühen Säuglingsalter zu erwarten sind. Eine offene Studie bei Kindern mit SMA Typ 1 (n=17) erbrachte den Nachweis einer systemisch erhöhten Expression von funktionsfähigem SMN-Protein und eine signifikante Verbesserung der standardisierten Motorik-Scores bei 82% der behandelten Säuglinge (CHOP INTEND Gesamt-Score ≥ 40) nach einem Therapieintervall von 16 Monaten (Baranello et al. 2021). Der G-BA hat der Einführung eines allgemeinen Neugeborenenscreenings zugestimmt (2021).

LITERATUR

Im Buch sind nur die neuesten Literaturstellen aufgeführt. Unter ((Link wird noch eingefügt)) erhalten Sie Zugriff zum gesamten Literaturverzeichnis.

Al-Zaidy S, Pickard AS, Kotha K, et al. Health outcomes in spinal muscular atrophy type 1 following AVXS-101 gene replacement therapy. Pediatr Pulmonol 2019; 54: 179–185.

Baghbanian SM, Asgari N, Sahraian MA, Moghadasi AN. A comparison of pediatric and adult neuromyelitis optica spectrum disorders: A review of clinical manifestation, diagnosis, and treatment. J Neurol Sci 2018; 388: 222–231.

Baranello G, Darras BT, Day JW, et al. Risdiplam in Type 1 Spinal Muscular Atrophy. N Engl J Med. 2021; 384: 915-923.

Bernert G, Hahn A, Köhler C, et al. Expertenempfehlung: Therapie nichtgehfähiger Patienten mit Muskeldystrophie Duchenne. Nervenarzt 2021; 92: 359–366.

Birnkrant DJ, Bushby K, Bann CM et al.; Care Considerations Working Group. Diagnosis and management of Duchenne muscular dystrophy, part 2: respiratory, cardiac, bone health, and orthopaedic management. Lancet Neurol 2018; 17 (4): 347–361.

Birnkrant DJ, Bushby K, Bann CM et al.; DMD Care Considerations Working Group. Diagnosis and management of Duchenne muscular dystrophy, part 1: diagnosis, and neuromuscular, rehabilitation, endocrine, and gastrointestinal and nutritional management. Lancet Neurol 2018; 17 (3): 251–267.

Birnkrant DJ, Bushby K, Bann CM et al.; DMD Care Considerations Working Group. Diagnosis and management of Duchenne muscular dystrophy, part 3: primary care, emergency management, psychosocial care, and transitions of care across the lifespan. Lancet Neurol 2018; 17 (5): 445–455.

Boesen MS, Thygesen LC, Uldall PV, et al. Psychiatric morbidity develops after onset of pediatric multiple sclerosis: A Danish nationwide population-based study. Mult Scler Relat Disord 2018; 9: 30–34.

Boesen MS, Blinkenberg M, Thygesen LC, et al. School performance, psychiatric comorbidity, and healthcare utilization in pediatric multiple sclerosis: A nationwide population-based observational study. Mult Scler 2021; 27: 259–267.

Bruijstens AL, Lechner C, Flet-Berliac L, et al. E.U. paediatric MOG consortium consensus: Part 1 - Classification of clinical phenotypes of paediatric myelin oligodendrocyte glycoprotein antibody-associated disorders. Eur J Paediatr Neurol 2020; 29: 2–13.

Calucho M, Bernal S, Alías L, et al. Correlation between SMA type and SMN2 copy number revisited: An analysis of 625 unrelated Spanish patients and a compilation of 2834 reported cases. Neuromuscul Disord 2018; 28 (3): 208–215.

Cannerfelt B, Nystedt J, Jönsen A, et al. White matter lesions and brain atrophy in systemic lupus erythematosus patients: correlation to cognitive dysfunction in a cohort of systemic lupus erythematosus patients using different definition models for neuropsychiatric systemic lupus erythematosus. Lupus 2018; 27: 1140–1149.

Chitnis T, Arnold DL, Banwell B et al.; PARADIGMS Study Group. Trial of fingolimod versus interferon beta-1a in pediatric multiple sclerosis. N Engl J Med 2018; 379: 1017–1027.

Chitnis T, Ness J, Krupp L, et al. Clinical features of neuromyelitis optica in children: US Network of Pediatric MS Centers report. Neurology 2016; 86: 245–252.

Cloppenborg T, May TW, Blümcke I, et al. Differences in pediatric and adult epilepsy surgery: A comparison at one center from 1990 to 2014. Epilepsia 2019; 60 (2): 233–245.

Cross JH, Auvin S, Falip M, et al. Expert opinion on the management of Lennox-Gastaut syndrome: treatment algorithms and practical considerations. Front Neurol 2017; 8: 505.

Curatolo P, Franz DN, Lawson JA, et al. Adjunctive everolimus for children and adolescents with treatment-refractory seizures associated with tuberous sclerosis complex: post-hoc analysis of the phase 3 EXIST-3 trial. Lancet Child Adolesc Health 2018; 2: 495–504.

Dale RC, Gorman MP, Lim M. Autoimmune encephalitis in children: clinical phenomenology, therapeutics, and emerging challenges. Curr Opin Neurol 2017; 30: 334–344.

Darras BT, Chiriboga CA, Iannaccone ST et al.; ISIS-396443-CS2/ISIS-396443-CS12 Study Groups. Nusinersen in later-onset spinal muscular atrophy: Long-term results from the phase 1/2 studies. Neurology 2019; 92 (21): e2492–e2506.

Davies M, Saxena A, Kingswood JC. Management of Everolimus-associated adverse events in patients with tuberous sclerosis complex: a practical guide. Orphanet J Rare Dis 2017; 12 (1): 35.

Davis PE, Filip-Dhima R, Sideridis G, et al. Tuberous Sclerosis Complex Autism Center of Excellence Research Network. 2017 Presentation and diagnosis of tuberous sclerosis complex in infants. Pediatrics 2017; 140 (6). pii: e20164040.

de Bruijn MAAM, Bruijstens AL, Bastiaansen AEM et al.; CHANCE Study Group. Pediatric autoimmune encephalitis: Recognition and diagnosis. Neurol Neuroimmunol Neuroinflamm 2020; 7 (3): pii e682.

De Vries, Belousova E, Benedik MP, et al. TOSCA Consortium and TOSCA Investigators. TSC-associated neuropsychiatric disorders (TAND): findings from the TOSCA natural history study. Orphanet J Rare Dis 2018; 13: 157.

Devinsky O, Nabbout R, Miller I, et al. Long-term cannabidiol treatment in patients with Dravet syndrome: An open-label extension trial. Epilepsia 2019; 60 (2): 294–302.

Devinsky O, Patel AD, Cross JH et al.; GWPCARE3 Study Group. Effect of cannabidiol on drop seizures in the LGS. N Engl J Med 2018; 378: 1888–1897.

Dhillon S. Risdiplam: First Approval. Drugs 2020; 80:1853–1858. in pressEkmekci O. Pediatric multiple sclerosis and cognition: A review of clinical, neuropsychologic, and neuroradiologic features. Behav Neurol 2017; 2017: 1463570.

Fadda G, Brown RA, Longoni G et al.; Canadian Pediatric Demyelinating Disease Network. MRI and laboratory features and the performance of international criteria in the diagnosis of multiple sclerosis in children and adolescents: a prospective cohort study. Lancet Child Adolesc Health 2018; 2: 191–204.

Farrar MA, Park SB, Vucic S, et al. Emerging therapies and challenges in spinal muscular atrophy. Ann Neurol 2017; 81 (3): 355–368.

Finkel RS, Mercuri E, Darras BT et al.; ENDEAR Study Group. Nusinersen versus sham control in infantile-onset spinal muscular atrophy. N Engl J Med 2017; 377 (18): 1723–1732.

Finkel RS, Mercuri E, Meyer OH et al.; SMA Care group. Diagnosis and management of spinal muscular atrophy: Part 2: Pulmonary and acute care; medications, supplements and immunizations; other organ systems; and ethics. Neuromuscul Disord 2018; 28 (3): 197–207.

Fohlen M, Taussig D, Ferrand-Sorbets S, et al. Refractory epilepsy in preschool children with tuberous sclerosis complex: Early surgical treatment and outcome. Seizure 2018; 60: 71–79.

Franz DN, Lawson JA, Yapici Z, et al. Everolimus for treatment-refractory seizures in TSC: Extension of a randomized controlled trial. Neurol Clin Pract 2018; 8: 412–420.

French JA, Lawson JA, Yapici Z, et al. Adjunctive everolimus therapy for treatment-resistant focal-onset seizures associated with tuberous sclerosis (EXIST-3): a phase 3, randomised, double-blind, placebo-controlled study. Lancet 2016; 388: 2153–2163.

French JA, Lawson JA, Yapici Z, et al. Adjunctive everolimus therapy for treatment-resistant focal-onset seizures associated with tuberous sclerosis (EXIST-3): a phase 3, randomised, double-blind, placebo-controlled study. Lancet 2016; 388: 2153–2163.

Ghezzi A, Comi G, Grimaldi LM, et al. Pharmacokinetics and pharmacodynamics of natalizumab in pediatric patients with RRMS. Neurol Neuroimmunol Neuroinflamm 2019; 6 (5): e591.

Glascock J, Sampson J, Haidet-Phillips A, et al. Treatment algorithm for infants diagnosed with spinal muscular atrophy through newborn screening. J Neuromuscul Dis 2018; 5 (2): 145–158.

Gombolay GY, Chitnis T. Pediatric neuromyelitis optica spectrum disorders. Curr Treat Options Neurol 2018; 20 (6): 19.

Hennes EM, Baumann M, Schanda K et al.; BIOMARKER Study Group. Prognostic relevance of MOG antibodies in children with an acquired demyelinating syndrome. Neurology 2017; 89: 900–908.

Jeong A, Nakagawa JA, Wong M. Predictors of drug-resistant epilepsy in tuberous sclerosis complex. J Child Neurol 2017; 32: 1092–1098.

Lagae L, Brambilla I, Mingorance A, Gibson E, Battersby A. Quality of life and comorbidities associated with Dravet syndrome severity: a multinational cohort survey. Dev Med Child Neurol 2018a; 60 (1): 63–72.

Lagae L, Schoonjans AS, Gammaitoni AR, et al. A pilot, open-label study of the effectiveness and tolerability of low-dose ZX008 (fenfluramine HCl) in Lennox-Gastaut syndrome. Epilepsia 2018b; 59: 1881–1888.

Lagae L, Sullivan J, Knupp K, et al.; FAiRE DS Study Group. Fenfluramine hydrochloride for the treatment of seizures in Dravet syndrome: a randomised, double-blind, placebo-controlled trial. Lancet 2019; 394: 2243–2254.

Margoni M, Rinaldi F, Riccardi A, et al. No evidence of disease activity including cognition (NEDA-3 plus) in naïve pediatric multiple sclerosis patients treated with natalizumab. J Neurol 2020; 267: 100–105.

Mastrangelo M. Lennox-Gastaut Syndrome: A State of the Art Review. Neuropediatrics 2017; 48: 143–151.

McDonald CM, Campbell C, Torricelli RE et al.; Clinical Evaluator Training Group; ACT DMD Study Group. Ataluren in patients with nonsense mutation Duchenne muscular dystrophy (ACT DMD): a multicentre, randomised, double-blind, placebo-controlled, phase 3 trial. Lancet 2017; 390 (10101): 1489–1498.

McDonald CM, Henricson EK, Abresch RT et al.; CINRG Investigators. Long-term effects of glucocorticoids on function, quality of life, and survival in patients with Duchenne muscular dystrophy: a prospective cohort study. Lancet 2018; 391 (10119): 451–461.

Mendell JR, Al-Zaidy S, Shell R, et al. Single-dose gene-replacement therapy for spinal muscular atrophy. N Engl J Med 2017; 377:1713–1722.

Mendell JR, Khan N, Sha N, et al. Comparison of Long-term Ambulatory Function in Patients with Duchenne Muscular Dystrophy Treated with Eteplirsen and Matched Natural History Controls. J Neuromuscul Dis 2021.

Mercuri E, Darras BT, Chiriboga CA et al.; CHERISH Study Group. Nusinersen versus sham control in later-onset spinal muscular atrophy. N Engl J Med 2018; 378 (7): 625–635.
Mercuri E, Finkel RS, Muntoni F et al.; SMA Care Group. Diagnosis and management of spinal muscular atrophy: Part 1: Recommendations for diagnosis, rehabilitation, orthopedic and nutritional care. Neuromuscul Disord 2018; 28 (2): 103–115.
Mercuri E, Muntoni F, Osorio AN, et al. STRIDE; CINRG Duchenne Natural History Investigators. Safety and effectiveness of ataluren: comparison of results from the STRIDE Registry and CINRG DMD Natural History Study. J Comp Eff Res 2020; 9: 341–360.
Nabbout R, Mistry A, Zuberi S, et al. FAiRE, DS Study Group. Fenfluramine for treatment-resistant seizures in patients with Dravet syndrome receiving stiripentol-inclusive regimens: A randomized clinical trial. JAMA Neurol 2020; 77: 300–308.
Orsini A, Zara F, Striano P. Recent advances in epilepsy genetics. Neurosci Lett 2018; 667: 4–9.
Oshima Y, Tanimoto T, Yuji K, Tojo A. Drug-associated progressive multifocal leukoencephalopathy in multiple sclerosis patients. Mult Scler 2019; 25: 1141–1149.
Palavra F, Robalo C, Reis F. Recent advances and challenges of mTOR inhibitors use in the treatment of patients with tuberous sclerosis complex. Oxid Med Cell Longev 2017; 9820181.
Paolilo RB, Hacohen Y, Yazbeck E, et al. Treatment and outcome of aquaporin-4 antibody-positive NMOSD: A multinational pediatric study. Neurol Neuroimmunol Neuroinflamm 2020; 7: e837.
Pera MC, Coratti G, Mazzone ES et al.; iSMAC Consortium Group. Revised upper limb module for spinal muscular atrophy: 12 month changes. Muscle Nerve 2019; 59 (4): 426–430.
Pohl D, Alper G, Van Haren K, et al. Acute disseminated encephalomyelitis: Updates on an inflammatory CNS syndrome. Neurology 2016; 87 (9 Suppl 2): S38–45.
Reinert MC, Benkert P, Wuerfel J, et al. Serum neurofilament light chain is a useful biomarker in pediatric multiple sclerosis. Neurol Neuroimmunol Neuroinflamm 2020; 7 : e749.
Roliz A, Shah Y, Morse A, et al. Clinical features of paediatric and adult autoimmune encephalitis: A multicenter sample. Eur J Paediatr Neurol 2021; 30: 82–87.
Stevelink R, Sanders MW, Tuinman MP, et al. Epilepsy surgery for patients with genetic refractory epilepsy: a systematic review. Epileptic Disord 2018; 20 (2): 99–115.
Stingl C, Cardinale K, Van Mater H. An update on the treatment of pediatric autoimmune encephalitis. Curr Treatm Opt Rheumatol 2018; 4: 14–28.
Suller Marti A, Mirsattari SM, MacDougall K, et al. Vagus nerve stimulation in patients with therapy-resistant generalized epilepsy. Epilepsy Behav 2020; 111: 107253.
Tenembaum S, Chitnis T, Nakashima I, et al. Neuromyelitis optica spectrum disorders in children and adolescents. Neurology 2016; 87 (9 Suppl 2): S59–66.
Tenembaum SN. Pediatric multiple sclerosis: distinguishing clinical and MR imaging features. Neuroimaging Clin N Am 2017; 27: 229–250.
Thompson AJ, Banwell BL, Barkhof F, et al. Diagnosis of multiple sclerosis: 2017 revisions of the McDonald criteria. Lancet Neurol 2018; 17: 162–173.
van Karnebeek CDM, Sayson B, Lee JJY, et al. Metabolic evaluation of epilepsy: a diagnostic algorithm with focus on treatable conditions. Front Neurol 2018; 9: 1016.
Vill K, Kölbel H, Schwartz O, et al. One year of newborn screening for SMA - Results of a German pilot project. J Neuromuscul Dis 2019; 6: 503–515. in pressWang D, Tai PWL, Gao G. Adeno-associated virus vector as a platform for gene therapy delivery. Nat Rev Drug Discov 2019; 18:358–378.
Ziegler A, Wilichowski E, Schara U, et al. Handlungsempfehlungen zur Gentherapie der spinalen Muskelatrophie mit Onasemnogene Abeparvovec-AVXS-101. Nervenarzt 2020; 91:518–529.
Ziobro J, Eschbach K, Sullivan JE, Knupp KG. Current treatment strategies and future treatment options for Dravet syndrome. Curr Treat Options Neurol 2018; 20 (12): 52.

KAPITEL

19

Richard Dodel

Neurogeriatrie

Wichtige Neuigkeiten auf einen Blick

- Beim geriatrischen Patienten geht es auch um den Erhalt der Funktionalität und damit der Selbstständigkeit. Deswegen muss für diese Patientengruppe die Einteilung der Krankheiten nach ICD zukünftig noch stärker durch die International Classification of Functioning, Disability and Health (ICF) ergänzt werden.
- Ein Europäisches Postgraduierten-Curriculum für geriatrische Medizin wurde entwickelt. Das neue Curriculum legt europäische Ausbildungsstandards fest und wird die transnationale Migration von Geriatern innerhalb der EU-Grenzen erleichtern.
- Mit der RIME-Studie („Reduction of Potentially Inappropriate Medication in the Elderly") konnte der Nachweis nicht erbracht werden, dass die Praxis-Schulung anhand der PRISCUS-Liste zu einer Reduktion von potenziell inadäquater Medikation zu wesentlichen Verbesserungen bei noch selbstständig lebenden Senioren führt.
- Eine neue S1-Leitlinie „Geriatrisches Assessment der Stufe 2" wurde veröffentlicht. Sie beinhaltet annähernd alle von klinisch tätigen Geriatern eingesetzten Assessment-Instrumente und bildet unter Einbezug der Anamneseerhebung, der körperlichen Untersuchung und sonstiger Beobachtungen die Basis der Therapieplanung und -kontrolle.

19.1 Einführung

„Geriatrie ist die medizinische Spezialdisziplin, die sich mit physischen, psychischen, funktionellen und sozialen Aspekten bei der medizinischen Betreuung älterer Menschen befasst. Dazu gehört die Behandlung alter Patienten bei akuten Erkrankungen, chronischen Erkrankungen, präventiver Zielsetzung, (früh-)rehabilitativen Fragestellungen und speziellen, auch palliativen Fragestellungen am Lebensende."

Europäische Union der medizinischen Spezialisten 2008

Der demografische Wandel, der sich in den europäischen Ländern vollzieht, wird zu einer überproportional höheren Altersgruppe der über 65-Jährigen in den nächsten Jahrzehnten führen und eine erhebliche Veränderung der Bedeutung verschiedener Krankheitsbilder zur Folge haben. Dies betrifft insbesondere die neurologischen Erkrankungen und Syndrome. Insbesondere die Versorgung von älteren Menschen mit neurologischen Funktionsdefiziten wird stark zunehmen, da die Erkrankungen meist nicht zu einer vorzeitigen Mortalität führen.

19

Der Begriff und der medizinische Bereich „Neurogeriatrie" sind gegenwärtig noch wenig konzeptualisiert. Hierzu hat sich eine Arbeitsgemeinschaft von Geriatern aus verschiedenen Fachdisziplinen um den Kieler Altersneurologen Walter Maetzler gebildet, die derzeit eine Begriffs- und inhaltliche Bestimmung – orientiert an den Kriterien des ICF – erarbeitet (Maetzler et al. 2018; Jacobs et al. 2020). Diese Entwicklung wird nicht unkritisch gesehen, wie in einem Leitartikel in der Zeitschrift Gerontologie und Geriatrie zum Ausdruck gebracht wurde (Bollheimer et al. 2019).

Der folgende Text soll nicht die neurologischen Krankheitsbilder im Alter, die in den speziellen Kapiteln dieses Buches im Detail dargestellt werden, wieder aufnehmen, sondern die für den Neurologen wichtigen geriatrietypischen Aspekte darstellen (Maetzler et al. 2018).

Der alternde Mensch und insbesondere der alternde Mensch mit neurologischen Defiziten ist besonders zu betrachten, da sich der geriatrische Patient wesentlich von Patienten jüngerer Altersgruppen unterscheidet. Er zeichnet sich durch veränderte Beschwerdebilder, Multimorbidität und das vermehrte Vorkommen von Syndromen aus. Oftmals werden diese auch mit den geriatrischen „Is" benannt: **intellektueller Abbau, Immobilität, Instabilität und Inkontinenz; weitere Merkmalskomplexe sind Isolation, Insomnie, iatrogene Erkrankungen, irritables Kolon, Seh-/Hörstörung (Impaired Eyes and Ears) und Armut (Impecunity)** (➤ Tab. 19.1). Der Patient ist deshalb auf eine umfassende Betreuung angewiesen. Krankheiten im Alter können sich andersartig in einer komplexen Problemkonstellation präsentieren und sind deshalb oft besonders schwierig zu diagnostizieren. Das Ansprechen auf Behandlung ist häufig verzögert und gewöhnlich besteht ein Bedarf an (gleichzeitiger) sozialer Unterstützung.

Der geriatrische Patient ist definiert durch

- **höheres Lebensalter** (in der Regel ≥ 70 Jahre alt),
- die **geriatrietypische Multimorbidität,** die durch das Vorhandensein von mindestens zwei Merkmalkomplexen bestimmt ist, die zu einer Beeinträchtigung der selbstständigen Ausübung der bisherigen Alltagsaktivitäten führt,
- oder durch ein Lebensalter über 80 Jahre (erhöhte Vulnerabilität, Gefahr der Chronifizierung).

Es müssen mindestens zwei der genannten Merkmalkomplexe vorliegen (die Diagnoseart – HD/ND – ist irrelevant). Ein Merkmalkomplex liegt vor, wenn mindestens eine der zugeordneten Codierungen ordnungsgemäß verschlüsselt werden kann. Es liegt zugleich ein relativ hohes Risiko der Einschränkung der Selbstständigkeit im Alltag bis hin zur Pflegebedürftigkeit vor (z. B. Barthel-Index). Ein hohes Komplikationsrisiko kann im Einzelfall auch **ohne** Vorliegen eines der zugeordneten ICD-Codes bestehen.

19.2 Geriatrisches Assessment

Mit dem geriatrischen Assessment wird die *„umfassende Wahrnehmung der einem älteren Menschen zur Verwirklichung seiner Lebensziele zur Verfügung stehenden Ressourcen und der Faktoren, die die von ihm angestrebte Lebensführung gefährden oder bereits alterieren, bezeichnet"* (Krupp 2013). Es ist ein strukturierter Prozess, in dem alle Aspekte der verschie-

Tab. 19.1 Definition der geriatrietypischen Multimorbidität (Borchelt et al. 2004)

Merkmalkomplex	Diagnosekategorien
Immobilität	nach medizinischen Maßnahmen
	morbiditäts- und/oder altersbedingt
Sturzneigung und Schwindel	Gangunsicherheit
	Ataxie, nicht näher bezeichnet
	Stürze
	Schwindel und Taumel
kognitive Defizite	Demenz
	organisches amnestisches Syndrom
	Delir (organisch bedingt)
	bestimmte andere psychische Störungen, organisch bedingt
	Persönlichkeits- und Verhaltensstörung, organisch bedingt
	Orientierungsstörung, nicht näher bezeichnet (Verwirrtheit ohne nähere Angaben)
Inkontinenz	Harninkontinenz
	Stressinkontinenz
	Drang-, Reflex-, Überlaufinkontinenz
	Stuhlinkontinenz
Dekubitalulzera	Dekubitus
	Ulcus cruris (varicosum)
	chronisches Ulkus der Haut
Fehl- und Mangelernährung	Kachexie
	alimentärer Marasmus
	Protein-Kalorien-Mangelernährung
	Dysphagie
Störungen im Flüssigkeits- und Elektrolythaushalt	Dehydration
	sonstige Störungen des Wasser- und Elektrolythaushalts
	Ödem, anderenorts nicht klassifiziert
Depression, Angststörung	depressive Episode, rezente depressive Störung
	manische Episode, bipolare oder anhaltende affektive Störung
	phobische Störungen, Angststörung
chronische Schmerzen	chronische, nicht lokalisierte Schmerzen
	lokalisierte, organbezogene Schmerzen
Sensibilitätsstörungen	Neuropathie
herabgesetzte Belastbarkeit, Gebrechlichkeit	Frailty-Syndrom
starke Seh- oder Hörbehinderung	Visusverlust
	Hörverlust
	Presbyakusis
	Presbyopie
Medikationsprobleme	Arzneimittelnebenwirkung
	akzidentelle Vergiftung
hohes Komplikationsrisiko	unmittelbar vorausgegangene OP
	Vorhandensein künstlicher Körperöffnungen
	(Z. n.) Fraktur
	Komplikation nach medizinischen Maßnahmen
	Dialysepflichtigkeit
	Rekonvaleszenz (verzögert)

denen Erkrankungen und Begleitprobleme analysiert und in der Regel im Team evaluiert werden. Dies ist die Grundlage für die Definition der verschiedenen Therapieziele, der Therapieplanung, der Therapieüberwachung und Kontrolle des Therapieerfolges. Die für das strukturierte Assessment empfohlenen Instrumente sind von der Arbeitsgruppe Geriatrisches Assessment (AGAST) 1995 erstmalig zusammengestellt worden (Hofmann et al. 1995).

Leitlinien

Die Kombination aus geriatrischem Assessment und multidisziplinärer Intervention nach geriatrischem Therapieplan ist wirksam; die Evidenzlage ist ausreichend (Ellis et al. 2011).

Der erste Schritt eines geriatrischen Assessments besteht darin, festzustellen, ob es sich bei der sich vorstellenden Person um einen geriatrischen Patienten handelt. Der nächste ist das systematische Assessment, das sich nach verschiedenen Stufen einteilen lässt (Krupp et al. 2019):

- **Stufe 1:** Identifikation geriatrischer Patienten
- **Stufe 2a:** Identifikation therapierelevant betroffener Dimensionen
- **Stufe 2b:** dimensionsbezogene Beschreibung der Ausprägung von Beeinträchtigungen
- **Stufe 3:** vertiefende Abklärung von Beeinträchtigungen

Stufe 1: Screening Das am meisten verwendete Instrument zur multidimensionalen Evaluation ist das geriatrische Screening nach Lachs (Lachs et al. 1990). Für die Hausarztpraxis steht ein einfacheres Screening zur Verfügung (Senses, Physical Activity, Incontinence, Cognition, Emotion = SPICE-Scale; Iliffe et al. 2004). Zur Identifikation von Senioren im Krankenhaus, die ein erhöhtes Risiko aufweisen, sind die ISAR (Identification of Seniors at Risk; Thiem et al. 2012), der Geriatrie-Check (Hobert 2018) bzw. der GSK (Geriatrisches Screening bei Klinikaufnahme; AFGiB 2011) entwickelt worden, um den geriatrischen Behandlungsbedarf einschätzen zu können.

Stufe 2: Basisassessment Dabei handelt es sich um das „Standardassessment" in der geriatrischen Versorgung. Meist ist damit das Basisassessment entsprechend der Definition der AGAST gemeint (➤ Tab. 19.2; Hofmann et al. 1995). 2019 ist eine S1-Leitlinie „Geriatrisches Assessment der Stufe 2" publiziert worden. Dieses besteht aus einem standardisierten geriatrischen **Aufnahme-Assessment** zu Beginn der Behandlung in mindestens 5 Bereichen (Mobilität, Selbsthilfefähigkeit, Kognition, Emotion, soziale Versorgung) sowie einem standardisierten Entlassungsassessment am Ende der Behandlung in mindestens 2 Bereichen (Mobilität, Selbsthilfefähigkeit; Hofmann et al. 1995). Das Basisassessment ist Grundlage für die Abrechnung der OPS 8–550 (geriatrische frührehabilitative Komplexbehandlung) sowie OPS 8–98a (tagesklinische Komplexbehandlung). Entsprechend der OPS-Definition muss das geriatrische Assessment innerhalb der ersten zwei Tage nach Aufnahme bzw. innerhalb von zwei Tagen vor Beendigung der Komplexbehandlung erhoben werden.

Tab. 19.2 Geriatrisches Assessment („Basisassessment"). Für eine detaillierte Beschreibung der anzuwendenden Skalen sei auf die Literatur verwiesen (Freund 2014; Krupp et al. 2019).

Screening	geriatrisches Screening nach Lachs
Alltagsaktivitäten	Barthel-Index
Selbsthilfefähigkeit	Geldzähltest
Hinweis auf Verletzungsgefahr infolge Stürzen	Handkraftmessung
Kognition	Mini-Mental-Status-Test
	Uhrentest
Mobilität	Timed-up-and-Go-Test
Sturzgefahr	Tinetti-Test
Emotion	Depressionsskala (z. B. GDS)
Soziale Versorgung	Sozialstatus nach Nikolaus

ACHTUNG

Abweichend von den Empfehlungen der AGAST finden sich in der OPS 8–550 (OPS Version 2020) folgende Angaben zum Assessment:

- **Standardisiertes geriatrisches Assessment** zu Beginn der Behandlung in mindestens 4 Bereichen (Mobilität, Selbsthilfefähigkeit, Kognition, Emotion) und am Ende der geriatrischen frührehabilitativen Behandlung in mindestens 2 Bereichen (Selbstständigkeit, Mobilität). Lässt der Zustand des Patienten die Erhebung einzelner Assessmentbestandteile nicht zu, ist dies zu dokumentieren. Wenn der Zustand des Patienten es erlaubt, ist die Erhebung nachzuholen.
- **Soziales Assessment** zum bisherigen Status in mindestens 5 Bereichen (soziales Umfeld, Wohnumfeld, häusliche/außerhäusliche Aktivitäten, Pflege-/Hilfsmittelbedarf, rechtliche Verfügungen). Lässt der Zustand des Patienten die Erhebung einzelner Assessmentbestandteile nicht zu, ist dies zu dokumentieren. Sofern möglich, sind die fehlenden Bestandteile fremdanamnestisch zu erheben bzw. ist die Erhebung nachzuholen, wenn der Zustand des Patienten es erlaubt.

Stufe 3: spezifisches Assessment Hier finden weitergehende Testverfahren und Instrumente ihre Anwendung, wenn sich im Basisassessment der Verdacht auf eine weiter abklärungsbedürftige Störung ergeben hat. Das spezifische Assessment muss nicht nur allein vom Geriater erhoben werden, sondern kann entsprechend der Qualifikation von anderen Mitgliedern des multiprofessionellen therapeutischen Teams bzw. von anderen Fachärzten übernommen werden. Für eine detailliertere Darstellung der anzuwendenden Verfahren sei auf die einschlägige Literatur (Freund 2014; Krupp 2013) bzw. auf die Arbeitsgruppe Assessment der Deutschen Gesellschaft für Geriatrie (https://www.dggeriatrie.de/dgg/arbeitsgruppen/549-arbeitsgruppe-assessment.html) verwiesen.

19.2.1 Interdisziplinäre Behandlung im geriatrischen Team

Die Zusammenarbeit im **multiprofessionellen therapeutischen Team** bildet die Grundlage für die in der Geriatrie notwendige patientenorientierte Behandlung. Es besteht aus folgenden Fachgruppen:

- Fachärztliche Behandlungsleitung
- Pflege
- Physiotherapie/physikalische Therapie
- Logopädie/fazioorale Therapie
- Psychologen/Neuropsychologen
- (Sozialdienst)
- (Diätassistenz)

Wichtig dabei ist, dass jede Berufsgruppe mit ihrer eigenen Expertise eingeht und keine Berufsgruppe als „wichtiger" als die andere anerkannt wird. Für die Behandlung ist die regelmäßig wöchentlich stattfindende interdisziplinäre Teambesprechung von essenzieller Bedeutung. Für die OPS 8–550 ist sie zudem abrechnungsrelevant („wöchentliche Teambesprechung unter Beteiligung aller Berufsgruppen einschließlich der fachärztlichen Behandlungsleitung mit wochenbezogener Dokumentation bisheriger Behandlungsergebnisse und weiterer Behandlungsziele").

Die Teambesprechung stellt die zentrale Kommunikationsplattform des geriatrischen Teams dar und hat die Aufgabe, die Defizite des jeweiligen Patienten dem Team darzustellen, einen Behandlungsplan zu entwerfen, weitere diagnostische Maßnahmen zu erörtern sowie Therapieziele zu formulieren und diese im weiteren Verlauf zu überprüfen. Ein strukturiertes Planungs- und Dokumentationssystem, das leicht anschaulich und mit einem angemessenen Zeitaufwand geleistet werden kann, stellt eine wesentliche Bedingung für eine effiziente Zusammenarbeit im geriatrischen Team dar. An der Teambesprechung nehmen alle an der Behandlung beteiligten Berufsgruppen teil. Die Verantwortung für die Behandlungsplanung, Dokumentation und Durchführung der in der Teambesprechung entwickelten Maßnahmen liegt beim behandelnden Arzt.

19.3 Grundlagen der Arzneimitteltherapie bei älteren Patienten

Gemessen an den Verordnungszahlen, erhalten die über 70-Jährigen die meisten Medikamente in unserem Gesundheitssystem verordnet (Schwabe et al. 2017). Hierzu im Widerspruch steht, dass diese Altersgruppe in klinischen Studien meist unterrepräsentiert ist oder diese Studien nicht auf diese Altersgruppe ausgerichtet sind. Dementsprechend besteht für viele der verordneten Medikamente beim älteren Menschen eine Evidenzlücke.

Daneben spielt die Polypharmazie ($\geq$ 5 Medikamente) eine wichtige Rolle in der Arzneimitteltherapie älterer Menschen. Etwa 27 % der in der GKV versicherten über 65-Jährigen erhalten – nach einer Untersuchung der Krankenkassen – mehr als 5 Medikamente, 3 % mehr als 10 Medikamente. Dass diese Polypharmazie große Probleme mit sich bringt, ist der einschlägigen Literatur zu entnehmen (Mangin et al. 2018).

Für eine erfolgreiche Pharmakotherapie sind nicht nur ein umsichtiges Abwägen und eine rationale Indikationsstellung erforderlich, sondern es sind beim älteren Menschen weitere Aspekte zu berücksichtigen, die den Therapieplan wesentlich beeinflussen können. Hierzu gehören neben den pharmakologisch relevanten Altersveränderungen insbesondere Defizite z. B. in der kognitiven Leistungsfähigkeit, dem Visus/der Hörfähigkeit, der manuellen Feinmotorik, der Halte- und Stellreflexe, aber auch Aspekte wie die Adhärenz und die Polypharmazie, die unbedingt berücksichtigt werden müssen. Im Rahmen dieses Kapitels können nur wesentliche Aspekte berücksichtigt werden; für weiterführende Informationen sei auf die Literatur verwiesen (z. B. Wehling et al. 2019).

19.3.1 Pharmakologisch relevante Altersveränderungen

Die Pharmakokinetik eines Medikaments wird im Wesentlichen von den folgenden Determinanten bestimmt (ADME):

1. Resorption
2. Verteilung
3. Metabolismus
4. Elimination

Die Funktion nahezu aller Organe geht mit zunehmendem Lebensalter zurück; dennoch sind diese Veränderungen individuell sehr unterschiedlich ausgeprägt. Alterungsprozesse können durch genetische, aber auch durch Umwelteinflüsse unterschiedlich beeinflusst sein. Daraus ergibt sich, dass die Wirkung und vor allem unerwünschte Arzneimittelnebenwirkungen insbesondere beim älteren Menschen nur schwer vorhersehbar sind: „Jede Arzneimittelanwendung bleibt immer auch ein Individualexperiment, das wie jedes Experiment nur bei genauer Beobachtung (nämlich hier von Wirkungen, aber auch der UAW) mit Erfolg durchgeführt werden kann" (Wehling et al. 2016).

Im Mittelpunkt der von Altersveränderungen kritisch betroffenen Organe stehen das Gehirn, die Nieren sowie der obere Magen-Darm-Trakt; ihre Reserven sind zu erfassen. Die wichtigste Eindosierungsregel in der Geriatrie **„Start Low, Go Slow"** sollte grundsätzlich bei Medikamenten, die dauerhaft zur Behandlung chronischer Erkrankungen eingesetzt werden, beachtet werden. Demgegenüber sollte berücksichtigt werden, dass zur Beherrschung von Akutsituationen der Leitsatz **„Hit Hard and Early"**, z. B. zur Behandlung von bakteriellen Infektionskrankheiten mit Antibiotika und der Schmerztherapie, gilt.

Nierenfunktion Der bestimmende Parameter bei der altersabhängigen Abnahme der Nierenfunktion ist die glomeruläre Filtrationsrate. Bei etwa 40 % aller Medikamente verändert sich dadurch die Pharmakokinetik. Zur Bestimmung sind Schätzformeln entwickelt worden; die beiden gebräuchlichsten, die auch im Alter Anwendung finden können, sind die nach Cockcroft-Gault (Schuck et al. 2004) und die MDRD-Formel (Manjunath et al. 2001). Diese Schätzverfahren sind allerdings bei Clearance-Raten unter 10 ml/min nicht zu verwenden. In den klinischen Studien zur Zulassung der Neuen oralen Antikoagulanzien (NOAK) wurde überwiegend die Schätzformel nach Cockcroft-Gault zugrunde gelegt (Fernandez-Prado et al. 2016).

! MERKE

Schätzformel nach Cockcroft-Gault:

$$\text{CCR(ml/min)} = \frac{(140 - \text{Alter}) \times \text{Gewicht (kg)} \times 0{,}85\ \text{(Frauen)}}{72 \times \text{Serumkreatinin (mg/dl)}}$$

Gastrointestinaltrakt Veränderungen können folgende Organe und Funktionen betreffen:

1. Magen: Magenmotilität (↓) und Magenentleerung sowie den Magen-pH (↑) bei geringerer Säureproduktion
2. Altersadaption von Transportproteinen im Blut (z. B. Serumalbumin ↓)
3. Leber:
   - First-Pass-Mechanismus (↓) bei reduzierter Perfusion
   - Veränderungen bei Medikamenten, die hepatisch eliminiert werden
   - Bei Medikamenten, die über die CYP-Enzyme abgebaut werden, sei insbesondere an die genetischen Variationen gedacht, die meist bedeutsamer sind als die Veränderungen im Alter.

Körperfett/Körperwasser Im Alter verändert sich das Verhältnis von Körperwasser zu Körperfett zugunsten des Körperfettes und somit sinken die Verteilungsvolumina der Medikamente. Dies ist insbesondere bei wasserlöslichen Medikamenten zu berücksichtigen.

Körpergewicht Die meisten verfügbaren Arzneimittel werden für Patienten mit einem mittleren Körpergewicht von 70–75 kg entwickelt und die pro Tablette enthaltene Wirkstoffmenge wird daran angepasst. Im klinischen Alltag weisen Patienten aber ein davon abweichendes Körpergewicht auf, z. B. bei Patienten mit einem Frailty-Syndrom (s. u.). Hieraus ergibt sich eine Höherdosierung von 30–48 % (Campion et al. 1987).

Adhärenz Die Übereinstimmung zwischen dem Verhalten des Patienten und dem Therapieplan weicht insbesondere im Alter häufig ab. Vor allem bei Patienten mit kognitiven Störungen, mit Einschränkungen in der Seh-/Hörfähigkeit sowie Feinmotorikstörungen ist dies besonders zu berücksichtigen. Über 73 % der Demenzpatienten sind nicht in der Lage, ihre Medikamente selbst zusammenzustellen. Es ist daher notwendig, die Therapietreue zu stärken und den Patienten und insbesondere die Angehörigen entsprechend zu schulen: „Patients need to be supported, not blamed" (WHO 2003).

Polypharmazie Bei der Einnahme von 5 und mehr gleichzeitig verordneten Medikamenten spricht man von Polypharmazie. In der Berliner Altersstudie wurde eine Prävalenz von über 50 % für Polypharmazie gefunden. Zu berücksichtigen sind aber auch die frei verkäuflichen Medikamente, die nicht verordnet werden und deren Einnahmehäufigkeit schwer einzuschätzen ist. Ungünstige Effekte einer Polypharmazie können sein (Wehling et al. 2016):

- Ungünstige Compliance
- Unüberschaubare Interaktionen
- Kumulation des Risikos unerwünschter Arzneimittelnebenwirkungen
- Erhöhtes Risiko einer Hospitalisierung
- Fehlerhafte Medikation
- Erhöhte Kosten

Daraus drängt sich die Frage auf, wie eine rationale und erfolgreiche Medikation beim multimorbiden älteren Patienten praktisch durchgeführt werden soll. Für die Bewertung von Nutzen und Risiken von Medikamenten sind verschiedene Hilfsmittel entwickelt worden. Hierzu gehören die in Nordamerika entwickelte Beers List oder die für die deutsche Verschreibungspraxis zur Verfügung stehende PRISCUS-Liste („Negativliste"; Holt et al. 2010). Weitere Wertungssysteme für Medikamente stellen in Bezug auf ihre Alterstauglichkeit die FORTA-Kategorien („Fit for the Aged"; Wehling 2008), welche die Medikamente nach vier Bewertungsgruppen (A – D) einordnen, oder die START/STOPP-Kriterien (Gallagher et al. 2008) dar. Eine evidenzbasierte Validierung für den klinischen Alltag steht für alle zur Verfügung stehenden Bewertungsansätze noch aus. Nichtsdestotrotz sollten diese berücksichtigt werden, um der immensen Herausforderung adäquat zu begegnen, wenn der Behandler dem älteren, multimorbiden Patienten arzneitherapeutisch gerecht werden will.

19.4 Intellektueller Abbau

Das Gehirn gehört insbesondere im Alter zu den vulnerabelsten Organen und kann durch eine Vielzahl von Noxen (z. B. Medikamente) oder durch zugrunde liegende, sich noch nicht klinisch manifestierende Erkrankungen (z. B. prodromales Stadium der Demenz) beeinträchtigt werden. Zu den am häufigsten auftretenden Syndromen im Alter gehören die kognitive Leistungseinbuße bis hin zum klinischen Stadium der Demenz, das Delir sowie die Depression. Die Differenzierung der einzelnen Krankheitsbilder ist oftmals schwierig, da sie häufig nebeneinander oder auch gleichzeitig auftreten können.

Zu beachten aber ist, dass die kognitive Einschränkung im physiologischen Alterungsprozess überwiegend die fluide Intelligenz und weniger die kristalline Intelligenz betrifft, wobei bei allen kognitiven Funktionen eine hohe intra- und interindividuelle Varianz des Alterns besteht. Außerdem sind im Alltag Defizite durch andere Teilleistungen kompensierbar. Das Defizitmodell (Alter = Abbau) greift für das alternde Gehirn zu kurz. Demzufolge ist häufig das Fehlurteil zu finden, dass die Demenz zum normalen Alterungsprozess gehört. Die Diagnosestellung „Demenz" ist mit unterschiedlichen Ängsten behaftet und führt häufig zu einer Tabuisierung der Diagnose und zu einem nicht fachgerechten Umgang mit der Krankheit („In der Rangfolge der Beliebtheit von ärztlichen Tätigkeiten rangiert der Umgang mit Demenzkranken am unteren Ende der Skala"; Riesser et al. 2009).

Auch die Diagnosestellung wird oftmals nicht adäquat durchgeführt (z. B. lediglich Einsatz von Screening-Instrumenten). Die Diagnosestellung sollte systematisch nach der derzeit gültigen S3-Leitlinie in 3 Schritten erfolgen. Diese sind in ➤ Abb. 19.1 dargestellt.

> **! MERKE**
> Der ältere Mensch mit kognitiven Störungen stellt einen besonders zu berücksichtigenden Patienten dar, der im klinischen Alltag einer besonderen Aufmerksamkeit bedarf.

Für eine detaillierte Beschreibung der Diagnostik, Behandlung und Versorgung der unter eine Demenz fallenden ätiologischen Entitäten sei auf ➤ Kap. 10 verwiesen.

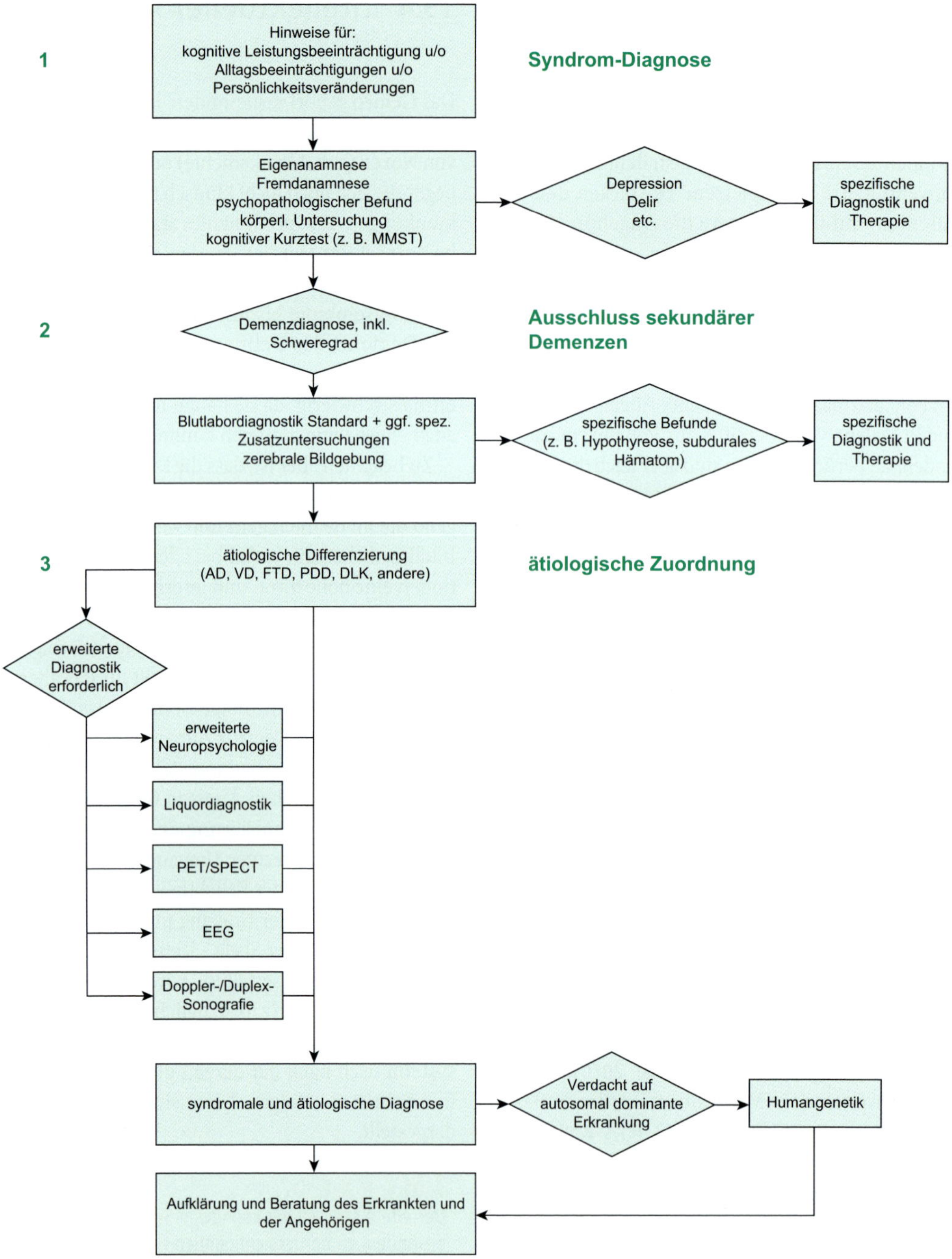

Abb. 19.1 Algorithmus des diagnostischen Prozesses nach der S3-Leitlinie „Demenzen" (Deuschl et al. 2016); AD = Alzheimer-Demenz; VD = vaskuläre Demenz; FTD = frontotemporale Demenz; PDD = Parkinson-Krankheit (Disease) mit Demenz; DLK = Demenz mit Lewy-Körpern

19.5 Immobilität

Die eingeschränkte Beweglichkeit gehört zu den zentralen Merkmalskomplexen des älteren Menschen und hat einen wesentlichen Einfluss auf die Selbstständigkeit, die Lebensqualität, Sturzhäufigkeit und Mortalität. Eine Vielzahl von neurologischen und nicht neurologischen Erkrankungen kann zu einer eingeschränkten bis aufgehobenen Mobilität führen. Im Zusammenhang mit dem alternden Menschen haben Frailty und Sarkopenie einen wesentlichen Einfluss auf die Mobilität.

19.5.1 Sarkopenie

Älterwerden ist mit einem Verlust an Muskelmasse und Muskelkraft verbunden. Die Muskelmasse (ca. 40 % der Körpermasse) nimmt physiologisch nach dem 30. Lebensjahr kontinuierlich ab; nach dem 50. Lebensjahr vermindert sie sich um ca. 1–2 % pro Jahr, wobei die Muskelkraft sich noch schneller verringert (Frontera et al. 2000). Relevant wird dieser Verlust erst dann, wenn er sich im Alltag bemerkbar macht und Alltagsaktivitäten schwieriger ausführbar werden (z. B. Aufstehen vom Stuhl). Mit regelmäßigem körperlichem Training kann dieser Abbau zwar vermindert, aber nicht vollständig vermieden werden.

! MERKE

Unter Sarkopenie (griech. sarx: Fleisch; penia: Mangel) versteht man die altersbedingte Abnahme an Muskelmasse, Muskelkraft und Muskelleistung.

Davon abzugrenzen sind die **Mangelernährung,** die zu einem Verlust von Fettgewebe und Körpergewicht führt, die **Kachexie** mit einem kombinierten Verlust von Fettgewebe und Muskelmasse sowie die **Inaktivität** (Evans 2010).

Die Sarkopenie ist eine wichtige Ursache der Gebrechlichkeit und führt zu körperlicher Behinderung, Immobilität, erhöhter Sturzrate (Faktor 3,2; Landi et al. 2012) und einer vermehrten Inanspruchnahme von Leistungen des Gesundheitssystems. Bis zu 50 % der über 80-jährigen Menschen sind davon betroffen (Morley 2008). Als Ursache gelten neben altersassoziierten Abbaumechanismen im neuromuskulären System eine verminderte Nahrungsaufnahme und Bewegungsmangel (➤ Abb. 19.2). Man unterscheidet eine primäre oder altersbezogene Sarkopenie, falls keine weiteren Ursachen als das Alter angenommen werden können; wir sprechen von einer sekundären Sarkopenie, wenn eine oder mehrere Ursachen für die Sarkopenie vorliegen (Cruz-Jentoft et al. 2010).

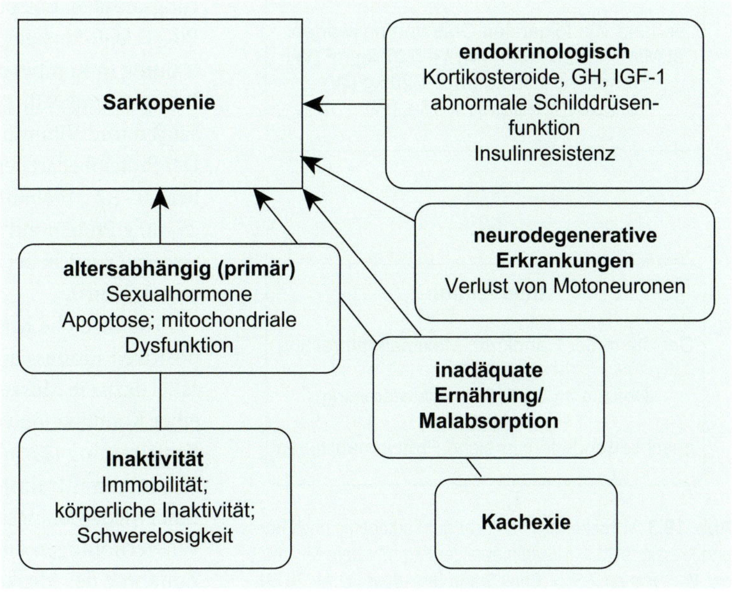

Abb. 19.2 Ursachen der Sarkopenie nach Cruz-Jentoft et al. 2010

Sarkopenie ist insbesondere mit der Gebrechlichkeit („Frailty“; s. u.) eng verknüpft.

Eine frühe Erkennung ist wichtig, um rechtzeitig und schnell eine adäquate Therapie einleiten zu können. Hierfür hat sich die Bestimmung der Muskelmasse und Muskelkraft etabliert. Eine exakte Erfassung der Muskelmasse ist nur durch eine Computertomografie oder Magnetresonanztomografie möglich. Detaillierte Ausführungen zu den verschiedenen Untersuchungsmöglichkeiten und ihrer Wertigkeit finden sich bei Cruz-Jentoft et al. (2010). Mit einfachen Untersuchungen kann aber das Ausmaß der Sarkopenie erhoben werden (> Abb. 19.3 und > Abb. 19.4):

1. **Gehgeschwindigkeit:** Bei einer Abnahme der Gehgeschwindigkeit unter < 0,8 m/s sind weitere Abklärungen indiziert. Bestimmung der **Muskelmasse:**

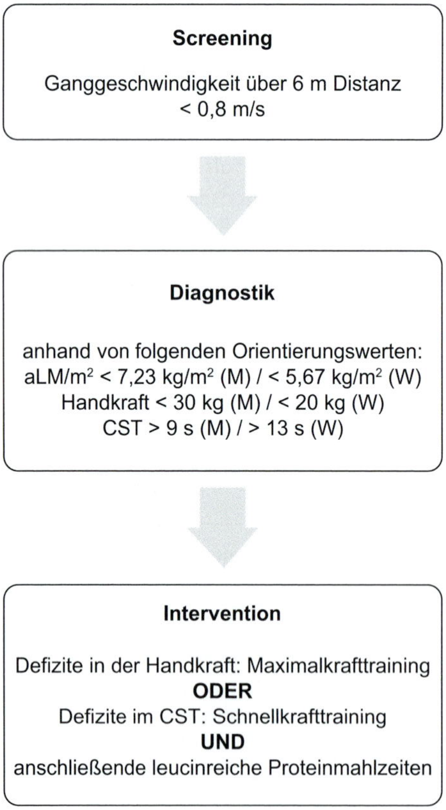

Abb. 19.3 Vorgehen bei Verdacht auf Sarkopenie nach Buess und Kressig; aLM = Muskelmasse der Extremitäten; M = Männer; W = Frauen; CST = Chair Stand Test (Buess et al. 2013)

   - Bioimpedanzanalyse
   - Messung mit der DXA-Methode (Dual Energy X-Ray Absorptiometry)
     Zur Errechnung eines numerischen Wertes kann die von Newman et al. (2003) verwendete Formel herangezogen werden.
2. **Muskelkraft:** dynamometrische Handkraftmessung
3. **Muskelleistung:** funktionelle Tests (Short Physical Performance Battery, SPPB; z. B. Chair Stand Test, CST; Timed-up-and-Go-Test)

Entsprechend der European Working Group on Sarcopenia in Older People werden unterschiedliche Stadien der Sarkopenie unterschieden:

- **Präsarkopenie:** nur Kriterium 1 erfüllt
- **Sarkopenie:** Kriterium 1 erfüllt, zusätzlich Kriterium 2 oder 3 erfüllt
- **Ernste Sarkopenie:** alle drei Kriterien erfüllt
  - Kriterium 1: Muskelmasse erniedrigt (Bestimmung z. B. mittels DXA)
  - Kriterium 2: Muskelkraft erniedrigt (Bestimmung z. B. mittels Handkrafttest)
  - Kriterium 3: Muskelleistung erniedrigt (Bestimmung z. B. mittels CST)

Behandlungsansätze der Sarkopenie sollen sowohl Muskelmasse, -kraft als auch -leistung verbessern, wobei insbesondere Letztere für eine Verbesserung der Funktion im Alltag relevant ist. Mögliche Interventionen umfassen Krafttraining und veränderte Ernährungsansätze. Entsprechend den Empfehlungen der PROT-AGE-Studiengruppe sind Kraft- und Ausdauertraining in Kombination mit einer bedarfsgerechten Energie- und Nährstoffzufuhr mit Eiweiß, Aminosäuren und Vitamin D sinnvoll (Bauer et al. 2013). Der Proteinbedarf bei Vorliegen einer Sarkopenie liegt bei 1,0–1,2 g Protein/kg KG/Tag. Pro Mahlzeit sollten 25–30 g Protein mit 2,5–2,8 g Leucin eingenommen werden (Vorsicht bei Niereninsuffizienz, GFR < 30 ml/min/1,73 m^2).

Proteinreiche Kost hat offensichtlich nur einen positiven Einfluss auf den Muskelaufbau, wenn parallel dazu ein Muskeltraining durchgeführt wird mit einer Kombination von Ausdauer- (30 min/Tag) und Krafttraining (15 min jeden 2. Tag). Hier wird ein Maximalkrafttraining mit hoher Last (ca. 80 % des Einerwiederholungsmaximums, EWM) und wenigen Wiederholungen empfohlen, das zu einer raschen Zunahme der Muskelkraft führt. Ein Schnellkraft-

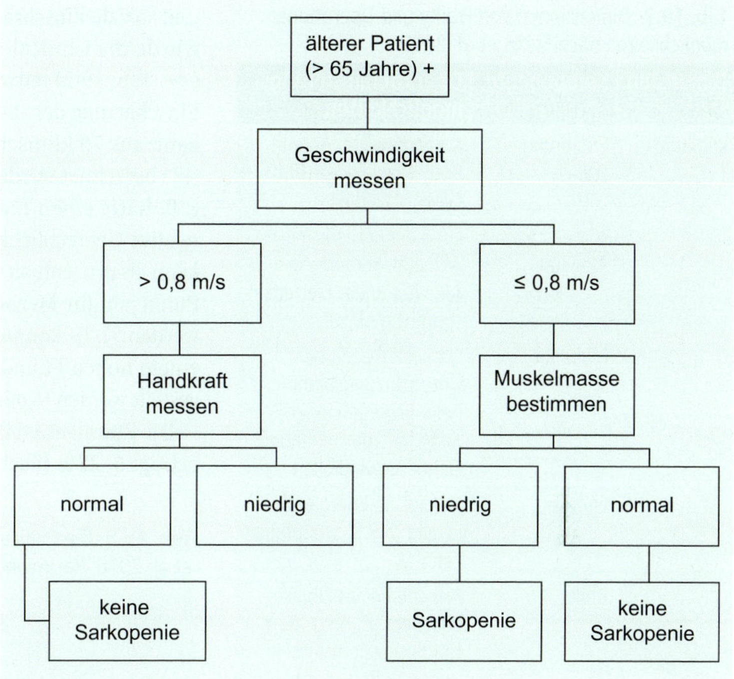

Abb. 19.4 Algorithmus zur Sarkopenie bei älteren Patienten der European Working Group on Sarcopenia in Older People (EWGSOP; Cruz-Jentoft et al. 2010). Komorbidität und individuelle Umstände, die jeden Befund erklären können, müssen berücksichtigt werden. Dieser Algorithmus kann auch auf jüngere Risikopersonen angewendet werden.

training mit tiefen Lasten (ca. 20 % des EWM) und rascher Bewegungsentfaltung steigert insbesondere die alltägliche Funktion.

Berücksichtigt werden muss, dass die Evidenz jedoch für allgemeine Therapieempfehlungen zum gegenwärtigen Zeitpunkt nicht ausreichend ist. Die European Working Group on Sarcopenia in Older People hat hierzu Forschungsfragen formuliert, auf deren Basis klinische Studien durchgeführt werden sollen (Cruz-Jentoft et al. 2010).

19.5.2 Frailty

Frailty kann als ein mehrdimensionales Syndrom, das durch abnehmende Funktionsreserven und verminderte Widerstandsfähigkeit gegenüber Stressoren gekennzeichnet ist, definiert werden (Rodriguez-Manas et al. 2013). Erstmalig wurde der Begriff von Linda Fried („physischer Phänotyp“) eingeführt (Fried et al. 2001), um Risiken und Ressourcen Älterer sinnvoll beurteilen und so, unabhängig von Erkrankungen oder Behinderungen, frühzeitig Einschränkungen in den Alltagsaktivitäten erkennen zu können.

! MERKE

Zurzeit existiert keine allgemeingültige Definition von Frailty.

Es gibt ebenfalls gegenwärtig keinen verbindlichen Konsens, welche Komponenten (➤ Tab. 19.3) zwingend enthalten sein müssen (Abellan van Kan et al. 2010) und welche Instrumente zur Erhebung der Frailty eingesetzt werden sollen (Gilardi et al. 2018).

Derzeit werden zwei Konzepte zur Beschreibung der Frailty bevorzugt herangezogen.

In dem Konzept der Frailty nach **Fried** werden insbesondere physische Komponenten für die Beurteilung herangezogen (Fried et al. 2001):

1. Gewichtsverlust
2. Schwäche
3. Geringe Belastbarkeit/Erschöpfung
4. Langsamkeit
5. Geringe körperliche Aktivität

Sind ein bis zwei Domänen betroffen, spricht man von Prä-Frailty; werden in drei Domänen die Grenzwerte erreicht, liegt ein Frailty-Phänotyp vor (➤ Tab. 19.4).

In dem weiter gefassten multidimensionalen Konzept nach **Rockwood** (Rockwood et al. 2005) werden neben physischen Komponenten auch psychische

Tab. 19.3 Dimensionen von Frailty und Operationsmöglichkeiten nach Fuchs et al. 2016

Dimension	Komponente	Operationalisierungsmöglichkeiten
körperlich	Ernährungsstatus	Körpergewicht, Appetit, Body-Mass-Index (BMI), Gewichtsverlust
	körperliche Aktivität	Grad der körperlichen Aktivität, körperliche Aktivität in der Freizeit, sportliche Aktivität
	Mobilität	Schwierigkeiten oder Unterstützungsbedarf beim Bewegen inner-/außerhalb der Wohnung, Gehgeschwindigkeit
	Energie	Müdigkeit, Energieniveau (z. B. Erschöpfung/Fatigue)
	Kraft	Anheben eines Objekts, das mehr als 5 kg wiegt, Kraftlosigkeit in Armen und/oder Beinen, Ausführung des Chair Rise Tests, Treppensteigen, Greifkraft, Wadenumfang
psychisch	Kognition	Gedächtnisprobleme, diagnostizierte Demenz, kognitive Einschränkungen
	Stimmung	Depression/depressive Verstimmung, Traurigkeit, Angst, Nervosität
sozial	soziale Beziehungen	soziale Ressourcen, Unterstützungspotenzial

Tab. 19.4 Kriterien für eine phänotypische Beschreibung von Frailty (Sieber 2014)

• Gewichtsverlust	• > 5 kg/Jahr
• Erschöpfung	• Depressionsskala CES-D (2 Punkte)
• Schwäche	• Handkraft (unterste 20 %)
• Gehgeschwindigkeit	• 5 Meter (unterste 20 %)
• Geringe physische Aktivität	• kcal/Woche (unterste 20 %)
Frailty-Diagnose Prä-Frailty-Diagnose	3 oder mehr Kriterien 1–2 Kriterien

und soziale Einschränkungen berücksichtigt. Daraus wurde die Clinical Frailty Scale mit 7 Kategorien (➤ Tab. 19.5) entwickelt, die auf einer klinischen Einschätzung des Untersuchers fußt. Darüber hinaus kann aus 70 klinischen Defiziten ein Frailty-Index (FI) berechnet werden („Eine Person mit 7 Defiziten z. B. hätte einen Index-Wert von 7/70 = 0,10. Die relative Gebrechlichkeit oder Fitness eines Patienten kann als prozentuale Differenz zum Durchschnitt der Punktzahl für Menschen in diesem Alter berechnet werden."). Es konnte ein Zusammenhang zwischen einem hohen FI und einer erhöhten Mortalität dargestellt werden (Kojima et al. 2018).

Die Prävalenz von Frailty bei den über 65-Jährigen beträgt 6–27 % (Fuchs et al. 2016) und steigt bei den

Tab. 19.5 Die Clinical Frailty Scale (nach Hager et al. 2016; Rockwood et al. 2005)

1	sehr fit	robust, aktiv, energisch, gut motiviert und fit: Diese Menschen trainieren regelmäßig und zählen zur fittesten Gruppe in ihrem Alter
2	gut	ohne aktive Erkrankungen, aber weniger fit als Menschen der Kategorie 1
3	gut mit behandelten Komorbiditäten	Krankheitssymptome sind im Vergleich zur Kategorie 4 gut kontrolliert
4	scheinbar vulnerabel	Obwohl nicht offensichtlich abhängig von anderen Menschen, beklagen sie doch, langsam geworden zu sein und Krankheitssymptome aufzuweisen
5	leicht gebrechlich (frail)	mit begrenzter Abhängigkeit von anderen in den instrumentellen Aktivitäten des täglichen Lebens
6	mittelgradig gebrechlich	Hilfe ist in den instrumentellen und nichtinstrumentellen Aktivitäten des täglichen Lebens nötig
7	sehr gebrechlich	komplett abhängig von anderen Menschen in den Aktivitäten des täglichen Lebens oder im Endstadium krank

über 90-Jährigen auf über 28 % an. Frauen sind fast doppelt so häufig betroffen wie Männer (9,6 % versus 5,2 %). In Ländern mit einer schlechteren Gesundheitsversorgung (Middle-Income-Countries) liegt die Prävalenz von Frailty und Prä-Frailty höher. Frailty ist assoziiert mit einer verlängerten Krankenhausaufenthaltsdauer, einer höheren Wahrscheinlichkeit einer Einweisung in ein Pflegeheim und einer erhöhten Mortalität (Basic et al. 2015). Prädiktoren für die Entwicklung von Frailty sind (Ding et al. 2017):

- Chronische Erkrankung
- Geringe körperliche Aktivität
- Depression
- Kognitive Einschränkung
- Eingeschränkte soziale Unterstützung

Die Behandlung der Frailty ist komplex und es bedarf einer frühzeitigen multimodalen Intervention, um einerseits die Entwicklung des Auftretens zu verhindern oder andererseits das Fortschreiten bei betroffenen älteren Menschen abzuwenden oder zu verzögern (Dedeyne et al. 2017). Da bei Frailty nicht nur ein Organ betroffen ist, sondern der Körper als Ganzes, spielt in der Behandlung der Frailty ein umfassendes geriatrisches Management eine zentrale Rolle. Es sollten eine Behandlung der Grunderkrankung, eine Optimierung der Medikation, eine auf die Bedürfnisse der Patienten angepasste Ernährung, forcierte Physiotherapie (Quittan 2014) sowie eine Berücksichtigung der sozialen Faktoren erfolgen. Die Studienlage, die eine evidenzbasierte Empfehlung erlauben würde, ist derzeit noch gering (Landi et al. 2017).

19.6 Instabilität

Zu dem Komplex Instabilität gehören Störungen des Ganges und des Gleichgewichts sowie Schwindel und der Sturz als Folge der Instabilität. Er ist einer der häufigsten Symptomenkomplexe des älteren Menschen, die für die betroffenen Personen häufig als alltagsrelevant beschrieben werden. 30–40 % haben zumindest vorübergehend Symptome; bei den über 85-Jährigen steigt die Prävalenz dieses Symptomenkomplexes auf über 80 %.

Die adäquate Auseinandersetzung mit dem vielfältigen Symptomenkomplex der Instabilität benötigt ein breites differenzialdiagnostisches Vorgehen, um aus den mannigfaltigen möglichen Ursachen die führend verursachende Störung zu identifizieren (➤ Tab. 19.6). Die weitergehende Abklärung entspricht den Ausführungen in ➤ Kap. 26.5.

Tab. 19.6 Differenzialdiagnose Gang- und Gleichgewichtsstörung, Schwindel und Sturz (Jacobs et al. 2017)

1. Ungestörte Bewegungsabläufe		
1.1. Antrieb erhalten	1.1.1. Kreislaufstörung	• Koronare Herzkrankheit/Herzinsuffizienz • Aortenstenose • COPD/Emphysem • Periphere arterielle Verschlusskrankheit
	1.1.2. anfallsartig	• Herzrhythmusstörung • Synkope • Epilepsie
	1.1.3. Sinnesstörungen	• Katarakt • Glaukom • Makuladegeneration • Presbyakusis • Vestibulopathie
1.2. Antrieb vermindert	1.2.1. psychische Störung	• Demenz • Depression • Delir • Angst • Isolation
	1.2.2. iatrogen	• Medikamente • Hyponatriämie • Schmerz • Bettruhe • Fixierung • Operation
2. Gestörte Bewegungsabläufe		
2.1. Koordination intakt (Bewegungsapparat betroffen)		• Polyarthrose • Rheumatoide Arthritis • Polymyalgia rheumatica • Sarkopenie • Frakturen
2.2. Koordination gestört		• Higher Level Gait Disorder bei subkortikaler arteriosklerotischer Enzephalopathie (SAE) • Morbus Parkinson • Normaldruckhydrozephalus (NPH) • Schlaganfall • Demenzen • Zerebelläre Dysfunktion • Spinalkanalstenose (lumbal, zervikal) • Lumbales Wurzelreiz-/-ausfallsyndrom • Polyneuropathie (PNP)

Gang- und Gleichgewichtsstörungen Aufgrund des Alters und der natürlichen Einschränkungen der Sensorik (Sehstörungen, vestibuläre Unterfunktion, Hören) und der Körperkraft (Frailty und Sarkopenie) können eine unspezifische Gangverlangsamung und zunehmende Gangunsicherheit auftreten. Physiologisch nimmt auch beim natürlichen Altern die Ganggeschwindigkeit ab dem 60. Lebensjahr kontinuierlich um etwa 1 % pro Jahr ab (Jahn et al. 2010). Bei 65 % der 60-Jährigen bzw. bei 18 % der über 85-Jährigen (Bloem et al. 1992; Sudarsky, 2001) findet sich jedoch ein normales Gangmuster. Die sogenannte senile Gangstörung (langsames, schlurfendes Gangbild) sollte somit nicht als altersentsprechend normal angesehen werden, sondern als Ausdruck einer zugrunde liegenden Pathologie (z. B. subkortikale arteriosklerotische Enzephalopathie, Demenz).

Die Beschreibung der Gangstörung erfolgt auf Grundlage der klinischen Beobachtung, die durch eine Videodokumentation des Gangbildes gestützt werden kann, und unterscheidet sich beim älteren Menschen nicht (➤ Kap. 8). Die apparative Analyse ist für die klinische Einordnung von untergeordneter Bedeutung und dient überwiegend der Verlaufsbeurteilung und z. B. der Erfassung von Therapieeffekten oder bei wissenschaftlichen Fragestellungen.

Die rechtzeitige Erkennung von Gang- und Gleichgewichtsstörungen ist wichtig, weil frühe Interventionen wahrscheinlich am effektivsten sind und so Komplikationen der eingeschränkten Mobilität zu verhindern helfen. Gang- und Gleichgewichtsstörungen können nur im multiprofessionellen Team angegangen werden.

Sturz Eine Abschätzung des Sturzrisikos ist eine der vordringlichsten Aufgaben bei der Evaluation der Instabilität (➤ Abb. 19.5). Circa 31 % aller Stürze bei Älteren werden durch Faktoren in der Umwelt erklärt. Gangstörungen, Gleichgewichtsstörungen und Schwäche verursachen 17 % der Stürze im Alter, Benommenheit/Schwindel weitere 9 %. Die orthostatische Fehlregulation des Blutdrucks (3 %) und Synkopen (0,3 %) wurden als weitere Faktoren identifiziert. Die wesentliche Ursache für Stürze im Alter, die eine ärztliche Behandlung nach sich ziehen, ist die eingeschränkte Reaktionsfähigkeit auf eine Destabilisierung des Gleichgewichtes (z. B. beim Stolpern). Das Risiko eines Sturzes wird ebenfalls durch bereits stattgehabte Stürze wesentlich beeinflusst (Angst vor weiteren Stürzen); weitere zu berücksichtigende Faktoren können sein: die Notwendigkeit einer Gehhilfe und die anderen geriatrischen Symptomenkomplexe wie Frailty, kognitive Einschränkungen, Depression, Inkontinenz, Multimorbidität und Polypharmazie. Allein durch die adäquate Reduktion von Medikamenten konnte das Sturzrisiko signifikant gesenkt werden.

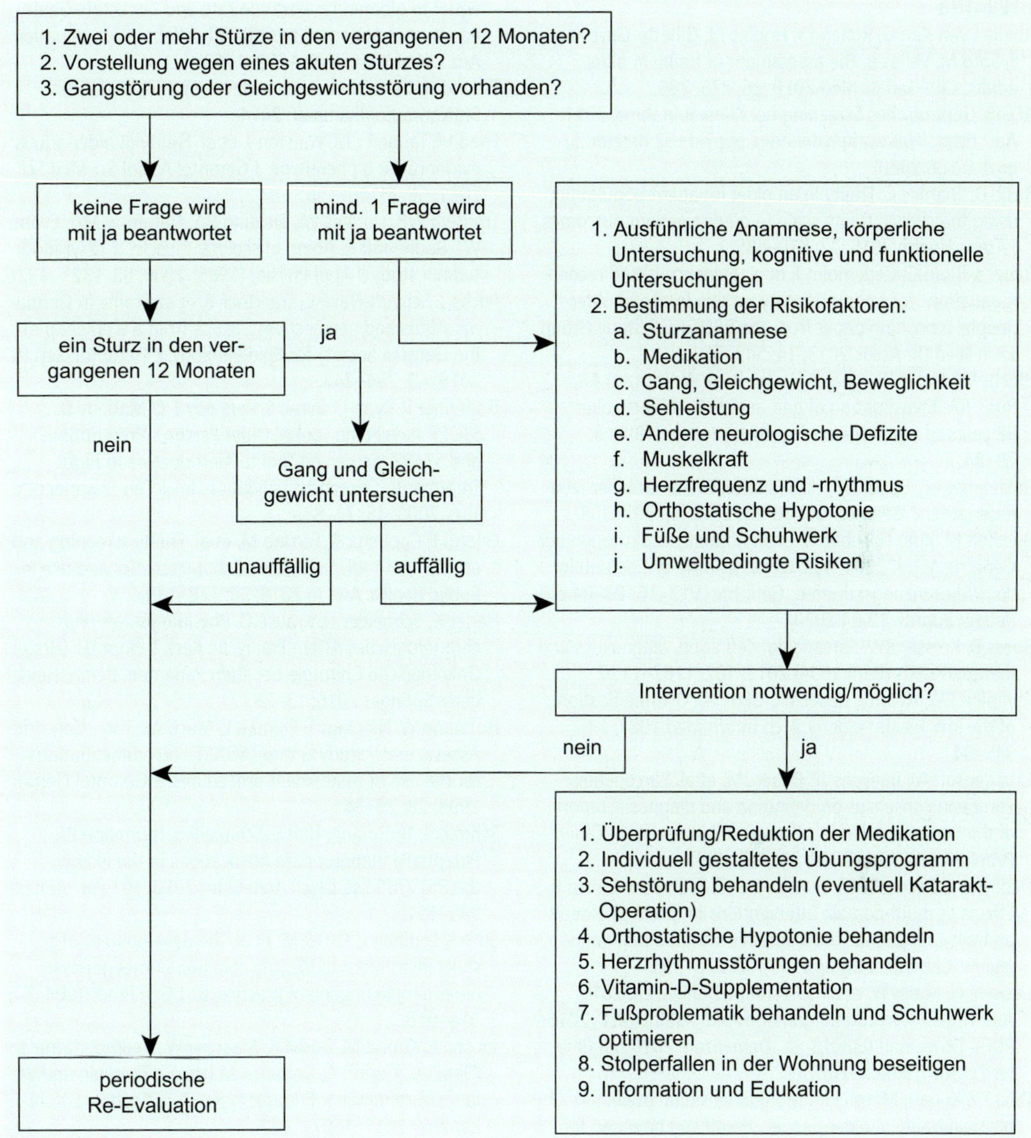

Abb. 19.5 Ablaufschema für die Evaluation der Sturzgefahr (modifiziert nach Panel of Prevention of Falls American Geriatric Society 2011)

LITERATUR

Abellan van Kan G, Rolland Y, Houles M, Gillette-Guyonnet S, Soto M, Vellas B. The assessment of frailty in older adults. Clin Geriatr Med 2010; 26: 275–286.

AFGiB. Geriatrisches Screening bei Klinikaufnahme. 2011. Aus: https://www.afgib.de/index.php?id=62 (letzter Zugriff: 02.06.2020).

Basic D, Shanley C. Frailty in an older inpatient population: using the clinical frailty scale to predict patient outcomes. J Aging Health 2015; 27: 670–685.

Bauer J, Biolo G, Cederholm T, et al. Evidence-based recommendations for optimal dietary protein intake in older people: a position paper from the PROT-AGE Study Group. J Am Med Dir Assoc 2013; 14: 542–559.

Bloem BR, Haan J, Lagaay AM, van Beek W, Wintzen AR, Roos RA. Investigation of gait in elderly subjects over 88 years of age. J Geriatr Psychiatry Neurol 1992; 5: 78–84.

Bollheimer LC, Bauer JM, Hofmann W. Grammatik der Neurogeriatrie. Z Gerontol Geriatr 2019; 52 (4): 307–308.

Borchelt M, Kolb G, Lübke N, et al. Abgrenzungskriterien der Geriatrie. V.1.3. 2004. Aus: www.geriatrie-drg.de/public/docs/Abgrenzungskriterien_Geriatrie_V13_16–03–04.pdf (letzter Zugriff: 19.04.2020).

Buess D, Kressig RW. Sarcopenia: definition, diagnostics and therapy. Praxis (Bern 1994) 2013; 102: 1167–1170.

Campion EW, Avorn J, Reder VA, Olins NJ. Overmedication of the low-weight elderly. Arch Intern Med 1987; 147: 945–947.

Cruz-Jentoft AJ, Baeyens JP, Bauer JM, et al. Sarcopenia: European consensus on definition and diagnosis: report of the European Working Group on Sarcopenia in Older People. Age Ageing 2010; 39: 412–423.

Dedeyne L, Deschodt M, Verschueren S, Tournoy J, Gielen E. Effects of multi-domain interventions in (pre)frail elderly on frailty, functional, and cognitive status: a systematic review. Clin Interv Aging 2017; 12: 873–896.

Deuschl G, Maier W, et al. S3-Leitlinie Demenzen. 2016. Aus: https://www.dgn.org/images/red_leitlinien/LL_2016/PDFs_Download/038013_LL_Demenzen_2016.pdf (letzter Zugriff: 19.04.2020).

Ding YY, Kuha J, Murphy M. Multidimensional predictors of physical frailty in older people: identifying how and for whom they exert their effects. Biogerontology 2017; 18: 237–252.

Ellis G, Whitehead MA, Robinson D, O'Neill D, Langhorne P. Comprehensive geriatric assessment for older adults admitted to hospital: meta-analysis of randomised controlled trials. BMJ 2011; 343: d6553.

Europäische Union der medizinischen Spezialisten. Definition Geriatrie. 2008. Aus: http://uemsgeriatricmedicine.org/www/land/definition/german.asp (letzter Zugriff: 19.04.2020).

Evans WJ. Skeletal muscle loss: cachexia, sarcopenia, and inactivity. Am J Clin Nutr 2010; 91: 1123S–1127S.

Fernandez-Prado R, Castillo-Rodriguez E, Velez-Arribas FJ, Gracia-Iguacel C, Ortiz A. Creatinine clearance is not equal to glomerular filtration rate and Cockcroft-Gault equation is not equal to CKD-EPI collaboration equation. Am J Med 2016; 129: 1259–1263.

Freund H. Geriatrisches Assessment und Testverfahren. Stuttgart: Kohlhammer; 2014.

Fried LP, Tangen CM, Walston J, et al. Frailty in older adults: evidence for a phenotype. J Gerontol A Biol Sci Med Sci 2001; 56: M146–156.

Frontera WR, Hughes VA, Fielding RA, Fiatarone MA, Evans WJ, Roubenoff R. Aging of skeletal muscle: a 12-yr longitudinal study. J Appl Physiol (1985) 2000; 88: 1321–1326.

Fuchs J, Scheidt-Nave C, Gaertner B, et al. Frailty in Germany: status and perspectives: results from a workshop of the German Society for Epidemiology. Z Gerontol Geriatr 2016; 49: 734–742.

Gallagher P, Ryan C, Byrne S, Kennedy J, O'Mahony D. STOPP (Screening Tool of Older Person's Prescriptions) and START (Screening Tool to Alert doctors to Right Treatment). Consensus validation. Int J Clin Pharmacol Ther 2008; 46: 72–83.

Gilardi F, Capanna A, Ferraro M, et al. Frailty screening and assessment tools: a review of characteristics and use in Public Health. Ann Ig 2018; 30: 128–139.

Hager K, Schneider N, Krause O. Physiologisches und chronologisches Alter – Frailty. In: Keck T, Hopt UT (Hrsg.): Onkologische Chirurgie bei alten Patienten. Berlin, Heidelberg: Springer 2016; 13–28.

Hofmann W, Nikolaus T, Pientka L, Stuck AE. The „Geriatric Assessment" Study Group (AGAST): recommendations for the use of assessment procedures. Z Gerontol Geriatr 1995; 28: 29–34.

Schmiedl, Thürmann, Holt S, Schmiedl S, Thürmann PA. Potentially inappropriate medications in the elderly: the PRISCUS list. Dtsch Arztebl Int 2010; 107 (31–32): 543–551.

Iliffe S, Lenihan P, Orrell M, et al. The development of a short instrument to identify common unmet needs in older people in general practice. Br J Gen Pract 2004; 54: 914–918.

Jacobs A, Grond M, Dodel R, Maetzler W. Neurogeriatrie. In: Diener C, Gerloff C, Deiterich M (Hrsg.): Therapie und Verlauf neurologischer Erkrankungen. 7. A. Stuttgart: Kohlhammer 2017; 1607–1622.

Jacobs A, Emmert K, Baron R, et al. Neurogeriatrics – a vision for improved care and research for geriatric patients with predominating neurological disabilities. Z Gerontol Geriatr 2020; doi: 10.1007/s00391–020–01734–1.

Jahn K, Zwergal A, Schniepp R. Gait disturbances in old age: classification, diagnosis, and treatment from a neurological perspective. Dtsch Arztebl Int 2010; 107: 306–315; quiz 316.

Kojima G, Iliffe S, Walters K. Frailty index as a predictor of mortality: a systematic review and meta-analysis. Age Ageing 2018; 47: 193–200.

Krupp S. Geriatrisches Assessment. In: Willkomm M (Hrsg.): Praktische Geriatrie. Stuttgart: Springer 2016; 24–62.

Krupp S, Frohnhofen H, Bauer et al. S1-Leitlinie „Geriatrisches Assessment der Stufe 2". AWMF-Register-Nr. 084–002. 2019. Aus: https://www.awmf.org/leitlinien/detail/ll/084–002.html (letzter Zugriff: 02.06.2020).

Lachs MS, Feinstein AR, Cooney LM Jr. et al. A simple procedure for general screening for functional disability in elderly patients. Ann Intern Med 1990; 112: 699–706.

Landi F, Cesari M, Calvani R, et al. The „Sarcopenia and Physical fRailty IN older people: multi-componenT Treatment strategies" (SPRINTT) randomized controlled trial: design and methods. Aging Clin Exp Res 2017; 29: 89–100.

Landi F, Liperoti R, Russo A, et al. Sarcopenia as a risk factor for falls in elderly individuals: results from the ilSIRENTE study. Clin Nutr 2012; 31: 652–658.

Maetzler W, Dodel R, Jacobs A. Neurogeriatrie. Hamburg: Springer; 2018.

Mangin D, Bahat G, Golomb BA, et al. International Group for Reducing Inappropriate Medication Use & Polypharmacy (IGRIMUP): Position statement and 10 recommendations for action. Drugs Aging 2018; 35 (7): 575–587.

Manjunath G, Sarnak MJ, Levey AS. Prediction equations to estimate glomerular filtration rate: an update. Curr Opin Nephrol Hypertens 2001; 10: 785–792.

Morley JE. Sarcopenia: diagnosis and treatment. J Nutr Health Aging 2008; 12: 452–456.

Newman AB, Kupelian V, Visser M, et al. Sarcopenia: alternative definitions and associations with lower extremity function. J Am Geriatr Soc 2003; 51: 1602–1609.

Panel of Prevention of Falls American Geriatric Society. Summary of the Updated American Geriatrics Society/British Geriatrics Society clinical practice guideline for prevention of falls in older persons. J Am Geriatr Soc 2011; 59: 148–157.

Quittan M. Frailty from the rehabilitation medicine point of view. Z Gerontol Geriatr 2014; 47: 385–388.

Riesser S, Schmitt-Sausen N. Das Versorgungsnetz muss dichter und vielfältiger geknüpft werden. Ärzteblatt 2009; 106: A2130–A2131.

Rockwood K, Song X, MacKnight C, et al. A global clinical measure of fitness and frailty in elderly people. CMAJ 2005; 173: 489–495.

Rodriguez-Manas L, Feart C, Mann G, et al. Searching for an operational definition of frailty: a Delphi method based consensus statement: the frailty operative definition-consensus conference project. J Gerontol A Biol Sci Med Sci 2013; 68: 62–67.

Schuck O, Teplan V, Sibova J, Stollova M. Predicting the glomerular filtration rate from serum creatinine, serum cystatin C and the Cockcroft and Gault formula with regard to drug dosage adjustment. Int J Clin Pharmacol Ther 2004; 42: 93–97.

Schwabe U, Paffrath D. Arzneiverordnungsreport 2017. Berlin: Springer; 2017.

Sieber C. Sarcopenie. Ther Umschau 2014; 73: 171–176.

Sudarsky L. Gait disorders: prevalence, morbidity, and etiology. Adv Neurol 2001; 87: 111–117.

Thiem U, Greuel HW, Reingraber A, et al. Consensus for the identification of geriatric patients in the emergency care setting in Germany. Z Gerontol Geriatr 2012; 45: 310–314.

Wehling M. Drug therapy in the elderly: too much or too little, what to do? A new assessment system: fit for the aged (FORTA). Dtsch Med Wochenschr 2008; 133: 2289–2291.

Wehling M, Burkhardt H. Arzneitherapie für Ältere. Berlin: Springer; 2019.

KAPITEL

20 Schädel-Hirn-Trauma

Eckhard Rickels

Wichtige Neuigkeiten auf einen Blick

- Mit einer jährlichen Inzidenz von zirka 330/100 000 Einwohnern jährlich ist das Schädel-Hirn-Trauma (SHT) häufiger als der Schlaganfall.
- Das schnelle CT bleibt die wichtigste diagnostische Maßnahme bei komatösen Patienten nach einem SHT.
- In der Intensivmedizin des SHT wird für alle Parameter der Normbereich angestrebt.
- Die Hirndruckmessung erlaubt die Steuerung des zerebralen Perfusionsdrucks entsprechend der Gleichung: **CPP = MAP – ICP.**
- Die Dekompressionskraniektomie ist das effektivste Verfahren zur Hirndrucksenkung.
- Die Frage, ob eine frühe Dekompression bessere Erfolge zeigt, bleibt unklar.
- Beim SHT sind Steroide und die Hypothermie keine Behandlungsoption.
- Während die Rehabilitation nach einem schweren SHT weitestgehend standardisiert und gut organisiert ist, bedarf die Hilfe zur Wiedereingliederung nach der Reha-Phase der Verbesserung.
- Erhöhte Suizidalität, erhöhtes Risiko einer Amyotrophen Lateralsklerose (ALS) oder erhöhte Demenzraten werden beim wiederholten leichten SHT angenommen.
- Rechnerprograme zur Prognoseabschätzung gewinnen an Bedeutung.
- Biomarker spielen eine immer wichtigere Rolle beim Erkennen von SHT.
- **Wichtige Leitlinien:** Die Brain-Trauma-Foundation (www.braintrauma.org) hat in der aktuellen 4. Version die Angabe konkreter Zahlenwerte sehr reduziert. Die aktuelle deutsche S2-Leitlinie Schädel-Hirn-Trauma im Erwachsenenalter (https://www.awmf.org/uploads/tx_szleitlinien/008-001l_S2e_Schaedelhirntrauma_SHT_Erwachsene_2016-06.pdf) und die S3-Leitlinie Polytrauma (https://www.awmf.org/uploads/tx_szleitlinien/012-019l_S3_Polytrauma_Schwerverletzten-Behandlung_2017-08.pdf) sind in den Kernaussagen deckungsgleich.

20

20.1 Definitionen und Einteilungen

20.1.1 Definitionen

SHT Ein Schädel-Hirn-Trauma ist die Folge einer kurzzeitigen äußeren Gewalteinwirkung auf den Schädel, die zu einer Funktionsstörung und/oder Verletzung des Gehirns geführt hat. Jede andere Schädelverletzung ist eine Schädelprellung.

Offenes SHT Eine Verletzung der Haut, des Knochens und der Dura, die eine Verbindung des Schädelinneren mit der Außenwelt bewirkt, wird als direktes offenes Schädel-Hirn-Trauma bezeichnet. Eine verletzungsbedingte Verbindung zu den pneumatisierten Räumen des Schädels ist ein indirekt offenes Schädel-Hirn-Trauma.

Primärer Hirnschaden Der primäre Hirnschaden ist die akute Folge der direkten Gewalteinwirkung mit der irreversiblen Zerstörung neuraler und umgebender Strukturen des Gehirns.

Sekundärer Hirnschaden Der primäre Hirnschaden verursacht eine Kaskade biochemischer Reaktionen im geschädigten und umgebenden Hirngewebe, die den primären Schaden (analog Penumbra-Konzept) verstärken. Die Eindämmung dieses sekundären Schadens ist das eigentliche Ziel der Behandlung des Schädel-Hirn-Traumas.

Diffuse Axonal Injury (DAI) Multiple, kleine hämorrhagische oder nicht hämorrhagische Läsionen mit axonaler Schädigung (Transport, Ödem oder Unterbrechung), eigentlich eine pathologisch-anatomische Diagnose, die sich im klinischen Alltag am ehesten im MRT verifizieren lässt.

MERKE

Seit der Erstbeschreibung durch den Pathologen Adams im Jahr 1980 wird der Begriff DAI klinisch oft undifferenziert gebraucht:
Patient komatös → man sieht im CT „nichts" → also Diffuse Axonal Injury (DAI) Literaturtipp: Aktuelle Übersicht (Bruggeman et al. 2021)

20.1.2 Einteilungen

Glasgow Coma Scale (GCS)

Die Glasgow Coma Scale (➤ Tab. 20.1) ist eine Einschätzung der Schwere des Hirnschadens, weniger des Komas (ungefähr < 9 Punkte). Anhand der drei Grundfunktionen Augen öffnen, verbale Reaktion und motorische Reaktion wird jeweils eine Punktzahl zugeordnet. Die Schwere der Schädel-Hirn-Verletzung wird anhand von Scores eingeteilt. Probleme dieser Einteilung sind die fehlende Berücksichtigung der Pupillenreaktion, dass die beste (und nicht die pathologischste!) motorische Antwort festgestellt wird und dass Hirnstammreflexe fehlen. Trotzdem ist die GCS die gebräuchlichste Einteilung.

Festgelegt wurde, dass ein GCS von 3 bis 8 Punkten einem schweren SHT entspricht, ein mittleres SHT 9–12 Punkte aufweist und 13–15 Punkte einem leichten SHT entsprechen.

ACHTUNG

Die Skala darf nur bei kreislaufstabilen und suffizient oxygenierten Patienten angewendet werden, um Verfälschungen durch Hypoxämie und Hypotonie zu vermeiden! Bei der motorischen Antwort ist der Befund der **besten** motorischen Seite zugrunde zu legen.

Tipp: Ein Lehrvideo zur praktischen Durchführung der Befunderhebung anhand der GCS findet man unter www.glasgowcomascale.org.

FOUR-Score

Der neue, zunehmend Verbreitung findende FOUR-Score (Wijdicks et al. 2005) ermöglicht es, zusätzlich zu den Parametern Augen öffnen und motorische Antwort der GCS auch die Parameter Atmung und Hirnstammreflexe mit einzubinden (➤ Tab. 20.2 bis 20.5).

20.1.3 Computertomografische Klassifikation des Schädel-Hirn-Traumas

Andere Klassifikationen

Ältere Klassifizierungen wie die Einteilung in Commotio, Contusio oder Compressio, aber auch die Einteilung in Schädel-Hirn-Trauma 1°, 2° oder 3°, die sich auf die Dauer der Bewusstlosigkeit bezieht, sind in der Aufnahmesituation nicht hilfreich.

20.2 Epidemiologie

- Anzahl SHT ca. 270 000 Schädel-Hirn-Verletzungen pro/Jahr (Rickels et al. 2010; Informationssystem der Gesundheitsberichterstattung des Bundes: https://www.gbe-bund.de/gbe/).

Tab. 20.1 Glasgow Coma Scale

Augen öffnen	Punkte	Beste motorische Antwort	Punkte	Beste verbale Antwort	Punkte
		auf Aufforderung	6		6
		auf Schmerz gezielt	5	koordiniertes Gespräch	5
spontan	4	auf Schmerz ungezielt	4	unkoordiniertes Gespräch	4
auf Anruf	3	Beugesynergismen	3	einzelne Worte	3
auf Schmerz	2	Strecksynergismen	2	unverständliche Laute	2
auf Schmerz nicht	1	keine Abwehr	1	keine Antwort	1

Tab. 20.2 FOUR-Score (Full Outline of Unresponsiveness Score)

Eye Response	Augenöffnen
4 = eyelids open or opened, tracking, or blinking to command	Augen offen oder werden geöffnet Verfolgen oder blinzeln auf Aufforderung
3 = eyelids open but not tracking	Augen offen, aber keine Verfolgung
2 = eyelids closed but open to loud voice	Augen geschlossen, aber öffnen auf laute Stimmen
1 = eyelids closed but open to pain	Augen geschlossen, aber öffnen auf Schmerzreiz
0 = eyelids remain closed with pain	Augen geschlossen trotz Schmerzreiz

Tab. 20.3 FOUR-Score (Full Outline of Unresponsiveness Score)

Motor Response	Motorische Antwort
4 = able to give thumbs-up, fist, or peace sign	Daumen hoch, Faust, Peace-Zeichen
3 = localizing to pain	Bewegung zum Schmerzreiz
2 = flexion response to pain	Beugebewegung auf Schmerzreiz
1 = extension response to pain	Streckbewegung auf Schmerzreiz
0 = no response to pain or generalized myoclonus status	Keine Reaktion auf Schmerzreiz

Tab. 20.4 FOUR-Score (Full Outline of Unresponsiveness Score)

Brainstem Reflexes	Hirnstammreflexe
4 = pupil and corneal reflexes present	Pupillen- und Kornealreflexe auslösbar
3 = one pupil wide and fixed	Einseitig weite und fixierte Pupille
2 = pupil **or** corneal reflexes absent	Pupillen- oder Kornealreflex nicht auslösbar
1 = pupil **and** corneal reflexes absent	Pupillen- und Kornealreflex nicht auslösbar
0 = absent pupil, corneal, and cough reflexes	Pupillen-, Korneal- und Hustenreflex nicht auslösbar

Tab. 20.5 FOUR-Score (Full Outline of Unresponsiveness Score)

Respiration	Atmung
4 = not intubated, regular breathing pattern	nicht intubiert, normales Atemmuster
3 = not intubated, Cheyne-Stokes breathing pattern	nicht intubiert, Cheyne-Stoke-Atmung
2 = not intubated, irregular breathing	nicht intubiert unregelmäßige Atmung
1 = breathes above ventilator rate	hyperventiliert am Respirator
0 = breathes at ventilator rate or apnea	kontrolliert beatmet oder Apnoe

Tab. 20.6 Computertomografische Klassifikation des Schädel-Hirn-Traumas (Marshall et al. 1991)

diffuses SHT-Typ I (keine sichtbaren intrakraniellen Läsionen)	keine computertomografisch fassbaren Läsionen
diffuses SHT-Typ II	basale Zisternen abgrenzbar mit einer Mittellinienverschiebung von maximal 5 mm; sämtliche im Computertomogramm fassbaren Läsionen unter 25 cm^3
diffuses SHT-Typ III (mit Schwellung)	basale Zisternen komprimiert oder fehlend mit einer Mittellinienverschiebung von maximal 5 mm; sämtliche im Computertomogramm fassbaren Läsionen unter 25 cm^3
diffuses SHT-Typ IV (mit Mittellinienverlagerung)	Mittellinienverschiebung über 5 mm; sämtliche im Computertomogramm fassbaren Läsionen unter 25 cm^3
raumfordernde Blutung, operiert	alle Verletzungstypen, bei denen eine raumfordernde intrakranielle Blutung operativ entfernt wurde
raumfordernde Blutung, nicht operiert	alle Verletzungstypen, bei denen eine raumfordernde intrakranielle Blutung operativ nicht entfernt wurde
Hirnstammverletzung	Verletzung des Hirnstamms im CT sichtbar

- Inzidenz: 332 Schädel-Hirn-Verletze/100 000 Einwohner, somit häufiger als der Schlaganfall, der eine Inzidenz von 215/100 000 aufweist.
- Während in der Literatur noch von einem Verhältnis Männer zu Frauen von 2:1 ausgegangen wird, liegt dieses Verhältnis derzeit bei ca. 1,4:1.
- 29,7 % aller Patienten, die mit einem SHT das Krankenhaus aufsuchen, sind jünger als 16 Jahre. Die 2- und 3-Jährigen haben die höchste Häufigkeit überhaupt. Dann folgt der bekannte Häufigkeitsgipfel bei den 20-Jährigen und es zeigt sich ein weiterer Gipfel bei den über 75-Jährigen mit einem Anteil von 10,8 %.
- 90,9 % aller SHT in Deutschland sind leichte Schädel-Hirn-Traumata, 3,9 % mittlere SHT und 5,9 % schwere Schädel-Hirn-Verletzungen.
- Mittlerweile ist der Sturz die häufigste Unfallursache, der Straßenverkehr ist nur noch mit 26,3 % ursächlich für ein SHT. Sportunfälle haben einen Anteil von 6,9 % und Gewaltanwendungen einen von 14,2 %.
- 73 % aller Patienten mit einem Schädel-Hirn-Trauma weisen weitere Verletzungen auf, wobei insbesondere Gesichtsschädel-Verletzungen vorliegen!
- Es gilt, dass 48,2 % aller Schockraumpatienten ein Schädel-Hirn-Trauma aufweisen!
- Die Versorgung des SHT hat einen hohen Standardisierungsgrad erreicht. Zwar werden nur 81 % aller am Unfallort als schweres SHT diagnostizierten SHT intubiert, aber bei 83 % aller SHT dauert es nur eine Stunde zwischen dem Unfallereignis und dem Beginn der klinischen Behandlung. Von der Krankenhausaufnahme bis zum CT vergehen durchschnittlich lediglich 22 Minuten.
- Das Statistische Bundesamt gibt die Zahl der tödlichen SHT pro Jahr mit zirka 5 200 an.
- Am Schädel-Hirn-Trauma versterben ca. 1 % aller SHT-Patienten. In der Gruppe der über 75-Jährigen versterben jedoch 34,1 % und bei den unter sechsjährigen Kindern mit einem schwerem SHT versterben sogar 60 %!
- Statistiken anderer Länder sind nur schwer vergleichbar; z. B. zeigt eine Arbeit aus den USA mehr SHT durch Schussverletzungen als durch Verkehrsunfälle (Daugherty et al. 2019).

20.3 Erstversorgung

Die Versorgung orientiert sich an den AWMF-Leitlinien Schädel-Hirn-Trauma im Erwachsenalter sowie Polytrauma, die in den Kernaussagen mit den Leitlinien der Brain-Trauma-Foundation kongruent sind.

Das **Leitsymptom** für das Schädel-Hirntrauma ist die *Bewusstseinsstörung.*

ACHTUNG

Die Feststellung, dass ein Patient nach einem SHT bewusstseinsgetrübt oder bewusstlos ist, bedeutet gleichzeitig, festzustellen, dass dieser Patient – bis zum Beweis des Gegenteils – als akut lebensgefährlich verletzt anzusehen ist. Die Unterscheidung zwischen „wach", „bewusstseinsgetrübt" und „bewusstlos" bestimmt somit die Dynamik der weiteren Entscheidungen.

Versorgungsablauf

Bei komatösen/intubierten Patienten orientiert sich die Erstuntersuchung an den ATLS®-Leitlinien mit Stabilisierung nach dem A(Airway)-B(Breathing)-C(Circulation)-D(Disability/Neurologie)-Schema (www.atls.de).

Sinnvollerweise ist der Neurologe bzw. der Neurochirurg beim Eintreffen eines Patienten mit SHT im Schockraum anwesend, da dies die direkte „ungefilterte" Informationsübermittlung vom Notarzt gewährleistet:

- War der Verletzte am Unfallort noch wach, hat er alle Extremitäten bewegt? Pupillenweite, Lichtreaktion?
- Warum ist er intubiert worden?
- Hat er sich zwischenzeitlich neurologisch verschlechtert?

Während das Schockraumteam die Versorgung anhand des ATLS®-Schemas durchführt, wird der Patientenkopf untersucht. Eine eingehende neurologische Untersuchung ist beim bewusstseinsgestörten SHT nicht sinnvoll, sie verzögert den weiteren Ablauf der Versorgung.

Beschränkung auf:

- **Bewusstseinszustand:** wach, komatös, bewusstseinsgetrübt oder sediert und beatmet?
- **Pupillenweite** und Lichtreaktion.

- Werden auf Aufforderung oder Schmerzreiz die Extremitäten seitengleich **bewegt** oder ergeben sich Hinweise auf eine Seitendifferenz oder eine Querschnittssymptomatik?
- Finden sich **äußere Verletzungszeichen** wie Skalpierungen, Blutungen? Liquoraustritt oder Hirnaustritt aus Nase oder Ohren?

Da die Tiefe der Bewusstseinsstörung mit der Wahrscheinlichkeit einer akuten intrakraniellen Traumafolge parallel läuft, muss der nächste Untersuchungsschritt das CT sein.

Zwingende Indikationen zum CT sind (siehe AWMF-Leitlinien der DGNC):

- Koma
- Amnesie oder andere neurologische Störung
- Mehrfaches Erbrechen
- Epileptischer Anfall
- Zeichen einer Schädelfraktur
- Verdacht auf eine Liquorfistel
- Gerinnungsstörung

Fakultative Indikationen sind

- Unklare Angaben zur Unfallanamnese
- Starke Kopfschmerzen
- Intoxikationen inkl. Alkohol
- Hinweise auf ein Hochgeschwindigkeitstrauma

Nur mit der schnellen CT kann entschieden werden, ob die Bewusstseinsstörung Folge einer akuten Raumforderung ist, die neurochirurgisch sofort zu beseitigen ist.

Auch beim isolierten Schädel-Hirn-Trauma erfolgt das Aufnahme-CT als Spiral-CT, um Begleitverletzungen wie z. B. Wirbelsäulenverletzungen nicht zu übersehen.

> **! MERKE**
> **Tipp:** Mit der kurzzeitigen Hyperventilation und der Gabe von Mannitol 20 % oder 10 %-iger NaCl-Lösung kann bei einer akuten neurologischen Verschlechterung mit Einklemmungszeichen, wie weiten lichtstarren Pupillen oder Blutdruckkrisen, Zeit gewonnen werden.

Ergibt das CT keinen Hinweis auf eine akut notwendige Operation, so wird der Patient auf die Intensivstation gebracht.

Für die weitere neurologische Überwachung müssen die Zeitintervalle der neurologischen Kontrolle (Pupillenweite, Lichtreaktion, beim nicht intubierten Patienten auch Ansprechbarkeit, Bewusstseinslage, Motorik) festgelegt werden, ebenso Vorgaben zu Gerinnung, Blutdruck, Tiefe der Sedierung u. ä.

Zeigt das Aufnahme-CT Auffälligkeiten wie z. B. Kontusionsblutungen oder kleine subdurale Blutungen, so sollte schon bei der Aufnahme auf die (Intensiv-)Station der Zeitpunkt für das Kontroll-CT festgelegt werden. (z. B. nach 6 Stunden).

Beim **wachen** Patienten wird auch anhand des geschilderten Unfallhergangs, der neurologischen Untersuchung und des Lokalbefundes entschieden, ob ein CT notwendig erscheint.

Wird auf ein CT verzichtet, sollte die Überwachung sichergestellt sein.

Indikationen zur stationären Aufnahme sind (AWMF-Leitlinie DGNC):

- Bewusstseinsstörung
- Zustand nach intrakraniellem Eingriff
- Neurologische Störung
- Schädelfraktur
- Liquoraustritt
- Verletzungsfolgen im CT
- Intoxikation (inklusive Alkohol)
- Im Zweifel

Die Zeitintervalle der neurologischen Überwachung auf der Normalstation müssen ebenfalls festgelegt werden und die Dokumentation sollte mittels eines standardisierten Überwachungsbogens erfolgen.

> **! MERKE**
> **Tipp:** Wichtig ist die Feststellung, dass es nahezu unmöglich ist, in der Notaufnahmesituation eine verlässliche Prognose beim SHT abzugeben. Deshalb sind Diskussionen über den Therapieabbruch in dieser Situation zu vermeiden.

Polytrauma

Bewusstlose SHT-Patienten werden als Polytrauma-Patienten behandelt.

Dieses Dogma in der Versorgung ist gerechtfertigt, da zirka 78 % aller SHT-Patienten Begleitverletzungen aufweisen. Umgekehrt besteht bei 45 % der Patienten mit einem schweren Polytrauma auch ein SHT.

Das SHT verdreifacht die Mortalität des Polytraumas gegenüber dem Polytrauma ohne SHT.

20

20.4 Intensivmedizin

20.4.1 Basistherapie

- Generell gilt: Alle Zielgrößen sollten im Normbereich sein: Normovolämie, Normoglykämie, Normoosmolarität usw.
  Der Blutdruck systolisch sollte **über 110 mmHg** liegen (Gaitanidis et al. 2021).
- Der Patient liegt in Neutralstellung, um eine Kompression der Jugularvenen zu vermeiden, mit einer max. 30 Grad Oberkörperhochlagerung (erleichtert den venösen Abfluss), er kann „achsengerecht" gelagert werden.
- EKG, kontinuierliche Blutdruck- und Temperaturmessung, ZVD-Katheter ist indiziert, Blasenkatheter, Bilanzierung von Ein- und Ausfuhr.
- Die Ernährung erfolgt sobald möglich als enterale Ernährung mit 70 % Glukose und 30 % Fetten, eine Normoglykämie sollte hierbei erreicht werden.
- Tägliches Labor: Hämoglobin, Hämatokrit, Elektrolyte, Gerinnungsparameter, Entzündungsparameter und Serumosmolarität (hyperosmolare Lösungen brauchen einen Druckgradienten, > 320 mosmol/l vermeiden!).
- Die Ausprägung des sekundären Hirnschaden ist ebenso wie die Intensität des sich hierbei entwickelnden Hirnödems schwer vorhersehbar.
- Hirndruckkrisen führen zu Störungen der Atmung und während der Bewusstlosigkeit besteht eine erhöhte Aspirationsneigung. Deshalb ist die Indikation zur Beatmung großzügig zu stellen (Seo et al. 2018). Hierbei gilt es eine Normoventilation anzustreben. Die Hyperventilation sollte der Notfallsituation mit einer nicht behebbaren Hirndruckkrise vorbehalten bleiben. PEEP-Werte bis 15 cmH_2O werden toleriert.
- Die neurologische Untersuchung erfolgt engmaschig (GCS oder FOUR-Score), jede neurologische Verschlechterung führt zu der Frage, ob eine CT-Kontrolle notwendig ist.
- Patienten mit SHT haben ein hohes Thromboserisiko. Die Thromboseprophylaxe (niedermolekulares Heparin) muss frühzeitig nach der Akutphase begonnen werden.

20.4.2 Erweitertes Neuromonitoring

- **Hirndruckmessung:** Über Ventrikeldrainage oder Hirndrucksonde (ICP-Sonde); Indikation: komatöser Patient mit pathologischem CT-Befund, der eine Ödembildung erwarten lässt. Entgegen der Chesnut-Studie 2011 (Outcome mit und ohne ICP-Monitoring gleich) zeigen aktuelle, auch im Jahr 2021 publizierte Studien einen Nutzen der Messung (Rønning et al. 2018; Okazaki et al. 2021).
- **EEG:** Anfallsdetektion und Beurteilung der Sedierungstiefe, „Burst-Suppression"-Therapie.
- **TCD:** schwierig, eine kontinuierliche Messung zu erreichen; 2018 erstmals Versuch, mittels TCD den CPP zu optimieren (Zeiler et al. 2018).
- **Intraparenchymatöser Sauerstoffpartialdruck $p_{ti}O_2$** (als Zusatz zur ICP-Sonde oder als Extrasonde, misst den O_2-Partialdruck in einem sehr kleinen Gewebeareal, $p_{ti}O_2 < 10$ mmHg ist kritisch).
- **Intraparenchymatöse Temperatursonde** (als Teil der ICP-Sonde oder Extrasonde, notwendig bei Hypothermietherapie).
- **Mikrodialyse** (erlaubt ein chemisches Monitoring: Laktat, Pyruvat, Glutamat, Glyzerin werden direkt gemessen, schwierige Interpretation der Einzelwerte und der Relationen zueinander beim SHT, hoher Personalaufwand).
- **$SvjO_2$** (mit einem kleinen Swan-Ganz-Katheter wird im Bulbus jugularis die Sauerstoffsättigung des aus dem Gehirn abströmenden Blutes gemessen; die Relation zur arteriellen Sättigung beschreibt die Sauerstoffausschöpfung; < 50 % meint Minderperfusion, < 95 % bedeutet fehlende Ausschöpfung, Methode sehr störungsanfällig)
- **Near-Infrared-Spectroskopie (INR):** Messung des Oxygenierungsgrades des Blutes durch die Kalotte. Auch 2021 gelang es nicht, die Methode zu validieren (Roldán & Kyriacou 2021).

20.4.3 Hirndrucktherapie

Der Hirndruck behindert die Perfusion und damit Oxygenierung und Bereitstellung von Energie. Die Perfusion ist auf der Intensivstation in der Regel nicht zu messen. Als Hilfsgröße wird der Perfusionsdruck

CPP (Cerebral Perfusion Pressure) genommen. Er ist direkt abhängig vom arteriellen Mitteldruck (MAP) in Höhe der Schädelbasis und dem entgegenwirkenden Hirndruck (ICP):

$$CPP = MAP - ICP$$
$$\text{Zielgröße CPP:} 50 - 70 \text{ mmHg (Leitlinie DGNC)}$$

- **Reduktion** des ICP durch:
  - **Osmotherapeutika:** Mannitol, Sorbit (**Cave:** Fruktoseintoleranz!). Während bislang gefragt wurde, ob NaCl (6–10 %) als Osmotherapeutikum überhaupt infrage kommt (Gu et al. 2019), wird gegenwärtig diskutiert, ob es nicht anderen Mitteln überlegen sei (Chen et al. 2020). Sämtliche Osmotherapeutika werden im Bolus gegeben, sie nutzen den osmotischen Gradienten zwischen dem Extravasal- und Intravasalraum aus. Um wirken zu können, darf die Serumosmolarität nicht zu groß sein (Tipp: Täglich Serumosmolarität messen, sollte < 320 mosmol/l sein).
  - **Tris-Puffer** (Tham): 200 ml Tris-Puffer in 300 ml Glucose 5 % lösen, hiervon 125 ml über 15 min infundieren.
  - **Barbiturate** (Thiopental): Reduzieren den Hirndruck durch „ Vergiftung" des Hirnstoffwechsels, es wird weniger Perfusion benötigt. Effektiv bei der Hirndrucksenkung, Besserung des neurologischen Outcome nicht bewiesen.
- **Kein** Glycerol: lagert sich bei defekter Blut-Hirn-Schranke im Gewebe ein, unterhält das Ödem, wird langsam abgebaut.
- **Eindeutig:** Keine Steroide beim SHT! Das ist die einzige Level I-Empfehlung in der Leitlinie der Brain Trauma Foundation, jedoch zeichnet sich 2021 in der Literatur ein Revival der Dexamethason-Diskussion ab (Pérez-Barcena et al. 2021; Prasad 2021).
- **Hypothermie:** Ähnliche Pathologien deuten auf Vorteil der Hypothermie hin. Komplikationen: Koagulopathie (!), Thrombozytopenie, Elektrolytverluste, Hypovolämie, Amylaseanstieg, Hypotension, Bradykardie, Arrhythmie. Das Verfahren wird regelmäßig auch in Deutschland angewandt, obwohl nie bewiesen wurde, dass hiermit eine Verbesserung des Outcomes erreicht wird. Die letzte Studie (2018) des Protagonisten der Hypothermie, Cooper, zeigt eindeutig keinen Vorteil der Hypothermie bei hohem Komplikationsrisiko (Cooper et al. 2018).

20

20.5 Operationen nach Schädel-Hirn-Trauma

20.5.1 Blutungen

Eine intrakranielle Raumforderung verschlechtert die zerebrale Perfusion und vergrößert den sekundären Hirnschaden. Ob die Raumforderung epidural, subdural oder intraparenchymatös liegt, ist sekundär. Es ist eine schnelle Entscheidung anzustreben, ob eine Operation eine Verbesserung bringen kann. Die Schnelligkeit der Entlastung bestimmt den weiteren lebenslangen Verlauf.

Verletzungen, die zu einem offenen SHT geführt haben, können in der Regel nach der Akutphase operiert werden.

20.5.2 Dekompressionskraniektomie

Schon sehr früh in der Geschichte der neueren Chirurgie wusste man, dass die Zunahme des Hirnvolumens durch eine Schwellung zu einer Drucksteigerung führt. Es liegt nahe, das Widerlager des Drucks – den umgebenden Schädelknochen – zu entfernen. Bei einer größeren Patientenzahl hat dies zuerst der Schweizer Chirurg E. T. Kocher (1901) durchgeführt. Die wenigen Arbeiten zur Dekompression bis in die 1970er-Jahre zeigten nur zweifelhafte Ergebnisse.

Eine wesentliche Ursache für die ausgebliebene Methodenweiterentwicklung waren alternative Verfahren in der Pharmakotherapie (Steroide, NMDA-Antagonisten, Glutamat- oder Kalzium-Antagonisten, Cannabinoide) und in der Intensivmedizin (Hypothermie, $p_{ti}O_2$-Messung).

Die Einführung der Hirndruckmessung und spätestens die Arbeiten von Marshall (1979) belegten aber den Zusammenhang von hohem Hirndruck und schlechtem neurologischem Ergebnis. Da die pharmakologischen und intensivmedizinischen Ansätze recht erfolglos waren, erwachte ab 1990 ein neues Interesse an der Dekompression.

Zwei Methoden zur operativen Dekompression

Uni- oder bilaterale Hemikraniektomie

Es wird einseitig oder auch beidseitig die laterale Schädelwand entfernt. Da sich bei der Hirndrucksteigerung der Temporallappen zum Hirnstamm hin ausdehnt, muss der kleine Keilbeinflügel mit entfernt werden. Die Eröffnung der Schädeldecke muss ausreichend groß sein, um eine Druckentlastung überhaupt zu ermöglichen

Ist der Knochendeckel zu klein, kommt es zu einem Abklemmen der Venen des schwellenden Gehirns an der Grenze zum verbleibenden Knochen. Die Größe der Dekompressionsoperation führt aber zu einer sehr großen Wundoberfläche.

Entscheidend für die Effektivität der Kraniektomie ist eine – in der Regel – sternförmige Eröffnung der Dura mater. Nach dem Wundverschluss sollte die entstandene Defektzone eindeutig markiert werden, damit der Patient nicht auf dem Defekt zum Liegen kommt. Die temporale Dekompressionskraniektomie ist das Regelverfahren in Deutschland.

Bifrontale Kraniektomie

Es wird der frontale Schädelknochen von der vorderen Schädelbasis bis zur Koronarnaht entfernt, die Falx mit dem Sinus sagittalis superior wird im vorderen Drittel unterbunden.

Die nachgewiesene Effektivität der Dekompression beim malignen Hirnödem nach Schlaganfall hat auch zur Zunahme der Dekompressionskraniektomie beim SHT geführt. Trotz der unsicheren Datenlage hat sich diese Therapie für schwere SHT mit Hirnschwellung (aber auch für raumfordernde Infarkte) gerade auch in Ländern mit geringem Pro-Kopf-Einkommen durchgesetzt (Mohan et al. 2021).

Studienlage

Die erste prospektive randomisierte Multicenter-Studie zu diesem Thema war die **DECRA**-Studie von Cooper et al. (2011). Diese Studie beweist den evidenten ICP-Abfall in der Dekompressionsgruppe. Die Anzahl der Verstorbenen war zwar im Vergleich zur Kontrollgruppe gleich, bei den Überlebenden aber war die Anzahl der schlechten Ergebnisse (vegetativer Status, schwere neurologische Behinderung) in der Dekompressionsgruppe signifikant größer (70 % versus 51 %, p = 0,02). Kritikpunkte an dieser Studie: nur diffuse Hirnschäden eingeschlossen, aber auch der Einschluss mit einem sehr niedrigen ICP von 20 mmHg und insbesondere, dass auch in der Kraniektomiegruppe 27 % der Patienten (Kontrolle 12 %) mit nicht reagierenden, weiten Pupillen aufgenommen wurden.

Rescue-ICP-Studie 2004–2014 (Hutchinson et al. 2016): Internationale, multizentrische, prospektive und randomisierte Studie mit zwei Behandlungsgruppen: Alle Patienten erhielten eine Allgemeinbehandlung mit Kopfhochlage, Ventilation, Analgosedierung, optional Paralyse sowie Messung des zentralvenösen Drucks, des arteriellen Drucks und des Hirndrucks. Ließ sich der ICP hierunter nicht unter die kritische Grenze senken, konnte als Zweitlinienbehandlung die Anlage einer externen Ventrikeldrainage, die Gabe inotroper Substanzen, von Mannitol oder hypertoner Kochsalzlösung, Schleifendiuretika und eine therapeutische Hypothermie erfolgen. War hierunter der ICP höher als 25 mmHg über 1–12 Stunden, wurde randomisiert. Die Medikamentengruppe (202 Patienten) erhielt Barbiturate, die Operationsgruppe (206 Patienten) wurde dekompressiv kraniektomiert, beide unter Fortführen der bisherigen Intensivtherapie. Das Ergebnis neben der Mortalitätsrate wurde anhand der Glasgow-Extended Outcome-Scale ermittelt.

Nach 12 Monaten ergab sich das Bild in ➤ Tab. 20.7.

Betrachtet man nur die Gruppe „obere, bessere schwere Behinderung (GOSE 4) oder besseres Ergebnis", also GOS-E 4 bis GOS-E 8 – wie es auch in den Studien zum malignen Infarkt durchgeführt wurde –, so zeigt sich, dass sich in der operierten Gruppe eine Verbesserung von 45,4 % der Patienten gegenüber 32,4 % in der Barbituratgruppe darstellen ließ (p = 0,01).

20

Tab. 20.7 Ergebnis der Rescue-ICP-Studie nach 12 Monaten (Hutchinson et al. 2016)

Kategorie (GOS-E)		Operationsgruppe	Konservative Gruppe
1	Tod	30,4 %	52,0 %
2	vegetativ	6,2 %	1,7 %
3	schwere Behinderung, unterer Bereich	18,0 %	14 %
4	schwere Behinderung, oberer Bereich	13,4 %	3,9 %
5	mäßige Behinderung, unterer Bereich	10,3 %	7,8 %
6	mäßige Behinderung, oberer Bereich	11,9 %	12,3 %
7	gutes Outcome, unterer Bereich	7,2 %	3,9 %
8	gutes Outcome, oberer Bereich	2,6 %	4,5 %

Diese Studie zeigte, dass die Überlebenswahrscheinlichkeit bei schweren Schädel-Hirn-Verletzungen durch eine Dekompressionskraniektomie eindeutig verbessert werden kann. Dies ist zwar verbunden mit einem Anstieg von Patienten mit schwerer Behinderung oder in persistierendem vegetativem Status, im Unterschied zur DECRA-Studie kommt es aber zu einer Steigerung in den guten Outcome-Kategorien, analog der Dekompressionsoperation beim maligen Mediainfarkt.

Die Ergebnisse der RESCUE-ICP-Studie sind jedoch nicht eindeutig. Hauptkritikpunkt ist, dass ein Umschwenken auf die Kraniotomiegruppe möglich war. Das heißt doch, dass bei einem Drittel der in den Barbituratarm randomisierten Patienten die konservative Behandlung versagte und die Operation als letzte Möglichkeit angesehen wurde.

20

Komplikationen der Dekompressionskraniektomie

- Sehr große Wundfläche, die bei Traumapatienten mit Gerinnungsstörungen zu bedrohlichen Blutverlusten führen kann.
- Wird die Schwellungsneigung des Gehirns durch die Operation nicht beseitigt, können die Venen am Knochenrand komprimiert werden, was die Schwellung unterhält und zu einer Herniation des Gehirns durch den Knochendefekt führt (Shen et al. 2018).
- Häufig (bis 63 %) kommt es postoperativ zu subduralen Hygromen.
- 10 % Liquorresorptionsstörungen oder kontralaterale Hämatome induziert durch die plötzliche Druckentlastung.
- „*Syndrome of the Trephined*" (Trephine: kleine Ringsäge zur Entnahme von Gewebsteilchen) oder auch „*Sinking-Skin-Flap-Syndrome*": Einsinken des Hautlappens nach der Kraniektomie mit Kopfschmerzen, Schwindel, epileptischen Anfällen, kontralateralen Paresen und verschiedenen neuropsychologische Auffälligkeiten.
- Knochendeckel können sich bei der Reimplantation infizieren, werden aber auch aseptisch resorbiert (Henry et al. 2021).
- Eine frühzeitige Reimplantation des Knochendeckels kann zu einer neurologischen Besserung führen. Der Zeitpunkt der Reimplantation muss individuell bestimmt werden.

Ungeklärte Probleme der Kraniektomie nach SHT (Zusammenstellung Iaccarino et al. 2019)

Die aktuelle Datenlage hat hier zu einer Neubewertung geführt. Während in alten Analysen die Cochrane Database of Systematic Reviews die Dekompressionkraniektomie noch ablehnte, muss sie 2019 die nachgewiesene Senkung der Mortalitätsrate konstatieren. Ob es zu einer Verbesserung des neurologischen Outcomes kommt, bleibt unklar (Sahuquillo und Dennis 2019).

Eine von der World Federation of Neurosurgical Societies durchgeführte Konsensuskonferenz (Hutchington et al. 2019) empfiehlt u. a.:

1. Die Hirndruckmessung ist – sofern verfügbar – in Zusammenschau mit dem CT-Befunden und der neurologischen Untersuchung anzuwenden, um Entscheidungen treffen zu können.
2. Der optimale Kandidat für eine Dekompression ist ein Patient, bei dem die Hirndruckerhöhung der entscheidende Parameter für ein schlechtes Outcome sein wird und dessen primäres Trauma mit einer zu erwartenden Erholung vereinbar scheint.
3. Die OP-Indikation ist selektiv zu stellen, da unklar ist, welche Subgruppen des schweren SHT von der Dekompression profitieren.
4. Die Dekompression reduziert die Mortalität, ist aber assoziiert mit dem signifikanten Risiko von Komplikationen und erhöhtem Risiko von Behinderungen; deshalb wird die Rücksprache mit den Angehörigen empfohlen.
5. Zeitpunkt: In den erwähnten Studien wurde die Dekompressionskraniektomie erst am Ende der Behandlungskette durchgeführt, wenn alle anderen Therapieversuche versagt hatten. Sind die Schäden am Gehirn dann nicht schon so groß, dass die Effektivität verschleiert wird? Kann die frühzeitige Kraniektomie zu einer Verbesserung des neurologischen Outcomes führen (Allen et al. 2018)?
6. Wann soll der Knochendefekt wieder geschlossen werden?
7. Soll bei raumfordernden Blutungen nach der Notoperation der Knochendeckel nicht wieder implantiert werden (Yang et al. 2021)?

20.6 Komplikationen nach SHT

20.6.1 Liquorfisteln

Bei ca. a. 2–5 % aller Schädel-Hirn-Verletzungen kommt es auch zu einer traumatischen Liquorfistel.

Monokel- oder Brillenhämatome weisen auf eine frontale Basisfraktur, retroaurikuläre Blutungen oder ein Hämatotympanon auf eine otobasale Fraktur hin, die eine Verletzung der darüber liegenden Dura wahrscheinlicher machen. Der Austritt von Liquor oder Hirnbrei beweist das offene Schädel-Hirn-Trauma, jedoch ist der kräftige Ausfluss aus Nase oder Ohr selten. Auch die Kopftieflage als Provokationstest bringt oft keine Klärung. Tropfen, die auf einer Kompresse aufgefangen werden, mit dem typischen zentralen Blutfleck und einen klaren Flüssigkeitshof um den Blutfleck, machen den Liquorfluss wahrscheinlicher. Eindeutiger ist der β_2-Transferin-Test oder der Nachweis des β-Trace-Proteins. Bei Verdacht auf eine fronto- oder otobasale Verletzung sollte eine CT in Dünnschichttechnik und multiplanarer Rekonstruktion durchgeführt werden. Beweisend für eine Fistel ist der intrakranielle Lufteinschluss, z. T. nur als kleine Bläschen zu sehen.

Die Gefährdung durch eine persistierende offene Verletzung entsteht durch aufsteigende Meningitiden (ca. 20 %). Die Mehrzahl der Liquorfisteln verschließt sich selbst, sodass ein abwartendes Verhalten indiziert ist. Eine Lumbaldrainage kann hilfreich sein. Kommt es auch nach einer Woche zu keinem Stillstand des Liquorflusses, besteht die Indikation zur operativen Deckung. Hier ist eine Absprache und ggf. ein gemeinsames Vorgehen von Neurochirurgen und HNO-Ärzten zu fordern.

Es gibt keine Daten, die den Nutzen einer Antibiotika-Prophylaxe belegen.

20.6.2 Hydrozephalus

Nach einem Schädel-Hirn-Trauma kann es weitgehend unabhängig von der Schwere des SHT zum posttraumatischen Hydrozephalus kommen. Die Zeit bis zur Ausbildung des Hydrozephalus kann sehr variable sein – vom akuten Aufstau durch Blut im Ventrikelsystem bis zu langsamen Verläufen, die erst nach Jahren klinisch auffällig werden und eher einem NPH ähneln. Im Verlauf der Akutversorgung werden deshalb regelmäßig Computertomografien durchgeführt.

Bei jedem Stillstand der Rehabilitation oder jeder Verschlechterung sollte eine CT mit der Frage nach einem Hydrozephalus oder Hygrom erfolgen.

Eindeutig diagnostiziert wird der Hydrozephalus durch die Druckmessung bei liegender Liquordrainage oder Hirndrucksonde oder durch eine Lumbalpunktion nach der akuten Ödemphase. Die Behandlung erfolgt in der Regel durch einen ventrikulo-peritonealen Shunt.

20.6.3 Endokrinologische Störungen

Nach einem schweren SHT kommt es bei ca. einem Drittel der Patienten zu einer Hypophyseninsuffizienz, selbst beim leichten SHT ist bei 10–15 % mit dieser Störung zu rechnen (You et al. 2019).

In der Akutphase nach einem SHT fällt der Diabetes insipidus centralis, seltener die Nebenniereninsuffizienz oder Hypothyreose auf. Die Behandlung erfolgt symptomatisch. Eine differenzierte endokrinologische Untersuchung sollte ca. 3 Monate nach der Akutphase erfolgen.

20.6.4 Entzündungen

Bei ca. 4 % der Schädel-Hirn-Traumata kommt es zu einer intrakraniellen bakteriellen Komplikation.

Aber Fieber, CRP- und Procalcitonin-Erhöhungen sind bei Traumapatienten, insbesondere bei beatmeten Patienten, häufig. Die klassischen Zeichen der Meningitis mit Kopfschmerz, Bewusstseinsstörung und Nackensteifigkeit sind jedoch überdeckt. Da sich in der Regel die posttraumatische Meningitis langsam entwickelt, sollte vor dem Beginn einer Antibiotika-Therapie ein Erregernachweis durch die Liquorgewinnung erfolgen.

20.6.5 Anfälle

Anfälle innerhalb einer Woche nach einem SHT werden als Frühanfälle, nach einer Woche als Spätanfälle bezeichnet. Es soll bei ca. 2 % aller SHT zu Anfällen kommen, beim schweren SHT bei 10–15 %.

Die generelle Prophylaxe wird nicht mehr empfohlen. Da Anfälle den intrakraniellen Druck steigern und die Atmung beeinträchtigen, ist die Behandlung des Frühanfalls notwendig; diese sollte aber nach einer Woche beendet werden, da die Behandlung der Frühanfälle keinen Einfluss auf die Entwicklung von Spätanfällen hat. Für die Behandlung der Spätanfälle ➤ Kap. 9.

20.6.6 Gerinnungsstörungen

Die Gefahr von Einblutungen in Kontusionen ist nach den ersten CT schlecht abzuschätzen, im Verlauf können sie zu bedrohlichen intrazerebralen Blutungen „aufblühen". Deshalb gilt es ebenso wie bei epi- oder subduralen Blutungen die Gerinnung – sofern überhaupt möglich (direkte orale Antikoagulanzien) – sofort zu normalisieren. Kommt es zu intrakraniellen Blutungen, haben Patienten unter DOAKs schlechtere Verläufe als unter Warfarin (Zeeshan et al. 2018).

20.6.7 Heterotope Ossifikationen

Sie können die Mobilisation sehr stark beeinträchtigen. Die Therapie erfolgt mit nichtsteroidalen Antiphlogistika, aber auch operativ (Brady et al. 2018).

20.7 Rechnergestützte Prognoseabschätzung

Ab 2019 findet sich in der Literatur eine zunehmende Anzahl von Publikationen, die sich mit auf Computeranalysen gestützten Möglichkeiten der Prognoseabschätzung befassen.

Während es Arbeiten gibt, die dies mit zwei Parametern erreichen wollen (Wang et al. 2019), basiert der seit längerer Zeit verfügbare IMPACT Prognostic Calculator (Jung et al. 2019) auf der umfassenden Datenanalyse früherer Pharmastudien zum SHT. Inzwischen kommen auch andere computerbasierte Syteme zur Anwendung (Amorim et al. 2020; Pourahmad et. al. 2019).

Unklar bleibt bei diesen Systemen, welche Konsequenzen man aus der Prognoseabschätzung zu ziehen gedenkt. Dient sie einfach der Feststellung der Schwere des Verletzungsmusters oder wird beabsichtigt, bei einer durch den Rechner kalkulierten infausten Prognose die Therapie zu beenden?

20.8 Chemische SHT-Marker

Aktuell wird versucht, chemische Marker als Indikator für das Vorliegen eines SHT zu nutzen. Vielfach wird untersucht, ob solche Marker auch als Indikator für die Schwere der Verletzung dienen können. Es ist derzeit noch nicht abzusehen, wer aus der Vielzahl der möglichen Parameter (S100B; glia fibrillary acidic protein – GFAP; neuron-specific endolase (NSE); α-II-Spectrin, Neurofilament light – NFL, Tau-protein etc.) die Traumaschwere oder die Spätfolgen tatsächlich anzeigen kann (Lorente et al. 2021; Zhang et al. 2021).

Chemische Marker haben sicherlich ihren Wert in der Notaufnahme, wie der Routineeinsatz von S100B zeigte, bei der Frage, ob überhaupt ein SHT vorliegt oder ob es sich um eine Schädelprellung handelt. Aussagen über die Schwere sind schwieriger, da die Konzentration eines Markers im Serum oder Liquor von der Ausdehnung der Läsion abhängt. Eine große Läsion z. B. im Temporallappen trägt aber weniger zur langfristigen Wachheitsstörungen bei als eine volumenmäßig kleine Schädigung im Hirnstamm.

20.9 Neurorehabilitation und soziale Teilhabe

Die neurologisch-neurochirurgische Frührehabilitation im Anschluss an die Akutphase erfolgt gemäß dem Phasenmodell der Bundesarbeitsgemeinschaf für Rehabilitation (➤ Kap. 23).

Problematischer, da weniger strukturiert, ist die Langzeitbetreuung dieser Patienten nach der Rehabilitationsphase. Zurück im häuslichen Umfeld werden die Defizite deutlicher. Die Schwierigkeiten im vor dem Trauma ausgeübten Beruf, Ehe- und Familienprobleme, die Schwierigkeiten in Verkehrsmitteln, Kino oder Theater bedingen es, sich mit einem neuen Selbstbild auseinanderzusetzen. Es muss gelernt werden, die eignen neuen Schwächen und Unfähigkeiten zu akzeptieren. Aber auch die Möglichkeiten der Kompensation, sei es durch technische Hilfen oder das Erlernen neuer Fähigkeiten, müssen gegeben werden. Hierbei sind Selbsthilfegruppen und auch professionelle Hilfen unabdingbar.

Während bei Arbeitsunfällen der Case-Manager der Gesetzlichen Unfallversicherung hilft, ist es bei Nichtarbeitsunfällen deutlich schwieriger, adäquate Hilfe zu erhalten. Unterstützung bietet z. B. die ZNS-Hannelore-Kohl-Stiftung an.

20.10 Gehirnerschütterung/ Concussion/Mild TBI

90 % aller Schädel-Hirn-Traumata sind leichte SHT, haben also einen GCS von 13 bis 15 Punkten. Eigentlich ist in dieser Gruppe von einer vollständigen Erholung in kurzer Zeit nach dem Trauma auszugehen. Aber ein Teil dieser sogenannten leichten SHT klagt subjektiv noch ein Jahr nach dem Trauma über Probleme wie Schlaf- oder Konzentrationsstörungen oder Kopfschmerzen. Offensichtlich gibt es innerhalb des sogenannten leichten SHT eine Subgruppe, die mit dem Begriff „leichtes SHT“ nur unzureichend beschrieben wird.

Das Wort Gehirnerschütterung umschreibt dies nur ungenau. Im Amerikanischen hat sich der Begriff „Concussion“ eingebürgert. Gemeint sind kurzfristige neurologische Funktionsstörungen nach einem kurzzeitigen Impuls gegen den Kopf. Es handelt sich um funktionelle Störungen; somit ist die Bildgebung in der Regel unauffällig. Die verschiedenen neurologischen Symptome verschwinden sequenziell,

Bei 85 % der Patienten ist innerhalb einer Woche und bei 95 % innerhalb eines Monats mit einer Symptomfreiheit zu rechnen. Vorhergehende Gehirnerschütterungen verstärken und prolongieren aber die Symptomatik, die Schwere des Traumas scheint zuzunehmen, Gedächtnisstörungen und Apathie (Bivona et al. 2019) verlängern sich. Ein erneutes SHT in der Erholungsphase ist somit zu verhindern. Eine zu frühe Wiederaufnahme der Aktivitäten in Schule, Beruf oder Sport führt zu einer Verlängerung der Symptome (Watkin et al. 2020). Am besten untersucht ist diese Problematik im Bereich des Sports, machen doch Sportverletzungen bis zu ein Drittel der leichten SHT aus (Theadom et al. 2020; Übersicht siehe VanItallie et al. 2019).

➤ Tab. 20.8 zeigt die typische Symptomatik (Gänsslen et al. 2018).

Insgesamt sind die Beschwerden unspezifisch und nur aus dem Zusammenhang dem Trauma zuzuordnen.

In der Klinik wird neben der allgemeinen neurologischen Untersuchung die Gleichgewichtstestung besonders aussagekräftig (Davis et al. 2009; Moran und Covassin 2018).

Tab. 20.8 „Concussion": typische Symptomatik

Körperlich	Kognitiv	Emotional	Schlafverhalten
Kopfschmerz	„Nebelgefühl"	Traurigkeit	Einschlafstörungen
Gleichgewichtsstörung, Übelkeit/ Erbrechen	Verlangsamung	Reizbarkeit	Schläfrigkeit
Lichtempfindlichkeit, Sehstörungen	Verwirrtheit, wiederholtes Fragen	mangelndes Interesse	Schlaflosigkeit

Bei anhaltenden Beschwerden sollte eine neuropsychologische Testung erfolgen, um Defizite zu objektivieren.

Nur bei wenigen Patienten kommt es zu dauerhaften Problemen. Bestehen Symptome nach noch drei Monaten, spricht man von einem Post-Concussion-Syndrome.

Langzeitfolgen der repetitiven Schädelverletzungen bei Sportlern: Morbus-Alzheimer-Risiko erhöht, ebenso ALS-Risiko (Li et al. 2021; Wu et al. 2020; Xu et al. 2021).

Immer deutlicher wird das erhöhte Suizidrisiko nach wiederholten leichtem SHT (Campbell-Sills et al. 2021; McIntire et al. 2021).

20.11 Chronisch subdurale Hämatome (cSDH)

Das cSDH tritt in der Regel nach Bagatell-Schädeltraumata bei älteren Menschen auf. Die Inzidenz wird mit 8–58/100 000 Einwohnern angegeben. Die Symptome sind unspezifisch: Kopfschmerzen, Schwindel oder Wortfindungsstörungen sowie Koordinationsstörungen, die oft als demenzielle Entwicklung fehlgedeutet werden. Es kann aber auch zu akuten Hemiparesen, epileptischen Anfällen oder Bewusstseinsstörungen kommen. Die Diagnostik erfolgt über das CT. Ein klinisch symptomatisches oder deutlich raumforderndes (abgeflachte Gyrierung, Mittellinienverlagerung) chronisch subdurales Hämatom sollte operativ entlastet werden. Nicht raumfordernde Hämatome habe eine gute Rückbildungsneigung unter einem abwartenden Verhalten.

S2e-Leitlinie Schädel-Hirn-Trauma im Erwachsenenalter, Update 2015	https://www.awmf.org/uploads/tx_szleitlinien/008-001l_S2e_Schaedelhirntrauma_SHT_Erwachsene_2016-06.pdf
S3-Leitlinie Polytrauma/Schwerverletzten-Behandlung	https://www.awmf.org/uploads/tx_szleitlinien/012-019l_S3_Polytrauma_Schwerverletzten-Behandlung_2017-08.pdf
Deutsche Gesellschaft für Neurointensiv- und Notfallmedizin	www.dgni.de
Deutsche Interdisziplinäre Vereinigung für Intensiv- und Notfallmedizin	www.divi.de
Brain Trauma Foundation (USA): sehr kritische evidenzbasierte Leitlinien	www.braintrauma.org
Hannelore-Kohl-Stiftung	www.hannelore-kohl-stiftung.de/

LITERATUR

Allen CJ, Baldor DJ, Hanna MM, et al. Early craniectomy improves intracranial and cerebral perfusion pressure after severe traumatic brain injury. Am Surg 2018; 84 (3): 443–450.

Amorim RL, Oliveira LM, Malbouisson LM, Nagumo MM, Simoes M, Miranda L, et al. Prediction of Early TBI Mortality Using a Machine Learning Approach in a LMIC Population. Front Neurol 2020; 10: 1366. doi: 10.3389.

Bivona U, Costa A, Contrada M, et al. Depression, apathy and impaired self-awareness following severe traumatic brain injury: a preliminary investigation. Brain Inj 2019; 33: 1245–1256.

Brady RD, Shultz SR, McDonald SJ, O'Brien TJ. Neurological heterotopic ossification: Current understanding and future directions. Bone 2018; 109: 35–42.

Bruggeman GF, Haitsma IK, Dirven CMF, Volovici V. Traumatic axonal injury (TAI): definitions, pathophysiology and imaging-a narrative review. Acta Neurochir (Wien) 2021; 163(1): 31–44.

Campbell-Sills L, Jain S, Sun X, Fisher LB, Agtarap SD, Dikmen S, et al. Risk Factors for Suicidal Ideation Following Mild Traumatic Brain Injury: A TRACK-TBI Study. J Head Trauma Rehabil 2021; 36(1): E30-E9.

Chen H, Song Z, Dennis JA. Hypertonic saline versus other intracranial pressure-lowering agents for people with acute traumatic brain injury. Cochrane Database Syst Rev 2019; 30 (12): CD010904.

Cooper DJ, Rosenfeld JV, Murray L et al.; DECRA Trial Investigators; Australian and New Zealand Intensive Care Society Clinical Trials Group. Decompressive craniectomy in diffuse traumatic brain injury. N Engl J Med 2011; 364: 1493–1502.

Cooper JD, Nichol AD, Bailey M and the ANZICS Clinical Trials Group. Effect of early sustained prophylactic hypothermia on neurologic outcomes among patients with severe traumatic brain injury. The POLAR Randomized Clinical Trial. JAMA 2018; 320 (21): 2211–2220.

Daugherty J, Waltzman D, Sarmiento K, Xu L. Traumatic brain injury-related deaths by race/ethnicity, sex, intent, and mechanism of injury – United States, 2000–2017. MMWR Morb Mortal Wkly Rep 2019; 68: 1050–1056.

Davis G, Iverson G, Guskiewicz K, Ptito A, Johnston K. Contribution of neuroimaging, balance testing, electrophysiology and blood markers to the assessment of sprot-related concussion. Br J Sports Med 2009; 43: 36–45.

Gänsslen A, Reinsberger C, Rickles E, Krutsch W. Gehinerschütterung/Concussion. In: Rickels E, Piek J (Hrsg.): Handbuch Schädelhirntrauma. Berlin: deGruyter 2018; 373.

Gaitanidis A, Breen KA, Maurer LR, Saillant NN, Kaafarani HMA, Velmahos GC, et al. Systolic Blood Pressure <110 mm Hg as a Threshold of Hypotension in Patients with Isolated Traumatic Brain Injuries. J Neurotrauma 2021; 38(7): 879–85.

Gu J, Huang H, Huang Y, Sun H, Xu H. Hypertonic saline or mannitol for treating elevated intracranial pressure in traumatic brain injury: a meta-analysis of randomized controlled trials. Neurosurg Rev 2019; 42 (2): 499–509.

Henry J, Amoo M, Murphy A, O'Brien DP. Complications of cranioplasty following decompressive craniectomy for traumatic brain injury: systematic review and meta-analysis. Acta Neurochir (Wien) 2021; 163(5): 1423–35.

Hutchinson PJ, Kolias AG, Timofeev IS et al.; RESCUEicp Trial Collaborators. Trial of Decompressive Craniectomy for Traumatic Intracranial Hypertension. N Engl J Med 2016; 375 (12): 1119–1130.

Hutchinson PJ, Kolias AG, Tajsic T, et al. Consensus statement from the International Consensus Meeting on the Role of Decompressive Craniectomy in the Management of Traumatic Brain Injury: Consensus statement. Acta Neurochir (Wien) 2019; 161: 1261–1274.

Iaccarino C, Kolias AG, Roumy LG, Fountas K, Adeleye AO. Cranioplasty following decompressive craniectomy. Front Neurol 2020; 29 (10): 1357.

Informationssystem der Gesundheitsberichterstattung des Bundes. Aus: www.gbe-bund.de/gbe10/pkg_isgbe5.prc_isgbe?p_uid=gast&p_aid=0&p_sprache=D (letzter Zugriff: 21.04.2020).

Jung A, Arlt F, Rosolowski M, Meixensberger J. Early prognostication after traumatic brain injury: specific validation of the IMPACT Prognostic Calculator in a level 1 trauma center. J Neurol Surg A Cent Eur Neurosurg 2019; 80: 423–429.

Kocher Th. Hirnerschütterung, Hirndruck und Chirurgische Eingriffe bei Hirnkrankheiten. Wien 1901, Alfred Hödler k. u. k. Hof- und Universitätsbuchhändler.

Li L, Liang J, Fu H. An update on the association between traumatic brain injury and Alzheimer's disease: Focus on Tau pathology and synaptic dysfunction. Neurosci Biobehav Rev 2021; 120:372–386. doi: 10.1016/j.neubiorev.2020.

Lorente L, Martín MM, Pérez-Cejas A, González-Rivero AF, Ramos-Gómez L, Solé-Violán J, et al. High Serum Soluble Fas Ligand Levels in Non-survivor Traumatic Brain Injury Patients. Neurocrit Care 2021; doi: 10.1007/s12028-020-01158-0.

Marshall LF, Bowers Marshall S, et al. A new classification of head injury based on computerized tomography. J Neurosurg 1991; 75: S14–S20.

Marshall LF, Smith RW, Shapiro HM. The outcome with aggressive treatment in severe head injuries. Part II: acute and chronic barbiturate administration in the management of head injury. J Neurosurg 1979; 50: 26–30.

McIntire KL, Crawford KM, Perrin PB, Sestak JL, Aman K, Walter LA, et al. Factors Increasing Risk of Suicide after Traumatic Brain Injury: A State-of-the-Science Review of Military and Civilian Studies. Brain Inj 2021; 35(2): 151–163.

Mohan M, Layard Horsfall H, Solla DJF, Robertson FC, Adeleye AO, Teklemariam TL, et al. Decompressive craniotomy: an international survey of practice. Acta Neurochir (Wien) 2021; 163(5): 1415–22.

Moran RN, Covassin T. King-Devick test normative reference values and internal consistency in youth football and soccer athletes. Scand J Med Sci Sports 2018; 28 (12): 2686–2690.

Okazaki T, Kawakita K, Kuroda Y. Hospital-level intracranial pressure monitoring utilization and functional outcome in severe traumatic brain injury: a post hoc analysis of prospective multicenter observational study. Scand J Trauma Resusc Emerg Med 2021; 29(1): 5.

Pérez-Barcena J, Castano-Léon AM, Lagares Gomez-Abascal A, Barea-Mendoza JA, Navarro Main B, et al. Dexamethasone for the treatment of traumatic brain injured patients with brain contusions and pericontusional edema: Study protocol for a prospective, randomized and double blind trial. Medicine (Baltimore) 2021; 100(3): e24206.

Pourahmad S, Rasouli-Emadi S, Moayyedi F, Khalili H. Comparison of four variable selection methods to determine the important variables in predicting the prognosis of traumatic brain injury patients by support vector machine. Res Med Sci 2019; 27 (24):97.

Prasad GL. Steroids for delayed cerebral edema after traumatic brain injury. Surg Neurol Int 2021; 12: 46.
Rickels E, von Wild K, Wenzlaff P. Head injury in Germany: A population-based prospective study on epidemiology, causes, treatment and outcome of all degrees of head-injury severity in two distinct areas. Brain Inj 2010; 24 (12): 1491–1504.
Roldán M, Kyriacou PA. Near-Infrared Spectroscopy (NIRS) in Traumatic Brain Injury (TBI). Sensors (Basel) 2021; 21(5).
Rønning P, Helseth E, Skaga NO, Stavem K, Langmoen IA. The effect of ICP monitoring in severe traumatic brain injury: a propensity score-weighted and adjusted regression approach. J Neurosurg 2018; 21: 1–9.
Sahuquillo J, Dennis JA. Decompressive craniectomy for the treatment of high intracranial pressure in closed traumatic brain injury. Cochrane Database Syst Rev 2019; 31 (12): CD003983.
Seo DE, Shin SD, Song KJ, Ro YS, Hong KJ, Park JH. Effect of hypoxia on mortality and disability in traumatic brain injury according to shock status: A cross-sectional analysis. Am J Emerg Med 2018; pii: S0735–6757(18)30984–7.
Shen L, Yue Zhou Y, Jie Xu J, Su Z. Malignant cerebral swelling after cranioplasty: Case report and literature review. World Neurosurg 2018; 110: 4–10.
Theadom A, Mahon S, Hume P, et al. Incidence of sports-related traumatic brain injury of all severities: a systematic review. Neuroepidemiology 2020; 14: 1–8.
Vanltallie TB. Traumatic brain injury (TBI) in collision sports: Possible mechanisms of transformation into chronic traumatic encephalopathy (CTE). Metabolism 2019; 100S: 153943.
Wang X, Shao H, Wang C, et al. Early assessment value of brain function prognosis in patients with traumatic brain injury by regional saturation of cerebral oxygenation combined with percentage of α variability. Zhonghua Wei Zhong Bing Ji Jiu Yi Xue 2019; 311: 368–372.
Watkin C, Phillips J, Radford K. What is a 'return to work' following traumatic brain injury? Analysis of work outcomes 12 months post TBI. Brain Inj 2020; 34 (1): 68–77.
Wijdicks EF, Bamlet WR, Maramattom BV, Manno EM, McClelland RL. Validation of a new coma scale: The FOUR score. Annals of Neurology 2005; 58 (4): 585–593.
Wu Z, Wang ZH, Liu X, et al. Traumatic brain injury triggers APP and Tau cleavage by delta-secretase, mediating Alzheimer's disease pathology. Prog Neurobiol 2020; 185: 101730.
Xu XJ, Yang MS, Zhang B, Niu F, Dong JQ, Liu BY. Glucose metabolism: A link between traumatic brain injury and Alzheimer's disease. Chin J Traumatol 2021; 24(1): 5–10. doi: 10.1016/j.cjtee.2020.10.001.
Yang C, Zhang JR, Zhu G, Guo H, Gao F, Wang B, et al. Effects of Primary Decompressive Craniectomy on the Outcomes of Serious Traumatic Brain Injury with Mass Lesions, and Independent Predictors of Operation Decision. World Neurosurg 2021; 148: e396-e405.
You W, Zhu Y, Wen L, Sun Y, Pan D, Yang X. Risk factors for anterior hypopituitarism in patients with traumatic brain injury. J Craniofac Surg 2019; 30: 2119–2123.
Zeeshan M, Jehan F, O'Keeffe T, Khan M, et al. The novel oral anticoagulants (NOACs) have worse outcomes compared with warfarin in patients with intracranial hemorrhage after TBI. J Trauma Acute Care Surg 2018; 85 (5): 915–920.
Zeiler FA, Czosnyka M, Smielewski P. Optimal cerebral perfusion pressure via transcranial Doppler in TBI: application of robotic technology. Acta Neurochir (Wien) 2018; 160 (11): 2149–2157.
Zhang J, Wang H, Li Y, Zhang H, Liu X, Zhu L, Dong L. The diagnosis and prognostic value of plasma copeptin in traumatic brain injury: a systematic review and meta-analysis. Neurol Sci 2021; 42(2): 539–551.

KAPITEL

21

Ulf Nestler und Jürgen Meixensberger

Spezielle neurochirurgische Aspekte

Wichtige Neuigkeiten auf einen Blick

- Bei Bandscheibenoperationen, die zu einer großen Öffnung im dorsalen Anulus fibrosus führen, halbiert das Einbringen eines im Knochen der Wirbelkörper verankerten Verschluss-Systems die Rezidivrate und die Reoperationsrate (Kienzler et al. 2019).
- Patienten mit einer degenerativen lumbalen Spondylolisthese profitieren verglichen mit konservativ behandelten Patienten langfristig von einem operativen Eingriff zur Fusion. Die Art der Fusion oder Instrumentierung hat hierbei keinen Einfluss auf das 8-Jahres-Langzeitergebnis.
- Tablet-gestützte Touchscreen-Anwendungen verbessern das funktionelle Ergebnis nach Karpaltunnelsyndrom-Operation in größerem Ausmaß als auf Papier verschriebene Übungen (Blanquero et al. 2019).
- Für die Spinal Cord Stimulation (SCS) sind nunmehr Elektrodensysteme erhältlich, bei denen die subkutane Implantation eines Impulsgenerators nicht mehr notwendig ist (Bolash et al. 2019).

In diesem Kapitel werden fachspezifische neurochirurgische Entitäten referiert, die differenzialdiagnostisch und OP-technisch von neurologischem Interesse sind. Für die weiteren, teils umfangreicheren neurochirurgischen Arbeitsfelder wird auf die entsprechenden Abschnitte im Buch verwiesen, insbesondere auf Neuroonkologie (➤ Kap. 12), Schädel-Hirn-Trauma (➤ Kap. 20), Subarachnoidalblutung (➤ Kap. 1) und Intensivmedizin (➤ Kap. 22).

21.1 Spinale Neurochirurgie

21.1.1 Bandscheibenvorfälle

Definition Bei einem Bandscheibenvorfall tritt ein Teil des Nucleus pulposus durch den Anulus fibrosus aus.

Leitsymptome Bei Kompression einer Nervenwurzel kommt es zu radikulären Ausfällen wie Schmerz („Hexenschuss"), Sensibilitätsstörungen, Parästhesien und Lähmungen in den abhängigen Muskeln. **Bei Auftreten einer akuten, schmerzfreien Lähmung („Wurzeltod") oder einer Blasenstörung besteht eine notfallmäßige OP-Indikation.**

Diagnostik In Abhängigkeit von der betroffenen Höhe wird ein MRT der HWS, der BWS oder der LWS durchgeführt (T2 axial und sagittal). Das LWS-MRT muss den Konus medullaris mit abbilden.

Therapie In 80 % der Fälle genügt eine konservative Therapie mit NSAR, Physiotherapie und Mobilisation. Dies kann durch Infiltrationstherapien oder eine stationäre Rehabilitation erweitert werden. Eine neuauftretende Lähmung oder eine Blasenstörung stellen eine absolute Indikation zur unverzüglichen Operation dar. Ein erfolgloser, mehrwöchiger konservativer Therapieversuch resultiert in einer relativen Indikation zur OP.

Prophylaxe Regelmäßige sportliche Betätigung, Optimierung des Körpergewichts, Beendigung des Nikotinkonsums.

21.1.2 Spinalkanalstenose

Definition Die Stenose des Spinalkanals ist eine meist knöcherne und ligamentäre Einengung der lichten Weite des Wirbelkanals und/oder der Neuroforamina.

Leitsymptome Im Vordergrund stehen Gangstörungen, bei Stenosen im Bereich der HWS im Sinne einer Ataxie mit Gleichgewichtsstörungen. Stenosen im LWS-Bereich führen zur Claudicatio spinalis mit Einschränkung der freien Gehstrecke auf wenige hundert Meter, die lumbalen Schmerzen und das Schwächegefühl der Beine bessern sich durch Hinsetzen.

Diagnostik In Abhängigkeit der betroffenen Höhe ein MRT der HWS, BWS oder LWS (T2 axial und sagittal). Beurteilt werden die lichte Weite des Spinalkanals, der Liquorsaum und das epidurale Fettgewebe mit den Venenplexus.

Therapie Bei fehlendem oder unzureichendem Erfolg einer konservativen Therapie besteht eine relative Indikation zur mikrochirurgischen Resektion der die Stenose verursachenden Gewebestrukturen. Bei drohender Instabilität des betroffenen Wirbelsäulenabschnitts muss ggf. eine operative Stabilisierung mit Einbringen von Osteosynthesematerial diskutiert werden.

Prophylaxe Regelmäßige sportliche Betätigung, Optimierung des Körpergewichts, Beendigung des Nikotinkonsums (Knutsson et al. 2017).

Zervikale Myelopathie

Durch einen Bandscheibenvorfall oder eine Spinalkanalstenose kommt es im Bereich der HWS zu einer Kompression des Rückenmarks. Die sagittale T2-MRT zeigt neben der Stenosierung den Aufbrauch des perimedullären Liquorsaums und zusätzlich eine Ödematisierung („weißer Fleck") des Myelons im Bereich der größten Engstelle.

Der Patient beschreibt eine zunehmende Gang- und Gleichgewichtsstörung bei vergleichsweise geringen Nackenschmerzen, häufig assoziiert mit beidseitigen Zervikobrachialgien und Sensibilitätsstörungen.

Eine Kopfvorneigung führt zu einer Kompression der dorsalen sensorischen Rückenmarksbahnen mit Auslösung sensibler Sensationen und Parästhesien im Rücken und den Beinen **(Zeichen nach Lhermitte).** Die Muskeleigenreflexe sind gesteigert, das Zeichen nach Babinski kann auftreten.

Bei zusätzlicher Kompression von ventral, z. B. durch eine Ossifikation des posterioren longitudinalen Ligaments **(OPLL),** wird die Durchblutung der ventralen motorischen Bahnen beeinträchtigt **(Spinalis-anterior-Syndrom).** Nun tritt eine Schwäche der Beine und der Arme im Sinne einer progredienten Para- bzw. Tetraparese hinzu. In dieser Situation kann es durch einen Sturz mit Kopfanprall aufgrund der abrupten zusätzlichen Kompression zu einer akuten Querschnittslähmung kommen, sodass eine relative, prophylaktische Operationsindikation besteht (Rhee et al. 2017).

21.1.3 Spinales Trauma

Definition Das spinale Trauma resultiert in einer Verletzung der Knochenstrukturen, der Bandscheiben und der Bandstrukturen der Wirbelsäule, die eine Instabilität der Wirbelsäule und eine Verletzung des Rückenmarks nach sich ziehen können.

Leitsymptome Nach einem Unfallmechanismus, bei dem eine hohe Geschwindigkeitsänderung auf den Körper wirkt (Verkehrsunfall, Sturz aus großer Höhe), bestehen neurologische Ausfälle im Sinne einer Querschnittssymptomatik, die sich auf beiden Seiten derselben Wirbelkörperhöhe zuordnen lassen.

Diagnostik Nach einem schweren Unfall sind die unmittelbaren Traumafolgen oft schon inspektorisch erkennbar und durch das in den meisten Notaufnahme-Einheiten verfügbare Polytrauma-Spiral-CT wird die Frage einer Wirbelsäulenverletzung abgeklärt.

Tab. 21.1 Nexus-Kriterien

Bei Vorliegen eines oder mehrerer der folgenden Symptome soll eine radiologische Diagnostik der Wirbelsäule durchgeführt werden: 1. Mittellinienschmerz 2. Neurologisches Defizit 3. Intoxikation 4. Bewusstseinsstörung 5. Anderweitige Verletzung, die deutlich schmerzhafter ist als die der Wirbelsäule

Bei Patienten mit einem „Bagatell-Trauma“ (Kopfplatzwunde, Auffahrunfall) oder insbesondere bei Kindern helfen die Nexus-Kriterien (➤ Tab. 21.1) abzuschätzen, ob ein spinales CT und – nach Ausschluss einer frischen Fraktur – Röntgen-Funktionsaufnahmen notwendig werden.

Therapie Akut aufgetretene instabile Frakturen der Wirbelsäule werden umgehend neurochirurgisch oder unfallchirurgisch versorgt, sobald der Zustand des Patienten es zulässt. Inkomplette Querschnittssyndrome können durch die Operation eine Besserung erfahren, bei komplettem Querschnittssyndrom besteht eine pflegerische Indikation zur Vermeidung weiterer Defizite. Oft machen nachfolgende Probleme (Spastik, Blasen-Mastdarm-Störungen) die langfristige Behandlung in einem spezialisierten Querschnitt-Zentrum notwendig.

21.1.4 Spinaler Tumor

Definition Eine neoplastische Raumforderung der Wirbelkörper, der Rückenmarkshäute oder der intraduralen Strukturen führt zur Kompression des Myelons und/oder nervaler Strukturen.

Leitsymptome Teils diffuse Wirbelsäulen- und Rückenschmerzen, gelegentlich von pseudoradikulären neurologischen Ausfällen begleitet, die eine Höhenzuordnung nicht sicher zulassen.

Diagnostik In Abhängigkeit der betroffenen Höhe MRT der Wirbelsäule sagittal und axial: T2, dazu T1 vor und nach Kontrastmittelgabe. **Bei einem Patienten mit anamnestisch bekanntem Malignom, der neuaufgetretene Rückenschmerzen schildert, ist ein MRT der Wirbelsäule indiziert, um eine Metastase auszuschließen.**

Therapie Die operativen Therapieoptionen reichen von einer Biopsie zur Diagnosesicherung über eine (Hemi-)Laminektomie oder Laminoplastie zur dorsalen Dekompression der neuronalen Strukturen und mikrochirurgischen Tumorresektion bis hin zu einer „360°-Wirbelkörper-Resektion“ mit nachfolgendem

Tab. 21.2 Spinale Tumoren

Entität	Lage	Therapie- Optionen
Metastase	Wirbelkörper, extradural	Operation, Bestrahlung, Chemotherapie
Plasmozytom	extradural	Biopsie, Bestrahlung, Chemotherapie
Neurinom	intradural, im Neuroforamen „Sanduhrneurinom"	Operation
Meningeom	intradural	Operation
Astrozytom	im Myelon „Stiftgliom"	Operation, Bestrahlung, Chemotherapie
Ependymom	intradural, an nervalen Strukturen adhärierend	Operation, Bestrahlung, Chemotherapie

Einbringen von Osteosynthesematerial, um eine komplette Entfernung des Tumorgewebes zu erreichen (➤ Tab. 21.2).

Prognose Während beispielsweise spinale Meningeome eine sehr gute Langzeitprognose bezüglich des rezidivfreien Überlebens haben, hängt beim Plasmozytom oder bei Wirbelkörpermetastasen die Prognose vom Fortschreiten der Grunderkrankung ab.

21.1.5 Spinaler Abszess und Empyem

21

Definition Eine hämatogene Streuung von Bakterien kann zur Absiedelung im Knochen (Spondylitis), in der Bandscheibe (Diszitis) und im Spinalkanal (epiduraler Abszess oder subdurales Empyem) führen. Die Entzündungsreaktion führt zur Bildung von Abszessen, Empyemen und Granulationsgewebe, die wiederum die neuralen Strukturen komprimieren und die knöchernen Strukturen arrodieren.

Leitsymptome Schmerzen im betroffenen Bereich, vor allem auch bei Belastung. Zunehmende Para- bzw. Tetraparese, ggf. mit Blasen-Mastdarm-Störung. Fieber, im Serum Anstieg des CRP-Wertes und der alkalischen Phosphatase bei Knochenbeteiligung.

Diagnostik MRT des betroffenen Wirbelsäulenabschnittes, T2 in zwei Ebenen, T1 vor und nach Kontrastmittelgabe.

Therapie Die operative Entlastung eines Empyems oder eines Abszesses ist angezeigt, zum Teil mit Spül-Saug-Drainagenanlage für einige Tage. Eine Fokussuche und eine resistogrammgerechte Antibiotikatherapie für 6 Wochen schließen sich an.

Die betroffenen Patienten haben meistens eine medizinische Vorbehandlung erhalten. Liegen eine Injektionsbehandlung oder eine Wirbelsäulenoperation wenige Wochen zurück, so ist der Verdacht auf eine im Rahmen der Wundheilung aufgetretene Infektion naheliegend (Vakili und Crum-Cianflone 2017). In komplexen Fällen ist der Patient hochbetagt, seit Längerem bettlägerig und gibt zunehmend nicht eindeutig zuzuordnende Rückenschmerzen an. Hinzu treten multiple internistische Vorerkrankungen, z. B. im Rahmen eines metabolischen Syndroms oder mit immunsuppressiver Komponente wie Diabetes mellitus oder ein Tumorleiden.

Die **Fokussuche** zum Bestimmen der Eintrittspforte der Bakterien in die Blutbahn muss Zahnstatus, Röntgenbild der Lunge, ultrasonografische Untersuchung der Herzklappen und Urinstatus umfassen. Die Entnahme von Blutkulturen komplettiert die Erregerdiagnostik.

21.2 Peripheres Nervensystem

21.2.1 Nervenkompressionssyndrome

Die Kompression eines peripheren Nervens führt zu Schmerzen im abhängigen Versorgungsgebiet, verbunden mit Sensibilitätsstörungen, Parästhesien und teils auch motorischen Ausfällen. Neben den beiden häufigsten (Karpaltunnelsyndrom und Sulcus-ulnaris-Syndrom) sind unter anderen die Läsion des sensiblen Ramus superficialis n. radialis (Wartenberg-Syndrom, Cheralgia paraesthetica), das Tarsaltunnelsyndrom und die Morton-Neuralgie zu nennen.

Karpaltunnelsyndrom (CTS)

Definition Kompression des N. medianus durch das Retinaculum flexorum.

Leitsymptome Schmerzen im Bereich des medialen Handgelenks, die in die ersten drei Finger ausstrahlen und häufig nachts auftreten. Überstrecken des Handgelenks (Phalen-Zeichen) und Beklopfen des Karpaltunnels lösen die Symptomatik aus (Hoffmann-Tinel-Zeichen). Es bestehen Sensibilitätsstörungen und Parästhesien im betroffenen Bereich, sowie eine Schwäche des M. opponens pollicis.

Diagnostik Die Diagnose ergibt sich aus Anamnese und klinischem Befund. Differenzialdiagnosen sind insbesondere Handgelenksarthrose und Wurzelkompression C6.

- **Elektroneurografie:** Abnahme der sensiblen Nervenleitgeschwindigkeit über dem Karpaltunnel und Verlängerung der distalmotorischen Latenz des N. medianus, wobei der Vergleich mit dem ipsilateralen N. ulnaris sensitiver als die absoluten Werte ist.
- **Nervensonografie:** Im Ultraschall sind ödematöse Strukturveränderungen und komprimierte Nervenabschnitte darstellbar. Zwar etwas weniger sensitiv als die Neurografie, aber als Komplementärmethode hilfreich zur präoperativen Darstellung der anatomischen Veränderungen innerhalb des Karpalkanals (Raumforderung, Gefäßanomalie) und postoperativ eventuell zur Darstellung einer inkompletten Ligamentumspaltung oder einer intraoperativen Nervenverletzung.

Therapie Zunächst konservativ mittels Ruhigstellung (volare Unterarmschiene zur Nacht), Schonung und Vermeidung von mechanischen Reizen (Fahrradfahren, Computer-Maus). Bei ausbleibendem Erfolg kann eine lokale Steroid-Injektion zu einer rasch eintretenden Linderung führen. Die neurochirurgische Therapie beinhaltet die mikrochirurgische oder endoskopische Spaltung des kalzifizierten und vernarbten Retinaculums. Eine offene Operation unter Sicht des OP-Mikroskops ist in der Regel bei Rezidiven, Raumforderungen oder Anomalien anzustreben.

Sulcus-ulnaris-Syndrom (SUS)

Definition Kompression des N. ulnaris im Kubitaltunnel, proximal in der Muskelloge am Oberarm oder distal beim Eintritt in den Flexor carpi ulnaris.

Leitsymptome Sensibilitätsstörungen und Schmerzen im Bereich des ulnaren Unterarms und der ulnaren Handseite mit Einbeziehung der zwei lateralen Finger. Schwäche des M. adductor pollicis (Froment-Zeichen positiv = Schwäche für die Adduktion des Daumens an das Zeigefinger-Grundgelenk. Um dennoch einen Gegenstand zwischen Daumen und Zeigefinger festzuhalten, wird unwillkürlich das Daumenendglied mit dem medianusinnervierten M. flexor pollicis longus gebeugt), Bewegungsschwäche des Kleinfingers.

Diagnostik Ultraschalluntersuchung auf Vernarbungen, Schwellungen oder Kalibersprünge des Nervens im Kubitaltunnel-Bereich. Die OP-Indikation hängt von der Bestimmung der Nervenleitgeschwindigkeiten im Seitenvergleich und im Längenverlauf des N. ulnaris („Inching"-Technik) ab.

Therapie Zunächst konservativ mit Ruhigstellung und Verminderung mechanischer Reize. Operativ wird eine Dekompression ohne Verlagerung des Nervens angestrebt; diese ist meist Rezidivfällen vorbehalten.

21.2.2 Verletzungen peripherer Nerven

Narbenneurom

Definition Wenn es bei der Verletzung eines peripheren Nervens zur Durchtrennung von Axonen gekommen ist, so degenerieren die distalen Axonabschnitte im Perineurium. Die proximalen Abschnitte sprießen aus. Finden sie dabei keinen Kontakt zum distalen Perineurium, so bilden sie ein Axonknäuel aus, bei dem die Axone sich umeinander legen.

Leitsymptome Im Bereich der ehemaligen Verletzung besteht eine druckschmerzhafte, als Knötchen tastbare Struktur.

Diagnostik Das Hoffmann-Tinel-Klopfzeichen ist über der Struktur positiv. Mittels Ultraschall können das Neurom und sein Bezug zum Nerven gesichert werden. Bei tieferliegenden Prozessen wird ein MRT notwendig.

Therapie Kleinere Neurome an Hautnerven können exstirpiert und die Nervenendigungen verödet werden. Bei größeren Nerven sollten proximal und distal die Endigungen reseziert werden, bis neuromfreie Abschnitte vorliegen. Diese werden dann mittels Nervennaht adaptiert; für einen spannungsfreien Anschluss kann eine Nerventransplantation aus dem N. suralis notwendig werden.

Nerventransplantation

Die auswachsenden Axone finden über die interponierten Nervenabschnitte Anschluss an die distalen Perineuriumröhren und können in ihnen als Leitschienen zu den distalen Erfolgsorganen gelangen. Dies geschieht mit etwa 1 mm am Tag. Im Bereich der Axonspitzen ist das Hoffmann-Tinel-Klopfzeichen positiv; es „wandert" ausgehend vom Läsionsort zunehmend nach distal. Elektromyografische Ableitungen können die Reinnervationszeichen objektivieren.

Als Entnahmeort des Transplantats eignet sich der Unterschenkel, hier können subkutan epifaszial liegende sensible Äste des N. suralis entnommen werden. Ihre Größe wird so gewählt, dass die Nerven-Interponate, z. B. nach einer Plexus-Läsion, dem Umfang der freiliegenden Nervenendigungen weitgehend entsprechen und ohne Kalibersprung eingenäht werden können. Am Entnahmeort verbleibt eine Sensibilitätsstörung. Zur Überbrückung von Defekten unter 3 cm stehen verschiedenste biokompatible Materialien zur Verfügung („Nerve Guidance Conduit"), die zukünftig neben der Beschichtung mit Schwann-Zellen oder Wachstumsfaktoren auch eine individualisierte Konfektionierung aus dem 3-D-Drucker erlauben sollen (Song et al. 2020).

21.2.3 Neurofibromatose Typ 1 und 2

Bei der **Neurofibromatose Typ 1** führt eine Mutation des NF-1-Gens auf Chromosom 17q11.2 zur Entstehung multipler kutaner Neurofibrome, die auch in der Nähe größerer peripherer Nerven lokalisiert sein können und dann Schmerzen verursachen.

Leitsymptome Neben den inspektorisch zu erkennenden Veränderungen an der Haut, wie Neurofibromen und Café-au-Lait-Flecken, und den Lisch-Knötchen an der Iris liegt oft eine erhebliche Skoliose der Wirbelsäule vor. Zusätzlich besteht bei den Patienten eine erhöhte Rate von zerebralen Astrozytomen, oft im Bereich der optischen Faserbahnen.

Diagnostik Im Bereich des schmerzenden Nervens findet sich eine im Verlauf von Wochen größer werdende rundliche Resistenz. Mittels Ultraschall oder MRT können das Neurofibrom und der involvierte Nerv dargestellt werden.

Therapie Aufgrund der Möglichkeit, dass ein an Größe zunehmendes Neurofibrom zu einem malignen peripheren Nervenscheidentumor (MPNST) entartet, sollen wachsende Tumoren reseziert werden.

Bei der **Neurofibromatose Typ 2** ist das Merlin-Gen auf Chromosom 22q12.2 durch Mutationen inaktiviert. Es entstehen Tumoren im Zentralnervensystem, zumeist bilaterale Vestibularisschwannome, die als **MISME-Syndrom** zusammengefasst werden (Multiple Inherited Schwannomas, Meningiomas and Ependymomas). Die neurochirurgische Therapie richtet sich nach Symptomatik, Größe und Lage der intrakraniellen Befunde.

21.3 Pädiatrische Neurochirurgie

21.3.1 Myelomeningozelen

Nur etwa 17 % der Fälle, bei denen pränatal eine Myelomeningozele diagnostiziert wird, eignen sich für den intrauterinen fetalchirurgischen Verschluss. Der Eingriff wird in der 24. SSW durchgeführt, die geplante Entbindung per Sectio dann in der 37. SSW. Die Notwendigkeit der späteren VP-Shunt-Anlage sinkt gegenüber den nach der Geburt operierten Kindern von 85 % auf 49 %. Im Alter von 30 Monaten sind 42 % der pränatal operierten Kinder gehfähig, im Vergleich zu 21 % der postnatal operierten, im Schulalter (6 bis 10 Jahre) 29 % gegenüber 11 %. Ein signifikanter Unterschied in den kognitiven Leistungen beider Gruppen besteht nicht (Houtrow et al. 2020). Fetalseitige Komplikationen sind eine höhere Rate an Frühgeburtlichkeit und Todesfälle in bis zu 6 %; hinzukommen mütterliche Komplikationen.

Definition Eine dorsale Bogenschluss-Störung des Neuralrohrs bewirkt einen fehlenden Verschluss der Wirbelbögen (Spina bifida) und der Dura sowie eine unvollständige Zirkularisierung der intraduralen Nervenstrukturen. Die spindelförmige Duraöffnung und das evertierte neurale Gewebe (Plakode) verkleben mit der Cutis. Hier bildet sich über der Öffnung eine Neomembran, einströmender Liquor füllt den Zelensack.

Leitsymptome In Abhängigkeit von der Höhe der Zele bestehen Lähmungen der Beine bis hin zu einer thorakalen oder zervikalen Querschnittslähmung. Die Blasen-Mastdarm-Funktion ist gestört. Die Prognose wird schlechter, je weiter kranialwärts die Myelozele liegt, und in Abhängigkeit vom Vorliegen weiterer Anomalien wie Chiari-Malformation oder Hydrozephalus.

Diagnostik Bereits in den pränatalen Ultraschalluntersuchungen wird die Zele darstellbar, ein fetales MRT schließt sich an.

Therapie Idealerweise findet der neurochirurgische Eingriff zur Deckung der Myelomeningozele unmittelbar nach der Entbindung statt, wenn sich das Kind vom Geburtsstress erholt hat und sich in einem stabilen Zustand befindet. Etwa 48 Stunden nach der Entbindung steigt bei unversorgten Myelozelen das Risiko einer Infektion, sodass bis zu diesem Zeitpunkt die Operation erfolgt sein muss. Der Geburtsmodus (spontan oder per Sectio) hat keinen Einfluss auf die neurologische Prognose.

Im pränatalen Beratungsgespräch sollen die Möglichkeiten eines Schwangerschaftsabbruchs, einer intrauterinen pränatalen Operation und der mikrochirurgischen Operation nach stattgehabter Entbindung angesprochen werden. Die Prognose bezüglich eines Hydrozephalus, des selbstständigen Laufenlernens und der Blasen-Mastdarm-Kontrolle muss diskutiert werden. Die Intelligenzentwicklung der betroffenen Kinder ist meistens nicht beeinträchtigt.

Der bei etwa 80 % der Kinder zu erwartende Hydrozephalus muss frühzeitig erkannt werden. Klinische Drucksymptome wie Trinkschwäche, Atemprobleme („Knarzen"), eine gespannte Fontanelle oder Liquoraustritt aus der OP-Wunde weisen auf die Notwendigkeit einer VP-Shunt-Anlage hin.

Im weiteren Verlauf werden urologische und orthopädische Therapien sowie physiotherapeutische Übungsmaßnahmen langfristig notwendig. Die regelmäßige interdisziplinäre Betreuung der Patienten in einer „Spina-bifida-Ambulanz" ist empfohlen.

Chiari-Malformation

Die Trias der **Chiari-2-Malformation** besteht aus Hydrozephalus, Tiefstand der Kleinhirntonsillen und Myelomeningozele.

Der intrauterine Liquorverlust über die spinale Zele führt über den veränderten Liquor-Pulsationsgradienten zu einem verminderten Binnendruck in der hinteren Schädelgrube ; diese bleibt zu klein für die sich entwickelnden Strukturen des Kleinhirns und des Hirnstamms. Gleichzeitig wird die Liquorproduktionsrate kompensatorisch gesteigert, sodass nach dem unmittelbar postnatalen chirurgischen Verschluss der Zele eine intraventrikuläre Hypervolämie entsteht. Nun werden die Strukturen der hinteren Schädelgrube durch die Liquor-Überproduktion noch weiter nach kaudal in das Foramen magnum und den Spinalkanal verlagert ; das Neugeborene entwickelt Atemprobleme, Trinkschwäche und Bradykardien. Die Anlage eines VP-Shunts ist indiziert, in schweren Fällen muss die operative Erweiterung der hinteren Schädelgrube diskutiert werden.

Die **Chiari-1-Malformation** beschreibt den Kleinhirntonsillen-Tiefstand zusammen mit einer Syringomyelie. Zumeist sind Erwachsene im jüngeren Lebensalter betroffen, die zunächst asymptomatisch bleiben, dann aber zunehmend über Gangstörungen und Nackenschmerzen berichten. Bei konservativ nicht zu beherrschender Symptomatik kann eine Erweiterungsoperation der hinteren Schädelgrube indiziert werden.

21.3.2 Besonderheiten pädiatrischer Hirntumoren

Im Kindesalter gehören Gehirntumoren zur zweithäufigsten onkologischen Entität nach den hämatologischen Neoplasien.

Definition Medulloblastom (WHO IV°) und pilocytisches Astrozytom (WHO I°) sind Tumoren der hinteren Schädelgrube, oft vom Kleinhirnwurm ausgehend.

Leitsymptome Das Kind leidet unter einer über Wochen zunehmenden Gangstörung, verbunden mit Schwindel, Übelkeit und Erbrechen. Durch die Verlegung der Liquorabflusswege im Bereich des IV. Ventrikels entwickelt sich ein Hydrozephalus.

Diagnostik MRT des Kopfes ohne und mit Kontrastmittelgabe, bei Nachweis eines Tumors schließt sich ein MRT der spinalen Achse an. Eine **Lumbalpunktion** darf nur durchgeführt werden, nachdem die Bildgebung die freie Liquorpassage nach spinal gesichert hat, da sonst eine untere Einklemmung mit Todesfolge resultieren kann.

Therapie Mittels mikrochirurgischer Tumorresektion wird die Diagnose gesichert. Eine Komplettresektion verbessert die Prognose. Entsprechend der Untersuchungsresultate der neuroradiologischen, neuropathologischen und neurochirurgischen Referenzbegutachtung wird der Fall klassifiziert, registriert und dann nach dem jeweiligen Protokoll der Deutschen Gesellschaft für pädiatrische Onkologie und Hämatologie (GPOH, z. B. „HIT“ oder „LGG“) behandelt.

Niedergradige Tumoren im Kindesalter wie Gangliogliome oder dysembryoplastische neuroepitheliale Tumoren (DNET) stellen eine OP-Indikation dar, wenn sie unbehandelbare epileptische Anfälle auslösen oder in den Verlaufskontrollen eine Größenzunahme zeigen.

Besondere diagnostische und therapeutische Anforderungen stellen Opticusgliome, da sie wegen ihrer Lokalisation nicht komplett resezierbar sind, aufgrund ihrer Benignität nur gering auf adjuvante Bestrahlung oder Chemotherapie ansprechen und zu Zystenbildung neigen. Im Verlauf des anhaltenden, stetigen Wachstums kann es zur Erblindung des Patienten kommen; die Nähe zum Hypothalamus gefährdet den regelrechten Eintritt der Pubertät.

21.4 Hydrozephalus

Beim Hydrozephalus besteht ein Ungleichgewicht zwischen Liquorproduktion und Liquorresorption. Das Konzept des „Point of Obstruction“ definiert hierbei ein pathophysiologisches Abflusshindernis und kann Therapieentscheidungen unterstützen (Krause et al. 2018).

Aus klinischer Sicht lassen sich fünf große Patientengruppen strukturieren, die sich bezüglich Genese und Therapie des Hydrozephalus unterscheiden (➤ Tab. 21.3).

21.5 Funktionelle Neurochirurgie

Im Folgenden werden übersichtsartig verschiedene implantierbare Systeme mit ihren Indikationen vorgestellt. Allen ist gemeinsam, dass die Indikation zur Implantation streng gestellt werden muss, da sich am verbleibenden Fremdmaterial bakterielle Biofilme bilden können. Diese führen zu chronisch rezidivierenden Entzündungen, die oftmals mehrere operative Revisionen erfordern. Bei akut eitrigen Prozessen oder freiliegendem Fremdmaterial soll das gesamte System entfernt werden, um ein Übergreifen der Infektion auf das Zentralnervensystem zu verhindern.

Die Patientenselektion ist komplex, für die meisten Verfahren kommt nur ein geringer Prozentsatz der Patienten infrage. Die neurologischen und medikamentösen Therapie-Optionen müssen erfolglos geblieben sein und gerade bei Patienten mit chronischem Schmerz wird eine psychosomatische Untersuchung gefordert, bevor eine Pumpe oder ein Stimulationssystem implantiert wird.

Tab. 21.3 Hydrozephalus-Gruppen

	Alter	Leitsymptome	Therapie
intraventrikuläre Hämorrhagie	Frühgeborene	im transfontanellären Ultraschall Zunahme der Ventrikelgröße und Nachweis der Ventrikelblutung	externe Ventrikeldrainage, im Verlauf VP-Shunt, ggf. endoskopische Lavage
konnataler Hydrozephalus	Neugeborene	perzentilenschneidendes Kopfwachstum, Zustand nach intrauteriner Infektion oder Meningitis	bis 6 Monate VP-Shunt empfohlen, über 6 Monate Versuch der endoskopischen Ventrikulostomie möglich
Aquaeduktstenose	junge Erwachsene	triventrikulärer Hydrozephalus im MRT	endoskopische Ventrikulostomie
erworbener Hydrozephalus	Erwachsene	Zustand nach Trauma oder Subarachnoidalblutung, Metastasen der hinteren Schädelgrube, Kolloidzyste im Foramen Monroi: Kopfschmerz, Übelkeit, Erbrechen, teils akuter Bewusstseinsverlust	akut: externe Ventrikeldrainage, im Verlauf VP-Shunt, ggf. Vermeidung des VP-Shunts über wechselnde lumbale Drainagen
Normaldruckhydrozephalus	Erwachsene im höheren Lebensalter	Hakim-Trias (demenzieller Abbau, Gangstörung, Inkontinenz)	VP-Shunt-Anlage falls sich durch eine lumbale Drainage die Symptome verbessern lassen, in Ausnahmefällen Acetazolamid-Therapieversuch

Intrathekale Infusionstherapie

Die orale **Baclofen-Therapie** kann bei Patienten mit einer spastischen Parese, unabhängig von der zugrunde liegenden Erkrankung, zu einer Linderung von Schmerzen durch eine Verringerung der Kontrakturen führen (Ertzgaard et al. 2017). Der Effekt korreliert mit der verabreichten Dosis. Der Dosiserhöhung sind allerdings Grenzen gesetzt, zum einen aufgrund der Nebenwirkungen des Baclofens, wie Müdigkeit, Übelkeit und Schwächung der Atemmuskulatur, zum anderen aufgrund des First-Pass-Effekts in der Leber. Hier bietet sich eine kontinuierliche intrathekale Gabe über ein implantierbares Pumpensystem an. Die Leber und die Blut-Hirn-Schranke werden umgangen, das Medikament kann direkt am Zentralnervensystem wirken.

Mittels Lumbalpunktion und Einmalinjektionen („Baclofen-Testung") wird die beim Patienten wirksame Tages-Förderrate abgeschätzt. Fällt der Test positiv aus, wird die Pumpe subkutan abdominal implantiert; über einen subkutan getunnelten Katheter bis zur Lumbalregion ist sie mit dem spinalen intraduralen Liquorraum verbunden. Mit einem telemetrischen Programmierkopf können nun die Förderrate der Pumpe eingestellt und ihre Funktion überprüft werden. Entsprechend der täglich applizierten Dosis muss die Pumpe im Intervall von mehreren Wochen bis Monaten neu befüllt werden. Dies ist ambulant mittels einer Punktion der Pumpenkammer durch die Bauchhaut zu bewerkstelligen.

Die Pumpe kann theoretisch mit jedem zur intrathekalen Injektion zugelassenen Medikament befüllt werden. So erhalten Patienten mit chronischen Schmerzen beispielsweise **Morphin** oder **Ziconotid.** Bei Thalamus-Schmerz kann in Einzelfällen das Medikament auch über einen zerebral intraventrikulär liegenden Katheter appliziert werden.

Rückenmarksnahe Stimulation (SCS)

Bei der „Spinal Cord Stimulation" (SCS) wird eine epidurale Stimulationselektrode über eine meist lumbal gelegene Punktion nach kranial eingebracht. Dies erfolgt in Lokalanästhesie, die geeignete Elektrodenposition wird während der OP durch Test-Stimulation gefunden. Ziel ist das Auslösen einer Sensibilitätsstörung im Bereich der chronischen Schmerzempfindung, sodass der Schmerz nicht mehr so stark wahrgenommen wird.

Die Elektrodenanschlüsse werden zunächst lateral lumbal ausgeleitet und an einen Teststimulator angeschlossen. Mit diesem kann der Patient für einige Tage im eigenen, häuslichen Alltag überprüfen, ob eine ausreichende Schmerzlinderung eintritt. Verläuft die Testphase positiv, so wird in einem zweiten Eingriff ein bleibender Impulsgeber abdominal eingebracht und an die dann nach subkutan zu verlegenden Elektroden konnektiert.

In bestimmten Fällen sind auch alternative Elektrodenpositionen möglich, so z. B. in der Nähe einer Nervenwurzel oder subkutan im Bereich der Schmerzausstrahlung nach multiplen Operationen. Die Indikationen umfassen neuropathischen Schmerz, chronischen Schmerz nach Wirbelsäulenoperationen („Failed Back Surgery“) und das CRPS (Complex Regional Pain Syndrome).

Tiefe Hirnstimulation (DBS)

In einer mehrstündigen operativen Sitzung, bei der auch ein Neurologe und ein Elektrophysiologe anwesend sind, werden neuronavigiert und rahmengestützt einseitig oder beidseitig Stimulationselektroden in den Bereich der (sub)thalamischen Nuclei eingebracht. Über die Messung der Nervenzell-Aktionspotenziale am Zielpunkt und eine Teststimulation kann die geeignete Elektrodenposition gesichert werden.

Anschließend wird der Impulsgeber subkutan im Bereich der vorderen oberen Thoraxwand implantiert, die Elektrodenanschlüsse werden hinter dem Ohr subkutan bis zum Generator getunnelt.

Nur etwa 5 % der Parkinson-Patienten eignen sich für eine DBS („Deep Brain Stimulation“). Entsprechend den „CAPSIT-PD“-Kriterien sollte die bisherige Krankheitsdauer mindestens 5 Jahre betragen, sodass atypische Parkinson-Formen ausgeschlossen werden konnten. Geeignete Patienten sind meist jünger als 70 bis 75 Jahre, hatten einen frühen Beginn der Symptomatik und ihre Symptome sind Levodopa-responsiv. Während verschiedene Tremorformen ein gutes Ansprechen auf die DBS zeigen, stellen kognitive Veränderungen und insbesondere suizidale psychotische Tendenzen Kontraindikationen dar. Die Komorbiditäten des Patienten müssen bei der Indikationsstellung zur OP mitbetrachtet werden. Die neurochirurgischen OP-Risiken umfassen insbesondere das Auftreten von Gehirnblutungen, das Implantatversagen mit Infektionen und Wundheilungsstörungen sowie die Entstehung chronischer Subduralhämatome.

Die Erfolge der DBS können sehr überzeugend sein, benötigen aber eine regelmäßige neurologische Nachsorge mit Feineinstellung der Reizstromimpulse. Geeignete Indikationen sind auch dystone Bewegungsstörungen oder der essenzielle Tremor, zum Teil sogar psychische Zwangsstörungen oder Schmerz (Aum und Tierney 2018). Die DBS stellt ein nichtdestruktives Verfahren dar, das aus der elektrokoagulatorischen Läsionierung der tiefen Gehirnstrukturen hervorgegangen ist. Für tremordominante Parkinson-Erkrankungen steht seit Kurzem als zwar nichtoperatives, aber läsionierendes Verfahren die MRT-fokussierte Ultraschall-Hyperthermie zur Verfügung.

Vagusnervstimulator

Der Vagusnervstimulator wird Axilla-nah an der seitlichen bis vorderen Thoraxwand eingesetzt und über ein subkutan verlegtes Elektrodenkabel mittels dreier Ringsysteme longitudinal mit dem linksseitigen N. vagus in der Carotisscheide etwa in Höhe HWK 4 bis 6 in Kontakt gebracht.

Insbesondere bei Kindern, die unter einer Epilepsie leiden, kann die Vagusnervstimulation zu einer verringerten Anfallsfrequenz führen und so zu einer Reduktion der antiepileptischen Medikation beitragen. Darüber hinaus können bei Erwachsenen Depressionen positiv beeinflusst werden. Langfristige Ergebnisse dieser beiden Patientengruppen weisen darauf hin, dass durch die (auch noninvasiv mögliche) Vagusnervstimulation chronische Kopfschmerzsyndrome behandelbar werden (Yuan und Silberstein 2017).

LITERATUR

Abdu WA, Sacks OA, Tosteson ANA et al. Long-term results of surgery compared with nonoperative treatment for lumbar degenerative spondylolisthesis in the Spine Patient Outcomes Research Trial (SPORT). Spine (Phila Pa 1976) 2018; 43 (23): 1619–1630.

Aum DJ, Tierney TS. Deep brain stimulation: foundations and future trends. Front Biosci (Landmark Ed) 2018; 23: 162–182.

Blanquero J, Cortés-Vega MD, García-Frasquet MÁ, Sánchez-Laulhé PR, Nieto Díaz de Los Bernardos MI, Suero-Pineda A. Exercises using a touchscreen tablet application improved functional ability more than an exercise program prescribed on paper in people after surgical carpal tunnel release: a randomised trial. J Physiother 2019; 65(2): 81–87.

Bolash R, Creamer M, Rauck R, et al. Wireless high-frequency spinal cord stimulation (10 kHz) compared with multiwaveform low-frequency spinal cord stimulation in the management of chronic pain in failed back surgery syndrome subjects: Preliminary results of a multicenter, prospective randomized controlled study. Pain Medicine 2019; 20(10): 1971–1979.

Ertzgaard P, Campo C, Calabrese A. Efficacy and safety of oral baclofen in the management of spasticity: A rationale for intrathecal baclofen. J Rehabil Med 2017; 49 (3): 193–203.

Harper R, Klineberg E. The evidence-based approach for surgical complications in the treatment of lumbar disc herniation. Int Orthop 2019; 43 (4):975–980.

Houtrow AJ, Thom EA, Fletcher JM, et al. Prenatal Repair of Myelomeningocele and School-age Functional Outcomes. Pediatrics 2020; 145(2): e20191544 doi: 10.1542/peds.2019–1544.

Kienzler JC, Klassen PD, Miller LE et al. Annular Closure RCT Study Group. Three-year results from a randomized trial of lumbar discectomy with annulus fibrosus occlusion in patients at high risk for reherniation. Acta Neurochir 2019; 161 (7): 1389–1396.

Knutsson B, Mukka S, Wahlström J, Järvholm B, Sayed-Noor AS. The association between tobacco smoking and surgical intervention for lumbar spinal stenosis: cohort study of 331,941 workers. Spine J 2018; 18 (8): 1313–1317.

Krause M, Panteliadis CP, Hagel C et al. Surgical treatment for neonatal hydrocephalus: Catheter-based cerebrospinal fluid diversion or endoscopic intervention? Open Journal of Modern Neurosurgery 2018; 8 (1): 30–45.

Rhee J, Tetreault LA, Chapman JR. Nonoperative versus operative management for the treatment degenerative cervical myelopathy: An updated systematic review. Global Spine Journal 2017; 7 (3 Suppl): 35S – 41S.

Song S, Wang X, Wang T, et al. Additive Manufacturing of Nerve Guidance Conduits for Regeneration of Injured Peripheral Nerves. Front Bioeng Biotechnol 2020; 8: 590596 doi: 10.3389/fbioe.2020.590596.

Vakili M, Crum-Cianflone NF. Spinal epidural abscess: a series of 101 cases. Am J Med 2017; 130 (12): 1458–1463.

Yuan H, Silberstein SD. Vagus nerve stimulation and headache. Headache 2017; 57 (Suppl 1): 29–33.

KAPITEL

22 Neurologische Intensivmedizin

Elmar Höfner, Jörg Berrouschot und Jörg R. Weber

Wichtige Neuigkeiten auf einen Blick

- Eine späte Kraniotomie bei raumfordernden Infarkten bringt einen Überlebensvorteil, aber keine Erhöhung des Patientenanteils mit wünschenswerter Prognose (mRS 0–3).
- Mit der Zulassung von Andexanet alpha durch die EMEA steht nun auch in Europa ein Antidot gegen Anti-Xa-Agonisten zur Verfügung, allerdings entstehen dadurch erhebliche Kosten pro Anwendung.
- Werden intrazerebrale Blutungen unter Anti-Xa-Therapie mit Prothrombinkomplex behandelt, wird eine Dosis von 37,5–50 IE/kg KG empfohlen.
- Idarucizumab ist in der Behandlung von Blutungen unter Dabigatran gut etabliert.
- In der Prävention des Vasospasmus bei aneurysmatischer Subarachnoidalblutung gibt keine etablierte Therapie, die oralem Nimodipin überlegen ist.
- Die Behandlung des suprarefraktären Status epilepticus beruht weiterhin häufig auf stark individualisierten Einzelfallentscheidungen.
- Eculizumab stellt nach Ausschöpfung anderer Mittel eine Option in der Behandlung der myasthenen Krise dar.
- COVID-19 kann mit neurologischen Symptomen einhergehen. Die Vakzin-induzierte prothrombotische Immunthrombozytopenie stellt eine bedrohliche, aber seltene Komplikation von bestimmten COVID-Vektorimpfstoffen dar und kann zu Hirnvenenthrombosen führen.

Die neurologische Intensivmedizin ist zusammen mit der Anästhesiologie, der Chirurgie, der Inneren Medizin und der Pädiatrie eine der wesentlichen Fachrichtungen moderner Intensivmedizin. In den letzten zehn Jahren hat sich die Anzahl der neurointensivmedizinischen Betten in der Bundesrepublik Deutschland, aber auch in anderen Ländern verdoppelt (www.destatis.de). Diese Entwicklung unterstreicht den enormen Bedarf, aber auch die Notwendigkeit einer besonderen Expertise, die zur Behandlung von neurologischen und neurochirurgischen intensivpflichtigen Erkrankungen notwendig ist. ➢ Abb. 22.1 gibt eine Übersicht über die wesentlichen, in der neurologischen Intensivmedizin behandelten Erkrankungen, wobei sich hier in den letzten Jahren ein vaskulärer Schwerpunkt herauskristallisiert und raumfordernde ischämische Infarkte, intrazerebrale Blutungen und die Subarachnoidalblutung eine wichtige Rolle spielen. Die Häufigkeit der Krankheitsbilder auf neurologischen Intensivstationen wird wesentlich durch lokale Gegebenheiten beeinflusst.

22

22.1 Neurointensivmedizin – warum und wie?

Es gibt eine Reihe aktueller Untersuchungen, die zeigen, dass Intensivmedizin mit hoch qualifizierten Mitarbeitern sowohl die Mortalität reduziert als auch die Dauer des Krankenhausaufenthaltes verkürzt. Dies

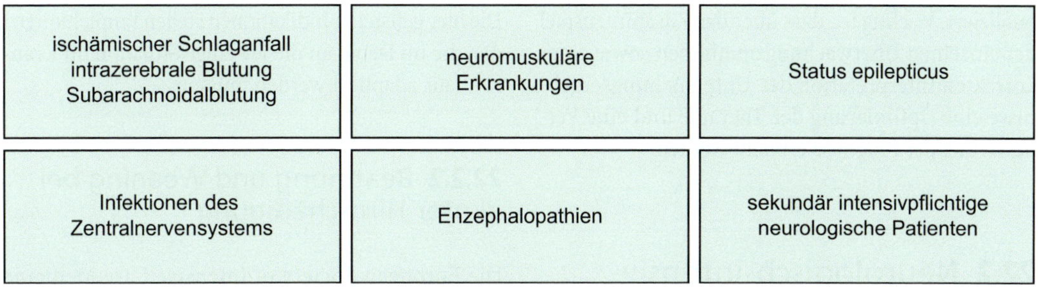

Abb. 22.1 Häufige Erkrankungen auf der neurologischen Intensivstation

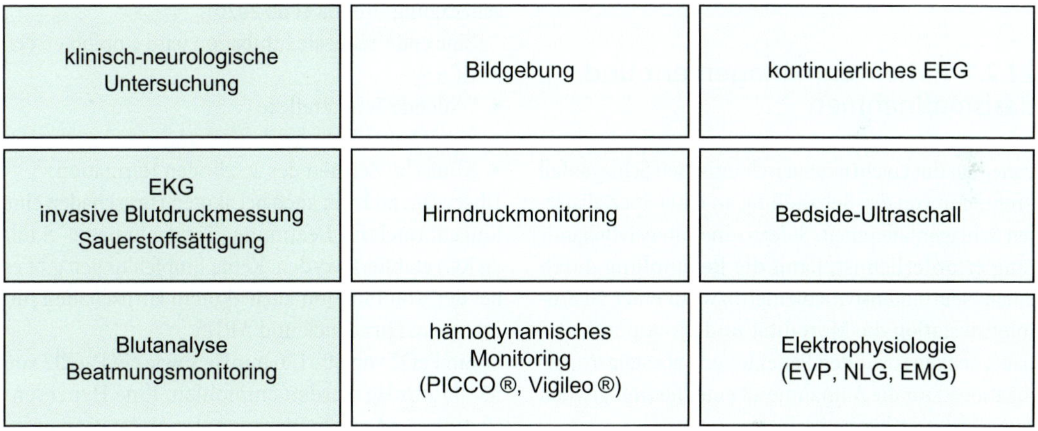

Abb. 22.2 Multimodale Überwachung des Neurointensivpatienten. Die drei ersten Punkte (dunkler hinterlegt) stellen das minimale Monitoring dar.

ist ebenfalls für spezialisierte neurologische Intensivstationen, auf denen Patienten mit entsprechend schweren und schwersten neurologischen Erkrankungen behandelt werden, für einzelne Erkrankungen eindrucksvoll gezeigt. Eine aktuelle Metaanalyse, in der über 40 000 Patienten untersucht wurden, zeigt, dass die Behandlung auf einer spezialisierten neurologischen Intensivstation im Vergleich zu nicht spezialisierten Einheiten zu einer verminderten Mortalität und größeren Heilungschancen führt. Dies konnte in einer aktuellen deutschen Untersuchung bestätigt werden (Ungerer et al. 2020).

Die zentrale Aufgabe der neurologischen Intensivmedizin ist das frühzeitige und rasche Erkennen und Vermeiden zerebraler Komplikationen sowie von Komplikationen, die zur sekundären Schädigung des Nervensystems führen. Die Überwachung von neurologischen Intensivpatienten folgt dem Prinzip einer multimodalen Überwachung. Wesentlicher Bestandteil dieser Überwachung ist die klinische Einschätzung der Patienten durch wiederholte neurologische Untersuchungen. Schwere Hirnschädigungen erfordern meist eine Analgosedierung und Beatmung. Die klinisch-neurologische Untersuchung wird dadurch erheblich beeinträchtigt und folgt oft minimalen und subtilen Zeichen. Die klinische Untersuchung wird durch eine Reihe technischer Methoden (➤ Abb. 22.2) ergänzt. Aufnahmekriterien für die neurologische Intensivmedizin sind in ➤ Kap. 22.2.1 zusammengefasst.

Ein Großteil der Untersuchungen wird am Krankenbett erhoben, mit Ausnahme der Durchführung der Computertomografie und der Magnetresonanztomografie. Diese Untersuchungen sind mit erheblichem logistischem Aufwand verbunden und bedeuten auch ein gewisses Risiko, was eine besonders gewissenhafte individuelle Abwägung erfordert. Der Stellenwert und die Standards dieses multimodalen Monitorings wurden international und multidisziplinär in einem Konsensusstatement im Jahr 2014 publiziert. Wichtig ist, dass über das Zusammenspiel der einzelnen Überwachungsmethoden sowie einer korrekten Interpretation der Untersuchungsergebnisse eine Optimierung der Therapie und eine Verbesserung der Prognose erreicht werden.

22.2 Neurologisch-intensivmedizinische Grundlagen und Methoden

22.2.1 Patientenmanagement und Basismaßnahmen

Patienten mit einem akuten ischämischen Schlaganfall profitieren von der Behandlung an einer spezialisierten Schlaganfalleinheit. Sofern eine Intensivbehandlung erforderlich ist, kann die Behandlung durch einen Neurointensivmediziner bzw. an einer Neurointensivstation die Mortalität und die Aufenthaltsdauer senken sowie den Patientenumsatz steigern. Indikationen für die Aufnahme an einer neurologischen Intensivstation können sein:

- Bewusstseinsstörung
- Respiratorische Insuffizienz
- Bedrohter Atemweg, fehlende Schutzreflexe
- Invasives Monitoring
- Therapie eines erhöhten Hirndrucks oder eines relevanten Hirnödems
- Status epilepticus
- Apnoephasen
- Schwerer Schlaganfall (NIHSS > 17)
- Reperfundierende Therapie (intravenös oder intraarteriell) bei Multiorganversagen, Komplikationen der Therapie oder bei primärer lokaler intraarterieller Therapie
- Großer Mediainfarkt (> 145 m^3) mit Verdacht auf malignen Verlauf
- Auf Normalstation nicht einstellbare Hypertonie (> 220 mmHg systolisch ohne, > 185 mmHg systolisch mit geplanter Thrombolyse) oder Hypotonie (< 90 mmHg)
- Organunterstützung wie z. B. Nierenersatztherapie, noninvasive Beatmung oder bei Herzinsuffizienz
- Postoperativ nach dekompressiver Kraniotomie
- Organerhaltende Therapie bei hirntoten Patienten und möglicher Organentnahme

Die hier gelisteten Indikationen stellen Empfehlungen dar, die im Detail an die jeweilige Situation im Krankenhaus adaptiert werden müssen.

22.2.2 Beatmung und Weaning bei akuter Hirnschädigung

Die European Society of Intensive Care Medicine (ESICM) publizierte 2020 Empfehlungen zur mechanischen Beatmung von Patienten mit akuter Hirnschädigung (Robba et al. 2020).

Eine endotracheale Intubation wird empfohlen bei:

- GCS ≤ 8
- Fehlende Schutzreflexe
- Signifikante Hirndruckerhöhung
- Klinische Zeichen der zerebralen Herniation

Überwiegend kann auch bei akuten Hirnschäden eine lungenprotektive Beatmung (Tidalvolumen 6–8 ml/kg KG) etabliert werden. Keine Empfehlungen gibt es bei der Kombination auch akutem Hirnschaden mit erhöhtem Hirndruck und ARDS.

Ein PaO2 von 80–120 mmHg sowie ein PaCO2 von 35–45 mmHg werden empfohlen. Eine Hyperventilation wird nur bei imminenter Herniation empfohlen, nicht jedoch bei erhöhtem Hirndruck allein (fehlender Konsens).

Ein bereits lange etabliertes Verfahren zur Verbesserung der Oxygenierung im ARDS, das durch die COVID-19-Pandemie breite Aufmerksamkeit erregt hat, ist die Bauchlagerung. Sofern kein relevant erhöhter Hirndruck vorliegt, kann dieses auch beim Patienten mit akuter Hirnschädigung angewandt werden (Empfehlung bei Oxygenierungsindex < 150 mmHg).

Die Entscheidung zur Extubation basiert in erster Linie auf klinischen Parametern. Berücksichtigen soll man den neurologischen Zustand, den Bewusstseinsgrad, Schutzreflexe (Würgen, Husten, Schlucken) und den zu erwartenden Krankheitsverlauf der Grunderkrankung zusätzlich zu üblichen intensivmedizinischen Kriterien.

22.2.3 Noninvasive Therapie des erhöhten intrakraniellen Drucks

Im Liegen beträgt der intrakranielle Druck (= Gewebsdruck = Liquordruck) bei gesunden Erwachsenen unter 10 mmHg. Von erhöhtem Hirndruck spricht

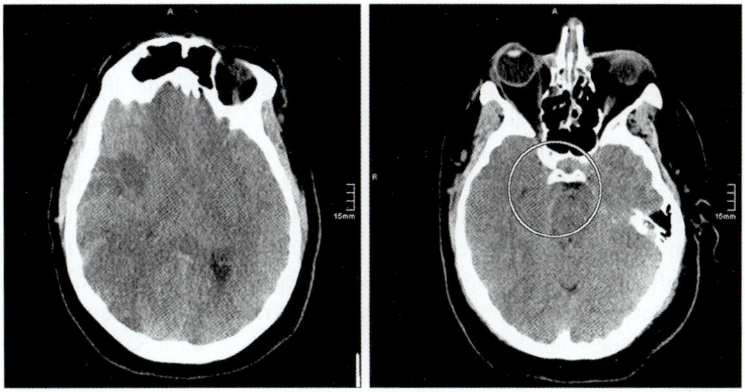

Abb. 22.3 Maligner Mediainfarkt rechts. Im rechten Bild ist eine unkale Herniation rechts zu erkennen.

man bei einer intrakraniellen Drucksteigerung über 15 mmHg (ca. 20 cmH_2O). Bei einem ischämischen Schlaganfall kommt es infolge des Zelluntergangs zu einem zytotoxischen Ödem und nach Verbrauch der intrakraniellen Reserveräume zu einer zunehmenden Drucksteigerung. Dies tritt typischerweise nach 24 bis 48 Stunden ein. Durch unbedachtes Flüssigkeitsmanagement kann das Ödem verstärkt werden, wobei hier das absolute Volumen eine schwerwiegendere Rolle als die Flüssigkeitsbilanz spielt (Rass et al. 2019). Jüngere Patienten sind aufgrund der geringeren Reserveräume häufiger und schwerer betroffen (Huttner et al. 2018). Über den venösen Druck erhöhter Hirndruck verschlechtert den venösen Abstrom durch Kompression der Brückenvenen und führt in weiterer Folge zu zerebraler Hypoperfusion (Lavinio 2016). Bei weiterem Anstieg und Angleichen des ICP an den mittleren arteriellen Druck (MAP) kommt es zum Stillstand der zerebralen Perfusion. Durch die Entstehung von intrakraniellen Druckgradienten kann es zur Gewebeverschiebung innerhalb des Schädels kommen. Man unterscheidet:

- **Subfalzine Herniation** bei parietalen oder frontalen Prozessen
- **Unkale Herniation** bei temporalen Prozessen (> Abb. 22.3)
- **Transtentorielle Herniation** bei allen telenzephalen Drucksteigerungen
- **Transforaminelle Herniation** bei infratentoriellen Prozessen bzw. gemeinsame Endstrecke aller intrakraniellen Druckgradienten

Die Herniationsvorgänge führen zu einer direkten Gewebsschädigung durch mechanische Verletzung und indirekt durch Abklemmen der vaskulären Versorgung. Die Behandlung eines infolge eines ischämischen Schlaganfalls erhöhten Hirndrucks erfordert häufig eine multidisziplinäre Herangehensweise.

Zur Feststellung eines erhöhten intrakraniellen Drucks stehen noninvasive und invasive Methoden zur Verfügung, wobei noninvasive Methoden kein kontinuierliches Monitoring erlauben und die intrakranielle Druckdynamik nicht mit hinreichender Genauigkeit wiedergeben. Verlässliche Methoden sind die externe Ventrikeldrainage und die intraparenchymale Drucksonde. Subdurale und epidurale Druckmesssysteme sind weniger genau (Villa & Citerio 2016). Die DGN-Leitlinie „Intrakranieller Druck" (Huttner et al. 2018) verweist bezüglich der Indikationsstellung einer ICP-Messung auf die Leitlinie zum Management des schweren Schädel-Hirn-Traumas der Brain Trauma Foundation (Carney et al. 2017) und überträgt die Empfehlungen zum Schädel-Hirn-Trauma auf andere Ätiologien einer intrakraniellen Drucksteigerung.

! MERKE

- Es gibt keine Empfehlung zu einem Standardvorgehen, da unzureichend evidenzbasierte Studien vorliegen.
- Eine intrakranielle Druckmessung wird empfohlen bei einem GCS ≤ 8 und pathologischem Schädel-CT (Hämatom, Kontusion, Schwellung, Herniation, verstrichene basale Zisternen).
- Weiters wird eine ICP-Messung empfohlen, wenn bei Aufnahme zwei oder mehr der folgenden Faktoren vorliegen:
  - Alter ≤ 40
  - Uni- oder bilaterales pathologisches motorisches Pattern
  - Systolischer Blutdruck < 90 mmHg.

Allerdings ist zu beachten, dass etwa 50 % aller Patienten mit Schädel-Hirn-Trauma, die später einen erhöhten intrakraniellen Druck entwickeln, bei der Aufnahme ein normales Schädel-CT zeigen (Le Roux 2016). Dies sollte auch bei der Umlegung auf andere Ätiologien berücksichtigt werden.

Es wird empfohlen, bei bildgebenden Hinweisen auf zunehmende Raumforderung mit dem Beginn einer antiödematösen Therapie nicht bis zum Beginn des ICP-Anstiegs zuzuwarten. Bevor spezifische hirndrucksenkende Maßnahmen ergriffen werden, ist darauf zu achten, dass optimale Grundvoraussetzungen geschaffen sind, also der Blutdruck stabil gehalten, der Blutzucker in einem Bereich von 140–180 mg/dl eingestellt, Hypoxämie und Hyperkapnie vermieden und das Hämoglobin über 9 g/dl angehoben wird (Lavinio 2016). Andere Leitlinien (Torbey et al. 2015) geben einen Hb-Wert von 7 g/dl als ausreichend an.

Erste Maßnahmen der konservativen Therapie sind:

- Oberkörperhochlagerung auf 30°
- Ausreichende Analgesie
- Kontrollierte Normothermie

Diese Schritte werden als relativ sicher und nebenwirkungsarm erachtet. Ergänzend kann hier noch eine suffiziente Anfallskontrolle genannt werden (Lavinio 2016).

Wird damit nicht das gewünschte Ziel erreicht, ist die Einleitung einer Osmotherapie der nächste Schritt. Dies soll jedenfalls bei einem Hirndruck > 25 mmHg, möglicherweise bereits bei 20–23 mmHg, erfolgen (Oddo et al. 2018). Es stehen zu Verfügung (Huttner et al. 2018):

- Glycerol: 4 × 125–250 ml Glycerol 10 % über 30–60 Minuten
- Mannitol: Bolusgabe oder 25–50 g alle 3–6 Stunden. Zielosmolalität 320 mosmol/l. Zu beachten ist, dass eine laborchemisch *gemessene* Osmolalität heranzuziehen ist, da die häufig verwendete *berechnete* Osmolalität Veränderungen durch Mannitol nicht erfasst. Für die kontinuierliche Gabe von Mannitol gibt es keine evidenzbasierte Nutzen-Risiko-Untersuchung
- Hyper-HAES oder hypertone Kochsalzlösung: 100 ml alle 3–6 Stunden. Ziel-Serumnatrium 145–155 mmol/l

Die Wirkung dieser Substanzen ist jedoch meist nur vorübergehend. Zum Einsatz von hypertoner Kochsalzlösung häufen sich rezent Hinweise, dass sie in ihrer Wirksamkeit auf den Hirndruck bei günstigerem Nebenwirkungsprofil überlegen ist. Insbesondere werden der hypertonen Kochsalzlösung kein Reboundeffekt und eine längere Wirksamkeit nachgesagt. In einem rezenten Cochrane-Review konnten metaanalytisch jedoch nicht genügend Daten erfasst werden, um eine Überlegenheit von hypertonem Kochsalz gegenüber Mannitol zu beweisen (Chen et al. 2020).

Neben der Bolusgabe von 5 % oder 7,5 % Natriumchloridlösung (aus metabolischen Überlegungen auch Natriumlactatlösung) kann ebenfalls eine kontinuierliche Infusion von 3 % Natriumchloridlösung mit ICP-gesteuerter Flussrate verabreicht werden.

Die Gabe von hypotonen Lösungen („semiton") oder Glukoselösungen kann aufgrund der osmotischen Flüssigkeitsverschiebung in das Gewebe die Ödembildung verstärken und ist daher kontraindiziert. Thiopental kann zwar effektiv den Hirndruck senken, der positive Effekt wird aber durch das ungünstige Nebenwirkungsprofil wieder aufgehoben (Torbey et al. 2015). In gleicher Weise zeigt die Hyperventilation intubierter Patienten nur kurzfristige Wirkung, kann aber das ischämische Ödem durch einen Rebound-Mechanismus weiter verschlechtern. Ein Einsatz kann nur als Rescue-Manöver erwogen werden. Kortikosteroide haben bei der Behandlung des zytotoxischen Ödems keinen Stellenwert.

Rezente Untersuchungen weisen darauf hin, dass das Antidiabetikum Glibenclamid möglicherweise den frühen Wassereinstrom bei der Entwicklung eines zytotoxischen Ödems reduzieren kann (Vorasayan et al. 2019).

22.3 Invasive Maßnahmen zur Hirndrucksenkung

Reichen konservative Maßnahmen nicht aus, um den erhöhten intrakraniellen Druck oder Massenverschiebungen zu beherrschen, sind unverzüglich invasive Maßnahmen anzuwenden, sofern keine patientenimmanenten Faktoren dagegen sprechen. Als Grenzwert wird ein Hirndruck > 25 mmHg länger als 1 Stunde betrachtet (Huttner et al. 2018).

22.3.1 Externe Ventrikeldrainage (EVD)

Eine externe Liquordrainage kann den intrakraniellen Druck effektiv senken und stellt einen neurochirurgischen Routineeingriff dar, der bettseitig erfolgen kann. Eine EVD ermöglicht gleichzeitig diagnostische Überwachung als auch therapeutische Korrektur des intrakraniellen Drucks durch Nivellierung der Tropfkammer. Allerdings sind Komplikationen wie intrazerebrale Blutungen, Fehlpositionierungen und Infektionen relativ häufig (Fried et al. 2016). Für den Hydrocephalus occlusus ist die EVD Therapie der Wahl. Bei erhaltener Liquorzirkulation von den inneren in die äußeren Liquorräume kann eine lumbale Liquordrainage eine Alternative darstellen.

22.3.2 Dekompressive Hemikraniektomie

Reichen konservative Maßnahmen oder eine EVD nicht aus, um den erhöhten intrakraniellen Druck oder Massenverschiebungen zu beherrschen, ist der nächste Schritt eine dekompressive Hemikraniektomie (➤ Abb. 22.4). Diese Maßnahme kann die Letalität eines malignen Mediainfarktes signifikant senken und wird für Patienten unter 60 Jahren klar empfohlen, da auch das neurologische Outcome deutlich gebessert wird. Bei Patienten über 60 Jahren wird zwar auch die Mortalität gesenkt, aber damit nur der Anteil der mit hochgradiger Behinderung überlebenden Patienten (Modified Ranking Scale 4 und 5) gesteigert. Der Anteil an Patienten, die einen raumfordernden Mediainfarkt mit nur geringer Behinderung überleben, ist sowohl mit als auch ohne dekompressive Kraniotomie gleich niedrig. Dennoch gaben in der DESTINY-II-Studie 64 % der überlebenden Patienten mit Kraniotomie retrospektiv ihre Zustimmung zur Behandlung (allerdings beinhaltet dies nur Patienten, die in der Lage waren, die Frage zu verstehen und zu beantworten; Jüttler et al. 2014)). Eine Metaanalyse der DECIMAL-, DESTINY- und HAMLET-Studien zeigt, dass bei Kraniotomie innerhalb von 48 Stunden 43 % der Patienten einen Modified Ranking Scale von 0–3 erreichen, während dies in der konservativ behandelten Patientengruppe nur bei 21 % der Fall ist. Bei späterer Kraniotomie bleibt die Risikoreduktion für Tod; jedoch unterscheiden sich die Gruppen nicht mehr signifikant bezüglich wünschenswerter Prognose (mRS 0–3; Shah et al. 2019).

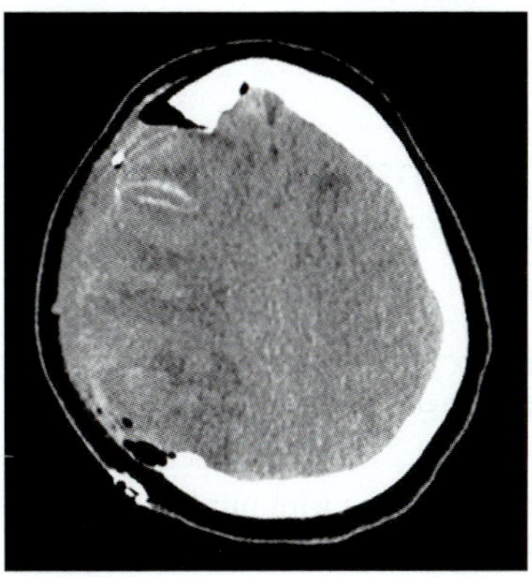

Abb. 22.4 Dekompressive Hemikraniektomie; gleicher Patient wie in ➤ Abb. 22.3

Die Empfehlungen der DGN-Leitlinie „Akuttherapie des ischämischen Schlaganfalls" lauten hierzu (Veltkamp & others 2012):

- Die Trepanation soll zumindest 12 cm im Durchmesser umfassen.
- Eine Dekompression soll vor Auftreten klinischer Zeichen einer transtentoriellen Einklemmung vorgenommen werden.
- Der raumfordernde Kleinhirninfarkt soll jedenfalls dekomprimiert werden.

Die Evidence-Based Guidelines for the Management of Large Hemispheric Infarction (Torbey et al. 2015) sowie die DGN-Leitlinien stellen bezüglich dekompressiver Hemikraniotomie ergänzend fest:

- Eine Dekompression bei raumforderndem Mediainfarkt wird zur Verbesserung des Überlebens unabhängig vom Alter empfohlen.
- Bei Patienten über 60 Jahre sollen bei dieser Entscheidung Wünsche des Patienten bzw. der Familie berücksichtigt werden, da das Überleben mit einer höheren Wahrscheinlichkeit für eine schwere Behinderung einhergeht.
- Die Hemisphärendominanz soll für diese Entscheidung keine Rolle spielen.
- Für beste Ergebnisse wird eine dekompressive Hemikraniotomie innerhalb von 24–48 Stunden empfohlen.

- Lappenresektionen, Duraplastik und Temporalmuskelresektionen stellen individuelle Therapieversuche dar.
- Letztlich muss eine individualisierte Entscheidung für oder gegen eine dekompressive Kraniotomie getroffen werden.

Auch die Mortalität des Schädel-Hirn-Traumas wird durch eine dekompressive Hemikraniektomie signifikant gesenkt (30,9 % vs. 52,0 % nach 12 Monaten). Der Anteil an Patienten mit günstigem Ergebnis wird erhöht (mRs ≤ 4; 45,4 % vs. 32,4 %), die Anzahl schwerstbehinderter Patienten steigt an (mRS 5; 24,2 % vs. 15,7 %; Hutchinson et al. 2016). Die Kraniotomie beim Schädel-Hirn-Trauma stellt insbesondere bei Patienten über 40 Jahren eine individuelle Therapieentscheidung dar.

22.3.3 Neuromonitoring

Ein invasives Neuromonitoring setzt meist einen sedoanalgesierten Patienten voraus. Während eine ICP-Messung beim ischämischen Schlaganfall nicht immer verlässlich ist, da auch Herniationen bei einem intrakraniellen Druck unter 20 mmHg vorkommen, kann die Aufrechterhaltung eines ausreichenden zerebralen Perfusionsdrucks damit erleichtert werden. Ein Anstieg des intrakraniellen Drucks kann über Reduktion eines Druckgradienten an Kollateralgefäßen zu einer Minderung des Perfusionsdrucks in der Penumbra führen und damit zu einer sekundären Infarktvergrößerung beitragen (Beard et al. 2015). Zumindest für den hämorrhagischen Schlaganfall ist jedoch bewiesen, dass der Einsatz von ICP-Monitoring mit einer geringeren Inzidenz sekundärer Herniation assoziiert ist (Zeng et al. 2014). Die Indikationen eines ICP-Monitorings sind (Helbok et al. 2014):

- Reduzierte Bewusstseinslage (GCS >8)
- Hirnödem in der Bildgebung
- Neurologische Verschlechterung
- Masseneffekt

Die Einleitung einer hirndrucksenkenden Therapie ohne entsprechendes ICP-Monitoring wird nicht empfohlen. Bei kontinuierlichem ICP-Monitoring soll die Blutdrucksteuerung so erfolgen, dass ein CPP > 60 mmHg (> 80 mmHg bei Vasospasmen bei SAB) bei einem ICP < 23 mmHg erreicht wird (Huttner et al. 2018).

Die Messung des Sauerstoffpartialdrucks im Hirngewebe ($PtiO_2$) gilt als Goldstandard der zerebralen Oxygenierungsmessung, ein routinemäßiger Einsatz beim ischämischen Schlaganfall wird jedoch noch nicht empfohlen. Der $PtiO_2$ soll über 20 mmHg liegen, ein Absinken ist mit erhöhter Morbidität, Mortalität und metabolischer Entgleisung assoziiert (Roh und Park 2016). Während die $PtiO_2$-Messung Informationen über das Gewebe unmittelbar um die Messsonde liefert, kann die jugularvenöse Sättigungsmessung ($SjvO_2$) eine ähnliche, wenn auch ungenauere Aussage über den globalen zerebralen Sauerstoffverbrauch liefern. Nichtinvasive Methoden wie die Nahinfrarot-Spektroskopie sind wesentlich artefaktanfälliger und deren Messergebnisse schlechter durch Studien validiert.

Die Fähigkeit zerebraler Gefäße zur Autoregulation der Hirndurchblutung ermöglicht einen konstanten Perfusionsdruck trotz Änderungen des systemischen Blutdruckes. Bei Störung der Autoregulation kommt es zu einer direkten Abhängigkeit der zerebralen Perfusion vom systemischen Blutdruck. Eine gestörte zerebrale Autoregulation ist zumindest beim Schädelhirntrauma stark mit einem schlechteren Outcome korreliert. Die am häufigsten angewandte Methode zur Beurteilung der Autoregulationsfähigkeit ist der Pressure Reactivity Index (PRx). Dabei wird die Korrelation zwischen mittlerem systemischen Blutdruck und mittlerem intrakraniellen Druck in fortlaufenden Zeitfenstern berechnet. Eine negativer Korrelationskoeffizient ist mit besserer Autoregulation verbunden, d. h. der zerebrale Perfusionsdruck (CPP), der den niedrigsten PRx aufweist, erlaubt die beste Autoregulation (Zeiler et al. 2020).

22.4 Intensivmanagement des ischämischen Schlaganfalls

22.4.1 Oxygenierung, Ventilation, Atemwege

Eine Sauerstoffgabe wird nur bei einer peripheren Sauerstoffsättigung (SpO_2) ≤ 94 % empfohlen (Ferdinand und Roffe 2016). Bei beatmeten Patienten sollen ein kontinuierliches SpO_2-Monitoring sowie regelmäßige Blutgasanalysen durchgeführt werden. Während die Empfehlung einer lungenprotektiven Beatmung diagnosen- und fächerübergreifend unumstritten ist, kann bezüglich des Beatmungsmodus (druck- vs. volumenkontrolliert) keine eindeutige Aussage getroffen werden. Die Respiratoreinstellungen sollen so gewählt werden, dass eine Normokapnie (pCO_2 > 35–45 mmHg) erzielt wird. Häufig wird ein pO_2 von > 65 mmHg empfohlen (Bardutzky 2017). Bei Patienten mit akuter oder chronischer Lungenschädigung (ARDS, COPD) sind jedoch Abstriche zu machen.

Die immer wieder geäußerten Bedenken gegen eine adäquate PEEP-Einstellung aufgrund möglicher Anhebung des ICP und Absenken des Perfusionsdrucks (CPP) konnten in einer großen rezenten Studie nicht unterstützt werden: Bei nicht schwer lungengeschädigten Patienten besteht keine signifikante Auswirkung des PEEP auf den ICP, bei schwer lungengeschädigten Patienten (Oxygenierungsindex < 100) findet sich zwar ein signifikanter Anstieg des ICP mit steigendem PEEP, allerdings in einem Bereich, der wahrscheinlich keine klinische Auswirkung zeigt (Anstieg des ICP um 1,6 mmHg bei einer Anhebung des PEEP um 5 cmH_2O; Boone et al. 2017).

Bei intubierten Schlaganfallpatienten ist in etwa in 15–35 % der Fälle zu erwarten, dass ein Weaning nicht gelingt und eine Tracheostomie erforderlich wird. Eine frühe Tracheostomie (zwischen Tag 1 und 3 nach Intubation vs. Tag 7–14 nach Intubation) scheint sich bei neurologischen Intensivpatienten langfristig positiv auf Mortalität und Outcome auszuwirken (Bösel 2014). Dieser Effekt konnte in einer Metaanalyse von 9 Studien an kritisch kranken Patienten (Intensivpatienten unabhängig von der Ätiologie, Tracheostomie vor oder nach Tag 10 nach Intubation) jedoch nicht nachgewiesen werden (Huang et al. 2014). Eine andere Metaanalyse findet in den gepoolten Daten von ebenfalls 9 analysierten Studien über Intensivpatienten Hinweise, dass die Frühtracheostomie (vor Tag 10) die Dauer der Sedierung verkürzen kann.

22.4.2 Intensivmedizinische Maßnahmen bei raumfordernden Kleinhirninfarkten

Finden sich bei einem raumfordernden Kleinhirninfarkt Zeichen einer Liquorabflussstörung, ist der Patient mit einer externen Ventrikeldrainage zu versorgen. Bei Bedrängung des Hirnstamms gilt eine subokzipitale osteoklastische Kraniotomie als lebensrettend und funktionsverbessernd (Hornig et al. 1994). Eine jüngere, retrospektiv gematchte Fall-Kontroll-Studie untersuchte eine präventive subokzipitale Kraniotomie bei Patienten mit Kleinhirninfarkt, die zwar innerhalb der ersten 72 Stunden stabil waren (GCS > 9), im Computertomogramm jedoch eine Infarktvolumenratio zwischen 0,25 und 0,3 (Infarktvolumen : zerebelläres Volumen) aufwiesen (n = 28), sowie eine Gruppe, die eine subokzipitale Kraniotomie aufgrund klinischer Verschlechterung erhielten (n = 32). Beide Gruppen wurden mit Propensity Score Matching mit nicht kraniotomierten Patienten verglichen. Dabei wies die Gruppe mit präventiver subokzipitaler Kraniotomie bei Entlassung und nach 12 Monaten eine niedrigere Mortalität und ein besseres funktionales Outcome auf. Als weiterer unabhängiger prädiktiver Faktor für gutes Outcome wurde das Fehlen einer Hirnstammbeteiligung festgestellt (Kim et al. 2016).

22.4.3 Temperaturmanagement bei ischämischen Infarkten

Fieber geht mit einer Verschlechterung des Outcomes bei ischämischen Infarkten einher (Phipps et al. 2011). Fieber soll daher behandelt werden und es sollte nach einer infektiösen Ursache gesucht und diese ggf. behandelt werden. Pharmakologisch stellt Paracetamol die 1. Wahl dar. Mittel 2. Wahl sind Metamizol i. v. sowie gekühlte Kochsalzlösung, letztere mit der Gefahr der Volumenüberladung. Die Kombination von Paracetamol und Ibuprofen ist wirksamer als die Einzelsubstanzen. Jede pharmakologische Fieberbehandlung setzt ein intaktes hypothalamisches Temperaturregulationszentrum voraus. Weiterhin stehen automatisierte Kühlsysteme zu Verfügung, die über Oberflächenkühlung oder endovaskulär eine Zieltemperatur erreichen und konstanthalten können. Derartige Feedback-gesteuerte Systeme erlauben eine wesentlich genauere Kontrolle der Zieltemperatur. Auch eine prophylaktische, primär endovaskuläre Kühlung ist sicher und effektiv zur Erhaltung einer Normothermie und kann die Fieberlast im Vergleich zu konventionellen Maßnahmen signifikant senken.

Obwohl Tierversuchstudien zur Hypothermie regelmäßig ausgezeichnete neuroprotektive Wirkung zeigen, ließ sich dieser Effekt bislang in keiner Humanstudie reproduzieren. In der ICTuS-L-Studie zeigte sich, dass die Gruppe mit einer induzierten Hypothermie von 33 °C nach Schlaganfall signifikant mehr Pneumonien aufwies als die Kontrollgruppe mit Standardbehandlung. Der fehlende Nachweis eines überlegenen Effekts der Hypothermie wird u. a. einer zu langen Zeit bis zum Erreichen der Zieltemperatur zugeschrieben. In der Folgestudie blieb trotz Modifikationen am Studienprotokoll ein Trend zu mehr Pneumonien (und höherer Mortalität) erhalten (Lyden et al. 2016). Auch in der COOLIST-Studie wurde in der Hypothermiegruppe eine höhere Pneumonierate gefunden (Geurts et al. 2017). In Kombination mit Kraniotomie bei malignem Mediainfarkt konnte eine moderate Hypothermie (33 °C) keine Besserung der Mortalität zeigen, ging jedoch mit deutlich mehr Komplikationen einher (80 % „serious adverse events" bei Kühlung vs. 43 % bei Normothermie; Neugebauer et al. 2019).

Wurde eine therapeutische Hypothermie durchgeführt, wird empfohlen, die Wiedererwärmung kontrolliert und langsam (maximal 0,25 °C/h) durchzuführen. Bestimmte Situationen erfordern eine noch vorsichtigere Wiedererwärmungsrate (0,1 °C/h, z. B. Ödemkontrolle, erhöhter ICP), um einen Rebound zu vermeiden.

22.5 Intensivmanagement der spontanen intrazerebralen Blutung

Intrazerebrale Blutungen weisen eine erhebliche Mortalität auf. Während die modernen Behandlungsstrategien den ischämischen Schlaganfall oftmals nahezu ungeschehen machen können, kommt es beim Auftreten einer intrazerebralen Blutung bereits initial zu einer unumkehrbaren Gewebsschädigung. Wichtigste Aufgabe der neurologischen Intensivmedizin ist es auch bei dieser Erkrankung, kurativ behandelbare Patienten vor Sekundärschäden zu schützen und unrettbaren Patienten eine adäquate Palliativtherapie zukommen zu lassen. Ein Grund für die hohe Mortalität intrazerebraler Blutungen sind Nachblutungen. Prädiktoren für eine Blutungszunahme bzw. Nachblutung sind das Blutungsvolumen, die Einnahme von Antikoagulanzien, der zeitliche Abstand zum Blutungsbeginn (invers) und ein „Spot Sign" in der CT-Angiografie. Das Risiko, eine Blutungszunahme zu erleiden, ist bei Blutungen zwischen 50 und 75 ml sowie in der Zeitspanne 0,5 bis 3 Stunden nach Onset am größten. Später sinkt das Risiko wieder. Die Verabreichung von Tranexamsäure zeigt keinen Effekt auf das Rehabilitationsergebnis nach 90 Tagen (Sprigg et al. 2018). Auch für die spontane intrakranielle Blutung gilt die Empfehlung der Behandlung an einer spezialisierten neurologischen oder neurochirurgischen Intensivstation.

22.5.1 Blutdruckmanagement

Pathophysiologische Überlegungen lassen annehmen, dass erhöhter Blutdruck zu einer Größenzunahme der Blutung führt und sich daher ungünstig auswirkt. Die Frage einer aggressiven Blutdrucksenkung in der Frühphase einer intrazerebralen Blutung wurde in den letzten Jahren von mehreren Studien thematisiert (INTERACT-1, INTERACT-2, ATACH, ATACH-2, ICH-ADAPT u. a.). Eine Metaanalyse gepoolter Daten zeigt, dass die rasche Blutdrucksenkung für den Patienten sicher durchzuführen ist. Insbesondere kommt es dadurch zu keiner Mortalitätssteigerung, zu neurologischer Verschlechterung oder vermehrtem Auftreten von zerebralen Ischämien. Das Hämatomwachstum in den ersten 24 Stunden fällt geringer aus. Allerdings lassen sich nach 3 Monaten weder ein Überlebensvorteil noch eine Prognoseverbesserung mit aggressiver Blutdrucksenkung erzielen. Die Gründe dafür liegen möglicherweise in der in den Studien relativ spät begonnenen antihypertensiven Therapie (durchschnittlich lag die Zeit von Blutungsbeginn bis zur Behandlung bei allen Studien über 3 Stunden) und der langsamen Senkung (über 1 Stunde) auf den Zielwert bei zwei Dritteln der aggressiv blutdruckbehandelten Patienten (Lattanzi et al. 2017). Auch die dichotome

Analyse in gutes Outcome/schlechtes Outcome kann das Ergebnis verzerrt haben. So findet sich nach Umstellung auf eine auf die modifizierte Rankin-Skala bezogene ordinale Analyse der gepoolten INTERACT-Daten ein signifikanter Vorteil mit aggressiver, früher Blutdrucksenkung (Wang et al. 2015).

Neue Untersuchungen zeigen, dass bei initial sehr stark erhöhten Blutdruckwerten (> 220 mmHg systolisch) eine aggressive Blutdrucksenkung (Ziel 110–139 mmHg syst.) von Nachteil sein kann, da bei diesen Patienten häufiger eine neurologische Verschlechterung in den ersten 24 Stunden auftritt als bei einem Blutdruckziel von 140–179 mmHg (Qureshi et al. 2020).

22.5.2 Blutungen unter Thrombozytenfunktionshemmung

Plättchenhemmer scheinen die Nachblutungsrate nicht signifikant zu beeinflussen (Salman et al. 2018), obwohl eine vorbestehende Plättchenhemmung die Mortalität erhöht. Die Substitution von Thrombozyten bei vorbestehender Plättchenhemmung verschlechtert die Prognose und wird nicht empfohlen (Baharoglu et al. 2016). Obwohl nur Daten aus kleinen Untersuchungsreihen vorliegen, kann die Gabe von Desmopressin empfohlen werden, da nur selten schwere Nebenwirkungen auftreten (Frontera et al. 2016).

22.5.3 Blutungen unter Antikoagulation

Unter Antikoagulation ist die Wahrscheinlichkeit einer relevanten Blutungszunahme erhöht. Unter direkten oralen Antikoagulanzien (DOAK) findet sich ein Blutungsprogress bis 37,8 % der Fälle, unter Vitamin-K-Antagonisten bis 56 % (Purrucker et al. 2016). Neben dem logischen Schritt des Absetzens einer oralen Antikoagulation sind je nach verwendetem Antikoagulans spezifische Maßnahmen zu ergreifen.

Vitamin-K-Antagonisten

Sofern eine Antikoagulation mit einem Vitamin-K-Antagonisten (VKA) vorlag, wird die Gabe von hochdosiertem Vitamin K empfohlen. Der Effekt von Vitamin K setzt aber erst nach frühestens 2 Stunden ein und erreicht sein Maximum bei normaler Leberfunktion nach 24 Stunden. Da Cumarine spezifisch die Synthese der Vitamin-K-abhängigen Gerinnungsfaktoren II, VII, IX und X hemmen, soll bei erhöhtem INR Prothrombinkonzentrat (PPSB = PCC) in einer Dosierung von 30IE/kg Körpergewicht verabreicht werden (Christensen et al. 2019). Auch eine abgestufte Dosierung nach INR ist möglich ➤ Tab. 22.1 ; Kim und Bae 2017):

Die Gabe von Fresh Frozen Plasma (FFP) wird verschiedentlich empfohlen; für eine akute Blutung ist die Konzentration an Gerinnungsfaktoren im FFP jedoch zu gering (da nur in physiologischer Konzentration), um eine rasche Reversierung zu erreichen. Dadurch entsteht das Risiko einer Volumenüberladung.

Rekombinanter Faktor VII wird bei einer VKA-assoziierten Blutung nicht empfohlen, da die anderen Vitamin-K-abhängigen Faktoren nicht substituiert werden.

Direkte orale Antikoagulanzien

Bei DOAKs ist die Gabe von Vitamin K ohne Wirkung und FFPs aus oben genannten Gründen nicht indiziert. Ein spezifisches Antidot gegen Dabigatran liegt mit Idarucicumab vor. Dieser gegen das Dabigatranmolekül gerichtete Antikörper kann dessen Wirkung sehr rasch aufheben. Der Effekt kann anhand der Thrombinzeit oder der Ecarin-Clotting-Time gut monitorisiert werden, eine Kontrolle ist aber aufgrund des guten Ansprechens nicht zwingend erforderlich. Unterstützend kann bei Dabigatran eine Hämodialyse erwogen werden.

Hämodialyse ist bei den Xa-Antagonisten (Apixaban, Edoxaban, Rivaroxaban) nicht hilfreich. Der Grad der Xa-Hemmung lässt sich über die Anti-Xa-Aktivität feststellen. Die Gabe von 4-Faktorenkonzentrat (PPSB) wird kontrovers diskutiert: Im RASUNOA-Register fand sich nach Gabe von durchschnittlich 2390 IE PPSB kein signifikanter Effekt auf

Tab. 22.1 Einsatz von Antidota und Substituten bei Blutungen unter oraler Antikoagulation

Aktive Substanz	Dosis	Einnahmezeit	Antagonist	Dosierungsschema[1]	
Vitamin-K-Antagonisten (Warfarin, Acencoumarol, Phenprocoumon)			Phytomenadion (Vit. K_1)	INR < 5	5 mg
				INR > 5	10 mg
			PPSB	INR < 4	25 IE/kg KG
				INR 4–6	35 IE/kg KG
				INR > 6	50 IE/kg KG
alle direkten Antikoagulanzien			PPSB	37,5–50 IE/kg KG	
Dabigatran			Idarucizumab	5 g	bei ausgewählten Patienten evtl. wiederholen
Apixaban[2]	≤ 5 mg	oder letzte Dosis vor mehr als 8 h	Andexanet Alfa	Bolus 400 mg (30 mg/min), Infusion 4 mg/min über 120 min	
Rivaroxaban[2]	≤ 10 mg				
Apixaban[2]	> 5 mg	**und** letzte Dosis vor weniger als 8 h **oder** Einnahmezeitpunkt unbekannt	Andexanet Alfa	Bolus 800 mg (30 mg/min), Infusion 8 mg/min über 120 min	
Rivaroxaban[2]	> 10 mg				

[1] gemäß Fachinformation
[2] derzeit keine Zulassung für andere Xa-Inhibitoren lt. Hersteller

die Blutungszunahme. Es handelt sich hierbei aber nicht um eine randomisierte Studie; die mit PPSB behandelten Patienten wiesen größere Blutungen und eine kürzere Zeitspanne zur letzten DOAK-Einnahme auf als ohne Gerinnungsfaktoren behandelte Patienten (Purrucker et al. 2016). Auch die Anti-Xa-Aktivität ändert sich nach Gabe von Faktorenkonzentrat nicht, allerdings normalisiert sich dennoch die Blutungszeit (Yee & Kaide 2019). Die Pharmakokinetik lässt annehmen, dass das zirkulierende Antikoagulans auch den mittels PPSB zugeführten Faktor X hemmt und daher höhere Dosen des PPSB notwendig sind. Aktuelle Empfehlungen lauten daher 37,5 bis 50 IE PPSB/kg KG (Christensen et al. 2019). Faktorenkonzentrat mit Faktor-VIII-Inhibitor-Bypass-Aktivität (FEIBA) kann verabreicht werden.

2019 wurde in Europa Andexanet Alfa, ein rekombinantes Faktor-Xa-Protein, vorläufig zugelassen. Damit steht nun auch ein Antidot für direkte orale Faktor-Xa-Hemmer (Zulassung für Rivaroxaban, Apixaban) zu Verfügung. Auch die Wirkung parenteraler Xa-Hemmer (z. B. Enoxaparin) kann damit revertiert werden; dies wird jedoch nicht von der Zulassung umfasst. Das rekombinante Protein ähnelt dem humanen Faktor Xa und bindet wie dieser an direkte Xa-Inhibitoren. Die Verabreichung sieht eine Bolusgabe vor, wodurch nach Firmenangaben nach wenigen Minuten der Effekt der Xa-Inhibtoren aufgehoben ist. Daran anschließend wird eine Dauerinfusion über 2 Stunden gegeben. In dieser Phase liegt eine quasi normale Gerinnung vor und die Blutung kann zum Stoppen gebracht werden. Andexanet Alfa wird durch Serumproteasen rasch abgebaut, sodass es nach 2–4 Stunden wieder zu einem Anstieg des Faktor-Xa-Inhibitors kommt. Bis dahin ist aber eine suffiziente Hämostase zu erwarten, eine neuerliche Gabe ist nicht erforderlich.

Andexanet Alfa führte in einer einarmigen prospektiven Untersuchung (Connolly et al. 2019) bei 82 % der Patienten zu suffizienter Hämostase. Eine Vergleichsstudie mit Standardbehandlung läuft derzeit; die Ergebnisse werden 2023 erwartet (ANNEXA-I-Studie). Ein Kosten- und Effektivitätsvergleich mit PPSB (retrospektiv, kein direkter Vergleich) bei kritischen Blutungen (intra- oder extrakraniell) zeigte für PPSB eine gute oder sehr gute Hämostase in 72 %, für Andexanet Alfa in 82 % der Fälle (Frontera et al. 2020). Dabei lag die Rate der thrombembolischen Komplikationen bei 4 % (PPSB) bzw. 10 % (Andexanet Alfa). Die Kosten (basierend auf dem

Tab. 22.2 Prognostische Wertigkeit unterschiedlicher EEG-Veränderungen bei klinisch diagnostizierten posthypoxischen Myoklonien.

EEG-Veränderung	n	Überlebende (%)
diffuse Verlangsamung	156	22,4
epileptischer Status myoclonicus	230	12,6
Burst-Suppression	415	7,2
Alpha-Koma	52	5,8
Spike-Wave-Aktivität	274	2,9

vom Hersteller empfohlenen Preis) lagen für PPSB bei durchschnittlich 4.950 Euro, bei Andexanet Alfa bei 9.300 Euro (niedrige Dosis) bzw. 16.740 Euro (hohe Dosis) pro Patient.

Die Dosierungen der Antidota sind in ➤ Tab. 22.2 zu sehen.

Zur neuen Substanz Ciraparantag, die sowohl Faktor-Xa- und Faktor-II-Inhibitoren als auch Heparin antagonisieren kann, liegen zu wenige Daten und keine klinische Erfahrung vor, um eine Empfehlung geben zu können.

22.5.4 Intraventrikuläre Blutung

Eine intraventrikuläre Blutung kann selten isoliert auftreten, meist jedoch im Rahmen einer intrazerebralen Blutung. 45 % aller intrazerebralen Hämatome brechen in das Ventrikelsystem ein, was zu einem raschen Verschluss des Liquorabflusses und somit zu einem Hydrocephalus occlusus führen kann. Zeigt sich zusätzlich eine Reduktion der Bewusstseinslage, ist eine sofortige EVD-Anlage erforderlich. Häufig führen aber die Blutkoagel zu einer Verstopfung der Drainageschläuche. Reicht einfaches Anspülen mit geringen Mengen an isotoner Natriumchloridlösung nicht aus, kann die Gabe von rekombinantem Gewebe-Plasminogenaktivator (rtPA) erwogen werden. Im CLEAR III Trial (Hanley et al. 2017) fand sich durch wiederholte intraventrikuläre Gabe von rtPA zwar eine signifikante Reduktion der Mortalität (18 % vs. 29 % nach 180 Tagen), allerdings auch ein Anstieg der Patienten mit mRS 5 (17 % vs. 9 %). Nur mit Entfernung von > 80 % des intraventrikulären Blutes (erreicht bei ⅓ der Patienten) konnte auch eine funktionelle Verbesserung der Prognose (mRS ≤ 3) erzielt werden, was sich im Gesamtergebnis der Studie jedoch nicht niederschlägt. Die Kombination einer intraventrikulären Lyse mit einer lumbalen Drainage kann die spätere Notwendigkeit eines bleibenden Ventrikelshunts aufgrund eines Hydrocephalus aresorptivus reduzieren (Staykov et al. 2017).

22.5.5 Chirurgische Versorgung

Der Stellenwert der chirurgischen Intervention bei intrakraniellen Blutungen ist nach wie vor umstritten. Nachdem die STICH-I-Studie generell keinen Vorteil bezüglich der Mortalität und dem Outcome nach 6 Monaten für eine chirurgische Hämatomausräumung bei supratentoriellen Hämatomen fand, aber die Subgruppe mit oberflächennahen Hämatomen zu profitieren schien, wurde die STICH-II-Studie an über 600 Patienten durchgeführt, die ein Hämatom im Ausmaß von 10–100 ml nicht tiefer als 1 cm von der Oberfläche entfernt liegend aufwiesen. Eingeschlossen wurden Patienten innerhalb von 48 Stunden nach Eintreten der Blutung. Dennoch konnte auch hier kein signifikanter Vorteil der chirurgischen Behandlung gezeigt werden. Allerdings wurde belegt, dass Patienten mit einer zu Beginn schlechten Prognose (bestimmt durch GCS 9, Alter, Hämatomvolumen) von einer frühen chirurgischen Intervention profitieren. Bei primär guter Prognose wird eine Hämatomevakuation nicht vor klinischer Verschlechterung empfohlen. Der Ansatz einer minimalinvasiven Hämatomevakuation in Kombination mit wiederholter Thrombolyse (Hanley et al. 2019) brachte keine Besserung der Prognose. Diese Studie zeigte aber, dass auch Patienten mit Blutungen > 30 ml dennoch ein gutes funktionelles Outcome (mRS ≤ 3) in 43 % der Fälle erreichen können (unabhängig von der Studienintervention). Obwohl es für Kleinhirnblutungen keine Studien gibt, die eine Überlegenheit einer chirurgischen Intervention gegenüber der Standardbehandlung zeigen, gilt eine Hämatomausräumung aufgrund der sonst hohen Mortalität als Standardbehandlung (Delcourt & Anderson 2016).

22.6 Intensivmanagement der spontanen Subarachnoidalblutung

Eine Subarachnoidalblutung (SAB) ist in 85 % Folge einer Ruptur eines subarachnoidalen Aneurysmas. Aneurysmen findet man bei Autopsien in 2–5 % der Fälle, wobei eine Blutung nur bei 6–13, in manchen Ländern bis 22 pro 100 000 Einwohner auftritt (Woitzik 2019). Subarachnoidalblutungen sind für rund 5 % aller Schlaganfälle verantwortlich, gehen aber mit der höchsten Mortalität einher: Die 30-Tage-Mortalität liegt bei 35 % (Steinmetz, 2012), die „Case Fatality Rate" bei 51 % (in den USA). Der Altersgipfel liegt zwischen 50 und 60 Jahren, Frauen sind etwas häufiger betroffen (OR 1,24).

22.6.1 Diagnostik

Bei Verdacht auf eine Subarachnoidalblutung liefert eine zerebrale Computertomografie rasch und mit hoher Sensitivität die Diagnose. Nur etwa 2 % der CT-Scans erweisen sich als falsch negativ, in diesem Fall ist eine Lumbalpunktion der Schlüssel zur richtigen Diagnose. Xanthochromie des Liquors findet sich nach 12 Stunden, davor ist eine Drei-Gläser-Probe eine weiterhin hilfreiche klinische Methode zur Detektion einer SAB. Eine Gefäßdarstellung mit 3D-Rekonstruktion (CT-Angiografie oder digitale Subtraktionsangiografie) hilft bei der Planung des weiteren Vorgehens. Die CT-Angiografie ist der klassischen Angiografie bei kleinen und schädelbasisnahen Aneurysmen jedoch unterlegen (Grasso et al. 2017).

22.6.2 Akutbehandlung

22

Aneurysmaausschaltung

Eine frühe Aneurysmaversorgung senkt das Risiko und wird als primäres Ziel in der Versorgung einer Subarachnoidalblutung gesehen (Diringer et al. 2011). Vom technischen Standpunkt, also vom Ausmaß der Aneurysmaausschaltung, ist ein Clipping des Aneurysmas die überlegene Technik (82 % vs. 66 % bei Coiling). Allerdings zeigte das International Subarachnoid Aneurysm Trial (ISAT), dass mit Coiling Mortalität und Morbidität nach 12 Monaten signifikant geringer sind. Dennoch muss unter Berücksichtigung der jeweiligen Situation (Gefäßstatus, Aneurysmaform, abgehende Äste etc.) individuell die beste Versorgungsvariante gewählt werden.

Komplikationen

Sofern die akute Blutung überlebt wird, gilt es, den Patienten intensivmedizinisch zu stabilisieren. Spezifische Komplikationen der SAB bestimmen den weiteren Verlauf:

- Nachblutungen
- Liquorabflussstörungen
- Vasospasmen

Typische allgemeinintensivmedizinsche Probleme pulmonaler, kardialer, renaler oder anderer Natur können sich ebenso verlaufsbestimmend auswirken.

Nachblutungen treten meist innerhalb der ersten 72 Stunden auf. Vor allem Patienten mit schlechterer Graduierung nach der WFNS-Skala, größeren Aneurysmen und Warnblutungen, aber auch Patienten mit sehr früher (< 3 Stunden nach Onset) nichtinterventioneller digitaler Subtraktionsangiografie sind häufiger von einer Nachblutung betroffen (Diringer et al. 2011).

Zerebrale Vasospasmen finden sich bei 70 % aller Patienten mit aneurysmatischer SAB, in 30 % der Fälle kommt es zu symptomatischen zerebralen Ischämien. Prognosebestimmend ist nicht das Auftreten eines Vasospasmus per se, sondern das Vorliegen eines daraus resultierenden Defizits (Delayed Cerebral Ischemia, DCI). Das Flüssigkeitsmanagement zur Prävention und Behandlung von Vasospasmen basiert nicht mehr auf der früheren Triple-H-Therapie, sondern sollte auf Euvolämie abzielen. Möglicherweise kann eine frühe Flüssigkeitsüberladung sogar das Auftreten von DCI fördern. Die transpulmonale Thermodilutionsmethode für ein detailliertes hämodynamisches Monitoring kann helfen, ein optimales Flüssigkeitsmanagement zu erreichen (Vergouw et al. 2020).

Bei Vasospasmus sollte bei versorgtem Aneurysma die Induktion einer Hypertonie erfolgen (MAP 100–120 mmHg; Sandow et al. 2016). Medikamentöse Basis der Prävention und Behandlung zerebraler Vasospasmen ist weiterhin orales Nimodipin (60 mg alle 4 Stunden über 3 Wochen). Die Evidenz zur Verringerung schwerer neurologischer Defizite ist besser als die Evidenz zur tatsächlichen Reduktion zerebraler Vasospasmen.

Folgende Maßnahmen zur Prävention und Dedektion von Vasospasmen und DCI werden empfohlen (American Heart Association/American Stroke Association; Francoeur & Mayer 2016):

- Orales Nimodipin, Ziel 6 × 60 mg/d
- Wiederholte klinische Untersuchung
- Euvolämie
- Spasmus-Monitoring mittels transkranieller Dopplersonographie
- CT-/MR-Perfusion um mögliche, durch Vasospasmen ischämisch gefährdete Areale zu erkennen
- Digitale Subtraktionsangiographie mit Interventionsmöglichkeit als Goldstandard
- Hypertensive Blutdruckwerte bei Vorliegen einer DCI (160–180 mmHg, max. 220 mmHg)
- Intraarterielle Spasmolyse und/oder zerebrale Angioplastie bei Vorliegen eines symptomatischen Vasospasmus

Andere pharmakologische Ansätze sind der Behandlung mit Nimodipin unterlegen und werden deshalb aufgrund des Nebenwirkungsprofils oder aufgrund der unzureichenden Datenlage nicht zur Vasospasmus-Prophylaxe empfohlen (Magnesium, Statine, Endothelin-Rezeptor-Antagonisten, Radikalfänger [Tirizilad], Erythropoietin, Glyburid; Grasso et al. 2017). Eine möglicherweise wirksame Substanz stellt der Phosphodiesterase-Inhibitor Cilostazol dar, der eine Vasodilatation und Plättchenhemmung bewirkt. In einer Metaanalyse (Saber et al. 2018) über 6 Studien mit insgesamt 662 Patienten zeigte sich eine signifikante Reduktion von Vasospasmen, DCI und ungünstigem Verlauf. Die Mortalität wird nicht signifikant beeinflusst.

Zur Dedektion zerebraler Vasospasmen eignet sich die transkranielle Doppler-Untersuchung als noninvasive Bedside-Untersuchung. Flussgeschwindigkeiten unter 120 m/s gelten als sicherer Ausschluss eines Spasmus, Flussraten über 200 m/s als hinweisend auf einen Vasospasmus. Der Goldstandard der weiteren Diagnostik ist die digitale Subtraktionsangiografie; allerdings kann eine hochauflösende CT-Angiografie die erforderlichen DSAs reduzieren. Erweitertes zerebrales Monitoring wie EEG, Gewebsoxygenierung und zerebrale Mikrodialyse können wertvolle Hinweise auf eine vasospasmusinduzierte Hypoperfusion liefern (Diringer et al. 2011).

! MERKE

Eine frühe Aneurysmaausschaltung ist primäres Ziel in der Behandlung der aneurysmatischen Subarachnoidalblutung. Zur Reduktion zerebraler Vasospasmen ist bislang keine Methode oralem Nimodipin überlegen. Die frühe Erkennung eines verzögerten ischämischen Defizits ist eine der wesentlichen Herausforderungen in der Therapie der aneurysmatischen Subarachnoidalblutung.

22.7 Entzündliche ZNS-Erkrankungen

Meningoenzephalitiden sind Entzündungen des Liquorraums, der weichen Hirnhäute und des Hirnparenchyms im Sinne einer Enzephalitis/Zerebritis. Neuroinfektiologische Erkrankungen, wie die bakterielle Meningitis, sind Notfälle und bedürfen einer raschen diagnostischen Zuordnung und gezielten Therapie. Trotz der Abnahme der erregerbedingten Erkrankungen – insbesondere der bakteriellen Meningitis – werden immunologisch vermittelte Enzephalitiden auf neurologischen Intensivstationen wichtiger.

22.7.1 Epidemiologische Aspekte mit Bedeutung für die Neurointensivmedizin

Aktuelle Daten aus Deutschland zeigen, dass 2–3 % der stationären Patienten neuroinfektiologische Erkrankungen haben und 35 % dieser Patienten an einer neurologischen Intensivstation behandelt wurden. Neuroinfektiologische Erkrankungen wurden im Vergleich zu anderen Patienten öfter durch intensivmedizinische Betreuung behandelt (Buchholz et al. 2014). Ein Drittel neuroinfektiologischer Patienten wird intensivmedizinisch betreut. Neuroinfektiologische Erkrankungen sind damit eine Krankheitsgruppe, die in Bezug auf die Notwendigkeit spezifischer neurologischer Intensivmedizin gut untersucht ist.

In einer retrospektiven Kohortenstudie wurden erwachsene Patienten mit dem klinischen Bild einer Enzephalitis über einen Zeitraum von 20 Jahren untersucht. Bei 53 % wurde eine Infektion und bei 41 % eine immunvermittelte Erkrankung nachgewiesen. Bei 32 % konnte die Ursache nicht sicher zugeordnet werden.

In den Jahren 2002 bis 2012 hat die Anzahl der immunmediierten Erkrankungen deutlich zugenommen. Folgende Parameter zum Aufnahmezeitpunkt waren mit einer schlechten Prognose assoziiert (Sonneville et al. 2015):

- Koma
- Aspirationspneumonie
- Erniedrigte Körpertemperatur
- Erhöhte Proteinwerte im Liquor
- Verspätete Aufnahme an der Intensivstation

Diese Studie weist auf eine veränderte Epidemiologie bzw. auf veränderte Diagnosealgorithmen hin und unterstreicht, wie wichtig eine frühe intensivmedizinische Betreuung von Patienten mit schweren entzündlichen Erkrankungen des zentralen Nervensystems ist.

Rezidive behandelter Herpes-simplex-Enzephalitiden sind selten. 2006 wurden in einer kleinen Fallserie von 32 Patienten bei 4 Patienten 6 Rezidivepisoden berichtet. Bei diesen 4 Patienten wurden insgesamt 13 Liquorproben mit PCR untersucht und bei keiner Untersuchung konnte HSV-DNA nachgewiesen werden. Es wurde daher ein immunvermittelter Pathomechanismus vorgeschlagen (Sköldenberg et al. 2006).

Bei Herpesencephalitis muss bei rund 60 % der Patienten mit einer Intensivpflichtigkeit gerechnet werden. Sofern bei einer Herpes-simplex-Enzephalitis eine Intensivversorgung notwendig ist, hat sich die Prognose über die letzten Jahre nicht gebessert. Die Mortalität ist hoch (Tod auf ICU oder Hospiz gesamt 18,7 %, bei über 65-Jährigen 26,2 %) und bei Überleben ist mit erheblicher Behinderung zu rechnen (Oud 2019).

Neue Aspekte zu dieser Diskussion zum Rezidiv bzw. zur Post-Herpes-simplex-Enzephalitis ergeben sich durch den Nachweis von N-Methyl-D-Aspartat-Rezeptor-Antikörpern (NMDAR-Ak) im Liquor. Die Synthese dieser Antikörper startete 1–4 Wochen nach dem Auftreten der Herpes-simplex-Enzephalitis. Fünf Patienten wurden prospektiv erfasst, 2 weitere aus einer retrospektiven Serie von 34 Herpes-simplex-Enzephalitiden. Weitere Fälle wurden vereinzelt berichtet. Diese Daten weisen darauf hin, dass die Post-Herpes-simplex-Enzephalitis eine autoimmune Erkrankung ist, die durch NMDAR vermittelt wird. Dies ist von Bedeutung, da diese Komplikation zwar selten auftritt, aber immer zu einer erheblichen diagnostischen Verunsicherung führt. Patienten mit einer lang anhaltenden und sich verschlechternden Symptomatik nach einer Herpes-simplex-Enzephalitis sollten daher auf NMDAR getestet werden.

! MERKE

NMDAR-vermittelte Erkrankungen müssen in die Differenzialdiagnose unklarer Meningoenzephalitiden mit einbezogen werden.
Die intensivpflichtige Herpes-simplex-Enzephalitis ist mit hoher Mortalität assoziiert.

22.7.2 Induzierte Hypothermie bei schwerer bakterieller Meningitis

In einer randomisierten multizentrischen Open-Label-Studie an 49 Intensivstationen in Frankreich wurden 98 erwachsene Patienten mit einer schweren bakteriellen Meningitis mit einem GCS ≤ 8, der länger als 12 Stunden bestanden hatte, eingeschlossen. Die Patienten wurden für 48 Stunden auf Temperaturen von 34–32 °C abgekühlt und danach passiv wieder erwärmt. Die Temperatur wurde im Ösophagus gemessen. Die Studie wurde vorzeitig gestoppt, da in der Hypothermiegruppe 51 % verglichen mit 31 % ($p = 0{,}04$) in der Kontrollgruppe verstorben waren. Die immer wieder diskutierte milde Hypothermie hat nach den vorliegenden Studiendaten bei bakterieller Meningitis daher keinen Stellenwert (Mourvillier et al. 2013).

22.7.3 Externe Ventrikeldrainage bei bakterieller Meningitis

Seit vielen Jahren wird bei Patienten mit frühem Hydrozephalus bei bakterieller Meningitis die externe Ventrikeldrainage zur Ableitung des Liquors und Reduktion des Hirndrucks klinisch eingesetzt. Diese Therapieform wurde in erster Linie aufgrund kasuistischer Beschreibungen, mechanistischer Überlegungen und klinischer Erfahrung angewendet. Die Häufigkeit des Hydrozephalus als Komplikation der bakteriellen Meningitis beträgt ca. 5 %. In einer von 2004 bis 2012 durchgeführten prospektiven Studie

22

bei Erwachsenen wurden insgesamt 52 Patienten mit einer Ventrikeldrainage versorgt. Die Kontrollgruppe umfasste 53 Patienten, die nach Prinzipien konventioneller Intensivmedizin behandelt wurden. Der primäre Endpunkt war die Mortalität innerhalb von 2 Monaten, der sekundäre Endpunkt war der Glasgow-Outcome-Score und der Gehörverlust bei einer Nachuntersuchung nach 2 bis 6 Monaten. Die Einschlusskriterien waren GCS ≤ 10 und erhöhter Liquoreröffnungsdruck. Die Intervention reduzierte die Mortalität von 30 % in der konventionell behandelten Gruppe auf 10 % in der Gruppe mit Ventrikeldrainage (relative Risikoreduktion 68 %, $p < 0,05$). Auch der sekundäre Endpunkt zeigte einen signifikanten Unterschied, wobei der Anteil der Patienten, die sich völlig erholten, von 32 % auf 54 % angehoben werden konnte. Bemerkenswert ist auch, dass in der Arbeit keine relevanten Nebenwirkungen durch die invasive Hirndrucktherapie berichtet werden (Glimåker et al. 2014). Die über viele Jahre klinisch angewandte Methode der externen Ventrikeldrainage ist nun auch durch Daten erstmals belegt. Bedeutend ist, dass es keine Hinweise für eine mechanische Verschleppung von Erregern durch die Einbringung des Katheters gibt.

Zukünftig müssen klare Kriterien für die Indikation erarbeitet werden. Von lumbalen Drainagen und wiederholten Liquorpunktionen ist abzuraten. Bei Störungen der Liquorzirkulation besteht das Risiko der Einklemmung. Dieser wichtige Punkt wurde in den beiden Studien unzureichend diskutiert.

22.7.4 Kortikosteroide bei bakterieller Meningitis

Ein Cochrane-Review analysierte 4 125 Patienten in randomisierten Studien. Kortikosteroide reduzieren neurologische Behinderung und Hörstörungen, hatten aber keinen Einfluss auf die Gesamtmortalität. Die Mortalität kann allerdings bei der Pneumokokkenmeningitis signifikant reduziert werden. In Europa und Deutschland kann daher der Einsatz von Kortikosteroiden insbesondere für die Pneumokokkenmeningitis empfohlen werden. In Ländern mit limitierten Ressourcen, hohen HIV-Raten und Mangelernährung ist der Einsatz von Kortikosteroiden nicht angezeigt (Brouwer et al. 2015). Es wurde auch gezeigt, dass die Gabe von Dexamethason bei der Meningokokkenmeningitis keinen negativen Effekt auf die Prognose dieser Erkrankung hat. Die Diskussion um den Einsatz von Kortikosteroiden sollte in Europa klar für die Dexamethasongabe bei Pneumokokken entschieden sein.

22.7.5 Prognostische Faktoren infektiöser ZNS-Erkrankungen

Führt eine ZNS-Infektion zu einem Koma des Patienten, verschlechtert sich die Prognose erheblich (Wijdicks 2019). Determinanten eines ungünstigen Verlaufs einer Meningitis sind Hirnödem (➤ Abb. 22.5), sekundäre Infarkte, verzögerte Einleitung einer korrekten Antibiose, septischer Verlauf, Entwicklung eines Hydrocephalus und epileptische Anfälle. Ein septischer Schock stellt den wichtigsten ungünstigen Prognosefaktor dar. Kein Patient mit einem FOUR-Score kleiner 3 bei Aufnahme überlebt eine bakterielle Meningitis (Ettekoven et al. 2019).

Die Prognose bei Enzephalitiden ist unklarer, da das Krankheitsbild uneinheitlich ist. Alter, Krank-

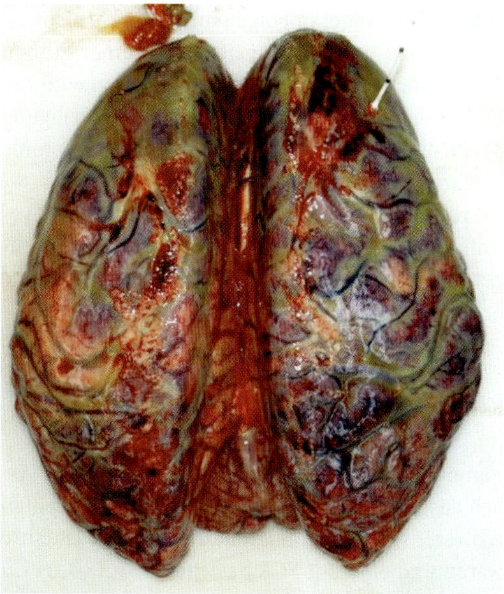

Abb. 22.5 Obduktionspräparat bei eitriger Meningitis mit S. agalactiae. **Generalisiertes Hirnödem, liegende Ventrikelsonde rechts frontal.** Die sulcalen Eiteransammlungen sind deutlich erkennbar."

heitsdauer und Grad der Bewusstseinsstörung, aber auch Art des Erregers und die damit einhergehenden Therapieoptionen stellen dabei wesentliche Einflussfaktoren dar. Insgesamt wird davon abgeraten, sich bei infektiösen Enzephalitiden prognostisch festzulegen, da auch späte Verbesserungen auftreten können (Wijdicks 2019).

22.8 SARS-CoV-2, Neuro-COVID, VIPIT

22.8.1 SARS-CoV-2-Infektionen – Neuro COVID-19

Allgemeines

Seit mehr als einem Jahr beschäftigt uns in der Medizin die COVID-19-Pandemie. In kürzester Zeit sind zu diesem Thema eine Vielzahl von Publikationen erschienen, die neurologische Aspekte der Erkrankung beleuchten. Es wurden schon bald neurologische Symptome und Krankheitsbilder bei 84 % der schwerkranken COVID-19-Patienten berichtet (Helms et al. 2020), wobei in Folge einige nur kasuistisch, andere hingegen sehr konsistent bei einer großen Anzahl von Patienten. Bei vielen Patienten wird der Verlust des Geruchssinns und damit die Beteiligung des N. olfactorius als eines der Schlüsselsymptome beschrieben (Yachou et al. 2020).

Frühzeitig ist die Erkrankung durch ein massives Anfluten von Entzündungsmediatoren gekennzeichnet, die unterschiedliche neurologische Symptome hervorrufen können (Fotuhi et al. 2020).

Klinik und Diagnostik

Von besonderer Bedeutung ist eine prospektive Arbeit aus New York, die bei hospitalisierten Patienten schwerer (ARDS) Krankheit, die älter als 18 Jahre waren und eine mit PCR gesicherte SARS-CoV-2-Infektion aufwiesen, neurologische Manifestationen untersuchte. Insgesamt wurden 4.491 Patienten in dieser Studie erfasst. 13,5 % (n = 606) entwickelten neurologische Symptome. Bemerkenswert ist, dass neurologische Krankheitsbilder im Rahmen der Coronavirus-Infektion bereits sehr frühzeitig aufgetreten waren (Frontera et al. 2021).

Am häufigsten waren:

- Toxisch metabolische Enzephalopathien: 6,8 %
- Schlaganfälle (alle Formen): 1,9 %
- Epileptische Anfälle: 1,6 %
- Hypoxische Hirnschäden: 1,4 %

Bemerkenswert ist, dass in dieser prospektiven Gruppe keine Enzephalitis, Meningitis oder Myelitis COVID-19 assoziiert war. In dieser prospektiven Studie wurden auch bei 26 Patienten Liquorbefunde erhoben, wobei nur bei etwa einem Fünftel eine geringe Zellzahlerhöhung gefunden wurde. Bei vielen Patienten war hingegen eine mäßiggradige Proteinerhöhung zu sehen. Diese Liquorbefunde werden auch in einer retrospektiven Observationsserie von 30 Patienten in Deutschland bestätigt. Bei diesen 30 Patienten wurde bei keinem einzigen im Liquor SARS-CoV-2 nachgewiesen (Neumann et al. 2020). Sämtliche durchgeführte PCR-Untersuchungen im Liquor bei 18 Patienten waren negativ. Kasuistisch wurde das Auftreten einer Meningoenzephalitis, die tatsächlich durch SARS-CoV-2-Viren hervorgerufen wurde, beschrieben (Moriguchi et al. 2020).

In der prospektiven Kohorte treten diese neurologischen Symptome früh auf, wobei hier klar zeitlich unterschieden wird zwischen einer Gruppe mit neurologischen Symptomen vor der Aufnahme (419 Patienten) versus im Verlauf der COVID-19-Erkrankung. Die vermutlich toxisch metabolische Enzephalopathie ist ein typisches frühes Symptom. Die Manifestation eines Guillain-Barré-Syndroms zeigte sich frühzeitig im Krankheitsverlauf (Frontera et al. 2021).

In einer Metaanalyse werden die beschriebenen MRT, die in 21 Arbeiten (n = 2125) zwischen 1 und 10/2020 publiziert wurden, untersucht. Insgesamt stellt sich ein heterogenes Bild dar. MR-tomografisch fassbar sind häufiger vaskuläre Veränderungen wie Mikroblutungen (6,9 %), intrakranielle Blutung (5,4 %), akute und subakute Infarkte (24 %) sowie seltener unspezifisch enzephalitische Veränderungen (3,3 %) (Choi & Lee 2020).

ADEM und GBS bei SARS-CoV-2-Infektionen

Im National Hospital Queen Square erfasste man neurologische Manifestationen in einer wöchentlich interdisziplinären Konferenz. Insgesamt wurden 43 Patienten erfasst, von denen 29 PCR-positiv, acht vermutliche und sechs mögliche COVID-Patienten entsprechend den WHO Kriterien waren. Im Prinzip entsprachen die erfassten Erkrankungen den bereits oben beschriebenen. Bei sechs Patienten wurde eine ADEM diagnostiziert, wobei fünf davon hämorrhagisch waren. Das Auftreten einer ADEM war nicht mit einem schweren Krankheitsverlauf der COVID-Infektion selbst verbunden (Paterson et al. 2020). Andere Fallserien beschreiben auch Guillain-Barré-Syndrom bei COVID-19-Kranken, die sich nicht von postinfektiösen GBS unterschieden (Abu-Rumeileh et al. 2021; Caress et al. 2020). Auch Sonderformen wie das Miller Fisher Syndrom wurden beschrieben (Gutiérrez-Ortiz et al. 2020).

Einfluss von Neuro-COVID auf die Prognose

In einer New Yorker Kohorte von 4.711 wurden bei 12 % (n = 581) neurologische Symptome erhoben. Retrospektiv wurden diese 581 Patienten mit entsprechend gematchten Patienten (1:3) ohne neurologische Symptome in Bezug auf die Mortalität verglichen. Patienten mit einer Enzephalopathie (n = 258, p = 0,04) und mit radiologisch nachgewiesenen Schlaganfällen (n = 55, p = 0,001) hatten eine signifikant höhere Mortalität (Eskandar et al. 2021).

22.8.2 COVID-Vakzin-induzierte Komplikationen

Eine weitere neurointensivmedizinisch relevante Erkrankung in Zusammenhang mit COVID-19 ist die zerebrale Venenthrombose im Rahmen einer Vakzin-induzierten prothrombotischen Immunthrombozytopenie (VIPIT), wie sie in Folge bestimmter COVID-Vektorimpfstoffe berichtet wurde. Bis Mitte März 2021 wurden in Deutschland bei 1,6 Millionen verabreichter Dosen eines Vektorimpfstoffes 13 Fälle einer Sinus- bzw. Hirnvenenthrombose berichtet (Oldenburg et al. 2021).

Klinisch tritt dieses Krankheitsbild frühestens 4 Tage nach der ersten Impfung mit Kopfschmerzen und neurologischen Defiziten in Erscheinung und lenkt somit den Verdacht auf eine zerebrale venöse Thrombose. Auch andere Organe können durch venöse Verschlüsse betroffen sein, das Bild einer disseminierten intravasalen Gerinnung kann auftreten(Eichinger et al. 2021).

Laborchemisch finden sich eine Thrombozytopenie sowie erhöhte D-Dimere, die hier im Gegensatz zur klassischen Hirnvenenthrombose durchaus von diagnostischer Relevanz sind. Pathophysiologisch wird von einer Plättchenaktivierung ähnlich der Heparin-induzierten Thrombopenie ausgegangen, der PF4-Antikörper ist auch bei VIPIT positiv. Zur Behandlung darf daher kein Heparin verwendet werden, die Antikoagulation kann mit Danaparoid, Argatroban, DOAKs (off label) oder Fondaparinux (eingeschränkte Empfehlung wg. Ak-Bildung) erfolgen. Ergänzend können intravenöse Immunglobuline verabreicht werden (1 g/kg KG über 2 Tage) (Oldenburg et al. 2021).

! MERKE

Eine Vakzin-induzierte Hirnvenenthrombose darf nicht mit Heparin behandelt werden. Die Antikoagulation muss mit einem Heparinersatz durchgeführt werden! Zusätzlich können IVIGs gegeben werden.

22.9 Intensivmanagement des Status epilepticus

In diesem Abschnitt wird auf die speziellen intensivmedizinischen Umstände in der Behandlung des therapierefraktären Status epilepticus eingegangen. Für Informationen bezüglich der aktuellen präintensivmedizinischen Diagnostik und Therapie von epileptischen Anfällen und Epilepsie-Syndromen ➤ Kap. 9.

Die Mortalität des Status epilepticus des Erwachsenen wird mit bis zu 30 % berichtet (Glauser et al., 2016).

Die ILAE (International League Against Epilepsy) klassifiziert vereinfacht jeden Anfall als Status epilepticus, der länger als 5 Minuten anhält. Im Detail geht man davon aus, dass ein generalisiert tonisch-klonischer Anfall über 5 Minuten „anomal prolongiert" ist und eine Akutbehandlung indiziert ist. Ein Risiko für bleibende neurologische Schäden besteht ab etwa 30 Minuten Anfallsdauer. Für andere Anfallsformen gelten längere Zeitspannen.

Das fehlende Ansprechen auf die Stufentherapie definiert eine weitere Unterteilung des Status epilepticus. Von einem refraktären Status epilepticus spricht man bei anhaltendem klinischem oder elektrophysiologischem Anfallsgeschehen trotz Therapie der Stufen 1 und 2 (siehe unten). Der suprarefraktäre Status epilepticus liegt vor, wenn der Anfall trotz kontinuierlicher Narkose anhält oder bei Reduktion wieder auftritt (Rosenow et al. 2020).

Der suprarefraktäre Status epilepticus (SRSE) stellt eine besondere intensivmedizinische Herausforderung dar und geht mit einer hohen Mortalität (36 %, bei Patienten ≥ 75 Jahre bis 63 %) einher. Nur etwa die Hälfte der Patienten erreicht ihr prämorbides Leistungsniveau wieder. Die wenigen epidemiologischen Daten zum SRSE lassen eine Inzidenz von 0,7/100 000/a erwarten. Etwa 20 % der Patienten im refraktären Status epilepticus gehen in eine suprarefraktäre Verlaufsform über (Kantanen et al. 2015). Die Aussicht auf ein günstiges Outcome sinkt mit dem zeitlichen Verlauf. Dementsprechend muss ein rasches Durchbrechen des Anfalls oberstes Behandlungsziel sein.

22.9.1 Therapie

Die Leitlinie „Status epilepticus im Erwachsenenalter" (Rosenow et al. 2020) der Deutschen Gesellschaft für Neurologie sieht ein Stufenschema zur Behandlung vor:

1. Behandlung mit einem Benzodiazepin, bevorzugt Lorazepam (0,1 mg/kg, max 4 mg) i. v., alternativ Midazolam (10 mg bei >40 kg KG) i. v., bukkal oder nasal, Clonazepam (0,015 mg/kg, max. 1 mg) oder auch Diazepam i. v. (0,15–0,2 mg/kg) oder rektal (0,2–0,5 mg/kg, max. 20 mg). Auf eine suffiziente Dosierung ist zu achten. Die aus falscher Vorsicht zu niedrige Dosierung ist häufige Ursache unzureichenden Therapieansprechens.
2. Bei fehlendem Ansprechen auf Stufe 1 innerhalb von 30 Minuten Therapieversuch mit Fosphenytoin (20 mg/kg, max. 1500 mg, in D/A/CH nicht erhältlich), Valproat (40 mg/kg, max. 3000 mg) oder Levetiracetam (60 mg/kg, max. 4500 mg). Alle Substanzen zeigen vergleichbare Wirksamkeit. Sofern keine der Substanzen vorhanden ist oder Kontraindikationen bestehen, kann auch Phenytoin (20 mg/kg, langsam i. v. über gut gesicherten Zugang, EKG- und Blutdruckmonitoring) oder Phenobarbital (15–20 mg/kg, Intubationsbereitschaft) verabreicht werden. Auch Lacosamid i. v. (5 mg/kg über 15min, EKG-Kontrolle) stellt eine Behandlungsoption der Stufe 2 dar.
3. Bei Versagen der Stufe 2 wird die Narkoseeinleitung und Intubation empfohlen, nun liegt ein refraktärer Status epilepticus vor. Dafür wird in erster Linie Midazolam oder Propofol empfohlen, auch die Gabe von Thiopental ist möglich. Ziel sollte ein Burst-Suppression-Muster im EEG sein. Keine Substanz ist in ihrer Effektivität den anderen überlegen, Propofol ermöglicht eine kürzere Hospitalisierungsdauer. Thiopental zeigt ein insgesamt ungünstiges Nebenwirkungsprofil.

Bleibt auch Stufe 3 ohne hinreichenden Effekt, spricht man von einem suprarefraktären Status epilepticus. Während für die beiden ersten Stufen der Statusbehandlung relativ deutliche Empfehlungen vorliegen, ist man in der Behandlung des refraktären und suprarefraktären Status epilepticus immer wieder gezwungen, den Bereich der klar evidenzbasierten Medizin zu verlassen und Einzelfallentscheidungen anhand von Erfahrungen und Fallberichten zu treffen. Dementsprechend viele Therapiemöglichkeiten werden in der einschlägigen Literatur angeführt. Neben den klassischen intravenösen Antiepileptika sowie der Anästhetika Propofol, Midazolam und Thiopental kann auch Ketamin (v. a. in Kombination mit Propofol sehr effektiv) eingesetzt werden. Daneben kommen aber auch volatile Sedierung mit Isofluran, akute neurochirurgische Eingriffe, Magnesiuminfusionen, Immuntherapeutika (Cortisol, IvIGs), ketogene Diät und Elektrokrampftherapie mit unterschiedlichen Erfolgen zum Einsatz. Eine rezente Übersichtsarbeit berichtet von guten Erfolgen einer Vagusstimulation im suprarefraktären Status mit Erfolgsraten bis 74 %, gibt aber einschränkend an, dass hochqualitative Untersuchungen zum Thema noch fehlen (Dibué-Adjei et al. 2019). Immer mehr wird klar, dass bei einem neu aufgetretenen refraktären Status epilepticus (NORSE) an eine Autoimmunencephalitis (40 % der

Fälle) gedacht werden muss und deshalb eine immunsuppressive Behandlung indiziert sein kann (Sculier & Gaspard 2019).

In der Wahl der Pharmakotherapie sollten die Stoffwechselwege, die Interaktionen, die Pharmakokinetik und das Nebenwirkungsprofil der gewählten Substanzen besonders berücksichtigt werden. Begleitend ist ein kontinuierliches EEG-Monitoring sinnvoll.

Ein zentraler Venenzugang ist hilfreich. Sollte dies beim noch bewegungsunruhigen oder krampfenden Patienten erforderlich sein, ist die V. femoralis anderen Zugangswegen vorzuziehen, da das Risiko eines iatrogenen Pneumothorax infolge unerwarteter Bewegungen wegfällt.

! MERKE

Eine Verzögerung der Therapie führt zu schlechterem Behandlungserfolg. Beim refraktären Status epilepticus frühzeitig an eine eventuelle Intubation denken und entsprechende organisatorische und medizinische Schritte planen.

22.9.2 Posthypoxischer Status myoclonicus

Vom Status epilepticus abzugrenzen ist der Status myoclonicus nach hypoxischer Hirnschädigung. Hierbei unterscheidet man einen akuten posthypoxischen Myoklonus, der sich innerhalb von 1–3 Tagen entwickelt und als generalisierter Status myoclonicus oder multifokaler Myoklonus in Erscheinung tritt, von einem chronischen posthypoxischen Myoklonus, der als klassisches Lance-Adams-Syndrom bekannt ist. Der akute Status myoclonicus galt lange Zeit als prognostisch ungünstiges Zeichen. Seit Einführung der therapeutischen Hypothermie nach Herz-Kreislauf-Stillstand mehren sich Berichte über ein günstiges Outcome trotz Status myoclonicus, sodass das alleinige Vorliegen eines Status myoclonicus nicht als zwangsläufig prognostisch ungünstig gewertet werden darf. Zur Abgrenzung posthypoxischer Myoklonien zum posthypoxischen Status epilepticus muss beachtet werden, ob im EEG eine Hintergrundaktivität vorliegt (Status epilepticus) oder diese gänzlich supprimiert ist (schwere hypoxische Enzephalopathie mit Myoklonien).

Die elektrophysiologische Quelle der Myokloni ist nicht gänzlich geklärt. Sofern epileptische Entladungen im EEG zu beobachten sind, wird die Anwendung antiepileptischer Substanzen empfohlen (Phenytoin, Benzodiazepine). Im Gegensatz dazu ist bekannt, dass Phenytoin bei anderen Myoklonien wie im Lance-Adams-Syndrom nicht wirksam ist. ➤ Tab. 22.2 zeigt die prognostische Wertigkeit unterschiedlicher EEG-Veränderungen bei klinisch diagnostizierten posthypoxischen Myoklonien (Gupta & Caviness 2016). Eine Behandlung posthypoxischer Myoklonien kann auch rein zur psychologischen Entlastung von Angehörigen und Pflegepersonal sinnvoll sein.

22.10 Neuromuskuläre Erkrankungen

22.10.1 Guillain-Barré-Syndrom (GBS)

Bei etwa einem Viertel der Patienten ist die Polyradikulitis bzw. die Neuropathie so ausgeprägt, dass eine Parese der Atemmuskulatur oder schwere autonome Störungen auftreten, die eine intensivmedizinische Behandlung erfordern.

Zur Abschätzung der Intubationspflichtigkeit bei einem GBS kann die „20/30/40-Regel" helfen:

- Vitalkapazität < 20 ml/kg Körpergewicht
- Maximaler Inspirationsdruck (MIP) < –30 cm H_2O
- Maximaler Exspirationsdruck (MEP) < 40 cm H_2O

Als Standardtherapie gelten unverändert intravenöse Immunglobuline und Plasmapherese. Die Immunglobulintherapie wird auch abseits spezialisierter Zentren durchgeführt (Goodfellow & Willison 2016). Obwohl sich in den letzten 25 Jahren keine neueren Therapieperspektiven ergeben haben, wurde in einem Vergleich von auf Neurointensivstationen behandelten Patienten jeweils vor bzw. nach dem Jahr 2000 eine deutlich Reduktion der Mortalität festgestellt, obwohl im späteren Zeitraum mehr schwerere Verläufe mit axonaler Störung behandelt wurden. Neuere Daten zeigen auch, dass die Beatmungspflicht und der damit verbundene Intensivaufenthalt beim Guillain-Barré-Syndrom nicht mit einer erhöhten Sterblichkeit verbunden sind. Beatmungspflichtige Patienten haben allerdings häufiger autonome Störungen, Hirnnervenausfälle oder ausgeprägte Paresen. Die Mortalität liegt bei 5–7 %, bei langzeitbeatmeten Patienten auch deutlich höher. Häufigste Todesursache sind pulmonale Infektionen und Sepsis. Zwei Drittel der Todesfälle ereignen sich nach der Entlassung von der Intensivstation (Damian & Wijdicks 2019).

Aktuelle Daten zeigen, dass mehr als ein Viertel (27 %) der mechanisch beatmeten Patienten eine langfristige Beatmung benötigt und damit möglicherweise von einer frühzeitigen Tracheotomie profitiert. Der entscheidende Prädiktor ist auch hier das Ausmaß der axonalen Beteiligung (Kalita et al. 2015). Neben der autonomen kardialen Störung und der autonomen Dysfunktion des Magen-Darm-Trakts ist ein besonderes Augenmerk auf den Ernährungsstatus sowie auf Elektrolytstörungen – vor allem die Hyponatriämie – zu legen. Das Auftreten einer Hypoalbuminämie stellt möglicherweise einen ungünstigen Verlaufsprädiktor dar, insbesondere bei Auftreten 2 Wochen nach IvIG-Gabe (Fokkink et al. 2017). Welche Rolle diese Faktoren in der Pathophysiologie der Erkrankung spielen, ist unbekannt.

Ein spezielles Problem ist die Thromboseprophylaxe bei immobilen oder tetraplegischen GBS-Patienten. Da prospektive Studien fehlen, sind Daten aus retrospektiven Fallserien wichtig. GBS-Patienten, die mit hoher Dosis heparinisiert sind, zeigen ein höheres Blutungsrisiko, wobei die Blutungslokalisation zumeist das Tracheostoma ist. Aus genannten Gründen ist daher eine über die übliche Thromboseprophylaxe hinausgehende Therapie im Einzelfall kritisch zu hinterfragen.

22.10.2 Myasthene Krise

Ursache der Beatmungspflichtigkeit in der myasthenen Krise ist neben der Schwäche der Atemmuskulatur häufig auch ein Kollaps der oberen Luftwege, Stridor durch bilaterale Stimmbandparesen oder fehlendes Clearing von Sekreten durch Schluckstörungen oder zu schwachen Hustenstoß (Damian & Wijdicks 2019). Meist führen respiratorische Infekte, Pneumonien oder Sepsis in die Krise aber auch die Aspiration selbst oder Dosierungsfehler der Medikation. Die Einleitung einer Hochdosis-Steroidtherapie kann initial zu einer klinischen Verschlechterung führen. Operationen, emotionaler Stress oder andere Medikamente können ebenfalls als Trigger wirken.

Die Gabe von oralen cholinergen Substanzen soll zu Beginn einer mechanischen Beatmung unterbrochen werden, um die bronchiale Sekretion zu reduzieren. Erst in der Weaningphase erfolgt die intravenöse Wiedereinleitung, dabei wirkt Pyridostigmin etwa 30-mal, Neostigmin etwa 60-mal stärker als die orale Form (Damian & Wijdicks 2019).

Intravenöse Immunglobuline (IVIG) und Plasmapherese (PLEX) gelten als gleichwertig. Plasmaaustausch und Immunabsorbtion können auch kombiniert angewendet werden. Bemerkenswert ist, dass in einer internationalen Expertenempfehlung die PLEX als effektiver als die Immunglobulinbehandlung eingeschätzt wird. Die in der Neurointensivmedizin tatsächlich angewendeten Techniken unterliegen bei vergleichbaren Studienergebnissen erheblichen Schwankungen, die sich an den lokalen Möglichkeiten orientieren. Der Komplement-C5-bindende humanisierte monoklonale Antikörper Eculizumab kann die Lebensqualität von Myasthenia-gravis-Patienten langfristig verbessern (Howard et al. 2017). Bei dieser Studie („REGAIN") waren Patienten in bzw. mit Anamnese einer myasthenen Krise jedoch ausgeschlossen. Sofern die intensivmedizinische Standardbehandlung nicht zu einer wesentlichen Besserung führt, soll Eculizumab auch in der Therapie der myasthenen Krise verwendet werden (Stellungnahme des Ärztlichen Beirates der Deutschen Myasthenie Gesellschaft 2020).

Eine Thymektomie sollte auch ohne Nachweis eines Thymoms erfolgen, da sich die Prognose verbessert und der Bedarf an Immunosuppression in den Folgejahren geringer ist (Wolfe et al. 2016).

22.11 Hirntoddiagnostik

Seit der Beschreibung des coma dépassé durch Mollaret und Goulon im Jahre 1959 und der Erkenntnis, dass es sich dabei um einen irreversiblen Funktionsausfall des zentralen Nervensystems handelt, besteht eine immer wieder heftige Diskussion um die Gleichsetzung mit dem Tod des Individuums. Umso wichtiger ist es, eine exakte Diagnostik durchzuführen. Neurologen, insbesondere Neurointensivmediziner, müssen eine besondere fachliche Expertise in diesem sensiblen Thema aufweisen können. Die wichtigsten Unterschiede der Hirntodrichtlinien in Deutschland, Österreich und der Schweiz sind in ➤ Tab. 22.3 auf-

22

Tab. 22.3 Die wichtigsten Unterschiede der Hirntodrichtlinien in Deutschland, Österreich und der Schweiz

Aspekt	D	A	CH
Quelle	Richtlinie gemäß § 16 Abs. 1 S. 1 Nr. 1 TPG für die Regeln zur Feststellung des Todes nach § 3 Abs. 1 S. 1 Nr. 2 TPG und die Verfahrensregeln zur Feststellung des endgültigen, nicht behebbaren Ausfalls der Gesamtfunktion des Großhirns, des Kleinhirns und des Hirnstamms nach § 3 Abs. 2 Nr. 2 TPG, Vierte Fortschreibung 30.03.2015	Empfehlungen zur Durchführung der Hirntoddiagnostik bei einer geplanten Organentnahme 16.11.2013	Feststellung des Todes mit Bezug auf Organtransplantationen und Vorbereitung der Organentnahme – Medizinethische Richtlinien 16.05.2017
Herausgeber	Bundesärztekammer	Österreichisches Bundesinstitut für Gesundheitswesen	Schweizerische Akademie der Wissenschaften
Todeskriterium	endgültiger, nicht behebbarer Ausfall der Gesamtfunktion des Großhirns, des Kleinhirns und des Hirnstamms	irreversibel erloschene Gesamtfunktion des Großhirns, des Kleinhirns und des Hirnstamms	irreversibler Ausfall aller Funktionen des Gehirns einschließlich des Hirnstamms (primär oder sekundär)
klinische Untersuchung	1. Koma ohne Augenöffnung und ohne andere zerebrale Reaktion auf wiederholten adäquaten Schmerzreiz 2. Lichtstarre beider ohne Mydriatikum mittel- bis maximalweiten Pupillen 3. Beidseitiges Fehlen des OCR bzw. des VOR und des Kornealreflexes sowie Fehlen des Pharyngeal- und Hustenreflexes 4. Fehlen von Reaktionen auf Schmerzreize beidseits im Trigeminusbereich und von zerebralen Reaktionen auf Schmerzreize außerhalb des Trigeminusbereichs 5. Ausfall der Spontanatmung	1. Koma GCS 3, Ausschluss möglicher reversibler Ursachen 2. Fehlende Lichtreaktion bei mittel- bis maximalweiten Pupillen 3. Fehlen von okulozephalen Reflexen (VOR oder OCR), Ziliospinalreflex, Masseterreflex, Würgereflex, Hustenreflex 4. Kein Grimassieren auf Schmerzreize oder systolischer Blutdruckanstieg > 40 mmHg 5. Schlaffe Tetraplegie 6. Fehlen der parasympathischen Blockierbarkeit mit Atropin (Atropintest) 7. Fehlen der Spontanatmung (positiver Apnoetest)	1. komatöser Zustand 2. Beidseits mittelweite bis weite, lichtstarre Pupillen 3. Fehlen von vestibulo-okulärem Reflex, Kornealreflex, Hustenreflex, Schluckrefle 4. Fehlen von zerebralen Reaktionen auf Schmerzreize 5. Fehlen der Spontanatmung (positiver Apnoetest)
Nachweis der Irreversibilität	1. Bei primär supratentoriellen oder sekundären Hirnschädigungen entweder a) Erneute klinische Untersuchung nach Wartezeit von 12 h bei primärer bzw. 72 h bei sekundärer Hirnschädigung oder b) Eine ergänzende Untersuchung 2. Bei primär infratentoriellen Hirnschädigungen oder kombinierten supra- und infratentoriellen Schädigungen: Isoelektrisches EEG muss vorliegen oder der zerebrale Zirkulationsstillstand nachgewiesen sein.	• Zweite klinische Untersuchung obligat. Sofern keine der Zusatzuntersuchungen zu erbringen ist, ist die zweite klinische Untersuchung nach einer altersabhängigen Wartezeit durchzuführen: Ab 2 Jahren: 12 h • 2 Monate bis 2 Jahre: 24 h • 7 Tage bis 2 Monate: 72 h Bei infratentoriellen Läsionen ist immer eine ergänzende Untersuchung notwendig.	nur bei unklarem Grund oder unzureichender klinischer Untersuchbarkeit: Nachweis des zerebralen Zirkulationsstillstands (s. u.)

Tab. 22.3 Die wichtigsten Unterschiede der Hirntodrichtlinien in Deutschland, Österreich und der Schweiz *(Forts.)*

Aspekt	D	A	CH
ergänzende Untersuchungen	Isoelektrisches EEG oder Nachweis des zerebralen Zirkulationsstillstandes. Nur bei primär supratentoriellen oder sekundären Läsionen sind auch erloschene evozierte Potenziale (SEP oder BAEP) als Ersatz für die zweite klinische Untersuchung und Wartezeit zulässig. Kommen sonografische Methoden zum Einsatz, so ist die Untersuchung nach 30 Minuten zu wiederholen. Zum Nachweis des zerebralen Zirkulationsstillstands kann eine CT-Angiografie oder konventionelle Angiografie (DSA) erfolgen, der Nachweis kann auch szintigrafisch erbracht werden.	EEG hat vorrangige Stellung. Wenn das Verletzungsmuster ein EEG nicht erlaubt, ist der Nachweis der fehlenden zerebralen Perfusion mittels transkranieller Doppler- oder Farbduplex-Sonografie oder mittels CT-Angiografie zu erbringen. Kommen sonografische Methoden zum Einsatz, so ist die Untersuchung nach 30 Minuten zu wiederholen.	Bei Vorliegen möglicher potenziell reversibler Ursachen, bildgebend nicht hinreichend erklärtem zerebralem Funktionsausfall oder unzureichender klinischer Untersuchbarkeit ist der Nachweis der fehlenden zerebralen Durchblutung mittels Angiografie (konventionell, computertomografisch oder MR-tomografisch) oder – vorzugsweise – transkranieller Doppler- oder Farbduplex-Sonografie vorgeschrieben.
Untersucher	mindestens zwei Fachärzte (Neurologie, Neurochirurgie, Neuropädiater; Facharzt mit Zusatzweiterbildung Intensivmedizin) mit mehrjähriger Erfahrung in der Intensivbehandlung akuter schwerer Hirnschädigungen. Mindestens ein Arzt muss Neurologe oder Neurochirurg sein, bei Kindern unter 14 Jahren ist zusätzlich ein Pädiater erforderlich.	Fachärzte, die über entsprechende Erfahrungen in der klinischen Beurteilung von Patienten mit schwerer Hirnschädigung verfügen (Neurologen, Neurochirurgen, Anästhesisten, Ärzte mit Additivfach Intensivmedizin). Sie dürfen nicht an Explantation oder Transplantation beteiligt sein. Sofern die unterschiedlichen Methoden es erfordern, müssen mehrere Ärzte hinzugezogen werden.	Vier-Augen-Prinzip, ein Untersucher darf nicht direkt in die Betreuung des Patienten involviert sein; Weiterbildung und Erfahrung im Bereich der Hirntoddiagnostik. Bei Kindern ist eine Weiterbildung in pädiatrischer Intensivmedizin oder Neuropädiatrie erforderlich. Die Untersucher dürfen nicht an Explantation oder Transplantation beteiligt sein.
Altersgruppe	Sonderregelungen für Kinder unter 2 Jahren	altersabhängige Wartezeiten, ansonsten gleiches Vorgehen bei allen Altersgruppen	Sonderregelung für Kinder unter 1 Jahr
Entscheidung zur Organentnahme	Zustimmungslösung: Nur deklarierte Spender kommen infrage.	Widerspruchslösung: Jeder Patient ist potenzieller Spender, solange kein Widerspruch vorliegt. Angehörige haben kein Entscheidungsrecht.	1. Zustimmungslösung: obliegt dem Patienten (Spenderkarte), 2. dem nächsten Angehörigen, 3. anderen nahestehenden Personen Ohne Willensäußerung einer vertretungsbefugten Person oder Ablehnung ist eine Organentnahme nicht zulässig.
„Death-by-Cardiac-Death"-Vorgehen möglich	Nein	ja, eigene Empfehlungen. 10 Minuten Beobachtungszeit nach Kreislaufstillstand ohne CPR-Maßnahmen. Danach Vorliegen von zumindest Koma, schlaffer Tetraplegie, fehlender Lichtreaktion, Fehlen von Kornealreflex, Hustenreflex, Spontanatmung.	ja, gebündelte Richtlinie. 5 Minuten Wartezeit bei sonographisch bewiesenem Herzstillstand, dann Anwendung der obenstehenden klinischen Parameter.

gelistet. Quellen sind die jeweiligen nationalen Richtlinien (D, CH) bzw. Empfehlungen (A).

LITERATUR

Abu-Rumeileh S, Abdelhak A, Foschi M, Tumani H, Otto M. Guillain-Barré syndrome spectrum associated with COVID-19: an up-to-date systematic review of 73 cases. J Neurol 2021; 268: 1133–70.

Baharoglu MI, Cordonnier C, Salman RA-S, et al. Platelet transfusion versus standard care after acute stroke due to spontaneous cerebral haemorrhage associated with antiplatelet therapy (PATCH): a randomised, open-label, phase 3 trial. Lancet 2016; 387: 2605–13.

Boone MD, Jinadasa SP, Mueller A, et al. The Effect of Positive End-Expiratory Pressure on Intracranial Pressure and Cerebral Hemodynamics. Neurocrit Care 2017; 26: 174–81.

Bösel J. Tracheostomy in stroke patients. Curr Treat Options Neurol 2014; 16: 274.

Brouwer MC, McIntyre P, Prasad K, van de Beek D. Corticosteroids for acute bacterial meningitis. Cochrane Database Syst Rev 2015: CD004405.

Buchholz G, Ormanns S, Pfister H-W, Koedel U, Klein M. Neuroinfectious diseases at a European neurological tertiary care center: one-third of patients require treatment in the neurological intensive care unit. European journal of neurology 2014; 21: 1500–3.

Caress JB, Castoro RJ, Simmons Z, et al. COVID-19-associated Guillain-Barré syndrome: The early pandemic experience. Muscle Nerve 2020; 62: 485–91.

Carney N, Totten AM, O'Reilly C, et al. Guidelines for the Management of Severe Traumatic Brain Injury, Fourth Edition. Neurosurgery 2017; 80: 6–15.

Chen H, Song Z, Dennis JA. Hypertonic saline versus other intracranial pressure-lowering agents for people with acute traumatic brain injury [Internet]. Cochrane Database of Systematic Reviews 2020[zitiert 2021 Feb 11] Available from: http://doi.wiley.com/10.1002/14651858.CD010904.pub3.

Choi Y, Lee MK. Neuroimaging findings of brain MRI and CT in patients with COVID-19: A systematic review and meta-analysis. Eur J Radiol 2020; 133: 109393.

Christensen H, Cordonnier C, Kõrv J, et al. European Stroke Organisation Guideline on Reversal of Oral Anticoagulants in Acute Intracerebral Haemorrhage. European Stroke Journal 2019; 4: 294–306.

Connolly SJ, Crowther M, Eikelboom JW, et al. Full Study Report of Andexanet Alfa for Bleeding Associated with Factor Xa Inhibitors. N Engl J Med 2019; 380: 1326–35.

Damian MS, Wijdicks EFM. The clinical management of neuromuscular disorders in intensive care. Neuromuscular Disorders 2019; 29: 85–96.

Delcourt C, Anderson C. Intracerebral Haemorrhage. In: Smith M, Citerio G, Kofke WA, editor(s). Oxford Textbook of Neurocritical Care. Oxford University Press; 2016. S. 243–50.

Dibué-Adjei M, Brigo F, Yamamoto T, Vonck K, Trinka E. Vagus nerve stimulation in refractory and super-refractory status epilepticus – A systematic review. Brain Stimulation 2019; 12: 1101–10.

Diringer MN, Bleck TP, Claude Hemphill J, et al. Critical care management of patients following aneurysmal subarachnoid hemorrhage: recommendations from the Neurocritical Care Society's Multidisciplinary Consensus Conference. Neurocritical care 2011; 15: 211–40.

Eichinger S, Kyrle PA, Pabinger I, Quehenberger P. Auftreten von Thrombosen im Zusammenhang mit einer COVID-19 – Impfung Vaccine–Induced Immune Thrombotic Thrombocytopenia (VITT). 2021: 4.

Eskandar EN, Altschul DJ, Ramos R de la G, et al. Neurologic Syndromes Predict Higher In-Hospital Mortality in COVID-19. Neurology 2021; 96: e1527–38.

Ettekoven CN van, Brouwer MC, Bijlsma MW, Wijdicks EFM, Beek D van de. The FOUR score as predictor of outcome in adults with bacterial meningitis. Neurology 2019; 92: e2522–6.

Fokkink W-JR, Walgaard C, Kuitwaard K, Tio-Gillen AP, van Doorn PA, Jacobs BC. Association of Albumin Levels With Outcome in Intravenous Immunoglobulin–Treated Guillain-Barré Syndrome. JAMA neurology 2017; 74: 189–96.

Fotuhi M, Mian A, Meysami S, Raji CA. Neurobiology of COVID-19. J Alzheimers Dis 2020; 76: 3–19.

Francoeur CL, Mayer SA. Management of delayed cerebral ischemia after subarachnoid hemorrhage. Critical Care 2016; 20: 277.

Fried HI, Nathan BR, Rowe AS, et al. The Insertion and Management of External Ventricular Drains: An Evidence-Based Consensus Statement : A Statement for Healthcare Professionals from the Neurocritical Care Society. Neurocrit Care 2016; 24: 61–81.

Frontera JA, Bhatt P, Lalchan R, et al. Cost comparison of andexanet versus prothrombin complex concentrates for direct factor Xa inhibitor reversal after hemorrhage. J Thromb Thrombolysis 2020; 49: 121–31.

Frontera JA, Lewin JJ, Rabinstein AA, et al. Guideline for Reversal of Antithrombotics in Intracranial Hemorrhage: A Statement for Healthcare Professionals from the Neurocritical Care Society and Society of Critical Care Medicine. Neurocrit Care 2016; 24: 6–46.

Frontera JA, Sabadia S, Lalchan R, et al. A Prospective Study of Neurologic Disorders in Hospitalized Patients With COVID-19 in New York City. Neurology 2021; 96: e575–86.

Geurts M, Petersson J, Brizzi M, et al. COOLIST (Cooling for Ischemic Stroke Trial): A Multicenter, Open, Randomized, Phase II, Clinical Trial. Stroke 2017; 48: 219–21.

Glauser T, Shinnar S, Gloss D, et al. Evidence-based guideline: treatment of convulsive status epilepticus in children and adults: report of the guideline committee of the American Epilepsy Society. Epilepsy Currents 2016; 16: 48–61.

Glimåker M, Johansson B, Halldorsdottir H, et al. Neuro-intensive treatment targeting intracranial hypertension improves outcome in severe bacterial meningitis: an intervention-control study. PLoS One 2014; 9: e91976.

Goodfellow JA, Willison HJ. Guillain-Barre syndrome: a century of progress. Nature Reviews Neurology 2016; 12: 723–31.
Grasso G, Alafaci C, Macdonald RL. Management of aneurysmal subarachnoid hemorrhage: State of the art and future perspectives. Surgical neurology international 2017; 8.
Gupta HV, Caviness JN. Post-Hypoxic myoclonus: current concepts, neurophysiology, and treatment. Tremor and Other Hyperkinetic Movements 2016; 6.
Gutiérrez-Ortiz C, Méndez-Guerrero A, Rodrigo-Rey S, et al. Miller Fisher syndrome and polyneuritis cranialis in COVID-19. Neurology 2020; 95: e601–5.
Hanley DF, Thompson RE, Rosenblum M, et al. Efficacy and safety of minimally invasive surgery with thrombolysis in intracerebral haemorrhage evacuation (MISTIE III): a randomised, controlled, open-label, blinded endpoint phase 3 trial. Lancet 2019; 393: 1021–32.
Helbok R, Olson D, Le Roux P, Vespa P, others. Intracranial Pressure and Cerebral Perfusion Pressure Monitoring in Non-TBI Patients: Special Considerations. Neurocritical care 2014: 85–94.
Helms J, Kremer S, Merdji H, et al. Neurologic Features in Severe SARS-CoV-2 Infection. New England Journal of Medicine 2020; 382: 2268–70.
Hornig CR, Rust DS, Busse O, Jauss M, Laun A. Space-occupying cerebellar infarction. Clinical course and prognosis. Stroke 1994; 25: 372–4.
Howard JF, Utsugisawa K, Benatar M, et al. Safety and efficacy of eculizumab in anti-acetylcholine receptor antibody-positive refractory generalised myasthenia gravis (REGAIN): a phase 3, randomised, double-blind, placebo-controlled, multicentre study. The Lancet Neurology 2017; 16: 976–86.
Huang H, Li Y, Ariani F, Chen X, Lin J. Timing of tracheostomy in critically ill patients: a meta-analysis. PloS one 2014; 9: e92981.
Huttner H, Bardutzky J, Jüttler E, et al. Intrakranieller Druck (ICP) S1-Leitlinie. Leitlinien für Diagnostik und Therapie in der Neurologie 2018.
Jüttler E, Unterberg A, Woitzik J, et al. Hemicraniectomy in Older Patients with Extensive Middle-Cerebral-Artery Stroke. New England Journal of Medicine 2014; 370: 1091–100.
Kalita J, Ranjan A, Misra U. Outcome of Guillain–Barre syndrome patients with respiratory paralysis. QJM: An International Journal of Medicine 2015; 109: 319–23.
Kantanen A-M, Reinikainen M, Parviainen I, et al. Incidence and mortality of super-refractory status epilepticus in adults. Epilepsy & Behavior 2015: 131–4.
Kim MJ, Park SK, Song J, et al. Preventive Suboccipital Decompressive Craniectomy for Cerebellar Infarction: A Retrospective-Matched Case-Control Study. Stroke 2016; 47: 2565–73.
Lattanzi S, Cagnetti C, Provinciali L, Silvestrini M. How Should We Lower Blood Pressure after Cerebral Hemorrhage?: A Systematic Review and Meta-Analysis. Cerebrovascular Diseases 2017: 207–13.
Lavinio A. Intracranial hypertension. In: Smith M, Citerio G, Kofke WA (Hrsg.): Oxford Textbook of Neurocritical Care. Oxford: Oxford University Press 2016; 78–90.
Le Roux P. Intracranial pressure monitoring and management. In: Laskowitz D, Grant G (Hrsg.): Translational research in traumatic brain injury. Boca Raton (FL): CRC Press/Taylor and Francis Group 2016; 315–338.
Lyden P, Hemmen T, Grotta J, et al. Results of the Ictus 2 Trial (intravascular Cooling in the Treatment of Stroke 2). Stroke 2016; 47: 2888–95.
Moriguchi T, Harii N, Goto J, et al. A first case of meningitis/encephalitis associated with SARS-Coronavirus-2. Int J Infect Dis 2020; 94: 55–8.
Mourvillier B, Tubach F, van de Beek D, et al. Induced hypothermia in severe bacterial meningitis: a randomized clinical trial. Jama 2013; 310: 2174–83.
Neugebauer H, Schneider H, Bösel J, et al. Outcomes of Hypothermia in Addition to Decompressive Hemicraniectomy in Treatment of Malignant Middle Cerebral Artery Stroke. JAMA Neurol 2019; 76: 571–9.
Neumann B, Schmidbauer ML, Dimitriadis K, et al. Cerebrospinal fluid findings in COVID-19 patients with neurological symptoms. J Neurol Sci 2020; 418: 117090.
Oddo M, Poole D, Helbok R, et al. Fluid therapy in neurointensive care patients: ESICM consensus and clinical practice recommendations. Intensive Care Med 2018; 44: 449–63.
Oldenburg J, Klamroth R, Langer F. GTH-Stellungnahme-AstraZeneca_3-29-2021.pdf [Internet]. Aktualisierte Stellungnahme der GTH zur Impfung mit dem AstraZeneca COVID-19 Vakzin 2021[zitiert 2021 Mai 19] Available from: https://gth-online.org/wp-content/uploads/2021/03/GTH-Stellungnahme-AstraZeneca_3-29-2021.pdf.
Oud L. Herpes Simplex Virus Encephalitis: Patterns of Epidemiology and Outcomes of Patients Admitted to the Intensive Care Unit in Texas, 2008–2016. J Clin Med Res 2019; 11: 773–9.
Paterson RW, Brown RL, Benjamin L, et al. The emerging spectrum of COVID-19 neurology: clinical, radiological and laboratory findings. Brain 2020; 143: 3104–20.
Phipps MS, Desai RA, Wira C, Bravata DM. Epidemiology and outcomes of fever burden among patients with acute ischemic stroke. Stroke 2011; 42: 3357–62.
Purrucker JC, Haas K, Rizos T, et al. Early Clinical and Radiological Course, Management, and Outcome of Intracerebral Hemorrhage Related to New Oral Anticoagulants. JAMA Neurol 2016; 73: 169–77.
Qureshi AI, Huang W, Lobanova I, et al. Outcomes of Intensive Systolic Blood Pressure Reduction in Patients With Intracerebral Hemorrhage and Excessively High Initial Systolic Blood Pressure: Post Hoc Analysis of a Randomized Clinical Trial. JAMA Neurology 2020; 77: 1355–65.
Rass V, Gaasch M, Kofler M, et al. Fluid Intake But Not Fluid Balance Is Associated With Poor Outcome in Non-

traumatic Subarachnoid Hemorrhage Patients. Crit Care Med 2019; 47: e555–62.
Robba C, Poole D, McNett M, et al. Mechanical ventilation in patients with acute brain injury: recommendations of the European Society of Intensive Care Medicine consensus. Intensive Care Med 2020; 46: 2397–410.
Rosenow F, Weber J, andere. Status epilepticus im Erwachsenenalter, S2k-Leitlinie [Internet]. In: Deutsche Gesellschaft für Neurologie, editor(s). Leitlinien für Diagnostik und Therapie in der Neurologie. 2020[zitiert 2021 März 5] Available from: www.dgn.org/leitlinien.
Saber H, Desai A, Palla M, Mohamed W, Seraji-Bozorgzad N, Ibrahim M. Efficacy of Cilostazol in Prevention of Delayed Cerebral Ischemia after Aneurysmal Subarachnoid Hemorrhage: A Meta-Analysis. Journal of Stroke and Cerebrovascular Diseases 2018; 27: 2979–85.
Salman RA-S, Frantzias J, Lee RJ, et al. Absolute risk and predictors of the growth of acute spontaneous intracerebral haemorrhage: a systematic review and meta-analysis of individual patient data. Lancet Neurol 2018; 17: 885–94.
Sandow N, Diesing D, Sarrafzadeh A, Vajkoczy P, Wolf S. Nimodipine dose reductions in the treatment of patients with aneurysmal subarachnoid hemorrhage. Neurocritical care 2016; 25: 29–39.
Sculier C, Gaspard N. New onset refractory status epilepticus (NORSE). Seizure 2019; 68: 72–8.
Shah A, Almenawer S, Hawryluk G. Timing of Decompressive Craniectomy for Ischemic Stroke and Traumatic Brain Injury: A Review. Front Neurol 2019; 10: 11.
Sköldenberg B, Aurelius E, Hjalmarsson A, et al. Incidence and pathogenesis of clinical relapse after herpes simplex encephalitis in adults. Journal of neurology 2006; 253: 163–70.
Sonneville R, Gault N, Montmollin E, et al. Clinical spectrum and outcomes of patients with encephalitis requiring intensive care. European journal of neurology 2015; 22: 6.
Sprigg N, Flaherty K, Appleton JP, et al. Tranexamic acid for hyperacute primary IntraCerebral Haemorrhage (TICH-2): an international randomised, placebo-controlled, phase 3 superiority trial. The Lancet 2018; 391: 2107–15.
Staykov D, Kuramatsu JB, Bardutzky J, et al. Efficacy and safety of combined intraventricular fibrinolysis with lumbar drainage for prevention of permanent shunt dependency after intracerebral hemorrhage with severe ventricular involvement: A randomized trial and individual patient data meta-analysi. Annals of Neurology 2017; 81: 93–103.
Steinmetz H. Subarachnoidalblutung (SAB). In: Diener H-C, editor(s). Leitlinien für Diagnostik und Therapie in der Neurologie - Herausgegeben von der Kommission Leitlinien der DGN. Stuttgart: Thieme; 2012.
Torbey MT, Bösel J, Rhoney DH, et al. Evidence-based guidelines for the management of large hemispheric infarction : a statement for health care professionals from the Neurocritical Care Society and the German Society for Neuro-intensive Care and Emergency Medicine. Neurocrit Care 2015; 22: 146–64.
Ungerer MN, Ringleb P, Reuter B, et al. Stroke unit admission is associated with better outcome and lower mortality in patients with intracerebral hemorrhage. European Journal of Neurology 2020; 27: 825–32.
Veltkamp R, others. Akuttherapie des ischämischen Schlaganfalls. In: Diener H-C, editor(s). Leitlinien für Diagnostik und Therapie in der Neurologie - Herausgegeben von der Kommission Leitlinien der DGN. Stuttgart: Thieme; 2012.
Vergouw LJM, Egal M, Bergmans B, et al. High Early Fluid Input After Aneurysmal Subarachnoid Hemorrhage: Combined Report of Association With Delayed Cerebral Ischemia and Feasibility of Cardiac Output–Guided Fluid Restriction. J Intensive Care Med 2020; 35: 161–9.
Villa F, Citerio G. Intracranial Pressure Monitoring. In: Smith M, Citerio G, Kofke WA, editor(s). Oxford Textbook of Neurocritical Care. Oxford University Press; 2016. S. 105–18.
Vorasayan P, Bevers MB, Beslow LA, et al. Intravenous Glibenclamide Reduces Lesional Water Uptake in Large Hemispheric Infarction. Stroke 2019; 50: 3021–7.
Wang X, Arima H, Salman RA-S, et al. Rapid Blood Pressure Lowering According to Recovery at Different Time Intervals after Acute Intracerebral Hemorrhage: Pooled Analysis of the INTERACT Studies. Cerebrovasc Dis 2015; 39: 242–8.
Wijdicks EFM. Predicting the outcome of a comatose patient at the bedside. Pract Neurol 2019: practneurol-2019-002359.
Woitzik J. Akute Blutungen bei zerebralen Gefäßmalformationen: Aneurysmen. In: Berrouschot J, Köhler W, Sakowitz OW, editor(s). Neurointensivmedizin - kompakt 2019. 2019. S. 356–67.
Wolfe GI, Kaminski HJ, Aban IB, et al. Randomized Trial of Thymectomy in Myasthenia Gravis. N Engl J Med 2016; 375: 511–22.
Yachou Y, El Idrissi A, Belapasov V, Ait Benali S. Neuroinvasion, neurotropic, and neuroinflammatory events of SARS-CoV-2: understanding the neurological manifestations in COVID-19 patients. Neurol Sci 2020: 1–13.
Yee J, Kaide CG. Emergency Reversal of Anticoagulation. Western Journal of Emergency Medicine 2019; 20: 770.
Zeiler FA, Ercole A, Czosnyka M, et al. Continuous cerebrovascular reactivity monitoring in moderate/severe traumatic brain injury: a narrative review of advances in neurocritical care. British Journal of Anaesthesia 2020; 124: 440–53.
Zeng J, Zheng P, Tong W, Fang W. Decreased risk of secondary brain herniation with intracranial pressure monitoring in patients with haemorrhagic stroke. BMC anesthesiology 2014; 14: 19.

KAPITEL

23 Neurorehabilitation

Peter Flachenecker

Wichtige Neuigkeiten auf einen Blick

- Die Neurorehabilitation gewinnt zunehmend wissenschaftliches Interesse, sowohl im Hinblick auf die zugrunde liegenden theoretischen Grundlagen (Stichwort: neuronale Plastizität) als auch bezüglich der Wirksamkeit verschiedener Methoden zur Anwendung in der klinischen Routine.
- Insbesondere für die Schlaganfallrehabilitation steht eine Reihe evidenzbasierter Therapieverfahren zur Verfügung, die in Leitlinien auf S2e-Niveau eingeflossen sind.
- Die wissenschaftliche Evidenz zur symptomatischen Therapie der Multiplen Sklerose (MS) ist in einer Reihe von aktuellen Übersichtsartikeln zusammengefasst. Die S2e-Leitlinie zur Bewegungstherapie empfiehlt vorrangig ein therapeutisch angeleitetes Gangtraining, unterstützt von Ausdauer- und Krafttraining. Ergänzend sollen MS-Betroffene zu eigenständiger körperlicher Aktivität angehalten werden.

23.1 Definitionen und Grundlagen

„Rehabilitation ist ein Prozess, der behinderte Menschen dazu befähigen soll, ihren optimalen körperlichen, sensorischen, intellektuellen, psychischen und sozialen Funktionszustand zu erreichen und zu erhalten. Rehabilitation stellt alle notwendigen Maßnahmen zur Verfügung, damit behinderte Menschen Unabhängigkeit und Selbstbestimmung erlangen können."

Weltgesundheitsorganisation (WHO, www.who.int, Übersetzung durch den Autor)

Damit beschreibt die WHO sehr treffend, worum es bei der Rehabilitation geht, nämlich um einen komplexen Vorgang, bei dem sich innerhalb eines umfassenden Behandlungskonzepts medizinische, berufliche und soziale Maßnahmen gegenseitig ergänzen. Die Rehabilitation kann aber auch als ein aktiver Lernprozess angesehen werden, der auf die Bewältigung einer Behinderung und Minimierung einer Aktivitätseinschränkung ausgerichtet ist und auf die vollständige Wiederherstellung abzielt oder, wenn diese nicht erreicht werden kann, darauf fokussiert, das optimale körperliche, geistige und soziale Potenzial der Patienten auszuschöpfen und so dafür zu sorgen, dass sie am gesellschaftlichen Leben teilnehmen können. Damit ist die Rehabilitation ein wesentlicher Bestandteil in der medizinischen Versorgungskette, um Funktionsfähigkeit, Aktivität und Teilhabe und damit schlussendlich Selbstständigkeit und Lebensqualität zu erhalten oder gar zu verbessern, unabhängig von der zugrunde liegenden Erkrankung.

Die Rehabilitation kann ambulant oder stationär erfolgen. Bei der ambulanten Rehabilitation werden die Patienten über einen Zeitraum von 3–4 Wochen werktäglich in die Rehabilitationseinrichtung gebracht, was allerdings eine ausreichende Mobilität voraussetzt. Für neurologische Erkrankungen, bei denen häufig Mobilität und Belastbarkeit reduziert sind, ist daher oftmals eine stationäre Rehabilitationsmaßnahme sinnvoller. Eine solche Maßnahme wird in der Regel über einen Zeitraum von 4–6 Wochen durchgeführt.

23.1.1 Gesetzliche Grundlagen

Mit der Verabschiedung des Sozialgesetzbuches zur Rehabilitation (SGB IX) im Jahr 2001 wurde ein Paradigmenwechsel in der gesetzlichen Zielsetzung der Rehabilitation eingeleitet. Diese besteht nun darin, *„die vollständige Teilhabe behinderter Menschen am Leben in der Gesellschaft zu verwirklichen"*. Im Vordergrund stehen somit Teilhabe und selbstbestimmte Lebensführung (§ 4 SGB IX, www.sozialgesetzbuch-sgb.de).

Rehabilitationsmaßnahmen können in der Regel nur in Einrichtungen durchgeführt werden, für die ein Versorgungsvertrag nach § 111 SGB V besteht; stationäre Einrichtungen müssen nach § 20 SGB IX zertifiziert sein. In § 40 SGB V sind die Leistungen zur medizinischen Rehabilitation für ambulante (Abs. 1) und stationäre (Abs. 2) Maßnahmen geregelt (vollständiger Gesetzestext unter www.sozialgesetzbuch-sgb.de). Im Rahmen der Gesundheitsreform von 2007 (GKV-WSG) hat der Gesetzgeber die Rehabilitation als Pflichtleistung der gesetzlichen Sozialleistungsträger klar gestärkt.

! MERKE

§ 40 SGB V (Leistungen zur medizinischen Rehabilitation)

(1) Reicht bei Versicherten eine ambulante Krankenbehandlung nicht aus, um die in § 11 Abs. 2 beschriebenen Ziele zu erreichen, erbringt die Krankenkasse aus medizinischen Gründen erforderliche ambulante Rehabilitationsleistungen in Rehabilitationseinrichtungen, für die ein Versorgungsvertrag nach § 111 besteht. […]

(2) Reicht die Leistung nach Absatz 1 nicht aus, erbringt die Krankenkasse stationäre Rehabilitation mit Unterkunft und Verpflegung in einer nach § 20 Abs. 2a des Neunten Buches zertifizierten Rehabilitationseinrichtung, mit der ein Vertrag nach § 111 besteht. Wählt der Versicherte eine andere zertifizierte Einrichtung, mit der kein Versorgungsvertrag nach § 111 besteht, so hat er die dadurch entstehenden Mehrkosten zu tragen. Die Krankenkasse führt nach Geschlecht differenzierte statistische Erhebungen über Anträge auf Leistungen nach Satz 1 und Absatz 1 sowie deren Erledigung durch.

(3) […] Leistungen nach den Absätzen 1 und 2 können nicht vor Ablauf von vier Jahren nach Durchführung solcher oder ähnlicher Leistungen erbracht werden, deren Kosten aufgrund öffentlich-rechtlicher Vorschriften getragen oder bezuschusst worden sind, es sei denn, eine vorzeitige Leistung ist aus medizinischen Gründen dringend erforderlich. […]

Gerade der Abs. 3 führt immer wieder zu Missverständnissen. Zwar stimmt die vielfach von Kostenträgerseite geäußerte Aussage, dass einem chronisch Kranken erst nach 4 Jahren wieder eine erneute Rehabilitationsbehandlung zusteht. Allerdings wird der letzte Nachsatz – dass nämlich eine vorzeitige Leistung aus medizinischen Gründen erforderlich sein kann – häufig übersehen oder nicht mitgeteilt. Gerade bei Patienten mit chronischen Funktionseinschränkungen wie bei der Multiplen Sklerose, aber auch persistierenden Defiziten nach Schlaganfällen oder Schädel-Hirn-Traumata stellen regelmäßige Wiederholungen der Rehabilitationsbehandlung eine gute Möglichkeit dar, um sowohl dem weiteren Krankheitsfortschritt entgegenzuwirken als auch langfristig die vorhandenen Restfunktionen zu erhalten.

! MERKE

§ 9 SGB IX (Wunsch- und Wahlrecht der Leistungsberechtigten)

(1) Bei der Entscheidung über die Leistungen und bei der Ausführung der Leistungen zur Teilhabe wird berechtigten Wünschen der Leistungsberechtigten entsprochen. [...]

In § 9 SGB IX ist das Wunsch- und Wahlrecht der Patienten geregelt (www.sozialgesetzbuch-sgb.de). Damit ist klargelegt, dass Patienten die für sie geeignete Rehabilitationseinrichtung aussuchen können. Oftmals wählen aber Kostenträger nicht im Sinne ihrer Versicherten, sondern unter Kostengesichtspunkten aus. Hier lohnt sich ein Widerspruch.

23.1.2 Kostenträger und Zugangswege

Für die medizinische Rehabilitation stellt sich die besondere Situation dar, dass neben den gesetzlichen oder privaten Krankenversicherungen auch die gesetzliche Rentenversicherung (GRV, Deutsche Rentenversicherung) Leistungsträger ist und Rehabilitationsmaßnahmen finanziert. In aller Regel ist der Rentenversicherer für die Patienten zuständig, die noch im Erwerbsleben stehen, d. h. noch nicht Rente wegen Erreichen der Altersgrenze oder wegen vollständiger Erwerbsunfähigkeit beziehen. Im Einzelfall kann die Rentenversicherung Leistungen zur medizinischen Rehabilitation auch dann gewähren, wenn eine Rente wegen vollständiger Erwerbsunfähigkeit bezogen wird und befristet ist. In den meisten anderen Fällen trägt die Krankenversicherung die Kosten der Rehabilitationsmaßnahme. Selten sind andere Sozialleistungsträger wie die gesetzliche Unfallversicherung (Berufsgenossenschaft), die Bundesagentur für Arbeit oder die Sozialhilfeträger zuständig.

Die Zielsetzungen der Leistungsträger sind unterschiedlich: Während die GRV gemäß dem Grundsatz „Reha vor Rente" zum Ziel hat, die berufliche Leistungsfähigkeit so lange wie möglich zu erhalten und den Zeitpunkt der Berentung hinauszuschieben, soll die Rehabilitationsmaßnahme der Krankenversicherung auf den Erhalt bzw. die Wiederherstellung der Selbstständigkeit im Alltag fokussieren und damit Pflegebedürftigkeit vermeiden, beseitigen oder einer Verschlimmerung vorbeugen.

Maßnahmen zur medizinischen Rehabilitation müssen vorab vom zuständigen Kostenträger genehmigt werden. Grundsätzlich gibt es zwei verschiedene Zugangswege:

- Die **Anschlussheilbehandlung (AHB)** ist die Fortsetzung der Krankenhausbehandlung nach akutstationärem Aufenthalt und wird vom Sozialdienst des zu verlegenden Krankenhauses beantragt.
- Eine **Rehabilitationsmaßnahme** ohne vorherigen Krankenhausaufenthalt erfordert einen Antrag des betreuenden Haus- oder Facharztes und ist für den Zuständigkeitsbereich der gesetzlichen Krankenversicherung in der Rehabilitations-Richtlinie geregelt. Seit April 2016 ist dieses Verfahren wieder vereinfacht, das vormals zweistufige Verfahren und der Nachweis einer Qualifikation für die Antragstellung sind entfallen.

! MERKE

Die notwendigen Einsparungen seitens der Rehabilitationsträger führen dazu, dass medizinisch notwendige Maßnahmen zur Rehabilitation zunehmend nicht genehmigt werden und damit der Zugang zur Rehabilitation auch für neurologische Patienten erschwert wird.

23.1.3 Phasenmodell der Neurorehabilitation

Die Rehabilitation neurologischer Krankheiten nimmt eine Sonderstellung gegenüber anderen Indikationen ein, die darin begründet ist, dass das wichtigste Organ des Menschen, das zur Verarbeitung und Anpassung an eine Erkrankung am meisten gefordert ist, durch die Schädigung selbst betroffen ist. Hinzu kommt, dass im Gegensatz zur Rehabilitationsbehandlung anderer Indikationen, bei denen die Rehabilitanden sich weitgehend selbst versorgen können und keine oder nur minimale pflegerische Unterstützung benötigen, der Rehabilitationsbegriff bei neurologischen Erkrankungen wesentlich weiter gefasst wird und u. a. das Ziel beinhaltet, die Selbstständigkeit im Alltag wiederherzustellen oder zu erhalten. Das bedeutet, dass Patienten nach akutneurologischer Erkrankung in einem deutlich schwereren Krankheitsstadium zur Rehabilitationsbehandlung aufgenommen werden können, sogar in einem Zustand, in dem sie noch intensivmedizinisch behandelt und (zumindest intermittierend) maschinell beatmet werden müssen. Um diesen unterschiedlichen Anforderungen Rechnung zu tragen, hat die Bundesarbeitsgemeinschaft für Rehabilitation (BAR) das **Phasenmodell für die Neurorehabilitation** definiert (VDR 1995). Die für die Rehabilitation bedeutsamen Phasen sind die Phasen B – E (Phase A ist der akutstationären Krankenhausbehandlung vorbehalten, Phase F bezeichnet die funktionserhaltende Pflege):

- In **Phase B** werden in der Regel bewusstlose bzw. bewusstseinsgestörte Patienten und solche behandelt, die noch einer intensivmedizinischen Behandlung bedürfen. Die Patienten sind überwachungspflichtig, aber kreislaufstabil; die primäre Akutversorgung ist abgeschlossen.
  Das Ziel der Behandlung ist die Besserung des Bewusstseinszustands und das Herstellen der Kommunikations- und Kooperationsfähigkeit, die Vermeidung sekundärer Komplikationen und die Klärung des weiteren Rehabilitationspotenzials. Je nach Verlauf folgt danach entweder Phase C oder die zustandserhaltende Dauerpflege der Phase F.
- In **Phase C** können die Patienten z. T. noch erhebliche pflegerische Hilfe zur Bewältigung ihrer Alltagsaktivitäten wie Waschen, Körperpflege, Anziehen, Essen und Transfers benötigen, sind aber nicht mehr überwachungspflichtig, überwiegend bewusstseinsklar und in der Lage, täglich an mehreren Therapieeinheiten von je etwa 30 min Dauer mitzuarbeiten. Das Ziel dieser Phase ist die weitgehende pflegerische Unabhängigkeit und die Wiederherstellung der Selbstständigkeit bei den alltäglichen Verrichtungen.
- **Phase D** kennzeichnet die „klassische“ Anschlussheilbehandlung, in der die Betroffenen bei den Alltagsaktivitäten weitgehend selbstständig sind und umschriebene Defizite trainiert werden müssen. Das Ziel ist der Abbau von Behinderung, um am normalen Leben in der Gesellschaft wieder aktiv teilnehmen zu können bzw. die Leistungsfähigkeit im Erwerbsleben wiederherzustellen oder zu sichern.
- Durch nachgehende Rehabilitationsleistungen und berufliche Rehabilitationsmaßnahmen der **Phase E** (ambulante Rehabilitation) kann der medizinische Rehabilitationserfolg gefestigt werden (VDR 1995).

23.1.4 ICF und ICF Core Sets

Die **Internationale Klassifikation der Funktionsfähigkeit, Behinderung und Gesundheit** *(International Classification of Functioning, Disability and Health,* **ICF**) dient dazu, die Gesundheitsbeeinträchtigungen einer Person in ihrer Wechselwirkung zur materiellen und sozialen Umwelt zu beschreiben (Frommelt und Grötzbach 2005). Damit ergänzt die ICF sinnvoll die Klassifikation der Krankheiten (ICD) und setzt den Rahmen für die Rehabilitation. Sie beruht auf einem komplexen Wechselwirkungsmodell, das zusätzliche Kontextfaktoren berücksichtigt, die personenbezogen oder umweltbedingt sein können, und nicht nur Barrieren, sondern auch Förderfaktoren einbezieht. Behinderung („Disability“) und Gesundheit („Health“) werden also nicht mehr nur als Eigenschaften von Personen verstanden, sondern im Zusammenhang zwischen dem Betroffenen und seiner Umwelt gesehen. Darin liegt der Kern des erweiterten Konzepts der funktionalen Gesundheit, das in ➤ Abb. 23.1 veranschaulicht ist.

Systematisch werden mindestens drei Ebenen unterschieden (Frommelt und Grötzbach 2005):

- Die biomedizinische Ebene des Organismus (Schädigungen von Körperfunktionen und -strukturen), die sich an den allgemein anerkannten Normen von Gesundheit orientiert

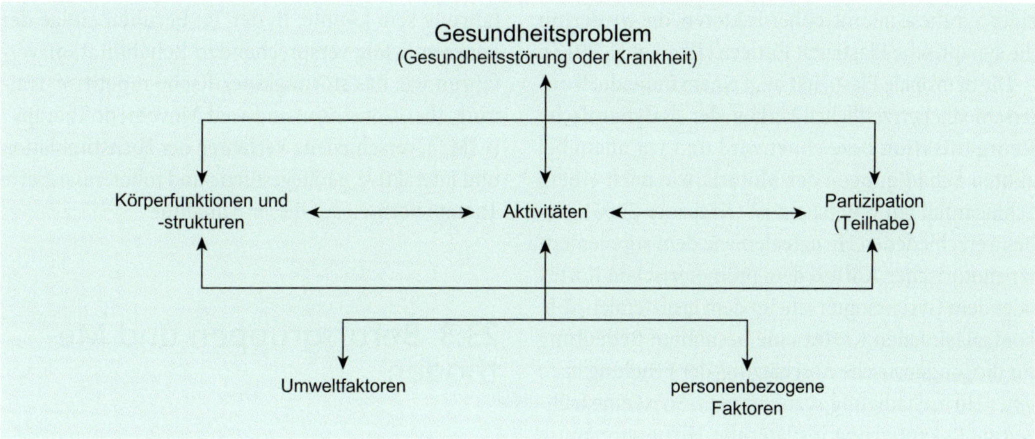

Abb. 23.1 Konzept der ICF

- Die Ebene des handelnden Menschen mit seinen Aktivitäten (Handlungsebene), die durch Krankheit und Kontextfaktoren wie Umweltbedingungen beeinträchtigt sein können
- Die Ebene des Subjekts in Gesellschaft und Umwelt (Kontextfaktoren) mit Barrieren und Förderfaktoren, die das Ausmaß der Partizipation bzw. Teilhabe am gesellschaftlichen Leben und damit letztlich die Beeinträchtigungen bestimmen

Der Umfang von 1.454 Items erfordert einen erheblichen technischen und administrativen Aufwand. Selbst die offizielle Kurzform der ICF (Kategorien der 2. Ebene) umfasst noch 362 Items und ist für die klinische Anwendung nicht praktikabel. Werkzeuge wie die **ICF Core Sets** machen das Klassifikationssystem sowohl für die medizinische Forschung als auch für die klinische Praxis anwendbar. Dafür werden mithilfe eines vorab festgelegten standardisierten Prozesses für einzelne Krankheitsbilder die relevanten Kategorien der ICF definiert, mit denen dann gearbeitet werden kann. Die Anzahl der ausgewählten Items sollte für die Arbeit im multidisziplinären Team (z. B. der Rehabilitation) 70–200 Kategorien *(Comprehensive ICF Core Sets)* umfassen, für medizinische Forschungsprojekte und Statistik sind 10–15 Kategorien *(Brief ICF Core Sets)* sinnvoll. Derartige ICF Core Sets existieren im neurologischen Bereich für den Schlaganfall und die Multiple Sklerose (MS).

23.2 Neuronale Plastizität

Die Fortschritte der Grundlagenforschung haben wesentlich zum Erkenntnisgewinn beigetragen, welche Mechanismen bei der Rückbildung neurologischer Behinderungen eine Rolle spielen. Die neuronale Plastizität bezeichnet die Fähigkeit des Nervensystems, auf interne oder externe Stimuli mit einer Reorganisation von Struktur, Funktion und synaptischen Verbindungen zu reagieren (Khan und Amatya 2017). In dieser Hinsicht kann das Gehirn als ein sich selbst organisierendes System bezeichnet werden, das sich in jedem Lebensalter an spezifische Umgebungsbedingungen anpassen kann. Das bedeutet, dass auch das ausgereifte Gehirn nach einer Schädigung zu plastischen Veränderungen und Adaptationsprozessen in der Lage ist. Sowohl tierexperimentelle Untersuchungen als auch klinische Studien haben gezeigt, dass die Immobilisierung einer Gliedmaße nach z. B. einer Beinfraktur zu Veränderungen im zentralen Nervensystem führt. Noch mehr gilt dies für Schädigungen des Nervensystems selbst, seien es periphere oder zentrale Läsionen. Für die Rückbildung von Schädigungsfolgen scheinen dabei nicht nur aufgabenspezifisches Training und repetitive Übungen von Bedeutung zu sein, sondern auch die **Umgebungsbedingungen:** So konnte in Versuchstieren mit verschiedenen experimentellen Hirnläsionen die funktionelle Erholung mit einer stimulierenden Umgebung optimiert werden, möglicherweise aufgrund einer Synthese neurotropher Faktoren, die wiederum die synaptische Plastizität fördern (Khan et al. 2017).

Die neuronale Plastizität folgt einem individuell unterschiedlichen zeitlichen Verlauf, der als **dynamische Reorganisation** bezeichnet wird und vor allem bei akuten Schädigungen der Motorik wie nach einem Schlaganfall gut untersucht ist (Krakauer 2006). Neben verschiedenen Hirnarealen wie dem supplementär-motorischen Kortex, dem prämotorischen Kortex oder dem Gyrus cinguli scheint dem ipsilateralen, d. h. kontraläsionalen Kortex eine besondere Bedeutung für die prognostische Abschätzung der Erholung nach einer Hirnschädigung zuzukommen. So ist eine frühzeitige Rekrutierung ipsilateraler Hirnregionen im Hinblick auf die funktionelle Verbesserung günstig, während persistierende ipsilaterale Aktivierungsmuster einen ungünstigen Verlauf anzeigen. Neuere Verfahren wie die Traktografie zur Darstellung motorischer Leitungsbahnen sind innovative und interessante Ansätze und scheinen die Erholungsfähigkeit des Gehirns besser vorherzusagen als beispielsweise Magnet-evozierte Potenziale oder funktionelle Bildgebung, haben aber bisher noch keinen Stellenwert für die klinische Neurorehabilitation. Möglicherweise könnten sie aber in der Zukunft einen Beitrag zur prognostischen Abschätzung des möglichen Rehabilitationsergebnisses leisten.

Mittlerweile gibt es zunehmende Untersuchungen zur neuronalen Plastizität auch bei chronischen Erkrankungen wie der MS. So werden bei aktiven Fingerbewegungen bei MS-Betroffenen trotz noch normaler motorischer Funktionen signifikant mehr Hirnareale als bei gesunden Kontrollpersonen aktiviert. In ähnlicher Weise weisen MS-Patienten mit Gedächtnisstörungen bei einer Aufmerksamkeitsaufgabe im Vergleich zu Gesunden eine verstärkte zerebrale Aktivierung auf, obwohl beide Gruppen vergleichbare Leistungen erzielten. Diese Unterschiede in den kortikalen Aktivierungsmustern deuten darauf hin, dass kompensatorische Mechanismen als Ausdruck der neuronalen Plastizität bereits frühzeitig auftreten können (Flachenecker 2015). Von besonderer Bedeutung scheint dabei die **Langzeitpotenzierung** (Long-term Potentiation, LTP) zu sein. LTP wird durch wiederholtes Üben moduliert, was gleichzeitig das Grundprinzip der Neurorehabilitation ist. Somit liegt es nahe, dass dieser Mechanismus das Bindeglied zwischen Grundlagenforschung und klinischer Erfahrung sein könnte. In der Tat beruhen einige der neueren Erfolg versprechenden Rehabilitationsverfahren wie das störungsspezifische repetitive Training, die „Constraint-induced Movement Therapy" (CIMT), verschiedene Verfahren der Hirnstimulation und interaktive, gerätegestützte und roboterassistierte Therapieformen auf dieser Annahme.

23.3 Berufsgruppen und Methoden

Da vor allem störungsspezifische Einzeltherapien zur Anwendung kommen, ist die neurologische Rehabilitation sehr personalintensiv. Zur Sicherstellung der Strukturqualität gibt die gesetzliche Rentenversicherung Anhaltszahlen (d. h. Personalstellen pro Planbetten) vor und fordert für Schwerpunkteinrichtungen der neurologischen Rehabilitation das Vorhandensein der nachfolgend aufgeführten Berufsgruppen (VDR 1991).

23.3.1 Ärzte

Die leitenden Ärzte müssen Fachärzte für Neurologie (und Psychiatrie) sein, nach Möglichkeit eine sozialmedizinische Qualifikation aufweisen und die neurophysiologischen und neuroradiologischen Methoden beherrschen.

Zu den Aufgaben des ärztlichen Dienstes gehören neben einer ausführlichen Aufnahmeuntersuchung, in deren Rahmen der individuellen Situation und den speziellen Problemen des Patienten besondere Aufmerksamkeit geschenkt wird, die Vereinbarung individuell auf die Bedürfnisse des Patienten ausgerichteter Rehabilitationsziele, die möglichst konkret sein sollten, sowie die Verordnung der zugehörigen Therapien. Daneben obliegen dem Rehabilitationsarzt die Leitung des therapeutischen Teams und die regelmäßige Überwachung des Therapiefortschritts, ggf. mit Anpassung der Therapieziele, die Behandlung von Komplikationen und die medikamentöse Therapie.

23.3.2 Pflege

Im Sinne einer aktivierenden therapeutischen Pflege begleiten und unterstützen die Mitarbeiter des Pflegedienstes die Patienten 24 Stunden am Tag. In Absprache mit dem Patienten und in Zusammenarbeit mit dem gesamten therapeutischen Team werden gezielt die Fähigkeiten des Patienten trainiert, die ihm helfen sollen, den Alltag wieder bzw. besser zu bewältigen. Die Ziele der Rehabilitationspflege umfassen neben der Grundpflege die Verringerung der Pflegebedürftigkeit, die Steigerung des Selbsthilfepotenzials, die Vermittlung und das Training richtiger (Selbst-)Lagerung sowie das Erlernen der Selbstbeobachtung zur Vermeidung von Hautschäden, Kontrakturen und weiteren Folgen der Behinderung.

23.3.3 Physiotherapie

Mobilitätseinschränkungen sind häufige Beschwerden in der Neurorehabilitation. Daher sind die Patienten in hohem Maße auf die physiotherapeutische Behandlung angewiesen, um ihre körperliche Leistungsfähigkeit zu erhalten oder zu verbessern. Zu den Zielen der Physiotherapie gehören:

- Wiedererlangung von verloren gegangenen Fähigkeiten (Aktivität)
- Symptomorientierte Verbesserung von Koordination und Kraft
- Verbesserung von Stand- und Gangfunktionen sowie der Hantierfunktion (in Zusammenarbeit mit der Ergotherapie)
- Aktive und passive Maßnahmen zur Minderung der Spastizität
- Verbesserung von Gleichgewicht und Bewegungsabläufen
- Aufdehnung bzw. Prophylaxe von Kontrakturen
- Erhöhung der Belastbarkeit im Alltag, Anleitung zu Eigenübungen und Anregungen für eine sinnvolle, aktive Freizeitgestaltung

Grundlage sind Behandlungsmethoden wie das Bobath-Konzept (➤ Abb. 23.2), das Vojta-Prinzip, die Stemmführung nach Brunkow oder die propriozeptive neuromuskuläre Fazilitation (PNF). Diesen Techniken ist gemeinsam, dass sie auf neurophysiologischen Grundlagen beruhen und nicht vornehmlich an der Muskelkräftigung arbeiten, sondern mithilfe tonusregulierender Maßnahmen Koordination und Ausdauerleistung erhöhen wollen. Bisher hat sich keines dieser konventionellen Therapiekonzepte in klinischen Studien als überlegen erwiesen. Für die Praxis bedeutet dies, dass verschiedene Verfahren verfügbar sein sollten und ausprobiert werden müssen. Moderne, evidenzbasierte Verfahren wie CIMT, Laufbandtherapie oder gerätegestützte Therapie können die physiotherapeutischen Maßnahmen in Abhängigkeit vom Störungsbild sinnvoll ergänzen (Gusowski 2014).

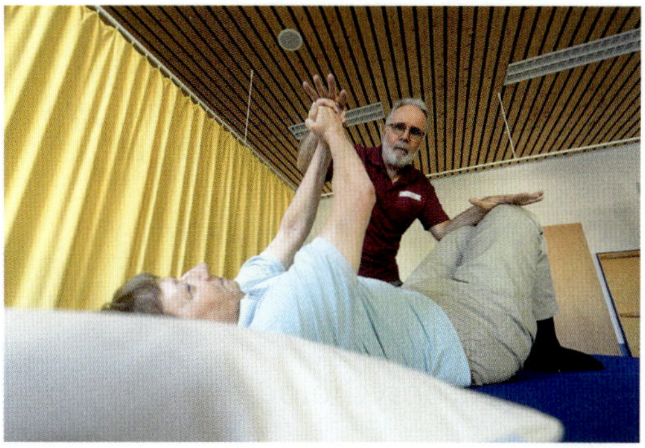

Abb. 23.2 Physiotherapeutische Behandlung nach dem Bobath-Konzept

23.3.4 Ergotherapie

Die zielgerichtete und symptomorientierte ergotherapeutische Behandlung hat den Erhalt bzw. die Wiedererlangung der Fertigkeiten im Alltags- und Erwerbsleben (Aktivitäten des täglichen Lebens, ATL) zum Ziel. Dazu dienen die Verbesserung bzw. der Erhalt sensomotorischer Leistungen, die Verbesserung automatisierter und komplexer Bewegungsabläufe der oberen Extremitäten, Schmerzlinderung sowie die Anleitung und Anregung zum selbstständigen Training für die Zeit nach der Rehabilitation. Im Vordergrund stehen die ATL sowie die Wiedererlangung bzw. der Erhalt der beruflichen Leistungsfähigkeit. Die Ziele werden mit folgenden therapeutischen Ansätzen angestrebt:

- Training der Grob- und Feinmotorik der oberen Extremitäten
- Sensibilitätstraining mittels thermischer und/oder mechanischer Reize
- Nichtmedikamentöse Behandlung von Tremor und Ataxie

- Alltagsorientiertes Training (Wasch-/Anziehtraining und Esstraining)
- Arbeitsplatztraining mit Beratung zum ergonomischen Arbeiten und zur Anpassung des Arbeitsplatzes
- Umfangreiche Hilfsmittelberatung und -versorgung

23.3.5 Neuropsychologie und Psychologie

Die psychologische Behandlung zielt vor allem darauf ab, gemeinsam mit dem Patienten schrittweise einen Weg zu finden, der eine Brücke zwischen den krankheitsbedingten Schwierigkeiten auf der einen und den persönlichen Lebenszielen auf der anderen Seite schlagen kann. Von zentraler Bedeutung ist dabei die Entwicklung einer realistischen Lebensperspektive. Dysfunktionalen Bewältigungsstilen wie z. B. Substanzmissbrauch oder sozialem Rückzug soll wirksam vorgebeugt werden.

Wesentliche Aufgaben der Neuropsychologie sind die Diagnostik und Behandlung kognitiver Störungen, aber auch zentraler Sehstörungen und des Neglects. Dafür ist eine umfassende neuropsychologische Diagnostik und Analyse der kognitiven Probleme und psychischen Ausgangsbedingungen notwendig. Die einzelnen Maßnahmen umfassen:

- Restitutionsbehandlung (PC-gestützt sowie in Form von Gruppenaktivitäten)
- Einübung kompensatorischer kognitiver Techniken und sozialer Kompetenzen
- Beratung über geeignete Hilfsmittel zum Ausgleich neuropsychologischer Einschränkungen
- Training arbeitsrelevanter Basisqualifikationen
- Beurteilung der Fahreignung und bei Bedarf Behandlung fahrrelevanter Leistungen
- Stützende Psychotherapie und Herausarbeiten persönlicher Stärken und Ressourcen
- Informationsvermittlung zur Verbesserung der Compliance
- Vermittlung von Strategien zur Stressbewältigung

23.3.6 Logopädie

Schädigungen des zentralen oder peripheren Nervensystems haben häufig Aphasien, Dysarthrophonien oder Dysphagien zur Folge, die soziale Aktivitäten im Alltag oder die berufliche Tätigkeit beeinträchtigen können. Zur Diagnostik, Klassifikation und Behandlung der Störungsbilder werden folgende Methoden eingesetzt:

- Standardisierte Diagnostik von neurologisch bedingten Sprachstörungen mit z. B. der Aphasie-Checkliste (ACL) oder dem Aachener Aphasie-Test (AAT)
- Standardisierte Diagnostik von Sprechstörungen mit z. B. dem Frenchay-Dysarthrie-Test
- Diagnostik von Schluckstörungen (z. B. Daniels-Test)
- Diagnostik und Befundung von Stimmstörungen
- Sprachliche Aktivierung, störungsspezifische Therapieansätze und Transferübungen zur Behandlung von Aphasien
- Sprech-, Stimm- und orofaziale Therapieansätze (z. B. FOTT nach Kay Coombes, Castillo Moralis, LSVT; Kraniosakraltherapie) zur Behandlung von Dysarthrophonien
- Ess- und Schlucktraining (Einzeltherapie oder interdisziplinär in Zusammenarbeit mit Ergotherapie) und fazioorale Therapie (FOTT) bei Schluckstörungen sowie Kompensationstechniken
- Kommunikationstraining, u. a. mit Einsatz multimedialer Möglichkeiten
- Anwendung alternativer Möglichkeiten (z. B. nonverbales Kommunikationstraining, Verwendung von technischen und grafischen Hilfsmitteln)
- Angehörigenberatung und -schulung

23.3.7 Sozialdienst

Der Sozialdienst ergänzt die ärztliche und pflegerische Versorgung und umfassst folgende Tätigkeiten:

- Beratung und Gespräche mit Patienten und ihren Angehörigen
- Informationsvermittlung und Hilfestellung bei sozialrechtlichen Fragen, um den Zugang zu möglichen Leistungen zu erleichtern (z. B. Antragsverfahren nach dem Pflegeversicherungs- oder Schwerbehindertengesetz)

- Einleitung häuslicher Hilfen (Pflegehilfsmittel, Hausnotrufsysteme, Essen auf Rädern, Nachbarschaftshilfe usw.)
- Organisation ambulanter häuslicher Krankenpflege oder Hilfestellung bei der Suche nach einem Pflegeheimplatz
- Informationen über stufenweise Wiedereingliederung, innerbetriebliche Umsetzung oder berufliche Rehabilitation
- Aufklärung über die Leistungsarten der verschiedenen Kostenträger
- Vermittlung von Kontakten zu den Rehabilitations- und Rentenberatern der Rentenversicherung sowie externen Beratungsstellen, Selbsthilfegruppen und psychosozialen Diensten

23.4 Indikationsspezifische Rehabilitation

Die Neurorehabilitation hat die Verbesserung von Funktions- und Aktivitätseinschränkungen zum Ziel und ist damit zunächst unabhängig von der zugrunde liegenden Erkrankung. Insofern scheint es auf den ersten Blick für den Therapeuten irrelevant zu sein, weshalb ein bestimmter Patient z. B. an einer Hemiparese leidet – Grundlage des Behandlungsplans ist der funktionelle Status. Allerdings existieren Besonderheiten bei bestimmten Grundkrankheiten, wie z. B. eine erhöhte Erschöpfbarkeit („Fatigue") bei der MS oder eine begleitende Depression beim Schlaganfall, die bei der Rehabilitationsplanung und -behandlung berücksichtigt werden müssen. Diesen Besonderheiten tragen indikationsspezifische Behandlungskonzepte Rechnung. Mit den zunehmenden Erkenntnissen der Neuroplastizität wächst gleichzeitig der Anspruch an evidenzbasierte Therapiekonzepte, deren Zielsetzung die Stimulation derartiger Veränderungen ist. Allerdings wird die therapeutische Forschung durch die Heterogenität der Krankheiten und deren Störungsbilder erschwert. Dennoch sind in den letzten 10 Jahren zunehmend größere Therapiestudien mit besserem Studiendesign bezüglich Randomisierung, Fallzahl, Ergebnismessung und deren Transfer in den Alltag durchgeführt worden, was sich in die Entwicklung von Leitlinien der Fachgesellschaften (www.dgn.org bzw. www.dgnr.de) niedergeschlagen hat, vor allem für die Rehabilitationsbehandlung des Schlaganfalls (Brandt und Bertram 2016). Für andere Erkrankungen wie die MS sind indikationsspezifische Leitlinien im Entstehen. Exemplarisch wird in den folgenden Kapiteln die indikationsspezifische Rehabilitation des Schlaganfalls und der MS im Überblick dargestellt.

23.4.1 Rehabilitation des Schlaganfalls

Der Schlaganfall ist eine der häufigsten Ursachen für dauerhafte Behinderung: Jährlich erleiden in Deutschland etwa 260 000 Menschen einen Schlaganfall, von denen mehr als die Hälfte der überlebenden Patienten motorische und/oder sprachliche Funktionseinschränkungen aufweist. Aufgrund der in den letzten Jahren verbesserten Möglichkeiten der Akuttherapie mit sinkender Mortalität und der demografischen Entwicklung mit einer stetig zunehmenden Lebenserwartung steigt auch die Anzahl der rehabilitationsbedürftigen Patienten und damit die Notwendigkeit effektiver Therapien zur Wiedererlangung alltagsrelevanter Aktivitäten (Liepert und Breitenstein 2016).

Störungen der Motorik

Motorische Funktionseinschränkungen gehören zu den häufigsten Folgen eines Schlaganfalls und kommen bei mehr als 80 % dieser Patienten vor. Die **S2e-Leitlinie zur motorischen Rehabilitation** von Steh- und Gehvermögen fasst die verfügbare Evidenz zur Verbesserung von Gehfähigkeit, Gehgeschwindigkeit, Gehstrecke und Balance zusammen (Dohle et al. 2015). Danach sollte bei nicht gehfähigen Patienten ein intensives Gangtraining angeboten werden, falls verfügbar unter Einschluss eines Endeffektor-basierten Geräts wie z. B. einem Gangtrainer; eingesetzt werden können darüber hinaus ein Laufband oder ein Exoskelett-gestütztes Gerät wie der Lokomat oder eine zyklische Mehrkanalstimulation zur Erzeugung gehähnlicher Beinbewegungen. Bei gehfähigen Patienten sollten ein konventionelles Gehtraining oder ein Laufbandtraining durchgeführt werden, ggf. unterstützt von einem aufgabenbezogenen Training mit Bewegungsvorstellung, der Nutzung von Gehhilfen oder der Kombinationstherapie aus Endeffektor-basiertem Gerät mit funktioneller Elektrostimulation. Gehgeschwindigkeit und Gehstrecke lassen sich vor allem mit einem aufgabenbezogenen Ausdauertraining oder einem progressiven Zirkeltraining verbessern. Daneben sollten ein intensives Gehtraining mit oder ohne Laufband oder ein supervidiertes Heimübungsprogramm mit Progression und ein Gehtraining mit Stimulation von Flexorreflex-Afferenzen durchgeführt werden. Zur Verbesserung der Balance und zur Reduktion von Stürzen wird ebenfalls ein intensives Gehtraining mit und ohne Laufband empfohlen (Dohle et al. 2015).

Eine besondere Herausforderung stellt die Rehabilitation der **Armfunktionsstörung** dar, da in der Regel entweder nur sehr leichte Paresen mit rascher Rückbildung oder sehr schwere Armparesen mit dauerhafter Funktionseinschränkung vorkommen. Viele dieser Patienten können den paretischen Arm Monate und Jahre nach einem Schlaganfall noch nicht wieder im Alltag einsetzen. Daher sind effektive Therapien zur Förderung der Restitution dringend notwendig. Im Mittelpunkt stehen therapeutisch begleitete Trainingsmethoden (Liepert und Breitenstein 2016). Weit verbreitet sind konventionelle Verfahren auf neurophysiologischer Grundlage wie das Bobath-Konzept oder das Vojta-Prinzip, die empirisch entwickelt wurden und eine Fülle von Vorgehensweisen bieten, um neuronale Plastizitätsprozesse zu lenken und zu stimulieren und trotz mangelnder Wirksamkeitsnachweise nach wie vor ihren Stellenwert haben (Gusowski 2014). Neuere, evidenzbasierte Therapieansätze zur Verbesserung der Armfunktion sind das Armbasis- bzw. Armfähigkeitstraining, die Spiegeltherapie, das mentale Training und insbesondere die Constraint-induced Movement Therapy (CIMT; Liepert und Breitenstein 2016). Diese beruht auf dem Konzept des erlernten Nichtgebrauchs und beinhaltet die Immobilisierung des gesunden Arms in Verbindung mit einem hochfrequenten, aufgabenspezifischen Training für den paretischen Arm. Zunehmende Evidenz existiert für den Einsatz virtueller Realität, die auf einer Computersimulation einer möglichst real erscheinenden Umwelt mit multimodalem Feedback basiert und somit beim Patienten den Eindruck einer Interaktion hervorruft. Eine Cochrane-Analyse konnte zeigen, dass motorische Armfunktionen, Alltagsaktivitäten und verschiedene Gangparameter damit stärker als bei Kontrollinterventionen verbessert sind (Laver et al. 2015). Unterstützend können elektromechanische und robotergestützte Therapien eingesetzt werden, die nicht nur über eine Dosissteigerung aufgrund einer höheren Anzahl von Repetitionen, sondern möglicherweise auch durch eine gesteigerte Motivation und Aktivierung des Belohnungszentrums im Gehirn wirksam sind. Auch für die neuromuskuläre elektrische Stimulation, die zu einer funktionell bedeutsamen Bewegung führt („funktionelle Elektrostimulation"), mehren sich die Hinweise, dass dadurch die Spastik reduziert und das Bewegungsausmaß verbessert werden können (Liepert und Breitenstein 2016).

Obwohl seit Langem Hinweise darauf bestehen, dass eine höhere Therapiemenge zu einer stärkeren Funktionsverbesserung führt, ist dies nur für wenige Therapieformen wie das Armbasis- oder Armfähigkeitstraining, CIMT oder eine Form der robotergestützten Therapie wissenschaftlich nachgewiesen (Platz et al. 2017). Daher ist weiterhin unklar, welches die wirksamste Therapiedosis ist. Von Bedeutung scheint der Zeitpunkt zu sein: Eine sehr frühe Mobilisation (innerhalb der ersten 24 Stunden nach einem Schlaganfall) ging vor allem bei initial schwer betroffenen Patienten und bei intrazerebraler Blutung mit einer schlechten Erholung einher (Bernhardt et al. 2015).

Die **Pharmakotherapie zur motorischen Funktionserholung** spielt allenfalls eine untergeordnete Rolle. Zur Wirksamkeit von L-Dopa gibt es z. T. widersprüchliche Studien. Die umfassendste Studienlage existiert für die antidepressiv wirksamen Serotonin-Wiederaufnahmehemmer, die bei depressiven Schlaganfallpatienten eindeutig indiziert und möglicherweise auch bei nichtdepressiven Patienten wirksam sind (Liepert 2016). Die **nichtinvasive Hirnstimulation** wie die repetitive transkranielle Magnetstimulation (rTMS) oder die transkranielle Gleichstromstimulation (tDCS) kann die kortikale Erregbarkeit modulieren und so zur neuronalen Plastizität beitragen. In Abhängigkeit von den Stimulationsparametern werden entweder eine Inhibition (niedrigfrequente rTMS, kathodale tDCS) oder eine Fazilitation (hochfrequente rTMS, anodale tDCS) bewirkt und somit entweder die Übererregbarkeit der nichtläsionalen Hemisphäre gedämpft oder die reduzierte Erregbarkeit der läsionierten Hemisphäre korrigiert. Obwohl gerade die tDCS ein sicheres und einfach anwendbares Verfahren ist und seit mehr als 10 Jahren vor allem in kleineren Studien untersucht wurde, hat diese aufgrund der heterogenen Datenlage bisher keinen Einzug in die klinische Routine gefunden (Liepert und Breitenstein 2016). Mit einem besseren Verständnis der Mechanismen von tDCS und darauf aufbauend einer maßgeschneiderten, personalisierten Anwendung hat diese Technik jedoch durchaus das Potenzial, die funktionelle Erholung nach einem Schlaganfall zu verbessern und somit die Arm- oder Beinrehabilitation zu unterstützen (Hummel 2018).

Sprachstörungen

In der Akutphase des Schlaganfalls weist etwa ein Drittel der Patienten eine Sprachstörung auf, die sich zwar spontan verbessern kann, bei 20 % aber persistiert (Liepert und Breitenstein 2016). Der Goldstandard der Behandlung ist eine intensive Sprach- und Sprechtherapie (➤ Abb. 23.3), die zeitnah nach dem initialen Schlaganfall und hochfrequent, d. h. über mindestens 5 Stunden pro Woche, über mehrere Wochen erfolgen sollte. Diese hohe Frequenz hat Eingang in Leitlinien und den Therapiestandard „Schlaganfall Phase D“ der Deutschen Rentenversicherung gefunden. Allerdings hängt eine intensive Therapie nicht nur von der Frequenz, sondern auch von anderen Faktoren ab, wie dem Anteil der aktiven Bestandteile während der Therapiesitzungen, der Häufigkeit der Therapie pro Zeiteinheit, der Zeit, die zwischen zwei aufeinanderfolgenden Therapien vergeht, der Länge des Zeitraums, in dem eine bestimmte Therapie durchgeführt wird, oder der Therapieart selbst, d. h. der Aktivität der Aufgabe, aus der sich eine Therapie zusammensetzt (Grötzbach 2017). Die Übungen sollten auf die sprachlichen Einschränkungen und die angestrebte soziale Partizipation zugeschnitten sein. Dabei werden neben linguistisch strukturierten Übungen und der Vermittlung kompensatorischer Strategien (u. a. mit digitalen Kommunikationshilfsmitteln) kommunikative Kompetenzen trainiert (Liepert und Breitenstein 2016). Zur Erhöhung der Therapiefrequenz können selbstständige, aber supervidierte Eigenübungen durchgeführt werden, entweder klassisch mit „Stift und Papier“ oder unter Verwendung modelltheoretisch fundierter, linguistisch kontrollierter Therapiesoftware wie z. B. „aphasiaware“. Einen innovativen Therapieansatz stellt – in Analogie zur CIMT bei der motorischen Rehabilitation – die „Constraint-induced Aphasia Therapy“ (CIAT) dar, bei der in Kleingruppen auf kompensatorische Alternativen verzichtet und auf den alleinigen Gebrauch der oralen Sprache fokussiert wird. Neben diesen Verfahren zur Restitution können zur Kompensation verbliebener Defizite mobile Computer als Kommunikationshilfen eingesetzt werden (Darkow und Flöel 2016).

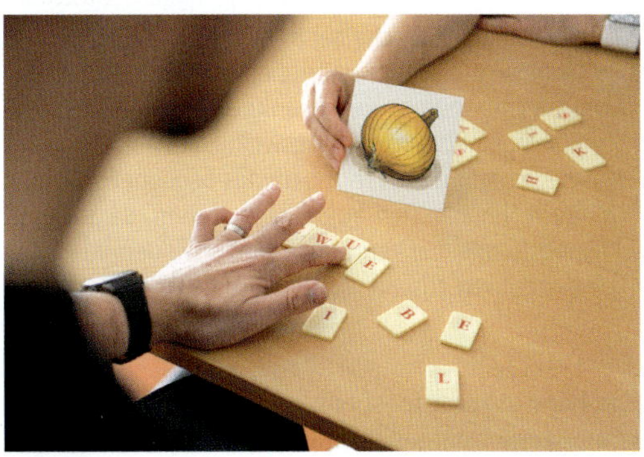

Abb. 23.3 Sprachtherapie mit Symbolkarten

Zur Pharmakotherapie sind verschiedene Substanzen wie D-Amphetamin, Bromocriptin, L-Dopa, Donezepil, Memantin und Piracetam versucht worden, wobei die beste Evidenzlage für Piracetam in einer Dosierung von 4,8 g pro Tag für 6 Wochen besteht. Allerdings waren alle Substanzen nur in enger zeitlicher Kopplung zu intensivem Sprachtraining effektiv, zudem konnte selbst für Piracetam in einer systematischen Übersicht kein überzeugender Wirksamkeitsnachweis erbracht werden. Gleichermaßen gilt dies auch für die nichtinvasive Hirnstimulation: Weder die rTMS noch die tDCS haben trotz vereinzelter positiver Berichte Klinikreife bei der sprachlichen Rehabilitation erlangen können (Liepert und Breitenstein 2016).

23.4.2 Rehabilitation der Multiplen Sklerose (MS)

Die symptomatische Therapie ist ein wesentlicher Bestandteil im Therapiekonzept der Multiplen Sklerose, deren wissenschaftliche Evidenz kürzlich in einer Reihe von Übersichtsartikel zusammengefasst wurde (Henze et al. 2017a, b; Henze et al. 2018a, b, c, d).

Aufgrund der Symptomvielfalt der MS ist oftmals eine multimodale, störungsspezifische Rehabilitation sinnvoll. In einer Übersichtsarbeit wurden 39 systematische Reviews identifiziert, die sich den Effekten der Rehabilitation bei der MS widmeten (Khan et al. 2017). Demzufolge besteht eine starke Evidenz sowohl für die körperliche Bewegungstherapie im Hinblick auf Aktivität und Partizipation als auch für übungsbasierte Edukationsprogramme zur Verbesserung der Fatigue. Mittelgradige Evidenz findet sich für die multidisziplinäre Rehabilitation im Hinblick auf längerfristige Aktivität und Partizipation, für die kognitive Verhaltenstherapie zur Behandlung der Depression und für die Vermittlung von Informationen, während für symptomspezifische Programme nur begrenzte Evidenz vorhanden ist. Obwohl für viele Bereiche belastbare wissenschaftliche Wirksamkeitsnachweise fehlen, ist die verfügbare Evidenz in Leitlinien und Therapieempfehlungen für die symptomatische Therapie und Rehabilitation der MS eingeflossen, die von verschiedenen Fachgesellschaften herausgegeben wurden und detaillierte Handlungsempfehlungen für die Rehabilitation der MS geben (RIMS 2012; Tholen et al. 2019).

Einschränkungen von Mobilität und Ausdauer

Durch die Physiotherapie können nicht nur motorische Defizite und Gangunsicherheit gebessert, sondern auch Mobilität, Ausdauerleistung und körperliche Fitness gesteigert werden. In mehreren Studien konnte keine Überlegenheit für eine spezielle Behandlungsform gefunden werden, weder für die „konventionellen" Methoden wie Bobath-Konzept, Vojta-Prinzip, Brunkow oder PNF noch für die neueren Ansätze wie CIMT, Laufbandtherapie oder Gerätetraining (Flachenecker 2012). Daher sollte die Behandlung an Störungsmuster und Ressourcen des Patienten, aber auch an Kenntnisse und Verfügbarkeit des therapeutischen Teams angepasst sein. Die aktuelle Leitlinie der Deutschen Gesellschaft für Neurologische Rehabilitation (DGNR) fasst die verfügbare Evidenz zur (nichtmedikamentösen) Bewegungstherapie zusammen und empfiehlt als vorrangige Maßnahme ein therapeutisch angeleitetes Gangtraining, unterstützt von einem systematischen Ausdauertraining auf dem Laufband, dem Ergometer oder beim Gehen sowie einem gezielten Krafttraining (Tholen et al. 2019). Ein roboterassistiertes Gangtraining mit Exoskeletten (z. B. Lokomat®) sollte bei schwerer betroffenen MS-Patienten mit hochgradig eingeschränktem Gehvermögen durchgeführt werden, während dies bei leichter Betroffenen weniger wirksam war. Zur Verbesserung des Gleichgewichts wird ein gezieltes Balancetraining empfohlen, ggf. mithilfe von virtueller Realität (z. B. Wii-Spielekonsolen). Ergänzend können andere Verfahren wie Hippotherapie (s. unten), Tai-Chi, Yoga oder Pilates eingesetzt werden. Bei allen Maßnahmen ist aber wichtig, dass diese gezielt, störungsspezifisch und erst nach einer entsprechenden Befundung erfolgen (Tholen et al. 2019).

Lange Zeit wurde MS-Betroffenen von **sportlicher Aktivität** abgeraten. Das erscheint heutzutage nicht mehr gerechtfertigt. Im Gegenteil deuten zahlreiche Befunde darauf hin, dass sportliche Betätigung Funktionsfähigkeit und Lebensqualität erhöhen kann, ohne dass hierdurch negative Effekte zu befürchten sind; insbesondere werden dadurch keine Krankheitsschübe ausgelöst (Tallner et al. 2012). Art, Dauer und Intensität der eigenständigen körperlichen Aktivität sollten die funktionellen Beeinträchtigungen berücksichtigen und in Anlehnung an die „Nationalen Bewegungsempfehlungen" (150 min/Woche moderate Intensität bzw. 75 min/Woche hohe Intensität) erfolgen (Tholen et al. 2019).

! MERKE

Zur Verbesserung der Mobilität wird vorrangig ein therapeutisch angeleitetes Gangtraining empfohlen, unterstützt von gezieltem Ausdauer- und Krafttraining. Daneben sollten MS-Betroffene zu eigenständiger körperlicher/sportlicher Aktivität motiviert werden; in Anlehnung an die „Nationalen Bewegungsempfehlungen" sollte diese 150 Minuten pro Woche bei moderater Intensität bzw. 75 Minuten pro Woche bei hoher Intensität betragen. Damit kann sowohl den krankheitsbedingten Einschränkungen als auch den Auswirkungen eines (krankheitsbedingten) inaktiven Lebensstils begegnet werden. MS-Betroffene sollten aufgeklärt werden, dass diese Trainingsformen bei Vermeidung übermäßigen Trainings keine negativen Auswirkungen haben.

Die **Hippotherapie** ist ein konservatives neurophysiologisches Behandlungsverfahren, das mithilfe des Pferdes und dessen dreidimensionalen rhythmischen Schwingungsimpulsen in der Gangart Schritt durchgeführt wird. Insbesondere bei der MS wird die Hippotherapie häufig mit Erfolg eingesetzt. Dabei werden die Bewegungen des Pferdes auf den Rumpf des Patienten übertragen und dabei genau die Muskeln aktiviert, die auch beim Gehen benötigt werden. Trotz offensichtlich positiver Effekte existieren kaum wissenschaftliche Studien zur Wirksamkeit der Hippotherapie. In einer prospektiven randomisierten kontrollierten Einfachblindstudie haben wir über einen Zeitraum von 3 Wochen die Effekte einer einmal wöchentlichen 20-minütigen Hippotherapie mit einer gleich langen Einheit zusätzlicher konventioneller Physiotherapie verglichen; die Therapien wurden zusätzlich zum üblichen störungsspezifischen Rehabilitationsprogramm abgegeben. Dabei zeigten sich nur in der Hippotherapie-Gruppe ausgeprägte kurzfristige, d. h. über 2–3 Tage anhaltende, Effekte. Nach 3 Wochen waren Gehvermögen und Gleichgewicht ausweislich des 6-Minuten-Gehtests, des Tinetti-Scores und des „Timed-Up-and-Go"-Tests in beiden Gruppen signifikant verbessert, während die beobachtende Ganganalyse und der 10-Meter-Gehtest nur in der Hippotherapie-Gruppe Unterschiede im zeitlichen Verlauf aufwiesen (Schatz et al. 2014).

Fatigue und Kognition

Die **erhöhte Erschöpfbarkeit (Fatigue)** ist ein häufiges Symptom der MS, an der bis zu 90 % der MS-Patienten leiden können. Nicht selten werden dadurch sowohl die Lebensqualität als auch die Arbeits- und Erwerbsfähigkeit so stark beeinträchtigt, dass eine vorzeitige Berentung nötig wird und die Betroffenen sich immer mehr von sozialen Aktivitäten zurückziehen. Da die medikamentöse Therapie der Fatigue in der Regel nicht sonderlich erfolgreich ist, stehen nichtmedikamentöse Maßnahmen im Vordergrund der Behandlung (Flachenecker und Meißner 2014). Dabei ist es zunächst notwendig, die Fatigue als solche zu erkennen und die Patienten und ihre Angehörigen darüber aufzuklären, dass die erhöhte Ermüdbarkeit zur MS-Erkrankung dazugehört und eben nicht durch z. B. fehlende Willenskraft bedingt ist. Andere zur erhöhten Müdigkeit führende Ursachen wie Nebenwirkungen von Medikamenten (insbesondere solche zur Verringerung der spastischen Tonuserhöhung), akute Infektionen, Depressionen oder Schlafstörungen müssen ausgeschlossen bzw. angemessen behandelt werden. Viele Patienten kommen gut damit zurecht, eine oder mehrere Ruhepausen am Tag einzulegen. Körperliches Training vor allem mit Ausdauersportarten (z. B. Nordic Walking, Fahrradergometer) steigert die körperliche Belastbarkeit (Pfitzner et al. 2014). Daneben hat sich auch ein spezifisches, neuropsychologisch geleitetes Aufmerksamkeitstraining als wirksam erwiesen, zumindest bei den Patienten, bei denen eine Aufmerksamkeitsstörung festgestellt werden konnte (Flachenecker et al. 2017). Im Rahmen einer stationären Rehabilitation können neben diesen Maßnahmen auch Strategien zum effektiven Einsatz der (Rest-)Energie vermittelt und die Betroffenen im Gebrauch von Hilfsmitteln (z. B. Kühlelemente) geschult werden.

Kognitive Defizite treten bei etwa zwei Dritteln aller MS-Erkrankten auf. Am häufigsten kommt es zu Beeinträchtigungen der Gedächtnis- und Aufmerksamkeitsfunktionen, aber auch zu Einschränkungen der Exekutivfunktionen (planerisches Handeln, Urteilsvermögen, Kritikfähigkeit) und der visuokonstruktiven Leistungen. Diese Einschränkungen haben einen erheblichen Einfluss auf die berufliche Leistungsfähigkeit, die Bewältigung des Alltags, die sozialen Kontakte und damit auf die Lebensqualität insgesamt. Wichtig sind die frühzeitige Diagnose anhand ausgewählter neuropsychologischer Testverfahren sowie die Abgrenzung zur Depression und zum Fatigue-Syndrom. Nur bei genauer Kenntnis der gestörten Komponente kann ein zielgerichtetes neuropsychologisches Funktionstraining (➤ Abb. 23.4) eingeleitet werden. Demgegenüber ist die medika-

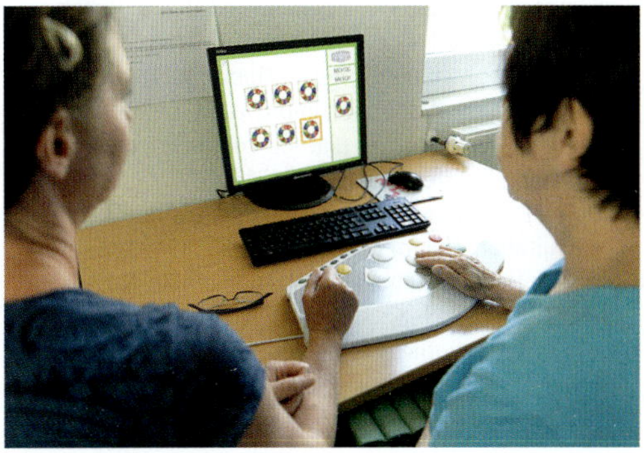

Abb. 23.4 Neuropsychologische Therapie

mentöse Behandlung unbefriedigend; auch die in früheren Zeiten propagierte Therapie mit Donepezil hat sich letztendlich als unwirksam erwiesen (Flachenecker et al. 2019).

! MERKE

In Abhängigkeit von dem Störungsbild sollte die Rehabilitation vorzugsweise stationär erfolgen und im Anschluss daran mit niedriger Intensität fortgesetzt werden (Flachenecker et al. 2019). Da bei chronischen Erkrankungen wie der MS die positiven Effekte auf Behinderungsgrad, Blasenstörungen und Teilhabe die Intervention zwar bis zu 12 Monate überdauern können, dann aber wieder nachlassen, bedarf es wiederholter Rehabilitationsverfahren in möglichst jährlichem Abstand, um den Funktionszustand und die Selbstständigkeit in Alltag und Beruf so weit wie möglich wiederherzustellen und so lange wie möglich zu erhalten.

LITERATUR

Bernhardt J, Langhorne P, Lindley RI, Thrift AG, Ellery F, Collier J. Efficacy and safety of very early mobilisation within 24 h of stroke onset (AVERT): a randomised controlled trial. Lancet 2015; 386 (9988): 46–55.

Brandt T, Bertram M. Einführung zum Thema: Evidenzbasierte Neurorehabilitation. Nervenarzt 2016; 87: 1041–1042.

Darkow R, Flöel A. Aphasie: evidenzbasierte Therapieansätze. Nervenarzt 2016; 87: 1051–1056.

Dohle C, Tholen R, Wittenberg H, Saal S, Quintern J, Stephan KM. S2e-Leitlinie. Rehabilitation der Mobilität nach Schlaganfall (ReMoS). Neurol Rehab 2015; 21: 355–494.

Flachenecker P. Autoimmune diseases and rehabilitation. Autoimmun Rev 2012,11: 219–225.

Flachenecker P. Clinical implications of neuroplasticity – the role of rehabilitation in multiple sclerosis. Front Neurol 2015; 6: 36.

Flachenecker P, Dettmers C, Henze T. Rehabilitation bei Multipler Sklerose. Multimodal, interdisziplinär, wirksam. Neurologie Up2date 2019; 2: 171–187.

Flachenecker P, Meißner H. Fatigue bei Multipler Sklerose – wie objektivieren, wie behandeln? Neurol Rehab 2014; 20: 273–281.

Flachenecker P, Meißner H, Frey R, Gudin W. Neuropsychological training of attention improves MS-related fatigue: Results of a randomized, placebo-controlled, double-blind pilot study. Eur Neurol 2017; 78: 312–317.

Frommelt P, Grötzbach H. Einführung der ICF in die Neurorehabilitation. Neurol Rehabil 2005; 11: 171–178.

Grötzbach H. Intensität in der Aphasietherapie. Neurol Rehab 2017; 23: 3–8.

Gusowski K. Physiotherapie bei Multipler Sklerose – konventionelle und moderne Verfahren. Neurol Rehab 2014; 20: 239–245.

Henze T, Feneberg W, Flachenecker P, et al. Neues zur symptomatischen MS-Therapie: Teil 1 – Einleitung und methodisches Vorgehen, Ataxie und Tremor. Nervenarzt 2017a; 88: 1421–1427.

Henze T, Feneberg W, Flachenecker P, et al. Neues zur symptomatischen MS-Therapie: Teil 2 – Gangstörung und Spastik. Nervenarzt 2017b; 88: 1428–1434.

Henze T, Feneberg W, Flachenecker P, et al. Neues zur symptomatischen MS-Therapie: Teil 3 – Blasenfunktionsstörungen. Nervenarzt 2018a; 89: 184–192.

Henze T, Feneberg W, Flachenecker P, et al. Neues zur symptomatischen MS-Therapie: Teil 4 – Störungen der Sexualfunktion und Augenbewegungsstörungen. Nervenarzt 2018b; 89: 193–197.

Henze T, Feneberg W, Flachenecker P, et al. Neues zur symptomatischen MS-Therapie: Teil 5 – Fatigue. Nervenarzt 2018c; 89: 446–452.

Henze T, Feneberg W, Flachenecker P, et al. Neues zur symptomatischen MS-Therapie: Teil 6 – kognitive Störungen und Rehabilitation. Nervenarzt 2018d; 89: 453–459.

Hummel FC. Transkranielle elektrische Stimulation und ihre Bedeutung in der Neurorehabilitation. Neuroreha 2018; 10: 167–172.

Khan F, Amatya B. Rehabilitation in multiple sclerosis: a systematic review of systematic reviews. Arch Phys Med Rehabil 2017; 98: 353–367.

Khan F, Amatya B, Galea MP, Gonzenbach R, Kesselring J. Neurorehabilitation: applied neuroplasticity. J Neurol 2017; 264: 603–615.

Krakauer JW. Motor learning: its relevance to stroke recovery and neurorehabilitation. Curr Opin Neurol 2006; 19: 84–90.

Laver KE, George S, Thomas S, Deutsch JE, Crotty M. Virtual reality for stroke rehabilitation. Cochrane Database Syst Rev 2015; 2: CD008349.

Liepert J. Pharmaka zur Verbesserung motorischer Defizite nach einem Schlaganfall. Nervenarzt 2016; 87: 1082–1085.

Liepert J, Breitenstein C. Neues zur Neurorehabilitation: Motorik und Sprache. Nervenarzt 2016; 87: 1339–1352.

Pfitzner A, Flachenecker P, Zettl UK. Effekte eines Ausdauertrainings unter normobaren Hypoxiebedingungen auf die Fatigue bei Patienten mit multipler Sklerose: Ergebnisse einer randomisierten prospektiven Pilotstudie. Neurol Rehab 2014; 20: 265–272.

Platz T, Schmuck L, Roschka S. Dosis-Wirkungs-Beziehung bei der Behandlung der oberen Extremität nach Schlaganfall. Neurol Rehab 2017; 23: 45–52.

RIMS. Recommendations on rehabilitation services for persons with multiple sclerosis in Europe. European MS Platform, Brüssel, Belgien. 2012. Aus: https://www.eurims.org/News/recommendations-on-rehabilitation-services-for-persons-with-multiple-sclerosis-in-europe.html (letzter Zugriff 20.01.2021).

Schatz L, Boswell S, Eitel A, Gusowski K, Flachenecker P. Hippotherapie bei Multipler Sklerose. Ergebnisse einer prospektiven, randomisierten, einfach-blinden Studie und Übersicht über die Literatur. Neurol Rehab 2014; 20: 246–252.

Tallner A, Waschbisch A, Wenny I, et al. Multiple sclerosis relapses are not associated with exercise. Mult Scler 2012; 18: 232–235.

Tholen R, Dettmers C, Henze T, et al. Bewegungstherapie zur Verbesserung der Mobilität bei Patienten mit Multipler Sklerose. Konsensusfassung für die Leitlinie der DGNR in Zusammenarbeit mit Physio Deutschland – Deutscher Verband für Physiotherapie (ZVK) e.V. Neurol Rehab 2019; 35: 3–40.

Verband Deutscher Rentenversicherungsträger (VDR). Kommission zur Weiterentwicklung der Rehabilitation in der gesetzlichen Rentenversicherung: Teilband 3: Psychische und neurologische Erkrankungen. Abschlußberichte – Band III Arbeitsbereich „Rehabilitationskonzepte". 1991; 829–910.

Verband Deutscher Rentenversicherungsträger (VDR). Phaseneinteilung in der neurologischen Rehabilitation. Rehabilitation 1995; 34: 119–127.

KAPITEL

24 Funktionelle Störungen (Psychosomatik)

Anna Furmaniak, Karina Limburg und Peter Henningsen

Wichtige Neuigkeiten auf einen Blick

- Seit Einführung des DSM-5 im Jahr 2013 besteht die Diagnosekategorie der somatischen Belastungsstörung. Diagnostisches Kriterium hierfür ist nicht mehr die nicht ausreichende organische Erklärbarkeit der Beschwerden, sondern psychologische Faktoren wie intensive kognitive Beschäftigung mit den Symptomen, starke gesundheitsbezogene Ängste und/oder ausgeprägte beschwerdebezogene Verhaltensweisen. Eine entsprechende Diagnose wird voraussichtlich auch in die geplante Neuauflage der International Classification of Diseases (ICD-11) aufgenommen.
- Neuere Therapieansätze für Patienten mit (somatoformen) Schmerzen zielen darauf ab, die erwartete Intensität von Symptomen zu reduzieren, um so die erlebte Symptomintensität zu minimieren.

24.1 Psychosomatik und Neurologie

24.1.1 Welche Formen von „Psychosomatik in der Neurologie" gibt es und wie häufig sind sie?

Psychosomatik in der Neurologie bezieht sich im Wesentlichen auf drei Patientengruppen mit folgenden Beschwerdebildern:

- Funktionelle neurologische Störungen/dissoziative Störungen
- Andere funktionelle/somatoforme Störungen
- Psychische/psychosomatische Faktoren und Komorbiditäten bei organneurologischen Erkrankungen

Eine Gemeinsamkeit dieser drei Gruppen besteht darin, dass körperliche Beschwerden vorliegen, deren Bestehen oder Schweregrad jedoch nicht oder nur teilweise durch organpathologische Befunde erklärbar sind. Die Gruppen sind in ➤ Tab. 24.1 gemeinsam mit den relevanten Diagnosen nach der International Classification of Diseases der WHO, der **ICD-10,** dargestellt. Mit der ICD-11, die demnächst von der WHO verabschiedet werden soll, werden sich voraussichtlich zumindest leichte Änderungen an der dargestellten Auflistung ergeben. Da die ICD-11 momentan lediglich als Entwurf vorliegt, sind hier die Diagnosen nach der aktuell gültigen ICD-10 dargestellt.

In der neuen Auflage des Klassifikationssystems der amerikanischen Psychiater, **DSM-5,** wurden schon Neuerungen vorgenommen, die aktuell auch in die Entwicklung der ICD-11 eingehen: Die Kategorie der somatoformen Störungen wird ersetzt durch die Kategorie der somatischen Belastungsstörung. Der wesentliche Unterschied besteht darin, dass hier zur Diagnosestellung nicht mehr gefordert wird, dass die geklagten Körperbeschwerden organisch nicht ausreichend erklärbar sind. Stattdessen werden zu-

Tab. 24.1 Gegenüberstellung der Formen psychosomatischer Beschwerdebilder in der Neurologie und möglicher psychosomatischer Diagnosen nach den aktuellen Klassifikationssystemen ICD-10 und DSM-5

Erscheinungsform in der Neurologie	Diagnosen nach ICD-10	Diagnosen nach DSM-5
Funktionelle neurologische Störungen (Lähmungen, Gehstörungen, Anfälle, Gefühlsstörungen etc.)	F44.- Dissoziative Störungen (Konversionsstörungen) F44.0 Dissoziative Amnesie F44.2 Dissoziativer Stupor F44.4 Dissoziative Bewegungsstörungen F44.5 Dissoziative Krampfanfälle F44.6 Dissoziative Sensibilitäts- und Empfindungsstörungen	Konversionsstörung (Störung mit funktionellen neurologischen Symptomen)
Andere funktionelle Störungen (Schmerzsyndrome, Fibromyalgie, Schwindel, Erschöpfungssyndrome etc.)	F45.- Somatoforme Störungen F45.0 Somatisierungsstörung F45.1 Undifferenzierte Somatisierungsstörung F45.2 Hypochondrische Störung F45.3 Somatoforme autonome Funktionsstörung F45.4 Anhaltende Schmerzstörung F45.40 Anhaltende somatoforme Schmerzstörung F45.41 Chronische Schmerzstörung mit somatischen und psychischen Faktoren F45.8 Sonstige somatoforme Störungen	Somatische Belastungsstörung und verwandte Störungen
Psychische/psychosomatische Faktoren und Komorbiditäten bei organneurologischen Erkrankungen	F30–F39 Affektive Störungen F32/33 Depressive Störungen F40–F48 Neurotische, Belastungs- und somatoforme Störungen F40 Phobische Störungen F41 Andere Angststörungen F43 Reaktionen auf schwere Belastungen und Anpassungsstörungen F48.1 Depersonalisations- und Derealisationssyndrom F50–F59 Verhaltensauffälligkeiten mit körperlichen Störungen und Faktoren F51 Nichtorganische Schlafstörungen F54 Psychologische Faktoren oder Verhaltensfaktoren bei anderenorts klassifizierten Krankheiten	Depressive Störungen Angststörungen Zwangsstörung und verwandte Störungen Trauma- und belastungsbezogene Störungen Schlaf-Wach-Störungen

sätzliche psychologische Merkmale wie intensive kognitive Beschäftigung mit den Symptomen, starke gesundheitsbezogene Ängste und/oder ausgeprägte beschwerdebezogene Verhaltensweisen (z. B. Body Checking) gefordert. Eine Aussage darüber, ob diese Neufassung dazu führt, dass in Zukunft auch viele Patienten mit organisch definierten Erkrankungen die Kriterien einer solchen Störung erfüllen, oder welche Auswirkungen sich darüber hinaus ergeben, ist derzeit noch nicht möglich.

Insgesamt sind Patienten mit Störungsbildern der genannten drei Gruppen in der Neurologie sehr häufig. Sowohl in diagnostischen Einschätzungen von Neurologen als auch in speziellen psychodiagnostischen Untersuchungen wurde wiederholt festgestellt, dass bei ca. 30 % aller ambulanten neurologischen Patienten keine ausreichende organische Erklärung ihrer Beschwerden vorlag. Diese älteren Befunde wurden in der bislang größten Studie an ambulanten neurologischen Patienten in Schottland eindrücklich bestätigt.

Häufigkeit organisch unerklärter Körperbeschwerden bei ambulanten neurologischen Patienten – Beständigkeit der Diagnose im Follow-up (Stone et al. 2009)

Bei 1144 von 3781 Patienten (30 %) fand sich keine oder keine ausreichende organische Erklärung der geklagten Körperbeschwerden. Diese 30 % verteilten sich wie folgt auf die oben beschriebenen Patientengruppen:

- 23 % hatten funktionelle neurologische/dissoziative Störungen.
- 44 % hatten andere funktionelle/somatoforme Störungen.
- 32 % hatten definierte organneurologische Erkrankungen wie Multiple Sklerose (MS) oder Morbus Parkinson und zusätzliche psychosomatische Symptome, die auf diese Grunderkrankung nicht direkt zurückführbar waren. Die Autoren konnten nicht feststellen, dass bestimmte neurologische Erkrankungen gehäuft mit psychosomatischen Zusatzsymptomen einhergingen.

Aus dieser besonders großen Studie folgt also, dass funktionelle neurologische Störungen, denen unter Neurologen traditionell die größte Aufmerksamkeit gilt, nur einen geringeren Teil der psychosomatisch relevanten Problemstellungen in der Neurologie ausmachen.

> **! MERKE**
> Funktionelle neurologische Störungen machen einen vergleichsweise geringen Anteil der psychosomatischen Themen in der Neurologie aus, häufiger sind andere funktionelle Störungen wie Schmerzsyndrome sowie psychosomatische Komorbiditäten bei organneurologischen Erkrankungen.

Die Studie von Stone et al. (2009) liefert auch wichtige Daten zu einer typischen Sorge, dass sich bei Nachuntersuchungen nach Stellung einer psychosomatischen Diagnose beim Patienten doch eine – zunächst übersehene – organische Ursache seiner Beschwerden finde. 1030 der 1144 Patienten, bei denen entweder keine oder keine ausreichende organische Ursache ihrer Beschwerden gefunden wurde, wurden im Mittel nach 18 Monaten nachuntersucht – und nur bei 4 von diesen fand sich im Nachhinein eine organische Erklärung ihrer Beschwerden (MS, Hirnstammtumor, Alzheimer-Krankheit, Chiari-Malformation). Damit liegt die Fehldiagnose-Rate in dieser Studie bei ca. 0,4 %. In diesem Zusammenhang muss jedoch betont werden, dass Befunde aus derselben Studie belegen, dass die Fehldiagnose- und Mortalitätsrate bei den vermeintlich psychogenen Anfällen deutlich darüber liegt. Hier ist demnach besondere Vorsicht geboten.

> **! MERKE**
> Die Fehldiagnose-Rate psychosomatischer Diagnosen ist sehr gering. Studienergebnisse zeigen, dass bei nur 0,4 % der Patienten mit zunächst psychosomatischen Diagnosen im Nachhinein organische Ursachen der Beschwerden festgestellt werden. Bei vermeintlich psychogenen Anfällen sind die Befunde jedoch weniger klar; hier ist Vorsicht geboten.

Eine Auswertung (Carson et al. 2011) zur Beeinträchtigung der Patienten in dieser Studie ergab, dass diese im Mittel bei den Patienten mit nicht ausreichend organischen Hintergründen ihrer Beschwerden im Hinblick auf Lebensqualität und gesundheitsbedingte Beeinträchtigungen der Arbeitsfähigkeit mindestens so ausgeprägt ist wie bei Patienten mit überwiegend organneurologisch erklärten Beschwerden. Die Behauptung, bei Patienten mit psychosomatischen Problemen in der Neurologie handele es sich überwiegend um die „Worried Well", die nicht ernsthaft krank seien, wird so widerlegt (s. auch die Daten zur Prognose in ➤ Kap. 24.2.4).

24.1.2 Ätiologie psychosomatischer Störungsbilder in der Neurologie

Die aktuellen Ätiologiemodelle funktionell neurologischer und anderer bzw. psychosomatischer Störungen gehen nicht mehr von einseitig nur psychischen Ursachen aus, sondern sind biopsychosozial wie in anderen Bereichen der Medizin (Stone et al. 2020). So sind z. B. somatische Vorerkrankungen ein wichtiger Faktor, der die Wahrscheinlichkeit für das Auftreten funktioneller Störungen deutlich erhöht. In der Aufrechterhaltung der Störungen spielen soziokulturelle sowie kognitive und emotionale Faktoren eine wichtige Rolle. Zudem wird insgesamt ein wichtiges Augenmerk auf die individuellen Erwartungen des Patienten gelegt (➤ Abb. 24.1).

Bei Patienten mit funktionellen neurologischen/dissoziativen Störungen lassen sich auf psychologischer Ebene im Vergleich zu Patienten mit organneurologischen Störungen und im Vergleich zu Gesunden gehäuft, aber keinesfalls durchgängig, Kindheitstraumatisierungen und/oder bedrohliche aktuelle Lebensereignisse nachweisen (Ludwig et al. 2018).

Ein biologischer Aspekt der Ätiologie betrifft die Tatsache, dass funktionelle Störungen häufig nach kleineren Unfällen und Verletzungen auftreten (Schrag et al. 2004; Edwards und Bhatia 2012).

Unabhängig davon interessiert in Zeiten zunehmenden Wissens über die strukturelle und funktionelle Netzwerkdynamik des Gehirns natürlich die Frage, welche zentralnervösen Prozesse oder Störungen den willkürlich nicht unmittelbar beeinflussbaren Beschwerden der Patienten zugrunde liegen. Hierfür bedarf es Modelle nicht nur der potenziell involvierten neuronalen Netzwerke, sondern der damit verbundenen psychologischen Funktionen. Hier zeichnen sich wichtige Fortschritte ab (Carson et al. 2012 und Stone et al. 2020), auch wenn die Erklärungskraft der Modelle noch nicht allzu stark ist.

Zusammenfassung
Biopsychosoziales Erklärungsmodell

Die aktuellen Ätiologiemodelle funktioneller Störungen sind biopsychosozial und beziehen sowohl psychische (z. B. dysfunktionale Krankheitsüberzeugungen, Traumatisierungen) als auch soziokulturelle (z. B. Enttäuschungen im Gesundheitswesen, psychosozialer Stress) und biologische Faktoren (z. B. somati-

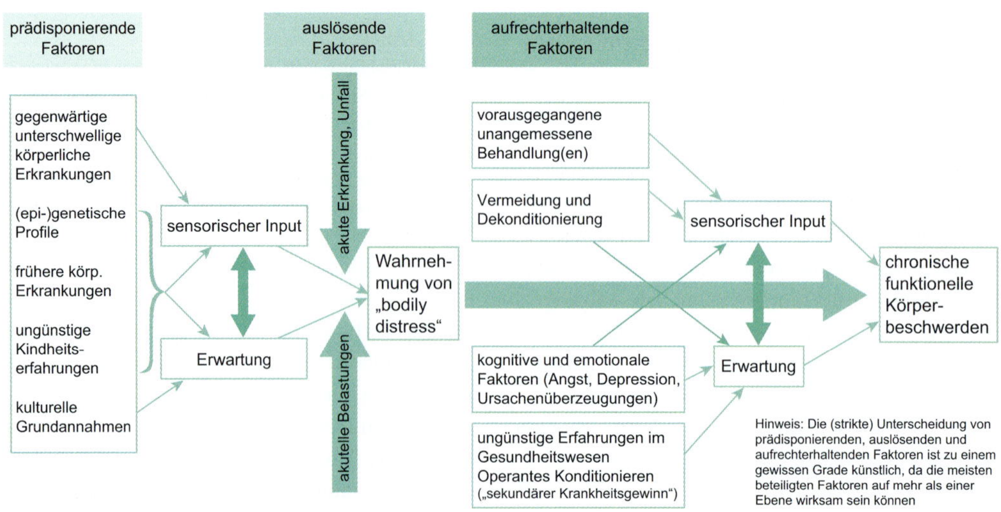

Abb. 24.1 Schematisches Modell zur Ätiologie funktioneller Körperbeschwerden (nach Henningsen et al. 2018)

sche Vorerkrankungen, Unfälle, Verletzungen) für die Entstehung und Aufrechterhaltung der Störungen ein.

24.2 Störung mit funktionellen neurologischen Symptomen/ dissoziative Störungen

24.2.1 Terminologie und Klassifikation

Neurologen verwenden für Patienten, die mit Bewegungs-/Gang-/Empfindungsstörungen und anderen Beschwerden zu ihnen kommen, die scheinbar auf eine Störung der Willkürmotorik und -sensorik hinweisen, gerne den Begriff der **„psychogenen Lähmung/Gangstörung/etc.“**. Dieser deskriptive Begriff hält fest, dass keine organneurologische Ursache der Beschwerden zu finden ist – er stellt aber für sich genommen keine Diagnose dar; streng genommen ist im Begriff „psychogen“ noch nicht einmal die Unterscheidung zwischen einer krankheitswertigen Störung und bewusster Aggravation bzw. Simulation getroffen.

Der für diese Störungsbilder zum Teil verwendete Begriff der „pseudoneurologischen“ Störungen betont den scheinbar neurologischen Charakter der Beschwerden, im Wort „pseudo“ steckt aber nicht nur „Täuschung“, sondern auch „Lüge“, d. h., es wird potenziell eine Nähe zu Aggravation und Simulation unterstellt, die für die allermeisten Betroffenen ungerecht und belastend ist.

In der **Klassifikation nach ICD-10** F44.4–7 werden diese Störungsbilder als „Dissoziative Störungen der Bewegung und Empfindung“ bezeichnet.

In der neuen **Klassifikation nach DSM-5** lautet die Bezeichnung Konversionsstörung (Störung mit funktionellen neurologischen Symptomen).

Unter Neurologen gibt es eine Arbeit, die den Begriff **„funktionelle Störung“** im Rahmen von Schwindelbeschwerden empfiehlt (Dieterich und Staab 2017); dieser Begriff wird als der für Patienten akzeptabelste angesehen.

24.2.2 Erscheinungsformen und klinisch-neurologische Diagnose

Die häufigsten Erscheinungsformen von dissoziativen Störungen sind:

- Anfälle
- Gang- und andere Bewegungsstörungen
- Tremor
- Lähmungen
- Gefühls- und Empfindungsstörungen

Traditionell gibt es bei einigen Beschwerdebildern wechselnde oder umstrittene Ansichten darüber, ob sie zu den dissoziativen Störungen zu zählen sind oder nicht. So wurde früher der **Torticollis spasmodicus** von vielen Autoren den dissoziativen Störungen zugerechnet, während er heute überwiegend als fokale Dystonie einem ganz anderen Kontext neurodegenerativer Erkrankungen zugeordnet wird; nur ein Teil der Patienten mit dann auch anderer Phänomenologie der Störung wird als funktionelle Dystonie klassifiziert (Stone et al. 2020).

Der **Schweregrad** von funktionellen neurologischen/dissoziativen Störungen kann sehr unterschiedlich sein; er reicht von leichteren bis zu schwersten Beeinträchtigungen der Alltagsfunktionen.

Die mangelnde Rückführbarkeit auf eine organneurologische Grundlage lässt sich in vielen Fällen von dissoziativen/funktionellen Störungen auf der Grundlage einer guten klinisch-neurologischen Untersuchung sicher diagnostizieren. Natürlich sind dafür häufig, insbesondere bei Anfällen oder Tremor, auch technische Zusatzuntersuchungen wie ein Video-EEG oder EMG notwendig.

Hilfreich für die klinische Diagnose sind **positive klinische Zeichen** einer funktionellen Genese der geklagten Beschwerden, z. B. Kokontraktion von Agonisten und Antagonisten und „Einschwingen“ (Entrainment) beim funktionellen Tremor oder das Hoover-Zeichen bei funktionellen Lähmungen (Stone et al. 2020). Daum et al. (2014) beschreiben in einer systematischen Übersicht eine Vielzahl derartiger positiver klinischer Zeichen und kommen zu dem Schluss, dass die meisten von ihnen eine gute Spezifität aufweisen, die Sensitivität allerdings schwankend ist. Als am besten validiert kann das Hoover-Zeichen gelten, also das Phänomen, dass bei direkter Aufforderung gelähmte Beinextensoren nicht innerviert werden, bei Aufforderung zur Flexion des kontralateralen Beins als unwillkürliche Stützreaktion aber doch. Weitere Hinweise zu verlässlichen und weniger verlässlichen positiven klinischen Zeichen, auch bei funktionellen Anfällen, und zu möglichen Fehlern – z. B. der Annahme, dass das Vorliegen eines aktuellen biografischen Stressors für das Vorliegen einer funktionellen Störung spreche – finden sich bei Stone (2009), Stone et al. (2013 und 2020) und Roper et al. (2013).

Ein traditionell als positives klinisches Zeichen gewertetes psychopathologisches Phänomen, die sogenannte **belle indifférence,** also die scheinbare emotionale Unbetroffenheit durch die z. T. erheblichen Einschränkungen aufgrund der Symptome, hat sich einer systematischen Übersicht (Stone et al. 2006) zufolge dagegen als unzuverlässig erwiesen; sein Vorliegen oder Fehlen sollte diagnostisch also nicht gewertet werden.

Speziell für funktionelle Bewegungsstörungen liegen seit einiger Zeit deskriptive Diagnosekriterien vor, die unterschiedliche Stufen der diagnostischen Sicherheit beschreiben (Roper et al. 2013). Am bekanntesten sind die Fahn-Williams-Kriterien, nach denen eine dokumentiert psychogene Bewegungsstörung dann vorliegt, wenn sie durch Psychotherapie geheilt wurde (im Falle krankheitswertiger Störungen) oder wenn sie unbeobachtet nicht existiert (im Falle von Simulation). Als klinisch etabliert könne die Diagnose gelten, wenn eine organneurologisch inkonsistente Bewegungsstörung vorliege und es zusätzlich Hinweise auf andere psychogene Symptome, multiple Somatisierungen oder eine offenkundige psychische Störung gebe. Die Abstufung zwischen „dokumentiert" und „klinisch etabliert" und die Notwendigkeit der zusätzlichen Zeichen wurden zwischenzeitlich allerdings infrage gestellt (Roper et al. 2013).

An dieser Stelle ist wichtig, dass der Nachweis einer nichtorganischen Genese von scheinbar neurologisch begründeten Beschwerden grundsätzlich nicht mit **Aggravation oder Simulation** gleichgesetzt werden kann. Dieser auch in Gutachten gelegentlich anzutreffende Kurzschluss ist ein Kunstfehler, der auf mangelnde Kenntnis krankheitswertiger nichtorganischer Störungen zurückgeht und dadurch befördert wird, dass Aggravation und Simulation sowie dissoziative wie auch sonstige funktionelle Störungen als gemeinsamen Nenner die fehlende oder nicht ausreichende organische Ursache haben – ganz verschieden ist dabei aber das subjektive Erleben: bewusste Täuschung des Gegenübers versus aufrichtiges Leiden und Täuschung des Selbst ebenso wie des Gegenübers.

Besonders wichtig im Umgang mit Patienten mit funktionellen neurologischen/dissoziativen Störungen ist die **diagnostische Haltung** des Untersuchers. Gerade weil die Beschwerden der Patienten häufig initial eine eilige organneurologische Abklärung erfordern, kann sich der Untersucher vom Patienten getäuscht fühlen, wenn er plötzlich den Eindruck eines nicht organisch begründeten Problems bekommt. Aus diesem Gefühl heraus, wenn es unreflektiert bleibt, kann ein Entlarvungsimpuls entstehen; man „überführt" dann den Patienten mithilfe der oben genannten positiven Zeichen für eine psychogene Genese – selbst wenn vom Untersucher so bewusst nicht intendiert, entsteht leicht der Eindruck, er halte die Beschwerden des Patienten für simulationsnah. Um nicht in diese Haltung zu geraten, ist die Vergegenwärtigung zweier Aspekte hilfreich: dass Patienten mit dissoziativen Störungen nicht nur das Gegenüber, sondern auch sich selbst über die Genese täuschen und dass ihr Symptom Ausdruck einer Störung und eines Leidensdrucks ist, auch wenn der Hintergrund kein organischer ist (Henningsen 2006). In dieser Haltung können die positiven Zeichen einer psychogenen Genese statt zur „Überführung" neben der Diagnostik auch genutzt werden, um sie dem Patienten zu zeigen und darauf eine positive Erklärung ihrer Störung aufzubauen (Stone und Edwards 2012; Stone et al. 2020). Weiteres zur Diagnose als Beginn der Therapie in ➤ Kap. 24.5.

ACHTUNG

Diagnostische Haltung/Schweregrad/positive klinische Zeichen

Das Symptom eines Patienten ist Ausdruck einer Störung und des damit verbundenen Leidensdrucks, auch wenn der Hintergrund nicht organpathologisch ist.

24.2.3 Psychoneurobiologische Modelle von dissoziativen Störungen

Edwards et al. (2013) leisten eine wichtige Integrationsarbeit und konzentrieren sich in einem aktuellen Review auf die Evidenz und Modellbildung zu psychologischen Funktionen und ihren neurobiologischen Grundlagen bei funktionellen Störungen. Sie gehen von der klinischen Beobachtung aus, dass Patienten mit dissoziativen Störungen Gemeinsamkeiten mit normalen Willkürbewegungen und -empfindungen aufweisen, die sie von organisch begründeten Erkrankungen klar abgrenzen: die Veränderbarkeit der Bewegungen unter Ablenkung bzw. Aufmerksamkeit sowie die Modulation durch parallele andere Bewegungen (Entrainment) und durch nicht direkt in die Neurophysiologie eingreifende Interventionen (Placebo, Suggestion). Der wesentliche Unterschied zu normalen Bewegungen und Empfindungen, auch zur Simulation, besteht dagegen im Verlust der Handlungskontrolle oder „Self Agency": Die sonst als bewusst intendiert erlebten Bewegungen/Empfindungen werden als unwillkürlich erlebt.

Edwards et al. (2013) referieren vor diesem Hintergrund die experimentellen Befunde zum Einfluss von Aufmerksamkeit auf Bewegungsverhalten, von Voreinstellungen (nicht nur bewusster Einstellungen) auf Wahrnehmung und Bewegung und von veränderter Wahrnehmung der Handlungskontrolle bei Patienten mit dissoziativen Störungen.

Eine neuere Studie (Aybek et al. 2014) eröffnet ein weiteres Feld der Untersuchung neuropsychologischer und neurobiologischer Grundlagen der dissoziativen Störungen. In dieser Studie an Patienten mit dissoziativen Lähmungen wurden zunächst individuell bedrohliche Lebensereignisse der Patienten und deren Potenzial für sekundären Krankheitsgewinn (Escape) durch die Entwicklung von dissoziativen Symptomen eruiert (z. B. Entwicklung einer Lähmung führt dazu, dass Partner Trennungsabsichten zurückstellt). Anschließend wurden die Patienten und eine Kontrollgruppe im fMRT mit Aussagen zu diesen Lebensereignissen konfrontiert.

Es zeigte sich, dass es bei Patienten bei Konfrontation mit Ereignissen mit hohem Escape-Potenzial zu vermehrter Aktivierung im dorsolateralen präfrontalen Kortex (korreliert mit Suppression), verminderter Aktivierung in hippocampalen und parahippocampalen Regionen (korreliert mit verminderter Gedächtnisleistung) sowie vermehrter Aktivität in der temporoparietalen Verbindung (TPJ) und im supplementärmotorischen Kortex wie erhöhter Konnektivität zwischen Amygdala und motorischen Repräsentanzarealen (korreliert spekulativ mit motorischen Symptomen) kam.

Diese Ergebnisse werden von den Autoren in Bezug gesetzt zu klassischen Annahmen zur Entstehung von dissoziativen Störungen über verdrängte, emotional bedrohliche Impulse und deren Fortleitung in das motorische System. Auch wenn diese Interpretation noch spekulativ bleiben muss, ist die angewandte Kombination von komplexeren Methoden zur Erfassung subjektiver Bedeutung von Ereignissen mit funktioneller Bildgebung als wegweisend zur wissenschaftlich präzisen Erfassung der klinischen Komplexität dieser Patientengruppe zu betrachten.

24.2.4 Therapiestudien und Prognose bei funktionellen Störungen

Es gibt nur wenige Studien zur Therapie von dissoziativen Störungen und keine Form von Therapie kann nach den Kriterien der evidenzbasierten Medizin als sicher wirksam bezeichnet werden. Dennoch gibt es zuverlässige Hinweise auf die Wirksamkeit von Psychotherapie, Physiotherapie und vor allem von stationären multimodalen Therapieprogrammen mit Kombination dieser und anderer Therapieelemente (Jordbru et al. 2014, LaFrance et al. 2013; McCormack et al. 2014; Nielsen et al. 2013 und 2017; Ricciardi und Edwards 2014; Saifee et al. 2012; Williams et al. 2016). Interessante Hinweise auf die Wirksamkeit einer angeleiteten Selbsthilfeintervention ergaben sich in einer der wenigen RCTs im Feld (Sharpe et al. 2011). Darüber hinaus ist die Untersuchung einer psychoedukationsbasierten Therapie im Rahmen einer RCT in Planung; Ergebnisse einer Pilotstudie deuten auf eine zumindest moderate Wirksamkeit hin (Mayor et al. 2013). Eine RCT zur Untersuchung der Wirksamkeit einer verhaltenstherapeutischen Intervention bei funktionellen Krampfanfällen mit 368 Patienten (Goldstein et al. 2020) zeigte eine Minderung der Belastung durch die Anfallsereignisse. Die Wirksamkeit medikamentöser Therapien kann nicht als belegt gelten, auch für die verschiedentlich eingesetzte Transkortikale Magnetstimulation gibt es nach einer systematischen Übersicht (Pollak et al. 2014) keine eindeutigen Wirkungshinweise über einen möglichen Placeboeffekt hinaus.

Therapeutisch bedeutsam ist in jedem Fall, in Fortsetzung der Anmerkungen zur diagnostischen Haltung, die Form der Diagnosemitteilung (LaFrance et al. 2013; Ricciardi und Edwards 2014, Stone et al. 2020). Wenn dem Patienten eine klare Bezeichnung für seine Störung und eine für ihn plausible Erklärung der damit verbundenen Funktionsstörung gegeben werden, sind Akzeptanz, Therapiemotivation und damit auch Prognose besser.

Insgesamt ist die Prognose von dissoziativen Störungen als eher schlecht zu bezeichnen. Eine Fall-Kontroll-Studie über 14 Jahre (Gelauff et al. 2019) bei Patienten mit funktioneller Schwäche/Lähmung zeigte eine komplette Remission nur bei 20 % der Patienten. Eine systematische Übersicht zur Prognose von dissoziativen Bewegungsstörungen (Gelauff et al. 2014) zeigte im Follow-up von im Mittel gut 7 Jahren bei 40 % der Patienten eine gleichbleibende oder verschlechterte Störung. Die schlechteste Prognose hatten dabei Patienten mit einer als funktionell eingeschätzten Dystonie, etwas besser war die Prognose bei funktionellen Lähmungen und Gangstörungen. Lange Symptomdauer und psychische Komorbidität gelten in der Übersicht als die eindeutigsten prognostisch ungünstigen Faktoren. Ein aktueller Review kommt zu ähnlichen Schlussfolgerungen; frühzeitige Diagnose und junges Alter bei Erstdiagnose werden hier als prognostisch günstige Faktoren genannt (Gelauff und Stone 2017). Eine Einzelstudie liefert Ergebnisse zum Verlauf dissoziativer Krampfanfälle nach einer kurzen psychotherapeutischen Intervention bei 89 Patienten. Im Follow-up nach 6 Monaten war ca. die Hälfte der Patienten anfallsfrei, der stärkste prognostisch günstige Prädiktor hierbei war eine internale Kontrollüberzeugung, d. h. die Überzeugung, dass die Symptome Konsequenz des eigenen Verhaltens sind und somit als kontrollierbar erlebt werden können (Duncan et al. 2016).

In einer Follow-up-Analyse (Sharpe et al. 2010) der schon zitierten großen schottischen Studie an neurologischen Ambulanzpatienten (Carson et al. 2011; Stone et al. 2009) fand sich ein schlechtes Outcome. 67 % der nachuntersuchten 716 Patienten bezeichneten ihren Gesundheitszustand nach einem Jahr als unverändert oder sogar verschlechtert. In dieser Studie waren drei Faktoren prognostisch ungünstig: die Erwartung, nicht gesund zu werden, die Ablehnung möglicher psychischer Hintergründe der Beschwerden und der Erhalt finanzieller Kompensation.

Zusammenfassung

Therapie und Prognose dissoziativer Störungen

Es gibt Hinweise auf die Wirksamkeit von Psychotherapie bei dissoziativen Störungen, jedoch liegen noch keine gesicherten Wirksamkeitsnachweise vor. Die Prognose dissoziativer Störungen ist insgesamt eher schlecht; prognostisch günstige Faktoren sind frühzeitige Diagnose, junges Alter bei Erstdiagnose sowie eine internale Kontrollüberzeugung des Patienten. Diese kann dem Patienten schon im Rahmen der neurologischen Untersuchung durch eine angemessene Diagnosemitteilung vermittelt werden.

24.3 Somatoforme/andere funktionelle Störungen

24.3.1 Was ist gemeint?

In der Neurologie ist diese Gruppe von Patienten weniger bekannt, aber größer als die Gruppe der Patienten mit funktionellen neurologischen Störungen (➤ Kap. 24.2.2; Stone et al. 2009). Die Patienten dieser Gruppe klagen über eine Reihe wenig spezifischer Beschwerden, die sich drei Arten zuordnen lassen:

- Schmerzen jeder Lokalisation (bei chronischen Schmerzen ist in der Mehrzahl der Fälle mehr als ein Schmerzort betroffen)
- Funktionsstörungen (Schwindel, Burning-Mouth-Syndrom, Geschmacksstörungen, Globusgefühl, Ohrgeräusche, Gleichgewichtsstörungen, Gangstörungen etc.)
- Erschöpfung/Müdigkeit

Diese Beschwerden lassen sich, wie oben ausgeführt, nach angemessener Untersuchung ebenfalls nicht auf eine definierte Organpathologie zurückführen. Die Störungen sind auf allen Gebieten des Gesundheitswesens häufig anzutreffen, führen zu einer überproportionalen, dysfunktionalen und besonders kostenintensiven Inanspruchnahme desselben und gehen, insbesondere bei schwereren Verläufen, gehäuft mit Angst-, depressiven und Persönlichkeitsstörungen einher.

AWMF S3-Leitlinie „Funktionelle Körperbeschwerden. Diagnostische und therapeutische Empfehlungen" (Roenneberg et al. 2018, 2019)
An der Erstellung der 2018 verabschiedeten, von den psychosomatischen Fachgesellschaften koordinierten Leitlinie waren 32 medizinische und psychologische Fachgesellschaften beteiligt, auch die Deutsche Gesellschaft für Neurologie.

Literatur zu den folgenden allgemeinen Ausführungen zu somatoformen/funktionellen Störungen kann der Leitlinie entnommen werden. Diagnostische und therapeutische Handlungsempfehlungen sowie vielfältige Praxistipps zur Gesprächsführung sind in dem Buch von Hausteiner-Wiehle und Henningsen (2013) dargestellt.

In einer internationalen Studie der WHO hatten insgesamt ca. 24 % aller Primärversorgungspatienten mindestens eine somatoforme Störung, ein Viertel erfüllte dabei die Kriterien von mehr als einer somatoformen Störung. Auch in der somatischen Spezialversorgung finden sich – in variabler Ausprägung je nach Fachgebiet – hohe Raten organisch unerklärter Körperbeschwerden, die allerdings dort meist als funktionelle Syndrome und weniger als somatoforme Störungen diagnostiziert werden.

Die Klassifikation ist schon deshalb unbefriedigend, weil es zwei parallele Systeme gibt, die sich weitgehend überlappen. Einerseits können Patienten mit anhaltenden, peripher organisch nicht ausreichend erklärten Beschwerden als eine der Unterformen somatoformer Störungen bei den psychischen Störungen in der ICD-10 Kap. F klassifiziert werden, andererseits gibt es in praktisch jedem Kapitel der somatischen Medizin Nummern für die fachtypischen funktionellen Syndrome wie Reizdarmsyndrom, Fibromyalgie, Chronisches Erschöpfungssyndrom etc. Es ist wichtig zu realisieren, dass die Diagnosekategorie „somatoforme Störungen" und die Diagnosekategorien der funktionellen Syndrome in den einzelnen somatischen Fachgebieten eine sich in weiten Teilen überlappende Patientengruppe beschreiben, d. h., es handelt sich dabei im Wesentlichen, z. B. mit Blick auf Fibromyalgiesyndrom und somatoforme Schmerzstörung, nicht um unterschiedliche Krankheitsbilder, sondern um unterschiedliche Klassifikationsbrillen auf die gleichen Patienten.

Durch die im DSM-5 erfolgte Einführung der neuen Kategorie einer somatischen Belastungsstörung könnte eine Diagnose entwickelt worden sein, die sich sowohl in der psychosomatischen als auch in der somatischen Medizin als hilfreich und nützlich erweisen könnte – Aussagen über die praktische Anwendbarkeit sind jedoch derzeit noch nicht möglich. Erste Ergebnisse aus einer Untersuchung in einem spezialisierten Zentrum für Patienten mit Schwindelbeschwerden haben ergeben, dass über die Hälfte der dort vorstelligen Patienten die Forschungskriterien der Diagnose somatische Belastungsstörung erfüllt; die Prävalenz der somatischen Belastungsstörung war doppelt so hoch wie die der somatoformen Störungen nach DSM-IV (Limburg et al. 2016).

24.3.2 Wichtige Essentials zu somatoformen/funktionellen Störungen

Patienten mit somatoformen/funktionellen Körperbeschwerden präsentieren zumeist ein Leitsymptom in einem Körperbereich, auf das sich dann auch die diagnostische und therapeutische Aufmerksamkeit des Untersuchers richtet. Sehr viele dieser Patienten klagen aber neben dem Leitsymptom noch über weitere organisch nicht ausreichend erklärte Körperbeschwerden, entweder zeitgleich oder im Verlauf. Es ist daher besonders wichtig, **über das Leitsymptom hinaus** nach weiteren Beschwerden zu fragen.

Charakteristisch für diese Patientengruppe ist die **starke Beeinträchtigung in den Alltagsfunktionen** durch die geklagten Beschwerden, die auch außerhalb von Begutachtungskontexten nachweisbar ist und die dazu geführt hat, dass somatoforme/funktionelle Störungen auch als „Disability Syndromes" bezeichnet wurden.

Die Abgrenzung somatoformer/funktioneller Störungen zu Körperbeschwerden, die als **Befindlichkeitsstörungen** im Rahmen von Gesundheit und nicht als Krankheit imponieren, geschieht über den Schweregrad, d. h. vor allem über die durch die Schmerzen oder anderen Beschwerden verursachten Beeinträchtigungen in den Alltagsfunktionen und das dadurch ausgelöste Inanspruchnahmeverhalten.

Die Abgrenzung zu **organisch ausreichend erklärten Störungen** ist immer auch eine Frage der somatischen Kompetenz – wer unsicher ist in funktioneller Anatomie und Pathophysiologie, wird sich schwerer tun, mit ausreichender Sicherheit davon auszugehen, dass die Beschwerden des Patienten nicht ausreichend organisch erklärbar sind. Es ist aber auch eine Frage der Haltung: Wer von der Devise ausgeht: „Wer nichts Organisches hat, der hat nichts", wird versucht sein, Patienten, deren Leiden er ernst nimmt, eine organische Diagnose „an die Hand zu geben". Dies führt zum nächsten Punkt:

Iatrogene Faktoren spielen eine wichtige Rolle in der Chronifizierung und Fixierung somatoformer/funktioneller Störungen. Aus Unsicherheit oder zur Beruhigung des Patienten durchgeführte redundante Organdiagnostik (z. B. das zweite MRT bei einem Spannungskopfschmerz ohne Symptomveränderung) entlastet den Patienten nur kurzfristig, bestätigt ihn aber weiter in der Annahme, es läge eine bislang übersehene organische Störung vor, und verzögert so den Blick auf ätiologisch relevante psychosoziale Faktoren (siehe nächster Punkt).

Patienten mit somatoformen/funktionellen Störungen gelten traditionell als **„schwierige Patienten"** – nicht, weil sie über Körperbeschwerden klagen, sondern weil sie oft anhaltend der Überzeugung sind, es müsse doch etwas Organisches zu finden sein – sie reagieren dann oft ablehnend auf den Vorschlag, es könne sich auch um etwas Psychosomatisches handeln. Sie neigen zu enttäuschten Behandlungsabbrüchen und sogenanntem Doctor Shopping.

Die **Tatsache des Versichert-Seins** (z. B. EU-/BU-Rente) ist ein empirisch gut gesicherter Risikofaktor für die Chronifizierung und einen höheren Schweregrad dieser Störungen. Dieser Umstand darf nicht zur Annahme führen, dass es sich hier grundsätzlich um bewusst gesteuertes, aggravierendes Verhalten handelt, um die Rente zu erhalten – auch wenn dies hinzukommen kann, ist der zugrunde liegende Mechanismus ein gut beschriebener, nicht primär bewusst gesteuerter Lerneffekt, die sogenannte operante Konditionierung.

24.3.3 Neurologisch wichtige somatoforme/funktionelle Syndrome

Somatoforme/funktionelle Syndrome mit Schmerzen, Schwindel und Erschöpfung begegnen Neurologen häufiger als z. B. solche mit kardiovaskulären oder gastrointestinalen Beschwerden.

Zu diesen neurologisch häufigen funktionellen Syndromen einige Anmerkungen:

Schmerzen, die nicht ausreichend organisch erklärt werden können, werden in der Neurologie unter anderem als „Spannungskopfschmerz", „unspezifischer Rückenschmerz" oder, wenn sie den ganzen Körper betreffen, als „Fibromyalgiesyndrom" bezeichnet. Bei all diesen Syndromen werden nicht nur von Patienten, sondern auch von manchen Kollegen die möglichen organischen Ätiologie-Faktoren sehr viel stärker betont als die psychosozialen. Beim **Fibromyalgiesyndrom** belegt eine interdisziplinäre S3-Leitlinie (Eich et al. 2017) die psychosozialen Hintergründe und die sich daraus ergebenden, primär den Patienten aktivierenden und psychotherapeutischen Therapiemöglichkeiten. Nebenbei sei angemerkt, dass für die Diagnose des Fibromyalgiesyndroms entsprechend den Leitlinien neben dem Ganzkörperschmerz der Nachweis von sogenannten Tender Points nicht mehr notwendig ist, nachdem sich diese als unspezifisch und nur unzuverlässig erhebbar erwiesen haben.

Somatoformer Schwindel ist in auf Schwindel spezialisierten Einheiten die zweithäufigste Diagnose nach dem benignen Lagerungsschwindel (Brandt et al. 2014). Eine wichtige Unterform des somatoformen Schwindels ist der angstnahe, sogenannte **phobische Attackenschwankschwindel,** der getriggert wird durch Kopfbewegungen, angstbesetzte Situationen oder visuelle Stimuli. Andere somatoforme Schwindelformen haben eine größere Nähe zu Somatisierung oder Depression. Somatoformer Schwindel tritt sehr häufig nicht primär, sondern sekundär nach einem akuten organisch-vestibulär ausgelösten Schwindel auf, wobei dies besonders nach vestibulärer Migräne beobachtet wurde (Best et al. 2009; Lahmann et al. 2015). Aktuelle Studienergebnisse aus einem spezialisierten Zentrum für Patienten mit Schwindel zeigen, dass depressive Symptomatik den Zusammenhang zwischen Schwindelsymptomen und durch den Schwindel erlebte psychische und körperliche Beeinträchtigung vermittelt bzw. erklärt (Probst et al. 2017).

Patienten mit ausgeprägter Erschöpfung in Verbindung mit Muskelschmerzen, Schlafstörungen und anderen Symptomen werden z. T. auch in der Neurologie mit V. a. eine neuromuskuläre Ursache untersucht. Es ist wichtig zu realisieren, dass in solchen Fällen auch ein spezielles funktionelles Syndrom, ein sogenanntes **Chronisches Erschöpfungssyndrom** oder Chronic

Fatigue Syndrome (CFS) vorliegen kann (Henningsen und Martin 2013). Bei diesem Syndrom gibt es, v. a. in Großbritannien, einen Streit der Experten um die mögliche Rolle organischer, insbesondere autoimmunologischer Entstehungsfaktoren. Von Verfechtern einer solchen Ätiologie wird auch die – irreführende – Bezeichnung „Myalgische Enzephalomyelitis (ME)" propagiert. Hinweise auf eine autoimmunologische oder, wie zwischenzeitlich stark diskutiert, virale Genese lassen sich nicht belegen. Therapeutisch sind auch hier aktivierende und psychotherapeutische Verfahren am aussichtsreichsten.

24.3.4 Neue therapeutische Ansätze für die Behandlung funktioneller/somatoformer Störungen

Die in ➤ Kap. 24.2.3 im Rahmen dissoziativer Störungen dargestellte Sichtweise des Gehirns als eine Instanz, die eingehende sensorische Reize konstant mit erfahrungsabhängigen Vorhersagen vergleicht, wurde bereits angewendet, um neue Therapieansätze für funktionelle/somatoforme Störungen zu gestalten.

Im Rahmen von (somatoformen) Schmerzen schlägt Wiech (2016) vor, schon früh im diagnostischen bzw. therapeutischen Prozess eine ressourcenzentrierte Psychoedukation durchzuführen, sodass Patienten eine Reduktion der Beschwerden erwarten können. In diesem Zusammenhang werden Vorstudien zitiert, aus denen hervorging, dass Patienten, die starken Schmerz erwarten, unabhängig von der objektiven Schmerzintensität tatsächlich stärkere Schmerzen erleben als solche, die geringere Schmerzen erwarten. Di Lernia et al. (2016) schlagen für die weitere Therapie „interozeptives Modellieren" vor, um das interne, erwartungsbestimmende Modell eines Patienten von seinen Beschwerden zu verändern und so eine Symptomreduktion zu erreichen: Durch Exposition von Patienten mit externalen Reizen, beispielsweise durch Augmented- oder Virtual-Reality-Paradigmen, sollen interozeptive Repräsentationen der Beschwerden verändert werden. Insofern ist ein Therapieziel die Reduktion der erwarteten Symptomintensität, die in der Folge auch die erlebte Symptomintensität reduzieren soll.

24.4 Psychische/psychosomatische Komorbidität bei neurologischen Erkrankungen

In diesem Abschnitt geht es um Patienten mit definierten organneurologischen Erkrankungen, deren Beschwerden, Leidensdruck und Beeinträchtigung aber über das Maß hinausgehen, das durch diese Erkrankung erklärt werden kann.

Dieses landläufig auch „Überlagerung" genannte Phänomen ist ebenfalls häufig. In der schon erwähnten großen schottischen Studie (Stone et al. 2009) fanden sich bei 12 % der Patienten mit definierten organneurologischen Erkrankungen zusätzliche körperliche und psychische Symptome, die nicht auf diese Grunderkrankung zurückführbar waren (Stone et al. 2012). Dabei zeigten sich für keine der diagnostischen Untergruppen neurologischer Erkrankungen signifikant erhöhte Raten dieser „Überlagerungssymptome".

Es ist wichtig, dass „Überlagerung" nicht nur vermehrte psychische, also im Wesentlichen ängstliche und depressive Symptome meint, sondern eben auch Körperbeschwerden wie Schmerzen oder körperliche Erschöpfung/Fatigue. Im Kontext organischer Erkrankungen besteht eine erhöhte Tendenz, derartige Symptome **ätiologisch** als Folge der Grunderkrankung, z. B. im Rahmen einer ZNS-Beteiligung, und/oder als Therapiefolge zu interpretieren. Auch wenn dies oftmals nicht auszuschließen ist, ist es doch wichtig, auch an die dritte Möglichkeit zusätzlicher reaktiv-psychogen ausgelöster psychischer und funktioneller Beschwerden zu denken. Neben dem komorbiden Auftreten psychischer und psychosomatischer Symptome bei organneurologischen Erkrankungen gibt es als weiteren Aspekt die Beeinflussung des Verlaufs der neurologischen Grunderkrankung selbst durch psychosoziale Belastungsfaktoren.

Alle Facetten dieser bei Erkrankungen wie Morbus Parkinson, Multipler Sklerose oder Epilepsie differenzierten Zusammenhänge lassen sich hier nicht darstellen (vgl. dazu u. a. Henningsen 2006). Stattdessen soll auf einige wenige Zusammenhänge anhand aktueller Literatur exemplarisch hingewiesen werden.

Für das **Parkinson-Syndrom** ist schon länger beschrieben (Gallagher et al. 2010), dass depressive Symptome bzw. eine komorbide Depression die gesundheitsbezogene Lebensqualität der Patienten stark beeinträchtigt, am stärksten unter den nichtmotorischen Symptomen bei dieser Erkrankung. Neu beschrieben wurde das gehäufte Auftreten somatoformer/funktioneller Störungen bei diesen Patienten, z. T. schon vor Beginn der Bewegungsstörung (Onofrj et al. 2010). Ausgehend von diesen und ähnlichen Beobachtungen, wird aktuell über mögliche Überlappungen und gemeinsame neurobiologische Grundlagen der Parkinson-Erkrankung mit funktionellen somatischen Syndromen spekuliert (Djamshidian und Lees 2014; Pareés et al. 2013), woran sich dann anhand von Fallberichten die Frage anschließt, ob „Stress" Parkinson-Erkrankungen triggern könnte (Djamshidian und Lees 2014).

Während der Einfluss von „Stress" auf Manifestation oder Verlauf des Parkinson-Syndroms ungesichert ist, kann bei der **Multiplen Sklerose** der Einfluss psychosozialer Belastungsfaktoren auf die Schubauslösung als gesichert gelten (Mohr et al. 2004). Mittlerweile gibt es anhand einer größeren Therapiestudie auch Hinweise darauf, dass die Teilnahme an 16 Sitzungen einer Stress-Management-Therapie das Auftreten entzündungsassoziierter Herde im MRT bei Therapieende vermindert (Mohr et al. 2012) und dass unabhängig von der Therapie positive bzw. negative Lebensereignisse die Wahrscheinlichkeit für das Auftreten solcher Herde im MRT erniedrigen bzw. erhöhen können (Burns et al. 2014).

Fatigue ist eine der häufigsten Beschwerden bei Patienten mit Multipler Sklerose. Verschiedene Studien haben gezeigt, dass das Ausmaß der Fatigue wenig mit der körperlichen Beeinträchtigung oder dem Ausmaß an ZNS-Läsionen zusammenhängt, stattdessen aber stark mit psychologischen Aspekten der Krankheitsverarbeitung wie „Alles-oder-nichts-Verhalten", „Katastrophisieren" etc. (Bol et al. 2009). Vor diesem Hintergrund ist es nicht überraschend, dass Psychotherapie positiv auf Fatigue bei MS wirkt, und zwar vor allem über Veränderungen der krankheitsbezogenen Gedanken, Gefühle und Verhaltensweisen (Knoop et al. 2012).

24.5 Diagnostik und Therapie psychosomatischer Störungen in der Neurologie

Im Folgenden werden anhand von selbsterklärenden Tabellen aus der bereits erwähnten Leitlinie (Roenneberg et al. 2018) einige Handlungsempfehlungen zur Diagnostik und Therapie sowie zu Warnhinweisen zusammengefasst, die zwar primär für somatoforme/funktionelle Störungen entwickelt wurden, die aber nützliche Vorgehensweisen für alle drei diskutierten Bereiche psychosomatischer Problemstellungen in der Neurologie bieten (➤ Tab. 24.2, ➤ Tab. 24.3). Zusätzliche Empfehlungen können der neuen Leitlinie entnommen werden.

Ein zentraler Punkt der Empfehlungen nach der Leitlinie bezieht sich darauf, dass die Betreuung von Patienten mit psychosomatischen Problemen in der Neurologie wie in anderen Bereichen der somatischen Medizin in weiten Teilen in der Hand des Neurologen bzw. somatischen Fachkollegen liegen sollte. Er kann – entsprechende Haltung vorausgesetzt – ausgesprochen viel erreichen an diagnostischer Klärung, Aufklärung über die Diagnose, Bahnung und in weniger schweren Fällen auch Durchführung der begleitenden, aktivierenden Therapie. Falls eine Überweisung an einen Psychotherapeuten, Psychosomatiker oder Psychiater sinnvoll erscheint, sollte sie mit dem Patienten vor- und nachbereitet werden: Wenn er aufgefordert wird, nach dem ersten Termin bei diesem Kollegen darüber zu berichten, und sei es telefonisch, wird die Überweisung viel weniger als Abschiebung erlebt und kommt eher zustande. Eine Übersicht zur Therapie funktioneller Störungen, die sowohl somatische wie psychologische Therapieansätze erfasst, findet sich bei Henningsen et al. (2018). Die Evidenzbasierung unterschiedlicher psychotherapeutischer Ansätze bei somatoformen Störungen wird in einer Leitlinie der Klinischen Psychologie dargestellt (Martin et al. 2013). Auf spezielle therapeutische Aspekte bei funktionell neurologischen/dissoziativen Störungen wurde in ➤ Kap. 24.2.4 eingegangen, neuere Ansätze zur Therapie anderer funktioneller/somatoformer Störungen sind in ➤ Kap. 24.3.4 kurz dargestellt.

Tab. 24.2 Klinische Entscheidungshilfe: unzweckmäßige, überflüssige oder obsolete Maßnahmen in der Diagnostik und Therapie funktioneller Körperbeschwerden (nach Roenneberg et al. 2019)

- Überprüfen Sie diagnostische und therapeutische Maßnahmen kontinuierlich bezüglich ihres Nutzens und ihrer Risiken. Passive, medikamentöse und invasive Maßnahmen sollten nur nach besonders kritischer Abwägung von Nutzen (z. B. vorübergehende Beschwerdelinderung) und Risiken (z. B. iatrogene Chronifizierung) eingesetzt werden. Präparate mit erhöhten Risiken für (schwere) unerwünschte Nebenwirkungen sollen nur in strikter Übereinstimmung mit den Richtlinien der jeweiligen Leitlinien zur Anwendung kommen (z. B. Anwendung von Pregabalin bei der Fibromyalgie: Komorbidität mit generalisierter Angststörung, Wirksamkeitsüberprüfung nach 2 und 4 Wochen, Abbruch bei fehlender Wirksamkeit nach 4 Wochen). Wichtige Beispiele:
  - Opiate, Cannabis-Präparate und Benzodiazepine sind bei rein funktionellen Körperbeschwerden nicht indiziert, können aber zu Medikamentenabhängigkeiten führen.
  - Langzeitmedikation mit Antibiotika oder Chelatbildnern sowie einseitige Diäten können schädliche Einflüsse auf Darmflora, Vitamin-, Metall- und Mineralstoffhaushalt haben.
  - Karenz- oder Abschirmungsmaßnahmen (z. B. Vermeidung öffentlicher Verkehrs- oder Kommunikationsmittel) können sich nachteilig auf Bewegungsradius und soziale Beziehungen auswirken.
  - Antipsychotika (Fluspirilen-Spritze!), Anxiolytika und Tranquilizer sind nur in Krisensituationen oder bei entsprechender Komorbidität gerechtfertigt.
  - Die Indikationen für invasive Diagnostik- und Therapiemaßnahmen (z. B. Katheter, Spritzen, Schmerzpumpen, Stimulationssonden, Neurolysen, Kieferausfräsungen, Verlegenheitsoperationen wie Appendektomien, Cholezystektomien, Amputationen) sollten aufgrund der hohen Risiken besonders kritisch gestellt werden; auf Patientenwünsche nach solchen Eingriffen sollte äußerst zurückhaltend eingegangen werden.
- Überprüfen Sie Ihre (v. a. negativen) Impulse (z. B. aggressive Diagnostik, Loswerden-Wollen, Deutungen von Patientenverhalten als „Widerstand", mangelnde Motivation bzw. Einsicht) und Ihre Anordnungen (z. B. IGeL) kritisch, vor allem im Hinblick auf die Gefahr einer iatrogenen Chronifizierung.
- Warten Sie nicht die „vollständige" somatische Ausschlussdiagnostik ab, bevor Sie erstmals (auch nur geringfügige) Hinweise auf psychosoziale Belastungen aufgreifen. Sie signalisieren sonst eine Nachrangigkeit psychosozialer Aspekte und erhöhen das Risiko einer „iatrogenen Chronifizierung" und Stigmatisierung.
- Vermeiden Sie dualistische („Entweder-Oder-Modell") oder hierarchische Erklärungsmodelle („körperliche Erkrankungen sind wichtiger/gefährlicher als psychische", „jetzt, wo organische Ursachen ausgeschlossen sind, muss es doch ein psychisches Problem sein"). Die Erklärungsmodelle der beteiligten Behandler sollten miteinander kompatibel sein.
- Vermeiden Sie einseitige „Psychologisierung" (mangelndes Einbeziehen des Körpers, mangelnde Flexibilität im Umgang mit somatischen Behandlungswünschen) ebenso wie eine einseitige „Somatisierung" (Nichteinbeziehung psychosozialer Umstände und Beschwerden).
- Vermeiden Sie Formulierungen, die die Beschwerden verharmlosen, ihre Legitimität bezweifeln, unbewiesene Ätiologieannahmen suggerieren oder den Betroffenen stigmatisieren.
- Auch wenn funktionelle Körperbeschwerden in bestimmten Konstellationen häufiger auftreten und daher individuelle Unterschiede bzgl. Erkrankungsrisiko, Prognose und Therapiebedürfnisse beachtet werden müssen: Umkehrschlüsse – dass etwa bei ängstlich-anklammernden Personen, bei Frauen oder Migranten vorschnell von einer funktionellen Genese ausgegangen wird, dagegen bei souveränen Personen, Männern, oder Nichtmigranten nicht – sind nicht gerechtfertigt und können potenziell gefährlich sein.
- Sprechen Sie eventuell traumatisierte Personen wegen der Gefahr einer Re-Traumatisierung und eines Behandlungsabbruchs nur dann direkt auf ihre belastenden Erlebnisse an, wenn bereits eine tragfähige Beziehung besteht, z. B. innerhalb einer Psychotherapie. Achten Sie aber frühzeitig auf indirekte Hinweise für Vortraumatisierungen (z. B. Zusammenzucken bei Berührungen, bei akustischen oder visuellen Triggern) und fragen Sie ggf. nach typischen Traumafolgebeschwerden (gestörter Nachtschlaf aufgrund von Albträumen, Schreckhaftigkeit, fehlendes Sicherheitsgefühl, Rückzugs- und Vermeidungsverhalten).
- Vermeiden Sie ungeklärte „Zuständigkeiten" und mangelnde Zusammenarbeit mit Kollegen (sowohl der Somatiker mit den Psychosomatikern/Psychiatern/Psychologen als auch umgekehrt).

Tab. 24.3 Klinische Entscheidungshilfe: Schutz- und Risikofaktoren sowie Warnhinweise („Green Flags", „Yellow Flags", „Red Flags"; nach Roenneberg et al. 2019)

Schutzfaktoren für günstigen Verlauf („Green Flags")	• Funktionale Gedanken und Einstellungen, z. B. positive Lebenseinstellung, Humor, Selbstbewusstsein • Aktive Bewältigungsstrategien, z. B. sportliche Betätigung, aber auch Genuss- und psychische Entspannungsfähigkeit • Individuelle Ressourcen, z. B. Hobbys, soziales Engagement, berufliche Pläne • Keine oder geringe psychosoziale Belastung, z. B. stabile Bindungen, gute soziale Unterstützung, gute Lebens- und Arbeitsbedingungen • Keine psychische Komorbidität • Übersehen sozialmedizinischer Aspekte (Krankengeld, Rentenbegehren) und weiterer entlastender Aspekte der Krankenrolle (sekundärer Krankheitsgewinn) • Weitgehend erhaltene Funktionsfähigkeit, z. B. Berufstätigkeit oder Sozialkontakte • Tragfähige Arzt-Patient-Beziehung • Biopsychosozialer Behandlungsansatz mit Vermittlung von Zuversicht und positiven Bewältigungsstrategien unter Vermeidung unnötiger Diagnostik und Therapie
Indikatoren/Risikofaktoren für schwereren Verlauf („Yellow Flags")	• Mehrere Beschwerden (polysymptomatischer Verlauf) • Häufige bzw. anhaltende Beschwerden (ohne oder nur mit seltenen beschwerdefreien Intervallen) • Dysfunktionale Gedanken und Einstellungen, z. B. Katastrophisieren, Hilf-/Hoffnungslosigkeit, Angst-Vermeidungs-Überzeugungen, hohe gesundheitsbezogene Angst • Passives, überaktives oder suppressives Verhalten, z. B. ausgeprägtes Schon- und Vermeidungsverhalten, beharrliche Arbeitsamkeit/Durchhalteverhalten, hohes Inanspruchnahmeverhalten • Mäßige bis hohe psychosoziale Belastung, z. B. Distress (negativer Stress, vor allem berufs-/arbeitsplatzbezogen), Niedergeschlagenheit, Zukunftsängste, Einsamkeit • Psychische Komorbidität (v. a. Depressionen, Angststörungen, Suchterkrankungen, Traumafolgestörungen) • Deutlich reduzierte Funktionsfähigkeit, z. B. Arbeitsunfähigkeit, sozialer Rückzug, körperliche Dekonditionierung • Behandler-Patient-Beziehung wird von beiden Seiten als „schwierig" erlebt • „Iatrogene Somatisierung" bzw. „Chronifizierung" durch Nocebobotschaften, Passivierung, unnötige Diagnostik und Therapie
Warnhinweise („Red Flags")	• Selbstgefährdung bis hin zu Suizidalität (z. B. massive Mangelernährung/Untergewicht, schwere körperliche Folgeschäden von Schonung wie Kontrakturen, Selbstmordgedanken und -pläne) • Fremdgefährdung, meist durch gefährliche Fehlbehandlungen (z. B. Vorenthaltung notwendiger Therapien körperlicher Begleiterkrankungen, Mangelsyndrome durch Ausleittherapien, hochriskante invasive Therapien wie nicht indizierte Operationen) • Besonders schwere psychische Komorbidität (z. B. völliger Rückzug bei Angsterkrankungen oder Depressionen) • Warnsignale bekannter körperlicher Erkrankungen (z. B. Blut im Stuhl bei Magen-Darm-Beschwerden, B-Symptomatik bei Erschöpfung, Probleme mit Stuhlgang oder Wasserlassen bei Rückenschmerzen)

LITERATUR

Im Buch sind nur die neuesten Literaturstellen aufgeführt. Unter https://else4.de/neurologie-online erhalten Sie Zugriff zum gesamten Literaturverzeichnis.

Aybek S, Nicholson TR, Zelaya F, O'Daly OG, Craig TJ, David AS, et al. Neural correlates of recall of life events in conversion disorder. JAMA psychiatry 2014; 71: 52–60.

Best C, Tschan R, Eckhardt-Henn A, Dieterich M. Who is at risk for ongoing dizziness and psychological strain after a vestibular disorder? Neuroscience 2009; 164: 1579–1587.

Bol Y, Duits AA, Hupperts RM, Vlaeyen JW, Verhey FR. The psychology of fatigue in patients with multiple sclerosis: a review. Journal of Psychosomatic Research 2009; 66: 3–11.

Brandt T, Strupp M, Dieterich M. Five keys for diagnosing most vertigo, dizziness, and imbalance syndromes: an expert opinion. J Neurol 2014; 261: 229–231.

Burns MN, Nawacki E, Kwasny MJ, Pelletier D, Mohr DC. Do positive or negative stressful events predict the development of new brain lesions in people with multiple sclerosis? Psychological Medicine 2014; 44: 349–359.

Carson A, Stone J, Hibberd C, et al. Disability, distress and unemployment in neurology outpatients with symptoms unexplained by organic disease. Journal of Neurology, Neurosurgery & Psychiatry 2011; 82 (7): 810–813.

Carson AJ, Brown R, David AS, et al. Functional (conversion) neurological symptoms: research since the millennium. Journal of Neurology, Neurosurgery & Psychiatry 2012; 83: 842–850.

Daum C, Hubschmid M, Aybek S. The value of positive clinical signs for weakness, sensory and gait disorders in conversion disorder: a systematic and narrative review. Journal of Neurology, Neurosurgery & Psychiatry 2014; 85 (2): 180–190.

Di Lernia D, Serino S, Cipresso P, Riva G. Ghosts in the machine. Interoceptive modeling for chronic pain treatment. Frontiers in Neuroscience 2016; 10: 314.

Dieterich M, Staab JP. Functional dizziness: from phobic postural vertigo and chronic subjective dizziness to persistent postural-perceptual dizziness. Current opinion in neurology 2017; 30: 107–113.

Djamshidian A, Lees AJ. Can stress trigger Parkinson's disease? Journal of Neurology, Neurosurgery & Psychiatry 2014; 85 (8): 878–881.

Duncan R, Anderson J, Cullen B, Meldrum S. Predictors of 6-month and 3-year outcomes after psychological intervention for psychogenic non epileptic seizures. Seizure 2016; 36: 22–26.

Edwards MJ, Bhatia KP. Functional (psychogenic) movement disorders: merging mind and brain. The Lancet Neurology 2012; 11: 250–260.

Edwards MJ, Fotopoulou A, Parees I. Neurobiology of functional (psychogenic) movement disorders. Current Opinion in Neurology 2013; 26: 442.

Eich W, Bär KJ, Bernateck, M., et al. Definition, Klassifikation, klinische Diagnose und Prognose des Fibromyalgiesyndroms. Schmerz 2017; 31: 231–238.

Gallagher DA, Lees AJ, Schrag A. What are the most important nonmotor symptoms in patients with Parkinson's disease and are we missing them? Movement Disorders 2010; 25: 2493–2500.

Gelauff J, Carson A, Ludwig L, et al. The prognosis of functional limb weakness: a 14-year case-control study. Brain 2019; 142(7): 2137–2148.

Gelauff J, Stone J. Prognosis of functional neurologic disorders. Handbook of Clinical Neurology 2017; 139: 523.

Gelauff J, Stone J, Edwards M, Carson A. The prognosis of functional (psychogenic) motor symptoms: a systematic review. Journal of Neurology, Neurosurgery & Psychiatry 2014; 85 (2): 220–226.

Goldstein LH, Robinson EJ, Mellers JD, et al. Cognitive behavioural therapy for adults with dissociative seizures (CODES): a pragmatic, multicentre, randomised controlled trial. The Lancet Psychiatry 2020; 7(6): 491–505.

Hausteiner-Wiehle C, Henningsen P. Kein Befund und trotzdem krank? Stuttgart, Schattauer; 2015.

Henningsen P, Martin A. Chronisches Erschöpfungssyndrom. Dtsch Med Wochenschr 2013; 138: 33–38.

Henningsen P, Zipfel S, Sattel H, Creed F. Management of functional somatic syndromes and bodily distress. Psychother Psychosomat 2018; 87 (1): 12–31.

Jordbru AA, Smedstad LM, Klungsøyr O, Martinsen EW. Psychogenic gait disorder: a randomized controlled trial of physical rehabilitation with one-year follow-up. Journal of Rehabilitation Medicine 2014; 46(2), 181–187.

Knoop H, Van Kessel K, Moss-Morris R. Which cognitions and behaviours mediate the positive effect of cognitive behavioural therapy on fatigue in patients with multiple sclerosis? Psychological Medicine 2012; 42: 205–213.

LaFrance WC, Reuber M, Goldstein LH. Management of psychogenic nonepileptic seizures. Epilepsia 2013; 54: 53–67.

Lahmann C, Henningsen P, Brandt T, et al. Psychiatric comorbidity and psychosocial impairment among patients with vertigo and dizziness. Journal of Neurology, Neurosurgery & Psychiatry 2015; 86: 302–308.

Limburg K, Sattel H, Radziej K, Lahmann C. DSM-5 somatic symptom disorder in patients with vertigo and dizziness symptoms. Journal of Psychosomatic Research 2016; 91: 26–32.

Ludwig L, Pasman JA, Nicholson T, et al. Stressful life events and maltreatment in conversion (functional neurological) disorder: systematic review and meta-analysis of case-control studies. The Lancet Psychiatry 2018, *5*(4): 307–320.

Martin A, Härter M, Henningsen P, Hiller W, Kröner-Herwig B, Rief W. Evidenzbasierte Leitlinie zur Psychotherapie somatoformer Störungen und assoziierter Syndrome. Göttingen: Hogrefe; 2013.

Mayor R, Brown RJ, Cock H, et al. A feasibility study of a brief psycho-educational intervention for psychogenic nonepileptic seizures. Seizure 2013; 22: 760–765.

McCormack R, Moriarty J, Mellers JD, et al. Specialist inpatient treatment for severe motor conversion disorder: a retrospective comparative study. Journal of Neurology, Neurosurgery & Psychiatry 2014; 85: 895–900.

Mohr DC, Lovera J, Brown T, et al. A randomized trial of stress management for the prevention of new brain lesions in MS. Neurology 2012; 79: 412–419.

Nielsen G, Buszewicz M, Stevenson F, et al. Randomised feasibility study of physiotherapy for patients with functional motor symptoms. Journal of Neurology, Neurosurgery & Psychiatry 2017; 88(6): 484–490.

Nielsen G, Stone J, Edwards MJ. Physiotherapy for functional (psychogenic) motor symptoms: a systematic review. Journal of Psychosomatic Research 2013; 75: 93–102.

Onofrj M, Bonanni L, Manzoli L, Thomas A. Cohort study on somatoform disorders in Parkinson disease and dementia with Lewy bodies. Neurology 2010; 74: 1598–1606.

Pareés I, Saifee TA, Kojovic M, et al. Functional (psychogenic) symptoms in Parkinson's disease. Movement Disorders 2013; 28: 1622–1627.

Pollak TA, Nicholson TR, Edwards MJ, David AS. A systematic review of transcranial magnetic stimulation in the treatment of functional (conversion) neurological symptoms. Journal of Neurology, Neurosurgery & Psychiatry 2014; 85: 191–197.

Probst T, Dinkel A, Schmid-Mühlbauer G, et al. Psychological distress longitudinally mediates the effect of vertigo symptoms on vertigo-related handicap. Journal of Psychosomatic Research 2017; 93: 62–68.

Ricciardi L, Edwards MJ. Treatment of functional (psychogenic) movement disorders. Neurotherapeutics 2014; 11: 201–207.

Roenneberg C, Hausteiner-Wiehle C, Schäfert R, Sattel H, Henningsen P. Funktionelle Körperbeschwerden. Diagnostische und therapeutische Empfehlungen. S3-Leitlinie „Funktionelle Körperbeschwerden" der AWMF. Reg. -Nr. 051–001.

Roenneberg C, Sattel H, Schäfert R, Henningsen P, Hausteiner-Wiehle C. Clinical practice guideline: Functional somatic symptoms. Dtsch Arztebl Int 2019; 116: 553–60.

Roper LS, Saifee TA, Parees I, Rickards H, Edwards MJ. How to use the entrainment test in the diagnosis of functional tremor. Practical neurology 2013; 13: 396–398.

Saifee T, Kassavetis P, Parees I, et al. Inpatient treatment of functional motor symptoms: a long-term follow-up study, Journal of Neurology 2012; 259: 1958–1963.

Sharpe M, Stone J, Hibberd C, et al. Neurology out-patients with symptoms unexplained by disease: illness beliefs and financial benefits predict 1-year outcome. Psychological Medicine 2010; 40: 689–698.

Sharpe M, Walker J, Williams C, et al. Guided self-help for functional (psychogenic) symptoms. A randomized controlled efficacy trial. Neurology 2011; 77: 564–572.

Stone J. Functional symptoms in neurology. THE BARE ESSENTIALS. Practical Neurology 2009; 9: 179–189.

Stone J, Carson A, Duncan R, et al. Symptoms unexplained by organic disease in 1 144 new neurology out-patients: how often does the diagnosis change at follow-up? Brain 2009; 132 (Pt 10): 2878–2888.

Stone J, Carson A, Duncan R, et al. Which neurological diseases are most likely to be associated with "symptoms unexplained by organic disease"? Journal of Neurology 2012; 259: 33–38.

Stone J, Edwards M. Trick or treat? Showing patients with functional (psychogenic) motor symptoms their physical signs. Neurology 2012; 79: 282–284.

Stone J, Reuber M, Carson A. Functional symptoms in neurology: mimics and chameleons. Practical Neurology 2013; 13: 104–113.

Stone J, Burton C, Carson A. Recognising and explaining functional neurological disorder. BMJ 2020; 371: m3745.

Wiech K. Deconstructing the sensation of pain: The influence of cognitive processes on pain perception. Science 2016; 354: 584–587.

Williams DT, LaFaver K, Carson A, Fahn, S. Inpatient treatment for functional neurologic disorders. Handbook of Clinical Neurology 2016; 139: 631–641. Elsevier.

KAPITEL

25 Arzt-Patienten-Beziehung und Palliativmedizin

25.1 Arzt-Patienten-Beziehung in der Neurologie

Christoph Heesen, Anne Rahn und Insa Schiffmann

Wichtige Neuigkeiten auf einen Blick

- Der Großteil neurologischer Patienten wünscht eine Beteiligung an medizinischen Entscheidungen im Sinne des Shared-Decision-Making-(SDM-)Konzepts; dies gilt selbst für Patienten mit kognitiven Einschränkungen, z. B. aufgrund einer beginnenden Demenz.
- Neurologische Patienten (z. B. Parkinson-Patienten) fordern das Recht ein, sich auch gegen den Willen des Arztes entscheiden zu können.
- SDM nimmt entgegen der Befürchtung vieler Ärzte nicht viel Zeit in Anspruch: Die Nutzung von Decision Aids (medialen Entscheidungshilfen) verlängert die Konsultationszeit beim Arzt um lediglich 2,6 Minuten.
- SDM erhöht nicht nur das krankheitsspezifische Wissen, sondern auch die Adhärenz zu Medikamenten und kann aufgrund einer geringeren Ressourcennutzung zu einer Entlastung des Gesundheitssystems führen.
- Das Risikowissen und Wissen um den Nutzen von Therapien vieler neurologischer Patienten (z. B. Schlaganfall- und Multiple-Sklerose-Patienten) ist gering.
- Die Meinung von Angehörigen nicht ansprechbarer Patienten wird selten erfragt.

Arzt-Patienten-Beziehungen sind hochkomplex. Die Kommunikation zwischen beiden Parteien ist von einer großen Asymmetrie geprägt, mit dem Gesundheits-Experten auf der einen Seite und dem Patienten, um dessen Gesundheit es geht, auf der anderen. Zusätzlich zu diesen fachlichen Faktoren wird die

Beziehung hintergründig von wirtschaftlichen, bürokratischen und arbeitspraktischen Aspekten beeinflusst. Stand früher eine väterliche Vertrauensbeziehung im Vordergrund, so tritt zunehmend der Arzt als Dienstleister auf. Dennoch steht die Entwicklung eines Vertrauensverhältnisses und damit einer Beziehung weiter im Zentrum gelungener Arzt-Patienten-Kommunikation.

Dieser Beitrag befasst sich mit der Arzt-Patienten-Beziehung und fokussiert sich auf ein Konzept, bei dem Patienten als Partner im Krankheits- und Therapieprozess eine große Kompetenz zugesprochen wird: Shared Decision Making (SDM). Dabei wird auch die Frage erörtert, inwieweit Patienten in Entscheidungen einbezogen werden wollen, in welchen Bereichen der Neurologie eine partizipative Entscheidungsfindung, wie SDM auf Deutsch genannt wird, besonders wichtig ist und wie SDM umgesetzt werden kann.

25.1.1 Einleitung

Shared Decision Making (SDM) ist in vielen Bereichen der Neurologie hochgradig sinnvoll. Es entlastet Patienten und Ärzte, kann Selbstmanagement und Kontrollgefühl stärken und damit zu einer höheren Lebensqualität führen. In der neurologischen Rehabilitation ist mit dem grundsätzlichen individualisierten Zielorientierungsansatz eine sogenannte Präferenz-sensitive Medizin am ehesten bereits Wirklichkeit.

Zusammenfassung
Das Wichtigste im Überblick

- Patientenautonomie ist ein medizinethisches Prinzip.
- Präferenz-sensitive Entscheidungssituationen in der Neurologie sind häufig.
- Das Konzept des Shared Decision Making (SDM) ist das Referenzmodell.
- Evidenzbasierte Patienteninformation (EBPI) ist Voraussetzung für SDM.
- Neurologische Patienten wollen umfassende Informationen.
- Medizinisch-wissenschaftliche Unsicherheiten können von neurologischen Patienten gut verarbeitet werden.
- Patienten in der Neurologie können wichtige statistische Angaben zu Studienergebnissen wie absolute Risikoreduktion, aber auch Konfidenzintervalle verstehen.

25.1.2 Die Arzt-Patienten-Beziehung im Wandel

Die Kommunikation zwischen Arzt und Patient ist in der westlichen Welt im Wandel begriffen. Bis in die Mitte des 20. Jahrhunderts herrschte das Rollenbild des fürsorglich väterlich handelnden Arztes vor, der die beste Entscheidung für den Patienten trifft und diesen vor zu viel beunruhigenden Informationen schützt. Heutzutage werden neben dieser klassisch paternalistischen Rolle zwei neue Perspektiven des Arzt-Patienten-Verhältnisses deutlich: Die eine ist ökonomisch orientiert und folgt der Idee, dass sich in einem freien Wettbewerb der beste und günstigste Versorger durchsetzen möge. Demgegenüber leitet sich das Konzept vom „Patienten als Partner“ vom ethischen Postulat der Autonomie des Individuums ab. Das Konzept des „Informed Consent“ (engl. für informierte Entscheidung; eine rechtlich bindende Vereinbarung eines mündigen Patienten) wurde dabei wesentlich vor dem Hintergrund des Missbrauchs von Patienten in medizinischen Versuchen – vor allem auch im Nationalsozialismus – entwickelt. Hier entstanden die medizinethischen Prinzipien von Benefizienz, Nonmalefizienz, Autonomie und Gerechtigkeit (Beauchamp 2003). Während die Unabhängigkeit eines akut bedrohlich erkrankten Menschen sicherlich häufig eingeschränkt ist, gibt es weniger Argumente, einem Menschen mit einer chronischen Erkrankung die Möglichkeit der Wahrnehmung seiner Autonomie abzusprechen; insbesondere dann nicht, wenn aus der Medizin heraus kein eindeutig bester Weg erkennbar ist. Dies ist umso mehr der Fall, wenn Studien zeigen, dass Therapien nur einem Teil der Patienten helfen und Nebenwirkungen mit sich bringen.

Für eine gemeinsame Entscheidungsfindung mit dem Patienten spricht aber nicht nur die medizinethische Perspektive: Mulley et al. (2012) formulierten in einem leidenschaftlichen Positionspapier des englischen King's Fund unter dem Titel „Patients' preferences matter – stop the silent misdiagnosis“, dass Ärzte häufig nicht wüssten, was Patienten wirklich wollen. Dabei könne ebenso viel Leiden entstehen wie durch falsche medizinische Diagnosen. Wie eine solches partnerschaftliches Entscheiden funktioniert, welche Vor- und Nachteile es für Patienten und Behandler in der Neurologie hat und wo es bereits erfolgreich eingesetzt wird, soll in diesem Kapitel erörtert werden.

25.1.3 Das Konzept des Shared Decision Making

Shared Decision Making (SDM) (= „partizipative Entscheidungsfindung"; partizipativ = mitwirkend, durch Beteiligung bestimmt) ist ein praktisches Konzept für das Aushandeln medizinischer Entscheidungen auf Augenhöhe mit dem Patienten. Prädestiniert für die Anwendung von SDM sind Entscheidungen von großer Tragweite, z. B. Schlüsselentscheidungen im Verlauf einer chronischen Erkrankung, wenn die wissenschaftliche Evidenz mehrere Wege als vertretbar gelten lässt. O'Connor (2003) unterscheidet zwischen Entscheidungsszenarien mit deutlicher Vorteilslage für eine der möglichen Optionen (Effective Decisions) und solchen, in denen die Evidenz für die einzelnen Verfahren oder eben das Fehlen solcher Evidenz eine objektive Pattsituation erzeugt (Preference Sensitive Decisions). In diesen „Präferenz-sensitiven" Entscheidungen, bei denen die individuellen Überzeugungen, Ängste und Ziele des Patienten besonderes Gewicht haben, ist eine gemeinsame Entscheidungsfindung unabdingbar.

Allerdings kann eine Entscheidung, sobald es mehrere Optionen gibt, immer als Präferenz-sensitiv bezeichnet werden, da auch eine objektiv klare Evidenz aufgrund individueller Prioritäten subjektiv ganz anders bewertet werden kann. Zum Beispiel mag der Vorteil einer Immuntherapie für Patienten mit Multipler Sklerose (MS) hinsichtlich der Reduktion der Schubrate einen Patienten nicht überzeugen, wenn dieser nicht die Schübe selbst, sondern das Fortschreiten seiner Behinderungen fürchtet oder die Nebenwirkungen als sehr belastend einstuft.

! MERKE

Shared Decision Making eignet sich vor allem für Situationen, in denen verschiedene Optionen gleichwertig sind, weshalb die individuellen Werte und Überzeugungen des Patienten stärker in den Vordergrund treten. Diese werden deshalb als Präferenz-sensitive Entscheidungen bezeichnet.

SDM kann in 6 Schritten operationalisiert werden (➤ Tab. 25.1). Als Goldstandard in der Messung, ob tatsächlich ein SDM stattgefunden hat, gilt die Beurteilung von Arzt-Patienten-Gesprächen aufgrund von Audio- oder Videodokumentationen (Couët et al. 2015). Realisierte Patientenbeteiligung sollte sich zusätzlich in der übereinstimmenden Wahrnehmung der Kommunikation bei Arzt und Patient zeigen. Das heißt, Patienten und Arzt bewerten das Ausmaß der Partizipation übereinstimmend (Geiger und Kasper 2012; Legare et al. 2012). Damit wird deutlich, dass SDM vor allem von einer gelungenen Kommunikation abhängt.

Voraussetzung für eine adäquate Beteiligung der Patienten sind geprüfte, verständliche Informationen zum entscheidungsrelevanten wissenschaftlichen

Tab. 25.1 Umsetzung von SDM in 6 Schritten

Animieren Sie den Patienten, die folgenden Fragen zu durchdenken, und helfen Sie ihm bei der Klärung. Als Beispiel dient an dieser Stelle die Entscheidung für oder gegen eine Immuntherapie bei Multipler Sklerose.	
Schritt 1: Problem	Wo stehe ich? Was bringt mir die Zukunft? Warum und worüber muss jetzt eine Entscheidung getroffen werden?
Schritt 2: Schlüsselbotschaft	Es gibt verschiedene Möglichkeiten des Umgangs mit der Erkrankung mit und ohne Medikamente. Die Entscheidung liegt bei mir.
Schritt 3: Möglichkeiten	Welche Therapien haben welche Wirkungen und Nebenwirkungen? Was passiert, wenn ich warte?
Schritt 4: Erwartungen	Was sind meine Wünsche, Erwartungen, Ängste? Was würde eine/keine Therapie für mich bedeuten? Was ist mein Therapieziel für das nächste Jahr, für die nächsten fünf Jahre?
Schritt 5: Entscheidung	Wie weit bin ich mit meiner Entscheidung? Brauche ich noch Rat von Angehörigen, anderen Betroffenen, eine zweite ärztliche Meinung? Brauche ich noch einen medizinischen Test?
Schritt 6: Vereinbarung	Wie setze ich die Entscheidung um und überprüfe sie? Wie erfolgt die Medikamenteneinnahme? Wann überprüfe ich womit den Nutzen und Schaden?

Erkenntnisstand. Damit stehen die evidenzbasierte Medizin (EBM) und evidenzbasierte Patienteninformation (EBPI) im Kern von SDM (Barratt 2008). Mit dem Patientenrechtegesetz hat der Patient jetzt sogar gesetzlich festgeschrieben das verbriefte Recht auf hochwertige Informationen (www.bundesaerztekammer.de/fileadmin/user_upload/downloads/Patientenrechtegesetz_BGBl.pdf).

Das Ziel, medizinische Entscheidungen auf Basis der wissenschaftlichen Evidenz zu treffen, bedeutet weder, dass die Entscheidungen in ihrem Ergebnis durch die Evidenz determiniert sind, noch, dass der Entscheidungsprozess im Falle des Fehlens belastbarer Evidenz der Beliebigkeit preisgegeben wird. Vielmehr soll die Evidenz bzw. deren Fehlen beim Treffen der Entscheidungen berücksichtigt werden. SDM ist somit im Sinne des Vaters der evidenzbasierten Medizin, David Sackett (Sackett et al. 1996), eine Möglichkeit zur Integration von Wissen (Evidenz), ärztlicher Erfahrung und Patientenpräferenzen. In den letzten 20 Jahren half die EBM, medizinische Fehlannahmen zu eliminieren. Ein gutes neurologisches Beispiel ist die CRASH-Studie (Roberts et al. 2004), die bei 10 000 Patienten zeigen konnte, dass die bis dato häufig angewandten Steroide beim Schädel-Hirn-Trauma nicht nur unwirksam sind, sondern die Mortalität sogar erhöhen.

Außerdem kann SDM dazu führen, dass sich die Adhärenz der Patienten an ihre Therapien verbessert (Lee und Emanuel 2013). Dies könnte daran liegen, dass Entscheidungen dem Patienten nicht mehr, wie früher oft, übergestülpt werden. Durch die Diskussion über mögliche Therapien und Erfragen der Präferenzen (z. B. „Möchte ich jeden Tag eine Pille schlucken?"), Ängste (z. B. größere Angst vor einer Blutung als einem weiteren Schlaganfall bei der Entscheidung zur Antikoagulation) und Ziele (z. B. „Das Wichtigste ist, dass ich meine Kinder weiter versorgen kann") werden mögliche Hindernisse in der zukünftigen Adhärenz offengelegt.

Zusätzlich nehmen Patienten, die stärker in ihre eigene Behandlung mit einbezogen werden, seltener unnötige diagnostische Tests in Anspruch. Wenn sie umfassend über verschiedene Behandlungsoptionen aufgeklärt wurden, tendieren sie dazu, weniger aggressive und auch günstigere Therapien auszuwählen. Auf diese Art und Weise könnte eine Präferenz-sensitive Medizin auch dazu beitragen, Kosten des Gesundheitssystems zu reduzieren und Ressourcen zu sparen (Rieckmann et al. 2015).

In ➤ Tab. 25.2 sind die Vor- und Nachteile von SDM für Ärzte und Patienten zusammengefasst.

Tab. 25.2 Vor- und Nachteile von SDM für Ärzte und Patienten

Vorteile von SDM	Nachteile von SDM
Ärzte	
• Gemeinsam getroffene Entscheidungen werden durch den Patienten besser getragen. • SDM kann die Adhärenz erhöhen. • SDM kostet nicht unbedingt mehr Zeit. • Geringere Inanspruchnahme von Gesundheitsdienstleistungen durch Patienten. • Patient trägt Verantwortung mit.	• SDM muss trainiert werden. • Es müssen evtl. auch Entscheidungen akzeptiert werden, die nicht der eigenen Überzeugung entsprechen. • In Einzelfällen kann das Aushandeln einer Entscheidung im Sinne von SDM zeitintensiv sein. • Trennung von Entscheidungsunfähigkeit und Entscheidung gegen eine Maßnahme kann schwierig sein.
Patienten	
• Höhere Entscheidungszufriedenheit. • Höhere Patientenautonomie. • Patienten erhalten bessere Kompetenz in eigenen Gesundheitsfragen. • Aufgrund einer besseren Information können Patienten ihren Krankheitsverlauf besser einschätzen. • Durch verstärktes Kontrollgefühl bessere psychologische Situation, evtl. sogar Effekt auf Erkrankung.	• Nicht alle Patienten wollen beteiligt sein. • Eigenverantwortung kann überfordern und zum Gefühl des Alleingelassenseins führen. • Aktuell noch unbefriedigendes Wissen unter neurologischen Patienten – Aneignung von Wissen als Voraussetzung von SDM erfordert auch von der Patientenseite Zeit und Arbeit.

Arzt-Patienten-Beziehung in Zeiten des Internets

Das Internet stellt Ärzte vor neue Herausforderungen. Patienten haben durch das Internet einen bislang ungekannten Zugriff auf Informationen. Diese sind allerdings ungefiltert, Patienten interpretieren sie falsch oder sie sind von Beginn an nicht korrekt. Darunter leide auch das Arzt-Patienten-Gespräch, fanden 50 % von 491 deutschen Haus- und Fachärzten bei einer Umfrage aus dem Jahr 2014 (Gerlof 2014). 70 % gaben zudem an, das Gespräch dauere aufgrund falscher Informationen aus dem Internet länger. Trotzdem glaubt die Hälfte der Befragten, dass digitale Medien die Kommunikation zwischen Arzt und Patient auch verbessern könnten. Geprüfte evidenzbasierte Informationsplattformen oder auch Decision Aids (d. h. mediale Entscheidungshilfen, z. B. grafische Darstellung von Risiken, Option Grids u. Ä.), die von Patienten genutzt werden können, könnten wesentliche Hilfen sein (Gerlof 2014).

Was wissen Patienten in der Neurologie?

Insgesamt ist das erkrankungsspezifische Risikowissen unter neurologischen Patienten recht unbefriedigend, allerdings liegen auch nicht viele Daten hierzu vor. So wurde z. B. eine europäische Onlinebefragung bei 1 939 Multiple-Sklerose-Patienten in Deutschland, Italien, den Niederlanden, Serbien, Spanien und der Türkei durchgeführt. Darin beantworteten nur 41 % die 19 Fragen zum MS-Risikowissen richtig (Heesen et al. 2015). Eine randomisierte Studie zur Schulung früh erkrankter MS-Patienten in MS-Zentren, bei denen Patienten das gleiche Inventar vorgelegt wurde, erbrachte im Mittel 50 % richtige Antworten (Köpke et al. 2014). Daten von Schlaganfallpatienten zeigen, dass das Wissen um Warnsymptome groß ist, aber nur 15 % der Patienten einer Gefäßambulanz den Nutzen einer Acetylsalicylsäure-Gabe zur Sekundärprävention richtig abschätzen können (Riechel et al. 2016).

Verstehen Patienten evidenzbasierte Informationen und sind diese hilfreich?

Im Jahr 2017 wurde die erste Leitlinie zur guten Patienteninformation mit Beteiligung des Netzwerks evidenzbasierte Medizin und der Arbeitsgemeinschaft Leitlinien in der Medizin, unterstützt vom Institut für Qualität und Wirtschaftlichkeit im Gesundheitswesen (IQWIG), erstellt (www.leitlinie-gesundheitsinformation.de/wp-content/uploads/2017/07/Leitlinie-evidenzbasierte-Gesundheitsinformation.pdf). Im Kern steht dabei die verständliche Kommunikation von Fakten und Zahlen. Schaeffer und Kollegen berichteten, dass 50 % der Bevölkerung nicht einmal ein basales Verständnis gesundheitsmedizinischer Informationen besitzen (Schaeffer et al. 2017). So sind z. B. gemäß der EU-Richtlinie für die Darstellung von Nebenwirkungen in Beipackzetteln von Medikamenten Häufigkeiten von 1:1 000 bis 1:10 000 als selten einzuschätzen. Hingegen geben 50 % der Patienten einer Befragungsstudie Häufigkeiten von 5 bis 20 % als „selten" an (Berry et al. 2003). Selbst bei korrekten Angaben spielt die Darstellung, das sogenannte Framing, eine herausragende Rolle bei der Rezeption. So wird bei positivem Framing (z. B. 4 von 100 bekommen eine Nebenwirkung) das Risiko als deutlich größer wahrgenommen als bei negativem Framing (96 % haben keine Nebenwirkung; Edwards et al. 2001). Diese Daten führten zu verschiedenen Untersuchungen und Theorien, wie Menschen Risiken wahrnehmen. Möglicherweise spielen emotionale Bewertungen und individuelle Heuristiken eine deutlich größere Rolle bei Entscheidungen als ein detailliertes Abwägen von Zahlen.

Dennoch ergaben zahlreiche Studien, dass die Darstellung von Wahrscheinlichkeitswerten häufig eine deutliche Auswirkung auf das Entscheidungsverhalten hat. So zeigten z. B. Murphy et al. (1994), dass sich die Art der Aufklärung über die Überlebenswahrscheinlichkeit und Behinderung nach einer Reanimation erheblich auf die Präferenzen älterer Menschen für oder gegen Reanimationen als Option auswirkt.

Angesichts der Fülle und Komplexität medizinischer Informationen, aber auch wegen der oben erwähnten fragwürdigen Angebote im Internet profitieren sowohl Patienten als auch Ärzte von medialen Entscheidungshilfen, sogenannten Decision Aids. Diese sollten nach den Kriterien für evidenzbasierte Patienteninformation (EBPI) erstellt werden (Steckelberg et al. 2005). Voraussetzungen sind die Erfüllung bestimmter Anforderungen an die Informationen selbst (u. a. Verständlichkeit, ausreichende Zeit für Entscheidung, umfassende Darstellung der Behandlungsoptionen und Folgen) und die Angabe aller Metainformationen (u. a. Verfasser, finanzielle Konflikte, Aktualität der Daten). Die Informationen sollen sich zudem auf patientenrelevante Endpunkte konzentrieren und das Fehlen von Evidenz soll offen kommuniziert werden. Prozentangaben werden von Patienten häufig nicht verstanden, besser sei die Angabe „X von 100 Personen". Insgesamt sollte stets eine Bezugsgröße genannt werden (also nicht „Jedes Jahr erkranken 50 000 Menschen in Deutschland", sondern „Jedes Jahr erkranken 5 von 10 000 Menschen").

Um Framing-Effekte (s. o.) zu vermeiden, sollte die Angabe des Risikos in beide Richtungen („X von 100 erkranken/bleiben gesund") erfolgen. Eine grafische Unterstützung wird ebenfalls empfohlen. Besonders gut verstanden werden Balken- und Liniendiagramme sowie Piktogramme (z. B. 100 Männchen, von denen die Erkrankten in einer anderen Farbe dargestellt werden); Tortendiagramme sind weniger geeignet. Auch hier sind Framing-Effekte zu vermeiden, z. B. aufgrund einer verzerrten Skalierung: Skalen sollten z. B. bei 0 beginnen und jeweils das gesamte Zahlenspektrum abbilden, d. h., auch wenn der höchste Wert 25 % beträgt, sollte die Skala bei 100 % (und nicht bei z. B. 30 %) enden. Wenn Risiken besprochen werden, ist die Verwendung der absoluten Risikoreduktion (ARR) der relativen Risikoreduktion (RRR) vorzuziehen, da bei Letzterer die Wirkung von Medikamenten überschätzt und sie von Patienten zudem schlechter verstanden wird (Steckelberg et al. 2005).

Multiple Sklerose-Patienten sind in der Lage, absolute Risikoreduktionen zu errechnen (Kasper et al. 2006). Eine webbasierte Studie bei 600 MS-Patienten ergab, dass eine Darstellung von Therapieeffekten mit Balkendiagrammen (➤ Abb. 25.1) genauso gut verstanden wird wie Piktogramme mit Hunderterblöcken stilisierter Personen (Kasper et al. 2017). Allerdings konnten auch hier nur knapp 50 % der Betroffenen die Fragen zur absoluten Risikoreduktion richtig beantworten. In einer weitergehenden webbasierten Studie konnte bei wiederum 700 MS-Patienten demonstriert werden, dass auch das Konzept des Konfidenzintervalls vermittelt werden kann. Hier war ein anschauliches Beispiel aus dem krankheitsunabhängigen Alltag hilfreich (Rahn et al. 2020).

! MERKE

Bei der Vermittlung von Risiko und Nutzen einer Therapiemaßnahme gilt:

- Verständliche Sprache verwenden, Prozentzahlen vermeiden, Zahlen in Bezug setzen („X von 100 Patienten"), Gewinn und Verlust gegenüberstellen, Wahrscheinlichkeiten für Ereignis (z. B. Schub), aber auch das Ausbleiben berichten (Framing). Bei Angabe einer Risikoreduktion sollte primär die absolute Risikoreduktion erläutert werden.
- Möglichst grafische Unterstützung: Balken-/Liniendiagramme oder Piktogramme nutzen, adäquate Skalierung sowie ansprechendes, einheitliches Design verwenden.

Können evidenzbasierte Patienteninformationen (EBPI) schaden?

Schlüsselfaktor in der Vermittlung von EBPI ist die patientenfreundliche Darstellung zu Nutzen und Schaden der Optionen. Werden Informationen nach den oben genannten Kriterien für EBPI (Bunge et al. 2010) entwickelt, so können auch komplexe und affektiv sensible Informationen, z. B. Aufklärung über eine ungünstige Prognose oder die Begrenztheit der Wirksamkeitsdaten für bestimmte Therapien, ohne Schaden vermittelt werden. Dies wurde im Kontext der Multiplen Sklerose mehrfach gezeigt (Heesen et al. 2007; Heesen et al. 2009).

Verkompliziert wird dieser Ansatz im neuropsychiatrischen Feld, wo das ausführende Organ für Entscheidungsprozesse, das Gehirn selbst, von einer Krankheit betroffen ist. Hierdurch kann die Wahrnehmung einer autonomen Rolle im Entscheidungsprozess beeinträchtigt sein. Hinzu kommt, dass gerade in der Neurologie zahlreiche medikamentöse Behandlungen nur einem Teil der Patienten nutzen, dabei aber nebenwirkungsreich sind. Dies erschwert die Auswahl einer Behandlungsstrategie und macht die Adhärenz zum Schlüsselproblem. Ein Aushandeln der Behandlungsstrategie basierend auf einer verständlichen Information stellt dabei am ehesten einen Lösungsansatz dar, der auch die Adhärenz verbessern kann, wie bei der Multiplen Sklerose gezeigt werden konnte (Köpke et al. 2016).

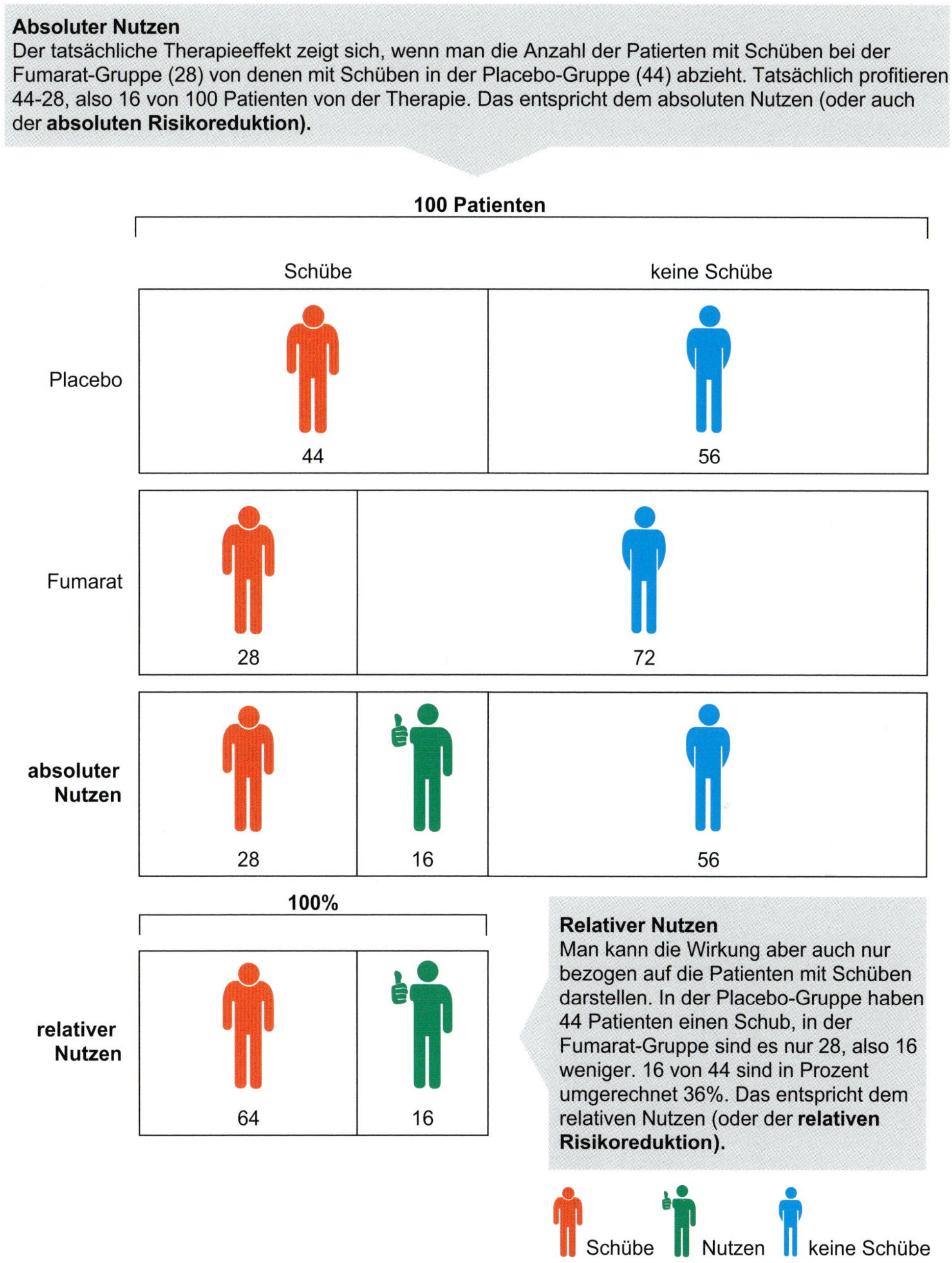

Abb. 25.1 Grafische Darstellung von Therapie-Effekten. Abgebildet ist der Nutzen einer Therapie mit Fumarat, einem Immuntherapeutikum, gemessen an der Reduktion der Schubrate bei Multipler Sklerose. Zu sehen sind die absolute und relative Risikoreduktion. Angegeben sind die Bezugsgröße („von 100 Patienten") sowie der Beobachtungszeitraum („2 Jahre"); die Effekte (Nutzen/kein Nutzen) sind durch verschiedene Figuren veranschaulicht. Die Erklärung der Grafik ist leicht verständlich, gut leserlich und direkt neben der Darstellung platziert (Grafik: www.idm-didaktik.com).

Wollen Patienten in der Neurologie SDM?

Die verschiedenen Rollenmodelle der medizinischen Entscheidungsfindung (Degner et al. 1997) liegen vereinfacht zwischen den Polen des „Paternalismus", in dem der Arzt alleine Entscheidungen fällt, und der Patientenautonomie, bei der Patienten alleine entscheiden. Das Modell des SDM nimmt hinsichtlich der Patientenbeteiligung und der Verantwortungsübernahme eine Mittelstellung zwischen diesen beiden Polen ein. Als Zwischenstufen finden sich zum einen das „Informed-Choice"-Modell, bei dem die Patienten umfassend informiert werden, dann aber alleine entscheiden, sowie zum anderen das „Professional-as-Agent"-Modell, in dem Ärzte als „Anwälte ihrer Patienten" von diesen instruiert werden, dann aber ärztlich entscheiden. Dabei gilt es zu berücksichtigen, dass sich in Arzt-Patienten-Interaktionen die verschiedenen Grundformen möglicherweise in einer Konsultation mischen. So kann ein grundsätzlich hochautonomer Patient in einem SDM-Prozess eine Therapie mit seinem Arzt aushandeln und damit in der aktuellen Entscheidung einem SDM-Modell gefolgt sein.

Der Wunsch, an Entscheidungen beteiligt zu werden, unterscheidet sich bei Patienten mit unterschiedlichen Diagnosen (Hamann et al. 2007). Bei einer Untersuchung verschiedener Erkrankungsgruppen aus dem Jahr 2007 zeigten MS-Patienten interessanterweise die höchsten Autonomiewünsche (➤ Abb. 25.2).

Hamann et al. (2010) zeigten, dass Ärzte die Autonomiewünsche stationärer Patienten mit Schizophrenie und MS oft falsch einschätzen. Die Mehrheit der Befragten wünschte, an Entscheidungen beteiligt zu werden. Interessanterweise neigten die Ärzte beider Patientengruppen eher dazu, zu überschätzen, wie viele Patienten autonom, d. h. ganz allein, entscheiden wollten. Dieser Befund korrespondiert mit Daten aus der Onkologie und Allgemeinmedizin, wo ebenfalls große Unsicherheit zu Patientenpräferenzen besteht. Ferner konnte gezeigt werden, dass in hypothetischen Entscheidungsszenarien 59 % der Schizophrenie- und 25 % der MS-Patienten einer ärztlichen Empfehlung folgen, auch wenn sie gegen ihre eigene Wahl steht (Mendel et al. 2010). Neuere Untersuchungen sprechen dafür, dass auch 60 % der Patienten einer Schlaganfallambulanz ein gleichberechtigtes Aushandeln von komplexen Therapieentscheidungen präferieren (Riechel et al. 2016; ➤ Abb. 25.3). Insgesamt beschreibt die Mehrzahl der wenigen Untersuchungen bei verschiedenen anderen neurologischen Indikationen, inklusive Akutsituationen und Demenz, ebenfalls ein erhebliches Mitsprachebedürfnis der Patienten. Dieses Bedürfnis muss beachtet und aktiv erfragt werden.

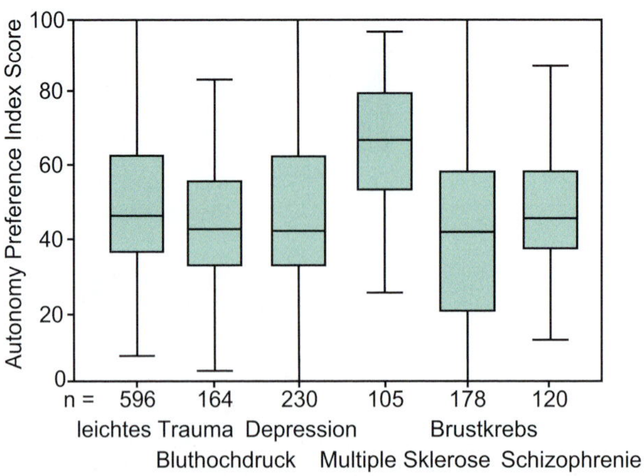

Abb. 25.2 Autonomiebedürfnis in verschiedenen Patientengruppen. Abgebildet sind die Partizipationspräferenzen gemessen mit dem Autonomy Preference Index bei verschiedenen Erkrankungsgruppen (nach Hamann et al. 2007). Höhere Scores markieren höhere Autonomiewünsche. MS-Patienten hatten unter den befragten Patienten eindeutig das höchste Autonomiebedürfnis.

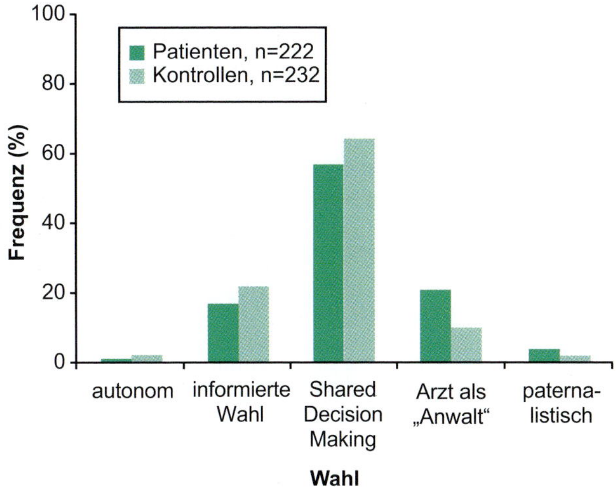

Abb. 25.3 Autonomiepräferenzen bei Schlaganfallpatienten und Gesunden. Abgebildet sind die Partizipationspräferenzen von 222 Patienten einer Schlaganfallambulanz sowie von 232 Fußgängern, die bei einer Veranstaltung zum Thema Schlaganfall befragt wurden. Als Messinstrument diente die Control Preference Scale. Der Großteil der Befragten möchte weder autonom entscheiden noch, wie früher üblich, paternalistisch behandelt werden. Stattdessen wünscht die überwiegende Mehrheit (je ca. 60 %) eine Entscheidungsfindung im Sinne des Shared Decision Making. Die Patienten, von denen ein Teil bereits einen Schlaganfall erlitten hatte, tendierten aber dazu, bei Entscheidungen den Arzt als „Anwalt des Patienten" zu wählen (21 % vs. 10 % der gesunden Kontrollen). Dies könnte darauf hinweisen, dass Menschen, die konkret von einer bestimmten Erkrankung betroffen oder bedroht sind, ihrem Arzt mehr Kompetenz abtreten als Gesunde (Riechel et al. 2016).

! MERKE

Autonom
Patient hat alle Informationen und entscheidet.

Informed Choice
Arzt teilt Patienten alle Informationen mit, Patient entscheidet alleine.

Shared Decision
Arzt teilt Patienten alle Informationen mit, Entscheidung wird gemeinsam gefällt.

Professional as Agent
Arzt als Anwalt des Patienten.

Paternalistisch
Arzt hat alle Informationen, entscheidet alleine, Patient akzeptiert Entscheidung.

Wollen Ärzte SDM?

Grundsätzlich ist die Forderung nach Patientenbeteiligung ein Gemeinplatz geworden, den Ärzte für sich in Anspruch nehmen. Dagegen zeigen Daten einer 2012 publizierten amerikanischen Ärztebefragung, dass mehr als 50 % aller Prognosen positiver dargestellt wurden, als sie waren (Iezzoni et al. 2012).

Fragt man nach, wie Ärzte es bewerten, wenn Patienten entsprechend dem SDM-Konzept agieren, so wird deutlich, dass diese zwar vordergründig einen partnerschaftlichen Umgang reklamieren, letztlich aber oft nicht bereit sind, Entscheidungsgewalt abzugeben. So konnten Hamann et al. zeigen, dass Gefäßchirurgen und Psychiater Verhalten wie Zweifel an Empfehlungen, Insistieren auf eigenen Konzepten, Wunsch nach einer Zweitmeinung oder Patientenmeinungen aus dem Internet negativ bewerten (Hamann et al. 2012). Tatsächlich profitieren auch Ärzte von SDM: Der Einsatz eines SDM-Tools für Patienten und Behandler zur Therapieentscheidung für oder gegen eine Antikoagulation in einer randomisierten kontrollierten Studie mit über 900 Patienten mit Vorhofflimmern führte bei den Ärzten zu einer deutlich höheren Zufriedenheit mit dem Arzt-Patienten-Gespräch (88,3 % der Behandler mit vs. 61,8 % ohne Nutzung des SDM-Tools) (Kunnemann et al. 2020).

! MERKE

Es kann Ärzten zunächst schwerfallen, Patienten als gleichwertige Partner in der medizinischen Entscheidung zu akzeptieren. Um zu prüfen, wie weit die eigene ärztliche Akzeptanz von Eigenständigkeit eines Patienten geht, können folgende Fragen hilfreich sein (Hamann et al. 2012): Wie hilfreich bewerten Sie folgende Patientenverhaltensweisen, um zu einer guten klinischen Entscheidung zu kommen?

Bitte bewerten Sie von 1 = überhaupt nicht hilfreich bis 4 = sehr hilfreich.

1. Der Patient hat im Internet nach Meinungen anderer Patienten gesucht.

1	2	3	4

1. Der Patient fragt nach einer zweiten Meinung, bevor er eine Entscheidung fällt.

1	2	3	4

1. Der Patient weiß genau, welche Therapie er NICHT will.

1	2	3	4

1. Der Patient fragt, was er tun kann, statt Medikamente einzunehmen.

1	2	3	4

25.1.4 SDM in der Praxis

Lässt sich SDM lernen?

In Interventionen jenseits der Neurologie wiesen z. B. Elwyn und Mitarbeiter (2004) nach, dass Ärzte die Anwendung von SDM-Techniken durch die Teilnahme an zwei Workshops erlernen können. Dass SDM kein Nischenthema mehr ist, beweist das Projekt „SHARE TO CARE“, bei dem SDM in allen Fachabteilungen des Universitätsklinikums Schleswig-Holstein (UKSH) am Campus Kiel implementiert wird: In der Neurologie sind zum aktuellen Zeitpunkt bereits 93 % aller Ärzte und Ärztinnen mittels Videoschulung (Geiger et al. 2020) in SDM trainiert und acht Entscheidungshilfen zu häufigen medizinischen Fragen im Alltag integriert (Geiger et al. 2021; *in press*). Patienten erhalten zudem Zugang zu multimedialen Patienteninformationen und werden von zwei Decision Coaches bei Entscheidungen unterstützt. Der erfreuliche Effekt: Das objektive und das von Patienten berichtete SDM-Level sowie die Aufklärungsqualität nahmen signifikant zu. SDM kann aber auch von Patienten ausgehen. So zeigt eine Untersuchung von Shepherd et al. (2011), dass die Kommunikation zwischen Ärzten und Patienten signifikant verbessert werden kann, wenn Patienten drei zentrale Fragen zur Risikokommunikation vorgelegt bekommen:

1. Welche Optionen existieren?
2. Was sind Wirkungen und Nebenwirkungen?
3. Wie wahrscheinlich sind diese?

In vielen Bereichen werden zur Verbesserung der Kommunikation mit Erfolg Decision Aids eingesetzt, die vor oder während der Konsultation des Arztes genutzt werden können. Allerdings sind gut gemachte, evidenzbasierte Decision Aids nicht in jedem Feld verfügbar. Für verschiedene Bereiche, z. B. Entscheidung über eine Operation bei Temporallappenepilepsie, existieren sogenannte vorgefertigte Option Grids™ (http://optiongrid.org, erstellt in Kooperation mit dem Dartmouth Institut). Hierbei handelt es sich um eine grafisch einfache, tabellarische Darstellung der Schlüsselfragen einer Behandlung sowie patientenverständliche Antworten. Zahlreiche Studien untersuchen den Nutzen von Option Grids™. In einer qualitativen Untersuchung berichteten Ärzte, dass die Entscheidungshilfe die verschiedenen Behandlungsmöglichkeiten gut für Patienten visualisiere und eine standardisierte Darstellung vor allem für junge Ärzte und Ärztinnen nützlich sei (Elwyn et al. 2013; Paper enthält Abbildung eines Option Grids™ zur Ansicht). Die Nutzung von interaktiven Option Grids™ zu fünf Erkrankungen (u. a. Brustkrebs, Prostatakrebs, kardiovaskuläres Risikoprofil) führte in einer Studie mit 626 Patienten bei drei der fünf Krankheitsbilder zu einer Änderung der Entscheidungspräferenz. Zum Beispiel sank der Anteil der Patienten, die zur Prävention einer Herzerkrankung primär Statine einnehmen wollten, von 25 auf 4 %; der Anteil derer, die zunächst eine Lebensstilveränderung anstreben wollten, stieg von 13 auf 47 % (Scalia et al. 2017). Ob die Nutzung von Option Grids™ SDM tatsächlich befördert, ist jedoch nicht abschließend geklärt.

Option Grids™ sind mittlerweile elektronisch verfügbar, können mit wenigen Klicks für den Patienten individualisiert werden (z. B. durch das [Nicht-]Auswählen einzelner Behandlungsoptionen), als visuelle Unterstützung durch den Arzt beim Beratungsgespräch genutzt und dem Patienten zur späteren

Durchsicht mitgegeben werden. Die Nutzung ist allerdings kostenpflichtig.

Nebenwirkungen von SDM

Entgegen häufigen Befürchtungen kostet die SDM-Kommunikation nicht mehr Zeit als eine den Patienten weniger beteiligende Beratung. Derlei Aussagen sind zwar mit Blick auf eine große Heterogenität der Beratungsstile und Zeiten in der neurologischen Praxis schwer generalisierbar, jedoch zeigt eine Metaanalyse, dass Decision Aids Konsultationen im Mittel um nicht mehr als 2,6 Minuten verlängern (Legare et al. 2017).

Andere Bedenken bestehen im Vermitteln wissenschaftlicher Unsicherheiten. Untersuchungen zur MS haben mehrfach gezeigt, dass kritische Unsicherheiten – wie die unklare prognostische Abschätzung der Erkrankung, der fragliche Langzeitnutzen der Therapie oder gering ausgeprägte Therapieeffekte dargestellt durch die absolute Risikoreduktion – gut verarbeitet werden können. Entscheidend scheint der Rahmen der Kommunikation zu sein. Hier muss im Fokus stehen, dass Unsicherheit von Arzt und Patient gemeinsam getragen wird, denn Sicherheit dieser Beziehung kann wissenschaftliche Unsicherheit ausbalancieren. In einer Kohortenstudie wurden Menschen mit MS mit einer datenbasierten, individualisierten Langzeitprognose konfrontiert, wobei die Genauigkeit der Vorhersage natürlich abnahm, je weiter diese in die Zukunft reichte (d. h. die Konfidenzintervalle für den prognostizierten Behinderungsgrad 10 Jahre nach Erkrankungsbeginn waren deutlich kleiner als der für 30 Jahre). Obwohl die Informationen auch eine gewisse Verunsicherung auslösten, gaben die Probanden an, sehr von ihnen zu profitieren (Kosch et al. 2020). Zudem ließ sich in verschiedenen Untersuchungen zeigen, dass der offene Langzeitnutzen der MS-Therapeutika gut ausgehalten werden kann (Kasper et al. 2006; Köpke 2014).

Macht SDM gesünder?

Systematische Reviews zu SDM-Interventionen, Decision Aids und Decision-Coaching-Strategien (Stacey et al. 2017) ergeben überwiegend ein verbessertes Wissen, größere Entscheidungszufriedenheit, aber auch eine geringere Inanspruchnahme von Gesundheitsdienstleistungen unter Patienten. Ein Einfluss auf die Gesundheit wie z. B. reduzierte Mortalität oder geringere Beeinträchtigung wurde nur selten gezeigt. Interessanterweise konnte eine randomisiert-kontrollierte Studie zum Umgang mit Schüben bei MS nicht nur eine veränderte Inanspruchnahme, sondern auch eine Reduktion der Schubrate in der Interventionsgruppe zeigen (➤ Abb. 25.4; Köpke et al. 2009). Dies könnte einen möglicherweise den Krankheitsprozess beeinflussenden Effekt des erhöhten Ausmaßes an Kontrolle durch die Intervention darstellen.

25.1.5 SDM in der Neurologie

In der Neurologie finden sich zahlreiche sogenannte Präferenz-sensitive Entscheidungssituationen. Das heißt, die Entscheidung muss maßgeblich von Werten und Überzeugungen des Patienten abhängig gemacht werden. Notfallsituationen stellen allerdings eine Ausnahme dar; hier übernimmt der Arzt in einer möglicherweise (lebens-)bedrohlichen Lage die Entscheidungshoheit.

Welche Entscheidungen in der Neurologie sind prädestiniert für SDM?

Genetische Testungen stellen eines der Schlüsselfelder für SDM dar (Etchegary und Perrier 2007; Evers-Kiebooms et al. 2000). Kaum ein medizinisches Feld verfügt über genetische Tests mit einer vergleichbaren Tragweite wie die Neurologie. Leider existieren keine systematischen Arbeiten zu diesem Thema.

Bei **Schmerzerkrankungen** sind insbesondere die hoch prävalenten Kopf- und Rückenschmerzen ein prädestiniertes Feld für SDM. Nicht nur die Diagnose von Kopf- und Rückenschmerzen beruht in den überwiegenden Fällen allein auf den subjektiven Beschwerden des Patienten, auch das Management ist hochgradig von Patientenwahrnehmung und -verarbeitung der Schmerzbeschwerden abhängig. Gleichzeitig stehen häufig neben nichtmedikamentösen Therapieoptionen mehrere vergleichbar wirksame medikamentöse Therapien mit unterschiedlichen Nebenwirkungsprofilen zur Verfügung. Edukationsstand

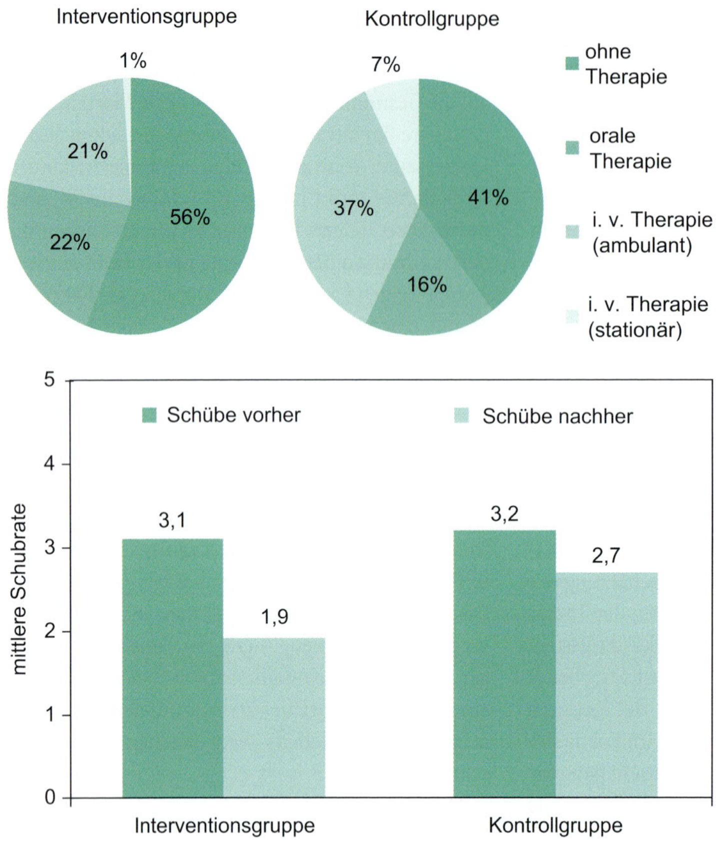

Abb. 25.4 Reduktion der Schubrate durch Patientenedukation. Dargestellt sind die Veränderungen auf die Schubtherapiestrategien (oben) und die Schubrate (unten) bei 150 MS-Patienten, von denen die Interventionsgruppe (IG) eine vierstündige Schulung zum Schubmanagement erhielt, die Kontrollgruppe (KG) nicht. **Oben:** Die Teilnahme an der Schulung bewirkte, dass Patienten sich im Anschluss häufiger dazu entschieden, einen Schub nicht mit intravenösen, sondern mit oralen Steroiden zu behandeln (IG 21 % vs. KG 37 %) oder ihn gar nicht zu therapieren (IG 56 % vs. KG 41 %). **Unten:** Im zweijährigen Follow-up war die Schubrate in der Interventionsgruppe um 0,8 Schübe/Jahr niedriger als in der Kontrollgruppe.

und Adhärenzraten zu Kopfschmerztherapien wurden wiederholt als inakzeptabel beschrieben (Manzoni und Torelli 2007). 2017 konnten Tousignant-Laflamme et al. bei einer systematischen Literaturrecherche zu SDM bei muskuloskelettalen Erkrankungen keine einzige Studie finden, die den Effekt von SDM tatsächlich untersucht hatte (Tousignant-Laflamme et al. 2017).

Auch die **Epilepsietherapie,** insbesondere die Frage nach dem Zeitpunkt des Therapiebeginns oder das Absetzen nach längerer Anfallsfreiheit, ist prädestiniert für den SDM-Ansatz. Patientenpräferenzen und Werte spielen hier in der Therapieentscheidung und Adhärenz eine große Rolle; gerade die Adhärenz in der Langzeittherapie bedarf eines SDM-Prozesses (Heaney et al. 2008). Dies scheint jedoch nicht die Praxis zu sein: In einer Studie, in der die Kommunikation zwischen insgesamt 35 Neurologen aus den USA, Spanien sowie Deutschland und 86 Epilepsie-Patienten ausgewertet wurde, waren die Ärzte alleinige Entscheider bezüglich einer antiepileptischen Therapie. Dabei informierten sie ihre Patienten vornehmlich zu Nebenwirkungen, nicht jedoch zu dem genauen Nutzen der Medikamente (Stern et al. 2018).

Beim **Schlaganfall** stellt die Akuttherapie sicher eine Herausforderung für einen SDM-Ansatz dar, da hier meist unter hohem Zeitdruck Therapieentscheidungen getroffen werden müssen und die Patienten in der Notfallsituation häufig nicht in der Lage sind, die Tragweite ihrer Erkrankung korrekt zu erkennen. In der Sekundärprophylaxe sollte SDM eine viel wichtigere Rolle zukommen. Beispiele sind hier die Entscheidung für oder gegen eine Antikoagulation bei Vorhofflimmern sowie die Frage nach Operation, Angioplastie oder konservativer Therapie bei Stenosen hirnversorgender Arterien (Doig und Brown 2012; Rubin und Bernat 2010). Bei der Antikoagulation nach einem Schlaganfall fanden MacLean et al. (2012)

erhebliche Unterschiede bezüglich der Patientenpräferenzen. Als Patienten beispielsweise gefragt wurden, wie hoch das Risiko einer Blutung als Komplikation einer Warfarin-Therapie sein dürfte, bis sie sich eher für Acetylsalicylsäure entscheiden würden, gaben sie Zahlen zwischen 0 und 100 Blutungen an. Das Risikowissen um die Effekte der Therapien ist mangelhaft (Riechel et al. 2016). Dieser Umstand könnte mit geeigneten Patienteninformationen verbessert werden; ein kürzlich erschienener Review zeigte jedoch, dass die aktuell verfügbaren Materialien nicht den Kriterien der EBPI entsprechen und so möglicherweise nicht ihre volle Wirksamkeit entfalten können (Alegiani et al. 2020).

In der **Intensivmedizin** wird SDM zunehmend diskutiert. Dabei stehen insbesondere die Therapiebegrenzung und der „Verzicht auf Wiederbelebung" im Fokus der Untersuchungen (Muehlschlegel et al. 2015). Unter anderem wird die explizite Übergabe dieses Rechts an die Ärzte als „Informed Assent" diskutiert (Truog et al. 1992). Während „Informed Consent" (informierte Entscheidung) eine rechtlich bindende Vereinbarung eines mündigen Patienten beschreibt, handelt es sich beim „Informed Assent" (informierte Zustimmung) um die Entscheidung eines Patienten, der aus rechtlicher Sicht nicht dazu in der Lage ist. Bei der Teilnahme eines Kindes an einer medizinischen Studie müsste z. B. der „Informed Consent" der Eltern und der „Informed Assent" des Kindes eingeholt werden.

Im Falle einer Nichtansprechbarkeit des Patienten wird das ethische und juristische Dilemma der Stellvertreterentscheidungen deutlich. Hier wird in Deutschland in der Notfallsituation juristisch eine Patientenverfügung herangezogen, die Meinung von Angehörigen ist rechtlich aber nicht bindend und kann höchstens als Orientierung verstanden werden. Cai et al. (2015) fanden heraus, dass Angehörige nicht ansprechbarer Patienten nur selten gefragt werden, inwiefern sie am Entscheidungsprozess beteiligt sein wollen. Doch selbst wenn Angehörige eingebunden werden, mangelt es scheinbar an ausreichender Kommunikation: Bei einem Viertel von 244 Gesprächen zwischen Ärzten und den Angehörigen kritisch kranker, nicht ansprechbarer intensivmedizinischer Patienten wurden die Präferenzen und Wünsche der Betroffenen gar nicht angesprochen (Scheunemann et al. 2019). Dies könnte unter anderem in mangelnden SDM-Kenntnissen der Ärzte begründet sein: Während die Mehrheit von 20 Ärzten, die Neuro-Intensivpatienten betreuten, in einer qualitativen Studie angab, SDM zu betreiben, konnte keiner eine klare Definition von SDM produzieren (Khan et al. 2019).

Die **Neuroonkologie** ist wie die Onkologie generell und die Palliativmedizin ein Feld mit hoher SDM-Relevanz. Das Abwägen von Lebenszeitspanne und Lebensqualität, die Sorge um Eingriffe in das Gehirn, die Frage nach Therapiestopp, Hospiz und Schmerztherapie sind Themen, die in einem SDM-Setting diskutiert werden sollten (Newton und Malkin 1997). Eine systematische Übersichtsarbeit zur medizinischen Entscheidungsfähigkeit neuroonkologischer Patienten analysierte 8 Studien, in denen bei bis zu 50 % der Betroffenen eine eingeschränkte Entscheidungskapazität bei medizinischen Fragen festgestellt wurde (Hewins et al. 2019). Dies wirft die Frage auf, wie ebendiese Patienten durch den behandelnden Arzt identifiziert werden können und wie dieser darauf reagieren kann.

Die **Amyotrophe Lateralsklerose (ALS)** stellt unter den degenerativen Erkrankungen einen Extremfall dar, bei dem hoch Präferenz-sensitive Entscheidungen wie z. B. eine Heimbeatmung gefällt werden müssen. Eine Befragung von 32 Mitarbeitern von auf ALS spezialisierten Abteilungen (darunter Ärzte, Krankenschwestern und Physiotherapeuten) zeigte, dass Patienten oft unrealistische Erwartungen an ihre Behandler haben (Hogden et al. 2012). Die falsche Hoffnung auf eine Heilung führe dazu, dass Patienten sich über unseriöse Medien informierten. Ärzte wiederum gaben an, dass es deshalb erst spät zur Akzeptanz der Erkrankung kam und eine gemeinsame Entscheidungsfindung in medizinischen Fragen verzögert wurde. Dies betont, wie wichtig evidenzbasierte, patientenorientierte Informationsquellen für eine adäquate Behandlung, besonders in der ALS-Therapie, sind. Aktuell befinden sich mehrere Entscheidungshilfen zur symptomatischen Therapie der ALS in Entwicklung (Hogden und Crook 2017).

Die **Multiple Sklerose (MS)** stellt in der Neurologie das Erkrankungsbild mit dem dramatischsten Wandel der Therapiemöglichkeiten in den letzten 15 Jahren dar. Kohortendaten zeigen, dass Patienten unter MS-Verdacht bei der Entscheidung zu diagnostischen Maßnahmen mitbeteiligt werden wollen (Heesen et al. 2009). Neben u. a. einem mindestens 20-minütigen Gespräch und einer klaren Kommunikation der

Diagnose ist SDM wichtig für die Patientenzufriedenheit bei Erstdiagnose einer MS (Kamm et al. 2019). Junge, entscheidungskompetente Patienten werden mit hochkomplexen Therapiemöglichkeiten mit möglicherweise tödlichen Nebenwirkungen konfrontiert. Hier werden Risikowahrnehmung und Risikotoleranz auf Arzt- und Patientenseite immer wichtiger. Pilotdaten zeigen, dass MS-Betroffene bereit sind, deutlich größere Risiken in Kauf zu nehmen als Ärzte (Heesen et al. 2010). Sowohl in der Akuttherapie als auch in der Immuntherapie der MS bestehen zahlreiche wissenschaftliche Ungewissheiten (Heesen et al. 2011).

Immuntherapieschulungen in Gruppen an Universitätsambulanzen (Köpke et al. 2014) oder in Rehakliniken (Köpke et al. 2017) führen zu mehr informierten Entscheidungen; die Adhärenz zu Immuntherapien wird durch Schulungen höher (Köpke et al. 2014). Dagegen werden Gruppenschulungen zu definierten Terminen nicht den individuellen Timingbedürfnissen gerecht und auch das Herausarbeiten individueller Präferenzen, Werte und Ängste ist nur begrenzt möglich. Hier könnten persönliche Coachings, delegiert an MS-Nurses, hilfreich sein, wie eine Pilotstudie zeigen konnte (Rahn et al. 2015).

Auch der **Morbus Parkinson** mit oft hochkomplexer Medikationstitrierung stellt ein prototypisches Feld für die EBPI dar. Entscheidungen zur tiefen Hirnstimulation sind angesichts von Aufwand und Unumkehrbarkeit einerseits und möglicher Teilwirksamkeit andererseits prädestiniert für ein Aushandeln im Sinne des SDM, ebenso die Entscheidung zur Apomorphin- oder Levodopa-Pumpe. Bei der Befragung von 65 Parkinson-Patienten (mittleres Alter: 68 Jahre) zu ihren Entscheidungspräferenzen stellte sich heraus, dass die Teilnehmer viel Autonomie verlangen: Sie möchten wichtige Entscheidungen nicht an den Arzt abgeben, bei alltäglichen medizinischen Entscheidungen mitbestimmen und sich auch gegen den Rat des Arztes stellen können (Zizzo et al. 2016).

Insbesondere in der Frühdiagnostikphase von **Demenzen** stellt sich die Frage des SDM, da für die meisten Formen keine überzeugenden medikamentösen Behandlungsoptionen existieren. Andererseits beschreiben Miller et al. (2016), dass von 249 befragten Demenz-Patienten alle über ihre Behandlung entscheiden oder zumindest mitentscheiden wollten. Goosens et al. (2019) konnten darüber hinaus zeigen, dass SDM zum Thema Advanced Care Planning (ACP) bei Menschen mit Demenz implementierbar ist und Gespräche dadurch nicht zeitintensiver werden. Eine kleine qualitative Studie warf jedoch ein ethisches Dilemma auf: Auch wenn ACP nach dem SDM-Ansatz betrieben wird, kann es mit Fortschreiten der Demenz dazu kommen, dass dennoch Entscheidungen entgegen den Präferenzen der Betroffenen, z. B. Wunsch nach Betreuung in der Häuslichkeit, getroffen werden müssen (Garvelink et al. 2018).

Derek Wade, einer der Väter der **Neurorehabilitation,** definierte Rehabilitation als einen Adaptations- und Lernprozess und betonte dabei die interaktive, aber auch die patientenzentrierte Seite. Rehabilitation kann noch mehr als die Akutmedizin nur als personalisierte Medizin gelingen (Wade 1992). Sie ist damit dem Aushandeln individueller Therapieziele und damit ebenso genuin dem SDM-Ansatz verpflichtet wie die psychotherapeutische Medizin.

Eine **Schwangerschaft** kann neurologische Erkrankungen verkomplizieren und anders herum. Für Behandler stellt ein Kinderwunsch eine besondere Beratungssituation dar (Smok et al. 2020), bei denen Gefahren für die werdende Mutter – z. B. das Auftreten von MS-Schüben, epileptischen Anfällen oder kardiovaskulären Ereignissen bei Absetzen der entsprechenden medikamentösen Prävention – gegen die Gesundheit des Kindes, z. B. durch fruchtschädigende Effekte einer Therapie abgewogen werden müssen (z. B. Valproat im Epilepsiemanagement, Bosak et al. 2019) oder Teriflunomid bei Multiple Sklerose (Canibano et al. 2020)). SDM ist hier unabdingbar. Entscheidungshilfen, wie sie z. B. für MS (Prunty et al. 2008) bereits existieren, können Frauen mit Kinderwunsch dabei unterstützen, die jeweiligen Risiken einzuschätzen, ihren Entscheidungskonflikt (decisional conflict) zu reduzieren und ihre Entscheidungssicherheit erhöhen.

25.1.6 Was fehlt?

Studien zum SDM sind in der Neurologie immer noch eine Rarität. In der Therapie von Kopf- und Rückenschmerzen, in der Epileptologie, in der Schlaganfallmedizin und bei MS scheint SDM besonders angezeigt. Es bedarf dabei mehr Wissen um Präferenzen verschiedener neurologischer Patientengruppen zu Entscheidungsautonomiewünschen und zu als relevant bewerteten Outcomes. Zugleich braucht es weitere Untersuchungen der Grenzen des SDM-Ansatzes insbesondere bei eingeschränkten kognitiven Funktionen.

LITERATUR

Kapitel 25.1

Alegiani AC, Rahn AC, Steckelberg A, Thomalla G, Heesen C, Kopke S. Quality of Stroke Patient Information Applied in Randomized Controlled Trials-Literature Review. Front Neurol 2020; 11: 526515.

Barratt A. Evidence based medicine and shared decision making: the challenge of getting both evidence and preferences into health care. Patient Education and Counseling 2008; 73 (3): 407–412.

Beauchamp TL. Methods and principles in biomedical ethics. Journal of Medical Ethics 2003; 29 (5): 269–274.

Berry DC, Raynor DK, Knapp P. Communicating risk of medication side effects: an empirical evaluation of EU recommended terminology. Psychology, Health and Medicine 2003; 8 (3): 251–263.

Bosak M, Slowik A, Turaj W. Why do some women with epilepsy use valproic acid despite current guidelines? A single-center cohort study. Epilepsy Behav 2019; 98(Pt A): 1–5.

Bunge M, Mühlhauser I, Steckelberg A. What constitutes evidence-based patient information? Overview of discussed criteria. Patient Education and Counseling 2010; 78 (3): 316–328.

Cai X, Robinson J, Muehlschlegel S, et al. Patient preferences and surrogate decision making in Neuroscience Intensive Care Units. Neurocrit Care 2015; 23 (1): 131–141.

Canibano B, Deleu D, Mesraoua B, Melikyan G, Ibrahim F, Hanssens Y. Pregnancy-related issues in women with multiple sclerosis: an evidence-based review with practical recommendations. J Drug Assess 2020; 9(1): 20–36.

Couët N, Desroches S, Robitaille H, et al. Assessments of the extent to which health-care providers involve patients in decision making: a systematic review of studies using the OPTION instrument. Health Expectations 2015; 18 (4): 542–561.

Degner LF, Sloan JA, Venkatesh P. The control preferences scale. Canadian Journal of Nursing Research 1997; 29 (3): 21–43.

Doig D, Brown M. Carotid stenting versus endarterectomy. Annu Rev Med 2012; 63: 259–276.

Edwards A, Elwyn G, Covey J, Matthews E, Pill R. Presenting risk information – a review of the effects of framing and other manipulations on patient outcomes. J Health Commun 2001; 6 (1): 61–82.

Elwyn G, Edwards A, Hood K, et al. Achieving involvement: process outcomes from a cluster randomized trial of shared decision making skill development and use of risk communication aids in general practice. Family Practice 2004; 21 (4): 337–346.

Elwyn G, Lloyd A, Joseph-Williams N, et al. Option Grids: shared decision making made easier. Patient Educ Couns 2016; 90: 207–212.

Etchegary H, Perrier C. Information processing in the context of genetic risk: implications for genetic-risk communication. J Genet Couns 2007; 16 (4): 419–432.

Evers-Kiebooms G, Welkenhuysen M, Claes E, Decruyenaere M, Denayer L. The psychological complexity of predictive testing for late onset neurogenetic diseases and hereditary cancers: Implications for multidisciplinary counselling and for genetic education. Soc Sci Med 2000; 51 (6): 831–841.

Garvelink MM, Groen-van de Ven L, Smits C, et al. Shared decision making about housing transitions for persons with dementia: a four-case care network perspective. Gerontologist 2019; 59 (5): 822–834.

Geiger F, Hacke C, Potthoff J, Scheibler F, Rueffer JU, Kuch C, Wehkamp K. The effect of a scalable online training module for shared decision making based on flawed video examples - a randomized controlled trial. Patient Educ Couns 2020; S0738–3991(20)30657–1.

Geiger F, Kasper J. Of blind men and elephants: suggesting SDM-MASS as a compound measure for shared decision making integrating patient, physician and observer views. Zeitschrift für Evidenz, Fortbildung und Qualität im Gesundheitswesen 2012; 106 (4): 284–289.

Geiger F, Novelli A, Berg D, Hacke C, Sundmacher L, Kopeleva O, Scheibler F, Rueffer JU, Kuch C, Wehkamp K. Klinikweite Implementierung von Shared Decision Making: Erste Ergebnisse des Kieler Innovationsfondsprojekts zum SHARE TO CARE Programm. Deutsches Ärzteblatt 2021; *in press.*

Gerlof H. Sand im Praxisgetriebe durch das Internet. CardioVasc 2014; 14 (2): 34–35.

Goosens B, Sevenants A, Declercq A, et al. Improving shared decision-making in advance care planning: Implementation of a cluster randomized staff intervention in dementia care. Patient Educ Couns 2020; 103 (4): 839–847.

Hamann J, Mendel R, Bühner M, et al. How should patients behave to facilitate shared decision making – the doctors' view. Health Expectations 2012; 15 (4): 360–366.

Hamann J, Mendel R, Schebitz M, et al. Can psychiatrists and neurologists predict their patients' participation preferences? J Nerv Ment Dis 2010; 198 (4): 309–311.

Hamann J, Neuner B, Kasper J, et al. Participation preferences of patients with acute and chronic conditions. Health Expectations 2007; 10 (4): 358–363.

Heesen C, Gaissmaier W, Nguyen F, et al. Prognostic risk estimates of patients with multiple sclerosis and their physicians: comparison to an online analytical risk counseling tool. PLoS ONE 2013; 8 (5): e59042.

Heesen C, Kasper J, Fischer K, et al. Risk knowledge in relapsing multiple sclerosis (RIKNO 1.0) – dDevelopment of an outcome instrument for educational interventions. PLoS ONE 2015; 10 (10): 1–12.

Heesen C, Kasper J, Köpke S, Richter T, Segal J, Mühlhauser I. Informed shared decision making in multiple sclerosis-

inevitable or impossible? Journal of the Neurological Sciences 2007; 259 (1–2): 109–117.
Heesen C, Kleiter I, Nguyen F, et al. Risk perception in natalizumab-treated multiple sclerosis patients and their neurologists. Multiple Sclerosis Journal 2010; 16 (12): 1507–1512.
Heesen C, Schäffler N, Kasper J, Mühlhauser I, Köpke S. Suspected multiple sclerosis – what to do? Evaluation of a patient information leaflet. Multiple Sclerosis (Houndmills, Basingstoke, England) 2009; 15: 1103–1112.
Heesen C, Solari A, Giordano A, Kasper J, Köpke S. Decisions on multiple sclerosis immunotherapy: New treatment complexities urge patient engagement. Journal of the Neurological Sciences 2011; 306: 192–197.
Hewins W, Zienius K, Rogers JL, et al. The effects of brain tumours upon medical decision-making capacity. Curr Oncol Rep 2019; 21 (6): 55.
Hogden AV, Greenfield D, Nugus P, Kiernan MC. Engaging in patient decision-making in multidisciplinary care for amyotrophic lateral sclerosis: the views of health professionals. Patient Preference and Adherence 2012; 6: 691–701.
Iezzoni LI, Rao SR, DesRoches CM, Vogeli C, Campbell EG. Survey shows that at least some physicians are not always open or honest with patients. Health Affairs 2012; 31 (2): 383–391.
Kamm CP, Barin L, Gobbi C, et al. Factors influencing patient satisfaction with the first diagnostic consultation in multiple sclerosis: a Swiss Multiple Sclerosis Registry (SMSR) study. J Neurol 2020; 267 (1): 153–161.
Kasper J, Köpke S, Mühlhauser I, Heesen C. Evidence-based patient information about treatment of multiple sclerosis – a phase one study on comprehension and emotional responses. Patient Education and Counseling 2006; 62 (1): 56–63.
Kasper J, van de Roemer A, Poettgen J, et al. A new graphical format to communicate treatment effects to patients – a web-based randomized controlled trial. Health Expect. 2017; 20 (4): 797–804.
Khan MW, Muehlschlegel S. Shared decision making in neurocritical care. Neurosurg Clin N Am 2018; 29 (2): 315–321.
Köpke S, Kasper J, Mühlhauser I, Nübling M, Heesen C. Patient education program to enhance decision autonomy in multiple sclerosis relapse management: a randomized-controlled trial. Mult Scler 2009; 15 (1): 96–104.
Köpke S, Kern S, Fischer K, et al. Patient education programme on diagnosis, prognosis and early therapy for persons with early multiple sclerosis-multicentre, randomised, controlled trial. J Neurol Neurosurg Psych 2014; 85 (4): 411–418.
Köpke S, Kasper J, Flachenecker P, et al. Patient education programme on immunotherapy in multiple sclerosis (PEPIMS): a controlled rater-blinded study. Clin Rehabil 2017; 31 (2): 250–261.
Kosch R, Schiffmann I, Daumer M, Lederer C, Scalfari A, Galea I, Scheiderbauer J, Rahn A, Heesen C. Long-term prognostic counselling in people with multiple sclerosis using an online analytical processing tool. Mult Scler 2020; 1352458520964774.
Kunneman M, Branda ME, Hargraves IG, Sivly AL, Lee AT, Gorr H, et al. Assessment of Shared Decision-making for Stroke Prevention in Patients With Atrial Fibrillation. JAMA Internal Medicine 2020; 180(9).
Lee EO, Emanuel EJ. Shared decision making to improve care and reduce costs. N Engl J Med 2013; 368 (1): 6–8.
Legare F, Turcotte S, Stacey D, Ratté S, Kryworuchko J, Graham ID. Patients' perceptions of sharing in decisions: a systematic review of interventions to enhance shared decision making in routine clinical practice. Patient 2012; 5: 1–19.
MacLean S. Patient values and preferences in decision making for antithrombotic therapy: a systematic review. Chest J 2012; 141 (2_suppl): e1S.
Manzoni GC, Torelli P. The patient-physician relationship in the approach to therapeutic management. Neurological Sciences 2007; 28 (Supp. 2): S130 – S133.
Mendel R, Hamann J, Traut-Mattausch E, Bühner M, Kissling W, Frey D. „What would you do if you were me, doctor?": randomised trial of psychiatrists' personal v. professional perspectives on treatment recommendations. British Journal of Psychiatry 2010; 197 (6): 441–447.
Miller LM, Whitlatch CJ, Lyons KS. Shared decision-making in dementia: a review of patient and family carer involvement. Dementia (London) 2016; 15 (5): 1141–1157.
Muehlschlegel S, Shutter L, Col N, Goldberg R. Shared decision making in neurocritical care: an unmet need in our neuroICUs. Neurocrit Care 2015; 23 (1): 127–130.
Mulley AG, Trimble C, Elwyn G. Stop the silent misdiagnosis: patients' preferences matter. BMJ (Clinical Research Ed.) 2012; 345 (3): e6572.
Murphy DJ, Burrows D, Santilli S, et al. The influence of the probability of survival on patients' preferences regarding cardiopulmonary resuscitation. N Engl J Med 1994; 330 (8): 545–549.
Newton HB, Malkin MG. Ethical issues in neuro-oncology. Seminars in Neurology 1997; 17 (3): 219–226.
O'Connor AM. Risk communication in practice: the contribution of decision aids. BMJ 2003; 327 (7417): 736–740.
Prunty MC, Sharpe L, Butow P, Fulcher G. The motherhood choice: a decision aid for women with multiple sclerosis. Patient Educ Couns 2008; 71(1): 108–15.
Rahn AC, Riemann-Lorenz K, Alegiani A, Pust GEA, van de Roemer A, Schmitz L, Vettorazzi E, Köpke S, Heesen C. Comprehension of confidence intervals in audio-visual patient information materials for people with multiple sclerosis (COCO-MS): A web-based randomised controlled, parallel group trial. Patient Educ Couns. 2020; S0738–3991(20): 30533–4.
Riechel C, Alegiani AC, Köpke S, et al. Subjective and objective knowledge and decisional role preferences in cerebrovascular patients compared to controls. Patient Preference and Adherence 2016; 10: 1453–1460.
Rieckmann P, Boyko A, Centonze D, et al. Achieving patient engagement in multiple sclerosis: A perspective from the multiple sclerosis in the 21st Century Steering Group. Multiple Sclerosis and Related Disorders 2015; 4 (3): 202–218.
Roberts I, Yates D, Sandercock P, et al. Effect of intravenous corticosteroids on death within 14 days in 10008 adults with clinically significant head injury (MRC CRASH trial):

randomised placebo-controlled trial. Lancet 2004; 364 (9442): 1321–1328.
Rubin EB, Bernat JL. Consent issues in neurology. Neurol Clin 2010; 28 (2): 459–473.
Sackett DL, Rosenberg WMC, Gray JAM, Haynes RB, Richardson WS. Evidence based medicine: what it is and what it isn't. British Medical Journal 1996; 312 (7023): 71–72.
Schaeffer D, Berens EM, Vogt D. Gesundheitskompetenz der Bevölkerung in Deutschland. Deutsches Ärzteblatt International 2017; 114 (4): 53–60.
Scheunemann LP, Ernecoff NC, Buddadhumaruk P, et al. Clinician-family communication about patients' values and preferences in intensive care units. JAMA Intern Med 2019; 179 (5): 676–684.
Shepherd HL, Barratt A, Trevena LJ, et al. Three questions that patients can ask to improve the quality of information physicians give about treatment options: a cross-over trial. Patient Education and Counseling 2011; 84 (3): 379–385.
Smok D, Prager KM. The ethics of neurologically complicated pregnancies. Handb Clin Neurol 2020; 171:227–42.
Stacey D, Légaré F, Lewis K, et al. Decision aids for people facing health treatment or screening decisions. Cochrane Database of Systematic Reviews 2017; 4: CD001431.
Steckelberg A, Berger B, Köpke S, Heesen C, Mühlhauser I. Kriterien für evidenzbasierte Patienteninformationen. Z Arztl Fortbild Qualitatssich 2005; 99 (6): 343–351.
Truog RD, Brett AS, Frader J. The problem with futility. N Engl J Med 1992; 326 (23): 1560–1564.
Wade DT. Stroke: rehabilitation and long-term care. Lancet 1992; 339: 791–793.
Zizzo N, Bell E, Lafontaine AL, Racine E. Examining chronic care patient preferences for involvement in health-care decision making: The case of Parkinson's disease patients in a patient-centred clinic. Health Expectations 2016; 8: 1–10.

25.2 Palliativmedizin

Sylvia Kotterba

Wichtige Neuigkeiten auf einen Blick

- Die Anforderungen der palliativen Versorgung unterscheiden sich bei neurologischen Patienten in wesentlichen Punkten von anderen, insbesondere onkologischen Palliativpatienten. Zur Verbesserung der Situation und Initiierung entsprechender Forschungen wurde 2015 der Neuropalliative Arbeitskreis gegründet, der als DGN Kommission für neurologische Palliativmedizin in der Deutschen Gesellschaft für Neurologie und der Deutschen Gesellschaft für Palliativmedizin verankert ist.
- Strukturierte Fortbildungen für Pflegende und Ärzte zur Beratung im Sinne des Advanced Care Planning entstehen seit zwei Jahren. Bewohner von Senioreneinrichtungen werden in dem Prozess beraten, ihre Wünsche zur Behandlung bei zunehmenden Einschränkungen, insbesondere bei chronischer und schwerer Erkrankung schriftlich niederzulegen. 2015 wurde durch das Hospiz- und Palliativgesetz ein Grundstein für die Teilfinanzierung gelegt.
- Die für spezialisierte Palliativstationen geforderten Strukturmerkmale werden seit 2018 im DRG/OPS 8–98e stärker umrissen. Dies ist mit einer finanziellen Aufwertung verbunden.
- Das Bundesverwaltungsgericht entschied im März 2017, dass Patienten in fortgeschrittener, für den Betroffenen unerträglicher Palliativsituation mit anderweitig nicht therapierbarem Leid ein Recht auf Verschreibung Btm-pflichtiger Substanzen zum Zwecke der Selbsttötung haben. 2018 wies das Bundesgesundheitsministerium das BfArM (Bundesinstitut für Arzneimittel und Medizinprodukte) an, Anträge von Patienten abschlägig zu beurteilen. Ein Urteil des Bundesverfassungsgerichtes steht aus.
- Geschäftsmäßige Sterbehilfe wurde nach §217 StGB 2015 verboten. Am 26.2.2020 wurde der Paragraph 217 vom Bundesverfassungsgericht aufgehoben. Beihilfe zum Suizid durch nahestehende Personen ist straffrei; in der Hälfte der Landesärztekammern war dies Ärzten aber verboten und ein Zuwiderhandeln führte zum Entzug der Approbation. Der Ärztetag strich im Mai das berufsrechtliche Verbot der ärztlichen Suizidbeihilfe. Die Diskussionen um das Urteil und seine Umsetzung haben begonnen.
- Inzwischen liegen Gesetzesentwürfe vor, die insbesondere die Überprüfung der bewussten Entscheidung zu einem Suizid und die Beratungsstrukturen, die einem solchen Schritt vorausgehen müssen, beleuchten. Die Begleitung eines Patienten beim Sterbefasten stellt nach Meinung der Bundesärztekammer eine Form der Sterbebegleitung und keine Hilfe bei der Selbsttötung dar.

25.2.1 Einleitung

Der Leitgedanke der Palliativmedizin ist das Motto von Cicely Saunders, die sich zunächst als Krankenschwester, später als Ärztin dem Hospizgedanken verschrieben hatte: **Nicht dem Leben mehr Tage hinzufügen, sondern den Tagen mehr Leben geben.**

Die WHO (2002) definiert: *„Palliativmedizin ist ein Ansatz zur Verbesserung der Lebensqualität von Patienten und ihren Familien, die mit einer lebensbedrohlichen Erkrankung konfrontiert sind. Dies geschieht durch Vorbeugung und Linderung des Leidens mittels frühzeitiger Erkennung und korrekter Beurteilung sowie der Behandlung von Schmerzen und anderen Beschwerden körperlicher, psychischer und spiritueller Art."*

Hier wird schon der erste Unterschied zu anderen Fachdisziplinen deutlich – der Patient wird umfassend interdisziplinär und in seinem sozialen Umfeld gesehen. Das Palliativteam ist auch für die Angehörigen/Zugehörigen zuständig.

Ein weiteres Merkmal: Es geht nicht um Heilung, sondern um Symptomkontrolle – der Patient wird, wie das lateinische Wort „pallium" besagt, ummantelt. Der Übergang zwischen kurativer und palliativer Therapie ist nicht abrupt, sondern fließend. Die wesentlichen Unterschiede sind in ➤ Tab. 25.3 zusammengefasst.

Palliative Care beinhaltet die Versorgung des Patienten nach dem Total-Pain-Modell.
Saunders und Baines (1991)

Danach ist das Leiden eines Schwerkranken auf 4 Ebenen zu betrachten und zu unterstützen:
1. Körperliches Leiden
2. Psychisches Leiden
3. Soziales Leiden
4. Spirituelles Leiden

Palliative Care versteht sich als umfassende, ganzheitliche Unterstützung im *„Leben bis zum Schluss"* (Bausewein et al. 2018). *„Jeder Mensch hat das Recht auf Sterben unter würdigen Bedingungen"* ist ein Leitsatz der Charta zur Betreuung schwerstkranker und sterbender Menschen (2011).

Palliative Care (nach WHO 2002):
1. Ermöglicht Linderung von Schmerzen, Luftnot und anderen belastenden Symptomen

Tab. 25.3 Kuration versus Palliation

Kuration	Palliation
Heilung des Patienten	Erhalt und/oder Verbesserung der Lebensqualität von Patient/Angehörigen
Zumutung therapiebedingter Nebenwirkungen mit dem Ziel vollständiger Heilung	Linderung von Leiden und Beschwerden des Patienten, Nebenwirkungen nur im vom Patienten tolerierten Rahmen akzeptiert
Inkaufnahme bleibender Therapiefolgen und Behinderungen (z. B. Polyneuropathien)	schonende und modifizierte Therapieformen
vorübergehende Einschränkung der Lebensqualität wird zugemutet	möglichst hohe Funktionsfähigkeit und Lebenszufriedenheit
klare und standardisierte Behandlungsrichtlinien	innovative Therapieansätze, häufig Off-Label-Use

2. Erkennt das Sterben als normalen Prozess und bejaht das Leben
3. Integriert psychologische und spirituelle Aspekte der Betreuung
4. Erkennt das Sterben als normalen Prozess und bejaht das Leben
5. Integriert psychologische und spirituelle Aspekte der Betreuung
6. Unterstützt die Patienten im Bemühen, ihr Leben so aktiv wie möglich bis zum Tod zu gestalten
7. Unterstützt Angehörige auch über den Tod des Patienten hinaus
8. Arbeitet in der Unterstützung des Patienten und der Familie im Team
9. Fördert die Lebensqualität und hat nicht selten damit einen positiven Einfluss auf die Erkrankung
10. Sollte frühzeitig im Krankheitsverlauf zur Anwendung kommen, um auch Nebenwirkungen der Therapien (z. B. Chemotherapie) aufzufangen

25.2.2 Versorgungsstrukturen in der Palliativmedizin

Ambulanter Hospizdienst

Der ursprüngliche Hospizgedanke ist der ehrenamtliche Einsatz. Inzwischen gibt es in Deutschland rund 1 500 ambulante Hospizdienste, davon 150 für Kinder und Jugendliche (Stand 06.04.2020; Quelle: Deutscher Hospiz- und Palliativverband e. V., www.dhpv.de). Tätig sind Ehrenamtliche, die sich nach Qualifizierungskursen und unter laufender Supervision begleitend um Palliativpatienten und ihre Angehörigen kümmern. Dabei übernehmen sie keine pflegerischen Tätigkeiten. Sie sind Gesprächspartner für Patienten und Familien, bieten Gesprächsgruppen für betroffene Angehörige und Begleitung für Kinder der Erkrankten an. Über den Tod hinaus wird eine Trauerbegleitung (z. B. in Trauercafés) angeboten. Der Kontakt zum Betroffenen und die Auswahl geeigneter Begleiter geschieht über hauptamtliche Koordinierungskräfte, die auch weitere Organisationsaufgaben übernehmen und das Angebot von Fortbildungen zu hospizlichen und palliativen Fragen erstellen. Nach dem Hospiz- und Palliativgesetz von 2015 (www.bgbl.de) ist die Verknüpfung mit dem stationären Bereich besonders gewollt und gefördert. Die Ehrenamtlichen können auch Begleitungen im Krankenhaus, Pflegeheim und Hospiz übernehmen, somit „ihren Patienten“ auch in allen Stadien der Erkrankung begleiten. Ambulante Hospizdienste, die bestimmte Voraussetzungen erfüllen, erhalten für die hauptamtlichen Koordinierungskräfte sowie für Sachkosten eine Förderung durch die Gesetzliche Krankenversicherung (GKV) nach § 39a Abs. 2 SGB V (www.gkv-spitzenverband.de). Die dadurch nicht gedeckten Kosten des ambulanten Hospizdienstes erbringt der Träger durch Spenden. Für die Betroffenen sind die Leistungen der ambulanten Hospizdienste kostenfrei.

Stationäres Hospiz

Auch hier besteht eine lange Tradition. Schon im 19. Jahrhundert gab es in Frankreich, England und Irland Einrichtungen, die sich der Pflege Sterbender widmeten und Hospize genannt wurden. Cicely Saunders gründete 1967 das erste Hospiz der Neuzeit – das St Christopher's Hospice in London. Aktuell gibt es in Deutschland etwa 230 Hospize für Erwachsene und 17 Hospize für Kinder und Jugendliche. Hospize entstanden als Um- oder Neubauten, gefördert mit Spendengeldern. Eine Regelung zur Finanzierung stationärer Hospize wurde im Jahr 1997 in das SGB V aufgenommen und zuletzt durch das Hospiz- und Palliativgesetz im Jahr 2015 (in Kraft getreten am 08.12.2015) überarbeitet. Danach werden die Kosten der stationären Hospizversorgung zu 95 % von der jeweiligen Kranken- und Pflegekasse übernommen. 5 % der Kosten werden durch das stationäre Hospiz bzw. den Träger durch Spenden erbracht. Patienten sind seit einer Gesetzesänderung im Jahr 2009 von einem Eigenanteil befreit (§ 39a Abs. 1 SGB V; www.dhpv.de).

Hospize sind baulich, organisatorisch und personell eigenständige Organisationen. Sie haben mindestens 8 bis maximal 16 Betten. Voraussetzung für die Aufnahme in ein stationäres Hospiz ist eine Erkrankung, die in naher Zukunft zum Tode führen wird – d. h., der Patient (im Hospiz „Gast“ genannt) wird hier versterben. Es können alle symptomatischen Therapien (Physio-, Ergo-, Musik-, Kunst-, Aromatherapien) angewandt werden. Chemo- und Bestrahlungstherapie sind in der Regel ein Ausschlusskriterium. Neben hauptamtlichen, in Palliative Care ausgebildeten Pflegenden kümmern sich somit Therapeuten, aber auch Ehrenamtliche um Gäste und Angehörige. Die medizinische Betreuung kann der Hausarzt weiter übernehmen. Additiv oder komplett werden Palliativmediziner (in der Regel aus dem SAPV-Team) involviert.

Palliativstation

Die erste Palliativstation in Deutschland entstand 1983 als Teil der Chirurgischen Universitätsklinik Köln. In Deutschland gibt es zurzeit etwa 330 Palliativstationen. Die Station versteht sich als interdisziplinär arbeitend. Voraussetzung ist die fachliche Leitung durch einen Mediziner mit der Zusatzbezeichnung Palliativmedizin. Die Zahl der Ärzte mit Zusatzausbildung Palliativmedizin ist von 100 im Jahr 2005 auf 11 440 Ende 2017 gestiegen. (Quelle: Bundesärztekammer, Stand 31.12.2017; www.dhpv.de).Häufig sind es Anästhesisten und Internisten/Onkologen, zunehmend qualifizieren sich Fachärzte anderer Ausrichtung. Nur wenige Palliativstationen sind an eine neurologische Abteilung angebunden.

Die Mehrzahl der Pflegenden sollte in Palliative Care ausgebildet sein. Alle supportiven Therapien (Ergotherapie, Physiotherapie, Logopädie, aber z. B. auch Kunst- und Musiktherapie) können zur Anwendung kommen. Die spirituelle Begleitung liegt vielfach in den Händen von Seelsorgern und Psychologen. Auch auf der Palliativstation geht es um Symptomkontrolle, wobei hier aber ebenso eine Bestrahlung und Chemotherapie möglich ist. Hier kann überdies eine begleitende Therapie bei Nebenwirkungen angeboten werden.

Ziel der Palliativstation ist es, den Patienten in die für ihn gewünschte und passende Situation (z. B. häusliche Umgebung, Pflegeeinrichtung, Hospiz) zu entlassen. Abrechnungsrelevant (DRG OPS 8–98e) für die spezialisierte stationäre palliativmedizinische Komplexbehandlung ist, dass eine abgeschlossene Einheit im Krankenhaus mit mindestens 5 Betten vorliegen muss. Die Leitung hat ein Facharzt mit der Zusatzweiterbildung Palliativmedizin und mindestens sechsmonatiger Erfahrung auf einer Palliativstation. Werktags wird eine ärztliche Anwesenheit über mindestens 7 Stunden gefordert. Neben wöchentlichen Teamsitzungen, an der mindestens 3 Fachdisziplinen teilnehmen müssen und bisherige Behandlungsergebnisse und weitere Behandlungsziele festgehalten werden, ist eine tägliche multiprofessionelle Teambesprechung abzuhalten. Bei Aufnahme wird ein standardisiertes Basis-Assessment zur medizinischen und sozialen Fakten und Bedürfnissen nach den Vorgaben der Deutschen Gesellschaft für Palliativmedizin (DGP 2018) durchgeführt. Daraus wird ein individueller Behandlungsplan erstellt, der die aktive, ganzheitliche Behandlung zur Symptomkontrolle und psychosozialen Stabilisierung berücksichtigt. Es müssen mindestens 360 Minuten multiprofessionelle Therapie (hierzu zählen auch Patientengespräche) durchgeführt werden. Bei Entlassung erfolgt eine bedarfsgerechte Vermittlung und Überleitung zu nachfolgenden Betreuungsformen der Palliativversorgung unter besonderer Berücksichtigung von Notfallvorausplanung. Bei Fehlen einer Palliativstation kann auch ein palliativer Konsiliardienst ein Krankenhaus betreuen.

Spezialisierte ambulante Palliativversorgung (SAPV)

Viele Palliativpatienten können zunächst im Rahmen der allgemeinen ambulanten palliativmedizinischen Versorgung (AAPV) behandelt werden. Haus- und Fachärzte sowie Pflegekräfte können Kenntnisse in speziellen Curricula erwerben. Circa 10 % der Palliativpatienten haben eine komplexe Symptomatik, definiert durch mindestens eines der folgenden Symptome:

- Ausgeprägte Schmerzen
- Schwere neurologische/psychiatrische/psychische Symptome
- Bedrohliche und quälende respiratorische/kardiale/gastrointestinale/urogenitale Symptome
- (Ex)ulzerierende Wunden oder Tumoren

Seit dem 01.04.2007 haben alle Versicherten mit dieser Symptomlast gesetzlich Anspruch auf eine spezialisierte ambulante Palliativversorgung (§§ 37b und 132 SGB V). Verträge werden zwischen den Trägern des Palliativteams und den Krankenkassen direkt abgeschlossen. Aktuell gibt es 330 SAPV-Dienste, 30 davon für Kinder und Jugendliche (Kassenärztliche Bundesvereinigung, Stand 05.06.2018; www.dhpv.de). Sie sollen den Patienten ermöglichen, in ihrer gewohnten Umgebung zu bleiben. Pflegende, Ärzte, aber auch Angehörige werden in ihrer speziellen Aufgabe unterstützt. Hierfür haben Mediziner mit der Zusatzbezeichnung Palliativmedizin Rufdienst. In der SAPV kooperierende Pflegedienste müssen mindestens 3 Mitarbeiter mit der Zusatzbezeichnung Palliative Care beschäftigen. Die Organisation läuft über hauptamtliche Koordinatoren, die den Versorgungsbedarf ermitteln und anpassen. Der Zugang zu Medikamenten (insbesondere Btm-pflichtig) und Hilfsmitteln muss rund um die Uhr und am Wochenende gewährleistet werden. Dies wird in der Regel durch kooperierende Apotheken und Sanitätshäuser sichergestellt. Eine Kooperation besteht mit dem ambulanten Hospizdienst und stationären Hospizen. Die Bezahlung erfolgt über die Krankenkassen. Die SAPV muss daher vor Beginn und für den Verlauf nach ärztlicher Verordnung vom MDK genehmigt werden.

Für alle Versorgungsformen gilt, dass im Fokus primär onkologische Erkrankungen standen und stehen und hierfür die Symptomkontrolle gut ausgebaut ist. Nicht kurable, progrediente Erkrankungen gibt es besonders im neurologischen Bereich (neuromuskläre Erkrankungen, insbesondere ALS, Demenzen, Parkinson-Syndrome, aber auch schwerwiegende Hirninfarkte, -blutungen, Hirntumoren, progrediente Querschnittssyndrome, Komapatienten). In spezialisierten Einrichtungen der Palliativ-und Hospizversorgung, die sich an der Hospiz- und Palliativerfassung (HOPE) beteiligen, wurden z. B. in 2015 mehr als 80 % der Patienten mit bösartigen Neubildungen, aber nur 3–4 % Patienten, die an einer Grunderkrankung des zentralen Nervensystems litten, betreut (Atak 2016).

Die Neuropalliation ist ein neuer, sich aber stetig entwickelnder Zweig in der Palliativmedizin. Seit 2015 gibt es die Neuro-Palliative Arbeitsgemeinschaft der Deutschen Gesellschaft für Neurologie und der Deutschen Gesellschaft für Palliativmedizin. Ziel ist es, die hohe Symptomlast und Teilhabestörung neurologischer Patienten (insbesondere mit primären Hirntumoren, fortgeschrittener MS, ALS, neurodegenerativen Erkrankungen) im Sinne des Total-Pain-Modells zu erfassen und den palliativmedizinischen Ansatz aufzuzeigen (Golla et al. 2017; Lorenzl et al. 2013). Neben den typischen palliativmedizinischen Symptomen wie Schmerz, Luftnot, Fatigue müssen in der Neuropalliation Spastik, Schluckstörungen, Lähmungen, epileptische Anfälle und neuropsychologische/neuropsychiatrische Auffälligkeiten besonders beachtet werden, da sie eine hohe Pflegeintensität und Belastung für Familie und soziales Umfeld bedingen (Lorenzl et al. 2013; Ostgathe et al. 2011).

25.2.3 Ethische und juristische Aspekte

Patienten haben ein Recht auf palliative Behandlung. Eine medizinische Behandlung muss aber auch angemessen sein. Dies beinhaltet nach dem erstmals 1979 von Beauchamp und Childres (2009) beschriebenen ethischen Prinzip folgende Punkte:

- Patientenselbstbestimmung (Autonomie)
- Schadensvermeidung (Nonmalefizienz)
- Fürsorge (Benefizienz)
- Gerechtigkeit (ökonomisch, Belange anderer am Krankheitsprozess Beteiligter)

Die Behandlung geschieht nach dem Willen des Patienten, nicht nach dem Willen, wohl aber unter Beratung des Behandlers. Nach Artikel 2 GG hat jeder Mensch ein Recht auf Leben und Schutz vor Tötung sowie ein Recht auf Selbstbestimmung. Eine Behandlung gegen den Patientenwillen ist Körperverletzung.

Palliative Begleitung bei unheilbarer Erkrankung und am Lebensende

Die Begleitung und Behandlung von Patienten mit unheilbarer Erkrankung und am Lebensende ist ärztliche Aufgabe (Bundesärztekammer 2004 und 2011). Hierzu existieren ethische und juristische Vorgaben.

ACHTUNG

Grundsatz: Aktive Sterbehilfe ist verboten (§ 16 StGB)! Somit entfallen alle Optionen der Behandlung, die eine Tötungsabsicht haben. Dem Willen des Patienten entsprechend dürfen und müssen Therapien aber unterlassen werden, auch wenn sie eventuell medizinisch sinnvoll wären.

Erlaubt und je nach Behandlungsverlauf geboten sind die passive und die indirekte Sterbehilfe.

Passive Sterbehilfe

Therapien, die der Patient ablehnt, werden nicht begonnen oder beendet – im Wesentlichen i. v. Gaben von Infusionen, lebensverlängernden Medikamenten, Chemotherapien, Antibiotika, parenteraler Ernährung. Gleichermaßen gilt dies für die Ernährung mittels nasogastraler Sonde oder PEG sowie Beatmung (nichtinvasiv und invasiv). Mag noch das Nichtmehr-Beschicken einer PEG (in einer vom Patienten in der Patientenverfügung oder anders geäußerter Form/mutmaßlicher Wille geäußerten Situation) zunehmend toleriert werden, ist die Beendigung einer Beatmung häufig schwer im Team durchzusetzen. Nach Studienlage sind bis zu 50 % des Intensivteams überzeugt, dass es sich um eine aktive Sterbehilfe handelt, da das Ausschalten ein aktives Tun ist (Wandrowski et al. 2012). Zu beachten ist, dass bei passiver Sterbehilfe Nichtbeginnen und Beenden einer nicht gewollten Therapie gleichzusetzen sind. Allerdings tritt der Tod bei Beendigung der Ernährung in der Regel nicht sofort ein.

ACHTUNG

Fortsetzung einer vom Patienten nicht gewollten Therapie ist Körperverletzung.

Indirekte Sterbehilfe

Dies betrifft in der Regel Schmerztherapie und Sedierung. Die Medikamente werden so dosiert, dass Patienten angst- und schmerzfrei sind. Dabei kann die Dosierung den Atemantrieb dämpfen (bei Dyspnoe sogar gewollt, um die Atmung effizienter zu machen) oder den Kreislauf deprimieren. Der Patient stirbt unter Umständen früher als ohne Medikation – aber symptomkontrolliert. Der frühere Todeseintritt unter guter Symptomkontrolle ist nicht bewiesen – nach mehreren Untersuchungen verlängert Palliativmedizin das Leben (Werni-Kourik et al. 2013).

Beihilfe zum Suizid

Suizid ist keine Straftat. Konsequenterweise ist nach deutschem Recht auch die Beihilfe zur Selbsttötung nicht strafbewehrt. Patienten, die Suizid begehen wollen, bitten u. U. um Hilfe bei der Realisierung ihrer Absicht, z. B. beim Mörsern oder Auflösen von Medikamenten, weil sie dazu selbst nicht mehr in der Lage sind. Die Zubereitung von Medikamenten oder andere Hilfestellungen zum Suizid sind für nahe An- oder Zugehörige straffrei, die Ausführung/Tatherrschaft muss durch den Patienten erfolgen. Ein Einflößen oder aktive i. v. Gabe einer Medikation durch eine andere Person ist Tötung durch Verlangen und somit strafbar.

Ein straffrei handelnder Zugehöriger könnte z. B. auch der Hausarzt sein. Nach dem Strafrecht kann auch er nicht belangt werden.

Demgegenüber stand das Standesrecht der zugehörigen Ärztekammer. Die Musterberufsordnung der Bundesärztekammer verbot ärztliche Suizidbeihilfe. Sie hat jedoch lediglich empfehlenden Charakter für die 17 Landesärztekammern. Neun Ärztekammern (Brandenburg, Bremen, Hamburg, Mecklenburg-Vorpommern, Niedersachsen, Nordrhein, Sachsen, Saarland, Thüringen) folgten der Empfehlung und verboten den Mitgliedern Suizidbeihilfe, die übrigen (Berlin, Hessen, Westfalen-Lippe, Baden-Württemberg, Bayern, Rheinland-Pfalz, Sachsen-Anhalt, Schleswig-Holstein) hatten keine oder liberalere Regelungen entlassen. Damit verlor ein Arzt je nach Bundesland die Approbation, wenn er Beihilfe zum Suizid leistete. Im Mai 2021 strich der Ärztetag das berufsrechtliche Verbot der ärztlichen Suizidbeihilfe.

Ein weiteres Problem ist die Garantenpflicht des Arztes. Sobald ein Patient bewusstlos wird, was ja bei einem Suizidversuch der Fall wäre, ist er zu Erster Hilfe verpflichtet. Andererseits ist der frei geäußerte Wille eines geschäftsfähigen Patienten – auch zum Suizid – zu respektieren. Diesem Widerspruch kann der Mediziner nur entgehen, wenn er zuvor vom Patienten von seiner Garantenpflicht schriftlich entbunden wurde.

Rechtliche Einschränkungen erfuhr die Suizidbeihilfe durch den § 217 StGB, der im Dezember 2015 verabschiedet wurde und die „geschäftsmäßige" Sterbehilfe untersagte. Ziel war es ursprünglich, gewinnorientierte Sterbehilfevereine zu verbieten.

Der § 217 StGB besagte 2015: *„Wer in der Absicht, die Selbsttötung eines anderen zu fördern, diesem hierzu geschäftsmäßig die Gelegenheit gewährt, verschafft oder vermittelt, wird mit Freiheitsstrafe bis zu drei Jahren oder mit Geldstrafe bestraft."*

„Geschäftsmäßig" beschrieb nicht allein ein gewinnorientiertes Handeln, betroffen war auch wiederholtes Tun.

Dieser Paragraph wurde am 26.02.2020 vom Bundesverfassungsgericht aufgehoben (Az 2 BvR 2347/15). Er verstoße gegen das Recht des Einzelnen auf ein selbstbestimmtes Leben und Sterben. In dem Urteil wird weiter aufgeführt, dass dieses Recht nicht nur unheilbar Kranken vorbehalten sei.

Die Umsetzung (Beratungsangebote etc.) ist noch unklar. Aktivitäten der Sterbehilfevereine werden aber wieder legitimiert.

Neu betrachtet werden muss jetzt auch das Urteil des Bundesverwaltungsgerichtes vom 02.03.2017:

„Das allgemeine Persönlichkeitsrecht (aus Art. 2 Abs. 1 i. V. m. Art. 1 GG) umfasst auch das Recht eines schwer und unheilbar kranken Patienten zu entscheiden, wie und zu welchem Zeitpunkt sein Leben beendet werden soll, vorausgesetzt, er kann seinen Willen frei bilden und entsprechend handeln. Daraus kann sich im extremen Einzelfall ergeben, dass der Staat den Zugang zu einem Betäubungsmittel nicht verwehren darf, das dem Patienten eine würdige und schmerzlose Selbsttötung ermöglicht."

Inzwischen waren bis Ende 2019 fast 100 Anträge beim BfArm von Patienten eingegangen. Davon waren 22 Patienten während der im Durchschnitt 18 Monate dauernden Verfahrensdauer verstorben. Die meisten Anträge wurden abgelehnt.

Im Juli 2018 hat das Bundesgesundheitsministerium das BfArM angewiesen, derartige Anträge von Patienten abschlägig zu bescheiden, wobei der zu dieser Zeit noch geltende § 217 wesentliche Grundlage war.

Der Zwiespalt zwischen jetzt erlaubter und sogar einforderbarer Suizidbeihilfe und dem standesrechtlichen Verbot für Mediziner in vielen Ärztekammern war Gegenstand politischer Diskussionen. Mit der Streichung des berufsrechtlichen Verbotes der ärztlichen Suizidbeihilfe sollten sich Standes- und Strafrecht nicht mehr widersprechen. Oberstes Ziel sei es nach wie vor, durch gute palliativmedizinische Begleitung Alternativen zum Suizid anzubieten. Der Ausbau palliativmedizinischer Angebote und die Suizidprävention (auch außerhalb der Palliativmedizin) sollten oberste Priorität haben.

Im Januar 2021 wurden Gesetzesentwürfe zur Suizidbeihilfe von Ärzten vorgelegt. Im Entwurf der Gruppe um Heiner Lauterbach wird ein staatlich finanziertes Beratungssystem vorgesehen. Menschen, die vom Arzt ein todbringendes Medikament erhalten wollen, müssen sich zuvor verpflichtend beraten lassen. Die Beratung darf höchstens acht Wochen, mindestens zehn Tage zurück liegen. Es soll sichergestellt werden, dass ein autonom gebildeter, freier Wille vorliegt, eine psychische Störung oder der Einfluss Dritter ausgeschlossen ist. Minderjährige seien nicht fähig, die Bedeutung und Tragweite eines Suizids zu erfassen. Die Grünen-Politikerinnen Renate Künast und Katja Keul sehen als wesentliche Voraussetzung bei Schwerkranken eine schriftliche Erklärung des Suizidwilligen über dessen freien Willen und eine Bestätigung eines zweiten Mediziners, dass der Wunsch aus freien Stücken erfolgt, vor. Wer außerhalb krankheitsbedingter Gründe den Suizid anstrebe, solle sich mindestens zweimal in einer unabhängigen Beratungsstelle beraten lassen. Suizidbeihilfe bei Minderjährigen solle nur in Ausnahmefällen und unter Einbindung der Sorgeberechtigten zugelassen werden (Mitteilung Dtsch Ärzteblatt 29.1.2021).

Alle mit der Palliativmedizin befassten Organe stellen klar, dass sie die Gesetzesentwürfe ausschließlich im Hinblick auf schwer erkrankte Menschen diskutieren und hier die Verantwortung der Ärzte sehen.

Freiwilliger Verzicht auf Essen und Trinken

Der freiwillige Verzicht auf Essen und Trinken (FVET) begegnet als Methode, selbstbestimmt das Leben zu beenden, Ärzten und Pflegenden besonders im palliativen Setting und in Pflegeheimen. Im Zuge der oben erläuterten Formen der Sterbehilfe stellt sich die Frage nach Begleitungsmöglichkeit und -pflicht sowie die Deklaration der Todesart unter forensischen Aspekten (Kriesen et al. 2021). Insbesondere wurde sehr kontrovers über die Einordung als Suizid diskutiert, weil dadurch wiederum die ärztliche Begleitung aus standesrechtlichen Gründen nicht möglich wäre (Simon und Hoekstra 2015). Hier hat die Deutsche Gesellschaft für Palliativmedizin 2018 ein Positionspapier erstellt, welches sich auf Patienten mit lebenslimitierenden und lebensbedrohlichen Erkrankungen bezieht (Radbruch et al. 2019). FVET unterscheidet sich in wesentlichen Merkmalen von einem Suizid. Es beendet kein äußerer Eingriff das Leben, es kommt nicht zu einem abrupten Tod. Die körperliche Integrität und Selbstbestimmung bleiben erhalten, der Prozess zieht sich über einen längeren Zeitraum und kann noch über eine längere Zeitspanne vom Patienten beendet werden. FVET ist kein Behandlungsabbruch, da Essen und Trinken nicht als Therapie eingestuft werden. In der Todesbescheinigung kann als Todesursache natürlicher Tod eingetragen werden. Die Begleitung eines Patienten beim Sterbefasten stellt auch nach Meinung der Bundesärztekammer eine Form der Sterbebegleitung und keine Hilfe bei der Selbsttötung dar. Hieraus resultiert eine Verpflichtung, Maßnahmen zur Symptomkontrolle, insbesondere zur Behandlung von Mundtrockenheit, Verwirrtheit und zum Umgang mit den geäußerten Wünschen nach Essen und Trinken zur Verfügung zu stellen. Einige Patienten nehmen noch Flüssigkeit zu sich. Wenn ein Arzt moralische Bedenken hat, kann er die Begleitung auch abgeben. Wichtig ist es, das Behandlungsteam und die An-/und Zugehörigen in die Entscheidung des Patienten einzubinden und sie in dem Prozess auch zu unterstützen. Empfohlen wird zu Beginn ein Ethikkonsil, um mit dem Patienten über alternative palliative Behandlungsmethoden zu sprechen und seine freie Willensbildung zu bestätigen.

Patientenverfügung und Vorsorgevollmacht

Entscheidend für die Behandlung ist der Wille des Patienten. Solange er diesen äußern kann, gibt es in der Entscheidungsfindung keine Probleme.

Gerade Schwerstkranke können sich aber nicht mehr dezidiert äußern. Daher kann in Vorausschau etwaiger Situationen eine Patientenverfügung verfasst werden. Seit Juni 2009 ist sie rechtsverbindlich. Es ist eine freie Formulierung möglich. Zur rechtssicheren Formulierung existieren viele Mustervorlagen (May et al. 2016).

Allen gemeinsam sind klassische Situationen, in denen sie gelten sollen:

- Sterbephase.
- Bei schwerster dauerhafter Gehirnschädigung (Unfälle, entzündliche Prozesse, Hirnblutung, Schlaganfall, Reanimation, Herz-Kreislauf-Versagen). Gewünscht wird häufig die Einschätzung zweier erfahrener Ärzte in der Beurteilung des Verlustes der Fähigkeit, Einsichten zu gewinnen, Entscheidungen zu treffen, mit anderen Menschen zu kommunizieren. In den aktuellen Verfügungen wird ergänzt: *„Eingeschlossen sind Zustände der Dauerbewusstlosigkeit, selbst wenn nicht mit Sicherheit auszuschließen ist, dass ich aus diesem Zustand wieder erwache. Diese Möglichkeit nehme ich bewusst in Kauf.“*
- Weit fortgeschrittenes Stadium einer tödlich verlaufenden, unheilbaren Krankheit.
- Im Falle von fortgeschrittener geistiger Verwirrtheit und/oder Bewusstseins-/Persönlichkeitsverlust (alle Formen der Demenzerkrankungen).

Für diese Situationen werden Behandlungswünsche geäußert, in der Regel zur Einleitung, zum Umfang und zur Beendigung ärztlicher Maßnahmen, etwa:

- Künstliche Ernährung (i. v. oder PEG), Beatmung oder Dialyse
- Wiederbelebungsmaßnahmen
- Chemotherapie
- Herz-Kreislauf-unterstützende Therapie
- Diagnostik ohne Einfluss auf die Therapie
- Palliative Symptomkontrolle – Schmerzbehandlung mit/ohne Bewusstseinskontrolle

Unsicherheiten entstehen, wenn die aktuelle Situation nicht exakt mit den vorausverfügten Situationen übereinstimmt. Daher sollte mit der Patientenverfügung am besten immer auch eine Vorsorgevollmacht erteilt werden (Bundesärztekammer 2004, 2011, 2013). Der Bevollmächtigte sollte die Wünsche des Patienten auch aktuell kennen und er bespricht die Behandlung als Stellvertreter mit dem Behandlungsteam. Beim Fehlen einer Patientenverfügung kann er ebenfalls den mutmaßlichen Willen erläutern. Eine Bevollmächtigung kann formlos, also ohne notarielle Beglaubigung, erteilt werden.

Ohne Vorsorgevollmacht muss eine Betreuung eingerichtet werden. Im Gegensatz zur Bevollmächtigten müssen Betreuer regelmäßig dem Gericht gegenüber Rechenschaft ablegen.

Sind sich Bevollmächtigter und Ärzte über den Patientenwillen einig, gibt es keine Entscheidungsprobleme hinsichtlich der Behandlung. Bei einem Dissens muss das Vormundschaftsgericht angerufen werden. Dies geschieht vornehmlich bei folgenden Szenarien (Bundesärztekammer 2013):

- Bevollmächtigter wünscht entgegen des vorausverfügten Willens die Fortsetzung einer Therapie.
- Ärzte setzen die Therapie entgegen des vorausverfügten Willens fort.
- Betreuer fordert eine medizinisch nicht indizierte Therapie.

Patientenverfügungen beschreiben selten den konkret eingetretenen Fall, sodass die oben genannten Situationen entstehen können. Für diesen Fall ist es vor Einschalten des Gerichtes möglich, ein klinisches Ethikkomitee (KEK; Akademie für Ethik in der Medizin 2010; Woellert 2019) einzuberufen. Dieses ist multiprofessionell besetzt (in der Regel Ärzte, Pflegende, Seelsorger, Therapeuten), von der Krankenhausgeschäftsführung benannt und in der ethischen Falldiskussion ausgebildet. Durch Erörterung entlang des Patientenwillens und Abwägung nach dem Beauchamp-und-Childress-Prinzip ist meist eine Klärung herbeizuführen. Dabei hat das klinische Ethikkomitee nur konsiliarischen Charakter, die Therapieentscheidung verbleibt beim Behandelnden.

Advanced Care Planning

Bei einer alternden Bevölkerung ist insbesondere in Pflegeheimen zu besprechen, welche Therapie im Falle einer Verschlechterung des Gesundheitszustandes und am Lebensende gewünscht wird. Prinzipiell gilt auch hier zunächst eine Patientenverfügung. Die Wünsche können sich im Laufe der Zeit bei zunehmenden Einschränkungen ändern. Es ist also ein kontinuierlicher Kommunikationsprozess zwischen Betroffenen, ihren Bevollmächtigten und Behandelnden notwendig. Die Gesprächsführenden müssen geschult werden. Nach dem Palliativ- und Hospizgesetz (§ 132e) von 2015 ist es möglich, Pflegende in Einrichtungen besonders für dieses Advanced Care Planning auszubilden. Sie sollen die Heimbewohner beim Einzug und im späteren Verlauf bewusst aufsuchen, nach ihren Wünschen befragen und unterstützend beraten. In der Regel geschieht dies anhand der Erstellung von Patientenverfügungen und Vorsorgevollmachten, die regelmäßig, insbesondere bei Änderung der gesundheitlichen oder sozialen/familiären Situation, aktualisiert werden sollten. Da im Notfall nicht die gesamte Verfügung gelesen werden kann, sind an vielen Stellen aus dieser Beratung kurze Notfallanweisungen (z. B. PALMA: Patienten-Anweisungen für lebenserhaltende Maßnahmen – für Patienten in einer palliativen Situation – ergänzend zur ausführlichen Patientenverfügung, www.unimedizin-mainz.de) entstanden, welche die erwünschten Therapiekonsequenzen aus der Patientenverfügung zusammenfassen. Da die Patientenverfügung die Grundlage dieser Kurzfassung ist, muss die Notfallanweisung zwingend von einem Arzt unterschrieben werden. Die Form hilft, unnötige Transporte ins Krankenhaus und unnötige Behandlungen zu vermeiden und somit den Behandlungswünschen der Betroffenen zu folgen (Coors et al. 2015).

25.2.4 Palliative Care bei Demenz

Abschließend soll noch auf die besondere palliative Versorgung bei Demenz eingegangen werden. Laut WHO lebten 2015 47 Millionen Menschen mit der Diagnose Demenz; diese Zahl wird sich bis 2050 verdreifachen. Die für die palliative Begleitung entscheidenden Symptome unterscheiden sich von anderen Palliativpatienten. Die Patienten können aufgrund kognitiver Einschränkungen ihre Probleme meist nicht sicher artikulieren. Insbesondere die Schmerzeinschätzung ist problematisch, sodass es hier spezielle Beobachtungsinstrumente (Beobachtungsinstrument für das Schmerzassessment bei alten Menschen mit schwerer Demenz BISAD; Fischer 2012), die vegetative Zeichen, Pupillenweite, Abwehrbewegungen, Gesichtsausdruck beurteilen, zur Anwendung kommen. In der Finalphase stehen eher zunehmende psychopathologische Auffälligkeiten wie Desorientiertheit, Angst, Anspannung im Vordergrund (Pinzon et al. 2013), die eine besondere Herangehensweise des Palliativteams, insbesondere auch in der Betreuung der Angehörigen, bedeuten.

Für die Langzeitbetreuung von Demenzpatienten ist entscheidend, dass der Zeitpunkt kommt, an dem sie nicht mehr ausreichend essen und trinken und dies zum lebenslimitierenden Faktor wird. Zunächst müssen somatische Faktoren, wie Schluckbeschwerden, Kaubeschwerden, Magen-Darm-Erkrankung, akute ZNS-Erkrankungen (Schlaganfall, Enzephalitis), ausgeschlossen werden. Angehörige haben Angst, dass die Patienten qualvoll Hunger und Durst erleiden. Hier muss die palliative Symptomkontrolle, insbesondere die adäquate Mundpflege, früh einsetzen und erklärt werden.

In mehreren Studien ist inzwischen erwiesen, dass bei einer fortgeschrittenen Alzheimer-Demenz eine PEG-Anlage weder einen Gewichtsverlust noch die Lebenswartung günstig beeinflusst (Alagiakrishnan et al. 2013). Bei fortgeschrittener Demenz ist die PEG mit der Gefahr von Aspiration und Infektion verbunden. Die mit einer PEG versorgten Demenzkranken müssen unter Umständen fixiert werden, die soziale Zuwendung bei der Nahrungsanreichung bleibt aus. Daher ist eine PEG-Anlage bei fortgeschrittener Demenz kontraindiziert. Selbst wenn ein Patient in seiner Patientenverfügung die PEG oder andere künstliche Ernährungsform für den Fall einer fortschreitenden Demenz abgelehnt hat, ist es für die Angehörigen insbesondere dann schwer zu akzeptieren, wenn der Betroffene sonst noch teilweise adäquate Reaktionen zeigt. Hier ist die palliative Begleitung der Angehörigen und Pflegenden besonders gefordert (Birnbacher 2016).

LITERATUR

Akademie für Ethik in der Medizin. Standards für Ethikberatung in Einrichtungen des Gesundheitswesens. Ethik Med 2010; 22 (2): 149–153.

Alagiakrishnan K, Bhanji RA, Kurian M. Evaluation and management of oropharyngeal dysphagia in different types of dementia: a systematic review, Arch Gerontol Geriatr 2013; 56: 1–9.

Ataka A. Das Miteinander verbessern. Schmerzmed 2016; 32: 15–16.

Bausewein C, Roller S, Volz R. Leitfaden Palliative Care: Palliativmedizin und Hospizbegleitung. 6. A. München: Elsevier; 2018.

Beauchamp, TL, Childress, JF. Principles of biomedical ethics. 6. A. New York: Oxford University Press; 2009.

Birnbacher D. Patientenverfügungen und Advanced Care Planning bei Demenz und anderen kognitiven Beeinträchtigungen. Ethik Med 2016; 28: 283–294.

Bundesärztekammer. Grundsätze der Bundesärztekammer zur ärztlichen Sterbebegleitung. Dtsch Arztebl 2004; 101: A1298–A1299.

Bundesärztekammer. Grundsätze der Bundesärztekammer zur ärztlichen Sterbebegleitung. Dtsch Arztebl 2011; 108: A346–A348.

Bundesärztekammer. Empfehlungen der Bundesärztekammer und der Zentralen Ethikkommission bei der Bundesärztekammer zum Umgang mit Vorsorgevollmacht und Patientenverfügung in der ärztlichen Praxis. Dtsch Arztebl 2013; 110: A1580–A1585.

Coors M, Jox R, In der Schmitten J (Hrsg.). Advance Care Planning – von der Patientenverfügung zur gesundheitlichen Vorausplanung. Stuttgart: Kohlhammer; 2015.

Deutsche Gesellschaft für Palliativmedizin: Charta zur Betreuung schwerstkranker und sterbender Menschen. 2011. Aus: www.palliativmedizin.de (letzter Zugriff: 30.04.2020).

Deutsche Gesellschaft für Palliativmedizin: Dokumentationshilfen. 2018. Aus: https://www.dgpalliativmedizin.de/category/3-pba-dokumentationshilfen.html (letzter Zugriff: 30.04.2020).

GKV Spitzenverband. Empfehlungen des GKV Spitzenverbandes nach § 132d Abs. 2 SGB V für die spezialisierte ambulante Palliativversorgung. 2010. Aus: www.gkv_spitzenverband.de/media/dokumente/krankenversicherung_1/hospiz_palliativversorgung/Palliativ_Empfehlungen_nach__132d_Abs_2_SGB_V_05-11-20102.pdf (letzter Zugriff: 30.04.2020).

Fischer T. Schmerzeinschätzung bei Menschen mit schwerer Demenz – das Beobachtungsinstrument für das Schmerzassessment bei alten Menschen mit schwerer Demenz (BISAD). Bern: Hans Huber; 2012.

Gesetz zur Verbesserung der Hospiz- und Palliativversorgung in Deutschland (Hospiz- und Palliativgesetz – HPG). 2015. Aus: https://www.bgbl.de/xaver/bgbl/start.xav?startbk=Bundesanzeiger_BGBl&start=//*%255B@attr_id=%27bgbl115s2114.pdf%27%255D#__bgbl__%2F%2F*%5B%40attr_id%3D%27bgbl115s2114.pdf%27%5D__1590507407686 (letzter Zugriff: 30.04.2020).

Golla H, Fink GR, Rolke R, et al. Palliativmedizinische Versorgung neurologischer Patienten. Akt Neurol 2017; 44: 388–399.

Hospiz- und Palliativerfassung (HOPE). HOPE-Bericht 2015. Aus: https://www.hope-clara.de (letzter Zugriff: 30.04.2020).

Kriesen U, Dettmeyer RB, Junghans Ch, et al. Freiwilliger Verzicht auf Nahrung und Flüssigkeit und die Suiziddiskussion. Z Palliativmed 2021; 22:12–17.

Lorenzl S, Nubling G, Perrar KM, et al. Palliative treatment of chronic neurologic disorders. Handb Clin Neurol 2013; 118: 133–139.

May AT, Kreß H, Verrel T, Wagner T (Hrsg.). Patientenverfügungen. Handbuch für Berater, Ärzte und Betreuer. Berlin, Heidelberg: Springer; 2016.

Ostgathe C, Alt-Epping B, Golla H, et al. Non-cancer patients in specialized palliative care in Germany: what are the problems? Palliat Med 2011; 25: 148–152.

Pinzon LCE, Claus M, Pesrar KM, et al. Todesumstände von Patienten mit Demenz. Dtsch Ärztebl Int 2013; 110 (12): 195–202.

Radbruch L, Münch U, BO Maier. Umgang mit Sterbewünschen. Dtsch Ärzteblatt 2019; 41: A1828-A1832.

GKV-Spitzenverband. Rahmenvereinbarung nach § 39a Abs. 2 Satz 8 SGB V zu den Voraussetzungen der Förderung sowie zu Inhalt, Qualität und Umfang der ambulanten Hospizarbeit. 2016. Aus: www.gkv-spitzenverband.de/media/dokumente/krankenversicherung_1/hospiz_palliativversorgung/Rahmenvereinbarung__39a_Abs_2_Satz_8_SGB_V_ambulante_Hospizarbeit.pdf (letzter Zugriff: 30.04.2020).

Saunders C, Baines M. Leben mit dem Sterben. Bern: Hans Huber; 1991.

Simon A, Hoekstra NL: Sterbebegleitung:Sterbefasten-Hilfe im oder Hilfe zum Sterben? Dtsch Med Wochenschr 2015; 140 (14): 1100–2.

Wandrowski J, Schuster T, Strube W, Steger F. Medizinethische Kenntnisse und moralische Positionen von Ärztinnen und Ärzten aus Bayern. Dtsch Arztebl Int 2012; 109 (8): 141–147.

Werni-Kourik M, Likar R, Strohscheer I, Zdrahal F, Watzke H, Bernatzky G (Hrsg.). Palliativmedizin – Lehrbuch für Ärzte: Psychosoziale Berufe und Pflegepersonen. 2. A. Bremen: UNI-MED Science; 2013.

Woellert K. Das Klinische Ethikkomitee: Ziele, Strukturen und Aufgaben Klinischer Ethik. Bundesgesundheitsbl 2019; 62: 738–743.

World Health Organisation (WHO). Definition of palliative care. 2002. Aus: www.who.int (letzter Zugriff: 30.04.2020).

KAPITEL

26 Diagnostische Verfahren

26.1 Neuroradiologie

Mike P. Wattjes, Marc Schlamann und Vera C. Keil

Wichtige Neuigkeiten auf einen Blick

- Bildgebende Diagnostik wird standardisierter und computergestützter.
- Quantitative MRT-Verfahren unterstützen die zunehmend komplexe Differenzialdiagnostik.
- Methoden der „künstlichen Intelligenz" werden die individuelle Diagnostik mittelfristig revolutionieren.
- Die Verwendung von Gadolinium-haltigem Kontrastmittel und der Einsatz der Computertomografie werden derzeit kritisch reevaluiert.
- Auf dem Gebiet der Neurointervention tragen laufend neue Devices zu einer höheren Individualisierung und damit Verbesserung der vaskulären Therapie bei.

26.1.1 Einführung

Das Fach der Neuroradiologie hat sich in den letzten Jahren sowohl im Hinblick auf die Diagnostik als auch auf dem Gebiet der Therapie substanziell weiterentwickelt. Durch den standardisierten Einsatz von bildgebenden Verfahren, insbesondere der MRT, ist die Neuroradiologie für eine frühe und sichere Diagnose vieler neurologischer Erkrankungen und somit zur Unterstützung der klinisch-neurologischen gestellten Diagnose von entscheidender Bedeutung. Zusätzlich zum Einsatz in der Diagnostik entwickelt sich die Bildgebung in zunehmendem Maße zu einem wichtigen Parameter für das Erkrankungsmonitoring. Dies gilt insbesondere für das Monitoring der Therapie (Pharmakovigilanz), das die Erfassung der Therapieeffizienz und die Sicherheitsüberwachung beinhaltet. Insbesondere bei vaskulären Erkrankungen zeigt sich die Komplementarität der neuroradiologischen Verfahren. Hier kann eine schnelle und zielgerichtete Bildgebung eine gezielte bildgestützte Intervention bzw. Therapie erleichtern, was in der interventionellen Schlaganfallbehandlung (z. B. Thrombektomie) und der Versorgung intrakranieller Aneurysmata bzw. arteriovenöser Gefäßmalformationen etabliert wurde und derzeit weiterentwickelt wird.

26.1.2 Entzündliche Erkrankungen

Einleitung

Die entzündlichen Erkrankungen des zentralen Nervensystems (ZNS) repräsentieren ein breites Spektrum an Erkrankungen, das sich generell in zwei Hauptgruppen einteilen lässt:

1. Idiopathische bzw. nicht erregerbedingte entzündliche Erkrankungen
2. Infektiöse Erkrankungen

Für beide Entitätsgruppen gilt eine sehr starke Heterogenität der bildgebenden Befunde, die jegliche anatomische Strukturen des ZNS betreffen kann, vor allem auch das Rückenmark. Insbesondere die MRT kann diese Erkrankungen sehr früh, zum Teil bereits in einem klinisch asymptomatischen Stadium, detektieren und damit zu einer frühen Behandlung und einer verbesserten Prognose einen entscheidenden Beitrag liefern.

Bildgebende Modalitäten bei entzündlichen Erkrankungen

Die Diagnostik und Verlaufsbeobachtung entzündlicher ZNS-Erkrankungen ist die Domäne der MRT. Der Nutzen und der Einsatz der CT ist sehr beschränkt und kann für die initiale Diagnostik bei unklarer klinischer Präsentation und für die Fragestellung einer ossären Beteiligung bzw. Fortleitung einer Entzündung/Infektion (z. B. aus dem Bereich der Nasennebenhöhlen) berücksichtigt werden. Angiografische Verfahren finden lediglich bei primären oder sekundären entzündlichen Veränderungen der Gefäße (v. a. der arteriellen Gefäße) Anwendung. So wird beispielsweise für die Diagnose der ZNS-Vaskulitiden die digitale Subtraktionsangiografie als Goldstandard angesehen. Standardisierte Bildgebungsprotokolle bei entzündlichen Erkrankungen gibt es (mit Ausnahme für die Multiple Sklerose) nicht.

Für die MRT-Diagnostik des Gehirns sind T2-gewichtete/FLAIR sowie Gadolinium-verstärkte T1-gewichtete Sequenzen Mittel der Wahl. Diffusionsgewichtete Sequenzen können je nach Erkrankungsentität und zu erwartenden Komorbiditäten zusätzlichen Nutzen bieten. Insbesondere bei idiopathischen entzündlichen demyelinisierenden Erkrankungen spielt die Untersuchung des Rückenmarks eine klinisch wichtige Rolle. Diesbezüglich sind sagittale T2-gewichtete und Gadolinium-verstärkte T1-gewichtete Sequenzen sinnvoll. Axiale T2-gewichtete Sequenzen können die diagnostische Sensitivität und Sicherheit weiter erhöhen.

Idiopathische, nicht erregerbedingte entzündliche Erkrankungen

Die häufigste Erkrankung dieser Entitätsgruppe ist die **Multiple Sklerose (MS).** Als häufigste chronisch entzündliche demyelinisierende Erkrankung des jungen Erwachsenenalters ist die MS nicht nur von besonderer sozioökonomischer Relevanz, sondern ist auch ein gutes Beispiel für die sich ständig weiterentwickelnde Rolle der Bildgebung (MRT) in Diagnostik und Therapiemonitoring. Die MS wird charakterisiert durch eine perivaskuläre (perivenuläre) demyelinisierende Entzündung, wobei sowohl die weiße als auch die graue Substanz betroffen sind. Die MRT-Befunde der MS folgen einem typischen, aber nicht sehr spezifischen Befundmuster (➤ Tab. 26.1), das wesentlicher Bestandteil der sogenannten McDonald-Kriterien ist (➤ Kap. 3.1). Aufgrund der Wichtigkeit der MRT für die MS-Diagnose und Verlaufsbeobachtung ist dieses Krankheitsbild auch sehr geeignet, um die Standardisierung der MRT herauszuheben (➤ Tab. 26.2).

Das komplexe und heterogene Spektrum der MS-Differenzialdiagnosen (➤ Tab. 26.3) spiegelt auch gleichzeitig das fast vollständige Spektrum der nicht erregerbedingten entzündlichen Erkrankungen des ZNS wider. Eine vollständige Besprechung aller bild-

Tab. 26.1 Charakteristische Bildbefunde der MS: bildmorphologische Eigenschaften einer fokalen perivaskulären Entzündung

Gehirn	Rückenmark
(juxta)kortikal	laterale und posteriore Abschnitte
periventrikulär	zervikal häufiger betroffen als thorakal
infratentoriell	betrifft häufig zentrale graue und weiße Substanz
N. opticus	
leptomeningeale Entzündung	
Schrankenstörung häufig bei akuter Inflammation	Schrankenstörung vergleichsweise selten

Tab. 26.2 Standardisiertes MRT-Protokoll zur MS-Diagnose gemäß der MAGNIMS-CMSC-NAIMS Gruppe (Wattjes et al. 2021). Der Einsatz zerebraler und spinaler MRT wird empfohlen.

	Gehirn	Rückenmark
	axiale PD/T2 (T)SE	sagittale PD** oder STIR/T2 (T)SE
	3-D-FLAIR* mit multiplanaren Rekonstruktionen (axial, sagittal)	sagittale T1 (T)SE nach i. v. Kontrast
	axiale T1 nach (T)SE nach i. v. Kontrast	axiale T2 (T)SE (optional)
empfohlene Feldstärke	3 Tesla	1,5 oder 3 Tesla
empfohlene Auflösung	3 × 1 × 1 mm (2D) 1 × 1 × 1 mm (3D)	3 × 1 × 1 mm (2D)
Kontrastdosis	1 mmol/kg	1 mmol/kg

* vorzugsweise 3D-Bildakquisition
** Short Tau Inversion Recovery (STIR) kann alternativ zur PD-Sequenz eingesetzt werden.
PD = Proton Density; TSE = Turbo Spin Echo; D = dimensional; FLAIR = Fluid Attenuated Inversion Recovery

Tab. 26.3 Differenzialdiagnosen der Multiplen Sklerose (Auswahl)

Vaskulär	"Ischemic Small Vessel Disease"
	CADASIL
	ZNS-Vaskulitis
	arteriovenöse Fisteln
	kapilläre Telangiektasien
	Susac-Erkrankung
Infektiöse Erkrankungen	Herpes simplex, Humanes Zytomegalievirus
	progressive multifokale Leukoenzephalopathie
	Varizella zoster
	Kryptokokken-assoziierte Erkrankungen
	Histoplasmose
	limbische Enzephalitis
	Borreliose
	HIV-assoziierte Erkrankungen
Neoplastische Erkrankungen	Lymphom
	gliale Tumoren
	Metastasen
Metabolische Erkrankungen	Vitamin-Defizienzen (z. B. B_{12}, B_2)
	Leukodystrophien (LBSL Adult Onset)
	mitochondriale Erkrankungen
Autoimmun-/entzündliche Erkrankungen	Sjögren-Syndrom, Lupus erythematodes
	Morbus Behçet
	Antiphospholipid-Antibody Syndrome
	Sarkoidose
	CLIPPERS
	Neuromyelitis-optica-Spektrum-Erkrankungen
Genetische Erkrankungen	hereditäre Ataxien
	hereditäre Paraplegien
	Lebersche Optikus-Atrophie

gebenden Befunde dieser Erkrankungen übersteigt den Umfang dieses Kapitels. Es bleibt zu beachten, dass nahezu jede der Differenzialdiagnosen für sich schon eine heterogene und z. T. überlappende Bildmorphologien aufweisen kann. Aus diesem Grund ist eine Interpretation der Bildbefunde ohne genaue Kenntnis der Klinik, des Liquors und z. T. der klinischen Neurophysiologie nicht möglich und auch nicht anzuraten.

Wesentliche bildgebende Werkzeuge für die Differenzialdiagnose sind die Rückenmarks-MRT sowie die Demonstration des Verteilungsmusters der ZNS-Läsionen. Einige Erkrankungen (z. B. vaskuläre Erkrankungen im Sinne von Small Vessel Disease) zeigen nur sehr selten eine Beteiligung des Rückenmarks, während andere Erkrankungen, wie beispielsweise die MS, dies sehr häufig tun. Die ebenfalls für die MS sehr typische perivaskuläre Verteilung der Hirnläsionen („Central Vein Sign") ist bei anderen differenzialdiagnostischen Erkrankungen (z. B. Ischemic Small Vessel Disease, Susac-Syndrom, NMO Spectrum Disorders) nicht zu finden. Besondere Bedeutung hat eine mit der MS sehr stark verwandte Entität, die sog. Anti-MOG-assoziierte Enzephalomyelitis (Fadda et al. 2021, Salama et al. 2019). Sie kann klinisch und bildgebend der MS sehr stark ähneln, was insbesondere im Kindesalter der Fall ist. Die Läsionenmorphologie im Gehirn („claud -like lesions"), im Nervus opticus (begleitende Entzündung des perioptischen Gewebes) sowie die Läsionslokalisation im Rückenmark (Beteiligung der zentralen grauen Substanz) können wichtige differenzialdiagnostische Hinweise geben.

Erregerbedingte entzündliche Erkrankungen

Das Spektrum der erregerbedingten entzündlichen Erkrankungen ist ähnlich komplex und heterogen wie das der nicht erregerbedingten entzündlichen Erkrankungen. Die bildgebenden Protokolle stimmen weitestgehend mit den für die nicht erregerbedingten entzündlichen Erkrankungen empfohlenen Protokollen überein. Die Rolle der Bildgebung, insbesondere die Bildinterpretation, ist im Wesentlichen bestimmt durch die klinische Präsentation und durch die Liquorbefunde. Die vollständige Beschreibung der einzelnen Befundmuster infektiöser Erkrankungen geht weit über den Fokus dieses Kapitels hinaus. Obgleich charakteristische Befundmuster beschrieben sind (z. B. medialer Temporallappen bei einer Herpes-Enzephalitis), gibt es zwischen den Befundmustern eine relevante Heterogenität und ebenso zwischen einzelnen Entitäten Überschneidungen. Eine wesentliche Rolle spielen u. a. Komorbiditäten und der Immunstatus des Patienten. So kann sich beispielsweise die Bildmorphologie einer Herpes-Enzephalitis eines immunsupprimierten Patienten von der eines immunkompetenten Patienten unterscheiden. Dies gilt insbesondere auch für opportunistische Infektionen im Rahmen von medikamentöser Immunosuppression bei beispielsweise Autoimmunerkrankungen. Aus neuen Pharmakovigilanzprogrammen wissen wir, dass einige opportunistische Infektionen (wie beispielsweise die progressive multifokale Leukoenzephalopathie [PML]) häufiger auftreten als andere und sich die Bildmorphologie von opportunistischen Infektionen bei systemischer Immunsuppression bei HIV unterscheidet. Die MRT spielt für das Monitoring dieser Patienten eine entscheidende Rolle, da sie eine opportunistische Infektion wie eine PML bereits sehr früh in einem asymptomatischen Stadium detektieren kann, was sich positiv auf die Prognose des Patienten auswirkt (➤ Abb. 26.1).

26.1.3 Neurodegenerative Erkrankungen

Das Spektrum neurodegenerativer Erkrankungen ist ähnlich komplex und heterogen wie das der entzündlichen Erkrankungen. Generell muss zwischen primären neurodegenerativen Erkrankungen und Neurodegeneration im Rahmen anderer (z. B. entzündlicher) Grunderkrankungen unterschieden werden. Dieser Abschnitt konzentriert sich ausschließlich auf primäre neurodegenerative Erkrankungen (➤ Tab. 26.4). Gemäß internationalen Empfehlungen

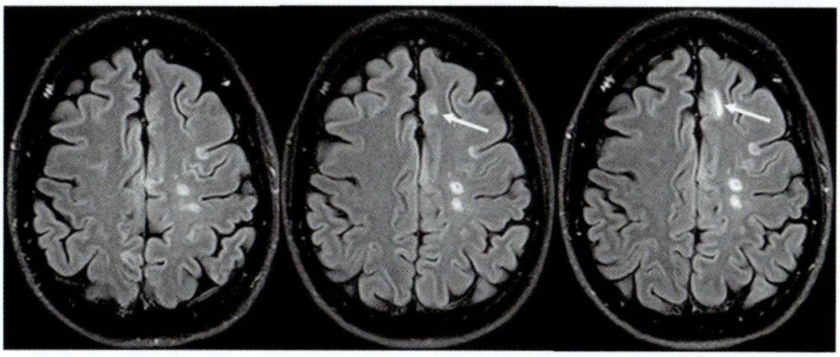

Abb. 26.1 Axiale FLAIR-Aufnahmen eines MS-Patienten unter Therapie mit Natalizumab. Obgleich der Patient keine neuen neurologischen Symptome zeigte, war es möglich, eine kleine sogenannte asymptomatische PML-Läsion im linken Frontallappen zu diagnostizieren (Pfeile).

Tab. 26.4 Standardisiertes CT- und MRT-Protokoll zur Diagnostik neurodegenerativer Erkrankungen. Für diese Indikation ist die Verabreichung intravenöser Kontrastmittel nicht erforderlich.

CT (Multidetektor)	MRT (1,5 oder 3 Tesla)
Spiral-CT des gesamten Gehirns	axiale T2 (T)SE
multiplanare Rekonstruktionen: • Axial • Oblique koronal*	3D T1 mit multiplanaren Rekonstruktionen
	oblique/koronar*
	axiale FLAIR
	axiale T2 Gradientenecho oder SWI
	axiale DWI

* im 90 Grad Winkel entlang der Achse des Hippocampus
TSE = Turbospinecho; D = dimensional; FLAIR = Fluid Attenuated Inversion Recovery; MPR = multiplanare Rekonstruktionen; SWI = Susceptibility Weighted Imaging; DWI = Diffusion Weighted Imaging

Tab. 26.5 Standardisierte MRT-Befundung in der Diagnostik neurodegenerativer Erkrankungen

Befund	MRT-Sequenz
globale kortikale Atrophie (Pasquier Scale)	axiale FLAIR-Sequenz
posteriore kortikale Atrophie (Koedam Scale)	axiale FLAIR-Sequenz, 3D T1 mit MPR*
mesiale Temporallappenatrophie (Scheltens Scale)	3D T1 mit oblique koronarer MPR
vaskuläre Läsionen (Fazekas, ARWMC Scale)	FLAIR, T2 (für tiefe graue Substanz)
Mikroblutungen, superfizielle Siderose	T2 Gradientenecho, SWI
Diffusionsstörungen (vasulär, Prionenerkrankung)	DWI

* im 90-Grad-Winkel entlang der Achse des Hippocampus
TSE = Turbospinecho; D = dimensional; FLAIR = Fluid Attenuated Inversion Recovery; MPR = multiplanare Rekonstruktionen; SWI = Susceptibility Weighted Imaging; DWI = Diffusion Weighted Imaging

sollte eine Bildgebung (CT oder MRT) bei klinischem Verdacht auf eine neurodegenerative Erkrankung erfolgen. In erster Linie soll mit der Bildgebung eine mögliche behandelbare Ursache der klinischen Symptome, die auf eine Neurodegeneration hinweisen, ausgeschlossen werden (z. B. Hydrozephalus, Subduralhämatom). Bei der überwiegenden Mehrheit der Patienten findet sich jedoch keine mögliche behandelbare Ursache, sodass der Bildgebung hier die Aufgabe des Nachweises von Atrophie(mustern) und/oder vaskulären Veränderungen zukommt, um die klinische Diagnose zu unterstützen. Die Bildakquisition sowie die Befundung sollten weitestgehend standardisiert erfolgen (> Tab. 26.5). Zur standardisierten (semi-)quantitativen Erfassung globaler und fokaler Atrophie und vaskulären Schädigungen eignen sich etablierte visuelle „Rating Scales".

Die Mustererkennung der sichtbaren Neurodegeneration im Sinne von kortikaler Atrophie kann zwar die klinische Diagnose unterstützen, jedoch zeigt sich zwischen den einzelnen Atrophiemustern bei verschiedenen Erkrankungen eine nicht zu vernachlässigende Überlappung. Zusätzlich ist zu berücksichtigen, dass eine primäre neurodegenerative Erkrankungen mit einer vaskulären Komorbidität einhergeht, die mit der vorhandenen Neurodegeneration einen synergistischen Effekt auf die klinische Präsentation und das Outcome darstellt. Auch andere Komorbiditäten wie beispielsweise multiple lobäre Mikroblutungen und/oder das Vorliegen einer superfiziellen Siderose im Rahmen einer zerebralen Amyloidangiopathie (CAA) können diagnostisch nützen und z. B. den klinischen Verdacht auf eine Alzheimer-Erkrankung (Alzheimer's Disease, AD) unterstützen.

Der Nutzen der Bildgebung in der Diagnostik neurodegenerativer Erkrankungen ist bei der **Alzheimer-Erkrankung** sehr gut untersucht. Während Late-Onset-/senile AD-Patienten sehr häufig eine überwiegend globale kortikale Atrophie in Kombination mit einer Atrophie des mesialen Temporallappens (v. a. Hippocampus) zeigen, zeichnet sich das Befundmuster der Early-Onset-/präsenilen AD mehr durch eine fokale posteriore kortikale Atrophie mit einem weitestgehend normalen mesialen Temporallappen aus.

Mithilfe der Bildgebung kann es durchaus möglich sein, Erkrankungen des Spektrums **frontotemporaler Demenzen (FTD)** von anderen neurodegenerativen Erkrankungen zu differenzieren. Insbesondere die sogenannte **behavioural variant FTD (bvFTD)** zeichnet sich häufig durch eine charakteristische fokale Atrophie der Frontallappen aus (insbesondere auch

Tab. 26.6 RANO-Kriterien für Gliome *(Forts.)*

	Niedriggradig (LGG)	Hochgradig (HGG)
Voranschreitende Erkrankung (PD)	**Eine** der folgenden trifft zu: 1. neue Läsionen oder Entwicklung/Verstärkung einer Schrankenstörung bestehender Läsionen 2. Mindestens 25 % Flächenproduktvergrößerung (gemessen in 2 Ebenen) in T2/FLAIR verglichen mit Baseline oder Nadir-Baseline bei stabiler Kortikoidgabe und ohne dass die Therapie selbst ursächlich sein kann 3. Dem Tumor zuzuschreibende klinische Verschlechterung ohne andere Erklärung 4. Ausscheiden aus Verlaufskontrollen mit MRT durch Tod oder klinische Verschlechterung	**Eine** der folgenden trifft zu: 1. Mindestens 25 % Zunahme des Summenprodukts aller messbaren Läsionen gemessen in 2 Ebenen im Vergleich zur Nadir-Baseline oder Baseline-Scan bei gleichbleibender Steroiddosis 2. Signifikanter Progress in T2/FLAIR bei konstanten Steroiden im Vergleich zur Nadir-Baseline oder Baseline-Scan, ohne dass die Therapie selbst ursächlich sein kann 3. Auftreten neuer schrankengestörter Läsion distant von der Tumorhöhle 4. Dem Tumor zuzuschreibende klinische Verschlechterung ohne andere Erklärung 5. Ausscheiden aus Verlaufskontrollen mit MRT durch Tod oder klinische Verschlechterung

Einteilung des Therapieansprechens orientiert sich an den Einteilungen anderer onkologischer Bewertungskriterien in:

- Komplettes Therapieansprechen (Complete Response, CR)
- Partielles Therapieansprechen (Partial Response, PR)
- Stabile Erkrankung (Stable Disease, SD)
- Voranschreitende Erkrankung (Progressive Disease, PD)

Verglichen wird zur Beurteilung immer mit der **Ausgangsuntersuchung (Baseline).** Geht es darum, einen Progress zu definieren, so ist jene Untersuchung, die die geringste Läsionsausdehnung zeigt **(Nadir-Baseline),** per Definition die Baseline-Untersuchung. Nicht jede Läsion ist dabei messbar, sondern nur solche, die auf mindestens zwei Schichten sichtbar sind (Schichtdicke max. 5 mm) und mindestens 1 cm Durchmesser aufweisen. Bei HGG gelten nur schrankengestörte Läsionen als messbare Läsionen. Die LGG-RANO-Kriterien kennen zusätzlich den Bewertungszustand „Geringes Ansprechen" (**Minor Response,** MR). Gemessen werden derzeit in zwei Ebenen nur die soliden Tumoranteile, keine Zysten oder Zentralnekrosen. Es zählt das Produkt der perpendikulären Durchmesser. Bei mehreren Läsionen wird die Summe ermittelt als Referenz, also: $(a_1 \times b_1) + (a_2 \times b_2)$ = Summe bei zwei messbaren Läsionen. Das Auftreten neuer Tumorhöhlen- und Bestrahlungsfeld-ferner schrankengestörter Läsionen gilt als progressive Erkrankung. Da ein Tumorprogress auch ohne neue Schrankenstörung auftreten kann, wird das T2-gewichtete Bild separat befundet. ➤ Tab. 26.6 erläutert, wie die Diagnose für Gliome gestellt wird. Wie Sie erkennen, benötigen Sie Informationen zum **Karnofsky Performance Status/ECOG-Score** und zur Kortisoneinnahme des Patienten. Auch muss der zeitliche Abstand zu Radiotherapie, die Grenzen der bestrahlten Region und Temozolamid-Gabe bekannt sein. Ein Progress sollte in den ersten 12 Wochen nach Radiochemotherapie-Ende nicht diagnostiziert werden! Strahlung und Medikamente können nämlich zu Fehlinterpretationen der MRT führen. Es gibt einige MRT-Techniken, die nicht nur hier nützlich werden können und die deshalb vorab vorgestellt werden.

! MERKE

MRT von Gliompatienten sollten nie ohne Kenntnis des genauen Therapieverlaufs befundet werden!

! MERKE

Intelligente quantitative Bildgebung zur Erleichterung der Tumorbefundung

In den letzten Jahren wurden viele MRT- und Positronenemissionstomografie(PET)-Verfahren, die überwiegend quantifizierbare Messdaten liefern, entwickelt. Sie können bei der Differenzialdiagnostik von Hirntumoren nützlich sein. Die relevantesten werden hier kompakt vorgestellt.

SWI

Die suszeptibilitätsgewichtete MRT ist hochsensibel für kleinste Blutungen und Verkalkungen, aber auch Melanin.

DSC
Die dynamische Suszeptibilitätskontrast-MRT, auch Perfusions-MRT oder T2*-Dynamik, erlaubt die Berechnung des Blutflusses (CBF) und Blutvolumens (CBV) einer Läsion. Die Sequenz ist kontrastmittelabhängig.

DCE
Die dynamische kontrastmittelverstärkte MRT, auch Permeabilitäts-MRT oder T1-Dynamik, ermittelt sogenannte kinetische Parameter wie K_{trans}, die eine Aussage über die Stärke der Blut-Hirn-Schrankenstörung des Tumors ermöglicht. Dabei ist sie sensibler als das „nackte Auge".

ASL
Arterial Spin Labeling ist ein Perfusionsverfahren, das ähnliche Ergebnisse wie die DSC liefert und aufgrund seiner Kontrastmittelfreiheit besonders für Dialysepatienten geeignet ist.

MRS
Die Spektroskopie teilt uns direkt mit, welche chemischen Metabolite im Tumor enthalten sind. Oft ist die Veränderung der Metabolitspitzenhöhen zueinander am aussagekräftigsten.

PET
^{18}F-Fluoroethyl-L-Tyrosin (FET) und ^{11}C-Methionin (MET) sind vielversprechende Positronenemissionstomografie(PET)-Metabolite, um durch Mehranreicherung Gliome als maligne zu klassifizieren oder ein Rezidiv zu erkennen (Verger et al. 2017).

Von Pseudoprogression, Pseudoresponse, Strahlennekrosen und echtem Rezidiv

Die Therapien nach der neurochirurgischen Tumorresektion bei Gliomen führen häufig zu charakteristischen Veränderungen der Tumorresektionsregion, die zu Fehlinterpretationen bei der Bildbefundung führen.

Ein ganz typischer Fall ist das transiente Auftreten einer Schrankenstörung im Bestrahlungsfeld der Resektionshöhle bei adjuvanter Temozolomidgabe (Temodal®) in den ersten drei Monaten nach Therapieabschluss im Glioblastom. Sie wird **Pseudoprogression** genannt, wenn der KM-Progress über 25 % beträgt und in der Kontrolle nach 8 bis 12 Wochen regredient ist ohne Therapieveränderung (Brandsma et al. 2008; ➤ Abb. 26.4a – c). Prognostisch günstige MGMT-Promoter-methylierte Glioblastome weisen wahrscheinlich häufiger eine Pseudoprogression auf (Li et al. 2016). Neue Erkenntnisse zeigen, dass die Pseudoprogression auch unter Immuntherapie auftritt, weshalb für diese Patienten eigene RANO-Kriterien vorgeschlagen wurden (iRANO; Okada et al. 2015). In der PET und den Perfusions-MRT-Verfahren weist die Pseudoprogression allenfalls eine geringe Hyperperfusion auf – ganz im Gegensatz zum echten Pro-

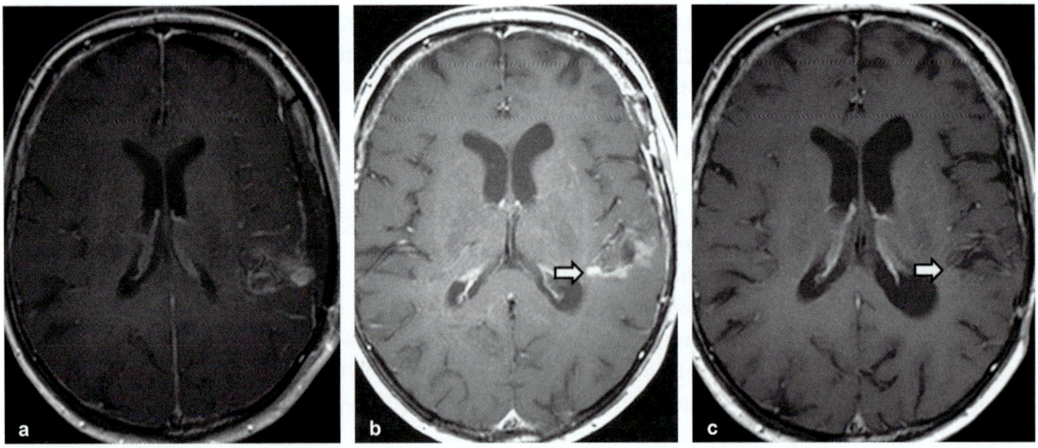

Abb. 26.4 Beispiel einer Pseudoprogression und einer Pseudoresponse (siehe Pfeilmarkierungen des Läsionsortes). **a** Direkt nach Resektion (Nadir-Baseline) mit minimalem Tumorrest am dorsalen Resektionsrand in einer 71-jährigen Patientin links angulär; **b** V. a. Progression nach lateral in der MRT ca. 3 Wochen nach Abschluss der Radiochemotherapie nach Stupp-Schema; **c** die Kontrolle ohne Therapieveränderung zeigt einen regredienten Befund zwei Monat später. Es ist somit von Pseudoprogression auszugehen. **d** Ein anderer Fall vor Avastinbehandlung in einer 78-jährigen GBM-Patientin. **e** Nach Avastin sind die schrankengestörten Anteile regredient. **f** Die T2-Wichtung vom selben Aufnahmetermin verrät jedoch, dass der Tumor real nicht geschrumpft ist. Es handelt sich um Pseudoresponse unter Avastin.

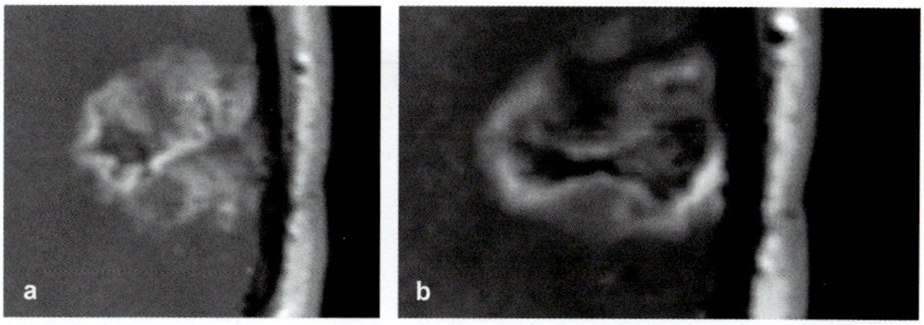

Abb. 26.5 Beispiel einer Radionekrose mit „löchriger" Schrankenstörung in T1-Wichtung (**a**) und sekundärer Volumenverringerung nach 3 Monaten (**b**)

26

gress. Auch eine sekundäre Dedifferenzierung eines zunächst niedriggradigen Glioms oder ein in seiner Malignität inhomogenes Gliom können durch eine fokal erhöhte Perfusion früh entdeckt werden (Jalbert et al. 2016).

Der gegenteilige Effekt ist die **Pseudoresponse,** bei der durch Gabe von Angiogenesehemmern wie Bevacizumab mit konsekutiver Rückbildung der Tumorgefäße es zu einer rückläufigen Schrankenstörung kommt. Der Tumor ist scheinbar regredient („Pseudoresponse"). Die T2-Wichtung verrät uns daher hier das wahre Tumorausmaß (➤ Abb. 26.4d – f).

Bei reiner Bestrahlung des Hirngewebes, z. B. bei Metastasen, können akute und chronische Effekte auf das Gehirn auftreten. Im akuten Fall treten eher Ödeme auf, während bei den Spätfolgen nach Jahren fibröse Veränderungen und Atrophien überwiegen. Gerade bei Bestrahlungen im jungen Alter können noch nach Jahrzehnten Meningeome strahleninduziert auftreten. Mehrere Monate bis Jahre nach Bestrahlungsende kann es jedoch auch zu einer schrankengestörten Form der Radionekrose kommen, deren KM-Enhancement oft als „löchrig" oder „wabig" beschrieben wird. Es kann leider wie bei bösartigen Rezidiven ein ringförmiges Enhancement vorkommen, das jedoch nicht hyperperfundiert ist (➤ Abb. 26.5).

Die nützlichsten Kniffe zur Differenzialdiagnostik intraaxialer Hirnläsionen

Sie sehen eine solitäre, grob rundliche, eher randständig schrankengestörte intraaxiale Läsion mit Perifokalödem. Welche Differenzialdiagnosen fallen Ihnen ein und warum? Es ist gibt durchaus Anhaltspunkte, die uns helfen, Gliome von Metastasen und Lymphomen oder auch Abszessen zu unterscheiden (➤ Tab. 26.7).

Typischerweise löst der gliale Tumor die Mark-Rinden-Grenze auf und infiltriert aus dem Marklager

Tab. 26.7 Intraaxiale Tumoren mit ringförmiger KM-Anreicherung und Ödem

	HGG	Metastase	Abszess	Lymphom
Lage	betont in der weißen Substanz, jedoch kortexinvasiv wachsend	Platzierung an der Grenze zum Kortex oder meningeal	überall möglich, räumliche Nähe zu Infektfokus suchen (Felsenbeine, Sinus)	im Immunkompetenten, periventrikulär betont, bei sekundärem ZNS-Lymphom auch oberflächlich an der Hirnbasis, bei Immunkompromittierten variabel
FLAIR/ T2	hyperintens, zentral, möglicherweise sogar liquorisointens, vergleichsweise geringes Perifokalödem	hyperintens, zentral, möglicherweise liquorisointens, Perifokalödem ist hochvariabel	zentrale Anteile sind in FLAIR nicht liquorisointens, oft liegt ein extremes Perifokalödem vor	Tumor ist flau-„pelzig", T2-hyperintens, teilweise sind randbetont T2-hypointense Streifen nachvollziehbar, Zentralnekrosen treten gehäuft bei immunsupprimierten Patienten auf, sind sonst jedoch selten
T1 + KM	eher breite girlandenförmige Anreicherung mit irregulärer Form	solide oder ringförmig anreichernd	oft eher schmaler, gleichmäßig geschlossener schrankengestörter Ring, wenn geöffneter Ring, dann Öffnung eher nach innen zeigend	homogene, flächige Anreicherung, insbesondere bei Immunkompromitierten auch ringförmig, dann oft mit Zentralnekrose

Tab. 26.7 Intraaxiale Tumoren mit ringförmiger KM-Anreicherung und Ödem *(Forts.)*

	HGG	Metastase	Abszess	Lymphom
DSC/ASL	erhebliche Hyperperfusion selbst der nicht schrankengestörten Tumoranteile und teilweise im Perifokalödem	Perfusion der Peritumoralzone ist erniedrigt	Perfusion der Peritumoralzone ist erniedrigt	nur geringe Hyperperfusion, bspw. maximal 50 % mehr als gesunde Seite
DWI	Diffusionsrestriktion des Rings, nicht der Zentralnekrose	Diffusivität der Tumorläsion ist variabel, Diffusivität des Perifokalödem ist erhöht	zentrale starke Diffusionsrestriktion	flächenhafte Diffusionsrestriktion
SWI	vermehrt kleine Gefäße auch durch die Zentralnekrose ziehend	mögliche flächenhafte Signalabsenkung bei eingebluteten oder melaninhaltigen Läsionen	geschlossener und teilweise gedoppelter Ring kann in der SWI vorliegen	bei Erstmanifestation meist nahezu unauffällig

den dann kaum noch abgrenzbaren Kortex, während Metastasen häufiger zwischen Kortex und Marklager expansiv wachsen. Primäre ZNS-Lymphome hingegen lassen sich eher in der periventrikulären Zone abgrenzen. Auch sind Gliome überwiegend zunächst monolokulär, während man bei Lymphomen, Metastasen und Abszessen noch von Zweit- oder Mehrfachläsionen ausgehen sollte.

Die Perfusionsbildgebung kann uns helfen, Glioblastome von Lymphomen, Metastasen und niedriggradigen Gliomen zu unterscheiden, da bei Glioblastomen meist im Gegensatz zu den anderen Läsionen eine erhebliche Hyperperfusion festzustellen ist (CBV im Tumor mehr als 2,5-fach so hoch wie im gesunden Gewebe; ➤ Abb. 26.6). In Lymphomen und Metastasen liegt eine eher geringe CBV-Erhöhung vor, während bei niedriggradigen Gliomen das CBV im Vergleich zur gesunden Seite oft sogar erniedrigt ist (➤ Abb. 26.7).

Glioblastome weisen häufig deutlich sichtbare Gefäßproliferate in der SWI auf, die teilweise quer durch zentralnekrotische Areale ziehen können, sowie Mikroblutungen am Tumorrand (➤ Abb. 26.8). Lymphome weisen hingegen meist weder Mikroblutungen noch erkennbare Gefäßproliferate auf. In T2-Wichtung zeigen Lymphome einen hypointensen Rand. Eine zentrale Nekrose liegt ohnehin bei Lymphomen seltener als bei den anderen diskutierten Entitäten vor und dann meist bei immunkompromittierten Patienten.

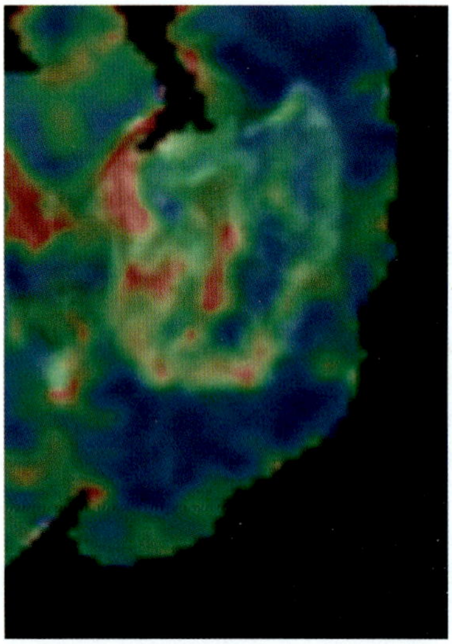

Abb. 26.6 Permeabilitätskorrigierte zerebrale Blutvolumen-Karte nach DSC-MRT im Gliomblastom bei einer 61-jährigen Patientin. Tumorrand und Teile der nah angrenzenden Penumbra sind hyperperfundiert.

Passt keine der Differenzialdiagnosen, sollte auch an eine **tumefaktive demyelinisierende Erkrankung** gedacht werden (➤ Kap. 4.1).

Besonderheiten bei extraaxialen und oberflächlichen Tumoren

Extraaxiale Tumoren wie Meningeome und manche Metastasen können osteoinvasiv sein oder die Weich-

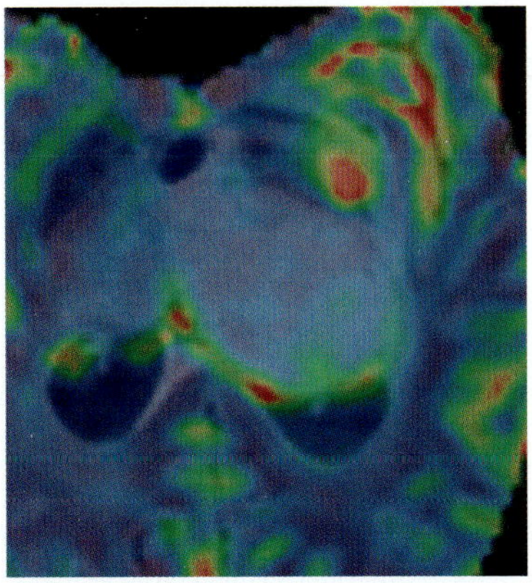

Abb. 26.7 Zerebrale Blutvolumen-Karte nach DSC-MRT in einem bithalamischen Astrozytom WHO II° mit fokaler Dedifferenzierung am ventralen Tumorrand links (rot) in einer 56-jährigen Patientin

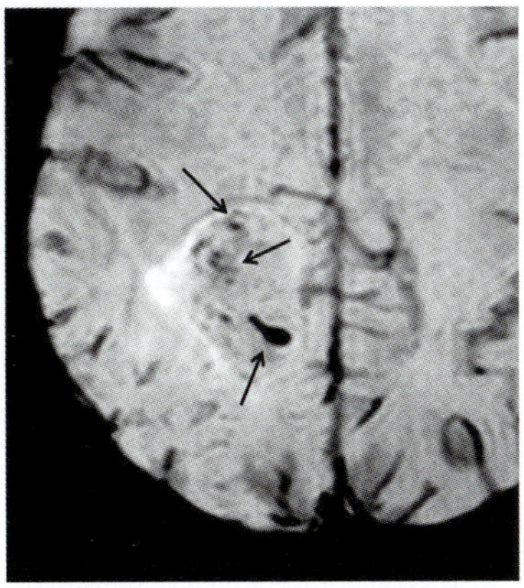

Abb. 26.8 SWI im Glioblastom (siehe Pfeilmarkierungen des Läsionsortes). Zahlreiche Gefäßproliferate verlaufen selbst durch die zentrale Nekrose des Glioblastoms bei dem 43-jährigen Patienten aus ➤ Abb. 26.3.

teile beispielsweise der Schädelbasis infiltrieren. Bei reiner knöcherner Infiltration reicht die ergänzende CT-Bildgebung. Bei vermuteter Weichteilinvasion ist es jedoch wichtig, mit fettgesättigten hochaufgelösten Sequenzen zu arbeiten. Die Fettsättigung macht den Tumor gegenüber den umliegenden, meist fetthaltigen Strukturen sichtbarer. Es sollten sowohl fettgesättigte T1-gewichtete als auch T2-gewichtete Sequenzen akquiriert werden (➤ Abb. 26.9). Bei Meningeomen sollte bedacht werden, dass sie nicht zwingend rein extraaxial sind. Gerade maligne Meningeome höherer WHO-Grade können komplexe hirninvasive Muster mit ausgeprägtem Perifokalödem aufweisen.

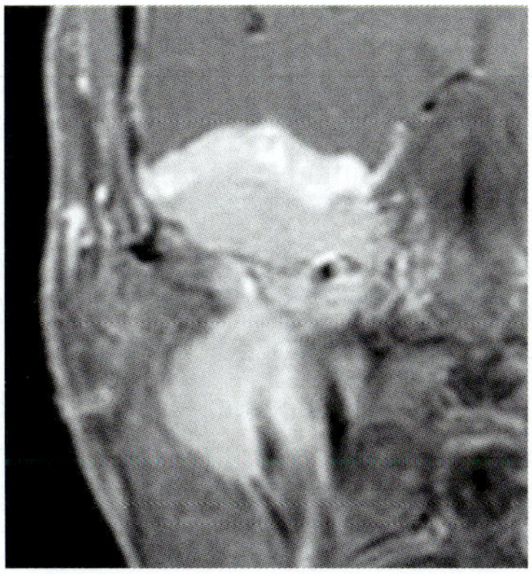

Abb. 26.9 Bildgebung bei Schädelbasistumoren. Die fettgesättigte T1-Wichtung nach KM-Gabe erlaubt eine verbesserte Abgrenzung des Tumors vom umliegenden Gewebe bei transkraniellen Tumoren mit Weichteilinfiltration

Abschließend noch ein Wort zu meningeal aufliegenden Metastasen: Im Zweifelsfall sollte die Indikation zur Ergänzung der Bildgebung auf die spinale Achse zum Meningiosis carcinomatosa Ausschluss großzügig gestellt werden.

Ganz vorne dabei: Radiogenomik und Big Data

Die Prognoseabschätzungen bei Gliomen werden immer komplexer. Die WHO-Klassifikation 2016 der ZNS-Tumoren legt einen starken Fokus auf Faktoren wie IDH-Mutationsstatus, die Anwesenheit der 1p19q-Kodeletion und anderer genetischer Kriterien. Dazu kommen weitere prognostische Faktoren wie der MGMT-Methylierungsstatus. Lediglich für den IDH-Status gibt es eine direkte spektroskopische Möglichkeit, den Onkometaboliten 2-Hydroxyglutarat (2-HG) in IDH-mutierten Gliomen nachzuweisen (Esmaeli et al. 2013). Für alle anderen prognostischen Marker gibt es Versuche, das Vorliegen des Genstatus, jedoch auch der Vaskularisation des Tumors beispielsweise mittels Imaging-Biomarkern zu bestimmen. Das sind meist Cut-off-Werte von Parametern quantitativer MRT- oder PET-Verfahren, die einzeln oder kumulativ herangezogen werden, um die Wahrscheinlichkeit des Vorliegens einer Mutation zu bestimmen. Der Oberbegriff lautet Radiomik oder Radiogenomik. Die neueste Entwicklung auf diesem Sektor bewegt sich weg von ROI-basierten Individualanalysen, sondern ermittelt kohortenbasierte Algorithmen, welche die Wahrscheinlichkeit des Vorliegens eines Mutationsstatus anhand großer Datencluster vorhersagen. Hierbei spielen sowohl quantitative als auch klassische MRT-Daten eine Rolle. Für derartige „Big Data"-Analysen mithilfe künstlicher Intelligenz (KI/AI) werden große Datenbanken angelegt, die im Idealfall mit korrespondierenden Datenbanken verknüpft sind. Computerbasierte Algorithmen werden dabei häufiger an kleineren Modellkohorten erprobt (Kickingereder et al. 2016). Die Güte der Resultate hängt dabei wesentlich von der Homogenität, Quantität und Qualität der MRT-Rohdaten ab.

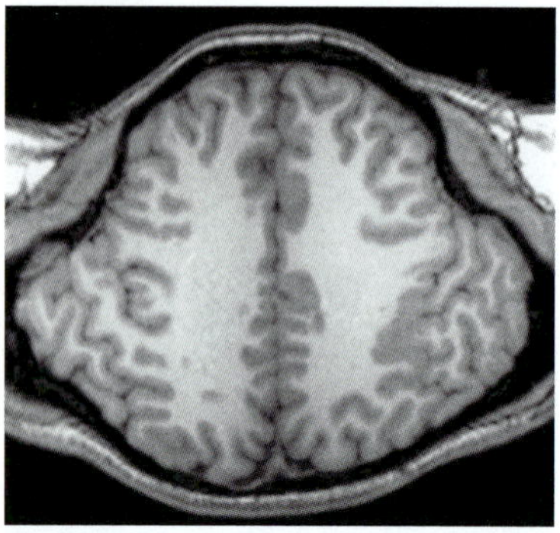

Abb. 26.10 Pancake-Projektion. In der 3D-Flächenrekonstruktion werden Asymmetrien erfahrbarer. Epileptogene Läsion wie hier eine linksfrontale Polymikrogyrie bei einer 17-Jährigen treten so deutlicher ins Auge.

26.1.5 Epilepsie

Bildgebung nach Krampfanfall

Nur ein kleiner Teil aller Patienten, die jemals einen Krampfanfall erleiden, wird eine Epilepsiediagnose erhalten. Geht ein Krampfanfall mit einem möglichen Trauma einher, kann es sinnvoll sein, die Bildgebung mit einer CCT zu beginnen. Gerade bei häufigeren Krampfanfällen jüngerer Patienten mit stabiler oder postiktal rückläufiger Klinik sollte hingegen die Indikation zur erneuten „reflexartigen" CT-Bildgebung nach Krampfanfall sehr kritisch überdacht werden, um hohe kumulative Strahlendosen auf das Cerebrum zu vermeiden.

Die eigentliche Bildgebung der Wahl nach Krampfanfall oder Läsionskontrolle bei Epilepsie ist nach Leitlinien die MRT (Cendes et al. 2017). 3- oder sogar 7-Tesla-MRT sind der MRT bei 1,5 Tesla in ihrer diagnostischen Aussagekraft aufgrund der besseren räumlichen Auflösung überlegen. Um den Aufbau eines MRT-Programms für Patienten mit Zustand nach Krampfanfall oder bereits bekannter Epilepsie festzulegen, ist es notwendig, sich zu vergegenwärtigen, welche häufigen epileptogenen Läsionen und Folgeschäden einer nicht beherrschten Epilepsie die MRT aufdecken können sollte: Hirnanlagestörungen, temporomesiale Strukturveränderungen, Mark-Rinden-Differenzierungsstörungen, neuronale Migrationsstörungen, vaskuläre, entzündliche oder neoplastische Erkrankungen (s. u.).

Störungen der Gyrierung können am besten mittels einer hochaufgelösten **nativen 3D-Isovoxel-T1-Sequenz** aufgedeckt werden. Auch eine Variabilität der Kortexdicke, wie bei der fokalen kortikalen Dysplasie oder der Kopfsteinpflaster-Lissenzephalie Typ 2, kann in der dreidimensionalen Rekonstruktion, z. B. mittels einer sogenannten **Pancake-Projektion,** auch zylindrische oder Mercator-Projektion genannt, nachvollzogen werden (➤ Abb. 26.10). Eine fokale Volumenminderung, Stichwort Hippocampussklerose, wird ebenso am besten in T1-Wichtung erkannt. Bei einer erstmaligen Untersuchung sollte diese Sequenz **mit Kontrastmittelgabe** wiederholt werden, um gegebenenfalls eine vaskuläre Läsion oder einen schrankengestörten Tumor besser erkennen zu können. Sind diese einmal ausgeschlossen, können Folgeuntersuchungen ohne Kontrastmittel ablaufen.

Die flüssigkeitssensitiven Sequenzen (**FLAIR** und **T2-Wichtung**) sollten in mehreren Ebenen angefertigt und begutachtet werden. Meist werden für beide Sequenzen eine axiale und eine koronare Darstellung in einer besonderen Kippung (Angulation) akquiriert, um die Hippocampusformation möglichst komplett in zwei Ebenen darzustellen (➤ Abb. 26.11). Die T2-Wichtung ist dabei räumlich hochaufgelöst, um feinste Strukturen wie die Schichtung des hippocampalen Kortex darzustellen. Populär bei vielen Bildanalytikern sind auch **Inversion-Recovery-Sequenzen,** bei denen starke Hell-Dunkel-Kontraste die Abgrenzung von grauer zu weißer Substanz erleichtern.

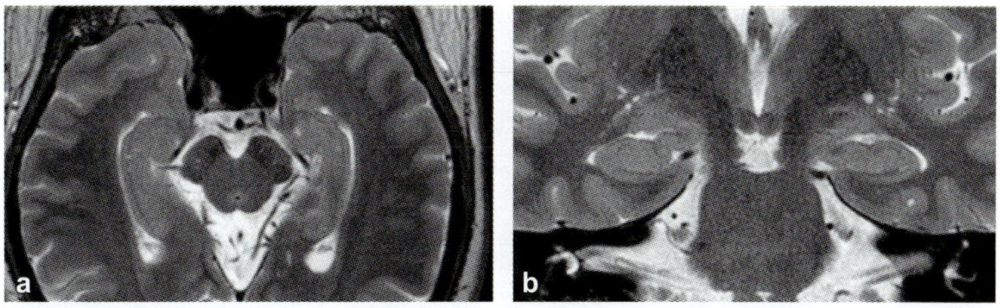

Abb. 26.11 Darstellung der hippocampalen Angulation. In der Epilepsie-Bildgebung wird eine besondere Angulationsebene verwendet, um die Hippocampusformation perfekt darzustellen.

Erkrankungen erkennen

Epileptogene Hirnläsionen lassen sich in mehrere diagnostische Gruppen einteilen, die hier kompakt anhand von Bildbeispielen besprochen werden.

Eine große Gruppe sind die **Störungen der kortikalen Migration und Organisation.** Diese wird nach Ätiologie der Erkrankungen weiter unterteilt.

Die erste Gruppe sind die abnormalen **Zellproliferations- und Apoptosestörungen.** Hirnmorphologisch fallen sie durch Mikro- oder Makrozephalie auf sowie durch Gyrierungsstörungen wie der **Polymikrogyrie** oder der **Megaenzephalie.** Gyrierungsstörungen treten dabei meist fokal auf.

Unter die erste Gruppe fallen auch kortikale Dysgenesien wie **Hamartome** (z. B. bei der tuberösen Hirnsklerose, s. u.), die fokalen kortikalen Dysplasien **(FCD)** und niedriggradige Tumoren wie der dysembryoblastische neuroepitheliale Tumor **(DNET)** sowie **Gangliogliome.**

FCD sind eine der häufigsten Ursachen fokaler Anfälle. Sie fallen häufig durch eine unscharfe Mark-Rinden-Differenzierbarkeit assoziiert mit einer subkortikalen Hyperintensität in FLAIR auf (➤ Abb. 26.12). Der Kortex imponiert verplumpt. Typischerweise ist die FCD um einen Sulkus gruppiert. Eine größere FCD kann mit Gyrierungsstörungen oder Myelinisierungsstörungen vergesellschaftet sein. Häufiger noch kann jedoch ein zum Marklager in T2-Wichtung hyperintenser, „kortexisointenser" Kometenschweif nachvollzogen werden (➤ Abb. 26.12). Dieses als **Transmantle-Zeichen** bekannte Bildzeichen stellt die von der subependymalen Zone zum Kortex in ihrer Migration gestoppten Neurone dar.

DNET sind häufig mit FCD assoziierte und gelegentlich hiervon schlecht unterscheidbare WHO I°, manchmal teilzystische Tumoren, meist ohne Schrankenstörung, die sich im Kortex befinden, die Gyrierung dort fokal vergröbern und leicht erhaben wachsen können. Man spricht auch von einer „blasenhaften" Morphe (➤ Abb. 26.13). Die häufigste Lokalisation ist der Temporallappen. Teilweise liegen Verkalkungen vor. Diese sind bei den ebenso oft temporal gelegenen Gangliogliomen noch häufiger zu beobachten, die auch öfter schrankengestört sind und größere zystische Areale aufweisen (➤ Abb. 26.14). Eine weitere Differenzialdiagnose sind die kleinstzystischen multinodulären und vakuolisierenden neuronalen Tumoren **(MVNT),** die wenig solide Komponenten aufweisen und juxtakortikal auftreten. Sie

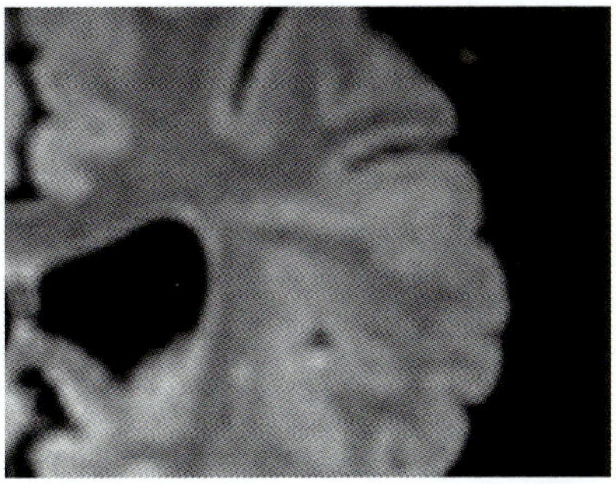

Abb. 26.12 FCD mit begleitendem Transmantle-Zeichen im Gyrus frontalis inferior in FLAIR und Schrägprojektion bei einem 20-Jährigen

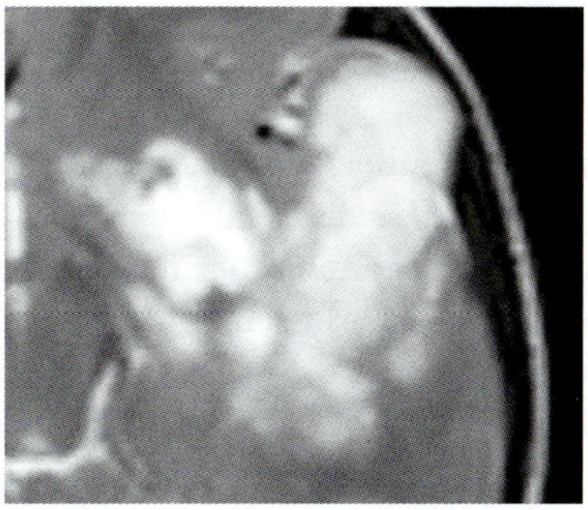

Abb. 26.13 Beispiel eines DNET in T2-Wichtung bei einem 5-jährigen Knaben. Man beachte, wie der blasige Tumor die Gyrusoberfläche exzentrisch verformt und vergröbert.

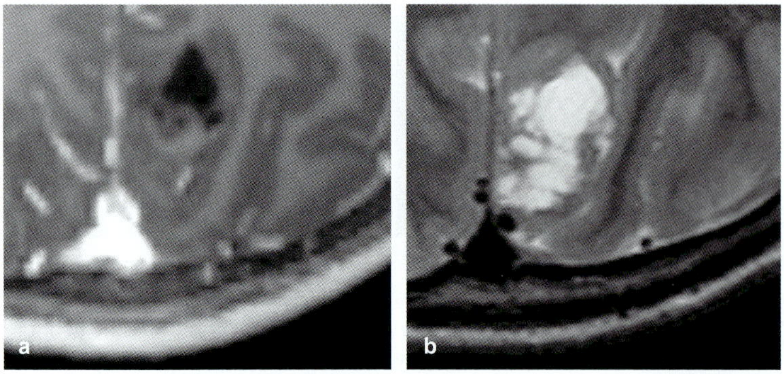

Abb. 26.14 Ein Gangliogliom mit typischer flauer Schrankenstörung und zystischen Anteilen bei einem 14-jährigen Jungen angrenzend an den Sinus sagittalis superior

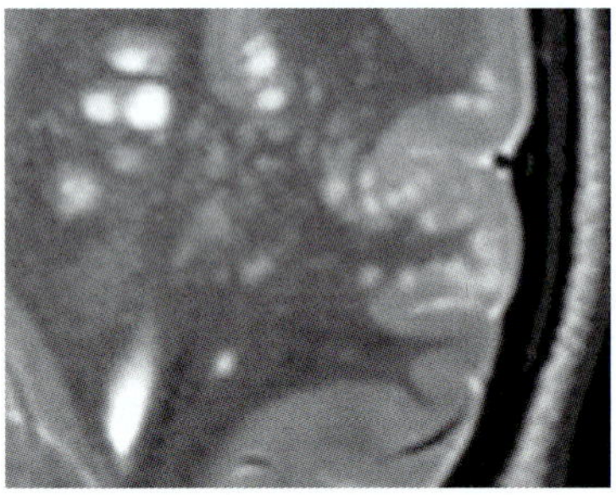

Abb. 26.15 Ein multinodulärer und vakuolisierender neuronaler Tumor (MVNT) mit typischen winzigen Zysten in T2-Wichtung links temporal/hippocampal bei einem 16-Jährigen

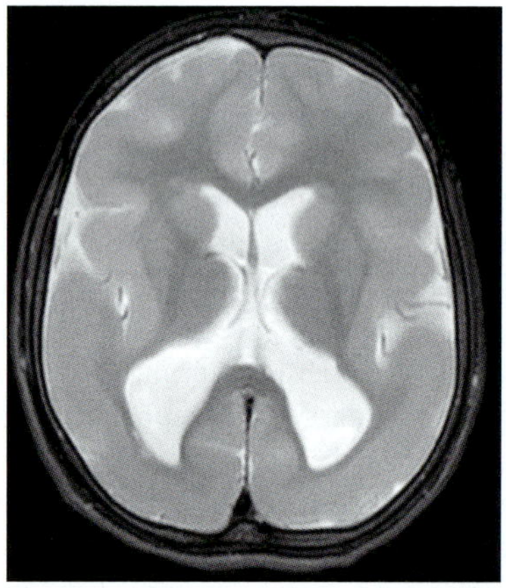

Abb. 26.16 Lissenzephalie mit angedeuteter Sanduhr-Form des Gehirns und stark verdicktem Kortex in axialer Schnittführung bei einem 8-jährigen Mädchen

sind meist nicht schrankengestört, fallen jedoch auch in den Formenkreis der epileptogenen Hirnläsionen (➤ Abb. 26.15).

In die zweite Gruppe epileptogener Anlagestörungen fallen die **Migrationsstörungen.** Diese äußern sich beispielsweise in Form von subependymalen oder subkortikalen **Bandheterotopien** und in der **Lissenzephalie.** Subependymale Heterotopien zeichnen sich durch meist knotige Kumulate grauer Substanz entlang der Seitenventrikel aus. (Sub-)kortikal können ebenso knotige Heterotopien grauer Substanz auftreten. Typischer sind hingegen Bandheterotopien, linienhafte Streifen grauer Substanz, die in ihrer maximalen Ausprägung daher auch als **Double Cortex** bezeichnet werden. Bandheterotopien können mit einer (partiellen) Aufhebung der Gyrierung, der „Glatthirnigkeit“ bzw. Lissenzephalie einhergehen (➤ Abb. 26.16).

Die letzte Gruppe sind die **postmigrationellen Entwicklungsstörungen.** Hierzu zählt neben metabolischen Erkrankungen und speziellen Formen der FCD die **Shizenzephalie.** Die Shizenzephalie ist eine Sonderform der **Porenzephalie,** also des räumlichen Kontaktes zwischen Ventrikelsystem und äußeren Liquorräumen, mit zusätzlicher Polymikrogyrie bzw. Heterotopie entlang der Spalte, auch Lippe genannt, ohne dass eine Zyste oder Gliosenarbe vorliegt. Bei der Shizenzephalie der „offenen Lippe“ berühren sich die gegenüberliegenden Hirnareale nicht. Die „geschlossene Lippe“ weist eine Apposition ohne Fusion der Lippen auf. Bei der Suche nach anlagebedingten epileptogenen Läsionen ist es wichtig, eine räumlich ausreichend aufgelöste Sequenz insbesondere in T2-Wichtung zu verwenden. Zu „grobe“ Bildgebung reduziert die Chance, Bildartefakte und unspezifische Läsionen als solche zu erkennen. So können **erweiterte perivaskuläre Räume** zu Transmantle-Zeichen und **Leukariose-Herde** zu FCD werden.

Hippocampussklerose: Ursache und Folge einer Temporallappenepilepsie

! MERKE

Eine Hippocampussklerose geht mit einem Verlust des Hippocampusvolumens einher. Eine T2-Signalerhöhung ohne Volumenverlust oder sogar Ödem spricht eher für einen Tumor oder eine Entzündung bzw. akute Veränderungen bei Status epilepticus.

Die **mesiotemporale Sklerose,** meist als Hippocampussklerose bezeichnet, ist die häufigste Ursache einer Temporallappenepilepsie. Möglicherweise handelt es sich um eine reaktive Gliose und Sklerose getriggert durch Fieberkrämpfe im Kindesalter. Im Sinne des klassischen Teufelskreises triggert eine zunehmende Hippocampussklerose weitere Anfälle und verstärkt die klinische Symptomatik. Es sind vor allem die anterioren Anteile der Hippocampi von Gliose und Volumenverlust betroffen. Die oft genannte hippocampale Malrotation stellt hingegen keinen epileptogenen Faktor dar.

Die Hippocampussklerose verläuft oft zunächst oder sogar dauerhaft einseitig. Die hippocampal angulierten flüssigkeitssensitiven Sequenzen helfen uns, die Sklerose zu erfassen: Das T2-Signal ist angehoben, die im Gesunden gut nachvollziehbare Dreischichtung des Hippocampuskortex ist jedoch, wenn überhaupt, nur noch verwaschen nachvollziehbar. Die T1-Wichtung lässt uns den Volumenverlust erkennen (➤ Abb. 26.17). Der Seitenvergleich und der Langzeitverlauf sind hierbei essenzielle Helfer. Bei schweren Verläufen können aufgrund der reduzierten Konnektivität auch andere Hirnregionen wie Fornix, Cingulum und Gyrus parahippocampalis atrophieren. Einige Studien konnten eine erhöhte **Diffusivität** (ADC-Wert erhöht) und verminderte Perfusion des

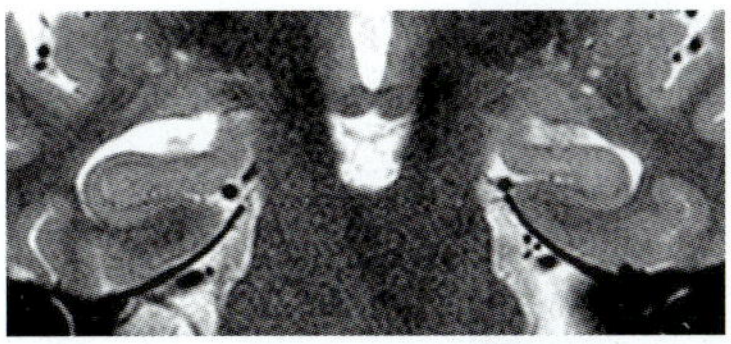

Abb. 26.17 Typische Veränderungen bei Hippocampussklerose. Volumenschwacher linker Hippocampus im Seitenvergleich mit Signalerhöhung und kaum abgrenzbarer Binnenstruktur in hochaufgelöster T2-Wichtung bei einer 38-jährigen Patientin mit TLE

Hippocampus außerhalb der iktalen Phasen nachweisen. **Spektroskopisch** zeigen sich typische Veränderungen wie bei Gliosenarben, insbesondere ein vermindertes NAA und damit ein vermindertes NAA/Cr-Verhältnis.

Wird eine mesiotemporale Sklerose durch eine **selektive Amygdalahippocampektomie** (SAHE) operiert, sollte im Anschluss eine postoperative Kontrolle nach Epilepsieprotokoll erfolgen, da ein erkrankter Hippocampusrest nicht verbleiben sollte.

Tumoröse, entzündliche, vaskuläre oder posttraumatische Ursachen von Krampfanfällen

Sie haben bereits Gangliogliome und DNET als niedriggradige epileptogene Tumoren aus der Perspektive einer kortikalen Migrationsstörung kennengelernt. Gliale Neoplasien wie **Astrozytome,** Oligodendrogliome und Glioblastome können jedoch ebenso Ursache einer sekundären, tumorassoziierten Epilepsie sein. Dabei fällt auf, dass Gliome mit oligozytären Zellanteilen häufiger Krampfanfälle auslösen und die Inzidenz von Krampfanfällen mit steigendem Tumorgrad abnimmt; WHO IV° **Glioblastome** verursachen also seltener Krampfanfälle als WHO II° **Oligodendrogliome** (Berntsson et al. 2018).

Ein weiterer zu (er)kennender epileptogener Tumor ist das **pleiomorphe Xanthoastrozytom.** Es ist fast immer kortexständig und besteht aus einer schrankengestörten soliden Komponente und einer zystischen Komponente. Oft reichert auch die angrenzende Leptomeninx Kontrastmittel an (➤ Abb. 26.18). Beim Gliom sind die Strukturen im Volumen aufgetrieben, die Sklerose geht mit einem Volumenverlust einher. Auch kann u. U. bei Gliomen eine erhöhte Perfusion festgestellt werden. Die Perfusion im sklerotischen Hippocampus ist hingegen immer erniedrigt (**cave:** s. Abschnitt Status epilepticus).

Eine wichtige, zu erkennende und im weitesten Sinne entzündliche Veränderung ist die **limbische Enzephalitis,** die autoimmunologische Ursachen hat, mit einem Volumen-Plus der Hippocampusformation und oft der Amygdala einhergeht, in T2-Wichtung hyperintens zum umgebenden Hirn ist, jedoch nicht häufig diffusionsgestört oder schrankengestört ist (➤ Abb. 26.19). Ihre Symptome können epilepsie-

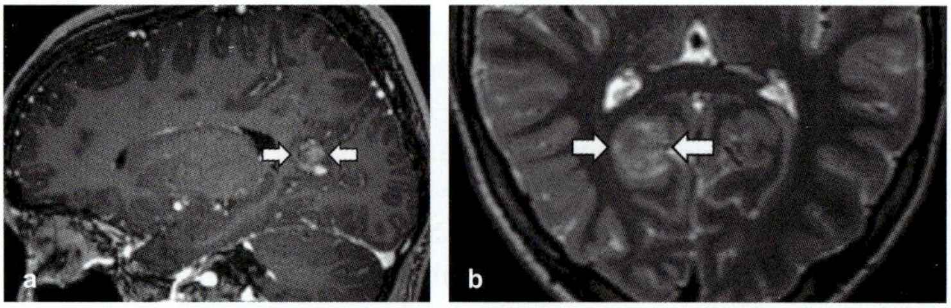

Abb. 26.18 Beispiel eines kortexständigen pleiomorphen Xanthoastrozytoms in T1 + KM und T2-Wichtung mit kleinzystischen und soliden Anteilen sowie leptomeningealer Beteiligung in einem 15-jährigen Jungen (siehe Pfeilmarkierungen des Läsionsortes)

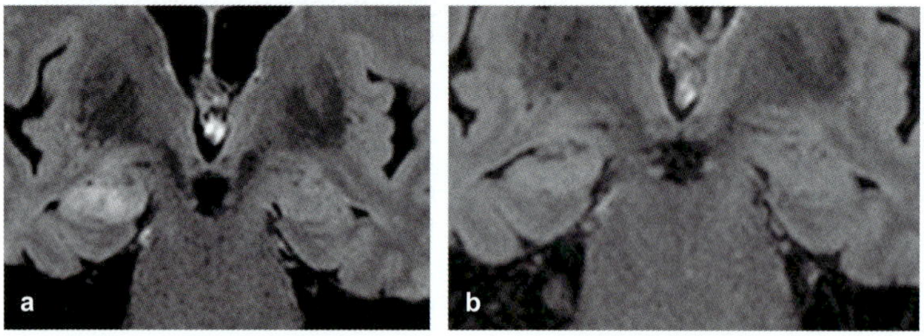

Abb. 26.19 Limbische Enzephalitis im Verlauf. **a** Das Signal des betroffenen rechten Hippocampus ist in T2-Wichtung erhöht. Das Volumen von Hippocampus (und teilerfasster Amygdala) ist jedoch erhöht, nicht erniedrigt. **b** Nach dreimonatiger immunsuppressiver Therapie haben sich die Veränderungen rechts temporomesial fast vollständig zurückgebildet.

typisch sein. Durch die Schwellung ist die Binnenstruktur der Hippocampi ähnlich wie bei der Sklerose schlecht abgrenzbar. In der Regel verläuft die Erkrankung asymmetrisch bilateral. Die Autoimmunenzephalitis des limbischen Systems kennt eine virale und auch epileptogene Differenzialdiagnose, die **Herpes-Enzephalitis.** Diese beginnt häufig ebenfalls asymmetrisch temporomesial. Sie breitet sich hingegen rasch auf beide Temporallappen aus. Eine Hyperperfusion, Diffusionsrestriktion und letztlich auch eine Schrankenstörung treten hier regelhaft und früh auf (➤ Abb. 26.20). Ebenso sind Einblutungen, die mit der SWI Sequenz gut erkennbar sind, häufig.

Die SWI hat für die Epilepsiediagnostik mittels MRT einen weiteren Mehrwert, da sie mit hoher örtlicher Auflösung posttraumatische Hämosiderin-

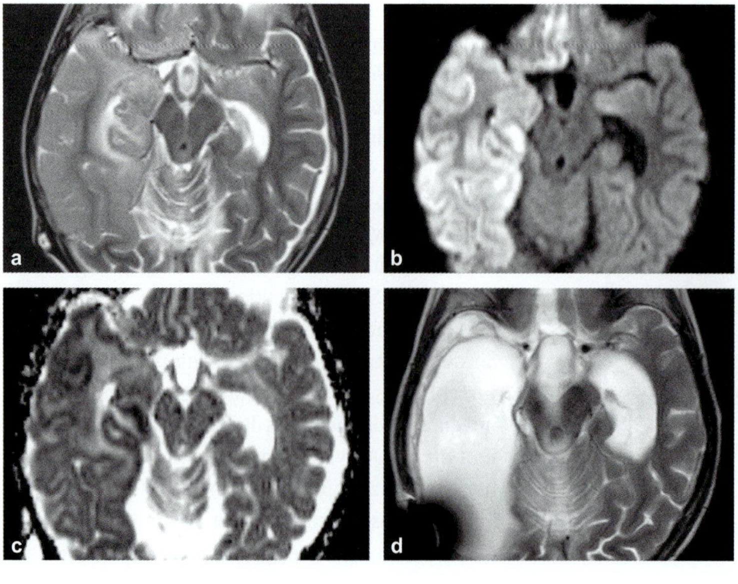

Abb. 26.20 Herpes-simplex-Enzephalitis bei einem 8-jährigen Knaben. **a** Das Ödem überschreitet erheblich die Hippocampusformation. **b** Die DWI weist eine rechts kortikale Diffusionsrestriktion auf. **c** ADC-Karte. **d** Residualzustand nach zwei Jahren

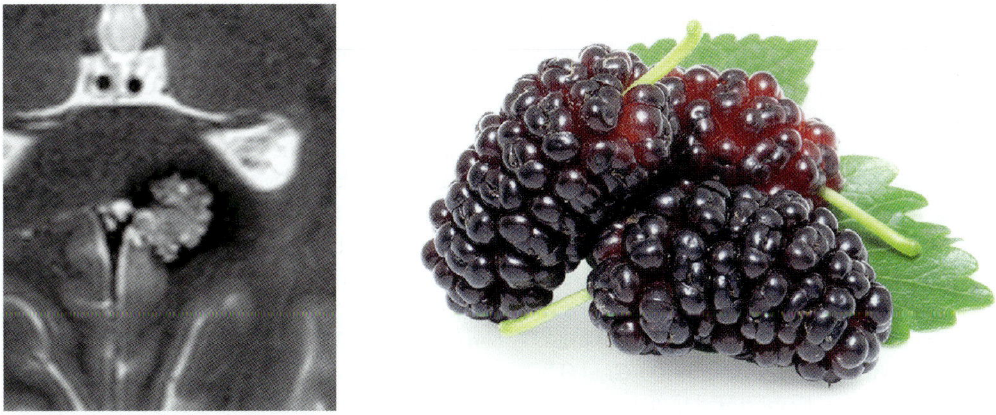

Abb. 26.21 **a** Eingeblutetes Kavernom mit typischer Maulbeerform bei einem 38-Jährigen im rechten Splenium; **b** Bild einer Maulbeere

ablagerungen, die zu Krampfanfällen führen können, jedoch auch venöse Gefäßmissbildungen mit epileptogenem Potenzial identifizieren können. Hierzu zählen insbesondere die **kavernösen Angiome,** auch als Kavernome bezeichnet. Sobald ein Kavernom eingeblutet hat, fällt es durch eine Maulbeeren- oder Popcornform in der SWI auf, die keine KM-Anreicherung aufweist (➤ Abb. 26.21). Die Lage ist meist supratentoriell in Kortexnähe. Eine Assoziation mit FCD wird beschrieben (Chen et al. 2013). Kavernöse Angiome sind oft mit **venösen Entwicklungsanomalien** (Developmental Venous Anomalies, DVA) vergesellschaftet. Letztere fallen nach KM-Gabe durch ihr palmenförmiges Aussehen auf (➤ Abb. 26.22) und haben kein epileptogenes Potenzial.

Schlussendlich sollte bedacht werden, dass **gliotische Narben** und **Hämosiderinablagerungen** nach Traumata, Blutungen, jedoch auch nach Schlaganfällen oder neurochirurgischen Eingriffen Epilepsieursachen sind.

Neurophakomatosen und seltene Erkrankungen mit epileptogenem Potenzial

Alle Neurophakomatosen können zerebrale Neoplasien oder neurovaskuläre Veränderungen herbeiführen, die ein epileptogenes Potenzial in sich tragen. Zwei dieser Erkrankungen sollen in ihrem bildgebenden Aspekt näher besprochen werden. Die **tuberöse Hirnsklerose** (Bourneville) geht in der überwiegenden Anzahl der Fälle mit Krampfanfällen einher. Bildmorphologisch fallen kortexnahe in FLAIR hyperintense flaue Läsionen insbesondere im Frontallappen auf – die sogenannten **Tubera** (➤ Abb. 26.23).

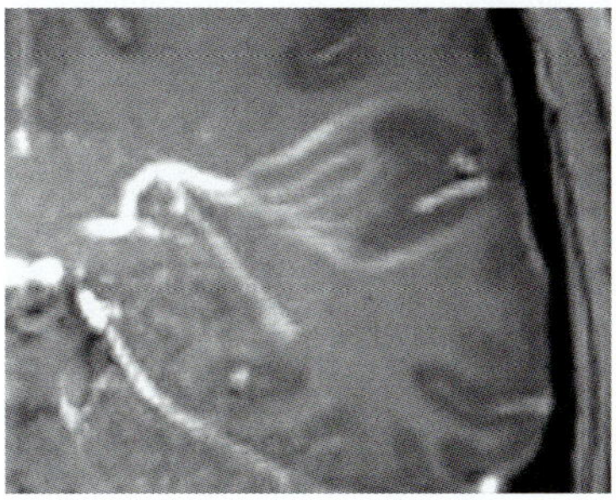

Abb. 26.22 Eine gefächerte DVA mit Drainage in das linke Seitenventrikelhinterhorn in T1 + KM und coronarer Schnittführung bei einer 20-Jährigen

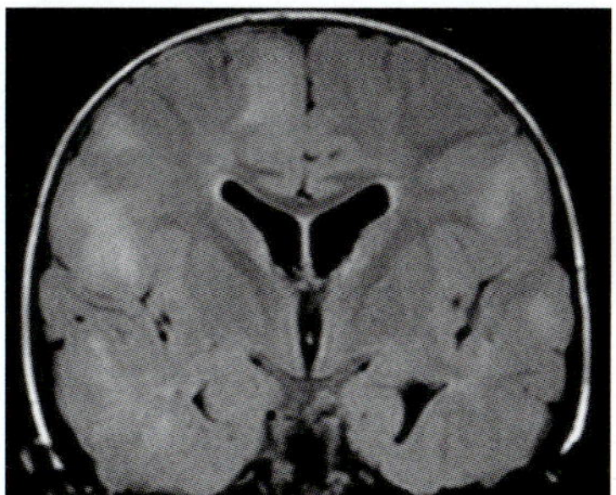

Abb. 26.23 Tubera bei tuberöser Hirnsklerose sind am besten in FLAIR erkennbar wie bei diesem 3-jährigen Jungen

Korrespondierend hierzu lassen sich weitere, meist radiär verlaufende Abweichungen des Marklagers nachweisen, wobei hier die Abgrenzung zum Transmantle-Zeichen schwerfallen kann.

Abschließend sollte noch auf subependymale, periventrikuläre Läsionen geachtet werden: die **Hamartome** und die **Riesenzellastrozytome** (Subependymal Giant Cell Astrocytoma, SGCA). Die SGCA sind sehr heterogen wuchernde, teils zystische peri-/intraventrikuläre Tumoren mit möglicher KM-Anreicherung und Verkalkungen, deren Erscheinungsbild in krassem Gegensatz zu ihrem niedrigen WHO-Grad (I°) steht (➤ Abb. 26.24). Hamartome treten multipel bereits im Babyalter auf und kalzifizieren im Verlauf (➤ Abb. 26.25). Ohne Kalzifikation können sie mit heterotoper grauer Substanz verwechselt werden, da das Signalverhalten sehr variabel ist. Sie sind jedoch nicht schrankengestört. Kalzifiziert sind sie sehr gut mit der SWI sichtbar. Nicht kalzifizierte Hamartome können auch ohne Vorliegen einer tuberösen Sklerose vorliegen, beispielsweise als **hypothalamisches Hamartom,** das klinisch mit epileptiformen Lachanfällen assoziiert ist.

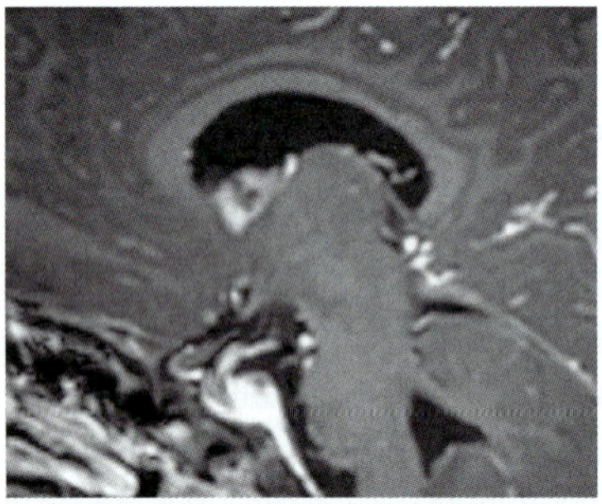

Abb. 26.24 Kleines intraventrikuläres Riesenzellastrozytom mit typisch asymmetrischem Wachstum und kräftiger Schrankenstörung in dem 3-Jährigen in links parasagittaler Schnittebene

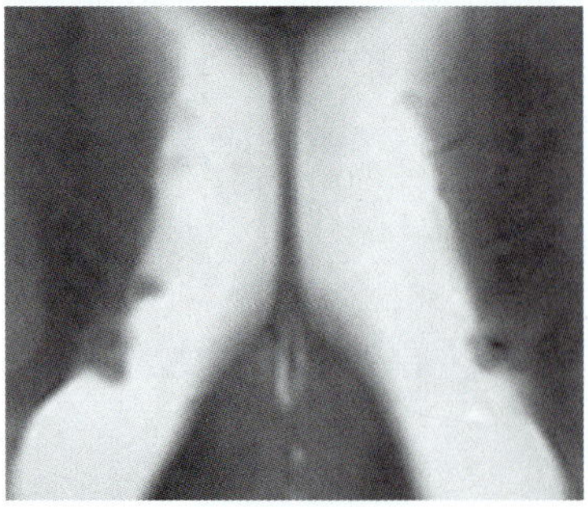

Abb. 26.25 Beispiel eines Hamartom-Clusters in axialer T2-Wichtung im selben Kind

Das seltenere **Sturge-Weber-Syndrom** ist ebenfalls mit Krampfanfällen assoziiert. Bildgebend typisch ist eine unihemisphärische Atrophie des Großhirns als Folge einer kortikalen Dystrophie durch flächenhafte **piale Angiome.** Die konsekutiven doppellaminären kortikalen Verkalkungen/Sklerosierungen, die in der CT und in der SWI gut nachvollzogen werden können, werden auch als „Straßenbahnspur-Zeichen" beschrieben (➤ Abb. 26.26). Nach KM-Gabe reichert die Leptomeninx aufgrund der Angiome diffus vermehrt an. Für das noch nicht sehr geübte Auge kann die Abgrenzung des Sturge-Weber-Syndroms zur ebenso epileptogenen **Rasmussen-Enzephalitis** ein differenzialdiagnostisches Hindernis sein. Auch hier ist eine Hemiatrophie des Gehirns in jungem Alter feststellbar. Jedoch liegen keine kortikalen Gefäßveränderungen vor und auch keine Sklerosierungen. Es ist lediglich das Signal in T2-Wichtung erhöht (➤ Abb. 26.27). Die zunehmende Atrophie von Kortex und sekundär Marklager steht im Vordergrund.

! MERKE

Vagusnervstimulatoren und Elektrodenlage-MRT

Elektronische Implantate gehören nicht in das MRT. Stimmt nur teilweise! Gerade für Epilepsiepatienten mussten intelligente Sequenzlösungen gefunden werden, um Patienten mit diagnostischen Tiefenelektroden und Vagusnervsti-

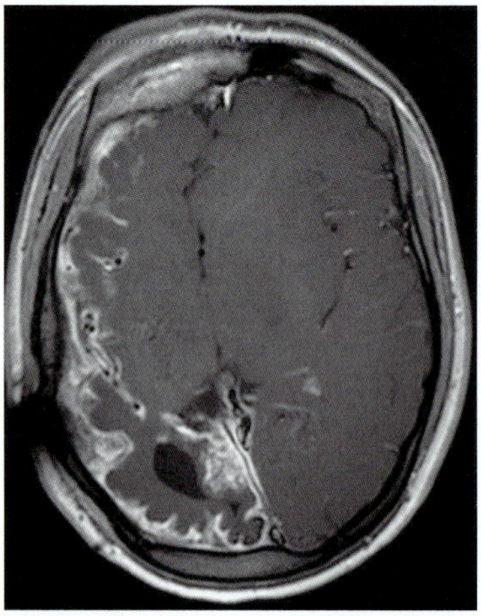

Abb. 26.26 Kortikale Veränderungen bei Sturge-Weber-Syndrom mit pialer Angiomatose und Hemiatrophie rechts und Schädelasymmetrie bei einer 22-Jährigen

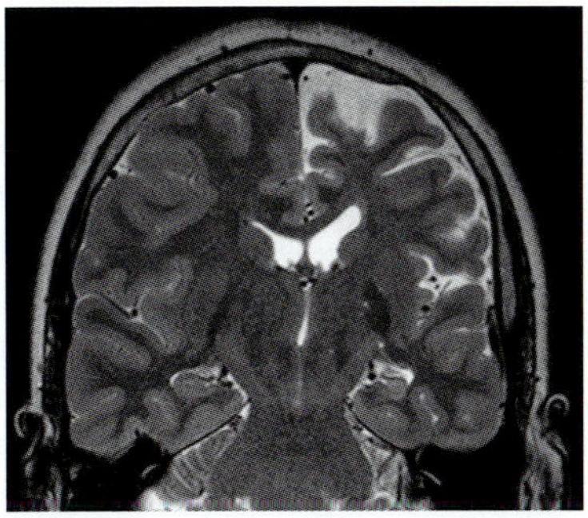

Abb. 26.27 Rasmussen-Enzephalitis mit Hemiatrophie der linken Hemisphäre bei einem 16-Jährigen mit zum Zeitpunkt einjährigem Krankheitsverlauf

mulatoren untersuchen zu können. Zunächst muss der neurologische Zuweiser in Vorleistung treten. Der Implantatausweis muss kontrolliert werden, ob eine bedingte MRT-Tauglichkeit des Implantats vom Hersteller garantiert wird. Alle elektronischen Devices müssen ausgeschaltet sein. Ströme durch magnetische Induktion (Wärmeentwicklung, Verbrennungen etc.) können verhindert werden, indem eine Schlaufenbildung der Kabel vermieden wird. Daher: Auf die Wicklung am Kopf des Patienten achten! Die MRT-Sequenzen sind für Elektroden-Patienten so gestaltet, dass weniger Energie auf die Implantate abgegeben wird. Die spezifische Absorptionsrate (SAR) ist reduziert, die Untersuchungsdauer ist verkürzt. Unter Beachtung dieser Vorkehrungen können teilweise selbst bei 3 Tesla MRT angefertigt werden. Die räumliche Auflösung und Kontraste sind jedoch teilweise reduziert.

Besonderheiten des Status epilepticus und seiner Spätfolgen

Der Status epilepticus ist ein fortdauerndes elektrisches Entladungsgewitter im Gehirn, dessen akute und Spätfolgen für uns in der MRT sichtbar sind. In der akuten Phase kommt es insbesondere im Kortex – auch dem Hippocampus – zu einem Energiemangel, der eine Zellschwellung zur Folge hat. Auch steigt die Durchlässigkeit der Blut-Hirn-Schranke und die Gefäße erweitern sich. In den flüssigkeitssensitiven Sequenzen sehen wir daher ein überwiegend vasogenes, geringer zytotoxisches Ödem während des Status epilepticus mit kortikaler Betonung. Die Hyperperfusion ist beispielweise mit ASL sichtbar zu machen (Keil et al. 2019). Eine Folge des nicht frühzeitig durchbrochenen Status epilepticus kann die laminäre oder (je nach betroffenen Kortexschichten) pseudolaminäre Nekrose sein. Die Neurone sterben ab, ein zytotoxisches Ödem bildet sich aus oder verschärft sich. Dies ist sichtbar durch eine Diffusionsrestriktion (ADC-Karte!). Eine nun auch mit dem bloßen Auge sichtbare Schrankenstörung kann hinzutreten. In der Spätphase nach einigen Wochen kommt es zu einer kortikalen Atrophie mit Ausbildung in nativer T1-Wichtung hyperintenser laminärer Banden.

! MERKE

Auch heute noch werden bis zu 30 % aller Patienten mit Temporallappenepilepsie keine Auffälligkeiten im MRT haben. Quantitative MRT-Techniken sowie SPECT und PET können die Nachweisrate erhöhen (Muhlhofer et al. 2017)!

26.1.6 Vaskuläre Erkrankungen

Vaskuläre zerebrale Erkrankungen sind vielfältig. Im folgenden Abschnitt werden die häufigsten Entitäten besprochen und die zielführende Bildgebung erörtert.

Aneurysmen

Aneurysmen der intrakraniellen Arterien werden heutzutage häufig als Zufallsbefunde entdeckt. Mit intrakraniellen Aneurysmen wird man in der Regel nicht geboren, wohl aber mit einer Schwachstelle des Gefäßes. Insbesondere an Aufteilungsstellen von Gefäßen bildet sich im Laufe von Jahren und Jahrzehnten ein Aneurysma. Aneurysmen weit in der Gefäßperipherie (z. B. distal des M2-Segments) sind suspekt auf eine infektiöse Genese (mykotische Aneurysmen).

Längst nicht jedes Aneurysma bedarf einer Therapie. Leider ist die Entscheidung zur Therapie aber auch nicht so einfach wie früher vermutet. Der Leitsatz, dass Aneurysmen, die kleiner als 7 mm sind, niemals bluten und somit nicht therapiebedürftig sind, ist heutzutage obsolet. Aus der täglichen Praxis ist bekannt, dass auch Patienten mit deutlich kleineren Aneurysmen eine Subarachnoidalblutung erleiden können. Deshalb ist es wichtig zu unterscheiden, wo das Aneurysma lokalisiert und wie es konfiguriert ist. So haben Aneurysmen der hinteren Zirkulation grundsätzlich ein größeres Blutungsrisiko als Aneurysmen der vorderen Zirkulation. Grundsätzlich sollten Patienten mit Aneurysmen in einem Zentrum vorgestellt werden. Hier kann eine individuelle Beratung stattfinden. Zentraler Punkt der Beratung ist hierbei das Verhältnis zwischen Behandlungsrisiko und potenziellem Rupturrisiko bezogen auf die Lebenszeit.

Bildgebend ist ein MRT in der ersten Diagnostik von Aneurysmen Mittel der Wahl. Hier ist es sinnvoll, eine TOF(Time-of-Flight)-Angiografie durchzuführen. Wichtig ist, dass nicht nur die rekonstruierten Bilder angeschaut, sondern auch die Quellbilder berücksichtigt werden. Ist ein MRT nicht möglich, kann eine CT-Angiografie mit Kontrastmittel durchgeführt werden. Die räumliche Auflösung und Detektierbarkeit von Aneurysmen ist mit einem MRT mindestens zu vergleichen. Zu beachten ist allerdings die Strahlendosis. Untersuchungsbedingt ist es nicht möglich, die besonders empfindliche Augenlinse zu schonen, sodass auf wiederholte Untersuchungen nach Möglichkeit verzichtet werden sollte.

Goldstandard in der Aneurysmadiagnostik ist nach wie vor die DSA. Wurde im MRT ein Aneurysma nachgewiesen, ist es sinnvoll, vor einer abschließenden Beratung des Patienten eine DSA durchzuführen, denn die Einschätzung des Rupturrisikos eines Aneurysmas ist mit CT oder MRT nur eingeschränkt möglich, da die Konfiguration und etwaige Tochteraneurysmen nur eingeschränkt detektierbar sind. Diese haben als potenzielle Rupturstellen in der Einschätzung des Blutungsrisikos und der Beratung der Patienten aber einen hohen Stellenwert.

Da es nach erfolgter Behandlung zu Rezidiven kommen kann, sind Verlaufskontrollen vorzunehmen. Nach einem „reinen" Coiling sollten in den ersten Jahren Kontrollen mittels MRT (TOF- und kontrastmittelgestützte MRA; beide können durch unterschiedliche Artefakte eingeschränkt beurteilbar sein, zusammengenommen ist die diagnostische Aussage ausreichend; Gramsch et al. 2016), nach Verwendung eines Stents oder anderer Hilfsmittel auch mittels DSA erfolgen. Nach neurochirurgischem Clipping sollte die vollständige Aneurysmaentfernung postoperativ mittels DSA dokumentiert werden. Ist das Aneurysma dann vollständig ausgeschaltet, ist ein Rezidiv unwahrscheinlich.

Liegt eine Subarachnoidalblutung vor, so ist der Blutungsnachweis sowohl im CT als auch im MRT möglich. Sequenz der Wahl im Nachweis einer akuten Blutung ist die FLAIR-Sequenz, die eine subarachnoidale Hyperintensität zeigt.

Zur Abklärung einer SAB ist eine diagnostische DSA erforderlich. In ca. 20 % der Fälle findet man kein blutungsverursachendes Aneurysma. In der DSA sollte bei fehlendem Aneurysmanachweis neben der Darstellung der beiden ACI der beiden Vertebralarterien dann auch die ACE beidseits dargestellt werden (Ausschluss einer Fistel). Zusätzlich sinnvoll sind Halsserien der A. vertebralis beidseits (Ausschluss spinale Gefäßmissbildung) sowie Kompressionsserien zur Darstellung der A. communicans anterior. Der nächste diagnostische Schritt ist ein MRT des Kopfes und der spinalen Achse. Auch spinale Tumoren wie Hämangioblastome oder durale spinale Fisteln können subarachnoidale Blutungen auslösen. Ist diese Bildgebung negativ, empfiehlt sich eine erneute DSA mit zeitlicher Latenz von mehreren Tagen; dies unter der Vorstellung, dass Vasospasmen ein der Blutung zugrunde liegendes Aneurysma maskiert haben könnten (Ringelstein et al. 2015).

Arteriovenöse Malformatione

Arteriovenöse Malformationen (AVM) sind angeborene Missbildungen zwischen hirnversorgenden Gefäßen. Sie können allerdings auch spinal vorkommen.

Intrakraniell liegen sie im Hirnparenchym und werden von hirnversorgenden Arterien gespeist. Zusätzlich kann eine Versorgung aus duralen Ästen vorliegen. Die venöse Drainage erfolgt über kortikale oder tiefe Hirnvenen. AVMs haben die Tendenz, im Laufe der Jahre zu wachsen. Sie können überall im Hirn vorkommen. In seltenen Fällen können auch zwei oder mehr AVMs vorliegen. Bei sehr großen AVMs, die teilweise eine ganze Hemisphäre einnehmen, spricht man von einer Angiomatose. Das Gefäßgeflecht, in dem die eigentliche Kurzschlussverbindung liegt, bezeichnet man als Nidus.

Die gebräuchlichste Einteilung richtet sich nach dem Operationsrisiko (➤ Tab. 26.8; Spetzler und Martin 1986).

Die Diagnostik erfolgt häufig im MRT. Es sollten mindestens folgende Sequenzen durchgeführt werden:

- TOF-Angiografie
- Kontrastmittelgestützte MR-Angiografie (ggf. zeitaufgelöst)

Tab. 26.8 Einteilung arteriovenöser Malformationen nach dem Operationsrisiko

Nidusgröße	
klein (< 3 cm)	1 Punkt
mittel (3–6 cm)	2 Punkte
groß (> 6 cm)	3 Punkte
Lage	
nicht eloquent	0 Punkte
eloquent	1 Punkt
Venöser Abfluss	
oberflächliche Venen	0 Punkte
tiefe Venen	1 Punkt

- Dünnschichtige T2 Sequenz (2 mm) über die AVM, idealerweise in drei Ebenen
- SWI/T2* Sequenz zur Beurteilung, ob eine Blutung stattgefunden hat

Während AVMs früher recht großzügig behandelt wurden, ist man nach Publikation der ARUBA-Studie deutlich zurückhaltender, da sich gezeigt hat, dass das Behandlungsrisiko deutlich höher liegt als der Spontanverlauf (Wedderburn et al. 2008). Sinnvoll ist allerdings die Durchführung einer DSA bei Diagnosestellung, um das Flussverhalten einschätzen zu können und etwaige „flussassoziierte Aneurysmen" nachzuweisen. Durch den erhöhten Fluss in den die AVM versorgenden Gefäßen (Feeder) kann es zur Entwicklung von Aneurysmen kommen. Da diese eine häufige Blutungsquelle darstellen, kann es sinnvoll sein, ausschließlich diese Aneurysmen zu behandeln. Andersherum können flussassoziierte Aneurysmen nach Behandlung einer AVM von selbst schrumpfen.

Symptomatisch werden können AVMs durch Blutungen, epileptische Anfälle sowie bei großen AVMs durch TIA – symptomatikbedingt durch ein Steal-Phänomen.

Ist es zu einer Blutung gekommen, ist eine Therapie erforderlich, jedoch in aller Regel nicht perakut. Es sollte zunächst eine diagnostische DSA durchgeführt werden. Anschließend sollten die Therapieoptionen (Operation, Embolisation, Kombination aus beidem oder Radiatio) interdisziplinär diskutiert werden.

Bei der Radiatio ist zu beachten, dass diese nicht sofort wirkt, sondern erst im Laufe mehrerer Jahre zum Schrumpfen des Nidus führt. Als maximale Nidusgröße werden 2 bis 3 cm angegeben.

Durale Fisteln

Bei duralen Fisteln handelt es sich um Kurzschlussverbindungen von meningealen Ästen der A. carotis externa und den venösen Sinus. Durale Fisteln können zum einen symptomatisch werden durch Blutungen, aber auch durch Ohrgeräusche oder eine venöse Kongestion.

Den typischen okzipital gelegenen Durafisteln, die hauptsächlich aus der A. meningea media, der A. occipitalis und der A. tentorii (A. Bernasconi) versorgt werden, liegt häufig anamnestisch eine stattgehabte Sinusthrombose zugrunde. Viele Patienten beklagen als Symptom ihrer Fistel ein pulssynchrones Ohrgeräusch.

Haben Patienten ein pulssynchrones Ohrgeräusch, ist zunächst ein MRT indiziert. Dies sollte folgende Sequenzen mindestens umfassen (Deuschl et al. 2015):

- T2 axial Schädelbasis/Felsenbein 2 mm
- FLAIR axial/3D-FLAIR
- T1 axial
- Schädelbasis/Felsenbein 2 mm
- TOF-Angiografie nativ
- Kontrastmittel-MR-Angiografie
- T1 mit Kontrastmittel, axial durch Schädelbasis/Felsenbein 2 mm mit spektraler Fettsättigung

Ergeben sich im MRT Hinweise auf eine durale Fistel, so sollte eine DSA durchgeführt werden. Diese ist erforderlich, um die Fistel zu klassifizieren und das Blutungsrisiko einzuschätzen. Hinweise auf eine Fistel können sehr gering sein: ein leichtgradiges Ödem oder gering gestaute intraparenchymale Venen im MRT. Der augenfälligste Befund ist z. B. die Kontrastierung des Sinus sigmoideus in der arteriellen, nativen TOF-Angiografie.

Die gängigste Klassifikation zur Einteilung duraler Fisteln stammt von Cognard. Sie richtet sich nach der Blutungswahrscheinlichkeit. Fisteln Cognard Typ 1 haben praktisch kein Blutungsrisiko; Cognard Typ V birgt ein hohes Blutungsrisiko. Dennoch kann es erforderlich sein, eine Fistel Cognard Typ 1 zu behandeln, wenn der Patient aufgrund des Ohrgeräusches einen hohen Leidensdruck hat.

Eine Sonderform der duralen Fistel stellt die frontobasale Fistel dar. Sie liegt in der Regel in der frontobasalen Mittellinie, entspringt den Ethmoidalarterien oder Ästen der A. meningea anterior und sollte aufgrund eines hohen Blutungsrisikos in jedem Fall behandelt werden.

Carotis-cavernosus-Fisteln

Eine weitere Sonderform der duralen Fisteln sind Carotis-cavernosus-Fisteln (CCF). Sie werden nach ihrem Ursprung eingeteilt bzw. nach Barrow klassifiziert:

- Barrow A: direkte Fistel aus der ACI (z. B. nach rupturiertem Aneurysma im cavernösen Abschnitt oder posttraumatisch)
- Barrow B: indirekte Fistel aus der ACI
- Barrow C: indirekte Fistel aus der ACE
- Barrow D: indirekte Fistel sowohl aus der ACI als auch aus der ACE

Carotis-cavernosus-Fisteln werden in der Regel symptomatisch durch einen Exophthalmus, eine Chemosis oder Augenmotilitätsstörungen. Durch einen venösen Rückstau in die Orbita und insbesondere Retina kann es zur Erblindung kommen. Bei sehr großem Shuntvolumen können Steal-Phänomene auftreten.

Die erste Diagnostik sollte eine MRT sein. Zu achten ist auf eine Arterialisierung des Sinus cavernosus in der TOF-Angiografie, einen Exophthalmus und eine Dilatation der V. ophthalmica. Besteht der Verdacht auf eine CCF, muss zeitnah eine DSA durchgeführt werden. Die Therapie erfolgt interventionell transarteriell (Barrows A) oder transvenös durch Coils und/oder Flüssigembolisat im Sinus cavernosus. Der venöse Zugang erfolgt von der V. femoralis aus in den Sinus petrosus inferior oder die V. facialis → V. angularis → V. ophthalmica.

Kavernome

Kavernome sind venöse Gefäßkonvolute ohne innenliegendes Hirnparenchym. Sie können spontan auftreten, aber auch Folge einer Radiatio sein. Das Blutungsrisiko liegt bei ca. 0,5–1 %/a. Symptomatisch werden können Kavernome durch epileptische Anfälle oder durch die Raumforderung nach einer Blutung. Das diagnostische Mittel der Wahl ist das MRT mit T2*- oder SWI-Sequenzen. Suggestiv auf ein Kavernom ist auch ein „Pfeffer-und-Salz"-Muster in T2-gewichteten Sequenzen. Kavernome können ihre Größe ändern und sowohl wachsen als auch schrumpfen. Deshalb sind automatische regelmäßige Kontrollen asymptomatischer hemisphäraler Kavernome im MRT nicht erforderlich. Als grober Anhaltspunkt für hemisphärale Kavernome gilt, dass man ab der zweiten klinisch symptomatischen Blutung zur Resektion rät. Assoziiert findet man häufig DVAs (Developmental Venous Anomaly). Diese früher als „venöses Angiom" bezeichneten Strukturen sind kräftige venöse Abflussgefäße und bedürfen keiner Therapie.

Vaskulitis

Vaskulitiden (➤ Kap. 2) sind eine häufige Differenzialdiagnose unklarer FLAIR-Hyperintensitäten. Man sollte immer an eine Vaskulitis denken, wenn Patienten in der FLAIR-Sequenz Muster aufweisen, die weder typisch für eine ED sind, noch im Rahmen der klinischen Gesamtkonstellation für Mikroangiopathien sprechen.

Erster diagnostischer Schritt ist eine hochaufgelöste TOF-Angiografie im MRT, die bereits eine sehr hohe diagnostische Sicherheit in Bezug auf den Nachweis vaskulitistypischer Kaliberunregelmäßigkeiten hat (deBoysson 2017). Besteht weiterhin diagnostische Unsicherheit, so sollte eine DSA durchgeführt werden. Hier ist zu beachten, dass sowohl die proximalen Abschnitte der Hirnarterien als auch die distalen hochauflösend im Bild erfasst werden.

Neurointerventionelle Therapie

Dieses Kapitel gibt einen sehr kurzen Überblick über die wichtigsten Neuerungen in neuroradiologischen Interventionstechniken. Hierbei besteht keinerlei Anspruch auf Vollständigkeit.

Der Zugang erfolgt in aller Regel über die A. femoralis. Dadurch hat man die Möglichkeit, alle supraaortalen Gefäße zu erreichen. Aufgrund des Winkels der Abgänge des Aortenbogens wäre dies bei einem transbrachialen Zugang nur eingeschränkt möglich. Zudem stünde der Interventionalist der Strahlenquelle in der DSA deutlich näher.

Aneurysmen

Dank neuer Techniken gibt es kaum noch Aneurysmen, die interventionell nicht grundsätzlich behandelbar sind. Neben einer zunehmenden Bandbreite unterschiedlicher Coils (unterschiedliche Flexibilität, präformierte Coils, z. B. 360°, 3D etc., Volumencoils) stellen intraaneurysmale „Flow-Disruptoren" sicherlich eine bedeutende Neuerung in der Aneurysmatherapie dar. Diese Devices sind in unterschiedlichen Größen erhältlich und werden mit einem Mikrokatheter im Aneurysma verankert. Dies führt zur Stase des Blutflusses im Aneurysma. Wichtig zu wissen ist, dass angiografisch nicht sofort ein Verschluss sichtbar sein muss, sondern dieser sich erst in den Wochen nach der Behandlung ergibt. Eine überbrückende Thrombozytenaggregationshemmung für sechs Wochen kann erforderlich sein. Die Verschlussrate der Aneurysmen ist der von gecoilten Aneurysmen mindestens ebenbürtig (Goertz et al. 2019).

Sehr große oder breitbasige Aneurysmen werden zunehmend mit Flow-Divertern, sehr engmaschigen Stents, versorgt, die den Blutstrom am Aneurysma vorbeilenken. Neue Generationen von Flow-Divertern weisen eine reduzierte Komplikationsrate auf (Goertz et al. 2019).

Zur Behandlung breitbasiger Bifurkationsaneurysmen sind spezielle Stents entwickelt worden, welche die Aneurysmabasis mit einer Membran überdecken und die Coils im Aneurysma halten. Dies macht die bisher teilweise erforderliche Einlage zweier Stents in Ypsilon-Konfiguration überflüssig (Perez et al. 2016).

Stroke

In der Schlaganfall-Behandlung gab es bislang zwei interventionelle Schlüsseltechniken: Thrombektomie mittels Stentretriever und Thrombaspiration mittels Absaugkatheter. Es zeigt sich, dass die Vereinigung von beidem zielführender ist. Durch den Absaugkatheter wird der Mikrokatheter mit dem Stentretriever geführt und somit beim Retrievereinsatz gleichzeitig aspiriert (Colby et al. 2019).

Wichtigste Neuerung ist sicher die Ausweitung des Zeitfensters. Die Dawn-Studie (Nogueira et al. 2018) zeigte, dass auch im Zeitfenster bis 24 Stunden nach Symptom-Onset Patienten eine signifikante Verbesserung nach Thrombektomie erfuhren. Einschlusskriterium war u. a. ein kleiner Infarktkern bei schwerer Klinik. Ähnliche Ergebnisse brachte die Defuse-3-Studie (Albers et al. 2018), die einer Thrombektomie im erweiterten Zeitfenster ein Mismatch in der Perfusionsbildgebung zugrunde legte.

Unterschiedliche Meinungen bestanden, wie weit peripher im Gefäßbaum man mit neurointerventionellen Verfahren tätig werden sollte. Friedrich und Mitarbeiter zeigten, dass ab dem mittleren M2-Segment die systemische Lyse einer interventionellen Therapie überlegen ist (Friedrich et al. 2018). Sehr aktuelle Studienergebnisse zeigen erste Evidenz einer effektiven und sicheren Anwendung der Thrombektomie im Stromgebiet der A. cerebri posterior (Meyer et al. 2021)

AVM/Fistel

Die Produktpalette der Embolisate hat sich erweitert. Neben dem weit gebräuchlichen Onyx® sind weitere Produkte auf den Markt gekommen, die mit anderen Fließeigenschaften die Möglichkeiten der Embolisation erweitern (z. B. Squid® und Phil®). Ein weiterer technischer Fortschritt ist die Möglichkeit, mittels doppellumiger Ballons das die AVM/Fistel versorgende Gefäß zu verschließen und bei der Injektion einen Reflux zu verhindern (Jagadeessan et al. 2018).

LITERATUR

Albers GW, Marks MP, Lansberg MG, et al. Thrombectomy for stroke with selection by perfusion imaging. N Engl J Med 2018; 378 (19): 1849–1850.

Albuquerque TVC, Stamoulis DNJ, Monsignore LM, de Castro-Afonso LH, Nakiri GS, Rezende MT, Trivelato FP, Vanzin JR, Ulhoa AC, G Abud D. Diagn Interv Radiol 2021; 27(2): 225–231.

Berntsson SG, Merrell RT, Amirian ES, et al. Glioma-related seizures in relation to histopathological subtypes: a report from the glioma international case-control study. J Neurol 2018; 265 (6): 1432–1442.

Brandsma D, Stalpers L, Taal W, et al. Clinical features, mechanisms, and management of pseudoprogression in malignant gliomas. Lancet Oncol 2008; 9 (5): 453–461.

Cendes F, Theodore WH, Brinkmann BH, et al. Neuroimaging of epilepsy. Handb Clin Neurol 2016; 136: 985–1014.

Chen DJ, Severson E, Prayson RA. Cavernous angiomas in chronic epilepsy associated with focal cortical dysplasia. Clin Neuropathol 2013; 32 (1): 31–36.26.

Ciccarelli O, Cohen JA, Reingold SC, et al. Spinal cord involvement in multiple sclerosis and neuromyelitis optica spectrum disorders. Lancet Neurol 2019; 18 (2): 185–197.

Colby GP, Baharvahdat H, Mowla A, et al. Increased success of single-pass large vessel recanalization using a combined stentriever and aspiration technique: a single institution study. World Neurosurg 2019; 123: e747–e752.

de Boysson H, Boulouis G, Parienti JJ, et al. Concordance of time-of-fl ight MRA and digital subtraction angiography in adult primary central nervous system vasculitis. AJNR Am J Neuroradiol 2017; 38 (10): 1917–1922.

Deuschl C, Göricke S, Gramsch C, et al. Value of DSA in the diagnostic workup of pulsatile tinnitus. PLoS One 2015; 10 (2): e0117814.

Esmaeili M, Vettukattil R, B athen TF. 2-hydroxyglutarate as a magnetic resonance biomarker for glioma subtyping. Transl Oncol 2013; 6 (2): 92–98.
Fadda G, et al. Paediatric multiple sclerosis and antibody-associated demyelination: clinical, imaging, and biological considerations for diagnosis and care. Lancet Neurol 2021; 20: 136–149.
Filippi M, Agosta F, Barkhof F, et al. EFNS task force: the use of neuroimaging in the diagnosis of dementia. Eur J Neurol 2012; 19 (12): e131–140, 1487–1501.
Filippi M, Agosta F. MRI of non-Alzheimer's dementia: current and emerging knowledge. Curr Opin Neurol 2018; 31 (4): 405–414.
Friedrich B, Lobsien D, Wunderlich S, et al. Endovascular stroke treatment: How far downstream should we go? Cardiovasc Intervent Radiol 2018; 41 (1): 55–62.
Geraldes R, Ciccarelli O, Barkhof F, et al. The current role of MRI in differentiating multiple sclerosis from its imaging mimics. Nat Rev Neurol 2018; 14 (4): 213.
Goertz L, Dorn F, Kraus B, et al. Improved occlusion rate of intracranial aneurysms treated with the Derivo Embolization Device: one-year clinical and angiographic follow-up in a multi-center study. World Neurosurg 2019. pii: S1878–8750(19)30815–0. [Epub ahead of print].
Goertz L, Liebig T, Siebert E, et al. Extending the indication of Woven EndoBridge (WEB) embolization to internal carotid artery aneurysms: a multicenter safety and feasibility study. World Neurosurg 2019. pii: S1878–8750(19)30638–2. [Epub ahead of print].
Gramsch C, Zülow S, Nensa F, et al. Can we now dispense with DSA in the evaluation of aneurysm occlusion even in the most crucial fi rst follow-up after endovascular treatment? Clin Neurol Neurosurg 2016; 149: 136–142.
Jagadeesan BD, Grande AW, Tummala RP. Safety and feasibility of balloon-assisted embolization with onyx of brain arteriovenous malformations revisited: personal experience with the Scepter XC Balloon Microcatheter. Interv Neurol 2018; 7 (6): 439–444.
Jalbert LE, Neill E, Phillips JJ, et al. Magnetic resonance analysis of malignant transformation in recurrent glioma. Neuro Oncol 2016; 18 (8): 1169–1179.
Keil VC, Hartkamp NS, Connolly DJA, et al. Added value of arterial spin labeling magnetic resonance imaging in pediatric neuroradiology: pitfalls and applications. Pediatr Radiol 2019; 49 (2): 245–253.
Kickingereder P, Bonekamp D, Nowosielski M, et al. Radiogenomics of glioblastoma: machine learning-based classification of molecular characteristics by using multiparametric and multiregional MR imaging features. Radiology 2016; 281 (3): 907–918.
Li H, Li J, Cheng G, et al. IDH mutation and MGMT promoter methylation are associated with the pseudoprogression and improved prognosis of glioblastoma multiforme patients who have undergone concurrent and adjuvant temozolomide-based chemoradiotherapy. Clin Neurol Neurosurg 2016; 151: 31–36.
Meyer L, et al. Thrombectomy for Primary Distal Posterior Cerebral Artery Occlusion Stroke: The TOPMOST Study JAMA Neurol 2021; e210001. doi: 10.1001/jamaneurol.2021.0001.
Muhlhofer W, Tan YL, Mueller SG, et al. MRI-negative temporal lobe epilepsy – What do we know? Epilepsia 2017; 58 (5): 727–742.
Nogueira RG, Jadhav AP, Haussen DC, et al. Thrombectomy 6 to 24 hours after stroke with a mismatch between defi cit and infarct. N Engl J Med 2018; 378 (1): 11–21.
Okada H, Weller M, Huang R, et al. Immunotherapy response assessment in neuro-oncology: a report of the RANO working group. Lancet Oncol 2015; 16 (15): e534 – e542.
Pérez MA, Henkes H, Bouillot P. Intra-aneurysmal hemodynamics: evaluation of pCONus and pCANvas bifurcation aneurysm devices using DSA optical fl ow imaging. J Neurointerv Surg 2016; 8 (11): 1197–1201.
Ringelstein A, Mueller O, Goericke SL, et al. Benefi t of second catheter angiography in patients with nontraumatic subarachnoidal hemorrhage. Clin Neuroradiol 2015; 25 (1): 13–17.
Salama S, et al. MOG antibody-associated encephalomyelitis/encephalitis. Mult Scler 2019 Oct;5(11): 1427–1433.
Sati P, Oh J, Constable RT, Evangelou N, et al. The central vein sign and its clinical evaluation for the diagnosis of multiple sclerosis: a consensus statement from the North American Imaging in Multiple Sclerosis Cooperative. Nat Rev Neurol 2016; 12 (12): 714–722.
Spetzler RF, Martin NA. A proposed grading system for arteriovenous malformations. J Neurosurg 1986; 65 (4): 476–483.
Stork L, Brück W, von Gottberg P, et al. Severe meningo-/encephalitis after daclizumab therapy for multiple sclerosis. Mult Scler 2019: 1352458518819098. doi: 10.1177/1352458518819098. [Epub ahead of print].
Tan IL, McArthur JC, Venkatesan A, Nath A. Atypical manifestations and poor outcome of herpes simplex encephalitis in the immunocompromised. Neurology 2012; 79: 2125–2132.
Thompson AJ, Banwell BL, Barkhof F, et al. Diagnosis of multiple sclerosis: 2017 revisions of the McDonald criteria. Lancet Neurol 2018; 17 (2): 162–173.
Thust SC, Heiland S, Falini A, et al. Glioma imaging in Europe: A survey of 220 centres and recommendations for best clinical practice. Eur Radiol 2018; 28 (8): 3306–3317.
Valotassiou V, Malamitsi J, Papatriantafyllou J, et al. SPECT and PET imaging in Alzheimer's disease. Ann Nucl Med 2018; 32 (9): 583–593.
van den Bent MJ, Wefel JS, Schiff D, et al. Response assessment in neuro-oncology (a report of the RANO group): assessment of outcome in trials of diffuse low-grade gliomas. Lancet Oncol 2011; 12 (6): 583–593.
Verger A, Filss CP, Lohmann P, et al. Comparison of (18) F-FET PET and perfusion-weighted MRI for glioma grading: a hybrid PET/MR study. Eur J Nucl Med Mol Imaging 2017; 44 (13): 2257–2265.
Wattjes MP, et al. 2021 MAGNIMS-CMSC-NAIMS consensus recommendations on the use of MRI in multiple sclerosis. Lancet Neurol 2021 (in press).

26.2 Sonografie

Uwe Walter

Wichtige Neuigkeiten auf einen Blick

Etablierte Anwendungen in der Neurologie auf einen Blick

- Vaskulärer Ultraschall:
  - Akutdiagnostik des Schlaganfalls: Detektion und ätiologische Beurteilung von Stenosen bzw. Verschlüssen extra- und intrakranieller hirnversorgender Arterien
  - Detektion und Monitoring intrakranieller Vasospasmen bei Subarachnoidalblutung
  - Graduierung von Stenosen hirnversorgender Arterien zur Klärung der Indikation einer Intervention (Stent, operative Versorgung)
  - Diagnose des zerebralen Zirkulationsstillstands
  - Detektion einer Arteriitis extrakranieller Arterien (v. a. Riesenzellarteriitis)
  - Beurteilung der emboligenen Aktivität (Detektion von Mikroembolie-Signalen) bei arteriosklerotischen Stenosen präzerebraler Arterien
  - Detektion eines kardialen bzw. pulmonalen Rechts-Links-Shunts
  - Darstellung von Venen vor/während der geplanten Anlage zentralvenöser Katheter
- Transkranielle B-Bild-Sonografie:
  - Echogenitätsbeurteilung von Substantia nigra und Basalganglien zur Früh- und Differenzialdiagnostik des Parkinson-Syndroms
  - Monitoring von Ventrikelweiten in der Neurointensivmedizin
- Orbita-Sonografie:
  - Messung der Weite der Optikusscheiden zur Detektion und Verlaufskontrolle einer intrakraniellen Hypertension (z. B. bei Pseudotumor cerebri)
- Nerv-Muskel-Sonografie:
  - Diagnostik von traumatischen Veränderungen, Kompressionssyndromen, entzündlichen Erkrankungen und Tumoren peripherer Nerven/Nervenwurzeln
  - Detektion von Muskelfaszikulationen bei Motoneuronerkrankungen
  - Ultraschallgeführte Injektionsbehandlung perineural (Anästhetika, Steroide), intraglandulär bzw. intramuskulär (Botulinumtoxin)

26.2.1 Einführung

Die Sonografie bei den o. a. neurologischen Indikationen (➤ Tab. 26.9) ist eine ärztliche Aufgabe und erfolgt mit unterschiedlicher Gewichtung durch Neurologen, Radiologen, Internisten, Chirurgen und Pädiater. Standarduntersuchungen werden heute auch von erfahrenen medizinisch-technischen Assistenten in einem ärztlich geleiteten Ultraschalllabor ausgeführt.

Vorteile der Sonografie sind die Nichtinvasivität, Wiederholbarkeit (z. B. zum Monitoring), Mobilität und geringe Anfälligkeit gegenüber Bewegungsartefakten. Nachteile sind – neben möglicher Affektion der Bildqualität durch patientenseitige Faktoren (Adipositas, Lagerung etc.) – die Abhängigkeit der Befundqualität von der Erfahrung des Untersuchers und die bedingte Nachbeurteilbarkeit archivierter Sonogramme. Vor selbstständiger Durchführung dieser Diagnostik sollte daher ein entsprechender Befähigungsnachweis der zuständigen Fachgesellschaften (in Deutschland die Deutsche Gesellschaft für klinische Neurophysiologie und funktionelle Bildgebung [DGKN] und die Deutsche Gesellschaft für Ultraschall in der Medizin [DEGUM]) angestrebt werden, insbesondere wenn dieser nicht als Teil einer abgeschlossenen Facharztausbildung erworben wurde.

Nachfolgend werden die Standards zu Fragestellung, Untersuchungsumfang und Beurteilungskriterien für leitlinienrelevante Anwendungen der Sonografie in der Neurologie in gebotener Kürze dargestellt. Selbstverständliche Voraussetzungen zur Sonografie, wie die ausreichende Compliance des Patienten, die spezielle Qualifikation des Untersuchers und adäquate räumliche, gerätetechnische und hygienische Bedingungen, werden dabei nicht gesondert wiederholt.

Tab. 26.9 Einsatz der Ultraschallsonden und -frequenzen beim Erwachsenen

Zielstruktur	Sondentyp	Frequenz	Eindringtiefe
intrakranielle Gefäße (Doppler-Sonografie)	Doppler-Sonde (Pulsed Wave)	2,0 MHz	ca. 14 cm (Limit durch Aliasing)
extrakranielle Gefäße (Doppler-Sonografie)	Doppler-Sonde (Continuous Wave)	4,0 MHz	ca. 8 cm
intrakranielle Gefäße und Hirnparenchym (B-Bild, Farbduplex-Bild)	„Phased-Array"-Sektor-Schallkopf	2,5 MHz (2,0–3,5 MHz)	ca. 25 cm
zervikale Gefäße und Strukturen (B-Bild, Farbduplex-Bild)	Linear-Schallkopf	7,5 MHz (5,0–12,0 MHz)	ca. 8 cm
Orbita (B-Bild, Farbduplex-Bild)	Linear-Schallkopf, **cave:** mechanischen Index < 0,3 wählen!	10 MHz (7,5–16,0 MHz)	ca. 6 cm
subkutane Arterien (B-Bild, Farbduplex-Bild)	Linear-Schallkopf	14 MHz (10–20 MHz)	ca. 2 cm
oberflächennahe Nerven und Muskeln (B-Bild, Farbduplex-Bild)	Linear-Schallkopf	12 MHz (7,5–18,0 MHz)	ca. 4 cm
tiefe Nerven, Muskeln und Gefäße (B-Bild, Farbduplex-Bild)	Linear-Schallkopf oder Konvex-Schallkopf	5 MHz (3,5–7,5 MHz)	ca. 12 cm

26.2.2 Akutdiagnostik des Schlaganfalls

Beim akuten Schlaganfall erbringt die extra- und transkranielle Doppler- und Duplex-Sonografie – auch bei bereits durchgeführter CTA oder MRA – weitere ätiologische und prognostische Informationen über den zugrunde liegenden Gefäßprozess und wird bei allen Patienten mit akuten zerebralen Ischämien (Hirninfarkt und TIA) empfohlen, möglichst innerhalb der ersten 24 Stunden nach stationärer Aufnahme (Hennerici et al. 2017). Zu unterscheiden ist dabei die Sofortdiagnostik in speziellen Fällen („Fast-Track"-Sonografie, in der Regel bis 6 Stunden nach Symptombeginn), um über die Thrombektomie-Indikation zu entscheiden, von der Standarddiagnostik, die der Abklärung der Schlaganfall-Ätiologie dient (Widder et al. 2013). Nach aneurysmaler Subarachnoidalblutung wird die tägliche transkranielle Doppler- bzw. Duplex-Sonografie am 4. bis 14. Tag nach Blutungseintritt zur Detektion und Beurteilung von Vasospasmen empfohlen (Steinmetz et al. 2012).

Fast-Track-Sonografie

Bei bis zu 10 % aller Patienten mit akutem ischämischem Schlaganfall kommt eine Kombination von intravenöser Thrombolysebehandlung (Zeitfenster bis 4,5 Stunden nach Symptombeginn) und endovaskulärer Thrombektomie oder die alleinige Thrombektomie in folgenden Zeitfenstern in Betracht (Ringleb et al. 2015):

- Bei Verschlüssen des vorderen Kreislaufs: bis 6 Stunden nach Symptombeginn, bei bildgebendem Nachweis eines deutlichen Mismatch auch länger
- Bei akutem A.-basilaris-Verschluss: bis zu 12 Stunden (Koma-Dauer < 4 Stunden)

Bei klinischem Verdacht auf einen proximalen intrakraniellen Gefäßverschluss im Bereich der intrakraniellen A. carotis bzw. der A. cerebri media im M1- oder M2-Segment (National-Institute-of-Health-Stroke Scale [NIHSS-]Score ≥6) und der A. basilaris sollte bei potenziell für eine endovaskuläre Thrombektomie geeigneten Patienten eine unverzügliche Gefäßdiagnostik mittels CTA (alternativ MRA oder Duplex-Sonografie) durchgeführt werden, ohne die systemische Thrombolyse zu verzögern (Hennerici et al. 2017). Wenn die CTA bzw. MRA kontraindiziert oder nicht möglich sind, sollte bei potenziell für eine endovaskuläre Thrombektomie geeigneten Patienten mit Verdacht auf Gefäßverschluss im vorderen Kreislauf die Fast-Track-Sonografie durch einen qualifizierten Arzt erfolgen (Widder et al. 2013). Diese kann auch bei vertebrobasilärer Ischämie erwogen werden, bleibt hier aber oft unsicher.

- Voraussetzungen:
  - Klinischer Verdacht auf akuten Verschluss der intrakraniellen A. carotis bzw. der A. cerebri

media im M1-Segment (NIHSS-Score ≥ 8 oder fluktuierende Symptomatik)
  - Keine andere schnellere neurovaskuläre Bildgebung verfügbar
  - Untersuchung erst nach (!) Start der ggf. indizierten systemischen Thrombolyse
- Fragestellungen:
  - Verschluss der A. cerebri media im M1-Segment (proximal oder distal)?
  - Verschluss der intrakraniellen A. carotis interna?
  - Verschluss oder Stenose der extrakraniellen A. carotis interna? Ggf. Ätiologie? Stenosegrad?
- Untersuchungsumfang:
  - Extrakranielle Duplex-Sonografie: Darstellung und Doppler-Ableitung der A. carotis communis und A. carotis interna ipsilateral zum akuten Hirninfarkt
  - Transkranielle Duplex-Sonografie: Darstellung und Doppler-Ableitung der A. cerebri media und intrakraniellen A. carotis ipsilateral zum akuten Hirninfarkt
  - Bei patientenseitig unzureichenden Schallbedingungen: Verwendung eines Ultraschall-Kontrastmittels
- Therapierelevante Befundaussagen:
  - Extrakranielle A. carotis interna: offenes Gefäßlumen ohne oder mit Anhalt für intrakraniellen Verschluss; echoarmer Thrombus ohne größere arteriosklerotische Plaque (V. a. Embolie); Verschluss bei stenosierender arteriosklerotischer Plaque (V. a. autochthone Thrombose); hämodynamisch relevante Stenose durch arteriosklerotische Plaque (mittels Stent-PTA behandelbar oder nicht); sonstige Gefäßpathologie (z. B. Dissektion oder Arteriitis)
  - Intrakranielle Gefäße: fehlende vs. vorliegende Darstellung der A. cerebri media (➤ Abb. 26.28b) bzw. der A. carotis interna

Standard-Sonografie bei akutem ischämischem Schlaganfall

Die Doppler-Sonografie und möglichst auch die farbcodierte Duplex-Sonografie der extra- und intrakraniellen hirnversorgenden Arterien sollen bei allen Patienten mit ischämischem Schlaganfall (TIA und Hirninfarkt) im Rahmen der Akutdiagnostik, die typischerweise auf der Stroke Unit erfolgt, durchgeführt werden. In der Regel soll diese Untersuchung innerhalb von 24 Stunden nach stationärer Aufnahme erfolgen (Hennerici et al. 2017). Diese dient – zusammen mit der laborbasierten und kardialen Diagnostik – der Klärung der Ätiologie des zugrunde liegenden Gefäßprozesses sowie der Beurteilung der zerebralen Hämodynamik.

! MERKE

Von vorrangiger Bedeutung innerhalb der ersten 24 Stunden nach stationärer Aufnahme ist der Nachweis einer extrakraniellen symptomatischen hochgradigen Karotisstenose mit entsprechender Notwendigkeit einer frühzeitigen therapeutischen Intervention.

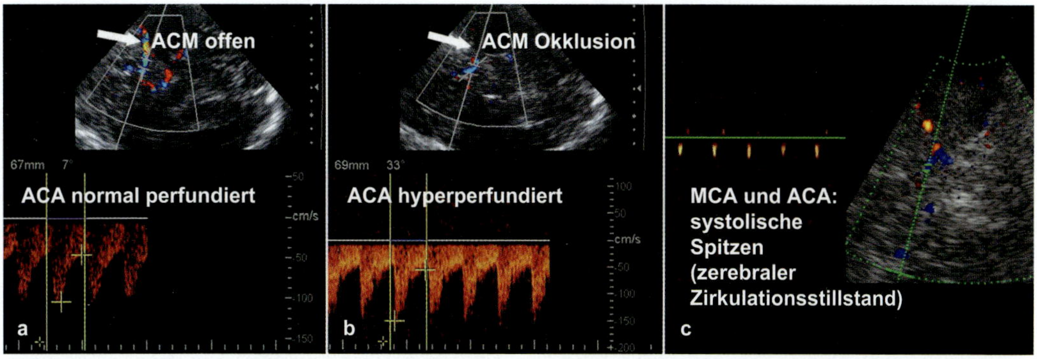

Abb. 26.28 Duplexsonografische Befunde der intrakraniellen Arterien **a** Normalbefund: Alle Hirnbasisarterien, hier die A. cerebri media (ACM, Pfeil) und die A. cerebri anterior (ACA), stellen sich unauffällig dar. **b** Befund bei thrombembolischem Verschluss der ACM: Die ACM stellt sich nicht dar, während die ACA kompensatorisch hyperperfundiert wird. **c** Befund bei zerebralem Zirkulationsstillstand: Alle untersuchten Hirnbasisarterien zeigen frühsystolische Spitzen oder oszillierende Strömungssignale.

Der Untersuchungs- und Dokumentationsumfang ist in den Empfehlungen der DEGUM vorgegeben (Arbeitskreis vaskulärer Ultraschall 2011). Zur Untersuchungstechnik und Befundbewertung wird auf die einschlägigen Fachbücher, Übersichtsarbeiten und Leitlinien verwiesen (z. B. Arning et al. 2008, 2010; Berlit et al. 2018: Eckstein et al. 2013; Krejza und Baumgartner 2004; Schäfer et al. 2017).

- Voraussetzungen:
  - Nachweis oder differenzialdiagnostisch hochgradiger Verdacht auf akuten ischämischen Schlaganfall (TIA bzw. Hirninfarkt)
- Fragestellungen:
  - Verschluss oder Stenose extrakranieller Arterien? Ggf. Ätiologie? Stenosegrad?
  - Verschluss oder Stenose intrakranieller Arterien?
  - Hinweise auf gestörte zerebrale Hämodynamik? Kollateralisationsverhältnisse?
- Untersuchungsumfang:
  - Extrakranielle Doppler-Sonografie (falls keine Duplex-Sonografie erfolgt): jeweils beidseitige Untersuchung von A. supratrochlearis (ohne und mit Kompression der Äste der A. carotis externa), A. carotis communis, A. carotis externa, A. carotis interna, A. vertebralis (Atlasschleife, optional: Abgang), A. subclavia
  - Transkranielle Doppler-Sonografie (falls keine Duplex-Sonografie erfolgt): jeweils beidseitige Untersuchung transtemporal von A. cerebri media, A. carotis interna, A. cerebri anterior, A. cerebri posterior; transforaminale Untersuchung von A. vertebralis beidseits und A. basilaris bis zur maximal darstellbaren Tiefe (≤ 125 mm)
  - Extrakranielle Duplex-Sonografie: jeweils beidseitige Darstellung und Doppler-Sonografie von A. carotis communis (mit Messung der Intima-Media-Dicke), A. carotis externa, A. carotis interna, A. vertebralis (V2-Segment mit Messung des Durchmessers, optional: Abgang, V1- und V3-Segment), A. subclavia; bei Verdacht auf Arteriitis temporalis zusätzlich: A. temporalis superficialis (einschließlich der Rr. parietales et frontales) und A. axillaris
  - Transkranielle Duplex-Sonografie: jeweils beidseitige Darstellung und Doppler-Sonografie transtemporal von A. cerebri media, A. carotis interna, A. cerebri anterior, A. cerebri posterior (optional: A. cerebelli superior und A.-basilaris-Kopf); transforaminale Untersuchung von A. vertebralis beidseits und A. basilaris (optional: A. cerebelli inferior posterior, A. cerebelli inferior anterior)
  - Bei patientenseitig unzureichenden Schallbedingungen: Verwendung eines Ultraschall-Kontrastmittels erwägen
- Therapierelevante Befundaussagen:
  - Extrakranielle Arterien: echoarmer Verschluss ohne höhergradige lokale Gefäßpathologie (V. a. kardiogenen Thrombus); Zeichen der generalisierten Arteriosklerose; Graduierung von arteriosklerotischen Stenosen (insbesondere bei symptomatischer Stenose der A. carotis interna ➤ Abb. 26.29a):
    - NASCET-Stenosegrad > 50 % → Indikation zur OP bzw. Stent-Implantation
    - NASCET-Stenosegrad < 50 %
  - Ulkus oder rupturierte Plaque (→ evtl. Veranlassung einer Mikroembolie-Detektion); Verschluss bei rupturierter arteriosklerotischer Plaque (V. a. autochthone Thrombose); flottierender wandständiger Thrombus (➤ Abb. 26.29b); Dissektion; Arteriitis (echoarme Gefäßwandverdickung, ➤ Abb. 26.29c); „Subclavian-Steal"-Phänomen; Hypoplasie oder Aplasie; anatomische Anomalien
  - Intrakranielle Arterien: Lokalisation, Graduierung und Verlaufsbeurteilung von Stenosen; Beurteilung der Kollateralisation von Stenosen bzw. Verschlüssen

Transkranielle Sonografie bei Subarachnoidalblutung

Die Doppler-Sonografie und ggf. Duplex-Sonografie der intrakraniellen Arterien sollen bei Patienten mit aneurysmaler Subarachnoidalblutung täglich vom 4. bis 14. Tag nach dem Blutungseintritt durchgeführt werden, da es in diesem Zeitraum zu Verengungen (Vasospasmen) der subarachnoidalen Arterien mit konsekutiven Perfusionsminderungen und „verzögerten ischämischen neurologischen Defiziten" kommen kann (Steinmetz et al. 2012). Mittlere Strömungsgeschwindigkeiten der A. cerebri media > 200 cm/s oder deren Anstieg um > 50 cm/s in 24 Stunden oder

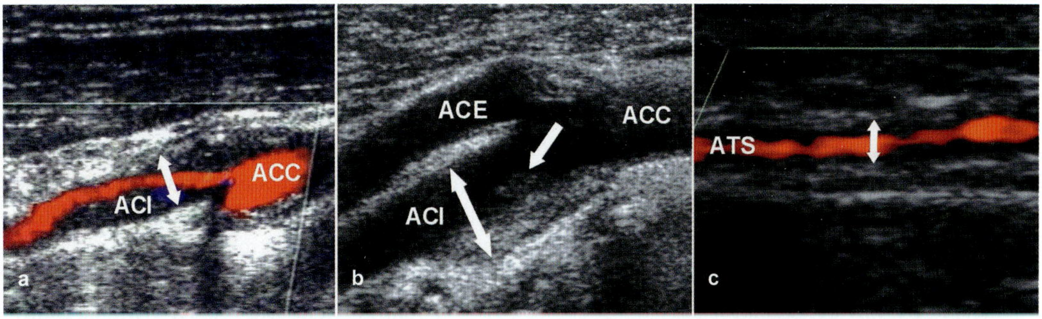

Abb. 26.29 Duplexsonografische Befunde der extrakraniellen Arterien. **a** Hochgradige Abgangsstenose der A. carotis interna (ACI): Eine arteriosklerotische Plaque gemischter Echogenität erstreckt sich vom Bulbus der A. carotis communis (ACC) in den proximalen Abschnitt der ACI und reduziert deutlich deren ursprüngliches Lumen (Doppelpfeil). Die Stenosegraduierung erfolgt mittels dopplersonografischer Kriterien. **b** Arteriosklerotische Plaque am Abgang der ACI, die das ursprüngliche Gefäßlumen (Doppelpfeil) nicht relevant stenosiert, aber einen aufgelagerten flottierenden Thrombus aufweist (Pfeil). Zudem zeigt sich eine arteriosklerotische Plaque am Abgang der A. carotis externa (ACE). **c** Arteriitis der A. temporalis superficialis (ATS): Die hochauflösende Sonografie des R. frontalis zeigt eine echoarme Gefäßwandverdickung mit z.T. deutlicher Reduktion des ursprünglichen Gefäßlumens (Doppelpfeil).

ein Lindegaard-Index > 3 (berechnet als Verhältnis der mittleren Flussgeschwindigkeiten von A. cerebri media und extrakranieller A. carotis interna) zeigen einen angiografischen Spasmus der A. cerebri media zuverlässig an.

26.2.3 Stenosegraduierung hirnversorgender Arterien

Die elektive neurovaskuläre Sonografie erfolgt ambulant:

- Zur Diagnostik bei länger zurückliegendem Schlaganfall (Hirninfarkt, TIA)
- Zur Verlaufskontrolle bereits bekannter Stenosen hirnversorgender Arterien
- Zur Nachkontrolle nach Interventionen (Stent, OP)
- Zur Abklärung unspezifischer transienter Symptome (Schwindel, Synkope)
- Bei Patienten mit ausgeprägtem kardiovaskulärem Risikoprofil zur prophylaktischen Detektion relevanter Stenosen, insbesondere der extrakraniellen A. carotis interna

  sowie ambulant oder in der Klinik:
- Zur präoperativen Beurteilung der zerebralen Hämodynamik, insbesondere vor Herz- und Aortenchirurgie

In Abhängigkeit von der diagnostischen Fragestellung, der Untersucher-Qualifikation und der Ausstattung des Ultraschalllabors erfolgt dabei entweder nur die Untersuchung der extrakraniellen Arterien oder die – deutlich aussagekräftigere – kombinierte Untersuchung der extra- und intrakraniellen Arterien. Der Untersuchungs- und Dokumentationsumfang ist in den Empfehlungen der DEGUM vorgegeben (Arbeitskreis vaskulärer Ultraschall 2011). Zur Untersuchungstechnik und Befundbewertung wird auf die einschlägige Fachliteratur, Übersichtsarbeiten und Leitlinien verwiesen (z. B. Arning et al. 2008, 2010; Eckstein et al. 2013; Krejza und Baumgartner 2004).

Häufig ist die Frage zu klären, ob eine interventionsbedürftige (asymptomatische) Stenose der extrakraniellen A. carotis interna vorliegt. Stenosen der A. carotis interna sollen gemäß den radiologischen Kriterien des North American Symptomatic Carotid Endarterectomy Trial (NASCET) graduiert werden, da diese heute den meisten Leitlinien zugrunde liegen. Falls im eigenen Ultraschalllabor die Stenosegraduierung auf den Kriterien des European Carotid Surgery Trial (ECST) basiert, ist darauf im Befund hinzuweisen, damit nachbehandelnde Ärzte ggf. den NASCET-Stenosegrad mittels Umrechnungstabelle bestimmen können (Arning et al. 2010).

- Voraussetzungen:
  - Sinnvolle Indikation und klare Fragestellung durch den zuweisenden Arzt
- Fragestellungen:
  - Verschluss oder Stenose extrakranieller Arterien? Ggf. Ätiologie? Stenosegrad? Veränderung im Verlauf?

- Verschluss oder Stenose intrakranieller Arterien?
- Hinweise auf gestörte zerebrale Hämodynamik? Kollateralisationsverhältnisse?

- Untersuchungsumfang:
  - In der Regel Standardsonografie wie bei akutem ischämischem Schlaganfall (s. o.)
  - Ggf. indikationsbezogene Reduktion/Erweiterung des Untersuchungsprogramms
- Therapierelevante Befundaussagen:
  - Extrakranielle Arterien: kritischer Stenosegrad (bei asymptomatischer Stenose der A. carotis interna: NASCET-Stenosegrad > 60 % → elektive OP-Indikation, evtl. ergänzende Mikroembolie-Detektion zur Risikostratifizierung [Markus et al. 2010]; vor offener Herz-/Aortenchirurgie: bilaterale > 70-prozentige Stenose bzw. einseitiger Verschluss und kontralaterale > 70-prozentige Stenose der A. carotis interna → individuell Karotis-OP vor oder simultan mit Herz-/Aorten-OP bzw. präoperatives Karotis-Stenting erwägen [Neumann et al. 2019], ggf. unter Berücksichtigung hämodynamischer Ultraschallbefunde der intrakraniellen Arterien [Stoll & Hamann 2002]); Stenose-Progression im Zeitverlauf; Gefäßverschluss; „Subclavian-Steal"-Phänomen; Hypoplasie oder Aplasie; flottierender wandständiger Thrombus; Zeichen der generalisierten Arteriosklerose; Dissektion; Arteriitis; Karotidodynie; Glomustumor
  - Intrakranielle Arterien: Lokalisation, Graduierung und Verlaufsbeurteilung von Stenosen; Beurteilung der Kollateralisation von Stenosen bzw. Verschlüssen (insbesondere vor offener Herz-/Aortenchirurgie: kritische Flussminderung von Hirnbasisarterien bzw. aufgehobene zerebrovaskuläre Reservekapazität bei hochgradigen Stenosen extrakranieller Arterien [Stoll & Hamann 2002]: ggf. präoperative Desobliteration individuell erwägen)

26.2.4 Diagnose des zerebralen Zirkulationsstillstands

Zur Feststellung des irreversiblen Hirnfunktionsausfalls („Hirntod") kommen – abhängig vom Alter des Patienten und von der Art der Hirnschädigung – apparative Zusatzuntersuchungen zum Irreversibilitätsnachweis zum Einsatz (Wissenschaftlicher Beirat der Bundesärztekammer 2015). Dazu kann bei jedem Lebensalter und allen Formen der Hirnschädigung die Feststellung des zerebralen Zirkulationsstillstands mittels Doppler- bzw. Duplex-Sonografie erfolgen. Im Unterschied zur Elektroenzephalografie sind die Verfahren zum Nachweis des zerebralen Zirkulationsstillstands unabhängig von der Wirkung zentral dämpfender Medikamente und daher insbesondere im Fall einer Unsicherheit bezüglich des möglichen Einflusses solcher Medikamente auf das klinische Syndrom anzuwenden. Limitationen sind zum einen die evtl. fehlende Ausprägung der typischen Befundmuster bei offenen Schädelverletzungen bzw. Kraniotomie sowie bei Kleinkindern mit offenen Fontanellen (ausbleibende Hirndruckentwicklung) und zum anderen die Möglichkeit falsch negativer Befunde in bestimmten Konstellationen (Shunt-Flüsse, Kollateralfluss der A. carotis interna in die A. ophthalmica, Tachykardie > 120/min, extreme Bradykardie; Walter et al. 2016).

- Voraussetzungen:
  - Protokolliertes Vorliegen des klinischen Syndroms des Hirnfunktionsausfalls gemäß den Richtlinien der Bundesärztekammer (2015)
  - Untersuchung durch einen in dieser Methode speziell erfahrenen Arzt
  - Bei Erwachsenen arterieller Mitteldruck > 60 mmHg, bei Kindern altersabhängiger Mindestwert des arteriellen Mitteldrucks (Walter et al. 2016)
- Fragestellung:
  - Ist der zerebrale Zirkulationsstillstand eingetreten?
- Untersuchungsumfang:
  - Doppler-Sonografie: Untersuchung *intrakraniell* der (beidseitigen) Aa. cerebri mediae, Aa. carotides internae und der eventuell detektierbaren weiteren Hirnbasisarterien und *extrakraniell* der Aa. vertebrales und, wenn die korrespondierenden intrakraniellen Gefäßsegmente nicht darstellbar sind, der Aa. carotides internae
    oder
  - Duplex-Sonografie: Untersuchung *intrakraniell* der (beidseitigen) M1-Segmente der

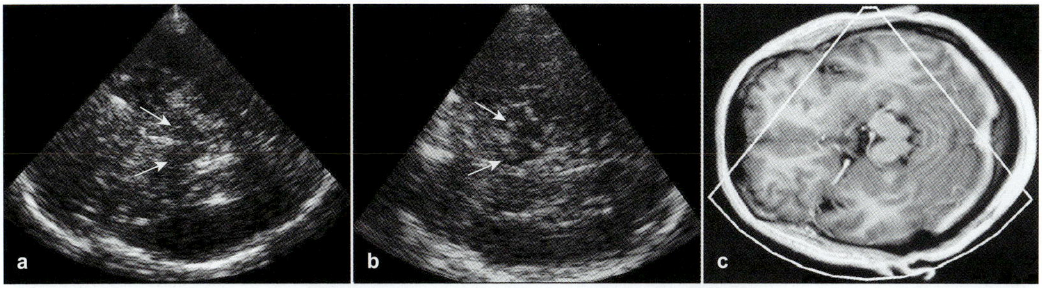

Abb. 26.30 Befunde der transkraniellen B-Bild-Sonografie (axialer Mittelhirnschnitt) **a** Normale Echogenität der bilateralen Substantia nigra (Pfeile) **b** Großes echogenes Areal („Hyperechogenität“) der Substantia nigra (Pfeile) bei idiopathischem Parkinson-Syndrom **c** Korrespondierendes MR-Tomogramm

Aa. cerebri mediae, der Aa. carotides internae, der V4-Segmente der Aa. vertebrales und der A. basilaris sowie der eventuell detektierbaren weiteren Hirnbasisarterien oder *extrakraniell,* wenn die korrespondierenden intrakraniellen Gefäßsegmente nicht darstellbar sind, der Aa. carotides internae und der Aa. vertebrales
  - Für höhere Sensitivität Verwendung von Ultraschall-Kontrastmittel möglich
- Therapierelevante Befundaussagen:
  - In allen zu untersuchenden Arterien (s. o.) Nachweis der folgenden Befunde bei zweimaliger Untersuchung im Abstand von ≥ 30 Minuten:
    - Biphasische Strömungssignale (oszillierende Strömungssignale) mit gleich ausgeprägtem Integral der antero- und retrograden Komponente
      oder
    - Frühsystolische Spitzen, die kleiner als 50 cm/s sind und unter 200 ms anhalten, und kein weiteres detektierbares Strömungssignal im verbleibenden Herzzyklus (➤ Abb. 26.28c)

26.2.5 Transkranielle B-Bild-Sonografie

Die transkranielle B-Bild-Sonografie wird vorwiegend zur Diagnostik neurodegenerativer Erkrankungen und zum neurointensivmedizinischen Monitoring von Ventrikelweiten bei Liquorzirkulationsstörungen eingesetzt. Leitlinienrelevant ist die (optionale) Anwendung zur Früh- und Differenzialdiagnostik des idiopathischen Parkinson-Syndroms, wobei der charakteristische Befund einer hyperechogenen Substantia nigra (➤ Abb. 26.30b) in Kombination mit weiteren Befunden diagnostisch wegweisend ist. Zur Untersuchungstechnik und Befundbewertung wird auf die spezielle Literatur verwiesen (z. B. Walter und Behnke 2019).

26.2.6 Sonografie der N.-opticus-Scheide

Die transorbitale Sonografie erfolgt im neurologischen Fachgebiet v. a. zur Bestimmung des Optikusnervenscheidendurchmessers bei Hinweisen auf erhöhten intrakraniellen Druck, insbesondere zur Diagnostik einer idiopathischen intrakraniellen Hypertension („Pseudotumor cerebri“), wobei Werte > 5,7 mm (➤ Abb. 26.31b) gut mit einem symptomatisch erhöhten Hirndruck (> 20 cmH_2O) korrelieren (Ertl et al. 2014).

ACHTUNG

Bei Sonografie des Auges muss die Sende-Energie am Gerät so weit reduziert werden, dass der mechanische Index (MI, Anzeige auf dem Ultraschall-Monitor) einen Wert < 0,3 hat.

26.2.7 Sonografie der Nerven und Muskeln

Die hochauflösende Nervensonografie wird zunehmend zur Differenzialdiagnostik und topologischen Zuordnung peripher-neurologischer Krankheitsbilder eingesetzt, insbesondere bei Engpasssyndromen, post-

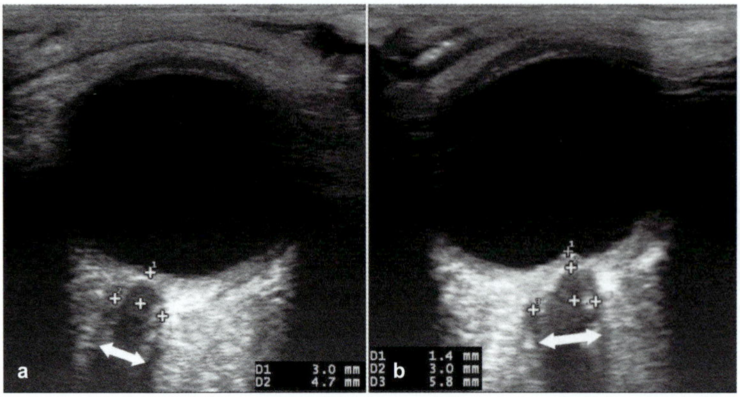

Abb. 26.31 Befunde der Orbitasonografie **a** Normale Weite der Optikusnervenscheide (4,7 mm; Doppelpfeil). Die Messung erfolgt stets 3 mm proximal der Retina. **b** Nachweis einer Stauungspapille (1,4 mm) sowie eines erhöhten Optikusnervenscheidendurchmessers (5,8 mm) bei intrakranieller Hypertension.

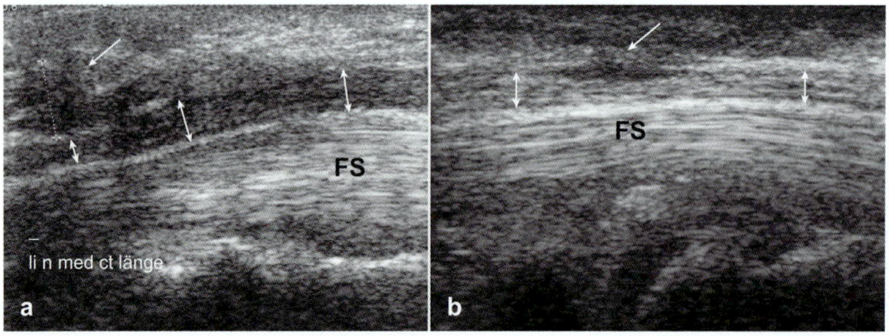

Abb. 26.32 Befunde der hochauflösenden Nervensonografie **a** Rezidiv eines Karpaltunnelsyndroms infolge einer ausgeprägten Narbenbildung (Pfeil) nach operativer Spaltung des Retinaculum flexorum. Der N. medianus (hier im Längsschnitt dargestellt; Doppelpfeile) wird auf Höhe der Narbe deutlich komprimiert und weist proximal (rechte Seite im Bild) ein Ödem auf. **b** Nachweis einer partiellen Neurotmesis (Pfeil) des N. medianus infolge einer Stichverletzung; FS = Flexorensehne

traumatischen/postoperativen Veränderungen, Neuritiden und Tumoren. Die Muskelsonografie kommt heute vorwiegend zur Steuerung der intramuskulären Injektionsbehandlung zur Anwendung. Leitlinienrelevant sind die folgenden (optionalen) Anwendungen:

- Diagnostik des Karpaltunnelsyndroms, insbesondere bei bestimmten (z. B. rheumatologischen) Begleiterkrankungen, Anomalien, nicht schlüssigem Elektroneurografie-(ENG-)Befund trotz klinischen Verdachts auf ein Karpaltunnelsyndrom, bei Rezidiv bzw. ausbleibender Besserung nach erfolgter operativer Durchtrennung des Retinaculum flexorum (inkomplette Durchtrennung? Narbendruck?; ➤ Abb. 26.32a). Zum primären Screening auf ein Karpaltunnelsyndrom ist die Sonografie ungeeignet; die Diagnose erfolgt klinisch und wird elektrophysiologisch bestätigt.
- Diagnostik peripherer Nervenverletzungen, insbesondere zum Nachweis von Kontinuitätsunterbrechung (➤ Abb. 26.32b), Neurom, Querschnittsteilneurom, externer Kompression
- Ultraschallgesteuerte intramuskuläre Botulinumtoxin-Injektionsbehandlung bei bestimmten Formen der Spastik und Dystonie (z. B. infantile spastische Parese, komplexe zervikale Dystonie, Musikerdystonie).

Zur Untersuchungstechnik und Befundbewertung wird auf einschlägige Fachbücher und spezielle Übersichtsarbeiten verwiesen (z. B. Bäumer et al. 2017; Padua et al. 2013; Walter 2019).

LITERATUR

Arbeitskreis vaskulärer Ultraschall (AvU) der Deutschen Gesellschaft für Ultraschall in der Medizin (DEGUM). Dokumentationsempfehlungen zur Qualitätssicherung in der vaskulären Ultraschalldiagnostik. 2011. Aus: www.degum.de/fileadmin/dokumente/arbeitskreise/vaskulaerer_ultraschall/Aktivitaeten/Dokumentationsempfehlungen_des_AvU_vom_28_August_2011.pdf (letzter Zugriff: 17.02.2020).

Arning C, Rieper J, Kazarians H. Nicht arteriosklerotische Erkrankungen der Halsarterien. Ultraschall Med 2008; 29:576–593.

Arning C, Widder B, von Reutern GM, et al. Ultraschallkriterien zur Graduierung von Stenosen der A. carotis interna

– Revision der DEGUM-Kriterien und Transfer in NASCET-Stenosierungsgrade. Ultraschall Med 2010; 31: 251–257.
Bäumer T, Grimm A, Schelle T. Diagnostische Nervensonographie. Radiologe 2017; 57: 157–165.
Berlit P, Krämer M, et al. Zerebrale Vaskulitis und zerebrale Beteiligung bei systemischen Vaskulitiden und rheumatischen Grunderkrankungen, S1-Leitlinie, 2018. In: Deutsche Gesellschaft für Neurologie (Hrsg.): Leitlinien für Diagnostik und Therapie in der Neurologie. Aus: www.dgn.org/leitlinien (letzter Zugriff: 17.02.2020).
Eckstein HH, Kühnl A, Dörfl er A, et al. Diagnostik, Therapie und Nachsorge der extrakraniellen Carotisstenose. Multidisziplinäre, evidenz- und konsensbasierte deutsch-österreichische Leitlinie. Dtsch Ärztebl 2013; 110: 27–28.
Ertl M, Barinka F, Torka E, et al. Die okuläre Farbduplexsonografie – ungenutztes Potential für Neurologen und Intensivmediziner. Ultraschall Med 2014; 35: 422–431.
Hennerici MG, Kern R, Fazekas F, et al. S1-Leitlinie Diagnostik akuter zerebrovaskulärer Erkrankungen. 2017. In: Deutsche Gesellschaft für Neurologie (Hrsg.): Leitlinien für Diagnostik und Therapie in der Neurologie. Aus: https://www.dgn.org/leitlinien/3409-030-117-diagnostik-akuter-zerebrovaskulaerer-erkrankungen-2017 (letzter Zugriff: 29.05.2020).
Krejza J, Baumgartner RW. Clinical applications of transcranial color-coded duplex sonography. J Neuroimaging 2004; 14: 215–225.
Markus HS, King A, Shipley M, et al. Asymptomatic embolisation for prediction of stroke in the Asymptomatic Carotid Emboli Study (ACES): a prospective observational study. Lancet Neurol 2010; 9: 663–671.
Neumann FJ, Sousa-Uva M, Ahlsson A, et al. 2018 ESC/EACTS Guidelines on myocardial revascularization. Eur Heart J 2019; 40: 87–165.
Padua L, Di Pasquale A, Liotta G, et al. Ultrasound as a useful tool in the diagnosis and management of traumatic nerve lesions. Clin Neurophysiol 2013; 124: 1237–1243.
Ringleb PA, Veltkamp R, Hamann GF, et al. Akuttherapie des ischämischen Schlaganfalls – Ergänzung 2015: Rekanalisierende Therapie. 2015. Aus: https://www.dgn.org/leitlinien/3198-030-140-rekanalisierende-therapie-ergaenzung-akuttherapie-schlaganfall (letzter Zugriff: 17.02.2020).
Schäfer VS, Juche A, Ramiro S, et al. Ultrasound cut-off values for intima-media thickness of temporal, facial and axillary arteries in giant cell arteritis. Rheumatology (Oxford) 2017; 56: 1479–1483.
Steinmetz H, Berkefeld J, Forsting M, et al. S1-Leitlinie Subarachnoidalblutung (SAB). 2012. In: Deutsche Gesellschaft für Neurologie (Hrsg.): Leitlinien für Diagnostik und Therapie in der Neurologie. Aus: https://www.dgn.org/leitlinien/2318-ll-26-2012-subarachnoidalsblutungsab (letzter Zugriff: 17.02.2020).
Stoll M, Hamann GF. Die zerebrovaskuläre Reservekapazität. Nervenarzt 2002; 73: 711–718.
Walter U. Ultraschall-gezielte Botulinumtoxin-Therapie in der Neurologie: etablierte Indikationen und Techniken. Klin Neurophysiol 2019; 50: 227–234.
Walter U, Behnke S. Transkranielle Sonografie des Hirnparenchyms: etablierte Anwendungen bei Erwachsenen. Klin Neurophysiol 2019; 50: 73–82.
Walter U, Schreiber SJ, Kaps M. Doppler- und Duplexsonografie in der Diagnostik des irreversiblen Hirnfunktionsausfalls („Hirntod"): Aktuelle Richtlinien in Deutschland und benachbarten Ländern. Ultraschall Med 2016; 37: 558–578.
Widder B, Hamann GF, Schulte-Altedorneburg G. Neurovaskulärer Ultraschall beim akuten Schlaganfall. Akt Neurol 2013; 40: 501–506.
Wissenschaftlicher Beirat der Bundesärztekammer. Richtlinie gemäß § 16 Abs. 1 S. 1 Nr. 1 TPG für die Regeln zur Feststellung des Todes nach § 3 Abs. 1 S. 1 Nr. 2 TPG und die Verfahrensregeln zur Feststellung des endgültigen, nicht behebbaren Ausfalls der Gesamtfunktion des Großhirns, des Kleinhirns und des Hirnstamms nach § 3 Abs. 2 Nr. 2 TPG, Vierte Fortschreibung. Dtsch Ärztebl 2015; 112:A-1256.

26.3 Neurophysiologie

Christian Bischoff und Wilhelm Schulte-Mattler

Wichtige Neuigkeiten auf einen Blick

- Bei antikoagulierten Patienten ist es in der Regel nicht mehr notwendig, diese vor einer EMG-Untersuchung ab- oder umzusetzen.
- Das Unterlassen der Hautdesinfektion vor einer EMG-Untersuchung scheint für die Patienten kein ernsthaftes Risiko zu bedeuten, erspart ihnen aber Schmerzen.

Etablierte Anwendungen auf einen Blick

- Beurteilung des zeitlichen Verlaufs nach einer axonalen Nervenläsion
- Lokalisation von neurogenen Prozessen oder Nervenverletzungen
- Ermittlung der Art einer Nervenläsion (Axonotmesis oder Neurapraxie)

- Differenzierung zentrale versus periphere Parese
- Nachweis von (axonaler) Reinnervation
- Nachweis von Myotonie
- Früherkennung vor allem neurogener (subklinischer) Schäden, z. B. bei ALS
- Erkennen von Myopathien
- Nachweis von Demyelinisierung
- Diagnostik neuromuskulärer Transmissionsstörungen

26.3.1 Einführung

Die elektrophysiologischen Verfahren, Elektromyografie (EMG) und Elektroneurografie (ENG), sind auch nach Etablierung der hochauflösenden neurosonologischen Diagnostik und der MR-Neurografie Grundlagen der Diagnostik neuromuskulärer Erkrankungen. Sie dienen in erster Linie der Diagnosestellung und weniger der Verlaufsdiagnostik oder Beurteilung von Therapiemaßnahmen. Als Methoden der Funktionsdiagnostik stehen sie mit den bildgebenden Verfahren nicht in Konkurrenz, vielmehr ergänzen sich beide Methoden sinnvollerweise.

Elektroneurografische Untersuchungen können von speziell geschulten MTAs in einem ärztlich geleiteten Elektrophysiologie-Labor durchgeführt werden. Die Elektromyografie ist eine ärztliche Aufgabe und sollte nur von einem methodisch erfahrenen Untersucher durchgeführt werden, der vorher den Patienten selbst untersucht hat. Je nach Fragestellung und Befund sollte individuell ein Untersuchungsplan aufgestellt werden, der in Abhängigkeit von den jeweiligen Untersuchungsergebnissen angepasst werden muss. Das „Abarbeiten" schematisierter Untersuchungsprotokolle sollte vermieden werden, sowohl um den Untersuchten möglichst wenig zu belasten als auch um den diagnostischen Wert der Resultate nicht zu verwässern. Bei der Untersuchung sind die Voraussetzungen der Deutschen Gesellschaft für Klinische Neurophysiologie und funktionelle Bildgebung (DGKN) zu berücksichtigen und einzuhalten.

26.3.2 Elektromyografie (EMG)

Die Untersuchung erfolgt mit einer konzentrischen Nadelelektrode, die in den Muskel eingestochen wird, dessen elektrische Aktivität beurteilt werden soll. Das damit einhergehende prinzipielle Risiko einer Infektion oder einer Blutung ist früher möglicherweise überschätzt worden. Es wird momentan für so gering gehalten, dass insbesondere auch antikoagulierte Patienten untersucht werden können. Auch auf die Desinfektion nicht erkennbar infizierter oder verschmutzter Haut kann der Untersucher verzichten.

In Abhängigkeit von der klinischen Fragestellung wird im Muskel die Aktivität in Ruhe und bei verschiedenen Graden willkürlicher Muskelanspannung beurteilt. Elektrische Muskelaktivität, die auftritt, ohne dass der untersuchte Muskel willkürlich angespannt wird, heißt Spontanaktivität. Sie muss vom Untersucher beachtet und beurteilt werden, da im gesunden entspannten Muskel im Allgemeinen keine elektrische Aktivität registriert wird. Freilich ist nicht jede Spontanaktivität pathologisch (➤ Tab. 26.10).

Die elektrische Aktivität des willkürlich aktivierten Muskels setzt sich aus der Aktivität (den „Potenziale") motorischer Einheiten (PME) zusammen. Je nach klinischer Fragestellung sind Morphologie oder Entladungsverhalten der PME oder beides zu beurteilen (➤ Tab. 26.11).

Die Beurteilung der PME kann (subjektiv!) durch den Untersucher erfolgen oder quantitativ, wobei hierbei die modernen EMG-Geräte eine Unterstützung bieten. Eine vollautomatische quantitative Analyse ist auch mit aktuellen Geräten nicht zuverlässig möglich. Allerdings ist es in der Regel nicht mehr notwendig, die PME von 20 verschiedenen motorischen Einheiten zu registrieren. Mindestens so zuverlässig ist es, wenn in einem Muskel 3 verschiedene PME nachgewiesen werden, deren Messwerte außerhalb des jeweiligen Normbereichs liegen.

26.3.3 Elektroneurografie

Die Untersuchung erfolgt, indem ein peripherer Nerv mittels kurzer elektrischer Impulse depolarisiert wird.

Tab. 26.10 Spontanaktivität

Bezeichnung	Charakteristik	Pathologisch (ja/nein)
Insertionsaktivität	kurzer (wenige 100 ms) Schauer kleiner, schmaler Aktionspotenziale, der durch Bewegungen der Nadelelektrode ausgelöst wird	nein
Endplattenrauschen	Rauschen, das dumpfer und grober klingt als das Eingangsrauschen des EMG-Gerätes	nein
Endplattenspikes	kleine, schmale Aktionspotenziale, meist mit negativem Abgang von der Grundlinie, die äußerst unregelmäßig entladen	nein
Fibrillationen	kleine, schmale Aktionspotenziale, meist mit positivem Abgang von der Grundlinie, die äußerst regelmäßig entladen	ja
positive scharfe Wellen (PSW)	Aktionspotenziale mit positivem Abgang von der Grundlinie, die äußerst regelmäßig entladen	ja
komplexe repetitive Entladungen (CRD)	extrem regelmäßige Entladungen komplex geformter Aktionspotenziale	ja
myotone Serien	Fibrillationen oder PSW, die mit hoher, sich ändernder Frequenz entladen (Glissando)	ja
Faszikulationen	einzelne (!) Aktionspotenziale, die in Form und Größe Potenzialen motorischer Einheiten entsprechen	(nein)
fehlende Entspannung	Aktionspotenziale (motorischer Einheiten, ➤ Tab. 26.11), die bei geringer Nadelbewegung nicht sistieren und nicht äußerst regelmäßig entladen.	nein

Tab. 26.11 Eigenschaften der Potenziale motorischer Einheiten (PME) im EMG

Bezeichnung	Bedeutung
Anstiegszeit	sagt nichts über den untersuchten Muskel aus, sondern über die Lage der Nadelelektrode in Bezug auf die Muskelfasern; sollte nicht über 0,5 ms liegen
Dauer	unzuverlässig zu bestimmen, prinzipiell: vergrößerte Dauer – Hinweis auf neurogene, verkleinerte Dauer – Hinweis auf myogene Läsion
Amplitude	zuverlässig, wenn Anstiegszeit der PME berücksichtigt wird, prinzipiell: vergrößerte Amplitude (> 2 mV) – Hinweis auf neurogene, verkleinerte Amplitude (< 0,2 mV) – Hinweis auf myogene Läsion
Phasen	gleiche Bedeutung wie „Turns"
Umkehrpunkte („Turns")	Eine Vermehrung der „Turns" der PME kommt regelmäßig bei Reinnervationsvorgängen vor, aber auch bei primären Myopathien.
Entladungsrate	Ist Entladungsrate einer motorischen Einheit 20/s oder mehr, so zeigt das, dass der untersuchte Muskel nahezu maximal angespannt wird. Sind in diesem Falle die PME gut voneinander abgrenzbar, so ist das der Nachweis eines Ausfalls motorischer Einheiten

Die dadurch hervorgerufenen Aktionspotenziale wandern längs des Nervs und werden an anderer Stelle entweder vom Nerven selbst abgeleitet (sensible oder gemischte Neurografie) oder von einem Muskel, der vom untersuchten Nerven versorgt wird (motorische Neurografie). Um reproduzierbare und aussagekräftige Ergebnisse zu erhalten, ist es unbedingt notwendig, den Reizstrom so hoch zu wählen, dass jeweils alle Nervenfasern vom Reiz erfasst werden (sogenannte supramaximale Stimulation).

Im Falle der motorischen Neurografie umfasst die Zeit, die zwischen Reizung und Reizantwort vergeht (Latenzzeit), nicht nur die Zeit der eigentlichen Nervenleitung, sondern auch die Zeit, die für die neuromuskuläre Transmission benötigt wird. So kann die motorische Nervenleitungsgeschwindigkeit (NLG) nicht allein aus der Länge des Nervenabschnitts zwischen Reizort und Ableitort und der Latenzzeit errechnet werden, was im Falle der sensiblen Neurografie ohne Weiteres möglich ist. Für die Ermittlung der

Tab. 26.12 Wichtige elektroneurografische Messwerte und Befunde

Messwert	Möglicher Befund und Interpretation	
	Motorische Neurografie	Sensible Neurografie
Latenzzeit (Zeit zwischen Reiz und Beginn der Reizantwort)	• Stark verlängert (mehr als 30 % der oberen Normgrenze): Störung der Myelinisierung zwischen Reiz- und Ableitort • Leicht verlängert: Störung der Myelinisierung zwischen Reiz- und Ableitort **oder** Verlust von motorischen Axonen	Die Latenzzeit wird bei der sensiblen Neurografie nicht gesondert beurteilt, sondern zur Bestimmung der NLG herangezogen
Dauer der Reizantwort	Dauer über 9 ms: zuverlässiger Hinweis auf eine Störung der Myelinisierung zwischen Reiz- und Ableitort	Die Dauer der sensiblen Aktionspotenziale wird in der Regel nicht beurteilt.
Amplitude der Reizantwort	Eine herabgesetzte Amplitude kann sowohl Folge einer Myelinstörung zwischen Reiz- und Ableitort als auch von Axonverlust sein. Sonderfall: Amplitudenrückgang („Dekrement") nach repetitiver Nervenreizung (3/s) weist auf eine Störung der neuromuskulären Transmission hin.	Eine herabgesetzte Amplitude kann sowohl Folge einer Myelinstörung zwischen Reiz- und Ableitort als auch von Axonverlust sein
unterschiedliche Reizantworten nach Reizung an unterschiedlichen Orten desselben Nervs	Zeigt eine Myelinstörung zwischen den Reizorten an. Kommt außerdem vor bei Innervationsanomalie und in den ersten 4–7 Tagen nach traumatischer axonaler Schädigung	
Nervenleitgeschwindigkeit (NLG)	stark herabgesetzt (<75 % der unteren Normgrenze): Myelinstörung zwischen Reiz- und Ableitort. Leicht herabgesetzt: Axonverlust **oder** Myelinstörung zwischen Reiz- und Ableitort	

motorischen NLG wird der Nerv an mindestens einer weiteren Stelle gereizt und die NLG aus der Differenz der Längen zwischen Reiz und Ableitort und der Differenz der Latenzzeiten errechnet. Außer der NLG können bei der Neurografie weitere Befunde von klinischer Bedeutung erhoben werden (➤ Tab. 26.12).

Eine Erweiterung der oben beschriebenen Neurografie stellt die Ableitung später Antworten, nämlich der F-Wellen, der A-Wellen und des H-Reflexes, dar. Mit deren Hilfe lassen sich Schädigungen der Nerven nicht nur in den distalen Nervenabschnitten, sondern im gesamten Nerven erfassen. Die Methodik ist empfindlich hinsichtlich geringer bzw. früher Veränderungen (z. B. Neuropathien), hat dafür aber lokalisatorisch keine Aussagekraft.

26.3.4 Typische klinische Probleme, zu deren Lösung neurophysiologische Untersuchungen beitragen

EMG im zeitlichem Verlauf nach einer axonalen Läsion

Anhand der Veränderungen der Potenzialkonfiguration (Amplitude, Aufsplitterung) kann oft eine Aussage zum ungefähren Alter der Läsion gemacht werden. Das ist nicht nur bei gutachtlichen Fragestellungen, sondern auch zur diagnostischen Einordnung hilfreich (➤ Tab. 26.13).

Bei chronischen Prozessen, also einem stetigen Verlust von Axonen über einen längeren Zeitraum, finden sich keine oder wenig pathologische Spontan-

Tab. 26.13 Veränderungen im EMG nach inkompletter axonaler Läsion

Zeitraum	Befund im EMG
innerhalb ca. 2 Wochen	bei höhergradigem Schaden erhöhte Entladungsraten der PME (> 20/s)
nach ca. 2 Wochen	pathologische Spontanaktivität (PSA), normale PME
nach ca. 6 Wochen	pathologische Spontanaktivität (PSA), PME mit zunehmend erhöhter Zahl von „Turns" (aufgesplitterte PME)
nach ca. 3 bis 6 Monaten	Rückgang von PSA und Aufsplitterungen, Zunahme der Amplitude der PME
nach ca. 6 bis 18 Monaten	weiterer Rückgang von PSA und Aufsplitterungen, Zunahme der Amplitude der PME
nach Jahren	nur noch wenig oder keine PSA, vergrößerte und nicht oder nur gering aufgesplitterte PME

aktivität und – je nach Zeitdauer des Prozesses mehr oder weniger stark – vergrößerte PME mit nur gering vermehrter Anzahl von „Turns". Je langsamer der Prozess verläuft, desto weniger PSA wird sich finden und desto größer sind die PME.

Vielfach wird gesagt, dass ein EMG nach einer Nervenläsion erst nach Ablauf von 2 Wochen sinnvoll sei. ➤ Tab. 26.13 belegt das auch scheinbar, indem sich PSA erst 2 Wochen nach der Läsion zeigt. Dennoch kann es außerordentlich hilfreich sein, ein EMG bereits einige Tage nach Eintritt einer Läsion abzuleiten:

- Bei Nachweis eines oder mehrere PME ist eine (komplette) Neurotmesis ausgeschlossen.
- Vorhandensein von PSA zeigt einen Vorschaden an.
- Bei normaler (nicht erhöhter) Entladungsrate der PME trotz hochgradiger Parese ist eine (evtl. zusätzliche) zentrale Ursache der Parese zu vermuten.

Lokalisation von neurogenen Prozessen oder Nervenverletzungen mit dem EMG

Aus dem Verteilungsmuster der EMG-Veränderungen, hier vor allem der pathologischen Spontanaktivität kann auf den Ort einer Schädigung zurückgeschlossen werden. Das ist besonders hilfreich in Situationen, in denen z. B. Schmerzen die körperliche Untersuchung erschweren, etwa nach Unfällen oder Operationen. So weist pathologische Spontanaktivität in proximalen Muskeln auf einen proximalen Läsionsort, in paravertebralen Muskeln auf eine Nervenwurzelläsion hin (➤ Tab. 26.14).

Tab. 26.14 Typische Situationen, in denen EMG-Veränderungen bei der Lokalisation einer Läsion hilfreich sind

Situation	Kennmuskel mit PSA, Schlussfolgerung
Fallfuß	M. biceps femoris: Läsion proximal des N. peronaeus, häufig N. ischiadicus M. gluteus medius: Läsion proximal des N. ischiadicus, meist L5 Paravertebral lumbal: L5-Läsion
Schwäche der Handbinnenmuskulatur	M. flexor pollicis longus: Läsion proximal des N. ulnaris, etwa Plexus C8, oder generalisierter Prozess Paravertebral zervikal: C8-Läsion
schmerzhafte Schulterschwäche	M. trapezius, Oberrand: spricht gegen radikuläre Läsion, häufig bei neuralgischer Schultermyotrophie

Neurografie im zeitlichen Verlauf nach einer axonalen Läsion

Wird ein Axon an einer bestimmten Stelle zerstört, so degeneriert in der Folge vom Läsionsort ausgehend das gesamte Axon bis auf den Teil zwischen der Nervenzelle und dem Läsionsort (Waller-Degeneration). Für die motorische Neurografie hat das zur Folge, dass nach Abschluss der Waller-Degeneration, also nach 4 bis 11 Tagen, unabhängig vom Reizort keine Reizantwort mehr erhältlich ist. Die Reizantwort bei der motorische Neurografie ist dann erniedrigt (inkomplette Schädigung) oder fehlt (komplette Axonotmesis) unabhängig davon, an welcher Stelle der Nerv gereizt wird bzw. wo die Läsion lokalisiert ist.

Beispiel: Nach einem Tritt in die Kniekehle hat ein Fußballer einen Fallfuß. Die Neurografie in den ersten Tagen zeigt nach distaler Reizung eine normale, nach proximaler Reizung eine erniedrigte Reizantwort, unabhängig davon, ob der Nerv zerstört wurde (Axonotmesis) oder nur temporär geschädigt (Neurapraxie). Eine Woche später sind bei Axonotmesis alle Reizantworten erniedrigt und der Läsionsort damit nicht mehr eingrenzbar.

! MERKE

Motorische Neurografie in der ersten Woche nach der Läsion zeigt den Läsions**ort,** danach die Läsions**art.**

Differenzierung Axonotmesis versus Neurapraxie

Die Differenzierung von Axonotmesis und Neurapraxie ist vor allem (aber nicht nur!) bei Nervenverletzungen von erheblicher Bedeutung (AWMF Leitlinie „Versorgung peripherer Nervenverletzungen").

Axonotmesis auch geringeren Ausmaßes zeigt sich im EMG durch das Auftreten von pathologischer Spontanaktivität ca. 10 bis 20 Tage nach der Schädigung. Bleibt diese aus, so liegt eher eine Neurapraxie vor (im Falle nichttraumatischer Läsionen auch oft „Leitungsblock“ genannt). Neurografisch lässt sich eine Neurapraxie dann nachweisen, wenn die Läsion älter als 4 bis 10 Tage ist und wenn es anatomisch möglich ist, den lädierten Nerven sowohl proximal als auch distal der Läsion elektrisch zu reizen. Liegt eine Neurapraxie vor, so wird die motorische Reizantwort nach distaler Reizung größer ausfallen als nach proximaler. Wie groß der Unterschied mindestens sein muss, um als pathologisch gewertet werden zu können, hängt vom Nerven und der Länge des untersuchten Abschnitts ab.

Ist es, z. B. aus anatomischen Gründen, nicht möglich, den lädierten Nerven sowohl proximal als auch distal der Läsion stimulieren, so weisen erhöhte Entladungsraten motorischer Einheiten bei fehlender pathologischer Spontanaktivität auf eine Neurapraxie (Leitungsblock) als Ursache einer Lähmung hin, wenn diese mindestens seit ca. 2 Wochen besteht.

Differenzierung zentrale versus periphere Parese

Anhand des Entladungsverhaltens motorischer Einheiten kann bei höhergradigen Paresen zwischen einer zentralen und einer peripheren Parese unterschieden werden. Bei peripheren Läsionen kommt es zu einem hochfrequenten Entladungsverhalten motorischer Einheiten mit Frequenzen > 20 Hz, während bei zentralen Paresen (einschließlich schmerzbedingter und willkürlicher Minderinnervation) die Entladungsrate deutlich darunter liegt, in der Regel zwischen 6 und 15/s. Dieser Befund ist unabhängig von der Ursache und der Dauer der Störung und tritt unmittelbar nach einer Schädigung auf.

! MERKE

Sowohl zur Differenzierung zwischen zentraler und peripherer Lähmung als auch zur Beurteilung evtl. Vorschäden kann ein EMG sehr kurz – jedenfalls deutlich vor Ablauf von 14 Tagen – nach Eintritt des Schadens hilfreich sein.

Längere Zeit (mehr als ca. 2 Wochen) nach dem Beginn einer Lähmung spricht das Auftreten pathologischer Spontanaktivität sehr gegen eine rein zentralnervöse Ursache.

Nachweis von (axonaler) Reinnervation

Die Regeneration eines Nervs nach vollständiger Durchtrennung aller Axone erfolgt, indem vom Läsionsort Axone in Richtung Muskel auswachsen. Dies geschieht mit einer Geschwindigkeit von 1 mm/Tag. Nach Ablauf dieser Zeit finden sich im Erfolgsfall im EMG des reinnervierten Muskels sehr kleine, instabile aufgesplitterte PME, sogenannte naszierende PME. Dies gelingt einige Wochen, bevor klinisch ein Kontraktionseffekt nachweisbar ist.

Nachweis von Myotonie

Bei Verdacht auf eine Myotonie oder bei Patienten mit Angabe einer Muskelsteife ist das EMG derzeit immer noch die einzige Nachweismethode myotoner Entladungen. Ein positiver Befund kann je nach klinischem Kontext eine genetische Diagnostik überflüssig machen, z. B. wenn bei bekannter Diagnose in der Familie das Betroffensein eines Familienmitglieds festzustellen ist. Ist die Diagnose hingegen noch nicht bekannt, so muss der Befund „myotone Serien im EMG“ zur klärenden Diagnostik drängen.

Subklinische Veränderungen im EMG

Bis sich klinisch eine Parese eines Muskels nachweisen lässt und damit eine neuromuskuläre Erkrankung zutage tritt, müssen mindestens 50 %, eher 60–70 %, der Muskelfasern bzw. Axone betroffen sein. Da sowohl ein Verlust motorischer Axone (neurogene Schädigung) als auch ein Verlust oder eine Schädigung von Muskelfasern (Myopathie) im EMG aber auch bei geringerem Ausmaß des Schadens zu erfassen ist, kann das EMG zur frühzeitigen Erfassung neuromuskulärer Prozesse dienen. Dieser Vorteil wird in folgenden Situationen ausgenutzt:

- Erkennung klinisch noch nicht befallener Muskeln/Regionen bei V. a. ALS
- Nachweis myopathischer Veränderungen bei Patienten mit belastungsabhängigen Schwächen
- Erfassung von Erkrankungen, die schon einen längeren Vorlauf haben, bevor die ersten klinischen Zeichen auftreten: Spinalkanalstenosen, Hirayama-Erkrankung, chronisch axonale Polyneuropathie

Im Falle der ALS geht es darum, in klinisch (noch) nicht betroffenen Regionen den Nachweis zu führen, dass bereits vor den klinischen Veränderungen eine Schädigung des 2. Motoneurons eingesetzt hat, um die Diagnose gemäß den El-Escorial-Regeln zu stellen. Dazu ist in aller Regel die Erfassung von pathologischer Spontanaktivität (➤ Tab. 26.10) sowie von neurogen veränderten Potenzialen motorischer Einheiten (➤ Tab. 26.11) erforderlich.

Bei langsam progredienten neuromuskulären Störungen, wie der spinalen Muskelatrophie (SMA) oder hereditären Neuropathien (z. B. CMT 2), sind aufgrund der ständig ablaufenden De- und Reinnervationsprozesse ebenfalls vor Eintritt der Paresen eindeutige Veränderungen im EMG zu finden.

Myopathie-Diagnostik

Auch wenn mittels EMG nicht jede Myopathie erfasst werden kann, werden doch häufig Hinweise für eine Myopathie gefunden, sei es, dass Potenzialveränderungen (kleine Amplitude, kurze Dauer) oder die Rekrutierungscharakeristik (frühzeitige Rekrutierung vieler motorischer Einheiten bei nur geringer Kraftentfaltung) darauf hinweisen. Diese Befunde werden häufig übersehen, weil nicht daran gedacht wurde, dass beim Untersuchten auch eine Myopathie vorliegen könnte.

! MERKE

Der Ausschluss einer Myopathie ist mittels neurophysiologischer Methoden inkl. EMG **nicht** möglich!
Bei Myopathien wird häufig pathologische Spontanaktivität im EMG gefunden. Pathologische Spontanaktivität ist folglich keineswegs als „Denervationsaktivität" anzusehen!

Nachweis von Demyelinisierung

Findet sich bei einer Neurografie eine NLG, die unter 70 % der unteren Normgrenze des untersuchten Nervs liegt, so ist damit eine Myelinstörung in dem untersuchten Nervenabschnitt nachgewiesen. Eine weniger stark herabgesetzte NLG kann sowohl durch eine Myelinstörung als auch durch Axonzerfall verursacht sein. Dies muss bei der Beurteilung von Polyneuropathien bedacht werden: Da die meisten Polyneuropathien axonal sind, wird eine leicht herabgesetzte NLG in der Praxis meist eben nicht durch eine Myelinstörung, sondern durch Axonzerfall verursacht sein.

Ein zuverlässiger Nachweis von Myelinstörungen gelingt durch Beachtung der Unterschiede zwischen Reizantworten desselben Nervs nach Reizung an unterschiedlichen Stellen. Signifikant unterschiedliche Amplituden, Dauer und Formen (!) der Reizantworten weisen auf eine Myelinstörung des untersuchten Nervs in dem Abschnitt zwischen den Reizorten, zwischen denen sich die Unterschiede der Reizantworten zeigen (➤ Tab. 26.12).

Bei erworbenen, meist entzündlichen Neuropathien sind die NLG in unterschiedlichen Segmenten des gleichen Nervs unterschiedlich, wohingegen bei hereditären Neuropathien (z. B. CMT1) die NLG in allen Abschnitten des Nervs gleichmäßig herabgesetzt ist. Bei entzündlich demyelinisierenden Neuropathien finden sich oft A-Wellen in der Frühphase der Erkrankung.

Auch durch eine verlängerte Dauer einer muskulären Reizantworten kann eine Myelinstörung nachgewiesen werden (➤ Tab. 26.12).

26.3.5 Diagnostik neuromuskulärer Transmissionsstörungen

Auch neuromuskuläre Transmissionsstörungen lassen sich gut mittels elektrophysiologischer Methoden nachweisen, freilich nicht mit Standardmethoden, sondern zum einen mit dem Einzelfaser-EMG und verwandten Techniken. Wegen der hohen Anforderungen an den Untersucher werden diese Techniken in der Routine selten eingesetzt.

Zum anderen können mittels der motorischen Neurografie oft zuverlässige Aussagen über eine evtl. neuromuskuläre Transmissionsstörung getroffen werden. Dazu wird das zu untersuchende Nerv-Muskel-Paar im 3/s-Rhythmus elektrisch gereizt. Ein Rückgang der Amplitude der Reizantworten im zeitlichen Verlauf der Reizserie – meist bis zur 4. oder 5. Antwort – um mehr als 10 % („Dekrement") weist auf eine neuromuskuläre Transmissionsstörung hin. In der Mehrzahl handelt es sich dabei um eine Myasthenia gravis, seltener um ein Lambert-Eaton myastenisches Syndrom. Letzteres wir dadurch nachgewiesen, dass die Amplitude einer muskulären Reizantwort, die unmittelbar nach einer wenige Sekunden dauernden willkürlichen Kontraktion des untersuchten Muskels abgeleitet wurde, sehr viel (> 60 %) größer ist als die Reizantwort vor der Kontraktion.

LITERATUR

Bischoff C. Neurography: Late responses. Muscle Nerve 2002: S59–S65.

Bischoff C, Schulte-Mattler W. Das EMG-Buch. EMG und periphere Neurologie in Frage und Antwort. 5. A. Stuttgart: Thieme; 2021.

Bischoff C, Dengler R, Glocker F, Schulte-Mattler W. Ultraschalldiagnostik peripherer Nerven – Stellungnahme der EMG-Kommission der DGKN. Klin Neurophysiol 2015; 46 (02): 97.

Eder M, Schulte-Mattler W, Pöschl P. Neurographic course of Wallerian degeneration after human peripheral nerve injury. Muscle & Nerve 2017; 56 (2): 247–252.

Kimura J. Electrodiagnosis in diseases of nerve and muscle. Principles and practice. 4. A. Oxford, New York: Oxford University Press; 2013.

London ZN. Safety and pain in electrodiagnostic studies. Muscle Nerve 2017; 55 (2): 149–159.

Rösler K. Nadelmyografi sche Untersuchungen antikoagulierter Patienten, unter besonderer Berücksichtigung der neuen oralen Antikoagulanzien. Klin Neurophysiol 2015; 46 (01): 2–8.

Schulte-Mattler WJ. Diagnostische Bedeutung von Entladungsraten motorischer Einheiten. Klin Neurophysiol 2005; 36 (03): 110–115.

Schulte-Mattler WJ, Müller T, Georgiadis D, Kornhuber ME, Zierz S. Length dependence of variables associated with temporal dispersion in human motor nerves. Muscle Nerve 2001; 24 (4): 527–533.

Stalberg E, Bischoff C, Falck B. Outliers, a way to detect abnormality in quantitative EMG. Muscle Nerve 1994; 17 (4): 392–399.

Thaisetthawatkul P, Logigian EL, Herrmann DN. Dispersion of the distal compound muscle action potential as a diagnostic criterion for chronic infl ammatory demyelinating polyneuropathy. J Neurol Sci 2002; 205 (1): 59–63.

26.4 Liquoranalytik

Hayrettin Tumani und Manfred Uhr

Wichtige Neuigkeiten auf einen Blick

- Im integrierten Gesamtbefund erfolgt eine zusammenfassende Beurteilung aller Einzelbefunde. Dies ermöglicht das Erkennen von krankheitstypischen Befundmustern und dient der Plausibilitätskontrolle zur Vermeidung von Analytikfehlern. Durch unterschiedliche Diffusions- und Liquorflusseigenschaften des jeweiligen Patienten ergibt sich ein Ergebnismuster, das in seiner Gesamtheit und Komplexität zu beurteilen ist. Bei der Beurteilung von Immunglobulinen im Liquor sind Referenzwerte für Einzelbestimmungen obsolet. Stattdessen sind Liquor-Serum-Quotienten als altersabhängige Referenzwerte heranzuziehen.
- Eine Liquorzytologie ist immer durchzuführen.
- Mögliche praxisrelevante Weiterentwicklungen in der Liquordiagnostik bei MS sind freie Leichtketten zum Nachweis einer intrathekalen Ig-Synthese und Neurofilamente in Liquor und Blut.
- Zur differenzialdiagnostischen Abgrenzung zur MS-MIMICS sind AQP4- und MOG-Antikörper zu untersuchen.
- Die meisten Enzephalitiden bei HIV-Infizierten und auch bei anderen immundefizienten Patienten sind durch opportunistische Erreger bedingt. Durch monoklonale Antikörper, die in der Therapie der Multiplen Sklerose eingesetzt werden, umfasst das Erregerspektrum auch das die progressive multifokale Leukenzephalopathie (PML) verursachende JC-Virus, das durch JC-Virus-DNA im Liquor nachgewiesen wird.
- Der Diagnose- und Verlaufsmarker CXCL13 zeigt bei der aktiven Neuroborreliose eine hohe Sensitivität und Spezifität. Er kann zur differenzialdiagnostischen Abgrenzung atypischer Neuroborreliosen nützlich sein; jedoch kommen auch bei Neuro-Lues, Kryptokokken-Infektionen und ZNS-Lymphomen erhöhte Werte vor.
- Der Nachweis unterschiedlicher Autoantikörper bei paraneoplastischen und autoimmunen Enzephalitiden erfolgt in Liquor und Serum.
- Hirnspezifische Proteine wie Abeta1–42, Gesamt-Tau und Phospho-Tau[181], 14-3-3-Protein,

Neurofilamente, GFAP, Hypokretin-1 (Orexin) werden differenzialdiagnostisch bei neurodegenerativen Erkrankungen (Demenzen [AD, CJD], Narkolepsie, NMO, ALS) untersucht. Durch die kombinierte Liquoranalytik von Abeta1-42/Abeta1-40-Quotienten (erniedrigt), Gesamt-Tau (erhöht) und Phospho-Tau (erhöht) ist eine differenzialdiagnostische Abgrenzung der AD versus alle anderen Demenzformen, insbesondere auch der Pseudodemenz, möglich.

- Real-Time Quaking-Induced Conversion wird zum Nachweis von pathogenem Prion-Protein bei Prionenerkrankungen eingesetzt.

26.4.1 Einführung

Die Liquoranalytik kann ergänzend zu den klinischen, elektrophysiologischen und bildtechnischen Befunden dazu beitragen, inflammatorische, neoplastische, hämorrhagische oder degenerative Erkrankungen des Nervensystems abzusichern bzw. auszuschließen. Um eine zuverlässige und spezifische Befundaussage erzielen zu können, erfordert die Liquoranalytik allerdings eine zusammenfassende Beurteilung aller Einzelbefunde in einem integrierten Gesamtbefund. Sowohl das Erkennen von krankheitstypischen Befundmustern als auch die Durchführung von Plausibilitätskontrollen zur Vermeidung von Analytikfehlern wird durch die Kombination multipler Einzelparameter in einem Gesamtbefund ermöglicht (Tumani et al. 2019).

Die Liquor-Grundanalytik liefert mit Leukozytenzahl, Laktat, Gesamtprotein, Zelldifferenzierung, den Quotienten von Albumin, IgG, IgA und IgM sowie den oligoklonalen Banden in den meisten Fällen Hinweise auf die zugrunde liegende Art einer Entzündung (erregerbedingt, autoimmun, neoplastisch, hämorrhagisch). Bei der Interpretation des Befundes sollten allerdings die unterschiedliche Krankheitsdynamik und Komorbiditäten berücksichtigt werden. Daher sind der Zeitpunkt der Lumbalpunktion im Krankheitsverlauf und das Vorliegen einer Abwehrschwäche wichtige Zusatzinformationen. Ein zeitnaher und enger Informationsaustausch zwischen dem Labor und den Klinikern ist eine wichtige Grundlage für eine erfolgreiche Diagnosestellung (Tumani et al. 2019).

26.4.2 Indikation für Liquoranalytik und Gewinnung des Liquors

Die Liquoruntersuchung ist angezeigt zur differenzialdiagnostischen Abklärung von entzündlichen, neoplastischen und degenerativen Erkrankungen des zentralen Nervensystems (ZNS) sowie einer bildmorphologisch negativen Subarachnoidalblutung (SAB). Der Liquor wird unter aseptischen Bedingungen gewöhnlich in sitzender oder liegender Position des Patienten mit einer Quincke- oder Sprotte-Nadel per Lumbalpunktion (LP) zwischen den Wirbelkörpern LWK3/LWK4, LWK4/LWK5 oder LWK5/SWK1 gewonnen (Wright et al. 2012).

Bei intensivpflichtigen Patienten kann der Liquor auch über eine Ventrikeldrainage oder Suboccipitalpunktion entnommen werden.

Nach Ausschluss von Kontraindikationen (Gerinnungsstörungen, Hirndruckzeichen) sowie Aufklärung und Einholung der Patienteneinwilligung erfolgt die Liquorentnahme durch erfahrene Ärzte oder unter deren Aufsicht. Für die Routineuntersuchung werden eine ausreichende Menge (ca. 6–10 ml) Liquor- und zeitgleich abgenommene Serumproben möglichst innerhalb von weniger als 2 Stunden in ein spezialisiertes Labor verschickt. Die diagnostische Sensitivität der Einzelparameter in der Liquordiagnostik ist abhängig von der zeitnahen Untersuchung der zytologischen Parameter und von der Qualität und Empfindlichkeit der verwendeten Techniken.

26.4.3 Fragestellung in der Liquoranalytik, Analytikstufen, Parameter, Methoden und Befunde

➤ Tab. 26.15

Die Referenzbereiche der Routineparameter (Petereit et al. 2007) sind in ➤ Tab. 26.16 und Liquorbefunde bei Meningoenzephalitis unterschiedlicher Genese in ➤ Tab. 26.17 zusammengefasst.

26

Tab. 26.15 Analytikstufen, Analyseparameter und Fragestellung in der Liquoranalytik

Stufe	Parameter	Fragestellungen
Eilanalytik	• Liquorbeschaffenheit • Leukozytenzahl • Gesamtprotein • Laktat	• Entzündlicher Prozess? • Eitrig-bakteriell? • Blutiger Liquor? • Zytoalbuminäre Dissoziation (Schrankendysfunktion)?
Grundanalytik	Quotienten von Albumin, IgG, IgA, IgM + oligoklonale Banden (OKB)	• Akute oder chronische Entzündung? • Schweregrad der Schrankendysfunktion? • Paraproteine (Gammopathie)?
	Differenzialzellbild	• Stadium einer zellulären Entzündung? • Hinweis auf und Stadium einer Blutung? • Tumorbefall?
	Gramfärbung + Kultur	Erreger (Bakterien, Pilze)?
Spezialanalytik	erregerspezifische Antikörper	Infektiös-entzündlich oder autoimmun-entzündlich?
	ZNS-eigene Proteine (Tau, Abeta, Neurofilamente, Orexin)	neurodegenerativer Prozess (AD, CJD, MND, Narkolepsie)
	• Immunzytologie • Tumormarker	Tumor: Bestätigung + Typisierung
	Antigennachweis	Erregernachweis bzw. Bestätigung (v.a. Bakterien, Pilze)
	PCR	neurotrope Viren, Bakterien, Pilze

AD = Alzheimer Disease; CJD = Creutzfeldt-Jakob-Disease; MND = Motoneuron-Disease

Tab. 26.16 Routineparameter, Methode und Referenzbereiche

Routineparameter	Methode	Referenzbereich
Beschaffenheit	Inspektion	klar, farblos
Leukozytenzahl (n/µl)	manuell, Lichtmikroskopie, Fuchs-Rosenthal-Kammer	< 5
Differenzialzellbild	manuell, Lichtmikroskopie, Pappenheim-Färbung	lympho-monozytär (Verhältnis 2:1 bis 3:1)
Gesamtprotein (mg/l)	Nephelometrie	< 500
L-Laktat (mmol/l)	enzymatisch	< 2,1–2,4
Glukose (L/S)	enzymatisch	> 0,50
Albumin (L/S × 10^{-3})	Nephelometrie	< 5–10 (altersabhängig)
Ig-Synthese (L/S von IgG, IgA, IgM, Reiber-Diagramm)	Nephelometrie	nicht nachweisbar
Erreger	Gramfärbung, Kultur, Mikroskopie, PCR, Antigennachweis	nicht nachweisbar
erregerspezifische Antikörper	Enzymimmunoassays	nicht nachweisbar
hirnspezifische Proteine (pg/ml)	Enzymimmunoassays	Tau-Protein (< 450) Phospho-Tau (< 60) Abeta1–42 (> 550) Quotient Abeta1–42:Abeta1–40 (> 0,07)

Zytologie

Der normale Liquor enthält weniger als 5/µl kernhaltige Zellen, die sich aus Lymphozyten und Monozyten in einem Verhältnis von 2:1 bis 3:1 zusammensetzen (Wick et al. 2016). Bei bluthaltigem Liquor, artifiziell oder bei einer SAB werden die Erythrozyten gesondert gezählt und angegeben (Tumani et al. 2010). Auto-

Tab. 26.17 Liquorbefunde bei Meningoenzephalitis unterschiedlicher Genese

Liquor	Eitrige Meningitis/ Enzephalitis	Virale Meningitis/ Enzephalitis	Neuroborreliose	Tuberkulöse Meningitis
Beschaffenheit	trüb	klar	klar	klar
Zellzahl (Zellen/µl)	> 1 000	< 1 000	< 1 000	< 1 000
Differenzialzellbild	granulozytär	lymphozytär	lymphozytär	gemischt
Gesamtprotein (mg/l)	> 1 000	< 1 000	> 1 000	> 1 000
Laktat (mmol/l)	> 3,5	< 3,5	< 3,5	> 3,5
Glukose (L/S in mol/mol)	< 0,50	> 0,50	> 0,50	< 0,50
Albumin (L/S × 10^{-3})	> 20	< 20	> 20	> 20

maten zur Zellzählung und Zelldifferenzierung sollten wegen unzuverlässiger Befunde vermieden werden. Die Differenzialzytologie sollte uneingeschränkt bei jeder Punktion – unabhängig von der Gesamtzellzahl – durchgeführt werden (Wick et al. 2016).

Quantitative Auswertung von intrathekal produzierten Immunglobulinen

Um eine Aussage über eine mögliche intrathekale Produktion von Immunglobulinen oder erregerspezifischen Antikörpern treffen zu können, ist die parallele Untersuchung von Liquor und Blut erforderlich, da die größten Proteinfraktionen im Liquor aus dem Blut stammen. Die gebildeten Liquor-Blut-Quotienten werden zur individuellen Blut-Liquor-Schrankenfunktion (Albumin-Liquor/Serum-Quotient, Q_{Alb}) in Bezug gesetzt (Petereit et al. 2007).

Albumin dient als Referenzprotein für die Blut-Liquor-Schrankenfunktion, da es ausschließlich aus dem Blut stammt. Mit Bezug auf den Albumin-Quotienten wird der schrankenabhängigen Konzentrationsänderung des Liquor-IgG Rechnung getragen. Eine entsprechende grafische Darstellung der Quotienten wurde von Reiber und Felgenhauer etabliert (➤ Abb. 26.33; Felgenhauer und Beuche 1999; Reiber 1994).

Ein Vorteil der Quotientendiagramme gegenüber der numerischen Berechnung ist, dass typische Befundkonstellationen auf einen Blick einer Erkrankung zugeordnet werden können. Mögliche Befundkonstellationen, die sich aus Q_{IgG} und Q_{Alb} ergeben, sind:

6. Normalbefund, z. B. kein Hinweis auf einen entzündlichen ZNS-Prozess

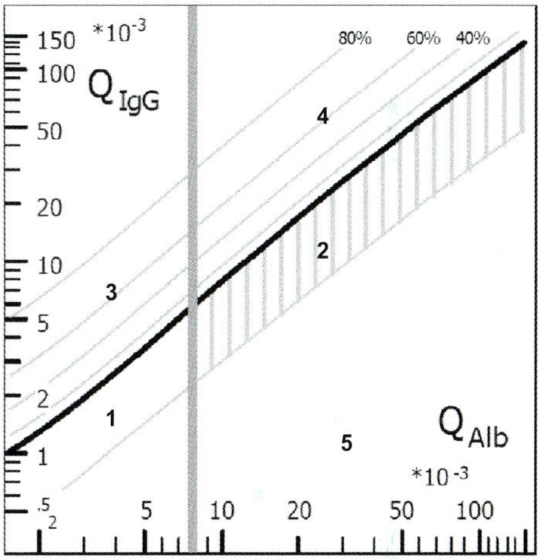

Abb. 26.33 Quotientendiagramm nach Reiber. In logarithmischer Auftragung wird der Albuminquotient (Q_{Alb}) gegen den IgG-Quotienten (Q_{IgG}) aufgetragen. Die dicke, diagonal verlaufende schwarze Kurve stellt den Q-Lim dar. IgG-Quotienten, die oberhalb dieser Kurve liegen, weisen auf eine intrathekale IgG-Synthese. Die vertikale rote Linie stellt den altersbezogenen Grenzwert für die Schrankenfunktion dar (Alter/15 + 4). Somit ergeben sich unterschiedliche Bereiche mit unterschiedlicher Befundinterpretation (siehe unten).

7. Isolierte Schrankenfunktionsstörung, z. B. Guillain-Barré-Syndrom oder Spinalkanalenge
8. Isolierte Entzündung im ZNS, z. B. Multiple Sklerose oder Z. n. viraler Enzephalitis
9. Kombination aus 2. und 3., z. B. akute Neuroborreliose, Neurotuberkulose
10. Unplausibler Befund, z. B. High-Dose-Hook-Effekt, zu schnelle Punktion nach Immunglobulin-Infusion

Weitere Vorteile sind, dass das Quotientendiagramm auch auf IgA und IgM übertragbar ist, sodass drei Im-

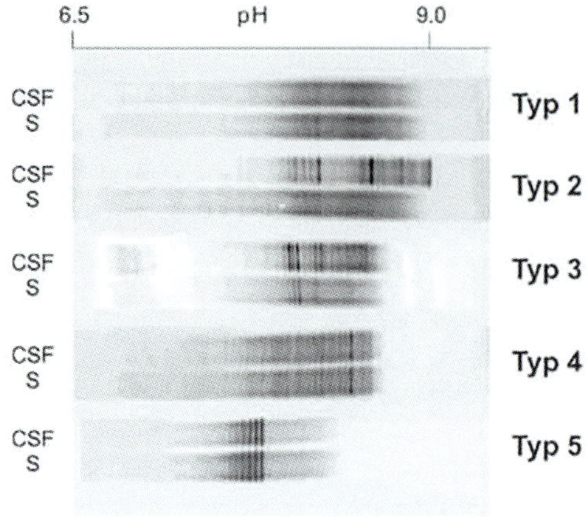

Abb. 26.34 IgG-Bandenmuster. Es sind fünf verschiedene Befundmuster möglich, wobei Typ 2 und 3 für eine intrathekale Synthese sprechen (CSF = Liquor, S = Serum)
Typ 1: Normalbefund
Typ 2: isolierte OKB im Liquor
Typ 3: identische OKB im Liquor und Serum, zusätzlich isolierte OKB im Liquor
Typ 4: OKB mit identischer (spiegelbildlicher) Verteilung im Liquor und Serum
Typ 5: monoklonale Banden (in der Regel identische Verteilung im Liquor und im Serum) als Hinweis auf eine systemische Gammopathie

munglobulinklassen parallel beurteilt werden können und hierdurch die diagnostische Spezifität dieser Parameter gesteigert werden kann (➤ Abb. 26.35).

Oligoklonale IgG Banden (OKB)

Oligoklonale IgG-Banden (OKB) treten unspezifisch bei subakut- und chronisch-entzündlichen Erkrankungen des ZNS auf. Die OKB sind zum Nachweis einer intrathekalen IgG-Produktion empfindlicher als die quantitativen Quotientendiagramme. Ein OKB-Muster liegt dann vor, wenn mindestens zwei liquorspezifische Banden zur Darstellung kommen (➤ Abb. 26.34; Petereit et al. 2007). Zum sensitiven Nachweis von OKB sind als Trennverfahren die isoelektrische Fokussierung und als Visualisierungsverfahren Immundetektion oder Silberfärbung Methoden der Wahl.

Erregerspezifischer Antikörperindex (AI)

Zum Nachweis einer intrathekalen Synthese von erregerspezifischen Antikörpern wird der spezifische Liquor-zu-Serum-Quotient auf den Liquor/Serum-Quotienten des Gesamt-IgG bezogen. Das Verhältnis dieser beiden Quotienten wird als Antikörperindex (AI) bezeichnet. Der AI-Wert ist unabhängig von der Schrankenfunktion und der Gesamt-IgG-Synthese im ZNS. Der Normalbereich des AI-Wertes beträgt 1,0 ± 0,4. Eine lokale Antikörpersynthese im ZNS ist für Werte > 1,4 anzunehmen (Petereit et al. 2007).

Hirnspezifische Proteine

Hirnspezifische Proteine wie Abeta1–42, Gesamt-Tau und Phospho-Tau[181], 14-3-3-Protein, Neurofilamente, GFAP, Hypokretin-1 (Orexin) können bei der Diagnostik neurodegenerativer Erkrankungen (Demenzen [AD, CJD], Narkolepsie, NMO, ALS) hilfreich sein. Mit Ausnahme von Abeta und Hypokretin zeigen sich im Falle neurodegenerativer Prozesse erhöhte Konzentrationen dieser Biomarker im Liquor.

Integrierter Liquorgesamtbefund

Die Liquoranalytik erfordert eine zusammenfassende Beurteilung aller Einzelbefunde in einem integrierten Gesamtbefund, damit eine zuverlässige und diagnosespezifische Befundaussage erzielt werden kann. Diese Befundungsstrategie erlaubt sowohl das Erkennen von krankheitstypischen Befundmustern als auch Plausibilitätskontrollen zur Vermeidung von Analytikfehlern. Der Gesamtbefund besteht aus:

11. einem Liquorgrundprogramm mit zytologischen und proteinchemischen Parametern,
12. einem erweiterten Programm mit Spezialparametern für Erregernachweise sowie Marker für Neurodegeneration und
13. einer abschließenden Interpretation mit methodischer und klinischer Beurteilung (➤ Abb. 26.35; Uhr et al. 2016)

19-jährige Patientin mit V.a. MS

Punktionsort: lumbal
Beschaffenheit: klar
Volumen: 10 ml

Zellen
Zellzahl: 4/µl Erys: 0/µl
- Lymphoz. 74%
- Monoz. 25%
- Granuloz. 0%
- Plasmaz. 1%

Laktat: 1,7 mmol/l

Proteine
Gesamtprotein: 310 mg /l

Quotienten: (Liq./Ser x 10^{-3})

- Albumin:	5,5
- IgG:	2,4
- IgA:	1,3
- IgM:	0,16

oligoklonale Banden
Liquor: + Serum: ∅ (Typ 2)

Beurteilung
entzündlicher ZNS-Prozess
DD chronisch-entzündlich
DD Z.n. ZNS-Infekt

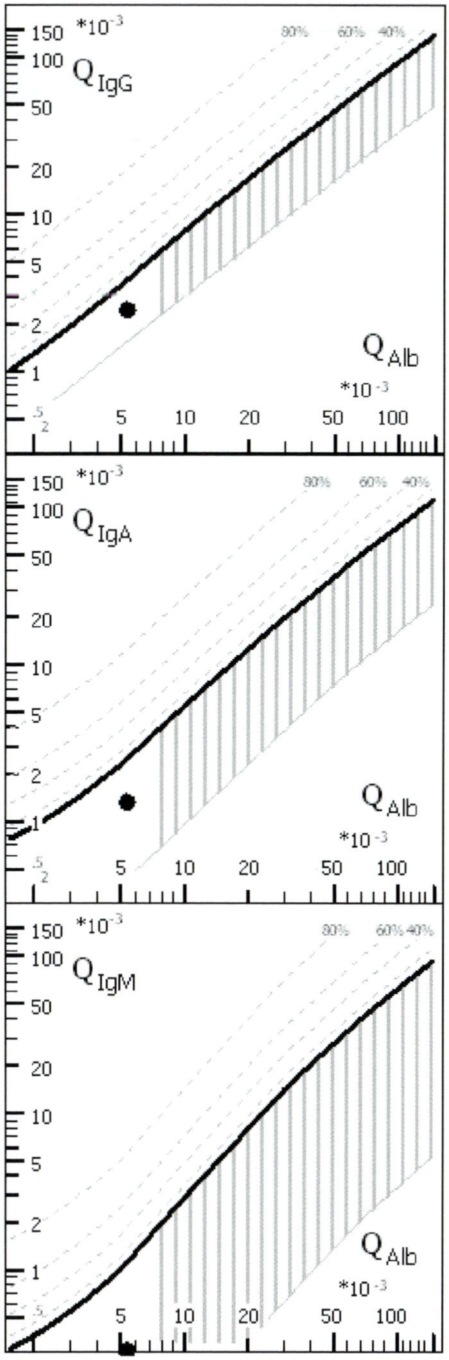

Abb. 26.35 Liquorgesamtbefund: entzündlicher Befund bei einer Patientin mit V. a. Multiple Sklerose (MS)

26

Tab. 26.18 Bei V. a. bakterielle Meningitis empfohlene Laboruntersuchungen

Untersuchung	Zu erwartende typische Befunde
Erregerkultur in allen Körperflüssigkeiten inklusive Liquor	mikroskopischer oder kultureller Erregernachweis **cave:** immundefiziente Patienten mit apurulenter bakterieller Meningitis und „Status bacteriosus" (inadäquat schwache Zellreaktion bei hoher Erregerdichte)
Entzündungszeichen im Blut	Leukozytose mit Linksverschiebung und toxischer Granulation, CRP und Procalcitonin deutlich erhöht
allgemeine Liquoranalytik mit Differenzialzellbild und Gramfärbung, eventuell Antigennachweis	bei unbehandelten, immunkompetenten Patienten: • Eitrige Pleozytose • Ausgeprägte Schrankendysfunktion • Anaerober Glukosestoffwechsel (Q-Glukose < 0,50) • L-Laktat (> 3,5 mmol/l)

Tab. 26.19 Zu erwartende Befunde bei Neuroborreliose (NB)

Untersuchung	Befunde
allgemeine Liquordiagnostik	• Lymphozytäre Pleozytose • Mittelgradige Schrankenfunktionsstörung • Intrathekale humorale Immunreaktion mit IgM-Prädominanz (IgM > IgG > IgA) und oligoklonale Banden (➤ Tab. 26.17)
spezielle Liquordiagnostik	• Borrelien-spezifische IgG- und IgM-Antikörper mit intrathekaler Synthese sind diagnosesichernd • CXCL13 kann in besonderen Situationen hilfreich sein (in der frühesten Phase einer NB erhöht, bevor Antikörper nachweisbar sind; zur Differenzierung einer aktiven von einer abgelaufenen NB; bei Kreuzreaktivität von Borrelien-spezifischen Antikörpern; Therapieresponse-Marker)

26.4.4 Bakterielle Infektionen

Zu den häufigsten Erregern einer bakteriellen Meningitis gehören Pneumokokken, Meningokokken, *Haemophilus influenzae,* Listerien, Staphylokokken und gramnegative Enterobakterien inklusive *Pseudomonas aeruginosa* (Derry und Hasbun 2007; ➤ Kap. 16.2). Die eitrige Meningitis lässt sich unterteilen in die primäre Form ohne nachweisbaren Fokus und die sekundäre Form als Komplikation einer Infektion in der Nachbarschaft (Sinusitis, Mastoiditis, Otitis, Hirnabszess, subdurales Empyem), in der Ferne (Sepsis, Endokarditis, Pneumonie), durch iatrogene Einbringung (Ventrikeldrainage, paravertebrale Injektion, epidurale Anästhesie, Lumbalpunktion) oder posttraumatisch (Pfister et al. 2015). Die in ➤ Tab. 26.18 aufgeführten Laboruntersuchungen werden bei V. a. bakterielle Meningitis empfohlen.

Der Liquor weist bei der diagnostischen Punktion (meist am Tag 1–2 der klinischen Beschwerden) einen typischen Befund mit granulozytärer Pleozytose auf (➤ Tab. 26.17). Bei Patienten, die bereits antibiotisch anbehandelt wurden, kann auch ein gemischtes lymphozytär-granulozytäres Zellbild auftreten, ebenso bei einer Infektion mit Listerien (Süßmuth et al. 2013). Hier liefern der mikroskopische Nachweis von Bakterien und auffällige systemische Entzündungszeichen den entscheidenden Hinweis auf die bakterielle Ursache (➤ Tab. 26.18). Die Erhöhung des Serum-Procalcitonins kann zur Unterscheidung zwischen einer bakteriellen und einer nichtbakteriellen Meningitis hinzugezogen werden; allerdings kommen vor allem in Frühstadien in Einzelfällen auch normwertige Procalcitonin-Werte vor (Süßmuth et al. 2013).

! MERKE
Bei akuter bakterieller Meningitis werden wiederholte Kontrollpunktionen innerhalb der ersten Tage empfohlen.

Zu erwarten ist unter erfolgreicher antibiotischer Therapie ein zügiger Rückgang der eitrigen Pleozytose und der Schrankendysfunktion mit Übergang zu einem lympho-monozytären Zellbild innerhalb von 2–3 Wochen. Das L-Laktat normalisiert sich entsprechend innerhalb von 10 Tagen nach Therapiebeginn; es kommt zu keiner nennenswerten Antikörperproduktion. Bleibt die rasche Besserung der Zellzahl und Schrankendysfunktion aus, muss die Wirksamkeit der Antibiotika infrage gestellt werden. Daher sollten vor Beginn einer empirischen Antibiose Blutkulturen und bei V. a. Meningokokkenmeningitis

Abstriche aus Rachen und steril eröffneten Petechien entnommen werden.

26.4.5 Neuroborreliose

Die Neuroborreliose ist weltweit die häufigste zeckenübertragene Infektionskrankheit (➤ Kap. 11.4). Die Borrelien sind ähnliche „Tausendsassas" wie die Treponemen und beschäftigen in den einzelnen Stadien verschiedene medizinische Fachdisziplinen. Das Spektrum umfasst dermatologische (Erythema migrans, Acrodermatitis chronica, Lymphadenosis cutis benigna), neurologische (Meningoradikulitis, Mononeuritis, Enzephalomyelitis), internistische (Myokarditis, Vaskulitis), orthopädische (Arthritis) sowie ophthalmologische Krankheitsbilder (Spreer et al. 2016). Eine endgültige Diagnosestellung der Neuroborreliose erfolgt auf der Basis liquordiagnostischer Befunde (➤ Tab. 26.19).

Obwohl klare Leitlinien für Diagnostik und Therapie vorliegen, bestehen im medizinischen Alltag weiterhin Kontroversen bzgl. der Konsequenz differenzialdiagnostischer und therapeutischer Probleme. Hier kann der neue Diagnosemarker CXCL13 wegen seiner für die aktive Neuroborreliose sehr hohen Sensitivität und Spezifität hilfreich sein (Rupprecht et al. 2014). So unterstützt er z. B. die Differenzierung einer aktiven versus einer nicht mehr behandlungsbedürftigen Neuroborreliose, da sich dieser Parameter unter einer erfolgreichen Therapie schneller als andere Aktivitätsparameter (Zellzahl, Schrankendysfunktion) normalisiert (Senel et al. 2010). Weiterhin kann CXCL13 bei Neuroborreliosen mit atypischer Präsentation nützlich sein, wenn o. g. Liquorgrundparameter inklusive Borrelien-AI keine eindeutige Klärung bringen. Erhöhte CXCL13-Werte kommen auch bei Neuro-Lues und ZNS-Lymphomen vor, sodass hier keine Spezifität für die Neuroborreliose abgeleitet werden kann (Rupprecht et al. 2014).

! MERKE

Eine Neuroborreliose ist unter Berücksichtigung aktueller klinischer und mikrobiologischer Diagnosekriterien meist gut zu diagnostizieren und zu behandeln.

Eine leitliniengerechte antibiotische Therapie wird als effektiv angenommen und führt zu eine überwiegend folgenlosen Ausheilung der Symptome, auch wenn die Evidenzlage insgesamt als eher begrenzt einzuschätzen ist.

Entgegen dieser wissenschaftlich orientierten medizinischen Meinung existiert in der Bevölkerung und auch bei manchen Kollegen eine weitverbreitete Verunsicherung zu der in Medien und Internetplattformen sehr präsenten Erkrankung der Neuroborreliose. So gibt es eine Vielzahl von Patienten, die aufgrund unspezifischer Beschwerden befürchten, an einer Borreliose erkrankt zu sein.

Die Datenlage zu Epidemiologie und der Leistung der serologischen Diagnostik weist Lücken und somit auch Interpretationsspielräume auf. In der Praxis werden vielfach – begründet durch die unsichere Datenlage – nicht ausreichend validierte Testsysteme und darauf basierend nicht ausreichend validierte therapeutische Interventionen eingesetzt (Spreer et al. 2016).

26.4.6 Virale Infektionen

Aufgrund des breiten Erregerspektrums bleiben die meisten der vermutlich viralen Meningo-/Enzephalitiden (➤ Kap. 11.6) im Hinblick auf den Erreger letztlich ungeklärt (ca. 80 %).

Eine isolierte Virusmeningitis hat in der Regel eine gute Prognose und braucht nur symptomatisch behandelt zu werden. Der Liquor zeigt eine leicht ausgeprägte Pleozytose; in der Frühphase kommen im Zellbild neben Lymphozyten und Monozyten auch Granulozyten vor.

Bei der Virusenzephalitis kommt es zu einer Infektion und Entzündung des Hirnparenchyms und eventuell auch der Meningen (Meningoenzephalitis).

Die häufigsten Erreger sind **Enteroviren.** Die am besten behandelbare Virusenzephalitis ist die **Herpes-simplex-Enzephalitis** (HSE), da diese bei sofortiger Behandlung mit Aciclovir gutartig verlaufen kann. Ohne Behandlung beträgt die Letalität zwischen 70 und 100 % (Cinque et al. 1996). In der diagnostischen Erstpunktion, die in der Regel um den 4.–7. Tag der Erkrankung erfolgt, weist der Liquor häufig eine normale Zellzahl oder nur leichte Pleozytose auf. Hier gelingt die frühe Diagnosesicherung durch den DNS-Nachweis mittels PCR. In diesem Frühstadium einer HSE kommt serologischen Verfahren wie der

Bestimmung von AI-Werten noch keine Bedeutung zu (Süßmuth et al. 2013). Allerdings werden auch in den ersten 72 Stunden einer HSE falsch negative PCR-Ergebnisse berichtet. Deshalb darf bei begründetem Verdacht auf eine HSE bei negativem PCR-Ergebnis die antivirale Therapie insbesondere dann nicht unterbrochen werden, wenn die Liquorprobe in den ersten 3 Tagen gewonnen wurde oder blutig bzw. xanthrochrom war. Die Zellzahl im Liquor und L-Laktat steigt in der Regel nach 3–4 Tagen an; nach diesem Zeitraum gelingt der PCR-Nachweis der Herpes-simplex-DNA kaum noch (Süßmuth et al. 2013). Eine spezifische Antikörperreaktion (OKB, AI) ist erst nach 10–14 Tagen nachweisbar. Der sensitivste und früheste Marker für die HSE sind die typischen MRT-Veränderungen in der FLAIR-Wichtung bzw. ein temporaler Herdbefund im EEG.

! MERKE

Daher sind bei Verdacht auf eine HSE eine zerebrale MRT-Untersuchung und ein EEG die sinnvollsten Verfahren.

Auch andere **Herpesviren** (CMV, EBV, VZV, HHV-6) können Enzephalitiden verursachen, insbesondere bei immundefizienten Patienten. Weitere mögliche Erreger einer Virusenzephalitis sind das Masernvirus sowie seltener Mumps-, Influenza-, Adeno- und Rötelnviren. Die meisten Enzephalitiden bei HIV-Infizierten und bei anderen immundefizienten Patienten sind aber durch opportunistische Erreger bedingt. Durch in der Therapie der Multiplen Sklerose eingesetzte monoklonale Antikörper umfasst das Erregerspektrum auch das die progressive multifokale Leukenzephalopathie (PML) verursachende JC-Virus. Bei der PML sichert der Nachweis von JC-Virus-DNA im Liquor die meist aufgrund der neuroradiologischen Befunde und der Klinik bereits gestellte Verdachtsdiagnose (Süßmuth et al. 2013).

Bei den durch Arthropoden übertragenen Enzephalitiden (hierzulande v. a. **FSME**) ist der Nachweis spezifischer IgM-Antikörper im Serum zusammen mit dem klinischen Bild für die Diagnosesicherung in aller Regel ausreichend. Bei der typischerweise zweigipflig verlaufenden Erkrankung kommt es zunächst nach einer Inkubationszeit von 3–14 Tagen zu einer systemischen Infektion und nach einem symptomfreien Intervall von 6–10 Tagen zur ZNS-Beteiligung. Zu diesem Zeitpunkt ist eine serologische Antwort zu erwarten; entsprechend wird auch die Verdachtsdiagnose serologisch bestätigt (Süßmuth et al. 2013). Die intrathekale Antikörperproduktion kann die ZNS-Manifestation beweisen. Die erregerspezifische intrathekale Antikörpersynthese persistiert im Krankheitsverlauf und nach Therapie, sodass diese für einen Therapieerfolg nicht herangezogen werden kann.

Bei der **PML** liegen zum Diagnosezeitpunkt die Zellzahlen im Liquor regelhaft unter 20 Zellen/µl. Dies gilt auch für die Natalizumab-assoziierte PML (NAT-PML), da die Therapie selbst zu einem Rückgang einer zuvor im Rahmen der MS bestehenden Pleozytose führt (Warnke et al. 2010; ➤ Kap. 3.1.2). Auch eine Störung der Blut-Liquor-Schrankenfunktion ist bei NAT-PML untypisch, zumal die absoluten IgG-Werte sowie Parameter einer intrathekalen Immunglobulinsynthese (IgG-Quotient, oligoklonale Banden, MRZ-Reaktion) unter Behandlung mit Natalizumab abfallen (Warnke et al. 2016). Entsprechend dient die Liquorroutine dem Ausschluss von Differenzialdiagnosen. Entscheidend ist die JC-Polyomavirus-(JCPyV-)PCR aus dem Liquor. Allerdings liegt deren Sensitivität für die Diagnose PML bei nur 60–95 % (Warnke et al. 2016). Bei Patienten mit NAT-PML ist der sogenannte Liquor-JCPyV-Antikörperindex (AI_{JCPyV}) als Parameter für die intrathekale JCPyV-spezifische Antikörpersynthese zum Zeitpunkt der ersten positiven JCPyV-DNA-qPCR in der Mehrheit der Fälle positiv und kann daher bei klinischem und MR-Verdacht auf PML ergänzend hilfreich sein. Sollte die PML Diagnose mittels Klinik, MR und Liquor jedoch nicht gelingen, muss im Zweifel auch eine Hirnbiopsie diskutiert bzw. sogar angestrebt werden (Warnke et al. 2016).

26.4.7 Liquorbefund bei MS

Die Liquoruntersuchung bleibt ein wichtiger Baustein in der Diagnostik der MS (Tumani et al. 2011; ➤ Kap. 3.1). Nachdem für den Liquorbefund in den Diagnosekriterien 2010 kein Bedarf mehr gesehen wurde, kann er nach den revidierten Diagnosekriterien 2017 bei der Erstmanifestation der MS als Ersatz für eine klinisch oder MR-tomografisch fehlende zeitliche Dissemination wieder herangezogen werden (Thompson et al. 2017).

Es finden sich eine leichte Zellzahlerhöhung mit wenigen Plasmazellen sowie eine intrathekale IgG-Synthese in Form liquorspezifischer OKB. In den Reiber-Diagrammen ist in diesem Fall (Erstmanifestation) eine intrathekale IgG-Synthese nur in ca. 50 % nachweisbar.

Differenzialdiagnostisch bedeutsam ist die Persistenz der intrathekalen IgG-Synthese bei der MS. Während bei anderen entzündlichen ZNS-Erkrankungen (z. B. Neuromyelitis optica Spektrum Erkrankungen [NMOSD], Neurosarkoidose) eine intrathekale IgG-Synthese nur vorübergehend nachweisbar sein kann, persistiert eine intrathekale IgG-Synthese bei Patienten mit MS über den gesamten Krankheitsverlauf („einmal positiv, immer positiv") (Ruprecht und Tumani 2016). Die intrathekale IgG-Synthese ist gegen verschiedene virale Antigene (MRZ-Reaktion) gerichtet.

! MERKE

Obwohl die Abwesenheit einer intrathekalen IgG-Synthese eine MS nicht ausschließt, sollte sie zur sorgfältigen Überprüfung der Diagnose Anlass geben.

Mögliche praxisrelevante Weiterentwicklungen in der Liquordiagnostik bei MS sind freie Leichtketten zum Nachweis einer intrathekalen Ig-Synthese und Neurofilamente auch im Serum als Marker für axonalen Schaden (Ruprecht und Tumani 2016).

26.4.8 Neurochemische Demenzdiagnostik

Vor allem in Frühstadien von Demenzerkrankungen unterstützt die liquorbasierte neurochemische Demenzdiagnostik (Liquor-NDD) die Diagnostik und Differenzialdiagnostik demenzieller Erkrankungen und wird mittlerweile auch mit spezieller Indikation in den Leitlinien der neuropsychiatrischen Fachgesellschaften (DGN/DGPPN; www.DGPPN.de) zur Ausschluss- und Positivdiagnostik empfohlen, insbesondere für die Alzheimer-Demenz (AD). Metaanalysen unabhängiger internationaler Multicenterstudien belegen, dass durch die kombinierte Liquoranalytik von Abeta1–42 (erniedrigt), Gesamt-Tau (erhöht) und Phospho-Tau (erhöht) für die Differenzialdiagnose der AD (AD versus alle anderen Demenzformen) Sensitivitäten und Spezifitäten von 80–90 % erreicht werden können. Die Liquor-NDD sollte immer mit neurochemischer Demenzdiagnostik im Blut (Blut-NDD) kombiniert und integriert in die allgemeine Liquoranalytik (u. a. Zellzahl und -differenzierung, intrathekale Antikörpersynthese, Blut-Liquor-Schrankenstörung) interpretiert werden (Wiltfang et al. 2016).

Besonders hilfreich ist die Liquor-NDD für die Differenzierung zwischen reversiblen demenziellen Syndromen und irreversiblen neurodegenerativen Demenzen, z. B. kognitive Defizite bei Depression im Alter („depressive Pseudodemenz") und AD. In Kombination mit vertiefter neuropsychologischer Diagnostik und etablierten bildgebenden Verfahren (Kernspintomografie, DAT-Scan, Glukose-PET, Amyloid-PET) wird auch die Differenzialdiagnostik innerhalb der Gruppe der primär neurodegenerativen Demenzen mit hoher klinischer Relevanz unterstützt. Mittlerweile zeichnet sich ab, dass die Bestimmung des Quotienten Abeta1–42/Abeta1–40 der isolierten Messung von Abeta1–42 mit hoher klinischer Relevanz überlegen ist (Wiltfang et al. 2016).

26.4.9 Differenzialdiagnosen und Fazit

Nicht jede Liquorpleozytose in Kombination mit einer Schrankenstörung und/oder Laktaterhöhung basiert auf einer infektiösen Ursache. Aseptische Meningitiden mit geringer Pleozytose und milden Schrankenstörungen kommen bei einer Vielzahl von Erkrankungen vor, die jedoch oft durch Anamnese, klinische Symptomatik und den Verlauf zugeordnet werden können. Einige wichtige Differenzialdiagnosen sind in ➤ Tab. 26.20 dargestellt.

Tab. 26.20 Differenzialdiagnosen des entzündlich erscheinenden Liquorgrundbefundes ohne Berücksichtigung klinischer Gegebenheiten

Erkrankung	Typischer Liquorbefund	Anmerkungen
Tumoren des ZNS und der Meningen	• Häufig Pleozytose sehr variabler Ausprägung • Oft Laktat und Albuminquotient erhöht	• Zellzahl kann normal sein! • Zytopräparat kann Malignitätszeichen zeigen (ggf. wiederholte Untersuchungen) • Isolierte IgM-Synthese kann bei Lymphom auftreten • CEA erhöht bei Karzinomen • β_2-Mikroglobulin erhöht bei Lymphomen
Subarachnoidalblutung (SAB)	• Massenhaft Erythrozyten • Durch meningeale Entzündungsreaktion Leukozyten bis zu 500/µl; initial v. a. Granulozyten, nach 12 h zunehmend Makrophagen	siderinhaltige Makrophagen bis zu 6 Monate nach SAB nachweisbar
Multiple Sklerose (MS)	• Lympho-monozytäre Pleozytose < 30/µl • Keine bzw. milde Schrankenstörung • Normales Laktat • Oligoklonales IgG • Positive MRZ-Reaktion*	• Zellzahl > 50/µl deutet in der Regel auf andere (ggf. infektiöse) Ursache hin • Ausnahme ist Vorhandensein aktiver Läsionen in Liquorraumnähe (Hirnstamm, Myelon)
akute demyelinisierende Enzephalomyelitis (ADEM)	• Lympho-monozytäre Pleozytose > 50/µl möglich • Oligoklonales IgG fakultativ • Sonst wie MS	MRZ* i. d. R. negativ
Neurosarkoidose	• Lympho-monozytäre Pleozytose 10–200/µl möglich • Keine bzw. milde Schrankenstörung	• Sämtliche Routineparameter können verändert sein • sIL2-R* im Liquor erhöht
systemische Vaskulitiden: ZNS-Lupus erythematodes und Morbus Behçet	mononukleäre bzw. granulozytäre Pleozytose < 50/µl	bei ZNS-Lupus erythematodes fakultative IgG-Produktion/oligoklonales IgG
medikamenteninduzierte aseptische Meningitis	überwiegend granulozytäre Pleozytose bis mehrere 1 000/µl möglich	• Ausschlussdiagnose • Typische Medikamente: – Antibiotika (v. a. Trimethoprim/Sulfamethoxazol) – Nichtsteroidale Antirheumatika (v. a. Ibuprofen) – Intravenöse Immunglobuline (IVIG)

*MRZ = Intrathekale Antikörperproduktion gegen Masern-, Röteln-, Zoster-Viren; sIL2-R = löslicher Interleukin-2-Rezeptor

LITERATUR

Cinque P, Cleator GM, Weber T, et al. The role of laboratory investigation in the diagnosis and management of patients with suspected herpes simplex encephalitis: a consensus report. The EU Concerted Action on Virus Meningitis and Encephalitis. J Neurol Neurosurg Psychiatry 1996; 61: 339–345.

Dery MA, Hasbun R. Changing epidemiology of bacterial meningitis. Curr Infect Dis Rep 2007; 9: 301–307.

Felgenhauer K, Beuche W. Labordiagnostik neurologischer Erkrankungen. Stuttgart: Thieme Verlag; 1999.

Petereit H-F, Sindern E, Wick M. Leitlinien der Liquordiagnostik und Methodenkatalog der Deutschen Gesellschaft für Liquordiagnostik und Klinische Neurochemie. Heidelberg: Springer Medizin Verlag; 2007.

Pfister H-W, et al. S2k-Leitlinie Ambulant erworbene bakterielle (eitrige) Meningoenzephalitis im Erwachsenenalter. 2015. In: Deutsche Gesellschaft für Neurologie (Hrsg.): Leitlinien für Diagnostik und Therapie in der Neurologie. Aus: https://www.dgn.org/leitlinien/3230-030-089-ambulant-erworbene-bakterielle-eitrige-meningoenzephalitisim-erwachsenenalter-2015 (letzter Zugriff: 20.04.2020).

Reiber H. Flow rate of cerebrospinal fl uid (CSF) – a concept common to normal blood-CSF barrier function and to dysfunction in neurological diseases. J Neurol Sci 1994; 122: 189–203.

Rupprecht TA, Lechner C, Tumani H, et al. CXCL13 als Biomarker der akuten Neuroborreliose. Nervenarzt 2014; 85 (4): 459–464.
Ruprecht K, Tumani H. Liquordiagnostik bei Multipler Sklerose. Nervenarzt 2016; 87 (12): 1282–1287.
Senel M, Rupprecht TA, Tumani H, et al. The chemokine CXCL13 in acute neuroborreliosis. J Neurol Neurosurg Psychiatry 2010; 81 (8): 929–933.
Spreer A, Rauer S, Wilking H, et al. Neuroborreliose – eine klinische und gesundheitspolitische Herausforderung. Nervenarzt 2016; 87 (12): 1288–1292.
Süssmuth SD, Brettschneider J, Spreer A, et al. Aktuelle Liquordiagnostik bei erregerbedingten Krankheiten. Nervenarzt 2013; 84 (2): 229–244.
Thompson AJ, Banwell BL, Barkhof F, et al. Diagnosis of multiple sclerosis: 2017 revisions of the McDonald criteria. Lancet Neurol 2018; 17 (2): 162–173.
Tumani H, Deisenhammer F, Giovannoni G, et al. Revised McDonald criteria: the persisting importance of cerebrospinal fl uid analysis. Ann Neurol 2011; 70: 520; author reply 521.
Tumani H, Petereit H-F, et al. Lumbalpunktion und Liquordiagnostik, S1-Leitlinie. 2019. In: Deutsche Gesellschaft für Neurologie (Hrsg.): Leitlinien für Diagnostik und Therapie in der Neurologie. Aus: https://www.dgn.org/leitlinien/3807-ll-030-141-lumbalpunktion-und-liquordiagnostik-2019 (letzter Zugriff: 20.04.2020):.
Tumani H, Petzold A, Wick M, et al. Liquordiagnostik bei CT-negativer Subarachnoidalblutung. Nervenarzt 2010; 81: 973–979.
Uhr M, Tumani H, Lange P. Strategien der Liquorbefundung – Integrierter Befundbericht. Nervenarzt 2016; 87 (12): 1271–1275.
Warnke C, Menge T, Hartung HP, et al. Natalizumab and progressive multifocal leukoencephalopathy: what are the causal factors and can it be avoided? Arch Neurol 2010; 67: 923–930.
Warnke C, Wattjes MP, Adams O, et al. Progressive multifokale Leukenzephalopathie. Nervenarzt 2016; 87 (12): 1300–1304.
Wick M, Gross CC, Isenmann S, et al. Liquorzytologie – Standards, Stellenwert und moderne Methoden. Nervenarzt 2016; 87 (12): 1276–1281.
Wiltfang J, Lewczuk P, Otto M. Biomarker bei Demenzen und anderen neurodegenerativen Erkrankungen: aktuelle Entwicklungen. Nervenarzt 2016; 87 (12): 1305–1309.
Wright BL, Lai JT, Sinclair AJ. Cerebrospinal fl uid and lumbar puncture: a practical review. J Neurol 2012; 259: 1530–1545.

26.5 Neuropsychologische Diagnostik

Iris-Katharina Penner

Wichtige Neuigkeiten auf einen Blick

- Kognitive Störungen sind als zentrale Symptomatik bei vielen neurologischen Erkrankungen anzusehen, mit erheblichen Konsequenzen für den Alltag der Betroffenen.
- Der kognitive Status der Patienten hat einen maßgeblichen Einfluss auf die Berufsfähigkeit.
- Kognitive Schübe im Rahmen der Multiplen Sklerose (MS) sind Realität und keine Chimäre.
- Ein jährliches Monitoring des kognitiven Status ist angeraten, um kognitive Veränderungen in therapeutische Entscheidungen mit einfließen zu lassen.
- Eine frühe Immuntherapie kann bei MS-Betroffenen helfen, den kognitiven Status positiv zu beeinflussen.
- Ausdauersport wirkt sich positiv auf die kognitive Leistungsfähigkeit bei Patienten mit neurologischen Erkrankungen aus.
- Die kognitive Reserve entscheidet maßgeblich über das Ausmaß an Kompensationsfähigkeit und Resilienz.
- Neuropsychologische Bedside-Untersuchungen können bereits einen wesentlichen Einblick in den kognitiven Status geben.

26.5.1 Einführung

Die neuropsychologische Diagnostik dient dem Zweck, kognitive und emotional-affektive Funktionseinschränkungen infolge von Schädigungen des Gehirns mittels standardisierter und normierter Verfahren aufzudecken und zu quantifizieren. Dabei ist es wesentlich, die erhobene Testleistung eines Individuums in einen größeren Gesamtkontext aus Grunderkrankung, Begleitsymptomen, Persönlichkeitsstruktur und Motivation einzubetten. Dies stellt hohe Anforderungen an die Person des Untersuchers, da ein stupides Anwenden neuropsychologischer Tests nicht hinreichend ist. Grundlegende Kenntnisse in psychologischer Testtheorie, Anwendung und Auswertung neuropsychologischer Tests, ein breites Wissen im Hinblick auf neurologische und psychiatrische Erkrankungen, funktionelle Neuroanatomie und Psychopharmakologie sind Voraussetzung dafür, dass nicht nur für die jeweilige Fragestellung angemessene Testverfahren und Fragebögen angewendet, sondern diese auch richtig interpretiert werden. Während die neuropsychologische Diagnostik bei Erkrankungen wie Demenz oder Parkinson fest etabliert und in ihrer Aussagekraft anerkannt ist, sehen wir uns bei der Multiplen Sklerose immer noch in der Situation, dass nur wenige Neurologen von der Notwendigkeit überzeugt sind, sie in den diagnostischen Routineprozess regelmäßig einzubinden.

Daher konzentriert sich dieses Kapitel im Besonderen auf die neuropsychologische Diagnostik bei Patienten mit Multipler Sklerose (MS) und vermittelt den derzeitigen „State of the Art". **Zu den anderen häufig vorkommenden ZNS-Erkrankungen wird der derzeitige Konsens hinsichtlich anzuwendender neuropsychologischer Testverfahren tabellarisch unter** ➤ Kap. 26.5.9 **dargeboten. Ein eigener Abschnitt wurde den neuropsychologischen Bedside-Untersuchungen, dem Neglect und dem Frontalhirnsyndrom gewidmet.**

26.5.2 Neuropsychologie der MS

➤ Tab. 26.21

Leitsymptome

Neuropsychologie der MS

Als „Red Flag" für den Beginn kognitiver Veränderungen bei MS gilt die **Verlangsamung** (Einschränkung der kognitiven Prozessierungsgeschwindigkeit). Daher ist es wichtig, gleich zum Zeitpunkt der Diagnosestellung den kognitiven Status zu erheben, um den Einbruch in dieser Domäne möglichst frühzeitig zu erkennen. Weitere Kennzeichen sind Defizite

- im verbalen und visuell-räumlichen Kurzzeitgedächtnis und Lernen,
- der mentalen Flexibilität (v. a. eingeschränktes Multitasking) und
- dem Arbeitsgedächtnis.

Tab. 26.21 Neuropsychologie der MS – Übersicht zum Krankheitsbild

Prävalenzangaben	Etwa 40–50 % der MS-Patienten sind von kognitiven Teilleistungsstörungen betroffen
Beginn	bereits früh im Krankheitsgeschehen; auch bereits zum Zeitpunkt eines klinisch (KIS) oder radiologisch isolierten Syndroms (RIS)
Typischerweise betroffene Domänen	Informationsverarbeitungsgeschwindigkeit (Red Flag!), verbales und visuell-räumliches Kurzzeitgedächtnis und Lernen, Arbeitsgedächtnis, Multitasking (mentale Flexibilität)
Ursachen	Lokalisation der Läsionen in der weißen und grauen Substanz; kortikale Atrophie; Thalamusatrophie; Netzwerkkollaps durch Konnektivitätsverlust
Diagnostik	• MS-sensitive neuropsychologische Testverfahren und Fragebögen: Screening mittels BICAMS Short, BICAMS, FSMC und HADS • Elaborierte neuropsychologische Untersuchung mit BICAMS und zusätzlichen Verfahren wie TMT-A und TMT-B, Stroop, computerbasierten Elementen der TAP, Zahlenspanne vor- und rückwärts, Corsi-Block vor- und rückwärts, RWT, D-KEFS-Tower Test, FSMC, HADS, MSIS-29
Therapeutische Optionen	• Moderates Ausdauertraining • Kognitives Training • Neuroedukation • Meditation, Achtsamkeit • Immuntherapie
Wichtiger Konsensus	BICAMS – als erster internationaler Standard für eine kognitive Screeningbatterie bei MS BICAMS Short – als Kompromiss bei wenig Zeit in der klinischen Routine

26.5.3 Wissenswertes zu kognitiven Teilleistungsstörungen bei MS

Kognitive Teilleistungsstörungen zählen mit einer Prävalenz von etwa 40–50 % zu den Schlüsselsymptomen der MS (Benedict et al. 2006; Rao et al. 1991). Die Defizite können bereits früh im Krankheitsgeschehen auftreten. Auch bei einem klinisch isolierten (KIS; Feuillet et al. 2007; Khalil et al. 2011) und radiologisch isolierten Syndrom (RIS; Lebrun et al. 2010) sind mit sensitiven Testverfahren bereits Einschränkungen nachweisbar. Kognitive Teilleistungsstörungen bei MS sind weitgehend unabhängig vom Behinderungsgrad (Expanded Disability Status Scale, EDSS) und werden auch bei Patienten mit benigner Verlaufsform beschrieben (Amato et al. 2006). Im Gegensatz zu den klassischen neurodegenerativen Erkrankungen ist die Progression als moderat einzustufen, wobei es Hinweise aus longitudinalen und Querschnittsuntersuchungen gibt, die annehmen lassen, dass mit der stärksten Progression in den ersten 5 Jahren nach Diagnosestellung zu rechnen ist (Amato et al. 2001). Dies macht die Relevanz einer möglichst frühzeitigen neuropsychologischen Bestandsaufnahme deutlich, da nur mit einem individuellen Vergleichswert der Grad der Progression über die Zeit überhaupt erfasst werden kann.

26.5.4 Kognitives Kerndefizit der MS

Bei Patienten mit MS sind nicht alle kognitiven Domänen gleichermaßen betroffen. Daher spricht man von einem sogenannten kognitiven Kerndefizit (Calabrese und Penner 2007). Hierzu zählen die kognitive Verlangsamung, Probleme im verbalen und visuell-räumlichen Kurzzeitgedächtnis und Lernen sowie Einschränkungen in der mentalen Flexibilität und dem Arbeitsgedächtnis. Von den genannten kognitiven Domänen wird die kognitive Verlangsamung (Einbruch der kognitiven Prozessierungsgeschwindigkeit) als sogenannte Red Flag angesehen. Eine Verschlechterung der kognitiven Geschwindigkeit zeigt sich oftmals als erstes kognitives Symptom und sollte daher immer im Rahmen eines Screenings erfasst werden.

26.5.5 Bedeutsamkeit kognitiver Teilleistungsstörungen bei MS

Alle genannten kognitiven Teilleistungen sind besonders alltagsrelevant. Daher sind die Auswirkungen auf das berufliche und soziale Leben für die Patienten häufig gravierend. Verschiedene Studien belegen, dass kognitiv beeinträchtigte Patienten im direkten Vergleich zu kognitiv intakten Personen seltener berufstätig sind, mehr Unterstützung in der Alltagsbewältigung benötigen und weniger sozial eingebunden sind (Amato et al. 1995; Benedict et al. 2016b). Die Informationsverarbeitungsgeschwindigkeit nimmt hierbei einen besonderen Stellenwert ein, da sie bereits in den frühen Stadien einen sensitiven kognitiven Parameter darstellt, der – wenn man ihn unmittelbar nach der Diagnosestellung erhebt – prädiktiv für den beruflichen Status der Patienten nach einem Zeitraum von 7 Jahren sein kann (Ruet et al. 2013).

Des Weiteren gibt es Evidenz dafür, dass der kognitive Status zur Diagnosestellung prädiktiv für das Abschätzen der Behinderungsprogression im longitudinalen Verlauf ist (Pitteri et al. 2017). Somit scheint der kognitive Status zu Beginn der Erkrankung auch ein sensitiver Parameter für die Detektion von Hochrisikopatienten zu sein, bei denen eine ausgeprägte Behinderungsprogression über die Zeit zu erwarten ist. Hieraus ließe sich folgerichtig ableiten, dass das kognitive Leistungsprofil zur Diagnosestellung als zusätzliche Entscheidungshilfe bei der Therapiewahl zu werten ist.

Das Erfassen des kognitiven Status von Beginn der Erkrankung an hat aber nicht nur den Vorteil der klinischen Interpretation, sondern ist darüber hinaus auch von entscheidender gesundheitsökonomischer Bedeutung. Neueste Zahlen zu den Kosten der MS in Europa belegen, dass unabhängig vom Grad der Behinderung kognitive Defizite und Fatigue von Anfang an präsent sind und sie dadurch an den Krankheitskosten einen nicht unerheblichen Anteil haben (Kobelt et al. 2017). Vergleichbare Ergebnisse wurden für Deutschland, die Schweiz und für zahlreiche andere europäische Länder vorgelegt, sodass diese Zahlen als realistisch anzusehen sind (z. B. Calabrese et al. 2017; Flachenecker et al. 2017).

26.5.6 Ursachen für kognitive Teilleistungsstörungen bei MS

Zur Pathogenese der kognitiven Störungen existieren viele Hypothesen. Eine hinreichende Beweisführung konnte jedoch bislang nicht vorgelegt werden. Eine erste ursprüngliche Hypothese ging davon aus, dass die Anzahl der Läsionen in der weißen Substanz über das Ausmaß kognitiver Beeinträchtigungen entscheidet. Dies kann man schon aus eigener klinischer Erfahrung und Beobachtung verwerfen, da nicht selten Patienten mit nur wenigen Läsionen dennoch gravierende kognitive Defizite aufweisen. Ausschlaggebend dafür, ob es zu kognitiven Einbußen kommt, ist die Lokalisation der Läsionen. Liegen diese an strategischen, für die Kognition wichtigen Schaltstellen, kann daraus ein Defizit entstehen. Häufig kann man von der Lokalisation der Läsionen auf das kognitive Defizit rückschließen (z. B. ist eine Häufung präfrontal gelegener Läsionen oftmals mit einer exekutiven Dysfunktion assoziiert). Damit kann ein neuropsychologischer Befund oftmals nochmals mithilfe der Bildgebung abgeglichen werden. Eine hundertprozentige Zuordnung und eine generelle Verallgemeinerung sind allerdings aufgrund multipler Faktoren nicht möglich:

1. Jedes Gehirn ist in seiner Vernetztheit und Komplexität einzigartig.
2. Prozesse und Ausmaß der Hirnplastizität sind bei jedem Individuum unterschiedlich ausgeprägt und können in günstigen Fällen ein Defizit lange Zeit auf der Verhaltensebene kaschieren.
3. Die individuelle kognitive Reservekapazität stellt eine Art Puffer dar und kann ebenfalls zu Kompensation und Kaschierung führen.
4. Der eigene Lebensstil (Ernährung, Bewegung, Schlaf, Stressmanagment, Meditation etc.) kann viel zu einer Verzögerung in der Manifestation kognitiver Defizite beitragen.

Daher lassen sich keine allgemeingültigen Aussagen treffen. Es gibt lediglich größere oder kleinere Wahrscheinlichkeiten für das Auftreten und den Umfang kognitiver Defizite bei MS-Patienten.

26.5.7 Diagnostik kognitiver Teilleistungsstörungen bei MS

Eine neuropsychologische Diagnostik erfolgt generell mittels standardisierter und normierter Testverfahren. Diese sind in der Lage, die individuelle kognitive Leistungsfähigkeit qualitativ und quantitativ zu bestimmen. Für MS-Betroffene stehen für die Untersuchung der kognitiven Kerndefizite verschiedene neuropsychologische Instrumente zur Verfügung. Hierbei gilt es, zwischen singulären Screeningtests, Screeningbatterien und umfangreichen neuropsychologischen Untersuchungen zu unterscheiden. Einzelne Screeningtests haben in der Regel eine Dauer von 1,5 bis 5 Minuten. Eine Screeningbatterie sollte eine Untersuchungszeit von 20 Minuten nicht überschreiten, um eine zeit- und kosteneffiziente Erfassung im klinischen Alltag zu ermöglichen. Eine umfangreiche neuropsychologische Untersuchung kann drei und mehr Stunden in Anspruch nehmen und sollte nur von ausgebildetem psychologischem Fachpersonal durchgeführt werden.

! MERKE

Bei MS ist eine frühzeitige neuropsychologische Bestandsaufnahme bereits zum Zeitpunkt der Diagnosestellung zur Prädiktion des klinischen Verlaufs und der longitudinalen Dokumentation (z. B. im Rahmen des Therapiemonitorings) äußerst sinnvoll. Nur dadurch kann es gelingen, Veränderungen zeitnah zu erfassen, eine Prädiktion für den weiteren klinischen Verlauf abzuleiten und die Therapie entsprechend zu überdenken und anzupassen. Für das Monitoring im longitudinalen Verlauf reichen einzelne Screeningtests oder eine Screeningbatterie aus, während zu Beginn eine umfangreiche neuropsychologische Untersuchung zur Erstellung des individuellen Leistungsprofils angeraten ist.

Screeningtests

SDMT

Beim **Symbol Digit Modalities Test** (SDMT; Smith 1973) werden den Patienten 9 Symbole mit der entsprechenden Zuordnung der Zahlen 1–9 präsentiert. Die Aufgabe besteht für die Patienten darin, innerhalb von 90 Sekunden dem jeweiligen Symbol die richtige Zahl zuzuordnen und diese dem Untersucher laut zu nennen. Die Vorlage mit den richtigen

Zuordnungen bleibt während der gesamten Testdurchführung für die Patienten sichtbar. Gemessen werden mit diesem Test die Informationsverarbeitungsgeschwindigkeit und das Arbeitsgedächtnis. Der SDMT hat sich als sensitiver, zuverlässiger und aufgrund der Zeitökonomie für den klinischen Alltag als sehr praktikabler Test erwiesen und gilt derzeit als der wichtigste neuropsychologische Test zur Charakterisierung der Prozessierungsgeschwindigkeit bei Patienten mit MS.

CVLT-II/VLMT

Der **California Verbal Learning Test II** (CVLT-II; Delis et al. 2000) und der **Verbale Lern- und Merkfähigkeitstest** (VLMT; Helmstaedter et al. 2001) sind Verfahren, mit denen die Funktionsfähigkeit des verbalen Kurz- und Langzeitgedächtnisses sowie die verbale Lernfähigkeit untersucht werden können. Beim CVLT-II werden den Patienten 16 Wörter vorgelesen, von denen je 4 zu einer übergeordneten Kategorie gehören (z. B. Kleidungsstücke, Gemüse). Die Patienten sollen so viele Wörter wie möglich enkodieren, memorieren und sofort nach der Präsentation wiedergeben. Es gibt fünf Wiederholungsdurchgänge, in denen den Patienten jeweils alle Begriffe vorgelesen werden. Der VLMT ist ähnlich aufgebaut, mit dem Unterschied, dass nur 15 Wörter präsentiert werden, die aber nicht zu einer übergeordneten Wortkategorie gehören. Für die Überprüfung des verbalen Langzeitgedächtnisses werden die Patienten nach 25–30 Minuten nochmals gebeten, so viele Wörter, wie ihnen ohne erneutes Vorlesen einfallen, zu benennen. Die Rekognitionsleistung wird zudem durch das Vorlesen der bereits genannten Wörter und von Distraktorwörtern erfasst. Die Patienten sollen hierbei diejenigen Wörter als bereits bekannt erkennen, die ihnen in den 5 Lerntrials vorgelesen wurden.

BVMT-R

Der **Brief Visual Memory Test-Revised** (BVMT-R; Benedict 1997) erfasst das visuell-räumliche Kurz- und Langzeitgedächtnis. Den Patienten wird für 10 Sekunden eine Vorlage mit 6 geometrischen Formen präsentiert. Danach haben sie die Aufgabe, aus dem Gedächtnis diese Formen und ihre Lokalisation so genau wie möglich auf ein leeres Blatt Papier zu zeichnen. Es gibt insgesamt drei Durchgänge, während derer die Patienten je 10 Sekunden Zeit haben, sich die 6 Formen und ihre Lokalisation einzuprägen. Für den Spätabruf werden die Patienten nach 25–30 Minuten gebeten, nochmals so viele Figuren aus dem Gedächtnis zu zeichnen, wie ihnen ohne nochmalige Präsentation einfallen. Ähnlich wie beim verbalen Lerntest wird auch beim BVMT-R die Wiedererkennungsleistung damit überprüft, dass den Patienten die bereits in den Lerndurchgängen gezeigten 6 Figuren zusammen mit Distraktorfiguren gezeigt werden. Jene des Lerndurchgangs sollen erkannt werden.

Stroop-Test

Beim Stroop-Test handelt es sich um den sogenannten **Farb-Wort-Interferenz-Test** (Stroop 1935). Unter zeitökonomischen Gesichtspunkten betrachtet, ist die Victoria-Version des Tests zu empfehlen (Spreen und Strauss 1991). Hierbei werden dem Patienten 3 verschiedene Tafeln gezeigt. Auf der ersten Tafel werden Farbpunkte in Gelb, Grün, Rot und Blau präsentiert. Die Aufgabe für die Patienten besteht darin, so rasch, aber auch so richtig wie möglich die Farbe der Punkte zu benennen. Danach wird Tafel 2 präsentiert. Darauf werden verschiedene Wörter in den 4 genannten Farben dargeboten. Die Patienten sollen wieder so rasch und so richtig wie möglich die Farbe benennen, in der die Wörter geschrieben sind. Zum Abschluss wird Tafel 3 vorgelegt. Sie zeigt nun die Farbwörter gelb, grün, rot und blau in inkohärenten Farben. Die Aufgabe besteht für die Patienten erneut darin, nicht das Farbwort vorzulesen, sondern dem Untersucher die Farbe zu nennen, in der es geschrieben ist. In der Auswertung wird die Zeit, die ein Patient für Tafel 3 benötigt hat, in Beziehung zu Tafel 1 gesetzt. Diese Differenz gibt Aufschluss über die Interferenzanfälligkeit und Funktionsfähigkeit der selektiven Aufmerksamkeit. Wichtig vor der Anwendung dieses Tests ist die Überprüfung auf Rot-Grün-Blindheit mittels des Ishihara-Farbwahrnehmungstests (Ishihara 1917). Bei einer vorliegenden Rot-Grün-Blindheit ist der Test nicht aussagekräftig und somit nicht anzuwenden.

BICAMS-Screeningbatterie

Bei der **„Brief International Cognitive Assessment for Multiple Sclerosis"-Batterie** handelt es sich um den ersten internationalen Konsensus für das Screening kognitiver Defizite bei MS-Patienten. Sie wurde 2012 von einem Expertengremium empfohlen (Langdon et al. 2012). Hierbei wurden drei der zuvor bereits beschriebenen Screeningtests aufgrund ihrer äußerst guten psychometrischen Eigenschaften ausgewählt: SDMT, CVLT-II (VLMT für den deutschsprachigen Raum aufgrund besserer Normwerte) und BVMT-R. Für die Tests CVLT-II (VLMT) und BVMT-R wurde entschieden, aus Zeitgründen nur die Lerntrials einzubeziehen. Die langfristige Behaltensleistung sowie die Rekognition wurden hierbei nicht berücksichtigt. Insgesamt beträgt die Durchführungszeit der BICAMS-Batterie ca. 20 Minuten. Für Anwender, die diesen Zeitaufwand nicht erbringen können, wird empfohlen, zumindest den SDMT als einzelnen Screeningtest regelmäßig (mindestens einmal jährlich) durchzuführen, wohl wissend, dass mit einem einzelnen Test nur eingeschränkte Rückschlüsse auf den gesamten kognitiven Status zulässig sind (Bätge et al. 2019).

Validierung der BICAMS-Screeningbatterie in Deutschland

Die BICAMS-Batterie gilt als internationaler Standard, wenn es um die Wahl einer geeigneten Screeningbatterie für MS-Patienten geht. Darauf basierend wurde in Deutschland eine Validierungsstudie durchgeführt, um die Tauglichkeit der Batterie für den Einsatz im deutschsprachigen Raum zu überprüfen. Hierzu wurde das offizielle Validierungsprotokoll von Benedict und Kollegen (2012) zugrunde gelegt. Es zeigte sich in der deutschen Validierungsstudie, in welche der Verbale Lern- und Merkfähigkeits-Test (VLMT; Helmstaedter et al. 2001) anstelle des California Verbal Learning Test-II (CVLT-II; Delis et al. 2000) aufgrund besserer zur Verfügung stehender Normwerte inkludiert wurde, dass kognitive Probleme reliabel erfasst wurden und die drei Tests eine gute Test-Retest-Reliabilität aufwiesen (Filser et al. 2018). Des Weiteren kristallisierte sich der SDMT als bester Prädiktor für die Arbeitsfähigkeit der Patienten heraus.

BICAMS-Kurz-Batterie

Obgleich die BICAMS-Batterie nur 20 Minuten in Anspruch nimmt, hat die Erfahrung der vergangenen Jahre gezeigt, dass es für viele niedergelassene Kollegen, aber auch für universitäre Einrichtungen schwierig ist, diese Zeit zusätzlich in der Routine aufzuwenden. Es drängte sich daher die Frage auf, ob man die BICAMS-Batterie kürzen könne. Dieser Frage wurde an einem umfangreichen BICAMS-Datensatz von 1221 MS-Patienten nachgegangen. Es zeigte sich anhand der Cohen's Kappa-Koeffizienten, dass eine Zwei-Test-Kombination **jedem der drei Einzeltests** deutlich überlegen ist und die beste Übereinstimmung mit der Gesamt-BICAMS-Batterie für die Kombination aus SDMT und BVMT-R gefunden wurde (Bätge et al. 2019). Somit lässt sich für den klinischen Alltag die Empfehlung ableiten, dass bei wenig zu Verfügung stehender Zeit der SDMT zusammen mit dem BVMT-R angewendet werden sollte. Damit verkürzt sich die Applikationszeit auf 10 Minuten, ohne dabei zu viel an Zuverlässigkeit bei der Detektion von Patienten mit kognitiven Problemen einzubüßen.

In einer umfangreichen multizentrischen Studie in Deutschland wurde die BICAMS-Batterie auf ihre Machbarkeit in der klinischen Routine an einer Stichprobe von mehr als 1 600 MS-Patienten untersucht. Es zeigten sich zahlreiche Applikations- und Auswertefehler in der Anwendung durch nicht fachmännisches psychologisches Personal trotz eingehender Schulung der einzelnen Studienzentren (Filser et al. 2017). Vor allem die Auswertung der kognitiven Tests scheint erhebliche Probleme zu bereiten, sodass eine zentralisierte Auswertung der Testergebnisse immer dann angeraten ist, wenn multizentrisch Daten zusammengebracht und zu einer konkreten Fragestellung ausgewertet werden sollen.

Normierung der BICAMS-Screening-Batterie und BICAMS-Kurz-Batterie

Derzeit stehen im deutschsprachigen Raum keine Normdaten für die BICAMS-Screening-Batterie und BICAMS-Kurz-Batterie zur Verfügung, sodass für den SDMT die Rohwerte in einen z-Wert transformiert werden müssen. Für BVMT-R muss auf amerikanische Normen und für VLMT auf die im Handbuch angegebenen, nicht für alle Altersklassen gleichermaßen gut zur Verfügung stehende Normen zurückgegriffen werden. Eine Anfang 2020 begonnene Normierungsstudie im COGITO-Zentrum Düsseldorf wird hier zukünftig Abhilfe schaffen können, da aussagekräftige BICAMS-Werte der Normalbevölkerung in Deutschland derzeit erhoben werden.

Elaborierte neuropsychologische Untersuchungen

Kognitive Screeningtests und kognitive Screeningbatterien dienen dem Ziel, in der klinischen Routine den Verdacht auf eine kognitive Veränderung zeitnah und kosteneffizient zu verifizieren oder zu falsifizieren. Es sei aber an dieser Stelle explizit betont, dass Screeninginstrumente eine elaborierte neuropsychologische Untersuchung, wie sie von geschultem Fachpersonal durchgeführt wird, nicht ersetzen können.

! MERKE

Eine umfangreichere Untersuchung sollte zudem immer dann in Erwägung gezogen werden, wenn Patienten einen deutlichen Leidensdruck und Einschränkungen im Alltag (Berufsleben, Sozialleben) zum Ausdruck bringen.

Oftmals ist unklar, ob bei einem Patienten die Fatigue, eine Depression oder eine kognitive Teilleistungsstörung vorliegt. Solche Fragestellungen lassen sich nicht anhand von Screeninginstrumenten oder der Applikation von einzelnen Fragebögen beantworten, sondern bedürfen einer eingehenden Untersuchung durch erfahrene Psychologen.

26.5.8 Therapie der kognitiven Defizite

Immuntherapien für milde/moderate Verlaufsformen

Interferone und Glatiramerazetat

Eine verlaufsmodifizierende Immuntherapie mit Interferonen und Glatiramerazetat scheint Studien zufolge einen günstigen Effekt auf die Hirnleistung von Patienten mit MS zu haben (Fischer et al. 2000; Patti et al. 2010, 2013; Penner et al. 2012; Ziemssen et al. 2014). Es ist anzunehmen, dass über die positive Wirkung auf die Inflammation, die ihrerseits einen gewissen Schutz vor struktureller Schädigung darstellt, auch ein Benefit hinsichtlich weiterer kognitiver Verschlechterung ableitbar ist. Eine spezifische symptomatische Wirksamkeit ist jedoch nicht nachgewiesen.

Teriflunomid

Zu Teriflunomid liegen bislang keine harten Kognitionsdaten vor. In der Phase-IV-Studie Teri-PRO wurde die Multiple Sclerosis Performance Scale (MSPS) eingesetzt. Hierbei handelt es sich um ein Selbstbeurteilungsinstrument, das neben diversen für die MS typischen physischen Symptomen auch Kognition, Fatigue und Depression abbildet. Während unter Teriflunomid die Selbsteinschätzung zur Kognition über einen Zeitraum von 48 Wochen eine leichte Verbesserungstendenz zeigte, bildeten sich deutlichere Effekte zur Fatigue ab, vor allem bei Patienten mit einer schwergradigen Fatigue-Symptomatik (Gold et al. 2016). In der korrespondierenden Publikation von Coyle und Kollegen (2018) wird zwar der SDMT erwähnt, aber als „physician-reported outcome“ deklariert, sodass unklar bleibt, wie der Test im Rahmen der Studie appliziert wurde. Objektiv erhobene Kognitionsdaten darüber hinaus unter Einsatz international akzeptierter standardisierter Testverfahren sind bislang nicht vorgelegt worden.

Dimethylfumarat (DMF)

Studienergebnisse zum DMF deuten ebenfalls auf eine Stabilisierung des kognitiven Status über eine Beobachtungsdauer von 12 Monaten hin (Forsberg et al. 2015). Der SDMT änderte sich im Mittel unter der Medikation um einen Punkt. Da für den SDMT der klinisch relevante Veränderungswert bei 4 und mehr Punkten liegt, ist das Ergebnis nach einem Jahr der Therapie im Sinne einer Stabilisierung zu interpretieren.

Immuntherapien für (hoch-)aktive Verlaufsformen

Natalizumab

Zu Natalizumab liegen Daten aus verschiedenen Studien vor, die eine günstige Beeinflussung der kognitiven Leistungsfähigkeit unter Therapie dokumentieren. In einer ersten Studie wurde die Leistung im SDMT über einen Beobachtungszeitraum von 48 Wochen unter Therapie untersucht (Morrow et al. 2010). Hierbei zeigte sich ein stetiges Ansteigen der Leistung. Die Ergebnisse dieser Studie sind vor dem Hintergrund eines Lerneffektes über die Zeit (alle 4 Wochen wurde derselbe Test durchgeführt) durchaus kritisch zu diskutieren, obwohl die Autoren anmerken, dass das Delta zwischen den Testungen über die Zeit kleiner anstatt größer wurde.

In einer weiteren Studie zeigten sich die deutlichsten Effekte auf die kognitive Leistungsfähigkeit nach einem Jahr Beobachtungszeit. Während bei Beginn 29 % der Patienten als kognitiv beeinträchtigt eingestuft wurden, waren es nach einem Jahr nur noch 19 %, wobei sich der Effekt im zweiten Jahr leicht abschwächte, aber stabil blieb (Iaffaldano et al. 2012). Eine Folgestudie berichtete über eine deutliche Steigerung der Leistungsfähigkeit in unterschiedlichen kognitiven Domänen 4 Wochen nach Therapieinitiierung. Bis Woche 12 gab es eine stetige Leistungsverbesserung, die danach leicht abfiel und sich ab Woche 24 auf einem guten mittleren Niveau einpendelte. Über den restlichen Beobachtungszeitraum von 48 Wochen blieb die Leistungsfähigkeit dann stabil (Wilken et al. 2013).

Die derzeit überzeugendsten Daten stammen aus der Strive-Studie (Perumal et al. 2017). Hier wurde die Kognition mittels des SDMT zusammen mit den Ausfallzeiten der Patienten bei der Arbeit über einen Zeitraum von 2 Jahren untersucht. Nach einem Jahr zeigte sich eine Verbesserung im SDMT um 2 Punkte, die im zweiten Jahr beim Vergleich mit der Baseline-Testung zu einer klinisch relevanten Verbesserung um 4 Punkte anwuchs. Diese Verbesserung korrespondierte mit einer signifikanten Verringerung der Ausfallzeiten bei der Arbeit. Anhand dieser Daten lässt sich ableiten, dass die Beobachtungszeiträume für klinisch relevante Verbesserungen der kognitiven Leistungen ausreichend lang gewählt werden müssen, um überhaupt überzeugende Effekte auf die Kognition detektieren zu können.

Fingolimod

Effekte von Fingolimod wurden in verschiedenen Reanalysen der Daten aus den Zulassungsstudien Transforms, Freedoms und Freedoms II beschrieben (Cohen et al. 2013). Kritisch ist hier anzumerken, dass keine der Studien gepowert war, um explizit einen Effekt der Medikation auf die Kognition nachzuweisen. Des Weiteren wurde – weil die genannten Studien nicht auf die Kognition per se fokussierten – keine kognitive Testbatterie angewendet, sondern lediglich der PASAT (Paced Auditory Serial Addition Test) als Kriterium für kognitive Leistungsfähigkeit im Rahmen des MSFC eingesetzt. Patienten unter Therapie mit Fingolimod schnitten in den genannten Studien hinsichtlich der PASAT-Leistung besser ab als Patienten unter Placebo und Interferon β-1a. Die Effekte waren allerdings sehr klein und lassen keinen Schluss auf eine klinisch relevante Verbesserung zu. Eine Stabilisierung des kognitiven Status unter der Medikation kann aber bereits als großer Benefit für betroffene Patienten angesehen werden.

Überzeugendere Daten stammen aus der PANGAEA-Studie (Ziemssen et al. 2017), in welcher der SDMT als kognitive Messgröße inkludiert wurde. Hier zeigte sich erst nach 3 Jahren der Beobachtungszeit eine klinisch relevante Leistungsverbesserung, die allerdings mit einem Delta von 6,8 Punkten als beachtlich gewertet werden kann. Wie bereits in der Strive-Studie zu Natalizumab gezeigt, verdeutlichen diese Resultate nochmals sehr eindrücklich, dass Beobachtungszeiträume ausreichend lang gewählt sein müssen, um einen klinisch bedeutsamen Effekt auf die kognitive Leistungsfähigkeit zu finden. Diese scheint wesentlich träger auf immuntherapeutische Effekte zu reagieren als andere klinische Messgrößen. Basierend auf den genannten Ergebnissen sollten die Beobachtungszeiträume für die Kognition im Idealfall zwischen 3 und 5 Jahren liegen.

Alemtuzumab

Zum Alemtuzumab lagen lange keine harten Kognitionsdaten vor. In der Care-MS-II-Studie wurde lediglich der Functional Assessment of Multiple Sclerosis (FAMS) als Instrument zur Erfassung der Lebensqualität durchgeführt. Insgesamt wurde die Lebensqualität der Patienten unter Therapie über 4 Jahre besser eingeschätzt als zur Baseline. Die stärksten Effekte waren in den ersten beiden Jahren nach Therapieinitiierung zu verzeichnen (Moreau 2015).

Erste objektive Daten stammen aus einer deutschen Studie (Riepl et al. 2018), bei der sich bei 21 Patienten mit aktiver schubförmiger MS eine generelle Stabilisierung der kognitiven Leistungsfähigkeit mit signifikanten Effekten auf die Prozessierungsgeschwindigkeit ableiten ließ. Da die Stichprobe sehr klein war, ist Vorsicht geboten bei der Verallgemeinerung der

Ergebnisse. Daten an größeren Stichproben sind hier für die Zukunft gefordert, um die Wirksamkeit zu erhärten.

Daclizumab

Die Wirksamkeit von Daclizumab auf die kognitive Leistungsfähigkeit wurde in einer Studie gegen Avonex über einen Zeitraum von 144 Wochen dokumentiert. Hier zeigte sich zunächst für beide Medikamente ein positiver Effekt, der für Avonex ab Woche 72 stabil blieb, für Daclizumab aber kontinuierlich weiter anstieg (Benedict et al. 2016a). Nach 144 Wochen ergab sich unter Therapie mit Daclizumab ein Differenzwert von mehr als sechs Punkten im SDMT, was als klinisch relevante Verbesserung zu interpretieren ist. Da die Stichprobengröße zu Woche 144 aufgrund des Rekrutierungsdesigns nur noch ein Drittel der Ausgangsstichprobe betrug, hätten diese Werte in einer Folgestudie mit Langzeitdaten verifiziert werden müssen. Das Medikament wurde im März 2018 aufgrund von Fällen mit schweren Nebenwirkungen vom Markt genommen.

Ocrelizumab

In der OPERA-I- und -II-Studie wurde Ocrelizumab in seiner Wirksamkeit gegen IFN β-1a bei schubförmiger MS getestet (Hauser et al. 2017). In einer Subanalyse zur Kognition zeigte sich, dass Patienten unter Ocrelizumab im SDMT besser abschnitten als jene unter IFN β-1a. In einem Beobachtungszeitraum von 2 Jahren konnte zudem ein signifikant reduziertes Risiko für eine klinisch relevante kognitive Verschlechterung bei den Patienten unter Ocrelizumab-Therapie nachgewiesen werden.

Siponimod

Siponimod ist in Deutschland im Frühjahr 2020 auf den Markt gekommen und hat von der EMA eine Zulassung zur Behandlung von erwachsenen Patienten mit sekundär progredienter MS (SPMS) mit Krankheitsaktivität erhalten, wobei die entzündliche Aktivität durch Schübe oder Bildgebung nachgewiesen sein muss. Im Rahmen der EXPAND-Studie (Kappos et al. 2018) wurden auch Daten zur Kognition erhoben und ein positiver Effekt auf die Prozessierungsgeschwindigkeit (SDMT) nachgewiesen. Es zeigte sich nach einer Beobachtungszeit von 24 Monaten ein signifikanter Unterschied im Vergleich zur Placebogruppe, auch wenn die effektive Differenz zur Baseline-Testung nicht die Stärke einer klinisch relevanten Verbesserung von 4 Punkten im SDMT ergab (Benedict et al. 2018).

Der klinisch relevante Effekt (≥ 4 Punkte im SDMT) zeigte sich zum einen auf die 6-Monate bestätigte Verschlechterung. Hier lag die Reduktion, gemessen an der Gesamtpopulation, bei 25 %. Patienten mit aktiver und inaktiver SPMS unterschieden sich hierbei nur marginal. Anders sah es aus bei der 6-Monate bestätigten Verbesserung im SDMT. Hier lag die Chance auf eine Verbesserung für die Gesamtpopulation bei 37 %, bei Patienten mit aktiver SPMS sogar bei 62 %. Für Patienten mit inaktiver SPMS lag die Chance auf eine klinisch relevante Verbesserung im SDMT bei 19 %. Eine weiterführende Analyse der EXPAND-5 Jahresdaten ergab zudem einen positiven Langzeiteffekt auf die Leistung im SDMT. (Giovannoni et al. 2020). Warum es allerdings in der Studie keinen nachweisbaren Effekt auf das visuell-räumliche Kurzzeitgedächtnis und Lernen gab (gemessen mit BVMT-R), bleibt offen. Auch der selektive Effekt im PASAT ausschließlich bei Patienten mit Schubaktivität wirft weitere Fragen zur spezifischen Wirksamkeit auf bestimmte kognitive Domänen auf, die weiterer Untersuchungen bedürfen.

! MERKE

Da alle existierenden Daten zur kognitiven Leistungsfähigkeit bei Patienten unter einer Immuntherapie gezeigt haben, dass Patienten davon profitieren, ist es angeraten, möglichst früh im Krankheitsgeschehen mit einer Immuntherapie zu beginnen. Es ist davon auszugehen, dass der Erhalt von Gehirnstruktur langfristig gesehen der Kognition zugutekommt.

Nichtpharmakologische symptomatische Therapie kognitiver Störungen

Da es bislang wenig bis keine Evidenz für die Wirksamkeit symptomatischer pharmakologischer Therapien gibt (Amato et al. 2013; Mäurer et al. 2013), stellen nichtpharmakologische Therapieansätze eine für die betroffenen Patienten Erfolg versprechende Alternative dar.

Sport und Bewegung (Exercise-Training)

Zur Wirksamkeit von sportlicher Aktivität auf die kognitive Leistungsfähigkeit von MS-Patienten gab es zunächst keine einheitlichen Ergebnisse (Oken et al. 2004; Prakash et al. 2007; Romberg et al. 2005). Eine jüngere Arbeit verglich erstmals drei unterschiedliche Sportinterventionen (moderates Laufbandtraining, moderates Ergometertraining und Yoga) in ihrer Wirkung auf einen Teilaspekt der Kognition (exekutive Kontrolle; Sandroff et al. 2015). Hierbei stellte sich heraus, dass MS-Patienten den größten Nutzen durch das Laufbandtraining erzielten. Um der Frage nach der Intensität eines wirksamen Laufbandtrainings nachzugehen, variierten die Autoren in einer Folgearbeit die Trainingsintensitäten (Sandroff et al. 2016). Es wurde hierbei zwischen leichtem (30 % Herzfrequenzreserve = Heart Rate Recovery, HRR), moderatem (50 % HRR) und intensivem Training (70 % HRR) unterschieden. Aus den Ergebnissen der Studie lässt sich ableiten, dass die Intensität keinen signifikanten Einfluss auf die kognitive Teilleistung hatte. Die Patienten konnten unter allen drei Bedingungen einen positiven Effekt des Trainings auf Geschwindigkeitsparameter, nicht aber auf die Korrektheit der Antworten (Qualität der Leistungen) verzeichnen.

Die beiden Studien sind trotz der interessanten Ergebnisse durchaus kritisch zu betrachten, da die Patienten hier sofort im Anschluss nach einmaliger Trainingseinheit auf einen Effekt hin getestet wurden. Daten über länger dauernde Trainingsperioden (z. B. Sport über 3 Monate und länger) und ein systematisches Dokumentieren der kognitiven Leistung über längere zeitliche Perioden wurden hier nicht vorgelegt.

In einer umfangreichen Exercise-Studie in Düsseldorf wurden MS-Patienten in drei Behandlungsgruppen eingeteilt. Eine Gruppe erhielt ein 3-monatiges Ausdauertraining auf dem Laufband in einem Fitness-Studio, eine Gruppe ein computerbasiertes kognitives Training und die dritte Gruppe eine Kombination aus Ausdauertraining und kognitivem Training. Als primäre Endpunkte wurden der PDQ-20 als Selbstbeurteilungsinstrument sowie der SDMT als objektives kognitives Maß gewählt. Nach 3 Monaten zeigte sich eine signifikante Verbesserung von PDQ und SDMT über die Gesamtgruppe hinweg. Im SDMT konnte sogar eine **klinisch relevante Verbesserung** von 4 Punkten nachgewiesen werden. Der Vergleich unter den drei Interventionsgruppen zeigte eine Überlegenheit des Ausdauertrainings vor allem auf den objektiven Parameter SDMT. Die Ergebnisse dieser Studie bezeugen, dass bewegungsassoziierte Therapieansätze in der Lage sind, nicht nur das subjektive Befinden der betroffenen Patienten zu verbessern, sondern auch objektiv die kognitive Leistungsfähigkeit positiv zu beeinflussen.

! MERKE

Wie bei den demenziellen Erkrankungen bereits nachgewiesen, führt sportliche Betätigung auch bei MS-Patienten zu einer Verbesserung der geistigen Leistungsfähigkeit. Die Patienten sollten daher dazu ermuntert werden, zwei- bis dreimal pro Woche für mindestens 40 Minuten ein moderates Ausdauertraining zu absolvieren. Dabei kommt es weniger darauf an, in welcher Intensität trainiert wird, sondern dass überhaupt Bewegung stattfindet.

Neuropsychologische Rehabilitation

Neben sportlicher Aktivität bietet die neuropsychologische Rehabilitation eine weitere Behandlungsalternative. Das hierbei zugrunde liegende Konzept sieht vor, dass beeinträchtigte kognitive Teilleistungen mittels spezifischer kognitiver Aufgaben (computerbasiert, edukativ vermittelt) trainiert, somit gefordert und gefördert werden. Im Gehirn sollen auf diese Art und Weise alternative Kommunikationspfade angeregt und dadurch die Leistungsfähigkeit der Patienten verbessert werden.

Das Fazit eines Cochrane-Reviews zur Wirksamkeit neuropsychologischer Rehabilitation bei MS-Patienten ist niederschmetternd, da die Autoren aus den analysierten Studien nur eine niedrige Evidenz ableiten konnten (Rosti-Otajärvi und Hämäläinen 2014). Schaut man die Arbeiten genauer an, fällt auf, dass die Mehrzahl der eingeschlossenen Studien deutliche methodologische Schwächen aufweist (u. a. fehlende Kontrollgruppen, kleine Fallzahlen, Heterogenität der Interventionen).

In einer Studie von Penner und Kollegen wurden MS-Patienten mit einem computerisierten Arbeitsgedächtnistraining „BrainStim“ behandelt (Vogt et al. 2009). Hierbei zeigte sich sowohl nach einem 4-wöchigen intensiven als auch nach einem 8-wöchigen verteilten Training eine signifikante Leistungsverbesserung. Neben der kognitiven Leistungsverbesserung wiesen Patienten nach dem Training eine geringere Fatigue-Symptomatik auf. Eine spezifische neuropsychologische Rehabilitation ist somit in der Lage, neben Veränderungen in aufgabenspezifischen neuronalen Schaltkreisen auch Veränderungen in psychosozialen Aspekten (z. B. Motivation, Fatigue) herbeizuführen und damit entscheidend zur Verbesserung der Lebensqualität der Betroffenen beizutragen.

In Zukunft ist in diesem Bereich sicher viel Forschungsarbeit zu leisten, um die Schwächen der Vorgängerstudien zu vermeiden und zu eindeutigen Resultaten zu gelangen. Auch ist zu überlegen, ob einfache Train-and-Drill-Ansätze für jeden Patienten geeignet sind oder ob man nicht eher auf edukative Konzepte (z. B. Neuroedukation) und aktive Anleitung zur Selbstwirksamkeit (z. B. Mindfulness Based Stress Reduction, MBSR; Meditation) fokussieren sollte, um somit mehr Nachhaltigkeit für die Betroffenen zu schaffen.

ACHTUNG

Ein unkontrolliertes Trainieren der Hirnfunktion im Sinne von „viel hilft viel" ist nicht zu empfehlen und nicht zielführend. Eine seriös gestaltete neuropsychologische Intervention orientiert sich am ermittelten kognitiven Beschwerdebild der Patienten. Eine kognitive Intervention (sei es Training, Neuroedukation, Meditation) sollte immer auf das Individuum und seine konkreten Schwächen im Rahmen der Grunderkrankung zugeschnitten sein.

26.5.9 Neuropsychologische Diagnostik bei anderen ZNS-Erkrankungen

Das vorliegende Kapitel hat die Bedeutsamkeit der neuropsychologischen Diagnostik und der mit ihr verbundenen therapeutischen Ansätze im Speziellen bei Patienten mit Multipler Sklerose aufgezeigt, weil hier die Implementation in den klinischen Standardablauf noch nicht gelungen ist. In weiten Teilen lassen sich die Inhalte des Kapitels zur MS auch auf andere ZNS-Erkrankungen übertragen, mit der Ausnahme, dass für jedes Krankheitsbild entsprechende sensitive Tests ausgewählt werden müssen. Eine Übersicht über geläufige und empfehlenswerte Testverfahren bei anderen Erkrankungen sind der ➤ Tab. 26.22 zu entnehmen.

26.5.10 Neuropsychologische Bedside-Untersuchungen

Im klinisch-(akut)stationären Alltag ist es nicht immer möglich, Patienten in jedem Stadium der Erkrankung im konventionellen Sinne neuropsychologisch umfassend zu untersuchen. In Akutphasen können Betroffene meist das Bett nicht verlassen und somit schlecht computerbasiert oder über aufwendige Paper-Pencil-Verfahren getestet werden. Dennoch möchte man gleich zu Beginn einer Erkrankungsphase dokumentieren, wie der kognitive Status eines Patienten aussieht. Dies ist umso wichtiger, da man auf diese Weise auch Erholung respektive Verschlechterung genauer darstellen kann. Man sollte sich jedoch über die Grenzen neuropsychologischer Bedside-Untersuchungen bewusst sein, die vor allem die Güte des methodischen Herangehens betreffen. Grundsätzlich möchte man eine große Messgenauigkeit haben, die jedoch mit der Anzahl von Items/Fragen meistens zunimmt. Dem steht aber im Bedside-Kontext die geringe Belastbarkeit seitens der Patienten gegenüber. Wenn es um Instruktionen/Aufforderungen geht, so sind diese meist verbal kodiert, was bei Patienten mit Aphasie zu Problemen führen kann. Dasselbe betrifft die Antwortreaktion, die im Falle einer vorliegenden Broca-Aphasie entsprechend nonverbal gestaltet sein müsste. Somit sind in der Bedside-Situation viele Faktoren zu beachten, die in einer konventionellen Testung weniger Umstände bereiten. Die Bedside-Untersuchung liefert dennoch wichtige Informationen, die im postakuten und später ambulanten Setting von großer Bedeutung sind (z. B. Beurteilung sozialmedizinischer Aspekte und Teilhabe, Indikationsstellung für weiterführende neuropsychologische Diagnostik und Therapie sowie Einleiten von rehabilitativen Maßnahmen).

Basisfunktionen

Orientiertheit

Im Bereich der kognitiven Basisfunktionen kann bedside unproblematisch die Orientiertheit von Patienten untersucht werden:

Tab. 26.22 Wesentliche beeinträchtigte kognitive Domänen bei geläufigen ZNS-Erkrankungen und Beispiele empfehlenswerter testpsychologischer Erfassungsinstrumente

Erkrankung	Wichtige kognitive Domänen	Kurztests	Weiterführende Diagnostik
Alzheimer-Demenz	Visuokonstruktion, Wahrnehmung, Gedächtnis, Lernen, Denkvermögen	Uhrentest MMST DemTect MoCA	
	Rekognitionsleistung, semantische Wortflüssigkeit, Exekutivfunktion (v. a. Handlungsplanung), Orientierung, Aufmerksamkeit, Praxie		CERAD FCSRT RWT
Parkinson-Demenz	Gedächtnis, Lernen, Denkvermögen	Uhrentest MMST DemTect MoCA PANDA	
	Rekognitionsleistung, visuokonstruktive Planung, Exekutivfunktion		FCSRT Mosaik-Test Tower-Test RWT
Schädel-Hirn-Trauma (SHT)	Gedächtnis, basale Aufmerksamkeit, exekutive Funktionen, Wortfüssigkeit, kognitive Geschwindigkeit, Impulskontrolle (fokussierte Aufmerksamkeit), mentale Flexibilität	SDMT VLMT BVMT-R TAP-Alertness DKEFS Tower-Test RWT Stroop-Test TMT-A, TMT-B	
	Emotionserkennung, geteilte Aufmerksamkeit, Arbeitsgedächtnis		Frontallappen-Score Ekman-Friesen-Karten TAP-Geteilte Aufmerksamkeit TAP-Arbeitsgedächtnis Digit-Span-Backward Corsi-Block-Backward
Schlaganfall	basale Aufmerksamkeit, kognitive Geschwindigkeit, exekutive Funktionen, Wortflüssigkeit, mentale Flexibilität	TAP-Alertness SDMT RWT TMT-A, TMT-B	
	geteilte Aufmerksamkeit, Gedächtnis, Aphasie, Emotionserkennung, Problemlösen, Impulskontrolle (fokussierte Aufmerksamkeit), Arbeitsgedächtnis		Stroop-Test AAT VLMT BVMT-R Ekman-Friesen-Karten Stroop-Tests DKEFS-Tower-Test Digit-Span-Backward Corsi-Block-Backward

- **Orientiertheit zur Person:** operationalisierbar mit Fragen zu Name, Geburtsdatum, Alter, Augenfarbe, Familienstand
- **Orientiertheit zur Zeit:** operationalisierbar mit Fragen zu Jahr, Jahreszeit, Wochentag, Datum, aktueller Uhrzeit
- **Orientiertheit zum Ort:** operationalisierbar mit Fragen zu Stadt, Land, aktuellem Ort, Etage
- **Orientiertheit zur Situation und zu den Umständen:** operationalisierbar mit Fragen zum Grund des Hierseins, sind Angehörige anwesend, Transport hierher

Aus den Antworten zu den oben genannten Fragen ergibt sich meist schon ein Bild dazu, wie orientiert ein Patient generell ist und in welchen Dimensionen konkret Probleme vorliegen. Wichtig zu wissen ist, dass die Dimension Zeit die Vulnerabelste ist, während die zur Person sich als die Resistenteste erweist.

Aufmerksamkeit

A Test Der Patient wird aufgefordert mit der Hand auf den Tisch zu klopfen oder die Hand zu heben, wenn der Untersucher in einer unregelmäßigen Folge von Buchstaben den Buchstaben „A" nennt.

Go/No-Go-Test Der Patient wird instruiert, zweimal zu klopfen, wenn der Untersucher einmal klopft, und einmal, wenn der Untersucher zweimal klopft (Interferenzunterdrückung). Nach einer Minute wird die Instruktion abgeändert: Der Patient soll nun einmal klopfen, wenn der Untersucher zweimal klopft und nicht klopfen, wenn der Untersucher einmal klopft (inhibitory control).

Emotionalität/Affektivität

Hier versucht der Untersucher aus der Interaktion mit dem Patienten und der Verhaltensbeobachtung eine Aussage zur Stimmung und Schwingungsfähigkeit zu machen.

Werkzeugfunktionen

Sprache und Kommunikation

Sprachverständnis Aufforderung an den Patienten: „Geben Sie mir bitte mal die rechte Hand". Hierbei sollte darauf geachtet werden, nicht selbst bereits die Hand auszustrecken, um kein Signal auf dem nonverbalen Kanal auszusenden.

Wortverständnis Dem Patienten werden Fotos mit allgemein bekannten Objekten (Haushalt, Freizeit, Tiere u. a.) gezeigt. Der Patient soll den gehörten Begriff auf den Fotos wiedererkennen und zeigen.

Sprachproduktion Hierbei wird der Patient aufgefordert, einen vordefinierten Satz nachzusprechen oder Alltagsgegenstände zu benennen.

Lesefähigkeit Man zeigt dem Patienten einzelne Wörter und Sätze, die er laut vorlesen soll.

Kurzzeitgedächtnis

Visuell räumlich Der Untersucher zeigt dem Patienten ein Blatt, auf dem verstreut z. B. sieben blaue Punkte dargestellt sind. Der Untersucher tippt eine Sequenz vor und der Patient versucht, sie in derselben Reihenfolge nachzutippen. Mit zunehmender Anzahl der Punktesequenz erhöht sich der Schwierigkeitsgrad.

Verbal Für das Testen des verbalen Kurzzeitgedächtnisses liest der Untersucher dem Patienten Zahlenfolgen vor, die der Patient wiedergeben soll. Auch hier erhöht sich der Schwierigkeitsgrad mit zunehmender Anzahl der zu erinnernden Zahlen.

Arbeitsgedächtnis

Visuell räumlich Der Untersucher zeigt dem Patienten ein Blatt, auf dem verstreut z. B. sieben blaue Punkte dargestellt sind. Der Untersucher tippt eine Sequenz vor und der Patient ist aufgefordert, sie in umgekehrter Reihenfolge nachzutippen. Mit zunehmender Anzahl der Punktesequenz erhöht sich der Schwierigkeitsgrad.

Verbal Für das Testen des verbalen Arbeitsgedächtnisses liest der Untersucher dem Patienten Zahlenfolgen vor, die der Patient in umgekehrter Reihenfolge wiedergeben soll. Auch hier erhöht sich der Schwierigkeitsgrad mit zunehmender Anzahl der zu behaltenden Zahlen.

Diese Beispiele verdeutlichen, wie viel am Krankenbett neuropsychologisch durch die Konzeption neuer Aufgabenvorlagen schon möglich ist. Es sollte ein möglichst breites kognitives Spektrum anvisiert werden, um nicht nur Störungen, sondern auch noch vorhandene Ressourcen aufzudecken. Auf zeitkritische Messungen sollte möglichst verzichtet werden.

26.5.11 Neuropsychologie beim Neglect-Syndrom

Beim Neglect-Syndrom handelt es sich um die Vernachlässigung einer (Raum)-Seite. Diese Vernachlässigung wird auch als Halbseitenunaufmerksamkeit bezeichnet und in einigen Lehrbüchern unter den Aufmerksamkeitsstörungen abgehandelt. Der Neglect kann visuell, motorisch oder sensibel sein und tritt vor allem nach Schädigungen der rechten Hirnhälfte auf.

Visueller Neglect

Liegt ein visueller Neglect vor, so werden bei doppelter simultaner Stimulation beider Gesichtsfeldhälften Stimuli im linken Gesichtsfeld von den Betroffenen nicht wahrgenommen. Dieses visuelle Auslöschphänomen kann man recht einfach durch feine simultane Fingerbewegungen in beiden Gesichtsfeldern überprüfen. Wichtig ist hierbei die *simultane* Darbietung der Stimuli, da eine getrennte Überprüfung jedes Gesichtsfeldes keine Auffälligkeiten zeigt. Zur weiteren Überprüfung kann ein Durchstreichtest oder Linienhalbierungstest angewendet werden. Hierbei fällt dann auf, dass die Patienten nur die rechte Blattseite bearbeiten, die linke aber unbearbeitet lassen.

Motorischer Neglect

Beim motorischen Neglect fehlt die spontane Bewegung der Extremitäten einer Körperhälfte, meist der linken, sodass sich das Bild einer Hemiparese oder Hemiplegie zeigt. Selbst wenn explizit dazu aufgefordert wird, die Gliedmaßen der vernachlässigten Seite zu bewegen oder bilaterale Bewegungen auszuführen, gelingt dies nur sehr zögerlich. Werden Patienten aufgefordert, ihre Aufmerksamkeit voll und ganz auf die Bewegung der Extremitäten der vernachlässigten Seite zur richten, zeigt sich eine verbesserte Beweglichkeit. Der motorische Neglect spricht sehr gut auf eine Kombination aus Krankengymnastik und Aufmerksamkeitstraining an.

Sensibler Neglect

Vergleichbar wie beim visuellen Neglect gibt es ein taktiles Auslöschphänomen, bei dem bei simultaner Berührung homologer Stellen beider Körperseiten dann meist der linke taktile Reiz nicht wahrgenommen wird (z. B. Berühren auf korrespondierenden Seiten des Gesichtes).

26.5.12 Neuropsychologie beim Frontalhirn-Syndrom

Unter dem Begriff „Frontalhirn-Syndrom" werden Veränderungen subsummiert, die die kognitive Leistungsfähigkeit, den Affekt, den Antrieb, die Persönlichkeit und das Sozialverhalten betreffen können, da all diese Funktionen von den vorderen Anteilen des Gehirns (v. a. des präfrontalen Kortex) gesteuert werden. Das Ausmaß der Symptome richtet sich nach dem Ausmaß der Schädigung im Frontalhirn. Somit weist das Erscheinungsbild der Symptome zwischen den einzelnen Patienten eine große Varianz auf. Entsprechend schwierig ist die neuropsychologische Erfassung des Symptomkomplexes und es bedarf auf Seiten des Untersuchers viel klinisches Gespür und Erfahrung.

Kognitive Veränderungen

Beim Frontalhirn-Syndrom zeigt sich klassischerweise eine Veränderung der exekutiven Funktionen. Hierunter werden vor allem eine verminderte Planungsfähigkeit, verminderte Problemlösefähigkeit, verminderte kognitive Flexibilität und vermindertes vorausschauendes Denken verstanden. Um möglichst vielen dieser Veränderungen gerecht zu werden, wurde der Frontal Lobe Score (FLS; Ettlin et al. 2000; Wildgruber et al. 2000) entwickelt. Neben den kognitiven Veränderungen erfasst der FLS auch die Veränderungen auf affektiver und der Verhaltensebene. Neben dem FLS können auch andere Testverfahren zur Erfassung exekutiver Dysfunktion angewendet werden wie z. B. das Delis-Kaplan Executive Function System (D-KEFS; Delis et al. 2001) oder das Behavioural Assessment of the Dysexecutive Syndrome (BADS; Wilson et al. 1996). Aufgrund der Komplexität der Symptome reicht die Anwendung eines einzelnen Tests nicht aus. Es sollten daher entweder verschiedene exekutive Einzeltests oder aber eine gezielte Batterie wie oben genannt zum Einsatz kommen, um die Diagnose kognitiverseits abzusichern. Hierbei ist noch zu beachten, dass neben den rein exekutiven Dysfunktionen auch andere kognitive Bereiche, wie selektive Aufmerksamkeit und Konzentrationsfähigkeit betroffen sein können.

Veränderungen im Affekt

Neben den kognitiven Auffälligkeiten kommt es im Rahmen eines Frontalhirn-Syndroms häufig zu Veränderungen des Affekts. Diese Veränderungen können depressiv-inhibitorischer oder disinhibitorischer Natur sein.

Depressiv-inhibitorisch beobachtet man beispielsweise eine gedrückte Grundstimmung, ein geringes Selbstwertgefühl, Selbstablehnung und Gleichgültigkeit. Disinhibitorisch sieht man eine eher manische und euphorische Grundstimmung, zum Teil paranoide Wahnvorstellugen, Selbstüberschätzung und Aggressivität.

Veränderungen des Sozialverhaltens

Bei Patienten mit Frontalhirn-Syndrom fallen besonders unangemessene Verhaltensweisen wie Distanzlosigkeit, mangelndes Taktgefühl, Hypersexualität, Redseligkeit und Vulgärsprache und ein insgesamt enthemmtes Verhalten auf. Beim depressiv-inhibitorischen Symptomkomplex äußert sich die Verhaltensänderung meist durch Appetit-und Gewichtsverlust, Antriebsverlust, Interessensverlust, Verlust von sexuellem Verlangen und eine Vernachlässigung des äußeren Erscheinungsbildes. Zur genauen Charakterisierung der Verhaltensveränderungen ist eine Fremdanamnese eines nahen Verwandten angeraten.

Die wichtigste Take-Home-Message des gesamten Kapitels zur Neuropsychologie ist, dass zu einer bedarfsgerechten Patientenversorgung auch eine elaborierte und qualitativ hochwertige neuropsychologische Diagnostik gehört, die von erfahrenen Psychologen durchgeführt wird und zukünftig verstärkt Bestandteil einer vernetzten Versorgung sein sollte.

LITERATUR

Amato MP, Langdon DW, Montalban X, et al. Treatment of cognitive impairment in multiple sclerosis: position paper. J Neurol 2013; 260: 1452–1468.

Amato MP, Ponziani G, Pracucci G, et al. Cognitive impairment in early-onset multiple sclerosis: Pattern, predictors, and impact on everyday life in a 4-year follow-up. Arch Neurol 1995; 52: 168–172.

Amato MP, Ponziani G, Siracusa G, Sorbi S. Cognitive dysfunction in early-onset multiple sclerosis: a reappraisal after 10 years. Arch Neurol 2001; 58: 1602–1606.

Amato MP, Zipoli V, Goretti B, et al. Benign multiple sclerosis: cognitive, psychological and social aspects in a clinical cohort. J Neurol 2006; 253: 1054–1059.

Bätge S, Filsner M, Renner A, et al. Detection of cognitive decline in MS using BICAMS: Is there substantial value in applying the full battery? Mult Scler J 2017; 23: 571–572.

Benedict RH, Cree B, Tomic D, et al. Impact of siponimod on cognition in patients with secondary progressive multiple sclerosis: results from phase 3 EXPAND Study. Neurology 2018; 90: S44.004.

Benedict RHB, Amato MP, Boringa J, et al. Brief International Cognitive Assessment for MS (BICAMS): international standards for validation. BMC Neurology 2012; 12: 55.

Benedict RHB, Cohan S, Lynch S, et al. Improved cognitive outcomes in relapsing-remitting multiple sclerosis with daclizumab HYP over 96 weeks in the phase 3 DECIDE Study (P3.090). Neurology 2016a; 86 (16 Suppl).

Benedict RHB, Cookfair DL, Gavett R, et al. Validity of the minimal assessment of cognitive function in multiple sclerosis (MACFIMS). J Int Neuropsychol Soc 2006; 12: 549–558.

Benedict RHB, Drake AS, Irwin LN, et al. Benchmarks of meaningful impairment on the MSFC and BICAMS. Multiple Sclerosis 2016b; 22: 1874–1882.

Benedict RHB. Brief Visuospatial Memory Test-Revised (BVMT-R). Lutz, FL: Psychological Assessment Resources Inc.; 1997.

Calabrese P, Kobelt G, Berg J, Capsa D, Eriksson J, Platform EMS. New insights into the burden and costs of multiple sclerosis in Europe: results for Switzerland. Mult Scler J 2017; 23 (2-suppl): 192–203.

Calabrese P, Penner IK. Cognitive dysfunctions in multiple sclerosis – a "multiple disconnection syndrome?" J Neurol 2007; 254: 18–21.

Coyle PK, Khatri B, Edwards KR, et al. Patient-reported outcomes in patients with relapsing forms of MS switching to teriflunomide from other disease-modifying therapies: Results from the global Phase 4 Teri-PRO study in routine clinical practice. Multiple Sclerosis and Related Disorders 2018; 26: 211–218.

Delis DC, Kramer JH, Kaplan E, Ober BA. California Verbal Learning Test. 2. A. (CVLT-II). San Antonio, TX: Psychological Corporation; 2000.

Delis DC, Kaplan E., Kramer J H. Delis-Kaplan Executive Function System (D-KEFS). San Antonio, TX: Pearson, Inc; 2001.

Ettlin T, Kischka U, Beckson M., et al. A Frontal Lobe Score: I: Construction of a mental status of frontal systems. Clin Rehabilitation 2000; 14: 260–271.

Feuillet L, Reuter F, Audoin B, et al. Early cognitive impairment in patients with clinically isolated syndrome suggestive of multiple sclerosis. Multiple Sclerosis 2007; 13: 124–127.

Filser M, Ullrich S, Lassek C, Baetge S, Renner A, Penner IK. How feasible is the application and scoring of BICAMS in daily clinical routine? Mult Scler J 2017; 23: 570–571.

Fischer JS, Priore RL, Jacobs LD, et al. Neuropsychological effects of interferon beta-1a in relapsing multiple sclerosis. Multiple Sclerosis Collaborative Research Group. Ann Neurol 2000; 48: 885–892.

Forsberg L, Johansson S, Nordin N, et al. A Swedish nationwide pharmaco-epidemiological and genetic study (IMSE) of the long-term safety and efficacy of dimethyl fumarate. Mult Scler 2015; 21: 286–287.

Giovannoni G, Kappos L, Fox RJ, et al. Sustained reduction of disability and cognitive decline with long-term siponimod treatment in patients with active SPMS: EXPAND data up to 5 years. ePoster presentation at MSVirtual2020: 8th Joint ACTRIMS-ECTRIMS Meeting; September 2020.

Gold R, Khatri B, Edwards KR, et al. Stable disability and patient-reported performance outcomes over 48 weeks of teriflunomide treatment: results from the phase 4 Teri-PRO study. Mult Scler J 2016; 22 (S3): 307.

Hauser SL, Bar-Or A, Comi G, et al. Ocrelizumab versus interferon beta-1a in relapsing multiple sclerosis, N Engl J Med 2017; 376: 221–234.

Helmstaedter C, Lendt M, Lux S. VLMT – Verbaler Lern- und Merkfähigkeitstest. Manual. Göttingen: Beltz Test GmbH; 2001.

Iaffaldano P, Viterbo RG, Paolicelli D, et al. Impact of natalizumab on cognitive performances and fatigue in relapsing multiple sclerosis: a prospective, open-label, two years observational study. PLoS One 2012; 7 (4): e35843.
Ishihara S. Tests for Colour Blindness. Tokyo: Handaya Hongo Harukich; 1917.
Kappos L, Bar-Or A, Cree BAC, et al. Siponimod versus placebo in secondary progressive multiple sclerosis (EXPAND): a double-blind, randomised, phase 3 study. Lancet 2018; 391: 1263–1273.
Khalil M, Enzinger C, Langkammer C, et al. Cognitive impairment in relation to MRI metrics in patients with clinically isolated syndrome. Multiple Sclerosis 2011; 17: 173–180.
Kobelt G, Thompson A, Berg J, et al. New insights into the burden and costs of multiple sclerosis in Europe. Multiple Sclerosis 2017, 23 (8): 1123–1136.
Langdon DW, Amato MP, Boringa J, et al. Recommendations for a brief international cognitive assessment for multiple sclerosis (BICAMS). Multiple Sclerosis 2012; 18: 891–898.
Lebrun C, Blanc F, Brassat D, et al. Cognitive function in radiologically isolated syndrome. Multiple Sclerosis 2010; 16: 919–925.
Mäurer M, Ortler S, Baier M, et al. Randomised multicentre trial on safety and efficacy of rivastigmine in cognitively impaired multiple sclerosis patients. Mult Scler 2013; 19 (5): 631–638.
Moreau T. Disability improvement with alemtuzumab is associated with durable improvement on functional assessment in multiple sclerosis scores over 4 years in CARE-MS II patients with RRMS though most were treatment-free after year 1. Multiple Sclerosis Journal 2015; 21 (S11): 564–565.
Morrow SA, O'Connor PW, Polman CH, et al. Evaluation of the symbol digit modalities test (SDMT) and MS neuropsychological screening questionnaire (MSNQ) in natalizumab-treated MS patients over 48 weeks. Multiple Sclerosis 2010; 16: 1385–1392.
Oken BS, Kishiyama S, Zajdel D, et al. Randomized controlled trial of yoga and exercise in multipe sclerosis. Neurology 2004; 62: 2058–2064.
Patti F, Amato MP, Bastianello S, et al. Effects of immunomodulatory treatment with subcutaneous interferon beta-1a on cognitive decline in mildly disabled patients with relapsing-remitting multiple sclerosis. Multiple Sclerosis 2010; 16: 68–77.
Patti F, Morra VB, Amato MP, et al. Subcutaneous interferon β-1a may protect against cognitive impairment in patients with relapsing-remitting multiple sclerosis: 5-year follow-up of the COGIMUS study. PLoS One 2013; 8: e74111.
Penner IK, Filser M, Renner A, Ullrich S, Lassek C, Baetge S. Screening of cognitive impairment in patients with multiple sclerosis (MS): the BICAMS short version for patient-centered care in small neurological institutions. Neurology 2018; 90 (15 Suppl): P2.420.
Penner IK, Stemper B, Calabrese P, et al. Effects of interferon beta-1b on cognitive performance in patients with a first event suggestive of multiple sclerosis. Multiple Sclerosis 2012; 18: 1466–1471.
Perumal J, Fox RJ, Balabanov R, et al. Natalizumab is associated with stable or improved cognitive function, health-related quality of life, and work capacity in anti-JC virus seronegative patients with early relapsing-remitting multiple sclerosis: a 2-year analysis of STRIVE. Mult Scler J 2017; 23: 675.
Pitteri M, Romualdi C, Magliozzi R, Monaco S, Calabrese M. Cognitive impairment predicts disability progression and cortical thinning in MS: an 8-year study. Mult Scler J 2017; 23 (6): 848–854.
Prakash RS, Snook EM, Erickson KI, et al. Cardiorespiratory fitness: a predictor of cortical plasticity in multiple sclerosis. NeuroImage 2007; 34: 1238–1244.
Rao SM, Leo GJ, Bernardin L, Unverzagt F. Cognitive dysfunction in multiple sclerosis. I. Frequency, patterns, and prediction. Neurology 1991; 41: 685–691.
Riepl E, et al. Alemtuzumab improves cognitive processing speed in active Multiple Sclerosis – A longitudinal observational study. Front Neurol 2018; 8: 730.
Romberg A, Virtanen A, Ruutiainen J. Long-term exercise improves functional impairment but not quality of life in multiple sclerosis. J Neurol 2005; 252: 839–845.
Rosti-Otajärvi EM, Hämäläinen P. Neuropsychological rehabilitation for multiple sclerosis. Cochrane Database Syst Revi 2014; 2: CD009131.
Ruet A, Deloire MS, Hamel D, et al. Cognitive impairment, health-related quality of life and vocational status at early stages of multiple sclerosis: a 7-year longitudinal study. J Neurol 2013; 260: 776–784.
Sandroff BM, Hillman CH, Benedict RH, Motl RW. Acute effects of varying intensities of treadmill walking exercise on inhibitory control in persons with multiple sclerosis: a pilot investigation. Physiol Behav 2016; 154: 20–27.
Sandroff BM, Hillman CH, Benedict RH, Motl RW. Acute effects of walking, cycling, and yoga exercise on cognition in persons with relapsing-remitting multiple sclerosis without impaired cognitive processing speed. J Clin Exp Neuropsychol 2015; 37: 209–219.
Smith A. Symbol Digit Modalities Test. Los Angeles: Western Psychological Services; 1973.
Spreen O, Strauss E. A Compendium of neuropsychological tests: administration, norms, and commentary. New York: Oxford University Press; 1991.
Stroop JR. Studies of interference in serial verbal reactions. J Exp Psychol 1935; 18: 643–662.
Vogt A, Kappos L, Calabrese P, et al. Working memory training in patients with multiple sclerosis – comparison of two different training schedules. Restor Neurol Neurosci 2009; 27: 225–235.
Wildgruber D, Kischka U, Faßbender K. et al. A Frontal Lobe Score: II: Evaluation of its clinical validity. Clin Rehabilitation 2000; 14 272–278.
Wilken J, Kane RL, Sullivan CL, et al. Changes in fatigue and cognition in patients with relapsing forms of multiple

frontobasal und mesiofrontal), wobei die klassische **semantische Variante der primär progressiven Aphasie (semantische Demenz)** sich häufig mit einer fokalen Atrophie des linksseitigen Temporallappens unter besonderer Beteiligung des Temporalpols präsentiert.

Neben den exemplarisch beschriebenen klassischen Atrophiemustern kann beispielsweise bei der **Lewy-Körperchen-Demenz (Dementia with Lewy Bodies, DLB)** die klassische strukturelle Bildgebung kein wegweisendes Bildmuster zur Unterstützung der klinischen Diagnose bieten. Dies gilt im Allgemeinen auch für die Diagnostik neurodegenerativer Erkrankungen im Frühstadium der Erkrankung, wo strukturellen Befunde mit MRT oder CT häufig nicht wegweisend sind. Für diese Indikationsstellungen kommen quantitative MRT-Verfahren oder nuklearmedizinische Methoden in Betracht. Beispielsweise ist die mittels Arterial Spin Labelings (ASL) gemessene Minderperfusion des Precuneus sehr frühzeitig bei AD zu detektieren, die im Übrigen auch mit einem eingeschränkten Glukosemetabolismus auf Basis von ^{18}FDG-PET korreliert. Fokale Verringerungen des Glukosemetabolismus in den Frontallappen bzw. Temporallappen unter Aussparung posteriorer Hirnareale (z. B. Precuneus) können wegweisend für das Vorliegen einer Erkrankung aus dem FTD-Spektrum sein. Noch sensitiver in der Diagnostik ist der direkte Nachweis des Amyloid-β-Proteins bei Amyloid-Erkrankungen (z. B. AD) oder des Tau-Proteins bei Tauopathien (z. B. Erkrankungen des FTD-Spektrums) mittels spezifischer Amyloid- oder Tau-PET-Tracer.

Bildgebung zur Verlaufsbeobachtung neurodegenerativer Erkrankungen

Neben der Diagnostik kommt der Bildgebung eine zunehmende Bedeutung in der Verlaufsbeobachtung neurodegenerativer Erkrankungen zu. Dies gilt im Allgemeinen für das Monitoring der Krankheitsprogression (z. B. Zunahme der Atrophie) und auch für das Sicherheitsmonitoring im Rahmen klinischer Therapiestudien. Letzteres hat in jüngster Zeit besondere Bedeutung erlangt, da monoklonale Antikörpertherapien bei Amyloiderkrankungen (insbesondere AD) und Tauopathien sich derzeit in der Phase II und Phase III befinden und mutmaßlich in absehbarer Zeit klinisch zugelassen werden könnten. Die meiste Erfahrung besteht im Monitoring der AD-Therapie mit monoklonalen Antikörpern gegen das Amyloid-β42. Dies kann eine Entzündungsreaktion hervorrufen, die zu intrazerebralen Hämorrhagien im Sinne von intraxialen Mikro- oder Makroblutungen und einer superfiziellen Siderose (Amyloid Related Imaging Findings-Hemorrhage, ARIA-H) oder zu einem vasogenen Ödem und zu einer Hirnschwellung (Amyloid Related Imaging Findings-Edema, ARIA-E) führen kann (➤ Abb. 26.2; Neurodeg. 1). Die MRT kann beide Pathologien sehr sensitiv detektieren und ist somit die am besten geeignete Modalität für das Sicherheitsmonitoring im Rahmen dieser Therapien.

26.1.4 Neuroonkologie

Basisbildgebung bei intrakraniellen Tumoren

Die Computertomografie (CT) hat aufgrund ihrer begrenzten Aussagekraft in der bildgebenden Diagnostik intrakranieller Neoplasien derzeit noch vier Indikationen:

1. In der Notfalldiagnostik bei unbekannten Patienten oder durchaus auch bereits bekannten Hirntumorpatienten, wenn es zum Ausschluss akuter Pathologien „schnell gehen muss".
2. Ergänzend bei Tumoren, die osteoinvasiv sind oder sein könnten. Dies ist häufiger bei Meningeomen oder Metastasen der Fall und sollte bei Verdachtsfällen auf keinen Fall unterlassen werden.
3. Zur präoperativen Planungsergänzung vor stereotaktischer Biopsie auf Wunsch des neurochirurgischen Mitbehandlers. Hier kann es wichtig sein, nach Rücksprache zur besseren Visualisierung des Tumors iodhaltiges Kontrastmittel (KM) zu applizieren.
4. Im zunehmend selten auftretenden Fall absolut kernspinuntauglicher Implantate oder Fremdkörper, falls eine Explantation unmöglich ist oder nicht gerechtfertigt erscheint. Solche Untersuchungen sollten immer mit iodhaltiger Kontrastmittelverstärkung stattfinden.

Hingegen kann heute meist auf eine CT verzichtet werden, um Tumorverkalkungen nachzuweisen. Kalk-

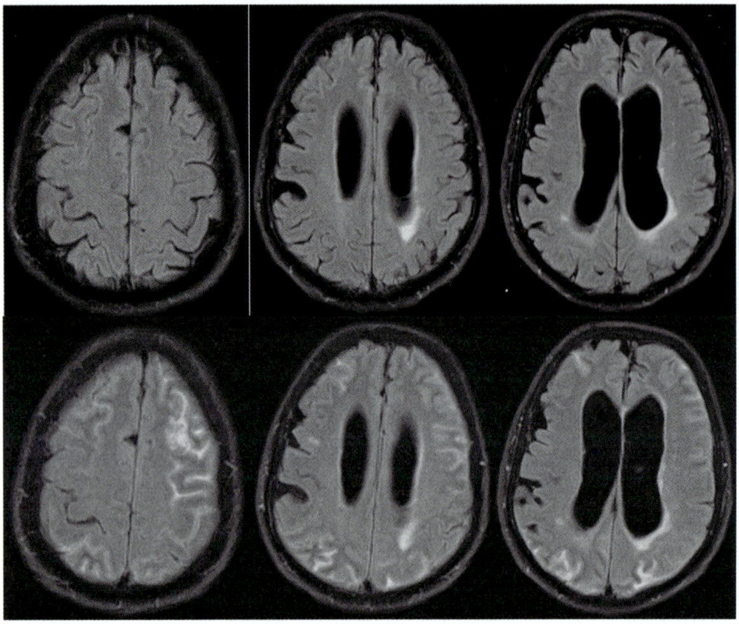

Abb. 26.2 Axiale FLAIR-Aufnahmen eines Patienten mit einer Alzheimer-Erkrankung unter Therapie mit einem monokolonalen Antikörper gegen Amyloid-β. Im Vergleich zur Referenzuntersuchung (obere Bildreihe) ist es in der Follow-up-Untersuchung (untere Bildreihe) zu einer diffusen Schwellung des frontoparietalen Hirnparenchyms mit einer multifokalen Hyperintensität in den Sulci („Sulcal Hyperintensity") als Ausdruck einer immunvermittelten Entzündungsreaktion gekommen.

bzw. blutsensible Bildsequenzen der MRT sind inzwischen regelhaft genauso aussagekräftig.

! MERKE

Das Herzstück der ZNS-Tumorbildgebung ist die MRT, da sie einzigartige Gewebeinformationen bei hoher räumlicher und teilweise auch zeitlicher Auflösung bereithält.

2018 befragten Thust et al. 220 radiologische Zentren in Europa nach ihren MRT-Standards bei Gliompatienten. Die hieraus bestimmten Empfehlungen, die auf früheren Protokollen der **EORTC** beruhen, sind letztlich jedoch für alle tumorsuspekten Hirnläsionen, also auch Metastasen, eine sinnvolle Basis (Thust et al. 2018).

Das Protokoll besteht aus zwei dünnschichtigen (1 mm) T1-gewichteten 3D-Datensätzen vor und nach Gadolinium-Kontrastmittelgabe, einer Diffusionssequenz sowie zwei flüssigkeitssensitiven Sequenzen, nämlich der T2-Wichtung und der T2-FLAIR, jeweils unter 5 mm Schichtdicke. Die Gabe von Gadoliniumhaltigem KM ist für jede Erstdiagnostik obligat und sollte nur bei langjährig stabilen, nicht schrankengestörten Tumoren weggelassen werden.

! MERKE

Warum sagt man „schrankengestört" für KM-Aufnahme?

Durch die Blut-Hirn-Schranke bleibt Kontrastmittel im Normalfall im Blutgefäß. Tumorgefäße oder Gefäße in entzündetem Gewebe können jedoch ein „Leck" aufweisen, die Schrankenstörung. Kontrastmittel tritt dann in das Parenchym aus, reichert sich an und macht die Schrankenstörung sichtbar. Die Anreicherung kann für das bloße Auge zu schwach sein. Subtraktion von kontrastmittelverstärktem Bild und nativem Bild und die Permeabilitäts-MRT können helfen.

Auch wenn das MRT-Tumor-Protokoll, wie im Folgenden vorgestellt, noch sinnvoll erweitert werden kann, reicht es bereits jetzt aus, um die meisten Diagnosen korrekt zu stellen und die Läsion zu im Verlauf zu kontrollieren. Weitere Qualitätskriterien finden sich im Merke-Kasten. Sie sind essenziell, um Läsionen standardisiert beurteilen zu können, was besonders im wünschenswerten Falle einer Studie notwendig ist.

! MERKE

Qualitätsmerkmale der MRT bei Hirntumoren

1. Jedes MRT-Gerät ist anders. Im Idealfall wird der Patient immer am selben Gerät untersucht. Zumindest sollte die Feldstärke nicht wechseln. Dabei

bietet das 3-Tesla-MRT die überlegene räumliche Auflösung an.
2. Die Sequenzen sollten immer identisch wiederholt werden (identische räumliche Orientierungen, übereinstimmende Schichtdicken).
3. Eine hohe räumliche Auflösung ist essenziell. Auf 1 mm Voxelgröße aufgelöste 3D-Datensätze (z. B. T1-Wichtung) erlauben genauere Messungen, können in anderen Orientierungen rekonstruiert und von Neurochirurgen intraoperativ verwendet werden.
4. Mindestens eine Sequenz soll in zwei Ebenen dargestellt werden, wenn kein 3D-Datensatz vorliegt (behelfsweise kann die T2-Sequenz koronar und die FLAIR-Sequenz axial akquiriert werden, wenn das Programm sehr knapp bleiben muss).

T1-gewichtete Sequenzen vor und nach Kontrastmittelgabe sind zunächst wichtig, um eine Schrankenstörung durch Tumorgefäße feststellen zu können, das sogenannte **KM-Enhancement** (➤ Abb. 26.3a). Tumorbedingte Neoangiogenese ist ein **Malignitätskriterium** für Hirntumoren. Jedoch können auch wenig schrankengestörte Tumoren sehr bösartig sein und vice versa. Das pilozytische Astrozytom ist z. B. oft schrankengestört, weist jedoch einen niedrigen **WHO-Grad** auf. Gerade nach kleinen **Metastasen** sollte immer in der 1-mm-3D-Dünnschicht-Sequenz gesucht werden.

Flüssigkeitssensitive Sequenzen sind die **T2-Wichtung** (➤ Abb. 26.3b) und die T2 Fluid Attenuated Inversion Recovery (**FLAIR;** ➤ Abb. 26.3c). Sie machen den Tumor meist „heller" zum gesunden Gewebe im Bild sichtbar. Tumoren, aber auch Entzündungen, enthalten oft viele kleine Zellen, durch die Wasser sich schlecht bewegen kann, es also **„diffusionsgestört"** ist. Oder der Tumor ist zystisch und damit erhöht diffusiv für Wasser, das sich leichter durch das Gewebe bewegt. Die diffusionsgewichtete Sequenz **(DWI)** macht dies sichtbar und besteht im Idealfall aus mehreren Aufnahmen mit unterschiedlichen „b-Werten", welche die Stärke der Diffusionswichtung angeben, sowie einem „Negativbild", das uns die wahrscheinliche Diffusivität von Wasser (den Apparent Diffusion Coefficient, **ADC**) zeigt und deshalb ADC-Karte genannt wird. Das Diffusionsbild mit dem höchsten b-Wert sollte mit der ADC-Karte verglichen werden (➤ Abb. 26.3d, e).

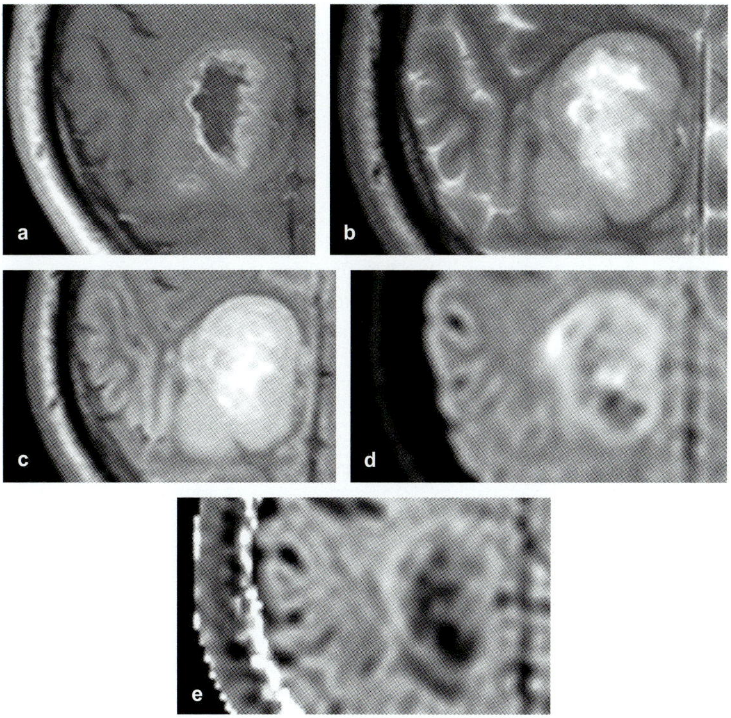

Abb. 26.3 3T MRT in axialer Schnittführung eines rechts parietalen Glioblastoms in einem 43-jährigen Mann. **a** KM-Enhancement in T1-Wichtung, **b** T2-Wichtung, **c** FLAIR, **d** DWI b = 1000 s/mm², **e** ADC-Karte

! MERKE

Kurz gesagt ist ein Tumor dann diffusionsgestört, wenn er im b-1000-Bild leuchtet und in der ADC-Karte dunkel ist.

Die diagnostischen Kernfragestellungen jeder Tumorbildgebung können Sie jetzt mit den vorgestellten Sequenzen bereits beantworten: Wo und wie groß ist die Läsion? Ist sie schrankengestört? Ist sie diffusionsgestört? Gibt es ein Tumorödem? Nach der Operation wird die Verlaufsbeurteilung der schwierigere Part.

Verlaufsbeurteilung von Gliomen nach RANO-Kriterien

Die **RANO-Kriterien** sind ein allgemein akzeptierter Standard zur Therapieverlaufsbeurteilung von Gliomen. Hochgradige (HGG; WHO Grad III und IV) Tumoren werden dabei anders beurteilt als niedriggradige diffuse Gliome (LGG; WHO Grad II; van den Bent et al. 2011; Wen PY et al. 2010; ➤ Tab. 26.6). Sie beurteilen das Gliom auf Basis der kontrastmittelverstärkten und der T2-gewichteten Sequenzen. Die

Tab. 26.6 RANO-Kriterien für Gliome

	Niedriggradig (LGG)	Hochgradig (HGG)
Komplette Remission (CR)	Alle Kriterien i. Vgl. zur Baseline-Untersuchung: 1. Kein Resttumor in T2, FLAIR oder T1 + KM 2. Keine neuen Läsionen, kein neues Enhancement, FLAIR-Läsionen müssen mit RCT vereinbar sein 3. Kortikosteroide im Blut dürfen nicht über körperphysiologischen Werten liegen 4. Stabile oder gebesserte Klinik	Alle Kriterien i. Vgl. zur Baseline-Untersuchung: 1. Keine schrankengestörten Läsionsanteile mehr für mindestens 4 Wochen 2. Keine neuen Läsionen, stabile oder gebesserte T2-Läsionen 3. Höchstens physiologische Kortikoidgaben unterhalb Cushing-Schwelle 4. Mindestens stabile Klinik
Partielle Remission (PR)	Alle Kriterien i. Vgl. zur Baseline-Untersuchung: 1. Mindestens 50 % geringeres Produkt der beiden senkrechten Durchmesser des Tumors in T2 oder FLAIR für mindestens 4 Wochen 2. Keine neuen Läsionen, FLAIR-Läsionen sind durch Therapieeffekte erklärlich 3. Kortikosteroide im Blut dürfen nicht über körperphysiologischen Werten liegen sowie stabile oder gebesserte Klinik	Alle Kriterien i. Vgl. zur Baseline-Untersuchung: 1. Mindestens 50 % geringeres Summe des Produkts der beiden senkrechten Durchmesser des Tumors gemessen für alle messbaren Läsionen in T1 + KM für mindestens 4 Wochen 2. Keine Zunahme nicht messbarer Läsionen in T1 + KM 3. Stabile oder gebesserte Läsionen in FLAIR/T2 unter konstanten Steroiden 4. Die Kortikoiddosis ist nicht höher als beim Baseline-Scan 5. Die Klinik ist stabil oder gebessert
Geringes Therapieansprechen (MR)	Alle Kriterien i. Vgl. zur Baseline-Untersuchung: 1. Mindestens 25–50 % geringeres Produkt der beiden senkrechten Durchmesser des Tumors in T2 oder FLAIR 2. Keine neuen Läsionen, FLAIR-Läsionen sind durch Therapieeffekte erklärlich, kein neues Enhancement 3. Kortikosteroide im Blut nicht mehr als bei Baseline-Scan sowie mindestens stabile Klinik	nicht definiert
Stabile Erkrankung (SD)	Alle Kriterien i. Vgl. zur Baseline-Untersuchung: 1. Stabiler Befund in T2/FLAIR 2. Keine neuen Läsionen, FLAIR-Läsionen sind durch Therapieeffekte erklärlich 3. Kortikosteroide im Blut nicht mehr als bei Baseline-Scan sowie mindestens stabile Klinik 4. Die anderen Bewertungen (CR, PR etc.) treffen nicht zu	Alle Kriterien i. Vgl. zur Baseline-Untersuchung: 1. Stabiler Befund in T2/FLAIR bei konstanten oder niedrigeren Steroiden 2. Die anderen Bewertungen (CR, PR etc.) treffen nicht zu

sclerosis treated with natalizumab: The ENER-G Study. Int J MS Care 2013; 15: 120–128.
Wilson B A, Alderman N, Burgess PW, Emslie H, Evans JJ. Behavioural Assessment of the Dysexecutive Syndrome (BADS). Bury St Edmunds, UK: Harcourt Assessment; 1996.
Ziemssen T, Albrecht H, Haas J, et al. 5 years effectiveness of fingolimod in daily clinical practice: results of the non-interventional study PANGAEA. Mult Scler J 2017; 23 (S3): 372.
Ziemssen T, Bajenaru OA, Carrá A, et al. A 2-year observational study of patients with relapsing-remitting multiple sclerosis converting to glatiramer acetate from other disease-modifying therapies: the COPTIMIZE trial. J Neuol 2014; 261: 2101–2111.

26.6 Muskelbiopsie und Nervenbiopsie

Werner Stenzel und Hans-Hilmar Goebel

Wichtiges auf einen Blick

- Muskelbiopsien und Nervenbiopsien sollten immer von einem ausgewiesenen Spezialistenteam untersucht werden.
- Eine Kontaktaufnahme vor der operativen Intervention empfiehlt sich.
- Das Gewebe muss rasch, nativ und unversehrt von der Operation in die weiterverarbeitende Institution gebracht werden.
- Die Befundbesprechung in einem interdisziplinären Verfahren erhöht die diagnostische Sicherheit und ermöglicht die Bahnung weiterer Untersuchungen.

26.6.1 Allgemeines

Die Entnahme und anschließende Untersuchung von Skelettmuskelgewebe und/oder Gewebe des peripheren Nervensystems ist immer auch ein Eingriff in die Integrität des menschlichen Körpers und sollte daher nicht nur wohl überlegt, sondern auch gewissenhaft durchgeführt werden. Das Gewebe sollte ebenso gewissenhaft versandt, aufgearbeitet, untersucht, interpretiert sowie das Ergebnis schlussendlich kommuniziert werden.

Anders als bei der Diagnostik von Tumorgewebe, das in der Allgemeinpathologie die Hauptrolle spielt, wird für die Untersuchung der Muskulatur und der peripheren Nerven Frischmaterial genutzt, das schockgefroren für alle modernen Untersuchungen zur Verfügung steht. Zudem wird immer auch ein kleiner Anteil für ultrastrukturelle Untersuchungen asserviert. Formalinfixiertes Paraffingewebe ist nicht nötig, kann aber aus verschiedenen Gründen zusätzlich genutzt werden, vor allem, wenn genug Material zur Verfügung steht.

Dieses Kapitel soll einen kurzen verständlichen und praxisnahen Überblick über die diagnostischen Vorgehensweisen und Möglichkeiten geben, die in der modernen Neuro-/Myopathologie bestehen und aufzeigen, wie diese gewebsbasierten diagnostischen Verfahren in ein größeres diagnostisches und prognostisches Setting eingebunden sind. Um einen größtmöglichen Nutzen aus einer Muskel- und Nervenbiopsie zu erzielen, ist die Phase bis zum Eintreffen in die diagnostische Institution zu optimieren. Dies bedeutet, dass jede Form von Schädigung/Veränderung oder Einflussnahme weder durch physikalische (Trauma/Quetschung) noch durch chemische (jede Form des Kontaktes mit Flüssigkeiten wie physiologische Kochsalzlösung [NaCl 0,9 %] oder Formalin etc.) unbedingt vermieden werden muss.

Das native Präparat sollte also unversehrt und so schnell wie möglich (maximal 60 Minuten nach Entnahme) bei Raumtemperatur (4 °C bis max. 18–20 °C) in ein morphologisches Institut (Neuro-/Myopathologie) transportiert werden. Bei Erwachsenen erfolgen offene Muskelbiopsien. Chirurgisch ist die Durchführung einfach, jedoch müssen einige Punkte beachtet werden: Eine Elektrokaustik muss unterbleiben, da dabei das Biopsat „verbrüht“ werden würde. Das Muskelbündel muss derartig entnommen werden, dass es später bei der histologischen Aufbereitung mit dem Mikrotom senkrecht zur Faserrichtung geschnitten werden kann. Bei der histologischen Beurteilung ist der Durchmesser der Muskelfasern ein wichtiger Parameter. Das für die Biopsie ausgewählte Areal wird mit einem Lokalanästhetikum nur subkutan infiltriert, wobei unbedingt darauf zu achten ist, dass das Anästhetikum nicht in den Muskel injiziert wird. Die Muskelbiopsie ist also nicht schmerzfrei. Das entnommene Muskelstück sollte zirka 0,5 × 0,5 ×2 cm umfassen. Für den Fall, dass das Gewebe weite Strecken transportiert werden muss und dies also nicht innerhalb von einer Stunde bewerkstelligt werden kann, ist es durchaus möglich, dass vor Ort (also am Entnahmeort) eingefroren wird und auch ein kleiner Teil in Glutaraldehyd asserviert wird und dass diese beiden Proben dann auf Trockeneis ins Ziellabor/Institut versandt werden (➤ Abb. 26.36).

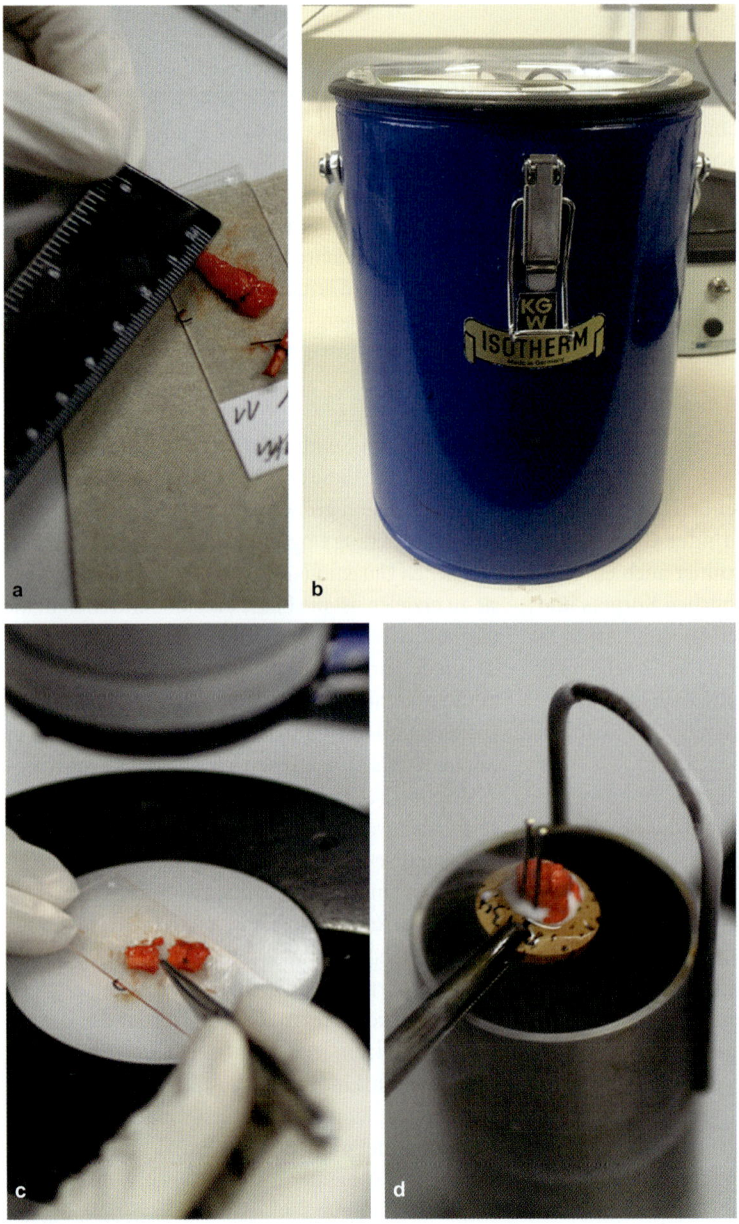

Abb. 26.36 Das frisch entnommene Präparat wird vermessen – hier erkennt man, dass es etwa die Länge von 2 cm und einen Querschnitt von 0,5 cm aufweist (**a**). In ein geeignetes Gefäß (hier Dewargefäß) wird flüssiger Stickstoff (etwa 3–5 cm Füllhöhe) eingebracht. Dort hinein stellt man einen Stahlcontainer, der Isopentan beinhaltet, und wartet bis der Rand zufriert. Mit einem geeigneten Thermometer wird überprüft, wann der Alkohol etwa minus 100–120 °C erreicht hat (**b**). Das Gewebestück wird wie beschrieben in verschiedene Teile zugeschnitten (**c**) und quer zur Faserrichtung auf Tissue-Tek und an Stahlnadeln seitlich stabilisiert 60–120 s unter kreisenden Bewegungen eingefroren (schockgefroren) (**d**).

Skelettmuskelgewebe wird grundsätzlich immer in mindestens zwei Fraktionen untersucht. Ein kleinerer Anteil von etwa 5 mm Kantenlänge wird für Glutaraldehyd-Fixierung (mind. 4–48 h) abgetrennt und dann in Hartplastik verbracht, um dieses Gewebe für Semidünnschnitte und ultrastrukturelle Untersuchungen zu nutzen. Die Standardpräparation für Muskelgewebe ist für alle diagnostischen und die meisten wissenschaftlichen Fragestellungen ausreichend. Es ist auch möglich, noch besondere Fixationsmethoden durchzuführen, die auf eher wissenschaftliche Fragestellungen abzielen, hier aber nicht Gegenstand sein sollen (Kryo-Elektronenmikroskopie u. s. w.). Der größere Anteil wird erst orientiert (quer zur Orientierung der Fasern) und dann aufgeblockt und aufgefroren. Das Einfrieren muss auf eine spezielle Weise geschehen, die „schockgefrieren" genannt wird. Um ein perfekt nutzbares kryoasserviertes Muskelgewebe zu erhalten, muss dieses in etwa 50 ml Isopentan (Methylbutan) in einem Stahlcontainer in flüssigem Stickstoff in einem Dewargefäß auf –110 bis -120 °C heruntergekühlt verbracht werden. Zuvor wird das Gewebe auf einem Korkplättchen fixiert und unter leicht drehenden Bewegungen etwa 90 s schockgefroren. Diese Gewebsstück wird dann nach kurzer Adaptation im Kryostaten geschnitten, sodass etwa 7–10 µm dicke Schnitte auf einem silanisierten Objektträger aufgebracht sind. Diese können nun für alle konventionellen, enzymologischen Präparationen und auch immunhistochemischen Färbungen genutzt werden. Außerdem ermöglicht dieses Vorgehen auch eine Vielzahl von zusätzlichen Analysen, wie biochemische Untersuchung auf Atmungskettenenzymaktivität, Western Blot Untersuchung (Proteindarstellung in Qualität und Quantität) sowie sämtliche moderne Omics-Analysen auf mRNA- und DNA-Ebene sowie auf Proteinebene etc. Vor allem ist die genetische Untersuchung sowohl auf Keimbahnmutationen als auch des mitochondrialen Genoms aus dem Muskelgewebe möglich, und dies auch nach vielen Jahren der Asservierung. Dies ist deshalb so wichtig, weil sich neue Erkenntnisse und neue Möglichkeiten genetischer Untersuchungsmethoden über spätere Jahre entwickeln können und dann alte Fälle, für die es keine eindeutige Lösungsstrategie gab, eventuell zu einem späteren Zeitpunkt noch geklärt werden können.

Eine Vielzahl von Färbereaktionen und diagnostischen Strategien zur Aufarbeitung von Skelettmuskelgewebe ist denkbar und kann sinnvoll sein. Um eine gewisse Harmonisierung in dieses Procedere zu bringen, hat es auf Betreiben der Europäischen Referenzzentren (ERN) eine Konsensuskonferenz gegeben, die die beiden Autoren des Kapitels auch besucht und organisiert haben (Udd et al. 2019). Hier werden Empfehlungen zum Standardvorgehen und zu erweiterten Vorgehen bei bestimmten Fragestellungen gegeben (➤ Abb. 26.37a).

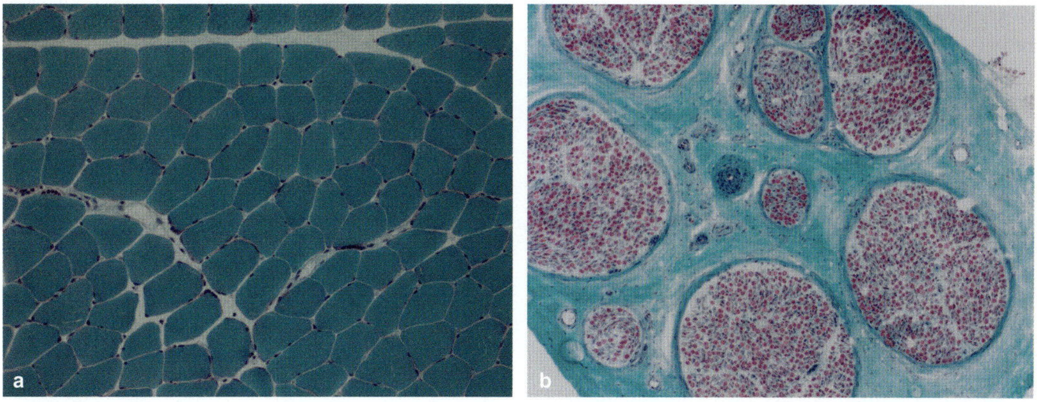

Abb. 26.37 **a** Das Bild zeigt normale Skelettmuskulatur aus dem Oberschenkel (bei 200-facher Originalvergrößerung), gefärbt mit einer modifizierten Trichromfärbung nach Gömöri (mGT). Die einzelnen Muskelfasern sind polygonal und weisen randständige Kerne auf, das Perimysium ist nicht verbreitert, das Endomysium nicht fibrosiert, zwischen den Fasern sind kleine Kapillaren erkennbar. **b** Das Bild zeigt einen Nervus suralis mit neun unterschiedlich großen Faszikeln, die nur einen geringen Verlust myelinisierter Axone aufweisen (bei 100-facher Originalvergrößerung; mGT). Endoneural, also innerhalb der einzelnen Faszikel, liegen die dick- und dünn myelinisierten Axone, kräftig rot angefärbt (unmyelinisierte Axone sind lediglich elektronenmikroskopisch erkennbar). Die einzelnen Faszikel sind von einem Perineurium als Hülle umgeben. Zwischen den Faszikeln liegt der Epineuralraum mit straffem zellarmem Bindegewebe. Er beinhaltet etwas größere Arteriolen, die zuweilen bei bestimmten Vaskulitiden betroffen sein können.

26.6.2 Welcher Muskel ist für die Biopsie geeignet?

Zunächst muss darauf hingewiesen werden, dass ein manifest betroffener, aber nicht gänzlich oder fortgeschritten atropher und noch klinisch testbarer Muskel biopsiert werden sollte, um

- Muskel zur Verfügung zu haben, der definitiv das klinische Krankheitsgeschehen widerspiegelt und
- zu vermeiden, dass der Krankheitsprozess derart fortgeschritten ist, dass nur noch Binde- und Fettgewebe vorliegen und charakteristische Muster nicht mehr erkannt werden können (letzteres ist manchmal bei chronischen Myopathien sowohl entzündlichen, wie der IBM, und auch bei schweren Gliedergürteldystrophien möglich).

Außerdem sollte ein Muskel, der in seiner Zusammensetzung gut bekannt ist, biopsiert werden, und es sollte somit vermieden werden, „exotische" Muskeln, für die keine Erfahrung vorliegen, was Aufbau und Zusammensetzung angeht, zu biopsieren. Im Zweifel können diese Fragen vorab gemeinsam erörtert werden. Es ist zumindest denkbar, dass neue diagnostische Verfahren, wie das MRT und die Sonografie, die Auswahl des geeigneten Muskels verbessern können. Andererseits besteht auch die Gefahr, dass damit zu einem nicht gut zugänglichen oder bekannten Muskel für die Biopsie geraten wird, weil er im MRT entsprechende Veränderungen aufweist. Es existieren zwar heute reichlich MRT-Studien zu verschiedenen Krankheiten der Skelettmuskulatur, direkte vergleichende Studien zwischen MRT-Befunden und bioptischen Befunden sind jedoch sehr selten durchgeführt worden, sodass sich aus rein morphologischer Sicht manche Befunde der MRT-Community wie „fettige Infiltration" oder „Entzündung" nicht ohne Weiteres auf die morphologische Ebene übertragen lassen. Bei Kindern wird fast immer der M. quadriceps biopsiert – oft der M. vastus lateralis. Hier ist es wichtig zu berücksichtigen, dass es einige hereditäre Erkrankungen der Skelettmuskulatur gibt, bei denen der M. vastus medialis zumindest relativ lang ausgespart ist und daher vorzugsweise auch nicht biopsiert werden sollte, um uncharakteristische Biopsiebilder zu vermeiden (z. B. mache Formen der Core-Myopathie).

26.6.3 Wann sollte biopsiert werden?

Im Erwachsenenbereich sollte immer dann biopsiert werden, wenn sich eine akute Indikation hierzu ergibt. Dies ist oft im Kontext von akuten-subakuten manifesten Myositiden der Fall. Dabei ist jedoch darauf zu achten, dass nicht ein Muskel biopsiert wird, der in den Wochen vorab elektromyografisch untersucht wurde. Bei symmetrischen Prozessen wird dann in aller Regel die kontralaterale Extremität untersucht. Außerdem ist es unbedingt vorzuziehen, eine Biopsie zu erhalten, bevor therapiert wurde – insbesondere bei den entzündlichen Erkrankungen. Erst zu therapieren und dann sekundär bei unzureichendem Therapieansprechen zu biopsieren, kann eine exakte Diagnose komplizieren.

Bei chronischen Muskelerkrankungen sollte ebenfalls ein nicht invasiv untersuchter Muskel biopsiert werden, der manifest, aber nicht hochgradig betroffen ist. Viele hereditäre Myopathien haben ein besonderes klinisches Befallsmuster, und auch im MRT lassen sich nicht selten besondere Muster darstellen. Dies sollte bei der Auswahl des zu biopsierenden Muskels ebenfalls berücksichtigt werden.

Bei Neugeborenen und Säuglingen gilt, dass, wenn möglich, 6–12 Monate nach der Geburt gewartet werden sollte, bis eine Biopsie durchgeführt wird. Vielfach bilden sich die charakteristischen morphologischen Veränderungen (vor allem in den sarkomerischen Strukturen z. B. cores oder rods) erst später typisch aus und unspezifische oder prächarakteristische Befunde werden somit vermieden. Dies gilt für die so genannten frühkindlichen kongenitalen Myopathien und auch für die spinale Muskelatrophie (SMA) Typ I. Insgesamt ist die Situation diffiziler zu bewerten, denn in den allermeisten Fällen wird bei Kindern eine Allgemein- und keine Lokalanästhesie durchgeführt (Nathani et al. 2021). Es sollte also gut und interdisziplinär abgewogen werden, wann eine Muskel- oder Nervenbiopsie bei Kindern zu dem gewünschten diagnostischen Erfolg führen kann.

26.6.4 Nervenbiopsie

Eine repräsentative Information über den dysfunktionalen Zustand des peripheren Nervensystems erfolgt fast ausschließlich über die Entnahme eines

Teils des Nervus suralis am distalen Unterschenkel. Die Nutzung von Nervenbiopsien als diagnostisches Instrument hat sich in der Vergangenheit von den hereditären Ursachen überwiegend zu den erworbenen Ursachen gewandelt und verschoben. In aller Kürze sei hier erwähnt, dass die Autoren dieses Abschnittes eine relevante Indikation vor allem bei den folgenden Erkrankungen sehen: Vaskulitiden, Amyloidosen, lysosomale Speichererkrankungen, neoplastische (in der Regel) asymmetrische, uni- oder multilokuläre neoplastische Läsionen (Nathani et al. 2021). Im Zweifel kann eine interdisziplinäre Fallkonferenz zur Indikationsstellung helfen.

In Ausnahmesituationen, wenn zum Beispiel eine motorische Multiplexneuropathie vorliegt, kann auch ein motorischer Nerv untersucht werden, wie zum Beispiel ein Ast des Nervus radialis. Anders als nach der Muskelbiopsie, wo die *restitutio ad integrum* die Regel ist, kommt es nach der Nervus-suralis-Biopsie zu einem sensiblen Defekt distal der Biopsiestelle (Theriault et al. 1998). Nach Biopsie eines motorischen Nervs treten entsprechende motorische Ausfälle im abhängigen Versorgungsgebiet auf. Dysästhesien sind meist flüchtig und können auch ganz verschwinden (3).

Der N. suralis wird bei erwachsenen Patienten in Lokalanästhesie entnommen. Ein 1,5–3 cm langes komplettes Querschnittsresektat (wir empfehlen keine Teil- oder Faszikelbiopsien) sollte entnommen werden und so rasch wie möglich (< 2 h) in ein Institut für Neuropathologie (s. o.) transportiert werden. Der entnommene Nerv sollte fachkundig mit zwei scharfen Skalpellen, die in Gegenrichtung aneinander vorbeigeführt werden, in vier Anteile geteilt werden: Es ergibt sich somit ein längs orientiertes und ein quer orientiertes Gewebestück für die Gefrierasservierung (identische Einfriertechnik s. o.) sowie je ein Stück längs und quer für die Fixierung in 2,5 % Glutaraldehyd und anschließende Asservierung in Hartplastik für Semidünnschnitte und Zupfpräparate sowie für die Elektronenmikroskopie. Es sei hier noch einmal darauf hingewiesen, dass peripheres Nervengewebe besonders stark quetschempfindlich ist.

Wir empfehlen, von jedem Nervenbiopsat Gefriermaterial im Längs- und Querschnitt vorzuhalten und Semidünnschnitte sowie fakultativ Zupfpräparate und Elektronenmikroskopie durchzuführen. Formalinfixiertes Gewebe ist nicht unbedingt nötig, kann jedoch dann hilfreich sein, wenn z. B. nicht langfristig kryoasserviert werden kann, oder wenn definitiv genug Gewebe vorhanden ist.

Sämtliche relevanten enzymhistochemischen und immunhistochemischen Techniken lassen sich in standardisierter Qualität an kryoasserviertem Gewebe durchführen (➤ Abb. 26.37b).

LITERATUR

Nathani D, Spies J, Barnett MH, Pollard J, Wang MX, Sommer C, et al. Nerve biopsy: Current indications and decision tools. Muscle & nerve 2021: doi.org/10.1002/mus.27201.

Theriault M, Dort J, Sutherland G, Zochodne DW. A prospective quantitative study of sensory deficits after whole sural nerve biopsies in diabetic and nondiabetic patients. Surgical approach and the role of collateral sprouting. Neurology. 1998; 50(2):480–4.

Udd B, Stenzel W, Oldfors A, Olive M, Romero N, Lammens M, et al. 1st ENMC European meeting: The EURO-NMD pathology working group Recommended Standards for Muscle Pathology Amsterdam, The Netherlands, 7 December 2018. Neuromuscular disorders : NMD. 2019; 29(6):483–5.

26

KAPITEL

27 Neurogenetik

Christiane Neuhofer, Thomas Gasser und Thomas Klopstock

Wichtige Neuigkeiten auf einen Blick

- „Next Generation Sequencing“ hat das Gebiet der Neurogenetik revolutioniert und zur Aufdeckung der molekularen Ursache zahlreicher erblicher neurologischer Erkrankungen geführt.
- Der technische Fortschritt und damit einhergehend der fortlaufende Erkenntniszugewinn dauern an. „Third Generation Sequencing“ bezeichnet eine Gruppe von Sequenziertechnologien, die ein „Long Read Sequencing“ erlauben.
- Zunehmend häufig kann eine gesicherte genetische Diagnose therapierelevant sein. Aktuelle therapeutische Ansätze beruhen v. a. auf dem Einsatz von Antisense-Oligonukleotiden (ASOs) und therapeutischen Genen, die mittels AAV-Vektor transportiert werden.
- Therapeutische Implikationen von „Genome Editing“ mittels CRISPR/Cas9 befinden sich in präklinischer Erforschung.
- Mit der neuen WBO (Weiterbildungsordnung) 2020 wird die „fachgebundene genetische Beratung“ künftig Weiterbildungsinhalt für den Erwerb der Facharztbezeichnung Neurologie.

Fortschritte der molekulargenetischen Diagnostik und erste kausale therapeutische Ansätze hereditärer neurologischer Erkrankungen rücken die Neurogenetik aktuell in das Zentrum klinischen Interesses. Dieses Kapitel gibt einen Überblick über Grundlagen der Neurogenetik, genetische Diagnostik und aktuelle Entwicklungen. Aufgrund der umfangreichen Thematik und des steten Informationszuwachses wird kein Anspruch auf Vollständigkeit erhoben. Für weitergehende und aktuelle Informationen werden daher auch einschlägige internetbasierte Datenbanken vorgestellt.

27.1 Grundlagen der Genetik

27.1.1 Das menschliche Genom

Das menschliche Genom besteht aus 23 nukleär lokalisierten Chromosomenpaaren – 22 Autosomen und den Geschlechtschromosomen X und Y – sowie der in den Mitochondrien liegenden mitochondrialen DNA.

Die nukleäre DNA hat eine Gesamtlänge von über 3 Milliarden Basenpaaren. Das Grundgerüst der Chromosomen wird durch eine strangförmige DNA-Doppelhelix gebildet, die sich aus Nukleotiden – bestehend aus einer Base (Adenin, Thymin, Cytosin, Guanin), einer Phosphatgruppe und Desoxyribose – zusammensetzt. Es wird geschätzt, dass das menschliche Genom ca. 20 000 proteincodierende Gene enthält.

In den Mitochondrien hingegen liegen deutlich kürzere DNA-Moleküle aus 16 569 Basenpaaren in zirkulärer Form vor. Jedes Mitochondrium trägt mehrere Kopien dieser mitochondrialen DNA (mtDNA). Von den 37 Genen der mtDNA codieren 13 für Proteine, 22 für Transfer-RNAs (tRNA) und 2 für ribosomale RNAs (rRNA).

Eine funktionelle Einheit der DNA wird als Gen bezeichnet. Ein Gen wiederum setzt sich aus codierenden (Exons), nichtcodierenden (Introns) und regulatorischen Sequenzen zusammen. Intronische Sequenzen werden transkribiert, jedoch durch Splicing vor der Translation in ein Protein aus der RNA-Sequenz entfernt. Auch enthalten intronische und intergenische Sequenzen Elemente zur Regulation der Genexpression.

27.1.2 Gendefekte

Genveränderungen können während der DNA-Replikation oder durch DNA-schädigende äußere Faktoren verursacht werden. Diese Ereignisse sind häufig und führen zu einer **großen Variabilität des menschlichen Genoms.** Nicht alle der so entstehenden Sequenzvarianten sind jedoch pathogenetisch relevant; die große Mehrzahl liegt als sogenannter **Polymorphismus** vor und führt zu keinem krankheitsverursachenden funktionellen Defekt.

Genveränderungen können auf verschiedene Art und Weise klassifiziert werden. Nach funktionellem Verhalten kann zwischen **„Gain-of-Function"**-, **„Change-of-Function"**- und **„Loss-of-Function"**-Mutationen unterschieden werden. Eine weitere mögliche Einteilung unterscheidet Mutationen nach der Art der Strukturänderung der DNA.

Als Substitution wird der Austausch eines Nukleotids gegen ein anderes bezeichnet. Substitutionen können als **Missense-, Nonsense-, synonyme oder stille Mutationen** vorliegen. Bei einer Missense-Mutation kodiert das resultierende Basentriplett für eine andere Aminosäure auf Proteinebene. Bei einer synonymen Mutation hingegen liegt keine Veränderung der Aminosäure vor. Eine stille Mutation bezeichnet eine Veränderung ohne funktionellen Effekt, wenn z. B. eine Aminosäure durch eine funktionell ähnliche Aminosäure ersetzt wird. Nicht jede synonyme Mutation ist gleichzeitig eine stille Mutation – so kann eine synonyme Mutation durch Veränderung des Codons z. B. Transkription oder Splicing beeinflussen. Eine Nonsense-Mutation führt zur Entstehung eines Stop-Codons.

Deletionen, also ein oder mehrere aus der DNA-Sequenz entfernte Nukleotide, können als **Frameshift-Veränderungen,** also mit Verschiebung des Leserahmens, oder **In-Frame-Veränderungen,** ohne Verschiebung des Leserahmens, vorliegen. Ein Codon, also eine Informationseinheit, die für eine einzelne Aminosäure kodiert, umfasst ein Triplett aufeinanderfolgender Nukleotide. Eine Leserasterverschiebung findet daher statt, wenn die deletierte Sequenz keinem ganzzahligen Vielfachen von drei Nukleotiden entspricht. Dies ist auch bei **Insertionen und Duplikationen,** also ein oder mehreren zusätzlich in der DNA-Sequenz eingefügten Nukleotiden, der Fall. Bei größeren Deletionen, Duplikationen und Insertionen spricht man auch von Rearrangements.

Mehrere neurodegenerative Erkrankungen werden durch die **Expansion instabiler Repeat-Sequenzen** verursacht. Dabei handelt es sich um eine Verlängerung sich wiederholender Nukleotidsequenzen, häufig von Tripletts (z. B. intronische GAA-Tripletts im *FXN*-Gen bei der Friedreich-Ataxie oder exonische CAG-Tripletts im *HTT*-Gen bei der Chorea Huntington).

27.1.3 Vererbung

Bei der Beratung eines Patienten mit hereditärer Grunderkrankung ist eine Kenntnis des der Erkrankung zugrunde liegenden Erbgangs von großer Bedeutung. Häufig ist es für Patienten wichtig zu erfahren, wie hoch die Wahrscheinlichkeit ist, eine Erkrankung weiterzuvererben, oder ob ein Erkrankungsrisiko für weitere Familienmitglieder besteht. **Erbgänge** unterscheiden sich in Abhängigkeit von der **Lokalisation des betroffenen Gens** (z. B. autosomal, gonosomal oder mitochondrial) und dem **zugrunde liegenden Vererbungsmodus** (z. B. rezessiv oder dominant).

Formalgenetisch wird eine autosomal lokalisierte genetische Variante mit einer Wahrscheinlichkeit von 50 % weitervererbt.

Autosomal rezessiv (➤ Abb. 27.1 [2]) vererbte Erkrankungen kommen nur zum Ausbruch, wenn pathogene Mutationen auf beiden Kopien (den sogenannten Allelen) eines Gens vorliegen, also eine Mutation von der Mutter und eine Mutation vom Vater geerbt wurde. Eine heterozygote Anlageträgerschaft, also das Tragen nur einer pathogenen Mutation, führt in der Regel nicht zu einer Erkrankung. Liegt auf beiden Allelen dieselbe Mutation vor, spricht man von Homozygotie, bei Vorliegen zweier unterschiedlicher Mutationen im selben Gen auf zwei Allelen von Compound-Heterozygotie. Werden mittels Sequenzierung zwei heterozygote Varianten in einem Gen nachgewiesen, muss ein compound-heterozygotes Vorliegen durch Untersuchung weiterer Verwandter (i. d. R. der Eltern) geprüft werden, um auszuschließen, dass beide Veränderungen auf demselben Allel liegen. Bei Konsanguinität steigt das Risiko für autosomal rezessive Erkrankungen durch die erhöhte Wahrscheinlichkeit des homozygoten Vorliegens einer Mutation. Für Kinder zweier Anlageträger für eine autosomal rezessiv erbliche Erkrankung besteht eine Wahrscheinlichkeit von 25 %, beide Mutationen zu erben und zu erkranken. Die Wahrscheinlichkeit für Kinder aus einer solchen Partnerschaft, selbst Anlageträger zu sein (also ein betroffenes Allel zu erben, vom anderen Elternteil jedoch ein nicht betroffenes), beträgt 50 %.

Autosomal dominant (➤ Abb. 27.1 [1]) vererbte Erkrankungen treten hingegen bereits bei heterozygotem Vorliegen einer Mutation auf. Das Risiko, die krankheitsverursachende Variante zu erben, liegt für Nachkommen solcher Patienten – vorausgesetzt, der Partner ist kein Träger einer pathogenen Mutation in dem entsprechenden Krankheitsgen – geschlechtsunabhängig bei 50 %.

Bei durch **X-chromosomale Mutationen** (➤ Abb. 27.1 [3, 4]) bedingten Erkrankungen ist die Weitervererbung geschlechtsabhängig. Trägt ein Vater eine X-chromosomale Mutation, gibt er diese an seine Tochter weiter, nicht jedoch an seinen Sohn, der ein Y-Chromosom erbt. Eine Mutter dagegen vererbt eine X-chromosomale Variante unabhängig vom Geschlecht des Kindes mit einer Wahrscheinlichkeit von 50 % weiter.

Mutationen der **mtDNA** folgen einem **maternalen Erbgang** (➤ Abb. 27.1 [5]), da i. d. R. Mitochondrien nur durch die Mutter, nicht jedoch durch den Vater an Nachkommen weitergegeben werden. Der Anteil an mutierter mtDNA ist variabel und wird als Heteroplasmiegrad bezeichnet. Eine Vorhersage des Heteroplasmiegrades bei Kindern betroffener Mütter kann auch bei Kenntnis des mütterlichen Heteroplasmiegrades in verschiedenen Geweben nicht getroffen werden. Dies stellt eine besondere Herausforderung bei der Beratung einer Trägerin mit mtDNA-Mutation und Kinderwunsch dar, da nicht vorhergesagt werden kann, wie schwer ein Kind möglicherweise erkranken wird. Die Thematik wird in Kap. 27.3.2 (Mitochondrienspende) näher behandelt.

➤ Abb. 27.1 bietet einen Überblick über die beschriebenen Erbgänge.

27.1.4 Genotyp-Phänotyp-Korrelation

Der Weg vom Gen über die mRNA zum Protein (➤ Abb. 27.2) unterliegt zahlreichen modulierenden Faktoren. Aufgrund der häufig komplexen Effekte, die

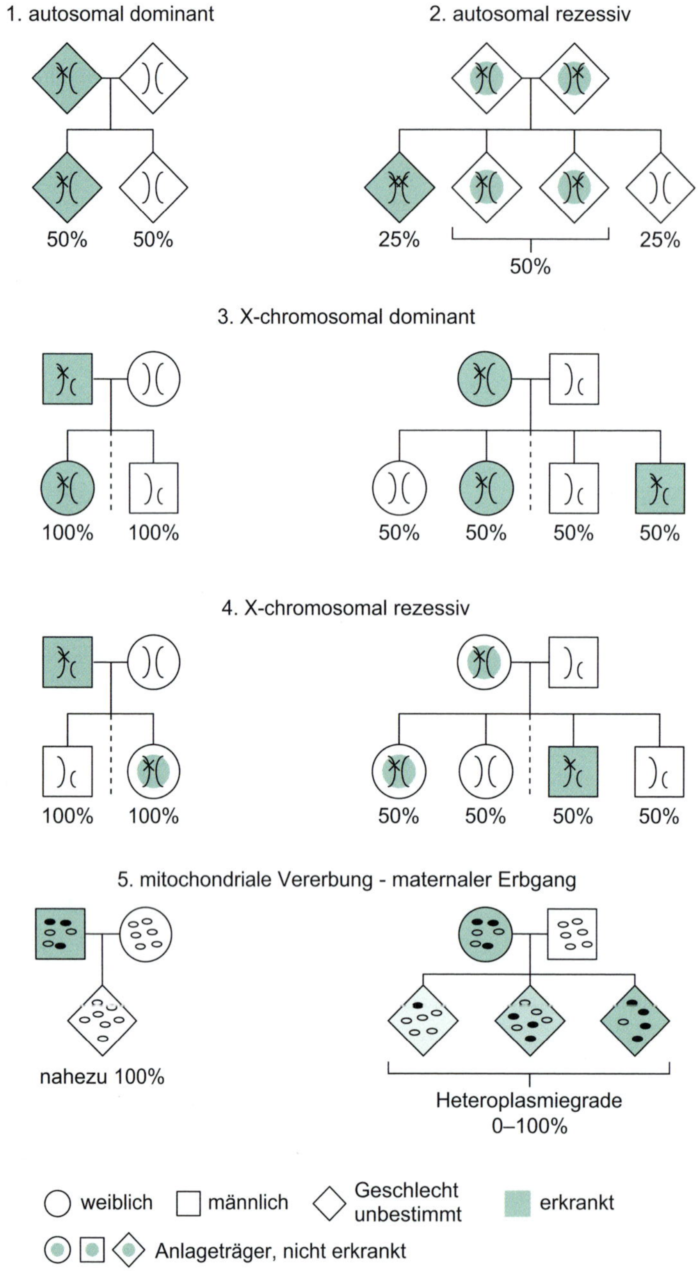

Abb. 27.1 Überblick über die verschiedenen Erbgänge

durch eine gegebene Mutation hervorgerufen werden können, sind Untersuchungen auf mehreren Ebenen vom Gen zum Protein zur Beurteilung der funktionellen Relevanz einer Mutation oft sinnvoll. Untersuchungen auf Transkriptebene (RNA-Sequenzierung, Transkriptomik) oder Proteinebene (Untersuchungen der Proteinfunktion, Proteomik) sind in der wissenschaftlichen Praxis übliche Mittel zur Erforschung der Effekte genetischer Veränderungen.

Nicht immer führt die Mutation in einem bestimmten Gen zur Ausprägung eines einzigen bestimmten Phänotyps. Ein Beispiel hierfür sind *C9orf72*-Muta-

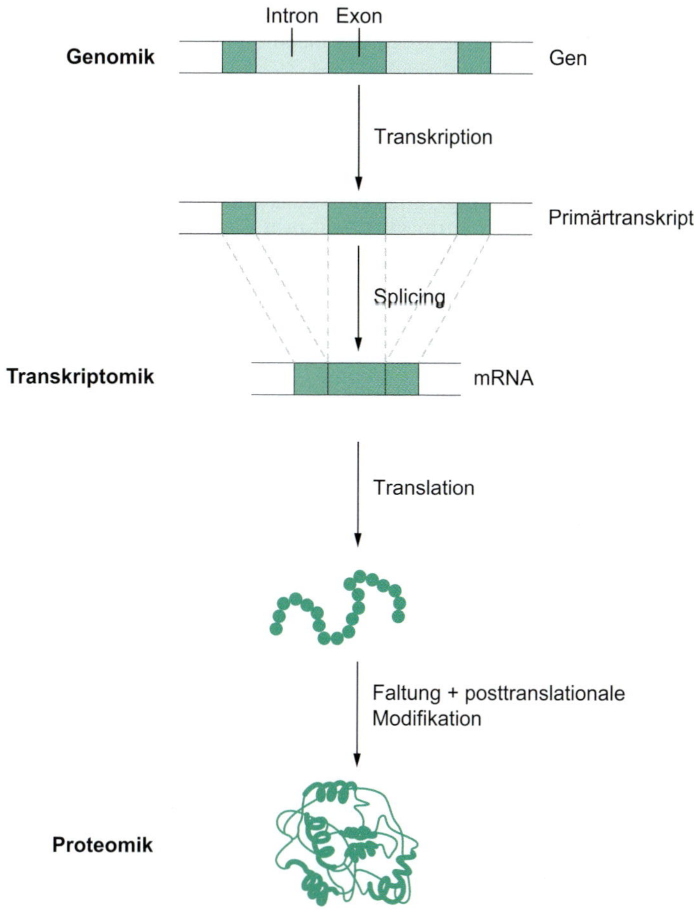

Abb. 27.2 Vom Gen zum Protein. Das Gen auf DNA-Ebene wird zunächst transkribiert (in RNA „übersetzt"). Durch Splicing werden die intronischen Sequenzen entfernt und es entsteht mRNA, die schließlich in ein Protein translatiert wird. An allen Zwischenschritten sind modulierende Einflussfaktoren mitbeteiligt.

tionen, die zu einer frontotemporalen Demenz (FTD), zu einer amyotrophen Lateralsklerose (ALS) oder zu einem Mischbild führen können (DeJesus-Hernandez et al. 2011; Renton et al. 2011).

Des Weiteren muss nicht jede bekannt pathogene Genveränderung zwingend zu einer Erkrankung führen. Unter **Penetranz** versteht man in der Genetik die Wahrscheinlichkeit, mit der ein Genotyp zur Ausprägung eines bestimmten Phänotyps führt. Ein Beispiel für eine Erkrankung mit praktisch **vollständiger Penetranz** ist die Chorea Huntington, sofern die Anzahl der CAG-Tripletts im *HTT*-Gen über 39 liegt. Demgegenüber spricht man von **unvollständiger Penetranz,** wenn eine Genveränderung in manchen Fällen zu keiner Manifestation des typischen Phänotyps führt. Pathogene Genveränderungen können Symptome und Symptomkomplexe variabler Ausprägungsgrade verursachen. Dieses Phänomen wird als **variable Expressivität** bezeichnet.

Den **monogenen Erkrankungen,** bei denen der Defekt nur eines Gens zur Ausprägung einer Erkrankung führt, stehen zudem **polygene und multifaktorielle Erkrankungen** gegenüber, bei denen der Ausprägung einer Erkrankung Veränderungen in mehreren Genen zugrunde liegen können. Bei multifaktoriellen Erkrankungen führen neben genetischen Faktoren, wie Mutationen in Risikogenen, weitere auslösende Faktoren, z. B. Lebensstil oder Umwelteinflüsse, zum Ausbruch einer Erkrankung.

Oft fällt die Einordnung einer nicht vorbeschriebenen Genvariante als pathogen oder nicht-pathogen schwer. Einen Hinweis auf eine mögliche Pathogenität können Datenbanken für Sequenzdaten, wie gnomAD (Genome Aggregation Database; http://gnomad.

broadinstitute.org/) liefern (Lek et al. 2016). Kommt eine Veränderung sehr häufig in der Allgemeinbevölkerung vor, erscheint diese Veränderung als Ursache für eine schwere Erkrankung eher unwahrscheinlich. Zur besseren Einschätzung der biologischen Relevanz einer Variante stehen außerdem Vorhersageprogramme wie z. B. PolyPhen-2 (http://genetics.bwh.harvard.edu/pph2/; Adzhubei et al. 2010), SIFT (http://sift.jcvi.org/; Kumar et al. 2009) und MutationTaster (http://www.mutationtaster.org/; Schwarz et al. 2014) zur Verfügung. Die Aussagekraft dieser Programme, die z. B. den Grad der evolutionären Konservierung oder die Konsequenzen einer Mutation auf die Struktur des kodierten Proteins einbeziehen, ist allerdings begrenzt. Die sogenannte in-silico-Prädiktion bildet daher nur einen Teilaspekt bei der Einschätzung der klinischen Relevanz einer gefundenen Variante.

27.2 Molekulargenetische Diagnostik

Eine gezielte molekulargenetische Diagnostik bei einem symptomatischen Patienten kann durch jeden behandelnden Arzt in Auftrag gegeben werden.

Demgegenüber dürfen eine genetische Beratung und prädiktive genetische Testung eines Patienten bislang nur durch Träger der Facharztbezeichnung Humangenetik oder der Zusatzbezeichnung „Medizinische Genetik“ erfolgen. Mit der „Qualifikation zur fachgebundenen genetischen Beratung“ gibt es aktuell auch für Fachärzte anderer Gebiete die Möglichkeit, sich für die Durchführung genetischer Beratungen zu qualifizieren.

Kenntnisse der Grundlagen genetischer Diagnostik und der gesetzlichen Rahmenbedingungen sind für die klinische Praxis in der Neurologie, aber auch anderen Fachgebieten, hochrelevant. Dies bildet sich in der neuen Weiterbildungsordnung 2020 ab, indem fortan die „fachgebundene genetische Beratung“ als regulärer Weiterbildungsinhalt für den Erwerb der Facharztbezeichnung Neurologie vorgesehen ist.

27.2.1 Gendiagnostik-Gesetz

Ablauf und Voraussetzungen genetischer Diagnostik sind seit dem 1. Februar 2010 im „Gesetz über genetische Untersuchungen beim Menschen“ (Gendiagnostik-Gesetz, GenDG) geregelt. Der Gesetzestext kann z. B. unter www.gesetze-im-internet.de/gendg/ eingesehen werden.

Ein wichtiges Grundprinzip, das durch das GenDG verwirklicht werden soll, ist das **Prinzip der informationellen Selbstbestimmung,** das sowohl ein Recht auf Wissen als auch ein Recht auf Nichtwissen postuliert. Eine große Bedeutung kommt in diesem Zusammenhang dem genetischen Beratungsgespräch zu, das grundsätzlich ergebnisoffen und nicht-direktiv erfolgt.

Eine genetische Untersuchung darf nur nach ausführlicher Aufklärung und selbstbestimmtem schriftlichen Einverständnis des Patienten durchgeführt werden. Ergebnisse genetischer Diagnostik sind in einem persönlichen Gespräch mitzuteilen und vertraulich zu behandeln.

27.2.2 Genetische Beratung

Ein humangenetisches Beratungsgespräch muss durch einen entsprechend qualifizierten Arzt, also einen Facharzt für Humangenetik, einen Träger der Zusatzbezeichnung „Medizinische Genetik“ oder Fachärzte anderer Gebiete mit einer „Qualifikation für fachgebundene genetische Beratung“, durchgeführt werden. Die „Qualifikation für fachgebundene genetische Beratung“ kann durch eine Fortbildung mit theoretischem und praktisch-kommunikativem Teil bei der jeweils zuständigen Landesärztekammer erworben werden. Für Fachärzte für Neurologie, die ihre Facharztbezeichnung ab 2020 gemäß der neuen Weiterbildungsordnung erwerben, ist die „fachgebundene genetische Beratung“ Weiterbildungsinhalt.

Eine genetische Beratung muss vor Durchführung einer genetischen Diagnostik angeboten werden, der Patient kann jedoch auch eine genetische Diagnostik in Anspruch nehmen, wenn er sich entscheidet auf diese zu verzichten; bei einer prädiktiven Testung, also der Testung eines klinisch Gesunden, ist die genetische Beratung jedoch verpflichtend. Ziel der Beratung ist es, den Patienten umfassend über die

Möglichkeit einer genetischen Diagnostik in seinem speziellen Fall unter Berücksichtigung medizinischer, psychischer und sozialer Konsequenzen sowohl bei Durchführung als auch bei Nichtdurchführung der Diagnostik zu informieren. Die Beratung muss nondirektiv erfolgen; es soll also nicht Ziel des beratenden Arztes sein, Einfluss auf die Entscheidung des Patienten für oder gegen die Durchführung einer Untersuchung zu nehmen.

27.2.3 Indikation genetischer Diagnostik

Die Untersuchung auf das Vorliegen einer hereditären Genese bei neurologischer Erkrankung sollte durch eine umfangreiche Differenzialdiagnostik zum Ausschluss anderer, nicht erblicher Ursachen begleitet werden. Eine genetische Untersuchung erfolgt bislang in der Regel als sog. Stufendiagnostik. Dabei wird bei einem konkreten Verdacht eine zielgerichtete Diagnostik gewählt und der Untersuchungsumfang im Verlauf bei Bedarf erweitert. Häufig lässt der Phänotyp des Patienten Rückschluss auf eine zugrunde liegende Genveränderung zu, sodass eine gezielte, umschriebene Diagnostik möglich ist. Sollte jedoch keine eindeutige Verdachtsdiagnose im Raum stehen, orientiert sich eine rationale Strategie an Symptomen und dem vermuteten Erbgang (Klinik, Anamnese, Familienanamnese).

Kann ein Leitsymptom benannt werden, ist bei Verdacht auf eine erbliche Ursache beispielsweise eine Paneldiagnostik mit zeitgleicher Untersuchung mehrerer möglicher ursächlicher Gene eine Option. Je genauer das führende Symptom und gegebenenfalls bestehende Begleitsymptome beschrieben werden, umso spezifischer kann ein Panel an Genen für eine Untersuchung gewählt werden. Bei unspezifischer Präsentation kann die Häufigkeit von infrage kommenden erblichen Erkrankungen zu Hilfe genommen werden, um eine Genauswahl zu treffen.

Mit dem technischen Fortschritt und der Möglichkeit, kostengünstiger und rascher aber dabei dennoch qualitativ hochwertig zu sequenzieren, setzt sich zunehmend durch, virtuelle Panel auf der Basis größerer Datensätze zu analysieren. Dabei wird ein größeres NGS-Panel, Exom oder Genom sequenziert, die bioinformatische Analyse jedoch auf ein Subset an Genen beschränkt. Die Analyse kann dann für eine Stufendiagnostik erweitert werden.

ACHTUNG

Bei der Indikation einer NGS-Paneldiagnostik sollten die Einschränkungen der Diagnostik mit Next Generation Sequencing beachtet werden (näheres siehe Abschnitt „NGS-basierte Panel- und Exomdiagnostik").

Ein Beispiel sind Repeaterkrankungen bei V. a. erbliche Ataxie

- GAA-Repeatexpansion im *FXN*-Gen bei Friedreich Ataxie (autosomal-rezessiv)
- CAG-Repeatexpansionen bei SCA 1, 2, 3, 6, 7 und 17 (autosomal dominant)

oder im Bereich der neuromuskulären Erkrankungen:

- Myotone Dystrophie Typ 1 (CTG-Repeatexpansion im *DMPK*-Gen)
- Myotone Dystrophie Typ 2 (CCTG-Repeatexpansion im *CNBP*-Gen)
- Fazioskapulohumerale Dystrophie (Vorliegen des permissiven Haplotyps und Kontraktion der D4Z4-Repeatregion bei Typ 1 oder Hypomethylierung der D4Z4-Region durch eine Punktmutation, z. B. des SMCHD1-Gens, bei Typ 2)

Diese sollten bei Verdacht durch eine separate Analyse abgeklärt werden. Beispielsweise kann eine solche Untersuchung im Sinne einer Stufendiagnostik einer Paneldiagnostik vorangestellt werden.

Zahlreiche neurogenetische Erkrankungen werden bereits an anderer Stelle dieses Buches ausführlich diskutiert. Zur weitergehenden Information oder Recherche in einem konkreten Fall möchten wir noch folgende, im Internet frei zugängliche Informationsquellen vorstellen:

OMIM® (Online Mendelian Inheritance in Man®; https://www.omim.org/) stellt ein regelmäßig aktualisiertes, frei zugängliches Online-Kompendium monogen vererbter Erkrankungen zur Verfügung. Die Suchfunktion erlaubt sowohl die Suche nach einem Gen oder einer bestimmten Erkrankung als auch nach einem Symptom oder Symptomkomplex.

GeneReviews® (https://www.ncbi.nlm.nih.gov/books/NBK1116/) bietet eine ebenfalls frei zugängliche, umfangreiche Datenbank zu hereditären Erkrankungen mit Hinweisen zu Klinik, Diagnostik, Beratung und klinischem Management.

27.2.4 Methoden und Durchführung der genetischen Diagnostik

Ist die Indikation für eine genetische Diagnostik gestellt, wird diese bislang in der Regel als Stufendiagnostik durchgeführt. Der Patient kann hierzu an ein humangenetisches Institut oder eine Praxis für Humangenetik überwiesen werden. Grundsätzlich kann jedoch jeder behandelnde Arzt eine genetische Untersuchung bei einem symptomatischen Patienten in Auftrag geben. Neben den laborspezifischen Anforderungsunterlagen und der Aufklärung nach GenDG ist hierzu ein Überweisungsschein Nr. 10 notwendig.

Welche genetischen Untersuchungen in welchem Umfang als Kassenleistung wahrgenommen werden können, ist im Einzelnen festgelegt. Der Einheitliche Bewertungsmaßstab (EBM) der Kassenärztlichen Bundesvereinigung ist online unter www.kbv.de/html/online-ebm.php einzusehen, Regelungen im Fachbereich Humangenetik finden sich dort in ➤ Kap. 11.

Zu aktuellen Regelungen und der Planung des Vorgehens ist aufgrund der häufigen Änderungen und komplexen Bestimmungen eine Rücksprache mit dem kooperierenden humangenetischen Labor zu empfehlen.

Untersuchungsmaterial

Nukleäre DNA kann grundsätzlich **aus jeder kernhaltigen Körperzelle** extrahiert werden. In der Regel erfolgt die Extraktion aus Leukozyten, sodass eine einfache Blutentnahme zur Materialgewinnung ausreichend ist. **Molekulargenetische Untersuchungen** erfolgen in aller Regel aus **EDTA-Blut,** wohingegen **zytogenetische Untersuchungen** (Chromosomenanalysen) häufig aus **Li-Heparin-Blut** vorgenommen werden.

Da Mitochondrien in verschiedenen Geweben in unterschiedlicher Verteilung vorliegen und sich bei Vorliegen einer mitochondrialen Mutation der Heteroplasmiegrad ebenfalls von Gewebe zu Gewebe unterscheidet, ist zum Nachweis einer **mtDNA**-Mutation häufig die **Untersuchung verschiedener Gewebe** sinnvoll. So können beispielsweise Muskelgewebe, Urothelzellen aus Urin, durch Hautbiopsie gewonnene Fibroblasten oder Leukozyten aus Blut untersucht werden.

Next Generation Sequencing-basierte Panel- und Exomdiagnostik

Unter dem Begriff **„Next Generation Sequencing" (NGS)** werden Methoden subsumiert, die eine Hochdurchsatzsequenzierung durch parallele Sequenzierung von DNA-Fragmenten erlauben. Die höhere Störanfälligkeit der Methodik wird durch die vielfache Sequenzierung der Fragmente und eine komplexe bioinformatische Nachbearbeitung zur Zusammensetzung und Analyse der Gesamtsequenz kompensiert. Aufgrund der hohen Geschwindigkeit und verhältnismäßig geringeren Kosten dieser Analyse findet sie insbesondere bei umfangreichen Untersuchungen bevorzugt Anwendung. Zunehmend werden auch Untersuchungen hinsichtlich Copy Number (Gendosis)-Aberrationen an NGS-Daten durchgeführt.

Bei der **NGS-basierten Paneldiagnostik** werden **gezielt mehrere Gene,** die mit einem bestimmten Phänotyp assoziiert sind, analysiert (z. B. Epilepsie-Panel); die **Exomsequenzierung** hat demgegenüber die **Analyse aller kodierenden Genabschnitte des Genoms** zum Ziel. NGS hat die genetische und speziell die neurogenetische Diagnostik revolutioniert und zahlreiche Erkenntnisse über Krankheitsursachen erbracht.

Dennoch ist es unabdingbar, sich auch mit den **Schwächen und Grenzen** dieser Sequenziertechnologie auseinanderzusetzen.

So werden bei der allgemein üblichen **Panel- oder Exomdiagnostik** lediglich **exonische** Abschnitte sowie der Übergang zu den angrenzenden Introns, **nicht jedoch tiefer intronische** Abschnitte analysiert. Auch in tief intronischen Abschnitten können jedoch krankheitsverursachende Genveränderungen vorliegen.

Während ein gezieltes Vorgehen mittels Paneldiagnostik in aller Regel eine gute **Abdeckung der Zielsequenzen** erlaubt, kann bei sehr umfangreichen Untersuchungen, z. B. der Exom- oder Genomsequenzierung, oft keine vollständige und gleichmäßige Abdeckung über alle untersuchten Bereiche hinweg gewährleistet werden. Hier kann es zu diagnostischen Lücken kommen.

Eine weitere Einschränkung liegt im **Nachweis von Mosaikbefunden,** also bei der Detektion postzygotischer Mutationen, die nur in einem Teil der Körperzellen vorliegen. Insbesondere im Bereich erblicher Epilepsien wird die große Bedeutung von Mosaikbefunden zunehmend deutlich (Stosser et al. 2018). Mosaikbefunde sind hochrelevant für die Einschätzung eines Wiederholungsrisikos bei Nachkommen (Myers et al. 2018) und können aufgrund ihrer Korrelation mit der Symptomausprägung einer Erkrankung prognostisch relevant sein (de Lange et al. 2018). Um Mutationen, die im Mosaik vorliegen, sicher nachweisen zu können, ist eine besonders gute Abdeckung (Coverage) der Zielsequenz notwendig. Wird die Mutation jedoch in einem zu geringfügigen Anteil der „Reads" (fortlaufend sequenzierter DNA-Abschnitt) nachgewiesen, wird sie in der Regel bioinformatisch gefiltert und als nicht signifikant verworfen. Bei einem starken klinischen Verdacht können in Absprache mit dem diagnostizierenden Labor weitergehende Untersuchungen oder eine besonders tiefgehende Analyse der infrage kommenden Gene mit Adaptation der Nachweisgrenzen in Erwägung gezogen werden. Ausgehend von einer guten klinisch-neurologischen Beschreibung des Phänotyps kann im einzelnen Fall gegebenenfalls eine gezieltere diagnostische Herangehensweise gewählt werden (z. B. sehr hohe Coverage durch Anreicherung bestimmter Zielsequenzen).

Nicht immer ist die **Analyse mitochondrialer DNA-Veränderungen** Teil der klassischen Exomdiagnostik. Bei differenzialdiagnostischer Erwägung einer mitochondrialen Erkrankung sollte daher auf eine Berücksichtigung von Veränderungen der mitochondrialen DNA geachtet werden. Sollte diese nicht bei der Exomanalyse gewährleistet werden können, kann eine gezielte mtDNA-Analyse ergänzend erwogen werden, um diese diagnostische Lücke zu schließen.

Im Jahr 2019 konnten Repeat-Expansionen im *RFC1*-Gen als genetische Ursache des autosomal rezessiv erblichen „Cerebelläre Ataxie, Neuropathie und vestibuläre Areflexie"-Syndroms (CANVAS) identifiziert werden (Cortese et al. 2019, Rafehi et al. 2019). Die Erstbeschreibung gelang durch eine Kombination von klassischer Linkage-Analyse und Genomsequenzierung – durch Exomsequenzierung wäre die CANVAS verursachende, intronisch gelegene Pentanukleotidexpansion nicht nachweisbar gewesen.

Zahlreiche erbliche neurologische Erkrankungen werden durch **Repeat-Expansionen** verursacht. Diese können durch NGS-basierte Panel- und Exomdiagnostik nicht sicher erfasst werden. Insbesondere bei Ataxieerkrankungen kann daher eine Stufendiagnostik mit vorangestellter Untersuchung hinsichtlich Repeaterkrankungen sinnvoll sein.

Genomsequenzierung

Die immer günstiger und schneller werdenden Sequenziertechnologien ermöglichen einen zunehmend großen Untersuchungsumfang. Es ist absehbar, dass die Genomsequenzierung, die bereits im Rahmen wissenschaftlicher Untersuchungen Anwendung findet, schon bald ebenfalls Platz in der genetischen Routinediagnostik finden wird. Bei der Genomsequenzierung werden auch intronische Abschnitte untersucht, sodass eventuelle tief intronische Veränderungen erfasst werden können. Generell wird die Breite der Untersuchung jedoch durch eine geringere Sequenziertiefe und damit ggf. lückenhafte Abdeckung einzelner Abschnitte bezahlt. Derzeit ist die Analyse durch Genomsequenzierung gewonnener Daten und Interpretation der zahlreichen Genveränderungen hinsichtlich einer möglichen Pathogenität noch eine Herausforderung.

Ausblick: Third Generation Sequencing

Neben einer Erweiterung des Untersuchungsumfanges auf Genome werden **neue Sequenziertechnologien** zukünftig neue diagnostische Möglichkeiten schaffen. Der Begriff **„Third Generation Sequencing"** bezeichnet in diesem Zusammenhang Methoden, die eine Sequenzierung „langer reads" erlauben. Im Folgenden stellen wir beispielhaft zwei dieser Methoden vor.

Die **„Single Molecule Real Time"(SMRT)-Sequenziermethode** von PacBio (Pacific Biosciences; https://www.pacb.com/) beruht auf der Synthese eines DNA-Strangs durch je ein einzelnes Polymerasemolekül in sehr kleinen Beobachtungseinheiten – sogenannten Zero Mode Waveguides (ZMWs). Die einzelnen Nukleotide werden hierbei durch Fluoreszenzmarkierung identifiziert; weitere Informationen können jedoch über die Sequenziergeschwindigkeit gewonnen werden. Diese lässt Rückschlüsse auf die Modifikation eines Nukleotids zu, also z. B. den Methylierungsstatus.

Bei der **Nanopore-Sequenzierung** (Oxford Nanopore Technologies; https://nanoporetech.com/) wird ein einzelnes DNA-Molekül in elektrolythaltiger

Flüssigkeit mit anliegendem elektrischem Feld durch eine Öffnung mit einem Durchmesser von einem Nanometer (Nanopore) transportiert. Die Analyse erfolgt durch Messung der elektrischen Stromdichte an der Oberfläche der Nanopore. Hierbei zeigt sich ein charakteristisches Muster für einzelne Nukleotide und deren Modifizierung. Ein großer Vorteil dieser Methodik ist, dass sie keine vorhergehende komplexe Aufbereitung (PCR-Amplifikation und Labelling) einer zu analysierenden DNA-Probe erforderlich macht.

Beiden genannten Sequenziertechnologien ist gemeinsam, dass sie im Gegensatz zu NGS-Methoden die Sequenzierung langer Reads ermöglichen und dabei auch Repeats abbilden können. Darüber hinaus erlauben beide Methoden Rückschlüsse auf die DNA-Modifikation, also eine Analyse epigenetischer Veränderungen.

Bislang sind Third-Generation-Sequenziertechnologien noch nicht in der Routinediagnostik verfügbar, finden jedoch zunehmend Anwendung in der Wissenschaft.

27.2.5 Besonderheiten der genetischen Diagnostik bei mitochondrialen Erkrankungen

Den mitochondrialen Erkrankungen liegt pathogenetisch eine **Funktionsstörung der mitochondrialen Atmungskette** zugrunde. **Diese kann sowohl durch mitochondriale als auch nukleäre Gendefekte verursacht werden.** An der Funktion der Atmungskette sind mehr als 1 500 Proteine beteiligt, von denen lediglich 13 in der mtDNA codiert werden. Die nukleär codierten Proteine werden zytosolisch translatiert und über einen komplexen Importmechanismus in die Mitochondrien transportiert.

Das sehr variable Bild, mit dem sich mitochondriale Erkrankungen präsentieren, erschwert häufig die Diagnosefindung und klinische Betreuung betroffener Patienten. Das Spektrum reicht von Erkrankungen wie der Leberschen hereditären Optikusneuropathie (LHON) mit einer isolierten Retinabeteiligung bis hin zu schweren, multisystemischen Erkrankungen (Martikainen et al. 2015).

Mutationen der mtDNA werden maternal vererbt, wohingegen nukleäre, mit mitochondrialen Erkrankungen assoziierte Mutationen autosomal dominanten, autosomal rezessiven oder X-chromosomalen Erbgängen folgen können. (Weiteres zum Thema „maternaler Erbgang“und zur Mitochondrienspende Kap. 27.3.2)

Einige Besonderheiten unterscheiden die Diagnostik für mtDNA-Veränderungen von der Diagnostik an nukleärer DNA und sollten Beachtung finden.

Grundsätzlich können auch in der mtDNA Deletionen, Duplikationen und Punktmutationen auftreten. Deletionen der mtDNA können singulär oder als multiple Deletionen auftreten. Weiterhin kann eine Depletion der mtDNA vorliegen, also eine signifikante Reduktion der Menge an mtDNA in betroffenem Gewebe.

Veränderungen der mtDNA können selbst primäre Krankheitsursache sein. Insbesondere multiple Deletionen der mtDNA und eine mtDNA-Depletion können jedoch auch durch nukleäre Genveränderungen verursacht werden. Das betroffene nukleäre Gen hat dabei in der Regel eine physiologische Funktion in der mtDNA-Replikation oder mtDNA-Synthese. Defekte solcher Gene führen zu einer mtDNA-Instabilität, die sich wiederum im Auftreten zahlreicher mtDNA-Deletionen unterschiedlicher Größe oder einer reduzierten Menge an mtDNA niederschlägt. Beispiele hierfür sind Defekte in *ANT1* (Mitochondrial Adenine Nucleotide Translocator), *POLG* (Polymerase gamma) und *TWNK* (TWINKLE mtDNA Helicase), die für Proteine kodieren, denen eine essenzielle Funktion bei der mtDNA-Replikation zukommt. Das Gen *DGUOK* (mitochondriale Deoxyguanosinkinase) kodiert für ein Enzym, das die Phosphorylicrung von Purin-Desoxyribonukleosiden in der mitochondrialen Matrix katalysiert. Daneben gibt es zahlreiche weitere assoziierte Gene, so zum Beispiel *RRM2B, SUCLA2, SUCLG1, TK2* und *TYMP.*

Multiple Deletionen der mtDNA oder eine mtDNA-Depletion können also Hinweis sein für einen nukleären Gendefekt, der die „mtDNA maintenance“ beeinträchtigt.

Da eine Zelle mehrere Mitochondrien und jedes Mitochondrium wiederum mehrere Kopien der mtDNA enthält, können mtDNA-Kopien mit einer Genveränderung neben intakten Kopien vorliegen. Der **Heteroplasmiegrad** bezeichnet den relativen Anteil betroffener mtDNA-Kopien. Liegt ein mtDNA-Defekt in allen mtDNA-Kopien vor, spricht man von **Homoplasmie** (Heteroplasmiegrad von 100 %). **Da**

der Heteroplasmiegrad von Gewebe zu Gewebe variieren kann, kann es sinnvoll sein, mehrere Gewebe zu untersuchen. Neben Blutlymphozyten ist beispielsweise Urothel aus Urin ein Untersuchungsmaterial, das mit geringem Risiko und geringer Belastung für den Patienten gewonnen werden kann. Ein weiterer Vorteil ist, dass mit Urothel Gewebe untersucht werden kann, das ontogenetisch einem anderen Keimblatt (Ektoderm) entstammt als Lymphozyten (mesodermaler Ursprung). Auch eine Untersuchung von mtDNA aus Muskelgewebe kann sinnvoll sein.

Bei Durchführung einer Paneldiagnostik auf Exombasis, bei der differenzialdiagnostisch eine mtDNA-Veränderung als Ursache im Raum steht, muss beachtet werden, dass nicht immer eine mtDNA-Analyse Bestandteil einer Exomuntersuchung ist (näheres siehe Abschnitt „NGS-basierten Panel- und Exomdiagnostik“ Kap. 27.2.4). Gegebenenfalls muss die Diagnostik ergänzt werden.

27.2.6 Befundinterpretation

Genveränderungen werden üblicherweise gemäß den ACMG (American College of Medical Genetics and Genomics)-Kriterien beurteilt, die Varianten in 5 Klassen einteilen (Richards et al. 2015). Varianten der Klassen 1 (benigne) und 2 (wahrscheinlich benigne) werden meist nicht berichtet, es handelt sich hierbei um sogenannte Polymorphismen, also in der Regel Varianten, bei denen keine Krankheitsrelevanz anzunehmen ist. Varianten der Klasse 5 werden als pathogen eingeschätzt, Varianten der Klasse 4 als wahrscheinlich pathogen. Eine Herausforderung ist häufig die Einordung von Varianten der Klasse 3, den Varianten unklarer Signifikanz. Das Ergebnis einer genetischen Untersuchung sollte stets auch im klinischen Kontext, also auch fallbezogen eingeschätzt werden.

Unklare Befunde – Varianten unklarer Signifikanz (VUS)

Die Auswirkungen von Varianten der Klasse 3 gemäß den ACMG-Kriterien können nicht sicher eingeschätzt werden, ihre Bedeutung für den Patienten bleibt zunächst unklar. Es kann sich um eine krankheitsverursachende Variante oder aber einen Polymorphismus, der nicht Ursache der Erkrankung ist, handeln. Eine nähere Einordnung erfordert zusätzliche Information. In einigen Fällen kann eine Segregationsanalyse, mit Untersuchung weiterer betroffener und nicht betroffener Familienmitglieder, eine nähere Einschätzung erlauben. Auch funktionelle Untersuchungen können, in Abhängigkeit der Genfunktion und verfügbarer Methoden, Anwendung finden. Kann eine Variante unklarer Signifikanz zu einem gegebenen Zeitpunkt mit den bestehenden Möglichkeiten nicht genauer eingeschätzt werden, sollte eine Neueinschätzung zu einem späteren Zeitpunkt erfolgen. Der stete Kenntniszugewinn durch wissenschaftlichen Fortschritt erlaubt in manchen Fällen eine genauere Einschätzung im Verlauf.

27.3 Therapeutische Relevanz der Neurogenetik

27

Die genetische Sicherung einer Diagnose schafft Klarheit für den Patienten und ist häufig relevant für die Familienplanung und Abschätzung des Erkrankungsrisikos bei Verwandten. Aus ärztlicher Sicht erlaubt eine gesicherte genetische Diagnose eine gezieltere klinische Versorgung.

Zunehmend häufig kann eine genetische Diagnosesicherung jedoch auch von therapeutischer Relevanz für den Patienten sein und z. B. einen frühen Therapiebeginn bei Verfügbarkeit etablierter therapeutischer Optionen oder die Teilnahme an interventionellen klinischen Studien ermöglichen.

Aktuelle Informationen zu laufenden klinischen Studien weltweit können z. B. unter https://clinicaltrials.gov/eingesehen werden.

27.3.1 Früher und gezielter Therapiebeginn

Genetische Untersuchungen können durch die Verfügbarkeit neuer Methoden wie dem Next Generation Sequencing heutzutage verhältnismäßig günstig und zügig durchgeführt werden. Bei Erkrankungen, für die effektive therapeutische Optionen zur Verfügung stehen, ist eine frühe Diagnosestellung essenziell.

So kann z. B. die seltene cerebrotendinöse Xanthomatose (CTX), assoziiert mit Mutationen des Sterol-27-Hydroxylase-Gens *CYP27A1*, mit oraler Einnahme von Chenodesoxycholsäure, ggf. ergänzt durch Statine, therapiert werden (Berginer et al. 1984). Das heterogene klinische Bild, mit dem sich eine CTX präsentiert, kann die Diagnosestellung erschweren und damit verzögern (Appadurai et al. 2015). Frühe Diagnostik kann hier möglicherweise dazu beitragen, durch frühe Behandlung dem Auftreten oder der Progredienz von Symptomen ganz oder teilweise vorzubeugen, und Patienten damit ein besseres Leben ermöglichen.

Ist eine familiäre Vorbelastung für eine behandelbare Erkrankung bekannt, kann in einzelnen Fällen auch eine präsymptomatische Testung sinnvoll sein. Für die Durchführung präsymptomatischer Diagnostik gelten jedoch gemäß dem GenDG besondere Regeln, die Beachtung finden müssen (nähere Informationen zum GenDG Kap. 26.6.2).

27.3.2 Ansätze kausaler Therapie bei genetischen Erkrankungen – aktuelle Entwicklungen und Beispiele

Ziel bei der Behandlung einer Erkrankung ist stets nach Möglichkeit eine kausale Therapie. Diese steht der symptomatischen Therapie gegenüber, deren Ziel es ist, Auswirkungen einer Erkrankung zu kontrollieren. Einen kausalen Therapieansatz hingegen charakterisiert die Intention, „das Problem an der Wurzel zu packen" und die Ursache einer Erkrankung auszuschalten. Der direkteste Weg, dies zu erreichen, wäre im Fall genetischer Erkrankungen theoretisch die Korrektur der zugrundeliegenden Veränderung in der Erbinformation des Patienten. Es gibt jedoch weitere mögliche Ansätze der Therapie einer genetischen Erkrankung vor Ausprägung eines Merkmals auf Proteinebene, also vor der Ausprägung eines funktionellen Defekts. Diese Ansätze können daher im weiteren Sinne als kausal betrachtet werden.

Beeinflussung der Genexpression auf RNA-Ebene

Ein möglicher Ansatz dieser Art ist die Interferenz auf RNA-Ebene (Kole et al. 2012). Diesem Prinzip folgen z. B. therapeutische Ansätze bei der Muskeldystrophie Duchenne (Exon Skipping) und der Chorea Huntington (Gene Silencing). Da der Gendefekt auf DNA-Ebene unberührt bleibt und das betroffene Gen weiterhin transkribiert wird, müssen durch Interferenz auf RNA-Ebene wirkende Medikamente als dauerhafte Therapie verabreicht werden.

Wir stellen im Folgenden drei Ansätze beispielhaft näher vor, die sich in ihren Angriffspunkten unterscheiden:

- Reexpression eines Gens durch
  - Exon Skipping
  - Unterdrücken des Splicing-Vorgangs (Exon Inclusion)
- Reduktion der Expression eines Gens (Gene Silencing)

Seit der erfolgreichen Etablierung erster Antisense Oligonukleotid (ASO)-basierter Therapien hat der Bereich eine starke Dynamik entwickelt. Zahlreiche weitere ASO-Therapeutika befinden sich in präklinischer und klinischer Erprobung, sodass hier weiterhin spannende Entwicklungen zu erwarten sind.

Exon Skipping und Stop-Kodon-Readthrough bei Muskeldystrophie Duchenne

Der Muskeldystrophie Duchenne liegen Mutationen des X-chromosomal lokalisierten Dystrophin-Gens zugrunde, die zu einem vorzeitigen Abbruch der Proteinsynthese führen. In den meisten Fällen handelt es sich dabei um eine Verschiebung des Leserasters, z. B. durch eine Deletion. Der Dystrophinmangel führt zu einer bereits im Kleinkindalter beginnenden, rasch voranschreitenden Muskelschwäche, die früh zum Tod führt.

Bei der Muskeldystrophie Becker hingegen, die ebenfalls auf Dystrophin-Gen-Mutationen beruht, wird ein verkürztes, teilfunktionales Protein synthetisiert. Dies bedingt einen deutlich milderen Phänotyp, mit späterem Erkrankungsbeginn und milderem Krankheitsverlauf.

Ziel des Exon Skipping ist es, den Leserahmen durch das Überspringen bestimmter Abschnitte

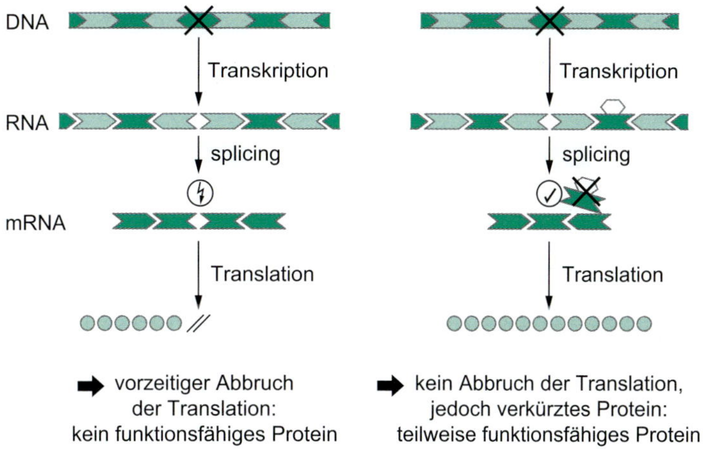

Abb. 27.3 Prinzip des Exon Skipping bei der Behandlung der Muskeldystrophie Duchenne

wiederherzustellen. Dies geschieht auf RNA-Ebene nach Bindung an das entsprechende Exon durch spezifische Antisense-Oligonukleotide (ASO). Das so markierte Exon wird während des Splicing-Vorgangs gemeinsam mit den intronischen Sequenzen entfernt (> Abb. 27.3). Durch Translation der so entstehenden mRNA kann ein teilfunktionelles Protein gebildet werden, das in ähnlicher Weise wie bei der Muskeldystrophie Becker einen milderen Verlauf der Erkrankung ermöglichen soll (Kole et al. 2015; Nakamura et al. 2011).

Eteplirsen, ein ASO, das eine Aussparung des Exons 51 bewirkt und damit als therapeutischer Ansatz für ca. 13 % der Muskeldystrophie-Duchenne-Patienten infrage kommt, wurde durch die US-amerikanische Food and Drug Administration (FDA) im September 2016 erstmalig zur Behandlung von Patienten in den USA zugelassen (Young et al. 2016). Die Zulassung erfolgte in einem beschleunigten Verfahren. In vorhergehenden Studien konnte eine Steigerung des Dystrophingehalts in Muskelgewebe behandelter Patienten aufgezeigt werden (Mendell et al. 2013).

In Europa wurde 2018 mit Ataluren ein weiteres Medikament, das eine Reexpression von Dystrophin bei Dystrophinopathien zum Ziel hat, zugelassen. Der Mechanismus des oral applizierten Wirkstoffs beruht auf einem „Stop-Kodon-Readthrough", also dem „Überlesen" eines vorzeitigen Stop-Kodons bei der Translation und richtet sich entsprechend an Betroffene mit einer Nonsense-Mutation in Dystrophin (McDonald et al. 2017).

Weitere Studien zur Prüfung von klinischem Nutzen und Sicherheit von Eteplirsen und Ataluren werden derzeit durchgeführt.

Exon Inclusion bei der spinalen Muskelatrophie (SMA)

Einem ähnlichen Ansatz folgt das durch die FDA zur Behandlung der SMA in den USA zugelassene Medikament Nusinersen. Das Medikament erhielt im April 2017 eine positive Empfehlung durch die European Medicines Agency (EMA) für eine Zulassung auf dem europäischen Markt. Die Empfehlung wurde mit den positiven Zwischenergebnissen zweier Phase-III-Therapiestudien, ENDEAR (infantile SMA, Alter < 7 Monate; Finkel et al. 2017) und CHERISH (Patienten im 2.–12. Lj.; Mercuri et al. 2018), begründet. Am 30.5.2017 folgte die Zulassung von Spinraza® (Nusinersen) durch die EU-Kommission für die Behandlung der 5q-assoziierten SMA. Langzeitdaten zur Behandlung mit dem Medikament sind derzeit noch ausstehend; aus diesem Grunde unterliegt das Medikament zusätzlicher Überwachung (Biogen 2017). Erste Studien zur Wirksamkeit von Nusinersen bei erwachsenen Betroffenen sprechen für einen klinischen Nutzen auch für diese Patientengruppe (Hagenacker et al. 2020; Walter et al. 2019). Der therapeutische Effekt über einen längeren Zeitraum in allen Altersgruppen ist weiterhin Gegenstand prospektiver Studien (u. a. SMArtCARE; Pechmann et al. 2019).

Das *SMN2*-Gen ist mit dem *SMN1*-Gen fast identisch, enthält jedoch einen Basenaustausch

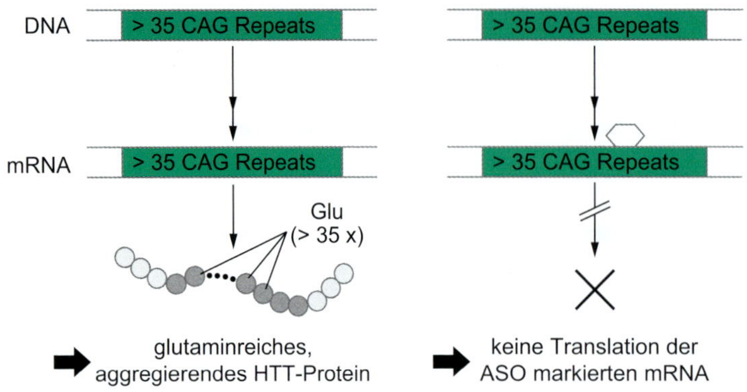

Abb. 27.4 Prinzip des Gene Silencing bei der Behandlung der Chorea Huntington

(c.840C>T), der einen exonischen splicing enhancer (ESE) betrifft und einen Defekt der Regulation des splicing zur Folge hat. Durch aberrantes Spleißen entsteht so zu ca. 80 % mRNA, in der Exon 7 fehlt, was zur Ausbildung eines verkürzten Proteins führt. Der Anteil an „intaktem Genprodukt" beträgt ca. 20 %. Der Wirkmechanismus von Nusinersen beruht darauf, diesen Anteil zu erhöhen. Nusinersen wird intrathekal appliziert und unterdrückt das Splicing von Exon 7 aus dem RNA-Transkript des *SMN2*-Gens. So wird die Produktion von intaktem SMN-Protein unterstützt. Ziel der Therapie mit Nusinersen ist also die bestmögliche Ausnutzung der funktionellen Kompensation durch *SMN2* (Finkel et al. 2016; Kramer et al. 2017).

Auf diesem Mechanismus des „splice modifying" beruht auch der Wirkstoff Risdiplam, ein niedermolekulares synthetisches Molekül zur oralen Anwendung (Kletzl et al. 2019; Ratni et al. 2018).

Gene Silencing bei Morbus Huntington und *SOD1*-assoziierter ALS

Die Huntington-Krankheit ist eine autosomal dominant vererbte neurodegenerative Erkrankung, verursacht durch eine pathologische CAG-Repeat-Expansion des *HTT*-Gens. Das Basentriplett CAG codiert für die Aminosäure Glutamin. Es wird angenommen, dass das durch CAG-Repeat-Expansionen entstehende glutaminreiche, aggregierende Protein Neurone, insbesondere des Striatum, schädigt. Ziel der Intervention bei der Chorea Huntington ist, durch einen RNA-Interferenzmechanismus den Abbau der HTT-mRNA vor Translation in ein Protein zu bewirken (➤ Abb. 27.4; Keiser et al. 2016; Ross et al. 2011).

Hierbei wird zwischen allelspezifischen und nicht-allelspezifischen Ansätzen unterschieden. Allelspezifische Ansätze nutzen z. B. CAG-Repeat-assoziierte SNPs (Lombardi et al. 2009), um den spezifischen Abbau des expandierten, nicht jedoch des Wildtyp-Allels des *HTT*-Gens zu fördern. Physiologischerweise kommt dem HTT-Protein eine essenzielle Bedeutung in der embryonalen Entwicklung des Nervensystems zu. Eine Deletion des *HTT*-Gens im Mausmodell führt zum Tod im frühen Embryonalstadium (Reiner et al. 2003). Beim nicht-allelspezifischen Gene Silencing wird jedoch keine vollständige Suppression der HTT-Proteinproduktion herbeigeführt. Dosisabhängig kann die Expression von HTT durch ASO um bis zu 75 % reduziert werden. Bisherige tierexperimentelle Studien sprechen eher nicht für einen schädlichen Effekt durch eine begleitende partielle Reduktion des physiologischen HTT-Proteins (Kordasiewicz et al. 2012).

Diesen Wirkmechanismus nutzt RG6042 (vormals: IONIS-HTTRx), ein ASO, das aufgrund erster positiver Ergebnisse in einer abgeschlossenen Phase-I/II-Studie seitens der EMA den PRIME (Priority Medicine)-Status erhalten hat (Roche 2018; Tabrizi et al. 2019 Roche 2018; Tabrizi et al. 2019). Ob das Medikament auch einen klinisch-therapeutischen Effekt auf den Verlauf der Chorea Huntington hat, wird nun in einer Phase-III-Studie geprüft (Roche/Genetech 2018; clinicaltrials.gov ID: NCT03761849).

Einen ähnlichen Wirkmechanismus hat das ASO Tofersen (auch: BIIB067, zuvor: IONIS-$SOD1_{Rx}$) für die Behandlung von ALS-Erkrankungen, die auf einem *SOD1*-Gendefekt basieren. Tofersen bindet an die Ziel-mRNA, das Transkript des *SOD1*-Gens und führt so ebenfalls zu einem enzymatischen Abbau der gebundenen mRNA durch die RNAse H. Das Medikament wird derzeit, nach den positiven Ergebnissen einer klinischen Phase-I/II-Studie (Miller et al. 2020), im Rahmen der Phase-III-Studie VALOR (Part C) auf seine klinische Wirksamkeit geprüft (Biogen/Ionis Pharmaceuticals Inc. 2020; clinicaltrials.gov ID: NCT02623699).

Einbringen und Expression eines therapeutischen Gens

Ein weiterer möglicher Therapieansatz besteht in dem Einbringen einer DNA-Sequenz unter Zuhilfenahme eines viralen Vektors in betroffene Körperzellen des Patienten, wo die Expression des eingebrachten Gens die Synthese eines therapeutischen Proteins ermöglichen soll (➤ Abb. 27.5). Für In-vivo-Transfers haben sich aufgrund des guten Sicherheitsprofils und der guten Effizienz Adeno-assoziierte Viren (AAV) bewährt (Kotterman et al. 2014; Mingozzi et al. 2011). Ansätze der Gen-Ersatztherapie sind bei verschiedenen Erkrankungen, z. B. der myotubulären Myopathie (Elverman et al. 2017), in tierexperimenteller Testung.

Onasemnogen-Abeparvovec (auch: AVXS-101, Zolgensma®) erhielt im Mai 2020 eine vorläufige EU-Zulassung. Im Juli 2020 erfolgte die Markteinführung in Deutschland. Das Therapeutikum ist zur Behandlung von Kindern mit einer schweren Form der SMA vorgesehen und wird als einmalige intravenöse Infusion verabreicht. Mithilfe eines Adenovirus (scAAV9) wird ein intaktes *SMN1* Gen transportiert und eingebracht mit dem Ziel, das defekte patienteneigene *SMN1*-Gen funktionell zu ersetzen (Mendell et al. 2017). Nach klinischen Phase-I/II-Studien (Al-Zaidy et al. 2019, Lowes et al. 2019) und einer Phase-III-Studie in den USA (STR1VE-US, AveXis, Inc. 2020; clinicaltrials.gov ID: NCT03306277) wurde Ende 2020 auch der europäische Arm der Phase-III-Studie, STR1VE-EU, abgeschlossen (AveXis, Inc. 2020; clinicaltrials.gov ID: NCT02122952). Die Publikation der Ergebnisse der o. g. Phase-III-Studien ist aktuell (Stand 01/21) noch ausstehend.

Mit ersten zugelassenen Therapeutika, wie Zolgensma® bei SMA1 und Luxturna® bei *RPE65*-Gendefekt-assoziierter Retinopathie, wird die nahe Zukunft

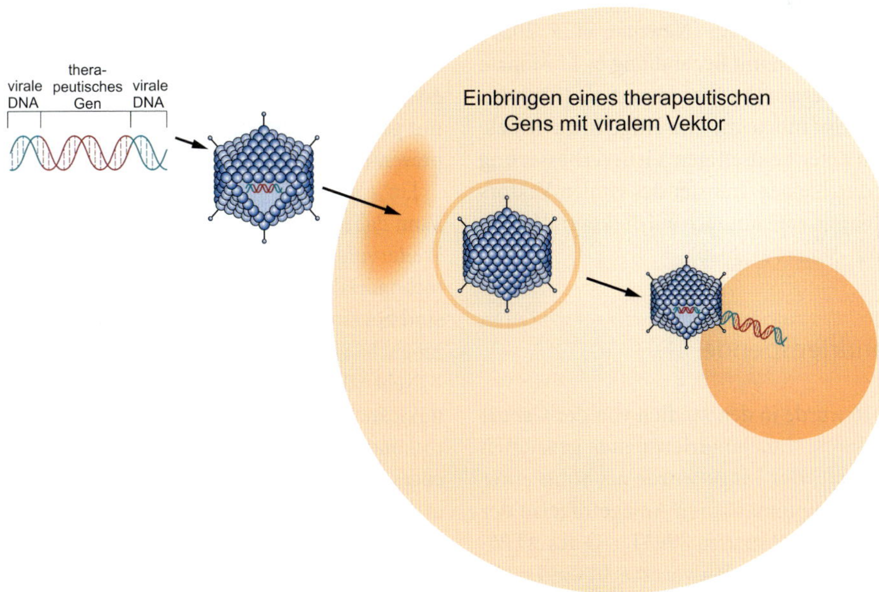

Abb. 27.5 Einbringen eines Gens mit nicht integrierendem viralem Vektor zur Expression eines therapeutischen Proteins

Chancen und Herausforderungen der AAV-basierten Therapieansätze zeigen.

Wie die Geschichte des ersten EU-zugelassenen Medikamentes dieser Art, Alipogene tiparvovec (Glybera®), verdeutlicht, sind diese Herausforderungen nicht nur pharmakologischer und klinischer, sondern auch struktureller und wirtschaftlicher Natur. Das Medikament zur Behandlung der Lipoprotein-Lipase-Defizienz (LPLD), das mittels AAV1-Vektor mit dem therapeutischen Gen *LPL*^{S447X} (Lipoprotein Lipase-Gen mit einer Gain-of-Function Mutation) eine Reexpression von LPL ermöglichte, zeigte sich in klinischen Studien zwar erfolgreich (Carpentier et al. 2012), konnte sich jedoch nicht am Markt etablieren. Die Firma uniQure gab daher 2017 bekannt, die Produktion einzustellen (uniQure N. V. 2017).

Dennoch ist der Ansatz aktuell Hoffnungsträger für eine Anwendung bei vielen seltenen, erblichen Erkrankungen und wird auch bei weiteren Krankheitsbildern auf therapeutischen Nutzen und Anwendbarkeit geprüft. So wird beispielsweise GS010, ein intravitreal appliziertes Therapeutikum, das mittels AAV2 ein Wildtyp-mt*ND4*-Gen transferiert, zur Behandlung der Leberschen hereditären Optikusneuropathie (LHON) entwickelt (Uretsky et al. 2017). In zwei Phase-III-Studien fand sich eine nachhaltige und klinisch bedeutsame Verbesserung der Sehschärfe sowohl bei Patienten mit Behandlung bis zu 6 Monate nach Symptombeginn (Newman et al. 2021) als auch bei Patienten mit Behandlung 6–12 Monate nach Symptombeginn (Yu-Wai-Man et al. 2020). Interessanterweise führte die einseitige intravitreale Injektion zu einer beidseitigen Visusverbesserung – offenbar durch einen Transfer des viralen Vektors über das Chiasma opticum auch auf die kontralaterale Seite (Yu-Wai-Man et al. 2020).

Mitochondrienspende

Im Jahr 2016 wurde in den Medien von der Geburt des ersten durch Mitochondrienspende gezeugten Kinds berichtet. Der Junge wurde als Sohn einer 36-jährigen asymptomatischen Anlageträgerin der mitochondrialen Mutation m.8993T > G des *ATP6*-Gens geboren. Die Mutation verursacht ein Leigh-Syndrom, eine schwere Form einer nekrotisierenden Enzephalopathie. Es war die siebte Schwangerschaft der jordanischen Patientin und die dritte Lebendgeburt. Die beiden anderen lebend geborenen Kinder waren im Alter von 8 Monaten bzw. 6 Jahren an einem Leigh-Syndrom verstorben. Bei beiden konnte die Mutation, für welche die Patientin Anlageträgerin ist, in hohem Heteroplasmiegrad nachgewiesen werden (Zhang et al. 2017).

Mitochondriale Veränderungen werden maternal vererbt und können mit einem variablen Heteroplasmiegrad weitergegeben werden. Das Beispiel der oben geschilderten Patientengeschichte verdeutlicht die Unsicherheit, mit der sich Anlageträgerinnen mitochondrialer Genveränderungen bei Kinderwunsch konfrontiert sehen. Ziel der Mitochondrienspende ist es, Frauen mit mitochondrialen Genveränderungen die Geburt eines gesunden leiblichen Kindes zu ermöglichen, indem der Zellkern der mütterlichen Oozyte in eine Spenderoozyte mit Mitochondrien ohne Gendefekt eingebracht wird.

Es finden verschiedene Methoden Anwendung (➤ Abb. 27.6). Beim Transfer des Pronukleus wird der Kern einer fertilisierten Oozyte in eine nach Fertilisation entkernte Spenderoozyte eingebracht. Die Methode gilt als nicht strikt präventiv, da vor Entnahme des Zellkerns der fertilisierten Oozyte der Mutter eine viable Zygote besteht, aus der – ohne weitere Manipulation – ein erkranktes Kind hervorgehen könnte. Demgegenüber gilt der Spindelkerntransfer, bei dem der Kern vor Abschließen der zweiten meiotischen Reifeteilung entnommen wird und die Fertilisation erst nach Einbringen des Kerns in die Spenderoozyte mit gesunden Mitochondrien stattfindet, als strikt präventiv (Gomez-Tatay et al. 2017).

Ein „Carry over" mütterlicher mtDNA mit Mutation kann dabei nie vollständig verhindert werden. Eine Weitervererbung und ein Wiederauftreten der mitochondrialen Erkrankung in späteren Generationen sind bei einem weiblichen Kind also grundsätzlich möglich.

Neben den mitochondrialen Genen sind zahlreiche nukleäre Gene an Funktion und Regulation der mitochondrialen Atmungskette beteiligt. Es ist daher ein enges funktionelles Zusammenspiel mitochondrialer und nukleärer DNA notwendig, das möglicherweise durch „adaptive Koevolution" begünstigt wird. Ob durch den Austausch gegen fremde mtDNA Langzeitfolgen durch eine funktionelle Inkompatibilität ent-

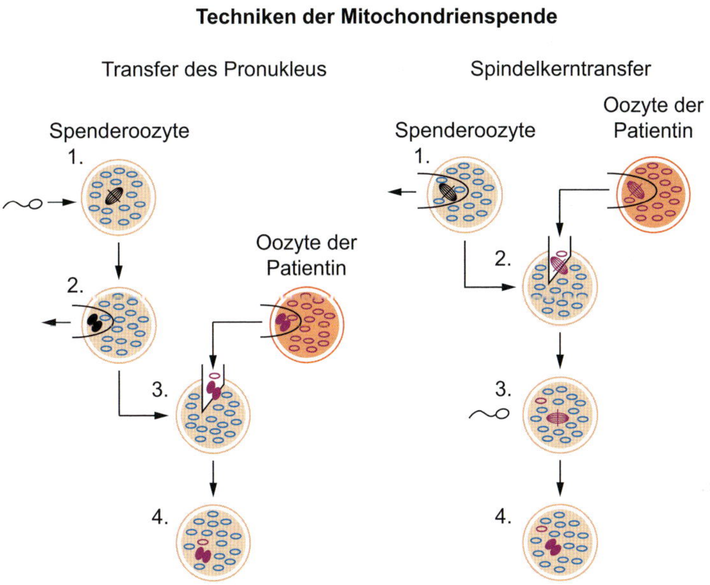

Abb. 27.6 Methoden der Mitochondrienspende – pronukleärer Transfer und Spindelkerntransfer Pronukleärer Transfer: 1. Die Spenderoozyte wird befruchtet. 2. Der Pronukleus der Spenderoozyte wird entfernt und verworfen; der Pronukleus der Oozyte der Patientin wird entnommen und (3, 4) in die entkernte Spenderoozyte eingebracht. Spindelkerntransfer: 1. Der Spindelkern der Spenderoozyte wird entnommen und verworfen; der Spindelkern der Oozyte der Patientin wird entnommen (1) und in die entkernte Spenderoozyte eingebracht (2). Die Oozyte wird befruchtet (3). Es kommt zur zweiten meiotischen Reifeteilung, in der der Pronukleus entsteht (4).

stehen könnten, ist bislang nicht bekannt (Chinnery und Zeviani 2016).

Die Methoden des Pronukleus- bzw. Spindelkerntransfers sind in Großbritannien im Oktober 2015 für den klinischen Gebrauch durch die Human Fertilization and Embryology Authority (HFEA) zugelassen worden (Herbert et al. 2017; Klopstock et al. 2016). In Deutschland ist eine Eizellspende, die zur Durchführung einer Mitochondrienspende notwendig wäre, nach dem Embryonenschutzgesetz nicht gestattet.

27.3.3 Ausblick: ethische und rechtliche Herausforderungen sowie Chancen durch Gene Editing

Die Fortschritte der molekulargenetischen Diagnostik und Methodik eröffnen eine Vielzahl an Möglichkeiten klinischer Nutzung. Mit CRISPR-Cas9 ist mittlerweile eine Methode zur Geneditierung in der wissenschaftlichen Praxis etabliert, deren Potenzial für klinische Nutzbarkeit diskutiert wird (Doudna et al. 2014). Präklinisch werden derzeit beispielsweise CRISPR-Cas9-basierte therapeutische Ansätze für Chorea Huntington erforscht (Eisenstein 2018). Die Verfügbarkeit dieser Methodik, die Gene Editing ermöglicht, wirft zahlreiche ethische und rechtliche Fragen auf, die zu kontroverser Diskussion führen (Ledford 2015; Mulvihill et al. 2017). Ein ethischer und rechtlicher Rahmen zur wissenschaftlichen und möglicherweise therapeutischen Implikation solcher Methoden unter Berücksichtigung möglicher Folgen für Patienten und Angehörige ist daher unbedingt notwendig.

LITERATUR

Im Buch sind nur die neuesten Literaturstellen aufgeführt. Unter https://else4.de/neurologie-online erhalten Sie Zugriff zum gesamten Literaturverzeichnis.

Adzhubei IA, Schmidt S, Peshkin L, et al. A method and server for predicting damaging missense mutations. Nat Methods 2010; 7 (4): 248–249.

Appadurai V, DeBarber A, Chiang P, et al. Apparent underdiagnosis of Cerebrotendinous Xanthomatosis revealed by analysis of ~60,000 human exomes. Mol Genet Metab 2015; 116 (4): 298–304.

Al-Zaidy S, Pickard AS, Kotha K Health outcomes in spinal muscular atrophy type 1 following AVXS-101 gene replacement therapy. Pediatr Pulmonol 2019; 54(2): 179–185.

Baets J, Deconinck T, De Vriendt E, et al. Genetic spectrum of hereditary neuropathies with onset in the first year of life. Brain 2011; 134 (Pt 9): 2664–2676.

Biogen. Erste Therapie gegen spinale Muskelatrophie (SMA) in Europa zugelassen. 2017. Aus: https://www.biogen.de/de_DE/news-insights/germanyaffiliatenews/26-01-2018-news.html (letzter Zugriff: 30.5.2019).

Carpentier AC, Frisch F, Labbé SM, et al. Effect of alipogene tiparvovec (AAV1-LPL(S447X)) on postprandial chylomicron metabolism in lipoprotein lipase-deficient patients. J Clin Endocrinol Metab 2012; 97(5): 1635–44.

Cortese A, Simone R, Sullivan R, et al. Biallelic expansion of an intronic repeat in RFC1 is a common cause of late-onset ataxia. Nat Genet 2019; 51(4): 649–658.

DeJesus-Hernandez M, Mackenzie IR, Boeve BF, et al. Expanded GGGGCC hexanucleotide repeat in noncoding region of C9ORF72 causes chromosome 9p-linked FTD and ALS. Neuron 2011; 72 (2): 245–256.

de Lange IM, Koudijs MJ, van't Slot R, et al. Mosaicism of de novo pathogenic SCN1A variants in epilepsy is a frequent phenomenon that correlates with variable phenotypes. Epilepsia 2018; 59(3): 690–703.

Deng HX, Hentati A, Tainer JA et al. Amyotrophic lateral sclerosis and structural defects in Cu,Zn superoxide dismutase. Science 1993; 261 (5124): 1047–1051.

Doudna JA, Charpentier E. Genome editing. The new frontier of genome engineering with CRISPR-Cas9. Science 2014; 346 (6213): 1258096.

Eisenstein M. CRISPR takes on Huntington's disease. Nature 2018; 557(7707): S42–s43.

Elverman M, Goddard MA, Mack D, et al. Long-term effects of systemic gene therapy in a canine model of myotubular myopathy. Muscle Nerve 2017; 56 (5): 943–953.

Finkel RS, Chiriboga CA, Vajsar J, et al. Treatment of infantile-onset spinal muscular atrophy with nusinersen: a phase 2, open-label, dose-escalation study. Lancet 2016; 388 (10063): 3017–3026.

Finkel RS, Mercuri E, Darras BT, et al. Nusinersen versus sham control in infantile-onset spinal muscular atrophy. N Engl J Med 2017; 377 (18): 1723–1732.

Gomez-Tatay L, Hernandez-Andreu JM, Aznar J. Mitochondrial modification techniques and ethical issues. J Clin Med 2017; 6 (3): 25.

Hagerman RJ, Hagerman P. Fragile X-associated tremor/ataxia syndrome – features, mechanisms and management. Nat Rev Neurol 2016; 12 (7): 403–412.

Hagenacker T, Wurster CD, Günther R, et al. Nusinersen in adults with 5q spinal muscular atrophy: a non-interventional, multicentre, observational cohort study. Lancet Neurol 2020; 19(4): 317–325.

Herbert M, Turnbull D. Mitochondrial donation – clearing the final regulatory hurdle in the United Kingdom. N Engl J Med 2017; 376 (2): 171–173.

Keiser MS, Kordasiewicz HB, McBride JL. Gene suppression strategies for dominantly inherited neurodegenerative diseases: lessons from Huntington's disease and spinocerebellar ataxia. Hum Mol Genet 2016; 25 (R1): R53–64.

Kletzl H, Marquet A, Günther A, et al. The oral splicing modifier RG7800 increases full length survival of motor neuron 2 mRNA and survival of motor neuron protein: Results from trials in healthy adults and patients with spinal muscular atrophy. Neuromuscul Disord 2019; 29(1): 21–29.

Klopstock T, Klopstock B, Prokisch H. Mitochondrial replacement approaches: challenges for clinical implementation. Genome Med 2016; 8 (1): 126.

Kole R, Krainer AR, Altman S. RNA therapeutics: beyond RNA interference and antisense oligonucleotides. Nat Rev Drug Discov 2012; 11 (2): 125–140.

Kole R, Krieg AM. Exon skipping therapy for Duchenne muscular dystrophy. Adv Drug Deliv Rev 2015; 87: 104–107.

Kotterman MA, Schaffer DV. Engineering adeno-associated viruses for clinical gene therapy. Nat Rev Genet 2014; 15 (7): 445–451.

Kramer NJ, Gitler AD. Raise the roof: boosting the efficacy of a spinal muscular atrophy therapy. Neuron 2017; 93 (1): 3–5.

Ledford H. CRISPR, the disruptor. Nature 2015; 522 (7554): 20–24.

Lek M, Karczewski KJ, Minikel EV, et al. Analysis of protein-coding genetic variation in 60,706 humans. Nature 2016; 536 (7616): 285–291.

Lowes LP, Alfano LN, Arnold WD Impact of Age and Motor Function in a Phase 1/2A Study of Infants With SMA Type 1 Receiving Single-Dose Gene Replacement Therapy. Pediatr Neurol 2019; 98: 39–45.

McDonald CM, Campbell C, Torricelli RE, et al. Ataluren in patients with nonsense mutation Duchenne muscular dystrophy (ACT DMD): a multicentre, randomised, double-blind, placebo-controlled, phase 3 trial. Lancet 2017; 390(10101): 1489–1498.

Martikainen MH, Chinnery PF. Mitochondrial disease: mimics and chameleons. Pract Neurol 2015; 15 (6): 424–435.

Mendell JR, Rodino-Klapac LR, Sahenk Z, et al. Eteplirsen for the treatment of Duchenne muscular dystrophy. Ann Neurol 2013; 74 (5): 637–647.

Mendell JR, Al-Zaidy S, Shell R, et al. Single-Dose Gene-Replacement Therapy for Spinal Muscular Atrophy. N Engl J Med 2017; 377(18): 1713–1722.

Mercuri E, Darras BT, Chiriboga CA, et al. Nusinersen versus sham control in later-onset spinal muscular atrophy. N Engl J Med 2018; 378 (7): 625–635.

Miller T, Cudkowicz M, Shaw PJ, et al. Phase 1–2 Trial of Antisense Oligonucleotide Tofersen for SOD1 ALS. N Engl J Med. 2020; 383(2): 109–119.

Mingozzi F, High KA. Therapeutic in vivo gene transfer for genetic disease using AAV: progress and challenges. Nat Rev Genet 2011; 12 (5): 341–355.

Mulvihill JJ, Capps B, Joly Y, Lysaght T, Zwart HA, Chadwick R. Ethical issues of CRISPR technology and gene editing through the lens of solidarity. Br Med Bull 2017; 122: 17–29.

Myers CT, Hollingsworth G, Muir AM, et al. Parental mosaicism in „de novo" epileptic encephalopathies. N Engl J Med 2018; 378(17): 1646–1648.

Nakamura A, Takeda S. Exon-skipping therapy for Duchenne muscular dystrophy. Lancet 2011; 378 (9791): 546–547.

Newman NJ, Yu-Wai-Man P, Carelli V, et al. Efficacy and Safety of Intravitreal Gene Therapy for Leber Hereditary Optic Neuropathy Treated within 6 Months of Disease Onset Ophthalmology 2021; S0161–6420(20)31187–8. doi:10.1016/j.ophtha.2020.12.012.

Pechmann A, et al. SMArtCARE – A platform to collect real- life outcome data of patients with spinal muscular atrophy. Orphanet J Rare Dis 2019; 14 (1): 18.

Prior TW. Perspectives and diagnostic considerations in spinal muscular atrophy. Genet Med 2010; 12 (3): 145–152.

Rafehi H, Szmulewicz DJ, Bennett MF, et al. Bioinformatics-based identification of expanded repeats: a non-reference intronic pentamer expansion in RFC1 causes CANVAS. Am J Hum Genet 2019; 105 (1): 151–165.

Ratni H, Ebeling M, Baird J, et al. Discovery of Risdiplam, a Selective Survival of Motor Neuron-2 (SMN2) Gene Splicing Modifier for the Treatment of Spinal Muscular Atrophy (SMA). J Med Chem 2018; 61(15): 6501–6517.

Renton AE, Majounie E, Waite A, et al. A hexanucleotide repeat expansion in C9ORF72 is the cause of chromosome 9p21-linked ALS-FTD. Neuron 2011; 72 (2): 257–268.

Richards S, Aziz N, Bale S, et al. Standards and guidelines for the interpretation of sequence variants: a joint consensus recommendation of the American College of Medical Genetics and Genomics and the Association for Molecular Pathology. Genet Med 2015; 17(5): 405–24.

Roche. PRIME designation granted by European Medicines Agency for RG6042 for treatment of Huntington's disease. 2018. Aus: https://www.roche.com/investors/updates/inv-update-2018-08-03.htm (letzter Zugriff: 20.4.2020).

Roche/Genentech. Update on RG6042 (formerly known as IONIS-HTTRx) Huntington's disease global development programme: Two clinical studies to begin by end of 2018. 2018. Aus: https://hdsa.org/wp-content/uploads/2018/09/Roche-global-HD-community-letter-Sept-2018.pdf (letzter Zugriff: 20.4.2020).

Ross CA, Aylward EH, Wild EJ, et al. Huntington disease: natural history, biomarkers and prospects for therapeutics. Nat Rev Neurol 2014; 10 (4): 204–216.

Ross CA, Tabrizi SJ. Huntington's disease: from molecular pathogenesis to clinical treatment. Lancet Neurol 2011, 10 (1): 83–98.

Ruano L, Melo C, Silva MC, Coutinho P. The global epidemiology of hereditary ataxia and spastic paraplegia: a systematic review of prevalence studies. Neuroepidemiology 2014; 42 (3): 174–183.

Sabatelli M, Conte A, Zollino M. Clinical and genetic heterogeneity of amyotrophic lateral sclerosis. Clin Genet 2013; 83 (5): 408–416.

Salinas S, Proukakis C, Crosby A, Warner TT. Hereditary spastic paraplegia: clinical features and pathogenetic mechanisms. Lancet Neurol 2008; 7 (12): 1127–1138.

Schule R, Wiethoff S, Martus P, et al. Hereditary spastic paraplegia: Clinicogenetic lessons from 608 patients. Ann Neurol 2016; 79 (4): 646–658.

Schwarz JM, Cooper DN, Schuelke M, Seelow D. MutationTaster2: mutation prediction for the deep-sequencing age. Nat Methods 2014; 11 (4): 361–362.

Stosser MB, Lindy AS, Butler E, et al. High frequency of mosaic pathogenic variants in genes causing epilepsy-related neurodevelopmental disorders. Genet Med 2018; 20(4): 403–410.

Tabrizi SJ, Leavitt BR, Landwehrmeyer GB, et al. Targeting huntingtin expression in patients with Huntington's disease. N Engl J Med 2019; 380(24): 2307–2316.

Talbott EO, Malek AM, Lacomis D. The epidemiology of amyotrophic lateral sclerosis. Handb Clin Neurol 2016; 138: 225–238.

uniQure N.V. uniQure Announces It Will Not Seek Marketing Authorization Renewal for Glybera in Europe aus: https://www.globenewswire.com/news-release/2017/04/20/962549/0/en/uniQure-Announces-It-Will-Not-Seek-Marketing-Authorization-Renewal-for-Glybera-in-Europe.html (letzter Zugriff 03.01.2020).

Uretsky STN, Bouquet C, Galy A, et al. Phase I/IIa visual acuity outcomes 1.5-years post-treatment with rAAV2/2-ND4, an investigational gene therapy for ND4 LHON. ARVO 2017. Baltimore, USA 2017.

Walter MC, Wenninger S, Thiele S, et al. Safety and Treatment Effects of Nusinersen in Longstanding Adult 5q-SMA Type 3 – A Prospective Observational Study. J Neuromuscul Dis. 2019; 6(4):453–465.

Young CS, Pyle AD. Exon skipping therapy. Cell 2016; 167 (5): 1144.

Yu-Wai-Man P, Newman NJ, Carelli V, et al. Bilateral visual improvement with unilateral gene therapy injection for Leber hereditary optic neuropathy. Sci Transl Med 2020; 12(573): eaaz7423.

Zhang J, Liu H, Luo S, et al. Live birth derived from oocyte spindle transfer to prevent mitochondrial disease. Reprod Biomed Online 2017; 34 (4): 361–368.

KAPITEL

28 Gutachten

Bernhard Widder

Wichtige Neuigkeiten auf einen Blick

- Die Grundlagen der medizinischen Begutachtung können von der AWMF-Website (Leitlinien-Register 094–001) heruntergeladen werden. Auf dieser Website finden sich auch weitere Begutachtungsleitlinien (Schädel-Hirn-Trauma, Schmerzen, psychische Störungen).
- Die zur Erstellung von Gutachten erforderlichen rechtlichen Kenntnisse können im Rahmen der von der Bundesärztekammer eingeführten strukturierten curricularen Fortbildung „Medizinische Begutachtung“ erworben werden.
- Für die Beurteilung der Kraftfahreignung bei Hirngefäßerkrankungen wurde von mehreren Fachgesellschaften ein Positionspapier erarbeitet, das den aktuellen wissenschaftlichen Erkenntnisstand wiedergibt und differenzierte Empfehlungen zu Krankheitsbildern und Fahrerlaubnisgruppen enthält.
- Mit dem Patientenrechtegesetz wurden die von der Rechtsprechung entwickelten Vorgaben für die Arzthaftung im Bürgerlichen Gesetzbuch (BGB) fixiert.
- Die Vergütung von Gutachten im Auftrag von Gerichten wurde zum 1.1.2021 erhöht.

28.1 Einführung

Der Neurologe wird sowohl in seiner Tätigkeit in der Klinik als auch in der ambulanten Versorgung immer wieder von Versicherungsträgern (z. B. Deutsche Rentenversicherung, Berufsgenossenschaften) oder von Gerichten aufgefordert, über seine Patienten oder – im Rahmen von Gutachten – über ihm bis dahin unbekannte Personen Aussagen zum Gesundheitszustand, zu bestehenden Funktionsbeeinträchtigungen oder Zusammenhängen zwischen geklagten Beschwerden und einem Schädigungsereignis zu machen. Dies kann in drei Formen gefordert sein:

- **Ärztliche Atteste** entsprechen im rechtlichen Sinn schriftlichen Zeugenaussagen. Wie Gutachten sollten Atteste immer klar zwischen anamnestischen Angaben, subjektiv geklagten Beschwerden und objektiven Befunden trennen.
- Der **sachverständige Zeuge** nimmt im Gerichtsverfahren „kraft besonderer beruflicher Sachkunde“ Sachverhalte wahr, über die er z. B. in seiner Funktion als behandelnder Arzt vor Gericht aussagt bzw. eine schriftliche Stellungnahme abgibt.
- Der **Sachverständige** bewertet demgegenüber die im Rahmen seines Gutachtenauftrags erhobenen Befunde im Hinblick auf die vom Auftraggeber des Gutachtens gestellten (Beweis-)Fragen.

! MERKE

Sowohl bei ärztlichen Attesten als auch bei Einvernahmen als „sachverständiger Zeuge“ sollte sich der Arzt auf Aussagen zu den erhobenen medizinischen Befunden beschränken und es aufgrund möglicher Rollenkonflikte ablehnen, gutachtliche Fragen z. B. zur beruflichen Leistungsfähigkeit oder zur Kausalität zu beantworten. Nicht zuletzt werden sachverständige Zeugenaussagen auch wesentlich geringer vergütet als Gutachten.

28.1.1 Aufgaben und Pflichten des Gutachters

Die für den Gutachter wesentlichen Vorgaben finden sich in der AWMF-Leitlinie „Allgemeine Grundlagen der medizinischen Begutachtung“ (DGNB 2019). Die wichtigsten Punkte dabei sind:

- **Unparteilichkeit und Unabhängigkeit.** Zwingende Forderung an den Gutachter ist medizinisch-wissenschaftliche Objektivität und Neutralität. Er darf weder Interessenvertreter des Auftraggebers noch des zu Begutachtenden sein. Wer sich mit dieser Vorgabe nicht anzufreunden vermag, sollte keine Gutachten erstellen.
- **Beraterfunktion.** Der Gutachter ist nicht selbst Entscheidungsträger, sondern lediglich fachkundiger Berater des Gerichts oder sonstiger Auftraggeber bei deren Entscheidungsfindung. Hieraus folgt auch, dass nicht das Ergebnis, sondern dessen plausible, in sich schlüssige und von

Sachkenntnis getragene argumentative Herleitung die eigentliche Leistung des Gutachters darstellt. Die Kernaussagen des Gutachtens sollten in einer für Laien verständlichen Sprache abgefasst sein.

- **Wissenschaftlicher Erkenntnisstand.** Maßstab für Begutachtungen ist der gesicherte wissenschaftliche Erkenntnisstand, wie er z. B. in Leitlinien publiziert ist.

! MERKE

Zu Begutachtende sind definitionsgemäß **keine** Patienten, weswegen stattdessen von Probanden – oder je nach Fragestellung – von Verletzten, Versicherten, Antragstellern, Klägern usw. gesprochen werden sollte.

Zu den Pflichten des Gutachters im Gerichtsverfahren – letztlich jedoch bei jedem Gutachtenauftrag – gehört die „unverzügliche" (§ 407a Zivilprozessordnung [ZPO]) Klärung der nachfolgenden Fragen:

1. Fällt der Auftrag in mein **Fachgebiet** und fühle ich mich für die Fragestellung kompetent?
2. Kann der Gutachtenauftrag ohne die Hinzuziehung **weiterer Sachverständiger** erledigt werden (z. B. neuropsychologische Zusatzgutachter), deren Hinzuziehung beim Auftraggeber ggf. beantragt werden muss?
3. Kann das Gutachten innerhalb der gesetzten **Frist** erstattet werden oder muss ggf. eine Fristverlängerung beantragt werden?
4. Gibt es **Befangenheitsgründe,** z. B. bei Vorbefasstheit mit dem zu Begutachtenden als Behandler?
5. Habe ich Zweifel an **Inhalt** und **Umfang** des Gutachtenauftrags? Bei Unklarheiten sollte der Gutachtenauftraggeber kontaktiert werden. Gleiches gilt, wenn ein vorgegebener Kostenumfang überschritten wird.

! MERKE

In Gerichtsverfahren kann ein Gutachtenauftrag im Allgemeinen nur aus 3 Gründen abgelehnt werden: **mangelnde Kompetenz** für die gutachtliche Fragestellung, **Zeitmangel** oder **Befangenheit.** Bei anderen Auftraggebern besteht keine Verpflichtung zur Übernahme eines Gutachtenauftrags.

28.1.2 Rechtliche Grundlagen

Gutachtenaufträge können aus verschiedenen Rechtsgebieten stammen, wie in der Übersicht in ➤ Tab. 28.1 dargestellt. Diese beinhalten zum Teil erheblich unterschiedliche Vorgaben z. B. hinsichtlich Beweisregeln und Bewertungsmaßstäben, die

Tab. 28.1 Die für den medizinischen Gutachter wichtigsten Rechtsgebiete und deren Zuordnung

Öffentliches Recht (Staat/Bürger)	**Sozialrecht**	Sozialgesetzbuch (SGB)	Gesetzliche Krankenversicherung Gesetzliche Unfallversicherung Gesetzliche Rentenversicherung Schwerbehindertenrecht
		soziales Entschädigungsrecht	z. B. Opferentschädigungsgesetz
	Verwaltungsrecht	Beamtenrecht	Dienstunfallfürsorge/-fähigkeit
		berufsständische Versorgungswerke (z. B. Ärzteversorgung)	
		Ausländerrecht (Aufenthalts- und Asylrecht)	
		Straßenverkehrsordnung	Kraftfahreignung
Privatrecht (Person/Person)	**Zivilrecht**	Summenversicherung	• Private Unfallversicherung • Berufsunfähigkeitsversicherung
		Schadensversicherung	• Private Krankenversicherung • Haftpflichtversicherung • Arzthaftung
		sonstige Bereiche	Betreuung, Geschäftsfähigkeit
Strafrecht (Staat/Täter)		strafbare Handlungen	

der Gutachter kennen sollte. Darüber hinaus wird unterschieden in **Zustandsgutachten,** bei denen „lediglich" z. B. die berufliche Leistungsfähigkeit oder eine mögliche Schwerbehinderung zu klären sind, und in **Zusammenhangsgutachten,** bei denen „zusätzlich" die Kausalität zwischen einem Unfall oder sonstigen Schädigungsereignis und geklagten Gesundheitsstörungen zu beurteilen ist.

Auch hierzu sei auf die AWMF-Leitlinie „Allgemeine Grundlagen der medizinischen Begutachtung" (DGNB 2019) sowie auf einschlägige Lehrbücher (z. B. Widder und Gaidzik 2018) verwiesen. Darüber hinaus bietet u. a. die Deutsche Gesellschaft für Neurowissenschaftliche Begutachtung (DGNB, www.dgnb-ev.de) regelmäßig Seminare zum Erwerb der Zusatzqualifikation **Medizinische Begutachtung** an.

28.2 Berufliche Leistungsfähigkeit

Fragen zur beruflichen Leistungsfähigkeit werden sowohl bei der sozialmedizinischen Einschätzung nach Rehabilitationsmaßnahmen als auch im Rahmen von Gutachten für gesetzliche und private Versicherungsträger gestellt (➤ Tab. 28.2).

Der Untersuchungsablauf erfolgt bei allen Versicherungsformen üblicherweise in vier Schritten:

1. Welche **Gesundheitsstörungen** von Krankheitswert (= Diagnosen) sind „ohne vernünftigen Zweifel" nachzuweisen?
2. Welche qualitativen Leistungseinschränkungen (sog. **negatives Leistungsbild**) sind in Abhängigkeit des zu beurteilenden Leistungsbildes (allgemeiner Arbeitsmarkt bzw. konkrete Tätigkeit) nachzuweisen?
3. Welches Restleistungsvermögen (sog. **positives Leistungsbild**) besteht noch und wie ist dieses in seinem quantitativen Umfang einzuschätzen?
4. Wie haben sich die zuvor beschriebenen Leistungseinschränkungen entwickelt und welche **Prognose** ist hierfür – ggf. einschließlich therapeutischer Optionen – zu stellen?

! MERKE

Die Beweislast für das Vorliegen einer beruflichen Leistungseinschränkung liegt beim Antragsteller einer Rente. Es ist daher lediglich Aufgabe des Gutachters zu klären, ob und aufgrund welcher objektiven Kriterien eine Leistungseinschränkung nachzuweisen ist.

28.2.1 Gesetzliche Rentenversicherung

Zwar werden bei Gutachtenaufträgen für die gesetzliche Rentenversicherung stets auch qualitative Einschränkungen erfragt, für die Frage einer Rentengewährung ist letztlich jedoch lediglich von Bedeutung, ob das **quantitative Leistungsvermögen** auf dem allgemeinen Arbeitsmarkt – d. h. in jeder nur denkbaren Tätigkeit, die es auf dem Arbeitsmarkt gibt – eingeschränkt ist. Hieraus resultieren drei Rentenformen:

- **Rente wegen teilweiser Erwerbsminderung** in Höhe einer halben Vollrente bei einer Leistungsfähigkeit von 3 bis unter 6 Stunden täglich
- **Rente wegen voller Erwerbsminderung** (Vollrente), wenn auch 3 Stunden täglich nicht mehr möglich sind
- **Rente wegen Berufsunfähigkeit** in Höhe einer halben Vollrente bei vor dem 02.01.1961 gebore-

Tab. 28.2 Synopsis der wichtigsten Bedingungen verschiedener Rentenversicherungen

	Gesetzliche Rentenversicherung (SGB VI)	Private Berufsunfähigkeitsversicherung	Berufsständische Versorgungswerke
Bezug	allgemeiner Arbeitsmarkt	zuletzt ausgeübte berufliche Tätigkeit	
Leistungsfall	teilweise Erwerbsminderung bei zeitlicher Leistungseinschränkung auf 3 bis unter 6 Stunden, volle Erwerbsminderung bei Leistungsfähigkeit unter 3 Stunden arbeitstäglich	in der Summe der Teiltätigkeiten Grad der Berufsunfähigkeit – in den meisten Verträgen – mindestens 50 %	vollständige (!) Berufsunfähigkeit mit Aufgabe des Berufs bzw. nur noch unwesentliche Einkünfte aus beruflicher Tätigkeit

nen Versicherten mit abgeschlossener Berufsausbildung

MERKE

Es stellt einen Fehler dar und generiert stets Rückfragen des Auftraggebers, wenn von einer verbliebenden Leistungsfähigkeit von 3 bis 6 Stunden gesprochen wird – eine Leistungsfähigkeit von 6 Stunden bedingt keine Rentenzahlung.

Von wesentlicher Bedeutung erscheinen für den Gutachter auch verschiedene von der Rechtsprechung entwickelte Vorgaben. So wird im Allgemeinen trotz grundsätzlich bestehender Leistungsfähigkeit von 6 Stunden Vollrente anerkannt:

- Bei Erfordernis sog. **betriebsunüblicher Pausen,** seien sie auch noch so kurz.
- Bei **eingeschränkter Wegefähigkeit** – ein Versicherter sollte in der Lage sein, viermal täglich eine Wegstrecke von mehr als 500 m einschließlich kurzer Pausen innerhalb von 20 Minuten zurückzulegen.
- Bei **Summierung ungewöhnlicher Leistungseinschränkungen,** z. B. bei einer verminderten körperlichen zusammen mit einer verminderten geistigen Leistungsfähigkeit.
- Bei **schwerer spezifischer Leistungseinschränkung,** z. B. bei mangelnder Umstellungsfähigkeit auf neue Tätigkeiten.

MERKE

Dem Gutachter sollte auch bekannt sein, dass nach der aktuellen Rechtslage bei einjähriger Arbeitslosigkeit ohne erfolgte Vermittelbarkeit trotz bestehender Leistungsfähigkeit von 3 bis unter 6 Stunden im Allgemeinen Vollrente attestiert wird.

28.2.2 Private Berufsunfähigkeitsversicherung

Der Leistungsfall bei privaten Berufsunfähigkeitsversicherungen ist in § 172 Versicherungsvertragsgesetz (VVG) definiert, ggf. ergänzt durch Verträge mit **Verweisbarkeit** auf vergleichbare Tätigkeiten. Maßstab der gutachtlichen Beurteilung ist die zuletzt „in gesunden Tagen" bzw. in den letzten 12 Monaten ausgeübte Tätigkeit in ihrer konkreten Ausgestaltung. Nicht von Bedeutung ist demgegenüber der erlernte bzw. bei Vertragsabschluss ausgeübte Beruf.

Bei der Begutachtung werden regelmäßig vom Auftraggeber des Gutachtens die zuletzt durchgeführten Teiltätigkeiten des zu Untersuchenden in Prozent der täglichen Arbeit oder in konkreten Stunden vorgegeben. Es ist dann gutachtliche Aufgabe, die bei jeder Teiltätigkeit bestehenden Leistungseinschränkungen zu benennen. Überschreiten diese in der Summe einen **Grad der Berufsunfähigkeit** von – in den meisten Verträgen – 50 %, tritt der Versicherungsfall ein.

ACHTUNG

§ 172 VVG – Leistung des Versicherers

(2) Berufsunfähig ist, wer seinen zuletzt ausgeübten Beruf, so wie er ohne gesundheitliche Beeinträchtigung ausgestaltet war, infolge Krankheit, Körperverletzung oder mehr als altersentsprechendem Kräfteverfall ganz oder teilweise voraussichtlich auf Dauer nicht mehr ausüben kann.
(3) Als weitere Voraussetzung einer Leistungspflicht des Versicherers kann vereinbart werden, dass die versicherte Person auch keine andere Tätigkeit ausübt oder ausüben kann, die zu übernehmen sie aufgrund ihrer Ausbildung und Fähigkeiten in der Lage ist und die ihrer bisherigen Lebensstellung entspricht.

28.2.3 Berufsständische Versorgungswerke

Berufsständische Versorgungswerke stellen für die kammerfähigen freien Berufe wie Ärzte, Architekten, Rechtsanwälte usw. die Pflichtversorgung dar. Die Berufsunfähigkeitsrente ist eine gemeinschaftlich von den Mitgliedern eines Versorgungswerkes getragene Risikoabsicherung im Krankheitsfall. Sie dient ausdrücklich nicht dem Erhalt des vorherigen Lebensstandards. Der Rentenfall tritt bei den Versorgungswerken regelmäßig erst bei 100-prozentiger Berufsunfähigkeit ein. Eine solche liegt vor, wenn das Mitglied „wegen Krankheit oder eines körperlichen Gebrechens oder wegen Schwäche seiner körperlichen oder geistigen Kräfte" zur Ausübung seiner beruflichen Tätigkeit unfähig ist.

28.3 Schwerbehindertenrecht

Das im SGB IX verankerte Schwerbehindertenrecht soll die Integration behinderter Menschen fördern, die Definition einer „Behinderung" findet sich in § 2 SGB IX.

ACHTUNG

§ 2 SGB IX – Behinderung

(1) Menschen sind behindert, wenn ihre körperliche Funktion, geistige Fähigkeit oder seelische Gesundheit mit hoher Wahrscheinlichkeit länger als 6 Monate von dem für das Lebensalter typischen Zustand abweicht und daher ihre Teilhabe am Leben in der Gesellschaft beeinträchtigt ist.

28

28.3.1 Grad der Behinderung

Maßstab für die Beurteilung von Behinderungen ist der Grad der Behinderung (GdB). Hierfür gelten als wichtigste Regeln:

- Die GdB-Bewertung orientiert sich zwingend an den Tabellen der **Versorgungsmedizinischen Grundsätze** (BMAS 2015) und umfasst die gesamten Lebensumstände.
- Der GdB wird in Zehnergraden und ohne den Zusatz % oder v. H. angeben (z. B. GdB 50).
- Bei Vorliegen mehrerer Einzel-GdB-Werte sind diese nicht einfach zu addieren. Maßgebend sind vielmehr die „Auswirkungen der einzelnen Behinderungen in ihrer Gesamtheit unter Berücksichtigung ihrer wechselseitigen Beziehungen zueinander".
- Die in den Tabellen vermerkten GdB-Werte berücksichtigen bereits **üblicherweise vorhandene** seelische Begleiterscheinungen und Schmerzen. Sind diese **außergewöhnlich,** können sie jedoch zusätzlich berücksichtigt werden.

Eine **Schwerbehinderung** liegt bei einem GdB von wenigstens 50 vor. Das Vorliegen einer Schwerbehinderung ist für den Betroffenen mit verschiedenen Vorteilen (frühere Berentung, besserer Kündigungsschutz, Zusatzurlaub, steuerliche Vorteile) verbunden. Bei einem GdB 30 kann ggf. die Anerkennung einer Schwerbehinderung im Rahmen der **Gleichstellung** beantragt werden, wenn ohne diese Hilfe kein geeigneter Arbeitsplatz zu erlangen oder zu behalten ist.

Tab. 28.3 Nachteilsausgleiche (Merkzeichen) und wichtigste damit verbundene Vergünstigungen

Merkzeichen	Beschreibung	Wichtigste Vergünstigungen
B	erhebliche Beeinträchtigung der Bewegungsfähigkeit im Straßenverkehr	unentgeltliche Beförderung im öffentlichen Personennahverkehr
G	Notwendigkeit ständiger Begleitung	unentgeltliche Beförderung einer Begleitperson im öffentlichen Verkehr
aG	außergewöhnliche Gehbehinderung	Parkmöglichkeit auf Schwerbehindertenparkplätzen
RF	Gefahr der „kulturellen Verödung"	Befreiung von der Rundfunkgebührenpflicht
H	Hilflosigkeit	Gewährung von Pflegegeld, häuslicher Pflegehilfe usw.
Bl	Blindheit	Gewährung von Blindengeld

28.3.2 Nachteilsausgleiche (Merkzeichen)

Neben dem GdB kennt das Schwerbehindertenrecht sog. Nachteilsausgleiche bzw. Merkzeichen, die für behinderte Menschen weitere Vergünstigungen beinhalten (➤ Tab. 28.3). Die Voraussetzungen für die einzelnen Nachteilsausgleiche finden sich gleichermaßen in den Versorgungsmedizinischen Grundsätzen (BMAS 2015).

28.4 Unfallfolgen

Nach Unfallereignissen ist häufig gutachtlich zu klären, ob diese zu gesundheitlichen Folgen geführt haben. Eine Synopsis der hier relevanten Rechtsgebiete findet sich in ➤ Tab. 28.4.

Tab. 28.4 Versicherungsrechtliche Grundlagen der verschiedenen Unfallversicherungen

	Gesetzliche Unfallversicherung (SGB VII)	Unfallfürsorge der Beamten	Private Unfallversicherung	Haftpflichtversicherung
versicherte Ereignisse	Unfälle im Rahmen der versicherten Tätigkeit sowie Wegeunfälle	Unfälle in Ausübung oder infolge des Dienstes	alle Unfälle des täglichen Lebens mit in den Allgemeinen Unfallversicherungsbedingungen (AUB) genannten individuellen Beschränkungen	das jeweilige, die Schadensersatzpflicht des Versicherten begründende Ereignis
Unfallbegriff	zeitlich begrenzte, von außen auf den Körper einwirkende Ereignisse infolge einer versicherten Tätigkeit (§ 8 SGB VII)	ein auf äußerer Einwirkung beruhendes, plötzliches, örtlich und zeitlich einen Körperschaden verursachendes Ereignis (§ 31 Beamtenversorgungsgesetz [BeamtVG])	wenn die versicherte Person durch ein plötzlich von außen auf ihren Körper wirkendes Ereignis (Unfallereignis) unfreiwillig eine Gesundheitsschädigung erleidet (§ 178 Abs. 2 Versicherungsvertragsgesetz [VVG]).	Körper- und Gesundheitsverletzung durch unter die Versicherung fallende Tätigkeiten, Produkte oder Anlagen
vom Versicherungsschutz ausgenommene Unfallereignisse	Unfälle aus „innerer Ursache" (mit Ausnahmen)	Unfälle aus „innerer Ursache", zusätzlich vorsätzlich oder grob fahrlässig herbeigeführte Dienstunfälle	Unfälle aus „innerer Ursache" (Geistes- oder Bewusstseinsstörungen, Trunkenheit, Schlaganfälle, epileptische Anfälle oder andere Anfälle, die den ganzen Körper der versicherten Person ergreifen), zusätzlich weitere Ausschlüsse	keine, evtl. aber mitwirkendes Verschulden des Geschädigten
vom Versicherungsschutz ausgenommene Unfallfolgen	keine	keine	u. a. Schäden an Bandscheiben und Gehirnblutungen, wenn das Unfallereignis nicht die überwiegende Ursache darstellt	evtl. mitwirkendes Verschulden des Geschädigten

28.4.1 Zusammenhangsbeurteilung

Die Zusammenhangsbeurteilung nach Unfällen erfolgt stets in mehreren Schritten. Die einzelnen Glieder der sog. **Kausalkette** sind dabei:

- **Unfallereignis.** Die Frage, ob es sich überhaupt um ein vom jeweiligen Versicherungsumfang gedecktes Unfallereignis handelt, ist üblicherweise bereits im Vorfeld durch den jeweiligen Versicherer zu klären. Im Einzelfall wird allerdings auch der Gutachter befragt, ob z. B. bei einem Sturz eine „körpereigene Ursache" in Form eines epileptischen Anfalls diesen verursacht hat, was möglicherweise einen Haftungsausschluss begründet.
- **Gesundheitsschädigung.** Hierunter wird die unmittelbar bei dem Unfallereignis entstandene körperlich-seelische Gesundheitsschädigung (z. B. Hirnkontusion, Plexusausriss) verstanden, im rechtlichen Kontext auch als **Erstschaden** bezeichnet. Dem Nachweis des Erstschadens kommt entscheidende Bedeutung zu, da dieser in allen Rechtsgebieten im „Vollbeweis" (➤ Tab. 28.6) zu führen ist.
- **Gesundheitsschaden.** Ist ein körperlich-seelischer Erstschaden nachgewiesen, gilt es im nächsten Schritt zu klären, welche Folgen – im rechtlichen Kontext auch als **Folgeschaden** bezeichnet – dieser hinterlassen hat.

Tab. 28.5 Unterschiedliche Beweismaße bei der Beurteilung der Kausalkette in den wichtigsten Rechtsgebieten

	Gesetzliche Unfallversicherung	Unfallfürsorge der Beamten	Private Unfallversicherung	Haftpflichtversicherung
Einzelne Glieder der Kausalkette				
Schädigungsereignis	Vollbeweis			
Gesundheitsschädigung (Erstschaden)	Vollbeweis			
Gesundheitsschaden (Folgeschaden)	Vollbeweis			Wahrscheinlichkeit
Zusammenhangsbeurteilung				
Unfallereignis/Erstschaden	Wahrscheinlichkeit	Vollbeweis		
Erst-/Folgeschaden	Wahrscheinlichkeit	Vollbeweis	Wahrscheinlichkeit	

Tab. 28.6 Von der Rechtsprechung benutzte Beweismaßstäbe

Aussage	Definition
… ohne vernünftigen Zweifel	subjektive Gewissheit (sog. **Vollbeweis**) mit einem für das praktische Leben brauchbaren Grad an Gewissheit, ohne verbleibende Zweifel völlig auszuschließen
… wahrscheinlich	überwiegende **Wahrscheinlichkeit,** wenn (erheblich) mehr für als gegen die Annahme spricht

! MERKE

Es ist ein grober gutachtlicher Fehler, von später erkennbaren Funktionsstörungen (z. B. neuropsychologische Defizite) ausgehend „ex post" auf eine zugrunde liegende Hirnkontusion als Erstschaden zu schließen.

Sowohl für die einzelnen Glieder der Kausalkette als auch für deren Zusammenhangsbeurteilung gelten in den verschiedenen Rechtsgebieten unterschiedliche Beweisanforderungen (➤ Tab. 28.5), wobei für die Rechtsprechung nur 2 Beweismaße relevant sind (➤ Tab. 28.6).

! MERKE

Die in Arztbriefen üblichen Aussagen „plausibler", „am ehesten vorliegender" oder „nachvollziehbarer" Gesundheitsstörungen und Ursachenzusammenhänge machen ein Gutachten wertlos.

28.4.2 Bemessung von Unfallfolgen

Die Bemessung von Unfallfolgen erfolgt in den verschiedenen Rechtsgebieten nach unterschiedlichen Maßstäben:

- **Gesetzliche Unfallversicherung.** Bewertet wird die Minderung der Erwerbsfähigkeit **(MdE)** als abstraktes Maß für den Umfang der verminderten Arbeitsmöglichkeiten auf dem gesamten Gebiet des Erwerbslebens. Tabellen hierzu finden sich in den verschiedenen Gutachtenbüchern (z. B. Schönberger et al. 2017; Widder und Gaidzik 2018). Eine Rentenzahlung erfolgt ab einer MdE von 20 v. H. (im Bereich der Landwirtschaftlichen Berufsgenossenschaften erst ab 30 v. H.).
- **Unfallfürsorge der Beamten.** Auch hier erfolgt eine MdE-Bewertung, in diesem Fall jedoch nach Bundesland unterschiedlich in Bezug auf die Tabellen der gesetzlichen Unfallversicherung oder der Versorgungsmedizinischen Grundsätze (BMAS 2015).
- **Private Unfallversicherung.** Im ersten Schritt werden zunächst unfallbedingte Funktionsminderungen der Sinnesorgane (Geruch, Geschmack, Seh- und Hörvermögen) und der einzelnen Extremitäten nach der sog. **Gliedertaxe** jeweils in Bruchteilen der vollen Funktion (1/20–1/1) bewertet (Widder und Müller-Vahl 2019), im zweiten Schritt werden sonstige Folgen (z. B. kognitive Defizite, Blasen-/Mastdarmstörung) zusammenfassend als „Beeinträchtigung der körperlichen

und geistigen Leistungsfähigkeit“ **(BdL)** in % bemessen. Die abschließende Gesamtbewertung der hieraus resultierenden Invalidität obliegt aufgrund der individuell unterschiedlichen Vertragsbedingungen ausdrücklich nicht dem Gutachter.
- **Haftpflichtversicherung.** Hier erfolgt eine freie Einschätzung der unfallbedingten Einschränkungen im Beruf sowie ggf. im Privatleben in Prozent, wobei oft auch als „Orientierungsgröße“ nach der MdE auf dem allgemeinen Arbeitsmarkt gefragt wird.

28.5 Berufskrankheiten

Die Versicherung von Berufskrankheiten stellt neben Arbeitsunfällen den zweiten Schwerpunkt in den Aufgaben der gesetzlichen Unfallversicherung dar. Berufskrankheiten sind definiert als Krankheiten, die
- nach den Erkenntnissen der medizinischen Wissenschaft – und nicht lediglich nach ungesicherten Einzelmeinungen – durch besondere Einwirkungen verursacht sind und
- denen die Betreffenden in ihrer versicherten Tätigkeit nachweislich in erheblich höherem Grad als der Rest der Bevölkerung ausgesetzt waren oder sind.

Unterschieden wird außerdem in Berufskrankheiten,
- die im Verzeichnis der Berufskrankheitenverordnung (BKV) stehen (sog. **Listen-Berufskrankheiten**) und/oder
- deren Ursache nach neuen Erkenntnissen der medizinischen Wissenschaft im Beruf nachgewiesen ist (sog. **Wie-Berufskrankheiten**).

Im Umkehrschluss bedeutet dies, dass nicht jede arbeitsbedingte oder zusammen mit beruflichen Tätigkeiten auftretende Krankheit eine „Berufskrankheit“ ist, sondern im Allgemeinen nur die in der BKV vom Gesetzgeber definierten Krankheiten.

Für den Neurologen sind nur wenige Berufskrankheiten relevant (➤ Tab. 28.7). Für die gutachtliche Beurteilung sind die jeweiligen **Merkblätter** sowie die **wissenschaftlichen Begründungen** zu den einzelnen Berufskrankheiten zwingend zu beachten (https://www.baua.de/DE/Angebote/Rechtstexte-und-Technische-Regeln/Berufskrankheiten/Merkblaetter.html). Durch Berufskrankheiten bedingte Gesundheitsstörungen werden als Minderung der Erwerbsfähigkeit (MdE) nach den Tabellen der gesetzlichen Unfallversicherung bewertet.

Tab. 28.7 Für den Neurologen relevante Berufskrankheiten

BK-Nr.	Bezeichnung
1317	Polyneuropathie oder Enzephalopathie durch organische Lösungsmittel oder deren Gemische
2106	Druckschädigung der Nerven (außer N. medianus)
2113	Druckschädigung des N. medianus im Karpaltunnel (Karpaltunnelsyndrom) durch repetitive manuelle Tätigkeiten mit Beugung und Streckung der Handgelenke, durch erhöhten Kraftaufwand der Hände oder durch Hand-Arm-Schwingungen
2115	Fokale Dystonie als Erkrankung des zentralen Nervensystems bei Instrumentalmusikern durch feinmotorische Tätigkeit hoher Intensität
3101	Infektionskrankheiten, wenn der Versicherte im Gesundheitsdienst, in der Wohlfahrtspflege oder in einem Laboratorium tätig oder durch eine andere Tätigkeit der Infektionsgefahr in ähnlichem Maße besonders ausgesetzt war (betrifft z. B. COVID-19-Erkrankungen)

28.6 Soziales Entschädigungsrecht

Der Begriff des sozialen Entschädigungsrechts stellt den Oberbegriff für den Geltungsbereich des aus der Versorgung von Kriegsopfern stammenden Bundesversorgungsgesetzes (BVG) und seiner verschiedenen Nebengesetze (z. B. Infektionsschutzgesetz, Opferentschädigungsgesetz, Soldatenversorgungsgesetz, Zivildienstgesetz) dar. Soziale Entschädigungen werden für Gesundheitsschäden erbracht, für welche die „staatliche Gemeinschaft in Abgeltung eines besonderen Opfers oder aus anderen Gründen“ einzustehen hat.

Die Zusammenhangsbeurteilung erfolgt grundsätzlich nach denselben Kriterien wie in der gesetzlichen

Unfallversicherung, zu Besonderheiten sei auf die Versorgungsmedizinischen Grundsätze (BMAS 2015) verwiesen. Bewertungsmaßstab nachgewiesener Schädigungsfolgen ist der **Grad der Schädigungsfolgen (GdS),** der sich in abstrakter Form auf alle Lebensumstände bezieht (Angabe ohne % oder v. H.).

28.7 Arzthaftung

Behandlungsfehlervorwürfe beziehen sich im Wesentlichen auf zwei Paragraphen des Bürgerlichen Gesetzbuchs (BGB):

- **Schlechterfüllung** des Behandlungsvertrages gemäß § 280 BGB
- **Unerlaubte Handlung** mit iatrogener Körper- bzw. Gesundheitsverletzung gemäß § 823 BGB

Zusätzlich wurde vor wenigen Jahren vom Gesetzgeber ein spezielles **Patientenrechtegesetz** (§ 630a–h BGB) verabschiedet.

ACHTUNG

Wichtigste gesetzliche Grundlagen der Arzthaftung

§ 280 BGB – Schadensersatzpflicht wegen Pflichtverletzung
Verletzt der Schuldner eine Pflicht aus einem Schuldverhältnis, so kann der Gläubiger Ersatz des hierdurch entstehenden Schadens verlangen. Dies gilt nicht, wenn der Schuldner die Pflichtverletzung nicht zu vertreten hat.

§ 823 BGB – Schadensersatzpflicht
Wer vorsätzlich oder fahrlässig das Leben, den Körper, die Gesundheit, die Freiheit, das Eigentum oder ein sonstiges Recht eines anderen widerrechtlich verletzt, ist dem anderen zum Ersatz des daraus entstehenden Schadens verpflichtet.

Maßstab für die Pflichten eines Arztes sind zum einen das Verhalten eines „durchschnittlich befähigten, gewissenhaften Facharztes" (sog. **Facharztstandard**), zum anderen der „Kenntnis- und Erfahrungsstand der medizinischen Wissenschaft" unter Berücksichtigung vorhandener Leitlinien und Empfehlungen der Fachgesellschaften zum Zeitpunkt der ärztlichen Maßnahme (sog. **ex ante Sicht**).

28.7.1 Nachweis eines Behandlungsfehlers

Wie in anderen rechtlichen Bereichen (z. B. Kraftfahrzeughaftpflicht) liegt die Beweislast für das Vorliegen einer unerlaubten Handlung oder Pflichtverletzung grundsätzlich bei demjenigen, der geschädigt wurde. Der sich geschädigt fühlende Patient hat dabei ohne vernünftigen Zweifel („Vollbeweis") zu beweisen,

1. dass bei ihm ein Behandlungsfehler gemacht wurde **und**
2. dass er einen Gesundheitsschaden erlitten hat **und**
3. dass dieser Gesundheitsschaden durch die Pflichtverletzung des Arztes bedingt ist.

Da diese komplexe Beweisführung vom Patienten nur schwer zu erbringen ist, wird im Rechtsstreit so gut wie immer versucht, eine Beweislastumkehr oder zumindest Beweiserleichterung zu erreichen. In einem solchen Fall muss dann der Arzt nachweisen, dass die Behandlung sachgerecht war bzw. die Schädigung auch ohne eine fehlerhafte ärztliche Leistung schicksalhaft aufgetreten wäre – was gleichermaßen schwierig ist.

28.7.2 Beweislastumkehr/-erleichterung

Die wichtigsten mit einer Beweislastumkehr oder zumindest -erleichterung zu Ungunsten des behandelnden Arztes einhergehenden Konstellationen sind:

- **Fehlende oder mangelhafte Eingriffsaufklärung.** Sämtliche diagnostischen und therapeutischen Eingriffe erfüllen den Tatbestand der Körperverletzung und erfordern zu ihrer Rechtfertigung die Einwilligung des Patienten. Dabei ist auch über alternative Möglichkeiten zu informieren. Die Beweislast für eine sachgerecht erfolgte Eingriffsaufklärung (Selbstbestimmungsaufklärung) liegt immer (!) beim Arzt.
- **Dokumentationsmängel.** Der Arzt ist verpflichtet, sämtliche aus fachlicher Sicht für die Behandlung wesentlichen Maßnahmen und deren Ergebnisse „im unmittelbaren zeitlichen Zusammenhang" mit der Behandlung aufzuzeichnen. Ist eine „medizinisch gebotene wesentliche Maßnahme und ihr Ergebnis" nicht dokumentiert, wird vermutet, dass diese Maßnahme nicht getroffen wurde.

- **Fehlende Befähigung des Behandlers.** War ein Arzt für die von ihm vorgenommene Behandlung nicht befähigt, wird vermutet, dass die mangelnde Befähigung für den eingetretenen Schaden ursächlich war.
- **Fehler in der „voll beherrschbaren Risikosphäre".** Gemeint sind damit auftretende Probleme in der Organisation und Koordination des Behandlungsbetriebes oder im technisch-apparativen Bereich. Hierzu gehört auch eine fehlende oder nicht rechtzeitige Verlegung in ein für die Versorgung geeigneteres Krankenhaus.
- **Grobe Diagnose-/Behandlungsfehler.** Gemäß Rechtsprechung wird hierunter ein Fehlverhalten verstanden, das eindeutig gegen bewährte ärztliche Behandlungsregeln verstößt und einem Arzt „schlechterdings nicht unterlaufen darf".
- **Mängel in der Befunderhebung/-sicherung.** Gemeint ist die Situation, wenn der Arzt es unterlassen hat, einen medizinisch gebotenen Befund rechtzeitig zu erheben, dieser jedoch mit Wahrscheinlichkeit einen relevanten bzw. reaktionspflichtigen Befund ergeben hätte.

28.8 Betreuung

Ziel der im BGB verankerten Betreuung ist es, Personen, die ihre Angelegenheiten aufgrund Krankheit oder Behinderung ganz oder teilweise nicht mehr besorgen können, unterstützend einen „Betreuer" zur Seite zu stellen. Betreuungen können auf Antrag des Betreffenden oder „von Amts wegen" eingerichtet werden, wenn der Betroffene z. B. aufgrund eines Schlaganfalls nicht mehr zur freien Willensbestimmung fähig erscheint und/oder nach Einschätzung der Ärzte krankheitsbedingt keine Einwilligungsfähigkeit in geplante medizinische Maßnahmen besteht. In diesem Fall greift dann auch der **Einwilligungsvorbehalt** nach § 1903 BGB.

MERKE

Die Einrichtung einer Betreuung ist nicht erforderlich, wenn bereits eine **Vorsorgevollmacht** mit Bestimmung eines Bevollmächtigten vorliegt, sofern diese die für die medizinische Versorgung wesentlichen Punkte umfasst.

ACHTUNG

Wichtigste Rechtsgrundlagen der Betreuung

§ 1896 BGB – Bestellung eines Betreuers

(1) Kann ein Volljähriger aufgrund einer psychischen Krankheit oder einer körperlichen, geistigen oder seelischen Behinderung seine Angelegenheiten ganz oder teilweise nicht besorgen, so bestellt das Vormundschaftsgericht auf seinen Antrag oder von Amts wegen für ihn einen Betreuer. …

(2) Ein Betreuer darf nur für Aufgabenkreise bestellt werden, in denen die Betreuung erforderlich ist.

§ 1897 BGB – Eignung des Betreuers

(1) Zum Betreuer bestellt das Vormundschaftsgericht eine natürliche Person, die geeignet ist, in dem gerichtlich bestimmten Aufgabenkreis die Angelegenheiten des Betreuten rechtlich zu besorgen und ihn in dem hierfür erforderlichen Umfang persönlich zu betreuen. …

§ 1903 BGB – Einwilligungsvorbehalt

(1) Soweit dies zur Abwendung einer erheblichen Gefahr für die Person oder das Vermögen des Betreuten erforderlich ist, ordnet das Vormundschaftsgericht an, dass der Betreute zu einer Willenserklärung, die den Aufgabenkreis des Betreuten betrifft, dessen Einwilligung bedarf (Einwilligungsvorbehalt).

§ 1904 BGB – Genehmigung bei ärztlichen Maßnahmen

(1) Die Einwilligung des Betreuers in eine Untersuchung des Gesundheitszustands, eine Heilbehandlung oder einen ärztlichen Eingriff bedarf der Genehmigung des Vormundschaftsgerichts, wenn die begründete Gefahr besteht, dass der Betreute aufgrund der Maßnahme stirbt oder einen schweren und länger dauernden gesundheitlichen Schaden erleidet. Ohne die Genehmigung darf die Maßnahme nur durchgeführt werden, wenn mit dem Aufschub Gefahr verbunden ist.

(2) Absatz 1 gilt auch für die Einwilligung eines Bevollmächtigten. Sie ist nur wirksam, wenn die Vollmacht … die in Absatz 1 Satz 1 genannten Maßnahmen ausdrücklich umfasst.

Die Einrichtung einer Betreuung erfolgt im Klinikalltag in 4 Schritten, wobei im Eilverfahren ggf. auch eine vorläufige Betreuung eingerichtet werden kann:

1. Der Arzt oder ein Angehöriger benachrichtigen das Vormundschaftsgericht (Amtsgericht) über das Erfordernis einer Betreuung.
2. Das Vormundschaftsgericht gibt ein ärztliches Gutachten zur Notwendigkeit und zum Umfang einer Betreuung in Auftrag.

3. Ist dieses erstattet, besucht der Vormundschaftsrichter den Patienten („Anhörung") und verschafft sich einen eigenen Eindruck von der Situation.
4. Es erfolgt die richterliche Entscheidung über die Betreuung mit Bestellung eines Betreuers.

28.8.1 Inhalt von Betreuungsgutachten

Aufgabe des Gutachters im Betreuungsverfahren ist es, dem Vormundschaftsrichter die notwendigen fachlichen Grundlagen für seine Beurteilung zu liefern. Neben der üblichen Beschreibung des Krankheitsverlaufs und der Befunde gehören hierzu Aussagen zu den in ➤ Tab. 28.8 genannten Punkten.

28.8.2 Umfang der Betreuung

Im Betreuungsgutachten hat der Gutachter auch Aussagen zum Umfang der erforderlichen Betreuung zu machen. Die wichtigsten Aufgabenkreise sind:

- Vermögenssorge
- Regelung von Mietangelegenheiten und Wohnungsauflösungen
- Aufenthaltsbestimmung
- Vertretung gegenüber Behörden und Verwaltungen
- Sorge für die Gesundheit
- Entgegennahme, Öffnung und Bearbeitung der Post
- Ehescheidung
- Regelung von Sorgerechtsangelegenheiten

Tab. 28.8 Inhalt von Betreuungsgutachten

Fragestellung	Begründung
Notwendigkeit der Betreuung	Warum kann der Betroffene seine Angelegenheiten ganz oder teilweise nicht besorgen?
Umfang der Betreuung	Welche Aufgabenkreise soll die Betreuung umfassen?
Notwendigkeit eines Einwilligungsvorbehalts	Besteht eine krankheitsbedingte Beeinträchtigung des freien Willens bzw. der „Einsichtsfähigkeit und der Fähigkeit, nach dieser Einsicht zu handeln"?
voraussichtliche Dauer der Betreuung	Wie lange bestehen aus medizinischer Sicht die Voraussetzungen der Betreuung?
Vorschlag zur Person des Betreuers	Wer ist unter Berücksichtigung der verwandtschaftlichen und sonstigen persönlichen Bindungen als Betreuer geeignet?
Verständnisfähigkeit des Betroffenen	Ist der Betroffene in der Lage, den Sinn und Inhalt der Anhörung zu verstehen?

28.9 Kraftfahreignung

Für die Beurteilung der Fahreignung sind in Deutschland die Fahrerlaubnisverordnung (FeV) und die Begutachtungsleitlinien zur Kraftfahreignung maßgeblich (Bundesanstalt für Straßenwesen [BASt] 2019). Für den Neurologen ist darin das ➤ Kapitel 3.9 Krankheiten des Nervensystems von Bedeutung, das allerdings in wesentlichen Teilen zuletzt im Jahr 2000 aktualisiert wurde und nicht mehr den aktuellen wissenschaftlichen Stand repräsentiert. Dies betrifft insbesondere die kreislaufabhängigen Störungen der Hirntätigkeit (➤ Kapitel 3.9.4).

Hierzu liegt inzwischen jedoch ein von zahlreichen medizinischen Fachgesellschaften konsentiertes Positionspapier mit differenzierten Empfehlungen für die verschiedenen Hirngefäßerkrankungen und Fahrerlaubnisgruppen vor (Marx et al. 2019). Nachdem die Begutachtungsleitlinien ausdrücklich abweichende Einschätzungen bei „entsprechenden Hinweisen auf die zugrunde gelegte Fachliteratur" ermöglichen, kann auf diese Empfehlungen verwiesen werden.

28.9.1 Aufklärung vs. Gutachten

Entgegen der im Internet zahlreich verbreiteten Aussage besteht in Deutschland keine Meldepflicht für Erkrankungen, die möglicherweise die aktuelle Fahrtüchtigkeit einschränken. Gemäß § 2 (1) FeV hat vielmehr jeder Verkehrsteilnehmer selbst die Pflicht zur Vorsorge, dass er infolge „körperlicher oder geistiger Mängel" andere nicht gefährdet.

Ärztliche Hauptaufgabe ist es daher, im Rahmen der **Sicherungsaufklärung** unaufgefordert (!) Patienten über die fehlende Fahrtüchtigkeit aufzuklären, wenn anhand der erhobenen Befunde eine solche erkennbar ist. Im Eigeninteresse des Arztes sollte dies auch dokumentiert werden.

Die Frage, ob und wann Ärzte auffällige Patienten bei der Fahrerlaubnisbehörde melden dürfen oder sogar müssen, wird von der Rechtsprechung kontrovers gesehen. Übereinstimmung besteht jedoch, dass in Abwägung zur ärztlichen Schweigepflicht ein „höheres Rechtsgut" vorliegt, wenn z. B. ein Berufskraftfahrer trotz mehrerer zerebraler Krampfanfälle weiterhin einen Bus oder Lkw führt.

Gutachten zur Fahreignung **(verkehrsmedizinische Gutachten)** sind demgegenüber nur dann erforderlich, wenn sich die Fahrerlaubnisbehörde bereits eingeschaltet hat und das weitere Führen eines Fahrzeugs von einer positiven gutachtlichen Einschätzung abhängig macht. Der Gutachter muss dabei über eine zusätzliche **verkehrsmedizinische Qualifikation** (§ 11 FeV) verfügen.

28.9.2 Praktisches Vorgehen

Für die Beurteilung der Fahreignung hat sich ein Vorgehen in 4 Schritten bewährt:

1. **Beeinträchtigung.** Hier sind 3 Kategorien zu unterscheiden:
   a) **Dauerhaft** unzureichende körperlich-geistige Leistungsfähigkeit, z. B. Neglekt, Hemiparese oder neurokognitive Störungen nach Schlaganfall
   b) **Paroxysmal** unzureichende körperlich-geistige Leistungsfähigkeit, z. B. Anfallsleiden, Menière-Erkrankung
   c) **Mangelnde Einsichtsfähigkeit** bzgl. einer reduzierten körperlich-geistigen Leistungsfähigkeit, z. B. Demenz
2. **Fahrerlaubnisgruppe.** Für die individuelle Risikostratifizierung erscheint von wesentlicher Bedeutung, um welche Fahrzeugart und um welchen zeitlichen Umfang der Fahrtätigkeit (kurze Fahrten im Alltag vs. Berufskraftfahrer) es sich handelt. Unterschieden wird:
   a) **Gruppe 1:** Pkw, Krafträder, landwirtschaftliche Fahrzeuge
   b) **Gruppe 2:** Lkw, Bus, Personenbeförderung
3. **Kompensation.** Hier gilt zu klären, ob eine individuelle Kompensation von Eignungsmängeln möglich ist durch
   a) **Auflagen an den Fahrer,** z. B. Tragen einer Sehhilfe, Fahrtätigkeit nur innerhalb eines begrenzten Umkreises oder tagsüber, und/oder
   b) **Beschränkungen des Fahrzeugs,** z. B. Automatikfahrzeug, Betätigung von Gas/Bremse mit der Hand.
4. **Nachuntersuchungen.** Im letzten Schritt gilt zu klären, ob und wann im weiteren Verlauf Nachuntersuchungen erforderlich sind, z. B. bei Parkinson- oder Alzheimer-Erkrankung.

28.10 Vergütung von Gutachten

Die Vergütung von Gutachten erfolgt in Abhängigkeit des Auftraggebers nach unterschiedlichen Maßstäben.

28.10.1 Gutachten für gesetzliche Versicherungsträger

Grundsätzlich gelten im sog. Verwaltungsverfahren die Vorgaben der Gebührenordnung für Ärzte (GOÄ). Allerdings sind zwei Ausnahmen zu berücksichtigen:

- **Gesetzliche Rentenversicherung:** Hierzu liegen einseitige Vergütungsempfehlungen der Deutschen Rentenversicherung vor. Es steht im freien Ermessen des Sachverständigen, ob er zu diesen Bedingungen bereit ist, Gutachten zu erstatten.
- **Gesetzliche Unfallversicherung:** Bei für die Berufsgenossenschaften und Unfallkassen erbrachten Leistungen ist die UV-GOÄ maßgeblich, die – zusätzlich zu den jeweiligen Untersuchungsleistungen – auch eigene Sätze für Gutachten enthält (➤ Tab. 28.9).

Tab. 28.9 Honorare für Gutachten im Bereich der gesetzlichen Unfallversicherung

Nr.	Leistung	Honorar
160	Ohne Fragestellung zum ursächlichen Zusammenhang	280 EUR
161	Mit Fragestellung zum ursächlichen Zusammenhang	490 EUR
165	Eingehend begründetes wissenschaftliches Gutachten	700 EUR

28.10.2 Gutachten für private Versicherungsträger

Bei Gutachten für Privatversicherungen kommen, wie auch bei Gutachten für Privatpersonen oder Anwaltskanzleien (sog. **Privatgutachten**), die Vorgaben der GOÄ zum Tragen.

28.10.3 Gerichtsgutachten

Bei Beauftragung durch Gerichte, Staatsanwaltschaften oder sonstige Behörden findet für die Vergütung des Sachverständigen das **Justizvergütungs- und Entschädigungsgesetz (JVEG)** Anwendung, das zuletzt zum 1.1.2021 geändert wurde. Die wichtigsten Posten dabei sind:

- **Sachverständigenhonorar:** Die Vergütung des Sachverständigen erfolgt mittels Stundensätzen, deren Höhe je nach Schwierigkeitsgrad derzeit 80–120 Euro[1] beträgt (Honorargruppe M1 – M3). Maßstab für die Zahl der abzurechnenden Stunden ist nicht der tatsächliche Aufwand, sondern die von der Kostenrechtsprechung definierte „objektiv erforderliche Zeit“ für die Erarbeitung des Gutachtens. Diese kann in den einzelnen Bundesländern erheblich unterschiedlich sein.
- **Technische Leistungen:** Elektrophysiologische und laborchemische Untersuchungen werden meist nach dem Einfachsatz der GOÄ vergütet, bei Klinikärzten in manchen Bundesländern auch nach dem DKG-NT (Deutsche Krankenhausgesellschaft Normaltarif).
- **Schreibgebühren:** Eine kostendeckende Vergütung ist vom Gesetzgeber nicht vorgesehen; es erfolgt lediglich ein Zuschuss von 1,50 Euro pro 1 000 Zeichen (entsprechend 2,70 Euro pro Normseite nach DIN 1422).

LITERATUR

BMAS. Versorgungsmedizinische Grundsätze. 2015. Aus: https://www.bmas.de/DE/Service/Medien/Publikationen/k710-anhaltspunkte-fuer-die-aerztliche-gutachtertaetigkeit.html (letzterZugriff: 24.07.2021).

Bundesanstalt für Straßenwesen (BASt). Begutachtungsleitlinien zur Kraftfahreignung. 2017. Aus: https://www.bast.de/BASt_2017/DE/Verkehrssicherheit/Fachthemen/U1-BLL/BLL-Download.html?nn=1816558 (letzterZugriff: 24.07.2021).

DGNB. Allgemeine Grundlagen der medizinischen Begutachtung. 2019. Aus: https://www.awmf.org/leitlinien/detail/ll/094-001.html (letzterZugriff: 24.07.2021).

Marx P, Hamann GF, Busse O, et al. Fahreignung bei Hirngefäßerkrankungen. Nervenarzt 2019; 90: 388–398.

Schönberger A, Mehrtens G, Valentin H. Arbeitsunfall und Berufskrankheit. 9. A. Berlin: Erich Schmidt Verlag; 2017.

Widder B, Gaidzik PW. Neurowissenschaftliche Begutachtung. 3. A. Stuttgart: Thieme; 2018.

Widder B, Müller-Vahl H. Bewertung peripherer Nervenschäden in der privaten Unfallversicherung. Med Sach 2019; 115: 59–63.

[1] Sachverständige Zeugenaussagen werden demgegenüber gemäß JVEG lediglich mit einem Stundensatz von 25 EUR vergütet.

KAPITEL

29

Michael Strupp

Schwindel

Wichtige Neuigkeiten auf einen Blick

- Durch die international akzeptierten Diagnosekriterien der Bárány-Society ist die Diagnose der verschiedenen vestibulären Syndrome weltweit vereinheitlicht und für den Kliniker deutlich vereinfacht worden. Kostenloser Download unter: http://www.jvr-web.org/ICVD.html.
- Aktuell gibt es Diagnosekriterien für die folgenden Erkrankungen: Bilaterale Vestibulopathie, BPPV, Morbus Menière, Vestibularisparoxysmie, Dehiszenz des anterioren Bogengangs, vestibuläre Migräne und zwei Unterformen des Funktionellen Schwindels: „Persistent postural-perceptual dizziness“ sowie Mal de Debarquement Syndrom.
- Bilaterale Vestibulopathie: Therapie der Wahl ist tägliches und lebensbegleitendes Gleichgewichstraining.
- Akute unilaterale Vestibulopathie/Neuritis vestibularis: Bislang gibt es nur für die Physiotherapie (in der akuten Phase) gute Hinweise für eine Wirksamkeit.
- BPPV: Therapie der Wahl sind die spezifischen Befreiungsmanöver für dessen Unterformen.
- Morbus Menière: Für Betahistin gibt es in den bislang gegen Placebo untersuchten Dosierungen keine Hinweise für dessen Wirksamkeit; intratympanales Gentamicin ist wirksam, kann aber die vestibuläre und audiologische Funktion beeinträchtigen.
- Vestibularisparoxysmie: Die Wirksamkeit von Oxcarbazepin konnte in einer RCT gezeigt werden; bei Unverträglichkeit ist Lacosamid eine Alternative.

- Zerebellärer Schwindel: Episodische Ataxie Typ 2: Wirksamkeit von Fampyrdin und Azetazolamid in RCT nachgewiesen.
- Vestibuläre Migräne: Bislang gibt es keine Hinweise für einen spezifischen Effekt bei der prophylaktischen Behandlung, sodass diese wie die anderen Migräneformen zu therapieren ist.
- Funktioneller Schwindel: Es fehlen weiterhin RCTs für diese häufigste Schwindelursache.

29.1 Diagnosestellung beim Leitsymptom Schwindel

Zusammenfassung

Schwindel ist ein Leitsymptom verschiedener Erkrankungen unterschiedlicher Ätiologie. Es lassen sich drei Formen unterscheiden: (1) Störungen, die vom peripheren vestibulären System (Innenohr oder Gleichgewichtsnerv) oder zentralen vestibulären System (Hirnstamm oder Kleinhirn) ausgehen, (2) funktioneller Schwindel und (3) andere Ursachen wie z. B. orthostatischer Schwindel oder unerwünschte Wirkungen von Medikamenten. Sensorische Defizite allein durch eine PNP oder Visusminderung verursachen per se meist keinen Schwindel, insbesondere keinen Drehschwindel, sondern meist Gangstörungen und gehen mit einem erhöhten Sturzrisiko einher.

Es ist zu betonen, dass es sich bei Schwindel nicht um keine Krankheitseinheit, sondern ein transdiagnostisches Leitsymptom verschiedener Erkrankungen unterschiedlicher Ätiologie handelt. Es lassen sich drei Formen unterscheiden: (1) Störungen, die vom peripheren vestibulären System (Innenohr oder Gleichgewichtsnerv) oder zentralen vestibulären System (Hirnstamm oder Kleinhirn) ausgehen; (2) funktioneller Schwindel, wie der Funktionelle Schwindel, und (3) andere Ursachen wie Blutdruckregulationsstörungen, orthostatischer Schwindel oder unerwünschte Wirkungen von Medikamenten; die dritte Gruppe wird meist überschätzt. Isolierte Polyneuropathien oder reduzierter Visus werden oft fälschlich als Ursache angenommen; sie führen meist zu einer Gangunsicherheit. Die Diagnose beruht auf einer systematischen Anamnese (Zeitachse, Art der Symptome, mögliche Auslöser und Begleitsymptome) und klinischen Untersuchungen des vestibulären Systems (Nystagmus, Kopfimpulstest, Lagerungsmanöver, Romberg-Test) sowie der Okulomotorik (insbesondere Primärposition der Augen [Vertikale Divergenz], zentraler Fixationsnystagmus, Blickrichtungsnystagmus), letztere insbesondere zur Differenzierung zwischen einem akuten peripheren und einem akuten zentralen vestibulären Syndrom (Strupp et al. 2020; 2021).

! MERKE

Die meisten Schwindelsyndrome lassen sich nach sorgfältiger Anamnese und kombinierten klinischen Untersuchungen des vestibulären und okulomotorischen Systems diagnostisch korrekt einordnen. Die beiden wichtigsten apparativen Untersuchungsverfahren sind der Video-HIT (Kopfimpulstest) und die kalorische Prüfung.

29.1.1 Anamnese

Die vier wichtigen Unterscheidungskriterien der verschiedenen Schwindelsyndrome sind:

a) Die Dauer der Symptome

1. **Schwindelattacke** über
   - ***Sekunden bis wenige Minuten*** (z. B. BPPV, Vestibularisparoxysmie, Syndrome des dritten mobilen Fensters, insbesondere Bogengangsdehiszenz des anterioren Bogengangs, paroxysmale Hirnstammattacken, orthostatische Dysregulation, TIA) oder über
   - ***viele Minuten bis Stunden*** (z. B. Morbus Menière, Vestibuläre Migräne, Episodische Ataxien). Die Schwindelattacken beruhen meist auf einer pathologischen einseitigen Hemmung oder Erregung des bilateral angelegten peripheren oder zentralen vestibulären Systems.
2. **Akut einsetzende über Tage bis wenige Wochen anhaltende Symptome** (z. B. akute einseitige Vestibulopathie, Hirnstamm- oder Kleinhirninfarkt). Die Symptome werden durch eine meist einseitige periphere oder zentrale Läsion ver-

ursacht. Pathophysiologisch lassen sich die Symptome durch eine vestibuläre Tonusimbalance erklären, die über Tage bis wenige Wochen zentral kompensiert wird.

3. **Über Monate bis Jahre anhaltende Symptome** (z. B. bilaterale oder chronische unilaterale Vestibulopathie, funktioneller Schwindel, neurodegenerative Erkrankungen wie zerebelläre Ataxien, Downbeat-Nystagmussyndrom, MSA, Parkinsonsyndrom oder NPH). Diese Symptome werden bei einer peripheren vestibulären Läsion durch das sensorische Defizit verursacht, bei funktionellem Schwindel durch die permanente Selbstbeobachtung der Balance und bei zentralen Erkrankungen durch Störungen der Koordination.

b) Die Art des Schwindels

1. ***Drehschwindel*** wie Karussellfahren (z. B. BPPV, akute unilaterale Vestibulopathie). Typischerweise entsteht isolierter Drehschwindel wie bei einem BPPV durch eine Störung der Funktion der Bogengänge, da diese Drehbeschleunigungen detektieren, oder durch die Störung des vestibulären Nervs oder Kerngebietes.
2. ***Schwankschwindel*** wie Bootfahren (z. B. bilaterale Vestibulopathie, posttraumatischer Otolithenschwindel oder funktioneller Schwindel). Ein sensorisches Defizit manifestiert sich als bewegungsabhängiger Schwankschwindel. Isolierter Schwankschwindel findet sich auch beim posttraumatischen Otolithenschwindel, aber auch nach erfolgreichen Befreiungsmanövern beim BPPV durch die partielle Reposition der Otokonien auf den Utrikulus.
3. ***Benommenheitsschwindel*** (z. B. funktioneller Schwindel oder unerwünschte Medikamentenwirkung).

c) Die Auslösbarkeit/Verstärkung/Abschwächung/Besserung der Symptome

1. Schwindel bereits **in Ruhe** vorhanden oder spontan auftretend (z. B. akute unilaterale Vestibulopathie, Hirnstamm- oder Kleinhirninfarkt, Morbus Menière, Vestibularisparoxysmie). Die Symptome werden durch die vestibuläre Tonusimbalance verursacht und verstärken sich bei Bewegung.
2. Schwindel **beim Gehen** (z. B. bilaterale oder chronische unilaterale Vestibulopathie). Die Beschwerden beruhen auf dem sensorischen Defizit, wobei diese Patienten typischerweise keine Symptome in Ruhe im Liegen und Sitzen haben; dies ist eine wichtige Frage zur Differenzialdiagnose.
3. **Auslösung** des Schwindels durch
   - Kopflageänderung relativ zur Schwerkraft (z. B. BPPV oder zentraler Lagenystagmus),
   - horizontale Kopfdrehungen (z. B. Vestibularisparoxysmie, „vertebral artery compression/occlusion syndrome"),
   - Husten, Pressen, Niesen oder Heben schwerer Lasten (z. B. Bogengangsdehiszenz, Perilymphfistel) oder
   - bestimmte soziale Situationen wie Menschenmengen, Kaufhaus (z. B. phobischer Schwankschwindel).
4. **Besserung** der Symptome nach leichtem Alkoholgenuss, beim Sport, bei Ablenkung und kaum oder wenige/keine Symptome morgens nach dem Aufwachen: Dies ist typisch für funktionellen Schwindel.

d) Mögliche Begleitsymptome

1. **„Otogene" Symptome:** z. B. attackenartig verstärkter Tinnitus oder Hypakusis, die für einen M. Menière sprechen, aber auch seltener bei Hirnstammischämien auftreten können. Eine Autophonie, d. h. verstärktes Hören körpereigener Geräusche, findet sich beim Bogengangsdehiszenzsyndrom.
2. **Potenzielle Hirnstammsymptome** wie Doppelbilder, Gefühlsstörungen im Gesicht oder an den Extremitäten, Schluck-, Sprechstörungen, Lähmungen oder Feinmotorikstörungen (diese Symptome deuten auf eine zentrale, meist Hirnstammläsion hin).
3. **Episodischer Kopfschmerz und/oder Licht- oder Lärmempfindlichkeit, visuelle Aura zusammen mit den Schwindelbeschwerden oder bekannte Migräne:** Diese deuten auf eine vestibuläre Migräne hin. Kopfschmerz kann natürlich aber auch bei einer Hirnstammischämie oder Blutungen in die hintere Schädelgrube auftreten.
4. **Scheinbewegungen der Umgebung** (sog. Oszillopsien): Diese finden sich spontan bei Patienten mit Nystagmus (Ausnahme: kongenitaler/infantiler Nystagmus) oder beim Gehen und Kopfbewegungen bei Patienten mit bilateraler Vestibulopathie aufgrund des VOR-Defizits.

5. **Übelkeit, Erbrechen:** Hierbei handelt es sich um unspezifische Begleitsymptome, die bei akuten peripheren oder auch zentralen vestibulären Störungen, aber selten auch bei funktionellen Störungen vorkommen können.

29.1.2 Klinische Untersuchung

Untersuchung des vestibulären Systems

1. Untersuchung auf einen peripheren vestibulären Spontannystagmus mittels Frenzelbrille oder M-Brille. Dies ermöglicht auch eine Differenzierung zum zentralen Fixationsnystagmus. Ein Nystagmus, der sich durch visuelle Fixation *nicht* reduzieren lässt, ist *kein* peripherer vestibulärer Spontannystagmus (Eggers et al. 2019; Halmagyi et al. 2020).
2. Kopfimpulstest nach Halmagyi-Curthoys mit der Frage nach einem ein- oder beidseitigen Funktionsdefizit des vestibulo-okulären Reflexes (VOR) oder, wenn möglich, Video-Kopfimpulstest (Video-HIT) (s. u.), der der klinischen Untersuchung deutlich überlegen ist.
3. Untersuchung auf das Vorliegen der möglichen Komponenten einer „ocular tilt reaction":
   a) Kopfverkippung (diese findet sich aber auch bei einer Trochlearisparese mit Beugung zur gesunden Seite)
   b) vertikale Divergenz der Augen (sog. „skew deviation") mit dem alternierenden Abdecktest; eine vertikale Divergenz findet sich praktisch nur bei zentralen Läsionen, aber nicht alle zentralen Läsionen gehen mit einer vertikalen Divergenz einher; die Häufigkeit bei akuten Hirnstamminfarkten liegt bei 30 %
   c) Auslenkung der Subjektiven Visuellen Vertikalen (SVV) mittels des „Eimertests", was einen empfindlichen Test für eine akute einseitige vestibuläre Läsion darstellt, aber nicht zwischen peripheren und zentralen Störungen differenziert
4. Lagerungsmanöver mit der Frage nach einem BPPV oder einem zentralen Lagerungs-/Lagenystagmus. Wichtigstes Unterscheidungskriterium zwischen beiden ist die Richtung des ausgelösten Nystagmus: Bei einem BPPV entspricht die Richtung des Nystagmus der Ebene des betroffenen Bogengangs: vertikal-torsionell beim posterioren Kanal, linear horizontal beim horizontalen Bogengang; bei einem zentralen Lagerungsnystagmus findet sich in unterschiedlichen Kopfpositionen eine jeweils sehr ähnliche Nystagmusrichtung, meistens in Form eines Downbeat-Nystagmus.
5. Untersuchung des Stand- (Romberg-Test) und Gehvermögens mit offenen und geschlossenen Augen und verschiedenen Schwierigkeitsgraden (Füße nebeneinander, Tandem-Romberg, Stehen auf einem Bein), insbesondere mit der Frage nach sensorischen Defiziten des vestibulären und/oder somatosensorischen Systems.

Testung des Hörvermögens und Otoskopie

Klinisch kann dies durch Reibegeräusche und mittels Stimmgabel im Seitenvergleich erfolgen. Bei Verdacht auf eine Störung ist insbesondere für die Diagnose eines M. Menière eine audiometrische Testung erforderlich; bei letzterem wird eine Hörminderung unter 2 000 Hz für die Diagnosestellung gefordert (Lopez-Escam et al. 2015). Berichten Patienten über Ohrschmerzen ist eine **Otoskopie** indiziert.

Schon allein durch die Kombination von Anamnese und körperlichen Befunden lässt sich in den meisten Fällen die richtige Diagnose stellen, zumal die diagnostischen Kriterien auf diesen Informationen beruhen.

! MERKE

Eine Unterscheidung zwischen akutem peripheren und akutem zentralen Schwindel ist meist mittels „vier klinischer Zeichen" mit einer Sensitivität und Spezifität von über 90 % möglich:
1. Vertikale Divergenz („skew deviation")
2. Zentraler Fixationsnystagmus (versus peripherem vestibulärem Spontannystagmus)
3. Blickrichtungsnystagmus entgegen der Richtung des Spontannystagmus
4. Normaler Kopfimpulstest bei akutem Schwindel und Nystagmus

29.2 Periphere vestibuläre Schwindelsyndrome

Leitsymptome

Anatomisch, pathophysiologisch und funktionell lassen sich drei Formen peripherer vestibulärer Störungen mit typischen Symptomen und klinischen Zeichen differenzieren (Strupp et al. 2019):

1. Beidseitige Funktionsminderung/-ausfall des Nervus vestibularis und/oder der Vestibularorgane: Bilaterale Vestibulopathie (BVP) mit der Übergangsform zur normalen Funktion (Presbyvestibulopathie (Agrawal et al. 2019) mit den Leitsymptomen bewegungsabhängiger Schwankschwindel und Gangunsicherheit, die sich typischerweise im Dunkeln und auf unebenem Untergrund verstärken; ein Teil der Patienten hat bewegungsinduzierte Oszillopsien
2. Akute Unilaterale Vestibulopathie (AUVP)/ Neuritis vestibularis, die sich als „Akutes Peripheres Vestibuläres Syndrom" (APVS) mit akutem über mindestens 24 h anhaltendem meist Drehschwindel, Oszillopsien, Fallneigung und Übelkeit manifestiert
3. Paroxysmale pathologische Erregungen des Nervus vestibularis und/oder der Vestibularorgane (BPPV, Morbus Menière – zunächst Exzitation, dann Inhibition), Vestibularisparoxymie (VP), „Syndrome des dritten Mobilen Fensters", insbesondere die Bogengangsdehiszenz (Superior canal dehiscence Syndrom, SCDS) oder seltener Hemmung; hier ist das Leitsymptom rezidivierende Schwindelattacken/-episoden

29.2.1 Bilaterale Vestibulopathie (BVP)

Leitsymptome

Die aktuellen diagnostischen Kriterien und Leitsymptome und Befunde sind (Strupp et al. 2017):

Bilaterale Vestibulopathie

A) Chronisches vestibuläres Syndrom mit mindestens zwei der folgenden Symptome:
   1. Unsicherheit beim Gehen oder Stehen
   2. bewegungsinduziertes unscharfes Sehen oder Oszillopsien beim Gehen oder schnellen Kopfbewegungen
   3. Verschlechterung des Schwankschwindels in der Dunkelheit und/oder auf unebenem Boden

B) Keine Symptome beim Sitzen oder Liegen unter statischen Bedingungen

C) Bilateral reduzierte/fehlende Funktion des horizontalen vestibulo-okulären Reflexes (VOR) dokumentiert durch
   - bilateral pathologischen vHIT für den horizontalen Bogengang (Verstärkungsfaktor des VOR < 0,6) und/oder
   - bilateral reduzierte kalorische Erregbarkeit (Summe der Geschwindigkeit des kalorisch induzierten Nystagmus bds. < 6°/s)

D) Nicht besser durch eine andere Krankheit erklärbar

***Wahrscheinliche* bilaterale Vestibulopathie**

A, B, D: wie oben

C: Bds. pathologischer „Bedside-Kopfimpulstest" für den horizontalen Bogengang

! MERKE

Für die Diagnosestellung einer BVP ist eine quantitative Testung der vestibulären Funktion erforderlich, da der „Bedside-Kopfimpulstest" eine niedrige Sensitivität und Spezifität hat, ansonsten kann man nur eine wahrscheinliche BVP diagnostizieren.

Die möglichen Ätiologien einer BVP wurden in einer retrospektiven Fallserien an 154 Patienten analysiert (Lucieer et al. 2016): Es fanden sich 20 verschiedene Ursachen, die in 47 % „sicher" und in 22 % „mögli-

29

cherweise“ bestimmt werden konnten; in 31 % blieb die Ätiologie unklar. In dieser Gruppe war der Anteil von Patienten mit vestibulärer Migräne signifikant höher als in der nicht idiopathischen (50 % vs. 11 %).

Die Behandlung der BVP beruht auf vier Prinzipien: Primärprophylaxe (Vermeidung ototoxischer Substanzen, insbesondere Aminoglykoside, wahrscheinlich auch Amiodaron), Behandlung der Grunderkrankung, z. B. beim MM, Physiotherapie, insbesondere rasche Kopfbewegungen in alle Richtungen (Dunlap et al. 2019) und – in absehbarer Zeit – einem „Vestibulären Implantat“ (Chow et al. 2021).

29.2.2 Akute unilaterale Vestibulopathie (AUVP, Neuritis vestibularis)

Die AUVP (Strupp und Magnusson 2015) ist gekennzeichnet durch
- akut einsetzenden, ohne Therapie > 24 h anhaltenden Drehschwindel, mit Oszillopsien, Fallneigung und Übelkeit
- einen horizontal-torsionellen Spontannystagmus mit schneller Komponente zur mutmaßlich nicht betroffenen Seite, durch Fixation supprimierbar
- eine einseitige peripher-vestibuläre Funktionsstörung des VOR: vHIT-Verstärkungsfaktor < 0,7 und/oder Seitendifferenz der kalorischen Prüfung > 25 % (nach Jongkees-Formel)
- pathologische Einstellung der subjektiven visuellen Vertikalen zur Seite des betroffenen Labyrinths
- keine zentrale Zeichen oder Hinweise für eine akute Hörstörung

Die Erkrankung wird auch „Neuronitis oder Neuropathia vestibularis“ genannt.

Beim **„akuten vestibulären Syndrom“** (AVS) ist die wichtige DD zur AUVP eine zentrale Läsion im Bereich von Hirnstamm oder Kleinhirn (s. u.), die eine AUVP imitieren kann.

Die wahrscheinliche aber nicht direkt bewiesene Ätiologie der AUVP ist die Reaktivierung einer latenten Infektion mit HSV-1. Diese Hypothese wird durch eine genomweite Assoziationsstudie, die einen Zusammenhang mit sog. Single Nucleotid Varianten des „host-factors“ für die HSV-1-Replikation gezeigt hat, gestützt (Rujescu et al. 2018).

! MERKE

Der neue Terminus für die Neuritis vestibularis ist „Akute Unilaterale Vestibulopathie“. Zur Diagnosesicherung ist eine quantitative Testung der vestibulären Funktion mittels vHIT und/oder kalorischer Prüfung notwendig. Die Reaktivierung einer latenten HSV-1-Infektion als Ursache wird durch eine genomweite Assoziationsstudie gestützt.

Eine Metaanalyse von sechs Studien ergab, dass Kortikosteroide zu einer signifikanten Verbesserung der kalorischen Erregbarkeit nach einem Monat führen, jedoch nicht nach 12 Monaten. Die Autoren schließen daraus, dass Kortikosteroide einen Effekt in der akuten Phase haben (Leong et al. 2021).

Die Wirksamkeit von Gleichgewichtstraining bei der AUVP ist durch mehrere RCTs gut belegt (Dunlap et al. 2019); besonders wichtig sind Drehungen des Kopfes mit Fixation eines Blickziels, um die vestibuläre Tonusimbalance als Störreiz und damit Grundlage für die vestibuläre Kompensation des VOR zu verstärken.

Zusammenfassung

Die Therapie der AUVP beruht auf a) Medikamenten zur Reduktion der Symptome und Verbesserung der zentralen Kompensation, b) Steroiden zur Verbesserung der Erholung der peripheren vestibulären Funktion (je früher die Gabe erfolgt, umso wirksamer) und c) täglichem Gleichgewichtstraining, wobei insbesondere rasche Kopfdrehungen in alle Richtungen wirksam sind.

29.2.3 Benigner peripherer paroxysmaler Lageschwindel (BPPV)

Der benigne periphere paroxysmale Lageschwindel (BPPV) ist die häufigste Ursache peripher vestibulärem Schwindel. Basierend auf den aktuellen Kriterien (http://www.jvr-web.org/I CVD.html) lässt sich die Diagnose in den meisten Fällen sicher stellen. Ca. 95 % der Fälle eines BPPV sind idiopathisch. In einer Metaanalyse (19 Studien, publiziert zwischen 2006 und 2019 mit 2 618 Patienten mit BPPV und 11 668 Individuen ohne) wurde die folgenden Risikofaktoren gefunden: weibliches Geschlecht (odds ratio, OR =

1,18), Vitamin D-Mangel (siehe unten), Osteoporose (OR = 2,49), Migräne (OR = 4,40), SHT (OR = 3,42), und Gesamt-Cholesterin (Chen et al. 2020).

! MERKE

Wichtig ist die präzise Diagnose des betroffenen Bogengangs (PC>HC >>AC) und des Mechanismus (Kanalolithiasis >> Kupulolithiasis). Risikofaktoren für den BPPV sind weibliches Geschlecht, Vitamin D-Mangel (?), Osteoporose, Migräne SHT und Gesamt-Cholesterin.

BPPV des posteriorer Kanal (Kanalolithiasis): pcBPPV

Leitsymptome

Die diagnostischen Kriterien des pcBPPV sind wie folgt (Übersetzung durch den Autor; von Brevern et al. 2015).

A) Rezidivierende Attacken mit Lagerungsschwindel, hervorgerufen durch Hinlegen oder Umdrehen in der Rückenlage
B) Dauer der Attacken < 1 min
C) Lagerungsnystagmus, der nach einer Latenz von 1 oder wenigen Sekunden durch das seitliche Lagerungsmanöver (diagnostisches Sémont-Manöver) oder Dix-Hallpike Manöver entsteht. Der Nystagmus ist eine Kombination aus einem torsionellen Nystagmus (oberer Pol der Augen schlägt zum unten liegenden Ohr) und einem vertikalen Nystagmus, der nach oben (in Richtung der Stirn) schlägt, und dauert typischerweise < 1 min
D) Nicht auf eine andere Erkrankungen zurückzuführen

Therapie der Wahl des pcBPPV sind das Sémont- , Sémont-PLUS- oder das Epley-Manöver (Evidenz-Level 1) (Bhattacharyya et al. 2017) mit – bei korrekter Durchführung – einer Erfolgsrate von 95+ %. Wichtig beim Sémont-Manöver ist eine korrekte Drehung des Kopfes um 45° zur Frontalebene, um den betroffenen Bogengang in die Lagerungsebene zu bringen. Mittels eines in-vitro Modells eines Bogengangs wurde gezeigt, dass die Manöver nur bei einem Winkel von 45°±20° wirksam sind (Gebhart et al. 2021). Dies ist für die klinische Praxis wichtig zu wissen.

Eine wirksamere Modifikation des Sémont-Manövers ist das sog. Sémont-PLUS-Manöver, das auf den Ergebnissen an dem mechanischen Modell des BPPVs basiert: Beim ersten Wurf wird der um 45° zur nicht betroffenen Seite gedrehte Kopf des Patienten um mindestens 150° zur betroffenen Seite geworfen, wodurch sich die Otokonien schon sehr viel weiter in die gewünschte Richtung bewegen. Damit konnte in einer tri-nationalen Studie mit 194 Patienten und neun Manövern pro Tag die Zeit bis zur Beschwerdefreiheit gegenüber dem Sémont-Manöver von 3,6 auf 1,8 Tage reduziert werden (Strupp et. Al. 2021).

Obwohl die Repositionsmanöver in Studien per se gegen den Lagerungsschwindel und -nystagmus wirksam sind, zeigt eine umfangreiche Metaanalyse, dass insbesondere ältere Patienten sehr viel länger unter den Folgen eines BPPV leiden und dadurch erheblicher beeinträchtigt sind, als meist angenommen wird (Sim et al. 2019).

! MERKE

Bei der Durchführung des Sémont-Manövers ist auf eine korrekte Kopfdrehung um 45° zu achten. Das Sémont-PLUS-Manöver ist offensichtlich wirksamer als das normale Sémont-Manöver.

Zusammenfassung

Der BPPV lässt sich bei korrekter Durchführung der Sémont-/Sémont-PLUS- oder Epley-Manövers unabhängig von Alter und anderen Erkrankungen praktisch immer gut behandeln. Trotzdem haben viele Patienten im Anschluss noch Symptome und können einen sekundären funktionellen Schwindel entwickeln, sodass klinische Verlaufskontrollen nach 4 Wochen sinnvoll erscheinen.

BPPV des horizontalen Kanals (hcBPPV): Kanalolithiasis >> Kupulolithiasis

Leitsymptome

Die **Kanalolithiasis** des hcBPPV **(hcBPPV-ka)** ist wie folgt definiert (Übersetzung durch den Verfasser) (von Brevern et al. 2015).

A) Rezidivierende Attacken mit Lagerungsschwindel, hervorgerufen durch Hinlegen oder Umdrehen in der Rückenlage
B) Dauer der Attacken < 1 min
C) Lagerungsnystagmus, der nach keiner oder nach kurzer Latenz beim Umdrehen in Rückenlage nach rechts und links auftritt und linear horizontal zum jeweils unten liegenden Ohr schlägt **(geotrop);** Dauer des Nystagmus < 1 min
D) Nicht auf eine andere Erkrankung zurückzuführen

Die – sehr viel seltenere – **Kupulolithiasis** des hcBPPV **(hcBPPV-ku)** ist wie folgt definiert (Übersetzung durch den Verfasser) (von Brevern et al. 2015):

A) Rezidivierende Attacken mit Lagerungsschwindel, hervorgerufen durch Hinlegen oder Umdrehen in der Rückenlage
B) Lagerungsnystagmus, der nach keiner oder nach kurzer Latenz beim Umdrehen in Rückenlage nach rechts und links auftritt und horizontal zum jeweils oben liegenden Ohr schlägt **(apogeotrop);** Dauer > 1 min
C) Nicht auf eine andere Erkrankung zurückzuführen

Die Lokalisation der betroffenen Seite beim hcBPPV ist wichtig für die Therapie, bereitet im klinischen Alltag aber häufig Probleme. Dies gilt sowohl für die Kanalolithiasis mit einem geotropen Nystagmus als auch für die Kupulolithiasis mit einem apogeotropen Nystagmus. Die verschiedenen Befreiungsmanöver für die Kanalolithiasis und Kupulolithiasis hcBPPV sind in einem Review mit hilfreichen Abbildungen zusammengefasst (Zuma et al. 2020). Die Wirksamkeit der prolongierten Seitenlage beim hcBPPV wird durch eine aktuelle RCT mit 221 Patienten gestützt: 57,8 % vs 12,4 % nach einem Tag (Mandala et al. 2020). In einer weiteren RCT wurden drei Manöver zur Behandlung der Kupulolithiasis (Kopfschütteln, Gufoni und „Roll-over") direkt miteinander verglichen: Es zeigte sich kein Unterschied in der Wirksamkeit (Kong et al. 2020).

Zusammenfassung

Bei einem hcBPPV kann die Identifizierung der betroffenen Seite auch für erfahrene Untersucher schwierig sein. Die verschiedenen Therapiemanöver sind offensichtlich alle wirksam ohne nachweisbare Wirksamkeitsunterschiede.

29.2.4 Morbus Menière (MM)

Leitsymptome

Die aktuellen diagnostischen Kriterien für den Morbus Menière (MM) sind wie folgt (Übersetzung durch den Verfasser) (Lopez-Escamez 2015):

Sicherer Morbus Menière:

- zwei oder mehr Schwindelattacken von 20 min bis 12 h Dauer
- nachgewiesene Hörminderung (< 2 000 Hz, mindestens –30 dB), assoziiert mit Schwindelattacke, d. h. +/- 24h
- fluktuierender Tinnitus oder Ohrdruck im betroffenen Ohr
- keine Hinweise für andere Ursache

Die wichtigste DD ist die Vestibuläre Migräne (s. u.). Eine weitere DD des MM ist die sog. Benign recurrent vestibulopathy, deren klinische Relevanz, Pathophysiologie und Ätiologie weiterhin ungeklärt ist. Es wurde hier auch eine Sonderform, der oligosymptomatische MM diskutiert. Dies wird gestützt durch eine retrospektive MRI-Studie an 128 Patienten mit der Frage nach einem Endolymphhydrops (EH): 23 % zeigten einen EH, wobei der horizontale Kanal am häufigsten betroffen war, der mit dem peripheren vestibulären Defizit korrelierte (Ducroz et al. 2021). Die Ätiologie des MM ist multifaktoriell. In den letzten Jahren sind zunehmend mehr genetische Faktoren identifiziert worden (Gallego-Martinez et al. 2020) mit autosomal dominantem und rezessivem Erbgang bei familiärem MM.

Bislang gibt es weiterhin keinen Konsens zur prophylaktischen Therapie des MM. Es werden zwar verschiedene Behandlungen vorgeschlagen. Diese sind aber nicht hinreichend evidenzbasiert, weil meist nicht Placebo-kontrolliert. Die Studien/Metaanalysen oder Cochrane-Reviews ergeben bislang keine Hinweise für Wirksamkeit von salzarmer Kost, Diuretika, Saccotomie, intratympalen Dexamcthasons (Otonomy, Pressemitteilung 30.8.2017) und des „Meniett device“ oder die Maßnahmen sind destruierend oder beeinträchtigen die Labyrinthfunktion (s. u.). Eine aktuelle Metaanalyse findet auch keine Hinweise für die Wirksamkeit von Betahistin in den bisher untersuchten Dosierungen (Devantier et al. 2020), sodass wir höhere Dosierungen (mind. 3 x 96 mg/d) empfehlen. In Einzelfällen konnte gezeigt werden, dass die Kombination mit dem MAO-B-Hemmer Selegilin dessen Wirksamkeit in niedrigen Dosierungen deutlich erhöht (Hintergrund: 99 % des Betahistin wird im Magendarmtrakt und Leber durch MAO-B und A metabolisiert). Dies wird derzeit in einer Phase-I- und dann einer Phase-IIa-Studie weiter untersucht.

Zusammenfassung

Die aktuellen diagnostischen Kriterien erlauben in den meisten Fällen eine sichere Diagnose; es gibt eine Überlappung mit vestibulärer Migräne, auch als wichtigste DD. Auf der Basis der bisherigen Studienlage zeigt sich, dass dringend weitere Therapiestudien erforderlich sind, die Placebo-kontrolliert sein sollten.

29.2.5 Vestibularisparoxysmie (VP)

Die Diagnose lässt sich stellen, wenn Patienten mindestens zehn bis zu einer Minute dauernde spontan auftretende relativ gleichförmig ablaufende Schwindelattacken beschreiben und auf eine Behandlung mit einem Natriumkanalblocker (s. u.) in adäquater Dosis ansprechen, also *ex juvantibus* (Strupp et al. 2016).

ACHTUNG

Die Diagnose wird heutzutage leider zu oft gestellt und zwar aufgrund eines im MRT nachgewiesenen Gefäßnervkontaktes (GNK). In einer Fallserie ließ sich bei 45 % der Gesunden(!) ein GNK im Bereich des N. vestibulocochlearis nachweisen (Sivarasan et al. 2019); auffällig war in dieser Studie (mit einer allerdings geringen Fallzahl von n=9 Patienten mit VP und 20 gesunde Kontrollen), dass vier der fünf Patienten mit VP an der Stelle des GNK einen leicht bogenförmigen Verlauf des Nervs zeigten, was sich bei keiner der Kontrollen fand.

Eine RCT konnte einen signifikanter Therapieeffekt von Oxcarbazepin (900 mg/d) zeigen (Reduktion auf 0,53, $p < 0.001$), jedoch lag die „Drop-out rate“ wegen schlechter Verträglichkeit bei 60 % (Bayer et al. 2018). Eine gut verträgliche Alternative ist Lacosamid (100–400 mg/d), wie in einer Beobachtungsstudie gezeigt wurde (Strupp et al. 2019).

Zusammenfassung

Die Vestibularisparoxysmie ist eine wichtige DD bei Patienten mit rezidivierenden kurzen spontanen Schwindelattacken. Die Diagnose lässt sich ex juvantibus stützen. Lacosamid scheint wirksam zu sein und wird gleichzeitig gut vertragen.

29.2.6 Syndrome des dritten mobilen Fensters: Bogengangsdehiszenz/Superior canal deshiscence syndrome (SCDS)

Das,Superior canal dehiscence syndrome" (SCDS) ist eine seltene Erkrankung, die durch einen knöchernen Defekt über dem vorderen Bogengang verursacht wird, der zu einem „mobile third window“ führt (Übersicht in Mau et al. 2018). Leitsymptome sind rezidivierende durch Druckänderungen oder Töne ausgelöste Schwindelattacken, Autophonie, verstärkte Knochenleitung und/oder pulsatiler Tinnitus. Bei der Testung des Vibrationsempfindens an den Extremitäten können Patienten das Vibrieren im betroffenen Ohr selbst vom Malleolus medialis aus wahrnehmen, was auf einfache Weise auch zur Identifikation des betroffenen Ohres beitragen kann (Strupp und Zwergal 2019).

Leitsymptome

Die aktuellen diagnostischen Kriterien des SCDS sind wie folgt (Ward et al. 2021) (übersetzt und modifiziert durch den Verfasser):

A) Mindestens eines der folgenden Symptome:
   1. Durch Druckänderungen ausgelöste Schwindelattacke und/oder Oszillopsien
   2. Durch bestimmte Töne ausgelöste Schwindelattacken und/oder Oszillopsien
   3. Hyperakusis über Knochenleitung
   4. Pulssynchroner Tinnitus

B) Mindestens eines der folgenden klinischen Zeichen oder apparativen Befunde:
   1. Durch Druckänderungen im Bereich des Mittelohres (Hennebertsches Zeichen), intrakranielle Druckänderungen oder bestimmte Töne (Tullio-Phänomen) ausgelöster Nystagmus in der Ebene des anterioren Bogengangs
   2. Im Reintonaudiogramm erniedrigte Knochenleitung im niedrigen Frequenzbereich
   3. Erhöhte vestibulär evozierte myogene Potentiale (VEMP), d. h. vergrößerte Amplitude der okulären VEMP oder erniedrigte Schwelle der zervikalen VEMP auf dem betroffenen Ohr

C) Im hochaufgelösten CT des Felsenbeins (≤ 0,6 mm Schichtdicke) mit 3-D-Rekonstruktion Nachweis eines knöchernen Defektes des anterioren Bogengangs

D) Symptome nicht besser erklärt durch andere Erkrankung

Viele Studien haben gezeigt, dass die vestibulär evozierten myogenen Potentiale (VEMP) wesentlich zur Diagnose des SCDS beitragen, da typischerweise die Reizantworten auf der betroffenen Seite erhöht sind. Liegt die Amplitude der okulären VEMP (oVEMP) über 16,7 µV, liegen die Sensitivität bei 100 % und die Spezifität bei 89 % (Verrecchia et al. 2019).

Bei Patienten, die leicht betroffen sind, reicht es meist aus, den Mechanismus der Erkrankung zu erklären und Druckänderungen zu vermeiden. Bei starker Beeinträchtigung kann eine operative Behandlung diskutiert werden. Meistens wird ein „canal plugging" oder „resurfacing" durchgeführt. Es besteht bislang kein Konsens über die besten Operationsmethoden und Zugangswege (Walsh 2020).

Zusammenfassung

Die Diagnose des SCDS beruht auf der Kombination schlüssiger Befunde: Anamnese (s. o.), klinische Untersuchung mit Auslösung der Symptome und eines Nystagmus durch Druckänderungen, VEMP mit erniedrigter Schwelle und/oder erhöhten Amplituden sowie Nachweis des knöchernen Defektes mittels hochauflösendem CT des Felsenbeins.

29.3 Zentrale vestibuläre Syndrome

Zentrale vestibuläre Syndrome können sich wie folgt manifestieren:

- Akutes vestibuläres Syndrom (AVS), Schwankschwindel, Drehschwindel oder posturale Instabilität, meist durch eine Ischämie in Hirnstamm oder Zerebellum
- Rezidivierende Attacken, wie bei der vestibulären Migräne oder Episodischen Ataxie Typ 2 oder
- Persistierendes Syndrom wie „Zerebellärer Schwindel" oder Schwankschwindel bei extrapyramidalen Störungen

29.3.1 Akutes zentrales vestibuläres Syndrom: Ischämien im Bereich von Hirnstamm oder Kleinhirn

Schwindel als Notfall (Zwergal und Dieterich 2020) ist von sehr hoher klinischer Relevanz. Eine retrospektive Studie über 12 Monate in einer Notaufnahme zeigt, dass von 23 608 Fällen 11 % wegen „Schwindels" vorstellig wurden; in 23,8 % war die zugrundeliegende Erkrankung lebensbedrohlich und in 12,5 % waren zerebrovaskuläre Erkrankungen Ursache der Beschwerden (Goeldlin et al. 2019).

Beim akuten vestibulären Syndrom (AVS) ist die wichtige DD zur AUVP eine zentrale Läsion im Bereich von Hirnstamm oder Kleinhirn, i. S. eines akuten zentralen vestibulären Syndroms (AZVS). Bei der Anamnese sollte man zunächst den $ABCD^2$ score bestimmen. Das sog. „HINTS plus Protokoll", d. h. die Kombination aus

- HIT (besser der video-HIT) (ein normaler HIT spricht gegen eine periphere Läsion),
- Art des Spontannystagmus (ein *nicht* durch Fixation reduzierbarer Nystragmus ist *kein* peripherer vestibulärer Spontannystagmus) und
- „Skew deviation",
- zeitlichem Verlauf (erste Episode) und
- möglichen Auslösern der Symptome (spontanes Auftreten)

hat sich als sensitives Instrument zur Differenzierung zwischen akuten peripheren und zentralen Läsionen erwiesen (Kim et al. 2020). Dabei ist die Untersuchung auf zentrale Okulomotorikstörungen, einschließlich zentralem Nystagmus essenziell (Eggers et al. 2019). Der „SVV-Eimertest" ist bei der DD zwischen einer akuten zentralen Läsion und einer Attacke einer vestibulären Migräne hilfreich. Auch der vHIT trägt zur Differenzierung bei: Zentrale Zeichen sind bds. reduzierter VOR gain, erhöhter VOR gain, normaler VOR gain oder sog. gekreuzte vertikale Refixationssakkaden. Infarkte im Bereich der AICA sind oft durch kombinierte periphere und zentrale Symptome und VOR-Defizite sowie Hörstörungen gekennzeichnet.

Zusammenfassung

Beim akuten vestibulären Syndrom erlaubt eine sorgfältige klinische Untersuchung in Kombination mit anamnestischen Angaben („HINTS-plus") eine gute Differenzierung zwischen einer peripheren und zentralen Läsion, wenn diese durch Neurologen erfolgt. Prospektive Studien guter Qualität mit großen Fallzahlen sind aber weiterhin notwendig (zumal einige der bisherigen widersprüchlich sind), um die Relevanz einzelner Faktoren bei der Anamnese und der klinischen Untersuchung sowie von Biomarkern noch besser herauszuarbeiten. Für den positiven Nachweis einer Hirnstamm- oder Kleinhirnläsion innerhalb der ersten 24 h nach Symptombeginn ist die MRT-Untersuchung nicht sensitiv genug , weil in 50% in der Akutphase normal.

Zur Therapie: siehe Kapitel Schlaganfall

29.3.2 Vestibuläre Migräne (VM)

Die VM ist die häufigste Ursache für rezidivierende spontan auftretende Schwindelattacken. Die Ein-Jahres Prävalenz liegt – nach Daten aus dem 2008 National Health Interview Survey (NHIS) – in den USA bei 2,7 % der Erwachsenen, mit einen Frauenanteil von 64,1 % und einem mittleren Alter der Betroffenen von 40,9 Jahren (Formeister et al. 2018). Nach den diagnostischen Kriterien der Bárány Society ist die VM wie folgt definiert (Lempert et al. 2012):

Leitsymptome

Vestibuläre Migräne

A) Mindestens 5 Episoden mit vestibulären Symptomen mittlerer oder starker Intensität und einer Dauer von 5 min bis 72 h
B) Aktive oder frühere Migräne mit oder ohne Aura nach den Kriterien der ICHD
C) Ein/mehrere Migränesymptome während mindestens 50 % der vestibulären Episoden: Kopfschmerzen mit mindestens zwei der folgenden Merkmale (einseitige Lokalisation, pulsierender Charakter, mittlere oder starke Schmerzintensität, Verstärkung durch körperliche Routineaktivitäten), Photophobie und Phonophobie, visuelle Aura
D) Nicht auf eine andere vestibuläre oder ICHD-Diagnose zurückzuführen

Wahrscheinliche vestibuläre Migräne

A) Mindestens 5 Episoden mit vestibulären Symptomen mittlerer oder starker Intensität und einer Dauer von 5 min bis 72 h
B) Nur eines der beiden Kriterien B und C der vestibulären Migräne trifft zu (Migräneanamnese oder Migränesymptome während der Attacke)
C) Nicht auf eine andere vestibuläre oder ICHD-Diagnose zurückzuführen

Die beiden wichtigsten DD der VM sind der MM, wobei es Patienten gibt, die die diagnostischen Kriterien sowohl für die VM als auch den MM erfüllen, und die seltene Episodische Ataxie Typ 2 (s. u.).

Bislang gibt es auch aufgrund fehlender Placebokontrollierter Studie (bis auf die negative und nicht ausreichend rekrutiert habende PROVEMIG-Studie [Bayer et al. 2019]) keine Hinweise für eine spezifisch bei der VM wirksame prophylaktische Behandlung (Byun et al. 2021), sodass die VM wie andere Formen einer Migräne behandelt werden sollte.

Zusammenfassung

Die VM ist häufigste Ursache rezidivierender spontaner Schwindelattacken, die sich mit den neueren diagnostischen Kriterien im klinischen Alltag meistens gut einordnen lässt. Die wichtige DD ist der MM mit Überlappungen beider Entitäten. Bislang gibt es keine spezifische prophylaktische Behandlung der VM.

29.3.3 „Zerebellärer Schwindel"

Schwindel- und Gleichgewichtsstörungen infolge zerebellärer Erkrankungen ist eine besondere DD-Herausforderung. Typischerweise stellen sich diese Patienten nicht mit dem kompletten Spektrum zerebellärer Symptome vor. Die Entität eines „zerebellären Schwindels" wurde deshalb genauer untersucht (Feil et al. 2019). In dieser Studie mit 369 Patienten litten 81 % unter persistierenden Schwindelbeschwerden, 31 % unter Schwindelattacken und 21 % unter beidem. 95 % der Patienten hatten eine deutlich sakkadierte Blickfolge, 80 % Blickhaltestörungen und 64 % eine gestörte Fixationssuppression des VOR, 24 % zentralen Fixationsnystagmus (in 64 % Downbeat-Nystagmus, DBN, 23 % Rebound-Nystagmus). Dabei hatten 11 % isolierte zerebelläre Okulomotorikstörungen ohne sonstige zerebelläre Zeichen. Folgende Diagnosen zählten zu den häufigsten: Sporadische Ataxie unbekannter Ursache (26 %), idiopathisches DBN-Syndrom (20 %), CANVAS (10 %), Episodische Ataxie Typ 2 (7 %, s. u.), MSA-Typ C (6 %).

Zusammenfassung

Der zerebelläre Schwindel ist eine häufige, aber immer noch oft übersehene Ursache, insbesondere für Schwankschwindel und Gangunsicherheit. Schlüssel zur Diagnose ist meist die Untersuchung der Augenbewegungen. Für zerebelläre Ataxien gibt es neue Medikamenten, deren Wirkung in RCTs untersucht werden muss. Eine Placebo-kontrollierte Studie zeigte, dass bei der EA2 sowohl 4-Aminopyridin (Fampyridin) als auch Acetazolamid wirksam sind.

Die **Episodische Ataxie Typ 2** (EA 2) ist durch rezidivierende, meist Stunden anhaltende Attacken mit Schwindel und Ataxie gekennzeichnet, die durch körperliche Aktivität, Stress oder Alkohol ausgelöst werden können. Im Intervall finden sich bei > 90 % der Patienten zentrale Okulomotorikstörungen, insbesondere ein DBN, der ein wichtiges DD-Kriterium auch zur Abgrenzung zur VM darstellt. Ursache sind Mutationen im sog. CACNA1A-Gen bzw. im PQ-Calciumkanalgen. Eine aktuelle Placebo-kontrollierte Studie zeigt, dass sowohl 4-AP als auch Acetazolamid zur Prophylaxe wirksam sind (Muth et al. 2021).

29.3.4 Funktioneller Schwindel

Es gibt vier Unterformen des Funktionellen Schwindels (FS): 1. "Persistent postural-perceptual dizziness" (PPPD; Staab 2020), 2. Phobischer Schwankschwindel (PSS), 3. Visuell-induzierter Schwindel und 4. Mal-de-Débarquement-Syndrom.

Leitsymptome

PPPD ist wie folgt definiert: Chronisches Schwindelsyndrom, entsprechend der folgenden Kriterien A-E. Alle fünf Kriterien müssen erfüllt sein (Übersetzung durch den Verfasser, Staab et al. 2017):

A) Persistierender Schwindel und/oder Unsicherheit an den meisten Tagen über einen Zeitraum von drei oder mehr Monaten, wobei die Symptome während eines Tages über Stunden, aber nicht notwendigerweise den ganzen Tag anhalten müssen.
B) Die Symptome treten spontan auf, können aber durch folgende Faktoren verstärkt werden: 1. aufrechte Körperposition, 2. aktive oder passive Körperbewegungen und 3. sich bewegende visuelle Stimuli.
C) Akute oder chronische organische vestibuläre, psychologische oder andere Störungen können diesen Symptomen vorausgehen, gleichzeitig bestehen und/oder sie überdauern.
D) Symptome verursachen merkliche funktionelle Beeinträchtigung.
E) Beschwerden nicht besser durch eine andere Erkrankung erklärbar.

Die Patienten klagen oft über einen mehr oder weniger permanenten Schwank- oder Benommenheitsschwindel, der während sportlicher Betätigung, bei Ablenkung, Genuss kleinerer Alkoholmengen oder am Morgen meist besser ist, hingegen in bestimmten Situationen (z. B. in Menschenmengen oder im Kaufhaus) zunimmt und zu Vermeidungsverhalten (PSS) führen kann. Pathophysiologisch lässt sich der Funktionelle Schwindel durch eine verstärkte Selbstbeobachtung der Balance erklären. Betroffen sind typischerweise Menschen mit perfektionistischen Persönlichkeitszügen.

Beim PPPD lassen sich wiederum zwei Formen unterscheiden: primäre und sekundäre. Die Daten von 356 Patienten wurden in einer retrospektiven Untersuchung analysiert (Habs et al. 2020). Das sensitivste apparative Instrument zur Diagnose des PPPD war die Posturgraphie mit einem typischen Befund in 50 % aller Fälle. Die häufigsten Auslöser für einen sekundären PPPD waren BPPV und vestibuläre Migräne. Angst und Depression waren häufiger beim primären PPPD. Bei den Untersuchungen mittels „Dizziness Handicap Inventory" (DHI), „Vestibular Activities and Participation" (VAP) und „Euro-Qol-5D-3L" ergaben sich die folgenden Ergebnisse: Patienten mit sekundärem PPPD hatten einen höheren DHI und VAP; es bestand kein Unterschied im „Euro-Qol-5D-3L".

Das „Mal de Débarquement Syndrom" (MdDS) wurde vom Klassifikations-Komitee der Bárány-Society neu klassifiziert (Cha et al. 2020). Dies wird sich sicherlich auch förderlich auf klinische und bildgebende Untersuchungen bei dieser seltenen Unterform des Funktionellen Schwindels auswirken.

Bislang gibt es zur Behandlung des Funktionellen Schwindels leider weiterhin keine prospektiven Placebo-kontrollierten Studien.

In einer Studie wurde versucht, Prädiktoren für das Ansprechen von Patienten auf SSRI herauszuarbeiten (Min et al. 2021). Dazu wurden 197 Patienten mit einem SSRI über 12 Wochen therapiert. Die Ansprechrate auf „clinical global impression-improvement scale" war 65 %. Weibliches Geschlecht und stärkere Symptome bei Therapiebeginn waren positive Prädiktoren.

Eine retrospektive Analyse der Patienten mit PPPD, die eine multi-modale Behandlung (kognitive Verhaltenstherapie, serotonerge Medikation, vestibuläre Rehabilitation) erhalten hatten, zeigten einen positiven Therapieeffekt auf der „Vertigo Severity Scale" und „Hospital Anxiety and Depression Scale" nach sechs Monaten Therapie (Axer et al. 2020).

Folgende therapeutische Maßnahmen werden empfohlen: 1. Komplette Diagnostik, um den Patienten von der Angst zu befreien, dass die Beschwerden auf einer organischen Erkrankung beruhen; 2. Erklärung des Mechanismus der Erkrankung, d. h. Psychoedukation; 3. regelmäßiger Sport und in manchen Fällen vestibuläre Rehabilitation, um wieder Zutrauen zur eigenen Balance zu erlangen; 4. falls notwendig, Desensibilisierung durch Eigenexposition; 5. bei Ängsten oder gleichzeitigen Panikattacken Behandlung mit einem SSRI. Auf diese Weise lassen sich etwa 70 % der Patienten erfolgreich behandeln. Es liegen aber bislang dazu keine prospektiven kontrollierten Studien vor (Übersicht zur Diagnose, DD und Therapie in (Staab 2020).

Zusammenfassung

Zur Behandlung des funktionellen Schwindels, als häufigste und immer noch zu selten diagnostizierte Entität, wird meist eine individualisierte Kombination verschiedener Therapieverfahren (regelmäßiger Sport, medikamentöse Behandlung, insbesondere SSRI/SNRI und/oder kognitive Verhaltenstherapie) empfohlen.

LITERATUR

Agrawal Y, van de Berg R, Wuyts F, et al. Presbyvestibulopathy: Diagnostic criteria Consensus document of the classification committee of the Barany Society. J Vestib Res 2019; 29: 161–170.

Axer H, Finn S, Wassermann A, Guntinas-Lichius O, Klingner CM, Witte OW. Multimodal treatment of persistent postural-perceptual dizziness. Brain Behav 2020 Dec; 10: e01864.

Bayer O, Bremova T, Strupp M, Hufner K. A randomized double-blind, placebo-controlled, cross-over trial (Vestparoxy) of the treatment of vestibular paroxysmia with oxcarbazepine. J Neurol 2018 Feb; 265: 291–298.

Bayer O, Adrion C, Al TA, Mansmann U, Strupp M. Results and lessons learnt from a randomized controlled trial: prophylactic treatment of vestibular migraine with metoprolol (PROVEMIG). Trials 2019; 20(1): 813.

Bhattacharyya N, Gubbels SP, Schwartz SR, et al. Clinical Practice Guideline: Benign Paroxysmal Positional Vertigo (Update). Otolaryngol Head Neck Surg 2017 Mar; 156: S1-S47.

Byun YJ, Levy DA, Nguyen SA, Brennan E, Rizk HG. Treatment of Vestibular Migraine: A Systematic Review and Meta-analysis. Laryngoscope 2021 Jan; 131: 186–194.

Cha YH, Baloh RW, Cho C, et al. Mal de débarquement syndrome diagnostic criteria: Consensus document of the Classification Committee of the Bárány Society. J Vestib Res 2020; 30: 285–293.
Chen J, Zhang S, Cui K, Liu C. Risk factors for benign paroxysmal positional vertigo recurrence: a systematic review and meta-analysis. J Neurol 2020: doi.org/10.1007/s00415-020-10175-0.
Chow MR, Ayiotis AI, Schoo DP, et al. Posture, Gait, Quality of Life, and Hearing with a Vestibular Implant. N Engl J Med 2021 Feb 11; 384: 521–532.
Devantier L, Hougaard D, Händel MN, et al. Using betahistine in the treatment of patients with Menière's disease: a meta-analysis with the current randomized-controlled evidence. Acta Otolaryngol 2020 Oct; 140: 845–853.
Ducroz C, Dumas G, Quatre R, Attye A, Fabre C, Schmerber S. Benign recurrent vestibulopathy: MRI and vestibular tests results in a series of 128 cases. Eur Arch Otorhinolaryngol 2021: doi: 10.1007/s00405-021-06637-4.
Dunlap PM, Holmberg JM, Whitney SL. Vestibular rehabilitation: advances in peripheral and central vestibular disorders. Curr Opin Neurol 2019 Feb; 32: 137–144.
29
Eggers SDZ, Bisdorff A, von BM, et al. Classification of vestibular signs and examination techniques: Nystagmus and nystagmus-like movements. J Vestib Res 2019; 29: 57–87.
Feil K, Strobl R, Schindler A, et al. What Is Behind Cerebellar Vertigo and Dizziness? Cerebellum 2019 Jun; 18: 320–332.
Formeister EJ, Rizk HG, Kohn MA, Sharon JD. The Epidemiology of Vestibular Migraine: A Population-based Survey Study. Otol Neurotol 2018 Sep; 39: 1037–1044.
Gallego-Martinez A, Lopez-Escamez JA. Genetic architecture of Meniere's disease. Hear Res 2020 Nov; 397: 107872.
Gebhart I, Götting C, Hool SL, et al. Sémont Maneuver for Benign Paroxysmal Positional Vertigo Treatment: Moving in the Correct Plane Matters. Otol Neurotol 2021 Mar 1; 42: e341-e347.
Goeldlin M, Gaschen J, Kammer C, et al. Frequency, aetiology, and impact of vestibular symptoms in the emergency department: a neglected red flag. J Neurol 2019 Dec; 266: 3076–3086.
Habs M, Strobl R, Grill E, Dieterich M, Becker-Bense S. Primary or secondary chronic functional dizziness: does it make a difference? A DizzyReg study in 356 patients. J Neurol 2020 Dec; 267: 212–222.
Halmagyi GM, McGarvie LA, Strupp M. Nystagmus goggles: how to use them, what you find and what it means. Pract Neurol 2020; 20: 446–450.
Kim HA, Lee H, Kim JS. Vertigo Due to Vascular Mechanisms. Semin Neurol 2020 Feb; 40: 67–75.
Kong TH, Song MH, Kang JW, Shim DB. Double-blind randomized controlled trial on efficacy of cupulolith repositioning maneuver for treatment of apogeotropic horizontal canal benign paroxysmal positional vertigo. Acta Otolaryngol 2020; 140(6): 473–478.
Lempert I, Olesen J, Furman J, et al. Vestibular migraine: diagnostic criteria. J Vestib Res 2012; 22: 167–172.
Leong KJ, Lau T, Stewart V, Canetti EFD. Systematic Review and Meta-analysis: Effectiveness of Corticosteroids in Treating Adults With Acute Vestibular Neuritis. Otolaryngol Head Neck Surg 2021 Feb 2; 194599820982910.
Lopez-Escamez JA, Carey J, Chung WH, et al. Diagnostic criteria for Meniere's disease. J Vestib Res 2015 Jan 1; 25: 1–7.
Lucieer F, Vonk P, Guinand N, Stokroos R, Kingma H, van de Berg R. Bilateral Vestibular Hypofunction: Insights in Etiologies, Clinical Subtypes, and Diagnostics. Front Neurol 2016; 7: 26.
Mandala M, Califano L, Casani AP, et al. Double-Blind Randomized Trial on the Efficacy of the Forced Prolonged Position for Treatment of Lateral Canal Benign Paroxysmal Positional Vertigo. Laryngoscope 2021; 131(4): E1296-E1300. doi: 10.1002/lary.28981.
Mau C, Kamal N, Badeti S, et al. Superior semicircular canal dehiscence: Diagnosis and management. J Clin Neurosci 2018 Feb; 48: 58–65.
Min S, Kim JS, Park HY. Predictors of treatment response to pharmacotherapy in patients with persistent postural-perceptual dizziness. J Neurol. 2021. doi: 10.1007/s00415-021-10427-7. Online ahead of print.
Muth C, Teufel J, Schols L et al. Fampridine and acetazolamide in EA2 and related familial EA: a prospective randomized placebo-controlled trial. Neurology Clinical Practise. (2021) In press.
Rujescu D, Hartmann AM, Giegling I, et al. Genome-Wide Association Study in Vestibular Neuritis: Involvement of the Host Factor for HSV-1 Replication. Front Neurol 2018; 9: 591.
Sim E, Tan D, Hill K. Poor Treatment Outcomes Following Repositioning Maneuvers in Younger and Older Adults With Benign Paroxysmal Positional Vertigo: A Systematic Review and Meta-analysis. J Am Med Dir Assoc 2019; 20(2): 224.
Sivarasan N, Touska P, Murdin L, Connor S. MRI findings in vestibular paroxysmia - An observational study. J Vestib Res 2019; 29: 137–145.
Staab JP, Eckhardt-Henn A, Horii A, et al. Diagnostic criteria for persistent postural-perceptual dizziness (PPPD): Consensus document of the committee for the Classification of Vestibular Disorders of the Barany Society. J Vestib Res 2017; 27: 191–208.
Staab JP. Persistent Postural-Perceptual Dizziness. Semin Neurol 2020 Feb; 40: 130–137.
Strupp M, Brandt T, Dieterich M. Vertigo –- Leitsymptom Schwindel, 3rd ed. Heidelberg: Springer;, 2021.
Strupp M, Dlugaiczyk J, Ertl-Wagner BB, Rujescu D, Westhofen M, Dieterich M. Vestibular Disorders. Dtsch Arztebl Int 2020 Apr 24; 117: 300–310.
Strupp M, Elger C, Goldschagg N. Treatment of vestibular paroxysmia with lacosamide. Neurol Clin Pract 2019 Dec; 9: 539–541.
Strupp M, Goldschagg N, Vinck A.S., et al. Comparison of the SemontPlus maneuver with the Semont maneuver – a prospective randomized trial. Front Neurol. 2019; 20(2): 224.

Strupp M, Kim JS, Murofushi T, et al. Bilateral vestibulopathy: Diagnostic criteria Consensus document of the Classification Committee of the Barany Society. J Vestib Res 2017; 27: 177–189.
Strupp M, Lopez-Escamez JA, Kim JS, et al. Vestibular paroxysmia: diagnostic criteria. J Vestib Res 2016; 26: 409–415.
Strupp M, Magnusson M. Acute Unilateral Vestibulopathy. Neurol Clin 2015 Aug; 33: 669–685.
Strupp M, Mandala M, Lopez-Escamez JA. Peripheral vestibular disorders: an update. Curr Opin Neurol 2019 Feb; 32: 165–173.
Strupp M, Zwergal A. Teaching Video NeuroImages: Use your tuning fork to diagnose vertigo. Neurology 2019 Oct 8; 93: e1497.
Verrecchia L, Brantberg K, Tawfique Z, Maoli D. Diagnostic Accuracy of Ocular Vestibular Evoked Myogenic Potentials for Superior Canal Dehiscence Syndrome in a Large Cohort of Dizzy Patients. Ear Hear 2019 Mar; 40: 287–294.
von Brevern M, Bertholon P, Brandt T, et al. Benign paroxysmal positional vertigo: Diagnostic criteria. J Vestib Res 2015; 25: 105–117.
Walsh EM. Current management of superior semicircular canal dehiscence syndrome. Curr Opin Otolaryngol Head Neck Surg 2020 Oct; 28: 340–345.
Ward BK, van de Berg R, van Rompaey V, et al. Semicircular canal dehiscence syndrome (SCDS): Diagnostic criteria of the Bàràny Society. J Vest Res. 2021; 31(3): 131–141.
Zuma e Maia, Ramos BF, Cal R, Brock CM, Mangabeira Albernaz PL, Strupp M. Management of Lateral Semicircular Canal Benign Paroxysmal Positional Vertigo. Front Neurol 2020; 11: 1040.
Zwergal A, Dieterich M. Vertigo and dizziness in the emergency room. Curr Opin Neurol 2020 Feb; 33: 117–125.

KAPITEL

30 Polypharmazie

Niklas Frahm, Michael Hecker und Uwe Klaus Zettl

Wichtige Neuigkeiten auf einen Blick

- Bisher existiert keine einheitliche Definition für Polypharmazie. Die verbreitetsten Definitionsansätze (ca. 80 % der Definitionen) sind rein quantitativer Natur. Andere Definitionen beziehen sich auf einen bestimmten Therapiezeitraum oder bestimmte Medikamentenklassen (qualitativer Definitionsansatz).
- Die häufigste Definition für Polypharmazie ist (bei Erwachsenen) die gleichzeitige Einnahme von mindestens fünf Medikamenten. In der Pädiatrie wird stattdessen oft die Einnahme von mindestens zwei Medikamenten als Definition verwendet.
- Polypharmazie ist eine wichtige Thematik im klinischen Alltag und geht, besonders bei älteren und chronisch-erkrankten Menschen, mit Arzneimittelinteraktionen, verminderter Lebensqualität, mangelnder Therapieadhärenz, Gebrechlichkeit, kognitiven Defiziten, Mortalität und hohen Kosten für das Gesundheitswesen einher.
- Von einer hohen Studiendichte bis hin zur Integration in die Leitlinien wie im Bereich der Geriatrie ist die Neurologie noch weit entfernt. Jedoch nimmt die Anzahl der Studien zu Polypharmazie bei neurologischen Erkrankungen, wie Multipler Sklerose, Morbus Parkinson, Epilepsie und Demenz, seit einigen Jahren deutlich zu.

Datenbanken zur Identifizierung von potenziell unangemessener Medikation und von potenziellen Arzneimittelinteraktionen nehmen bei der Bewertung von Polypharmazie eine immer wichtigere Rolle ein.

30.1 Einführung

Polypharmazie als Beschreibung einer Multimedikationssituation erlangt im klinischen Alltag eine immer wichtigere Rolle. Weltweit nehmen das Durchschnittsalter und die Morbiditätsrate der Bevölkerung zu, was sich auch in einer Erhöhung des Medikationsbedarfs äußert (Khezrian et al. 2020). Von klinischen Studien (u. a. Zulassungsstudien), welche Daten zu möglichen Nebenwirkungen bzw. Wechselwirkungen von Arzneimitteln generieren, sind speziell ältere und multimorbide Menschen in der Regel ausgeschlossen (Jalusic et al. 2021; Khezrian et al. 2020; Shi et al. 2008). Somit besteht ein Mangel an evidenzbasierten Pharmakovigilanzdaten von Arzneimitteln bei genau den Menschen, die eine erhöhte Wahrscheinlichkeit für ein komplexes Therapieszenario und Polypharmazie haben. In Deutschland sind etwa 15–25 % der Bevölkerung von Polypharmazie betroffen, hier definiert als gleichzeitige Einnahme von ≥5 Medikamenten. Ab dem 60. Lebensjahr steigt der Anteil der Betroffenen auf 30–55 % (Knopf und Grams 2013). Besonders im höheren Alter geht Polypharmazie mit einem gesteigerten Risiko für körperliche Gebrechlichkeit, Sturzverletzungen und Mortalität einher (Wastesson et al. 2018). Der Einsatz von potenziell unangemessenen Medikamenten (engl. *Potentially Inappropriate Medication,* PIM), wie gegebenenfalls Anticholinergika, stellt vor allem im Alter ein wesentliches Problem dar. Mobilitätsdefizite und kognitive Beeinträchtigungen sind lediglich einige der möglichen unerwünschten Wirkungen, die durch inadäquate Kombination von PIM verursacht werden können (Gamble et al. 2018; Myint et al. 2015; Zia et al. 2016). Schätzungen zufolge sind 1–5 % aller Hospitalisierungen auf Arzneimittelinteraktionen, u. a. als Folge von Polypharmazie, zurückzuführen. In Deutschland sind das jährlich 200 000 bis eine Million Menschen, die aufgrund einer unangemessenen Medikationssituation hospitalisiert werden (Voigt et al. 2019). Neben den patientenindividuellen Auswirkungen von Polypharmazie sind auch gesundheitsökonomische Aspekte zu beachten. In Deutschland entstehen alleine durch die Versorgung von unerwünschten Arzneimittelwirkungen Kosten in Höhe von 400 Mio. € jährlich (Schneeweiss et al. 2002).

Dieses Kapitel befasst sich mit den verschiedenen Definitionen und dem klinischen Management von Polypharmazie sowie mit der Polypharmaziesituation bei wichtigen neurologischen Erkrankungen.

30.2 Definition

Vor 150 Jahren wurde der Begriff „Polypharmazie" zum ersten Mal als eine Zubereitung definiert, in der mehrere Wirkstoffe enthalten sind (Bakaki et al. 2018). Heutzutage existieren zahlreiche Synonyme und Abstufungen des Begriffs, welche auf zwei zentralen Ansätzen beruhen: **quantitative bzw. qualitative Definition** (Taghy et al. 2020).

! MERKE

Bei quantitativen Definitionen wird eine Grenzzahl an eingenommenen Medikamenten festgelegt. Wird diese Grenze überschritten, dann liegt Polypharmazie vor.
Bei qualitativen Definitionen werden dagegen die Indikationen, die klinischen Wirkungen und die Anwendungsdauer der eingenommenen Medikamente bewertet.

In der Literatur finden sich über 100 verschiedene Definitionen von Polypharmazie. Etwa 80 % aller Definitionen basieren auf dem rein quantitativen Ansatz (Masnoon et al. 2017). Dieser wird vor allem in europäischen Studien verwendet, während in US-amerikanischen Studien Polypharmazie häufiger qualitativ bewertet wird (Taghy et al. 2020).

Die meist verwendete Definition von Polypharmazie in der wissenschaftlichen Literatur stellt die **gleichzeitige Einnahme von mindestens 5 Medikamenten** dar. Nach einer systematischen Übersichtsarbeit von Masnoon et al. (2017) wurde diese Definition in 51 von 110 analysierten wissenschaftlichen Artikeln verwendet. Betrachtet man dagegen Polypharmazie in der Pädiatrie, dann findet eine andere Definition häufiger Anwendung. Bei Kindern und Jugendlichen wird oftmals die Einnahme von ≥2 Medikamenten als Polypharmazie bezeichnet (Bakaki et al. 2018). Diese reduzierte Medikamentengrenzzahl im Vergleich zu Erwachsenen wird verwendet, da die unerwünschten Auswirkungen von Polypharmazie bei Kindern und Jugendlichen eher auf dem Einsatz weniger inadäquater Arzneimittel basiert als auf der Medikationslast bei Multimorbidität.

Sowohl für die Forschung als auch für die klinische Praxis ergeben sich aufgrund der Heterogenität der Definitionen Schwierigkeiten beim Umgang mit Polypharmazie. Die Durchführung von Metaanalysen gesundheitswissenschaftlicher Studien ist maßgeblich von der Vergleichbarkeit der zu untersuchenden Studienergebnisse abhängig. Aufgrund der **zahlreichen und heterogenen Definitionen** für Polypharmazie sind Studienergebnisse oft nur bedingt vergleichbar (Taghy et al. 2020). Auch die Bewertung des Therapiemanagements bei Patienten kann durch die Wahl der Definition beeinflusst werden. Als Beispiel dienen die Medikationsdaten von 852 deutschen Pflegeheimbewohnern der IMREN-Studie (*Inappropriate Medication in patients with REnal insufficiency in Nursing homes*). Je nach Definition reichten die Polypharmazieraten unter diesen Patienten von 17–93,4 % (Hoffmann et al. 2016). Die Bewertung der Medikationssituation von Patienten im Hinblick auf Polypharmazie sollte immer vor dem Hintergrund der verwendeten Definition erfolgen.

30.3 Polypharmazie in der Neurologie

Ein erhöhtes Risiko für Polypharmazie findet man nicht nur bei älteren Menschen, sondern auch bei chronisch erkrankten Personen. Neurologische Erkrankungen sind durch komplexe Symptome und Therapieansätze charakterisiert. Im Folgenden wird der aktuelle Forschungsstand in den Bereichen der Multiple Sklerose (MS), der Demenz, des idiopathischen Parkinson-Syndroms (IPS) und der Epilepsie präsentiert

30.3.1 Multiple Sklerose

MS ist die häufigste chronische immunmediierte neurologische Erkrankung der Welt (etwa 2,8 Miollionen Erkrankte) (Walton et al. 2020), siehe ➤ Kap. 3.1. Die Betroffenen sind im Durchschnitt noch relativ jung. Die Diagnose erfolgt in der Regel zwischen dem

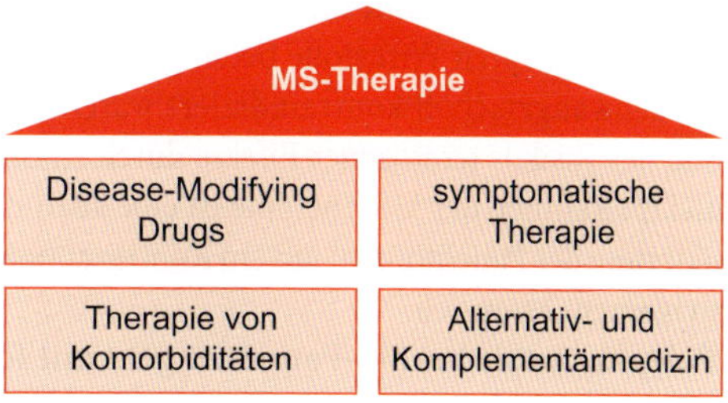

Abb. 30.1 Medikationsspektrum von MS-Patienten

20. und dem 40. Lebensjahr (Filippi et al. 2018). MS-Patienten weisen dennoch ein erhöhtes Risiko für Polypharmazie auf, da sich das Therapiemanagement der Patienten aufgrund der **variablen Symptomatik** als komplex gestaltet (Moiola et al. 2020; Rommer et al. 2019). U. a. können Parese, Spastik, Ataxie, Sensibilitätsstörungen, gastrointestinale sowie urogenitale Beeinträchtigungen und kognitive sowie emotionale Störungen auftreten.

Neben den **immun-modulatorischen** (*Disease-Modifying Drugs*) und **symptomatischen MS-Therapeutika** kommen zudem Medikamente zur Behandlung von **Komorbiditäten** sowie **Alternativ- und Komplementärmedizin** zum Einsatz (Rommer et al. 2018) (➤ Abb. 30.1).

Trotz des erhöhten Polypharmazierisikos dieser Patienten finden sich **kaum Forschungsdaten** zu dieser Thematik. Eine systematische Übersichtsarbeit aus 2020 zeigte, dass bis Ende 2019 lediglich sieben Originalarbeiten existierten, die sich mit der Polypharmaziesituation bei MS-Patienten beschäftigten (Frahm et al. 2020b). Der Anteil der Patienten mit Polypharmazie (≥5 Medikamente) reichte in diesen Originalarbeiten von 15–59 %. Diese große Differenz lässt sich auf die unterschiedlichen Einschlusskriterien und das jeweils betrachtete Medikationsspektrum der Studien zurückführen.

Auch in Bezug auf **ungeplante Schwangerschaften** sollte dem Medikationsmanagement Beachtung geschenkt werden. Eine Studie mit 131 MS-Patientinnen von 18–48 Jahren untersuchte die Prävalenz von Polypharmazie (≥5 Medikamente) und die damit einhergehenden **potenziell gefährlichen Arzneimittelinteraktionen** (Frahm et al. 2020a). Bei Frauen mit Polypharmazie (Anteil bei 41 %) zeigten sich sechsmal häufiger potenzielle Interaktionen mit klinischer Relevanz als bei Frauen ohne Polypharmazie (31 %

vs. 5 %). Etwa bei der Hälfte dieser klinisch relevanten Interaktionen waren Wirkstoffe beteiligt, die im Fall einer Schwangerschaft kontraindiziert wären. Aufgrund des Risikos teratogener Effekte durch Arzneimittel im Rahmen der MS-Therapie ist eine adäquate Aufklärung der Patientinnen und ein Kontrazeptionsmanagement essenziell.

Polypharmazie bei MS-Patienten geht mit folgenden Merkmalen einher:
- Depression
- Fatigue
- Geringere Lebensqualität
- Geringerer Bildungsstand
- Häufigere Hospitalisierungen
- Hohes Alter
- Höhere MS-Schubrate
- Höherer Behinderungsgrad
- Höherer Body-Mass-Index
- Kognitive Leistungsminderung
- Komorbiditäten
- Schmerz

30.3.2 Demenz

Demenz ist mit 47 Millionen Betroffenen weltweit die häufigste neurodegenerative Erkrankung des zentralen Nervensystems (ZNS) (Leelakanok und D'Cunha 2019), siehe ➤ Kap. 14. In der Regel sind Menschen mit einem Alter von über 60 Jahren betroffen. Die Symptomatik äußert sich in der Verschlechterung sozialer, kommunikativer, kognitiver und emotionaler Fähigkeiten. Darunter fallen u. a. psychiatrische Störungen, verminderte Gedächtnis- und Lernleistung sowie Schwächen im Verständnis alltäglicher Prozesse (Ruangritchankul et al. 2020). Die **Basistherapie** der Demenz erfolgt mittels Cholinesterase-Inhibitoren (z. B. Rivastigmin, Donepezil, Galantamin) bzw. N-Methyl-D-Aspartat-Rezeptor-Antagonisten (z. B. Memantin). **Patientenindividuelle Therapieergänzungen** erfolgen entsprechend der Symptome (z. B. mittels Antidepressiva, Anxiolytika, Hypnotika und/oder Neuroleptika).

Bei diesem Spektrum an Behandlungen besteht ein hohes Risiko für Polypharmazie. In vielen Demenzstudien resultierten Polypharmazieraten von über 50 %. In einer Metaanalyse von sieben Demenzstudien resultierte eine starke Assoziation zwischen **Demenz und Polypharmazie (≥5 Medikamente) bzw. exzessiver Polypharmazie (≥10 Medikamente)** (Leelakanok und D'Cunha 2019). Dabei waren folgende Charakteristika mit der erhöhten Anzahl eingenommener Medikamente assoziiert:
- Alleinlebend
- Einsatz von PIM
- Hohes Alter
- Hospitalisierungen
- Komorbiditäten

Ein weiterer wichtiger Punkt ist die **Entwicklung der Polypharmazieraten über die Zeit.** Nach einer dänischen populationsbasierten Studie steigerten sich die Anteile der Demenzpatienten mit Polypharmazie bzw. exzessiver Polypharmazie von 2000 bis 2011 um 22,1 % bzw. um 13,5 % (Kristensen et al. 2019). Im Vergleich dazu der Anstieg innerhalb der Kontrollgruppe (nicht an Demenz erkrankt): 13,4 % bzw. 4,2 %. Das häufigere Auftreten von Polypharmazie unter Demenzpatienten beruhte erstens auf der Verfügbarkeit weiterer Demenztherapeutika und zweitens auf gesteigerten Morbiditätsraten unter älteren Patienten. Von 2011 bis 2014 konnte keine weitere Steigerung der Polypharmazieraten beobachtet werden, sie blieben annähernd konstant (Kristensen et al. 2019).

Der Einsatz von psychotropen Arzneimitteln, d. h. Antidepressiva, Neuroleptika, Anxiolytika und Hypnotika, stellt bei Demenzpatienten ein häufiges Therapieszenario dar. So werden etwa Neuroleptika (Antipsychotika) an Demenzpatienten 17-mal häufiger verschrieben als an Patienten ohne Demenz (Clague et al. 2017). Bei dieser hohen Verschreibungsdichte psychotroper Arzneimittel bietet sich die Anwendung einer spezifischeren Polypharmazie-Definition an: **psychotrope Polypharmazie** (die Einnahme von ≥2 psychotropen Medikamenten). Eine weitere dänische Studie beschrieb, dass von über 34 000 Demenzpatienten ca. 25 % psychotrope Polypharmazie aufweisen (Nørgaard et al. 2017). In weiteren Studien zeigte sich, dass psychotrope Polypharmazie allgemein mit einem erhöhten Risiko für Benommenheit, Frakturen (z. B. durch unkontrolliertes Stürze), Herzinfarkt, Schlaganfall und Mortalität einhergeht.

30.3.3 Idiopathisches Parkinson-Syndrom

Das IPS ist mit weltweit 7 Millionen Erkrankten die zweithäufigste neurodegenerative ZNS-Erkrankung direkt nach der Demenz (Jankovic und Tan 2020), siehe ➤ Kap.15.3. Die Symptomatik dieser Krankheit kann sehr heterogen ausfallen und beinhaltet **motorische** (Rigor, Tremor, Bradykinesie, posturale Instabilität) und **nicht motorische Symptome** (Störungen psychiatrischer, ophthalmologischer, otologischer, kardiovaskulärer, gastrointestinaler, urogenitaler und dermatologischer Art) (Radhakrishnan und Goyal 2018). Die Basis des IPS-Therapiemanagements stellt die patientenindividuelle Behandlung dieser motorischen und nicht motorischen Symptome dar. Aufgrund des höheren Alters der betroffenen Patienten besteht auch hier ein erhöhtes Risiko für **Komorbiditäten** neben IPS (Klietz et al. 2019; Tenison und Henderson 2020).

Dieses komplexe Therapieszenario bei IPS-Patienten begünstigt das Auftreten von Polypharmazie. Populationsbasierte Studien aus Großbritannien und Südkorea ergaben, dass die Polypharmazierate bei IPS-Patienten um etwa 25–30 % höher ist als bei Nicht-IPS-Patienten (McLean et al. 2017; Park et al. 2017). Auch eine Assoziation zwischen Polypharmazie bei IPS-Patienten und **verminderter kognitiver Leistungsfähigkeit** ist bekannt (Ishii et al. 2019), jedoch sind noch weitere Studien mit größeren und repräsentativeren Kohorten nötig, um die Aussagekraft dieser Daten zu untermauern.

Auch bei IPS-Patienten nimmt **psychotrope Polypharmazie** einen hohen Stellenwert im Therapiemanagement ein. Eine Untersuchung von über 93 000 US-amerikanischen Pflegeheimbewohnern mit IPS ergab, dass 26 % ≥2 psychotrope Medikamente einnahmen, wobei Antidepressiva am häufigsten verschrieben wurden (Bhattacharjee et al. 2016). Beachtlich war dabei, dass lediglich ein Viertel der Patienten, die Neuroleptika einnahmen, die Diagnose psychotischer Symptome aufwiesen. Allgemein sollte dem Einsatz psychotroper Medikamente bei älteren Patienten immer eine umfassende Nutzen-Risiko-Bewertung vorangehen. Unangemessener und unnötig langer Gebrauch psychotroper Arzneimittel kann sich negativ auf die Patientengesundheit auswirken (Richardson et al. 2015).

30.3.4 Epilepsie

Epilepsie ist eine weit verbreitete neurologische Erkrankung. Weltweit sind über 70 Millionen Menschen von dieser Krankheit, welche meist durch das Auftreten epileptischer, krampfartiger Anfälle charakterisiert ist, betroffen (Thijs et al. 2019).

Die Reduktion der Anfallshäufigkeit mittels Antiepileptika kann die Lebensqualität der Erkrankten verbessern und das Morbiditäts- und Mortalitätsrisiko verringern. Zur Therapie der Epilepsie stehen über 25 verschiedene Wirkstoffe zur Verfügung, die in Abhängigkeit von Alter, Geschlecht, Komorbiditäten, Kinderwunsch (Frauen) und Anfallstyp patientenindividuell eingesetzt werden können, u. a. Lamotrigin, Gabapentin und Carbamazepin (Thijs et al. 2019), siehe ➤ Kap. 9. In der Regel erfolgt die Behandlung als **Monotherapie,** da Polytherapien mit Arzneimittelinteraktionen, mangelnder Therapieadhärenz und Langzeittoxizität assoziiert sind. Aber auch bei der Monotherapie mittels Antiepileptika können Nebenwirkungen auftreten, wobei diese häufig neuropsychiatrischer Art sind (z. B. Unruhe, Reizbarkeit, Schwindel und Müdigkeit).

Eine weitere Therapiesäule bei Epilepsiepatienten stellt die Behandlung von **Komorbiditäten** dar. Etwa die Hälfte der Patienten leidet neben Epilepsie auch an Komorbiditäten, sowohl somatischer als auch psychiatrischer Art (Terman et al. 2020; Thijs et al. 2019). Folgende Erkrankungen treten bei Patienten mit Epilepsie achtmal häufiger auf als in der Allgemeinbevölkerung und erhöhen somit auch die Medikationslast der Betroffenen: Angststörungen, Demenz, Depression, Herzleiden, peptisches Ulkus und somatische Autoimmunerkrankungen (Keezer et al. 2016).

Eine populationsbasierte Studie mit über 55 000 Epilepsiepatienten aus Norwegen ergab, dass Polypharmazie bei etwa einem Drittel dieser Patienten vorlag (Baftiu et al. 2018). Polypharmazie, hier definiert als der Einsatz von Antiepileptika in Kombination mit Antidepressiva und/oder Antipsychotika, war mit dem Auftreten von 42 verschiedenen **Arzneimittelinteraktionen** assoziiert. Insbesondere Kombinationen von Cytochrom-P450- (CYP)-induzierenden Antiepileptika (z. B. Carbamazepin, Phenobarbital, Phenytoin) mit Antipsychotika (z. B. Clozapin, Olanzapin) kamen häufig vor. Die aus diesen Kombinationen resultierenden pharmakokinetischen Wechselwirkungen können die Serumkonzentrationen der Wirkstoffe beeinflussen, sodass eine Wirksamkeitsminderung der Medikamente bzw. unerwünschte Wirkungen auftreten können (Baftiu et al. 2018).

Der Einsatz von potenziell gefährlichen Medikamentenkombinationen bei Patienten mit Antiepileptika wurde auch in einer US-amerikanischen Studie thematisiert. In dieser Studie lag der Anteil der Patienten mit Polypharmazie (≥5 Medikamente) bei 43 % (Terman et al. 2020). **Exzessive Polypharmazie** (≥10 Medikamente) und **ZNS-Polypharmazie** (≥3 ZNS-aktive Medikamente) waren bei 17 % bzw. bei 34 % vertreten. Bei etwa jedem 10. Patienten wurde die Einnahme von Opioiden in Kombination mit Benzodiazepinen und/oder Gabapentinoiden erfasst, obwohl bei dieser Kombination ein besonderes **Intoxikationsrisiko** aufgrund der ZNS-dämpfenden Effekte, der Atemdepression und der additiven Sedierung besteht.

Antiepileptika stellen zwar eine etablierte Behandlungsoption der Epilepsie dar, dennoch reduzieren sie die Anfallshäufigkeit bei etwa einem Drittel der Betroffenen nicht effektiv (Thijs et al. 2019). Eine **Therapieresistenz** liegt dann vor, wenn mehrere antiepileptische Therapieansätze (Mono- oder Polytherapie) keine oder nur eine geringe Wirksamkeit zeigen. Eine norwegische Studie mit 135 Temporallappenepilepsie-Patienten zeigte, dass Polypharmazie (≥3 Antiepileptika) bei therapieresistenten Patienten dreimal häufiger vorkam als bei gut therapierbaren Patienten (Bjørke et al. 2018).

30

30.4 Klinisches Management

Im klinischen Management von Polymedikationssituationen ist die Nutzen-Risiko-Bewertung von Polypharmazie von entscheidender Bedeutung. Man unterscheidet hier zwischen **angemessener und unangemessener Polypharmazie.**

Wenn der Therapieplan eines Patienten die verwendete Definition von Polypharmazie erfüllt und relevante Arzneimittelinteraktionen keine Kontraindikation darstellen, dann ist nicht immer eine Modifikation der Medikation erforderlich. Der Einsatz einer Polytherapie ist dann angemessen, wenn die Krankheitsbilder des Patienten adäquat behandelt sind, ohne dass schwerwiegende Nebenwirkungen bzw. Arzneimittelwechselwirkungen auftreten **(angemessene Polypharmazie)**.

Im Gegensatz dazu sollte die Medikationssituation bei Patienten mit **unangemessener Polypharmazie** angepasst werden. Diese liegt vor, wenn das Risiko einer Kombination von Medikamenten den Nutzen überwiegt. Der inadäquat übermäßige Einsatz von Arzneimitteln kann zur erheblichen Verschlechterung der Patientengesundheit führen, etwa durch schwerwiegende Wechselwirkungen, Nebenwirkungen oder durch die medikamenten-induzierte Entstehung weiterer Komorbiditäten (Wastesson et al. 2018). In diesem Fall existieren generell zwei Strategien: **Reduktion oder Substitution.**

! MERKE

Reduktion: selektives Absetzen, betrifft v. a. PIM und Medikamente mit hohem Interaktionspotenzial
Substitution: Ersatz von ungeeigneten Medikamenten durch situationsgeeignetere bzw. interaktionsärmere Medikamente

Ein oft wenig beachteter aber dennoch häufiger Bestandteil der Therapiespektren von Patienten ist die **Alternativ- und Komplementärmedizin.** Ein Schwachpunkt vieler Polypharmaziestudien besteht in der Fokussierung auf ausschließlich rezeptpflichtige Arzneimittel (Frahm et al. 2020b). Ein Grund dafür ist, dass Präparate aus der Alternativ- und Komplementärmedizin oft unzureichend in klinischen Datenbanken bzw. in den Medikationsplänen der Patienten erfasst werden, obwohl auch diese Präparate ein Interaktionspotenzial besitzen. Auch geben Patienten diese Präparate nicht immer bei ihren behandelnden Ärzten an, was die Nutzen-Risiko-Bewertung des patientenindividuellen Medikationsspektrums verfälschen kann. Ein vollständiges Bild über die vom Patienten verwendeten Medikamente entsteht einerseits durch das **aktive Erfragen** durch den behandelnden Arzt und andererseits durch die **kontinuierliche Kommunikation** zwischen den behandelnden Ärzten.

Einige wichtige **Tools zur Identifizierung von PIM und Arzneimittelinteraktionen** sind in ➤ Abb. 30.2 aufgeführt. Bei der Bewertung der Patientenmedikation auf PIM und Interaktionen empfiehlt es sich, jeweils mehrere Datenbanken heranzuziehen. Je nach

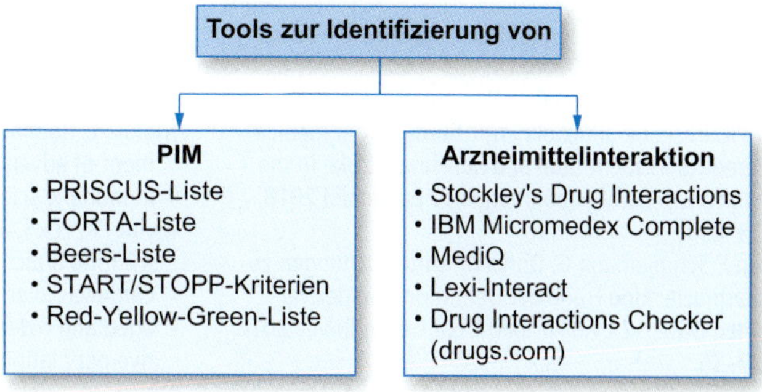

Abb. 30.2 Tools zur Identifizierung von PIM und Arzneimittelinteraktionen

verwendeter Datenbank kann die Bewertung unterschiedlich ausfallen. So wurde z. B. in einer dänischen populationsbasierten Studie mit über 35 000 Demenzpatienten die Untersuchung von PIM mit der dänischen Red-Yellow-Green-Liste und mit der deutschen PRISCUS-Liste durchgeführt (Kristensen et al. 2018). So hatten unter den Demenzpatienten nach der Red-Yellow-Green-Liste 45 % mindestens ein PIM, nach der PRISCUS-Liste allerdings nur 24 %. Der Hauptgrund für diesen Unterschied war die Nichtverfügbarkeit eines Großteils der Medikamente der deutschen PRISCUS-Liste in Dänemark (Datenbanken teilweise landesspezifisch). Eine ähnliche Situation ergab sich beim Vergleich von fünf verschiedenen Tools zur Identifizierung von Arzneimittelinteraktionen. Der Anteil der korrekt identifizierten Arzneimittelinteraktionen zwischen den unterschiedlichen Tools variierte zwischen 37 und 70 % (Kheshti et al. 2016). Allgemein unterscheiden sich Datenbanken zur Risikobewertung von Arzneimitteln bzw. Arzneimittelinteraktionen in ihren Bewertungskriterien und Risikostufen, wodurch nicht unerhebliche Diskrepanzen zwischen den einzelnen Tools auftreten können. Des Weiteren existieren indikationsspezifische Wirkstoffdatenbanken, die sich z. B. auf die Arzneimittelsicherheit in der Schwangerschaft spezialisieren, etwa *Embryotox* oder *Therapeutic Goods Administration* (Australian Government, Department of Health 2021; Charité Universitätsmedizin Berlin 2021). Im klinischen Alltag können diese Tools eine große Hilfe bei der Bewertung der Patientenmedikation sein, da sie in der Regel benutzerfreundlich und effizient gestaltet sind. Jedoch sollte eine Medikationsbewertung nicht auf den Informationen einer einzigen Datenbank beruhen, sondern auf den **Informationen mehrerer Datenbanken in Kombination mit der Expertise des behandelnden Arztes bzw. eines klinischen Pharmakologen.**

LITERATUR

Australian Government, Department of Health. Prescribing medicines in pregnancy database. Therapeutic Goods Administration (TGA) 2021. https://www.tga.gov.au/prescribing-medicines-pregnancy-database.

Baftiu A, Feet SA, Larsson PG, et al. Utilisation and polypharmacy aspects of antiepileptic drugs in elderly versus younger patients with epilepsy: A pharmacoepidemiological study of CNS-active drugs in Norway, 2004–2015. Epilepsy Res 2018; 139: 35–42.

Bakaki PM, Horace A, Dawson N, et al. Defining pediatric polypharmacy: A scoping review. PLoS One 2018; 13: e0208047.

Bhattacharjee S, Goldstone L, Warholak T. Prevalence, Patterns and Predictors of Psychotropic Polypharmacy Among Elderly Individuals with Parkinson's Disease In Long Term Care Settings In The United States. J Parkinsons Dis 2016; 6: 247–255.

Bjørke AB, Nome CG, Falk RS, Gjerstad L, Taubøll E, Heuser K. Evaluation of long-term antiepileptic drug use in patients with temporal lobe epilepsy: Assessment of risk factors for drug resistance and polypharmacy. Seizure 2018; 61: 63–70.

Charité Universitätsmedizin Berlin. Arzneimittelsicherheit in Schwangerschaft und Stillzeit: Arzneimittel. Embryotox 2021. https://www.embryotox.de/arzneimittel/.

Clague F, Mercer SW, McLean G, Reynish E, Guthrie B. Comorbidity and polypharmacy in people with dementia: insights from a large, population-based cross-sectional analysis of primary care data. Age Ageing 2017; 46: 33–39.

Filippi M, Bar-Or A, Piehl F, et al. Multiple sclerosis. Nat Rev Dis Primers 2018; 4: 43.

Frahm N, Hecker M, Langhorst SE, Mashhadiakbar P, Haker MC, Zettl UK. The risk of polypharmacy, comorbidities and drug–drug interactions in women of childbearing age with multiple sclerosis. Ther Adv Neurol Disord 2020a; 13: 1756286420969501.

30

Frahm N, Hecker M, Zettl UK. Polypharmacy among patients with multiple sclerosis: a qualitative systematic review. Expert Opin Drug Saf 2020b; 19: 139–145.

Gamble DT, Clark AB, Luben RN, Wareham NJ, Khaw KT, Myint PK. Baseline anticholinergic burden from medications predicts incident fatal and non-fatal stroke in the EPIC-Norfolk general population. Int J Epidemiol 2018; 47: 625–633.

Hoffmann F, Schmiemann G, Dörks M. Untersuchungen zu Polypharmazie: Eine Frage der Definition und der verwendeten Daten. Z Evid Fortbild Qual Gesundhwes 2016; 113: 27–35.

Ishii N, Mochizuki H, Sakai K, Ogawa G, Shiomi K, Nakazato M. Polypharmacy Associated with Cognitive Decline in Newly Diagnosed Parkinson's Disease: A Cross-Sectional Study. Dement Geriatr Cogn Dis Extra 2019; 9: 338–343.

Jalusic KO, Ellenberger D, Rommer P, Stahmann A, Zettl U, Berger K. Effect of applying inclusion and exclusion criteria of phase III clinical trials to multiple sclerosis patients in routine clinical care. Mult Scler 2021: 1352458520985118.

Jankovic J, Tan EK. Parkinson's disease: etiopathogenesis and treatment. J Neurol Neurosurg Psychiatry 2020; 91: 795–808.

Keezer MR, Sisodiya SM, Sander JW. Comorbidities of epilepsy: current concepts and future perspectives. Lancet Neurol 2016; 15: 106–115.

Kheshti R, Aalipour M, Namazi S. A comparison of five common drug-drug interaction software programs regarding accuracy and comprehensiveness. J Res Pharm Pract 2016; 5: 257–263.

Khezrian M, McNeil CJ, Murray AD, Myint PK. An overview of prevalence, determinants and health outcomes of polypharmacy. Ther Adv Drug Saf 2020; 11: 2042098620933741.

Klietz M, Greten S, Wegner F, Höglinger GU. Safety and Tolerability of Pharmacotherapies for Parkinson's Disease in Geriatric Patients. Drugs Aging 2019; 36: 511–530.

Knopf, H, Grams, D. Arzneimittelanwendung von Erwachsenen in Deutschland: Ergebnisse der STudie zur Gesundheit Erwachsener in Deutschland (DEGS1). Bundesgesundheitsbl 2013; 56: 868–877.

Kristensen RU, Nørgaard A, Jensen-Dahm C, Gasse C, Wimberley T, Waldemar G. Changes in the Prevalence of Polypharmacy in People with and without Dementia from 2000 to 2014: A Nationwide Study. J Alzheimers Dis 2019; 67: 949–960.

Kristensen RU, Nørgaard A, Jensen-Dahm C, Gasse C, Wimberley T, Waldemar G. Polypharmacy and Potentially Inappropriate Medication in People with Dementia: A Nationwide Study. J Alzheimers Dis 2018; 63: 383–394.

Leelakanok N, D'Cunha RR. Association between polypharmacy and dementia - A systematic review and meta-analysis. Aging Ment Health 2019; 23: 932–941.

Masnoon N, Shakib S, Kalisch-Ellett L, Caughey GE. What is polypharmacy? A systematic review of definitions. BMC Geriatr 2017; 17: 230.

McLean G, Hindle JV, Guthrie B, Mercer SW. Co-morbidity and polypharmacy in Parkinson's disease: insights from a large Scottish primary care database. BMC Neurol 2017; 17: 126.

Moiola L, Rommer PS, Zettl UK. Prevention and management of adverse effects of disease modifying treatments in multiple sclerosis. Curr Opin Neurol 2020; 33: 286–294.

Myint PK, Fox C, Kwok CS, Luben RN, Wareham NJ, Khaw KT. Total anticholinergic burden and risk of mortality and cardiovascular disease over 10 years in 21,636 middle-aged and older men and women of EPIC-Norfolk prospective population study. Age Ageing 2015; 44: 219–225.

Nørgaard A, Jensen-Dahm C, Gasse C, Hansen ES, Waldemar G. Psychotropic Polypharmacy in Patients with Dementia: Prevalence and Predictors. J Alzheimers Dis 2017; 56: 707–716.

Park HY, Park JW, Sohn HS, Kwon JW. Association of Parkinsonism or Parkinson Disease with Polypharmacy in the Year Preceding Diagnosis: A Nested Case-Control Study in South Korea. Drug Saf 2017; 40: 1109–1118.

Radhakrishnan DM, Goyal V. Parkinson's disease: A review. Neurol India 2018; 66: 26–35.

Richardson K, Bennett K, Kenny RA. Polypharmacy including falls risk-increasing medications and subsequent falls in community-dwelling middle-aged and older adults. Age Ageing 2015; 44: 90–96.

Rommer PS, Eichstädt K, Ellenberger D, et al. Symptomatology and symptomatic treatment in multiple sclerosis: Results from a nationwide MS registry. Mult Scler 2019; 25: 1641–1652.

Rommer PS, König N, Sühnel A, Zettl UK. Coping behavior in multiple sclerosis-complementary and alternative medicine: A cross-sectional study. CNS Neurosci Ther 2018; 24: 784–789.

Ruangritchankul S, Peel NM, Hanjani LS, Gray LC. Drug related problems in older adults living with dementia. PLoS One 2020; 15: e0236830.

Schneeweiss S, Hasford J, Göttler M, Hoffmann A, Riethling AK, Avorn J. Admissions caused by adverse drug events to internal medicine and emergency departments in hospitals: a longitudinal population-based study. Eur J Clin Pharmacol 2002; 58: 285–291.

Shi S, Mörike K, Klotz U. The clinical implications of ageing for rational drug therapy. Eur J Clin Pharmacol 2008; 64:183–199.

Taghy N, Cambon L, Cohen JM, Dussart C. Failure to Reach a Consensus in Polypharmacy Definition: An Obstacle to Measuring Risks and Impacts-Results of a Literature Review. Ther Clin Risk Manag 2020; 16: 57–73.

Tenison E, Henderson EJ. Multimorbidity and Frailty: Tackling Complexity in Parkinson's Disease. J Parkinsons Dis 2020; 10: 85–91.

Terman SW, Aubert CE, Hill CE, et al. Polypharmacy in patients with epilepsy: A nationally representative cross-sectional study. Epilepsy Behav 2020; 111: 107261.

Thijs RD, Surges R, O'Brien TJ, Sander JW. Epilepsy in adults. Lancet 2019; 393: 689–701.

Voigt N, Ort K, Sossalla S. Arzneimittelinteraktionen, die man kennen muss! Dtsch Med Wochenschr 2019; 144: 264–275.
Walton C, King R, Rechtman L, et al. Rising prevalence of multiple sclerosis worldwide: Insights from the Atlas of MS, third edition. Mult Scler 2020; 26: 1816–1821.
Wastesson JW, Morin L, Tan ECK, Johnell K. An update on the clinical consequences of polypharmacy in older adults: a narrative review. Expert Opin Drug Saf 2018; 17: 1185–1896.
Zia A, Kamaruzzaman S, Myint PK, Tan MP. Anticholinergic burden is associated with recurrent and injurious falls in older individuals. Maturitas 2016; 84: 32–37.

KAPITEL

31

Tjalf Ziemssen und Isabel Voigt

Digitale Neurologie

Wichtige Neuigkeiten auf einen Blick

- Das Vorhandensein großer Mengen von Gesundheitsdaten aus unterschiedlichen Quellen wächst exponentiell (Big Data).
- Große Datenmengen aus unterschiedlichen Quellen müssen strukturiert miteinander verknüpft werden.
- Es entstehen neue Technologien der Datenerfassung (z. B. Wearables), des Datenmanagements (z. B. Blockchain) und der Datenanalyse (z. B. KI-basierte Algorithmen).
- Die medizinische Versorgung wird in Zukunft immer häufiger im Versorgungskontinuum von

Mensch und Maschine stattfinden, das wissenschaftlich noch Neuland darstellt.
- Entscheidend bleibt der Fokus auf Patienten, sodass sich vor allem patientengetriebene Innovationen („Bottom-Up“) durchsetzen werden.
- Digitalisierung sollte nicht nur als technischer Wandel verstanden werden, sondern vor allem auch als Wertewandel.

31.1 Digitalisierung im Gesundheitswesen

Die rasante Verbreitung des Internets in den letzten 30 Jahren und die damit verbundene Digitalisierung der Gesellschaft sind auch im Gesundheitswesen angekommen. In allen medizinischen Bereichen von der Arztpraxis bis hin zum Krankenhaus findet die Datenverarbeitung mittlerweile digital statt. Im Gegensatz dazu stecken wesentliche Prozesse wie z. B. die Erhebung oder der Austausch digitaler Daten noch in den Kinderschuhen. So werden immer noch Befunde per Hand abgetippt, Arztbriefe an einem Ort ausgedruckt, um sie am anderen wieder einzuscannen. Es wird von Klinik zu Praxis, von Arzt zu Patient, von Apotheke zu Krankenkasse und umgekehrt kopiert und gefaxt. Eingescannte Dokumente sind aber nicht maschinenlesbar und nicht ohne weiteres digital verwertbar. Hinzu kommt ein Flickenteppich von Datenbanksystemen, die meistens untereinander nicht kompatibel sind, sowie sehr eng gefasste Datenschutzrichtlinien, die die Umsetzung bestimmter digitaler Anwendungen erschweren. Auf der anderen Seite informieren sich Patienten im Internet und nutzen bereits auf dem Markt befindliche Wearables und Apps (➤ Kap. 31.6.3), um ihre Gesundheitsdaten aufzuzeichnen und auszuwerten.

Ärzte beraten ihre Patienten mittlerweile auch virtuell via telemedizinischer Anwendungen (➤ Kap. 31.2.1), u. a. forciert durch die COVID-19-Pandemie, wobei Patienten diese Möglichkeiten zunehmend nutzen. Glücklicherweise wurde die Dringlichkeit der Digitalisierung der Medizin von der Politik erkannt, und es wurden in den letzten Jahren eine Reihe von Gesetzen dazu verabschiedet. So ist im zum 1. Januar 2016 in Kraft getretenen E-Health-Gesetz die zügige Einführung und Nutzung medizinischer Anwendungen (modernes Versichertenstammdatenmanagement, Notfalldaten, elektronischer Arztbrief und einheitlicher Medikationsplan), die Öffnung der Telematikinfrastruktur (➤ Kap. 31.1.1), die Erstellung eines Interoperabilitätsverzeichnisses zur Verbesserung der Kommunikation verschiedener IT-Systeme im Gesundheitswesen (➤ Kap. 31.4.1) sowie die Förderung telemedizinischer Leistungen (Online-Videosprechstunde, telekonsiliarische Befundbeurteilung von Röntgenaufnahmen, ➤ Kap. 31.2.1) verankert worden (https://www.bundesgesundheitsministerium.de/service/begriffe-von-a-z/e/e-health-gesetz/faq-e-health-gesetz.html). Weitere Gesetze wie das Digitale-Versorgung-Gesetz (DVG), das Patientendaten-Schutz-Gesetz (PDSG), das Gesetz für mehr Sicherheit in der Arzneimittelversorgung (GSAV), das Terminservice- und Versorgungsgesetz (TSVG), die Digitale-Gesundheitsanwendungen-Verordnung (DiGAV) und das Gesetz zur digitalen Modernisierung von Versorgung und Pflege (DVPMG) schaffen die Rahmenbedingungen für die Einführung der elektronischen Patientenakte (ePA) (➤ Kap. 31.1.3) und des elektronischen Rezeptes (e-Rezept) sowie für digitale Gesundheitsanwendungen (DiGA, „App auf Rezept“) (➤ Kap. 31.6.3). Die Bestrebungen sollen durch Innovationsforen wie „Digitale Gesundheit 2025“ und ein „Health Innovation Hub“ (https://hih-2025.de/) sowie durch die Medizininformatik-Initiative (https://www.medizininformatik-initiative.de/de) unterstützt werden, um sich der Herausforderung, immer mehr ältere und chronisch kranke Menschen zu behandeln, teure medizinische Innovationen zu finanzieren und strukturschwache ländliche Gebiete medizinisch zu versorgen, durch digitale Technologien zu stellen.

31.1.1 Digitalisierung in der Neurologie

Insbesondere in der Neurologie spielt die Digitalisierung eine wichtige Rolle, da zum einen unterschiedlichste neurologische Funktionen digital vermessen werden können. Hohe Datendichte, -quantität und -komplexität erfordern dabei spezielle Algorithmen, wobei insbesondere Bildgebung und Monitoring, wie z. B. EEG oder Schlaflabor, hervorzuheben sind. Neurologische Akutmedizin macht telemedizinische Anwendungen wie z. B. beim Schlaganfall notwendig, um Patienten überall zeitnah optimal neurologisch versorgen zu können. Zum anderen erfordert die Betreuung von Patienten mit chronischen neurologischen Erkrankungen ebenfalls digitale Anwendungen, die Datenerhebung, -auswertung und -visualisierung sowie Therapiesteuerung und individuelles Krankheitsmanagement ermöglichen.

31.1.2 Telematikinfrastruktur

Mit der dynamischen Entwicklung neuer Wireless-, Cloud- und Breitbandtechnologien, dem weltweiten mobilen Zugriff auf das Internet sowie dem Übergang zum neuen Datenübertragungsstandard IPv6 verbessern sich Schritt für Schritt die Möglichkeiten der Vernetzung über das Internet. Durch die Verfügbarkeit von Sub- und Parallelnetzen sowie besserer Verschlüsselungstechnologien ist auch der Aufbau nationaler sicherer Infrastrukturen im Gesundheitswesen möglich (Matusiewicz et al. 2020). Die Vernetzung verschiedener IT-Systeme und damit die Verknüpfung von Informationen aus unterschiedlichen Quellen wird als „Telematik", einer Kombination aus „Telekommunikation" und „Informatik", bezeichnet.

In Deutschland vernetzt die Telematikinfrastruktur (TI) alle Akteure des Gesundheitswesens im Bereich der gesetzlichen Krankenversicherung und gewährleistet den sektoren- und systemübergreifenden sowie sicheren Austausch von Informationen. Die TI wird zur Verfügung gestellt durch die Gesellschaft der Telematik (Gematik). Gesellschafter sind zu 51 Prozent die Bundesrepublik Deutschland, vertreten durch das Bundesministerium für Gesundheit (BMG), zu 24,5 Prozent der Spitzenverband Bund der Krankenkassen (GKV-SV, PKV) und zu 24,5 Prozent die Kassenärztliche Bundesvereinigung (KBV), die Kassenzahnärztliche Bundesvereinigung (KZBV), die Bundesärztekammer (BÄK), die Bundeszahnärztekammer (BZÄK), die Deutsche Krankenhausgesellschaft (DKG) sowie der Deutsche Apothekerverband (DAV) auf Bundesebene. Gesetzliche Grundlage bildet Kapitel 11 SGB V, in dem Aufgaben, Finanzierung, Betrieb, Überwachung sowie die Anwendungen der TI verankert sind. Zu dem geschlossenen Netz der TI haben nur registrierte Personen und Institutionen mit elektronischem Heilberufs- und Praxisausweis Zugang, dazu zählen u. a. Krankenkassen, Arzt-, Zahnarzt- und Psychotherapeutenpraxen, Apotheken und Krankenhäuser. Die hohen Sicherheitsstandards (verschlüsselte Kommunikation, Schutz sensibler Daten) werden regelmäßig geprüft und angepasst. Laut Informationen der Gematik hat eine sog. 360-Grad-Sicherheitsanalyse im Dezember 2020 die Ende-zu-Ende-Sicherheit der TI bestätigt (Gematik 2021).

Zu den TI-Anwendungen für Versicherte und Leistungserbringer zählen neben dem verpflichtenden Versichertenstammdaten-Management die freiwilligen Anwendungen E-Patientenakte (➤ Kap. 31.1.3), E-Rezept, E-Arbeitsunfähigkeitsbescheinigung, Kommunikation im Medizinwesen (KIM), E-Medikationsplan und Notfalldatenmanagement (➤ Tab. 31.1). Zudem sollen Versicherte und Leistungserbringer ab 2023 digitale Identitäten erhalten, um sich zum Beispiel für eine Videosprechstunde sicher authentifizieren zu können (aerzteblatt.de 2021).

Trotz Sorgen um eine rechtzeitige Versorgung aller Praxen mit den für die Funktionsfähigkeit der Anwendungen benötigten Konnektoren und um die Umsetzung von Sicherheitsvorgaben von Seiten der KBV hält die Gematik an ihrem Zeitplan zur Umsetzung der Anwendungen fest (aerzteblatt.de 2020). Nach einer Störung der TI beim Abgleich des Versichertenstammdatenmanagements im Sommer 2020, die erst nach Wochen durch ein Update auf dem TI-Konnektor behoben werden konnte, bleibt abzuwarten, wie gut und wann die geplanten Anwendungen eingeführt werden können (aerzteblatt.de 2020).

31.1.3 Elektronische Patientenakte und elektronische Gesundheitsakte

Die Begriffe **elektronische Patientenakte (ePA)** und **elektronische Gesundheitsakte (eGA)** werden oft synonym verwendet, jedoch unterscheiden sie sich hinsichtlich der Beziehung zur Telematikinfrastruktur. Gemeinsam ist ihnen das Ziel, eine fall- und einrichtungsübergreifende Dokumentation zu ermöglichen, indem alle Befunde, Diagnosen, Therapiemaßnahmen

Tab. 31.1 TI-Anwendungen

Anwendung	Funktionen
E-Patientenakte	• Stärkung der Eigenverantwortlichkeit der Patienten (Patient entscheidet, welche medizinischen Informationen gespeichert werden) • Vereinfachung von Arbeitsschritten und mehr Zeit für das Arzt-Patient-Gespräch • Ortsunabhängigkeit durch Online-Zugriff auf Daten möglich
E-Rezept	• digitale Erstellung und Signatur • Zugang digital über QR-Code oder per Ausdruck • Einlösung in jeder Apotheke möglich
E-Arbeitsunfähigkeits-bescheinigung	• Elektronischer Versand der AU an die Krankenkassen, ab 2022 auch an den Arbeitgeber
Kommunikation im Medizinwesen (KIM)	• sicherer verschlüsselter Austausch sensibler Nachrichten und Dokumente (z. B. Arztbriefe, Befunde, Bescheide, Abrechnungen, Röntgenbilder) • Auffindbarkeit aller KIM-Teilnehmer im zentralen Adressbuch (geprüfte Identität, Fälschungssicherheit)
E-Medikationsplan	• strukturierter Überblick über aktuelle Medikamenteneinnahme • Berücksichtigung möglicher Wechselwirkungen von Arzneimitteln leichter möglich • gebündelte Informationen zu medikationsrelevanten Daten (z. B. Allergien) und Angaben zur Medikation (z. B. Dosis, Dauer)
Notfalldatenmanagement (NFDM)	• enthält Daten zu Diagnosen, Medikation, Allergien/Unverträglichkeiten, Angaben zum Patienten, besondere Hinweise, Kontaktdaten behandelnder Ärzte, Benachrichtigungskontakt • Zugriff nur durch Arztpraxen, Zahnarztpraxen und Krankenhäuser

und Behandlungsberichte in einer elektronischen Akte gespeichert werden.

Bei der **eGA** handelt es sich um eine „von Dritten angebotene Dienstleistung der elektronischen Speicherung und Übermittlung patientenbezogener Gesundheitsdaten", die durch die Krankenkassen bezuschusst werden kann (§ 68 SGB V). Beispiele dafür sind die seit 2018 bestehenden Apps „TK-Safe", „Vivy" oder das „AOK-Gesundheitsnetzwerk", bei denen Patienten verschiedene Daten z. B. aus Fitnesstrackern hinzufügen können, und die Krankenkasse auf Patientenwunsch Abrechnungsdaten hochladen kann. Der Patient besitzt die Datenhoheit und entscheidet, wer welche Daten sehen kann. Jedoch wurde die Datensicherheit dieser Apps mehrfach bemängelt (aerzteblatt.de 2018; Pott 2019). Die eGA ist nicht durch die Gematik zugelassen und lässt sich somit eher als Übergangs- oder Parallellösung auf dem Weg zur ePA bezeichnen (aerzteblatt.de 2018).

Die zum 01.01.2021 von der Gematik eingeführte **ePA** ist eine „versichertengeführte elektronische Akte, die den Versicherten von den Krankenkassen auf Antrag zur Verfügung gestellt wird" (§ 341 SGB V). Auf ihr sollen Befunde, Diagnosen, durchgeführte und geplante Therapiemaßnahmen sowie Behandlungsberichte für eine einrichtungs-, fach- und sektorenübergreifende Nutzung gespeichert werden. Die Einführung der ePA soll zunächst mit einer Testphase in ausgewählten Praxen starten, danach ins Roll-Out gehen und schließlich flächendeckend in Praxen, Apotheken und Krankenhäusern zur Verfügung stehen (Gematik 2021).

Gesetzlich Versicherte haben seit Jahresbeginn 2021 ein Anrecht auf Nutzung der ePA, die Krankenkassen stellen die notwendigen Apps auf ihren Webseiten zur Verfügung. Patienten können ihre ePA bereits mit Dokumenten (z. B. Arztbefunde, Blutwerte, Medikationsplan) befüllen, müssen diese jedoch noch selbst einscannen, wenn sie noch nicht in elektronischer Form vorliegen. Später sollen auch Impfausweis, Mutterpass, Untersuchungsheft für Kinder sowie das Zahnbonusheft digital in der ePA gespeichert werden können. Momentan können die Dokumente noch nicht strukturiert abgelegt werden, was im späteren Verlauf möglich sein soll. Geplant ist zudem, dass der Patient statt der gesamten ePA gezielt nur einzelne Dokumente für andere Leistungserbringer freigeben kann. Ärzte und andere Leistungserbringer haben erst nach Einwilligung des Patienten Zugriff auf die Daten der ePA. Ab Mitte 2021 müssen laut Gesetz alle vertragsärztlich tätigen Ärzte in der Lage sein, die ePAs zu befüllen, die Krankenhäuser bereits ab Anfang 2021.

Wenn die Einführung der ePA erfolgreich ist, kann diese zu einer effizienteren und kostengünstigeren Gesundheitsversorgung insbesondere von neurologisch zu versorgenden Patienten beitragen. In Verbindung mit Telemedizin (➤ Kap. 31.2.1), Wearables (➤ Kap. 31.3) und Apps (➤ Kap. 31.6.3) versprechen sie eine wesentliche Erweiterung der Möglichkeiten für Patienten, Aspekte ihrer eigenen Versorgung zu managen. Fortschritte im Krankheitsverständnis, in der Entscheidungsunterstützung und im Selbstmanagement unter Verwendung dieser großen Datenmengen **(big data)** werden durch **maschinelles Lernen (ML)** und **künstliche Intelligenz (KI)** beschleunigt (➤ Kap. 31.5).

31.2 Digitale Kommunikation

Durch die Digitalisierung der Medizin, aber auch der Lebenswelten insgesamt verändert sich auch das Arzt-Patienten-Verhältnis nachhaltig. Die Kommunikation zwischen Arzt und Patient wird transparenter, komplexer und vielschichtiger, damit aber auch komplizierter. Durch die breite Verfügbarkeit medizinischen Wissens, leider häufig auch Halbwissens, wird der Patient immer mehr zum Experten seiner eigenen Gesundheit, sei es durch die Nutzung von Gesundheitsportalen, den Versuch der Selbstdiagnose durch (oft ungeprüfte) Informationen aus dem Internet oder durch die Datensammlung mittels Wearables. Die Wissensasymmetrie zwischen Arzt und Patient ist nicht mehr so stark ausgeprägt wie in „analogen" Zeiten. Patienten wollen und sollen in die Entscheidungen miteinbezogen werden **(Shared decision-Making)** und verfügen unter Umständen über eine höhere digitale Gesundheitskompetenz als der Behandler. Das mag gefallen oder nicht, aber das Verhältnis der Interaktionspartner Arzt und Patient befindet sich durch neue Kommunikationsformen wie z. B. **Telemedizin, Videosprechstunde** (➤ Kap. 31.2.1) und **Patientenportale** (➤ Kap. 31.2.2) im Wandel, was sich auch im Bereich der **Aus-, Fort- und Weiterbildung** (➤ Kap. 31.2.3) bemerkbar macht. Dieser Wandel ist notwendig, um eine funktionierende Arzt-Patienten-Beziehung aufrechtzuerhalten, denn diese trägt entscheidend zum Therapieerfolg bei (Matusiewicz et al. 2020).

31.2.1 Telemedizin, Videosprechstunde & Co.

Telemedizin ist heute ein nicht mehr wegzudenkender Bestandteil der ärztlichen Versorgung und umfasst die Kommunikation über kurze oder weite Entfernungen zwischen Arzt und Patient, zwischen mehreren Ärzten, zwischen Arzt und nachgeordnetem nicht ärztlichen Personal oder zwischen Arzt und einem weiteren medizinischen Leistungserbringer, etwa einem Krankenhaus, einer Rehabilitationseinrichtung usw. Telemedizinische Leistungen sind in der Neuregelung der (Muster-)Berufsordnung für die in Deutschland tätigen Ärztinnen und Ärzte (MBO-Ä, § 7 Abs. 4) von 2018 und in der vertragsärztlichen Versorgung (§ 87 Abs. 2 a Satz 7 SGB V) festgehalten (Jorzig und Sarangi 2020).

Telemedizin umfasst die Bereiche Anamnese, Diagnose, Therapie und Verlaufskontrolle per Telefon, E-Mail oder Videotelefonie, aber auch per Remote-Technik wie z. B. Fern-EKG oder Fern-Ultraschall, und kommt zunehmend auch im Bereich der **Rehabilitation** (➤ Kap. 31.6.3) zum Tragen. Mithilfe telemedizinischer Anwendungen können (logistische) Kosten gespart und Untersuchungen beschleunigt werden, Patienten erhalten schneller eine Zweitmeinung und haben einen erleichterten Zugang zu raschen Verlaufskontrollen. Der Zugang zur erforderlichen Technik ist weitgehend gewährleistet, da die notwendige Hardware (Kamera, Mikrofon) und Software für jedermann preislich erschwinglich geworden ist. Neben der Verfügbarkeit der Technik muss ebenfalls eine gewisse Netzabdeckung und -geschwindigkeit gewährleistet sein. Zudem spielen Datensicherheit und Datenschutz eine große Rolle. Von Seiten der KBV und des GKV-Spitzenverbands müssen bestimmte Voraussetzungen für den Einsatz der Videosprechstunde in der Praxis gewährleistet sein (Änderung der Vereinbarung über die Anforderungen an die technischen Verfahren zur Videosprechstunde gemäß § 291 g Absatz 4 SGB V, Anlage 31b BMV-Ä). Darüber hinaus ist seitens der Ärzteschaft z. T. eine gewisse Skepsis und Zurückhaltung gegenüber telemedizinischen Anwendungen zu beobachten, welche mit mangelnder digitaler Gesundheitskompetenz einerseits und existenziellen Ängsten anderseits begründet werden können (Matusiewicz et al. 2020).

Dahingegen scheint die COVID-19-Pandemie ein Treiber für den Einsatz telemedizinischer Anwendungen, insbesondere von Videokonsultationen, zu sein (Duncan und Macleod 2020; Saliba-Gustafsson et al. 2020; www.neurologen-und-psychiater-im-netz.org 2020). So stieg nach Angaben der KBV die Anzahl der Arztpraxen, die Videosprechstunden anbieten, von 1 700 im Februar 2020 auf ca. 25 000 im April 2020, und der Anteil der Befragten, die Videosprechstunden ablehnen, ist deutlich zurückgegangen (Obermann et al. 2020).

Videosprechstunden werden auch zunehmend jenseits ländlicher Versorgungsstrukturen als probates Mittel angesehen, eine ärztliche Behandlung, wie z. B. die Begutachtung einer OP-Narbe oder die Besprechung einer Therapie, durchzuführen. Während bis zum 01.04.2019 die Nutzung der Videosprechstunde auf bestimmte Indikationen bzw. Krankheitsbilder limitiert war, ist diese nun für alle Krankheitsbilder freigegeben und kann nach EBM abgerechnet werden. Selbstverständlich sollte jeder Arzt sicherstellen, dass in der Videosprechstunde nur medizinisch vertretbare Krankheitsbilder besprochen werden. Zudem ist das Vorhandensein technischer Voraussetzungen auf beiden Seiten sowie die schriftliche Einwilligung des Patienten zur Durchführung der Videosprechstunde zu gewährleisten (Jorzig und Sarangi 2020).

Auch im Bereich der Neurologie und insbesondere beim Management chronischer neurologischer Erkrankungen kommen vermehrt telemedizinische Anwendungen zum Einsatz. Hier werden insbesondere Vorteile in Bezug auf ein verbessertes Monitoring zu Hause, eine Aufrechterhaltung der Therapieadhärenz sowie die Reduzierung von Kosten berichtet (Hubert et al. 2016; Sola-Valls et al. 2015; Turner et al. 2014; Zissman et al. 2012). Mit Beginn der COVID-19-Pandemie hat die American Academy of Neurology (AAN) Empfehlungen für die Implementierung telemedizinischer Dienste veröffentlicht, nach denen eine allgemeinneurologische Untersuchung aus der Ferne durchführbar ist (AAN 2020). Hatcher-Martin et al. (2020) haben die Rolle der Telemedizin in der Neurologie in einer Übersichtsarbeit zusammengestellt und festgehalten, dass telemedizinische Untersuchungen durchaus für die Versorgung geeignet sind und im Vergleich zu traditionellen, persönlichen Untersuchungen einige Vorteile mitbringen, u. a. durch verbesserten Zugang zu und zeitlicher Verfügbarkeit der Versorgung, der diagnostischen Genauigkeit sowie bei Zufriedenheit von Patienten und Pflegepersonal. Für den Bereich der Multiplen Sklerose (MS) haben Moccia et al. (2020) eine Batterie zur Beurteilung von MS-Behinderung und MS-Schüben in der Telemedizin vorgeschlagen, die konventionelle Untersuchungen, PROMs (z. B. Patient Determined Disease Steps [PDDS], MS Impact Scale [MSIS-29]) und kognitive Tests (z. B. Symbol Digit Modalities Test [SDMT]) zusammenführt, die per Fernzugriff und in mehreren Sprachen durchgeführt werden können.

Es gibt auch Ansätze, die neurologische Untersuchung als Kern der neurologischen Konsultation virtuell telemedizinisch umzusetzen, wobei hier noch großer Forschungsbedarf besteht (Al Hussona et al. 2020). Zusätzlich können durch den Einsatz digitaler Technologie, wie z. B. Smartphone-Beschleunigungsmesser für die Beurteilung von Gang, Haltung und Gleichgewicht, weitere Parameter digital und remote erhoben werden (➤ Kap. 31.3), wobei hier natürlich auch die Erfahrung beim Patientenmanagement bzw. der konkreten Therapiesteuerung fehlen.

Anzumerken ist, dass bisher Daten und Evidenz für die Wirksamkeit von Telemedizin fehlen. Der Nachweis der Wirksamkeit ist jedoch eine Voraussetzung für die Finanzierung und Erstattung telemedizinischer Technologie und damit für deren Implementierung in Gesundheitssysteme über die Pilotphase hinaus (Harst et al. 2020).

31.2.2 Patientenportale

Patienten, die in den Behandlungsprozess eingebunden sind, zeigen bessere Behandlungsergebnisse, höhere Therapietreue und Zufriedenheit sowie ein besseres Verständnis der eigenen Krankheit (Scheibler und Pfaff 2003). Um die Beteiligung zu ermöglichen und die Interaktion zwischen Arzt und Patient im Sinne eines „Shared decision-Makings“ zu gestalten, sollten die Patienten Zugang zu ihren Behandlungsplänen und zu kontextbezogenen Gesundheitsinformationen haben. Der Zugang zu solchen Informationen kann durch patientenzentrierte Gesundheitsinformations-Technologien wie z. B. Patientenportale erfolgen (Van den Bulck et al. 2018).

Patientenportale stellen nützliche Instrumente zur Patientenbeteiligung dar, die nachweislich zur Verbesserung der Qualität der Versorgung und zur Lebensqualität der Patienten beitragen (Kruse et al. 2015). Generell werden Patientenportale im deutschen Gesundheitswesen meist als reiner Informationskiosk und insbesondere im Klinikbereich weniger für das Versorgungsmanagement und die Beteiligung von Patienten genutzt (Scheplitz et al. 2018).

Für die Entwicklung von Patientenportalen, die Patientenbeteiligung fokussieren, sollten zwingend und von Beginn der Entwicklung an die Bedürfnisse sowohl von Patienten als auch von Ärzten miteinbezogen werden (Espay et al. 2019). Von technischer Seite sollte die Verwendung von **Interoperabilitätsstandards** und geeigneten Standardschnittstellen sichergestellt werden, um Interoperabilität, d. h. die Fähigkeit verschiedener Systeme zusammenzuarbeiten, und auch Flexibilität zur Integration von Fremdsystemen zu erreichen (Voigt et al. 2020) (➤ Kap. 31.4.1).

Insbesondere im Bereich chronischer neurologischer Erkrankungen können Patientenportale genutzt werden, um krankheitsrelevante Daten aus verschiedenen Quellen zu erheben, zu speichern, zu analysieren und in ihrer Komplexität verständlich und übersichtlich darzustellen. Arzt und Patient erhalten einen Überblick über den individuellen Behandlungspfad, Therapieoptionen, Behandlungsalternativen und die damit verbundenen Risiken und Herausforderungen und können sowohl miteinander als auch mit anderen Leistungserbringern (auch asynchron) interagieren. Somit kann durch ein „Shared decision-Making" die Krankheit optimal therapiert und gemanagt werden.

Ein Beispiel für ein Patientenportal im Bereich MS ist das Integrierte Betreuungsportal Multiple Sklerose (IBMS), das Teil eines Managementsystems ist. Sowohl Patienten als auch Ärzte können verschiedene Arten von Daten in das Portal eingeben. Neben klinischen und paraklinischen Daten fließen so beispielsweise über Apps oder Fragebögen gesammelte Patientendaten in das Portal ein und können auf einem Dashboard übersichtlich und verständlich dargestellt werden (Voigt et al. 2020).

31.2.3 Aus-, Fort- und Weiterbildung

Die Digitalisierung verändert auch die Aus-, Fort-, und Weiterbildung in der Medizin, sowohl hinsichtlich der Methodik des Lernens – digitale Bildung (eLearning) – als auch hinsichtlich der zu erlernenden Inhalte – digitale (Gesundheits-)Kompetenzen (e-Health literacy) – sowie der Nutzung digitaler Konferenztools im medizinischen Alltag.

Digitale Bildung

Zu digitalen Lehrmethoden gehören z. B. Blended Learning (Mix aus Online- und Präsenzphasen), Inverted Classroom (Wissensaneignung durch Studierende zeitlich vor Präsenz) und Team-Based-Learning (Lernen in Gruppen), Medien für das Selbststudium (z. B. Tutorials, Plattformen, Podcasts), interaktive Tools wie Konferenztools (z. B. MS Teams, Zoom, Adobe connect) und Whiteboardtools (z. B. Miro, Mural, Conceptboard) oder auch Simulationstechniken wie Virtual Reality (VR) und Augmented Reality (AR), die in der Lehre inzwischen eingesetzt werden. Online-basierte Lehr- und Lernformate stoßen sowohl bei Studierenden als auch bei Lehrenden auf großen Anklang; sie bieten neue Wege der Flexibilisierung der Lehre und stellen gerade in Pandemiezeiten eine sinnvolle Ergänzung zur Vor-Ort-Lehre dar (Matusiewicz et al. 2020).

Digitale (Gesundheits-)Kompetenzen

Was die Vermittlung digitaler (Gesundheits-)Kompetenzen angeht, so haben sich bisher noch keine einheitlichen Konzepte in den Curricula verankert. Der Nationale Kompetenzbasierte Lernzielkatalog Medizin (NKLM) sieht in diesem Bereich auf der Grundlage der in der Medizin anerkannten ärztlichen Rollen(CanMEDS) (2000) Kernbereiche für das Medizinstudium vor: neben medizinischer Dokumentation, medizinischen Klassifikationssystemen und Terminologien auch Informationssysteme im Gesundheitswesen, Gesundheitstelematik und Telemedizin, Datenschutz und Datensicherheit, Zugriff auf medizinisches Wissen und medizinische Signal- und Bildverarbeitung. Bisher aber werden Themen rund um die Vermittlung digitaler Kompetenzen wie Wissen zu Datenmanagement, Datenanalyse, KI u. ä. nur an wenigen Standorten gelehrt. Das HighMed-Konsortium der Medizininformatikinitiative hat sich die Entwicklung eines standortübergreifenden Lehr- und Fortbildungsprogramms zur Aufgabe gemacht, welches digitale Kompetenzen in die Lehre integrieren soll. Ebenso bieten Ärztekammern Fortbildungen zu digitalen Kompetenzen an. Der Umgang mit digitalen Technologien und Daten im Bereich Diagnostik, Therapie, Gesundheitsförderung, Prävention und Rehabilitation wird auch als Ausbildungsinhalt im Medizinstudium in der neuen Approbationsordnung für Ärzte, die 2025 in Kraft treten soll, verankert sein.

Zu den Herausforderungen, die Vermittlung digitaler Kompetenzen in die medizinische Ausbildung zu integrieren, gehört neben der Überwindung der institutionellen Trägheit und Unterfinanzierung der Hochschulen auch die mangelnde Qualifikation der Lehrenden, sodass auch hier noch dringender Handlungsbedarf besteht (Matusiewicz et al. 2020).

Digitale Konferenztools im medizinischen Alltag

Die Digitalisierung hat auch Einzug gehalten in den Alltag der Ärzte, nicht zuletzt getrieben durch die Einschränkungen während der COVID-19-Pandemie. Wie in allen Bereichen hat sich auch hier das Abhalten von Meetings und anderen persönlichen Treffen in den virtuellen Raum verlegt. So werden nicht nur Besprechungen, sondern auch Veranstaltungen – von Fallkonferenzen bis hin zu großen Fachkongressen – mittlerweile per Konferenztool durchgeführt. Podcasts sowie andere Aufzeichnungen erleben einen neuen Aufschwung. Teils berechtigte Diskussionen gibt es hinsichtlich von Datenschutz und Datensicherheit. Für den Austausch sensibler (Patienten) Daten sollten selbstverständlich datenschutzkonforme Tools genutzt werden. Tipps zum Umgang mit Messenger- und Videokonferenzdiensten sind auf den Internetseiten des Bundesbeauftragten für den Datenschutz und die Informationsfreiheit (BfDI) hinterlegt (https://www.bfdi.bund.de/DE/Datenschutz/Datenschutz-Corona/Kommunikation/Kommunikations-node.html).

31.3 Digitale Datenerfassung

Mit dem Einzug der Digitalisierung können immer mehr Daten immer präziser und in kürzeren Intervallen bzw. auch kontinuierlich erfasst werden. Im Bereich der Neurologie sollten vor allem Parameter in Bezug auf Daten, wie z. B. strukturierte klinische und paraklinische Daten, sowie Prozeduren wie z. B. diagnostisches Work-up, Therapie und Monitoring gesammelt, analysiert, visualisiert und korreliert werden. Auf dem Gebiet der MS beispielsweise handelt es sich dabei um ein Set multidimensionaler, longitudinal erhobener Daten (➤ Tab. 31.2), die strukturiert

Tab. 31.2 Datenerfassung am Beispiel Multiple Sklerose

Datenart	Inhalt
Klinische Daten	• neurologische Anamnese inklusive Abfrage und Dokumentation aller neurologischen MS-relevanten Funktionen, Schübe, Krankheitsprogression • neurologische Untersuchung der Funktionsbereiche: Sehschärfe, Hirnstamm, Motorik, Sensibilität, Koordination, Blase/Darm und Hirnfunktionen
Paraklinische Daten	• Labordaten: vom Standardlabor (Blut, Liquor, Urin) bis zu hochmodernen immunologischen Parametern • bildgebende Daten: von standardisierten klinischen bis hin zu hochentwickelten bildgebenden Verfahren • Daten aus Funktionstests: MS-Leistungstest, Gesundheitszustand, Verarbeitungsgeschwindigkeit, manuelle Fähigkeiten • multidimensionale Ganganalyse mit Messung von Gehgeschwindigkeit und Ausdauer, Gleichgewicht und Gangqualität
Multi-omics	• Genomik, Epigenomik, Transkriptomik, Proteomik, Metabolomik, Mikrobiomik (Jacobs et al. 2020; Sun und Hu 2016)
Patientenberichtete Daten	• Patient reported outcomes (PRO) • Patient reported experiences (PRE)
digitale Biomarker	• durch sensorbasierte oder tragbare Systeme erfasste, objektive Parameter

dokumentiert und ausgewertet werden müssen, um eine Phänotypisierung der individuellen Krankheitsausprägung zu ermöglichen (Ziemssen 2019).

Ein Großteil der Daten kann mittlerweile digital erhoben werden. In naher Zukunft wird die Analyse großer Mengen strukturierter Daten mittels KI es ermöglichen, Krankheitsverläufe und Behandlungsergebnisse zu simulieren und somit Therapieentscheidungen zu unterstützen. Das Vorliegen großer Datensätze in digitalem Format ist Voraussetzung für die nachfolgende Analyse (➤ Kap. 31.5).

Digitale Erfassung patientenberichteter Daten

Patientenbezogene Daten ergänzen klinische Daten und vervollständigen das Bild des Patienten, indem sie vor allem dessen Sicht miteinbeziehen. Von den Patienten selbst berichtete Faktoren wie Symptome, Gesundheitszustand, gesundheitsbezogene Lebensqualität und Therapieadhärenz (Patient-Reported Outcomes, PRO) sowie die Zufriedenheit mit der Behandlung und den Behandlungsergebnissen (Patient-Reported Experience, PRE) spielen in Forschung und Praxis der Neurologie eine immer größere Rolle (D'Amico et al. 2019; Nowinski et al. 2017). Es existiert eine Vielzahl von Instrumenten zur Messung von PROs (Patient-Reported Outcome Measures, PROM), die in verschiedene Kategorien (z. B. generisch, zielgerichtet, präferenzbasiert) eingebettet werden können. PRE-Messinstrumente (Patient-Reported Experience Measures, PREM) sollten sich auf die Aspekte der Versorgung konzentrieren, die für den Patienten wichtig sind, und dessen Wahrnehmung über seine persönlichen Erfahrungen mit der erhaltenen Gesundheitsversorgung widerspiegeln (Hodson et al. 2013).

Bisher werden PRO und PRE oft mittels Fragebögen beim Arztbesuch vom Patienten abgefragt. Die Notwendigkeit einer digitalen Erfassung von PRO und PRE ergibt sich daraus, dass die zahlreichen Symptome und körperlichen Beeinträchtigungen neurologischer Patienten insbesondere in den Intervallen zwischen den Klinikbesuchen unentdeckt bleiben. Häufig vergessen Patienten aufgrund unterschiedlicher Grade kognitiver Beeinträchtigungen, was sie ein oder zwei Wochen vor den geplanten Besuchen empfunden haben. Die digitale Erfassung von PRO und PRE über das Internet bzw. über Apps via Smartphone oder Tablet und die zeitnahe Übertragung der Ergebnisse in z. B. die Fallakte des Patienten garantieren, dass Ärzte automatisierte Benachrichtigungen über bedenkliche Symptome erhalten können.

Ein Beispiel für die digitale Erhebung patientenberichteter Daten in der MS ist der Multiple Sclerosis Performance Test (MSPT), der im Rahmen des Multiple Sclerosis Partners Advancing Technology and Health Solutions Demonstration Project (MS PATHS), ein von dem pharmazeutischen Unternehmen Biogen finanziertes globales Programm, an zehn der größten MS-Zentren Europas und Nordamerikas implementiert wurde. Die bei MS PATHS per Tablet erfassten Daten umfassen allgemeine Informationen zur Person, Krankenversicherung, MS-Krankengeschichte, Verwendung von Medikamenten und Genussmitteln, Laborwerte, Vitalzeichen und MRT-Ergebnisse. Der in regelmäßigen Abständen durchzuführende MSPT ist eine auf einem iPad installierte App, die neben den anamnestischen Kennwerten zusätzlich standardisiert alle Komponenten des MSFC sowie Neuro-QoL-Domänen erfasst. Patienten erhalten mit dem weitgehend selbstständig durchgeführten, mittels Text- und Audioinstruktionen begleiteten Test unmittelbares Feedback über den individuellen Symptomverlauf. Die erhaltenen Daten werden pseudonymisiert und verschlüsselt an die Datenbank übertragen und zur Erforschung des Krankheitsverlaufs, des Ansprechens auf Therapien und zur Etablierung neuer Analysemethoden verwendet.

Remote sensoring und Wearables

Mit der zunehmenden breiten Verfügbarkeit von Fitness- und Aktivitätstrackern nutzen bereits heute viele Menschen sogenannte Self-Tracking-Geräte, um diverse Vitalwerte und Aktivitätsdaten zu messen sowie psychische Parameter wie Stimmung und Stresslevel oder den Konsum von Nahrungs- und Genussmitteln zu dokumentieren. Die Daten werden meist über eine App in die Cloud des jeweiligen Anbieters übertragen und dem Nutzer in ausgewerteter Form zur Verfügung gestellt. Werden diese kontinuierlich erhobenen Daten mit den Behandlungsdaten aus der medizinischen Dokumentation und weiteren individuellen Eigenschaften, wie z. B. genetische und metabolische Parameter, zusammengeführt, ergibt sich aus dieser großen und multidimensionalen Datenmenge (big data) ein höchst spezifisches Bild des Individuums. Die Auswertung dieser big data, welche zusätzlich mittels KI-basierter Verfahren unterstützt werden kann, leistet einen wesentlichen Beitrag zu einer erfolgreichen Präzisionsmedizin (auch: personalisierte Medizin) (➤ Kap. 31.5).

Auch in der Neurologie gewinnen sensorbasierte, tragbare Messsysteme („wearable devices" oder „**wearables**") zunehmend an Bedeutung (Weidemann et al. 2019), klinische und paraklinische Daten einschließlich Labor- und Bildgebungsdaten werden immer häufiger in digitaler Form gesammelt. Wearables können sowohl im klinischen Umfeld als auch im individuellen Alltag der Patienten eingesetzt werden und ermöglichen es, zusätzlich zu den regelmäßigen ärztlichen Konsultationen alltagsrelevante Daten per „**remote sensoring**" zu erfassen (➤ Abb. 31.1). So wird ein objektiver und umfassenderer Einblick in den Alltag der Patienten sowie eine engmaschigere Verlaufsbeobachtung ermöglicht, was einen entscheidenden Vorteil gegenüber den herkömmlichen klinischen Ergebnismessungen darstellt, die vom einzelnen Beurteiler abhängig sind und nur episodisch durchgeführt werden. Diese „objektive[n], quantifizierbare[n] Charakteristik[en] eines biologischen, physiologischen oder verhaltensbezogenen Prozesses, welche mithilfe von datenverarbeitenden Verfahren aus nicht invasiv, ggf. multimodal, digital erfassten Daten errechnet wird" nennt man **digitale Biomarker** (Meister et al. 2020).

Digitale Biomarker

Biomarker liefern vorläufige Beweise für die Sicherheit und Wirksamkeit von Interventionen, der Begriff „digital" bezieht sich auf die Erfassungsmethode unter Verwendung von Sensoren und anderen digitalen Tools (Coravos et al. 2019). Die Messung digitaler Biomarker ist weitgehend unabhängig von Ratern und damit nicht anfällig für eine Verzerrung durch den Bewertenden. Die größere Variabilität in den Messergebnissen wird durch die erhöhte Häufigkeit der Messungen ausgeglichen, wodurch die statistische Aussagekraft der Ergebnisse verbessert wird. Beispielsweise konnten

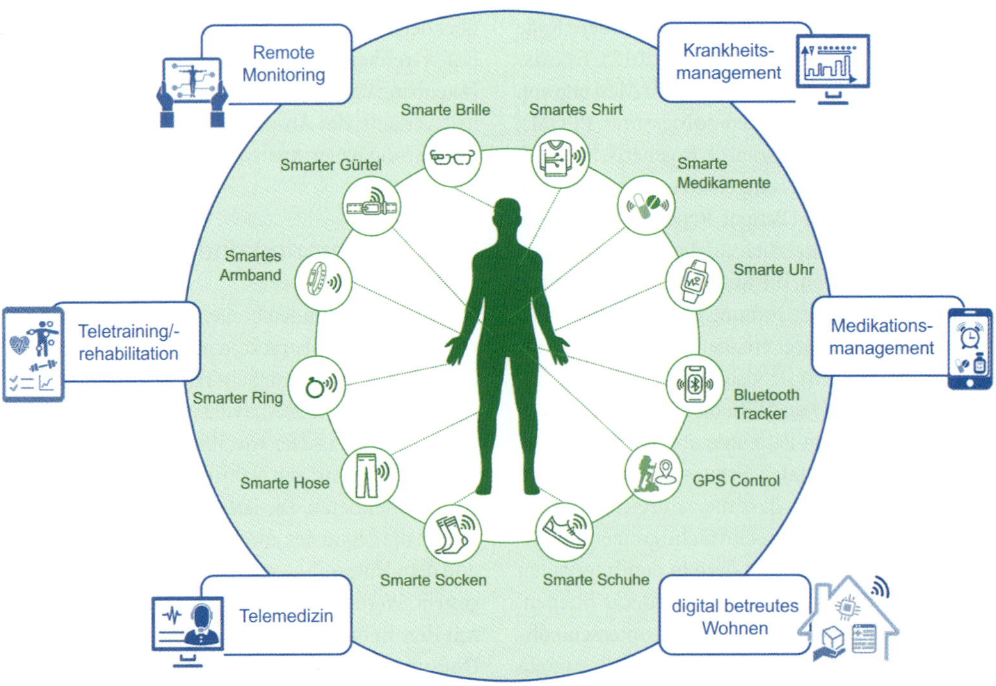

Abb. 31.1 Remote Sensoring

in einer Pilotstudie mit tragbaren Beschleunigungssensoren mehrere signifikante Unterschiede im Gangbild zwischen Menschen mit und ohne Huntington-Krankheit aufgedeckt werden, die auf der Grundlage der klinischen Beurteilungen nicht erkannt wurden. Digitale Biomarker messen motorische und nicht motorische Phänomene, von denen erwartet wird, dass sie sich im Laufe der Zeit verändern, auch außerhalb der klinischen Umgebung (Dorsey et al. 2017).

Im Bereich der Neurologie existieren bereits zahlreiche Biomarker, von denen jedoch viele noch nicht ausreichend validiert sind und aufgrund dessen und weiterer Faktoren (Skepsis in der medizinischen Gemeinschaft, uneinheitliche Adhärenz bei den Patienten, Diskrepanz zwischen Forschungsnutzen und klinischem Wert, fehlende Kompatibilität zwischen den Systemen) nur begrenzt eingesetzt werden. Beispiele für digitale Biomarker in der Neurologie sind sprachbasierte Biomarker für die Detektion verschiedener neurologischer und psychiatrischer Erkrankungen (Robin et al. 2020), digitale Biomarker für neuropsychologische Konstrukte wie u. a. Arbeitsgedächtnis und Exekutivfunktion (Dagum 2018) und digitale Biomarker zur Früherkennung neurodegenerativer Erkrankungen wie Alzheimer- und Parkinson-Krankheit (Kourtis et al. 2019). Zur Beurteilung der Parkinson-Krankheit beispielsweise wurden im Jahr 2015 allein schon 73 verschiedene Geräte (22 Wearables, 38 Non-Wearables und 13 Hybride) gezählt, die meist ein einzelnes spezifisches Symptom messen. Von den 38 nicht tragbaren Geräten wurden jedoch nur das Nintendo Wii Balance Board und das GAITRite® Ganganalysesystem erfolgreich von anderen Gruppen als ihren eigenen Entwicklern eingesetzt (Stamford et al. 2015). Auch Pharmaunternehmen führen Pilotstudien zu digitalen Biomarkern durch, z. B. hat Roche eine Parkinson-App entwickelt, um aktive und passive Parkinson-Krankheit zu messen und den Schweregrad der Erkrankung zu beurteilen, Biogen versucht in Zusammenarbeit mit PatientsLikeMe, Messungen der körperlichen Aktivität bei Patienten mit MS zu verstehen, und Neurotrack hat kognitive Fähigkeiten aus der Ferne gemessen, um die Kognition bei Patienten mit Alzheimer-Krankheit zu beurteilen (Babrak et al. 2019). Digitale Biomarker decken also ein breites Spektrum an diagnostischen und prognostischen Messungen ab und können wie in ➤ Tab. 31.3 dargestellt kategorisiert werden.

Ähnlich wie die Sicherheit und Wirksamkeit eines Medikaments durch die kritische Beurteilung klinischer Studien, müssen auch digitale Biomarker bewertet, ausgewählt und „verschrieben“ werden können. Um einen maximalen Nutzen für den Patienten zu erzielen, erfordert ein sicheres und effektives digitales Biomarker-Ökosystem Transparenz der Algorithmen, interoperable Komponenten mit offenen Schnittstellen, um die Entwicklung neuer Multikomponentensysteme zu beschleunigen, sowie hochintegrierte Messsysteme. Die Verifizierung und Validierung eines digitalen Biomarkers sollte nicht als einmaliger Prozess aufgefasst werden; ein lernendes digitales Gesundheitssystem sollte kontinuierlich Daten sammeln und Änderungen und Aktualisierungen im Laufe der Zeit verarbeiten (Coravos et al. 2019).

Biosignale

Beim Monitoring neurologischer Patienten im akutmedizinischen Bereich oder in speziellen Laboren (EEG, Schlaflabor, autonomes Labor) fallen eine Vielzahl von longitudinalen Datensätzen an, die momentan nur relativ oberflächlich und nicht systematisch digital analysiert werden. Eine ähnliche Situation besteht im Rahmen der Bildgebung, bei der die Möglichkeiten standardisierter Datenakquisition und -analyse noch nicht genutzt werden. Hier liegt viel Entwicklungsarbeit, um vielversprechende Ansätze in die klinische Praxis umzusetzen.

31.4 Herausforderungen des Datenmanagements

Das Aufkommen neuer (digitaler) Technologien, wie KI und ML aber beispielsweise auch der **Blockchain-Technologie** (➤ Kap. 31.4.2), bringt immer viele Herausforderungen und in manchen Fällen auch Ängste mit sich. Beim Umgang mit großen Datenmengen stellen sich viele Fragen in Bezug auf **Interoperabilität und Datenqualität** (➤ Kap 31.4.1), **Datenschutz und Datensicherheit** (➤ Kap 31.4.3) sowie in Bezug auf **ethische und individuelle Aspekte** (➤ Kap 31.4.4).

Tab. 31.3 Kategorien digitaler Biomarker, adaptiert nach (Coravos et al. 2019)

Kategorie	Definition	Beispiel
Anfälligkeits-/ Risiko-Biomarker	Ein Biomarker, der das Potenzial für die Entwicklung einer Krankheit oder eines medizinischen Zustands bei einer Person anzeigt, die derzeit keine klinisch sichtbare Krankheit oder den medizinischen Zustand hat.	Klassifizierung von Erwachsenen mit hohem Risiko für eine spät einsetzende Alzheimer-Krankheit mithilfe von computergestützten kognitiven Tests (Ritchie et al. 2017)
Diagnostischer Biomarker	Ein Biomarker, der verwendet wird, um das Vorhandensein einer Krankheit oder eines Zustands von Interesse zu erkennen oder zu bestätigen oder um Personen mit einem Subtyp der Krankheit zu identifizieren.	Erkennung von Depressionen und der Parkinson-Krankheit mithilfe von stimmlichen Biomarkern (Ghosh et al. 2016)
Monitoring Biomarker	Ein seriell gemessener Biomarker zur Beurteilung des Status einer Krankheit oder eines medizinischen Zustands oder zum Nachweis der Exposition gegenüber (oder der Wirkung von) einem medizinischen Produkt oder einem Umweltstoff.	Quantifizierung des Schweregrads der Parkinson-Krankheit mithilfe von Smartphones und maschinellem Lernen (Zhan et al. 2018)
Prognostischer Biomarker	Ein Biomarker, der verwendet wird, um die Wahrscheinlichkeit eines klinischen Ereignisses, eines Krankheitsrezidivs oder eines Fortschreitens bei Patienten mit der betreffenden Krankheit oder dem betreffenden medizinischen Zustand zu identifizieren.	Stratifizierung psychischer Erkrankungen und Vorhersage der Remission anhand passiv erfasster Smartphone-Daten (2018)
Prädiktiver Biomarker	Ein Biomarker, der verwendet wird, um Personen zu identifizieren, die mit höherer Wahrscheinlichkeit als ähnliche Personen ohne diesen Biomarker eine günstige oder ungünstige Auswirkung der Exposition gegenüber einem medizinischen Produkt oder einem Umweltstoff erfahren.	Erkennung des asymptomatischen Vorhofflimmerns als Risikofaktor für einen Schlaganfall, ferngesteuert über ein angeschlossenes Gerät (Halcox et al. 2017)
Pharmakodynamischer/ Reaktions-Biomarker	Ein Biomarker, der verwendet wird, um zu zeigen, dass eine biologische Reaktion bei einer Person aufgetreten ist, die einem medizinischen Produkt oder einem Umweltstoff ausgesetzt war.	Blutdruckmessung mit einem digitalen Sphygmomanometer, um das Ansprechen auf eine antihypertensive Therapie zu beurteilen (Padwal 2017)

31.4.1 Interoperabilität und Datenqualität

Interoperabilität

Um die Validität und Reliabilität sowie die Vergleichbarkeit und den Austausch klinischer Daten zu gewährleisten, sollten diese in standardisierter Form erfasst, quantifiziert und dokumentiert werden. Dabei spielt die Digitalisierung eine entscheidende Rolle, da sie eine sehr schnelle Verarbeitung großer Mengen komplexer, quer- und längsschnittlicher klinischer Daten ermöglicht. Nur durch einheitliche Datenformate und Dokumentationsformen kann eine Interoperabilität gewährleistet werden. Denn wenn Systeme unterschiedlicher Hersteller nicht oder nur mit erheblichem Aufwand miteinander kommunizieren können, wird die Informationsweitergabe erschwert. Dafür stehen Interoperabilitätsstandards für das Gesundheitswesen wie z. B. Health Level 7 Fast Healthcare Interoperability Resources (HL7 FHIR) (2017) und Integrating the Healthcare Enterprise (IHE) Cross-Enterprise Document Exchange (XDS) Klassifizierungen (IHE XDS Value Sets) (2018) zur Verfügung, um strukturierte medizinische Informationen und große Datenmengen aus unterschiedlichen Quellen einrichtungs- und sektorenübergreifend auszutauschen. Das vesta Informationsportal als zentrales Verzeichnis für IT-Standards im Gesundheitswesen und Telemedizinprojekte in Deutschland, stellt zudem auch elektronische Anwendungen mit neuen Technologien wie KI, Big Data und Blockchain sowie europäische Aktivitäten, Begriffsdefinitionen und agierende Organisationen vor (gematik 2021).

In der Neurologie existiert bisher noch kein Goldstandard für die Erhebung, Dokumentation und Verarbeitung von in der Routineversorgung erhobenen klinischen Daten. Jedoch gibt es zahlreiche globale und lokale Bestrebungen, um Daten standardisiert zu erheben, zu dokumentieren und zu speichern (D'Souza et al. 2021).

Datenqualität

Neben der Standardisierung klinischer Daten spielt auch die Qualität der Daten eine entscheidende Rolle. Sind die zu verarbeitenden Daten und Informationen fehler- und/oder lückenhaft, so führt dies auch zu schlechten oder untauglichen Ergebnissen (trash in, trash out). Zugrundeliegende Daten müssen von hoher Qualität sein und den Patienten möglichst vollständig repräsentieren. Darüber hinaus entstehen durch die enorme Anzahl von Parametern auch enorme Datenmengen, die gut und sicher verwaltet werden müssen. Das bedeutet, dass mehrdimensionale und unstrukturierte Daten zunächst strukturiert und dann in sinnvolle Algorithmen integriert werden müssen, bevor sinnvolle Modelle erstellt werden können.

31.4.2 Neue Technologie: Blockchain

Blockchain bezeichnet eine Technologie, mit der es möglich ist, jegliche Art von Daten in einer öffentlich einsehbaren Datenbank zu speichern, zu verarbeiten, zu teilen und zu verwalten. Die Daten werden nicht zentral, sondern dezentral auf einer Vielzahl von Computern gespeichert, sodass es keiner Steuerung Dritter bedarf, wie z. B. einer Bank oder eines Administrators (https://www.bundesgesundheitsministerium.de/blockchain.html). Stattdessen werden die an die Blockchain weitergegebenen Einträge in einem sog. Peer-to-Peer-Netzwerk mithilfe verschiedener sog. Konsensprotokolle abgestimmt. Es ist praktisch unmöglich, Einträge zu löschen, nachdem sie in die Blockchain aufgenommen wurden. Zudem ist die Möglichkeit der Anonymität (oder Pseudonymität) eine Eigenschaft, die in vielen Blockchains genutzt wird. Blockchains ermöglichen Audit und Rückverfolgbarkeit. Die Daten werden dabei in Blöcke eingeteilt und erhalten einen sogenannten Hash, d. h. eine Folge von Bytes mit fester Länge, und einen Zeitstempel. Jeder einzelne Block ist mit dem nächsten verbunden, indem er den Hash des letzteren mit einbezieht. So bildet sich eine Kette („Chain"). Die Transaktionen in den Blöcken werden in einem sog. Merkle-Baum gebildet, wodurch die Integrität der Baumstruktur der Daten verifiziert werden kann (Hasselgren et al. 2020). Gute und einfache Erklärungen zu Grundlagen und Funktionsweise der Blockchain-Technologie finden sich auch im Videoformat im Internet, z. B. unter https://youtu.be/F8xaRkRrujI oder https://youtu.be/_160oMzblY8.

Die Blockchain hat v. a. durch die Kryptowährung Bitcoin einen hohen Bekanntheitsgrad erlangt, die jedoch nur einen Anwendungsfall darstellt. Laut einer Deloitte-Studie bietet die Blockchain auch ein „vielversprechendes, neues, dezentrales Framework für eine verstärkte Integration von Patienten- und Gesundheitsinformationen über eine Reihe von Anwendungen und Akteuren" hinweg (Krawiec et al. 2017). Beispielsweise wurden in einem Ideenwettbewerb des BMG verschiedene Anwendungsideen der Blockchain-Technologie vorgestellt, u. a. für die sichere Verwaltung von Rezepten zur Erhöhung der Betäubungsmittelsicherheit, für eine fälschungssichere Übermittlung digitaler Arbeitsunfähigkeitsbescheinigungen und für sichere Patienteneinwilligungen (https://www.bundesgesundheitsministerium.de/blockchain.html).

Auch die wissenschaftliche Forschung zum Einsatz von Blockchain im Gesundheitswesen nimmt zu. Derzeit werden Blockchain-basierte Lösungen hauptsächlich im Bereich des Austauschs elektronischer Gesundheitsdaten, aber auch zur Unterstützung klinischer Studien erforscht. Wenig Forschung liegt momentan für die Bereiche Wissensinfrastrukturen, Bildarchivierungs- und Kommunikationssysteme, automatisierte Diagnoseservices für Patienten, Verwaltungssysteme, Gesundheitsmanagementsysteme und Pharma-Lieferketten vor. Die aktuelle Literatur bietet kaum einen Überblick über Anwendungen, die bereits entwickelt, getestet und/oder eingesetzt wurden (Hasselgren et al. 2020). Für den Austausch von Gesundheitsdaten existieren jedoch bereits Technologien auf dem Markt, z. B. MedRec (https://www.media.mit.edu/articles/medrec-electronic-medical-records-on-the-blockchain/), SimplyVitalHealth (https://blockchainwelt.de/simplyvital-health-blockchain-connectingcare-health-nexus/) oder Guardtime (https://guardtime.com/). Inwieweit sich die Blockchain-Technologie im Gesundheitswesen in Zukunft weiter durchsetzen wird, bleibt abzuwarten, zumal einige wichtige Aspekte wie Datenschutz (Daten müssen verschlüsselt werden; Daten in der Blockchain können nicht gelöscht werden, was laut Datenschutzgrundverordnung [DGSVO] möglich sein muss) und Datensicherheit (trotz sicherer Technologie bleibt der Schwachpunkt Mensch) noch nicht ausreichend gewährleistet werden können (Johner 2018). Mögliche Anwendungsfelder zeichnen sich aber auch für die Neurologie ab, wie z. B. als Unterstützungstool für die Diagnose oder zum Austausch klinischer Daten.

31.4.3 Datenschutz und Datensicherheit

Datenschutz

Seit dem Inkrafttreten der in ganz Europa geltenden Datenschutzgrundverordnung (DGSVO) am 26.05.2018 ist der Austausch von Daten mit Ländern außerhalb Europas nicht mehr ohne weiteres möglich. Aber auch innerhalb Europas ist aufgrund des rasanten technologischen Fortschritts die datenschutzkonforme Erfassung, Verarbeitung und Sicherung von Daten nicht trivial. Dies wird durch das Aufkommen von Big-Data-Systemen v. a. in der Medizin noch erschwert. Eine funktionelle und wirksame Arbeitsweise vieler digitaler Tools, u. a. auch KI (➤ Kap. 31.5), kann aber nur durch große Datenmengen gewährleistet werden, woraus sich einige Unwägbarkeiten, insbesondere in Bezug auf Auslegung der Datenschutzgrundverordnung (DGSVO) und des Bundesdatenschutzgesetztes (BDSG), ergeben. Zu den Details sei hier auf die Gesetze selbst und auf einschlägige Arbeiten zum Thema verwiesen, z. B. Jorzig und Sarangi 2020, Kapitel 7. Bevor große Datenmengen erhoben und ggf. durch KI-gestützte Verfahren analysiert werden, sollten in jedem Fall die datenschutzrechtlichen Fragen geklärt werden. Da die rechtliche Lage zu diesem Thema und auch zum Thema Haftung sehr komplex ist, empfiehlt sich bei Unsicherheit zur Nutzung bestimmter Daten immer das Hinzuziehen juristischer Expertise.

Datensicherheit

Darüber hinaus ist auch die Datensicherheit ein großes Thema. Digitale Angriffe erfolgen heutzutage immer zielgerichteter und komplexer, auch Krankenhäuser und Arztpraxen sind davor nicht gefeit. Laut Check Point Research haben die Cyberattacken auf Krankenhäuser in Deutschland innerhalb von zwei Monaten im Jahr 2020 um 220 % zugenommen (https://www.infopoint-security.de/cyber-angriffe-auf-deutsche-krankenhaeuser-sind-um-220-prozent-gestiegen/a26177/). Daher gilt es, Datenlücken zu vermeiden, die potenziell für Hackerangriffe zum Nachteil der Patienten genutzt werden könnten. Mit dem Gesetz zur Erhöhung der Sicherheit informationstechnischer Systeme von 2017 hat der Gesetzgeber „kritische Infrastrukturen" im Gesundheitssektor mit organisatorischen Pflichten belegt, um die Sicherstellung ihres IT-Schutzes zu gewährleisten, zu überwachen und deren Nichtbefolgung zu sanktionieren. Damit sollen insbesondere auch Krankenhäuser in die Pflicht genommen werden, ihre Daten vor Cyberangriffen zu schützen und die Patientensicherheit zu gewährleisten (Jorzig und Sarangi 2020).

Auch der Schutz der Privatsphäre, der mit zunehmender Funktionalität der Technik immer schwieriger wird, muss gewährleistet sein. Die Patienten müssen darauf vertrauen können, dass ihre Daten sicher, transparent und für sie zugänglich sind. Andernfalls könnte die Sammlung von Patientendaten eher das Misstrauen als das Vertrauen in die Gesundheitssysteme stärken. Zudem reicht es nicht aus, einfach nur technologische Fortschritte bereitzustellen, sondern es muss auch sichergestellt werden, dass diese der Verbesserung des Wohlbefindens dienen.

Informiertheit des Patienten

Deshalb müssen Privatsphäre und Transparenz mit der vollen Zustimmung der Patienten respektiert werden. In der Patienteninformation (**informed consent**) sollte ausdrücklich angegeben werden, für welche Zwecke die von den Patienten gesammelten Daten verwendet werden. Dabei ist zu beachten, dass die Detailtiefe der Einwilligung angemessen und nicht zu hoch sein sollte, was bei komplexen Anwendungen eine gewisse Schwierigkeit darstellt (Garstka 2019).

31.4.4 Ethische und individuelle Aspekte

Ethische Aspekte

Digitale Datenanalysen, insbesondere unter Verwendung von KI (➤ Kap. 31.5), können neben allen Vorteilen auch zu unpassenden oder falschen Ergebnissen und so unter Umständen zu Ungleichheiten in der Gesundheitsversorgung führen oder diese verstärken (Bruynseels et al. 2018). Ein Beispiel zeigt, dass ein Computermodell Patienten mit einer Vorgeschichte von Asthma, die eine Lungenentzündung haben, als Patienten mit einem geringeren Sterberisiko einstuft als solche, die nur eine Lungenentzündung haben. Dabei wurde jedoch der Kontext völlig außer Acht gelassen, nämlich, dass Ärzte Asthma-Patienten früher einweisen und aggressiver behandeln (Verghese et al. 2018). Eine weitere wichtige ethische Frage, die sich beispielsweise im Zusammenhang Vorhersagemodellen zum Krankheitsverlauf stellt, ist, ob und in welcher Form die Prognose den Patienten mitgeteilt werden sollte. Wie geht ein Patient mit dem Wissen um, dass er laut Prognose z. B. bald im Rollstuhl sitzen wird? Haben Patienten ein Recht auf „Nichtwissen"? Darüber hinaus muss überdacht werden, inwieweit Patienten autonom entscheiden können, was gut oder schlecht für sie ist, und inwieweit dies von den Algorithmen bestimmt wird, die den Anspruch erheben, auf Basis der verfügbaren Daten die optimale Lösung vorzuschlagen. In diesem Zusammenhang könnte der „Dataismus" zu einer neuen Form der medizinischen Bevormundung werden.

Individuelle Aspekte

Oft wird skizziert, dass digitale Technologien, insbesondere KI in naher Zukunft die Ärzte ersetzen werden. Insbesondere Radiologen seien durch Technologien wie Deep Learning (➤ Kap 31.5) in ihrem Berufsstand bedroht (Matusiewicz et al. 2020). KI wird das Tätigkeitsfeld des Arztes sicher verändern, ersetzen wird es ihn jedoch nicht. KI wird den Arzt vielmehr unterstützen und ihm mehr Zeit für die Beratung und das Gespräch mit dem Patienten geben – einer der entscheidenden Aspekte der medizinischen Versorgung (Topol 2019). Entscheidungen, die auf KI basieren, können Ärzten helfen, richtige Entscheidungen zu treffen, unter der Maßgabe, dass die Ärzte ihren „gesunden Menschenverstand" einsetzen und den sozialen, klinischen und persönlichen Kontext des Patienten berücksichtigen.

Ein anderer Punkt ist, dass Ärzte möglicherweise den Entscheidungen von Maschinen nicht vertrauen, weil sie die beteiligten Algorithmen nicht verstehen. Bei KI ist oftmals nicht klar, wie das System zu seiner Entscheidung gekommen ist (Blackbox). Andere Herausforderungen sind das möglicherweise geringe oder fehlende Verständnis digitaler Technologien an sich bzw. das fehlende Interesse daran. Umso wichtiger ist es, (angehende) Mediziner für die Möglichkeiten digitaler Technologien zu begeistern und digitale Kompetenzen ausreichend zu vermitteln.

31.5 Digitale Datenanalyse

Künstliche Intelligenz

Es gibt keine von allen Akteuren konsistent genutzte Definition von KI (artificial intelligence, AI). Einfach ausgedrückt werden mit KI Mechanismen zur intelligenten Problemlösung erforscht. Im Allgemeinen unterscheidet man „schwache" und „starke" KI. Die „starke" KI formuliert, dass KI-Systeme die gleichen intellektuellen Fertigkeiten wie der Mensch haben oder ihn darin sogar übertreffen können. Die „schwache" KI ist fokussiert auf die Lösung konkreter Anwendungsprobleme auf Basis der Methoden aus der Mathematik und Informatik, wobei die entwickelten Systeme zur Selbstoptimierung fähig sind. Dazu werden auch Aspekte menschlicher Intelligenz nachgebildet und formal beschrieben bzw. Systeme zur Simulation und Unterstützung menschlichen Denkens konstruiert (https://www.ki-strategie-deutschland.de/home.html).

Maschinelles Lernen

Algorithmen für maschinelles Lernen (machine learning, ML) verarbeiten Daten zur Erstellung mathematischer Modelle. Diese können dazu verwendet

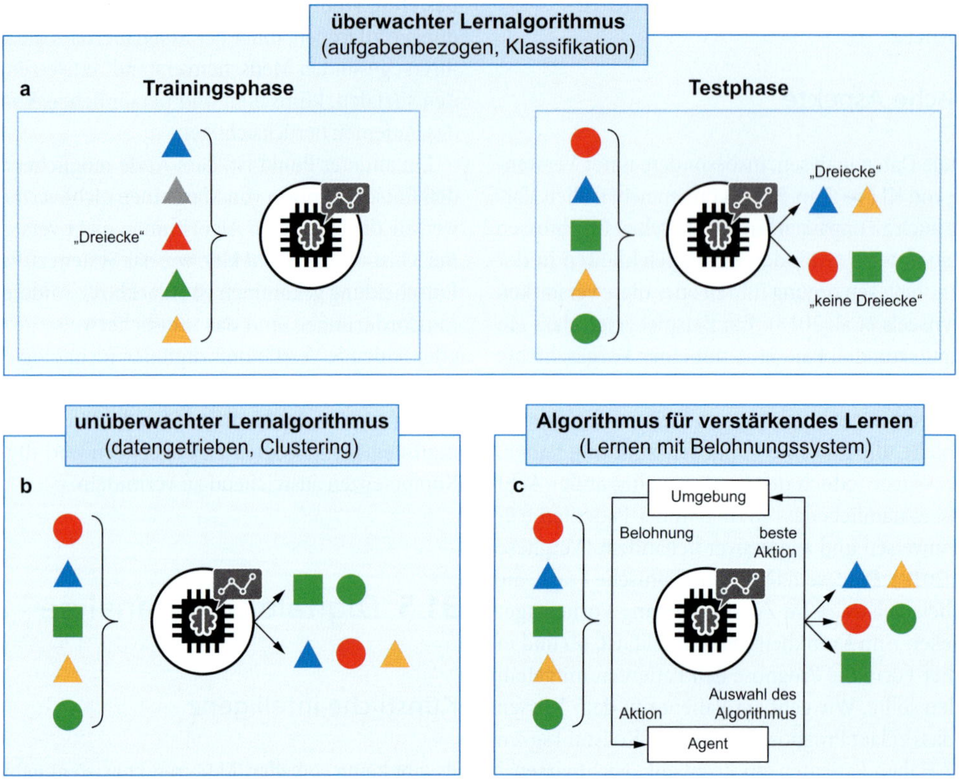

Abb. 31.2 Algorithmen des maschinellen Lernens: (a) überwachter Lernalgorithmus. Der Algorithmus lernt die Muster anhand eines Trainingsdatensatzes und nutzt diese Daten, um Muster und Zusammenhänge zu erkennen. **(b) unüberwachter Lernalgorithmus.** Der Algorithmus lernt, selbstständig und ohne Überwachung Muster und Zusammenhänge in Daten explorativ zu erkennen. Die Eingangsdaten sind hier nicht beschriftet und haben keine vorgegebene Zielvariable, d. h. die gewünschten Ausgabedaten sind nicht vorgegeben. **(c) Algorithmus für verstärkendes Lernen.** Ein Agent erlernt eigenständig eine Strategie, um die erhaltene Belohnung anhand einer Belohnungs-Funktion zu maximieren, d. h. in welcher Situation welche Aktion die beste ist.

werden, Vorhersagen und/oder Entscheidungen zu treffen. Die Algorithmen werden nicht explizit mit Anweisungen programmiert, wie sie ein Problem lösen sollen. Stattdessen verbessern sie sich selbstständig oder „lernen" aus Erfahrung, ohne dass der Mensch eingreifen muss. Maschinelles Lernen ist besonders nützlich bei der Arbeit mit sehr großen Datensätzen (z. B. Bildgebung) und eignet sich gut für Aufgaben, die sich wiederholende Routinetätigkeiten erfordern (z. B. die Interpretation von Scans). Die Tätigkeiten werden schneller und präziser ausgeführt als vom Menschen. Man unterscheidet viele verschiedene Arten von Algorithmen für maschinelles Lernen, z. B. überwachte Lernalgorithmen (erhalten einen vorgegebenen Satz von Ergebnissen und sortieren die Daten) und unüberwachte Lernalgorithmen (versuchen, ohne einen vorgegebenen Satz von Ergebnissen Muster und Assoziationen in den Daten zu finden) sowie Algorithmen des verstärkenden Lernens (lernen, wie sie am besten auf einen gegebenen Zustand reagieren können) ➤ Abb. 31.2. Welcher Algorithmus am besten geeignet ist, hängt von der spezifischen Art der jeweiligen Aufgabe ab (Auger et al. 2021).

Künstliche neuronale Netze

Künstliche neuronale Netze (artificial neural networks) beziehen sich auf eine Struktur von Algorithmen, die ihre biologischen Gegenstücke nachahmen.

Sie bestehen aus drei Arten von „Neuronen"-Schichten: einer „Eingabe"-Schicht, einer beliebigen Anzahl von „versteckten" Schichten und einer „Ausgabe"-Schicht. Die Neuronen werden von der „Eingabe"-Schicht durch die versteckten Schichten in Richtung „Ausgabe"-Schicht geleitet. Innerhalb einer Schicht sind die Neuronen nicht miteinander verbunden, sondern haben mehrere Verbindungen mit Neuronen in den vorhergehenden oder nachfolgenden Schichten. Diese Verbindungen werden Gewichte genannt und bilden insgesamt ein neuronales Netzwerk. Beim Training des Algorithmus werden die Gewichte zwischen den Neuronen so verändert, dass Verbindungen, die mit einem belohnenden Ergebnis verbunden sind, verstärkt und negative Ergebnisse abgeschwächt werden – das Netzwerk „lernt". Sogenannte „**Deep Learning**"-Algorithmen sind eine Form von künstlichen neuronalen Netzwerken, die viele verborgene Schichten haben, wodurch sie komplexere Operationen durchführen können (Auger et al. 2021).

Grenzen des maschinellen Lernens in der Praxis

Die Leistung eines Algorithmus hängt stark von der Qualität der Daten ab, aus denen er lernen kann. Ohne eine ausreichende Menge an hochwertigen Trainingsdaten sind selbst die modernsten Algorithmen zum Scheitern verurteilt. Dies ist besonders im klinischen Umfeld relevant, wo große Mengen an qualitativ hochwertigen Daten schwer zu beschaffen sind. Weitere Herausforderungen sind z. B. mögliche Verzerrungen in den Ergebnissen durch nicht repräsentative Trainingsdatensätze oder das Übersehen seltener, aber schwerwiegender Ergebnisse durch Algorithmen. Beispielsweise erscheint ein Algorithmus, der 99 % der Stimuli korrekt klassifizieren kann, auf den ersten Blick besser zu sein als ein Mensch, der mit 96 % Genauigkeit klassifiziert. Wenn sich jedoch die 1 %, die von einem Algorithmus falsch identifiziert werden, als tödlich erweisen und die 4 %, die von Menschen falsch klassifiziert werden, als gutartig, hat dies offensichtliche Auswirkungen auf die gesamte klinische Sicherheit. Zudem ist oftmals nicht nachvollziehbar, wie Algorithmen zu einer bestimmten Lösung gelangt sind (Blackbox). Im Weiteren stellen sich ethische und rechtliche Fragen, z. B. nach der Verantwortlichkeit bei Fehlern des Algorithmus und nach regulatorischen Festlegungen u. a. in Bezug auf die dynamische Weiterentwicklung eines Algorithmus nach bereits erfolgter behördlicher Zulassung (Auger et al. 2021).

Anwendungen in der Neurologie

KI-Systeme können in allen Bereichen eingesetzt werden, in denen großen Mengen strukturierter Daten vorliegen. Die Qualität der verfügbaren Datensätze ist entscheidend, um den vollen Nutzen aus den Fortschritten der maschinellen Lerntechnologie zu ziehen. Neurologen müssen Datensätze erstellen, die Informationen aus einem möglichst breiten Spektrum von klinischen Settings, Patientencharakteristika, Krankheitsphänotypen und Ergebnismessungen enthalten. Einsatzgebiete sind u. a. die Bildklassifizierung und -analyse, die Analyse von einfachen CT-Scans, die Auswertung der okulären optischen Kohärenztomographie (OCT) und die Interpretation von EEG-Aufzeichnungen oder intensiv- bzw. schlafmedizinischen Datensätzen. In der Zukunft sind weitere Anwendungen von KI-Systemen denkbar, wie z. B. als Hilfsmittel zur Diagnose (z. B. Anfalls- oder Tremorklassifikation, erweiterte Bilddiagnose) und als Entscheidungsunterstützung (Clinical Decision Support Systeme, CDSS), zur Früherkennung von Erkrankungen in großen bevölkerungsbasierten Datensätzen oder zur Verbesserung der Vorhersage komplexer neurologischer Erkrankungen wie Parkinson-Krankheit, Migräne und MS (Auger et al. 2021). Um die Komplexität von chronischen multidimensionalen Erkrankungen zu bewältigen, sind ein individualisiertes innovatives Krankheitsmanagement und eine Phänotypisierung des Patienten von großer Bedeutung.

Beispiel: digitaler Zwilling

Ein revolutionäres Werkzeug bei der Phänotypisierung von Patienten ist der sogenannte digitale Zwilling, bei dem die KI-gestützte Analyse großer Datenmengen die Visualisierung einer virtuellen Kopie (Zwilling) des Patienten in verschiedenen Stadien der Erkrankung ermöglicht und weitere therapeutische Entscheidungen unterstützt. Mit digitalen Zwillingen lassen sich multidimensionale Krankheitsparameter aus ver-

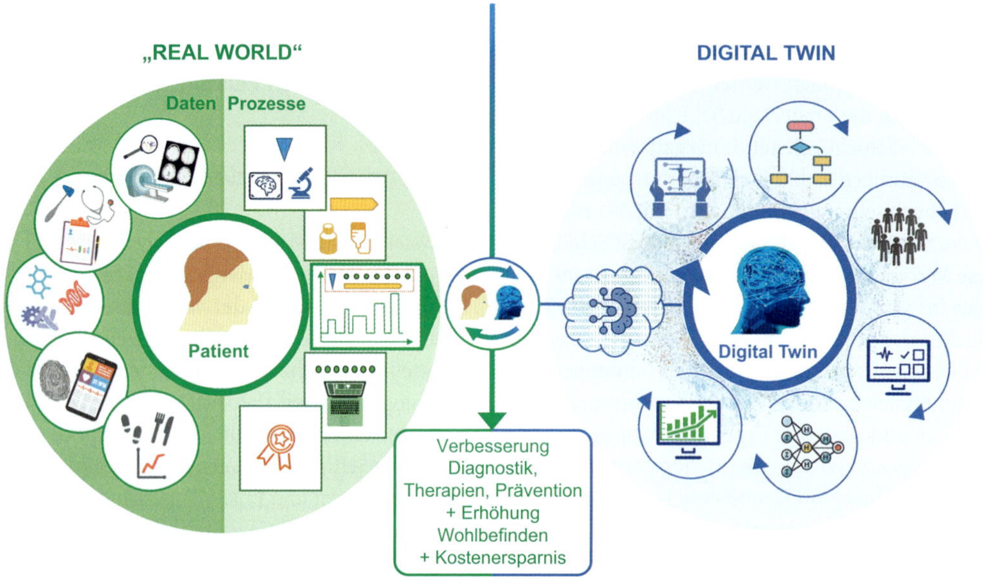

Abb. 31.3 Konzept eines digitalen Zwillings, adaptiert nach (Voigt et al. 2021)

schiedenen Quellen (z. B. klinische und paraklinische Daten, Multi-omics, Biomarker, patientenbezogene Daten) auf standardisierte Weise integrieren und analysieren, um individuelle Therapien im Vorfeld simulieren und mögliche Therapieergebnisse und Krankheitsverläufe visualisieren zu können. Durch die Integration individualisierter klinischer Pfade und eine übersichtliche Darstellung von voranalysierten Patientendaten kann die Patientenbeteiligung erhöht, die Arzt-Patienten-Kommunikation unterstützt und eine gemeinsame Entscheidungsfindung erleichtert werden. In ➤ Abb. 31.3 ist das Konzept eines digitalen Zwillings dargestellt.

31.6 Digitale Therapie

Mit dem Einzug der Digitalisierung können nicht nur große Datenmengen digital erfasst und analysiert werden, sondern Patienten auch gänzlich digital behandelt werden. Zu den therapeutisch wirksamen Softwareprodukten gehören auf ein bestimmtes Krankheitsbild abgestimmte interaktive Lösungen und Versorgungsangebote als Ergänzung zu klassischen Behandlungsmethoden, wobei der Behandlungsverlauf kontinuierlich überwacht und individuell angepasst werden kann. Dabei kommen digitale Anwendungen wie mit Chips versehene Medizingeräte, Add-ons zu Medizingeräten, Bluetooth-verbundene Geräte, tragbare Biosensoren, Wearables, interaktive Webseiten und Smartphone Apps zur Anwendung (Matusiewicz et al. 2020). Bereits in der Praxis angewendete Entwicklungen zeichnen sich auf dem Gebiet der **Digital Pills** (➤ Kap. 31.6.1), der **Robotik** (➤ Kap. 31.6.2) und im Bereich von **Gesundheits-Apps und Telerehabilitation** (➤ Kap. 31.6.3) ab.

31.6.1 Digital Pills

Im Zusammenhang mit digitalen Therapien ist auch oft die Rede von Digital Therapeutics (DTx) und Digital Pills bzw. digitalen Arzneimitteln. Digital Pills sind Medikamente in Form von Tabletten, Kapseln oder Dragees, die zusätzlich zum Wirkstoff einen Sensor enthalten, der bei Kontakt mit der Magensäure einen elektrischen Impuls an ein Pflaster auf der Haut des Patienten sendet, welcher das Signal per Bluetooth an die App des Patienten und die dazugehörige Cloud sendet. Die so entstehenden Daten können u. a. für das Adhärenz-Monitoring vor allem bei chronischen Krankheiten genutzt werden. Beispielhaft sei hier das Neuroleptikum Aripiprazol mit dem System ABILIFY MYCITE® des japanischen Konzerns Otsuka erwähnt, welches Ende 2017 durch die amerikanische Arzneimittelbehörde FDA zugelassen wurde (Schüller 2018). Der Weg bis zur Zulassung von Digital Pills ist sicher in Deutschland noch weit, auch weil es vorher berechtigterweise noch zahlreiche ethische, rechtliche und datenschutz- sowie datensicherheitsrechtliche Aspekte zu klären gilt. Dass sich in diesem Bereich aber viel bewegt, zeichnet sich mit bereits in der Realisierung befindlichen Entwicklungsprojekten beispielsweise des Technologieunternehmens Google ab, das eine Kontaktlinse zur Bestimmung des Blutzuckers aus Tränenflüssigkeit und Miniatursensoren, die im Blutkreislauf Signalstoffe für Krankheiten detektieren, entwickeln will.

31.6.2 Robotik und Virtual Reality

Die Technologie der **Robotik** wird im medizinischen Bereich momentan bereits in Chirurgie, Rehabilitation, Diagnostik, Pflege und Logistik eingesetzt, weitere Anwendungsgebiete werden mit fortschreitender Digitalisierung folgen. Roboter lassen sich verschieden klassifizieren: nach Aufgabe (Informationsaustausch, Präzision, Entlastung, Transport, Manipulation), Einsatzgebiet (Industrie, kommerzieller Service, persönlicher Service), äußerem Erscheinungsbild (humanoid, zoomorph, funktional), Interaktionsform mit dem Menschen (Kollaboration, Kooperation, Ko-Existenz), Kommunikationskanal (visuell, akustisch, mechanisch, elektronisch), räumliche Nähe (berührend, annähernd, führend, vorbeigehend, vermeidend, ferngesteuert) und Autonomiegrad (Informationsaufnahme, Informationsverarbeitung, Entscheidungsfindung, Handlungsausführung) (Onnasch und Roesler 2020). Für den medizinischen Bereich spielen insbesondere Roboter mit den Aufgaben Präzision (z. B. OP-Roboter in der Chirurgie, Assistenz bei der Diagnostik) und Entlastung (z. B. Exoskelett in der neurologischen Rehabilitation), mit menschlichem Erscheinungsbild (Assistenz und soziale Roboter in der Pflege) und in Ko-Existenz (z. B. Transport von Medikamenten und Probematerial) und Kooperation (z. B. Assistenz bei der Diagnostik) eine Rolle.

Besonders häufig werden Assistenzroboter in der Pflege eingesetzt, z. B. zur physischen Aktivierung von Patienten, indem Bewegungsübungen präsentiert werden oder auch für andere Aufgaben, in denen das Klingeln aus dem Patientenbett überprüft wird. Der Roboter muss dabei eine Reihe von Funktionen wie Spracherkennung, Spracherzeugung, autonome Navigation im Gebäude, Gesichtserkennung und Situationserkennung beherrschen. Herausforderungen sind hier aber noch immer die robuste Situationserkennung durch den Roboter und die Umsetzung von Alternativszenarien (z. B. der Patient ist zu Bewegungsübungen gerade nicht in der Lage).

Zunehmend werden auch vernetzte Geräte zur Medikamentenverabreichung entwickelt, um die Patientenüberwachung und -beratung im häuslichen Umfeld zu unterstützen. Zu den Funktionen können u. a. Dosierungserinnerungen, Adhärenz-Tracker und Tools zur Patientenaufklärung gehören (Bittner et al. 2019). Bestehende Herausforderungen bei all diesen Entwicklungen betreffen ethische Belange, rechtliche Aspekte, Datenschutz und Datensicherheit, soziale Aspekte und Akzeptanz (Matusiewicz et al. 2020). In naher Zukunft werden aber auch Roboter mit einem hohen Autonomiegrad mehr Bedeutung in der Medizin erlangen, vor allem im Zusammenspiel mit KI und Big Data, auch Cognitive Robotics genannt (Matusiewicz et al. 2020).

Weitere Entwicklungen zeichnen sich auf dem Gebiet **Virtual Reality (VR)** ab. VR kann als eine fortschrittliche Form der Mensch-Computer-Interaktion angesehen werden, die es dem Benutzer ermöglicht, in synthetische, computergenerierte virtuelle Umgebungen einzutauchen. Dabei kommt eine Kombination aus einer Vielzahl von Interaktionsgeräten, sensorischen Anzeigesystemen und in der virtuellen Umgebung präsentierten Inhalten zum Einsatz. Mit einer realen 3D-Umgebung können realistische Wahrnehmungen und Reaktionen beim Patienten hervorgerufen werden; der Beobachter kann die Durchführung der Übung überwachen und aufzeichnen, wodurch die Fortschritte des Patienten verfolgt und weiterentwickelt werden können (Massetti et al. 2018). VR-Technologien werden für die Behandlung verhaltensbezogener, kognitiver und emotionaler Aspekte eingesetzt (Matusiewicz et al. 2020). Sie eignen sich auch besonders zur Behandlung und Rehabilitation von neurologischen Störungen, z. B. für das Training der oberen Gliedmaßen (Webster et al. 2021), für das Gangtraining (Peruzzi et al. 2016) oder zur Verbesserung der kognitiv-motorischen Funktion und der Reduzierung von Stürzen (Molhemi et al. 2021). Vorteile wurden auch in Übersichtsarbeiten zu Schlaganfall-Patienten in Bezug auf die funktionelle Erholung der oberen Extremitäten und bei der Steigerung der Mobilität und Lebensqualität bei Parkinson-Kranken berichtet (Massetti et al. 2018).

31.6.3 Gesundheits-Apps und Telerehabilitation

Gesundheits-Apps

Gesundheits-Apps stellen die bekannteste Variante im Bereich der mobilen Gesundheitsdienstleistungen auf tragbaren beweglichen Geräten **(„mHealth“)** dar. Sie reichen von einfachen Fitness- und Wellness-Anwendungen, über Prävention bis hin zu anspruchsvollen Programmen für Diagnostik und Therapie. Gesundheits-Apps werden nicht nur von Patienten, sondern auch zunehmend von medizinischen Leistungserbringern genutzt. Eine besondere Rolle können Gesundheits-Apps bei der Versorgungsoptimierung von Patienten im Bereich Monitoring, Steigerung der Therapieadhärenz, Nachsorge und Rehabilitation spielen. Mit ihrer Anwendung kann auch die Gesundheitskompetenz und Teilhabe der Patienten gesteigert werden. Die Wirksamkeit bzw. der Nutzen und die Qualität von Gesundheits-Apps ist noch nicht ausreichend untersucht worden. Auch bergen Gesundheits-Apps Risiken u. a. medizinethischer Art, die in einer 2016 veröffentlichten Studie der Medizinischen Hochschule Hannover ausführlich beschrieben werden (CHARISMHA) (2016).

Nicht alle Gesundheits-Apps sind **Medizinprodukte.** Eine App ist laut Medizinproduktegesetz (MPG) ein Medizinprodukt („Medical App“), wenn sie eine „Stand-alone-Software (eigenständige Software) mit einer medizinischen Zweckbestimmung“ ist. Kriterien für eine medizinische Zweckbestimmung sind z. B., dass die App eine Krankheit erkennt, verhütet, überwacht, behandelt oder lindert. Eine reine Datenspeicherung, Archivierung, verlustfreie Kompression, Kommunikation oder einfache Suche führen nicht zu einer Einstufung als Medizinprodukt. Ausführliche Definitionen und Kriterien zur Einstufung als Medizinprodukt lassen sich auf den Informationsseiten des Bundesinstituts für Arzneimittel und Medizinprodukte (BfArM) (https://www.bfarm.de/DE/Medizinprodukte/DVG/_node.html) und in einschlägigen Publikationen finden, z. B. (Rämsch-Günther et al. 2018).

Schnell ist bei Gesundheits-Apps auch die Rede von digitalen Gesundheitsanwendungen, kurz **DiGA** („App auf Rezept“). Jedoch entsprechen DiGA strengen Kriterien, die u. a. im DiGAV und im SGB V § 33a und 139e verankert sind. Eine DiGA ist ein Medizinprodukt, das folgende Eigenschaften hat:

- Medizinprodukt der Risikoklasse I oder IIa
- die Hauptfunktion der DiGA beruht auf digitalen Technologien
- die DiGA ist keine digitale Anwendung, die lediglich dem Auslesen oder Steuern eines Gerätes dient; der medizinische Zweck muss wesentlich durch die digitale Hauptfunktion erreicht werden
- die DiGA unterstützt die Erkennung, Überwachung, Behandlung oder Linderung von Krankheiten oder die Erkennung, Behandlung, Linderung oder Kompensierung von Verletzungen oder Behinderungen
- die DiGA dient nicht der Primärprävention
- die DiGA wird vom Patienten oder von Leistungserbringer und Patient gemeinsam genutzt, d. h. Anwendungen, die lediglich vom Arzt zur Behandlung der Patienten eingesetzt werden („Praxisausstattung“), sind keine DiGA

Zahlreiche Dokumente bieten Orientierungshilfen und Leitfäden zur Zulassung einer Gesundheits-App als DiGA, u. a. die Internetseiten des BfArM (https://www.bfarm.de/DE/Medizinprodukte/DVG/_node.html) und des BMG (https://www.bundesgesundheitsministerium.de/fileadmin/Dateien/3_Downloads/Gesetze_und_Verordnungen/GuV/D/DiGA-Leitfaden_2020.pdf). Die Aufnahme in das Verzeichnis der DiGA erfordert eine erfolgreiche Prüfung in Bezug auf Sicherheit, Funktionstauglichkeit, Qualität, Datenschutz und Datensicherheit sowie den Nachweis positiver Versorgungseffekte. Das aktuelle DiGA-Verzeichnis enthält zwölf DiGAs (Stand April 2021), darunter jeweils zwei zur Behandlung von Depressionen und Panikstörungen und jeweils eine zur Behandlung oder Rehabilitation von MS, Schlaganfall, Malignomen, Tinnitus, Migräne, Insomnie, Adipositas sowie Rücken-, Knie- und Hüftarthrose. Die DiGAs können von Ärzten und Psychotherapeuten verordnet werden. Die Kosten für die DiGA sowie für gegebenenfalls im Rahmen ihrer Anwendung erforderliche ärztliche Leistungen werden von der gesetzlichen Krankenversicherung übernommen (https://diga.bfarm.de/de). DiGAs, wie z. B. „elevida" für Patienten mit MS, bei denen eine Fatigue vorliegt, eignen sich als Ergänzung zur sonst üblichen Behandlung beim Haus- oder Facharzt sehr gut für die Telerehabilitation.

Telerehabilitation

Telerehabilitation eine Methode der Rehabilitation, die Informations- und Kommunikations-Technologien einsetzt, um die Kommunikation zwischen dem medizinischen Fachpersonal und dem Patienten zu erleichtern und Zeit und Kosten zu minimieren (Khan et al. 2015, Laver et al. 2020). Trotz zahlreicher Studien ist derzeit unklar, wie effektiv dieses Modell der Leistungserbringung im Vergleich zu einer persönlich durchgeführten Rehabilitation oder als Ergänzung zur üblichen Versorgung ist, da Daten aus großen, kontrollierten, multizentrischen Studien noch fehlen (Marziniak et al. 2018; Laver et al. 2020). Unabhängig davon werden viele Arten der Telerehabilitation in der Neurologie bereits genutzt u. a. für die Bereich Logopädie, Physiotherapie und Kognition. So werden z. B. bei Parkinson- und Schlaganfallpatienten per Videokonferenz Sprachstörungen behandelt und Gangübungen durchgeführt (Chirra et al. 2019). Im Bereich MS werden web-basiert Gangstörungen, kognitive Beeinträchtigungen und Depressionen behandelt (Marziniak et al. 2018).

31.7 Ausblick

Die Digitalisierung in der Neurologie kann für Ärzte, Pflege und Patienten enorme Vorteile mit sich bringen. Die Einsparungen an Zeit, Personal und Kosten sind enorm. Die Entlastung der Pflege durch die Übernahme von Routineaufgaben durch Roboter ist perspektivisch von großer Bedeutung. Zusätzlich entwickelt sich ein Trend, durch moderne Apps und Wearables den Patienten zum Selbstmanagement im Rahmen bestimmter Grenzen zu befähigen. Viele Sprechstunden können zudem in Chats oder Videokonferenzen absolviert werden, was den Stadt-Land-Gegensatz bei der ärztlichen Versorgung überwinden, die Ansteckungsgefahr verringern und sämtliche Prozesse beschleunigen kann.

Digitale Innovationen haben auch Auswirkungen auf das individuelle Nutzerverhalten, die junge Generation der „Digital Natives" nutzt ganz selbstverständlich mobile Endgeräte. Zugleich entstehen neue Märkte für digitale Anwendungen, und es werden Strukturerweiterungen und Prozessveränderungen in Organisationen wie Krankenhäusern ausgelöst. Bei diesem Transformationsprozess spielen Aspekte wie Datenschutz und Datensicherheit sowie ethische Fragen eine besonders große Rolle. Durch die Digitalisierung werden immer mehr Daten der Patienten gesammelt und zentralisiert. Digitale Technologie führt zum Wachstum von Großklinika; kleineren, patientennahen Häusern werden diese Entwicklungen schwerfallen, sodass eine heimatfernere Versorgung begünstigt wird. Gerade für ältere Patienten könnte der damit einhergehende Verlust an sozialen Kontakten negativ sein, der sich auch durch die Übernahme von Routineaufgaben durch Roboter in der Pflege manifestiert. Außerdem werden die neuen Hightech-Großkrankenhäuser für Hackerangriffe immer attraktiver, wie in der letzten Zeit z. B. die Universitätsklinik Düsseldorf schon schmerzlich erfahren musste.

LITERATUR

Im Buch sind nur die neuesten Literaturstellen aufgeführt. Unter https://else4.de/neurologie-online erhalten Sie Zugriff zum gesamten Literaturverzeichnis.

Al Hussona, M, M Maher, D Chan, et al. The Virtual Neurologic Exam: Instructional Videos and Guidance for the COVID-19 Era. The Canadian journal of neurological sciences. Le journal canadien des sciences neurologiques 2020; 47(5): 598–603.

Auger, SD, BM Jacobs, R Dobson, CR Marshall and AJ Noyce. Big data, machine learning and artificial intelligence: a neurologist's guide. Practical Neurology 2021; 21(1): 4–11.

Babrak, LM, J Menetski, M Rebhan, et al. Traditional and Digital Biomarkers: Two Worlds Apart? Digit Biomark 2019; 3(2): 92–102.

Bittner, B, CS Chiesi, S Kharawala, G Kaur and J Schmidt. Connected drug delivery devices to complement drug treatments: potential to facilitate disease management in home setting. Medical Devices-Evidence and Research 2019; 12: 101–127.

Bruynseels, K, F Santoni de Sio and J van den Hoven. Digital Twins in Health Care: Ethical Implications of an Emerging Engineering Paradigm. Frontiers in genetics 2018; 9: 31–31.

Chirra, M, L Marsili, L Wattley, et al. Telemedicine in Neurological Disorders: Opportunities and Challenges. Telemed J E Health 2019; 25(7): 541–550.

Coravos, A, JC Goldsack, DR Karlin, et al. Digital Medicine: A Primer on Measurement. Digital biomarkers 2019; 3(2): 31–71.

Coravos, A, S Khozin and KD Mandl. Developing and adopting safe and effective digital biomarkers to improve patient outcomes. npj Digital Medicine 2019; 2(1): 14.

D'Amico, E, R Haase and T Ziemssen. Review: Patient-reported outcomes in multiple sclerosis care. Mult Scler Relat Disord 2019; 33: 61–66.

D'Souza, M, A Papadopoulou, C Girardey and L Kappos. Standardization and digitization of clinical data in multiple sclerosis. Nat Rev Neurol 2021; 17: 119–125.

Dagum, P. Digital biomarkers of cognitive function. npj Digital Medicine 2018; 1(1): 10.

Dorsey, ER, S Papapetropoulos, M Xiong and K Kieburtz. The First Frontier: Digital Biomarkers for Neurodegenerative Disorders. Digital Biomarkers 2017; 1(1): 6–13.

Duncan, C and AD Macleod. Video consultations in ordinary and extraordinary times. Pract Neurol 2020; 20(5): 396–403.

Espay, AJ, JM Hausdorff, Á Sánchez-Ferro, et al. A roadmap for implementation of patient-centered digital outcome measures in Parkinson's disease obtained using mobile health technologies. Movement Disorders 2019; 34(5): 657–663.

Garstka, H. Data protection in telemedicine. Hautarzt 2019; 70:343–345.

Gematik. Telematikinfrastruktur. 2021. Retrieved 21.01.2021, from https://www.gematik.de/telematik-infrastruktur/.

gematik. Vesta Informationsportal. 2021, 2021. Retrieved 17.01.2021, 2021, from https://www.informationsportal.vesta-gematik.de/.

Ghosh, SS, G Ciccarelli, TF Quatieri and A Klein. Speaking one's mind: Vocal biomarkers of depression and Parkinson disease. The Journal of the Acoustical Society of America 2016; 139(4): 2193–2193.

Halcox, JPJ, K Wareham, A Cardew, et al. Assessment of Remote Heart Rhythm Sampling Using the AliveCor Heart Monitor to Screen for Atrial Fibrillation: The REHEARSE-AF Study. Circulation 2017; 136(19): 1784–1794.

Harst, L, P Timpel, L Otto, et al. Identifying barriers in telemedicine-supported integrated care research: scoping reviews and qualitative content analysis. Journal of Public Health 2020; 28(5): 583–594.

Hasselgren, A, K Kralevska, D Gligoroski, SA Pedersen and A Faxvaag. Blockchain in healthcare and health sciences-A scoping review. Int J Med Inform 2020; 134: 104040.

Hatcher-Martin, JM, JL Adams, ER Anderson, et al. Telemedicine in neurology. Telemedicine Work Group of the American Academy of Neurology update 2020; 94(1): 30–38.

Hubert, G, R Handschu, J Barlinn, J Berrouschot and HJ Audebert. Telemedizin beim akuten Schlaganfall. Akt Neurol 2016; 43(10): 615–623.

Jacobs, BM, T Taylor, A Awad, et al. Summary-data-based Mendelian randomization prioritizes potential druggable targets for multiple sclerosis. Brain Commun 2020; 2(2): fcaa119.

Johner, C. Blockchain im Gesundheitswesen. 2018. Retrieved 01.03.2021, 2021, from https://www.johner-institut.de/blog/gesundheitswesen/blockchain-im-gesundheitswesen/#:~:text=%20Der%20Einsatz%20der%20Blockchain%20im%20Gesundheitswesen%20empfiehlt,und%20Berechtigungen%20von%20Personen%2C%20Organisationen%20oder…%20More%20.

Jorzig, A and F Sarangi. Digitalisierung im Gesundheitswesen. Ein kompakter Streifzug durch Recht, Technik und Ethik 2020. Berlin, Springer.

Kourtis, LC, OB Regele, JM Wright and GB Jones. Digital biomarkers for Alzheimer's disease: the mobile/wearable devices opportunity. NPJ Digit Med 2019; 2.

Krawiec, R, F Quarre, J Killmeyer, et al. Blockchain. Einsatz im deutschen Gesundheitswesen.2017. Retrieved 01.03.2021, from https://www2.deloitte.com/content/dam/Deloitte/de/Documents/life-sciences-health-care/Blockchain_im_Gesundheitswesen.pdf.

Laver, KE, Z Adey-Wakeling, M Crotty, NA Lannin, S George and C Sherrington. Telerehabilitation services for stroke. Cochrane Database of Systematic Reviews 2020; 1(1): CD010255.

Marziniak, M, G Brichetto, P Feys, U Meyding-Lamade, K Vernon and SG Meuth. The Use of Digital and Remote Communication Technologies as a Tool for Multiple Sclerosis Management: Narrative Review. JMIR Rehabil Assist Technol 2018; 5(1): e5.

Massetti, T, TD da Silva, TB Crocetta, et al. The Clinical Utility of Virtual Reality in Neurorehabilitation: A Systematic Review. Journal of Central Nervous System Disease 2018; 10: 1179573518813541.

Matusiewicz, D, M Henningsen and JP Ehlers, Eds. Digitale Medizin. Kompendium für Studium und Praxis 2020. Berlin, MWV Medizinisch Wissenschaftliche Verlagsgesellschaft.

Meister, S, S Houta and P Bisgin. Mobile Health und digitale Biomarker: Daten als „neues Blut" für die P4-Medizin bei Parkinson und Epilepsie. mHealth-Anwendungen für chronisch Kranke: Trends, Entwicklungen, Technologien. MA Pfannstiel, F Holl and WJ Swoboda. Wiesbaden, Springer Fachmedien Wiesbaden. 2020: 213–233.

Moccia, M, R Lanzillo, V Brescia Morra, et al. Assessing disability and relapses in multiple sclerosis on tele-neurology. Neurol Sci 2020; 41(6): 1369–1371.

Molhemi, F, S Monjezi, M Mehravar, et al. Effects of Virtual Reality vs Conventional Balance Training on Balance and Falls in People With Multiple Sclerosis: A Randomized Controlled Trial. Archives of Physical Medicine and Rehabilitation 2021; 102(2): 290–299.

Nowinski, CJ, DM Miller and D Cella. Evolution of Patient-Reported Outcomes and Their Role in Multiple Sclerosis Clinical Trials. Neurotherapeutics 2017; 14(4): 934–944.

Obermann, K, I Brendt, J Hagen, P Müller and P Stachwitz. Ärzte im Zukunftsmarkt Gesundheit 2020: Ärztliche Arbeit und Nutzung von Videosprechstunden während der Covid-19-Pandemie. hih (hih) and S Gesundheit 2020: 65.

Onnasch, L and E Roesler. A Taxonomy to Structure and Analyze Human–Robot Interaction. International Journal of Social Robotics 2020.

Padwal, RS. Validation of the Omron HEM-9210T by the ANSI/AAMI/ISO 81060-2 with two novel cuffs: wide range and extra-large. Blood Press Monit 2017; 22(6): 379.

Peruzzi, A, A Cereatti, U Della Croce and A Mirelman. Effects of a virtual reality and treadmill training on gait of subjects with multiple sclerosis: a pilot study. Multiple Sclerosis and Related Disorders 2016; 5: 91–96.

Pott, A. ePA und eGA: Digitale Akten im deutschen Gesundheitswesen. 2019. Retrieved 03.02.2021, from https://www.gesundheitsindustrie-bw.de/fachbeitrag/aktuell/epa-und-ega-digitale-akten-im-deutschen-gesundheitswesen.

Rämsch-Günther, N, S Stern and W Lauer. Abgrenzung und Klassifizierung von Medical Apps. Bundesgesundheitsblatt - Gesundheitsforschung - Gesundheitsschutz 2018; 61(3): 304–313.

Ritchie, K, I Carrière, L Su, et al. The midlife cognitive profiles of adults at high risk of late-onset Alzheimer's disease: The PREVENT study. Alzheimers Dement 2017; 13(10): 1089–1097.

Robin, J, JE Harrison, LD Kaufman, F Rudzicz, W Simpson and M Yancheva. Evaluation of Speech-Based Digital Biomarkers: Review and Recommendations. Digit Biomark 2020; 4(3): 99–108.

Saliba-Gustafsson, EA, R Miller-Kuhlmann, SMR Kling, et al. Rapid Implementation of Video Visits in Neurology During COVID-19: Mixed Methods Evaluation. J Med Internet Res 2020; 22(12): e24328.

Scheplitz, T, M Benedict and W Esswein. Patientenkompetenz durch Online-Portale – Eine Funktionsanalyse.2018: 13.

Schüller, T. Digitale Pille für erste Patienten verfügbar. DAZ. online 2018.

Sun, YV and Y-J Hu. Integrative Analysis of Multi-omics Data for Discovery and Functional Studies of Complex Human Diseases. Advances in genetics 2016; 93: 147–190.

Topol, EJ. High-performance medicine: the convergence of human and artificial intelligence. Nature Medicine 2019; 25(1): 44–56.

Van den Bulck, SA, R Hermens, K Slegers, B Vandenberghe, G Goderis and P Vankrunkelsven. Designing a Patient Portal for Patient-Centered Care: Cross-Sectional Survey. J Med Internet Res 2018; 20(10): e269.

Verghese, A, NH Shah and RA Harrington. What This Computer Needs Is a Physician: Humanism and Artificial Intelligence. JAMA 2018; 319(1): 19–20.

Voigt, I, M Benedict, M Susky, et al. A Digital Patient Portal for Patients With Multiple Sclerosis. Frontiers in Neurology 2020; 11 (400).

Voigt, I, H Inojosa, A Dillenseger, R Haase, K Akgün and T Ziemssen. Digital Twins for Multiple Sclerosis. Frontiers in Immunology 2021; 12 (1556).

Webster, A, M Poyade, S Rooney and L Paul. Upper limb rehabilitation interventions using virtual reality for people with multiple sclerosis: A systematic review. Multiple Sclerosis and Related Disorders 2021; 47: 102610.

Weidemann, ML, K Trentzsch, C Torp and T Ziemssen. Remote-Sensoring – neue Optionen des Progressionsmonitorings bei Multipler Sklerose. Der Nervenarzt 2019; 90: 1239–1244.

www.neurologen-und-psychiater-im-netz.org. Videosprechstunde: Neurologen, Nervenärzte und Psychiater erweitern Patientenbehandlung weichenstellend. 2020.

Zhan, A, S Mohan, C Tarolli, et al. Using Smartphones and Machine Learning to Quantify Parkinson Disease Severity: The Mobile Parkinson Disease Score. JAMA Neurol 2018; 75(7): 876–880.

Ziemssen, T. Dem MS-Phänotyp auf der Spur. DNP - Der Neurologe & Psychiater 2019; 20(5): 33–36.

Register

E

W

X

Z